HANDBUCH DER HAUT- UND GESCHLECHTSKRANKHEITEN

J. JADASSOHN

ERGÄNZUNGSWERK

BEARBEITET VON

G. ACHTEN · J. ALKIEWICZ · R. ANDRADE · R. D. AZULAY · H.-J. BANDMANN · L. M. BECHELLI
M. BETETTO · H. H. BIBERSTEIN · R. M. BOHNSTEDT · G. BONSE · S. BORELLI · W. BORN · O.
BRAUN-FALCO · J. BRODY · W. BURCKHARDT · J. CABRÉ · F. T. CALLOMON · C. CARRIÉ
H. CHIARI · G. B. COTTINI · R. DOEPFMER · CHR. EBERHARTINGER · H. EBNER · G. EHRMANN
A. ENGELHARDT · F. FEGELER · E. FISCHER · H. FLEISCHHACKER · H. FRITZ-NIGGLI · H.
GÄRTNER · O. GANS · M. GARZA TOBA · P. E. GEHRELS · H. GÖTZ · L. GOLDMAN · H. GOLD-
SCHMIDT · A. GREITHER · H. GRIMMER · P. GROSS · TH. GRÜNEBERG · J. HÄMEL · D. HARDER
W. HAUSER · E. HEERD · E. HEINKE · H.-J. HEITE · S. HELLERSTRÖM · A. HENSCHLER-
GREIFELT · J. J. HERZBERG · J. HEWITT · G. von der HEYDT · G. E. HEYDT · H. HILMER · H.
HOBITZ · H. HOFF · G. HOPF · O. HORNSTEIN · L. ILLIG · W. JADASSOHN · M. JÄNNER · E. G.
JUNG · R. KADEN · K. H. KÄRCHER · FR. KAIL · K. W. KALKOFF · W. D. KEIDEL · PH. KELLER
J. KIMMIG · G. KLINGMÜLLER · N. KLÜKEN · A. G. KOCHS† · FR. KOGOJ · G. W. KORTING
E. KRÜGER-THIEMER · H. KUSKE · F. LATAPI · H. LAUSECKER† · P. LAVALLE · A. LEIN-
BROCK · K. LENNERT · G. LEONHARDI · W. F. LEVEP · R. G. LIEBALDT · W. LINDEMAYR
K. LINSER · H. LÖHE† · L. J. A. LOEWENTHAL · A. LUGER · E. MACHER · F. D. MALKINSON
J. T. McCARTHY · R. T. McCLUSKEY · K. MEINICKE · W. MEISTERERNST · N. MELCZER · A. M.
MEMMESHEIMER · J. MEYER-ROHN · A. MIESCHER · G. MIESCHER† · P. A. MIESCHER · A.
MUSGER · TH. NASEMANN · FR. NEUWALD · G. NIEBAUER · H. NIERMANN· W. NIKOLOWSKI
F. NÖDL · H. OLLENDORFF-CURTH · B. OSTERTAG · F. PASCHER · R. PFISTER · K. PHILIPP
A. PILLAT · H. PINKUS · W. POHLIT · H. PORTUGAL · M. I. QUIROGA · W. RAAB · R. V. RAJAM
B. RAJEWSKY · J. RAMOS E SILVA · H. REICH · R. RICHTER · G. RIEHL · H. RIETH · H. RÖCKL
N. F. ROTHFIELD · ST. ROTHMAN† · T. ŠALAMON · S. A. P. SAMPAIO · R. SANTLER · E. SCHEI-
CHER-GOTTRON · C. SCHIRREN · C. G. SCHIRREN · H. SCHLIACK · W. SCHMIDT · R. SCHMITZ
W. SCHNEIDER · U. W. SCHNYDER · H. E. SCHREINER · H. SCHUERMANN† · K.-H. SCHULZ
R. D. G. PH. SIMONS · J. SÖLTZ·SZÖTS · C. E. SONCK · E. SOHER · H. W. SPIER · R. SPITZER
D. STARCK · Z. STARY · G. K. STEIGLEDER · H. STORCK · G. STÜTTGEN · M. B. SULZ-
BERGER · A. SZAKALL† · A. TANAY · J. TAPPEINER · J. THEUNE · W. THIES · G. VELTMAN
J. VONKENNEL † · F. WACHSMANN · G. WAGNER · W. H. WAGNER · E. WALCH · G. WEBER
R. WEHRMANN · K. WEINGARTEN · G. G. WENDT · A. WIENDMAN · H. WILDE · A. WINKLER
D. WISE · A. WISKEMANN · P. WODNIANSKY · KH. WOEBER · H. WÜST · K. WULF · J.
ZEITLHOFER · J. ZELGER · P. ZIERZ · M. ZINGSHEIM · L. ZIPRKOWSKI

HERAUSGEGEBEN GEMEINSAM MIT

R. DOEPFMER · O. GANS · H. GÖTZ · H. A. GOTTRON · J. KIMMIG · A. LEIN-
BROCK · G. MIESCHER† · TH. NASEMANN · H. RÖCKL · C. G. SCHIRREN · U. W.
SCHNYDER · H. SCHUERMANN† · H. W. SPIER · G. K. STEIGLEDER · H. STORCK
A. WIEDMANN

VON

A. MARCHIONINI

ERSTER BAND · ZWEITER TEIL

SPRINGER-VERLAG BERLIN HEIDELBERG GMBH

1964

NORMALE UND PATHOLOGISCHE ANATOMIE DER HAUT II

BEARBEITET VON

J. ALKIEWICZ · R. ANDRADE · O. BRAUN-FALCO · O. GANS
W. HAUSER · K. LENNERT · E. MACHER · F. NÖDL · H. PINKUS
D. STARCK · G. K. STEIGLEDER

HERAUSGEGEBEN VON

O. GANS UND G. K. STEIGLEDER

MIT 522 TEILS FARBIGEN ABBILDUNGEN

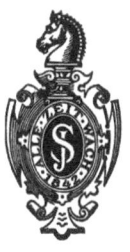

SPRINGER-VERLAG BERLIN HEIDELBERG GMBH
1964

ISBN 978-3-662-22240-9   ISBN 978-3-662-22239-3 (eBook)
DOI 10.1007/978-3-662-22239-3

Ursprünglich erschienen bei Springer-Verlag OHG, Berlin · Göttingen · Heidelberg 1964
Softcover reprint of the hardcover 1st edition 1964

Library of Congress Catalog Card Number 28-17078

Titel-Nr. 5519

Vorwort

Das Interesse an der allgemeinen pathologischen Anatomie hat in den letzten Jahrzehnten mehr und mehr zugenommen. Das Wissensgebiet wird in einem mehrbändigen Handbuch, herausgegeben von Büchner, Letterer und Roulet, zusammengestellt. Es ist in dem vorliegenden Handbuchbande daher nicht möglich und auch nicht nötig, auf die Grundlagen einzugehen, welche die Voraussetzung jeder pathologisch-anatomischen Untersuchung bilden. Vielmehr sollen lediglich diejenigen histologischen und zum Teil auch histochemischen Reaktionen dargestellt werden, die sich bei den einzelnen Krankheitsbildern in der Haut wiederholen. Ihre Kenntnis läßt uns erst das Besondere eines Krankheitsbildes oder eines Einzelfalles erkennen. Zugleich werden die Begriffe, die wir bei der speziellen Histologie verwenden, definiert und ihr ganzer Formenreichtum gezeigt. Es genügt dann bei der Beschreibung des Einzelfalles, diese Phänomene lediglich zu benennen. Nur das Ungewöhnliche muß beschrieben werden. In diesem Sinne ist die allgemeine Pathologie der Hautkrankheiten eine Propädeutik der speziellen Histologie. Es führt heute der Weg nicht mehr ausschließlich von der speziellen Histologie zu den allgemeinen Phänomenen, sondern umgekehrt von der allgemeinen Grundlage müssen wir zu dem einzelnen Krankheitsbild vorzudringen versuchen.

Aus der Histologie hat sich die Histochemie entwickelt. Ihre Befunde bestätigen im großen und ganzen das, was bereits aus der Morphe anzunehmen war. Das histochemische Resultat wird weniger von dem einzelnen Krankheitsbild, als von den allgemeinen pathologischen Reaktionen bestimmt, mit denen es verbunden ist. Wir dürfen daher nicht oder nur in Ausnahmefällen einen Befund erwarten, der für eine bestimmte Dermatose charakteristisch ist.

Vergleichen wir normale und krankhaft veränderte Haut, müssen wir ebenso wie einen veränderten morphologischen Befund auch ein abweichendes histochemisches und biochemisches Resultat erwarten. Nach dem Gesagten ist aber kein Rückschluß auf die Pathogenese des Krankheitsbildes erlaubt. Die Besonderheit des Einzelfalles oder des einzelnen Krankheitsbildes zeigt sich erst dann, wenn wir verschiedene Dermatosen mit entsprechenden allgemein-pathologischen Veränderungen vergleichen.

So ist die Kenntnis der allgemeinen pathologischen Anatomie Voraussetzung einer sinnvoll betriebenen Histochemie und Biochemie der Haut geworden.

Zahlreiche neue Befunde konnten erhoben werden. Der Umfang des Wissensgebietes hat so zugenommen, daß es angebracht erschien, andere Autoren um ihre Mitarbeit zu bitten. Trotz der neuen Erkenntnisse ist aber keineswegs eine allgemeine Übereinstimmung in den strittigen Punkten erzielt worden, die Meinungsverschiedenheiten haben vielmehr noch zugenommen. Es war deshalb notwendig, ein einfaches und allgemein anerkanntes Einteilungssystem zugrunde zu legen, das zugleich beständig sein wird. Nur ein Vorgehen nach anatomisch-topographischen Gesichtspunkten wird diesen Forderungen gerecht.

Seit dem Erscheinen der allgemeinen Pathologie im Handbuch der Haut- und Geschlechtskrankheiten von Gans 1932 ist dieses Gebiet in ausgezeichneter Weise von Civatte in der Nouvelle Pratique Dermatologique, Band I, 1936 behandelt worden. STEIGLEDER (1960 u. 1961) hat in einem kurzen Überblick gezeigt, welche Potenzen den einzelnen Hautstrukturen unter normalen und krankhaften Bedingungen innewohnen. Auch die Physiologie und Biochemie der Hautkrankheiten von S. ROTHMAN ist in gewissem Sinne als eine allgemeine Pathologie anzusehen, da die Morphologie der krankhaften Veränderungen eingehend berücksichtigt wird.

Es ist selbstverständlich, daß die Pathologie der Haut die Kenntnis der normalen Anatomie voraussetzt. Sie wird vorwiegend im ersten Teil dieses Bandes behandelt, ferner ist auf die Darstellungen von HORSTMANN 1957 und von MONTAGNA 1962 zu verweisen.

Aus Umständen, auf die wir leider keinen Einfluß hatten, ist unsere ursprünglich vorgesehene Einteilung gesprengt worden. Wir sahen uns daher gezwungen, einige Abschnitte, deren Aufnahme für den vorliegenden Band geplant war, für den später erscheinenden Teil I,1 vorzusehen.

Andererseits haben wir zwei bereits abgeschlossene Beiträge zur normalen Anatomie der Haut in den hier vorliegenden Teil I,2 übernommen, um deren Autoren nicht zu benachteiligen.

Die Umstellungen sind aus dem Inhaltsverzeichnis zu ersehen. Wir hoffen, daß sie die Benutzung der beiden Teile nicht erschweren.

Frankfurt a. Main, August 1964

O. GANS
G. K. STEIGLEDER

Inhaltsverzeichnis

Wundheilung und Transplantation (Erscheint in Band I/1 dieses Werkes)

C. Lymphknoten
Zur normalen und pathologischen Histologie hautnaher Lymphknoten. Von Prof.

A. Anatomie der Haut

(Fortsetzung von Bd. I/1)

Die makroskopische Anatomie der Haut

Von

Hermann Pinkus-Detroit

Mit 56 Abbildungen (davon 2 farbige)

Einleitung

Von den drei umfassenden Darstellungen der Anatomie der Haut, die in kurzer Folge vor etwa 30 Jahren erschienen, enthielt nur die von F. Pinkus (1927) in diesem Handbuch einen ausführlichen Teil über makroskopische Merkmale. Hoepkes Beitrag im Möllendorffschen Handbuch (1927) beschäftigte sich selbstverständlich fast nur mit mikroskopischer Anatomie, die Arbeit von Pernkopf und Patzelt (1933) im Arzt-Zielerschen Werk macht klare, aber nur kurze Angaben über die mit dem freien Auge sichtbaren Eigenschaften. F. Pinkus' Darstellung der makroskopischen Anatomie der Haut war durchaus original und vielfach auf unermüdlich gesammeltes eigenes Beobachtungsgut gestützt, wenn auch natürlich die Literatur eingehend berücksichtigt wurde. Sein Vorbild scheint anregend gewirkt zu haben oder kam in einem günstigen Augenblick. Jedenfalls ergibt eine Übersicht der Weltliteratur der Jahre 1927 bis etwa 1942 eine überraschend große Zahl von Arbeiten auf diesem Gebiet. Manche Felder, wie Handleistenkunde (dermatoglyphics) und genauere Bestimmung der Haut- und Haarfarbe durch Reflektionsmessung, waren 1927 noch ganz in den Anfängen. Topographische Anatomie, deren Fehlen F. Pinkus beklagte, hat sich einigermaßen entwickelt und ist z. B. in Horstmanns kürzlicher Darstellung der mikroskopischen Anatomie (1957) berücksichtigt.

Nach der durch den Weltkrieg bedingten Unterbrechung wissenschaftlicher Arbeit in vielen Ländern ist das Interesse an makroskopischer Anatomie weniger lebhaft, aber jedes Jahr bringt einige Beiträge, die in H. Pinkus' jährlichen Übersichtsreferaten (1945—1960) angeführt sind. Auch auf Montagnas Buch (1956) sei hingewiesen. Das vorliegende Ergänzungswerk ist eine willkommene Gelegenheit, den gegenwärtigen Stand unserer Kenntnisse im Zusammenhang zu überblicken, doch muß die Darstellung notwendigerweise aphoristisch bleiben, da auf unserem Gebiet die vor 30 Jahren bekannten Tatbestände sich nicht wesentlich geändert haben und nur hier und da durch Neues erhellt oder erweitert worden sind. So muß, wie dem Plan dieses Ergänzungswerkes entspricht, immer wieder auf die ursprüngliche Darstellung zurückverwiesen werden.

A. Dimensionen der Haut [1]

Die Haut (integumentum commune) ist entsprechend ihrer Funktion als Körperdecke viel ausgedehnter in den zwei Dimensionen der Fläche als in der

---

[1] Eine wertvolle Zusammenstellung quantitativer Angaben auf Grund älterer Literatur ist die von Muchow in Tabulae Biologicae (1925).

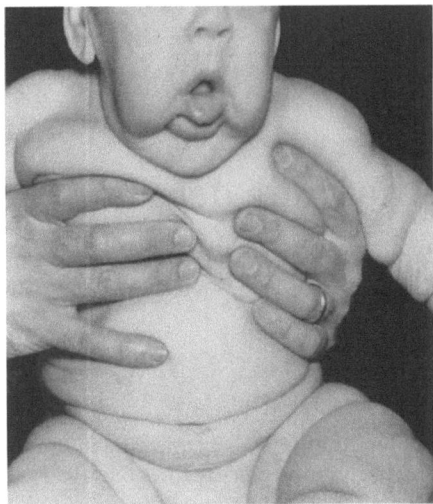

Abb. 1. Dermatomegalie (Cutis laxa).
(Aus RONCHESE 1958)

dritten Dimension. Direkte Feststellung ihrer Maße stößt auf größere Schwierigkeiten als bei manchen anderen Organen und ist trotz ihrer Zugänglichkeit beim Lebenden praktisch unmöglich. Da die Größe der Hautoberfläche nicht nur für den Anatomen Interesse hat, sondern für die Bestimmung des Grundumsatzes und andere physiologische Fragen von Wichtigkeit ist, sind eine Reihe von Formeln entwickelt worden, aus denen sie mit mehr oder weniger großer Genauigkeit berechnet werden kann. Die Dikke der Haut ist meist an der Leiche oder an histologischen Schnitten gemessen worden, doch hat man neuerdings auch röntgenographische Methoden verwendet. Gewicht und Masse relativ zum Gesamtkörper lassen sich nur an der Leiche bestimmen. Während die Haut im allgemeinen den Körper als geschmeidiger und elastischer Überzug umgibt, werden gelegentlich Kinder geboren, deren Haut größer ist oder mehr wächst als der Körper, zu dem sie gehört (Abb. 1). Diese in verwirrender Weise bald als Cutis laxa, bald als Dermatochalasis bezeichnete Dermatomegalie (RONCHESE) ist im Tierreich beim Bluthund normales und ererbtes Rassenmerkmal. Vielleicht ist die bei Hottentotten im Alter auftretende starke Faltigkeit der Haut (Abb. 2) auch hierherzurechnen. Und sie mag die Grundlage abgeben für die bei nordamerikanischen Negern beobachtete ererbte Cutis laxa, die erst bei Erwachsenen auftritt (SCHREIBER und TILLEY).

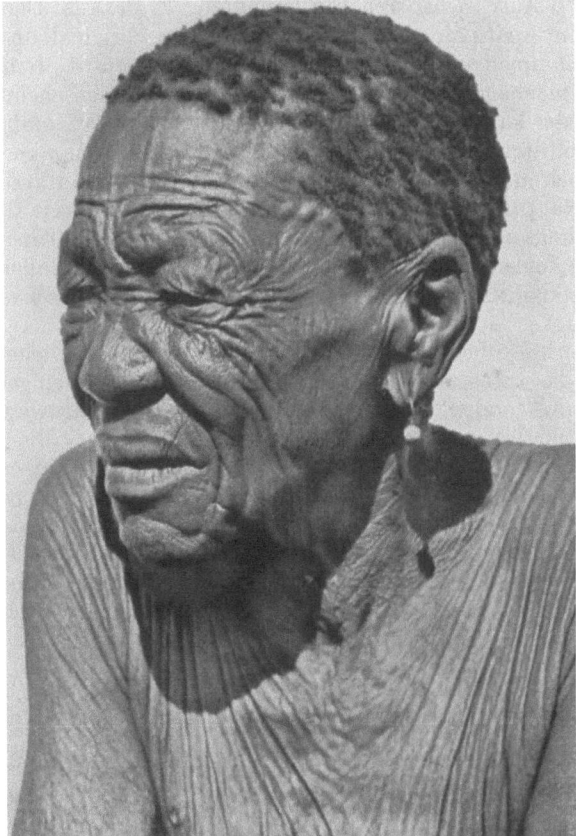

Abb. 2. Starke Faltigkeit der Haut bei einer alten Hottentottenfrau.
(Aus R. MARTIN: Lehrbuch der Anthropologie, Bd. 2, 2. Aufl., S. 845)

1. Oberflächenmessung

Die Hautoberfläche wird im allgemeinen aus Gewicht und Standhöhe des Individuums berechnet. Die älteste Formel stammt von DU BOIS, der sie als Oberfläche eines Zylindermantels ausdrückte,

$$O = c \times 2 \, (\pi \times G \times H)^{0,5}.$$

Eine spätere Formel ist die von BREITMANN, $O = 0,0087 \, (H + G) - 0,26$.

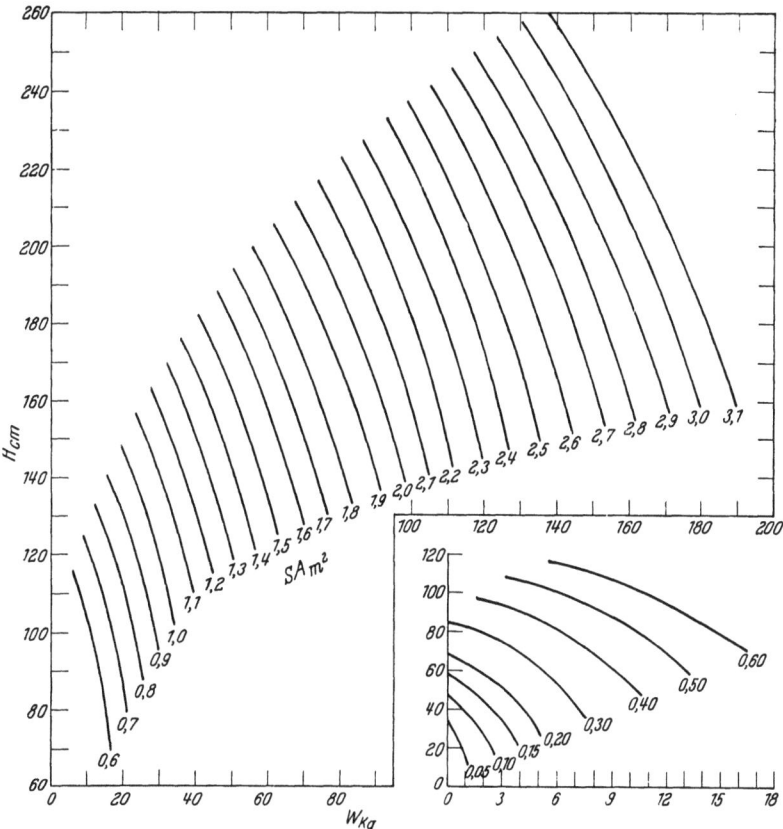

Abb. 3. Schemata zur Körperoberflächenbestimmung aus Höhe (in cm) und Gewicht (in kg). Oberflächenareal (*SA*) ausgedrückt in m². (Aus SENDROY u. CECCHINI: J. appl. Physiol. **7**, 1—12, 1954)

Es ist einleuchtend, daß die Oberfläche eines pyknisch gebauten Menschen erheblich von der eines Asthenikers ähnlicher Größe oder ähnlichen Gewichts abweicht und daß recht komplizierte Verhältnisse vorliegen. Daher müssen Formeln, wie die von VIERORDT-MEEH ($O = 12,312 \times \sqrt[3]{G^2}$) in g, die sich nur auf Gewicht beziehen, noch ungenauer sein, wie kürzlich von EAGLE et al., die für Kinder $0,1 \times \sqrt[3]{G^2}$ kg benutzten, ausgeführt wurde.

In neueren Jahren hat sich SCHMITZ eingehend mit dieser Frage beschäftigt und drei Formeln angegeben, von denen eine, $O = 0,8 \times \left(\dfrac{0,01 \, G}{H} + 2 \times (0,01 \, G \times H)^{0,5} \right)$ besonders exakt sein soll, während eine andere, $O = \dfrac{G}{6 \times 10} + \dfrac{6 \, H}{10} - c$, einfach und doch relativ genau sei. Die Konstante c ist 0,1175 für Erwachsene, 0,0893 für Kinder über 3 Jahre. Unter diesem Alter ist die Formel nicht anwendbar. Die sehr einfache Methode AOSIMAS, die Fläche des von Mamillen und Nabel begrenzten Dreiecks mit 73,5 zu multiplizieren, um die Gesamtoberfläche zu erhalten, gibt wohl sehr ungenaue Werte.

SENDROY und CECCHINI haben Diagramme ausgearbeitet, aus denen sich der Wert für Oberfläche ablesen läßt (Abb. 3). ŠKERLJ gab Formeln an, um die relative Größe einzelner Körperteile zu ermitteln, und hat diese durch Messungen an 89 Männern und 45 Frauen in Jugoslawien nachgeprüft. Seine Werte für verschiedene Altersklassen sind in Tabelle 1 wiedergegeben und sind wohl verläßlicher als ältere Schätzungen von LUND und BROWDER und WALLACE. ISBELL unternahm es, die Oberfläche und das Volumen des Zeigefingers direkt zu messen. Er fand eine durchschnittliche Oberfläche von 12,5 cm² (7,5—17), die streng mit dem Volumen korreliert ist.

Tabelle 1. *Relative Oberfläche einzelner Körperteile bei Männern und Frauen verschiedenen Alters, ausgedrückt in Prozent der Gesamtoberfläche*
[Aus SKERLJ: Brit. J. Plastic Surg. **10** (1957)]

Körperteil	6—10 Jahre		11—15 Jahre		16—20 Jahre		21—55 Jahre	
	♂	♀	♂	♀	♂	♀	♂	♀
Kopf und Hals	12,5	12,0	10,5	10,0	9,0	10,0	9,0	10,0
Rumpf	26,5	25,5	26,0	25,5	26,0	25,5	26,5	26,0
Beide Oberarme	9,5	9,5	10,0	9,5	10,0	9,5	11,0	9,5
Beide Unterarme und Hände .	13,0	13,0	13,0	13,0	14,5	13,0	14,5	13,0
Beide Oberschenkel	20,0	20,0	20,5	22,0	20,5	22,0	20,0	21,5
Beide Unterschenkel und Füße	18,5	20,0	20,0	20,0	20,0	20,0	19,0	20,0
Gesamt.	100,0	100,0	100,0	100,0	100,0	100,0	100,0	100,0

2. Dicke der Haut und des Unterhautfettgewebes

Die Dicke der Haut schwankt außerordentlich in Abhängigkeit von Alter, Geschlecht und besonders Region. Noch mehr wechselt natürlich die Dicke des Unterhautfettgewebes. Quantitative Angaben wurden von F. PINKUS nur für das Gesicht beigebracht, wo die nach KOLLMANN zitierten und durch Nadeleinstich an der Leiche erzielten Werte sich aber auf totale Weichteildicke über dem Knochen beziehen. Drei prinzipiell verschiedene Methoden sind zur Dickenmessung verwandt worden: Dicke der aufgehobenen Hautfalte, Einstechen oder Einschneiden am frischen Gewebe oder an Paraffinschnitten und Röntgenographie. Alle diese Methoden haben ihre Nachteile und messen tatsächlich verschiedene Dinge.

Aufgehobene Hautfalten schließen das Fettgewebe mit

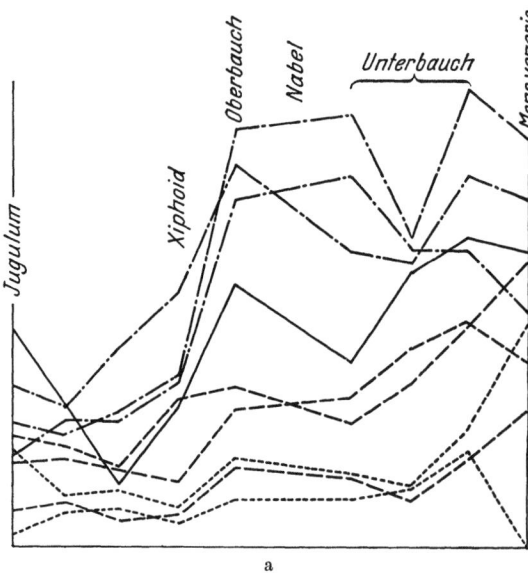

a

Abb. 4a—c. Profilkurven der Haut- und Fettschichtdicke entlang der vorderen Medianlinie. a Bei 8 Leichen mittleren Alters (aus MERSELIS u. TEXLER 1925)

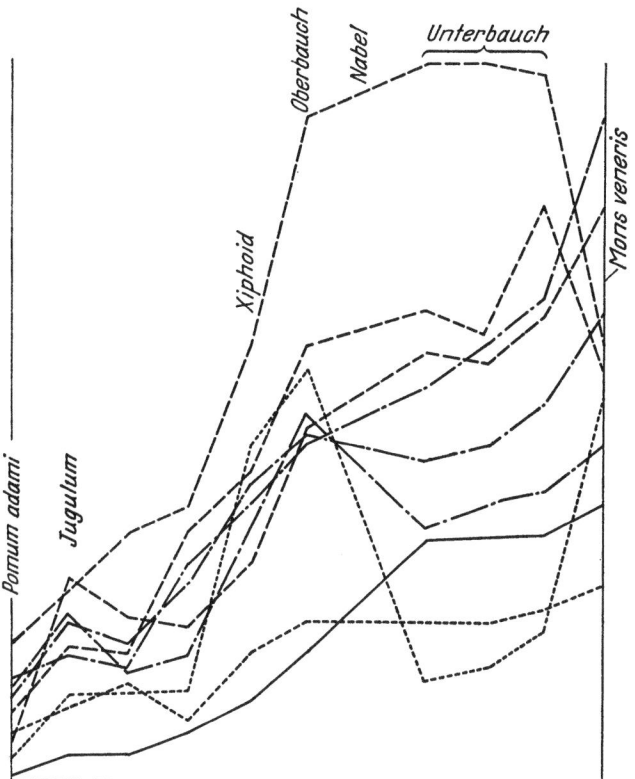

Abb. 4b. Bei 9 Leichen alter Menschen (aus TRAUT 1926)

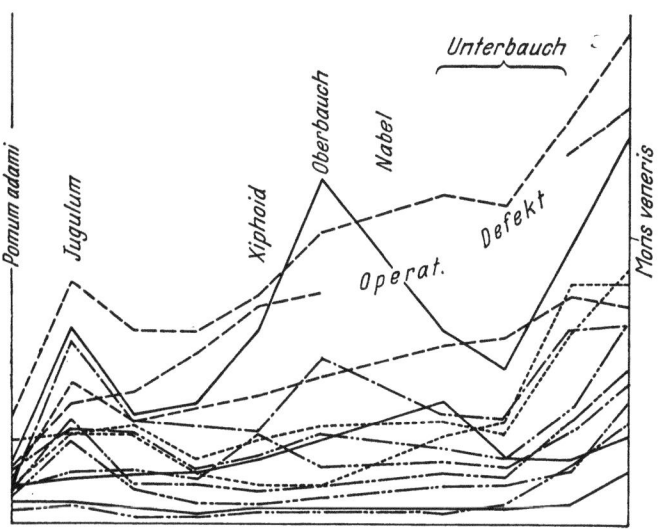

Abb. 4c. Bei 14 Kinderleichen (aus OGAWARA 1932)

ein, liefern aber jedenfalls reproduzierbare und leicht erhältliche Werte, wenn besonders konstruierte Tastzirkel benutzt werden (NICOV, TERHEDEBRÜGGE, BEST,

Tabelle 2. *Dicke der Haut in μ nach verschiedenen Autoren*

Region	Ganze Haut		Epidermis		Cutis	
	GONZÁLEZ, ULLOA et al. (Durchschnittswerte)	BARKER	SOUTHWOOD	TSUKUDA (japanische Kinder)	SOUTHWOOD	TSUKUDA (japanische Kinder)
Stirn	950	940—1702	—	—	—	—
Glabella	—	—	—	62	—	608
Bregma	—	—	—	36—49	—	552—1089
Vertex	—	—	—	77—80	—	722—1352
Gesicht	750—2950	1016—1651	52	—	1411—2271	—
Wange	—	—	—	54	—	611
Augenlid	700	330—357	—	70	—	625
Hals	1850	762—1016	—	—	—	—
Postauricular	—	558—686	—	—	—	—
Supraclavicular	1050	661—762	—	—	—	—
Axilla	—	—	39—75	—	466—1296	—
Oberarm, medial	1300	635—660	30—59	95—137	510—1275	496—793
Oberarm, lateral	2600	762—1270	23—71	82—94	464—1843	751—1021
Unterarm, medial	1400	559—762	29—79	65—85	551—1248	657—1066
Unterarm, lateral	800	—	37—60	71—88	681—1234	759—1063
Handrücken	850	—	—	—	—	—
Finger	—	—	384—539	—	894—1326	—
Thorax, vorn	1350	762—965	25—57	38—62	536—1960	570—835
Bauch	2050	762—1651	23—51	40—70	575—1933	301—935
Leistenbeuge	—	635—838	—	—	—	—
Schamberg	—	—	37—55	—	826—1107	—
Rücken, oben	} 2600	1778—2438	} 22—92	} 56—64	} 527—2492	} 568—1518
Rücken, Mitte		2032—2286				
Rücken, unten	2100	1524—1753		56—90		787—1916
Glutäalgegend	3100	—	—	—	—	—
Oberschenkel, hinten	1900	1016—1243	33—91	—	863—1314	—
Oberschenkel, vorn	1850	889—1016	—	—	—	—
Oberschenkel, medial	2250	737—889	18—62	69—114	510—1295	833—1369
Oberschenkel, lateral	1850	940—1067	27—83	83—112	561—1802	943—1544
Unterschenkel, hinten	1500	—	24—80	51—62	506—1404	983—1565
Unterschenkel, vorn	—	—	—	53—83	—	647—1118
Unterschenkel, medial	—	—	23—113	—	505—1634	—
Unterschenkel, lateral	—	—	42—80	—	440—1573	—
Sohle	—	—	529—1377	—	867—1805	—

EDWARDS et al., GARN und SHAMIR). GARN verglich solche Messungen mit Teleröntgenbildern, die — mit weichen Strahlen aufgenommen — die Erkennung von Haut plus Fettgewebe an ausgewählten Körperstellen ermöglichen, und fand gute Übereinstimmung. Nach *ihm* ergibt Messung des Fetts über der Spina ilii, der Trochantergegend und der unteren Rippengegend bei erwachsenen Männern recht gute Korrelation mit dem Allgemeingewicht. Die letztgenannte Stelle läßt sich an jeder Lungen-Röntgenaufnahme messen. Für Frauen ist Fettansatz über der Crista ilii das beste Maß. Eine ingeniöse, aber wohl nicht sehr praktische Methode (BAUEREISEN und PAERISCH) besteht im Einstechen von Stahlnadeln am Lebenden. Diese dienen als Elektroden eines schwachen Wechselstroms und messen die plötzliche Widerstandsänderung beim Übergang von Fett in Muskel. Sehr detaillierte direkte Messungen an der Leiche wurden am Erdheimschen Institut von MERSELIS und TEXLER, TRAUT und OGAWARA in verschiedenen Altersklassen vorgenommen und in einer Fülle von Zahlen niedergelegt. Ebenso wie später LAUTER und TERHEDEBRÜGGE waren sie hauptsächlich an der Fettgewebsverteilung interessiert. Ein Beispiel ihrer Profilskurven ist in Abb. 4a—c reproduziert. Andere Autoren (NEWMAN, PASCALE et al., ALLEN et al.) versuchten, aus ihren Messungen des Unterhautfettgewebes Rückschlüsse auf die Gesamtfettleibigkeit zu ziehen.

Bestimmung der Dicke der Haut allein oder ihrer Schichten ist noch schwieriger. LEMKE benutzte kürzlich das Röntgenweichstrahlbild zur Abgrenzung der Haut vom Fettgewebe. Er meint, Verdickung durch Ödem oder Infiltrat, Verdünnung durch Atrophie nachweisen zu können, aber die Methode ist nur an wenigen Körperstellen anwendbar. Anscheinend der einzige, der Messungen der Coriumdicke direkt am frischen Gewebe der Leiche unternommen hat, war BARKER. Seine Werte sind in Tabelle 2 mit solchen verglichen, die von SOUTHWOOD, GONZÁLEZ ULLOA und TSUKUDA an histologischen Schnitten erhalten wurden. Selbst wenn man die beim Einbetten von Geweben stattfindende Schrumpfung in Rechnung stellt (SCHALLWEGG), ist gegen die letztere Methode grundsätzlich einzuwenden, daß auch eine standardisierte Technik nicht das Zusammenschieben der Hautfasern beim Schneiden verhindern kann. Auch führen kleine Unterschiede der Schnittdicke und des Erhitzens zu recht ungleicher Wiederausdehnung beim Glätten der Schnitte. Die Zahlen müssen mit diesen Vorbehalten angenommen werden.

3. Gewicht und andere physikalische Konstanten

Da eine anatomisch genaue Abgrenzung des Coriums vom Unterhautfettgewebe unmöglich ist und verschiedene Untersucher die Grenze sehr verschieden zogen, schwanken Gewichtsangaben für die Körperdecke von 3,5—10 kg. LEIDER führte aus, daß die Haut als Organ aus Epidermis, Corium und so viel subcutanem Fett bestehe, wie als Umhüllung tiefreichender Haarwurzeln und Schweißdrüsen dient. So definiert, wiegt die Haut des Erwachsenen etwa 3,5—4,5 kg oder rund 6% ($1/16$) des Körpergewichts. ROE, der 28 Feten von 17—52 cm Länge untersuchte, fand, daß das Gewicht der Haut (HG) im direkten Verhältnis zum Körpergewicht wächst (0,06 g für je 1 g), in kurvilineärem Verhältnis zur Körperlänge ($\log HG = 3,8324 + 3,5748 \log L$). Das Unterhautfettgewebe bleibt in frühen Monaten relativ zurück, um dann rasch anzusteigen. Die Haut wiegt 11 g im 5. Monat, 60 g bei der Geburt. Das Fettgewebe nimmt in derselben Zeit von 1 g auf 210 g zu. Etwas abweichende Werte bringt WILMER. Nach ihm wächst das Gewicht der Haut zwischen dem 5. und 10. Monat $17^1/_2$mal, das des Fettgewebes 196mal. Dadurch verschiebt sich das Verhältnis Haut:Subcutis von 84:16 auf 30:70. Das letztere Verhältnis trifft auch noch für den Durchschnittsmann zu, ist aber größer bei Frauen. LEIDER und BUNCKE bestimmten das spezifische Gewicht der glabrösen Haut als 1,10, das des Nagels als 1,30, des Haares als 1,31. Bei einem Durchschnittsgewicht von 4 kg errechnen sie ein Volumen von 3600 cm³ für die ganze Haut.

TRONNIER und WAGENER untersuchten die optische Dichte (D) der verschiedenen Hautschichten an 80 μ dicken Gefrierschnitten parallel zur Hautoberfläche. D ist im langwelligem Bereich (620—800 mμ) kleiner (0,11) als im Kurzwelligen (400—580 mμ, 0,16). Messung bei 600 mμ ergibt einen annehmbaren Mittelwert (etwa 0,14 für 80 μ-Schnitte). Individuelle Unterschiede sind groß, aber im allgemeinen lassen die obersten Hautschichten am wenigsten Licht durch, dann wird die Transmission größer, um wieder abzufallen, wenn das Fettgewebe erreicht wird.

Andere physikalische Konstanten, wie Elastizität, Dehnbarkeit usw. werden in Teil Physiologie dieses Handbuchs bearbeitet.

4. Epitheliale Anhangsgebilde in Macerationspräparaten

Die Erforschung der Haarwurzeln und Hautdrüsen wird zwar meist mit histologischen Methoden betrieben. Jedoch ist die alte anatomische Methode der Maceration und Lupenbetrachtung dieser Gebilde nie ganz eingeschlafen und gerade neuerdings wieder aufgenommen worden. Sie bietet ein einfaches Verfahren, das erstaunlich schöne und plastische Bilder liefert, die die konventionelle Histologie nur durch mühsame Plattenmethoden aus Serienschnitten rekonstruieren kann. LEHMENSICK und HOFFMANN wiesen 1936 wieder auf die schon von BLASCHKO benutzte Erfahrung hin, daß Fruchtwasser ein ausgezeichnetes Mittel ist, um in fetaler Tier- und Menschenhaut die Epidermis mit ihren Anhängen aus der Cutis herauszulösen. Die isolierten ektodermalen Gebilde können dann in Alkohol fixiert und mit Hämatoxylin angefärbt werden. PETER und GROTH hatten ein Jahr früher Maceration mit konzentrierter Salzsäure benutzt, um die Gestalt der Achselstoffdrüsen klarzulegen, und HORN wandte dieselbe Methode an, um die an Serienschnitten erhobenen Angaben von CLAUSEN und ALEXANDERSON über Blindsäcke, Teilungen und Anastomosen der ekkrinen Schweißdrüsen zurückzuweisen und zu zeigen, daß jede Drüse ein ungeteiltes einfaches Rohr darstellt. In neueren Jahren haben unter anderem HAMBRICK und BLANK über Mikroanatomie des Haarfollikelapparates berichtet. HORSTMANN hat durch seine elegante Sempermethode unsere körperliche Vorstellung von der Hautanatomie bereichert und für viele Untersuchungen anregend gewirkt (s. regionale Unterschiede).

Die zur Maceration tauglichen Medien variieren von $1/_2$%iger Essigsäure und 2%iger Citronensäure (TSANEV und MARKOV) zu n/3 Ammoniumhydroxid (BAUMBERGER et al.) und zu verschiedenen Salzlösungen (FELSHER), unter denen sich mir Natriumbromid besonders bewährt hat (STARICCO und PINKUS). Auch Enzyme, wie Hyaluronidase (OBERSTE-LEHN), Pankreatin (MEDAWAR u.a.), kristallines Trypsin (FAN) und Kollagenase sind empfohlen worden. Dünne Objekte, wie Augenlider (GOSWAMY, Kalilauge oder Harnstoff in Glycerin) oder die Haut kleiner Tiere (QUAY, BOCK und MUND), können auch im ganzen aufgehellt und montiert werden, evtl. nach Anfärbung mit Sudan und anderen Farbstoffen.

B. Topographische und individuelle Merkmale

„Die Haut" als Begriff ist eine Abstraktion. F. PINKUS gab eine ausführliche Beschreibung der unterschiedlichen Eigenschaften, die die Haut an verschiedenen Körperstellen, in verschiedenen Lebensaltern und bei den beiden Geschlechtern auszeichnen. Auf allen diesen Gebieten sind in den letzten 33 Jahren viele Einzelheiten beigebracht worden, und weltweite Ausdehnung der Forschung hat wichtige Unterschiede zwischen den verschiedenen Menschenrassen hinzugefügt. Vieles auch für den Dermatologen Interessante findet sich in Lehrbüchern der Anthropologie (MARTIN u.a.). In den folgenden Ausführungen werden quantitative Daten, wo immer sie vorliegen, betont werden. Neben der Darstellung von topographischen, Alters-, Geschlechts- und ethnischen Unterschieden werden Hinweise auf Spezialisationen der Haut bei Tieren gegeben werden. Häufig vorkommende angeborene Abnormalitäten von geringer pathologischer Bedeutung, wie Hyperthelie und kongenitale Fisteln und Anhänge, sollen gestreift werden, wie dies auch von F. PINKUS getan wurde. Schließlich müssen Ergebnisse der Zwillingsforschung erwähnt werden.

I. Regionale Unterschiede

1. Allgemeine Körperoberfläche

Regionale Unterschiede lassen sich schon recht früh beim menschlichen Embryo nachweisen, wie im entwicklungsgeschichtlichen Teil dieses Bandes ausgeführt wird. Einmal erworbene topographische Unterschiede werden von der Haut zäh festgehalten, sind also im Gewebe selbst enthalten, wie sich bei Hauttransplantationen nachweisen läßt (HORSTMANN). Eindrucksvolle Fälle sind die von MEZÖ, in dem ein in der Kindheit auf die Handfläche verpflanzter Bauchhautlappen 23 Jahre später herkunftsgemäßen Fettansatz zeigte, und von MAY, in dem bei einem verbrühten Kind Brusthaut auf das Bein transplantiert worden war, wo die aus Versehen mitgenommene Mamille sich voll entwickelte und später auf ihre rechtmäßige Stelle zurückverpflanzt werden konnte. Erfahrungen dieser Art zwingen den plastischen Chirurgen, nicht nur Fettansatz, sondern auch Haarwuchs, Pigmentation und Textur sorgfältig zu berücksichtigen. Lediglich wenn Haut zur Rekonstruktion von Schleimhäuten verwendet wird, ergeben sich Angleichungen, z.B. Verlust von Pigment und Haarfollikeln bei Vaginalplastik (PIERCE und KLABUNDE). In anderen Fällen wurde dagegen Haarwuchs noch nach Jahren in der mit Haut rekonstruierten männlichen Urethra nachgewiesen (CREEVY).

Topographische Unterschiede, die meßbar oder histomorphologisch erfaßbar sind, finden sich in Epidermis, Corium und Hypoderm (CAPPELLI, HORSTMANN), doch liegen die meisten eher auf mikroskopischem Gebiet. Mit bloßem Auge sichtbar sind vor allem Hautfarbe und andere Oberflächencharaktere (s. unter C), Fettansatz, Verteilung von Haaren (s. D.I.) und Drüsen.

Besonderheiten des Fettansatzes (s. auch unter A.2) sind hauptsächlich von Anthropologen und Endokrinologen studiert worden. GARN hat gezeigt, daß die relative Verteilung des Panniculus als individuelles Merkmal zu werten ist und auch während Gewichtsverlust konstant bleibt. Verteilungsanalyse (pattern analysis, GARN) kann zur bildhaften Darstellung individueller Unterschiede dienen (Abb. 5). Besonders der weibliche Körper hat gut definierte Zonen des Fettansatzes (Abb. 6), wie unter B.III. näher ausgeführt wird.

Unter den Hautdrüsen weisen vor allem die apokrinen große topographische Verschiedenheiten auf (SCHAFFER, s. B.I.2.d). Ekkrine Drüsen, die beim Fetus von der ersten Hälfte des 5. Monats an entstehen (BORSETTO), werden, wie auch die Haare, aber nicht in direktem Zusammenhang mit ihnen, in ziemlich gleichmäßigen Abständen angelegt (HORSTMANN, FLEISCHHAUER). Wenn nach dem 7. Fetalmonat keine neuen Drüsen sich mehr entwickeln, werden sie durch das ungleiche Wachsen der verschiedenen Körperteile in verschiedenem Ausmaß ausgedünnt (SZABÓ). Das schließliche Quantum aktiven Drüsenmaterials wird aber noch durch andere Faktoren beeinflußt. Nach TAKAYAMA sind die ekkrinen Drüsen des Erwachsenen etwa dreimal so groß wie die des Säuglings, aber individuelle Drüsen variieren stark. Es gibt mehr große Drüsen an Kopf und Rumpf als an den Extremitäten, an den letzteren sind die distalen Teile besser versorgt als die proximalen. Außerdem ist wohlbekannt, daß die Absonderung des Schweißes bei Erhöhung der Außentemperatur nicht gleichmäßig erfolgt, sondern in bestimmter topographischer Verteilung (RANDALL und HERTZMAN). Diese von MINOR mit seiner Jodstärkemethode demonstrierten Schweißfelder und ihre Abhängigkeit von peripheren Nervenstörungen (GUTTMANN, ROTH et al. u.a.) werden näher im physiologischen Teil berücksichtigt.

Die Schweißdrüsenporen können an der lebenden Haut durch Elektrophorese von sauren oder basischen Farbstoffen markiert und sichtbar gemacht werden

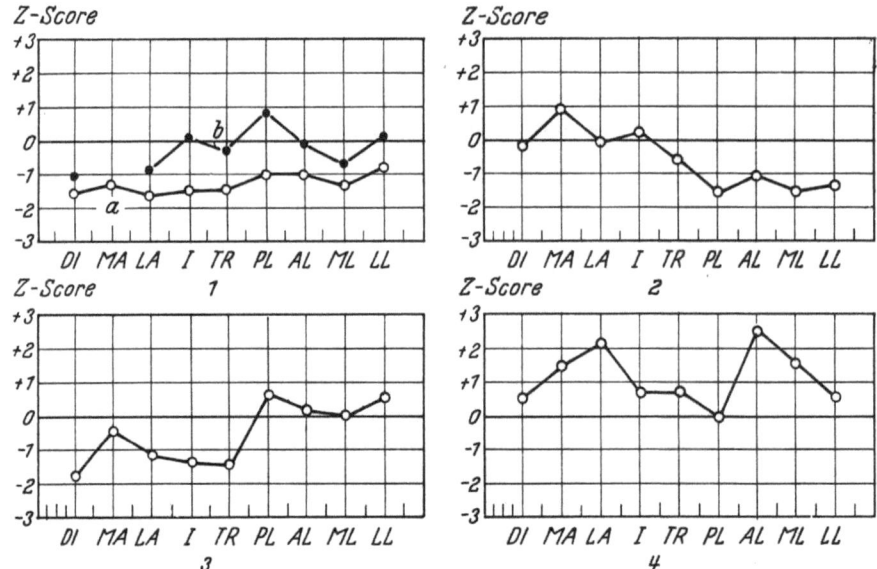

Abb. 5. Kennlinien (Verteilungsanalyse) der Haut- und Fettdicke bei 4 Individuen. *DI* Deltoidansatz, *MA* Arm medial, *LA* Arm lateral, *I* Ilium, *TR* Trochanter, *PL* Bein hinten, *AL* Bein vorn, *ML* Bein medial, *LL* Bein lateral. (Aus Garn 1955)

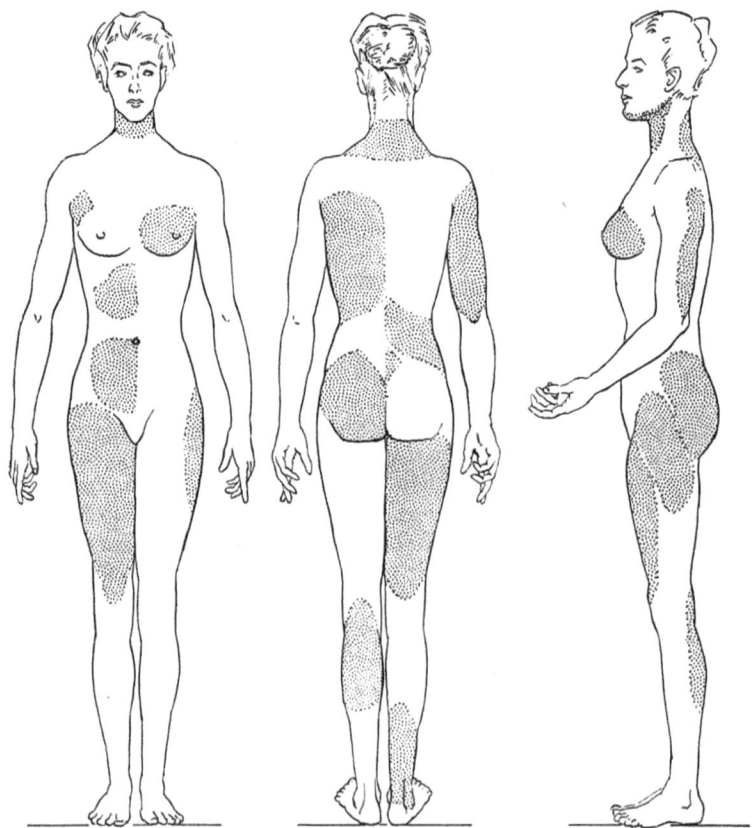

Abb. 6. Zentren des Fettansatzes am weiblichen Körper, in Anlehnung an verschiedene Quellen, besonders Bayer (1940)

(ABRAMSON et al.). Sezernierende Drüsen werden durch Bromphenolblau angefärbt (TASHIRO et al.). Ein interessantes Verfahren, die Verteilung aktiver Drüsen permanent festzuhalten, ist die Formvarmethode von SUTARMAN und THOMSON. Wenn eine Lösung von 2—4% Polyvinylformol in Äthylendichlorid auf die Haut gepinselt wird, verursacht jede sezernierende Drüse ein kleines Loch in dem sich bildenden plastischen Film, der dann abgehoben und aufbewahrt werden kann. Oder man kann die bei der Wadaschen Jodstärke-Ölmethode sich bildenden dunklen Tröpfchen an Filtrierpapier aufsaugen (PAPA und KLIGMAN).

Ähnlich wie die Schweißdrüsen schwanken die Talgdrüsen nicht nur in Zahl, sondern auch in Größe an verschiedenen Körperstellen, wobei im allgemeinen Zahl und Größe parallel gehen. Nach BRILLANTI und BENFENATI haben am Kopf 100% der Haarfollikel Drüsen, an Stirn und Hals 75—95%, Achsel- und Sternalgegend 40—70%, an den Hüften 10—40%, während sie am Fußrücken ganz vermißt wurden. JOHNSON und KIRK fanden zwar Talgdrüsen an jedem Haarfollikel des Handrückens von fünf Männern im Alter von 64—76 Jahren, aber ihr Volumen war nur etwa ein Hundertstel von Drüsen der Stirn. 80% der Handdrüsen hatten ein Volumen unter 0,0005 mm³ (Mittel 0,00044). Dazu kommen Alters- und Geschlechtsunterschiede (s. später). Die Methoden, Talgsekretion durch Aufsaugen auf Filtrierpapier und Osmiumschwärzung nachzuweisen (HERRMANN u.a.), interessieren hier, weil sie es auch erlauben, die topographische Verteilung der Drüsen bildhaft festzuhalten. Sehr ausführliche Daten über die quantitative Verteilung der Hautanhangsorgane sind von OKAJIMA und seinen Schülern veröffentlicht worden. Neuerdings hat sich SZABÓ und auch THOMSON mit diesen Fragen beschäftigt. Die wichtigsten Werte sind in Tabelle 3 zusammengestellt.

2. Spezialisierte Regionen

Eine eigentümliche regionale Differenzierung der Haut vieler menschlicher Neugeborener ist der blaue Sacralfleck (sog. Mongolenfleck), der unter B.III.1. näher behandelt werden wird. Andere Regionen, in denen viele topographische Besonderheiten zu finden sind, sind die folgenden.

a) Kopf und Gesicht

Das menschliche Haupt, und besonders das Gesicht und alle seine kleinsten Eigentümlichkeiten, sind von solch hohem Interesse nicht nur für den Wissenschaftler, daß es schwer ist, das auszusondern, was objektive Bedeutung für den Hautanatomen und Dermatologen hat. Es ist kaum zu vermeiden, daß in jede Diskussion Schönheitsideale und andere Wertmessungen eindringen. Selbst F. PINKUSs Darstellung ist nicht ganz frei von solchen Urteilen, die fast immer aus ethnischer Gebundenheit entspringen. Heute, wenn Hautanatomie und Anatomie im allgemeinen nicht mehr allein mitteleuropäisch orientiert sein kann, muß man die Norm und Variationsbreite der Gesichtsmerkmale viel weiter fassen. Ein eindrucksvolles Beispiel wurde von dem Polarforscher PETER FREUCHEN in seinen Vorträgen benutzt. Er berichtete, daß die Schönheit eines Eskimomädchens dadurch geprüft wird, daß man ihr Gesicht heftig gegen ein Brett drückt, so daß Stirn und Backenknochen es berühren. Wenn diese Prozedur eine blutige Nase ergibt, gilt es als Zeichen, daß die Nase „unschön" groß und vorstehend ist.

Gute Anleitungen zur Objektivierung und Ausschaltung subjektiver Bewertung bei der Untersuchung und Beschreibung der Kopf- und Gesichtsmerkmale wurden von KHERUMIAN und ASHER gegeben. Daß das Gesicht und seine Veränderungen dem Arzt viele Anhaltspunkte bei der Krankenuntersuchung geben, ist von altersher bekannt (Hippokratische Züge usw.), und eine Darstellung würde hier zu weit führen. Es sei auf zwei interessante Bücher aufmerksam gemacht: THOREK, The

Tabelle 3a. *Zahl der Schweißdrüsenausführungsgänge pro cm² bei Angehörigen*

Hautregion	Verschiedene Rassen					
	Weiße[1]	Deutsch[2]	Finne[3]	Bantu[4]	Ainu[5]	Chinese[6]
Scheitel oder Hinterhaupt	—	302	244	301	115	188
Stirn	360	328	324	265	308	212
Wange.	320	—	—	—	—	—
Hals	—	—	—	—	—	—
Brust	175	—	—	—	—	—
Bauch	190	163	184	151	220	93
Rücken	160	153	137	136	135	75
Gesäß	160	—	—	—	—	—
Oberarm, Beugeseite . . .	150+	—	—	146+	208+	128+
Oberarm, Streckseite. . .		142	110			
Vorderarm, Beugeseite . .	225+	—	—	191+	245+	190+
Vorderarm, Streckseite. .		123	177			
Oberschenkel, medial . .	120+	—	—	141+	205+	132+
Oberschenkel, lateral. . .		128	206			
Unterschenkel, Streckseite	150+	158++	145++	156+	188+	145+
Unterschenkel, Beugeseite		—	—	—	—	—
Fußrücken	250	—	—	—	—	—
Fußsohle	620	—	—	—	—	—
Handteller	—	—	—	—	—	—

[1] Nach SZABÓ (1962).
[2] Nach YAMADA (1932).
[3] Nach KAWAJI (1934).
[4] Nach SHIBAYAMA (1935) und TANIGUCHI (1935), Durchschnittszahlen.
[5] Nach KOGISO (1955).
[6] Nach SHIBATA (1936).
[7] Nach TANIGUCHI (1931).

Tabelle 3b. *Zahl der Haarfollikel pro cm² bei verschiedenen Rassen*

Hautregion	Verschiedene Rassen						
	Weiße[1]	Deutsch[2]	Finne[2]	Bantu[2]	Ainu[2]	Chinese[3]	Korea ♀[2]
Stirn	770	715	671	422	582	846	771
Scheitel	—	—	—	—	—	439	504
Hinterhaupt	—	626	337	341	289	—	—
Wange	880	—	—	—	—	—	—
Hals	—	—	—	—	—	86	—
Brust	—	—	—	—	—	71	—
Bauch.	40	65	45	36	64	53	36
Rücken	—	75	61	56	91	83	73
Gesäß	—	—	—	—	—	78	—
Oberarm, Beugeseite . . .	40*	79*	77*	62*	100*	69	119*
Oberarm, Streckseite . . .						81	
Vorderarm, Beugeseite . .	100*	77*	73*	61*	86*	55	104*
Vorderarm, Streckseite . .						90	
Oberschenkel, medial . . .	55*	60*	52*	43*	63*	57	97*
Oberschenkel, lateral . . .						72	
Unterschenkel, Streckseite .	50*	57*	45*	38*	62*	66	48*
Unterschenkel, Beugeseite .						64	

[1] Nach SZABÓ (1957).
[2] Nach TANIGUCHI und SHIBAYAMA (1935).
[3] Nach TANIGUCHI und KURITA (1941).

Face in Health and Disease, und SCHMIDT-VOIGT, Das Gesicht des Herzkranken. Eine ausführliche Analyse der Erblichkeit der Gesichtszüge stammt von SCHEIDT.

verschiedener Rassen und bei verschiedenen Altersgruppen, nach mehreren Autoren

Korea ♀[8]	Japaner, verschiedene Altersstufen						
	Neugeboren[7]	0—1 J.	1—5 J.	5—10 J.	10—20 J.[8,9]	20—30 J.	30—60 J.
369	1056	630	365	354	400	325	194
391	1083	802	690	453	399	424	251
—	240*	—	870*	260*	230*	—	55*
124	1193	561	557	333	269	169	160
121	1018	834	438	271	194	136	122
123	—	816	292	245	198	213	146
388	1370	994	381	493	226	199	148
533	1812	1127	660	446	258	241	153
261	1891	1374	690	433	314	239	183
335	1989	1458	871	558	315	231	153
239	2113	1498	795	530	386	280	172
173	1967	1530	773	502	371	264	174
171	1404	1282	586	435	273	183	125
489	2113	1536	923	585	263	254	178
473	1812	1604	769	572	287	191	148
273	2321	1515	756	534	275	222	135
—	1950**	—	875**	837**	600**	350**	287**
—	4140	—	1510	1000	690	—	—
—	2890	—	1210	910	630	—	—

[8] Nach KOYAMA (1937).
[9] Nach TANIGUCHI und KURIKI (1937).
+ Keine genaue Stellenangabe.
++ Unterschenkel, lateral.
* Nach KURIKI (1935).
** Handrücken, nach KAWAJI (1934).

und bei Japanern verschiedenen Alters, nach mehreren Autoren

Japaner, verschiedenen Alters[4]													
Neugeboren	5 M.	11 M.	4 J. 11 M.	6+3	7+7	11+8	14+1	17+1	18+7	26+9	40+3	57+3	70+3
963	991	1023	541	1061	549	671	916	359	320	382	780	824	463
766	767	775	270	594	396	386	504	428	365	390	467	236	527
—	—	—	—	—	—	—	—	—	—	—	—	—	—
—													
402	278	241	97	139	88	50	107	76	47	63	45	71	87
196	125	76	37	77	42	62	12	56	—	45	44	44	57
461	302	233	87	165	155	90	125	87	54	76	108	93	82
488	283	418	62	236	61	55	123	95	—	78	73	96	115
267	244	194	98	230	139	88	132	80	60	44	46	98	60
392	274	304	76	102	80	79	54	69	37	55	66	59	58
228	284	112	100	183	142	66	111	65	41	70	45	95	77
416	418	264	—	170	82	103	66	39	—	43	68	40	—
278	352	130	55	135	66	111	90	53	43	66	81	50	53
300	447	199	57	186	104	114	73	47	42	57	63	69	59
233	221	93	42	112	68	50	61	50	42	51	42	47	40
184	281	279	53	128	73	97	77	56	43	57	54	79	66

[4] Nach TANIGUCHI und SHIBAYAMA (1953).
* Keine genaue Stellenangabe.

Einzelmerkmale, und insbesondere die Beziehung der Haar- und Augenfarbe, sind das Objekt vieler Untersucher gewesen (s. unter C.I.3.).

Die schon von F. PINKUS erwähnte Besonderheit der Gesichtshaut, daß sie von zweierlei Öffnungen durchsetzt ist, nämlich von großen Talgporen und kleinen Lanugoporen (Abb. 7), ist kürzlich von KLIGMAN und SHELLEY dadurch erklärt worden, daß es tatsächlich zwei ganz verschiedene Arten von Follikeln im Gesicht gibt: Talgfollikel mit riesigen vielgelappten Drüsen und einer winzigen, als Anhang imponierenden Haarwurzel, und Vellushaarfollikel mit verhältnismäßig kleinen Talgdrüsen. KALANTAEVSKAJA wies nach, daß dieser Unterschied sich nach dem Ausfallen der fetalen Lanugo im 8. Schwangerschaftsmonat ausbildet. Es sind

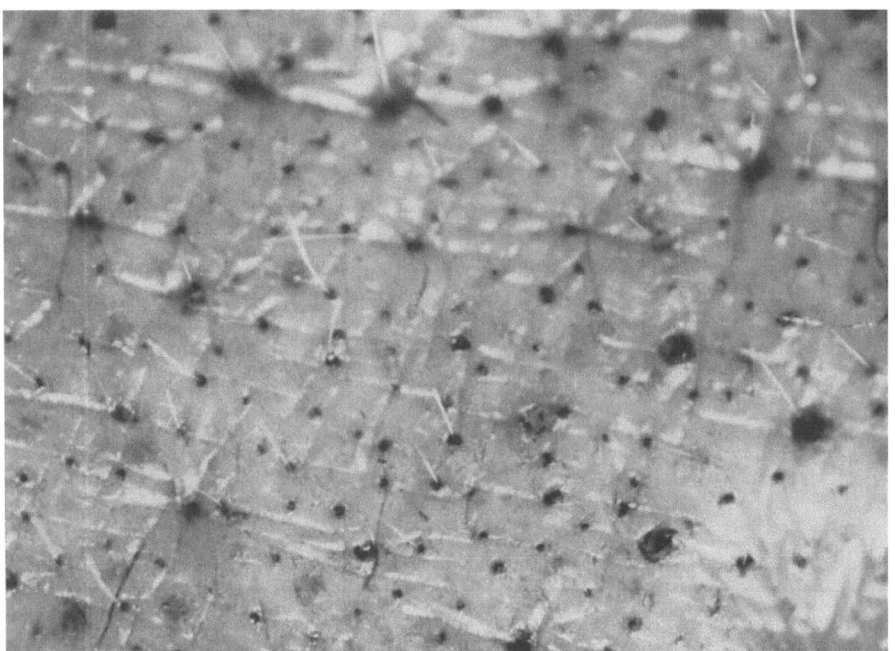

Abb. 7. Große und kleine Poren, entsprechend den zwei Typen von Haarfollikeln an der Stirne. (Aus KLIGMAN und SHELLEY 1959)

wohl die Vellushaare, die sich beim Mann in Barthaarfollikel umwandeln und später im Leben stärkeres Terminalhaar an Nase, Ohren und anderen Partien des Gesichts hervorbringen. Wie groß die Masse der Talgdrüsen in den zentralen Gesichtsteilen, und besonders an der Nase, ist, wird vielfach nicht gebührend in Rechnung gestellt. Wenn diese Drüsen unter Röntgenbehandlung atrophieren, verdünnt sich die ganze Haut erheblich. Das geschieht temporär bei juveniler Acne, permanent nach Bestrahlung von Hautkrebsen. Wenn die Atrophie in ungleichmäßiger Weise erfolgt, wie in vielen Fällen von chronischer Röntgenhaut, trägt dies stark zur Höckerigkeit solcher Gesichter bei. Es scheint auch, daß ungenügende Berücksichtigung der normalen Größe dieser Drüsen zu dem Mißverständnis geführt hat, die Pringlesche Krankheit als Adenoma sebaceum zu bezeichnen. Bei der Betrachtung des mikroskopischen Bildes werden die kleinen Angiofibrome, die meist das tatsächliche Substrat der roten Knötchen ausmachen, von den mächtigen, aber ganz normalen Talgdrüsen in den Hintergrund des Bewußtseins gedrängt. Der große prozentuale Anteil des Drüsenvolumens ist auch die Ursache, daß Entfernung selbst kleiner und oberflächlicher Keratosen und Tumoren mit dem scharfen Löffel an der Nase öfters unschöne Depressionen hinterläßt, da die Talgdrüsen dabei oft in toto enukleiert werden. Ein besonders

großes Aggregat von Talgdrüsen scheint bei manchen Jugendlichen über der
Malareminenz zu bestehen, vielleicht ähnlich dem von SCHIEFFERDECKER (1921)
als eine Art Organ beschriebenen Polster der Parotidengegend. Hier können sich
bei Acne hartnäckige Konglomerate vereiternder Knoten entwickeln.

Dieselbe Gegend, und die Gesichts- und Kopfhaut im allgemeinen, enthält viel
häufiger apokrine Drüsen, als der Ausdruck „ektopisch" für solche Befunde zu-
gibt. Die regelmäßig am Lidrand vorkommenden spezialisierten Drüsen von MOLL
sind dem Ophthalmologen geläufiger als dem Dermatologen wegen der daraus
hervorgehenden Cysten. Auch das Vestibulum nasi enthält regelmäßig a-Drüsen
(ALVERDES, KATO und NAGATA, MINAMITANI). RICHTER und SCHMIDT fanden
kleine Drüsen in neun von zwölf Europäern in der Haut des Nasenflügels. Bei
Chinesen wurden sie von KATO und MINAMITANI bei allen acht Männern gefunden,
mit einem Durchschnitt von 153 Drüsen pro Nase. YAMAGISAWA verfolgte ihre
Entwicklung bei japanischen Feten und beobachtete a-Drüsen in der Nasenhaut
in 16 von 69 Fällen. *Eigene* (1958) Untersuchungen an einigen Negerfeten zeigten
a-Drüsenanlagen an etwa 20% der Kopfhaarbälge, aber nicht an Brust und
Rücken. Gesichtshaut wurde nicht untersucht. Mit regulären Haarfollikeln
verbundene apokrine Drüsen findet man zufällig in Probeexcisionen vom Gesicht
mit genügender Häufigkeit, um zu vermuten, daß sie wohl bei vielen Menschen
vorkommen, nicht nur bei Australnegern, wo SCHIEFFERDECKER (1917) sie zuerst
beschrieb. Objektiv wird ihr Vorhandensein nur auffällig in seltenen Fällen von
Chromhidrosis (SHELLEY und HURLEY).

Die Häufigkeit der apokrinen Drüsen im Kopf-Gesichtsbereich verdient weitere
Untersuchung. Ihr quasi-normales Vorkommen, wenn auch in rudimentärer
Ausbildung, stimmt gut mit der relativen Häufigkeit von apokrinen Cysten und
Adenomen überein und ist tatsächlich ein Argument für die von LEVER und *mir*
vertretene Ableitung der Syringome der Orbitalhaut von a-Drüsenmaterial. Auch
die fast regelmäßige Assoziation von apokrinen Drüsen mit dem vorzugsweise an
Kopf, Gesicht und Hals auftretenden Naevus sebaceus (Organoider Naevus) wird
dadurch dem Verständnis nähergebracht (PINKUS 1954).

Die Verteilung und besonders differenzierte Eigenheit der Haare im Gesicht
und am Kopf wird im Abschnitt D.I. behandelt werden.

Von den einzelnen Teilen des Gesichts haben Augen und Nase ein großes Maß
von Aufmerksamkeit mit Bezug auf ihre anthropologische, anatomische und anderweitige Bedeutung auf sich gezogen. In gewissem Gegensatz dazu ist das Ohr,
von DARWINs Analyse abgesehen, verhältnismäßig wenig erforscht worden. Ein-
schlägige Arbeiten, die aber dem Anthropologen, Genetiker und Kriminologen
mehr bieten als dem Dermatologen, stammen von GEYER, GÜNTHER, HIRTH und
NIBLER, GATES. Neuerdings haben FIELDS et al. standardisierte Photographie
der Ohren von Neugeborenen als Identifikationsmittel empfohlen (Abb. 8a und b).
Das abstehende Ohr ist natürlich von je ein Problem für den kosmetischen Chirurgen gewesen. LESSING gibt eine gute Übersicht des neueren Wissens (s. auch
unter B.I.4.).

Große individuelle und ethnische Unterschiede bestehen in der Form und Ausbildung der Lippen, insbesondere des äußerlich sichtbaren Anteils des Lippenrots
(POPLEWSKI). Der Grad, in dem die Lippenkonfiguration den Gesichtsausdruck
beeinflußt, ist von jeher von den Zirkusclowns in ihrer Bemalung ausgenutzt
worden und wird neuerdings täglich von Millionen von Frauen bei der Applikation
von Lippenstift in Rechnung gestellt.

Relativ wenig untersuchte Spezialisierungen im Lippenbereich finden sich
besonders bei Feten und Säuglingen. Die mediane Protuberanz an der Oberlippe
des Neugeborenen ist wohlbekannt und hat offenbar eine physiologische Funktion

beim Saugen, wird auch oft noch später von Kindern durch die Unart des Lippen-
beißens und -saugens an der Rückbildung verhindert. Es ist wenig über die
anatomische Grundlage dieser Bildung bekannt. DANNENBERG et al. erwähnen
Epidermishypertrophie und Ödem des Bindegewebes als wahrscheinliche Faktoren. Zottenbildungen an Lippen, Mundwinkeln und Wangenschleimhaut persistieren manchmal beim Erwachsenen (HESSE), sind aber besser beim Fetus und
Neugeborenen entwickelt. Von HEIDSIECK und ISHIMITSU sind sie als fetales
Organ angesehen worden, das sich teilweise schon vor der Geburt wieder zurück-
bildet. Ähnliche, teils büschelförmige Zotten sind von HABERMEHL am vorderen
Drittel des Zungenrandes von Feten mehrerer Tiere (Schwein, Carnivoren, Bär)
beschrieben worden. Auch diese bilden sich nach der Geburt zurück. WHERRY

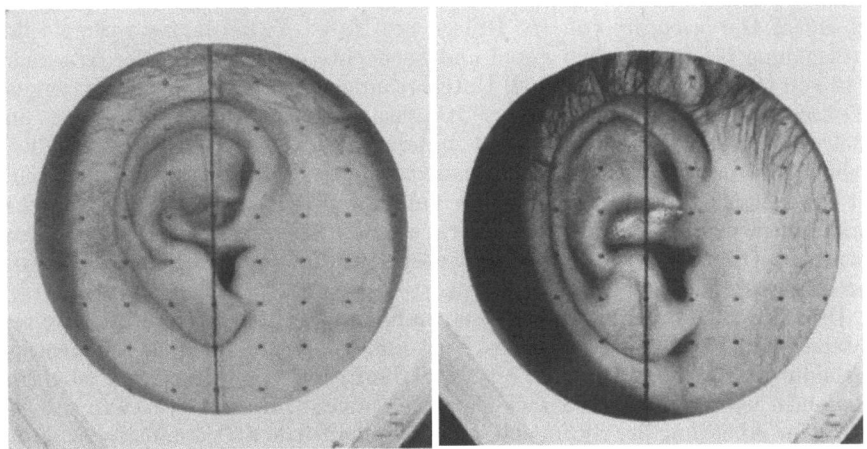

Abb. 8. Standardisierte Photogramme der Ohren zweier Neugeborener zu Identifizierungszwecken.
(Nach FIELDS et al. 1960)

und ANSON andererseits bestreiten das Vorhandensein einer Pars villosa beim
Lebenden und geben an, daß die Zotten erst nach Abmaceration des Epithels in
Erscheinung treten.

Eine weitere makroskopische Besonderheit der Lippen und der Mundschleimhaut, die an der Grenze des Physiologischen steht, ist das Vorkommen von freien
Talgdrüsen in Form von kleinen gelben Fleckchen und Papeln (DELBANCO 1899,
AUDRY 1899). Diese oft von Patienten mit Alarm bemerkten Bildungen (in
Amerika oft als Fordyce Disease bezeichnet) finden sich bei einer großen Minorität
von Menschen am Innenrande des Lippenrotes und noch häufiger an der Wangenschleimhaut, besonders nahe der Beißlinie (FELDNER). Sie entwickeln sich meist
erst nach der Pubertät (PETER, WAIL und WASSILJEW). In sehr seltenen Fällen
kann ein Haarfollikel mit wachsendem Haar vorkommen (COSTELLO, MILES). Eine
naevusartige Bildung mit Talgdrüsen und follikel- und schweißdrüsenähnlichen
Bildungen wurde an der Zunge beobachtet (GUIDUCCI und HYMAN). Entwick-
lungsphysiologisch noch interessanter ist, daß Talgdrüsenepithel sogar in der
Parotis und in Parotistumoren gefunden worden ist (HARTZ, LEE, RAWSON und
HORN), damit die ektodermale Herkunft der ganzen Mundschleimhaut bezeugend.

Ohne zu versuchen, eine vollständige Beschreibung der Mundschleimhaut zu
geben, möge hier auf einige auch für den Dermatologen wichtige neuere Arbeiten
hingewiesen werden, die die Anatomie dieser Region betreffen. Anschließend an
eine Reihe früherer Autoren hat LYSELL eine gründliche morphologische und
genetische Analyse der Papilla incisiva und der Gaumenleisten veröffentlicht. Er

teilt die letzteren in Haupt- und Nebenleisten und Fragmente ein und findet, daß ihre Zahl, Richtung und andere Charaktere erblichen Einflüssen unterliegen. Die Zungenoberfläche ist mit verschiedenen Abdruckverfahren genauer studiert worden, wobei entweder Farbstoffe in Gummi arabicum (DIPALMA, COLLI) oder photographisches Papier benutzt wurden, auf dem eine Creme ein negatives Bild erzeugte (CAMPETI). DIPALMA und später SQUIRES beschrieben vier normale Zungentypen: filiform (50—75%), fungiform (19—24%), lineär (4—5%) und fissuriert (2—20%). Die Zahl der Papillen kann auf solchen Abdrücken gezählt werden. Sie wird von DIPALMA für einen Kreis von 0,5 cm Durchmesser wie folgt

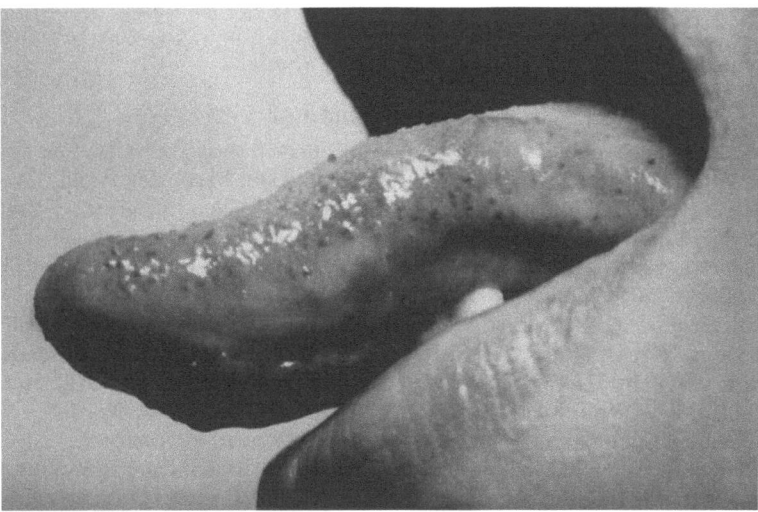

Abb. 9. Zunge einer nordamerikanischen Negerin (wahrscheinlich Mischblut). Einzelne Papillen sind pigmentiert, und es existiert eine Pigmentierung der Mucosa in größeren Flecken, die in diesem Bild nur andeutungsweise am Zungenrand über dem Eckzahn sichtbar ist

angegeben: filiforme Papillen 23—81 (Durchschnitt 52), fungiforme 3—34 (Durchschnitt 8). Wenn auch die absoluten Zahlen wegen der großen individuellen Schwankungen nicht viel bedeuten, sind relative Werte bei der Beurteilung von Behandlungsresultaten wichtig.

Daß die Zunge bei verschiedenen Allgemeinerkrankungen charakteristische Veränderungen erleidet, ist seit langem bekannt. TOKUDA hat zur genauen Untersuchung solcher Veränderungen kürzlich die Spaltlampe empfohlen. Wenn man weiß, wie veränderlich die Zunge normalerweise ist, wird man der Spezifität aller solcher Veränderungen (z.B. Medianfissur als Zeichen von Neubildungen und Leberleiden, JACOBY) mit einigem Skeptizismus begegnen. Dagegen ist die Fluorescenz der Zungenoberfläche (TOMASZEWSKI, RIZZI, COLLI u.a.) ein interessantes neues Phänomen, das wahrscheinlich mittelbar in Zusammenhang mit dem Vitamin B-Haushalt steht. Die orangerote Fluorescenz ist offenbar auf von der normalen Bakterienflora gebildetes Porphyrin zurückzuführen. Sie kann durch lokale Antibiotica unterdrückt werden und ist oft bei perniziöser Anämie, Sprue und Vitamin B-Mangel abwesend. TOMASZEWSKI vermißte sie bei 11% der von ihm untersuchten Kinder, bei 53% alter Menschen über 80 Jahre. COLLI warnt allerdings zur Vorsicht und nennt das Zeichen eine klinische Kuriosität.

Weiterhin ist die Frage der Pigmentierung der Mundschleimhaut und besonders der Zunge von Interesse (MONASH, AUBELE). Makroskopisch ist die normale europäische Schleimhaut frei von Pigment, obwohl sich Melanocyten und mikroskopisches Pigment öfters nachweisen lassen (BREIJER und LIGNAC). Bei mehr pigmentierten Völkern ist fleckförmige Pigmentierung der Mundschleimhaut häufig, insbesondere bei Negern, bei denen sie im großen ganzen mit dunklerer Hautfarbe zunimmt (Dummett). Bei Japanern soll Pigmentierung der Zunge normalerweise nicht vorkommen und kann als diagnostisches Merkmal bei Addisonscher Krankheit benutzt werden (Kitamura und Mishima), aber Neger können auch normalerweise Pigment im Zungenepithel haben (Kaplan). Dies kann entweder in Form brauner oder blauer Flecken auftreten oder ausschließlich die fungiformen Papillen einnehmen. Beide Formen können an derselben Zunge kombiniert sein (Abb. 9). Die Pigmentierung des Epithels muß natürlich von mesodermaler Pigmentierung, wie sie bei Naevus Ota vorkommt (Hidano et al., Mishima und Mevorah), und von Metalltätowierung, die von zahnärztlichen Verletzungen herrühren kann, unterschieden werden.

b) Hand und Fuß

Die menschliche Hand ist das Objekt intensiven wissenschaftlichen Studiums in den verschiedensten Disziplinen der Medizin. Die Form der Hand, der Finger und der Nägel sind von erheblichen anthropologischen Interesse (Wechsler, Zenneck, Thomsen, Kato), das sich aber nur zu oft mit ästhetischen Urteilen und Theorien gemischt hat. Größere Erfahrung mit unterschiedlichen ethnischen Gruppen führt auch hier zur Zerstörung wohlgehegter Legenden. Objektive Analyse individueller Unterschiede der dermatologisch bedeutsamen Gebilde wie Handleisten, Nägel, Behaarung der Finger erfolgt in den betreffenden Abschnitten (C.II. und D.). Charakteristische Veränderungen der Hände bei Allgemeinkrankheiten sind von Bürger ausführlich dargestellt worden. Kürzere Übersichten stammen von Lestrange und Bürger u. Knobloch. Ein interessantes Gebiet, mit dem sich besonders Ronchese beschäftigt hat, sind Berufsstigmata, die oft und charakteristisch an den Händen auftreten. Schwielen verschiedenster Art und absichtliche und unabsichtliche Nagelveränderungen sind hier zu nennen.

Die seit Kosakas Untersuchungen anerkannte Tatsache, daß die Funktion der Schweißdrüsen an Handflächen und Fußsohlen mehr von psychischen als thermischen Reizen abhängt, hat zu Versuchen geführt, makroskopisch faßbare Unterschiede nachzuweisen. Die Iontophorese von Farbstoffen eignet sich dazu nicht, da sie nur die Hornschicht anfärbt (Flesch et al.), aber die hygrophotographische Methode von Sivadjian und die oben erwähnte Formvarmethode (Sutarman und Thomson) machen es möglich, aktive Schweißdrüsen festzustellen. Während Mackinnon mit der letzteren Methode eine deutliche Abnahme aktiver Drüsen mit dem Alter bei Frauen nachweisen konnte und auch Schwankungen während des Menstrualcyclus fand, konnten Hellon und Lind keine ähnlichen Altersunterschiede bei Männern demonstrieren. Dagegen stellten sie eine Verlangsamung der Reaktionszeit von 15 auf 29 min fest.

Die Verteilung der Venen am Handrücken ist nach Freerksen zwar nicht streng erblich, aber bei eineiigen Zwillingen relativ ähnlich. Es soll ein Zusammenhang der Verzweigungen mit der Konstitution bestehen, indem Astheniker besonders viele Teilungen aufweisen. Strangmann-Koehler und Ludwig analysierten die „Venigkeit" eingehend nach Gesamtlänge der Venen, Zahl der am Handgelenk eintretenden Gefäße und Zahl der Verzweigungen. Sie fanden, daß diese schon beim Neugeborenen festgelegten Merkmale eine zuverlässige Beurteilung der Seitigkeit ermöglichen und daß die führende Hand das besser differenzierte Venensystem zeigt. Nach Wetzel und Zotterman beträgt die Zahl der Capillaren am Handrücken 58 pro mm², an den Fingerknöcheln 65 und am Vorderarm 47 pro mm².

c) Ano-Genital-Region

Die Analregion ist ein Grenzgebiet, an dem der Chirurg oft größeres Interesse nimmt als der Dermatologe. Die Analhaut geht mit scharfer, aber gezähnelter Grenze in die Schleimhaut über. Reste der Kloakenmembran können hier als 6—12 mm breiter Ring von Übergangsepithel persistieren (GRINVALSKY und HELWIG 1956). Die Ausbildung von Haaren, Talg- und Schweißdrüsen wechselt individuell außerordentlich stark. Sehr große cystische oder mit Hornpfröpfen verstopfte Talgdrüsen können, besonders bei Männern, ein erschwerender Faktor in der Pathogenese des Analjuckens sein, ebenso wie ungewöhnlich starke Entwicklung von Hautfalten oder anatomisch bedingte Enge der Crena ani. Proktodäaldrüsen, die in Form einfacher oder verzweigter Schläuche sich in die Analkrypten oder den Analkanal öffnen (TUCKER u. HELLWIG, MORGAN), bieten eine weitere Quelle für Retention, Infektion (KRATZER), und selbst Krebs.

Eine besondere anatomische Formation dieser Gegend ist das Coccygäalgrübchen, eine mehr oder weniger tiefe Delle, wo die Haut fest an der Spitze des Coccyx angeheftet ist. Es ist besonders bei jungen Männern sichtbar und kann, speziell bei Übergewicht, zur Entstehung eines Pilonidalsinus führen. Die Erklärung dieser außerordentlich störenden Bildung, die der Behandlung große Schwierigkeiten entgegensetzt, hat während der letzten 30 Jahre eine entscheidende Wandlung durchgemacht. Ursprünglich wurde sie als Mißbildung im Zusammenhang mit dem hinteren Neuroporus aufgefaßt (Eckersche Fistel, OEHLECKER). Die darin enthaltenen Haare wurden auf in der Tiefe angelegte Wurzeln zurückgeführt. Kürzlich hat aber die Auffassung sich mehr und mehr durchgesetzt, daß die Haare, vielleicht durch mechanische Ursachen, in das Grübchen von außen hineingesogen werden, traumatisch die Haut durchdringen und als Fremdkörperreiz wirken. Das würde den coccygäalen Pilonidalsinus völlig den bei Melkern und Friseuren bekannten interdigitalen Sinusen gleichsetzen, die anerkanntermaßen durch eingedrungene Kuh- und Menschenhaare bedingt sind.

Was das männliche Genitale anlangt, führte BROMAN aus, daß der Penis pendulus phylogenetisch älter ist als der an die Bauchwand angewachsene und nicht umgekehrt durch Lösung von dieser entsteht, wie ältere Autoren wollten. Nach KHÉRUMIANs Messungen an 213 Mitteleuropäern variiert die Penislänge von 42 bis 128 mm (Mittel 88,6 mm). Es ergab sich keine definitive Relation mit anderen anthropologischen Merkmalen. JUSTER macht folgende Angaben auf Grund der Messung von 119 Leichen in Frankreich. Die dorsale Penislänge vom Os pubis zur Spitze der Glans beträgt 65—143 mm (Mittel 104 mm) und variiert nicht wesentlich zwischen 30 und 90 Jahren. Die ventrale Länge vom Scrotum bis zur Spitze ist 0,4—5 cm kürzer und ergab kleinere Werte von 50 Jahren aufwärts. Der größte Durchmesser des Schafts war 20—25 mm (Mittel 23 mm), die dorsale Länge der Eichel variierte von 19—43 mm (Mittel 30 mm), die ventrale von 6—25 mm. Die Öffnung der Urethra war an der Spitze in 57%, mehr dorsal in 27%, mehr ventral in 16%. Die Form der Glans war kegelförmig in 40%, zylindrisch in 29% und intermediär in 31% der Fälle. Bezüglich der Ausbildung des Praeputiums, das nach HUNTER von einer Leiste hinter der die Eichel absetzenden Furche vorwärtswächst, bestehen erhebliche ethnische Unterschiede. So fand ADACHI bei Japanern nur 0,8% Phimosen, in 28% bedeckte die Vorhaut die Eichel ganz, in 65% lag die Eichel bloß, konnte aber durch Vorziehen des Praeputiums bedeckt werden, und in 6% bestand eine Vorhaut, die kürzer war als die Glans. Bei Chinesen fanden TAO und SHU 10% Phimosen und 44, 32 und 15% der anderen Typen. Auch in dieser Beziehung mögen Schönheitsideale mitspielen. Es ist bekannt, daß die Griechen stets eine lange, phimotische Vorhaut abbildeten.

In den Vereinigten Staaten ist bei Neugeborenen eine lange Vorhaut so häufig, daß aus hygienisch-prophylaktischen Gründen sich die Circumcision fast allgemein eingebürgert hat, begünstigt durch das Vorherrschen der Entbindung im Hospital.

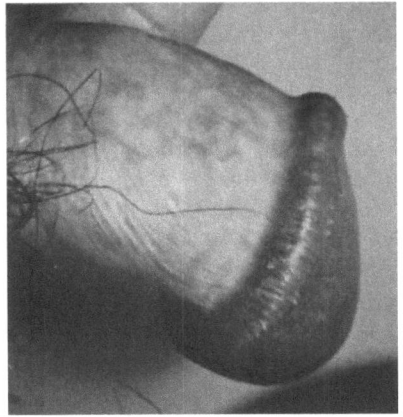

a

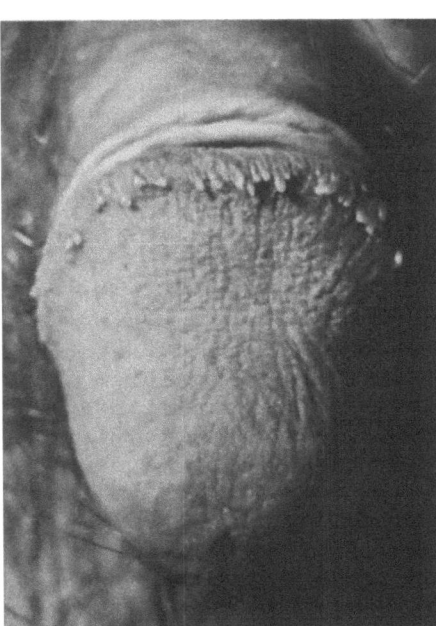

b

Abb. 10a u. b. Papillae coronae glandis. a Zeigt die nicht allzu seltene Form kleiner Erhabenheiten. b Zeigt ungewöhnlich starke Entwicklung (hirsuties papillaris penis). (Aus WINER u. WINER 1955)

Es ist daher unmöglich geworden, statistische Zahlen über das tatsächliche Vorkommen von Phimosen bei amerikanischen Männern zu sammeln.

Die Herkunft des Smegma führte zu einigen Untersuchungen, nachdem es klar geworden war, daß Talgdrüsen nur am Frenulum und in seiner Nachbarschaft im Sulcus coronarius vorkommen (KROMPECHER). Selbst hier scheinen sie oft zu fehlen (MACHADO DE SOUSA) oder sehr gering entwickelt zu sein (KOMPECHER). Die Fettigkeit des Smegma rührt von den verhornenden Zellen des Oberflächenepithels her (REISS), die nach KROMPECHER so reichlich Fetttröpfchen enthalten, daß der ganze Päputialsack als makroskopische Talgdrüse aufgefaßt werden kann. Die oft fälschlich als Talgdrüsen angesprochenen Gebilde, die sich bei vielen Männern mehr oder weniger prominent an der Corona glandis finden (Abb. 10a), sind tatsächlich vasculär-papillomatöse Bildungen oder sogar einfache Hyperkeratosen (CORDIVIOLA et al.). Wenn sie stark ausgebildet sind (Abb. 10b), sind sie das Substrat der Hirsuties papillaris penis (WIGLEY u. HABER, MAJOCCHI zit. bei WINER u. WINER 1955). NEXMAND bezeichnet sie als Papillae coronae glandis, WINER und WINER weisen auf homologe Gebilde bei Anthropoiden und Affen hin. Ähnliches ist auch bei Nagern stark ausgebildet. Das seltene Vorkommen eines hidradenoiden Adenoms im Sulcus coronarius wurde von CIVATTE et al. mit den Tysonschen Drüsen in Zusammenhang gebracht.

Die fast regelmäßige weite Verbreitung freier Talgdrüsen am weiblichen Genitale ist seit DELBANCO bekannt. Der Befund einer Talgdrüse in der Portio vaginalis uteri muß dagegen als große Seltenheit bezeichnet werden (HINSELMANN, SCHMID). Ebenso sind apokrine Drüsen am weiblichen Genitale gut entwickelt, diese allerdings im allgemeinen auf die haartragenden äußeren und inneren Flächen der Labia majora beschränkt. Doch fand OHARA apokrine Drüsen auch an der Klitoris zweier Japanerinnen.

d) Regionen mit apokrinen Drüsen, einschließlich Mamma und Hyperthelie

Zur Zeit des Erscheinens des ursprünglichen Anatomiebandes war die Schieffer-
deckersche Einteilung der Schweißdrüsen in ekkrine und apokrine noch recht neu.
F. PINKUS gab diesem Prinzip enthusiastische Unterstützung, aber in den folgenden Dezennien sind noch viele Einzelheiten hinzugekommen, die auch für die
Dermatopathologie von Wichtigkeit sind.

SCHAFFER hat die Verteilung der apokrinen Drüsen in seiner Arbeit über die
Duftorgane des Menschen zusammenfassend dargestellt. Er beschreibt solche der
Axilla, der Milchdrüsen-, Circumanal-, Gehörgangs-, Lid-, Circumoral- und
Genitalregionen. Obwohl natürlich in diesen Gegenden auch reichlich Talgdrüsen
vorkommen, kann wenig Zweifel bestehen, daß — wie auch bei Tieren — der
„Duft", oder wenig poetisch ausgedrückt, der spezifische Körpergeruch, eng mit
dem Sekret der apokrinen Drüsen verknüpft ist. Allerdings haben SHELLEY et al.
demonstriert, daß frisch gewonnener Achselschweiß geruchlos ist und erst durch
bakterielle Zersetzung sein spezifisches Aroma erhält. Es scheint jedoch noch
nicht ganz geklärt, ob alle sexuell wichtigen Gerüche wirklich nur auf bakterielle
Symbiose zurückzuführen sind.

In der Ausbildung, Verteilung und Funktion der apokrinen Drüsen bestehen
erhebliche ethnische Unterschiede (WOOLLARD, VOHWINKEL, *japanische Autoren*),
auf die im Abschnitt B.III.3. eingegangen wird. Als Prinzip ist jedoch festzuhalten, daß beim Menschen diese Drüsenart in einigen Gebieten konzentriert ist,
während sie in anderen Regionen vereinzelt, aber regelmäßig vorkommt, in noch
anderen nur bei einem kleineren oder größeren Prozentsatz der Bevölkerung
gefunden wird, und daß es schließlich Körpergebiete gibt, wo a-Drüsen nie oder
nur als große Ausnahme gefunden werden. Außer in den von SCHAFFER identifizierten „Organ"bereichen kommen a-Drüsen im ganzen potentiellen Milchdrüsen-
bereich und an Gesicht und Kopf vor (B.I.2.a). Dieses Gebiet schließt ein die
ganze Vorderseite des Rumpfes mit Axillar- und Cruralregion, Hals, Gesicht und
Kopf. Die unscharfen Grenzen wären an den Rumpfseiten, der Deltoidregion und
im Nacken zu ziehen. Der größte Teil der Extremitäten und der Rücken oberhalb
der Crena ani und der Glutäalfalte sind die negativen Teile (Abb. 11). Ich ziehe
die Verteilungsgrenzen bewußt weiter, als das SCHIEFFERDECKER und andere tun,
da ich glaube, daß die Unterscheidung a-negativer von potentiell a-positiven
Regionen heuristisch wertvoller ist als von Heterotopie apokriner Drüsen in den
Hautteilen zu sprechen, wo sie nur vereinzelt und gelegentlich vorkommen
(NAKAZYO, SZODORAY, HALTER).

Wie oben erwähnt, finden sich bei Negerfeten a-Drüsenanlagen an etwa 20%
der Haarfollikel am Kopf. Gelegenheitsbefunde von apokrinen Drüsen in Probeexcisionen vom Gesicht sind nicht zu selten, auch bei Weißen. TANIGUCHI fand
a-Drüsen am Unterbauch in 8 von 27 Japanerinnen, am Schamberg in 18 von 37,
obwohl Japaner im allgemeinen schwach entwickelte a-Drüsen haben. Dagegen
konnte ich am Rücken meiner Negerfeten keine, selbst rudimentäre a-Drüsenanlagen finden, und die Ansicht, daß solche beim menschlichen Fetus überall
angelegt, aber in den meisten Regionen wieder zurückgebildet werden, scheint
mehr auf Analogieschlüssen als auf Tatsachen zu beruhen. Das potentielle Vorkommen von Drüsen in den genannten Hautteilen erklärt zwanglos die Verteilung
von apokrinen Tumoren, besonders von Syringomen (LEVER 1954, S. 354; PINKUS
1959), von apokrinen Drüsen im Wertherschen Naevus (GRUND, PINKUS 1954 u.a.),
und stützt BRUNSTINGs Auffassung der Hoffmannschen Folliculitis et perifolli-
culitis suffodiens et abscedens als einer der axillären Hidradenitis homologen
Affektion. Besonders interessant ist auch die Verteilung des farbigen Schweißes
bei Chromhidrosis. SHELLEY und HURLEY (1954) fanden ihn im Gesicht und

bilden auch ältere Fälle ab. Es mag hinzugefügt werden, daß chromidrotische apokrine Cysten im Gesicht nicht zu selten sind.

Eine eingehende Untersuchung der makroskopischen Anatomie der apokrinen Achseldrüsen wurde von GLOOR-RUTISHAUSER an 25 männlichen und 25 weiblichen Leichen vorgenommen. Die Drüsen sind scharf auf das Gebiet starker Haare

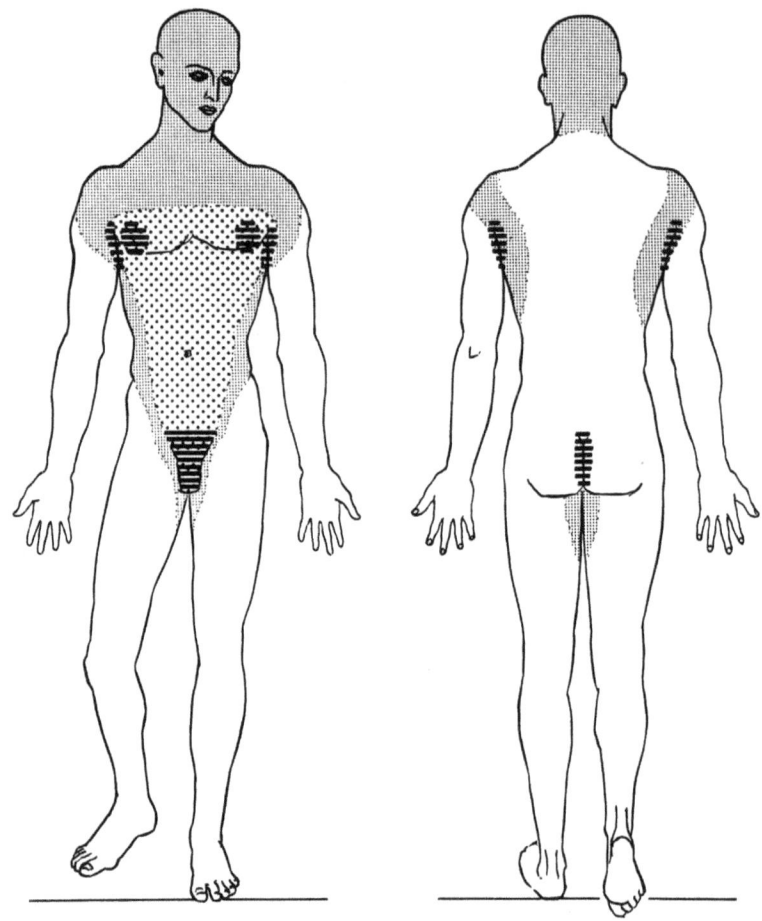

Abb. 11. Verteilung der apokrinen Drüsen am menschlichen Körper. Dunkel die Stellen konstanten Vorkommens, punktiert das „Milchfeld", in dem A-Drüsen mehr oder weniger regelmäßig angelegt und oft ausgebildet werden. Schraffiert die Gegenden potentiellen Vorkommens

beschränkt und die Größe des Feldes ist unabhängig von Alter und Geschlecht. Die kleineren Werte bei Frauen werden mit der kleineren durchschnittlichen Körpergröße erklärt (Tabelle 4). SHELLEY und BUTTERWORTH berichten über gemeinsamen Mangel von Haaren und a-Drüsen bei mongoloiden Idioten. Daß die Axillardrüsen sich erst in der Pubertät voll entwickeln, ist allgemein anerkannt, doch herrscht keine Einstimmigkeit über ihre Abhängigkeit vom Sexualcyclus der Frau (HERZENBERG). MONTAGNA (1956, 1959) hat sich kürzlich KLAAR (zit. F. PINKUS 1927) angeschlossen, der keine cyclischen Veränderungen feststellen konnte, und führt das darauf zurück, daß Untersucher, die solche beschrieben, mit Leichenmaterial arbeiteten. MONTAGNA gibt zu, daß viele Drüsen nach der Menopause Atrophie zeigen, aber fand funktionstüchtiges Gewebe bis ins hohe Alter.

Als gewaltigste Ausbildung des apokrinen Drüsentyps mag an dieser Stelle die Mamma besprochen werden, die ja das makroskopisch eindrücklichste Gebilde der Brusthautregion darstellt. Der ausführlichen Beschreibung von F. PINKUS ist wenig hinzuzufügen, nur daß bei Einbeziehung nichteuropäischer Rassen die Unterschiede der Größe, der Form und selbst des Sitzes der weiblichen Brust noch markanter werden (s. z.B. MARTIN, Lehrbuch der Anthropologie).

Tabelle 4. *Größe der Axillardrüsenfelder.*
(Nach Zahlen von GLOOR-RUTISHAUSER 1953)

	Rechts cm²	Links cm²
25 Männer.	20,0—76,2 Mittel 44,0	29,8—66,9 Mittel 44,0
25 Frauen	14,0—57,8 Mittel 37,8	19,3—60,8 Mittel 37,1
Männer mit starker Achselbehaarung. .	35,0—76,2 Mittel 50,6	36,6—66,9 Mittel 48,8
Männer mit mittlerer bis schwacher Behaarung	20,0—51,5 Mittel 38,1	29,8—52,0 Mittel 39,5

Die Brustwarze kann beim Mann von einem winzigen und kaum erektilen Knopf bis zu einer der weiblichen gleichenden zylindrischen Gestalt variieren, die Unterschiede in der Ausbildung der weiblichen Mamilla sind natürlich noch erheblicher (RIVA). Doch wachsen selbst invertierte oder sonst schwach ausgebildete Warzen in der Schwangerschaft oft spontan (HYTTEN und BAIRD), so daß eine Beurteilung des endgültigen Funktionszustandes bei Primigravidae im ersten Trimester kaum möglich ist. Das Wachstum des Warzenhofs in der Pubertät ist von GARN ausführlich untersucht worden (Tabelle 5). Die individuelle Entwicklung der Brust selbst, und vor allen Dingen

Tabelle 5. *Durchmesser der Areola mammae in verschiedenen Entwicklungsstadien.* (Nach GARN 1952)

Gruppe	Zahl	Alter	Areola	Mittel	Standard-Abweichung
Jungen	24	9—10	0 (kindlich)	$13,1\pm0,7$	3,3
Jungen	20	17—20	M (männlich)	$21,5\pm1,2$	5,5
Mädchen	20	9—10	0 (kindlich)	$11,9\pm0,7$	3,0
Mädchen	20	9—13	1 (Knospe)	$23,6\pm0,9$	3,9
Mädchen	20	9—14	2 (Hügel)	$26,8\pm0,7$	3,2
Mädchen	20	10—16	3 (reif)	$33,1\pm2,2$	9,9

des für die äußere Erscheinung sehr maßgebenden Fettgewebes, hängt zweifellos mehr von genetischen als hormonalen Faktoren ab, wie Rassenunterschiede und auch Daten der Zwillingsforschung (BIRKENFELD) lehren.

Ein interessanter Beitrag zu der Frage, ob die Drüsen in den Montgomeryschen Knötchen der Areola rudimentäre Brustdrüsen oder Schweißdrüsen sind, wurde von NAESLUND geliefert, der Lactose in ihrem Sekret nachweisen konnte und so ihre Natur als Milchdrüsen für erwiesen hält. Die Mamma selbst kann, wie andere apokrine Drüsen, ein farbiges Sekret liefern, besonders kann das Colostrum dunkel sein (GREIG).

Das Vorkommen und die Verteilung überzähliger Brustdrüsen oder ihrer rudimentären Äquivalente beansprucht immer wieder die Aufmerksamkeit (RUGGIERO, MITCHELL und WEYL). Nicht nur kommt es gelegentlich vor, daß eine Nebenbrustdrüse als potentiell bösartiger pigmentierter Naevus diagnostiziert und entfernt wird, sondern diese Gebilde können in seltenen Fällen auch unangenehme klinische Erscheinungen hervorrufen, so wenn eine axilläre Mamma sich an der Lactation beteiligt (FERRAZINI). In einem Falle (LOONEY et al.) entwickelten sich bilaterale Anlagen in den großen Labien während der Schwangerschaft zu solcher Größe, daß sie ein Hindernis für die Entbindung zu werden drohten. Auf einen Zusammenhang von Polythelie und kardio-arteriellen Erkrankungen wird von EVANS hingewiesen.

Tabelle 6. *Häufigkeit von überzähligen Mammaanlagen (ü.M.) nach verschiedenen Autoren (Hyperthelie und Hypermastie)*

Zahl und Art der Untersuchten	Männer	Frauen	Individuen mit ü.M.	Männer	Frauen	Individuen mit 1 ü.M.	>1 ü.M.	Zahl der ü.M. Männer	Frauen
HIRASAWA (1932) 3198 Japanerinnen	—	Nicht-gravide 305 Schwangere 1793 Wöchnerinnen 1100	Nulliparae 3,1% Multiparae 6,2% 14,4% 15,0%	—					
LANDAUER (1939) 20832 Nordamerikaner, Studentenalter	14304	6528	357 (1,7%)	277 (1,9%)	80 (1,2%)			l. 316 r. 254 Gesamtzahl: 709	l. 85 r. 54
CARVAJAL et al. (1951) 10254 Frauen (Venezuela)	—	10254	336 (3,3%)	—	336 (3,3%)	266 (79,2%)	70 (20,8%)	Gesamt: 412, l. > r.	
BOAS (1955) 6456 Skandinavische Hautkranke	2912	3423	121 (1,9%)	85 (2,9%)	36 (1,5%)	97 (80,2%)	24 (19,8%)	l. 36 r. 31 bei Individuen mit 1 ü.M.	l. 16 r. 14
HOLM (1956) 4315 Skandinavische Schulkinder	1687	1728	133 (3,89%)	72 (4,3%)	61 (3,6%)	108	25	l. 38 r. 21 bei Individuen mit 1 ü.M.	l. 28 r. 21

Größere Reihenuntersuchungen wurden von HIRASAWA, LANDAUER, BOAS, HOLM, CARVAJAL et al., HOLM und GOMES beigebracht, die im ganzen die früheren Angaben von KAJAVA et al. (s. bei F. PINKUS) bestätigten (Tabelle 6). Nebenbrustdrüsen sind etwas häufiger bei Männern und auf der linken Körperseite. Hypermastie wird häufiger oberhalb, Hyperthelie unterhalb der Hauptdrüse angetroffen. Die von einzelnen Untersuchern angegebenen Häufigkeitszahlen schwanken wohl je nachdem, ob auch die Hyperthelia pilosa, in der sich nur ein Haarbüschel an charakteristischer Stelle findet, mitberücksichtigt wird. Auch die Tatsache, daß manche Nebendrüsen sich erst in der Schwangerschaft bemerkbar machen, kann zu ungenauen Zählungen führen. Besonders ungewöhnliche Lokalisationen waren die Mittellinie der Nackengegend (ANDREESCU), die Nasofrontalgegend (OSTROWSKI und PUPKO), die ventrale Seite des Handgelenks (PELLEGRINI) und der Hinterrand des Deltoideus (GIOCOLI-NACCI). Funktionstüchtiges Gewebe im Labium majus wurde unter anderem von SLEPYKH und von DELLA ROMANA und RADICE gefunden.

3. Einiges über spezialisierte Regionen bei Säugetieren

Vergleichend anatomische Daten werden hier ganz kurz erwähnt, soweit sie zum besseren Verständnis der Verhältnisse beim Menschen beitragen. So ist es bemerkenswert, daß der Mensch zwar keine Tasthaare (Sinushaare) besitzt, daß sich aber die frühesten Haaranlagen im Gesicht dort finden, wo bei Tieren die sich vor dem allgemeinen Haarkleid entwickelnden Sinushaare vorkommen. GARN et al. (1954) wiesen darauf hin, daß der Mann mit zunehmendem Alter mehr Fettgewebe auf der Kopfschwarte entwickelt und daß dies einem viel stärkeren Fettpolster beim männlichen Gorilla entspricht.

Weiter sind von Interesse Angaben über die verschiedene Abhängigkeit sekundärer Geschlechtsmerkmale von der kontinuierlichen Anwesenheit der entsprechenden Hormone. Es ist bekannt, daß sich bei in der Kindheit kastrierten Männern kein Bart entwickelt, daß dieser aber nicht wieder verschwindet, wenn die Testikel später im Leben verlorengehen. In dieser Beziehung berichten ZUCKERMAN und PARKES, daß beim Hundsaffen (Papio hamadryas) Mähne und andere Geschlechtscharaktere nach Kastration verlorengehen und sich unter Zufuhr von Testosteron wieder bilden. Auf der anderen Seite bleibt beim Mandrill (M. leukopoeus) und bei Presbytis entellus die charakteristische Färbung von Gesicht und Scrotum erhalten, wenn sie einmal entwickelt ist. Geschlechtsabhängigkeit verschiedenster spezialisierter Hautdrüsen bei allen möglichen Tierarten ist eingehend untersucht worden und stützt die These, daß auch beim Menschen die Funktion der apokrinen und holokrinen Drüsen eine sexuale Bedeutung hat. Ohne auf Einzelheiten einzugehen, sei hier auf das grundlegende Werk von SCHAFFER über die Hautdrüsenorgane der Säugetiere und auf KRÖLLINGs langjährige Forschungen auf diesem Gebiet verwiesen. Neuere Literatur ist fortlaufend in meinen Sammelreferaten berücksichtigt worden.

Die allgemein vertretene Auffassung, daß apokrine Drüsen die phylogenetisch älteren sind und daß die körperweite Verbreitung ekkriner Drüsen ein beinahe rein menschlicher Charakter ist, ist in den letzten Jahren etwas modifiziert worden. Es ist zwar unbestritten, daß nur die anthropoiden Affen einigermaßen weitverbreitete e-Drüsen haben, während diese bei den meisten anderen Säugern auf die Sohlenballen beschränkt sind. Selbst wo apokriner Schweiß wie bei Pferd und Rind zur Thermoregulation benutzt wird, sind die Drüsen doch unter adrenergischer Kontrolle (EVANS et al., FERGUSON und DOWLING) und sind typisch mit den Haarfollikeln verbunden. Ganz kürzlich haben aber MONTAGNA und ELLIS nachgewiesen, daß das allerprimitivste Säugetier, der Platypus, wohlentwickelte ekkrine Schweißdrüsen in der den Schnabel bedeckenden Hautfalte besitzt. Auch sonst geben die von MONTAGNA und seiner Gruppe in den letzten Jahren systematisch durchgeführten Untersuchungen der Haut der Primaten interessante Aufschlüsse über morphologische und physiologische Variationen der Schweißdrüsen, die aber in den histologischen Teil gehören.

Die Frage der Herkunft der freien Talgdrüsen an den menschlichen Genitalien und besonders im Präputialsack wird durch den Befund beleuchtet, daß bei mehreren Arten von Nagern solche Drüsen mit Haaren vergesellschaftet sind (SCHÜLE, JACKSON).

4. Kongenitale Abnormalitäten: Fisteln, Anhänge

Es gibt an der Haut Erscheinungen, deren Einreihung entweder als Varianten der Norm oder als pathologische Veränderungen schwerfällt. Es ist leicht, eine ausgeprägte Ichthyose oder einen anhidrotischen ektodermalen Defekt mit Haar- und Zahnlosigkeit zu diagnostizieren, aber es ist nicht immer einfach zu sagen, wo die Grenze zwischen trockener Haut und leichter Ichthyose liegt, wo etwas schütteres Haar bei mehreren Familienmitgliedern schon als pathologischer Defekt gewertet werden kann. Einige dieser Varianten, die ans Pathologische grenzen, sollen hier erwähnt werden. Andere, wie die der apokrinen Drüsen, wurden schon behandelt, noch andere werden in verschiedenen späteren Kapiteln Berücksichtigung finden.

Eine manchmal leichte und vorübergehende Mißbildung der ganzen Epidermis ist die als Kollodium-Haut oder persistierendes Periderm bezeichnete Erscheinung. Das Kind wird mit einer pergament- oder firnisähnlichen Bedeckung geboren, die sich dann meist als zusammenhängende Schicht abschält und oft keine dauernden Folgen hinterläßt (SHELMIRE). In anderen Fällen wird allerdings die Haut später ichthyotisch, und es sind auch andere Abnormalitäten bei diesen Kindern beschrieben worden, die sogar zum Tode führen können (EMERY und GORDON, HERMANS).

Eine andere in dieses Grenzgebiet gehörende Erscheinung ist das Erythema palmare (paumes rouges), das zwar oft als Dermadrom (WIENER) bei Lebercirrhose und Herzkrankheiten gesehen wird (BEAN), aber auch eine harmlose hereditäre Eigentümlichkeit sein kann (POINSO et al.). Das gleiche gilt von den hippokratischen Nägeln (Onycho-osteo-dystrophie), die ohne Herz- oder Lungenkrankheit als erbliche Anomalie auftreten können (CURTH et al.). Andere Störungen der Nägel, der Handlinien und der Haare werden in den betreffenden Kapiteln erwähnt.

Manche Störungen der Entwicklung manifestieren sich entweder als Anhänge oder Fisteln. Von solchen wurden in Michigan unter 205 791 Geburten des Jahres 1958 von HAUTAU 60 Fälle von Ohranhängen oder Fisteln, 134 Hypospadien und 154 Fälle von Polydaktylismus zusammengestellt. Gesicht und Hals sind ein häufiger Sitz geringfügiger Mißbildungen, die in vielen Fällen auf Unregelmäßigkeiten beim Schluß der Gesichts- und Kiemenspalten zurückgeführt werden (JACOBS et al., MILLER und MILLER, UNDEUTSCH u. a.). Eine charakteristische Stelle für solche Fehlbildungen ist die Haut vor dem Ohr, wo sog. Ohranhänge (BRANDER), in USA oft als supernumerary auricles bezeichnet (COSTELLO 1938, COSTELLO und SHEPARD, MILLER und MILLER), nicht zu selten gesehen werden (WARNER: 35mal unter 50 000 Schulkindern). Die Neigung zu solchen Formationen ist familiär. Anstatt eines Anhanges kann in dieser Lokalisation eine Fistel vorhanden sein (QUELPRUD). Beiden Mißbildungen gemeinsam ist das Auftreten von Ohrknorpel im Gewebe. In einem von mir beobachteten Fall hatte sich in der Fistelwand bei einem 24jährigen Mann ein Basaliom entwickelt.

Eine merkwürdige Anomalie wurde von EDMONDS und KEELER als natürliche Ohrringlöcher beschrieben. Dies sind Grübchen mit talgigem Inhalt entweder an der Vorder- oder Hinterseite des Läppchens, die sich mit unregelmäßiger Dominanz vererben. Mißbildungen oder fehlerhafter Sitz der ganzen Ohrmuschel in verschiedener Form sind beschrieben worden (POTTER, ROMEI, LODGE). Nach HILSON sind mißbildete Ohren häufig ein Zeichen von Mißbildungen im Urogenitaltrakt. So sind große tiefsitzende Ohren (bat ears) von POTTER bei Nierenagenese beschrieben worden. HILSON bringt 23 Fälle bei, in denen größere oder kleinere Abnormalitäten, z.B. Verdoppelung des Ureters, auf Grund der Ohrenbildung entdeckt wurden. Branchiogene und bronchiogene Fisteln, manchmal mit Anhängen verbunden, sind am Halse wohlbekannt.

Eine andere häufige Stelle von oft sehr unauffälligen Fisteln, die aber gelegentlich durch hartnäckige Infektion stören können, ist die Unterlippe (LUDY und SHIRAZY, WATANABE et al.). Diese können nahe der Mittellinie (HARMS) oder am Mundwinkel (EISSNER) auftreten und sind oft erblich. Fisteln in der Mittellinie des Nasenrückens können sich sehr tief erstrecken und sogar mit den Meningen kommunizieren.

Schwerer zu erklären ist die Stria nasi transversa, die CORNBLEET bei Mädchen in der Pubertät beschrieb und die auch bei Jungen auftritt (WHITE). Nachuntersuchung durch ANDERSON ergab, daß sie wahrscheinlich dominant vererbt wird. Diese Stria hat wohl nichts mit der bei allergischen Kindern gefundenen und durch das ständige Wischen der Nase (allergic salute, MYERS) bedingten Falte gemein. Die oft recht unscheinbare Stria transversa findet sich etwa da, wo das knöcherne Nasenskelet aufhört und scheint aus einer lineären Häufung vergrößerter Talgdrüsen zu bestehen. Er kann überpigmentiert sein.

Wenn wir die Kopf-Halsregion verlassen, finden wir von LAUSECKER das akromiale Schultergrübchen beschrieben. Dies war eine bei drei Schwestern vorhandene, etwa 2 cm breite Vertiefung, in der die Cutis fehlte. Eltern, Brüder und

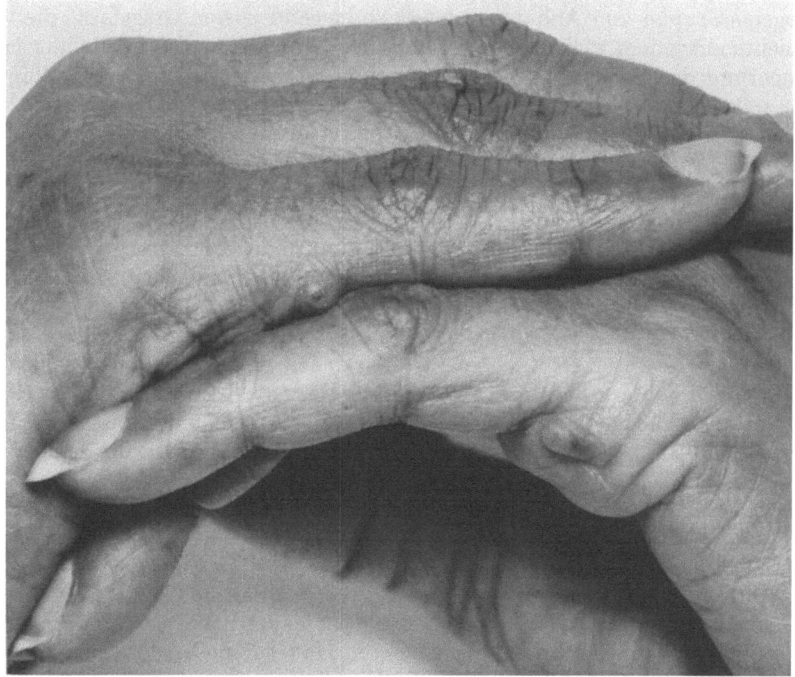

Abb. 12. Rudimentäre Finger an den Händen einer nordamerikanischen Negerin. Die Stummel sitzen an den beiden typischsten Anlagestellen, an der Außenkante des Grundgliedes des kleinen Fingers an der rechten Hand, in der Höhe des Metakarpalkopfes an der linken Hand

Kinder der Befallenen waren normal. Die von KUMER beschriebenen Achselleisten (Cristae axillares) scheinen juveniler Acanthosis nigricans sehr ähnlich zu sein.

Eine nach meiner Erfahrung in den USA weit häufiger als in Deutschland angetroffene Erscheinung sind Hautanhänge an der Ulnarseite des basalen Kleinfingergliedes oder am ulnaren Handrand (Abb. 12). Diese an ihrer Gewebsstruktur stets als rudimentäre Finger erkennbaren Bildungen können von kleinen Wärzchen bis zu nageltragenden und Knochen enthaltenden Gebilden variieren (HARE). Die Anhängsel sind bei Negern häufiger als bei Weißen, nach FRAZIER ist das Verhältnis beinahe 12:1, nach SESGIN und STARK 2:1. SNYDER beschrieb eine Negersippe von 171 Personen, von denen 54 in 6 Generationen befallen waren (KOEHLER). Die Finger werden häufig schon vom Geburtshelfer amputiert, so daß nur Geburtsstatistiken ihre wirkliche Verbreitung eruieren können. HAUTAU berichtet $0,74^0/_{00}$ bei über 200000 Geburten in Michigan, USA, SESGIN und STARK fanden in einer kleineren Serie $1,4^0/_{00}$. Syndaktylie und Bradydaktylie, von denen CARMENA und

PERALS Stammbäume mitteilten, seien hier nur erwähnt. Die erstere kann von etwas ausgeprägterer Schwimmhautbildung bis zu völliger Verwachsung zweier Zehen oder Finger wechseln, die letztere ist besonders in Form des „kurzen Daumens" bekannt.

Am Caudalende des Körpers sind häufige Mißbildungen der männlichen Urethra (Hypospadie usw.) wohlbekannt. Fisteln und Cystenbildungen finden sich entlang der medianen Raphe in verschiedenster Ausbildung und Lokalisation (WOOLDRIDGE). Andere Besonderheiten der Anogenitalregion wurden unter B.I.2. besprochen. Als Kuriosum werden immer wieder „menschliche Schwänze" beschrieben (PARSONS, RIJSBOSCH). Unter diesem Namen wird zweifellos eine heterogene Gruppe von Anhängen der Sacralgegend zusammengefaßt, die wenig oder nichts mit einem wirklichen anatomischen Schwanz zu tun haben, der ja eine Verlängerung des Coccyx enthalten oder mindestens mit diesem in Verbindung stehen sollte. Auf ganz anderer Grundlage beruht auch die Hypertrichose der Sacralgegend, die gewöhnlich eine Spina bifida occulta anzeigt.

II. Dermatome und andere Systematisierungen

In der Haut existieren strukturelle und funktionelle Differenzen, die im allgemeinen nicht sichtbar oder anderweitig faßbar sind, sondern erst in der Lokalisation gewisser Krankheitserscheinungen zum Ausdruck kommen. Diese Unterschiede, die die Haut in von mehr oder weniger scharfen Linien begrenzte Zonen aufteilen, werden unter dem allgemeinen Ausdruck Systematisierung zusammengefaßt. Neben den am häufigsten genannten Dermatomen, auf deren Definition weiter unten zurückgekommen wird, sind solche Zonen und Liniensysteme die Haarströme, die vasculäre und periphernervöse Versorgung und die Langerschen Spaltlinien.

Die Haarströme sind das einzige dieser Systeme, das makroskopisch sichtbar ist. Sie sind begründet in fetalen Wachstumsunterschieden. Näheres wird darüber unter D.I.3. gesagt werden.

Topographische Unterschiede in der Blutversorgung der Haut werden sichtbar als sog. Cutis marmorata, die besonders leicht in der Kälte bei Kindern auftritt und auf Spasmus und Lähmung der kleineren Hautgefäße beruht (Livedo reticularis im Gegensatz zu Livedo racemosa, die auf Störungen tieferer Gefäße hinweist). Es ist hier nicht der Platz, darauf näher einzugehen. Die tieferen Gefäße der Haut mit Ausnahme derer an Fingern und Zehen anastomosieren so weitgehend, daß sie kaum für Abgrenzung von Zonen in Betracht kommen. Als interessante Besonderheit ist vor einigen Jahren beschrieben worden (KJAERSGAARD), daß eine größere Hautpartie an der Innenseite des Hinterbeins beim Hund ausschließlich von einer Arterie versorgt und von einer Vene drainiert wird, so daß man diese Gegend auspräparieren und für Transfusionsexperimente benutzen kann.

Zu erwähnen sind ferner die durch die Haut durchschimmernden oberflächlichen subcutanen Venen der Extremitäten, da sie, besonders am Bein, die Lokalisation von Erscheinungen an der Haut bestimmen können. Nicht nur Beingeschwüre, sondern Stauungsdermatitiden, Lichen Vidal und gelegentlich Lichen ruber planus und Psoriasis folgen dem Verlauf der Venen. Ein eigentümlicher Typenunterschied in den oberflächlichen Venen, die die weibliche Brust drainieren, wurde von MASSOPUST auf Grund von Photographie im Infrarot erkannt. Bei Typ A sammeln sich die Gefäße in fächerförmigem Verlauf nach oben zu dem Punkt, wo die V. jugularis anterior in den Bogen der Jugularvene einmündet. Bei Typ B ziehen die Venen mehr horizontal zum pectoralen Venenplexus (Abb. 13).

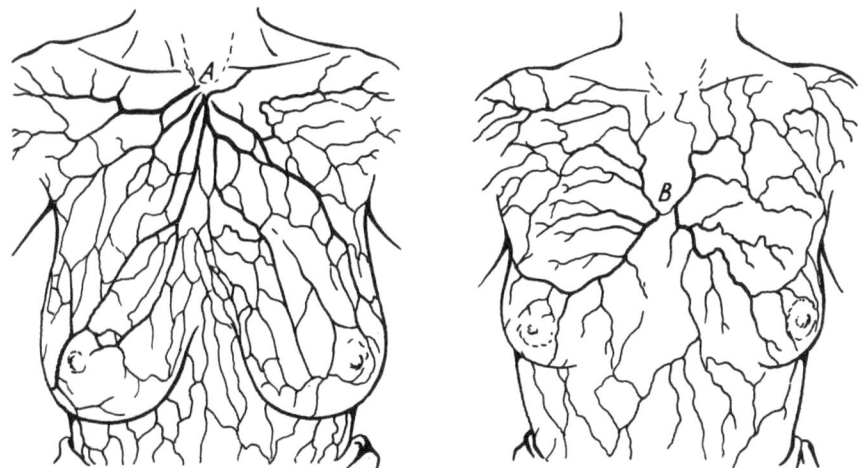

Abb. 13. Halbschematische Darstellung der oberflächlichen Unterhautvenen am oberen weiblichen Thorax [Aus MASSOPUST (1948) mit Erlaubnis des Verlages von Surgery, Gynecology & Obstetrics]

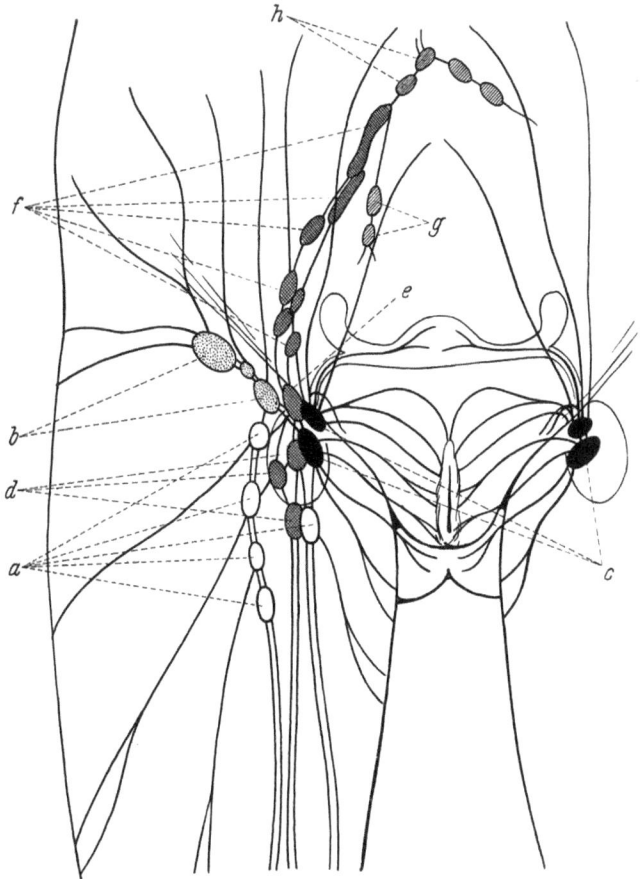

Abb. 14. Schema der regionären Lymphknoten für die untere Extremität und die regio pudendalis. *a* Nodi lymphatici femorales; *b* N. l. inguinales laterales; *c* N. l. inguinales mediales; *a, b, c* N. l. inguinales superficiales; *d* N. l. subinguinales profundi; *e* Nodus lymphaticus anuli femoralis (Rosenmülleri); *f* N. l. iliaci externi; *g* N. l. iliaci interni; *h* N. l. aortici. [Aus BANDMANN (1962), nach v. LANZ und WACHSMUTH]

Auf Daten betreffend die Verteilung der Venen am Handrücken, ihre Erblichkeit und mögliche Zusammenhänge mit Habitus und Händigkeit wurde unter B.I.2. hingewiesen.

Auch die Lymphgefäße bilden ein System, dessen Bedeutung in der Metastasierung von Tumoren und der Weiterleitung von Infektionen nicht überschätzt werden kann. Makroskopisch ist ihr Verlauf in Fällen von Lymphangitiden verschiedenster Ursache sichtbar und kann auch durch Einspritzung von Evans Blau und ähnlichen Farblösungen erkennbar gemacht werden. Für Einzelheiten sei auf die von F. PINKUS (1927) gegebene Darstellung verwiesen.

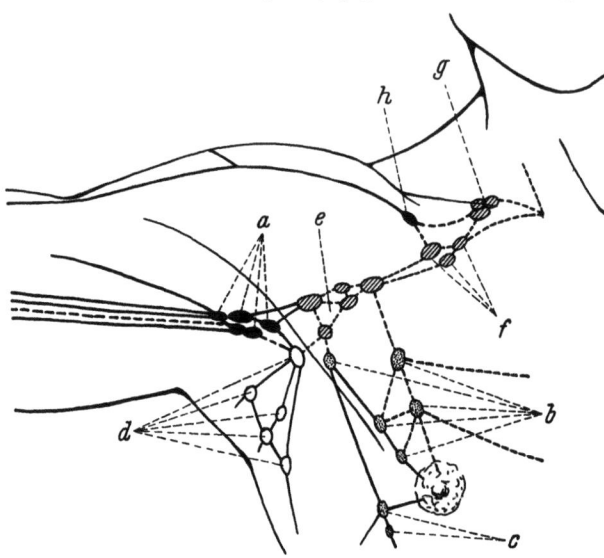

Ausgezeichnete schematische Abbildungen der regionären Lymphknoten der unteren und oberen Extremität und des Kopf-Halsgebietes sind kürzlich von BANDMANN nach Vorlagen von v. LANZ und WACHSMUTH veröffentlicht worden (Abb. 14—16). BANDMANN hat auch die die männlichen und weiblichen Geschlechtsorgane und die Anorectalsphäre drainierenden Lymphknoten tabellarisch zusammengestellt (Tabelle 7).

Die periphere Nervenversorgung der Haut muß selbstverständlich von der segmentalen Innervation unterschieden werden und interes-

Abb. 15. Schema der regionären Lymphknoten für die obere Extremität. *a* Nodi lymphatici axillares brachiales; *b* N. l. brachiales pectorales; *c* N. l. axillares thoraco-epigastrici; *d* N. l. axillares apicales et subscapulares; *a—d* N. l. axillares superficiales; *e* N. l. axillares profundi; *f* N. l. infraclaviculares; *g* N. l. supraclaviculares; *h* Nodus lymphaticus deltoideopectoralis (Sonderfall). [Aus BANDMANN (1962), nach v. LANZ und WACHSMUTH]

siert hier weniger als diese. Arbeiten über die Verteilung sensibler Nerven an Hand und Fuß wurden von HIRASAWA, MOGI und MING-TZU beigebracht (Tabellen 8, 9).

Die segmentale Ordnung des Körpers ist die Grundlage der Dermatome, aber wir haben hier die Schwierigkeit, aus funktionellen Störungen anatomische Rückschlüsse ziehen zu müssen. Die einzige anatomische Methode, die Faserpräparation nach BOLK und GROSSER, ist so mühsam, daß sie praktisch kaum in Frage kommt. Tatsächlich sind die Begriffe Dermatome, Headsche Zonen, Segmentinnervation und Metamerie oft nicht streng auseinandergehalten worden. Eine gründliche Diskussion dieser Fragen findet sich in einem Briefaustausch zwischen ELZE und HANSEN und SCHLIACK, in dem ELZE vom anatomischen Gesichtspunkt folgendes Fazit aufstellt: „Die Headschen Zonen sind keine Dermatome, ihre anatomische Grundlage ist nicht klar, vielleicht entsprechen sie am Rumpf der subcutanen Verlaufsstrecke der segmentalen Nerven. Dermatome gibt es im fertigen menschlichen Körper überhaupt nicht, sowenig wie Sklerotome und Myotome. Die verschiedenen Sensibilitätsschemata sind untereinander nicht vergleichbar, weil die ihnen zugrunde liegenden Untersuchungsmethoden und dazu die krankhaften Veränderungen ganz verschieden sind und zu verschiedenen Ergebnissen führen müssen. Ebenso weichen die meisten Schemata von den Befunden der Anatomie ab, ohne daß ich Ihnen sagen könnte, warum."

Die Antwort des Klinikers und Neurologen läßt sich etwa wie folgt zusammenfassen. Obwohl sich das Dermatom nicht morphologisch abgrenzen läßt, kann der Kliniker es als Abstraktion beibehalten (ähnlich lassen sich auch Myotome bestimmen, weil bestimmte Kennmuskeln der Extremitäten atrophieren oder Chronaxieänderungen zeigen, wenn spezifische Segmente erkrankt sind). Zur

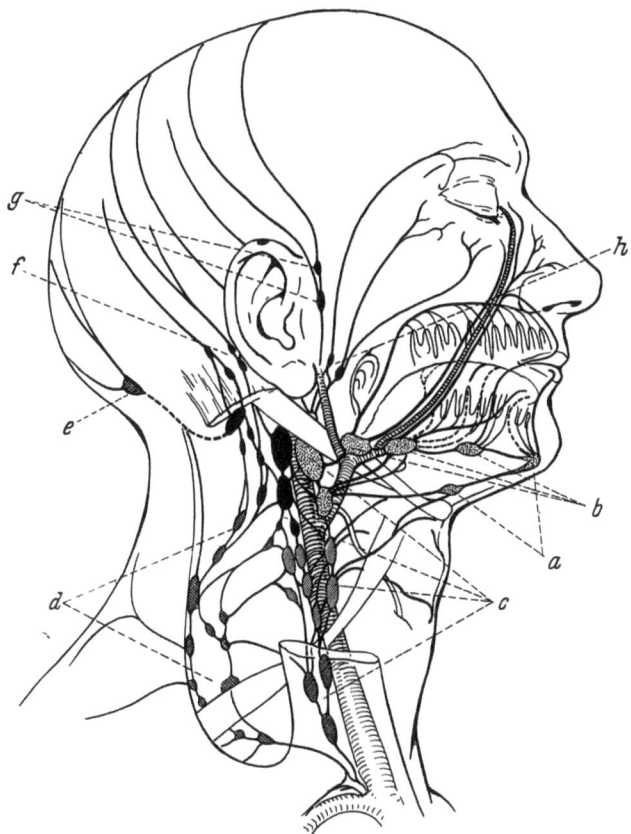

Abb. 16. Schema der regionären Lymphknoten für Kopf und Hals. *a* Nodi lymphatici submentales; *b* N. l. submandibulares; *c* N. l. jugulares; *d* N. l. cervicales superficiales; *e* Nodus lymphaticus occipitalis; *f* N. l. retroauriculares; *g* N. l. praeauriculares; *h* N. l. parotidici. [Aus BANDMANN (1962), nach V. LANZ und WACHSMUTH]

Bestimmung der Dermatomgrenzen eignet sich nur der Schmerz (Analgesie oder Hyperalgesie), gleichgültig, auf welcher Grundlage die Störung beruht (Querschnittsverletzung des Rückenmarks, Bandscheibenprolaps, Herpes zoster usw.). Prüfung der Druckempfindlichkeit (epikritische Sensibilität) zeigt so viel Überdeckung, daß fast jede Hautstelle von mindestens zwei Segmenten in Anspruch genommen wird. HANSEN und SCHLIACK bestätigen dem Anatomen, daß am Rumpf „Hiatus" existieren, wo Ausstrahlungen ganzer Segmente auf die Extremitäten verlegt sind. Sie meinen, daß je mehr das klinische Untersuchungsgut wächst, desto enger sich die klinisch-funktionell ausgearbeiteten Dermatome den anatomisch eruierbaren Segmentzonen annähern werden.

Seit F. PINKUS' Darstellung dieser Fragen im ursprünglichen Handbuch sind die gründlichen Untersuchungen FOERSTERs und vieler seiner Schüler und anderer Neurologen und Neurochirurgen dazugekommen. Diese Befunde, die sich teils auf

Tabelle 7. *Den Geschlechtsorganen und der Anorectalregion zugeordnete Lymphknoten.*
(Nach BANDMANN 1962)

Einzugsgebiete	Regionäre Lymphknoten

A. Weibliche Genitalorgane und Anorectalregion

Klitoris*	Nodi lymphatici inguinales superficiales (tibiale Gruppe)
Vulva*	Nodi lymphatici inguinales superficiales (tibiale Gruppe)
Perineum*	Nodi lymphatici inguinales superficiales (tibiale Gruppe)
Uterus* (Tubenwinkel) .	Nodi lymphatici inguinales superficiales (tibiale Gruppe, über lig. teres)
Uterus (portio) . .	Nodi lymphatici iliaci interni et aortici et sacrales
Ovarium	Nodi lymphatici iliaci interni et aortici et sacrales
Tuba uterina . . .	Nodi lymphatici iliaci interni et aortici et sacrales
Anus*	Nodi lymphatici inguinales superficiales (tibiale Gruppe)
Rectum	Nodi lymphatici anorectales et hemorrhoidales

B. Männliche Geschlechtsorgane

Glans*	Nodi lymphatici inguinales superficiales (tibiale Gruppe)
Praeputium* . . .	Nodi lymphatici inguinales superficiales (tibiale Gruppe)
Corpora cavernosa*	Nodi lymphatici inguinales superficiales und Nodi lymphatici uliaci
Urethra	Nodi lymphatici iliaci et iliaci interni
Scrotalhaut* . . .	Nodi lymphatici inguinales superficiales
Perineum*	Nodi lymphatici inguinales superficiales
Prostata	Nodi lymphatici iliaci et iliaci interni et sacrales et rectales
Vesiculae seminales	Nodi lymphatici iliaci interni
Ductus deferens . .	Nodi lymphatici iliaci interni
Hoden	Nodi lymphatici aortici
Nebenhoden . . .	Nodi lymphatici aortici

* Organe, deren regionäre Lymphknoten von außen tastbar sind.

Tabelle 8. *Verteilung des N. radialis und N. ulnaris an den radialen (r) und ulnaren (u) Fingerrändern von 100 Feten.* (Nach MOGI 1938)

Zahl, Geschlecht	Nerv	Daumen		Zeigefinger		Mittelfinger		Ringfinger		Kleinfinger	
		r	u	r	u	r	u	r	u	r	u
50 ♂	Rad.	98	100	100	98	98	19	17	3	3	—
	Uln.	—	—	—	17	20	94	94	97	97	100
50 ♀	Rad.	98	100	100	100	100	21	18	2	2	—
	Uln.	—	—	—	8	10	94	94	98	98	100

Summe von 200 Handrücken (Prozent)

	Rad.	98,0	100	100	99,0	99,0	20,0	17,5	2,5	2,5	—
	Uln.	—	—	—	12,5	15,0	94,0	94,0	97,5	97,5	100

Tabelle 9. *Häufigkeit verschiedener Typen der Innervierung am Handrücken, adaptiert.*
(Nach MOGI 1938)

	Normaler Typ	Varientäten			
	Rad. = Uln.	Rad. × Uln.[1]	Rad. > Uln.	Rad. < Uln.	Rad. allein
Nach MOGI, 200 fetale Handrücken	135 (67,5%)	5 (2,5%)	25 (12,5%)	35 (17,5%)	—
Nach HIRASAWA, 87 erwachsene Handrücken	58 (66,7%)	1 (1,1%)	20 (23,0%)	7 (8,1%)	1 (1,1%)
Typ (MOGI)	A	B	C	D	—

[1] Versorgungsgebiet gleich, die mittleren vier Fingerränder doppelt innerviert.

Ausfallserscheinungen nach traumatischer (KEE-GAN und GARRETT, ROHR) oder chirurgischer Durchtrennung sensibler Wurzeln, teils auf elektrische Reizung solcher Wurzeln während der Operation stützen, haben nichts Grundlegendes an den von älteren Forschern aufgestellten Schemata geändert, aber haben viele Einzelheiten dazugefügt (FENDER, STRONG und ELWYN, BUES, WIEHL, KOHMANN). Zu erwähnen ist auch REINs Methode, die Dermatome durch die Wahrnehmbarkeit simultaner Wärmereize zu bestimmen. Kürzlich hat YOUNG wieder die Ausbreitung von Zosterläsionen benutzt, um die segmentale Ordnung in der Lumbosacralregion zu revidieren. Andere (MOORE, BONICA) haben die anaesthetischen Zonen nach periduraler Blockierung bestimmt. Selbst die rein anatomische Methode der Faserpräparation ist von ASANG wieder aufgenommen worden, der einen Sympus monopus in dieser Weise untersuchte. Alle Untersucher sind sich einig, daß die segmentalen Versorgungsgebiete sich überdecken, allerdings in verschieden ausgedehnter Weise, je nachdem, welche Funktion geprüft wird. Auch individuelle Unterschiede sind groß. Trotzdem braucht man nicht so

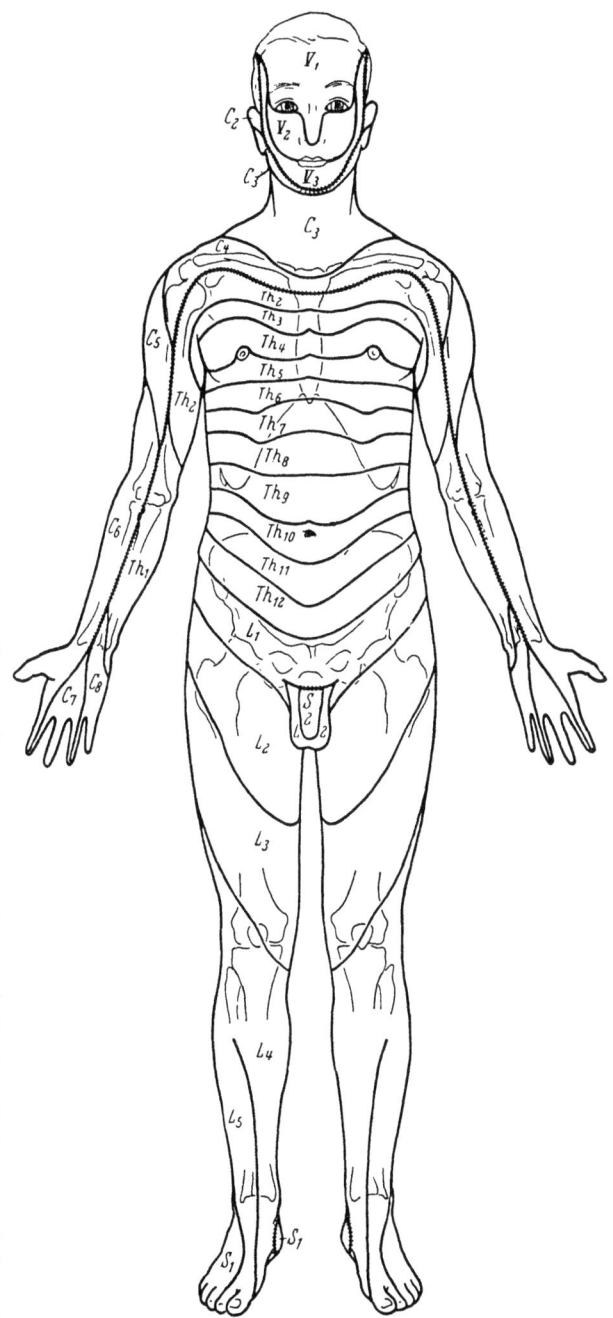

Abb. 17. Segment-(Dermatom-)Schema der Ventralseite des menschlichen Körpers. (Abb. 17—20 aus HANSEN und SCHLIACK, Segmentale Innervation. Stuttgart: Georg Thieme 1962)

weit zu gehen wie HILLE, der den Wert aller Schemata verneint. Die Abb. 17 bis 20 geben den neuesten Stand unserer Kenntnisse nach HANSEN und SCHLIACK (1962) wieder.

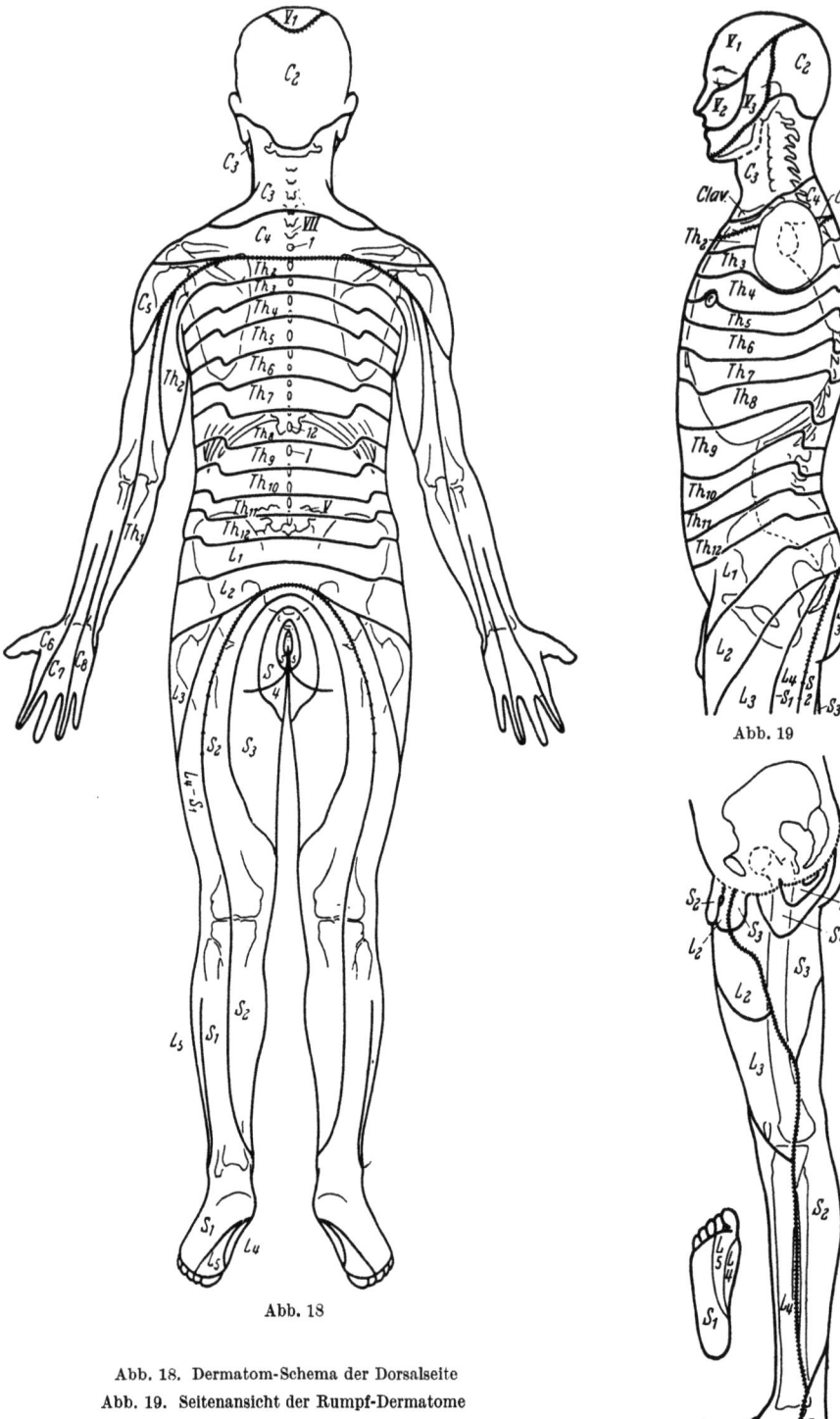

Abb. 18

Abb. 19

Abb. 20

Abb. 18. Dermatom-Schema der Dorsalseite

Abb. 19. Seitenansicht der Rumpf-Dermatome

Abb. 20. Dermatome an der Innenseite des rechten Beines
und an der Fußsohle

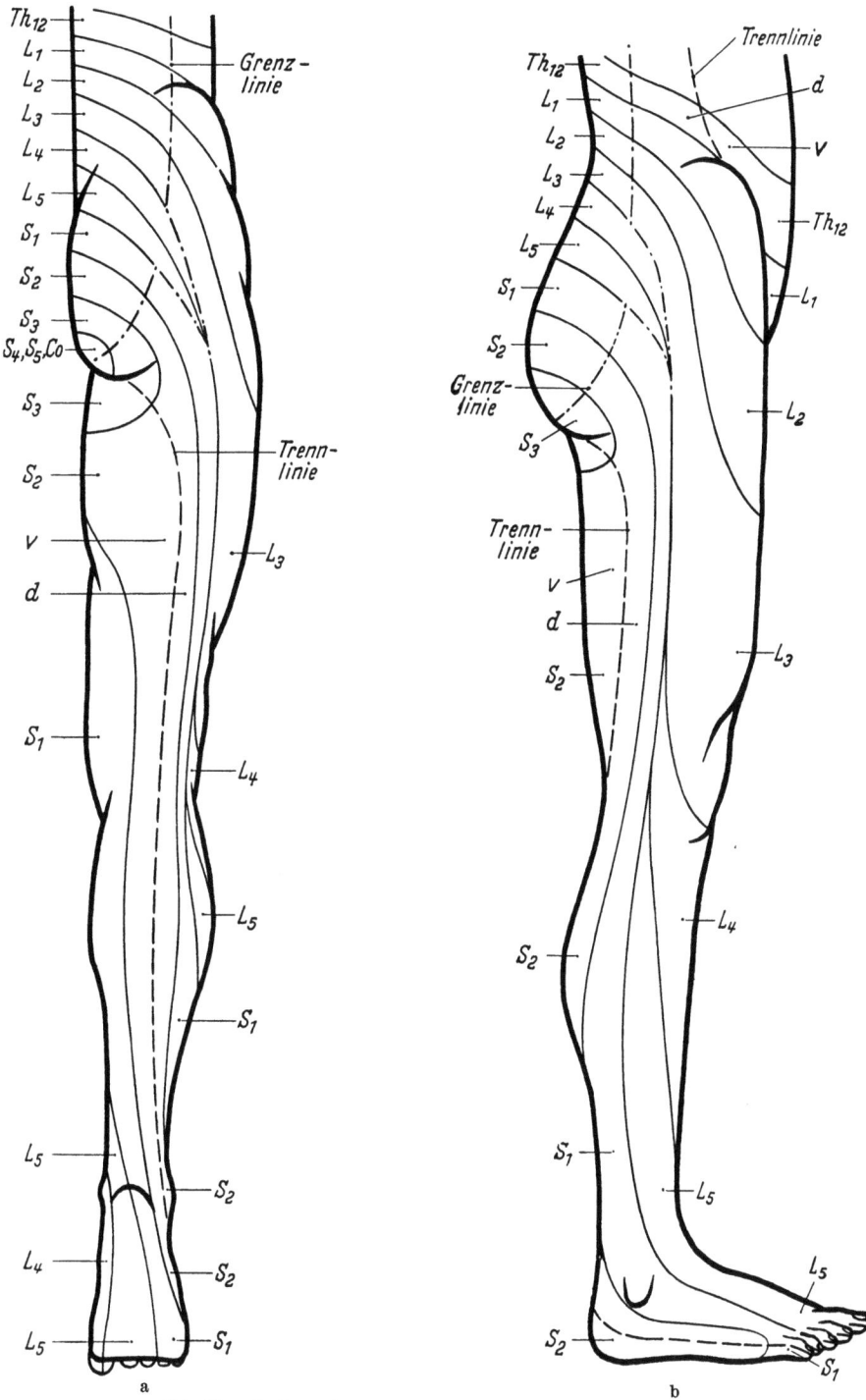

Abb. 21a—d. Dermatome am menschlichen Bein. (Aus ASANG 1952)

Die Auslegung neurologischer Befunde für die Lokalisation von Hautkrankheiten stößt weiterhin auf große Schwierigkeiten, wenn man vom Zoster absieht,

3*

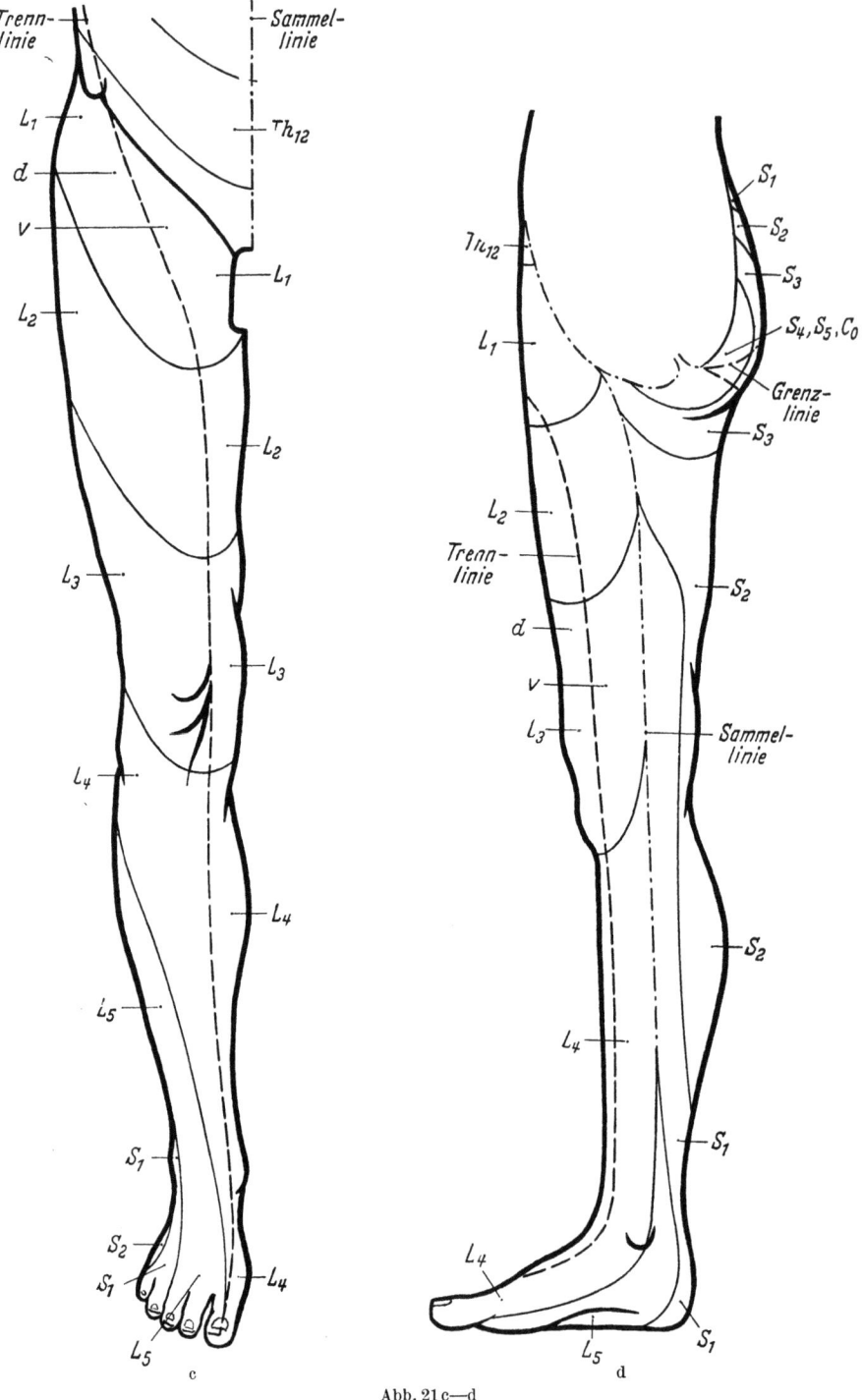

Abb. 21 c—d

der als Manifestation einer radikulären Entzündung anerkannt ist und eben deshalb zur Bestimmung der Segmentverteilung benutzt werden kann. Die

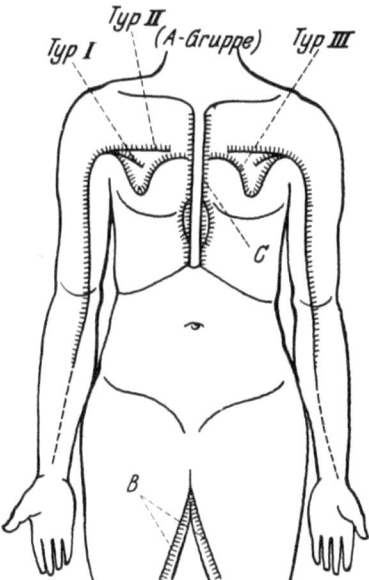

Abb. 22. Pigmentgrenzen bei Japanern. (Schema aus MIURA 1951)

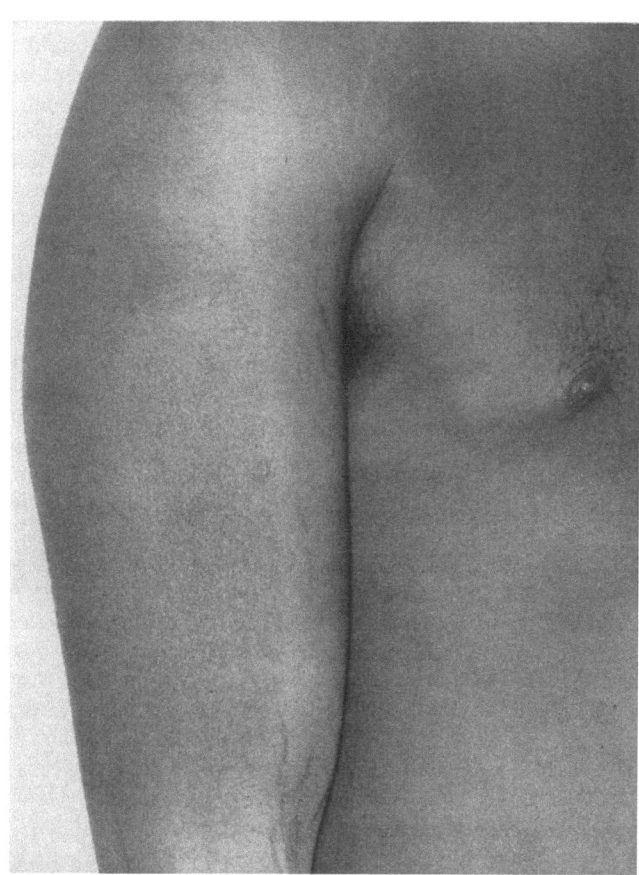

Abb. 23. Pigmentgrenze am Oberarm eines nordamerikanischen Negers. Die Abbildung zeigt auch Striae distensae an der Beugeseite des Armes von der Achselfalte bis zur Ellenbeuge. Zwei kleine Narben, wohl von Follikulitiden, sind gerade innerhalb der dunklen Haut sichtbar

Schwierigkeiten beziehen sich auf lineäre (systematisierte) Naevi, auf Lichen striatus und Fälle von lineärer Psoriasis, Lichen ruber, Darierscher Krankheit u.ä. Auch die gleich zu erwähnenden Pigmentierungsgrenzen bei Japanern und Negern gehören hierher. F. PINKUS (1905) hatte schon vor vielen Jahren ausgeführt, daß „zosteriform" und „lineär" sich durchaus nicht decken. SENEAR und CARO schlossen, daß keines der in der Haut vertretenen Systeme die Topographie der lineären Krankheiten erklärt und daß man zufrieden sein muß, von fragilen Zonen zu sprechen. In dieser Hinsicht ist ASANGS Arbeit bemerkenswert. Auf Grund seiner anatomischen Präparationen führt er die folgenden Benennungen ein. *Grenzlinie* bezeichnet die Abgrenzung zwischen der Ausbreitung von Rami dorsales und Rami ventrales einer Segmentwurzel. Wo die Rami ventrales einen Plexus bilden, bezeichnet *Trennlinie* die Grenze zwischen Ausbreitung des dorsalen und ventralen Plexusteils. Wo die ventralen Endausbreitungen mehrerer Dermatome an den Extremitäten sich treffen, entsteht eine *Sammellinie* (entsprechend den Voigtschen Linien). Diese Linien, die sozusagen Nahtstellen darstellen, wo Fasern verschiedenen Verlaufs oder verschiedenen Ursprungs zusammentreffen, scheinen recht gut mit den häufigsten Lokalisationen lineärer Hauterscheinungen übereinzustimmen (Abb. 21).

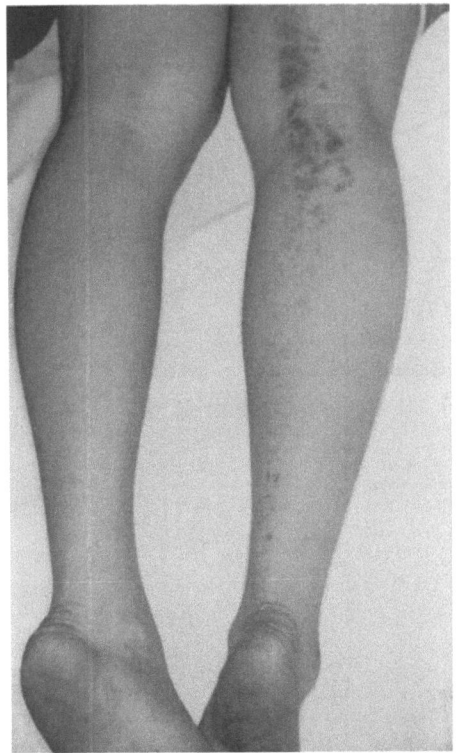

Abb. 24. Pigmentgrenze am linken Bein eines japanischen Mädchens und streifenförmiger Naevus am rechten Bein, der genau symmetrischen Verlauf entlang der Demarkationslinie nimmt. (Originalphotographie von O. MIURA)

Einigermaßen stimmen mit den Voigtschen Linien die eigentümlichen Pigmentgrenzen überein, die erstmalig von MATSUMOTO (1913) bei Japanern beschrieben wurden. Sie wurden von FUTCHER und JOHNSON und PILLSBURY bei nordamerikanischen Negern und einer sehr brunetten Italienerin gesehen und von K. ITO, MARUYAMA und MIURA in Japan wiederentdeckt (Abb. 22). Sie sind, wenn man darauf aufmerksam geworden ist, bei verhältnismäßig hellhäutigen Negern (Mulatten) in den Vereinigten Staaten gar nicht selten (Abb. 23). Eine scharfe und geradlinige Grenze zwischen etwas dunklerer Haut ist besonders häufig in der lateralen Bicepsgegend des Oberarms zu sehen, immer ist der hellere Teil der Haut ventral-medial. Andere Grenzen können quer über die Brust wegziehen, kommen auch an Rücken und Oberschenkel vor. Ferner ist eine mitt-sternale helle Linie häufig, bei Negern in beinahe 40% nach KISCH und NASUHOGLU. Sehr instruktiv ist die mir von MIURA zur Verfügung gestellte Abb. 24, die den Verlauf eines Naevus verrucosus am rechten Bein im Vergleich mit der Pigmentgrenze am linken Bein zeigt.

Angaben betreffend die Verteilung individueller Wurzelfasern in einem Dermatom sind natürlich nur im Tierversuch zu erreichen. Solche Unter-

suchungen, von KUHN bei Katzen und Affen, von WEDDELL et al. am Kaninchenohr, haben gezeigt, daß auch hier weitgehende Überschneidungen die

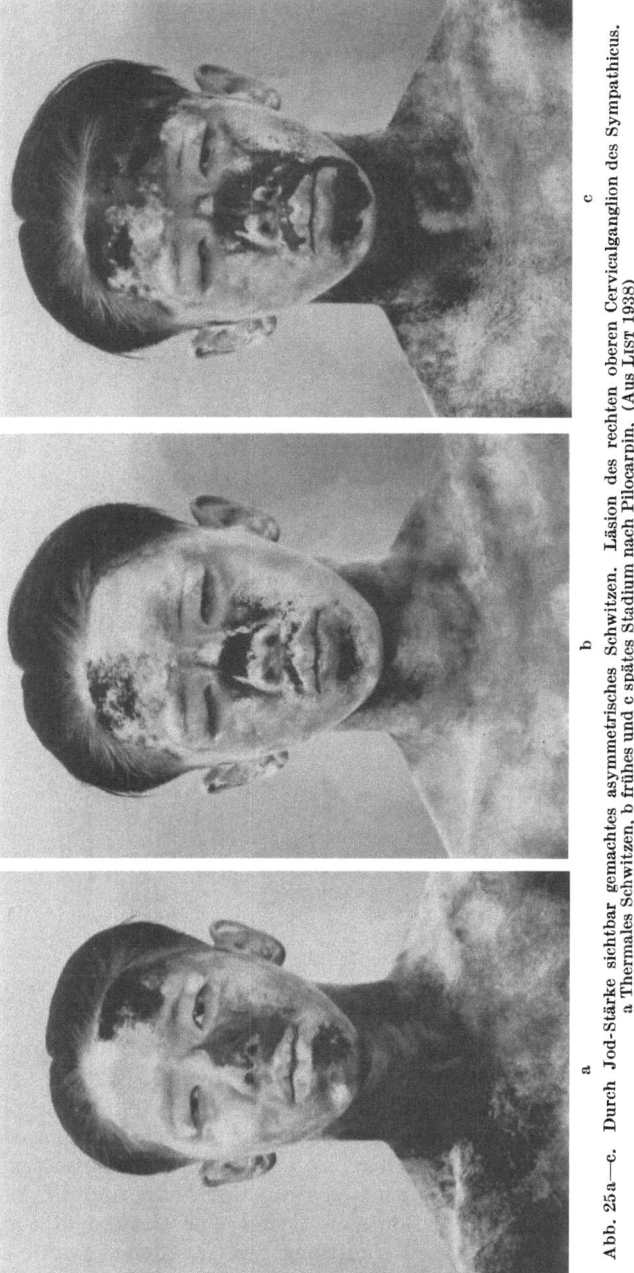

Abb. 25 a—c. Durch Jod-Stärke sichtbar gemachtes asymmetrisches Schwitzen. Läsion des rechten oberen Cervicalganglion des Sympathicus. a Thermales Schwitzen, b frühes und c spätes Stadium nach Pilocarpin. (Aus LIST 1938)

Regel sind. Am Kaninchenohr werden etwa 200 000 Haare von nur 6000 Axonen
innerviert. Jedes Haar empfängt Fasern von mehr als einem Axon, und jede

Faser innerviert mehr als ein Haar. Auf Grund dieser Befunde, der Abwesenheit von spezifischen Endkörperchen in großen Teilen der Haut (SINCLAIR et al.) und anderen experimentellen Befunden, sah WEDDELL sich genötigt, die Lehre von der Punkt-zu-Punkt-Sensibilität der Haut zu verlassen und sie durch eine Muster-Rezeptionstheorie zu ersetzen (SCHILLER, HOEPKE).

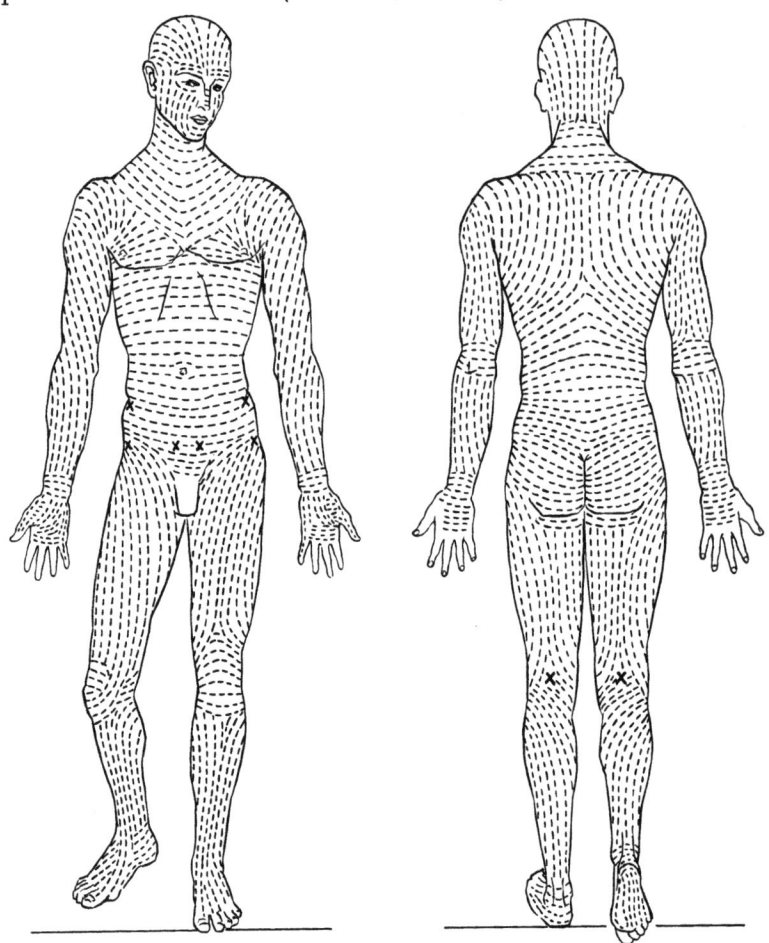

Abb. 26. Schema der Spaltlinien (Langersche Linien), umgezeichnet nach Cox (1941)

Zonen der autonomen Innervation lassen sich hauptsächlich durch Störungen der Schweißabsonderung und des Gefäßtonus nachweisen (GUTTMANN). Die Minor-sche Jod-Stärkemethode und ihre Modifikationen geben eindrucksvolle Bilder der lokalisierten Schwitzreaktion bei spontanem oder postoperativem Ausfall des Sympathicus (GUTTMANN, LIST und PEET, Abb. 25). Und die vorauszusagenden Änderungen im Gefäßtonus nach segmentaler Sympathektomie sind allbekannt. ADAMS-RAY wies nach, daß Applikation von Senföl eine stärkere Rötung der vom vierten Cervicalsegment durch Vermittlung des Ganglion cervicale superior versorgten vorderen Thoraxpartien verursacht, wenn man sie mit den von Thorakalnerven durch das Ganglion stellatum und G. cervicale medium versorgten Hautpartien vergleicht. GROSS wies auf Sensibilitätsstörungen nach Arterienverletzungen hin und versuchte, die Headschen Zonen auf dieser Grundlage zu erklären.

Ein ganz anderes System wird in der Haut von den Langerschen Linien gebildet, die auf der gerichteten Anordnung der Kollagenbündel und elastischen Fasern beruhen. Eine Nachuntersuchung dieser Spaltlinien an 28 Leichen durch Cox ergab Variationen, die von der Körperform abhängen (Abb. 26). Die Nuß-baumschen Befunde, daß die Linien bei Feten und Neugeborenen vom erwachsenen Typ abweichen (Abb. 27), wurden von HUTCHINSON et al. und GARDNER und RAY-BUCK bestätigt. Die letzteren konnten Spaltlinien zuerst bei 30 mm Kopf-Steiß-länge nachweisen. Im Gesicht geben die natürlichen Runzeln oder, wenn diese

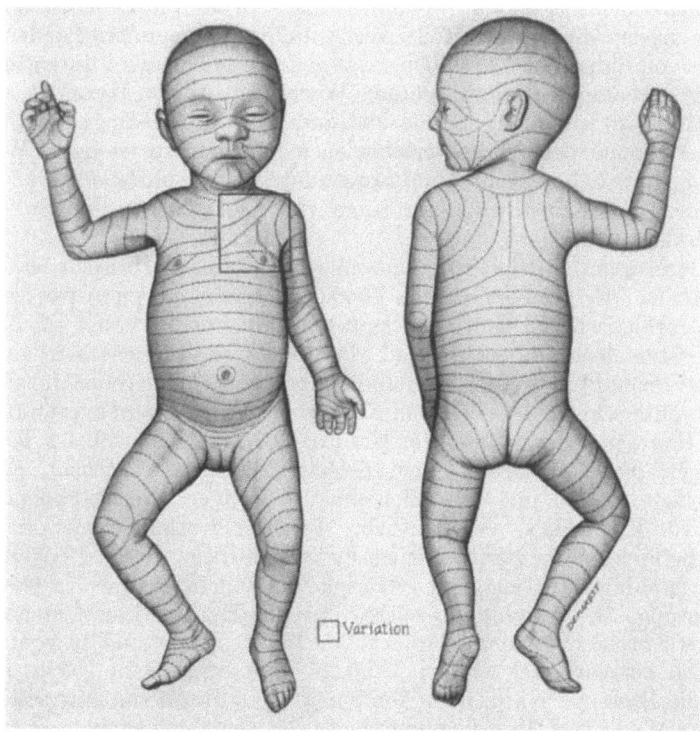

Abb. 27. Schema der Spaltlinien beim Neugeborenen, zusammengestellt von HUTCHINSON u. KOOP. [Fig. 2 C. HUTCHINSON and C. E. KOOP: Anat. Rec. **126**, 301 (1956)]

noch nicht ausgebildet sind, durch Grimassieren erzeugbare Falten die Spaltlinien an (RUBIN, KRAISSL und CONWAY). Sie verlaufen hier rechtwinklig zur Muskel-aktion, die die Haut harmonikaartig in Falten legt. Am Körper will JONES Spalt-linien und feine Oberhautfurchen mit Spannungslinien identifizieren, aber Voss wies mindestens am Oberschenkel nach, daß die Langerschen Linien tatsächlich dem Verlauf stärkster Spannungen ausweichen.

Die auch mit mechanischen Momenten in Verbindung gebrachten Striae distensae sind neuerdings immer mehr als durch endokrine Einflüsse bedingt erkannt worden (NARDELLI, POIDEVIN u.a.). Für die Pubertätsstriae wurde dies kürzlich von SHIRAI untersucht, der sie bei 21,3% japanischer Mädchen, bei 6,6% der Jungen fand. Während sie bei den letzteren gewöhnlich erst mit 19—20 Jahren auftraten, waren sie bei Mädchen schon in der Pubarche ausgeprägt, und es bestand ein deutlicher Zusammenhang mit Gewichtszunahme, Größe und Zeichen der Reife. Absinken der Eosinophilen, Erhöhung der 17-Ketosteroidausscheidung und anderes wies auf den Zusammenhang mit Hypophysenfunktion hin. Sehr stark ausgebildete und weitverbreitete Striae werden ja auch beim spontanen und künstlich erzeugten Cushing-Syndrom gesehen. Die Richtung der Striae aber hängt zweifellos von der Richtung ab, in der die Haut vorzugsweise gedehnt wird: sie verlaufen quer zu ihr (ROGGENSTROH).

III. Individuelle Merkmale

Die menschliche Haut ist in mannigfachster Weise individualisiert. Erbliche Einflüsse spielen eine große Rolle, nicht nur in Rassenunterschieden, sondern innerhalb von Sippen und Familien. Das genetische Gut wird durch innere Faktoren, wie pränatale Formung, späteres Wachstum, Altern, Hormone, und durch äußere Einflüsse, wie Klima, Sonne und andere Umweltbedingungen, verändert. Es ist nicht immer leicht, die verschiedenen Faktoren zu trennen. Wir werden sie hier in Alters-, Geschlechts- und Rassenunterschiede aufteilen. Dazu kommen Unterschiede der Konstitution im Sinne von KRETSCHMER und SHELDON (zit. IN DER BEECK 1953).

Ein interessanter Klassifikationsversuch in dieser Hinsicht stammt von IN DER BEECK. Er gradiert die drei Grundtypen endomorph = pyknisch, mesomorph = athletisch, ektomorph = leptosom zahlenmäßig von 1—7, da sie doch in den meisten Menschen vereint sind. Der Durchschnittsmensch erhält etwa den Wert 434. Weiterhin werden drei Indexe benutzt, der d-Index für Dysplasien und Formunterschiede der einzelnen Körperregionen, der t-Index für Beschaffenheit der Haut, und der g-Index für Grad der Bisexualität, wobei 1 dem völligen Überwiegen eines Geschlechts, 7 dem Hermaphroditismus entspricht. Eine andere großangelegte Studie mit dem Ziel einer objektiven Körpertypognose wurde kürzlich von KNUSSMANN veröffentlicht. Vier seiner zehn Leitmerkmale stützen sich auf Befunde an der Haut, nämlich Fettschichtdicke, Beschaffenheit des Integuments (Rauhigkeit, Talgigkeit, Haarigkeit), Reliefreichtum des Gesichts und Durchblutung. Die Anwendung solcher über die Hautmerkmale hinaus sich auf die ganze Körperentwicklung beziehender Indexe ist besonders von Pädiatern weitgehend ausgearbeitet worden. Abb. 28 reproduziert eine solche Tafel nach BAYER und BAYLEY. NADESHDIN kombinierte eine Reihe von körperlichen Merkmalen zur objektiven Altersbestimmung in der Gerichtsmedizin.

1. Altersunterschiede

Die beim Neugeborenen auffälligste Erscheinung ist die Vernix caseosa, die aus abgeschilferten Epidermiszellen, dem diesen entstammenden Hornfett und mehr oder weniger reichlichem Talgdrüsensekret besteht (ORRU, REISS). Sie ist besonders gut an Rücken, Schultern, Gesäß, Hand- und Fußflächen und in den großen Körperfalten ausgebildet. Eine ausgesprochene Gelbfärbung der Vernix, die von TAYLOR et al. in 0,6% aller Geburten beobachtet wurde, ließ sich in etwa $^1/_5$ der Fälle auf Rh-Unverträglichkeit zurückführen, in anderen Fällen auf Meconiumabgang. Das Phänomen ist offenbar ein Zeichen fetaler Schädigung aus verschiedener Ursache.

Während der ersten 5 Lebenswochen zeigen dann viele Kinder eine ausgesprochene Abschuppung (CANINO), die entweder durch Rißbildung oder als kleiige Abschilferung vor sich gehen kann. Die intensive Rötung der neonatalen Haut verliert sich. Charakteristische regionale Unterschiede lassen sich nach ADAMS-RAY in den vom vierten Cervicalsegment innervierten Thoraxabschnitten nachweisen (s. B.II.). Die hormonal induzierte Schwellung der Brustdrüsen geht

Name	Geschl. M F		Datum	Knochenalter	Fall Nr.
Merkmal	1	2	3, 3a, 3b	4	5
(A bis H nach Photographie von hinten)	Supermaskulin	Maskulin	Intermediär Asexual oder Bisexual	Feminin	Superfeminin
I. A. Oberflächen-modellierung	Übertriebene Härte der Konturen ○	Starkes Muskelrelief, Venen, Sehnen sichtbar ○	b. Muskulös, fett ○ / a. Wenig Muskel, Fett ○	Glatt und weich, mit wenig Muskel ○	Sehr weich, fett, kein Muskel ○
II. Rumpfkonturen B. Schultergürtel	Massiv ○	Breit, schwer und muskulös ○	b. Muskulös, fett ○ / a. Schmal, knochig ○	Schlank, weich, schmal ○	Zart, weich und fett ○
C. Taille	Starker Torso verjüngt sich zu niedriger Taille, kaum Einziehung ○	Torso verjüngt sich mit geringer Tailleneinziehung ○	b. Breite Schultern und Hüften, wenig Einziehung ○ / a. Schlank, symmetrisch, hohe Taille ○	Taille akzentuiert durch Verbreiterung der Hüften ○	Starke Einziehung ○
D. Hüften	Keine Verbreiterung ○	Geringe Verbreiterung von der Taille abwärts ○	Intermediär ○	Verbreiterung seitwärts und rückwärts ○	Starke Verbreiterung ○
E. Gesäß	Sehr flach ○	Flach und eckig ○	Intermediär ○	Rund und voll ○	Sehr breit und rund ○
III. Beine F. Oberschenkel	Zylindrisch und/oder mit Muskelwülsten ○	Zylindrisch, konvexe Seitenkontur ○	Intermediär ○	Trichterförmig, fett und rund, konkave Kontur ○	Fett, oben sehr weiter Trichter ○
G. Zwischenbeinraum	Ganz offen ○	Offen über und unter dem Knie ○	Intermediär ○	Geschlossen, nur kleine Öffnung unter dem Knie ○	Oberschenkel, Knie berühren sich, Füße getrennt ○
H. Unterschenkel, Muskelkontur	Starker Wulst, kein Fett ○	Gastrocnemius springt medial stark vor ○	b. Mäßiger Vorsprung ○ / a. Dünn, kein Muskelvorsprung ○	Geringer medialer Wulst, schöne glatte laterale Kurve ○	Sehr wenig Muskel, glatt gerundete Außenkurve ○
J. Penisgröße	1. sehr groß ○ 1,5 groß ○	2. mittel ○	2,5 klein ○ 3. sehr klein ○		
K. Brustgröße			3. sehr klein ○ 3,5 klein ○	4. mittel ○	4,5 groß ○ 5. sehr groß ○
L. Körperhaar	1. stark an Oberschenkeln usw. ○	2. gut sichtbar ○	2,5 wenig ○ 3. fehlend M. ○	fehlend F. ○	
M. Schamhaargrenze	Diffus ○ Winklig ○	Sagittal ○	M. Horizontal ○	F. ○	
N. Hüftbreite / Acromialbreite Index	unter 69 ○ 69 ○	73 ○	74 76 ○	77 82 ○	83 und mehr ○
P. Muskelstärke (kg)	mehr als 244 ○	243 186 ○	185 148 ○	147 110 ○	109 und weniger ○
Am Handdynamometer gemessen: Druck (r. + l.) + Stoß + Zug					
Handdruck (r. + l.)	mehr als 125 ○	125 95 ○	94 80 ○	79 59 ○	58 und weniger ○
Androgynie-Summe (Summe A bis H)	8 ○ 12	13 19 ○	20 25 ○	26 34 ○	35 40 ○
Beschreibendes Urteil	Supermaskulin	Maskulin	Intermediär Bisexuell Asexuell Dysharmonisch	Feminin	Superfeminin

Abb. 28. Merkbogen zur Bewertung andro-gyner Merkmale bei Jugendlichen. (Übersetzt und adaptiert nach BAYER and BAYLEY: Growth Diagnosis, Univ. of Chicago Press 1959), Individuelle Werte werden als Kennlinie durch Verbindung der zutreffenden Punkte (○) graphisch dargestellt

zurück, und eine bei etwa 8% junger Kinder im Alter von 3—6 Wochen auftretende midabdominale Linea fusca oder nigra (Epstein) verschwindet wieder
nach 2—3 Monaten. Auch die durch mütterliche Hormone stimulierten Talgdrüsen
werden rückgebildet und es scheint, daß die kindliche Körperhaut wenig oder
kaum Talg produziert (Strauss et al.).

Eine andere für Kinder im 1. Lebensjahr sehr charakteristische Besonderheit
sind tiefe Falten an Armen, Beinen und Rumpf, die ziemlich plötzlich im zweiten
Lebensjahr verschwinden. Nach Nassau können diese Falten weder durch fetale
noch postfetale Haltung oder durch Besonderheiten des subcutanen Fettpolsters
erklärt werden, da sie auch bei Frühgeburten und dystrophischen Säuglingen
nachweisbar sind. Sie bleiben bei Kindern mit Störungen des Gleichgewichts und
Erkrankungen des Zentralnervensystems länger erhalten. Nassau weist auch auf
ein Grübchen am Olecranon hin, das später verschwindet. Meige und Bellugue
glauben, daß diese Säuglingsfalten durch Anheftung der Haut an Muskelaponeurosen oder Knochen bedingt sind. Auch das Gesicht Neugeborener weist ausgeprägte Furchenbildungen auf, denen Fischl eine Studie widmete. Die häufigste
Furche zieht quer über die Nasenwurzel (Brillenfurche). Häufig sind auch
Furchen, die vom inneren Augenwinkel zur Glabella aufsteigen. Nur bei 2,8%
fanden sich quere Stirnfurchen (Sorgenfurchen).

Eine weitere Eigentümlichkeit der Haut vieler Neugeborener ist die als
„Mongolenfleck" bekannte bläuliche Verfärbung der Haut am Rücken, besonders
über dem Sacrum. Über diesen „blauen Sacralfleck" existiert eine ziemlich umfangreiche Literatur, die die folgenden Schlüsse erlaubt. Die Ansammlung von
im Corium liegenden Melanocyten in dieser Gegend ist eine allgemein menschliche
Erscheinung (Imschenetzky, Zimmermann), die nur bei den hellhäutigen nord-
und mitteleuropäischen Rassen nicht klinisch in Erscheinung tritt (Larsen und
Godfrey). Der Phänotyp ist durch zwei Gene reguliert (Fischer, Maxia), die
anscheinend weitverbreitet sind. Bei mehr dunkelhäutigen Süd- und Osteuropäern
wird der Fleck in einer Minderheit der Kinder gefunden, so in Italien (Tatafiori)
und Frankreich (Degos et al.). Halbertsma sah ihn bei 12 von 1000 Kindern in
Haarlem-Holland, Maxia in 13,1% in Südsardinien, Mayerhofer in 3,3% in
Zagreb. Ähnliche Zahlen (3,8% und 15%) werden von Field und Somersan aus
der Türkei und dem Irak berichtet. Es ist schwer, die von Mayerhofer und Neuberger erörterte Frage zu entscheiden, ob diese Zahlen durch während der Völker-
wanderung und später nach Europa eingeführte mongolische Gene zu erklären
sind, oder ob der Sacralfleck sozusagen bodenständig in der dinarischen Bevölkerung vorkommt. Die Entscheidung scheint weniger wichtig, seitdem das Vorkommen des Flecks in der ganzen Welt nachgewiesen worden ist, so bei Ainus
(Takahashi, bei den meisten Kindern), Filipinos (Guiterrez und Hizon,
81,4%), in Burma (Fink, 94,7%), Angola (Sarmento), Colombia (Calvo),
Argentinien (Solari) und Indien (Macfarlane, 70%). Die Verfärbung ist oft sehr
ausgedehnt (Rolleston), kann sich auf den ganzen Rücken, Gesäß, Oberschenkel
und Arme erstrecken. Sie wird regelmäßig bei Indianern gefunden (Ebert) und
bei Negern sowohl in Afrika (Metzger und Clarin, Matus), wie in Nordamerika.
Gegenteilige Behauptungen in amerikanischen Lehrbüchern, daß nämlich der
Fleck nur gelegentlich bei Negern gesehen würde, beruhen entschieden auf ungenügender Beobachtung. Er ist oft sehr ausgedehnt, aber wird von der schnell
dunkelnden Haut bald nach der Geburt mehr oder weniger verdeckt (Abb. 29a
und b).

Während des Wachstums in der Präpubertät sind die Schwankungen des
Unterhautfettgewebes mehr bemerkenswert als Veränderungen der Haut selbst.
Sie sind durch systematische Messungen (Bayer und Bayley) und durch Rönt-

genaufnahmen (STUART und SOBEL, YOUNG) untersucht worden. Der Allgemein-
eindruck von cyclischen Perioden der Streckung und Rundung des kindlichen
Körpers wurde bestätigt. Die Dicke des Panniculus am Bein, der bei Mädchen im

allgemeinen mehr ausgebildet ist als bei
Jungen, nimmt bis zum 9. Monat zu, nimmt
dann schnell bis zu $2^1/_2$ Jahren und langsamer bis zu $5^1/_2$ Jahren ab. Zu dieser Zeit
ist das Fettgewebe oft nur halb so dick wie
mit 9 Monaten. Es bleibt dann ziemlich
konstant bis zu 11 Jahren, wenn es anfängt,
wieder zuzunehmen. Individuelle Maße variieren natürlich stark.

Die während der Pubertät sich abspielen-
den makroskopischen Veränderungen werden
unter D.I. besprochen werden, da sie meist
die Haare betreffen (für zusammenfassende
Übersichten s. ROSENSTERN, BAYER und
BAYLEY). Es sei hier nur die Gynäkomastie
heranwachsender Knaben erwähnt. NYDICK
et al. fanden bei der Untersuchung von 1890
normalen nordamerikanischen Jungen tast-
bares Drüsengewebe bei 38,7% entweder
einseitig oder beidseitig.

Wenn man den Zustand der Haut in
der dritten Lebensdekade als Norm ansieht,

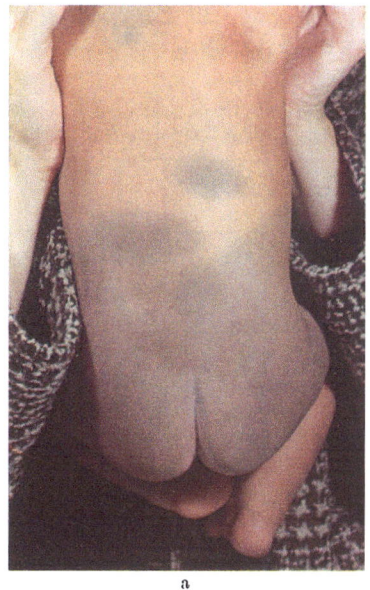

a

beginnt das Altern ein wenig
in der vierten, und merkbar
in der fünften Dekade. Bei
diesen Veränderungen muß
man zwischen solchen ent-
scheiden, die rein von der
Lebensdauer abhängen, und
anderen, die auf äußere,
besonders klimatische Einflüsse zurückgehen und sich
daher nur an den regelmä-
ßig exponierten Körperteilen
abspielen. Der Unterschied
zwischen bedeckter und unbedeckter Haut bei einem
Landmann oder Seefahrer in
den fünfziger Jahren ist mar-
kant. Selbst bei 70- und
80jährigen bleibt die beklei-
dete Haut oft erstaunlich

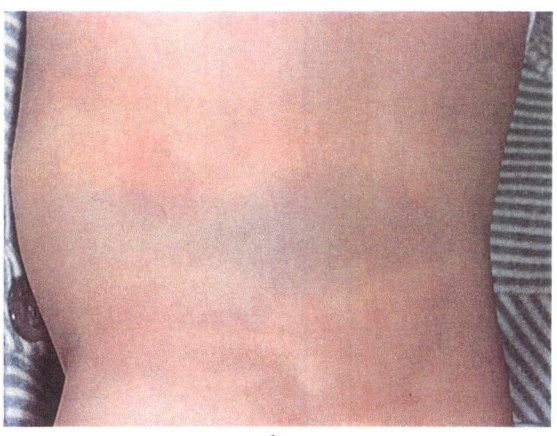

b

Abb. 29a u. b. Mongolenfleck in typischer Lokalisation bei wenige
Monate alten weißhäutigen Kindern. (Prof. C. G. SCHIRREN, München,
danke ich für die freundliche Überlassung der Abbildungen)

jung im Aussehen, und das läßt sich auch histologisch bestätigen, da die meisten
sog. senilen Veränderungen an Epidermis und Bindegewebe tatsächlich nur an
den unbedeckten Körperteilen nachweisbar sind. Infolge der Betonung der
Gerontologie in den letzten Jahren ist viel über Seneszenz der Haut geschrieben
worden (WORINGER, MANGANOTTI et al., CERESA, KLEIN und viele andere), ohne
daß der von F. PINKUS gegebenen Beschreibung viel hinzuzufügen wäre, sofern
die makroskopische Anatomie in Betracht kommt. Die Kunst hat selbstverständ-

lich den Altersfalten und anderen Merkmalen seit Jahrtausenden Aufmerksamkeit geschenkt (Siemens 1959).

Im großen und ganzen ist es ein zunehmender Verlust der Elastizität, weniger der Haut als des tieferen Gewebes, der zusammen mit Fettzunahme oder Fettverschiebung die Form der alternden Körperbedeckung verändert (Traut, Stuart und Sobel, Garn et al., Škerlj). Nadeshdin, und ihm folgend Sebastiany,

Tabelle 10. *Alterszeichen bei Erwachsenen in den einzelnen Altersstufen.* (Nach Sebastiany) Die Zahlen bedeuten Ausdrucksgrad des betreffenden Merkmals von 0,1—4,0.

Alterszeichen	Geschlecht	Altersstufen												
		20	25	30	35	40	45	50	55	60	65	70	75	80
Stirnrunzeln	♂	1,1	1,5	1,6	2,5	2,9	3,1	3,6	4,0					
	♀	0,9	1,1	1,9	2,3	2,6	2,9	3,5	4,0					
Nasolabialfalte	♂	0,5	0,8	1,2	2,0	2,4	3,1	3,9						
	♀	0,6	0,9	1,2	1,6	2,2	2,6	3,5						
Krähenfüße	♂	0,2	0,6	1,2	2,0	2,4	2,8	3 5	3,8	4,0				
	♀	0,4	0,8	1,2	1,7	2,0	2,3	3,0	3,5	3,8				
Suborbitalrunzeln	♂	0,3	0,9	1,4	2,3	3,1	3,6	4,0						
	♀	0,5	0,9	1,2	2,0	2,8	3,3	3,8						
Abnutzung der Schneidezähne	♂	0,6	1,0	1,2	1,7	1,9	2,0	2,5	3,1	3,9				
	♀	0,6	1,0	1,3	1,4	1,8	2,1	2,8	3,5					
Abnutzung der Backenzähne	♂		0,3	0,8	1,6	1,9	2,3	2,8						
	♀	0,2	0,5	1,0	1,5	1,8	2,5	3,0						
Retroauriculare Runzeln	♂	0,2	0,3	1,5	2,3	2,5	3,0	3,7	3,9	4,0				
	♀	0,2	0,4	1,5	2,1	2,4	2,8	3,2	3,7	4,0				
Halsrunzeln	♂				0,3	2,2	3,4	3,8	4,0					
	♀				0,2	1,2	1,6	2,2	2,5					
Runzeln der Vorohrenecken	♂		0,6	1,2	1,5	2,0	2,3	2,5	2,8	3,2	3,8			
	♀		0,5	1,2	1,5	1,8	2,0	2,3	2,7	3,0	3,5			
Runzeln des Handrückens	♂								0,8	0,9	1,2	1,5	1,7	2,5
	♀								0,5	0,5	0,8	1,0	1,2	1,8
Runzeln des Nasensattels	♂							0,6	1,3	1,8	2,0	2,6	3,3	3,9
	♀							0,2	0,9	1,2	1,5	2,0	2,9	3,5
Runzeln des Ohrläppchens	♂							0,8	1,5	1,9	2,5	3,0	3,5	4,0
	♀							0,5	1,0	1,3	1,9	2,4	2,9	3,5
Kinnrunzeln	♂							0,6	0,9	1,1	1,5	1,9	3,1	3,5
	♀							0,2	0,6	0,7	1,1	1,4	3,0	3,5
Runzeln der Oberlippe	♂							0,9	1,8	2,0	2,3	2,9	3,5	3,9
	♀							0,5	1,3	1,5	2,1	2,6	3,5	3,9
Runzeln der Wangen	♂									0,4	0,6	0,7	1,3	1,8
	♀									0,1	0,2	0,2	0,8	1,1

Aus einer Doktordissertation der Universität Bonn, 1927.

arbeiteten eine Methode aus, um durch Zusammenzählung empirisch festgestellter Zeichen zu einer objektiven Altersschätzung zu kommen (Tabelle 10). Heinisch bietet eine Analyse der Gewebsverschiebungen im alternden Gesicht. Das junge Antlitz hat gewölbte Wangen und die Augenspaltenachse steigt nach lateral an. Da die medialen Teile fester fixiert sind, senkt sich allmählich der äußere Augenwinkel, die Wangen werden flacher und gehen häufig kontinuierlich in das schlaffe Halsgewebe über. Dazu kommen Verschiedenheiten der Fettverteilung, die bei mageren Menschen ein scharfes Gesichtsrelief, bei fetten den Ausdruck der Schwere hervorrufen. Daß die Gesichtshaut sich tatsächlich in der Fläche ausdehnt, wird von den kosmetischen Chirurgen bewiesen, die jugendlichere Konturen durch Anspannen der Haut und Wegschneiden des Überschusses an der Peripherie restaurieren können.

Einige spezifische Veränderungen lassen sich besser präzisieren, wenn man auch immer im Auge behalten muß, daß sehr große individuelle und ethnische Unterschiede der Allgemeingültigkeit solcher Angaben Abbruch tun. Die Ohrmuschel ist ein Gebilde, das sich während des ganzen Lebens langsam, aber ständig verändert, und zwar vergrößert. SILOMON und PELLNITZ berichten, daß die Ohren von Männern zwischen der dritten und neunten Dekade durchschnittlich 11 mm an Länge zunehmen, die von Frauen 13 mm, so daß sich der ursprüngliche Größenunterschied von etwa 4,4 mm zwischen den Geschlechtern allmählich verringert. Die Orbitalhaut über und unter den Augenlidern wird schlaffer und die Lidsäcke (Blepharogerie) tragen viel zum alternden Gesichtsausdruck bei (KLEINE-NATROP). Die Ausbildung von Runzeln im Gesicht ist seit langem zur Altersschätzung benutzt worden. So sollen die ,,Krähenfüße" lateral zur Orbita erst von 30 Jahren an auftreten. CORVINI hat in dieser Hinsicht die senkrechte Falte vor dem Ohr nachuntersucht (Tragusfalte, REISS 1926, NADESHDIN). In seinem Material von 934 Italienern, 829 davon Männer, begann die Falte sich in der unteren Hälfte der Zona praetragica bei 15% der Männer von 21 Jahren anzulegen. 82% hatten sie mit 30 Jahren, aber ein Mann mit einer Furche auch im oberen Quadranten ist nicht jünger als 40 Jahre. Eine zweite Falte entwickelt sich mit 50 Jahren. Frauen dagegen entwickeln Falten im oberen Quadranten nicht vor 55 Jahren. Angaben wie diese sind nur auf eine bestimmte Bevölkerung anwendbar. So haben Personen skandinavischer Abstammung in den Vereinigten Staaten oft multiple Falten vor dem Ohr schon in frühem Alter. Das scheint durch einen eigentümlich hohen Sitz der Ohrmuschel bedingt zu sein. Genaue Angaben betreffend verschiedenste ethnische Gruppen, wie sie NEDRIGALOVA für Ukrainerinnen beigebracht hat, wären erwünscht.

In vielen Fällen müssen dabei auch Geschlechtsunterschiede berücksichtigt werden. So entwickeln Frauen über 30 Jahre quere Falten oberhalb des Olecranon, die bei Männern selten gefunden werden (NASSAU). Auch die polsterartige Verdickung der Weichteile oberhalb der Handgelenke wird fast nur bei postklimakterischen Frauen gefunden (SCHIMPF). Haarveränderungen im Alter werden später besprochen werden.

2. Geschlechtsunterschiede

Neben den eben erwähnten Runzeln und Falten und später zu besprechenden Unterschieden der Behaarung beruhen makroskopische Unterschiede der männlichen und weiblichen Körperdecke hauptsächlich auf der subcutanen Fettverteilung. Es ist gesagt worden, daß der männliche Körper rundherum und in diffuser Weise Fett ansetzt, während es sich bei der Frau auf bestimmte Zonen konzentriert (s. Abb. 6). Nach GARN setzen auch Frauen im Vergleich mit Männern relativ mehr Fett auf der Außenseite als innen im Körper an. ŠKERLJ hat auf Grund der vier Bauerschen Habitustypen versucht, die physiologische Fettleibigkeit des Weibes in ein System zu bringen. Er benennt den Bauerschen Rubenstyp *Typus femininus normalis*, den Reithosentyp *T. subtrochantericus*, den Oberkörpertyp *T. superior* und den Unterextremitätentyp *T. inferior*. Dazu fügt er einen *T. steatomammalis* und *T. steatopygicus*. Diese Fettverteilung ist auf den Körperbautyp (leptosom oder eurysom) aufgepfropft. BAYER spricht von Diana-, Venus-, Rubens- und Amazonen-Typen.

Ein interessanter Seitenblick auf konstitutionelle Geschlechtsunterschiede der Haut findet sich bei FABER. Während der französischen Revolution bestand in Meudon eine Gerberei für Menschenhaut. Nur Männerhaut erwies sich für Hosenleder brauchbar, Frauenhaut war zu locker im Gefüge.

3. Vererbliche Unterschiede

Ererbte Unterschiede der Haut finden sich in jeder Familie, sind in Sippen genetisch verfolgt worden und werden natürlich um so größer, je verschiedener die Genmischung zweier Bevölkerungen ist. Rassenbedingte Variationen verschiedener Hautmerkmale sind seit dem ersten Erscheinen des Handbuchs eingehend studiert worden (FISCHER u.a.). Obwohl sie von größerem Interesse für den professionellen Anthropologen sind, müssen manche auch den Dermatologen interessieren, da sie entweder mit der Anfälligkeit für bestimmte Hauterkrankungen in Verbindung stehen, z.B. Pigment und Hautkrebs (MOLESWORTH, EPSTEIN u.a., s. BELISARIO), oder das klinische Bild von Dermatosen erheblich beeinflussen, z.B. bei Tinea versicolor, Lichen ruber planus u.a.

Vererbliche Unterschiede betreffen Menge, Form und Verteilung der Haare, Pigmentierung, Ausbildung der Talg- und Schweißdrüsen, Papillarmuster und manche kleinere Züge, wie Form und Stellung der Ohren, Lidfalten u.a.

Zwei Studien mögen hier erwähnt werden, um zu zeigen, wie vorwiegend anthropologische Befunde auch vom Dermatologen berücksichtigt werden müssen, um genetische Norm nicht als Krankheitszeichen anzusehen. Dies wird um so wichtiger, je mehr jeder Arzt Gelegenheit hat, Angehörige anderer Völker unter seinen Patienten zu sehen. FROMMELT und SHIROKOGOROFF fanden bei Südchinesinnen, daß die Schambehaarung im Vergleich mit Europäerinnen oft mangelhaft entwickelt ist, ebenso die Achselhaare. Frauen mit geringer Pigmentierung der Geschlechtsteile hatten gewöhnlich auch sonst schwach entwickelte sekundäre Charaktere. In diesem Fall ist eine erblich geringe Ansprechbarkeit des Erfolgsorgans, und nicht eine mangelhafte Hormonfunktion anzunehmen. HUKUNAGA und MATUYAMA untersuchten die Häufigkeit von Mongolenfalte und Doppellidern bei Chinesen in Formosa und fanden sie in 65—67%. Beide Charaktere werden mit höherem Alter mehr ausgesprochen. Es ist bekannt, daß ein der Mongolenfalte ähnlicher Epicanthus bei europäischen Kindern der mongoloiden Idiotie (Akromikrie) den Namen gegeben hat. Genauere Untersuchung hat allerdings ergeben, daß gewisse anatomische Besonderheiten die krankhafte von der ererbten Falte unterscheiden.

Haar- und Pigmentierungsmerkmale werden in den betreffenden Abschnitten besprochen werden.

Von dermatologischem Interesse sind Unterschiede in der Entwicklung der apokrinen Drüsen, besonders der Axillar- und Ceruminaldrüsen. Etwas dem menschlichen Axillarorgan Ähnliches wird auch bei anthropoiden Affen und besonders beim Schimpansen gefunden (BRINKMANN, VAN GELDEREN). Dieser zeigt die für den Menschen typische Kombination von apokrinen und ekkrinen Drüsen, wie er auch mehr ekkrine Drüsen an der freien Haut besitzt als Orang oder Gorilla. Bei Japanern und Chinesen sind die Drüsen in der Axilla weit weniger entwickelt als bei anderen ethnischen Gruppen und auch ihr Sekret ist verschieden (TAKAMI). KASHIWABARA und OGATA fanden, daß nur 37% der untersuchten Chinesen mit der Jodstärkemethode nachweisbaren Achselschweiß hatten gegen 47% der Koreaner, 71% der Japaner und 93% der Russen. Bei Japanern ist axilläre Osmidrose so unbeliebt und so selten (etwa 10% nach verschiedenen Autoren), daß sie als krankhaft angesehen und mit kompletter Exstirpation des Drüsenpolsters angegangen wird. MINAMITANI fand erheblich mehr a-Drüsen in der Achselhaut von Personen mit Osmidrosis.

Es ist nun besonders interessant, daß auch ein qualitativer Unterschied im Sekret der Ceruminaldrüsen besteht, der anscheinend der Osmidrosis parallel geht. Nach NAGASHIMA und MATSUNAGA und EBBING gibt es zwei ganz verschiedene Typen von Ohrenschmalz, eine weiche, gelbbraune, klebrige Sorte und eine trockenkrümelige grauweiße Sorte. Der feuchte Typ soll über den trockenen einfach dominant sein. Doch kommen auch Mischformen vor. Neger und Ainus haben feuchtes Ohrenschmalz in 100%, Europäer in 70%, Mikronesier in 53%, Formosaner in 50%, Japaner in 10—20% und Chinesen in 3% der Fälle. Bei Tungusen und Kalmücken fanden MATSUNAGA und EBBING immer nur den trockenen Typ. Bei Japanern besteht ein enger Zusammenhang zwischen feuchtem Ohrenschmalz und axillarer Osmidrosis (ADACHI, NAGASHIMA, TAKAMI). Fast alle Männer mit weichem Cerumen leiden an Achselgeruch, unter 1847 Angehörigen der japanischen Flotte hatten 20% Osmidrose, und 90% von diesen hatten weiches Cerumen (HIROTA und MIYAKE).

Auch die Zahl der ekkrinen Drüsen ist in Japan eingehend studiert worden (s. Tabelle 3a). In einer elf Körperregionen erfassenden Studie fand THOMSON keine statistisch bedeutsamen Unterschiede zwischen Europäern und afrikanischen Eingeborenen. Die Afrikaner hatten eine geringere Durchschnittsrate des Schwitzens, eine niedrigere Rectaltemperatur und eine höhere Hauttemperatur, alle auf einen effektiven Hitzeregulierungsmechanismus hinweisend.

4. Zwillingsforschung

Ein wichtiges Teilgebiet der Erforschung erblicher Merkmale beim Menschen ist die Zwillingsforschung, da sie zu einem gewissen Grade erlaubt, die lange Generationsspanne zu umgehen. Der Dermatologe ist an diesem Gebiet doppelt interessiert, zunächst in der Unterscheidung ererbter und umweltbedingter Hauterscheinungen, die aus der Untersuchung von eineiigen (EZ) und zweieiigen (ZZ) Zwillingen abgeleitet werden kann, zweitens aber, weil gerade Merkmale an der Haut eine wichtige Rolle in der Unterscheidung von EZ und ZZ spielen. In der Tat waren es SIEMENS und seine Anhänger (WAARDENBURG u.a.), die eine dermatologische Methode zur Diagnose der Eineiigkeit entwickelten und sie gegen alle Angriffe derer, die nur die Beschaffenheit der Eihäute als beweisend ansahen (WAGNER, KLEIN 1927), verteidigten. Mit der energischen Unterstützung v. VERSCHUERs und dem Zugeständnis, selbst von geburtshelferischer Seite (CURTIUS), daß die Bildung von einer oder zwei Chorien und Placenten nicht allein von der Eiigkeit abhängt, hat sich die auf möglichst viele Merkmale gestützte Ähnlichkeitsdiagnose praktisch durchgesetzt (RIFE), wenn man auch zugeben muß, daß sie beim Neugeborenen schwierig ist (ROHLFS).

Es ist schwer, LEVEN zuzustimmen, daß bei Eineiern keine völlige erbliche Identität, sondern nur größte Annäherung besteht, aber selbstverständlich sind die Hautphänotypen nicht identisch, sondern nur sehr ähnlich. So fand BÜHLER bei Zwillingsstudien über Falten und Furchen des Gesichts, daß einige Eigenschaften eine höhere Konkordanz bei EZ aufwiesen, andere nicht. Ebenso ist es mit den Bewegungslinien der Hand (PERLSTEIN). Der Phänotyp ist trotz genotypischer Gleichheit durch endogene Einflüsse während der Individualentwicklung und spätere exogene Einwirkungen modifiziert. Im Gesicht sind Faltenprägung und -verlauf ererbt, Zahl, Abstand der Falten und Faltenfelder dagegen nicht (BÜHLER). SIEDER fand die Form der Augenlider und sonstigen Augenweichteile in hohem Maße erbbedingt. Nach KÖSTERS sind Lingua plicata und andere

Furchenbildungen an der Zunge, ebenso Größe der Papillae fungiformes und der Foramina palatina immer gleich bei Eineiigen. Daten über die Verteilung der Haare und Schweißdrüsen bei japanischen Zwillingsfeten sind in Tabelle 11 nach KURIKI und TANIGUCHI u. KURITA zusammengestellt.

Tabelle 11. *Zahl der Schweißdrüsenöffnungen pro cm² an Handtellern und Fußsohlen von 10 japanischen Zwillingspaaren.* (Nach KURIKI 1936 und 1937)

Paar	EZ ZZ	Fetal-Monat	Körper-gewicht g	Zahl pro cm²	Prozentuale Abweichung	Zahl pro cm²	Prozentuale Abweichung
				Handteller		Fußsohlen	
I	EZ	5	300	13000		14550	
			170	14290	4,73	16240	5,49
II	EZ	6	570	7460		9140	
			470	7525	0,43	10600	7,40
III	EZ	7	700	5720		9220	
			300	7850	15,70	9680	2,43
IV	EZ	8	1150	4620		6790	
			1320	4930	32,46	7290	3,55
V	EZ	7	1475	3410		5680	
			1120	4420	12,90	5400	2,53
VI	EZ	9	2070	3430		4450	
			1830	3320	1,63	4740	3,16
VII	ZZ	6	480	8410		9450	
			470	8510	0,59	11640	10,38
VIII	ZZ	8	940	4083		5920	
			1020	4600	5,95	5910	0,08
IX	ZZ	9	2200	4320		5150	
			2600	3630	8,67	5250	0,97
X	?	7	820	5850		10240	
			750	4570	12,28	6300	20,90

Ein weiteres Feld für Zwillingsstudien ist die spiegelbildliche Symmetrie eineiiger Früchte. MURATA und KOMAI und FUKUOKA konnten keinen Anhalt für eine solche in der Links- oder Rechtsdrehung des Scheitelwirbels finden. NEWMAN stellte die Hypothese auf, daß Spiegelbildgleichheit dann oft entstände, wenn eine Asymmetrie im sich entwickelnden Ei schon vor der Spaltung besteht. Gegen diese Hypothese wurde von REICHLE auf Grund von Papillarlinienuntersuchungen Einspruch erhoben. Nach ihm haben Finger- und Handabdrücke sehr beschränkten Wert in der Zwillingsdiagnose, da die Muster selbst bei Doppelmißbildungen recht verschieden sein können (s. später C. II. 3.).

Auch an dieser Stelle zu erwähnen sind Versuche, durch Sippschaftsuntersuchungen nach den Methoden von PENROSE und KLOEPFER autosomale Genkombinationen beim Menschen zu finden. TAILLARD untersuchte 17 hereditäre Eigenschaften an 171 Geschwisterpaaren in 20 kinderreichen Familien. Er fand z. B. die Ausbildung des Ohrläppchens mit Fingerlänge korreliert, rotes Haar und Schielen. Andere mögliche Genverbindungen bestehen nach ihm zwischen Ohrgröße und Haarkrausung, führendem Auge und Haarform usw. Untersuchungen anderer, z. B. von BRUES über Koppelung von Habitus, Geschlecht, Augenfarbe und Epheliden, führten zu keinen sehr aufschlußreichen Resultaten. Korrelation von Haar- und Augenfarbe wird später besprochen werden.

C. Hautoberfläche

Die allgemeinen Charakteristika der Körperoberfläche, besonders in ihren Beziehungen zu unterliegenden Knochen und Weichteilen, sind in ausgezeichneter Weise in der leider nur in Teilen vorliegenden Praktischen Anatomie von v. LANZ und WACHSMUTH und auch in der 4. Auflage von APPLETONs Surface and Radiologic Anatomy abgebildet. Die Beziehung, die die Haut zu inneren Krankheiten hat, braucht hier nicht betont zu werden. Wieviel Information der erfahrene Arzt schon bei bloßer Inspektion erhalten kann, ist in mehreren kürzlich erschienenen Arbeiten dargelegt worden. Es seien genannt: SILVERMAN und BERNSTEIN, der Kardiologe betrachtet die Haut, SCHMIDT-VOIGT, das Gesicht des Herzkranken, THOREK, das Gesicht in Gesundheit und Krankheit, BÜRGER, die Hand des Kranken. LANG und ALLARY, KHÉRUMIAN und ALLARY haben ausführliche Anleitungen für die objektive Betrachtung und Beschreibung der Haut niedergelegt. Wie relativ genaue Daten von der Haut abgelesen werden können, zeigt SILVERMANs Studie, daß die Rötung der Beugefalten der Hand, abwesend bei schwerer Anämie, fast immer einen Hämoglobinwert von mindestens 7 gm bedeutet. Berufliche Stigmata an der Haut (OPPENHEIM und FESSLER, RONCHESE u.a.) seien hier nur erwähnt.

Die makroskopisch erfaßbaren Eigenschaften der Hautoberfläche sind bedingt durch farbige Stoffe in der Haut, Lichtreflektion von der Oberfläche, Fältelung der obersten Schichten und über die Haut hervorragende Gebilde. Die letztgenannten (Phaneren) schließen hauptsächlich Haare und Nägel ein, die später besprochen werden, oder hervorstehende Schuppen, die im zoologischen Sinn beim Menschen nicht vorkommen. Hier befassen wir uns hauptsächlich mit Farbe und Reflektion, die sich gegenseitig beeinflussen, und mit den Falten der Haut, die sowohl die beiden anderen Eigenschaften modifizieren als auch in sonstiger Beziehung wichtig sind, wie z.B. die Handleisten.

I. Hautfarbe und Reflektion

Die aktuelle Farbe der Haut hängt von chemischen und physikalischen Faktoren ab (GOLDMAN et al.). Von gefärbten Substanzen kommen hauptsächlich Melanin, Melanoide, Carotin und die oxydierte und reduzierte Form des Hämoglobins in Betracht (EDWARDS und DUNTLEY). Die Hämoglobine und das Carotin (ebenso seltener gefundene Isomere wie Lycopen aus Tomaten, REICH et al.) haben wohldefinierte Absorptionsspektren, während Melanin zunehmend vom Rot zum Violett absorbiert, ohne ausgesprochene Maxima zu zeigen (KARTSCHAGIN, ARENDT-MEYER und BAYER u.a.). Je nachdem, wie oberflächlich oder tief diese Stoffe sitzen, wird dann ihre Eigenfarbe modifiziert durch die in den überliegenden Schichten erfolgende Abfilterung einfallender Strahlen und Diffraktion jener, die von den Pigmenten reflektiert werden (STRONG, WETZEL und ZOTTERMAN). Dabei kommt es sehr darauf an, ob diese überliegenden Schichten einfach trübe Medien sind oder auch Eigenfarbe besitzen oder besondere farblose, aber stark reflektierende Einschlüsse haben, wie etwa die Keratohyalinkörner des Stratum granulosum. Diese Faktoren wurden schon vor vielen Jahren von UNNA, JESIONEK u.a. klargestellt. Wo das Stratum granulosum fehlt, wie im Lippenrot oder in mit Parakeratose einhergehenden Hautkrankheiten, scheinen die unterliegenden Farben viel lebhafter durch. Man soll auch nicht vergessen, daß das von der Haut reflektierte Licht teilweise polarisiert ist. Betrachtet man die Haut durch ein Polaroidfilter, erscheint sie merkwürdig glanzlos, stumpf.

Unterschiede der Färbung der unbehaarten Haut sind bei manchen Tieren viel lebhafter als beim Menschen und sind besonders bei den Affen analysiert worden. Nach FORBES enthält die graue Haut der Gesäßschwielen von Papio porcarius viel Melanin in Epidermis und Corium, die Rotfärbung bei P. hamadryas beruht auf weiten Blutgefäßen, Blaufärbung auf Pigment im Corium, dunklere Töne auf Epidermispigment. HILL fand, daß er die Rotfärbung beim Mandrill am

Kadaver durch Injektion roter Masse in die Gefäße wieder hervorrufen konnte, daß aber auch die blauen, auf Melanin beruhenden Töne dadurch viel leuchtender wurden, also nicht allein durch das Tyndall-Phänomen bedingt sind. Im Gegensatz dazu fand HASSKÓ, daß das Rot der Kasuarhaut durch ein Chromolipoid bedingt ist, während das Blau auch hier auf melaninhaltigen Zellen im Corium beruht. Gleiche Effekte gehen also nicht immer auf gleiche Ursachen zurück. Der weiße Fleck an der Kopfseite von Hühnern ist durch Reflektion von einer sehr dicken Keratohyalinschicht bedingt (LUTEMBACHER).

Es ist nicht verwunderlich, daß die vielfältige Natur der Hautfärbung zu großen Schwierigkeiten geführt hat, sie beschreibend auszudrücken, und weiterhin zu mannigfaltigen Versuchen, sie zu objektivieren. Die ältesten Versuche einer wissenschaftlichen Standardisierung, der von v. LUSCHAN konstruierte Satz farbiger Glasscherben und BROCAS Farbtafel erwiesen sich als wenig zufriedenstellend. Ähnliche Versuche, auch in neuerer Zeit, die Hautfarbe mit einem empirischen Normalsatz reproduzierbar gedruckter Farben zu vergleichen, haben nur beschränkte Anwendung gefunden (MESSERLI, LEWIS, GATES). Eine Methode, die nur den Rotfaktor berücksichtigt (EHLERS), ist wohl nur bei sehr hellhäutigen Bevölkerungen wie in Dänemark anwendbar. TISSERAND schlug weitblickender vor, für jede Bevölkerung eine spezifische Vergleichsskala aufzustellen und gab eine solche für Frankreich an.

1. Moderne Methoden der Farben- und Reflektionsmessung

Moderne Untersuchungen fallen hauptsächlich in zwei Gruppen. Die eine basiert auf dem Ostwaldschen System (RIEHL) und benutzt den von DAVENPORT empfohlenen Farbkreisel (TODD et al.) in verschiedenen Modifikationen (MEMMESHEIMER, LESZCYŃSKI) oder einen Farbenfächer aus durchsichtigem Material (HINTZE). BOWMAN wies auf die relative Ungenauigkeit dieser Methoden hin. Neuerdings sind auch wieder nach dem Ostwaldschen Prinzip standardisierte Sätze gedruckter Normalfarben zum Vergleich empfohlen worden (APPEL, TOKUHASHI). RONCHESE (1959) erwähnt einen philatelistischen Farbatlas von 101 Tönen als einen leicht zugänglichen Normalsatz. Nachdem NISHIZAKI 1928 den Namen Tintometer für ein von ihm konstruiertes Instrument benutzt hatte, ist neuerdings das *Lovibond Tintometer* (JOLLES und MITCHELL) für Standardisierung der Hautfarben eingeführt worden. Dies benutzt zur Farbmischung graduierte, auf drei rotierenden Scheiben montierte Farbfilter (gelb, rot, blau) und Graufilter, die das von Magnesiumoxyd reflektierte Licht modifizieren. Das Resultat kann durch vier Zahlen ausgedrückt werden.

Die andere, weit genauere, aber auch weit umständlichere Methode ist die photometrische in verschiedenen Modifikationen. Seit den frühen Arbeiten von SHEARD und BRUNSTING, KLINK, LEIKOLA und BODE mit dem Stufenphotometer ist die Apparatur erheblich verbessert worden. Zahlreiche moderne Arbeiten benutzen das Hardysche Recording Spectrophotometer (HARDY et al., EDWARDS et al., JANSEN, KUPPENHEIM und seine Gruppe, KAJIKAWA und IISAWA), das Beckmansche Spektrophotometer (GOLDZIEHER et al., OTTOLENGHI-LODIGIANI, HARRISON und OWEN), das Remissionsspektrophotometer „Elrepho" (HEITE und WEBER) und ähnliche, teils besonders konstruierte Apparatur (TRONNIER, BUCKLEY und GRUM, MONASH). Etwas einfachere Instrumente, die entweder nur mit einer Wellenlänge (λ 420) arbeiten (LASKER, GARN et al.) oder mit drei Filtern (DEKLEINE, DANIELS und IMBRIE) sind für weniger anspruchsvolle Untersuchungen benutzt worden.

Die Ergebnisse dieser mannigfaltigen Studien lassen sich etwa wie folgt zusammenfassen. Die beiden Hauptfaktoren bei der Bestimmung der Hautfarbe sind Melanin und Blutfarbstoff. Melanin hat keine Absorptionsmaxima, sondern absorbiert zunehmend von Rot zum Violett. In infraroter Strahlung erscheint Negerhaut wie weiß (MERKELBACH, HARDY et al.). Wellenlängen über $1,2\,\mu$ werden unabhängig von der Hautfarbe absorbiert, entsprechend dem Absorptionsspektrum von Wasser (JACQUEZ et al.). Ansichten über die relative Bedeutung von Melanin und Hämoglobin schwanken (SHEARD und BRUNSTING, HARDY et al.), doch scheint Einigkeit zu bestehen, daß individuelle Unterschiede der Reflektion

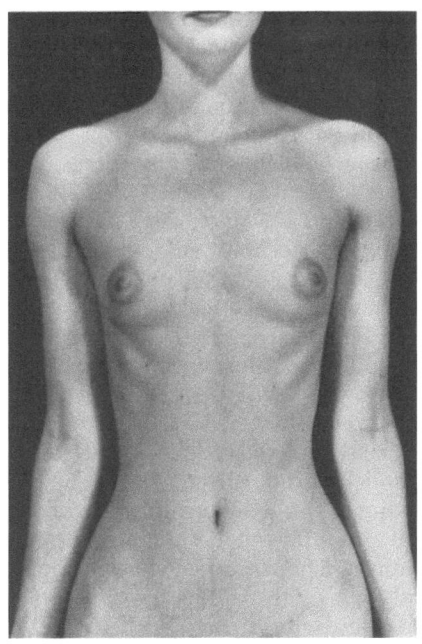 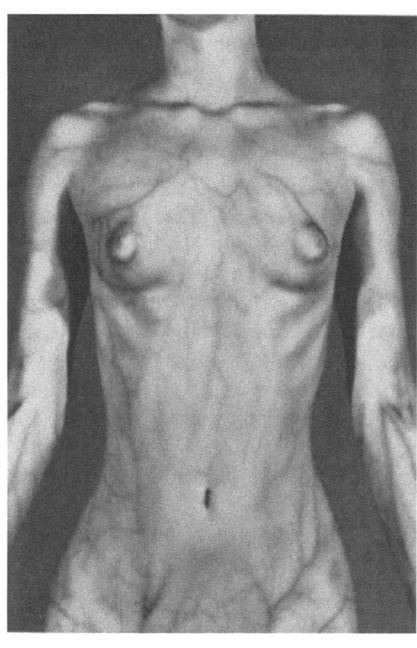

a   b

Abb. 30 a u. b. Vergleich der auf normalem Film (a) und auf Infrarotfilm aufgenommenen Körpervorderfläche eines jungen Mädchens. Man beachte, daß in b zwar die subcutanen Venen ausgezeichnet dargestellt sind, aber Pigmentierung der Brustwarzen und pigmentierte Mäler nicht erkennbar sind. (Aus „The Photography of Patients" von H. LOU GIBSON 1945)

hauptsächlich zwischen 300 und 700 mμ gefunden werden. Für Erythemstudien empfahl JANSEN 520 und 600 mμ, SHEARD und BRUNSTING stellten fest, daß die Hautfarbe hauptsächlich durch Wellen von 580—590 mμ bestimmt wird. KUP-PENHEIM und seine Gruppe fanden, daß Häute aller Rassen gleichmäßig etwa 6—8% der Wellen unter 300 mμ reflektieren, Reflektion weißer Haut ist am höchsten zwischen 720 und 820 mμ, Unterschiede in der 400—700 mμ-Region beruhen auf Hämoglobingehalt. Diese werden durch zunehmende Mengen von Melanin maskiert (EDWARDS und DUNTLEY).

Bekanntlich läßt sich die von gewöhnlichen Glühlampen abgegebene infrarote Strahlung zur Photographie der oberflächlichen Venen benutzen, wenn man entsprechend im Infrarot empfindliche Emulsionen benutzt (HAXTHAUSEN, ZIMMER-MAN und RATTNER, GORMAN und HIRSCHEINER, GIBSON, MASSOPUST, BOWES et al. u.a.). Die Blutgefäße erscheinen in solchen Aufnahmen dunkel (Abb. 30), FARBER et al. wiesen darauf hin, daß man mit Hilfe eines einfachen Rotfilters, wie es die Röntgenologen zur Dunkeladaptation benutzen, die subcutanen Venen direkt visuell wahrnehmen kann.

Im Infrarot besitzt die Haut auch Eigenstrahlung. Sie verhält sich wie ein schwarzer Körper, die Emission steht in direktem Verhältnis zur Oberflächentemperatur. Die Wellenlängen reichen von $4\,\mu$ bis $20\,\mu$ mit einem Maximum bei $9\,\mu$ und können thermometrisch gemessen werden. Pathologische lokale Erhöhungen, die sogar die Rectaltemperatur übersteigen können, lassen sich mit geeigneten Instrumenten feststellen (LLOYD WILLIAMS et al.).

Die modernen Methoden der Reflektionsmessung sind mit Erfolg angewandt worden, um die Abhängigkeit der Hautfarbe von endokrinen und krankhaften Einflüssen sowie von der Insolation zu studieren. HALL et al. fanden bei Addison-Kranken mehr Melanin und Melanoid, weniger Hämoglobin und Oxyhämoglobin. Obwohl Cortison eine Tendenz hat, die Werte zu normalisieren, verursacht Adrenalektomie doch ähnliche Veränderungen, selbst wenn Cortison gegeben wird. Auf der anderen Seite verursacht ACTH in Patienten mit normalen Nebennieren Pigmentverschiebungen, die dem Addison ähnlich sind, aber vermindert nicht den Hämoglobingehalt der Haut. GARN et al. fanden die Reflektion der weiblichen Areola in der Schwangerschaft von einem 15%-Mittel auf 8% reduziert (für $480\,m\mu$). Die übrige nicht der Sonne exponierte Haut nimmt an diesem Dunkelwerden nicht teil, so daß eine relative Abnahme der Reflektion von etwa 20% zwischen Areola und Körperhaut ein ziemlich zuverlässiges Schwangerschaftszeichen ist. EDWARDS et al. fanden, daß die charakteristische Hautblässe der Eunuchen auf niedrige Werte von Hämoglobin und Melanin mit Überwiegen von Melanoiden und Carotin zurückzuführen ist.

NISHIURA, der saisonmäßige Fluktuation der Hautfarbe bei japanischen Kindern maß, fand, daß jene, die öfter krank sind, hellere Hautfarbe und geringe Schwankungen mit dem Klima aufwiesen. Ähnliche Erfahrungen waren schon viel früher von MESSERLI bei der Sonnenbehandlung von Kindern am Genfer See gemacht worden. Tuberkulose und Anämie beeinflussen die Pigmentierungsfähigkeit ungünstig, interkurrente Erkrankungen können zu plötzlicher Depigmentierung führen. Die wohlbekannte Tatsache, daß Unterschiede zwischen besonnter und unbesonnter Haut im allgemeinen desto größer sind, je heller die natürliche Hautfarbe, wurde von CLEMENTS an Indianern und Mischlingen wissenschaftlich festgelegt. Und LASKER wies darauf hin, daß man jahreszeitliche Schwankungen bei vergleichenden Rassenuntersuchungen berücksichtigen muß.

BARNICOT objektivierte die Farbenunterschiede zwischen Eingeborenen von Südnigerien, Weißen und Mischlingen, indem er Reflektion mit neun Wellenlängen maß (Tabelle 12). Da die soziologische Bedeutung der Hautfarbe unbestreitbar ist (SIMONS), mögen einige diesbezügliche Arbeiten hier angeführt werden. In einer recht spekulativen Arbeit führte WALTER aus, daß zwischen Hautfarbenverteilung der Menschenrassen und Intensität der Ultraviolettstrahlung in ihren Heimatgebieten ein gültiger Zusammenhang besteht, wenn man von relativ neuzeitlichen Wanderungen absieht. Nach FISCHER bestehen ziemlich komplizierte Vererbungsverhältnisse, die sich nicht immer durch eine Reihe von Allelen für Pigment erklären lassen, sondern auf Polymerie hindeuten. Zwar scheinen Mischlinge zwischen Weißen, Negern und Mongolen gewöhnlich zwischen beide Eltern zu fallen (WATANABE, STERN u. a.), doch sind nach FISCHER Tamilen-Malaien-Mischlinge oft dunkler als beide Eltern, Portugiesen-Inder-Mischungen werden in späteren Generationen fast schwarz. Obwohl „dunkel" gewöhnlich dominant ist, gibt es möglicherweise auch dominantes „hell", z. B. bei Holländer-Hottentotten-Kreuzungen (den Rehoboth Bastards) und Europäer-Polynesier-Mischlingen. STERN berechnet übrigens, daß unter der wahrscheinlichsten Annahme von 4—6 Allelen der Negertypus in Nordamerika bei Panmixis fast völlig verschwinden würde. In einer systematischen Studie an Negerkindern aus dem

Tabelle 12. *Reflektionsmessungen an der Beugeseite des Unterarmes von Europäern in London und Afrikanern und Mischlingen in Nigeria.* (Nach BARNICOT 1958)

Die Zahlen geben in Prozenten das von der Haut reflektierte Licht im Vergleich mit Magnesiumcarbonat. Standardabweichung in Klammern. Die Wellenlängen entsprechen den Transmissionsmaxima von neun Filtern.

Typ	Rasse	Zahl	426 mμ	470 mμ	490 mμ	520 mμ	550 mμ	580 mμ	600 mμ	660 mμ	685 mμ	Mittel
M	Europäer	50	32,8 (3,84)	39,7 (3,99)	41,4 (4,07)	41,6 (3,90)	37,9 (3,72)	41,4 (3,64)	52,4 (4,05)	59,9 (2,90)	61,5 (2,77)	45,4 (3,37)
	Yoruba, Patient	100	8,0 (0,91)	8,3 (1,00)	8,1 (1,17)	9,7 (1,43)	10,1 (1,15)	10,9 (1,54)	14,3 (3,08)	20,6 (3,51)	23,6 (3,79)	12,6 (1,84)
	Yoruba, Student	14	7,9 (0,67)	7,7 (0,56)	7,7 (0,58)	9,1 (0,59)	9,3 (0,78)	10,1 (0,85)	13,2 (1,22)	19,6 (1,91)	22,9 (2,05)	11,9 (0,93)
	Ibo, Student	52	8,7 (1,12)	9,2 (1,23)	9,3 (1,40)	10,7 (1,56)	11,2 (1,73)	12,6 (2,15)	17,0 (3,14)	24,6 (4,05)	28,2 (4,14)	14,6 (2,19)
F	Europäer	50	34,3 (3,48)	41,4 (3,93)	43,1 (3,90)	43,9 (3,76)	40,5 (3,79)	43,9 (3,55)	54,3 (2,95)	61,5 (2,72)	63,1 (2,34)	47,3 (3,09)
	Yoruba, Patient		8,5 (0,80)	8,9 (1,07)	8,9 (1,19)	10,5 (1,33)	11,1 (1,83)	12,2 (2,02)	16,2 (2,85)	23,1 (3,64)	26,1 (4,17)	13,9 (2,04)
X	Weißer × Afrikanerin (F₁)	18	12,0 (2,13)	13,1 (2,45)	14,2 (2,99)	16,4 (3,34)	17,6 (3,76)	20,3 (4,37)	27,9 (5,48)	37,4 (5,64)	41,0 (5,36)	22,4 (3,79)
	F₁ × Afrikaner(in)	12	9,5 (1,30)	9,8 (1,51)	10,0 (1,94)	12,4 (2,40)	13,1 (2,60)	14,4 (3,42)	20,0 (4,81)	28,1 (6,66)	32,3 (6,00)	16,5 (3,36)
	F₁ × F₁	7	12,0 (1,67)	12,4 (2,00)	13,6 (2,04)	15,7 (2,38)	17,1 (2,91)	20,6 (3,65)	27,4 (4,28)	35,8 (5,06)	39,6 (4,94)	21,4 (3,19)

Staate Tennessee fanden HORTON und CRUMP, daß die Farbe der Kinder nicht nur vom Phänotyp der Eltern, sondern auch von früheren Generationen beeinflußt wird. Dreiviertel der Abkömmlinge haben dieselbe Schattierung wie die Eltern, etwa 50% sind heller als der dunklere Elternteil. Die dunkleren Individuen waren gewöhnlich in den unteren sozio-ökonomischen Schichten, doch ließen sich keine gültigen Verbindungen zwischen Hautfarbe und geistiger Entwicklung feststellen.

2. Fluorescenz und Biolumineszenz der Haut

Das besonders zur Diagnose der Mikrosporie benutzte, nach WOOD gefilterte Ultraviolett verursacht auch bei anderen Erkrankungen und an der normalen Körperoberfläche charakteristische Erscheinungen (MENDES DE CASTRO und DE ALMEIDA). Drei Phänomene sind besonders auffallend. Entsprechend der hohen Absorption des Melanins treten alle pigmentierten Hautstellen, wie Epheliden, Lentigines und Naevi, besonders hervor (TERRY). Weiter zeigen eine Reihe von normalen Häuten rote Fluorescenz von Poren und Comedonen (BOMMER). CARRIÉ führte dies Phänomen auf einen grampositiven Bacillus zurück. Drittens zeigt die ganze Hautoberfläche eine bläuliche Fluorescenz, und dies Material kann durch Petroläther (CARRIÉ) oder Wasser (PRZIBRAM) extrahiert werden. Während Cholesterol als Ursache vermutet wurde, sind nach VLÉS und UGO wohl auch andere Substanzen, vielleicht Proteine, dafür verantwortlich. V. MALLINCKRODT-HAUPT, die nachweisen konnte, daß die meisten Hautsaprophyten in Kultur fluorescieren, glaubt alle Fluorescenzerscheinungen auf Bakterien und Pilze zurückführen zu sollen. Auf diese Weise ist auch die rote Fluorescenz der Mundschleimhaut erklärt worden, die sich durch lokale antibiotische Behandlung beeinflussen läßt (s. B.I.2.).

Etwas komplizierter liegen die Verhältnisse an den weiblichen Genitalien. Hier beschrieben MacDonald und Margolese verschiedene Schattierungen. Ein grüner, nicht-cyclischer Unterton entwickelt sich in der Pubertät. Mit zunehmender Oestrogensekretion wird violett darauf aufgepfropft. Rot findet sich in den letzten Tagen vor der Menstruation, sich von der Klitoris verbreitend, und verschwindet wieder um den 7. Tag der Periode. In der Menopause finden sich grüne und violette Flecken. Benson et al. fügten hinzu, daß normale Gravidität mit einem Wechsel von hellem zu tiefem Violett im 1. Monat einhergeht, und daß ein Abblassen oft den Abort anzeigt. Rote Töne sieht man nach diesen Autoren bei schweren Blutungen, und die Farbe läßt sich abwischen.

Essén und Lindahl beschrieben, daß erkrankte Haut eine Biolumineszenz zeigen mag, die man in 4 mm Abstand auf einer photographischen Platte registrieren kann. Auf Chemilumineszenz beruht ein von Kretschmer angegebenes Verfahren, Details der Hautoberfläche bildhaft zu erfassen. Er reibt 3% H_2O_2 auf und drückt photographische Filme oder Platten gegen die Haut.

3. Haar- und Augenfarbe

Die große Variabilität von Kopfhaar- und Augenfarbe, ihre Korrelationen und ihre Diskrepanz sind aus verschiedensten Gründen und bei verschiedensten Bevölkerungsgruppen untersucht worden (Ferscht, Deckner, Ruotsalainen, Semenova et al., Škerlj, Mieses-Reif, Keers, Maung, Hirowatari, Fetter, Sanchez und Schwidetzky u.a.). An der Erblichkeit dieser Merkmale besteht kein Zweifel, so daß Genetiker und Gerichtsmediziner (Mueller) sich neben Anthropologen besonders mit diesen Fragen befaßt haben. Was die deutsche Urzeit betrifft, wies Koehne darauf hin, daß die Römer Germanen zwar oft Flavus, Rufus usw. benannten, aber auch Niger und Nigrinus. Das deutet auf das Vorhandensein dunkelhaariger Individuen schon in vorgeschichtlicher Zeit. Versuche, Haar- und Augenfarbe in bestimmten ethnischen Gruppen mit Körperbau (Jung), Intelligenz (Estabrooks) oder Statur (Tisserand) zu korrelieren, sind erfolglos geblieben. Im allgemeinen scheint dunkel über hell sowohl in der Augen- wie in der Haarfarbe dominant zu sein (MacConaill), doch sind Kombinationen von hellblauen Augen und schwarzen Haaren und von dunkelbraunem mit blondem Haar (Streiff) zu wohlbekannt, um Kommentar zu verdienen. Ebenso gibt es natürlich intermediäre Phänotypen. Der Erbgang roten Haares ist noch umstritten, und es muß dabei in Betracht gezogen werden, daß Rot nicht nur völlig von Dunkelbraun überdeckt werden kann, sondern daß auch viele rotblonde oder kastanienrote Kinder später im Leben rein braun werden (Tillner und Böshaar), so daß Statistiken täuschen können. Haarfarbe wird noch weiter unter D.I. besprochen werden.

II. Hautfalten und Furchen

F. Pinkus gab eine eingehende Darstellung der an der Hautoberfläche sichtbaren Falten und Furchen, die er in Bildungsfalten und Bewegungsfalten, und beide wieder in grobe und feine einteilte. Er behandelte die geordneten Leisten der Hände und Füße als eine Untergruppe der feinen Bildungsfalten. Er beklagte die Abwesenheit eines systematischen Atlasses der feinen Falten an der übrigen Hautoberfläche. Einiges ist in dieser Beziehung in den letzten Dekaden beigebracht worden, aber vor allem ist die Literatur über Hand- und Fußleisten, die

Disziplin der Dermatoglyphen (dermatoglyphics, CUMMINS), beinahe ins Unübersehbare gewachsen.

Zur Untersuchung von Einzelheiten der Hautoberfläche sind hauptsächlich drei Wege offen: Abdruckverfahren auf einer glatten Oberfläche, von denen eine große Reihe beschrieben worden sind (BETTMANN, ISHIGAMI, SCHOENFELD, MARCHI, GALLI MAININI und ABINZANO, KÄRCHER und BADER), plastische Hautabdrücke in Modifikation des alten Gips- oder Negokollverfahrens (FRISCH, LOOKER, OHYA et al., ITO) und direkte Photographie oder Betrachtung bei mäßiger Vergrößerung (SIEBENTRITT, GOLDMAN u.a.). KOEHLER und HERRMANN haben auch die Spaltlampe für ihr Verfahren der Lichtschnitte benutzt. TRONNIER benutzte ein Gerät zur Prüfung von Metalloberflächen, um Faltentiefe direkt graphisch zu registrieren und arbeitete auch mit Interferenz- und Resonanzmessung. Chemiluminescenz wurde unter C.I.2. erwähnt (KRETSCHMER).

Da eine scharfe Unterscheidung in Bildungs- und Bewegungsfalten sich nicht aufrechterhalten läßt, wird die folgende Darstellung in drei Teilen gegeben werden: grobe Falten und Furchen, feine Hautfelderung und Dermatoglyphen.

1. Grobe Falten und Furchen

Für die charakteristischen tiefen Falten an den Gliedmaßen der Säuglinge wurde schon oben (B.III.1.) ausgeführt, daß sie kaum auf Bewegungen oder Haltung zurückgeführt werden können, sondern wahrscheinlich durch Anheftung der Haut an Muskelaponeurosen oder Knochen bedingt sind. Für die großen Beugelinien der Hand ist es auch zweifelhaft geworden, daß sie durch Muskelzug verursacht werden. Nachdem schon LEVEN (1928) und GRÜNEBERG auf erbliche Einflüsse in ihrer Entwicklung hingewiesen hatten, fanden WÜRTH und später NASSAU und KALLNER, daß sie sich schon im 2. oder 3. Fetalmonat anlegen, wenn die Hand noch keine regelmäßigen Bewegungen ausführen kann. Nach WÜRTH besteht ein Zusammenhang mit der Anlage der Tastballen. Im Anschluß an PÖCH (Abb. 31) entwickelte PERLSTEIN eine recht komplizierte Methode, den Faltenverlauf in der Hohlhand numerisch beschreibend auszudrücken. Sie hat sich nicht eingeführt. PERLSTEIN führte aus, daß die Beugelinien zur Identifizierung verwertbar sind, da sie sich im großen und ganzen während des Lebens nicht ändern. Es ließ sich nicht nachweisen, daß ihre Form, Anordnung oder Verlauf erblich sind. Während diese Untersuchungen sich mit den sog. Hauptlinien befaßten, arbeiteten H. DEBRUNNER und I. M. DEBRUNNER und auf ihnen fußend WENDT ein System auch der feineren Linien aus, das mit der Mystik der Handlinienlesekunst nichts gemeinsam hat (Abb. 32). Sie unterscheiden fünf Entwicklungstypen.

1. Nur die primären Furchen des M-Musters sind ausgebildet. 2. Dazu kommen Anfänge von Längslinien und sekundäre Linien am Thenar. 3. Es ist eine fast vollständige Längslinie vorhanden, aber sekundäre Linien erreichen nicht den Hypothenar. 4. Der Hypothenar hat auch einige Furchen. 5. Die ganze Handfläche ist von Furchen durchzogen. SCHENCK und PATZER entwickelten ein ähnliches Schema für die Fußsohle.

NASSAU und KALLNER meinen, daß eine Entwicklungsstörung, die den Fetus zur Zeit der Anlage der großen Furchen trifft, sich auf diese auswirken könne und so z.B. die Vierfingerfurche bei kongenitaler Akromikrie und Abwesenheit der Mittelfingerfurche bei 40% Oligophrener verursache. Auch diese Erklärung muß mit Vorsicht betrachtet werden, nachdem neuerdings eine chromosomale, also keimplasmatische Störung für Akromikrie (Mongolismus) nachgewiesen worden ist (LEJEUNE et al., JACOBS et al.). Die Abwesenheit der Mittelfingerlinie mag in

Mitteleuropa selten sein, aber ist in Nordamerika sowohl bei Weißen wie Negern nicht so ungewöhnlich.

Das Problem der Vierfingerfurche ist von mehreren Seiten beleuchtet worden. Diese Furche, auch Affenfurche (simian line) genannt, ersetzt die normalerweise vorhandenen zwei Querfurchen der Hohlhand, nämlich die distale Dreifinger- und

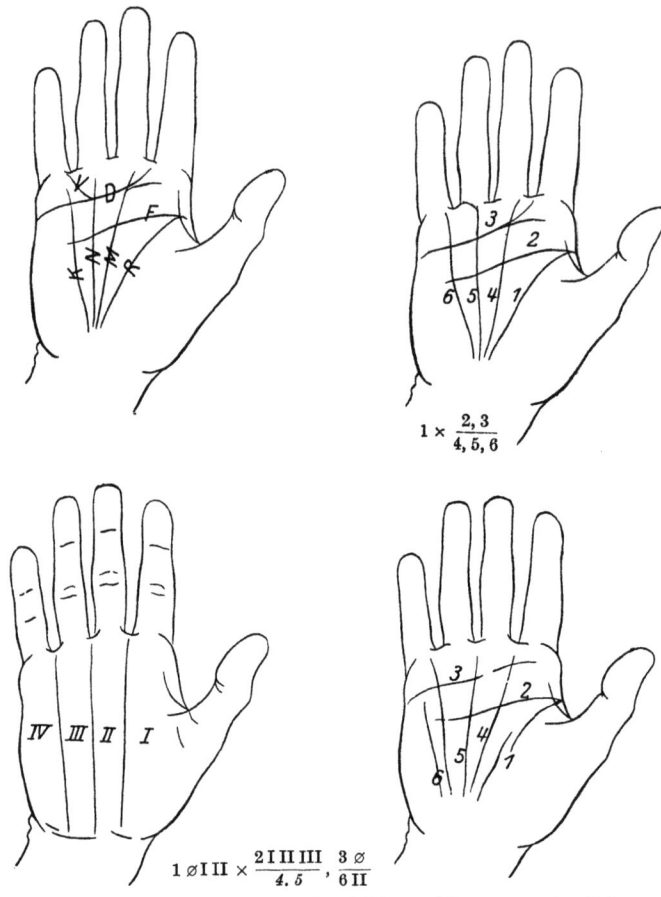

$$1 \times \frac{2,3}{4,5,6}$$

$$1 \, \varnothing \, \mathrm{I\,II} \times \frac{2\,\mathrm{I\,II\,III}}{4.\,5}, \frac{3\,\varnothing}{6\,\mathrm{II}}$$

Abb. 31. Bezeichnung der Bewegungslinien der Hand nach Pöch und Perlstein. *1* = *R* Daumenfurche; *2* = *F* Fünffingerfurche; *3* = *D* Dreifingerfurche; *4* = *M* Mittelfingerfurche; *5* = *N* Ringfingerfurche (selten); *V* Venuslinie. Ein Malzeichen (×) bedeutet Zusammenlaufen, ein Bruchzeichen Überschneiden zweier Furchen. Unterbrechung einer Linie wird durch eine durchstrichene Null (∅), Verdoppelung durch Anführungsstrich gekennzeichnet. Einteilung der Handfläche in vier Felder (I—IV) ermöglicht es, den Verlauf der Linien genauer zu beschreiben. (Abb. 1 aus Perlstein 1927)

die proximale Fünffingerlinie (Abb. 33). Der früheste Hinweis auf ihre Häufigkeit bei „Mongoloiden" findet sich schon 1909 bei Langdon-Down (zit. von Schiller 1941). Portius fand sie bei 1,65% von normalen deutschen Jugendlichen, aber in 12,6% bei 245 Patienten einer Klinik für Erb- und Rassenpflege. Andere Forscher (Liefmann, Tillner, Brander) berichten bis zu 32% Vierfingerfurchen bei kongenitaler Akromikrie. Lasiński fand sie bei 3,5% normaler Personen in Polen. Walker, Geipel und Hirsch stimmen der statistischen Häufigkeit der Linie bei Akromikrie zu, aber warnen, daß sie sich auch bei Verwandten dieser Kinder findet und nicht diagnostisch ist. Nach Tillner kann die Linie durch Transformation entweder der distalen oder der proximalen Querlinie entstehen, was auf zweierlei Erbgang hinweisen würde. Auch eine nicht genetisch bedingte Vierfingerlinie mag vorkommen. Es wird auf diese Probleme später noch zurückzukommen sein, wenn die Rolle der Papillarmuster in der Diagnose der Akromikrie besprochen wird.

Auf die Bedeutung, die den Handlinien von Palmisten zugeschrieben wird, kann hier nicht eingegangen werden. F. PINKUS hat die Grundzüge erwähnt, eine kritische Übersicht stammt von SCHILLER. Dagegen sei kurz auf die Behauptung CHERRILLS hingewiesen, daß „weiße Linien", die in Fingerabdrücken die regulären Muster kreuzen, als Krankheitszeichen anzusehen sind. Dieser Ansicht wurde

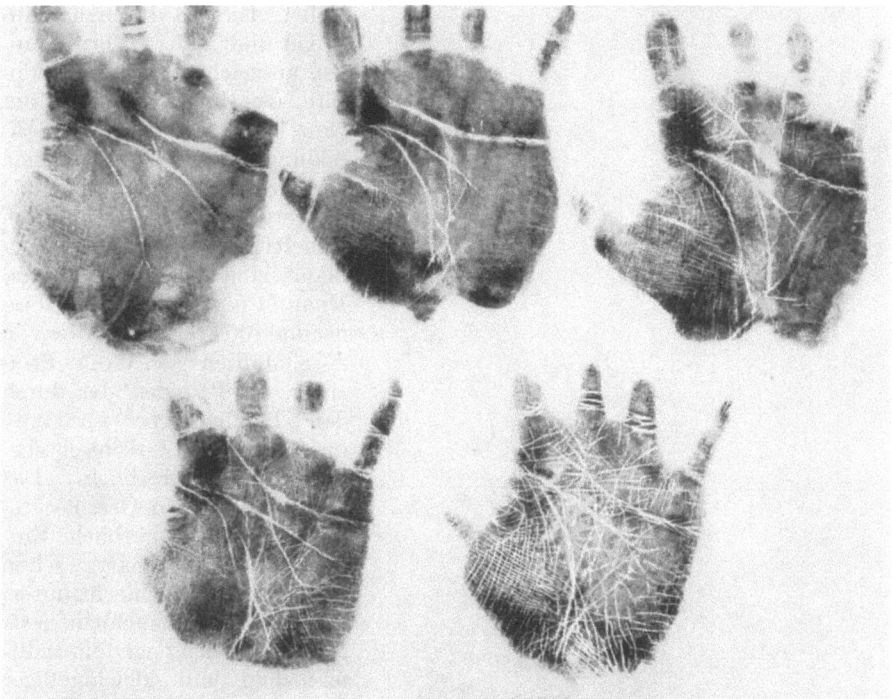

Abb. 32. Die fünf Stufen der Handlinienentwicklung. (Aus WENDT 1958)

von WENDT (1952) widersprochen, der solche Linien, ebenso wie sog. Zwischenlinien im Papillarsystem, eher als erblich bedingt ansieht.

Eine genaue Beschreibung der Furchen des menschlichen Gesichts und ihrer anatomischen Grundlagen stammt von LUCE (s. auch B. III. 2.3.4.).

2. Feine Hautfelderung

F. PINKUS illustrierte Beispiele der regionalen Unterschiede der feinen Hautfelderung und beklagte den Mangel systematischer Untersuchungen. Solche sind später mit verschiedenen Methoden vorgenommen worden. ABRAITIS diskutierte ausführlich regionäre Unterschiede und belegte Einzelheiten des Oberflächenreliefs photographisch. MARIANI ebenso wie BETTMANN u. a. arbeiteten mit Hautabdrücken. Nach BOWER und CLARK ist das Hautrelief der weiblichen Brust ebenso individuell verschieden wie die Fingerlinien. Auch BETTMANN hat sich mit der Bedeutung des Dermatogramms für gerichtsmedizinische Identifizierung befaßt.

Wohl am gründlichsten ist das Gebiet von WOLF systematisiert worden, der für seine Untersuchungen die später für andere biologische Zwecke so wertvoll gewordene Abrißmethode einführte. WOLF geht von mikroskopischen Dimensionen auf makroskopische über, wenn er fünf Relieformen unterscheidet. Das primäre Relief betrifft Unregelmäßigkeiten der Hornzelloberfläche, das sekundäre Vorwölbung ganzer Zellen, das tertiäre Falten und Furchen, die sich über mehr als eine Zelle erstrecken. Makroskopischer Natur sind durch Unebenheiten der Cutis bedingte Formen, und zwar das quartäre Relief, das sich durch halbkugelige und andere Vorwölbungen auszeichnet, und das quintäre, das durch Felderung der ganzen Haut bedingt ist. Abbildung 34 zeigt WOLFs Schema der Körperregionen, in denen die verschieden dimensionierten Relieftypen besonders ausgebildet sind. HANUŠOVA und DOLEJŠI untersuchten 100 Männer und 100 Frauen im Alter von 2—83 Jahren nach WOLFs Prinzipien. Sie fanden das durch den Papillarkörper bedingte quartäre Relief geschlechtsbedingt und vererblich. Das quintäre zeigt keine Geschlechtsunterschiede, aber erbliche Einflüsse. Ähnlich hatte schon BETTMANN Geschlechtsunterschiede an der Bauchhaut festgestellt. Frauen zeigen ein Indifferenzbild mit gleichmäßiger Orientierung der kleinen Felder, die sich erst in der Schwangerschaft in der Nähe von Striae umorientieren. Männer zeigen ein horizontales Richtungsbild. PÄTZOLD untersuchte die durch Druckerschwärze kenntlich gemachten Hautfelder mit dem Capillarmikroskop, bestätigte BETTMANNs Ergebnisse und brachte die Felderung in Zusammenhang mit Papillarfeldern, Gelenknähe und anderen Einflüssen.

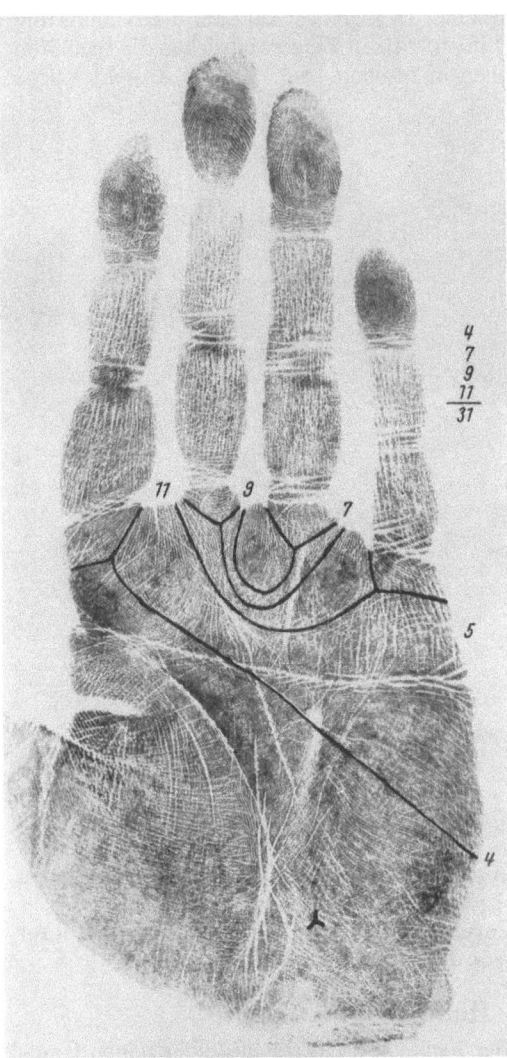

Abb. 33. Vierfingerfurche (Affenfurche) und Wildersche Formel an der rechten Hand eines körperlich und geistig normalen Arztes, in dessen Familie keine Fälle von Mongolismus bekannt sind. Der Wert der Wilderschen Formel (nach TURPIN u. LEJEUNE, s. weiter unten) beträgt 31

Die regionalen Unterschiede des Papillarkörpers wurden von GREB an der von der Epidermis befreiten Haut untersucht, wobei er fünf Typen aufstellte: Kopf, Extremitäten, Rumpfhaut, funktionell beanspruchte Stellen und schließlich Planta und Palma. Geschlechtsunterschiede konnte er nicht finden. Der Papillarkörper entwickelt sich erst nach dem 3. Monat und beginnt nach 60 Jahren zu atrophieren. Diese Untersuchungen wurden neuerdings in großem Maße von

HORSTMANN wieder aufgenommen, der mit seiner Sempermethode ausgezeichnete, haltbare und photographisch eindrucksvolle Präparate schuf, deren ausführliche Besprechung dem Mikroskopiker vorbehalten bleibt. Denen, die mit Negerhaut gearbeitet haben, ist wohlbekannt, daß die Pigmentverteilung die Papillen bei

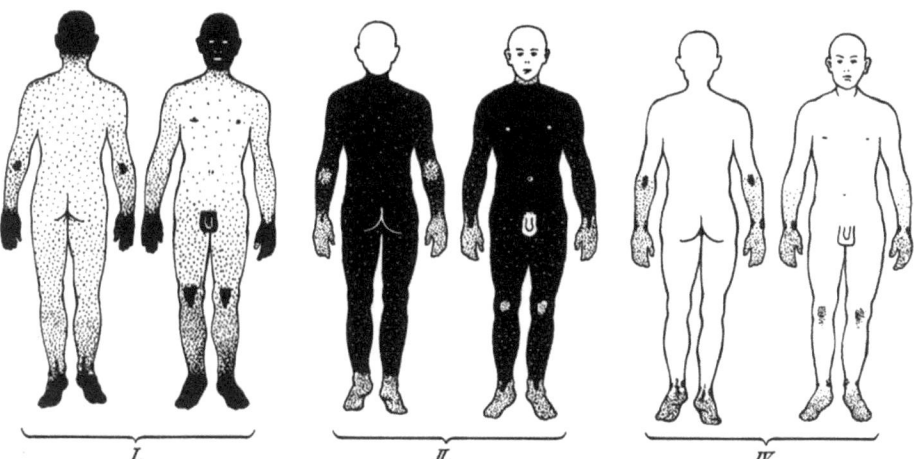

Abb. 34. Schemata der Verteilung und Entwicklung des primären, sekundären und quaternären Reliefbildes der Hautoberfläche. (Aus J. WOLF 1937)

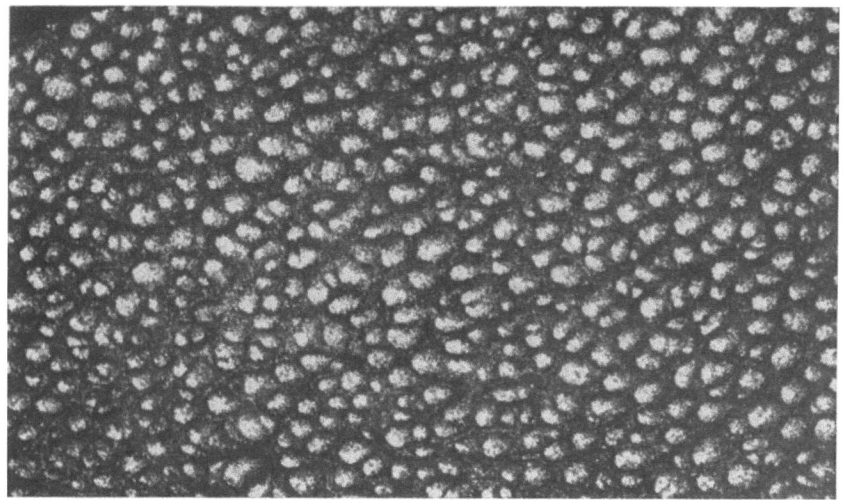

Abb. 35. Abmacerierte Negerepidermis in durchfallendem Licht photographiert. Die Reteleisten erscheinen dunkel, weil sie dicker und stärker pigmentiert sind als die dünne suprapapilläre Schicht

schwacher Vergrößerung sichtbar macht (Abb. 35). HURLEY und SHELLEY wiesen darauf hin, daß man hier auch Umformung des Papillarkörpers in Narben leicht verfolgen kann.

α) Haarscheiben

Neben den von HORSTMANN als Motivzentren herausgestellten Haaren und Schweißdrüsen, die die feine Hautfelderung mitbestimmen, sei auch der Haarscheibe (hair disc, orbiculus retropilaris) gedacht, die ein besonderes makroskopisches Formelement der Haut ist. Wenn Haarscheiben auch beim Menschen nicht

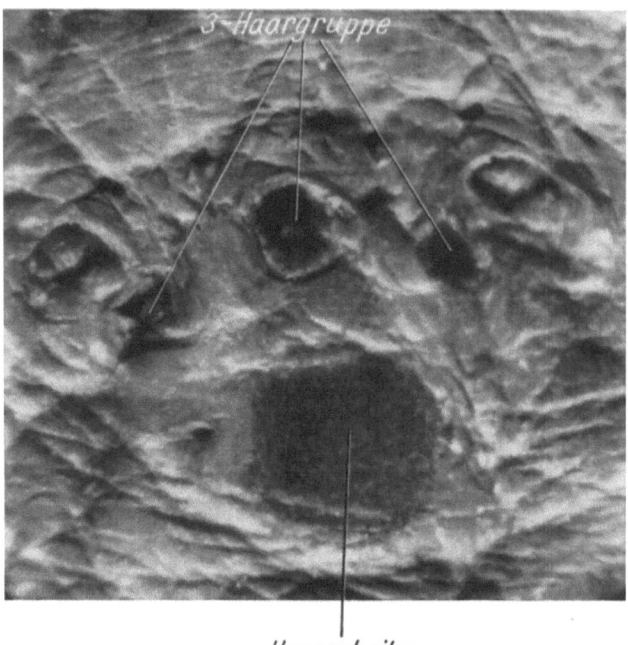

Abb. 36. Haarscheibe in typischer Lage zur Dreihaargruppe in der gegerbten Haut des Peccari
(sog. Schweinslederhandschuh). (Aus F. PINKUS 1933)

so hervorstechen wie beim Pekari (F. PINKUS, Abb. 36), so haben Nachuntersuchungen von TAMPONI, KAWAMURA und KAMIDE ihre regelmäßige Sichtbarkeit
an der menschlichen Haut bestätigt. KAMIDE, der sie an 31 von 100 untersuchten Haar-
gruppen fand, beschreibt sie als unregelmäßig begrenzte *areae cutis*, die einer riesigen Papille entsprechen (Abb. 37).

3. Hand- und Fußleisten

Die Greifflächen oder Reibeflächen der Hände und Füße zeigen so eigentümliche Oberflächenmerkmale, daß sie schon lange die Aufmerksamkeit verschiedenster Diszi-plinen erweckt haben. Genannt seien Ana-tomen, Anthropologen, Genetiker, Krimina-listen und Identifizierungsbehörden. Die Morphologie der Papillarlinien, ihre Ent-wicklung, Beziehung zu den Tastballen und die vergleichende Anatomie wurden von F. PINKUS ausführlich dargestellt. Seit 1927 aber haben eine Reihe von Forschern, von denen einleitend nur BONNEVIE, CUMMINS,

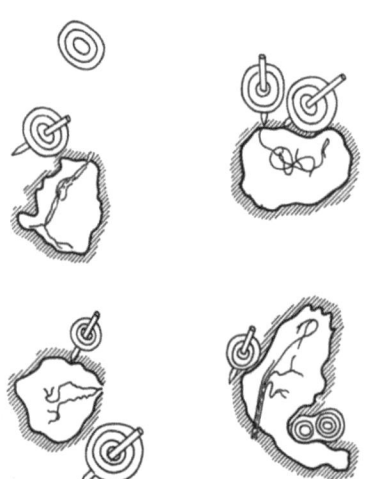

Abb. 37. Halbschematische Zeichnungen von Haarscheiben menschlicher (japanischer) Haut. (Aus J. KAMIDE 1956)

GEIPEL, HOLT und WILDER erwähnt seien, so grundlegende Erkenntnisse und so viele Einzelheiten beigebracht, daß die Wissenschaft der „Dermatoglyphics" (CUMMINS und MIDLO) heute eine ganz andere Bedeutung hat als vor 35 Jahren.

Übersichtsreferate über Daktyloskopie und Handleistenkunde von verschiedenstem Standpunkt aus sind wiederholt gegeben worden (GEIPEL, PESSOA, EMPTING, LIEFMANN, PAULA VIEIRA, HIRSCH und manche andere). Eine wohlabgewogene Darstellung ist die von CUMMINS (1946). Er nennt unter den Anwendungsgebieten: Erblichkeit, oft in der Form von Zwillingsstudien untersucht; Händigkeit; Rassenkunde; statistisch faßbare Geschlechtsunterschiede (OHLERS); Identifikation; Archäologie, wo Daumenabdrücke auf Tongefäßen als Schmuck oder Signatur zu finden sind; und schließlich verschiedene klinische Applikationen. Eine kürzlich veröffentlichte Monographie, die auch klinische Daten bringt, stammt von CASTELLANOS.

Bei der Beschreibung der Handleisten[1] trennt man am besten die Entwicklung und Merkmale der Linien selbst von der der Linienmuster, und unter den letzteren verdienen die Muster der Fingerballen gesonderte Betrachtung von denen der mehr proximalen Teile der Hand. Die Muster der Fußsohle sind weniger bearbeitet worden und werden jeweils anhangsweise besprochen.

a) Allgemeine Merkmale der Papillarlinien

Die Papillarlinien werden beim Fetus etwa von der 13. Woche (70 mm SSL) an sichtbar (HALE), und zwar zuerst an der Unterfläche der Epidermis (SCHAEUBLE). Sie entstehen von mehreren Zentren aus und verbreiten sich (s. weiter unten). Die Drüsenleisten (Cristae intermediae) entwickeln sich zuerst (FLEISCHHAUER, HALE), und zwar in drei Phasen. Zuerst wird die allgemeine Konfiguration angelegt. Wenn mit zunehmendem Wachstum der Haut die Leisten größeren Abstand erhalten, vermehren sie sich, und neue Leisten entstehen zwischen den primären im Alter von 14—19 Wochen. Um diese Zeit entstehen die Minutiae (Verzweigungen, Inselbildung, Unterbrechungen). In der dritten Phase nehmen die Leisten nur noch an Länge und Breite zu. Nach CUMMINS et al. (1941) variiert die Leistenzahl pro Zentimeter bei jungen Männern von 13,5—27. Anders ausgedrückt beträgt die durchschnittliche Breite der Leisten 0,48 mm bei Männern und ist geringer bei Frauen, so daß sich ein Durchschnitt von 0,43 mm für beide Geschlechter ergibt. Die Leisten sind etwas breiter an den Handflächen als an den Fingern. Die palmaren Schweißdrüsen entwickeln sich viel früher als die des übrigen Körpers, etwa im 4. Monat, und wachsen immer von den Drüsenleisten aus, auf deren Höhe sie später ausmünden. Der Porus kann aber auch randständig sein (HOPF), und wenn sehr kurze Leistenstücke auftreten, braucht nicht jedes einen Porus zu tragen (KÜSTERMANN, HOPF). Noch später von 17 cm SSL an, entwickeln sich Haftleisten (Cristae limitantes) und von 23 cm an Querleisten an der Epidermisunterfläche. Die Haftleisten entsprechen den Sulci der Oberfläche[2]. Auf strukturelle Beziehungen der Leisten zu Tastkörperchen und auf die Bedeutung ihrer mechanischen Organisation für diskriminatorisches Tastgefühl hat CAUNA kürzlich hingewiesen.

Die Minutiae der Fingerleisten und auch der Leisten an Handflächen und Fußsohlen haben große Bedeutung in der Identifizierung von Personen, da sie unveränderlich sind und oft genügend charakteristisch, auch wenn nicht das ganze

---

[1] WENDT und DELINGAT haben kürzlich die Frage der Nomenklatur aufgerollt und eine Präzisierung vor allem der histologischen Terminologie vorgeschlagen. Ich benutze hier den Ausdruck Papillarlinien, bzw. Finger-, Hand-, Fußlinien als allgemeinste Bezeichnung, die sowohl Leisten wie Furchen einschließt.

[2] WENDT und DELINGAT nennen die an der Epidermisunterfläche sichtbaren Vorsprünge „Falten" (plicae), um sie von den an der Hautoberfläche sichtbaren Leisten (cristae) zu unterscheiden. Sie bezeichnen die plica limitans als Furchenfalte, die plica intermedia als Drüsenfalte. Die reziproken Gebilde des Corium werden crista, papilla, fossa und sulcus corii genannt. Siehe Mikroskopischer Teil.

Muster in einem Finger-, Hand- oder Fußabdruck enthalten ist. Erbbiologen und Anthropologen haben ihnen kaum Interesse zugewandt. Die identifizierenden Charaktere können auch festgestellt werden, wenn z. B. bei der Leiche die Epidermis durch Maceration verlorengegangen ist (REUTER, PLOTNICK und PINKUS). In solchen Fällen können brauchbare Abdrücke von der Coriumoberfläche gemacht werden, da die mesodermalen Papillen in Doppelreihen entlang den Leisten angeordnet sind (Abb. 38). Jede Fingerleiste wird in solchen Abdrücken durch zwei parallele Reihen von Punkten repräsentiert (Abb. 39).

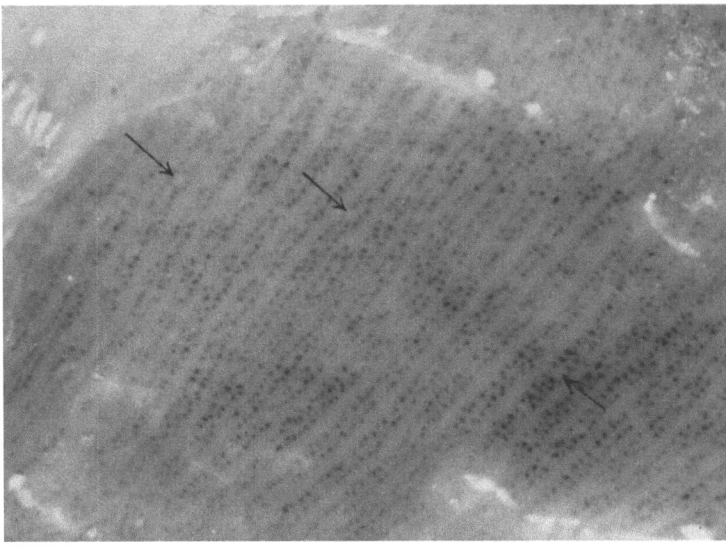

Abb. 38. Blutcapillaren der Hohlhand in einer Psoriasispapel, deren Hornschicht mit der Abrißmethode nach WOLF entfernt wurde. Je zwei parallele Reihen entsprechen einer Handleiste. An mehreren Stellen (Pfeile) sieht man deutlich, wie Schweißdrüsenausführungsgänge eine leichte Verschiebung der Capillaren bedingen. Photographie von M. J. DAVIS und D. J. DEMIS (Medical Audio-Visual Department, Walter Reed Army Institute of Research, Washington, D. C.)

Weiterhin sind Hand- und besonders Fußabdrücke zur Identifizierung Neugeborener in Krankenhäusern herangezogen worden. Trotz anfänglicher Zweifel (HENKEL) hat sich diese Methode weitgehend durchgesetzt (CUMMINS, JERLOV, BERGGLAS, v. KHRENINGER-GUGGENBERGER, THOMAS und BRANDNER, WICHMANN).

b) Entwicklung und vergleichende Anatomie der Papillarmuster

Schon WHIPPLE (zit. F. PINKUS, 1927) hatte erkannt, daß die Papillarmuster der menschlichen Hand ein den tierischen Tastballen homologes Element enthalten, auch wenn die erwachsene Hand keine solche Ballen aufweist. Beim Fetus (CUMMINS) bilden fünf Endballen auf den Fingerspitzen, vier zwischen den Fingerbasen gelegene Metacarpal- (bzw. Metatarsal-)ballen und je ein Thenar- und Hypothenarballen die Zentren, auf denen sich die Leisten anlegen. Durch ihre periphere Ausdehnung und Zusammenfließen entstehen die Muster (SCHAEUBLE) und die sie begrenzenden Triradien oder Deltas. Bei vorzeitiger Rückbildung einzelner Ballen kommt das betreffende Muster nicht zur Ausbildung. Auf der anderen Seite können auch Vertiefungen Muster bedingen (CUMMINS). Nach GOULD ist die Zeitfolge an der Hand: distale Phalangen, distale Palma, proximale Palma, proximale und mittlere Phalangen. Am Fuß sind die Verhältnisse ähnlich, er ist immer etwas hinter der Hand in der Entwicklung zurück.

Bonnevie hat sich besonders ausführlich mit der Mechanik der Fingermuster-bildung befaßt. Ohne hier auf ihre Theorien der Bedeutung von Saftströmungen einzugehen, muß *ihre* Einteilung auf Grund des Zusammenwirkens von Epidermis-dicke (V) mit radialen (R) und ulnaren (U) Polsterungsfak-toren erwähnt werden, da sie eine wichtige Rolle in der Erb-biologie gespielt hat (s. weiter unten). Abel hat daneben noch auf die Bedeutung von Länge, Breite und Höhe des distalen Fingergliedes hinge-wiesen. Nach ihm hat die Wölbung der Fingerbeere, die für die Mustergröße und Form verantwortlich ist, keinen Ein-fluß auf die Gesamtzahl der Leisten vom Musterzentrum zum Nagelfalz.

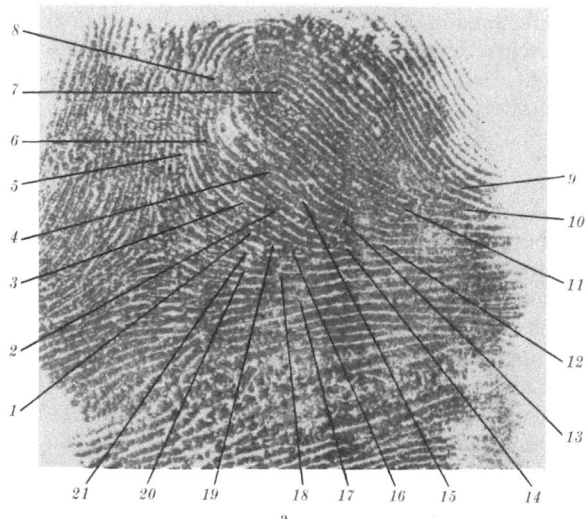

Beim Menschen sind Tast-leisten auf die Volarflächen der Hände und Füße be-schränkt, wenn man von einem Bericht Bartoš' absieht, daß sich solche auf dem Stumpf eines amputierten Vorderarms fanden. Neuweltaffen haben Leisten auf der Reibfläche ihres Greifschwanzes.

Die vergleichende Anato-mie der Hautleisten lehrt, daß solche schon bei Beuteltieren vorkommen (Dankmeijer), und zwar bei allen, die Klam-merfüße oder aus Klammer-füßen ableitbare Extremitä-ten haben. Sie verschwin-den an Schreit-, Grab- und Schwimmfüßen. Eine Allge-meinübersicht im Tierreich stammt von Miranda Pinto. Bei Primaten haben Prosimier Leisten nur auf den Tastkissen mit leistenlosen Zonen da-zwischen (Bychowska). Bei Affen treffen sich die Muster

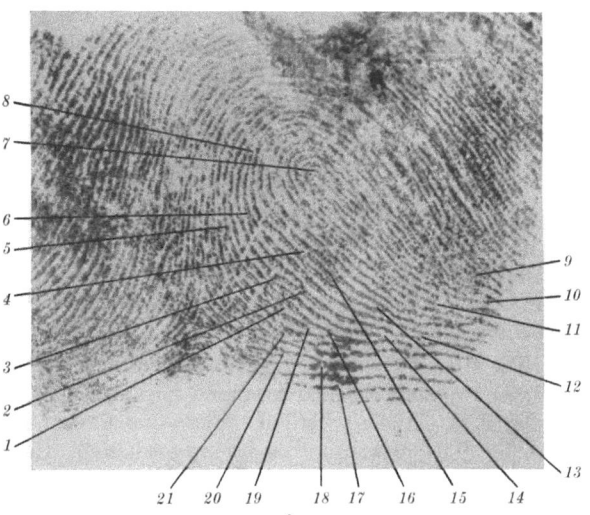

Abb. 39a u. b. Vergleich des epidermalen (a) und dermalen (b) Fingerabdrucks. Abdruck der Cutis zeigt die Doppelreihen der Papillen, den in Abb. 38 dargestellten Capillargefäßen entspre-chend. Zahlen weisen auf Minutiae hin, die für daktyloskopische Identifizierung brauchbar sind. (Aus Plotnick u. Pinkus 1958)

unter Bildung von Triradien, von denen T1 die Mitte der Hand einnimmt. Dies trifft bei Anthropoiden nicht mehr zu. Babor und Frankenberger und Cummins und Spragg haben Schimpansen und Gorillas näher untersucht. Cummins faßt die Situation dahin zusammen, daß Anthropoide im allgemeinen eine longi-tudinale Anordnung der Handleisten aufweisen, während sie beim Menschen mehr quer oder diagonal laufen. Die Musterhäufigkeit in der Handfläche nimmt in der

Reihenfolge Homo, Pan, Gorilla, Pongo zu, die der Fußsohle von Pongo, Pan, Gorilla zu Homo. Cummins betrachtet Querverlauf der Handlinien und häufige Musterbildung als Zeichen geringerer Spezialisierung. Dankmeijer meint, daß Hand- und Fußflächenmuster andere Bedeutung haben als Finger- und Zehenballenmuster. Die letzteren seien ein Zeichen der Fortentwicklung. Er warnt gleichzeitig gegen die von Schlaginhaufen (zit. F. Pinkus 1927) vertretene Ansicht, daß „primitive" (tierähnliche) Muster auf entsprechende geistige Eigenschaften einer Bevölkerung hinweisen.

c) Methoden der Daktyloskopie und Bevölkerungsstatistik

Um die Papillarlinien mit Vorteil zu untersuchen, stellt man im allgemeinen Abdrücke her (Kockel). Die am weitesten verbreitete Methode benutzt Druckerschwärze oder ähnliche Mittel (Ehrhardt), aber verschiedenste andere Methoden sind von Zeit zu Zeit beschrieben worden. Einige seien genannt, da sie u. U. nützlich sein können. Schött drückte die mit Lanolin eingeriebene Haut auf photographischen Film, der nach Entwicklung und Fixierung kopiert werden kann. Engel machte Abdrücke der eingeölten Fußsohle auf photographischem Papier, wo sie ein negatives Bild hinterläßt. Fischer empfahl Abdruck der eingefetteten Hand auf weißes Papier, das dann mit Eosin oder Osmiumsäure (Friedemann) angefärbt wird. Friedemann zieht eine Technik mit Hühnereiweiß-Jod-Kochsalz vor. Auch die hygrophotographische Methode (Sivadjian), die tatsächlich die Schweißporen demonstriert, sei hier erwähnt.

In neuerer Zeit empfahlen Cotterman und Mohr Methoden, in denen die mit chinesischer Tusche oder Aluminiumpulver eingeriebene Haut auf Zellophanklebestreifen abgedrückt wird. Walker untersuchte mehrere der älteren Methoden, erwähnt ein im Handel befindliches sensibilisiertes Papier und benutzt auch Glanzpapier, auf dem der Abdruck der eingefetteten Haut mit Ruß sichtbar gemacht wird. Crooks veröffentlichte eine ingeniöse Vorrichtung, mit der durch Spiegeleinstellung vier Ansichten des Fingers gleichzeitig photographiert werden können. Das Sichtbarmachen von Fingerabdrücken auf glatten Oberflächen wird natürlich hauptsächlich von der Polizei gepflegt. Eine ganz moderne Methode benutzt hier radioaktive C^{14} enthaltende Formaldehyddämpfe, die sich mit Eiweißspuren im Fingerabdruck verbinden und dann radioautographische Sichtbarmachung des Abdrucks ermöglichen (Takeuchi et al.).

Die Muster auf den Fingerballen werden bekanntlich in Bogen, Schleifen und Wirbel eingeteilt. Dazu kommen zusammengesetzte Muster verschiedener Art. Unter den Schleifen werden radiale und ulnare unterschieden, je nachdem, nach welcher Seite der Hand die Linien auslaufen. Bogen haben keinen begrenzenden Triradius, Schleifen haben einen, Wirbel zwei und zusammengesetzte Muster zwei oder mehr Triradien. Anthropologen haben sich meist mit der Gesamtzahl und relativen Häufigkeit von Bogen, Schleifen und Wirbeln an allen zehn Fingern bei verschiedenen ethnischen Gruppen befaßt. Cummins hat für diesen Zweck den Musterwert (pattern value) eingeführt, wobei Bogen als 0, Schleifen als 1 und Wirbel als 2 gewertet werden. Andere haben den Index Wirbel:Schleife × 100 benutzt (Furuhata) oder ein Manuar und Daktylogramm (Poll), bei dessen Konstruktion die Berechnung von Prozentverhältnissen symmetrisch verteilter Wirbel und Bogen eine Rolle spielt. Dankmeijer und Renes betrachten das Verhältnis Bogen:Wirbel als entscheidend. Rife empfiehlt, in der beschreibenden Anthropologie den Musterwert an den Fingern und die Musterhäufigkeit (pattern intensity) an den Handflächen als unabhängig variierende Merkmale neben Blutgruppenfaktoren, Pigmentierung, Haarform usw. zu berücksichtigen.

Werte für verschiedene Bevölkerungsgruppen sind in Tabelle 13 zusammengestellt, die aber keinen Anspruch auf Vollständigkeit erhebt.

Tabelle 13. *Index der Musterintensität an den Fingern verschiedener Bevölkerungsgruppen in ansteigender Ordnung*
Gekürzt und modifiziert nach RIFE (1953) mit ergänzenden Zahlen anderer Autoren.
Index der Musterintensität nach CUMMINS = ([Wirbel $\times$ 2] + Schleifen) : 10.

Bevölkerungsgruppe	Zahl der Handabdrücke	Index			Autor (nach RIFE zitiert, außer wo Jahreszahl angegeben)
		M	M+F	F	
Afrikanische Pygmäen . .	716	9,9		9,3	GEIPEL
Buschmänner (Kun) . . .	345	10,21		9,78	CUMMINS (1955)
Holländer	2500	11,85		11,36	DANKMEIJER
Neger, Sudan	420	11,58—12,75			RIFE
Neger, Bas Dahomey. . .	3652		11,73		HUTTEL (1953)
Norweger.	24518		11,83		BONNEVIE
Engländer	5000		12,05		Scotland Yard
Spanier	200	12,32		11,89	PONS
Russen	22000	12,59		11,89	SEMANOVSKY
Ostpreußen	762	12,47		12,18	DUIS
Sachsen	99400	12,75			HEINDL
Portugiesen	2000	12,99		12,61	VALADARES
Ainu	532	13,14		12,12	KOYA
Italiener	1579	13,14			FALCO
Javaner	2000	13,32		12,94	DANKMEIJER
Israelis, stammend aus					
Türkei	500		13,39		⎫
Deutschland	500		13,65		⎬ SACHS (1957)
Ägypten	500		13,77		⎪
Yemen	500		13,79		⎭
Indianer (Mexiko und					
Mittelamerika)	633	13,50			CUMMINS
Ägypter (gemischt) . . .	1300	13,70		13,14	RIFE
Kopten (Ägypten)	174	14,03—14,65			RIFE
Eskimos (mehrere Stämme)	2904		13,8 bis 14,4		POPHAM (1953), CUMMINS
Nord-Sudanesen.	100	14,22			RIFE
Lebanesen	1061	14,30			SHANKLIN und CUMMINS
Syrier	1004	14,55			LERICHE
Indianer, Nordamerika . .	400		14,57		CUMMINS
Chinesen	3000		14,34		
	500			14,66	DUFFAUX (1931)
	300		14,79		SHUNO und MIKANI
Japaner	12940		14,90		KAMAZAWA
Eskimos, Ost-Grönland .	68		17,30		ABEL
Australneger, Arnhemland	173	17,73		17,21	CUMMINS und SETZLER

Bei der Bewertung der Muster zur Personenidentifizierung und Erbgangsbeurteilung wird neben den genannten Faktoren auch die Verteilung der Muster auf die einzelnen Finger berücksichtigt, und beide Hände werden getrennt bewertet und auf Symmetrie untersucht. Nach POLL besteht häufig Symmetrie von II, III und V, während I und IV jeder Hand einander ähneln. Ferner wird die Leistenzahl vom Triradius zum sog. inneren Terminus des Musters (quantitativer Wert) und der von BONNEVIE eingeführte Formindex bestimmt (GEIPEL 1935). Auf Grund dieser Daten berechnet und klassifiziert der Erbbiologe die auch von BONNEVIE stammenden Polsterungsfaktoren V, R und U (s. unter b). Neuerdings sind von MATSUKURA erheblich modifizierte Methoden für Auszählung und Klassifizierung der Muster vorgeschlagen worden (s. später).

d) Erblichkeit der Papillarmuster

Die Erbabhängigkeit der Papillarmuster (Grüneberg) ist so allgemein bejaht und mit so vielen Untersuchungen untermauert worden, daß sie nicht bezweifelt werden kann (Fischer, Abel). Doch müssen die Fragen: was ist erblich, wie wird es vererbt und wie sind die Ergebnisse statistischer Untersuchungen auf den Einzelfall anwendbar besprochen werden.

Anthropologische Daten, die statistisch gesicherte Unterschiede nicht nur zwischen Rassen, sondern zwischen kleineren ethnischen Gruppen aufgezeigt haben, sprechen natürlich für die Erblichkeit der von ihnen berücksichtigten Charaktere, Musterwert und Musterhäufigkeit, lassen sich aber kaum auf den Einzelfall anwenden (Mueller, Tirelli, Böhmer und Harren). Nach Bonnevie werden drei Charaktere unabhängig voneinander vererbt: der quantitative Wert des Musters, der Formindex und die Neigung, doppelzentrische Muster zu tragen. Der quantitative Wert wiederum wird durch drei unabhängig variierende Faktoren bestimmt, die als Genpaare auftreten. Diese sind Vv = vererbbare Variation der Epidermisdicke, Rr und Uu = vererbbare Polsterbildung an der radialen bzw. ulnaren Fingerseite. F. J. Becker bestätigt dies. Auch Weninger stimmt im Prinzip zu, findet aber Korrelationen zwischen V und U, R und U. In intensivster Weise hat sich Holt mit der Variationsstatistik und daraus abzuleitenden Vererbung der Leistenzahl beschäftigt. Auf der Basis ausgedehnter Familienuntersuchungen stellte sie fest, daß der quantitative Musterwert jeder Körperseite vererbt wird und daß anscheinend additive Allelen ohne Dominanz im Spiele sind. Es ließ sich kein mütterlicher (Umwelts-)Einfluß nachweisen, aber Frauen haben gesichert geringere Leistenzahlen als Männer (127,23 gegen 144,98). Die Zahlen sind im allgemeinen an der rechten Hand größer und nehmen vom Daumen (I) über IV, V, III nach II ab. Geipel und Geipel und v. Verschuer präzisierten die Messung des Formindex, bestätigten ihn als unabhängig variierendes Merkmal und nahmen auch für ihn polymer intermediären Erbgang an.

Dagegen scheint im Erbgang der Papillarmuster Dominanz der Wirbel über die anderen Figuren zu bestehen (Raitzin, Busatto, E. Becker). Nach früheren Versuchen von Hodyo und Katsuya, den Erbgang näher zu charakterisieren, führten Brodhage und Wendt eine Bezifferung der Muster nach ihrer zunehmenden Kompliziertheit ein, so daß Bogen = 1, Wirbel = 7 ist. Die Summe aller Finger ergibt den individuellen Musterwert, der von 10—70 wechseln kann und sich statistisch-genetisch behandeln läßt. E. Becker meinte, eine Korrelation zwischen Bonnevies quantitativem Wert und dem Mustertyp feststellen zu können, so daß Bogen mit dicker Epidermis (V) und radialer Polsterung (R) verbunden sind. Auch Pons fand gewisse Korrelationen, obwohl die meisten Charaktere sich unabhängig vererben.

Versuche, Koppelung dermatoglyphischer Werte mit den Blutgruppen (Baitsch, Del Campo Jesús) oder mit PTC-schmecken (Pons) nachzuweisen, schlugen fehl. Ansichten über Verbundenheit von Papillarmustern mit Körpertypen sind geteilt (Tillner, Wendt). Wendt fand ungewöhnlich viele Wirbel bei pyknischen Frauen. Befunde einer lateralen Umkehrung der Musterhäufigkeit und quantitativen Werte bei Linkshändern (Newman) und einer statistisch gesicherten Neigung zu bilateraler Asymmetrie bei mehreren Tausend solcher (Rife) wurden dazu benutzt, um die Erblichkeit der Händigkeit zu unterstützen. Schließlich sei — zur Vorsicht mahnend — auf die interessante Beobachtung Weningers hingewiesen, die bei fünf aus Vater-Tochter-Inzest entsprungenen Kindern erhebliche Mustervariation fand, die sogar Charaktere einschloß, die weder bei Mutter, Vater noch Großmutter vorhanden waren.

MATSUKURA hat eine Modifikation der Auswertungsmethoden vorgeschlagen, die nach ihm verläßlichere Daten für die Vaterschaftsdiagnose ergibt. Er fügt zu den drei Grundtypen die intermediären Formen des Schleifen-Bogens, Wirbel-Bogens und der Wirbel-Schleife und arrangiert diese Formen samt weiteren Untergruppen in einem Doppelkreis, von dem ein biologischer Wert (biologic value, b.v.) von 0—300 für das Individuum abgelesen werden kann. Er zählt die Linien nach einem anderen System als BONNEVIE und GEIPEL und bewertet die Form der Muster durch größte Messung der größten Längs- und Querdurchmesser (form index, f.i.). Das Mittel aller Finger ergibt den persönlichen Formindex (p.f.i.). In der japanischen Bevölkerung besteht eine kontinuierliche Verteilungskurve des p.f.i., die sich durch 7 Genotypen von aabbcc bis AABBCC erklären läßt. MATSUKURA entwickelt auf dieser Grundlage eine 4faktorielle und eine 3faktorielle Theorie, deren Resultate nach ihm sich gut in der Praxis bewähren.

Besondere Besprechung verdienen die Dermatoglyphen in Zusammenhang mit der Zwillingsforschung. Sie sind hier einmal zur Unterscheidung eineiiger Zwillinge (EZ) von zweieiigen (ZZ) herangezogen worden. Andererseits sind durch andere Methoden diagnostizierte Zwillingspaare zur Aufklärung der Erblichkeit der Muster benutzt worden. Obwohl die Sicherstellung des Erbgangs der Anwendung zur Zwillingsdiagnose theoretisch vorausgehen sollte, ist geschichtlich tatsächlich der umgekehrte Weg beschritten worden. In der heftigen Polemik, die sich in den zwanziger Jahren zwischen Geburtshelfern, die auf Eihautdiagnose als einzigem sicheren Merkmal bestanden, und SIEMENS und seinen Schülern, die die Kombination einer Reihe körperlicher Merkmale für genügend und in manchen Fällen sogar mehr beweisend ansahen, spielte auch die Daktyloskopie eine Rolle (WAARDENBURG, LEVEN s. auch B.III.4.). Allmählich wurde die Situation dahin geklärt, daß die Fingermuster bei EZ zwar sehr ähnlich (LAUER, SCHREIBER, NEWMAN, v. VERSCHUER, HARA, BAK, MEYER-HEYDENHAGEN, TIRELLI, CZIK und MALÁN), aber niemals gleich sind, so daß Verwechslung von Individuen ausgeschlossen erscheint (RÖMER). STEFFENS stellte Ähnlichkeit auch der Zehenleisten fest.

Eine Reihe von Autoren (KOMAI, CUMMINS, MACARTHUR und MACARTHUR) betonten die erheblichen Verschiedenheiten, die auch bei eineiigen Mehrlingen und selbst bei siamesischen Zwillingen (CUMMINS und MAIRS, LOCARD, REICHLE) bestehen können. DANKMEIJER und RENES konnten die Eiigkeitsdiagnose auf Grund der Dermatoglyphen nur in 13,4% machen, RIFE hält die Augenfarbe für wertvoller als die Fingermuster. Zu einem gewissen Grade wurde eine Klärung dann durch Einführung verfeinerter Methoden erzielt. Dabei spielt die homologe Konkordanz eine Rolle (NEWMAN, MACARTHUR, GEIPEL), d.h. die Tatsache, daß die beiden rechten Hände und die beiden linken Hände von EZ einander ähnlicher sind als die rechte und linke Hand der Einzelperson. Manchmal besteht allerdings auch spiegelbildliche Ähnlichkeit (NEWMAN). Nach GEIPEL kann man weiterhin gleichgeschlechtliche Zwillinge als ZZ ansehen, wenn sich die Gesamtzahl ihrer Fingerleisten um mehr als 4 unterscheidet (bestätigt von LAMY et al.) oder wenn mehr als sieben homologe Finger Diskordanz der Muster zeigen. HERRMANN meint, daß Musteridentität an mehr als sechs homologen Fingern fast nur bei EZ gefunden wird.

v. VERSCHUER stellte schon 1934 auf Grund von Zwillingsuntersuchungen fest, daß die Penetranz der Bonnevieschen Faktoren 100% für V, 95% für U und R ist. Diese und manche andere Befunde sind, wie oben erwähnt, von HOLT und anderen Genetikern durchgearbeitet und erweitert worden.

e) Dermatoglyphen der Handfläche und Fußsohle

Wenn man von den Fingerkuppen zu den proximalen Fingergliedern weitergeht, findet man recht eintönige Verhältnisse mit meist querem Linienverlauf. Es liegen nur wenige Untersuchungen vor (PLOETZ-RADMANN, KING). PLOETZ-

RADMANN stellte vier Grundmuster (Streifen, Haken, Welle, Bogen) und zwölf zusammengesetzte Muster fest, die sie in 29 Gruppen einteilte.

Der Analyse der Leisten der Handfläche liegt das von WILDER im Anfang des Jahrhunderts entwickelte System zugrunde (Abb. 40), das dieser Forscher 1930 noch einmal zusammengefaßt hat, und das von CUMMINS et al. in gewisser Weise revidiert wurde. GEIPEL gab eine kurze klare Darstellung der Wilderschen Formel, nach der der Rand der Hand in 13 Felder aufgeteilt wird, zu denen die von den distalen (digitalen) Triradien a, b, c, d entspringenden Hauptlinien A, B, C, D hinziehen. Der konstante proximale (karpale) Triradius nahe dem Handgelenk wird mit t bezeichnet, die von ihm ausgehende Hauptlinie mit T. Andere inkonstante Triradien werden mit t', t'' usw. (axiale Triradien) oder je nach ihrer Lage mit t^n oder t^r angegeben. Andere Einzelheiten finden sich bei MEYER-HEYDENHAGEN, VALŠIK und BETTMANN.

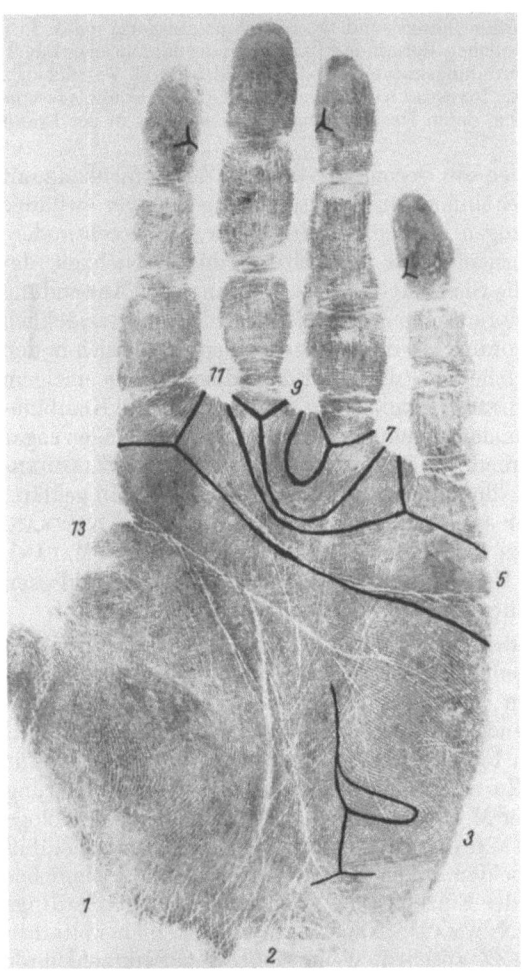

Abb. 40. Wildersche Formel in den Handabdruck eingezeichnet

Daten über Häufigkeit und Vererbung der Palmarmuster sind von einer ganzen Reihe Autoren bei verschiedenen ethnischen Gruppen beigebracht worden, z.B. FLEISCHHACKER bei Hottentotten, MIYAKE bei Koreanern, SHIMA bei Japanern und verschiedenen Stämmen der Pazifischen Küste von Formosa, ASAI und SAKAI bei Chinesen, BISWAS bei Indern, DE PINA bei Portugiesen und Negern der Kolonien, CUMMINS und MIDLO (1926, 1927) und G. J. SIEMENS bei jüdischen und nichtjüdischen Nordamerikanern, BECKER und MEISSNER und BAITSCH und BAUER bei Deutschen.

Die Linien der Fußsohle sind ähnlich wie die der Handfläche von WILDER und SCHLAGINHAUFEN systematisiert worden (s. bei F. PINKUS). Neueres Material wurde von MONTGOMERY, BAUR, LASINSKI beigebracht. Eine etwas andere Einteilung der Sohle in vier Zonen wurde von MINGO DE BENITO vorgeschlagen. Einzelheiten betreffs all dieser Untersuchungen würden hier zu weit führen.

f) Papillarlinien und Krankheit

Die Hand- und Fußleisten können von krankhaften Zuständen in mehrfacher Weise beeinflußt werden (WENDT). Lokale Hautkrankheit kann sie verändern;

lokale Störungen der Entwicklung mögen Abweichungen verursachen; und sie mögen Allgemeineinflüssen unterworfen sein.

Eine der häufigsten lokalen Störungen findet sich bei plantaren und palmaren Warzen, wo dank der Papillarhyperplasie die Linien vergröbert und auseinandergedrängt werden. Bei der Heilung bilden sich diese Veränderungen zurück, falls nicht destruktive Therapie eine wirkliche Narbe verursacht hat. Da das Leistensystem im Papillarkörper vorgebildet ist, ist ein ziemlich tiefwirkendes Trauma nötig, um es zu zerstören. BURKS fand, daß hochtouriges Schleifen der Fingerspitzen zur Zerstörung von Arsenkeratosen eine glatte Narbe nur dann hinterließ, wenn es tief genug ging, um Fettträubchen der Unterhaut zu exponieren. Wenn auch jede Hautentzündung oder chemische oder mechanische Schädigung das Bild temporär verwischen kann (VIEIRA, RIBEIRO), stellt sich die Norm doch in wenigen Wochen nach Abheilung wieder her. Nur tiefgreifendere granulomatöse Entzündung wie Lepra (RIBEIRO, CASTELLANOS) oder in seltenen Fällen Syphilis (PINKUS und PLOTNICK) oder Sklerodaktylie führen zu dauernden Veränderungen, ebenso dystrophische Epidermolysis bullosa. Kongenital bedingte Keratosen, wie Keratoderma punctatum und Dariersche Krankheit, verursachen charakteristische Störungen. Leistenveränderungen können als frühes diagnostisches Zeichen bei chronischer beruflicher Röntgenschädigung dienen (GROS und BLITTERSDORF, HARRIS).

Das Interesse der Genetiker führte zu mehreren Untersuchungen der Papillarmuster bei Syndaktylie (VALŠIK, BELLELI, GREBE, DANKMEIJER und WALTMAN) und bei anderen Entwicklungsstörungen der Hände und Füße (CUMMINS, DE PINA). Sie brachten keine grundlegenden Erkenntnisse, bestätigten z. T. die entwicklungsmechanischen Hypothesen von BONNEVIE. Diese Theorie des Einflusses von Cerebrospinaldefekten und Saftströmungen führten BONNEVIE selbst dazu, Zusammenhänge zwischen Papillarmustern und psychischen Eigenschaften zu diskutieren. BLÜMEL und POLL fanden Bogen und Schleifen häufiger, Wirbel seltener bei Insassen einer Irrenanstalt. POLL berichtete eine Verwischung der Geschlechtsunterschiede des Daktylogramms bei Schizophrenen. KIRCHMAIR sah bei Poliomyelitiskranken eine größere Tendenz zu relativer und absoluter Symmetrie der Muster. ABEL und BUGGE und POLL fanden abweichende Muster bei Verbrechern. Diesen Ergebnissen stehen neuere von WENDT und ZELL entgegen, die keine sicheren Unterschiede zwischen Normalen und Schizophrenen fanden. Eine interessante Arabeske in dieser Beziehung ist FANGS Notiz, daß englische und kanadische Hochschulstudenten eine größere Leistenzahl (84,3 und 85,2) zwischen den digitalen Triradii a und b haben als Idioten und Imbezile in derselben Bevölkerung (79,2 und 80,6). Die Durchschnittszahl bei der englischen Allgemeinbevölkerung liegt dazwischen (83,0). HILMAN fand überraschend normale Verhältnisse der Papillarmuster bei der Untersuchung von 50 anencephalen Mißgeburten (teils Weiße, teils Neger). Er bemerkt dabei, daß die Abweichungen geringer waren als bei mongoloiden Idioten (kongenitale Akromikrie). Und es ist in der Tat diese Art der Entwicklungsstörung, die nach Ansicht fast aller Untersucher mit charakteristischen Stigmata einhergeht, wie schon von BRUSHFIELD 1925 angedeutet wurde. Es wurde weiter oben erwähnt, daß befallene Kinder auch häufig abnorme Handbeugefurchen aufweisen (Affenfurche).

CUMMINS et al. fanden einen Querverlauf der vom digitalen Triradius ausgehenden Linien, oft kombiniert mit einem abnormen Triradius der Handmitte und variabeln Mustern auf dem Hypothenar, bei 95 bzw. 85% von 160 sicheren Fällen von kongenitaler Akromikrie. TURPIN und LEJEUNE drückten Ähnliches zahlenmäßig aus, indem sie die Wilderschen Felder addieren, in denen die Hauptlinien aller vier digitalen Triradien enden. Dieser Index ist 25—28 bei Normalen, 31 oder höher bei Akromikrie, entsprechend dem mehr queren Verlauf der Linien.

Sie fanden weiterhin, daß Radialschleifen bei Befallenen fast völlig fehlen und bestätigten das häufige Vorkommen abnormer Triradien und Hypothenarmuster. Dadurch, daß akromikre Hände auch konzentrische Muster im distalen Teil der Hand aufweisen, ähneln sie tatsächlich mehr den niedrigen Affen als den Anthropoiden (Makaktypus GEIPEL und LEHMANN). Durch numerische Auswertung der verschiedenen Stigmata: $+1$ für Index 31 oder höher, $+2$ für t'', $+4$ für Affenlinie, -2 für Radialschleifen, erzielen TURPIN und LEJEUNE einen kritischen Wert von 4—5, den die meisten akromikren Hände überschreiten (Fehler 5%). PENROSE mißt den Winkel a—t—d, der bei dieser Erkrankung ungewöhnlich groß ist. JELGERSMA fand weniger Wirbel und mehr Ulnarschleifen auf den Fingerkuppen. Schließlich hat WALKER festgestellt, daß 70% Befallener Musterkombinationen auf den Fingern aufweisen, die nicht bei Normalen vorkommen und daß 76% Normaler Kombinationen haben, die bei akromikren Händen fehlen. Es ist zu hoffen, daß durch Vereinigung aller dieser Befunde eine fast fehlerfreie Diagnose ermöglicht wird.

Ganz kürzlich haben HALE et al. eine starke Vermehrung von Hypothenarmustern und daraus resultierende Distalverlagerung des axialen Triradius t bzw. Bildung von zwei oder mehr Triradien bei kongenital Herzkranken festgestellt. Beim Vergleich von 120 Patienten mit angeborenen Defekten und 157 mit erworbener Herzkrankheit fanden sie 58,3% gegen 28% dieser Abweichungen.

D. Phaneren

Die Haut erhält ihr makroskopisches Gepräge nicht nur durch Nuancen der Farbe und der Hautfelderung, sondern wesentlich auch durch über sie hervorragende Gebilde (Phaneren), die Haare und Nägel. Von diesen haben die Haare seit ältester Zeit besonderes Interesse erregt, und in den 35 Jahren, die hier berücksichtigt werden, ist diese Anziehungskraft in keiner Weise vermindert gewesen.

I. Haare

Schon die Anzahl von Monographien und Arbeiten mit allgemeinem Inhalt ist beträchtlich. Noch vor F. PINKUS' ausführlicher Darstellung in diesem Handbuch erschien die Artikelserie von DANFORTH. BIEDERMANNs vergleichende Physiologie des Integuments berücksichtigt die Haare eingehend. In England erschienen Monographien von O'DONOVAN und SAVILL, die letztere jetzt in 4. Auflage. TROTTER und DE MEIJERE schrieben Kapitel für Handbücher. LOCHTE veröffentlichte einen Atlas der menschlichen und tierischen Haare. Andere Übersichten stammen von LANDAUER, LESPINUE, TRUFFI, CERUTTI, DANFORTH (1939), KALANTAEVSKAJA. Auch sei hier auf den Text von KRONACHER und LODEMANN über Technik der Haar- und Wolluntersuchung hingewiesen. In neuerer Zeit wurden drei Konferenzen über Haare abgehalten, deren Ergebnisse als Monographien veröffentlicht wurden (HAMILTON und LIGHT 1950, MONTAGNA und ELLIS 1958, LUBOWE 1959). Auch die Bücher von BEHRMAN, DESAUX et al. und HIRSCH enthalten wertvolle Daten über makroskopische Verhältnisse der Haare, während HORSTMANN im Handbuch der mikroskopischen Anatomie und die 1955 in Australien abgehaltene Wool Research Conference (CREWTHER) sich meist mit Embryologie und mikroskopischer Anatomie beschäftigten. Auf die Bedeutung der Haare in phsychologischer und kultureller Beziehung kann hier nicht eingegangen werden, doch sei auf die Arbeiten von FRIEDENTHAL, SCHEUER und SIEMENS auf diesem Gebiet hingewiesen.

Die Einteilung der folgenden Darstellung folgt z.T. SALLERs Anleitung zur Untersuchung des menschlichen Haarkleides.

1. Entwicklung und Verteilung der Haararten

Die fetale Entwicklung der Haare, kürzlich von H. PINKUS unter modernen Gesichtspunkten neu untersucht, wird in einem anderen Kapitel dieses Werkes behandelt. Es ist wohlbekannt, daß die fetale Lanugo fast gleichmäßig alle behaarten Hautstellen bedeckt und daß eine Differenzierung in verschiedene Haararten erst nach dem ersten Haarwechsel kurz vor oder nach der Geburt auftritt. Obwohl die Ausbildung der unterschiedlichen Haartypen in gesetzmäßiger Weise von der Lokalisation an der Körperoberfläche abzuhängen scheint, wissen wir doch über den Mechanismus der Determination so gut wie gar nichts. Das geht z.B. aus LOCHTEs Befunden hervor, daß sich auch in Dermoidcysten alle Typen, wie Vellus, Kopfhaare, Pubertätshaare usw. finden lassen. Ein weiteres Anzeichen der Komplexität der Bestimmungsfaktoren ist die Dichotomie der Haarfollikel im Gesicht in Vellusfollikel und Talgdrüsenfollikel (KLIGMAN und SHELLEY), die erst nach dem ersten Haarwechsel auftritt (KALANTAEVSKAJA) (s. B.I.2.a). In der Pubertät wiederum werden viele, aber längst nicht alle Vellushaare des Mannes durch starke Barthaare ersetzt, so daß dann tatsächlich drei verschiedene Haartypen in derselben Region vertreten sind. Ähnlich finden sich auch am Kopf zwischen den starken Haaren mehr oder weniger gut entwickelte Vellushaare, was bei der Röntgenepilation des Kinderkopfes leicht zu sehen ist, da die letzteren oft nicht ausfallen. Weiterhin entwickeln sich in der Pubertät an den Schläfen Barthaare zwischen den Kopfhaaren, wie bei solchen Personen zu erkennen ist, die andersfarbige oder andersgeformte Kopf- und Barthaare besitzen.

Der Sitz der bestimmenden Faktoren scheint in der Haut selbst zu sein, ist wohl sogar in der Ansprechbarkeit des individuellen Haarfollikels auf hormonale und andere Einflüsse zu suchen. Dafür sprechen vor allem praktische Erfahrungen mit der Transplantation (OKUDA). Haarwuchs in transplantierter Haut hält im allgemeinen zäh den Herkunftscharakter fest, vorausgesetzt, daß die allgemeine Vitalität des Hautlappens gut ist. So kann Kopfhaut zum Ersatz von Augenbrauen und Schnurrbart verwendet werden, und umgekehrt muß der Chirurg sich hüten, normalerweise behaarte Haut auf schwach oder nicht behaarte Körperstellen zu verpflanzen. LIMBERGER und FRIEDERICH empfehlen Rotationslappenplastik zur Deckung narbigen Haarverlusts am Kopf, und ORENTREICH hat gezeigt, daß sogar bei teilweise kahlköpfigen Männern zwischen behaarten und kahlen Partien ausgewechselte kleine Hautstückchen für längere Zeit den herkunftsgemäßen Charakter behalten. Die geistreichen Spekulationen von SCHUMACHER über den Einfluß von Skeletspaltzonen auf den Haarwuchs sind wohl nicht mehr als das. Interessant ist RISAKs Beobachtung, daß eine Narbe am Rippenbogen dort behaart war, wo sie die Gegend der Milchleiste kreuzte.

Daß die individuelle Entwicklung und Verteilung der Haare stark erbgebunden ist, kann nicht bezweifelt werden. WEBER hat diese Verhältnisse, soweit sie das Flaumhaarkleid und seinen Verlust und die Entwicklung der Zwischen- und Terminalbehaarung betreffen, durch Zwillingsuntersuchungen erhärtet. Auf die ererbte Anlage pflanzen sich dann modifizierende Einflüsse (GAY PRIETO), wobei besonders die Geschlechtshormone genannt werden müssen (KLEIN). Ausführliche neuere Darstellungen der Verteilung der Kopf- und Terminalhaare finden sich bei BEEK, GARN, THIGPEN, ältere Beschreibungen stammen von REDLICH und COUTTS et al.

Einzelheiten betreffs Kopf-, Bart- und Schambehaarung sowie die Frage des Hirsutismus oder der Androtrichie der Frau werden unter D.I.7. gebracht werden. Hier sollen die weniger deutlich geschlechtsabhängigen Haarsorten erwähnt werden.

Wenn die Achselhaare auch erst in der Pubertät wachsen, sind sie doch bei Männern und Frauen ziemlich gleich stark entwickelt (Hamilton) und wachsen etwa gleich schnell (Kinsall et al.). Völlige Abwesenheit der Hirci ist eine seltene, wohl ererbte Anomalie (Touraine, Müller, Ludwig), die in beiden Geschlechtern auftreten kann. Frauen verlieren die Achselbehaarung häufig, aber durchaus nicht regelmäßig, in der Menopause, während sie bei alten Männern nur langsam abnimmt. Immerhin fanden Kocsard et al., daß 22% australischer Männer über 55 Jahre stark verminderte Achselhaare hatten. Hormonale Einflüsse (Kinsall et al., Klein) scheinen komplex zu sein, da Steroide verschiedener Herkunft und mit unterschiedlicher androgener oder oestrogener Aktivität berücksichtigt werden müssen.

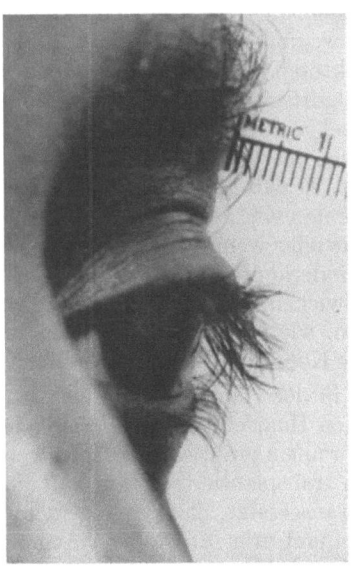

Abb. 41. Lange, unregelmäßig angeordnete Wimpern eines jungen nordamerikanischen Negers

Eine der konstantesten Haararten des Menschen (und vieler Tiere) sind die Augenwimpern, die eigentlich nur durch zerstörende oder langdauernde Entzündung verschwinden, wenn man von Alopecia areata und universalis absieht. Erbliche Hypotrichose der Wimpern, die im Oberlid durch Lanugohaare ersetzt waren, im Unterlid völlig fehlten, wurde in sieben Personen beiderlei Geschlechts in drei Generationen beschrieben (Urrets-Zavalia und Jimenez). Suk und Rozprým, die Augenbrauen und Wimpern in der Bevölkerung eines ungarischen Kirchspiels untersuchten, unterschieden drei Typen: nach außen geschwungene, die besonders häufig bei Kindern sind; am Ende hakenförmig gebogene, besonders bei Männern und nie bei Kindern; und lange oder kurze gerade Wimpern. Obwohl die Cilien gewöhnlich in paralleler Reihe stehen, können sie bei kraushaarigen Menschen in verschiedenen Richtungen wachsen (Abb. 41).

Nach Klauder gibt die Literatur als Durchschnittslänge der Wimpern 8—12 mm. Er selbst maß in Philadelphia, USA, 5—11 mm bei Kindern bis zu 10 Jahren, 8—10 mm bei Jugendlichen (zwei junge Frauen hatten 12 mm lange Wimpern). Später werden die Cilien im allgemeinen kürzer: 6—8 mm unter 40 Jahren, 5—6 mm zwischen 40 und 60, und 3—4 mm später. Shoji berichtete über ungewöhnlich lange Wimpern bei Phthisikern, Bab fand bei einem 7jährigen Mädchen mit chronischer Blepharoconjunctivitis bis zu 25 mm lange Wimpern am Oberlid. Majewski hob 14 mm lange Cilien am Oberlid eines an Trachom leidenden 4jährigen Mädchens als ungewöhnlich heraus. Tatsächlich scheint 12 mm beinahe die obere Grenze normaler Cilien zu sein, auch wenn man Personen aussucht, die durch ihre langen Wimpern auffallen.

Augenbrauen variieren in weiteren Grenzen, was Länge und Stärke der Einzelhaare und Form und Ausbildung der ganzen Braue betrifft. Rozprým und Suk unterschieden Typen, bei denen entweder das äußere oder innere Drittel breiter ist oder beide gleich entwickelt sind. Doppelbogenform war häufiger bei Männern, Frauen hatten vorwiegend gleichbreite oder sich nach außen verschmälernde Brauen. Form und Farbe scheinen sich unabhängig zu vererben. Dies wurde von Devi bestätigt. Die häufigste Variation der Brauenform ist das Zusammenwachsen in der Mittellinie (Synophridium, Rätzel). Erblichkeit dieses Merkmals wurde von Routil, gekoppelt mit der Haarfarbe von Aguilera Maruri berichtet. Eine

Kombination von Synophridium mit starker Behaarung der Glutäalgegend (Pygotrichose) wurde von EPSTEIN in hohem Prozentsatz bei Schizophrenen gesehen. Eine nach oben gerichtete Spitze (SCHWIDETZKY), ungewöhnlich starke Brauen (OREL) und in der Gravidität auftretende, reversible Verstärkung (CEDERKREUTZ) sind einige der als familiär berichteten Besonderheiten. Buschige Brauen, durch ungewöhnlich lange Haare bedingt, finden sich besonders bei Männern, mit dem Alter zunehmend. FUCHS, der 145 mm lange Supercilien bei einem Serben fand, weist darauf hin, daß förmliche Brauenbärte sich in der chinesischen Kunst bei männlichen Heiligenfiguren finden, was von ESSER für Ostasien bestätigt wird.

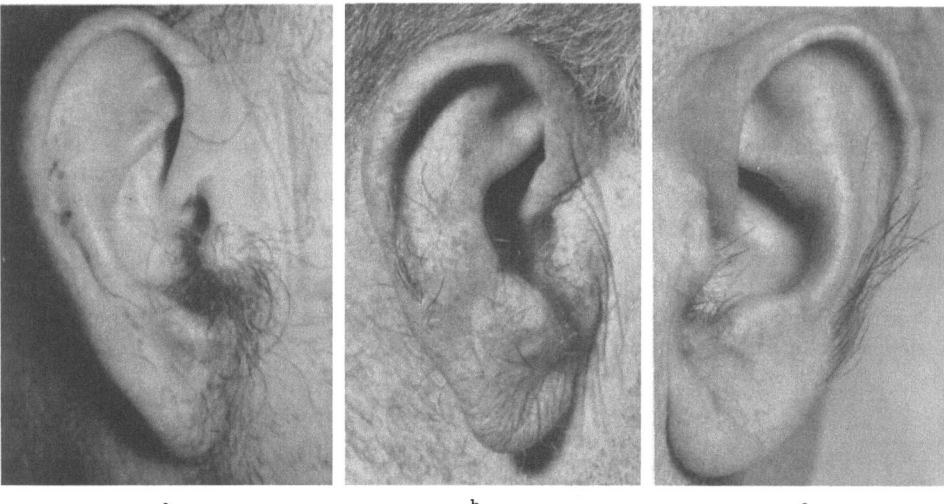

a   b   c

Abb. 42 a—c. Behaarte Männerohren. a Ungewöhnlich starke Haarentwicklung in der üblichen Verteilung um den Tragus bei einem älteren weißen Manne. b Haare am Tragus und am Helix eines etwa 60jährigen weißen Nordamerikaners englischer Abstammung. Die Haare am Helix entwickelten sich schon in der dritten Lebensdekade, die am Tragus erst viel später. Der Vater soll auch entsprechende Behaarung gehabt haben. Beachte auch die dem Alter entsprechenden starken Längsfalten vor dem Ohr. c „Ohrenbart" eines Inders. (Originalphotographie von K. R. DRONAMRAJU; vgl. DRONAMRAJU 1960)

Auf der anderen Seite ist gerade das äußere Drittel der Brauen besonders hinfällig. Die Haare gehen hier oft im Alter verloren. Abwesenheit der äußeren Hälfte ist typisch für Thalliumvergiftung und Lepra und ist auch sonst als Krankheitsstigma beschrieben worden (NEUDA). Bezüglich der Hypothyreose stellte WAYNE einen diagnostischen Wert in Abrede. Er fand zwar das äußere Drittel verdünnt oder abwesend in 80% seiner Kranken, aber auch in 70% der Grenzfälle und 47% euthyreoider Personen.

Starke Vibrissenbildung im Nasenvorhof (Nasenbart) entwickelt sich mit zunehmendem Alter und bei Männern mehr als bei Frauen.

Terminalhaarbildung an verschiedenen Teilen der Ohrmuschel ist ein fast ausschließlich männliches Merkmal, nach BEEK 60mal so häufig wie bei Frauen, wird aber hier besprochen, da ungewöhnliche Wuchsformen mit einbegriffen sind. Die häufigste Lokalisation starker Haare ist am und um den Tragus (Abb. 42a). Hier können sie schmerzhaft werden (AGUILERA MARURI: Perichondritis irritativa pilosa). Einzelne starke Haare kommen ziemlich häufig am ganzen Ohrrand vor, aber umschriebene Zonen langer Haare am mittleren oder unteren Teil des Helix sind ein in Europa seltenes Phänomen, das nach GATES (1957) und TOMMASI (1907) möglicherweise im y-Chromosom von Vater zu Sohn vererbt wird (zit. GATES). Dieser Charakter wird schon im jugendlichen Alter manifest. Ich habe diesen Ohrenbart

einige Male bei Männern verschiedenster Provenienz in Detroit gesehen, ohne ihn
näher untersuchen zu können, da die Behafteten die Haare stets sorgfältig
rasierten und sich ihrer offenbar schämten (Abb. 42 b). In Teilen von Indien wird
dagegen das Merkmal als Vorzeichen eines langen Lebens angesehen. Von dort
hat kürzlich DRONAMRAJU einige große Stammbäume veröffentlicht, die die
y-Chromosomenvererbung bestätigen (Abb. 42 c). Nach diesem Autor werden
haarige Pinnae in West-Bengal (6—16%) und Ceylon (32—43%) häufig bei
Männern, aber nie bei Frauen beobachtet. SARKAR et al. bezweifeln allerdings die
Vererbung im y-Chromosom auf Grund von Daten über andere indische Sippen.

Auch in genetischer Beziehung interessant ist das Haarwachstum auf den
Mittelphalangen der Finger. Nach BERNSTEIN und BURKS folgt die Vererbung
strengen Mendelschen Regeln. Es gibt fünf Allelen, $A_0 < A_1 < A_2 < A_3 < A_4$. Der
recessive Phänotyp A_0 hat keine Haare auf den Mittelphalangen, A_1 hat sie nur
auf dem Ringfinger (D4), A_2 auf D3 und D4, A_3 auf D3--D5 und der dominante
Typ auf allen vier dreigliedrigen Fingern. GARN und MATSUNAGA fanden ebenfalls,
daß D4 am häufigsten Haare trägt. MATSUNAGA fand beim Vergleich von Japanern und Deutschen, daß bei den ersteren nur 40%, bei den letzteren 70%
Haare auf mindestens einem Finger hatten und daß Haarigkeit dominant ist.
Nach BERNSTEIN ist der A_3-Phänotyp in Nordeuropa und Iran, A_2 in der Alpen-
gegend, A_1 in Südosteuropa vorwiegend. Haarlosigkeit überwiegt in Irland,
Nordost-Schweden und den Mittelmeerländern. A_4 findet sich überall verstreut,
vielleicht als paläolithisches Erbgut.

2. Zahl der Haarfollikel und Haargruppen

Die Haare werden beim Fetus in ziemlich gleichmäßigen Abständen angelegt,
und neue, primäre Haarkeime entstehen (FLEISCHHAUER), wenn durch das Wachstum des ganzen Körpers die Erstanlagen auseinanderrücken. Außerdem entwickeln
sich sekundäre Keime, die mit den primären Gruppen bilden. Diese Entwicklung
ist im 6. Monat abgeschlossen. Von diesem Zeitpunkt an werden anscheinend
normalerweise keine neuen Haarkeime gebildet, so daß am Ende des 6. Fetalmonats die Gesamtzahl der Haare am Körper und ihre Zahl pro Flächeneinheit
absolut am höchsten ist (NAGAI). Mit zunehmendem Körperwachstum nimmt die
Zahl der Haare pro Flächeneinheit ab, so daß z.B. die Beine, die nach der Geburt
am meisten wachsen, ein viel weniger dichtes Haarkleid haben als Kopf und
Gesicht, die relativ wenig wachsen. Nach SZABÓ verhalten sich die Zahlen für
Haardichte an Kopf, Rumpf, oberer und unterer Extremität beim Erwachsenen
wie 58:16:15:11.

Während des Lebens verringert sich auch die absolute Zahl der Haare wesentlich durch Atrophie einzelner Haare der Gruppen oder auch ganzer Gruppen.
Man findet Drei-Haar-Gruppen viel häufiger in Schnitten kindlicher Haut als
beim Erwachsenen. Die sekundäre Haarlosigkeit der männlichen Unterschenkel
ist ein Beispiel für völlige Atrophie (s. auch unter D.I.8.).

Viele quantitative Daten über Verteilung und Zahl der Haarfollikel sind in den
dreißiger Jahren durch OKAJIMAS Schüler beigebracht worden. Kürzlich hat sich
SZABÓ mit diesen Fragen beschäftigt. Zahlen sind in Tabelle 3 b weiter vorne zusammengestellt.

Die Gruppenstellung der Haare wurde ausführlich von F. PINKUS besprochen.
Die häufigste Anordnung ist das von zwei Nebenhaaren flankierte Primärhaar.
Entwickelt sich nur ein Nebenhaar, so entsteht dies häufig „hinter" dem Haupt-
follikel, d.h. an der Seite, die einen offenen Winkel mit der Epidermis bildet
(FLEISCHHAUER, H. PINKUS) und von der auch die Talgdrüse und andere akzesso-

rische Knospen ausgehen. IIDAKA fand, daß die Dichte der Primärhaare an bestimmten Körperstellen parallel geht mit der Häufigkeit der Haargruppen. Gruppen sind viel häufiger am dichtbehaarten Kopf, Einzelhaare an den dünn behaarten Extremitäten. Er fand bis zu acht Haare pro Gruppe am Kopf von japanisch-europäischen Mischlingsfeten. KAWAJI hatte bei einem Bantu festgestellt, daß 16 von 23 Haargruppen am Kopf aus je einem Haupt- und Nebenhaar bestanden. Individuelle Unterschiede sind hier wohl größer als Rassenunterschiede. LOEWENTHAL und OBERSTE-LEHN glauben, daß Personen mit der als Bündelhaare (zusammengesetzte Follikel, KÖLLIKER) bekannten Variante der Haargruppen zu Follikulitiden prädisponiert sind. In diesen Fällen vereinigen sich die Follikelröhren schon unterhalb der Hautoberfläche und alle Haare der Gruppe kommen aus einer gemeinsamen Öffnung hervor. Tabelle 14 stellt die Umstände zusammen, in denen mehrere Haare aus einer Öffnung hervorragen. Eine neuere Übersicht der Haaranordnung bei Mensch und Tier stammt von OBERSTE-LEHN.

Tabelle 14.
Umstände, unter denen mehr als ein Haar aus einer gemeinsamen Öffnung hervortritt

1. Physiologischer Haarwechsel (altes und neues Haar können gleichzeitig in der Follikelöffnung sichtbar sein).
2. Pinselhaar (Trichostasis spinulosa, thysanothrix), Retention mehrerer bis vieler toter Vellushaare im Follikel.
3. Bündelhaare (KOELLIKERs zusammengesetzte Follikel): zwei oder mehrere Follikel vereinigen sich unter der Hautoberfläche und bilden ein gemeinsames Infundibulum, während die Haarwurzeln getrennt bleiben.
4. Pili multigemini (Mehrlinghaare Flemming-Giovannini): mehrere von einer gemeinsamen äußeren Wurzelscheide umgebene Haarschäfte entstehen auf einer gespaltenen Papille. Die Haare mögen völlig getrennt sein und sind dann jedes von einer inneren Wurzelscheide umgeben, oder es wird durch zeitweise Verschmelzung der Haarschäfte ein monströses zusammengesetztes Haar gebildet.
5. Trichoptilosis (Fragilitas crinium), sekundäre Spaltung des Haarschaftes, die sich rückwärts in den Follikel hinein fortsetzt.
6. Kongenitale oder später entstandene Cysten und Fisteln verschiedener Ätiologie, z.B. Präauricularfisteln, Dermoidcysten, Steatocystoma multiplex, Pilonidalcysten, Follikulome.

3. Haarstrich und Wirbel

Alle Haare, selbst die straffsten, sind mehr oder weniger schräg in die Haut eingepflanzt. Dabei sind meist, mit Ausnahme von sehr krausem Haar und von manchen Männerbärten mit schlichtem Haar, alle Haare einer Region parallel ausgerichtet, sie formen Haarfluren und Haarströme. Auf Grund der Auffassung, daß Haare phylogenetisch hinter Schuppen angelegt werden, und da beim Menschen wie bei den meisten Tieren die Haare vorwiegend caudalwärts neigen, führte F. PINKUS die Bezeichnungen „vorne" und „hinten" für den zweiseitig symmetrischen Haarfollikel ein. Die Haarspitze zeigt demnach „nach hinten", in die Richtung, wo die Haarwurzel einen offenen Winkel mit der Epidermis bildet und wo fetal apokrine Drüse, Talgdrüse und Wulst angelegt werden. Diese historisch begründete Terminologie wird auch hier benutzt, da sie leicht im Gedächtnis haftet (das Haar wirft seinen Schatten auf die hinter-unter ihm gelegene Haut), während HORSTMANN kürzlich die Bedeutung der Bezeichnungen gerade umgekehrt hat. Bei stark gekräuselten (negroiden) Haaren, die ihre Form der säbelscheidenförmigen Krümmung der Wurzelscheide verdanken, ist es oft unmöglich, einen Haarstrich festzustellen. Im extremsten Fall winden eine Reihe von Haaren sich spiralig umeinander (Pfefferkornhaar) und bilden kleine Inseln mit freien Lücken dazwischen. Der natürliche Haarstrich kann auch durch Frisur äußerlich verändert oder mindestens undeutlich gemacht werden, aber das hat keinen Einfluß auf die Richtung der Haarwurzeln in der Haut. Es scheint zweifelhaft, daß solche Zwangsdrehungen beim Manne zum Haarausfall beitragen (FASAL), während es wohl bekannt ist, daß straffe Frauenfrisur durch ständigen Zug an der Haarwurzel zur Alopecie führen kann.

Für die Schrägstellung der Haare und die Entwicklung des Haarstrichs und der Wirbel sind häufig Wachstumsvorgänge in der Haut verantwortlich gemacht worden (BOLK, GASTBERGER, BLECHSCHMIDT, FÜHRERS), indem angenommen wird, daß sich Hautschichten gegeneinander oder gegen die Unterlage verschieben. Diese Ansicht wurde durch experimentelle Resultate bei Mäusen und Ratten (DAVID, KIIL) gestützt. Der letztere konnte zeigen, daß die Haut des Rattenschwanzes proximal am stärksten wächst und daß sich die Epidermis und in geringerem Grade die Cutis über die unterliegenden Strukturen nach dem Schwanzende vorschiebt. Dies steht mit der Schrägrichtung der Haare dieser Gegend im Einklang. Excision von Hautstücken, besonders von der Gegend der prospektiven Haarwirbel der Brustgegend, führt zur Veränderung der Haarströme, wenn sie bei noch nackten Jungen vor dem 9 Tage ausgeführt wird.

Auf der anderen Seite sprechen FLEISCHHAUERs Befunde, daß schon die Kerne der embryonalen Epidermis ausgerichtet und zweiseitig symmetrisch sind, für eine viel frühere Determination der Haarströme. Der Haarkeim hat ja auch schon in den ersten Stunden seiner Bildung eine deutliche Vorder- und Hinterfläche und wächst schräg in das Mesenchym hinein. Ferner ist die erblich verankerte Säbelscheidenkrümmung des Negerhaars, die den Bulbus beinahe wieder unter die Haarfollikelöffnung zurückbringt, schwer durch außerhalb des Follikels liegende, rein mechanistische Faktoren zu erklären, wenn man nicht annimmt, daß die ganze Struktur der Haut eines Menschen mit krausem Haar anderen mechanischen Faktoren unterliegt als die glatthaariger Individuen. Interessant sind in dieser Beziehung TÄNZERs Befunde beim Karakullamm, dessen eng gedrehte Locken sich bald nach der Geburt öffnen. Hier strecken sich die beim Fetus säbelscheidenartig gekrümmten Follikel in den ersten Lebenstagen und gleichzeitig nimmt die Dicke der Haut rasch zu. Es bleibt fraglich, was hier Ursache und was Wirkung ist. Quantitative Untersuchungen des Haut-Haarwurzelwinkels bei einem Japaner und einem Deutschen (YAMADA) zeigten, daß dieser beim letzteren größer war, entsprechend der weniger straffen Haarform. Bei 101 Berlinern fanden UPHAM und LANDAUER positive Korrelation zwischen Kopfschwartendicke und Haut-Haarwinkel. Solche Befunde scheinen dafür zu sprechen, daß die Winkelung nicht einfach durch Zugwirkung zu erklären ist. Die von DABELOW festgestellte Spiegelbildlichkeit des Haarstrichs bei einem Craniopagus läßt sich in verschiedener Weise deuten. Quantitative Daten über Haut-Haarwinkel (KOIBUCHI, YAMADA) sind in Tabelle 15 zusammengestellt.

Noch schwieriger als die Haarströme sind die Haarwirbel zu erklären (NEHSE, SCHÖNHERR). Nach REINMUTH sind Scheitelwirbel, Axillarwirbel und bestimmte Rumpfwirbel beim Menschen konstant. WOOD-JONES und GRAY beschrieben Haarwirbel am Rücken und Umkehrung der Haarrichtung bei australischen Eingeborenen sowie andere Abweichungen, die GRAY im Lamarckschen Sinne mit Sitten des Kauerns und des Kindertragens in Verbindung bringen will. Ähnliche Haarwirbel wurden jedoch später von FENNER bei einem Australier rein europäischer Abstammung gesehen. Auch Papuas, Veddahs und gemischt-rassige Eingeborene von Hawaii mögen solche Rückenwirbel aufweisen (WOOD-JONES, FENNER). RISAK wies auf die Bedeutung der Milchleiste für Fälle von asymmetrischer Bauch- und Brustbehaarung hin. KIIL beschäftigte sich systematisch mit der Vererbung von Haarstrom und Wirbeln an der Stirn. Er unterscheidet drei

Tabelle 15. *Haut-Haarwurzelwinkel bei Japanern und einem Deutschen.*
(Nach KOIBUCHI 1932 und YAMADA 1934a und b)

Körperstelle	Neugeborener Japaner				Japaner, 26jähr. Mann				Deutscher, 45jähr. Mann			
	Zahl	Haupt-haar	Zahl	Neben-haar	Zahl	Haupt-haar	Zahl	Neben-haar	Zahl	Haupt-haar	Zahl	Neben-haar
Stirn	10	32° 32'	1	44° 17'	12	51° 51'	20	62° 23'	11	60° 54'	18	67° 44,
Schläfe	—	—	—	—	6	48° 13'	8	51° 22'	—		—	
Scheitel	12	31° 32'	1	44° 7'	5	49° 21'	9	53° 12'	—		—	
Hinterhaupt	—	—	—	—	7	46° 25'	14	55° 48'	14	50° 33'	33	54° 21'
Brust	8	37° 51'	9	43° 12'	—		—		—		—	
Bauch	—	—	—	—	—		—		8	45° 25'	5	46° 19'
Rücken	7	38° 21'	4	41° 41'	—		—		10	52° 33'	11	59° 35'
Gesäß	10	38° 26'	11	43° 17'	—		—					
Oberarm, Beugeseite .	—	—	—	—	6	33° 16'	5	37° 18'	10	28° 50'	16	37° 8'
Oberarm, Streckseite .	15	48° 58'	7	56° 20'	—		—		(Stelle nicht spezifiziert)			
Vorderarm, Beugeseite	11	40° 31'	1	48° 22'	6	30° 42'	1	30° 36'	9	34° 5'	10	40° 16'
Vorderarm, Streckseite	9	52° 53'	4	58° 51'	—		—		(nicht spezifiziert)			
Oberschenkel, lateral .	18	48° 42'	9	53° 59'	—		—		8	35° 42'	9	47° 35'
Oberschenkel, medial .	—	—	—	—	4	24° 53'	4	33° 3'	(nicht spezifiziert)			
Unterschenkel, Beuge- seite	12	46° 59'	9	50° 14'	5	32° 2' (medial)	7	39° 49'	8	33° 4'	11	40° 11'
Unterschenkel, Streck- seite	11	39° 40'	8	42° 44'	5	23° 51' (lateral)	5	31° 7'	(nicht spezifiziert)			

genetische Typen: $d^I < D^{II} < D^{III}$, wobei in Typ I die Haare abwärts gerichtet sind und den von der Glabella kommenden Strom an den Augenbrauen treffen (ungefähr 44% in Norwegen und USA). Bei Typ II wachsen die Haare an einer, meist der linken, Stirnseite abwärts, an der andern aufwärts (etwa 28%), während beim dominanten Typ III die Haare an beiden Seiten aufwärts wachsen und die Konvergenzlinie mit dem vom Scheitel kommenden Strom auf verschiedener Höhe liegen kann und oft zu Wirbeln am Stirn-Kopfrand führt (etwa 28%). Dieser Typ III wurde bei 66 Mongoloiden niemals gefunden, doch bleibt die Frage offen, ob es sich dabei um Abwesenheit des Gens oder frühembryonale Wachstumsstörungen der vorderen Schädelregion handelt. HUARD et al. fanden bei Vietnamesen Typ I in 90,5%, II in 5,6% und III in 3,7%. Die Verteilung soll bei in Amerika lebenden Chinesen und Indianern ähnlich sein.

Viel ist über den auffälligsten aller Wirbel, den am Scheitel, gearbeitet worden. Es besteht ziemliche Übereinstimmung, daß dieser Wirbel etwa viermal so häufig im Uhrsinne (rechts) gedreht ist als links (SCHWARZBURG, LAUTERBACH und KNIGHT, TAKEYA, YAMASITA, NEHSE, ROUTIL, MAZARS). Die Zahl der Doppel- und Mehrfachwirbel schwankt in den Statistiken von etwa 6—10%. Der Wirbel liegt öfter auf der rechten Kopfhälfte (TAKEYA, NEHSE, YAMASITA). Während SCHWARZBURG und auch ROUTIL die Rechtsdrehung für monohybrid dominant halten, meint NEHSE, daß nur Form und Stärke des Wirbels, aber nicht Richtung und Lage erblich sind. Bei Idioten sollen mehr Abweichungen von der Norm vorkommen (LAUTERBACH und KNIGHT, NEHSE).

4. Länge und Form des Einzelhaares

Die Länge der verschiedenen Haararten wechselt innerhalb weiter Grenzen, die der Augenwimpern und Brauen wurde oben erwähnt. Vellus und Terminalhaare der Körperoberfläche (Rumpf und Extremitäten) können von wenigen

Millimetern bis zu 3 cm und mehr variieren, aber sind in ihrer oberen Grenze durch das wohl allgemeine Phänomen beschränkt, daß sie nur wenige Wochen bis Monate wachsen und etwa zweimal im Jahr gewechselt werden (F. PINKUS 1947). Anders liegt es mit Kopf- und Barthaar, das mehrere Jahre lang wächst. Genaue Daten über Maximallängen sind heute noch schwerer beizubringen als zur Zeit des ersten Handbuchs, da nun auch Frauen meist ihre Haare schneiden lassen. So sind Messungen gewöhnlich nur als Kuriosa

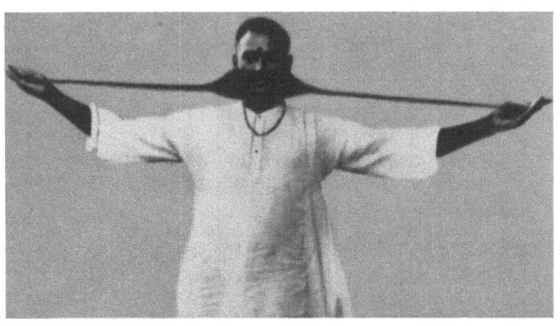

Abb. 43. Ein Inder mit langem, wohl meist von den Backen wachsendem Bart. (Mit Erlaubnis des Süddeutschen Verlages, München)

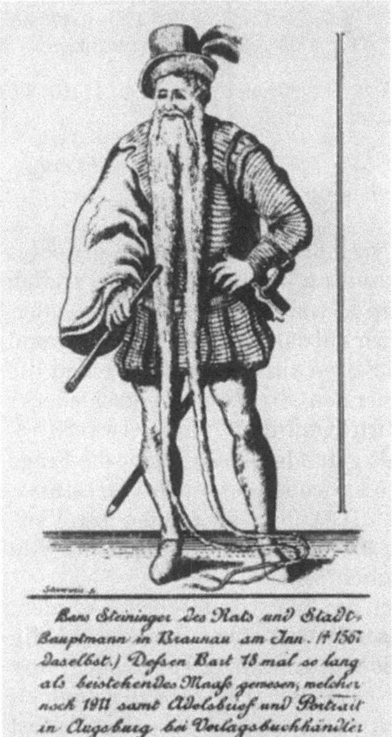

zugänglich. Nach CORSON war der Stamm der Crow-Indianer durch ihr langes und sorgfältig kultiviertes Haupthaar bekannt. Es soll nicht ungewöhnlich gewesen sein, Männer zu sehen, deren Haar ihre Körperlänge übertraf. Ihr berühmtester Häuptling, Long Hair, soll Haar von etwa 325 cm Länge gehabt haben, aber diese Legende ist kürzlich von CORSON (1961) zerstört worden, der den als Stammesheiligtum aufgehobenen Zopf untersuchen konnte und fand, daß die Haare zusammengeleimt waren. MUCHOW gibt 300 cm $\pm$ 30% als Maximum an.

Barthaarlänge wurde vor einigen Jahren in der Presse diskutiert, wobei nicht genau zwischen Schnurrbart und Backenbart unterschieden wurde. Abb. 43 gibt ein Beispiel von über meterlangem Schnurr- bzw. Backenbart, Abb. 44 zeigt den Besitzer eines besonders langen Kinnbarts.

Hinsichtlich der Form (TROTTER, GARN) ist den klassischen Angaben kaum etwas hinzuzufügen, und das meiste Neue gehört ins Gebiet der Abnormalitäten (s. unter D.I.8.). Daß gerades straffes Haar beinahe runden Querschnitt hat, während dieser bei zunehmender Krümmung elliptisch, eiförmig oder nierenförmig wird (NEUERT), wurde bei Yupa-Indianern (DUGGINS und TROTTER) und Australnegern (TIEGS und SPENCER, TROTTER et al.) nur teilweise bestätigt. Die Haarform wird nach KETTLER intermediär vererbt, während KEERS zwei unabhängige Faktoren, A für welliges, B für lockiges Haar, annimmt, die bei schlichtem Haar fehlen. BEMMELEN fand, daß in Familien, in denen alle Kinder Kraushaar haben, dies auch bei beiden Eltern vorhanden ist. KRANZ postulierte dominanten Erbgang von neger-krausem Haar in einer von ihm beobachteten Familie.

Abb. 44. Der Stadthauptmann Hans Steininger. Sein in Braunau am Inn erhaltenes Grabmal zeigt den Bart von ähnlicher Länge

Neue Zahlen über die Tiefe, die Haarzwiebeln in der menschlichen Kopfhaut erreichen, sind von MARON gegeben worden (Tabelle 16). Einzelheiten betreffend die Dicken- und Querschnittsmessung der Haare werden im mikroskopischen Teil dieses Bandes behandelt. Andere physikalische Konstanten, z. B. Reißfestigkeit des Schafts und Wurzelfestigkeit, sind auch in anderen Teilen einzusehen.

Tabelle 16. *Tiefe der Haarzwiebeln in der menschlichen Kopfhaut.* (Nach MARON 1961)
Zahlen stützen sich auf 6270 Einzelmessungen an 67 Leichen (33 ♂, 34 ♀). Sehr große Streuung mit Alter, Geschlecht und Region. Extreme Werte: 0,6 bis 4,8 mm. Durchschnittswerte wie folgt:

Alter	Zahl der Messungen	Mittel	$\sigma\pm$
0—4	885	1,55	3,84
14—45	2447	2,88	5,76
46—70	2221	2,35	5,37
71—90	717	2,10	4,71

5. Haarfarbe, Ergrauen, Einfluß von Krankheiten

Die Klassifizierung (TROTTER) und Messung der Farbe des Haares stößt auf größere Schwierigkeiten (KRÜGER) als die der Haut selbst. Es ist nicht nur die verschiedene Menge des braunen Melanins zu berücksichtigen (HAUSMAN, BUNAK, JANKOWSKY, SALLER), sondern auch seine Verteilung, die Zumischung von rotem Pigment, Oberflächenrefraktion und die Anwesenheit von Luft- oder Gasblasen im Haar. Für anthropologische Zwecke bewährte sich die alte Fischersche und verbesserte Fischer-Sallersche Haarfarbentafel recht gut. Die letztere besteht aus echten gefärbten Haaren und hat zwei Reihen, eine von weißblond bis ganz dunkel (A—Y), die andere mit roten Tönen (I—VI). Von BÜCKLERS wurde sie mit einer Albinofarbreihe ergänzt. Die Anwendung des Farbkreisels (BELLAMY) und des Ostwaldschen Atlasses (KRÖNING) sowie von Colorimetern (TARUKI, HIKITA, ZATORRE YZURIAGA) wurde durch Einführung von spektrophotometrischen Methoden überholt (FRASSETTO, CIUSA, REED). Reflektionskurven können nach den Vorschriften der Internationalen Beleuchtungskommission in Werte des Farbdreiecks umgerechnet werden (CIUSA). Für gerichtsmedizinische (BOLLER) und anthropologische Zwecke (VERNE und CECCALDI) wurde auch die Fluorescenz der Haare herangezogen.

Rotes Haar hat immer besonderes Interesse erregt, auch wenn man von mystischen Deutungen (WELDE) absieht. Selbst die Natur des roten Farbstoffes ist nicht klar, nachdem das von ROTHMAN und FLESCH beschriebene Trichosiderin kürzlich als relativ unwichtig bezeichnet worden ist (BARNICOT). Ebenso ist der Erbgang umstritten, z.T. wohl, weil die Überlagerung roter Farbe durch Melanin (VIRCHOW) und die Tatsache, daß rothaarige Kinder später braun werden können (TILLNER und BÖSHAAR), die Erkennung des Genotyp erschwert. Man ist sich einig, daß Rothaarigkeit als selbständiger Faktor vererbt wird (HAUGE und HELWEG-LARSEN), aber während FISCHER ein dominantes Gen R annahm und CONITZER drei Allele postulierte (R für gelbrot, r_1 für gelb, r für Fehlen des roten Pigments), halten SALLER und GUYÉNOT rot für recessiv. SALLER gibt zu, daß manche Probleme, wie z.B. das Auftreten von rotem Bart bei dunklem Kopfhaar, nicht einfach genetisch zu erklären sind. Lokalisationsfaktoren, die Wirkung von Geschlechtshormonen und andere Einflüsse müssen mitspielen. BARNICOT meint, daß die zuerst von PEARSON als Xanthismus beschriebene Hellhäutigkeit und Rothaarigkeit bei afrikanischen Negern erblich, aber verschieden von Albinismus ist,

während GUYÉNOT die Möglichkeit in Betracht zog, daß r ein Allel für das Albino-
Gen a ist. Echter Albinismus, wenn auch verschiedenen Grades, kommt selbst-
verständlich auch bei Negern vor (McCRACKIN, v. BORMANN, PIPKIN und
PIPKIN).

Zur objektiven Festlegung des Rotfaktors schlug REED eine Formel vor,

$$R = \frac{100\,(y_{530} - 0{,}243\,y_{400})}{y_{650}}$$

in der y die mit dem Hardyschen Spektrophotometer gemessene Reflektion bei
den angegebenen Wellenlängen ist. Ein Wert von 30—35 für R findet sich bei
strahlend kupferrotem Haar, 36—40 bei hellerem Rot und Rotblond, 41—48 bei
Rotbraun mit allmählichem Übergang zu Braun.

Das oft beobachtete Nachdunkeln des Kinderhaars ist nach TILLNER und
BÖSHAAR ein allmählicher Vorgang während der ersten zwei Dekaden. Sie fanden
es bei 90% von 640 deutschen Jugendlichen, und die Farbänderung betrug im
allgemeinen 4—5 Stufen der Fischer-Sallerschen Tafel. Nur etwa ein Viertel der
rothaarigen Kinder blieb rot, die meisten wurden braunhaarig. Diese sehr interessanten Daten sind natürlich nur für eine gemischthaarige Bevölkerung gültig,
während das Phänomen des Nachdunkelns bei in dieser Beziehung mehr einheitlichen Gruppen, blonden sowohl wie dunklen, weit weniger auffallend ist. Auf der
anderen Seite beobachtete v. POÓR bei den Rehobother Bastarden (Holländer-
Hottentotten-Mischlingen) nicht nur eine Änderung der Haarfarbe, sondern auch
der Haarform, von hellblondem glatten zu dunkelbraunem gekräuselten Typ. Ein
merkwürdiges Beispiel von jugendlicher Blondheit bei sonst dunklen Menschen,
das anscheinend nicht auf Rassenmischung beruht, ist der Fund von ABBIE und
ADAY, daß unter 102 vollblütigen Individuen eines Stammes australischer Ein-
geborener 57 „fairheaded" waren, fast alle in den jüngeren Altersgruppen.

Ein anderes Problem bietet das Ergrauen der Haare. Wörtlich genommen ist
dieser Ausdruck falsch, da er nur den Gesamteindruck wiedergibt. Ein „graues
Haupt" trägt eine quantitativ wechselnde Mischung von dunklen und weißen
Haaren, aber keine individuellen grauen Haare. Graue Haartöne gibt es beim
Menschen nur in bestimmten ethnischen Gruppen, besonders in Osteuropa, entsprechend den Tönen der Fischerschen Haarfarbentafel. Es kommt auch kaum
vor, daß ein Kopfhaar während seines Wachstums die Farbe ändert, außer unter
dem Einfluß von bestimmten Medikamenten (Resochin usw. s. später). Nur
NAEGELI hat dies beschrieben. Im allgemeinen fällt ein dunkles Haar am Ende
seiner normalen Lebenszeit aus und wird durch ein weißes ersetzt. Weiße Haare
enthalten dann kein Melanin oder höchstens Spuren, aber verdanken einen Teil
ihrer Leuchtkraft den im Haarmark vorhandenen Gasbläschen. Sie mögen „grau"
erscheinen, wenn Schmutz und Hauttalg sich auf ihnen ablagert, aber gründliches
Waschen macht sie wieder weiß. Gelbliche Verfärbung weißer Haare beruht auf
äußeren Einflüssen, es spielen möglicherweise erbliche Einflüsse mit (FERRABOUC).

DANNEEL und WEISSENFELS haben festgestellt, daß beim Haarwechsel sich im
allgemeinen die Melanocyten aus der Matrix in die Papille zurückziehen und dort
in inaktiver Form überleben, um beim Beginn des neuen Anagens wieder aktiv zu
werden. Sie fanden, daß beim Farbwechsel die Melanocyten in den sich formenden
Kolben eingeschlossen werden und so mit dem ausfallenden Haar verlorengehen.
Ähnliche Vorgänge haben sich bei „Silber"mutationen von Kaninchen nachweisen
lassen (QUEVEDO und CHASE), vielleicht auch bei Ratten (CASTLE). Bei Mäusen
lassen sich die Melanocyten der Haarwurzeln selektiv durch wohlabgemessene
Röntgendosen abtöten (CHASE, CHASE und RAUCH), und die Haare bleiben für
den Rest des Lebens der Tiere weiß. Ähnliches ist von ZELIGMAN beim Menschen

gesehen worden. In allen diesen Fällen scheinen die einmal verlorenen Melanocyten nicht wieder ersetzt zu werden.

Ob allerdings jedes altersweiße Haar beim Menschen unwiderruflich seinen
Melanocytenbestand verloren hat, muß weiter nachgeprüft werden. Es sind doch
Fälle belegt, in denen Vitamine oder andere Therapie zur Repigmentierung des
Kopfhaares führten (ELLER und DIAZ, ZARAFONETIS, ABRAHAM, HOROWITZ, FA-
BIANI und CAZZAGON). Es ist natürlich bekannt, daß Mangel bestimmter Vitamine
(Panthotensäure, Biotin [QUEVEDO]) oder anderer Faktoren (Lysin [VOHRA und
KRATZER]) bei Mäusen und Ratten durch Stoffwechselstörung zur Entfärbung der
Haare führt. Es erscheint möglich, daß auch beim Menschen metabolische Ein-
flüsse in einigen Fällen im Spiele sind. Ganz ungeklärt sind Fälle (BEAN, PINKUS,

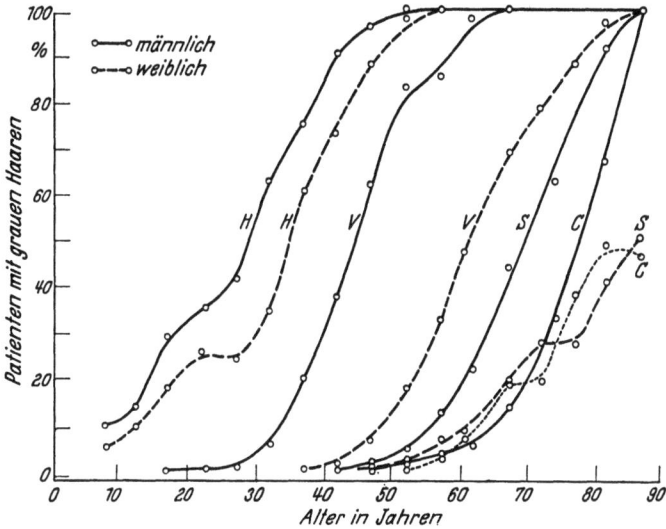

Abb. 45. Prozentuale Zunahme von Personen mit ergrautem Haar bei männlichen (ausgezogene Linie) und weiblichen (unterbrochene Linie) Japanern als Funktion des Alters. *H* Haupthaar, *V* Vestibulum nasi, *S* Supercilia,
C Cilia. (Aus TERADA 1956)

PAUTRIER und WORINGER), wo nach Haarverlust infolge Karbunkel oder Lymphom
weißes Haar dunkel nachwuchs.

Statistische Untersuchungen über die Zeit des Grauwerdens ergaben nach BOAS
und MICHELSON keine bedeutsamen Unterschiede zwischen verschiedenen Gruppen
der New Yorker weißen Bevölkerung (Iren, Juden, Nichtjuden). Dagegen lag das
Durchschnittsalter für Neger höher: 43,9 Jahre gegen 34,2 für Weiße. Individuelle
Werte schwanken natürlich sehr stark (SATKE). Nach GRÜNBAUMS Studien an
1000 Europäern und TERADAs an fast 4000 Japanern ist das Auftreten weißer
Haare ein kontinuierlicher Prozeß, der von der Kindheit bis zum Senium fort-
schreitet. Nach TERADA ist er aber an bestimmten Stellen zu verschiedenen Zeiten
stark beschleunigt. Rapide Zunahme weißer Haare erfolgt am Männerkopf zwi-
schen 30 und 34 Jahren, am Frauenkopf zwischen 35 und 39 Jahren, im Vestibulum nasi mit 40—44 Jahren bei Männern, 50—54 Jahren bei Frauen (Abb. 45).
Frühzeitiges Ergrauen ist zweifellos erblich (SEREBROVSKAJA). Während WOELFF-
LIN keinen Zusammenhang mit anderen Zeichen der Senilität oder ektodermalen
Defekten feststellen konnte, berichtete BLATT über häufige Kombination mit
präseniler Presbyopie. GOMER fand niedrigen Blutdruck und andere Zeichen des
Hypokortizismus und meinte, daß der Organismus Frühergrauter im Schongang
läuft und diese Menschen deshalb oft uralt werden. Andererseits berichtete

DE HAAS über Kombination von Kanities, Kalvities und Migräne, die er auf
erhöhte Vulnerabilität des Diencephalon zurückführt. HALL dagegen glaubte
feststellen zu können, daß frühergraute Menschen nicht leicht kahl werden. Nach
DA SILVO-MELLO ergrauen Kranke mit Magenkrebs später als Ulcuskranke und
frühes Ergrauen spricht diagnostisch gegen Krebs. Dies steht mit einem alten
Glauben in Einklang, daß Krebskranke oft starkes dunkles Haar haben. Alle
solche Befunde bedürfen wohl der Nachprüfung, bevor sie verallgemeinert werden
können.

Ein anderes sehr umstrittenes Phänomen ist das plötzliche Ergrauen der Haare
unter psychischen Einflüssen. Den wohlbekannten älteren Berichten haben KLAU-
DER, MENNINGER-LERCHENTHAL, HOFFMANN sieben weitere beigefügt. Die Literatur der letzten 150 Jahre wurde von EPHRAIM kritisch behandelt, der in einem
eigenen, nach Kopfverletzung aufgetretenen Fall einen Zusammenhang mit
Vitiligo postuliert. Eine neue und physiologisch mehr annehmbare Erklärung
solcher Phänomene wurde von mehreren Seiten suggeriert. GROEGER und KLING-
MÜLLER fanden, daß bei Alopecia areata nur die dunklen Haare ausfielen, so daß
der Kopf innerhalb weniger Tage weiß wurde. Ähnlich sah HOFF bei Encephalitis
das dunkelblonde Haar ausfallen, während das weiße erhalten blieb. Dieser Patient erlitt allerdings auch rapiden totalen Pigmentverlust, der sogar die Iris
affizierte. Wimpern und Brauen sollen innerhalb 3 Tagen, das Körperhaar innerhalb eines Monats weiß geworden sein. Der Biologe kann all diesen Berichten nur
entgegenhalten, daß kein physiologischer Vorgang bekannt ist, der das einmal
im Haarschaft niedergelegte Pigment beeinflussen kann. Dagegen erscheint ein
von SOMOGYI berichteter Fall möglich, wenn auch sehr ungewöhnlich, daß während und für einige Zeit nach einer fieberhaften Krankheit das Haar weiß wuchs,
so daß ein etwa 2 cm langer pigmentloser Teil entstand.

Andere Fälle von Beeinflussung der Haarfarbe durch Umwelteinflüsse mögen
hier besprochen werden. Es gibt wohl beim Menschen keine Analogie zu dem
interessanten Phänomen der Kälteschwärzung oder Acromelanie, die bei Himalaya-
kaninchen, weißen Meerschweinchen und siamesischen Katzen beobachtet wird
(ILJIN, SCHULTZ) und deren biochemischer Mechanismus hauptsächlich von DAN-
NEEL aufgeklärt worden ist. Die von SIMONS gemachte Beobachtung, daß bei
einem 10jährigen rothaarigen Jungen das Haar nach Röntgenepilation dunkel
nachwuchs und ein eigener ähnlicher Fall mit Änderung von blond zu dunkel
mögen wohl als Beschleunigung des sonst erst in der Pubertät auftretenden Nachdunkelns des Kinderhaars erklärt werden.

Die äußerliche oder innerliche Anwendung von Medikamenten kann zur Änderung der Haarfarbe führen (FRIEDERICH). Temporäre Entfärbung der Haare
zusammen mit Leukoderm wurde bei der lokalen Anwendung von Guanofuracin-
Präparaten gesehen (IIJIMA und TOKUNAGA, IBRAGIMOVA). GOODMAN beobachtete
stärkere Pigmentierung der Haare in mit Dihydroxyanthranol behandelten Fällen
von Alopecia areata. Während diese Fälle auf Beeinflussung des Pigmentstoff-
wechsels beziehbar sind, ist die Grünfärbung von Haaren bei Kupferminen-
arbeitern offenbar auf externe Imprägnation zurückzuführen (SCHÖBERL, FEIST
und LOCHTE), obwohl es sicher ist, daß verschiedene Metalle bei Verfütterung im
Haar abgelagert werden (ZACKHEIM). Die kürzliche Einführung des Resochin in
die Therapie brachte das Phänomen der Haarbleichung bei einigen Personen,
besonders solchen mit rötlichem oder blondem Haar (MARTEN, SAUNDERS et al.,
ADAMS, KNIERER, STEVANOVIC, SCHOCH). Ähnliche Pigmenthemmung läßt sich
bei Rode Island Red-Hühnerembryonen erzielen, aber nicht bei schwarzen Hühnern oder bei Meerschweinchen (SAUNDERS et al.). GOLD beobachtete Gelbfärbung
grauer Haare durch Chloroquin. Dies mag vergleichbar sein der Gelbfärbung, die

sich bei Ratten durch Verfütterung von Phenylbenzo-isoalloxazin erzielen läßt (HADDOW et al.).

Beispiele von metabolischer Beeinflussung der Haarfarbe sind die temporäre Rötung dunkler Haare bei ulcerativer Colitis (MELLINKOFF) und der Mangelkrankheit Kwashiokor und die hellere Haarfarbe in Phenylketonurie (COWIE und PENROSE, HASSEL und BRUNSTING u.a.). Vielleicht gehört in dieses Gebiet auch die Beobachtung LEAS, daß bei jugendlicher Schizophrenie dunkle Haare überwiegen, was er durch Überproduktion von Adenochrom erklären will. Dagegen ist die von GÜNTHER hervorgehobene Blondheit der durch Röteln in utero geschädigten Kinder vielleicht eher auf direkte Schädigung der Melanoblasten zu beziehen.

Die postmortale fuchsigrote Verfärbung dunkler Haare (VIRCHOW, KREFFT) kann entweder durch oxydative Bleichung des Melanins erklärt werden, die verdecktes Rot in Erscheinung treten läßt, oder durch rote Oxydationsprodukte des Melanins selbst oder durch Umwandlungsprodukte von Keratin.

Schließlich sei noch der Heterochromie des Kopfhaares gedacht. Bei einigen Menschen finden sich andersfarbene Haarschöpfe (FROHN), in einem selbstbeobachteten Fall z.B. ein braunroter Bezirk von mehreren Zentimetern Durchmesser in der Parietalgegend eines sonst braunhaarigen Mädchens. SIEMENS berichtete als Melanotrichosis circumscripta übereinstimmende dunkle Haarbüschel bei Zwillingen und trennte sie scharf von dunkleren Haaren in Naevi. KNIERER faßte symmetrische Flecke von härteren, dickeren, dunkleren Haaren als reinen Haarnaevus auf. Die von BRAUER berichteten und als Naevus angesehenen hellen Strähnen bei Zwillingen will SIEMENS durch Sonnenlichtbleichung erklären. Auf die Poliosis, die allein oder als Teil eines partiellen Albinismus auftreten kann, sei hier nur hingewiesen (GÜNTHER, SMITH und SCHULZ u.a.).

6. Wachstum und Haarwechsel

Die absolute Quantität des am Kopf gebildeten Haares wurde von VOIT bei drei Personen ermittelt, indem er für 9 Jahre alle abgeschnittenen Haare aufhob (Tabelle 17). Dabei ist natürlich der täglich etwa 50—100 Haare betragende normale Haarausfall nicht einberechnet. Die Wachstumsgeschwindigkeit menschlichen

Tabelle 17. *Haargewicht in Gramm pro Jahr.* (Nach VOIT und MOLESCHOTT)

	1905	1906	1907	1908	1909	1910	1911	1912
Junge, im Alter von 8,5—17,5 J.	33,76	35,81	40,03	40,56	43,38	44,38	51,38	55,20
Junge, im Alter von 11,5—20,5 J.	44,71	51,47	50,35	52,87	55,29	63,40	67,52	63,01
Mann, im Alter von 54—58 J.			39,48	42,52	44,26	42,08	40,18	

Italienische Studenten (nach MOLESCHOTT, zit. Voit 1930): Fall 1: 72,99; Fall 2: 64,97; Fall 3: 68,31; Fall 4: 89,67; Fall 5: 37,46; Fall 6: 51,01.

Haares wird allgemein als 0,3—0,5 mm pro Tag angegeben. FUCHS beobachtete sie mikroskopisch am festgestellten Kopf und fand im Mittel 48,4 μ/Std während des Tages, 6,2—11 μ/Std in der Nacht. Individualität jedes einzelnen Haares wurde von F. PINKUS (1947) betont, der 14 aufeinanderfolgende Generationen eines einzelnen Follikels an seiner Hand beobachtete. Nicht zwei waren in ihrer Lebenslänge und anderen Charakteristica gleich.

Auf Grund der Arbeiten von DRY hat sich bei Biologen und biologisch orientierten Dermatologen eine neue, exaktere Nomenklatur zur Bezeichnung der Haarwachstumsphasen durchgesetzt. DRY führte zunächst für die Maus die

Bezeichnungen *Anagen* für die aktive Wachstumsperiode, *Katagen* für das Aufhören der Proliferation und Bildung des Kolbenhaars und *Telogen* für die Ruheperiode ein. Chase et al. teilten dann das Anagen in sechs genau beschriebene Phasen ein, die sich für experimentelle Arbeit mit dem Haarcyclus als sehr vorteilhaft erwiesen haben. Beim Menschen lassen sich diese Stadien besonders gut beim Haarausfall nach fieberhaften Krankheiten (F. Pinkus 1928, Kligman 1961). bei Röntgenepilation (Montagna und Chase) und beim Haarausfall nach Furunkeln (Butterworth und Fowler) erforschen. Bei den letzteren Formen des Haarausfalls beginnt der Wiederwuchs gewöhnlich etwa 6 Wochen nach dem Eintritt des Telogens. Dazwischen liegt eine haarlose Periode, da die plötzlich getöteten Haare keine guten Kolben bilden konnten und vorzeitig (bei Röntgenepilation 2—3 Wochen nach der Behandlung) ausfielen. Der Haarausfall nach fieberhaften Krankheiten tritt dagegen erst 80—90 Tage nach der Schädigung auf, da die absterbenden Haare im allgemeinen einen guten Kolben bildeten und erst lose werden, wenn das neue Haar zu wachsen beginnt. Noch etwas anders liegen die Verhältnisse beim Haarausfall nach der Schwangerschaft. Hier hat Lynfield kürzlich festgestellt, daß während der Gravidität weniger Haare als normal ins Telogen eintreten. Es sind diese überalterten Haare, die dann nach der Entbindung absterben und 30—90 Tage später ausfallen. Über durch Antimitotica und Antikoagulantien verursachten Haarverlust s. unter D.I.8.

Der volkstümliche Glaube, daß Rasieren das Haarwachstum fördert (Brusch und Kazanjian), wurde von mehreren Autoren untersucht. Seymour fand auf Grund von Messungen rasierter Barthaare höhere Stundendurchschnittswerte, wenn häufiger rasiert wurde, aber Trotter macht darauf aufmerksam, daß die Scheitelhöhe der Verteilungskurve gleich bleibt (0,4 mm nach 24 Std, 1,6 mm nach 96 Std) und nur die Kurve breiter wird, weil in den nach längerem Intervall gesammelten Proben mehr der langsam wachsenden Haare eingeschlossen werden. Ihre Folgerung, daß die Rasur keinen Einfluß auf die Wachstumsgeschwindigkeit hat, wurde von Katori und Winter unterstützt. Jeder Bart enthält eben Haare mit unterschiedlicher Wachstumsgeschwindigkeit. Sehr genaue Daten wurden von Piontek beigebracht, der Haare alle 24 Std sammelte. Die Länge der Stücke wechselte von 134—1236 μ (Mittel 435 μ), der Durchmesser von 62—196 μ (Mittel 132 μ). Das tägliche mittlere Volumen war 5,95 Millionen μ^3.

Etwas andere Verhältnisse liegen möglicherweise bei den Augenbrauen vor, die ja eine begrenzte Wachstumszeit von nur einigen Wochen haben. Die anscheinend von Chirurgen mit einiger Regelmäßigkeit beobachtete Tatsache (Slade, Brothers), daß die Brauen nach präoperativer Rasur für längere Zeit nicht wieder wachsen, läßt sich erklären, falls bei den betreffenden Individuen die meisten Haare gerade ins Telogen eingetreten waren, das bei den Supercilien wohl einige Monate dauert.

Es ist sicher, daß noch längst nicht alle Faktoren, die das Haarwachstum beeinflussen (Stein, Hoff, Montagna und Ellis, Hamilton u. Light, Lubowe) genügend genau bekannt sind.

7. Alters- und Geschlechtsunterschiede, Hirsutismus

Das zeitliche Erscheinen der Haare beim europäischen Fetus wurde von den älteren Autoren festgelegt (s. bei F. Pinkus). Nach Fortuyns Untersuchungen an 400 chinesischen Feten treten die Augenbrauen zuerst in der 18. Woche auf, dann der Scheitelwirbel. Haare finden sich am Rücken in der 21. Woche, individuelle Werte schwanken. Einige neuere Angaben über das Haar in der Neugeborenenperiode sind folgende: Schranz fand, daß Cilien früher markhaltig sind als Kopfhaare, die oft nicht vor dem 3. Lebensmonat medulliert sind. Es spricht daher Mark in den Kopfhaaren unbedingt dafür, daß das Kind gelebt hat. Mark in den Cilien spricht für Reife des Fetus, aber seine Abwesenheit nicht dagegen. Die frappante Erscheinung der Säuglingsglatze wurde von OPITZ und STEIN auf Druckverhältnisse des stärker wachsenden Schädels bezogen, während LEDERER eher konstitutionelle Faktoren verantwortlich machen will. LOCHTE, die die ausgefallenen Haare in Kopftüchern sammelte, stellte fest, daß der Haarausfall in zwei Schüben erfolgt. Für die Haarlosigkeit des Säuglingshinterhaupts, die im allgemeinen auf Reiben des Kopfes an der Unterlage bezogen wird, wollte HOFFMANN Geburtskompression des Schädels verantwortlich machen. Sehr eingehende Studien über Altersveränderungen der Kopfhaare von der Geburt bis zur Reife wurden von TROTTER und DUGGINS vorgenommen, die systematisch alle 6 Monate Haare vom Kopfwirbel von 16 weißen Kindern untersuchten. Der Querschnitt wächst rasch während der ersten 3 Jahre, dann langsamer. Der Index der Längen-Breitendurchmesser nimmt in den ersten 2 Jahren ab und bleibt dann einigermaßen konstant. Mädchen haben im allgemeinen feinere Haare mit kleinerem Index. Viele andere Funde dieser Autoren gehören in den mikroskopischen Teil dieses Bandes.

Die stärkere Haarentwicklung in der Pubertät und besonders das Auftreten der Sexualbehaarung (REYNOLDS) werden selbstverständlich auf Aktivierung der Testikel und Ovarien zurückgeführt. Doch können sich Schamhaare bei Mädchen auch in Abwesenheit der Ovarien entwickeln (KEHRER). SILVERMAN et al. fanden unter 29 Kindern, die Haare schon vor dem 8. Lebensjahr entwickelten, nur einen Knaben. Sie führen die vorzeitige Pubarche auf besondere Ansprechbarkeit der Haarfollikel für geringe Anstiege von Nebennierenandrogenen zurück, die schon vor der Bildung von Hypophysengonadotropin erfolgt. RAMSEY fand nur einen sehr geringen Zeitunterschied in der Entwicklung von Sexualhaar zwischen Weißen und Negern in USA (13,6 gegen 13,3 Jahre). GARTMANN fand keine Unterschiede in der Schambehaarung zwischen normalen Adoleszenten und solchen, die Acne hatten. Änderung der Haarfarbe, meist von hell zu dunkel, und manchmal der Haarform in der Adoleszenz wurden schon erwähnt (D.I.5.).

Die Stirn-Haargrenze ist bei den meisten jungen Erwachsenen fast gerade, bevor beim Mann Glatzenbildung sie in verschiedener Weise verändert. Die häufigste Abweichung von der geraden Linie ist ein kleiner zipfeliger Vorsprung in der Mittellinie. Wenn dieser stark ausgeprägt ist, wird er in englischsprechenden Ländern als „widow's peak" bezeichnet, wohl in Anlehnung an die Form einer im Mittelalter von Witwen getragenen Kappe (Abb. 46). Gelegentlich kommen ganz unsymmetrische Haargrenzen vor (Abb. 47).

Die männliche Glatze ist verschiedentlich bearbeitet worden (RATTNER), wenn auch selten gelobt (s. SCHÖNFELD: De laudibus calvitii des Mönches Hugbald). Nach GRÜNBAUM bevorzugt sie Pykniker, während athletisch gebaute Menschen ihre Haare am längsten behalten. NAVARRO ZENÓN macht Hypophysen-Hypothalamusaktivität verantwortlich. KOCSARD et al. fanden 107 von 232 weißen Männern über 50 Jahre in Australien kahl. In dieser Beziehung bestehen große Rassenunterschiede. Während oft eine Verdünnung, Sklerosierung und geringere Verschieblichkeit der Kopfschwarte für die Glatzenbildung verantwortlich gemacht wird (KOSUGI und KIM, WADEL, HUMPLIK), fanden GARN et al. im Gegenteil, daß Männer ein dickeres Fettpolster auf dem Bregma entwickeln als Frauen. Diese Autoren ziehen das stark entwickelte Fettpolster des männlichen Gorilla zum Vergleich heran. Eine systematische Beschreibung des „patterned loss of hair" (musterbildender Haarausfall) beim Manne (Abb. 48) findet sich bei HAMILTON und LIGHT. HARRIS war imstande, das wohlbekannte Zusammentreffen von

Glatze und starker Körperbehaarung zahlenmäßig statistisch zu belegen. Die allmähliche Abnahme der Stärke von Kopf- und Körperbehaarung bei Frauen im höheren Alter wurde von SILVESTRI quantitativ verfolgt.

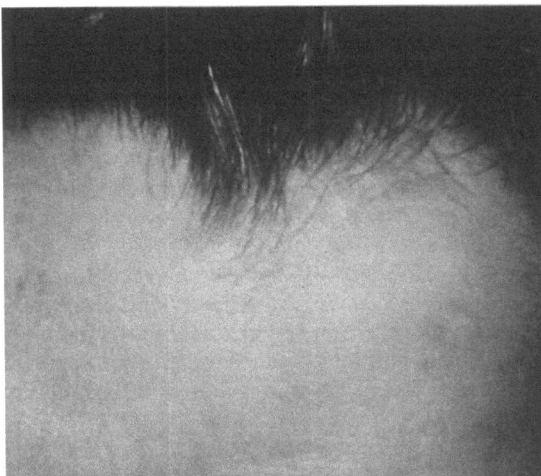

Abb. 46. „Widow's Peak" (Witwenzipfel) bei einer etwa 40jährigen weißen Nordamerikanerin

Wenn man die als klassische Norm aufgestellten Geschlechtsunterschiede der Behaarung zwischen Mann und Weib genauer untersucht, ergeben sich Abweichungen verschiedener Art. Auch auf diesem Gebiet ist natürlich die Norm hauptsächlich auf den verhältnismäßig stark behaarten Mitteleuropäer zugeschnitten, und es ist seit langem bekannt, daß andere Menschenrassen abweichen, insbesondere oft dem femininen europäischen Typ sich nähern.

Selbst unter Russen und Ukrainern fand KOSSJAKOV bei 23—24jährigen Männern den weiblichen Typ der Schambehaarung in 17,5% (Näheres unter D.I.10.). Von besonderem dermatologischen Interesse ist aber seit je das exzessive Haarwachstum

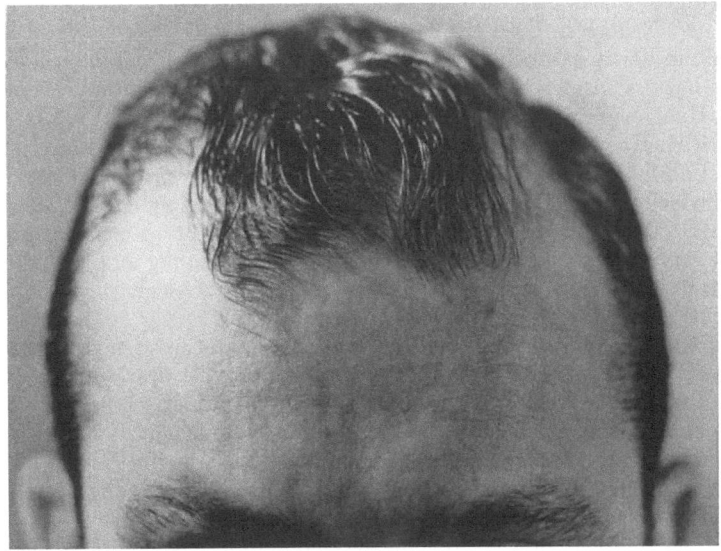

Abb. 47. Seit der Kindheit vorhandene asymmetrische Haarlinie, die jetzt durch die beginnende Temporalglatzenbildung betont wird. 38jähriger weißer Nordamerikaner

gewesen und darunter besonders die Hypertrichose bei Frauen. In dieser Beziehung sollte man nach POLEMANN drei Formen unterscheiden: die Heterogenie (Hirsutismus), bei der die Überbehaarung der des anderen Geschlechts entspricht

(Androtrichie, FLECK); die Heterochronie, bei der der Haarwuchs dem eigenen Geschlecht, aber nicht dem Alter entspricht, und die Heterotopie (Hypertrichose im engeren Sinne), bei der sichtbare Haare an Stellen wachsen, wo sie gewöhnlich nicht vorkommen. Schließlich gibt es auch Fälle, in denen das Haar nur an den normalen Stellen und zur normalen Zeit, aber ungewöhnlich stark und lang wächst (GAUTRON).

Große statistische Reihen von BEEK, GARN u.a. (s. D.I.1.) haben die Variationsbreite des Bartwuchses und der Terminalbehaarung am Körper, um die

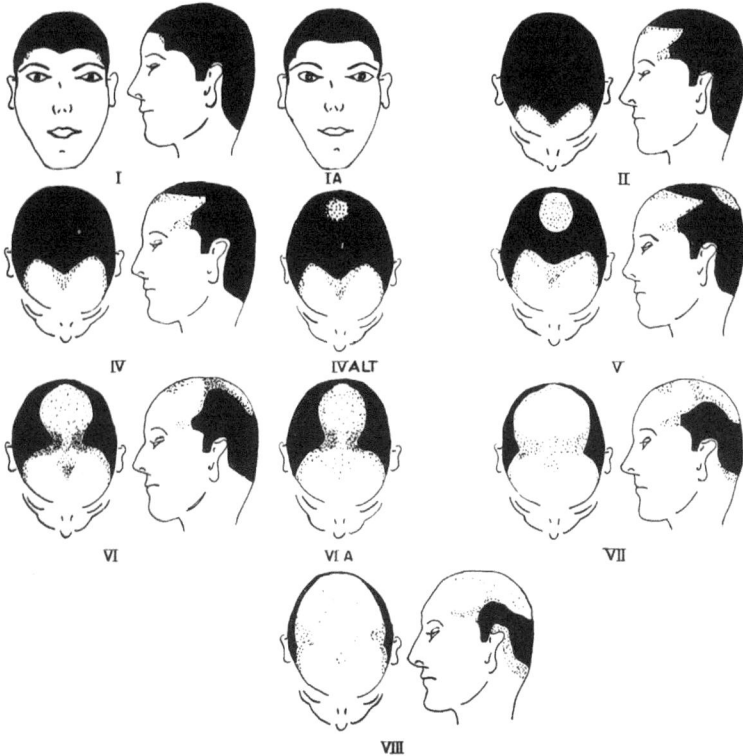

Abb. 48. Typen der männlichen Glatzenbildung (patterned hair loss). (Aus HAMILTON 1951)

es sich hier meist handelt, festgelegt und gezeigt, daß die Geschlechtsunterschiede mehr quantitativ als wirklich fundamental sind (HERSCHAN, RISAK, COOPER, RODECURT, PEDERSEN, THOMAS und FERRIMAN, BISSELL, SHAH, FRÜHWALD, ŘÍHOVA). Während früher nur auf Grund klinischer Beobachtungen endokrine Einflüsse postuliert wurden (OLIVET, ROSENHAGEN, ESAU, LOMHOLT, CALLAWAY et al., FUNCK-BRENTANO und MORICARD, GREENBLATT) und erfahrene Beobachter wie BEEK und andere die Androtrichie großenteils für genetisch-konstitutionell bedingt erklärten, haben neue Ergebnisse auf dem Gebiet der Endokrinologie gezeigt, daß sich doch in vielen Fällen von weiblichem Hirsutismus Abweichungen im Steroidstoffwechsel feststellen lassen (FERRIMAN et al., SCHNEIDER, GALLAGHER et al., NABARRO et al., PERLOFF et al., DE ALVAREZ und HEITMAN, PRUNTY et al., ARGÜELLES et al., PITIS et al., DE RITIS et al., MOSES et al., BEHRMAN). Daß dabei manchmal recht komplizierte Verhältnisse vorliegen (MCMILLAN), zeigen Fälle wie der von SALVADORI von Hirsutismus bei Nebennierentuberkulose oder die Fälle von STRONG et al. nach Adrenalektomie und

Oophorektomie. Cystische Ovarien (Stein-Leventhal-Syndrom) und hormonal aktive Tumoren (FAIRWEATHER und GOLDZIEHER) seien hier nur als weitere pathologische Ursachen erwähnt. Die merkwürdige, vielleicht im y-Chromosom von Vater auf Sohn vererbte Hypertrichose der Ohrmuschel wurde unter D.I.1. besprochen.

8. Abnormalitäten des Haarwuchses, Beziehungen zu Krankheiten

Wie schon aus dem Vorstehenden sich ergibt, ist bei den Haaren die Grenze zwischen normalen und pathologischen Zuständen äußerst schwer zu ziehen. Manches Abnorme wurde schon angedeutet, wirkliche Krankheiten der Haare bleiben anderen Kapiteln dieses Handbuchs vorbehalten. Hier sollen nur einige kleinere Abweichungen zusammengestellt werden.

Beschaffenheit und Wuchs der Haare können Hilfsmittel bei der klinischen Diagnose sein (RISAK, SCHÖNFELD). Neben den schon erwähnten Beziehungen zu den Geschlechts- und anderen Steroidhormonen sind Störungen bei Unterfunktion der Thyreoidea wohlbekannt (COOPER, BAKER). Doch ist Haarverlust bei Hypothyreose durchaus nicht allgemein und Kretins haben oft starkes Kopfhaar (BUTTERWORTH). Hypertrichose bei kindlichem Myxödem (wahrscheinlich der lanuginöse Typ) kann sich sogar unter spezifischer Therapie zurückbilden (CERVINO et al., GARSCHE, ACHTEN et al.).

Manche der als diagnostisch beschriebenen Störungen der Haare haben sich nicht als stichhaltig erwiesen. Der Verlust des äußeren Drittels der Augenbrauen ist eins dieser Zeichen, das viel zu häufig auch bei Normalen vorkommt, um zur Diagnose der Hypothyreose und anderer Allgemeinerkrankungen verwendet zu werden (WAYNE, D.I.1.). Verlust der Haare an der Außenseite des Unterschenkels bei Männern ist so häufig, daß man ihm allen diagnostischen Wert absprechen muß (SCHÖNFELD, RONCHESE und CHACE). Ebenso läßt sich nach HAUCH et al. kein Anhalt finden, daß die Brusthaare bei Lebercirrhose ausfallen oder daß Männer mit glabröser Brust zu alkoholischer Cirrhose prädisponiert sind (SPELLBERG). Besser begründet ist die Beobachtung, daß Haare auf den großen Zehen bei schwerer Ischämie verlorengehen, daß ihre Persistenz ein gutes prognostisches Zeichen ist, und daß sie bei Besserung der Blutversorgung, z.B. nach Sympathektomie, wieder wachsen können (NAIDE). Andere diagnostische Zeichen, die weiterer Nachprüfung bedürfen, sind die von NEUDA bei verschiedenen chronischen Erkrankungen beschriebene strichförmige Wachstumshemmung des Kopfhaares (LEMEŠIĆ, F. PINKUS), die von CASTELLANI erwähnte Hypertrichose der Schienbeine bei Unterernährung und das von FREUND (1925, zit. COHEN 1957) zuerst beschriebene Haarzeichen bei Kleinkindern. Schwer herunterzubürstendes Haar am Scheitel wurde von ihm als Zeichen der exsudativen Diathese, von FINKELSTEIN (zit. COHEN 1957) als Indikation der Neuropathie und kürzlich von COHEN als charakteristisch für Milchallergie bei Säuglingen angesprochen.

Lokale Hypertrichose um chronische Ulcera, z.B. bei Osteomyelitis (SCHÜLLER-PEREZ und FROST), nach sklerosierenden Veneninjektionen (LOUSTE und LÉVY-FRANCKEL), nach Verbrennungen (BATTISTA) und langdauernden Entzündungen ist wohlbekannt, läßt sich nach POENARU-CAPLESCO in 20 Tagen durch tägliche warme Handbäder erzeugen. Auch langdauernde mechanische Reizung kann zu stärkerem Haarwuchs führen (CSILLAGS Berufshypertrichose), z.B. bei einem Mann, der 20 Jahre lang Bierkästen auf der Schulter trug (JADASSOHN und PAILLARD), und bei Imbezilen, die dieselbe Hautstelle fortwährend beißen (RESSMANN und BUTTERWORTH). In diesen Fällen ist wohl Hyperämie die verbindende Ursache. Dasselbe gilt vielleicht auch für die von VILANOVA und PINOL beschriebene

Hypertrichose nach lokalen Porphyrininjektionen. Die Hypertrichose bei kongenitaler Porphyrie ist allerdings wohl eher auf endokrine Störungen zurückzuführen, ebenso wie die allgemeine Hypertrichose bei emaziierten Kindern (GARSCHE) oder bei erschöpfenden chirurgischen Erkrankungen (HELLER) und nach schweren Verbrennungen. Man darf auch nicht vergessen, daß Denervierung einer Hautstelle zur Hypertrichose führen kann, und das mag teilweise für den guten Haarwuchs in Hauttransplantaten (HOFF) verantwortlich sein.

Der Einfluß von fieberhaften und anderen plötzlichen und schweren Systemerkrankungen auf das Kopfhaar ist besonders eingehend von F. PINKUS analysiert worden. Seine fast vergessenen Methoden und Befunde haben erst kürzlich in Italien (PIREDDA, PUCCINELLI u.a.) und USA (KLIGMAN) eine Renaissance erfahren. Neuerdings sind Heparinoide als Ursache diffusen Haarverlustes erkannt worden (MERZ, WRIGHT, HIRSCHBOECK et al., TEDHOPE et al. u.a.), während die stark, aber kurzwirkenden Antimitotica, die jetzt zur Krebsbehandlung herangezogen werden, eine plötzliche Verdünnung des Haarschafts hinterlassen, aber nicht immer zur Einleitung des Telogens führen (VAN SCOTT et al., MALKINSON und LYNFIELD, FALKSON und SCHULZ, BRAUN-FALCO, CROUNSE und VAN SCOTT). Interessant ist natürlich auch der spezifische und paradoxe Einfluß, den die orale oder intradermale Zuführung von Corticosteroiden auf das Haar bei Alopecia areata hat (s. bei BERGER und ORENTREICH).

Röntgenbehandlung in Epilationsdosen kann zur Veränderung der Haarform führen, meist von schlicht zu lockig. Dies war besonders eindrücklich in einem Fall von PFAHLER, in dem nur die Hälfte des Kopfes bestrahlt worden war und nur die ausgefallenen Haare gekräuselt nachwuchsen. In einem selbst beobachteten Fall, in dem ein Junge mit storrem roten Haar wegen Mikrosporie zweimal im Abstand von weniger als einem Jahr epiliert wurde, verursachte erst die zweite Behandlung die Lockung.

Kraushaar kann spontan in sonst schlichthaariger Umgebung auftreten. Es gibt mehrere Formen. Dominant vererbtes, kurzes, wolliges Haar wurde in Familien in Norwegen (MOHR), Holland (SCHOKKING, SANDERS) und der Tschechoslovakei (HOLČIK und SEDLAČEK) beobachtet, wobei kürzliche Rassenmischung ausgeschlossen wurde. WERNER beschrieb eine Familie mit erblichem Star und feingelocktem Haar. Andererseits ist Kräuselung nur eines Teils des Kopfhaars als von Geburt an bestehender Kräuselhaarnaevus (MACKEE und WISE, HOFFMANN, BORN, POST, STEITMAN) und als progressive Kräuselung (WISE, WISE und SULZBERGER, AYRES) beschrieben worden. Wie schwer es ist, sicher zu sein, daß ein Kräuselhaarnaevus wirklich nur die Haarform betrifft, geht aus der Beobachtung von BELL hervor, daß eine Patientin, die seit der Geburt lockiges Haar nur auf der rechten Kopfseite besaß, mit 18 Jahren anfing, naevoide Verdickung der Haut der ganzen rechten Gesichtshälfte zu entwickeln, die sich auf Kopf und Hals fortsetzte. Eine interessante und mir selbst zugängliche Beobachtung von BOERSMA läßt es auch angeraten erscheinen, die gewöhnlich suggerierte Ähnlichkeit mit Negerhaar (kinked, woolly) mit Vorsicht zu betrachten. In diesem Fall hatten die beiden einzigen Kinder (Junge und Mädchen) normalhaariger Eltern als „kraus und wollig" bezeichnetes Kopfhaar. Tatsächlich stand das blonde Haar starr vom Kopf ab und hatte eine Zickzack-Kräuselung, die eher der Schafwolle glich. Histologische Untersuchung zeigte hier, ebenso wie in dem Fall von WISE und SULZBERGER, daß die Follikel fast gerade und keineswegs säbelscheidenartig gekrümmt, wie bei Negerhaar, waren. Eine wolltechnische Untersuchung der Haare war leider nicht möglich.

Für andere Abnormalitäten der Haarform und Struktur wie Monilethrix, Pili torti, Pili annulati usw. sei auf andere Kapitel verwiesen.

Eine erst kürzlich in USA als „hair casts" (KLIGMAN) oder Pseudoparasiten (BRUNNER und FACQ) beschriebene Erscheinung ist das wohl von SEXTON zuerst beobachtete Auftreten von kurzen grauweißen Ringen um die Haare, die sich wie Serviettenringe leicht am Haarschaft verschieben lassen. Sie ähneln bei flüchtiger Untersuchung Nissen und bestehen offenbar aus Resten der Wurzelscheide. Ob sie wirklich nur auf Gebrauch von Cosmetica zurückzuführen sind (SCOTT), erscheint sehr zweifelhaft.

9. Postnatale Neubildung von Haaren

Es wird allgemein angenommen, daß die normale Neubildung von Haarfollikeln etwa am Ende des 6. Fetalmonats beendet ist, daß von da an mit fortschreitendem Wachstum des Körpers eine flächenmäßige Verdünnung der Haare eintritt und daß das spätere Auftreten von stärkeren Haaren, z. B. des Bartes, auf Umstellung der Follikelfunktion und nicht auf Follikelneubildung beruht. Die Frage postnataler Entstehung von Haarwurzeln ist auch für die Krebsentstehung in der menschlichen und tierischen Haut von Interesse und ist mit Wärme und manchmal dogmatischer Schärfe diskutiert und meist abgelehnt worden (WOLBACH u.a.). KYRLE war einer der wenigen, die Neubildung beim Menschen als ein relativ häufiges Vorkommnis erklärten. Eigene Versuche, die von RIBBERT und seinem Schüler GUREWITSCH am Kaninchenohr experimentell erzeugte Neubildung von Follikeln zu bestätigen, schlugen fehl. Nur die schon vorhandenen Einheiten wurden größer. Es ist natürlich wohlbekannt, daß die Cerviden jedes Jahr eine große Zahl neuer Haare auf der das wachsende Geweih bedeckenden Haut produzieren (BILLINGHAM), aber dieser Spezialfall beweist wenig für die sich nicht erneuernde Haut anderer Säugetiere inklusive des Menschen.

Das Dogma der Unmöglichkeit der Neogenesis bei Tieren wurde erst kürzlich von BREEDIS angegriffen, der ausgedehnte Neubildung von Haaren bei Kaninchen fand, wenn er relativ große Wunden an der Kontraktion verhinderte. Die neue, zuerst haarlose Epidermis entwickelte radiäre Leisten an der Unterseite, die dann in einzelne Follikel sich auflösten. Diese Resultate wurden von BILLINGHAM und RUSSELL bestätigt, aber von STRAILE durch Follikelwanderung zu erklären versucht. BROOK, SHORT und LYNE glauben, Follikelneubildung bei ausgewachsenen Schafen gesehen zu haben. Ältere Resultate, die unverdienterweise wenig Aufmerksamkeit erweckt haben, sind die von TAYLOR, der Rattenhaut durch Vereisung tötete und neue Haare entstehen sah, wahrscheinlich dadurch, daß neues Epithel in die verödeten Follikel hineinwuchs. SILBERBERG und SILBERBERG überzeugten sich, daß Meerschweinchen, die unter Pinselung mit Methylcholanthren nicht wie Mäuse und Ratten Tumoren entwickeln, statt dessen mit Haarneubildung antworten.

Beim Menschen suggerieren KLIGMAN und STRAUSS, daß sich nach Abschleifen der Gesichtshaut neue Haarfollikel von der Epidermis bilden, aber dies bedarf gründlicherer Untersuchung. WORINGER und LAUGIER fanden Haarwurzelneubildung in der Narbe eines abgeheilten Keratoacanthoms. Pertinent ist auch die häufige Entstehung freier Talgdrüsen in der Mundschleimhaut, die stets erst nach der Pubertät eintritt (s. B.I.2.a). In vereinzelten Fällen (COSTELLO, MILES) sind auch wachsende Haare beobachtet worden. Nach OULMAN sind ähnliche Befunde schon im vorigen Jahrhundert von JOSEPH, AUDRY und BERGIÉRE veröffentlicht worden. Abnormerweise können Follikel Seitensprossen treiben, die zu grotesken Gebilden und kleinen Tumoren (Folliculom, MIESCHER, KLIGMAN und PINKUS, Haarfollikelnaevus, PRINZ, HYMAN) führen können.

Es scheint, daß das Dogma der Unmöglichkeit postnataler Neogenese, wie die meisten medizinischen Dogmen, nicht haltbar ist. Aber es wird viel künftiger Arbeit bedürfen, um die Bedingungen aufzuklären, unter denen Haare nach der Geburt neugebildet werden können.

10. Vergleichende Anatomie und Phylogenie

Eine vergleichende Anatomie des Haarkleides muß zunächst die erblichen Unterschiede in der Species Homo sapiens berücksichtigen. Wie schon ausgeführt (D.I.4.), hängt die Haarform ganz von mendelnden Genen ab, so daß sei bei genetisch einigermaßen einheitlichen ethnischen Gruppen ein wertvolles anthropologisches Merkmal ist (VASSAL). Aber selbst in einer immer als straffhaarig beschriebenen Bevölkerung wie der Japans finden sich etwa 10% gelockthaariger Individuen, wofür der bekannte Forscher NOGUCHI ein Beispiel war. Die Erblichkeit und der Erbgang der Haarfarbe wurden ebenfalls schon besprochen (D.I.5.). Nach HAMILTON und MESTLER besteht eine statistische Assoziation von solchen Faktoren wie männliche Kahlheit, starker Bartwuchs, Acne vulgaris und Farbenblindheit beim Vergleich verschiedener Rassen, aber keine nachweisbare Koppelung innerhalb einer Bevölkerungsgruppe. Rassenunterschiede in der Quantität und Zeit des Bartwuchses wurden von HAMILTON et al. herausgestellt. Bei Japanern nimmt die Dicke der Barthaare und die Ausdehnung der behaarten Fläche für mehrere Dekaden nach der Pubertät zu, während beide Werte bei Weißen rasch ein Maximum erreichen und dann langsam abnehmen. BLOCH meint, daß nach Amerika versetzte Europäer in späteren Generationen weniger Bartwuchs zeigen.

Die Verteilung der Terminalbehaarung hängt von komplizierten Faktoren ab. Eine genetische Grundlage ist unbestreitbar, aber diese wird vom Geschlecht und von anderen endokrinen Faktoren beeinflußt (D.I.1.). Der genetische Faktor mag oft in der Ansprechbarkeit der Haaranlagen zu suchen sein (s. B.III.3). In dieser Beziehung sind die Angaben von PI-SUÑER BAYO und REYES von Interesse, daß bei den Mapuche-Indianern im südlichen Chile die Männer eine weibliche Verteilung des Haarwuchses haben, während alle anderen Sexualmerkmale gut ausgebildet sind. Die Autoren vergleichen das mit den Seabright-Hühnern, deren Hähne weibliches Gefieder haben. Eine gewisse Koppelung der Stärke des Haarwachstums mit dem Körperbautyp scheint auch vorzuliegen (VASSAL, GRÜNBAUM).

Von der riesigen Literatur, die über verschiedenste Charaktere der Tierhaare vorliegt, interessieren hier nur solche Angaben, die entweder die objektive Unterscheidung von Tier- und Menschenhaaren zum Zweck haben oder spezifische menschliche Charaktere phylogenetisch ableiten wollen.

Die Unterscheidung von Tier- und Menschenhaaren ist besonders für den Gerichtsmediziner von Interesse und liegt fast ganz auf mikroskopischem Gebiet. Makroskopisch erkennbar sind Haarstrich, Haarwirbel, Haaranordnung und Haarverteilung. Vergleichende Daten in dieser Beziehung stammen von NIEDOBA, PARNALL, NOBACK und OBERSTE-LEHN. BRANDT untersuchte den Haarstrich an Embryonen niederer und höherer Affen und stellte phylogenetische Reihen auf. Manche andere wie RIDLEY, SOKOLOWSKY, FRIEDENTHAL, v. POÓR, LEVEN, GRAY diskutierten phylogenetische Hypothesen. Im ganzen muß man zugeben, daß diese Versuche, die menschliche Haarlosigkeit oder bestimmte Charaktere der Behaarung zu erklären, wenig Positives ergeben haben. SCHULTZ brachte vergleichende Zahlen über die Dichte des Haarkleides bei Mensch, Affen und anderen

Tabelle 18. *Haardichte bei verschiedenen Tierarten.* (Nach SCHULTZ 1931)

Zahl der Individuen	Species	Haare pro cm²		
		Kopf	Rücken	Brust
1	Cynomys leucurus (Präriehund) ♀	2306	2074	978
1	Felis catus (Hauskatze) ♂	4503	3968	2781
15	Platyrrhines, mehrere Species	1852 (906—4083)	1737 (598—2985)	610 (149—1232)
16	Catarrhines, mehrere Species	910 (381—2051)	866 (177—2275)	172 (36—396)
9	Gibbons	2035 (1633—2244)	1727 (1174—2169)	489 (177—888)
13	Anthropoide, mehrere Species	307 (112—685)	276 (48—603)	90 (13—186)
15	Mensch	312	0	1
Summe 71				
6	Neger	297		
3	Weiße	333		
1	Hawaiier	216		
1	Chinese	128		

Säugetieren (Tabelle 18). Die Rolle der Haare in der Wärmeregulation wurde von HERRINGTON besprochen.

Die Abstammung des Säugerhaares und besonders seine Beziehung zu Schuppen und Tastborsten bei Reptilien und Amphibien wurden ausführlich von F. PINKUS besprochen. Er stellte seine eigene Ansicht fest, daß das Haar nicht der Schuppe homolog ist oder höchstens aus einem Teil derselben hervorgegangen sein könne. Er betonte, daß alle Erklärungen Hypothesen bleiben müssen, solange die Paläontologie keinen Vorsäuger mit Haaren oder haarähnlichen Gebilden nachweisen könne. Heute sind wir kaum besser daran. Zwar hat BROILI einen Pterosaurier (Dorygnathus sp.) aus dem Holzmadener Schiefer beschrieben, bei dem schwärzliche Gebilde körperlich erhalten sind, die er für echte Haare hält, die vermutlich einen ziemlich dichten Pelz gebildet hätten. Doch ist natürlich nichts über die Einpflanzung und Histologie dieser Bildungen auszusagen, und die Pterosaurier gehören außerdem sicherlich nicht in die gerade Vorfahrenlinie der Säugetiere. Es sei erwähnt, daß ŠULC und ELIAS für Ableitung der Haare von Hautsinnesorganen eintreten. MATVEIEV und ähnlich EL-MANGOURY weisen darauf hin, daß Reptilienschuppen, Vogelfedern, Säugerhaare und die Zahnschuppen der Elasmobranchier als Epithelverdickungen und Einstülpungen über einer Cutispapille entstehen. Die Kritik aller dieser Möglichkeiten findet sich schon bei F. PINKUS.

Man ist sich mit F. PINKUS darüber einig, daß die bei manchen Säugetieren auftretenden Schuppen, hinter denen die Haare stehen, nicht den Reptilienschuppen homolog sind, aber seiner Vermutung einer kausalen Beziehung zwischen Säugerschuppe und Reihenanordnung der Haare ist von DANFORTH und ERICKSON widersprochen worden. Der letztere wies darauf hin, daß die Schuppen am Rattenschwanz erst nach den Haaren entstehen, während DANFORTH ausführte, daß man Haaranordnung durch Hemmungszonen um jedes schon gebildete Haar, also einen Feldeffekt, erklären könne, ohne Schuppenbildung annehmen zu müssen. Diese Deutung ist gut vereinbar mit neueren entwicklungsmechanischen Daten, die unter D.I.1. erwähnt wurden.

II. Nägel

Im Vergleich mit der fast unübersehbaren Literatur der Haare sind die Nägel beinahe stiefmütterlich behandelt worden, z.T. wohl wegen der großen technischen Schwierigkeiten, Material zu erhalten und zu verarbeiten. F. PINKUS wurde sich, während er seinen Beitrag zum ersten Handbuch schrieb, der Unzulänglichbkeit seines eigenen Wissens bewußt und verwendete mehrere Jahre, um sich mehr Klarheit zu verschaffen. Die Resultate legte er in drei Veröffentlichungen nieder (1928a, 1928b, 1930). Mit fast alleiniger Ausnahme von ALKIEWICZ, der sich für bald drei Dezennien mit der Anatomie und Pathologie des Nagels befaßt hat, hat sich erst in den letzten Jahren wieder eine Welle des Interesses gezeigt, die zu manchen neuen Resultaten geführt hat. SERTOLIs Monographie (1956) und die gerade erschienene 3. Auflage von PARDO-CASTELLOs Buch über Nagelkrankheiten geben eine Übersicht auch der Anatomie und Physiologie. Andere Daten finden sich bei SILVER und CHIEGO, CERUTTI, PFISTER und WEIRICH, C. WHITE und BÜRGER.

1. Struktur des Nagels und Mechanik des Wachstums

ALKIEWICZ tritt dafür ein, daß die allererste Anlage des Nagels, noch vor dem Nagelfeld KÖLLIKERs, sich nicht dorsal, sondern am Ende der Fingerachse befindet, an der Grenze zwischen volarer und dorsaler Epidermis. LEWIS sah an dieser Stelle im 3. Monat eine pilzförmige Aufhäufung von vacuolisierten Zellen (dorsal plume), die er aber für die Anlage der distalen Matrix (Sohlenhorn) hält, während sich die eigentliche proximale Nagelmatrix später dorsal anlegt.

LEWIS gab eine sehr ausführliche Beschreibung des Nagels auf Grund mikroskopischer Untersuchungen, von denen hier nur angeführt sei, daß die Nagelplatte nach ihm aus drei Teilen besteht, ähnlich wie das schon PORT berichtet hatte. Die mächtigste Schicht ist die zentrale Platte, die vom Hauptteil der Nagelmatrix gebildet wird. Mit ihr verschmolzen sind ventrale und dorsale Schichten, die durch anderen Verhornungsmechanismus ausgezeichnet sind. Nach LEWIS' durchaus nicht überall anerkannten Befunden (KLIGMAN, SAMMAN) nimmt die Hauptnagelmatrix die Fläche der Lunula und den Boden der Nageltasche ein und mag sich ein wenig auf das Dach dieser ausdehnen. Andererseits mag die proximale Hälfte des Daches und bis zu $1/9$ des Bodens „dorsalen Nagel" bilden. Der ventrale Nagel wird von einer Zone zwischen Matrix und Hyponychium gebildet. Die distale Hälfte des Nageltaschendaches produziert die „Nagelweste" (nail vest), eine dem Nagel anhaftende und vom Eponychium zu unterscheidende Schicht. Das Eponychium wird nach LEWIS vom Rand des Nagelfalzes gebildet.

Die Frage, was den Nagel nach vorne wachsen läßt und wie er es fertig bringt, sich über das sog. sterile Nagelbett vorwärtszuschieben und doch fest an ihm zu haften, hat viele Köpfe beschäftigt (HELLER: Thixotropie?). Es war diese Frage, die F. PINKUS zu weiteren Untersuchungen veranlaßte und er schloß, gestützt auf histochemische Untersuchungen von GIROUD und BULLIARD, daß das Hyponychium nicht steril ist, sondern stets etwas Horn bildet, das sich dem Nagel von unten anlegt und das Vorwärtsgleiten ermöglicht. KRANTZ und KROMAYER sprachen ähnliche Ansichten aus. MÖRIKE bohrte Löcher durch zwei seiner Fingernägel bis zum Periost und füllte sie mit chinesischer Tusche. Als der eine Nagel nach 15 Tagen excidiert wurde, formte die Tusche einen schrägen Streifen im Hyponychium als Beweis, daß das Epithel mit dem Nagel vorwärts wächst. Er weist darauf hin, daß die Dicke des Hyponychium von proximal nach distal stark zunimmt (74—195%). Was aber bringt den Nagel zuerst in die Form einer Platte, die sich vorwärts schiebt, anstatt wie alle anderen Horngebilde sich senkrecht

aufzutürmen ? Dies wäre einfach zu erklären, wenn die Nagelmatrix Boden und
Dach der Nageltasche einnähme und die Verhornung ihrer Zellen den Nagel in der
Diagonale des Wachstumsdrucks hervorpreßte. Bei den meisten Menschen scheint
der Nagel aber tatsächlich nur vom Boden der Tasche zu wachsen. F. PINKUS
meinte, daß eine inhärente Schrägrichtung der Matrixzellen anzunehmen ist.
Hier ist es nun wichtig, daran zu denken, daß jede einzelne Basalzelle, sei es der
Epidermis oder der Nagelmatrix, ihren Flächeninhalt vervielfacht, wenn sie als verhornte Schuppe endet. In einem Kubus von Epidermis nehmen etwa 100 Cylinder-
zellen dieselbe Grundfläche ein, die von nur vier Keratinzellen bedeckt wird

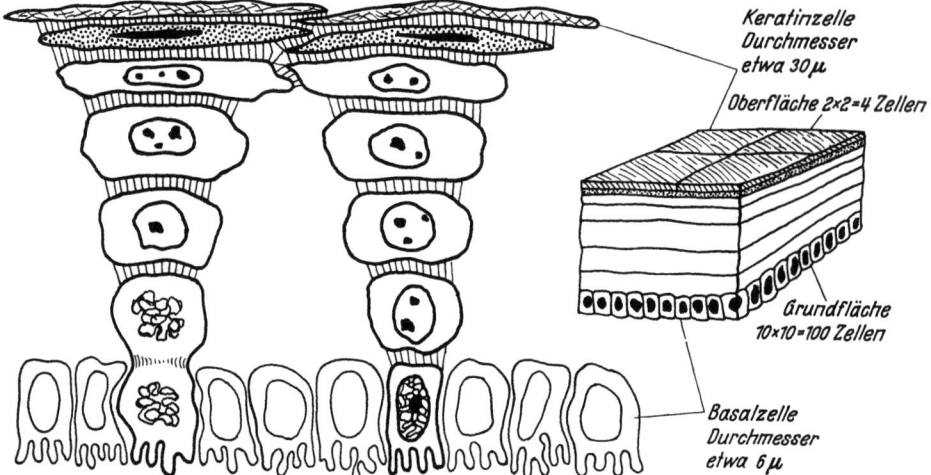

Abb 49. Schema der pilzförmigen Klone, aus denen die Epidermis sich infolge der zunehmenden Flächendurch-
messer der Keratinocyten zusammensetzt. Vergleich der Zellzahl an der Hautoberfläche mit der Zellzahl einer
als Fläche angenommenen basalen Matrix. (Nach H. PINKUS 1958)

(H. PINKUS 1954). Jede Basalzelle bildet also nicht die Basis eines Cylinders,
sondern eines invertierten Kegels oder eines Pilzes (Abb. 49). Da die Nageltasche
ein Blindsack ist, muß die flächenhafte Vergrößerung der Hornmasse selbst die
Nagelplatte in der einzig möglichen Richtung: nach distal, drängen. KLIGMAN
hat dies indirekt durch das folgende Experiment bewiesen: Wenn er einen rund
ausgestanzten Teil der Nagelmatrix auf den Vorderarm verpflanzte, wuchs die
sich bildende Hornmasse tatsächlich säulenartig in die Luft. Die auch sonst
bekannte erstaunliche Zähigkeit der Matrix, weiter Nagel zu bilden, wenn auch
nur kleinste Teile erhalten bleiben, wurde von SHEEHAN zur erfolgreichen Transplantation von Nägeln ausgenutzt. Er excidierte den Nagel und seine Matrix
mit Ausnahme einer schmalen Randpartie und der proximalen Hälfte der Lunula
von einem Daumen und transplantierte sie auf den anderen, dessen verkrüppelter
Nagel völlig excidiert worden war. Das kosmetische Resultat war an beiden
Fingern gut.

2. Quantität der gebildeten Nagelsubstanz

GIROUD und BULLIARD führten aus, daß eine direkte Beziehung zwischen
Größe der Matrix und Schnelligkeit des Wachstums besteht. Die Zehennägel
wachsen nach ihnen langsamer, weil sie eine kleinere Matrix haben. Nach NEW-
COMER wachsen chirurgisch entfernte Finger- und Zehennägel etwa gleich schnell
nach. Da die letzteren meist erheblich kürzer sind, widersprechen diese Befunde
sich nicht unbedingt, besonders da NEWCOMER fand, daß der Großzehennagel nur

etwa $^2/_3$ ausgewachsen war, wenn alle anderen Nägel komplett waren. Doch sprechen klinische Beobachtungen bei der Griseofulvintherapie und die Selbstbeobachtung von BEAN dafür, daß die Zehennägel oft sehr langsam ($^1/_3$—$^1/_4$ der Fingerrate) wachsen.

Quantitative Daten über die Menge der gebildeten Nagelsubstanz stammen von VOIT (Tabelle 19). F. PINKUS sammelte für Jahre das von seinen eigenen

Tabelle 19. *Trockengewicht (in Milligramm) der pro Jahr gebildeten Nagelsubstanz.*
(Nach VOIT)
Trockengewicht als 88,4% des Lufttrockengewichts berechnet.

	1905	1906	1907	1908	1909	1910	1911	1912	1919
Junge, 9,5—15,5 Jahre		913	1046	1124	1112	1203	1486	1581	
Junge, 15,5—17,5 Jahre					1646	1772	1972		
Mann, 52—66 Jahre	2104	2141	2084	2078	2066	2008	1998	1970	1976

Nach MOLESCHOTT (zit. VOIT 1930) pro Jahr 1612 mg.

Fingernägeln abgeschnittene Material und gleichzeitig und getrennt die lose Hornsubstanz, die sich unter den Nägeln herauskratzen läßt. In leider nie veröffentlichten Wägungen fand er, daß die Menge des Sohlenhorns fast gleich der eigentlichen Nagelsubstanz war.

Die absolute und relative Wachstumsgeschwindigkeit der Fingernägel ist von einer ganzen Reihe von Autoren unter normalen und abnormen Bedingungen gemessen worden. Die Methode, durch ein scharfes Instrument eine Markierung am proximalen Teil der Nagelplatte (meist am distalen Rand der Lunula) anzubringen und ihre Vorwärtsbewegung zu messen, ist am einfachsten und recht zuverlässig. Doch sind einige andere Methoden beschrieben worden (BABCOCK). KIEN-TSING empfahl die altchinesische Sitte, die Nägel mit aus Balsaminen gewonnenem Farbstoff rot zu färben. WIGAND und HALBAN und SPITZER benutzten eine mit rauchender Salpetersäure gesetzte Linie. SAPIN-JALOUSTRE et SAPIN-JALOUSTRE machten Röntgenaufnahmen und verglichen eine Metallmarkierung mit dem Knochenschatten.

Größere Reihenmessungen (LE GROS CLARK und BUXTON, HILLMAN, PFISTER) ergaben recht übereinstimmend ein durchschnittliches Tageswachstum von etwa 0,1 mm oder 3 mm pro Monat (Tabelle 20). Der Mittelfingernagel wächst am schnellsten, der Kleinfingernagel am langsamsten, der Daumen etwas langsamer als Zeigefinger und Ringfinger. Dies wurde von WIGAND bestätigt. Dieser, SHARPEY-SCHAFER, GEOGHEGAN et al. und PFISTER fanden auch, daß die Nägel der rechten Hand bei Rechtshändern etwas schneller wachsen, während LE GROS CLARK keinen sicheren Unterschied feststellen konnte. Andere Übersichten, auch besonders über krankhafte und Umwelteinflüsse, stammen von KNOBLOCH (1953), STARE und SIBINGA.

Während LE GROS CLARK und BUXTON keine Altersunterschiede zwischen 10 und 23 Jahren feststellen konnten, wird mehrfach berichtet, daß die Nägel bei jungen Kindern (STARE, KNOBLOCH 1951) und besonders bei Frühgeburten (HARRESS) langsam wachsen. BEAN fand durch Selbstbeobachtung, daß der linke Daumennagel im Alter von 32 Jahren 117 Tage brauchte, um auszuwachsen, 8 Jahre später 126 Tage. KNOBLOCH und SILVESTRI berichten Verlangsamung im Greisenalter. Dagegen führen HAMILTON et al. auf Grund von Reihenmessungen bei Japanern an, daß zwar das Längenwachstum in der ersten und zweiten Dekade am größten ist, daß aber die Dicke der Nagelplatte mit dem Alter zunimmt,

Tabelle 20. *Längenwachstum der Nägel nach verschiedenen Autoren (Zahlen bedeuten μ/Tag)*
Le Gros Clark und Buxton (1938), Durchschnitt aller Finger.

		Männer		Frauen	
Studenten,	Frühjahr	r. 95,4	l. 98,4	r. 98,5	l. 98,8
	Sommer	116,1	119,1	—	—
Schulkinder,	Frühjahr	r. 92,3	89,6	89,3	91,0
	Sommer	112,0	113,3	104,5	104,4

Gilchrist und Buxton (1939), Durchschnitt aller Finger, bei Schulkindern (beide Geschlechter), nach Ernährungszustand geordnet.

gut	r. 106,2	l. 107,4
mittel	106,3	104,0
schlecht	98,9	100,1

Knobloch (1953), dritter Finger, verschiedene Altersstufen, Durchschnitt beider Geschlechter.

	0—3	4—9	10—14	15—19	20—29	30—39	40—49	50—59	60—69	70—79
R	69	101	112	121	123	117	116	104	98	88
L	62	94	108	115	116	110	109	101	92	82

Hillman (1955), Daumen, verschiedene Altersstufen. Niedrigste und höchste Werte, Durchschnitt in Klammern.

	Männer	Frauen
Unter 10	107—117 (112,0)	—
10—29	84—168 (119,6)	79—155 (116,6)
30—39	99—132 (114,8)	74—145 (103,2)
40—49	88—117 (101,1)	86—122 (103,3)
50—69	74—102 (88,9)	84—120 (101,2)

Sibinga (1959), verschiedene Altersstufen.

17—30 J.		
Gruppe 1	76—135 (108)	66—146 (104)
Gruppe 2	66—142 (104)	75—134 (107)

Neugeborene, beide Geschlechter: 102—122 (112).
Frühgeburten, beide Geschlechter: 65—111.

Harress (1952) 13 Frühgeburten, 1170—2400 g, alle 7 Tage für 2—9 Wochen gemessen. Werte in μ/Tag.

Daumen	II	III	IV	V	Zehe I	II	III	IV	V
4,0	3,7	3,9	3,4	3,5	3,0	2,6	2,7	2,5	2,3

Bean (1953), Selbstbeobachtung über 10 Jahre, im Alter von 32—42 Jahren. Tagesrate 112—132 (119), leichte Abnahme gegen Ende der Beobachtung.

so daß das Volumen der täglich gebildeten Nagelsubstanz beinahe konstant bleibt. Einfluß des Geschlechts ($\male > \female$) wird von Pfister berichtet. Saisoneinflüsse, mit langsamerem Wachstum im Winter, wurden von Sharpey-Schafer und le Gros Clark und Buxton festgestellt, während sich Hillman und Bean nicht von solchen überzeugen konnten. Sapin-Jaloustre und Geoghegan et al. berichten übereinstimmend, daß die Nägel im arktischen Klima weniger schnell wachsen. Wieweit die auch sonst erwähnte Ernährung (Gilchrist und Buxton, Babcock, Stare) dabei eine Rolle spielt, ist schwer zu sagen.

Tabelle 21. *Daten mehrerer Autoren über den Einfluß des Nagelbeißens auf das Längenwachstum der Nägel (Zahlen bedeuten µ/Tag)*

LE GROS CLARK und BUXTON (1938), Durchschnitt aller Finger.

		Abgekaute Nägel		Kontrollen	
		Frühjahr	Sommer	Frühjahr	Sommer
Studenten (3 Männer)	r.	133,4	146,3	95,4	116,1
	l.	143,0	144,0	98,3	119,2
Schulkinder (Knaben)	r.	118,6	150,9	92,3	112,0
	l.	115,3	143,7	85,6	113,3
(Mädchen)	r.	102,7	120,6	89,3	104,4
	l.	114,3	130,3	91,0	104,4

GILCHRIST und BUXTON (1939), Einfluß des Ernährungszustandes.

		gut	mittel	schlecht	gut	mittel	schlecht
Schulkinder, beide	r.	119,4	119.9	111,3	106,3	106.3	98,9
Geschlechter	l.	121,3	120,6	109,5	107,4	104,0	100,1

HILLMAN (1955), Daumen, niedrigste und höchste Werte, Durchschnitt in Klammern.

Männer (10—29 Jahre)	86—168 (128,2)	84—155 (117,4)
Frauen (10—29 Jahre)	107—155 (135,9)	91—147 (115,2)

GEOGHEGAN et al. (1958), Durchschnitt.

	126,1	110,2

F. PINKUS, unveröffentlichte Selbstbeobachtung, 75jähriger Mann, beide Ringfinger.

Tagesdurchschnitt aus 3 bzw. 4 Monaten berechnet	102	78

H. PINKUS, unveröffentlicht. 23jähriger Mann mit extrem abgekauten Nägeln ließ sich über reden, für 3 Wochen die rechte Hand in Ruhe zu lassen und sich auf die linke Hand zu konzentrieren. Durchschnittswerte aus 21 Tagen berechnet.

l. Daumen	150	r. Daumen	135
II	174	II	?
III	198	III	150
IV	207	IV	167

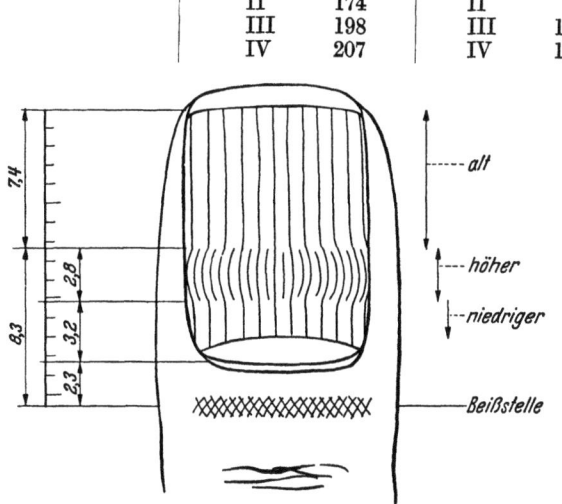

Abb. 50. Selbstversuch von F. PINKUS, das Nagelwachstum durch lange fortgesetztes Bekauen der Matrixgegend zu beeinflussen. Aus hinterlassenen Zahlen und Skizzen zusammengestellt. Die Gegend der Matrix des rechten Daumennagels wurde 64 Tage lang gebissen. Weitere 126 Tage später (insgesamt 190 Tage nach Beginn des Versuchs) war ein erhöhter Querwall, 2,8 mm breit, vorhanden, dessen Vorderrand 8,3 mm von der Beißstelle entfernt war. Daraus läßt sich der sehr niedrige Tagesdurchschnitt von 0,044 mm errechnen, also bestimmt keine Beschleunigung

7*

Von anderen Einflüssen sei erwähnt, daß Schwangerschaft nach HALBAN und
SPITZER oft das Nagelwachstum fördert: 0,13 mm pro Tag bei normalen Frauen,
0,16 mm im Durchschnitt bei Graviden, 0,11 mm im Puerperium. Denervation
oder Lähmung soll das Wachstum herabsetzen (SHARPEY-SCHAFER, SUNDERLAND
und RAY, SILVESTRI). Trauma, z.B. die Entfernung des ganzen Nagels, scheint
zur Wachstumsbeschleunigung beizutragen (SCHÖNBAUER, NEWCOMER), und das
ist besonders eklatant bei Nagelbeißern (LE GROS CLARK, HILLMAN, eigene Beobachtung), wo das Wachstum bis auf 0,16 mm pro Tag acceleriert' sein kann (Tabelle 21). Dagegen fand F. PINKUS im Selbstversuch, daß häufiges Bekauen der
Matrixgegend eher zur Wachstumsabnahme führt (Abb. 50), so daß die Beschleunigung vielleicht nicht einfach auf Trauma und Hyperämie bezogen werden kann
(Wachstum ex vacuo ?, Selbststeuerung ?).

3. Morphologie des Nagels

Ein wohldurchdachter Versuch, die Beschreibung und Messung des Nagels zu
systematisieren, wurde von PFISTER und WEIRICH unternommen. Sie entwickelten
ein Onychodiagramm durch Festlegung des Fingerquotienten (FQ), Nagelquotienten (NQ) und Kurvaturquotienten (KQ). Diese und der Lunulaindex
(LI) werden in einem Schema eingetragen (Tabelle 22, Abb. 51). Während der

Tabelle 22. *Zahlenwerte der von* PFISTER *und* WEIRICH *eingeführten Quotienten zur Konstruktion
des Onychodiagramms (Durchschnittswerte an 10 Männern und 10 Frauen ermittelt)*

Links	V	IV	III	II	I	I	II	III	IV	V	Rechts

FQ = Fingerquotient = Fingerlänge : Fingerbreite

	V	IV	III	II	I	I	II	III	IV	V	
Männer	4,07	4,61	4,65	4,26	3,01	3,05	4,20	4,60	4,54	4,09	
Frauen	4,50	4,74	4,78	4,55	3,33	3,25	4,41	4,69	4,65	4,16	

NQ = Nagelquotient = Nagellänge : Nagelbreite

	V	IV	III	II	I	I	II	III	IV	V	
Männer	1,15	1,14	1,01	0,99	0,93	0,92	1,04	0,94	1,03	1,02	
Frauen	1,08	1,05	0,99	1,14	0,94	0,89	1,07	0,97	1,02	1,14	

KQ = Krümmungsquotient = Krümmungsbreite : Geradbreite

	V	IV	III	II	I	I	II	III	IV	V	
Männer	1,25	1,27	1,23	1,19	1,22	1,18	1,13	1,20	1,21	1,24	
Frauen	1,15	1,23	1,19	1,17	1,17	1,14	1,11	1,16	1,19	1,20	

Lunula vorhanden an den einzelnen Fingern, in Prozent

	V	IV	III	II	I	I	II	III	IV	V	
Männer	10	40	80	80	90	100	90	90	50	20	
Frauen	10	30	40	60	100	90	30	70	30	20	

LI = Lunulaindex = Lunulabreite × Lunulahöhe : 10

	V	IV	III	II	I	I	II	III	IV	V	
Männer	0,14	0,44	1,52	1,38	3,98	4,25	1,68	1,72	0,77	0,18	
Frauen	0,08	0,27	0,65	0,74	3,62	3,25	0,42	1,03	1,05	0,18	

Nagel gewöhnlich in beiden Richtungen leicht konvex gewölbt ist, kommen viele
individuelle Abweichungen vor, bei denen die Grenze gegen das Pathologische oft
schwer zu ziehen ist. Stark gewölbte Nägel (hippokratische, Uhrglasnägel) finden
sich bei Herz- und Lungenkranken als Teil der hypertrophischen Osteoarthro-
pathie, aber können auch familiär ererbt ohne Beziehung zu Krankheiten auftreten

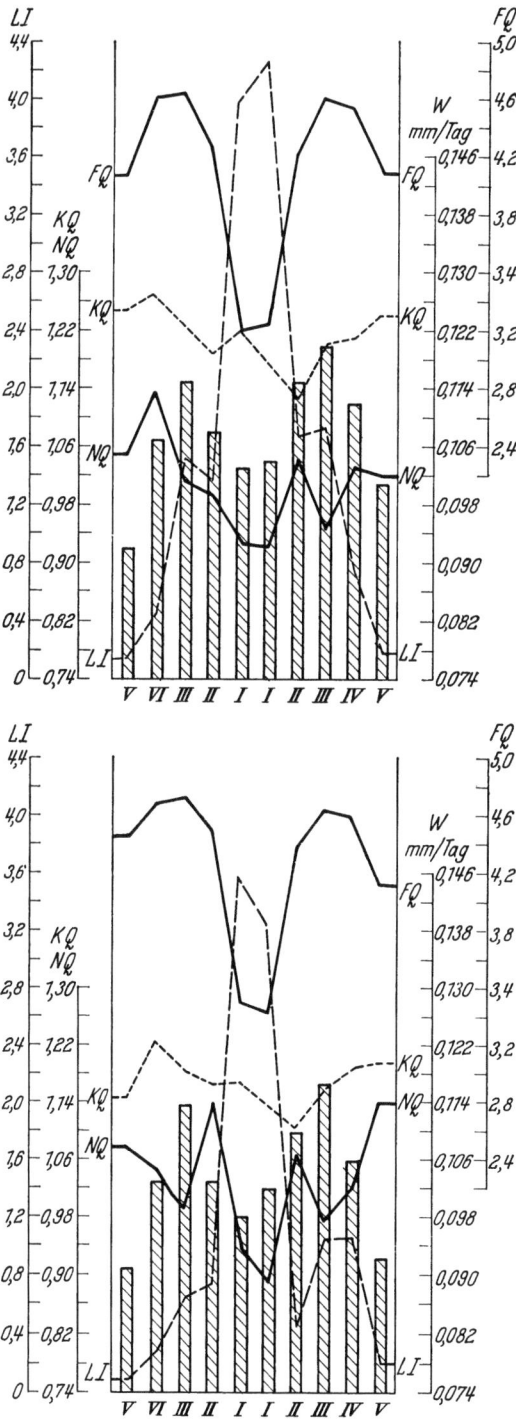

Abb. 51. Onychodiagramm von Männern und Frauen. Die römischen Ziffern bedeuten die betreffenden Finger der linken und rechten Hand. Die Säulen geben das mittlere tägliche Wachstum an (W). Die vier Kennlinien entsprechen dem Fingerquotienten (FQ), Nagelquotienten (NQ), Krümmungsquotienten (KQ) und Lunulaindex (LI). (Aus PFISTER 1955)

(CURTH et al.). Dünne Nägel sind oft flach und nähern sich der konkaven Form der Koilonychie, die entweder erblich (TURPIN und PITON, PROPPE, HELLIER, WESENER) oder in Verbindung mit Systemerkrankungen auftreten kann. Die von HOFFMANN beschriebenen Kastendeckel- oder Doppelkantennägel (FROHN und LOOS) sind eine andere Variante, die oft ohne pathologische Bedeutung auftritt (Abb. 52). Näheres über all diese Dinge ist in ALKIEWICZS Kapitel in diesem Band zu finden.

Betreffs der Fetalentwicklung stellte FORTUYN in Peking fest, daß vom 5.—10. Monat der Nagel mehr in die Länge als in die Breite wächst, daß aber

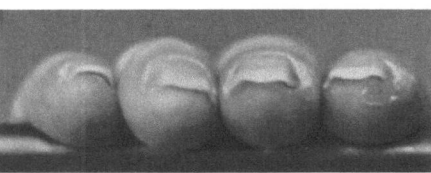

individuelle Schwankungen zu groß sind, um den Nagel zur Altersbestimmung zu benutzen. Wie schon von F. PINKUS erwähnt, zeigen Kindernägel oft oberflächliche Schräglinien, besonders auf ihren seitlichen Teilen, während das Zentrum feine Längslinien aufweist. Diese verschwinden beim Erwachsenen, aber mit vorrückendem Alter werden gröbere Längsstreifen

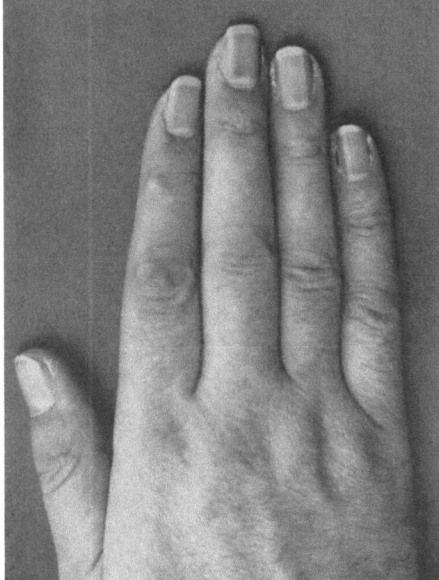

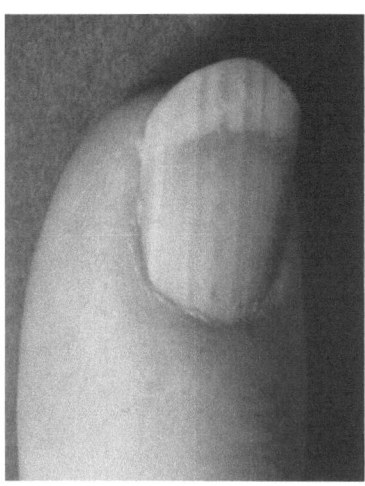

Abb. 52.   Abb. 53

Abb. 52. Doppelkantennägel. (Originalphotographie von E. HOFFMANN an F. PINKUS gesandt (1933); s. auch FROHN u. LOOS 1934)

Abb. 53. Perlenrillen am rechten Kleinfingernagel des Verfassers. Sie traten etwa im 50. Lebensjahre zuerst auf und finden sich konstant an den mittleren zwei von vier Längsrillen

immer auffälliger (ALKIEWICZ und GÓRNY, LEWIS und MONTGOMERY). Diese können quere Unterbrechungen zeigen (Abb. 53), sog. Perlenrillung der Nägel (NOBL) oder selbst Dachschindeln ähneln (STÜHMER). Auch diese Erscheinungen gehen allmählich in pathologische Zustände über.

Versuche, die außerordentlich starken individuellen Unterschiede der Nagelbildung mit Konstitution oder Rasse zu verknüpfen (STRANSKY), sind nur selten gemacht worden. HARRIS stellte fest, daß Neger in den USA im allgemeinen längere und relativ schmälere Nägel haben als Weiße, daß aber die Lunula bei ihnen häufiger unsichtbar ist. Bei Japanern fand ARAKI die Lunula an mindestens

einem Finger, gewöhnlich am Daumen, in 98% sichtbar, an allen Fingern bei
Männern in 35%, bei Frauen in 19%. Eineiige Zwillinge zeigten hohe Konkordanz.
Während Pigmentierung des Nagels und des Nagelbettes bei Weißen sehr selten
auftritt und immer Verdacht auf einen Naevus in der Matrix erweckt, ist sie bei
Negern sehr häufig. In beiden Rassen tritt stärkere Pigmentierung meist in

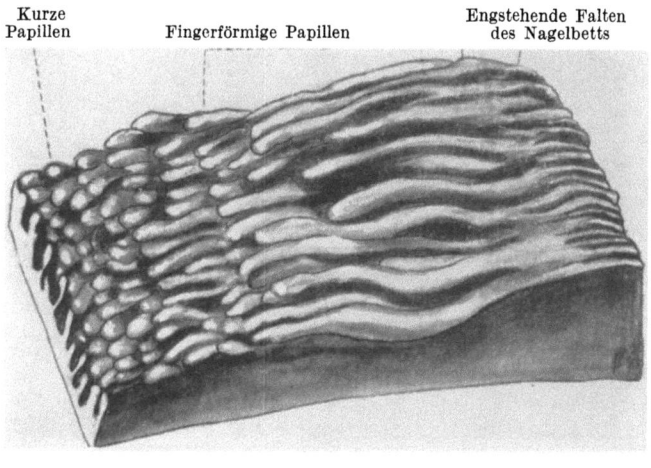

Kurze   Engstehende Falten
Papillen   Fingerförmige Papillen   des Nagelbetts

a

Epithelleisten des Nagelbetts

Nagelbett

Rete, in welchem   Aus den Epithelleisten des Nagelbetts zusam-
die kurzen, horizontal   mengeflossene Längsleisten; zwischen ihnen lie-
verlaufenden Papillen   gen die fingerförmigen Papillen mit den Gefäßen
liegen   in mehreren Etagen übereinander

b

Abb. 54a u. b. Zeichnerische Wiedergabe einer Plattenrekonstruktion des vorderen Nagelendes von F. PINKUS
(1928). a Zeigt die Oberfläche der Cutis. Am rechten Ende des Bildes sind die längsstehenden Falten des Nagelbettes. Diese lösen sich in lange fingerförmige Papillen auf, die in Reihen übereinander liegen und parallel zur
Unterfläche des Nagels verlaufen. Am linken Bildrand kürzere Papillen, über denen sich nach F. PINKUS kerato-
hyalinhaltige Epidermis befindet (Sohlenhorn). b Zeigt die Unterseite der Epidermis mit den den Papillen
entsprechenden Vergen

Längsstreifen auf (MONASH, ALKIEWICZ). Ähnliches ist aus Japan beschrieben
(KOBAYASI), wo Angaben über die Häufigkeit von 21% (TASAKI) zu 1,3—2,2%
(SHIRATORI et al.) schwanken. ALKIEWICZ erwähnt, daß Nagelpigmentierung bei
Weißen auch bei Addisonscher Krankheit, Diabetes mellitus und in der Gravi-
dität auftreten kann, während BÜRGER gerade die kontrastierende Weiße der
Nägel bei Addison hervorhebt. Bei Farbigen kann Röntgenbestrahlung der

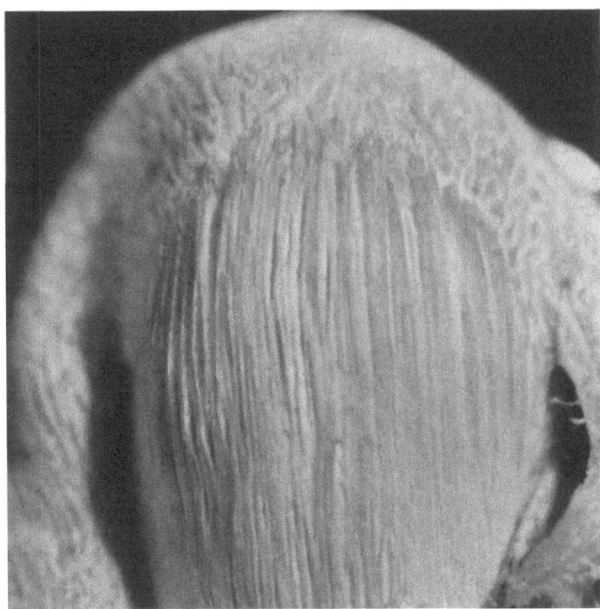

Abb. 55a

Abb. 55a—c. Semperpräparate nach Horstmannscher Methode hergestellt. a Zeigt das cutane Nagelbett eines Kleinfingers (etwa 50jährige Frau) mit den Längsfalten und langen und kurzen Papillen am vorderen Nagelende

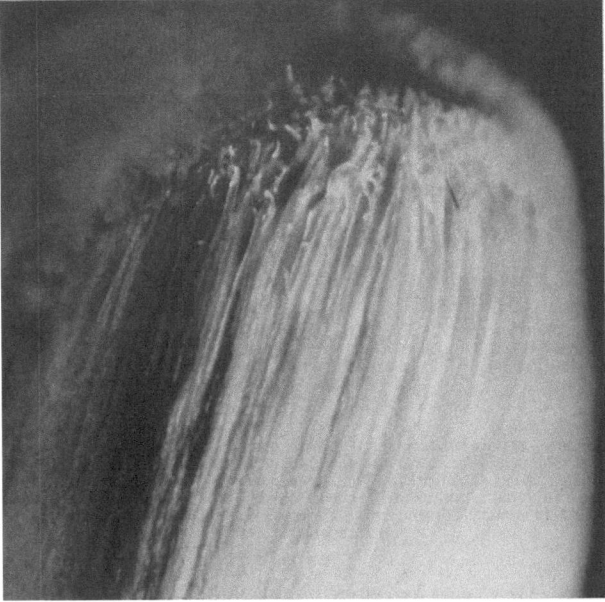

Abb. 55b. Zeigt eine Schrägaufnahme desselben Präparates, um die Auflösung der Längsfalten in mehrere Reihen von langen Papillen zu belegen. Die etwas unordentliche Krümmung dieser Papillen ist wohl der Trocknung zuzuschreiben

Finger zur Nagelpigmentierung führen, die dann manchmal als Querstreifen, ähnlich wie eine Beausche Linie, sich vorwärts bewegt (Sutton).

Bei Herzkranken können die Lunulae röter werden und sich der Farbe der Nagelplatte nähern (TERRY 1954). Eine andere kürzlich beschriebene Farbveränderung sind die azurfarbenen Lunulae (BEARN), die bei Wilsonscher hepatolentikulärer Degeneration auftreten können, aber auch als idiopathische Variante (LEFF). Die den älteren Autoren wohlbekannte „gelbe Linie" (s. bei F. PINKUS), die der Anheftung des Nagels an der distalen Matrix entspricht, wurde von TERRY (1955) unter dem Namen „onychodermales Band" wiederentdeckt und

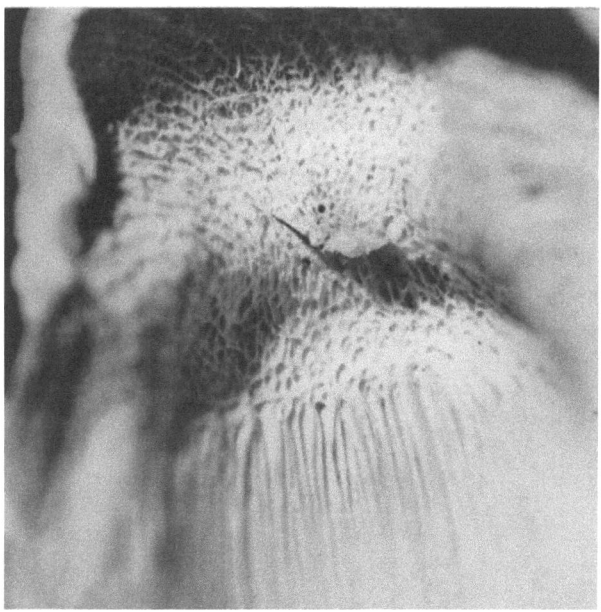

Abb. 55c. Zeigt die Unterseite der Epidermis

untersucht. Diese 0,5—1,5 mm breite helle Zone am distalen Ende des Nagels hat nach ihm besondere Blutversorgung, da sie durch leichten Druck auf die Fingerspitze blutleer wird. Tatsächlich liegt diese Zone über den der Oberfläche parallel verlaufenden Capillaren des distalen Nagelbettes (Abb. 54 und 55), die offenbar wegen ihres Verlaufes leicht komprimiert werden können. Bei dünnen Nägeln kann man diese Capillaren in seltenen Fällen als haarnadelähnliche Schleifen mit einem Vergrößerungsglas erkennen. Nach TERRY (1955) verursacht eine unter den Nagel eingeführte Nadel erst dann Schmerz, wenn sie dieses Band passiert hat.

4. Vergleichende Anatomie des Nagels

Bekanntlich haben nur die Primaten Nägel im menschlichen Sinne. Man benutzt jedoch bei der Beschreibung des menschlichen Nagels einen dem Pferdehuf entlehnten Ausdruck: das Sohlenhorn, der nur verständlich wird, wenn man die Struktur des equinen Gebildes kennt. ZIEGLER hat eine ausgezeichnete vergleichende Studie über die Bildung des menschlichen Nagels und des Pferdehufs geliefert, die sich auf ERNSTs eingehende Untersuchungen des letzteren stützt. Ein Blick auf die vergleichenden Abb. 56a und b erklärt die homologen Teile.

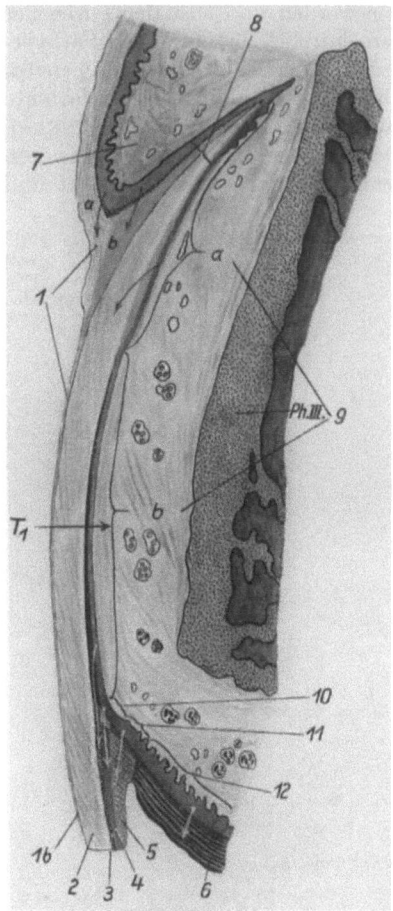 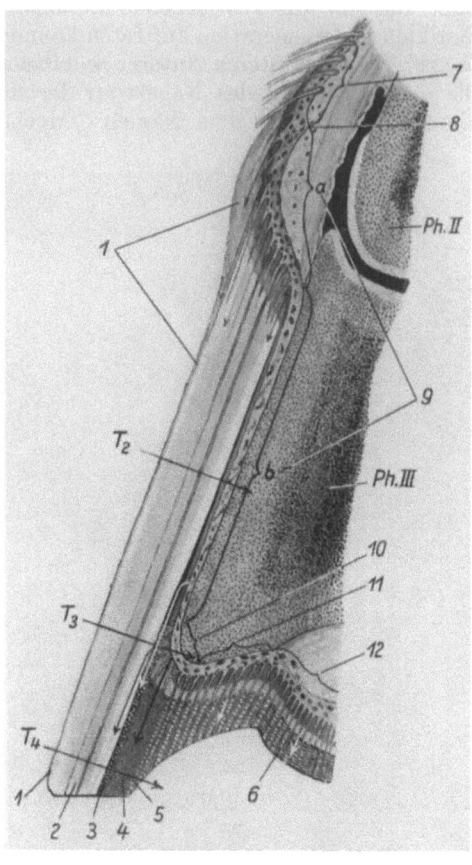

a   b

Abb. 56a u. b. Vergleichende halbschematische Darstellung des menschlichen Nagels (a) und des Pferdehufs (b). (Aus ZIEGLER 1954.) *1* Eponychium = Horn des Saumbandes. Infolge Rückbildung des „Nagelfalzes" lassen sich beim Pferd nicht wie beim Menschen zwei Teile (*a* und *b*) unterscheiden. *2* Nagel = Kronenhorn, von der proximalen Matrix gebildet. *3* Hyponychiumhorn = Wandhorn, vom distalen Teil des Hyponychium gebildet. *4* Terminalhorn (nach BOAS), von der distalen Matrix gebildet. *5* Sohlenhorn, beim Pferd vom subcutisfreien Teil der Hufsohle gebildet. *6* Horn der Fingerbeere = Strahlhorn, beim Pferd vom subcutisführenden Teil der Hufsohle gebildet. *7* Nagelwall = Saumband. *8* Nagelfalz = Kronfalz. *9* Nagelbett = Hufbett (lectulus ungulae). a Matrix des Nagels (lunula) = Matrix des Kronenhorns, bildet 2. b Distaler („steriler") Teil, bildet *3*. *10* Rand- oder Terminalzone, bildet *4*. *11* Gelbe Linie = Sohle, bildet *5*. *12* Fingerbeere (torus) = Strahl (furca), bildet *6*. *Ph. II* und *Ph. III*: Mittel- und Endphalangen. T_2, T_3, T_4 entsprechen Querschnittsbildern in ZIEGLERs Originalarbeit

Literatur

Einleitung und A. Dimensionen der Haut

ALLEN, T. H., M. T. PENG, K. P. CHEN, T. F. HUANG, C. CHANG and H. S. FANG: Prediction of total adiposity from skin folds and the curvilinear relationship between external and internal adiposity. Metabolism **5**, 346 (1956). — AOSIMA, S.: Eine neue Methode der Körperoberflächenmessung. Jap. J. Derm. **48**, 38 (1940).

BARKER, D. E.: Skin thickness in human. Plast. reconstr. Surg. **7**, 115 (1951). — BAUEREISEN, E., u. M. PAERISCH: Die Dickenmessung des Unterhautfettgewebes beim Menschen. Z. ges. exp. Med. **120**, 389 (1953). — BAUMBERGER, J. P., V. SUNTZEFF and E. V. COWDRY: Methods for separation of epidermis from dermis and some physiologic and chemical properties of isolated epidermis. J. nat. Cancer Inst. **2**, 413 (1942). — BEST, W. R.: An improved caliper for measurement of skin fold thickness. J. Lab. clin. Med. **43**, 867 (1954). — BOCK,

F. G., and R. MUND: Evaluation of substances causing loss of sebaceous glands from mouse skin. J. invest. Derm. **26**, 479 (1956). — BREITMANN, M.: Eine vereinfachte Methodik der Körperoberflächenbestimmung. Z. menschl. Vererb.- u. Konstit.-Lehre **17**, 211 (1932).

CLAUSEN, A., u. B. ALEXANDERSON: Beiträge zur Kenntnis der Schweißdrüse des Menschen. Z. mikr.-anat. Forsch. **18**, 47 (1929). — Beiträge zur Kenntnis der Entwicklung der Schweißdrüsen des Menschen. Z. mikr.-anat. Forsch. **30**, 175 (1932).

EAGLE jr., J. F., W. G. SCHENCK jr. and W. SHIM: Parenteral fluid therapy of burns. J. Amer. med. Ass. **174**, 1589 (1960). — EDWARDS, D. A., W. H. HAMMOND, M. J. HEALY, J. M. TANNER and R. H. WHITEHOUSE: Design and accuracy of calipers for measuring subcutaneous tissue thickness. Brit. J. Nutr. **9**, 133 (1955).

FAN, J.: Epidermal separation with purified trypsin. J. invest. Derm. **30**, 271 (1958). — FELSHER, Z.: Studies on the adherence of the epidermis to the corium. Proc. Soc. exp. Biol. (N.Y.) **62**, 213 (1946) and J. invest. Derm. **8**, 35 (1947).

GARN, S. M.: Comparison of pinch caliper and x-ray measurements of skin plus subcutaneous fat. Science **124**, 178 (1956). — Selection of body sites for fat measurement. Science **125**, 550 (1957a). — Fat weight and fat placement in the female. Science **125**, 1091 (1957b). — Roentgenogrammetric determinations of body composition. Hum. Biol. **29**, 337 (1957c). — GARN, S. M., and E. L. GORMAN: Comparison of pinch caliper and teleroentgeno-grammetrical measurements of subcutaneous fat. Hum. Biol. **28**, 407 (1956). — GARN, S. M., and Z. SHAMIR: In Methods for research in human growth, p. 64. Springfield/Ill.: Ch. C. Thomas 1955. — GONZÁLEZ ULLOA, M., E. STEVENS, G. ALVAREZ FUERTES y F. LEONELLI: Espesor cutáneo; reporta de nuestro estudio microscópico en toda la superficie de la cara y del cuerpo. Cir. cirujan. (Mexico) **24**, 455 (1956). — GOSWAMY, N.: Methods for demonstrating the Meiboomian glands. Anat. Rec. **112**, 448 (1952). — GROTH, W.: Der Verlauf des Drüsenschlauches in den a-Drüsen der Achselhaut des Menschen. Z. mikr.-anat. Forsch. **38**, 627 (1935).

HAMBRICK, G. W.: Microanatomy of the skin as studied in whole mounts. Arch. Derm. **73**, 399 (1956). — HAMBRICK, G. W., and H. BLANK: The microanatomy of miliaria crystallina. J. invest. Derm. **26**, 327 (1956). — HOEPKE, H.: Die Haut. In MÖLLENDORFFS Handbuch der mikroskopischen Anatomie des Menschen, Bd. 3/I, 1. Berlin: Springer 1927. — HOFFMANN, E.: Über ein einfaches Verfahren zur Darstellung der epidermoidalen Anhänge der Haut (Haarfollikel, Talg- und Schweißdrüsen) im Verlauf ihrer Entwicklung (Mazerationsmethode foetaler Haut). Derm. Z. **73**, 185 (1936). — HORN, G.: Formentwicklung und Gestalt der Schweißdrüsen der Fußsohle des Menschen. Z. mikr.-anat. Forsch. **38**, 318 (1935). — HORSTMANN, E.: Über den Papillarkörper der menschlichen Haut und seine regionalen Unterschiede. Acta anat. (Basel) **14**, 23 (1952). — Die Haut. In Handbuch der mikroskopischen Anatomie des Menschen (MÖLLENDORFF-BERGMANN), Bd. III/3, S. 1—276. Berlin-Göttingen-Heidelberg: Springer 1957.

ISBELL, H.: The human finger tip: surface area and volume correlations. Hum. Biol. **11**, 536 (1939).

LAUTER, S., u. A. TERHEDEBRÜGGE: Über Fettansatz und Fettverteilung beim normalgewichtigen Menschen. Dtsch. Arch. klin. Med. **181**, 181 (1937). — LEHMENSICK, R.: Einfache Methode zur Darstellung der Wirbeltierepidermis und ihrer Anhangsgebilde. Z. Mikroskopie **52**, 435 (1936). — LEIDER, M.: On the weight of the skin. J. invest. Derm. **12**, 187 (1949). — LEIDER, M., and C. M. BUNCKE: Physical dimensions of the skin. Determination of the specific gravity of skin, hair and nail. Arch. Derm. Syph. (Chic.) **69**, 563 (1954). — LEMKE, G.: Das Röntgen-Weichstrahlbild der gesunden Haut. Arch. klin. exp. Derm. **204**, 253 (1957). — LUND, C. C., and N. C. BROWDER: The estimation of areas of burns. Surg. Gynec. Obstet. **79**, 352 (1944).

MARTIN, R.: Lehrbuch der Anthropologie, 2. Aufl. (herausgeg. von STEFANIE OPPENHEIM). Jena: Gustav Fischer 1928. — MEDAWAR, P. B.: Sheets of pure epidermal epithelium from human skin. Nature (Lond.) **148**, 783 (1941). — MERSELIS, J. G., u. K. TEXLER: Über die Fettgewebsverteilung an der Körperoberfläche. Z. menschl. Vererb.- u. Konstit.-Lehre **11**, 576 (1925). — MONTAGNA, W.: The structure and function of skin. New York: Academic Press 1956; 2nd ed. 1962. — MUCHOW: Integument. Die Haut, Integumentum commune. In C. OPPENHEIMER u. L. PINCUSSEN, Tabulae biologicae, Bd. II, S. 468—485. Berlin: Editio W. Junck 1925.

NEWMAN, R. W.: Skin-fold changes with increasing obesity in young American males. Hum. Biol. **27**, 53 (1955). — NICOV, T.: Ein Apparat zur Bestimmung der Dicke, Kompressibilität und Zähigkeit der Haut an lebenden Tieren. Z. Züchtung B **21**, 351 (1931).

OBERSTE-LEHN, H.: Die Darstellung der Epidermisstrukturen durch Hyaluronidasemazeration. Z. wiss. Mikr. **60**, 463 (1952). — OGAWARA, S.: Über die Fettgewebsverteilung an der Körperoberfläche des Kindes. Z. menschl. Vererb.- u. Konstit.-Lehre **17**, 90 (1932).

PASCALE, L. P., M. I. GROSSMAN and H. S. SLOANE: Correlation between thickness of skin folds and body density. Army Med. Nutrition Lab. Report No 162 (1955). — PERNKOPF,

E., u. V. PATZELT: Anatomie und Histologie der Haut. In L. ARZT u. K. ZIELER, Die Haut-und Geschlechtskrankheiten, Bd. I, S. 1—140. Berlin u. Wien: Urban & Schwarzenberg 1933. — PETER, K.: Die Gestalt der Achselstoffdrüsen. Z. mikr.-anat. Forsch. **38**, 330 (1935). — PINKUS, F.: Die normale Anatomie der Haut. In J. JADASSOHNS Handbuch der Haut- und Geschlechtskrankheiten, Bd. I/1, S. 1—378. Berlin: J. Springer 1927. — PINKUS, F., u. H. PINKUS: Anatomie. Dermatologica (Basel) **95**, 1 (1948). — PINKUS, H.: Anatomie der Haut. Dermatologica (Basel) **96**, 41 (1948). — Anatomie der Haut und Geschlechtsteile. Dermatologica (Basel) **98**, 60 (1949). — Anatomie der Haut. Dermatologica (Basel) **100**, 54 (1950); **102**, 37 (1951); **104**, 43 (1952); **106**, 25 (1953); **108**, 37 (1954). — Anatomy of the skin 1953 bis 1958. Dermatologica (Basel) **110**, 61 (1955); **112**, 44 (1956); **114**, 49 (1957); **116**, 46 (1958); **118**, 44 (1959); **120**, 231 (1960).

QUAY, W. B.: Durable whole mounts of sebaceous glands colored with oil blue N. Stain Technol. **29**, 281 (1954).

ROE, H. E.: The weight of the skin and tela subcutanea of the human fetus. Anat. Rec. **55**, 127 (1933). — RONCHESE, F.: Dermatomegaly. Arch. Derm. **77**, 666 (1958).

SCHALLWEGG, O.: Die menschliche Haut in ihren Beziehungen zu Alter, Geschlecht und Konstitution; eine morphologische Studie. Z. menschl. Vererb.- u. Konstit.-Lehre **25**, 206 (1941) und Diss. München 1941. — SCHMITZ, K. L.: Die Berechnung der Körperoberfläche. Z. Biol. **106**, 325 (1954). — SCHREIBER, M. M., and J. C. TILLEY: Cutis laxa. Arch. Derm. **84**, 266 (1961). — SENDROY jr., J., and L. P. CECCHINI: Determination of human body surface area from height and weight. J. appl. Physiol. **7**, 1 (1954). — ŠKERLJ, B.: Age changes in absolute and relative surface areas of the human body. Brit. J. plast. Surg. **10**, 146 (1957). — ŠKERLJ, B., and Z. KULCAR: Surface areas of body parts and implications in treating burns. Brit. J. plast. Surg. **9**, 165 (1956). — SOUTHWOOD, W. F.: The thickness of the skin. Plast. reconstr. Surg. **15**, 423 (1955). — STARICCO, R. J., and H. PINKUS: Quantitative and qualitative data on the pigment cells of adult human epidermis. J. invest. Derm. **28**, 33 (1957).

TERHEDEBRÜGGE, A.: Über Messungen des Fettpolsters. Virchows Arch. path. Anat. **298**, 640 (1937). — TRAUT, E.: Über die Fettgewebsverteilung an der Körperoberfläche im Alter. Z. menschl. Vererb.- u. Konstit.-Lehre **12**, 637 (1926). — TRONNIER, H., u. H. H. WAGENER: Über die optische Dichte der menschlichen Haut. Strahlentherapie **85**, 478 (1951). — TSANEV, R. G., and G. G. MARKOV: Nucleic acid content in mouse epidermis separated from dermis by different methods. Experientia (Basel) **16**, 448 (1960). — TSUKUDA, T.: Über die Hautdicke der verschiedenen Körperteile bei japanischen Kindern. Okajimas Folia anat. jap. **23**, 373 (1951).

VIERORDT, H.: Anatomische, physiologische und physikalische Daten und Tabellen, 3. Aufl. Jena: Gustav Fischer 1906.

WALLACE, A. B.: The exposure treatment of burns. Lancet **1951 I**, 501. — WILMER, H. A.: Quantitative growth of skin and subcutaneous tissue in relation to human surface area. Proc. Soc. exp. Biol. (N.Y.) **43**, 386 (1940).

B. I. Regionale Unterschiede

ABRAMSON, H. A., and M. S. ENGEL: Skin reactions, 12. Patterns produced in the skin by electrophoresis of dyes. Arch. Derm. Syph. (Chic.) **44**, 190 (1941). — ABRAMSON, H. A., and M. H. GORIN: Skin reactions, 9. The electrophoretic demonstration of the patent pores of the living skin; its relation to the charge of the skin. J. Physiol. Chem. **44**, 1094 (1940). — ADACHI, B.: quoted by TAO and SHU 1935. — ALVERDES, K.: Die apokrinen Drüsen im Vesti-bulum nasi des Menschen. Z. mikr.-anat. Forsch. **28**, 609 (1932). — ANDERSON, P. C.: Familial transverse nasal groove. Arch. Derm. **84**, 316 (1961). — ANDREESCU, C.: Ein Fall von über-zähliger Brustdrüse in der Nackengegend. Rev. Romin. Otol. etc. **1**, 35 (1934). — ASHER, R.: Face values. Trans. med. Soc. Lond. **73**, 48 (1957). — AUBELE, E.: Über die physiologische Pigmentierung der Mundschleimhaut. Diss. Freiburg i. Br. 1933 [s. Zbl. Haut- u. Geschl.-Kr. **47**, 30 (1934)].

BAYER, L. M.: Weight and menses in adolescent girls, with special reference to build. J. Pediat. **17**, 345 (1940). — BEAN, W. B.: Vascular spiders and related lesions of the skin. Springfield/Ill.: Ch. C. Thomas 1958. — BENFENATI, A., e F. BRILLANTI: Sulla distribuzione delle ghiandole sebacee nella cute del corpo umano. Arch. ital. Derm. **15**, 33 (1939). — BIRKEN-FELD, W.: Beitrag zur Zwillingspathologie der Mamma. Langenbecks Arch. klin. Chir. **168**, 568 (1932). — BOAS, H.: Über das Vorkommen der Mammae accessoriae; Untersuchungen von 6456 Patienten. Hautarzt **6**, 253 (1955). — BORSETTO, P. L.: Rilievi sullo sviluppo delle ghiandole sudoripare dell'uomo. Boll. Soc. ital. Biol. sper. **26**, 886 (1950). — Osservazione sullo sviluppo delle ghiandole sudoripare nelle diversa regioni della cute umana. Arch. ital. Anat. **56**, 332 (1951). — BRANDER, T.: Zur Kenntnis der Ätiologie der Ohranhänge. Acta derm.-venereol. (Stockh.) **20**, 213 (1939). — BREIJER, H. B. G., u. G. O. E. LIGNAC: Melanine-pigmentatie van tandslijmvlies bij Nederlanders. Ned. T. Geneesk. **96**, 1686 (1952). — BRIL-

LANTI, F., e A. BENFENATI: Sulla distribuzione della ghiandole sebacee nella cute del corpo umano. Boll. Soc. ital. Biol. sper. **13**, 810 (1938). — BROMAN, I.: Entsteht der Penis pendulus wirklich durch ,,Lösung" von der Bauchwand? Acta anat. (Basel) **1**, 66 (1945). — BRUNSTING, H. A.: Hidradenitis and other variants of acne. Arch. Derm. Syph. (Chic.) **65**, 303 (1952). — BÜRGER, M.: Die Hand des Kranken. München: J. F. Lehmann 1956. — BÜRGER, M., and H. KNOBLOCH: The hand as an aid to diagnosis. Med. biol. Ill. **9**, 4 (1959).

CAMPETI, F.: Un nuovo metodo per la presa e lo studio delle impronto linguali. Rif. med. **67**, 147 (1953). — CAPPELLI, E.: Ricerchi sistematici di istimorfologia sulle cute umana in rapporto alla differenze regionali ed individuali. Arch. ital. Derm. **13**, 16 (1937). — CARMENA, M., u. F. PERALS: Stammbaum einer Familie mit Syndaktylie und einer andern mit Brachydaktylie. Med. Ibera **1931** II, 697. — CARVAJAL, M. S., O. AGUERO y A. MARCANO: Glandule mammarie aberrante. Rev. Obstet. Ginec. **11**, 470 (1951), s. J. Amer. med. Ass. **149**, 793 (1952). — CIVATTE, A., TZANCK et LAFOURCADE: Adénomes hidradénoides du gland. Bull. Soc. franç. Derm. Syph. **44**, 327 (1937). — COLLI, A.: Il metodo delle impronte linguali nella studio della lingua normale e patologica. G. Clin. med. **35**, 157 (1954). — L'importanza semiologica della fluorescenza della lingua. Minerva med. **45**, 1171 (1954). — CORDIVIOLA, L. A., H. J. SÁNCHEZ CABALLERO y P. BOSQ: Hirsuties papillaris penis de Maiocchi. Sem. méd. (B. Aires) **110**, 908 (1957). — CORNBLEET, T.: Transverse nasal stripe at puberty (stria nasi transversa). Arch. Derm. Syph. (Chic.) **63**, 70 (1951). — COSTELLO, M.: Supernumerary auricles. Arch. Derm. Syph. (Chic.) **37**, 917 (1938). — Aberrant hair on the mucous membrane of the lower lip. Arch. Derm. Syph. (Chic.) **42**, 171 (1940). — COSTELLO, M. J., and J. H. SHEPARD: Supernumerary external ears. Arch. Otolaryng. **29**, 695 (1939). — CREEVY, C. D.: The correction of hypospadias, a review. Urol. Surv. **8**, 2 (1958). — CURTH, H. O., I. L. FIRSCHEIN and M. ALPERT: Familial clubbed fingers. Arch. Derm. **83**, 828 (1961).

DANNENBERG, M., M. LEIDER and R. R. BASS: The appearance of lips of suckling infants. Arch. Derm. **78**, 339 (1958). — DELLA ROMANA DE COMPTE, L., y J. C. RADICE: Localización vulvar de una glándula mammaria aberrante. Obstet. Ginec. lat.-amer. **15**, 203 (1957). — DIPALMA, J.: Objective and clinical study of the tongue. Comparison of normal, desquamated and atrophic tongues by a tongue print method. Arch. intern. Med. **78**, 405 (1946). — DUMMETT, C. O.: The relationship between physiologic pigmentation in the oral and cutaneous tissues of the Negro. Amer. J. Phys. Anthrop. **5**, 235 (1947).

EDMONDS, H. W., and C. E. KEELER: Natural ,,ear-ring" holes. Inherited sinuses of the ear lobe. J. Hered. **31**, 507 (1941). — EISSNER, H.: ,,Familiäre Perlèche" vorgetäuscht durch hereditäre, bilaterale Mundwinkelfisteln. Derm. Wschr. **140**, 1192 (1959). — EMERY, J. L., and R. R. GORDON: Persistence of foetal periderm and Zenker's degeneration of muscle in a full-term infant. J. Path. Bact. **71**, 231 (1956). — EVANS, C. L., A. M. NISBET and K. A. ROSS: A histological study of the sweat glands of normal and dry-coated horses. J. comp. Path. **67**, 397 (1957). — EVANS, W.: Polythelia in cardio-arterial disease. Brit. Heart J. **21**, 130 (1959).

FELDNER, F.: Das Vorkommen von Talgdrüsen an der Mundschleimhaut. Diss. Würzburg 1941. — FERGUSON, K., and D. DOWLING: The function of cattle sweat glands. Aust. J. agricult. Res. **6**, 640 (1955). — FERRAZZINI, P.: Ein Fall von axillaren Brustdrüsen. Rev. méd. Rosario **15**, 324 (1925). Ref. Zbl. Haut- u. Geschl.-Kr. **20**, 551 (1926). — FIELDS, C., H. C. FALLS, C. P. WARREN and M. ZIMBEROFF: The ear of the newborn as an identification constant. Obstet. and Gynec. **16**, 98 (1960). — FLEISCHHAUER, K.: Über die Entstehung der Haaranordnung und das Zustandekommen räumlicher Beziehungen zwischen Haaren und Schweißdrüsen. Z. Zellforsch. **38**, 328 (1953). — FLESCH, P., S. B. GOLDSTONE and F. URBACH: Palmar pore patterns: their significance in the absorption of dyes. Arch. Derm. Syph. (Chic.) **63**, 231 (1951). — FRAZIER, T. M.: A note on race-specific congenital malformation rates. Amer. J. Obstet. Gynec. **80**, 184 (1960). — FREERKSEN, E.: Die Venen des menschlichen Handrückens. Z. Anat. **108**, 82 (1937).

GARN, S. M.: Changes in areolar size during the steroid growth phase. Child Develop. **23**, 55 (1952). — Relative fat patterning: an individual characteristic. Hum. Biol. **27**, 75 (1955 a). Applications of pattern analysis to anthropometric data. Annals N.Y. Acad. Sci. **63**, 537 (1955 b). — GARN, S. M., and J. BROŽEK: Fat changes during weight loss. Science **124**, 682 (1956). — GARN, S. M., S. SELBY and R. W. YOUNG: Scalp thickness and the fat-loss theory of balding. Arch. Derm. Syph. (Chic.) **70**, 601 (1954). — GATES, R. R.: Étude sur le croisement des races, 3. Nouvelles observations concernant les oreilles, en particulier les lobes. J. Génét. hum. **3**, 95 (1954). — GEYER, E.: Studien am menschlichen Ohr. Stellung und Faltung der Ohrmuschel. Anthrop. Anz. **13**, 101 (1936). — GIOCOLI-NACCI, G.: Un caso di mammella sopranumeraria in sede molto rara. G. ital. Chir. **11**, 130 (1955). — GLOOR-RUTISHAUSER, N.: Zur makroskopischen Anatomie der apokrinen Achseldrüsen. Acta anat. (Basel) **19**, 197 (1953). — GOMES, F. P.: Estudo estatistico de alguno valores biométricos do torax, e de politelia e impressões mamilares supranumerárias observadas no homem. Med. contemp. Lisboa **76**, 409 (1958). — GREIG, D. M.: The analogy of black colostrum to melanhidrosis, with some remarks on coloured milk and coloured sweat. Edinb. med. J., N.S. **37**, 524 (1930).

GRINVALSKY, H. T., and E. B. HELWIG: Carcinoma of the anorectal junction, 1. Histologic considerations. Cancer (Philad.) 9, 480 (1956). — GRUND, J. L.: Syringocystadenoma papilliferum and nevus sebaceus (Jadassohn) occurring as a single tumor. Report of a case. Arch. Derm. Syph. (Chic.) 65, 340 (1952). — GÜNTHER, H.: Konstitutionelle Morphologie des äußeren Ohres. Z. Anat. Entwickl.-Gesch. 115, 490 (1951). — GUIDUCCI, A. A., and A. B. HYMAN: Sebaceous glands in the tongue. Arch. Derm. Syph. (Chic.) 70, 349 (1954). — Ectopic sebaceous glands; a review of the literature regarding their occurrence, histology and embryonic relationships. Dermatologica (Basel) 125, 44 (1962). — GUTTMANN, L.: Die Schweißsekretion des Menschen in ihren Beziehungen zum Nervensystem. Z. ges. Neurol. Psychiat. 135, 1 (1931).

HABERMEHL, K. H.: Über besondere Randpapillen der Zunge neugeborener Säugetiere. Z. Anat. Entwickl.-Gesch. 116, 355 (1952). — HALTER, K.: Zur Frage der Heterotopie apokriner Drüsen. Z. Haut- u. Geschl.-Kr. 20, 209 (1956). — HARE, P. J.: Rudimentary polydactyly. Brit. J. Derm. 66, 402 (1954). — HARMS, A.: Über angeborene Fisteln der Unterlippe. Diss. Hamburg 1929. — HARTZ, P. H.: Development of sebaceous glands from intralobular ducts of the parotid gland. Arch. Path. 41, 651 (1946). — HAUTAU, E. R.: Congenital malformations in infants born to Michigan residents in 1958. J. Mich. med. Soc. 59, 1833 (1960). — HEIDSIECK, E.: Die Rückbildung der menschlichen Lippen- und Wangenzotten. Anat. Anz. 61, 321 (1926). — HELLON, R. F., and A. R. LIND: Observations on the activity of sweat glands with special reference to the influence of aging. J. Physiol. (Lond.) 133, 132 (1956). — HERMANS sen., E. H.: Collodion babies. Proc. 11th Internat. Congr. Derm., Stockholm 1957, Bd. III, S. 676. — HERRMANN, F., P. H. PROSE and M. B. SULZBERGER: Studies on the ether-soluble substances on the human skin. III. The effect of sweat on the quantity of ether-soluble substances on the skin. J. invest. Derm. 21, 397 (1953). — HERZENBERG, H.: Neue Beiträge zur Lehre von den apokrinen Schweißdrüsen. Virchows Arch. path. Anat. 266, 422 (1927). — HESSE, P. G.: Villi buccales persistentes. Ein Beitrag zum Aufbau der Wangenschleimhaut. Dtsch. Zahn-, Mund- u. Kieferheilk. 4, 787 (1937). — HIDANO, A., K. NOMOTO et Y. MISHIMA: Pigmentation des muqueuses dans le nevus d'Ota. Bull. Soc. franç. Derm. Syph. 1957, 287. — HILSON, D.: Malformations of ears as signs of malformation of the genitourinary tract. Brit. med. J. 1957 II, 785. — HINSELMANN, I.: Eine Talgdrüse in der Portioschleimhaut. Zbl. Gynäk. 1926 (1928). — HIRASAWA, M.: Über akzessorische Brüste. Zbl. Gynäk. 1932, 585. — HIRTH, L., u. K. NIBLER: Statistische Beobachtungen über die Bedeutung der menschlichen Ohrmerkmale für die erbbiologische Abstammungsprüfung. Dtsch. Z. ges. gerichtl. Med. 46, 603 (1957). — HOLM, H.: Om forekomsten of extrapapiller hos skolehem. Ugeskr. Laeg. 118, 785 (1956). — HORSTMANN, E.: Topographische Unterschiede im Bau der Haut. Derm. Wschr. 138, 1313 (1958). — HUNTER, R. H.: Notes on the development of the prepuce. J. Anat. (Lond.) 70, 68 (1935). — HYTTEN, F. E., and D. BAIRD: The development of the nipple in pregnancy. Lancet 1958 I, 1201.

ISHIMITSU, K.: Über die Entwicklung und Rückbildung der Villosität an der Mundschleimhaut. Yokohama med. Bull. 7, 301 (1956).

JACKSON, L. H.: The preputial glands of British Muridae. J. Anat. (Lond.) 72, 458 (1938). — JACOBS, P. H., J. C. SHAFER and R. S. HIGDON: Congenital branchiogenous anomalies. J. Amer. med. Ass. 169, 442 (1959). — JACOBY, H.: Eine Veränderung der Zungenzeichnung bei bestimmten Krankheiten, besonders bösartigen Neubildungen und Leberleiden. Medizinische 1958, 670. — JOHNSON, S. G., and J. E. KIRK: The number, distribution and size of the sebaceous glands in the dorsal region of the hand. Anat. Rec. 112, 725 (1952). — JUSTER, M.: Données anthropologiques sur le pénis chez les Français. Bull. Soc. Anthrop. Paris 1, 261 (1950).

KALANTAEVSKAJA, K. A.: Die gegenseitige Beziehung in der Entwicklung der Haare und der freien Fettdrüsen beim Menschen am Gesicht. [Russ.] Vestn. Vener. Derm. 1954, 16. Ref. Zbl. Haut- u. Geschl.-Kr. 89, 230 (1954). — KAPLAN, B. J.: The clinical tongue. Lancet 1961 I, 1094. — KATO, S.: Die Fingerformel als eine neue Einteilungsmethode der Form der Hand. Okajimas Folia anat. jap. 23, 381 (1951). — KATO, S., u. K. MINAMITANI: Kurze Mitteilung über die apokrinen Schweißdrüsen in der Außenhaut des Nasenflügels bei den Chinesen. Okajimas Folia anat. jap. 20, 71 (1941). — KATO, S., u. M. NAGATA: Kurze Mitteilung über die apokrinen Schweißdrüsen im vestibulum nasi der Chinesen. Okajimas Folia anat. jap. 16, 431 (1938). — KAWAJI, T.: Quantitative Untersuchung der Anhangsorgane der Haut bei den Finnen. Okajimas Folia anat. jap. 12, 65 (1934a). — Quantitative Untersuchung der Anhangsorgane der Haut des Handrückens bei den Japanern. Okajimas Folia anat. jap. 12, 165 (1934b). — KHÉRUMIAN, B. R.: Note sur le longueur du pénis des habitants de l'Europe centrale. Bull. Soc. Anthrop. Paris 9, 139 (1948). — KHERUMIAN, R.: Technique de la morphologie cranio-faciale. Sem. Hôp. Paris 24, 383 (1948). — KITAMURA, K., u. Y. MISHIMA: Zur Frage der Zungenpigmentierung bei Morbus Addison. Hautarzt 8, 484 (1957). — KLIGMAN, A. M., and W. B. SHELLEY: An investigation of the biology of the human sebaceous gland. J. invest. Derm. 30, 99 (1959). — KOEHLER, O.: Zur Frage der Vererbung der menschlichen Vielfingerigkeit. Biol. Zbl. **49**, 705 (1929) und Nachschrift Biol. Zbl. **50**, 119 (1930). — KOGISO, K.: Quantitative Untersuchung der Schweißdrüsen bei den verschiedenen Menschenrassen. Okajimas Folia anat. jap. **27**, 221 (1955). — KOMPECHER, I.: Histologische Untersuchungen über die Smegmabildung mit besonderer Berücksichtigung des verfettenden Plattenepithels. [Ung.] Magy. orv. Arch. **33**, 62 (1932). Ref. Zbl. Haut- u. Geschl.-Kr. **41**, 45 (1932). — KOSAKA, T.: Demonstration of physical sweating by means of Minor's method. Jap. J. med. Sci., Trans. III Biophys. **2**, 2 (1931). — KOYAMA, K.: Über die Verteilung der Schweißdrüsen bei den Japanern. Okajimas Folia anat. jap. **15**, 571 (1937). — KRATZER, G. L.: Anal ducts and their clinical significance. Amer. J. Surg. **79**, 32 (1950). — KRÖLLING, O.: Duftdrüsen-Morphologie und -Physiologie. Öst. Arbeitskreis f. Wildtierforsch. Jb. **1955**, 37. — KROMPECHER, S.: Die Histologie der Absonderung des Smegma praeputii. Anat. Anz. **75**, Erg.-H. 170 (1932). — KUMER, L.: Über Achselleisten: Cristae axillares. Wien. klin. Wschr. **1949**, 899. — KURIKI, S.: Quantitative Untersuchung der Anhangsorgane der Wangenhaut bei den Japanern. Okajimas Folia anat. jap. **13**, 583 (1935).

LANDAUER, W.: Supernumerary nipples, congenital hemihypertrophy, and congenital hemiatrophy. Hum. Biol. **11**, 447 (1939). — LAUSECKER, H.: Das akromiale Schultergrübchen. Hautarzt **1**, 376 (1950). — LEE jr., C. M.: Intraparotid sebaceous glands. Ann. Surg. **129**, 152 (1949). — LESSING, H. J.: Das abstehende Ohr, Bildung und Ursache. Med. Kosmetik **8**, 69 (1959). — LESTRANGE, M. DE: Ce que revèle la main. Concours méd. **75**, 2101 (1953). — LEVER, W. F.: Histopathology of the skin. 3rd ed. Philadelphia: J. B. Lippincott Co. 1962. — LODGE, W. O.: Malformations of the auricle. J. Laryng. **71**, 533 (1957). — LOONEY, C. M., S. C. REICHMAN and O. F. NOEL: Ectopic breast tissue: report of unusual case. Amer. Surg. **25**, 219 (1959). — LUDY, J. B., and E. SHIRAZY: Concerning congenital fistulae of the lips, their mooted significance, review of the literature. Int. Clin. **3**, 75 (1938). — LYSELL, L.: Die Gaumenleisten und die papilla incisiva beim Menschen. Eine morphologische und genetische Studie. Z. Morph. u. Anthrop. **48**, 1 (1956).

MACHADO DE SOUSA, O.: Sur la présence de glandes sébacées au niveau du gland chez l'homme. C. R. Soc. Biol. (Paris) **108**, 894 (1931). — MACKINNON, P. C.: Variations with age in the number of active palmar digital sweat glands. J. Neurol. (Lond.) **17**, 124 (1954a). — Variations in the number of active palmar sweat glands during the human menstrual cycle. J. Obstet. Gynaec. Brit. Emp. **61**, 390 (1954b). — MARTIN, R.: Lehrbuch der Anthropologie, 3. Aufl. Stuttgart: Gustav Fischer 1962. — MAY, H.: Untoward effects from skin grafts. J. Amer. med. Ass. **173**, 1347 (1960). — MEZÖ, B.: Fettansatz in einem in der Kindheit auf die Handfläche transplantierten Bauchhautlappen nach 23 Jahren. Chirurg **13**, 18 (1941). — MILES, A. E. W.: A hair follicle in human cheek mucosa. Proc. roy. Med. **53**, 527 (1960). — MILLER, C. S., and K. F. MILLER: Supernumerary ears; report of three cases. Arch. Derm. **60**, 601 (1949). — MINAMITANI, K.: Über die Größe der apokrinen Schweißdrüsen in der Außenhaut des Nasenflügels bei den Chinesen. I. Mitt. Okajimas Folia anat. jap. **20**, 533 (1941a). — Quantitative Untersuchung der apokrinen Schweißdrüsen im Nasenvorhof bei den Chinesen, II. Mitt. Okajimas Folia anat. jap. **20**, 547 (1941b). — MINOR, V.: Ein neues Verfahren zu der klinischen Untersuchung der Schweißabsonderung. Dtsch. Z. Nervenheilk. **101**, 302, 313 (1928). — MISHIMA, Y., and B. MEVORAH: Nevus Ota and Nevus Ito in American negroes. J. invest. Derm. **36**, 133 (1961). — MITCHELL, W., and L. W. WEYL: Bilateral axillary polymastia; report of case. Bull. Georgetown Univ. med. Coll. **10**, 189 (1957). — MONASH, S.: Normal pigmentation of the oral mucosa. Arch. Derm. **26**, 139 (1932). — MONTAGNA, W.: Ageing of the axillary apocrine sweat glands in the human female. In: Ciba foundation colloquia on ageing, vol. 2, p. 188. Boston-Toronto: Little, Brown & Co. 1956. — Histology and cytochemistry of human skin. XIX. The development and fate of the axillary organ. J. invest. Derm. **33**, 151 (1959). — MONTAGNA, W., and R. A. ELLIS: The skin of primates. I. The skin of the potto (Peridicticus potto). Amer. J. Phys. Anthrop. **17**, 137 (1959). — Sweat glands in the skin of Ornithorhynchus paradoxus. Anat. Rec. **137**, 271 (1960). — MONTAGNA, W., K. YASUDA and R. A. ELLIS: The skin of primates. V. The skin of the black lemur (Lemur macaco). Amer. J. Phys. Anthrop. **19**, 115 (1961). — MONTAGNA, W., and J. S. YUN: The skin of primates. VIII. The skin of the Anubis baboon (Papio doguera). Amer. J. phys. Anthrop. **20**, 131 (1962). — MORGAN, C. N.: Surgical anatomy of the anal canal and rectum. Postgrad. med. J. **12**, 287 (1936). — MYERS, W. A.: The „nasal crease", a physical sign of allergic rhinitis. J. Amer. med. Ass. **174**, 1204 (1960).

NAESLUND, J.: The function of Montgomery's tubercles. Acta obstet. gynec. scand. **36**, 460 (1957). — NAKAZYO, A.: Über das Vorkommen apokriner Drüsen in Naevus papillomatosus. [Japanisch.] Hihu-to-Hitunyo **8**, 437 (1940). Zit. nach Zbl. Haut- u. Geschl.-Kr. **66**, 607 (1941). — NEXMAND, P. H.: Papillae coronae glandis; an anatomical variant with its differential diagnosis. [Danish.] Ugeskr. Laeg. **116**, 1323 (1954).

OEHLECKER, F.: Sacralabscesse bei kongenitalen Hautverlagerungen (bei sogenannten Dermoidfisteln, bei Foveae sacrococcygeae, Eckerschen Fisteln oder kaudalen Rückenmarksresten). Dtsch. Z. Chir. **197**, 262 (1926). — OHARA, K.: Die vergleichend-histologische Untersuchung der apokrinen Schweißdrüsen der weiblichen äußeren Genitalien. I. Histologische Untersuchung. Okajimas Folia anat. jap. **31**, 297 (1958). — OSTROWSKI, S., u. E. PUPKO: Mamma aberrans nasofrontalis. Acta med. orient. (Tel-Aviv) **15**, 22 (1956).

PAPA, C., and A. M. KLIGMAN: Modification of the Wada method for visualizing and recording eccrine sweating. J. invest. Derm. **36**, 167 (1961). — PARSONS, R. W.: Human tails. Plast. reconstr. Surg. **25**, 618 (1960). — PELLEGRINI, G.: Mammella sopronumeraria della regione del polso. Osped. maggiore **37**, 115 (1949). — PETER, K.: Über Talgdrüsen des Mundes. Vjschr. Zahnheilk. **44**, 435 (1928). — PIERCE, G. W., E. H. KLABUNDE, G. B. O'CONNOR and A. H. LONG: Changes in skin flap of a constructed vagina due to environment. Amer. J. Surg. **92**, 4 (1956). — PINKUS, H.: Life history of Naevus syringadenomatosus papilliferus. Arch. Derm. **69**, 305 (1954). — Embryology of hair. In W. MONTAGNA and R. A. ELLIS, The biology of hair growth, p. 1. New York: Academic Press, Inc. 1958. — Clinical, histologic, and differential considerations, in Symposium on pathogenetic factors in premalignant conditions and malignancies of the skin. In S. ROTHMAN, The human integument, p. 193. Washington, D. C.: Am. Assoc. Advancement Science 1959. — POINSO, R., E. CALAS, A. STAHL et P. MÈGE: Le ,,syndrome`` des paumes rouges. Presse méd. **1953**, 275. — POPLEWSKI, R.: L'origine du rouge des lèvres. Bull. Ass. Anat. (Nancy) **3**, 401 (1928). — POTTER, E. L.: Pathology of the fetus and the newborn. Chicago: Year Book Publishers 1952.

QUELPRUD, T.: Ear pit and its inheritance. J. Hered. **31**, 379 (1940).

RANDALL, W. C., and A. B. HERTZMAN: Dermatomal recruitment of sweating. J. appl. Physiol. **5**, 399 (1953). — RAWSON, A. J., and R. C. HORN jr.: Sebaceous glands and sebaceous gland-containing tumors of parotid salivary gland, with consideration of histogenesis of papillary cystadenoma lymphomatosum. Surgery **27**, 93 (1950). — REISS, H.: Histologische Untersuchungen der Haut des Präputialsackes unter besonderer Berücksichtigung der Lipoide sowie der Verhornungsprozesse unter normalen und pathologischen Verhältnissen. Arch. Derm. Syph. (Berl.) **169**, 478 (1934). — RICHTER, W., u. W. SCHMIDT: Über das Vorkommen apokriner Drüsen in der Haut des Nasenflügels. Z. mikr.-anat. Forsch. **35**, 529 (1934). — RIJSBOSCH, J. K. C.: Tail formation in man. Arch. chir. neerl. **12**, 216 (1960). — RIVA, D.: Embriologia, anatomia ed istologia della mammella femminile. Sperimentale **104**, 165 (1954). RIZZI, V.: Fluorescenza della lingua e metabolismo del compleso vitaminnico B. G. ital. Derm. Sif. **92**, 446 (1957). — ROMEI, L.: Una famiglia con confirmazione del padiglione auricolare del tipo di Potter (cup shaped ear). Acta ginet. med. (Roma) **8**, 483 (1959). — ROTH, G. M., H. D. TRELLE, J. G. RUSHTON and E. C. ELKINS: Sweat patterns and skin temperatures in patients with brain and spinal cord lesions. J. Amer. med. Ass. **171**, 381 (1959). — RUGGIERO, J. R.: Mamas supernumerarias. Dia. méd. **29**, 800 (1957).

SCHAFFER, J.: Über die Hautdrüsen. Wien. klin. Wschr. **39**, 1 (1927). — Die Duftorgane des Menschen. Wien. klin. Wschr. **1937I**, 790. — Die Hautdrüsenorgane der Säugetiere mit besonderer Berücksichtigung ihres histologischen Aufbaues und Bemerkungen über die Proktodäaldrüsen. Berlin u. Wien: Urban & Schwarzenberg 1940. — SCHEIDT, W.: Untersuchungen über die Erblichkeit der Gesichtszüge. Z. indukt. Abstamm.- u. Vererb.-Lehre **60**, 291 (1932). — SCHIEFFERDECKER, P.: Die Hautdrüsen des Menschen und der Säugetiere, ihre biologische und rassenanatomische Bedeutung sowie die Muscularis sexualis. Biol. Zbl. **37**, 534 (1917). — Über Gefäßbündel an den Haaren des Backenbartes bei einem Australier. Arch. Derm. Syph. (Berl.) **132**, 121 (1921). — SCHMID, K. O.: Eine Talgdrüse in der portio vaginalis uteri. Arch. Gynäk. **187**, 490 (1956). — SCHMIDT-VOIGT, J.: Das Gesicht des Herzkranken. Aulendorf i. Württ.: Editio Cantor 1958. — SCHÜLE, F.: Über die Entwicklung der Präputialdrüsen der Wühlmaus (Microtus terrestris). Z. mikr.-anat. Forsch. **27**, Festschrift SCHAFFER, Teil II, 233 (1931). — SESGIN, M. Z., and R. B. STARK: The incidence of congenital defects. Plastic reconstr. Surg. **27**, 261 (1961). — SHELLEY, W. B.: Localized chromidrosis; a disorder of the apocrine glands. J. invest. Derm. **19**, 265 (1952). — The role of apocrine sweat in the production of axillary odor. J. Soc. Cosmet. Chem. **7**, 171 (1956). — SHELLEY, W. B., and T. BUTTERWORTH: The absence of the apocrine glands and hair in the axilla in mongolism and idiocy. J. invest. Derm. **25**, 165 (1955). — SHELLEY, W. B., and H. J. HURLEY jr.: Localized chromidrosis. Arch. Derm. **69**, 449 (1954). — SHELLEY, W. B., H. J. HURLEY jr. and A. C. NICHOLS: Axillary odor. Arch. Derm. **68**, 430 (1953). — SHELMIRE jr., J. B.: Lamellar exfoliation of the newborn. Arch. Derm. **71**, 471 (1955). — SHIBATA, H.: Quantitative Untersuchung der Anhangsorgane der Haut bei einer koreanischen Frau. Okajimas Folia anat. jap. **14**, 445 (1936). — SHIBAYAMA, H.: Quantitative Untersuchung der Anhangsorgane der Haut bei dem Bantu-Xosa. Okajimas Folia anat. jap. **13**, 79 (1935). — SIVADJIAN, J.: L'emploi de la méthode hygrophotographique dans l'étude de la perspiration. C. R. Acad. Sci. (Paris) **234**, 1911 (1952). — L'hygrophotographie, nouvelle méthode d'investigation; principe et applications. An. chim. Acta **9**, 70 (1953). — SLEPYKH, A. S.: Accessory mammary gland of the labium majus. [Russ.] Akush. i Ginek. **35**, 109 (1959). — SNYDER, L. H.: A recessive factor for polydactylism in man; studies in human inheritance. III. J. Hered. **20**,

73 (1929). — Squires, B. T.: Pattern of the human tongue. Lancet **1955**, 647. — Strang-mann-Koehler, I., u. W. Ludwig: Untersuchungen über die Komponenten der Seitigkeit des Menschen, insbesondere die Venigkeit. Z. menschl. Vererb.- u. Konstit.-Lehre **32**, 219 (1954). — Sutarman and M. L. Thomson: A new technique for enumerating active sweat glands in man. J. Physiol. (Lond.) **117**, 519 (1952). — Szabó, G.: The regional anatomy of the human skin and the frequency distribution of hair follicles and sweat ducts. Proc. XI. Internat. Congr. Dermat., Stockholm **2**, 150 (1957). — The number of eccrine sweat glands in human skin. In W. Montagna and R. A. Ellis, Advances in biology of skin, vol. 3, p. 1. Oxford and New York: Pergamon Press 1962. — Szodoray, L.: Heterotopic apocrineglands. Orv. Hetil. **4**, 360 (1948).

Takayama, F.: Quantitative Untersuchungen der Schweißdrüsen bei den Menschen, insbesondere über die Veränderung der Schweißdrüsen nach der Geburt. Okajimas Folia anat. jap. **26**, 31 (1954). — Taniguchi, T.: Quantitative Untersuchung der Anhangsorgane der Haut bei dem japanischen Neugeborenen. Okajimas Folia anat. jap. **9**, 215 (1931). — Quantitative Untersuchung der Anhangsorgane der Haut bei einem Bantu-M'gonie. Oka-jimas Folia anat. jap. **13**, 477 (1935). — Eine kurze Mitteilung über das Vorkommen der apo-krinen Schweißdrüsen an dem Schamberg und dem Unterbauch bei den Japanerinnen. Oka-jimas Folia anat. jap. **28**, 595 (1956). — Taniguchi, T. (Herausgeber): Quantitative Unter-suchungen über Anhangsorgane der Haut. Okajimas Folia anat. jap. **15**, Erg.-Bd. 1—342 (1937). — Taniguchi, T., u. S. Kuriki: Quantitative Untersuchung der Schweißdrüse der Handteller- und Fußsohlenhaut bei den Japanern. Okajimas Folia anat. jap. **15**, Suppl. 145 (1937). — Taniguchi, T., u. Y. Kurita: Die Dichtigkeit der Körperbehaarung bei den Chi-nesen. Okajimas Folia anat. jap. **20**, 507 (1941). — Taniguchi, T., u. H. Shibayama: Die Dichtigkeit der Körperbehaarung bei einigen Rassen. Okajimas Folia anat. jap. **13**, 355 (1935a). — Die Dichtigkeit der Körperbehaarung bei den Japanern. Okajimas Folia anat. jap. **13**, 513 (1935b). — Tao, C. S., and D. T. Shu: Some observations on the prepuce of healthy Chinese. Trans. Far Eastern Ass. Trop. Med. **2**, 853 (1935). — Tashiro, G., M. Wada and M. Sakurai: A bromphenolblue method for visualizing sweat at the openings of the sweat ducts. J. invest. Derm. **36**, 3 (1961). — Thomsen, O.: Über künftige, individuelle Vater-schaftsbestimmung. Klin. Wschr. **7**, 198 (1928). — Thomson, M. L.: A comparison between the number and distribution of functioning eccrine sweat glands in Europeans and Africans. J. Physiol. (Lond.) **123**, 225 (1954). — Thorek, M.: The face in health and disease. Phila-delphia: F. A. Davis Co. 1946. — Tokuda, Y.: Über die Veränderung der Zungenpapille unter der Spaltlampen-mikroskopischen Beobachtung sowie die Zusammenhänge zwischen Haut-krankheit und Zungenbefund. Jap. J. Derm. **66**, dtsch. Zus.fass. 144 (1956). — Toma-szewski, W.: The fluorescence phenomenon of the tongue. Brit. med. J. **1951I**, 117. — Tucker, C. C., and C. A. Hellwig: Anal ducts; comparative and developmental histology. Arch. Surg. **31**, 521 (1935).

Undeutsch, W.: Beitrag zur Medizingeschichte, Embryologie und Morphologie der sogenannten „Halskiemenfisteln". Z. Haut- u. Geschl.-Kr. **28**, 224 (1960).

Vohwinkel, K. H.: Über das Vorkommen von apokrinen Drüsen. Derm. Z. **60**, 314 (1931). Wail, S., u. G. Wassiljew: Über die Talgdrüsen der Mundschleimhaut und deren Histo-genese. Dtsch. Mschr. Zahnheilk. **46**, 808 (1928). — Warner: Supernumerary auricles. Quoted by M. Costello, Arch. Derm. **37**, 918 (1938). — Watanabe, Y., I. Hakushi, M. Otaka and K. Tomida: Congenital fistulas of the lower lip; report of five cases, with special reference to the etiology. Oral Surg. **4**, 709 (1951). — Wechsler, W.: Anthropolo-gische Untersuchung der Handform mit einem familienkundlichen Beitrag. Arch. Klaus-Stift. Vererb.-Forsch. **14**, 199 (1939). — Wetzel, N. C., and Y. Zotterman: On differences in the vascular coloration of various regions of the normal human skin. Heart **13**, 359 (1926). — Wherry, R. C., and B. J. Anson: The lips of the newborn infant with reference to the labial zone termed pars villosa. Amer. J. Anat. **58**, 73 (1936). — White, S. J.: Transverse nasal stripe. Arch. Derm. **64**, 791 (1951). — Wiener, K.: Skin manifestations of internal disease (Dermadromes). St. Louis: C. V. Mosby Comp. 1947. — Wigley, J. E. M., and H. Haber: Hirsuties papillaris penis. Brit. J. Derm. **61**, 427 (1949). — Winer, J. H., and L. H. Winer: Hirsutoid papillomas of coronal margin of glans penis. J. Urol. (Baltimore) **74**, 375 (1955). — Wooldridge, W. E.: Congenital anomalies of the median raphe. Arch. Dermat. **71**, 713 (1955). — Woollard, H. H.: The cutaneous glands of man. J. Anat. (Lond.) **64**, 415 (1930).

Yamada, K.: Quantitative Untersuchung der Anhangsorgane der Haut bei dem Deutschen. Okajimas Folia anat. jap. **10**, 721 (1932). — Yamagisawa, N.: Die Entwicklung der Haut-anhangsorgane im Nasenvorhof und in der Außenhaut der Nase, insbesondere unter Berück-sichtigung der apokrinen, ekkrinen und Talgdrüse. Okajimas Folia anat. jap. **30**, 129 (1957).

Zenneck, I.: Die Bildung der menschlichen Hand als Ausdruck des Habitus; anatomisch-photographische Reihenuntersuchungen zur Konstitutionspathologie. Z. menschl. Vererb.-u. Konstit.-Lehre **23**, 67 (1939). — Zuckerman, S., and A. S. Parkes: Observations on secondary sexual characters in monkeys. J. Endocr. **1**, 430 (1939).

B. II. Dermatome und andere Systematisierungen

ADAMS-RAY, J.: Difference in redness between the fourth cervical and the thoracic segments on the anterior surface of the trunk following irritation with mustard. Acta derm.-venereol. (Stockh.) **32**, 10 (1952). — ASANG, E.: Zur radiculären Innervation (Myotome, Sklerotome, Dermatome) der unteren Extremität an Hand eines Sympus monopus. Ž. Anat. Entwickl.-Gesch. **116**, 219 (1952).

BANDMANN, H. J.: Praktische Anatomie für den Dermatologen. Fortschr. prakt. Derm. Vener. **4**, 49 (1962). — BONICA, J. J.: Clinical evaluation of segmental peridural block. J. Mich. med. Soc. **53**, 167 (1954). — BUES, E.: Dermatome C2 und C3. Dtsch. Z. Nervenheilk. **171**, 37 (1953).

COX, H. T.: Cleavage lines of skin. Brit. J. Surg. **29**, 234 (1941).

ELZE, C. v.: Headsche Zonen und Dermatome. Nervenarzt **28**, 465 (1957).

FENDER, F. A.: Foerster's scheme of the dermatomes. Arch. Neurol. (Chic.) **41**, 688 (1939). — FOERSTER, O.: Methoden der Dermatombestimmung beim Menschen. Arch. Psychiat. Nervenheilk. **77**, 652 (1926). — The dermatomes in man. Brain **56**, 1 (1933). — FUTCHER, P. H.: The distribution of pigmentation on the arm and thorax of man. Bull. Johns Hopk. Hosp. **67**, 372 (1940).

GARDNER, J. H., and H. E. RAYBUCK: Development of cleavage line patterns of the human fetus. Anat. Rec. **115**, 309 (1953). — GROSS, D.: Die vasale (arterielle) Ordnung der Körperoberfläche und was sie bedeutet. Acta neuroveg. (Wien) **3**, 171 (1951). — GROSS, D., u. K. WOEBER: Die vasale (arterielle) Ordnung der Körperoberfläche in ihrer Bedeutung für die Dermatose. X. Internat. Congr. of Derm. London 1952, in: Excerpta med. (Amst.), Sect. XIII 6, No 1405 (1952). — GUTTMANN, L.: Die nervösen Leitungsbahnen der Schweißsekretion beim Menschen. Dtsch. Z. Nervenheilk. **107**, 61 (1928).

HANSEN, K., u. H. SCHLIACK: Über Segmentinnervation, Headsche Zonen und Metamerie. Nervenarzt **28**, 469 (1957). — Segmentale Innervation. Ihre Bedeutung für Klinik und Praxis. Stuttgart: Georg Thieme 1962. — HILLE, J.: Über den Wert Headscher oder anderer Zonenschemata für die Bearbeitung von Segmentproblemen. Dtsch. med. Wschr. **76**, 1104 (1951). — HIRASAWA, K.: Über den Plexus brachialis der Japaner. Arb. aus der 3. Abt., Anat. Inst. Univ. Kyoto 1931. Zit. bei MOGI 1937. — HOEPKE, H.: Neue Befunde über die sensible Innervation der Haut. Acta neuroveget. (Wien) **18**, 49 (1958). — HUTCHINSON, C.: Lines of cleavage in the skin of the newborn infant. Anat. Rec. **115**, 427 (1953). — HUTCHINSON, C., and C. E. KOOP: Lines of cleavage in the skin of the newborn infant. Anat. Rec. **126**, 299 (1956). — HUTCHINSON, C., and P. T. C. LANE: Lines of cleavage in the skin of the newborn. Anat. Rec. **103**, 573 (1949).

ITO, K.: On the peculiar demarcations of cutaneous pigmentation along the so-called Voigt's lines. Acta Sch. med. Gifu **2**, 115 (1954).

JOHNSON, H. M., and D. M. PILLSBURY: Congenital linear pigmentation of Negroes. Arch. Derm. **42**, 738 (1940). — JONES, F. W.: Tension lines, cleavage lines and hair tracts in man. J. Anat. (Lond.) **75**, 248 (1941).

KEEGAN, J. J., and F. D. GARRETT: The segmental distribution of the cutaneous nerves in the limbs of man. Anat. Rec. **102**, 409 (1948). — KISCH, B., and A. NASUHOGLU: A mediosternal depigmentation line in Negroes. Exp. Med. Surg. **11**, 265 (1953). — KJAERSGAARD, A. R.: Perfusion of isolated dog skin. J. invest. Derm. **22**, 135 (1954). — KOHMANN, S.: Dorsal cutaneous innervation by the posterior rami of the spinal nerves. [Polnisch.] Folia morph. Warszawa **6**, 61 (1955). — KRAISSL, C. J., and H. CONWAY: Excision of small tumors of the skin of the face with special reference to the wrinkle lines. Surgery **25**, 592 (1949). — KUHN, R. A.: Organization of tactile dermatomes in cat and monkey. J. Neurophysiol. **16**, 169 (1953).

LANZ, T. v., u. W. WACHSMUTH: Praktische Anatomie. Berlin-Göttingen-Heidelberg: Springer 1938, 1955 u. 1959. — LIST, C. F., and M. M. PEET: Sweat secretion in man; sweating responses in normal persons. Arch. Neurol. Psychiat. (Chic.) **39**, 1228 (1938a). — Sweat secretion in man; sweat secretion of face and its disturbances. Arch. Neurol. Psychiat. (Chic.) **40**, 443 (1938b).

MARUYAMA, A.: Pigmentverteilungsgrenzen und Tuberkuloseinfektion. Osaka Med. J. **13**, 956 (1942). — MASSOPUST, L. C.: Infrared photographic study of the superficial veins of the thorax in relation to breast tumors. Surg. Gynec. Obstet. **86**, 54 (1948). — MATSUMOTO, S.: Pigmentierungsverteilungsgrenzen entlang den hypothetischen Voigtschen Grenzlinien; ein Beitrag zur topographischen Dermatologie. Bull. Osaka med. Sch., Suppl. **5**, 1 (1959). — MING-TZU, P.: The cutaneous nerves of the Chinese foot. China med. J. **48**, 1235 (1934). — MINOR, V.: Ein neues Verfahren zu der klinischen Untersuchung der Schweißabsonderung. Zbl. ges. Neurol. Psychiat. **47**, 800 (1927). — MIURA, O.: On the demarcation lines of pigmentation observed among the Japanese, on the inner sides of their extremities and anterior and posterior sides of their medial regions. Tohoku J. exp. Med. **54**, 135 (1951). — MOGI, E.: Untersuchung über die sensible Innervation der Handrücken bei den japanischen Feten. I. Bei

17 paarigen Zwillingen und einem Drilling. Okajimas Folia anat. jap. **15**, 419 (1937). — IV. Bei 100 anscheinend normalen Feten. Okajimas Folia anat. jap. **16**, 39 (1938). — MOORE, D. C.: Sciatic and femoral nerve block. J. Amer. med. Ass. **150**, 550 (1952).

NARDELLI, L.: Le „striae cutis atrophicae". G. ital. Derm. Sif. **3**, 3 (1935).

PINKUS, F.: Lichen planus zoniformis. Derm. Z. **12**, 216 (1905). — POIDEVIN, L. O. S.: Striae gravidarum; their relationship to adrenal cortical hyperfunction. Lancet **1959**II, 436.

REIN, H.: Die Bestimmung der Dermatome mittels der simultanen Wärme-Raumschwellen. Zbl. ges. Neurol. Psychiat. **47**, 794 (1927). — ROGGENSTROH, D.: Striae cutis distensae atrophicae. II. Ätiologie und Pathogenese im Lichte neuerer Forschungsergebnisse. J. med. Kosmetik 1954, 37. — ROHR, H.: Beitrag zur segmentalen Hautinnervation im Hals-Schulter-Armgebiet. Nervenarzt **29**, 406 (1958). — RUBIN, L. R.: Langer's lines and facial scars. Plast. reconstr. Surg. **3**, 147 (1948).

SCHILLER, F.: The cutaneous sensory modalities; a critique of their specificity. Arch. Neurol. Psychiat. (Chic.) **75**, 203 (1956). — SCHLIACK, H.: Klinische Untersuchungen zur Segmentinnervation der Haut. Dtsch. med. Wschr. **85**, 2144, 2151 (1960). — SENEAR, F. E., and M. R. CARO: Lichen striatus. Arch. Derm. **43**, 116 (1941). — SHIRAI, Y.: Studies on striae cutis at puberty. Hiroshima J. med. Sci. 8, 215 (1959). — SINCLAIR, D. C., G. WEDDELL and E. ZANDER: The relationship of cutaneous sensibility to neurohistology in the human pinna. J. Anat. (Lond.) **86**, 402 (1952). — STRONG, O. S., and A. ELWYN: Human neuroanatomy. Baltimore: Williams & Wilkins Company 1943.

Voss, M.: Die Struktur von Haut und Fascie des Oberschenkels in ihrer Beziehung zu den Bewegungen des Beins. Gegenbaurs morph. Jb. **79**, 209 (1937).

WEDDELL, G., D. A. TAYLOR and C. M. WILLIAMS: Studies on the innervation of skin. III. The patterned arrangement of the spinal sensory nerves to the rabbit ear. J. Anat. (Lond.) **89**, 317 (1955). — WIEHL, R.: Die Nackenhaut in ihrer besonderen neuralen Reaktionsfähigkeit. Z. Haut- u. Geschl.-Kr. **18**, 61 (1955).

YOUNG, J. H.: The revision of the dermatomes. Aust. N.Z. J. Surg. 18, 171 (1949). — Further revision of the dermatomes. Med. J. Aust. **2**, 425 (1951).

B. III. Individuelle Merkmale

ADACHI, B.: Das Ohrenschmalz als Rassenmerkmal und der Rassengeruch („Achselgeruch") nebst dem Rassenunterschied der Schweißdrüse. Z. Rassenk. **6**, 273 (1937). — ADAMS-RAY, J.: Difference in the redness between the fourth cervical and the thoracic segments on the anterior surface of the trunk following irritation with mustard. Acta derm.-venereol. (Stockh.) **32**, 10 (1952).

BAYER, L. M.: Build variations in adolescent girls. J. Pediat. **17**, 331 (1940). — BAYER, L. M., and N. BAYLEY: Growth diagnosis. Chicago: Chicago University Press 1959. — BEECK, M. IN DER: Der Index für Haut-Gewebe und Bisexualität in der Konstitution von Sheldon. J. med. Kosmetik **1953**, 81. — BELISARIO, J. C.: Cancer of the skin. London: Butterworth & Co., Ltd. 1951. — BRINKMANN, A.: Ein paar Bemerkungen zu den neuesten Untersuchungen der Hautdrüsen bei den anthropomorphen Affen. Anat. Anz. **62**, 236 (1926). — BRUES, A. M.: Linkage of body build with sex, eye color, and freckling. Amer. J. hum. Genet. **2**, 215 (1950). — BÜHLER: Zwillingsstudien über Falten und Furchen des Antlitzes. Anthrop. Anz. **15**, Sonderh. 54 (1938).

CALVO, J. A.: Sobre la mancha pigmentaria congénita o mancha mongólica en Colombia. Obstet. Ginec. lat.-amer. **1**, 317 (1943). — CANINO, R.: Recerche sulla desquamazione fisiologica del neonato. Pediat. Riv. **38**, 90 (1930). — CERESA, F.: Trasformazioni del tegumento dell'uomo durante la vita fetale e post-fetale; metamorfosi senili. Arch. ital. Anat. Embriol. **36**, 101 (1937). — CORVINI, G.: La ruga del trago nella determinazione dell'età. Arch. Antrop. crim. **57**, Suppl. 306 (1937). — CURTIUS, F.: Nachgeburtsbefunde bei Zwillingen und Ähnlichkeitsdiagnose. Arch. Gynäk. **140**, 361 (1930).

DEGOS, R., R. LAPLANE et E. HOUSSET: Tâches mongoliques multiples. Bull. Soc. franç. Derm. Syph. **56**, 37 (1949).

EBERT, M.: Mongolian spots. Arch. Derm. Syph. (Chic.) **17**, 256 (1928). — EPSTEIN, B.: Über ein neues Zeichen der fetalen Schwangerschaftsreaktion. Acta paediat. (Stockh.) **11**, 100, 108 (1930). — EPSTEIN, S.: Die Beziehungen von Haar- und Hautfarbe zum Hautepitheliom. Arch. Derm. Syph. (Berl.) **164**, 304 (1931).

FABER, A.: Dänische Häute. [Dänisch.] Ugeskr. Laeg. **1929**I, 90. — FIELD, H.: The „mongoloid spot" in Turkey and Iraq. Amer. J. Phys. Anthrop. **27**, 119 (1940). — FINK, L. G.: Mongolian birth marks; an anthropological study. J. trop. Med. Hyg. **15**, 227 (1912). — FISCHER, E.: Versuch einer Genanalyse des Menschen. Z. indukt. Abstamm.- u. Vererb.-Lehre **54**, 127 (1930). — FISCHL, R.: Über Furchenbildungen im Gesicht bei Neugeborenen und jungen Säuglingen. I. Das äußere Bild. Mschr. Kinderheilk. **43**, 411 (1929). — FROMMELT, G., u. SHIROKOGOROFF: Anthropologische und gynäkologische Beobachtungen an Chinesinnen der Provinz Kwantung. Z. Geburtsh. Gynäk. **99**, 395 (1931).

GARN, S. M., and R. W. YOUNG: Concurrent fat loss and fat gain. Amer. J. Phys. Anthrop. 14, 497 (1956). — GELDEREN, J. J. VAN: Einige Mitteilungen über das Achselhöhlenorgan des Schimpansen. Anat. Anz. 61, 407 (1926a). — Bemerkungen zu meiner Mitteilung über das Achselhöhlenorgan des Schimpansen. Anat. Anz. 62, 189 (1926b). — GUITERREZ, P. D., and J. HIZON: Mongolian blue spots among Filipinos. J. Philipp. Isl. med. Ass. 8, 380 (1928). — HALBERTSMA, T.: Über die sogenannten Mongolenflecke, besonders bei holländischen Kindern. [Holl.] Mschr. Kindergeneesk. 5, 413 (1936). — HEINISCH, E.: Über Gewebsverschiebungen im alternden Gesicht. Med. Kosmetik 8, 356 (1959). — HIROTA, S., and S. MIYAKE: Clinico-statistical observation of osmidrosis and soft cerumen. Bull. nav.-med. Ass. (Tokyo) 25, 69 (1936). — HUKUNAGA, K., u. M. MATUYAMA: Mongolenfalte und Doppelaugenlider bei den Formosa-Chinesen. J. med. Ass. Formosa 38, 717 (1939).

IMSCHENETZKY, A.: Über cutane Melanoblasten in der Haut der Affen und des Menschen. Arch. Derm. Syph. (Berl.) 162, 279 (1930).

KASHIWABARA, K., and K. OGATA: Racial variations on the sweat secretion on the axilla. J. orient. Med. 25, 122 (1936). — KLEIN, P.: Zur Frage der Diagnose der Eineiigkeit der Zwillingsschwangerschaft. Arch. Gynäk. 130, 788 (1927). — KLEIN, S. A.: The aging skin. Geriatrics 14, 716 (1959). — KLEINE-NATROP, H. E.: Über „Lidsäcke"; eine klinisch-nosologische Studie. Derm. Wschr. 135, 521 (1957). — KLOEPFER: Zit. bei TAILLIARD 1951. — KNUSSMANN, R.: Zur Methode der objektiven Körperbautypognose. Z. menschl. Vererb.- u. Konstit.-Lehre 36, 1 (1961). — KÖSTERS, M.: Neue Zwillingspathologische Untersuchungen der Mundhöhle. Dtsch. Mschr. Zahnheilk. 47, 65 (1929). — KOMAI, T., and G. FUKUOKA: A note on the problem of mirror-imaging in human twins. Hum. Biol. 6, 24 (1934). — KRETSCHMER, E.: Körperbau und Charakter, 23. u. 24. Aufl. Berlin-Göttingen-Heidelberg: Springer 1961. — KURIKI, S.: Quantitative Untersuchung der Schweißdrüse der Handtellerhaut bei den Zwillingen. Okajimas Folia anat. jap. 14, 685 (1936).

LARSEN, N. P., and L. S. GODFREY: Sacral pigment spots; record of 700 cases with genetic theory to explain its occurrence. Amer. J. Phys. Anthrop. 10, 253 (1927). — LEVEN, L.: Eineiigkeitsdiagnose der Zwillinge; Bemerkung zu WAARDENBURG. Klin. Wschr. 6, 23 (1927).

MACFARLANE, E. W. E.: The sacral spot in Bengal. Science 95, 431 (1942). — MANGANOTTI, G., e Collaboratori: Contributo allo studio dei fenomeni di senescenza della cute umana. V. Congr. Nazionale della Società Italiana di Gerontologia e Geriatria, Torino 1955. — MATSUNAGA, E., u. H. C. EBBING: Über Ohrenschmalztypen bei Deutschen und Japanern; Häufigkeit und Vererbung, Anwendbarkeit in der Vaterschaftsbegutachtung. Z. menschl. Vererb.- u. Konstit.-Lehre 33, 404 (1956). — MATUS, S.: Mongol spot in Cape coloured. S. Afr. med. J. 15, 121 (1941). — MAXIA, C.: Sulla trasmissione ereditaria delle machie cerulee congenite. Monit. zool. ital. 56, 300 (1948). — MAYERHOFER, E.: Gegen die Mongolentheorie der sogenannten „Mongolenflecke". Z. ges. exp. Med. 60, 255 (1928). — Abermals gegen die Mongolentheorie der sogenannten „Mongolenflecke" der Europäer. Z. Kinderheilk. 47, 734 (1929). — MAYERHOFER, E., u. M. LYPOLT-KRAINOVIĆ: Über das gehäufte Vorkommen des sogenannten Mongolenfleckes bei den Neugeborenen in Zagreb. Wien. klin. Wschr. 41, 775 (1928). — MEIGE, H., et P. BELLUGUE: Les sillons transvers·s des membres chez le jeune enfant. Presse méd. 1934 I, 663. — METZGER, M., et J. CLARIN: La tâche bleue mongolique chez les nouveaunés de race noire. Bull. Soc. Obstét. Gynéc. Paris 23, 442 (1934). — MINAMITANI, K.: Zytologische und histologische Untersuchungen der Schweißdrüsen in menschlicher Achselhaut; über das Vorkommen der besonderen Formen der apokrinen und ekkrinen Schweißdrüsen in Achselhaut von Japanern. Okajimas Folia anat. jap. 20, 563 (1941). — MOLESWORTH, E. H.: Rodent ulcer. Med. J. Aust. 1, 878 (1927). — MURATA, B.: Vergleichende Studien über den Haarwirbel am Scheitel. [Jap.] Nagasaki Igakkai Zasshi 10, 100 (1932). Ref. Zbl. Haut- u. Geschl.-Kr. 42, 441 (1932).

NADESHDIN, W. A.: Zur Frage der objektiven Altersbestimmung am lebenden Menschen mit der Genauigkeit von 1—3 Jahren im Durchschnitt. Dtsch. Z. ges. gerichtl. Med. 6, 121 (1926a). — Zur Frage der Altersbestimmung Minderjähriger. Dtsch. Z. ges. gerichtl. Med. 8, 273 (1926b). — NAGASHIMA, T.: Über Ceruminaldrüse und Cerumen, besonders die Beziehung derselben zur Osmidrosis axillaris bei Japanern. Jap. J. Derm. 36, dtsch. 118 (1934). — NASSAU, E.: Folds and creases of skin during childhood. Amer. J. Dis. Child. 66, 615 (1943). — NEDRIGALOVA, O.: Körperliche Altersveränderungen bei der Ukrainerin. [Russ.] Trudy Ukrainsk. psichonevr. Inst. 3, 112 (1928). Ref. Zbl. Haut- u. Geschl.-Kr. 29, 420 (1929). — NEUBERGER, J. K. W.: Über den Mongolenfleck. Wien. klin. Wschr. 1928 II, 1410. — NEWMAN, H. H.: Studies of human twins. I. Methods of diagnosing monozygotic and dizygotic twins. Biol. Bull. Marine Biol. Lab. 55, 283 (1928). — II. Asymmetry reversal of mirror imaging in identical twins. Biol. Bull. Marine Biol. Lab. 55, 298 (1928b). — NYDICK, M., J. BUSBOS, J. H. DALE and R. W. RAWSON: Gynecomastia in adolescent boys. J. Amer. med. Ass. 178, 449 (1961).

ORRÙ, M.: Sulla genesi e funzione della vernice caseosa del neonato. Studi sassar. 7, 65 (1929).

PELLNITZ, D.: Über das Wachstum der menschlichen Ohrmuschel. Arch. Ohr.-, Nas.- u. Kehlk.-Heilk. 178, 334 (1958). — PENROSE: Zit. bei TAILLARD 1951. — PERLSTEIN, F.: Die Bewegungslinien der Hand. Z. Anat. Entwickl.-Gesch. 84, 420 (1927).

REICHLE, H. S.: The diagnosis of the type of twinning. I. Dermatoglyphics. Biol. Bull. Marine Biol. Lab. 56, 164 (1929). — The diagnosis of monozygotic twinning. J. Hered. 25, 33 (1934). — REISS, H.: Beitrag zur Histogenese der Talgdrüsen und des Hornfettes beim menschlichen Fetus. Arch. Derm. Syph. (Berl.) 166, 30 (1932). — RIFE, D. C.: Contributions of the 1937 national twins convention to research. J. Hered. 29, 83 (1938). — ROHLFS, D.: Die Eiigkeitsdiagnose aus der Ähnlichkeit bei neugeborenen Zwillingen. Arch. Gynäk. 133, 841 (1928). — ROLLESTON, J. D.: Mongolian blue patches. Proc. roy. Soc. Med. 27, 1334 (1934). — ROSENSTERN, J.: Über die körperliche Entwicklung in der Pubertät (auf Grund von Individualuntersuchungen). Z. Kinderheilk. 50, 1 (1930). — Über die körperliche Entwicklung in der Pubertät. Ergebn. inn. Med. Kinderheilk. 41, 789 (1931).

SARMENTO, A.: Contribuiçao para o estudo da mancha azul congénita nos recémnascidos, negros e mestiços, de Angola. Ann. Inst. Med. Trop. (Lisboa) 8, 363 (1951). — SCHIMPF, A.: Über polsterartige Verdickungen proximal der Handgelenke. Endokrinologie 32, 57 (1954). — SEBASTIANY, V.: Über objektive Altersschätzung am lebenden Erwachsenen. Diss. Bonn 1927. Ref. Zbl. Haut- u. Geschl.-Kr. 25, 772 (1928). — SIEDER, H.: Über die Augenlider bei Zwillingen. Z. menschl. Vererb.- u. Konstit.-Lehre 22, 304 (1938). — SIEMENS, H. W.: The diagnosis of identity in twins. J. Hered. 18, 201 (1927a). — Studien über die Leistungsfähigkeit meiner dermatologischen Methode zur Diagnose der Eineiigkeit. Virchows Arch. path. Anat. 263, 666 (1927b). — Die allgemeinen Ergebnisse der menschlichen Mehrlingsforschung. Z. indukt. Abstamm.- u. Vererb.-Lehre 61, 208 (1932). — Die Cutis und die griechische Beckenlinie. Hautarzt 10, 246 (1959). — SILOMON, R.: Über das Wachstum der menschlichen Ohrmuschel. Diss. Berlin 1954, zit. von PELLNITZ 1958. — ŠKERLJ, B.: Zur physiologischen „Fettleibigkeit" des Weibes; zugleich ein Beitrag zu J. BAUERS Habitustypen des Weibes. Arch. Frauenk. u. Konstit.-Forsch. 16, 235 (1930). — Age changes in absolute and relative surface areas of the human body. Brit. J. plast. Surg. 10, 146 (1957). — SOLARI, E. F.: Mongolenflecke; ihr Nutzen bei der Feststellung der Vaterschaft und der Identifizierung des Neugeborenen. [Span.] Rev. Assoc. méd. Argent. 49, 1353 (1935). Ref. Zbl. Haut- u. Geschl.-Kr. 53, 162 (1936). — Nutzen der Mongolenflecke bei der Feststellung der Vaterschaft und der Identifizierung des Neugeborenen. Sem. méd. 1936 I, 605. Ref. Zbl. Haut- u. Geschl.-Kr. 56, 16 (1937). — SOMERSAN, M.: Sur la tâche bleue congénitale et sa frequence en Turquie. Arch. franç. Pédiat. 9, 1074 (1952). — STRAUSS, J. S., A. M. KLIGMAN and P. E. POCHI: The effect of androgens and estrogens on human sebaceous glands. J. invest. Derm. 39, 139 (1962). — STUART, H. C., and E. H. SOBEL: The thickness of the skin and subcutaneous tissue by age and sex in childhood. J. Pediat. 26, 637 (1946).

TAILLARD, W.: Le linkage autosomique chez l'homme et sa recherche par la méthode de Penrose. Acta genet. (Basel) 2, 193 (1951). — TAKAHASHI, S.: Dermatologische Untersuchungen an Ainus. Jap. J. Derm. 39, 98 (1936). — TAKAMI, Y.: A study on axillary odor. Jap. J. Derm. 70, 242 (1960). — TANIGUCHI, T., u. Y. KURITA: Über die Verteilung der Schweißdrüsen bei den japanischen Zwillingsfeten. Okajimas Folia anat. jap. 17, 297 (1938). — TATAFIORI, E.: Contributo allo studio della macchia mongolica. Pediatria Riv. 41, 1516 (1933). Ref. Zbl. Haut- u. Geschl.-Kr. 48, 7 (1934). — TAYLOR, W. C., J. A. JAMES and J. L. HENDERSON: The significance of yellow vernix in the newborn. Arch. Dis. Childh. 27, 442 (1952). — THOMSON, M. L.: A comparison between the number and distribution of functioning eccrine sweatglands in Europeans and Africans. J. Physiol. (Lond.) 123, 225 (1954). — TRAUT, E.: Über die Fettgewebsverteilung an der Körperoberfläche im Alter. Z. menschl. Vererb.- u. Konstit.-Lehre 12, 637 (1926).

VERSCHUER, O. v.: Die Ähnlichkeitsdiagnose der Eineiigkeit von Zwillingen. Anthrop. Anz. 5, 244 (1928). — Ergebnisse der Zwillingsforschung. Verh. Ges. Phys. Anthrop. 6, 1 (1932). — VERSCHUER, O. v., W. M. KINKELIN u. V. ZIPPERLEN: Die vererbungsbiologische Zwillingsforschung; ihre biologische Grundlagen. Ergebn. inn. Med. Kinderheilk. 31, 35 (1927).

WAARDENBURG, P. J.: Einige Befunde bei der Untersuchung von Zwillingen. [Holl.] Ned. T. Geneesk. 70 (I), 2859 (1926). — WAGNER, G. A.: Die Diagnose der Eineiigkeit oder Zweieiigkeit der Zwillinge. Zbl. Gynäk. 50, 3388 (1926). — Zur Diagnose der Eineiigkeit oder Zweieiigkeit der Zwillinge. Med. Klin. 23, 936 (1927).

YOUNG, R. W.: Age changes in the thickness of the scalp in white males. Hum. Biol. 31, 74 (1959).

ZIMMERMANN, A. A.: Die Entwicklung der Hautfarbe beim Neger vor der Geburt. Mitt. thurgau. naturforsch. Ges. H. 37, 34 (1954). — ZIMMERMANN, A. A., and S. W. BECKER jr.: Melanoblasts and melanocytes in fetal Negro skin. Illinois monographs in Med. Sci., vol. 6, No 3. Urbana/Ill.: University of Illinois Press 1959.

C. I. Hautfarbe und Reflektion

APPEL, B.: Decadent descriptions in dermatology. Arch. Derm. **62**, 370 (1950). — APPLE-TON, A. B., W. J. HAMILTON and I. C. C. TCHAPEROFF: Surface and radiological anatomy, 4th ed. Baltimore: Williams & Wilkins Company 1958. — ARENDT-MEYER, J., u. M. BAYER: Absorptionsspektrum von Melaninpigment. Experientia (Basel) **10**, 371 (1954).

BARNICOT, N. A.: Reflectrometry of the skin in Southern Nigerians and in some Mulattoes. Hum. Biol. **30**, 150 (1958). — BENSON, R. C., and C. C. CHAPPELL: Vulvar fluorescence in normal and abnormal pregnancy. Surg. Gynec. Obstet. **95**, 677 (1952). — BENSON, R. C., L. A. STRAIT and C. C. CHAPPELL: Clinical specificity of vulvar fluorescence. Surg. Gynec. Obstet. **92**, 14 (1951). — BODE, H. G.: Zur Analyse der menschlichen Hautfarbe. Vorl. Mitt. Strahlentherapie **43**, 565 (1932). — Über spektralphotometrische Untersuchungen an menschlicher Haut unter besonderer Berücksichtigung der Erythem- und Pigmentierungsmessung. Strahlentherapie **51**, 81 (1934). — BOMMER, S.: Hautuntersuchungen im gefilterten Quarzlicht. Klin. Wschr. **6**, 1142 (1927). — Über sichtbare Fluoreszenz beim Menschen. Acta derm.-venereol. (Stockh.) **10**, 253 (1929). — BOWES, K., S. H. RITERLAND and J. E. ANDREWS: Demonstration by infrared photography of the superficial veins in the pregnant and non-pregnant woman. J. Obstet. Gynaec. Brit. Emp. **55**, 285 (1948). — BOWMAN, H. A.: The color-top method of estimating skin pigmentation. Amer. J. phys. Anthrop. **14**, 55 (1930). — BUCKLEY, W. R., and F. GRUM: Reflection spectrophotometry. Arch. Derm. **83**, 248 (1961). — BÜRGER, M.: Die Hand des Kranken. München: J. F. Lehmann 1956.

CARRIÉ, C.: Die Ursache der Porphyrin-fluoreszenz in der Mundhöhle und auf der Haut. Derm. Z. **70**, 189 (1934). — Zur Fluoreszenz der Hautoberfläche. Strahlentherapie **90**, 579 (1953). — CLEMENTS, F.: The correlation between tanning and unexposed skin color as recorded by the color top. Proc. nat. Acad. Sci. (Wash.) **17**, 285 (1931).

DANIELS jr., F., and J. D. IMBRIE: Comparison between visual and reflectance measurements of erythema produced by sunlight. J. invest. Derm. **30**, 295 (1958). — DAVENPORT, C. B.: The skin colors of the races of mankind. Natur. History **26**, 44 (1926). — DECKNER, K.: Über die Beziehungen zwischen Haar- und Augenfarbe und Konstitution; Versuch einer Analyse der rassenmäßigen Zusammensetzung der deutschen Studentenschaft. Z. menschl. Vererb.- u. Konstit.-Lehre **13**, 602 (1928). — DE KLEINE, E. H.: Photoelectric determination of skin color. Plast. reconstr. Surg. **15**, 176 (1955).

EDWARDS, E. A., and S. Q. DUNTLEY: The pigments and color of living human skin. Amer. J. Anat. **65**, 1 (1939). — EDWARDS, E. A., N. A. FINKLESTEIN and S. Q. DUNTLEY: Spectrophotometry of living human skin in the ultraviolet range. Amer. J. Phys. Anthrop. **8**, 261 (1950). — J. invest. Derm. **16**, 311 (1951). — EDWARDS, E. A., J. B. HAMILTON, S. Q. DUNTLEY and G. HUBERT: Cutaneous vascular and pigmentary changes in castrate and eunuchoid men. Endocrinology **28**, 119 (1941). — EHLERS, H.: Versuch der Messung der Hautfarben. [Dan.] Ugeskr. Laeg. **1933**, 1264. — ESSÉN, L. E., u. B. R. LINDAHL: Registering av hudens bioluminescens. Nord. Med. **50**, 1739 (1953). — ESTABROOKS, G. H.: Intelligence and pigmentation of hair and eyes in elementary school children. Amer. J. Psychol. **41**, 106 (1929).

FARBER, E. M., J. McCLEARY and E. E. BATTS: A simple color filter as an aid in evaluating the superficial venous pattern. J. invest. Derm. **22**, 253 (1954). — FERSCHT, M.: Haarfarbe und Haarform sowie Augenfarbe im Kreise Charkov. [Russ.] Trudy Ukrain. psichonevr. inst. **2**, 129 (1926). Ref. Zbl. Haut- u. Geschl.-Kr. **23**, 734 (1927). — FETTER, V.: Augen- und Haarfarbe in Erwachsenen aus Böhmen. [Čech.] Čas. Lék. česk. **97**, 819 (1958). — FISCHER, E.: Versuch einer Genanalyse des Menschen; mit besonderer Berücksichtigung der anthropologischen Systemrassen. Z. indukt. Abstamm.- u. Vererb.-Lehre **54**, 127 (1930). — FORBES, J.: Some notes on the coloration of baboon skin. Anat. Rec. **65**, 51 (1936).

GARN, S. M., S. SELBY and M. R. CRAWFORD: Skin reflectance studies in children and adults. Amer. J. Phys. Anthrop. **14**, 101 (1956a). — Skin reflectance during pregnancy. Amer. J. Obstet. **72**, 974 (1956b). — GATES, R. R.: Studies of interracial crossing. I. Spectrophotometric measurements of skin color. Hum. Biol. **24**, 25 (1952). — GATES, R. R., and A. A. ZIMMERMANN: Comparison of skin color with melanin content. J. invest. Derm. **21**, 339 (1953). — GIBSON, H. L.: Infra-red photography of patients. Radiography and clin. Photography **21**, 72 (1945). — GOLDMAN, L., H. PLOTNICK and I. BALINKIN: Investigative and clinical studies with diascopy in dermatology. Arch. Derm. **75**, 699 (1957). — GOLDZIEHER, J. W., I. S. ROBERTS, W. B. RAWLS and M. A. GOLDZIEHER: „Chemical" analysis of the intact skin by reflectance spectrophotometry. Arch. Derm. **64**, 533 (1951). — GORMAN, W. A., and A. HIRSCHEINER: A study of the superficial venous pattern in pregnant and non-pregnant women by infra-red photography. Surg. Gynec. Obstet. **68**, 54 (1939).

HALL, T. C., B. H. McCRACKEN and G. W. THORN: Skin pigmentation in relation to adrenal cortical function. J. clin. Endocr. **13**, 243 (1953). — HARDY, J. D., H. T. HAMMEL and D. MURGATROYD: Spectral transmittance and reflectance of excised human skin. J. appl. Physiol. **9**, 257 (1956). — HARRISON, G. A., and J. J. OWEN: The application of spectrophotometry to the study of skin colour inheritance. Acta genet. (Basel) **6**, 481 (1956/57). — HASSKÓ, A.: Über das Pigment der Kasuarhaut. Anat. Anz. **67**, 459 (1929). — HAXTHAUSEN, H.: Photographie mit „Infrarotstrahlen" in der Dermatologie. [Dän.] Ugeskr. Laeg. **1933**, 221. — HEITE, H. J., u. G. WEBER: Methodischer Beitrag zur Pigmentierungs- und Erythemmessung der Haut. Arch. klin. exp. Derm. **204**, 327 (1957). — HILL, W.: A note on integumental colours with special reference to the genus Mandrillus. Säugetierkundl. Mitt. **3**, 145 (1955). — HINTZE, A.: Der Hautfarbenfächer und das Hautfarbendiagramm. I. Der Hautfarbenfächer. Z. Ethnol. **59**, 254 (1929). — Die Messung der Farben in der Natur, insbesondere am menschlichen Körper. Verh. 2. Internat. Lichtkongr. 1932, S. 564. Ref. Zbl. Haut- u. Geschl.-Kr. **45**, 26 (1933). — HIROWATARI, T.: The study of the skin color. III. On the co-relation of the skin color, hair color, as well as iris color. Jap. J. Derm. **65**, 111 (1956). — HORTON, C. P., and E. P. CRUMP: Growth and development. III. Skin color in Negro infants and parents; its relation to birth weight, reflex maturity, socioeconomic status, length of gestation, and parity. J. Pediat. **52**, 547 (1958). — VI. Changes in skin color of 51 Negro infants from birth through 3 years of age, as related to skin color of parents, socioeconomic status, and developmental quotient. Arch. Derm. **80**, 421 (1959).

JACQUEZ, J. A., J. HUSS, W. McKEEHAN, J. M. DIMITROFF and H. F. KUPPENHEIM: Spectral reflectance of human skin in the region 0.7—2.6 μ. J. appl. Physiol. **8**, 297 (1955). — JACQUEZ, J. A., H. F. KUPPENHEIM, J. M. DIMITROFF, W. McKEEHAN and J. HUSS: Spectral reflectance of human skin in the region 235—270 mμ. J. appl. Physiol. **8**, 212 (1955). — JANSEN, M. T.: A reflection spectrophotometric study of ultraviolet erythema and pigmentation. J. clin. Invest. **32**, 1053 (1953). — JESIONEK, A.: Biologie der gesunden und kranken Haut. Leipzig: F. C. W. Vogel 1916. — JOLLES, B., and R. G. MITCHELL: A hand tintometer for radiological and dermatological work. Lancet **1957I**, 1333. — JUNG, F. T.: Statistical phenomenon involving hair color and physical types. Hum. Biol. **13**, 541 (1941).

KAJIKAWA, H., and J. IISAWA: Studies on the skin color and absorption spectrum of various preparations in ultraviolet region. Jap. J. Derm. **67**, 588 (1957). — KARTSCHAGIN, W.: Über den Einfluß des Pigments auf die optischen Eigenschaften der Haut. Z. ges. phys. Ther. **31**, 113 (1926); **33**, 79 (1927). — KEERS, W.: Colour of the eyes, hair and skin of the population of the Mangarai (West of Flores). Acta neerl. Morph. **3**, 35 (1939). Ref. Zbl. Haut- u. Geschl.-Kr. **64**, 513 (1940). — KHERUMIAN, R., et O. ALLARY: Technique de la morphologie corporelle. Sem. Hôp. Paris **24**, 389 (1949). — KLINK, H.: Die methodischen Grundlagen zur Bestimmung von Hautfarben und vergleichende Untersuchungen mit einem neuen Verfahren über die normale Farbe der Haut. Z. ges. exp. Med. **79**, 777 (1931). — KOEHNE, C.: Zur Haarfarbe der Bewohner Deutschlands in der germanischen Urzeit. Arch. Rassenbiol. **20**, 433 (1928). — KRETSCHMER, P. M.: Bildhafte Erfassung der menschlichen Haut nach einem neuartigen Verfahren. Derm. Wschr. **119**, 483 (1948). — KUPPENHEIM, H. F., and R. R. HEER jr.: Spectral reflectance of white and Negro skin between 440 and 1000 mμ. J. appl. Physiol. **4**, 800 (1952).

LANG, J. J., et O. ALLARY: Méthodes d'investigations cliniques de la morphologie tissulaire; la peau et le tissu sous-cutané; les muscles et les os. Sem. Hôp. Paris **24**, 392 (1949). — LANZ, T. v., u. W. WACHSMUTH: Praktische Anatomie. Berlin-Göttingen-Heidelberg: Springer 1938, 1955, 1959. — LASKER, G. W.: Photoelectric measurement of skin color in a Mexican mestizo population. Amer. J. Phys. Anthrop. **12**, 115 (1954a). — Seasonal changes in skin color. Amer. J. Phys. Anthrop. **12**, 553 (1954b). — LEIKOLA, E.: Photometrische Farbmessung der Haut. Acta Soc. Med. "Duodecim" A **14**, 1 (1932). Ref. Zbl. Haut- u. Geschl.-Kr. **43**, 620 (1933). — LESZCYNSKI, R. v.: Zur Lösung des Colorimetrieproblems in der Dermatologie. Derm. Wschr. **1931I**, 6. — LEWIS, T.: Standard colours for use in the study of vascular reactions of the human skin. Heart **15**, 1 (1929). — LLOYD WILLIAMS, K., F. LLOYD WILLIAMS and R. S. HANDLEY: Infrared radiation thermometry in clinical practice. Lancet **1960II**, 958. — LUTEMBACHER, R.: Éléidine. Presse méd. **65**, 2175 (1957).

MACCONAILL, M. A.: Classification of hair and eye colour upon developmental and genetic bases. Ann. Eugen. (Lond.) **11**, 173 (1941). — MACDONALD, R. A., and M. S. MARGOLESE: Luminescent phenomena of the external female genitalia. Fertil. and Steril. **1**, 26 (1950). — MALLINCKRODT-HAUPT, A. S. v.: Untersuchungen über die natürliche Hautfluoreszenz. I. Die Fluoreszenz der normalen Hautsaprophyten. Arch. Derm. Syph. (Berl.) **171**, 469 (1935). — Ursache und Bedeutung der normalen Hautfluoreszenz. Verh. 9. Internat. Kongr. Dermat. Budapest **2**, 489 (1936). — MASSOPUST, L. C.: Infra-red photographic study of the superficial veins of the thorax in relation to breast tumors. Surg. Gynec. Obstet. **86**, 54 (1948). — MAUNG, K.: Measurement of association in a contingency table with special reference to pigmentation of hair and eye colours of Scottish school children. Ann. Eugen. (Lond.) **11**, 189 (1942). — MEMMESHEIMER, A. M.: Eine neue Methode zur exakten Messung von Hautfarben. Arch. Derm. Syph. (Berl.) **163**, 201 (1931). — MEMMESHEIMER, A. M., u. R. MATTHAEI: Beobachtungen über die Pigmentierung der Haut. Strahlentherapie **35**, 339 (1930). — MEN-

Des de Castro et O. de Almeida: La fluorescence de la peau normale, des lésions cutanées et des phanères; sa relation avec la présence de kératine et de lipides. Rev. canad. Biol. 2, 361 (1943). — Merkelbach, O.: Hautpigment und Dopa-melanin; ihre Absorption und Reflexion im infraroten Strahlenbereich. Radiol. clin. (Basel) 8, 13 (1939). — Messerli, F. M.: Le contrôle de la pigmentation cutanée. Rev. méd. Suisse rom. 46, 101 (1926). — Le contrôle de la pigmentation et de la dépigmentation cutanées. Ann. Inst. Actinol. Paris 3, 53 (1928). — Recherches sur la pigmentation et la dépigmentation cutanées. Rev. méd. Suisse rom. 51, 137 (1931a). — Nouvelles observations sur la pigmentation et la dépigmentation cutanées. Ann. Inst. Actinol. Paris 4, 160 (1931b). — Mieses-Reif, M.: Contents of pigment in hair and iris in its relation to refraction; observations on Polish, Ukrainian and Jewish children. Folia ophthal. orient. 2, 258 (1936). — Monash, S.: Skin color; a correlation of reflectance measurement and clinical appearance. Arch. Derm. 84, 654 (1961). — Mueller, B.: Untersuchungen über die Erblichkeit der Augenfarbe, der Haarfarbe und der Haarform vom gerichtlich-medizinischen Standpunkt aus. Dtsch. Z. ges. gerichtl. Med. 20, 544 (1933).

Nishiura, T.: Studies on the skin color. II. On the fluctuations of the skin color with a special regard to season, age and sex differences. Jap. J. Derm. 66, 728 (1956). — III. The relation of the skin color to the constitutional disposition. Jap. J. Derm. 67, 408 (1957). — Nishizaki, S.: Skin pigmentation during pregnancy. I. Tintometer for skin pigmentation of gravid and non-gravid women in Japan. Jap. J. Obstet. Gynec. 11, 236 (1928). — Standard degree of the skin pigmentation of nulligravida in Japan. Jap. J. Obstet. Gynec. 12, 368 (1929a). — Skin pigmentation during pregnancy. II. Change of degree of skin pigmentation in normal pregnant women and its diagnostic value. Jap. J. Obstet. Gynec. 12, 371 (1929b).

Oppenheim, M., u. A. Fessler: Die beruflichen Stigmata der Haut. Zbl. Haut- u. Geschl.-Kr. 44, 609 (1933). — Ottolenghi-Lodigiani, F.: Di un accessorio da applicarsi allo spectrofotometro di Beckman par l'analisi spettrale del colore della pelle normale e patologica; nota tecnica. Rass. Derm. Sif. 7, 185 (1954).

Przibram, K.: Zur Fluoreszenz der Haut. Naturwissenschaften 44, 393 (1957).

Reich, P., H. Shwachman and J. Craig: Lycopenemia; a variant of carotinemia. New Engl. J. Med. 262. 263 (1960). — Riehl, G.: Die Bedeutung der Farben in der Dermatologie. Wien. klin. Wschr. 41, 735 (1928). — Ronchese, F.: Occupational marks and compensation. Compensat. Med. 3, 19 (1950). — Peculiar silk weaver's nails; a new type of artefacts. Arch. Derm. 71, 525 (1955a). — Pseudo-occupational marks. Industr. Med. Surg. 24, 546 (1955b). — Occupational marks. Med. biol. Ill. 8, 68 (1958). — Argyrosis and cyanosis — melanosis and cyanosis. Arch. Derm. 80, 277 (1959). — Ruotsalainen, A.: Beobachtungen über die Haut-, Augen- und Haarfarbe der finnischen Kinder. [Finn.] Duodecim (Helsinki) 45, 572 (1929). Ref. Zbl. Haut- u. Geschl.-Kr. 33, 32 (1930) und Anthrop. Anz. 11, 97 (1934).

Sanchez, S. J., u. I. Schwidetzky: Haar- und Augenfarbe in der Provinz Gran Canaria. Homo 9, 85 (1958). — Schmidt-Voigt, J.: Das Gesicht des Herzkranken. Aulendorf i Württemberg: Editio Cantor 1958. — Semenova, L , S. Mazaev u. A. Kalinina: Über den Zusammenhang der Pigmentierung, des Kopf- und Gesichtsindexes mit den Blutgruppen in der russischen Bevölkerung. [Russ.] Bjul. Komiss. viočan. krovjan. Ugrup. 5, 96 (1931). Ref. Zbl. Haut- u. Geschl.-Kr. 39, 372 (1932). — Sheard, C., and L. A. Brunsting: The color of the skin as analyzed by spectrophotometric methods. I. Apparatus and procedures. J. clin. Invest. 7, 559 (1929a). — Optical measurements on the color of the skin as affected by race, environment, radiant energy and superficial blood. Amer. J. Physiol. 90, 515 (1929b). — Silverman, J. J.: Bedside method for judging anemia. J. Amer. med. Ass. 155, 902 (1954). — Silverman, J. J., and A. Bernstein: The cardiologist looks at the skin. J. Amer. med. Ass. 158, 821 (1955). — Simons, R. D. G. Ph.: Die soziologische Bedeutung des Pigments. Hautarzt 9, 452 (1958). — The colour of the skin in human relations. Princeton/N.J.: Elsevier Press, Inc. 1961. — Škerlj, B.: Beiträge zur Anthropologie der Slowenen; Farbenkomplexionen von 1147 Mädchen und Frauen. Z. Morph. u. Anthrop. 28, 213 (1930) und Anthrop. Anz. 8, 126 (1931). — Stern, C.: Model estimates of the frequency of white or near-white segregants in the American Negro. Acta genet. (Basel) 4, 281 (1953). — Streiff, J.: Zur Übereinstimmung und Nichtübereinstimmung der Haut-, Haar- und Augenfarbe und über den Erbanteil der Uvea und den Anteil des Sympathicus an der schließlichen Gestaltung und Färbung der Iris. Klin. Mbl. Augenheilk. 88, 577 (1932). — Strong, R. M.: Color of the skin and corium pigmentation. Arch. Path. Lab. Med. 3, 938 (1927).

Terry, T. L.: Some clinical applications of fluorescence in relation to melanotic pigment. Amer. J. Ophthal. 26, 536 (1943). — Thorek, M.: The face in health and disease. Philadelphia: F. A. David Co. 1946. — Tillner, I., u. E. Böshaar: Ein Beitrag zum Problem der Haarfarbenveränderung. Anthrop. Anz. 24, 203 (1960). — Tisserand, M.: Appréciation de la coloration des téguments et de leur annexes. Sem. Hôp. Paris 24, 401 (1949). — Étude statistique de la coloration des téguments et de leur annexes chez 4000 adultes parisiens. Bull. Soc. Anthrop. Paris 2, 23 (1951). — Todd, T. W., B. Blackwood and H. Beecher: Skin pigmentation; the color top method of recording. Amer. J. Phys. Anthrop. 11, 197 (1928). —

TOKUHASHI, M.: The study of the skin-color and gloss of Japanese child. I. and II. Acta Anat. Nippon. **31**, 157, 169 (1956). — TRONNIER, H.: Methodische und apparative Gesichtspunkte zur Messung der menschlichen Hautfarbe. Strahlentherapie **104**, 146 (1957).

VLÈS, F., et A. UGO: Sur l'excitation de la fluorescence du cholestérol et de la peau. C. R. Soc. Biol. (Paris) **123**, 226 (1936).

WALTER, H.: Der Zusammenhang der Hautfarbenverteilung und Intensität der ultravioletten Strahlung. Homo **9**, 1 (1958). — WATANABE, T.: Histologische Untersuchungen über die Haut der Mischlinge. Okajimas Folia anat. jap. **23**, 137 (1950). — WETZEL, N. C., and Y. ZOTTERMAN: On differences in the vascular coloration of various regions of the normal human skin. Heart **13**, 357 (1926).

ZIMMERMAN, L. M., and H. RATTNER: Infra-red photography of subcutaneous veins. Amer. J. Surg. **27**, 502 (1935).

C. II. Hautfalten und Furchen

ABEL, W.: Über die Frage der Symmetrie der menschlichen Fingerbeere und der Rassenunterschiede der Papillarmuster. Biol. generalis (Wien) **9**, 3. Liefg, 13 (1933). Ref. Zbl. Haut- u. Geschl.-Kr. **47**, 209 (1934). — Über den Nachweis anormaler Fingerbeerenmuster bei Verbrechern. Z. Ethnol. **67**, 357 (1936). — Kritische Studien über die Entwicklung der Papillarmuster auf den Fingerbeeren. Z. menschl. Vererb.- u. Konstit.-Lehre **21**, 497 (1938). — Die Erbanlagen der Papillarmuster. In Handbuch der Erbbiologie des Menschen (G. JUST), Bd. 3/I, S. 407. Berlin: Springer 1940. — ABRAITIS, B.: Regionäre Unterschiede in der Struktur der menschlichen Haut. [Litauisch.] Medicina (Kaunas) **20**, 519, 630, 715 (1939). Ref. Zbl. Haut- u. Geschl.-Kr. **64**, 577 (1940). — ASAI, M., u. M. SAKAI: Das Hautleistensystem der Vola an Chinesen auf der Insel Hainan. J. med. Ass. Formosa **40**, 1274 (1941).

BABOR, J. F., u. Z. FRANKENBERGER: Studien zur Naturgeschichte des Gorillas. I. Äußere Beschreibung eines neuen Gorillafetus aus Westafrika. Biol. generalis (Wien) **6**, 553 (1930). — BAITSCH, H.: Bestehen Beziehungen zwischen dem individuellen quantitativen Wert im Hautleistensystem und den Blutgruppen? Acta genet. (Basel) **3**, 177 (1952). — BAITSCH, H., u. R. K. BAUER: Über die Beständigkeit der Merkmale des Tastleistensystems der Handfläche. Acta genet. (Basel) **3**, 263 (1952). — Über die genetische Einheitlichkeit der Endfeldtypen des Haupttradianten A im Papillarliniensystem der Handfläche. Z. menschl. Vererb.- u. Konstit.-Lehre **32**, 89 (1954). — BAK, M.: Fingerabdruckuntersuchungen an Zwillingen. [Ung.] Orv. Hetil. **1934**, 946. Ref. Zbl. Haut- u. Geschl.-Kr. **51**, 166 (1935). — BARTOŠ, A.: Dermatoglyphics on a forearm stump. [Russ.] Ortop. Travm. Protez. **17**, 23 (1956). — BAUR: Papillarlinien der Fußsohle als Überführungsmittel. Arch. Kriminol. **78**, 209 (1926). — BECKER, E.: Zur Vererbung der Wirbelmuster der Papillarleisten der menschlichen Fingerbeeren. Z. menschl. Vererb.- u. Konstit.-Lehre **32**, 106 (1954a). — Korrelationen zwischen Leistenwert und Mustertyp der Papillarmuster. Dtsch. Z. ges. gerichtl. Med. **43**, 381 (1954b). — BECKER, E., u. K. MEISSNER: Zur Vererbung der Papillarleistenmuster der menschlichen Palma. Z. menschl. Vererb.- u. Konstit.-Lehre **31**, 495 (1953). — BECKER, F. J.: Untersuchungen über Fingerleistenvererbung. Z. Morph. u. Anthrop. **39**, 420 (1941). — BELLELI, F.: Le linee papillari nelli sindattilie. Arch. ital. Anat. Embriol. **42**, 423 (1939). — BERGGLAS, B.: Die Verwendung der Daktyloskopie an Entbindungsanstalten. Zbl. Gynäk. **19**, 1412 (1932). — BETTMANN, S.: Über Dermatogramme und ihre Verwertung. Arch. Derm. Syph. (Berl.) **153**, 637 (1927). — Felderungszeichnung der Bauchhaut und Schwangerschaftsstreifen. Z. Anat. Entwickl.-Gesch. **85**, 658 (1928). — Verwendung der Dermatogramme in der gerichtlichen Medizin. Dtsch. Z. ges. gerichtl. Med. **15**, 1 (1930a). — Leichen-Dermatogramme. Z. Anat. Entwickl.-Gesch. **92**, 27 (1930b). — Veränderungen der Hautfelderung an der Leiche. Derm. Wschr. **1930 I**, 161 (1930c). — Über Papillarzeichnungen am menschlichen Daumenballen. Z. Anat. Entwickl.-Gesch. **96**, 427 (1931). — BETTMANN, S., u. L. GUTZ: Zur Anwendung der Dermato-Photographie. Arch. Kriminol. **81**, 22 (1927). — BISWAS P. C.: Über Hand- und Fingerleisten von Indern. Z. Morph. u. Anthrop. **35**, 519 (1936). — BLÜMEL, P., u. H. POLL: Fingerlinienmuster und geistige Norm. Med. Klin. **1928 II**, 1424. — BÖHMER, K., u. F. HARREN: Die Vererbung der Papillarlinien und ihre Bedeutung für den Nachweis der Vaterschaft. Dtsch. Z. ges. gerichtl. Med. **32**, 73 (1939). — BONNEVIE, K.: Die ersten Entwicklungsstadien der Papillarmuster der menschlichen Fingerballen. Nyt Mag. Naturv. **65**, 19 (1927a). — Papillarmuster und psychische Eigenschaften. Hereditas (Lund) **9**, 180 (1927b). — Zur Mechanik der Papillarmusterbildung. I. Die Epidermis als formativer Faktor in der Entwicklung der Fingerbeeren und der Papillarmuster. Wilhelm Roux' Arch. Entwickl.-Mech. Org. **117**, Festschrift SPEMANN, II, 384 (1929a). — Was lehrt die Embryologie der Papillarmuster über ihre Bedeutung als Rassen- und Familiencharakter? Z. indukt. Abstamm.- u. Vererb.-Lehre **50**, 219 (1929b). — III. Zur Genetik des quantitativen Wertes der Papillarmuster. Z. indukt. Abstamm.- u. Vererb.-Lehre **59**, 1 (1931a). — Vererbbarer Cerebrospinaldefekt(?) bei Mäusen, mit sekundären Augen- und Fußanomalien, nebst Turmschädelanlage. Avh. Norske Videnskaps-Akad. Oslo, I. Mat.-naturv. Kl. Nr 13, 1 (1931b). — Zur Mechanik der Papillarmusterbildung. II. Anomalien der menschlichen Finger- und Zehenbeeren, nebst Diskussion über die Natur der hier wirksamen Epidermispolster. Wilhelm Roux' Arch. Entwickl-Mech. Org. **126**, 348 (1932). — BOWER, J. O., and J. H. CLARK: Skin prints; their use in the diagnosis of lesions of the breast. Arch. Surg. **18**, 2386 (1929). — BRANDER, T.: Über mongoloide Partial-symptome mit besonderer Beachtung der sogenannten Vierfingerfurche. Acta pediat. (Upp-sala) **28**, Suppl. 1, 21 (1940). — BRODHAGE, G., u. G. G. WENDT: Eine notwendige Ergänzung der quantitativen erbbiologischen Auswertung von Fingerleisten. Z. menschl. Vererb.- u. Kon-stit.-Lehre **30**, 212 (1951). — BRUSHFIELD, T.: The plantar lines in mental defectives. Brit. J. Child. Dis. **22**, 274 (1925). — BUGGE, J. N., u. H. W. POLL: Esistono differenze dattilosco-piche fra criminali e normali? Arch. Antrop. crim. **16**, 815 (1938). — BURKS jr., J. W.: The effect of dermabrasion on fingerprints. Arch. Derm. **77**, 8 (1958). — BUSATTO, S.: Sulla ereditarietà delle impronte digitali e sulla sue applicazione in medicina legale. Minerva med.-leg. **70**, 3 (1950). — BYCHOWSKA, M.: Über den Verlauf der Papillarleisten der Handteller bei den Primaten. [Poln.] Folia morph. (Warszawa) **2**, 69 (1930). Ref. Zbl. Haut- u. Geschl.-Kr. **37**, 39 (1931).

CASTELLANOS, I.: Dermopapiloscopia clinica. Tomos I y II. Habana/Cuba: P. Fernandez y Cia 1953. — CAUNA, N.: Observations on the origin and development of the hairless palmar and digital epidermis. J. Anat. (Lond.) **85**, 423 (1951). — Nature and functions of the pa-pillary ridges of the digital skin. Anat. Rec. **119**, 449 (1954). — CHERRILL F. R.: Finger prints and disease. Nature (Lond.) **166**, 581 (1950). — COTTERMAN, C. W.: A scotch-tape India-ink method for recording dermatoglyphs. Amer. J. hum. Genet. **3**, 376 (1951). — CROOKS, H. E.: Photography of epidermal ridges and superficial blood capillaries of the fingers. Med. biol. Ill. **3**, 198 (1953). — CUMMINS, H.: Epidermal ridge configurations in developmental defects, with particular reference to the ontogenetic factors which condition ridge direction. Amer. J. Anat. **38**, 89 (1926). — The use of foot-prints and finger-prints as identity records in the maternity. New Orleans med. surg. J. **81**, 493 (1929a). — The topographic history of the volar pads (walking pads, Tastballen) in the human embryo. Contr. Embryol. Carneg. Instn **20**, 103 (1929b). — Dermatoglyphics in twins of known chorionic history, with reference to diagnosis of the twin varieties. Anat. Rec. **46**, 179 (1930a). — Dermatoglyphics in Indians of Southern Mexico and Central America. Amer. J. Phys. Anthrop. **15**, 123 (1930b). — Dermato-glyphic prints: neglected records in racial anthropology. Amer. J. Phys. Anthrop. **16**, 31 (1931). — Dermatoglyphic stigmata in mongoloid imbeciles. Anat. Rec. **73**, 407 (1939). — Dermatoglyphics in North American Indians and Spanish-Americans. Hum. Biol. **13**, 177 (1941). — Dermatoglyphics: significant patternings of the body surface. Yale J. Biol. Med. **18**, 551 (1946a). — Dermatoglyphics of the Gorilla. Amer. J. Phys. Anthrop. **4**, 262 (1946b). — Dermatoglyphics of Bushmen (South Africa). Amer. J. Phys. Anthrop. **13**, 699 (1955). — CUMMINS, H., H. H. KEITH, C. MIDLO, R. B. MONTGOMERY, H. H. WILDER and I. W. WILDER: Study of error in interpretation and formulation of palmar dermatoglyphics. Amer. J. Phys. Anthrop. **11**, 501 (1928). — Revised method of interpreting and formu-lating palmar dermatoglyphics. Amer. J. Phys. Anthrop. **12**, 415 (1929). — CUMMINS, H., S. LECHE and K. McCLARE: Bimanual variation in palmar dermatoglyphics. Amer. J. Anat. **48**, 199 (1931). — CUMMINS, H., and G. T. MAIRS: Finger prints of conjoined twins; differences in Gibb twins and their genetic significance. J. Hered. **25**, 237 (1934). — CUMMINS, H., and C. MIDLO: Palmar and plantar epidermal ridge configurations (dermato-glyphics) in European-Americans. Amer. J. Phys. Anthrop. **9**, 471 (1926a). — Comparative studies of palmar and plantar epidermal configurations; racial distinctions in Jews. Anat. Rec. **32**, 205 (1926b). — Dermatoglyphics in Jews. Amer. J. Phys. Anthrop. **10**, 91 (1927). — Finger prints, palms and soles. An introduction to dermatoglyphics. Philadelphia: Blaki-ston Co. 1943. — CUMMINS, H., and F. M. SETZLER: Dermatoglyphics in Australian aborigines (Arnhemland). Amer. J. Phys. Anthrop. **9**, 455 (1951). — CUMMINS, H., and S. D. S. SPRAGG: Dermatoglyphics in the chimpanzee; description and comparison with man. Hum. Biol. **10**, 457 (1938). — CUMMINS, H., C. TALLEY and R. V. PLATON: Palmar dermatoglyphics in mongolism. Pediatrics **5**, 241 (1950). — CUMMINS, H., W. J. WAITS and J. T. McQUITTY: Breadths of epidermal ridges on finger tips and palms; study of variation. Amer. J. Anat. **68**, 127 (1941). — CZIK, L., u. M. MALÁN: Zur Erblichkeit der Hauptlinien und Muster der menschlichen Hand. Z. menschl. Vererb.- u. Konstit.-Lehre **21**, 186 (1937).

DANKMEIJER, J.: Zur biologischen Anatomie der Hautleisten bei den Beuteltieren. Gegenbaurs morph. Jb. **82**, 293 (1938). — Über die Bedeutung der Hautleistenmuster beim Menschen. Arch. Klaus-Stift. Vererb.-Forsch. **24**, 269 (1949). — DANKMEIJER, J., u. R. C. RENES: Der anthropologische Wert von Fingerabdrücken. [Holl.] Geneesk. T. Ned.-Ind. **1939**, 2873; siehe: Zbl. Haut- u. Geschl.-Kr. **65**, 386 (1940). — Symmetry in the finger prints of single and double-ovum twins. Acta neerl. Morph. **3**, 360 (1940). — DANKMEIJER, J., et J. M. WALTMAN: Lignes papillaires en cas de syndactylie. Acta anat (Basel) **4**, 108 (1947). — DEBRUNNER, H.: Begabung und Hemmung im Furchenbild der Hand Psychologe **2**, H. 4 (1950). — Altersbedingte Handlinienänderungen beim männlichen Geschlecht. Psychologe **4**, 283 (1952). — DEBRUNNER, I. M.: Handlinien — biologisch gesehen. Leben u. Umwelt **8**,

204 (1952). — Zur Morphologie der menschlichen Daumenfurche. Z. menschl. Vererb.- u. Konstit.-Lehre **33**, 131 (1955a). — Morphologischer Grundplan der ballenbedingten Handfurchen bei Primaten. Z. Morph. u. Anthrop. **47**, 187 (1955b). — DEL CAMPO JESÚS, L.: Fórmula dactiloscópica, grupos sanguíneos y factor RH. Clin. y Lab. **62**, 91 (1956). — DEPINA, L.: Les anomalies de la main et la morphologie des crêtes papillaires. L'Anthrop. **49**, 55 (1935); siehe Zbl. Haut- u. Geschl.-Kr. **63**, 113 (1940). — Der Verlauf der Papillarlinien in der Hohlhand. [Port.] An Fac. Ci. Pôrto **23**, 50 (1938). Ref. Zbl. Haut- u. Geschl.-Kr. **60**, 306 (1938). — DUFFAUX, M.: Contribution à la statistique dactyloscopique chez les chinois et chez les prostituées chinoises. Rev. int. criminalist. **3**, 278 (1931).

EHRHARDT, S.: Die Verwendung einer wasserlöslichen Farbe für daktyloskopische Abdrucke. Anthrop. Anz. **8**, 143 (1931). — EMPTING, I.: Systematische und erbbiologische Untersuchungen über Papillarlinien. Z. menschl. Vererb.- u. Konstit.-Lehre **26**, 264 (1942). — ENGEL, C. E.: Foot prints. J. biol. photogr. Ass. **20**, 165 (1952).

FANG, T. C.: A note on the a—b ridge count and intelligence. J. ment. Sci. **98**, 185 (1952). — FISCHER, E.: Ein neues Verfahren der Daktyloskopie. Anthrop. Anz. **5**, 49 (1928). — Versuch einer Genanalyse des Menschen. Z. indukt. Abstamm.- u. Vererb.-Lehre **54**, 127 (1930). — FLEISCHHACKER, H.: Untersuchungen über das Hautleistensystem der Hottentottenpalma. Anthrop. Anz. **11**, 111 (1934). — FLEISCHHAUER, K.: Über die Morphogenese des Haarstrichs und der Papillarleisten. Z. Zellforsch. **38**, 50 (1953). — FLEISCHHAUER, K., u. E. HORSTMANN: Untersuchungen über die Entwicklung des Papillarkörpers der menschlichen Palma und Planta. Z. Zellforsch. **36**, 298 (1951). — FRIEDEMANN, A.: Zwei neue einfache Hand-(Finger-)Abdruckverfahren ohne Druckerschwärze für anthropologische Zwecke. Arch. Kriminol. **84**, 234 (1929). — FRISCH, D. C.: Scar imprints and molds. Arch. Derm. **70**, 516 (1954). — FURUHATA, T. · The difference of the index of finger prints according to race. Jap. med. World **7**, 162 (1927).

GALLI MAININI, C., e C. ABINZANO: El dermograma; imágines de la superfizie de la piel en papel ahumado. Sem. méd. (Paris) Nr 3240, 223 (1956). — GEIPEL, G.: Anleitung zur erbbiologischen Beurteilung der Finger- und Handleisten. München: J. F. Lehmann 1935. — Der Formindex der Fingerleistenmuster. Z. Morph. u. Anthrop. **36**, 330 (1937). — GEIPEL, G., u. W. HIRSCH: Genetisch-klinische Studien an abnormalen und cerebral geschädigten Kindern. V. Tastleisten- und Handfurchenbefund. Mschr. Kinderheilk. **106**, 215 (1958). — GEIPEL, G., u. W. LEHMANN: Der Makak-typus im Tastleistensystem einer deutschen Sippe. Acta genet. (Basel) **4**, 165 (1953). — GEIPEL, G., u. O. v. VERSCHUER: Zur Frage der Erblichkeit des Formindex der Fingerleistenmuster. Z. indukt. Abstamm.- u. Vererb.-Lehre **70**, 460 (1935). — GEIPEL, P.: Die Gesamtzahl der Fingerleisten als neues Merkmal zur Zwillingsdiagnose. Erbarzt **9**, 16 (1941). — Fingerabdrücke bei ein- und zweieiigen Zwillingen. Z. menschl. Vererb.- u. Konstit.-Lehre **24**, 113 (1941). — Die Verteilung der Fingerleistenmuster und die homologe Konkordanz bei ein- und zweieiigen Zwillingen. Z. Morph. u. Anthrop. **40**, 51 (1942). — GOLDMAN, L.: Clinical studies in microscopy of the skin at moderate magnifications; summary of ten years' experience. Arch. Derm. **75**, 345 (1957). — GOLDMAN, L., and W. YOUNKER: Studies in microscopy of the surface of the skin. J. invest. Derm. **9**, 11 (1947). — GOULD, E. S.: A topographic study of the differentiation of the dermatoglyphics in the human fetus. Anat. Rec. **103**, 457 (1949). — GREB, W.: Untersuchungen über die Gestalt des Papillarkörpers der menschlichen Haut. Z. Anat. **110**, 247 (1939). — GREBE, H.: Untersuchungen über Papillarlinienveränderungen bei Syndaktylie und Polydaktylie. Z. Morph. u. Anthrop. **39**, 62 (1940). — GROS, C., et A. M. BLITTERSDORF: Les empreintes digitales des radiologistes. Arch. Mal. prof. **13**, 515 (1952). — GRÜNEBERG, H.: Einige Bemerkungen über die Vererbung der Beugefalten der Hohlhand. Z. Anat. **87**, 548 (1928a). — Die Vererbung der menschlichen Tastfiguren. Z. indukt. Abstamm.- u. Vererb.-Lehre **46**, 285 (1928b). — Untersuchungen über die Asymmetrie der Tastfiguren. Z. indukt. Abstamm.- u. Vererb.-Lehre **47**, 79 (1928c). — Zur Tastfigurenfrage. Z. indukt. Abstamm.- u. Vererb.-Lehre **53**, 368 (1930).

HALE, A. R.: Breadth of epidermal ridges in the human fetus and its relation to the growth of the hand and foot. Anat. Rec. **105**, 763 (1949). — The morphogenesis of volar skin in the human fetus. Amer. J. Anat. **91**, 147 (1952). — HALE, A. R., J. H. PHILLIPS and G. E. BURCH: Features of palmar dermatoglyphics in congenital heart disease. J. Amer. med. Ass. **176**, 41 (1961). — HANUŠOVÁ, S., u. V. DOLEJŠI: Hautrelief-Typen. Arch. klin. exp. Derm. **208**, 1 (1958). — HARA, S.: Untersuchungen der Fingerleisten von Zwillingen. Z. Morph. u. Anthrop. **30**, 564 (1932). — HARRIS, E. B.: A technique for recording radiation changes in finger-ridge patterns. Med. biol. Ill. **3**, 105 (1953). — HENKEL, M.: Sind Fußabdrücke Neugeborener ein sicheres Zeichen, um die Kinder zu identifizieren? Zbl. Gynäk. **52**, 548 (1928). — HERRMANN, L.: Finger prints and twins with special reference to identical twins. J. forens. Med. **1**, 101 (1953). — HILMAN, B. C.: Dermatoglyphics of anencephalic monsters. Anat. Rec. **116**, 295 (1953). — HIRSCH, W.: Die menschlichen Dermatoglyphen, ihre genetische und praktische Bedeutung. Berl. Med. **10**, 463 (1959). — HÔDYÔ, H.: Die morphologische Verfolgung der durch Vererbung variierten Finger- sowie Palmar- und Plantar-Abdrücke von Eltern und Kindern. Nagasaki Igak. Zasshi **16**, 33 (1938). Ref. Zbl. Haut- u. Geschl.-Kr. **61**, 547 (1939).— HÔDYÔ, H., H. KATSUYA, K. TANIMURA u. T. KUSUMOTO: Die morphologische Verfolgung der durch Vererbung variierten Finger- sowie Palmar- und Plantar-Abdrücke von Eltern und Kindern. Nagasaki Igak. Zasshi **15**, 2538 (1937). Ref. Zbl. Haut- u. Geschl.-Kr. **59**, 130 (1938). — HOLT, S. B.: The correlations between ridge-counts on different fingers. Ann. Eugen. (Lond.) **16**, 287 (1951). — Genetics of dermal ridges; inheritance of total finger ridgecount. Ann. Eugen. (Lond.) **17**, 140 (1952). — Genetics of dermal ridges; bilateral asymmetry in finger ridgecounts. Ann. Eugen. (Lond.) **18**, 211 (1954). — Genetics of dermal ridges; frequency distribution of total finger ridge-count. Ann. hum. Genet. **20**, 159 (1955). — Quantitative genetics of dermal ridge-patterns. Acta genet. (Basel) **6**, 473 (1956). — Genetics of dermal ridges; sib pair correlations for total finger ridge-count. Ann. hum. Genet. **21**, 352 (1957). — Genetics of dermal ridges; the relation between total ridge-count and the variability of counts from finger to finger. Ann. hum. Genet. **22**, 323 (1958). — HOPF, G.: Über die Struktur der Papillarleisten. Arch. Derm. Syph. (Berl.) **166**, 363 (1932). — HORSTMANN, E.: Über den Papillarkörper der menschlichen Haut und seine regionalen Unterschiede. Acta anat. (Basel) **14**, 23 (1952). — HURLEY, H. J., and W. B. SHELLEY: Melanocytic striae in scars and nails. Arch. Derm. **80**, 268 (1959). — HUTTEL, W.: Contribution à l'anthropologie du Noir d'Afrique. Acta trop. (Basel) **10**, 134 (1953).

ISHIGAMI, J.: A new method of making dermatograms, or application of Suzuki's universal microprinting method to dermatology. Acta derm. (Kyoto) **19**, 100 (1932). — ITO, K.: Der Wert des plastischen Hautabdrucks in der Dermatologie. Z. Haut- u. Geschl.-Kr. **25**, 2 (1958).

JACOBS, P. A., A. G. BAIKIE, W. M. COURT BROWN and J. A. STRONG: Somatic chromosomes in mongolism. Lancet **1959** I, 710. — JELGERSMA, H. C.: Finger prints and function of the fingers in mongolism. Folia psychiat. neerl. **56**, 53 (1953). — JERLOV, E.: Projêt de système de classification plantaire chez les nouveauxnés. Acta obstet. gynec. scand. **9**, 267 (1930).

KÄRCHER, K. H., u. W. BADER: Neue Möglichkeiten der Weichteildiagnostik mit einem elektronischen Kopiergerät unter besonderer Berücksichtigung dermatologischer Krankheitsbilder. Arch. klin. exp. Derm. **208**, 528 (1959). — KAMIDE, J.: On the findings of skin nerves supravitally stained with methylene blue, especially on the Haarscheibe of the human skin. Jap. J. Derm. **65**, 339 (1956). — KATSUYA, H.: Beiträge zur morphologischen Untersuchung der Finger-, Handteller- und Fußsohlenabdrücke bei Eltern und Kindern. [Jap.] Nagasaki Igak. Zasshi **16**, 691 (1938). Ref. Zbl. Haut- u. Geschl.-Kr. **60**, 21 (1938). — KAWAMURA, T.: Über die menschliche Haarscheibe, unter besonderer Berücksichtigung ihrer Innervation und subepidermalen perineuralen Pigmenthülle. Hautarzt **5**, 106 (1954). — KHRENINGER-GUGGEN-BERGER, J. v.: Daktyloskopie und Pedoskopie am Neugeborenen. Zbl. Gynäk. **1933**, 55. — KING, W. W.: Die Hautleisten am Mittel- und Grundglied von Chinesenhänden und deren übriges Leistensystem. Z. Morph. u. Anthrop. **38**, 305 (1939). — KIRCHMAIR, H.: Über relative und absolute Symmetrie der Papillarmuster bei gesunden und kranken Populationen. Z. Morph. u. Anthrop. **33**, 464 (1935). — KOCKEL: Daktyloskopisches. Dtsch. Z. ges. gerichtl. Med. **13**, 77 (1929). — KOEHLER, H., u. R. HERRMANN: Das Lichtschnittverfahren in der Dermatologie. Arch. Derm. Syph. (Berl.) **188**, 120 (1949). — Lichtschnitte von pathologisch veränderter Haut. Arch. Derm. Syph. (Berl.) **190**, 89 (1950). — KOMAI, T.: Criteria for distinguishing identical and fraternal twins. Quart. Rev. Biol. **3**, 408 (1928). — KRETSCHMER, P. M.: Bildhafte Erfassung der menschlichen Haut nach einem neuartigen Verfahren. Derm. Wschr. **119**, 483 (1948). — KÜSTERMANN, W.: Über die anatomischen Beziehungen zwischen Schweißdrüsenausführungsgang und Papillarsystem. Diss. Hamburg 1932. Ref. Zbl. Haut- u. Geschl.-Kr. **44**, 528 (1933).

LAMY, M., J. FRÉZAL, J. DE GROUCHY et J. KELLEY: Le nombre de dermatoglyphes dans un échantillon de jumeaux. Ann. hum. Genet. **21**, 374 (1957). — LASINSKI, W.: Einige seltene Hautleistensysteme auf der Planta der Polen. Arch. Klaus-Stift. Vererb.-Forsch. **24**, 312 (1949). — A propos de ce que l'on nomme la ligne simiesque. Folia morph. (Warszawa) **3**, 377 (1952). — LAUER, A.: Über Papillarmuster. Z. indukt. Abstamm.- u. Vererb.-Lehre **50**, 74 (1929). — LEJEUNE, J., M. GANTIER et R. TURPIN: Études des chromosomes somatiques de neuf enfants mongoliens. C. R. Acad. Sci. (Paris) **248**, 1721 (1959). — LEVEN, L.: Erblichkeit der Tastfiguren und Erbverschiedenheit der Eineier. Derm. Wschr. **85**, 1229 (1927). — Bemerkungen zu der Arbeit von PERLSTEIN: die Bewegungslinien der Hand. Z. Anat. Entwickl.-Gesch. **85**, 793 (1928). — LIEFMANN, E.: Können Handstudien von Bedeutung sein für die medizinische Praxis? Gesundh. u. Wohlf. H. **9**, 8 (1949). — Probleme wissenschaftlicher Untersuchungen an Handabdrücken von gesunden und geistig abnormen Personen. Gesundh. u. Wohlf. **31**, 417 (1951). — LOCARD, E.: Les empreintes digitales des frères siamois. Rev. int. Criminol. **8**, 501 (1936). — LOOKER, W.: Casting fingers in plaster. Med. biol. Ill. **7**, 68 (1957). — LUCE, F.: Die Furchen des menschlichen Antlitzes und ihre anatomischen Grundlagen; ein Beitrag zur Physiognomik. Gegenbaurs morph. Jb. **77**, 432 (1936).

MacArthur, J. W.: Reliability of dermatoglyphics in twin diagnosis. Hum. Biol. 10, 12 (1938). — MacArthur, J. W., and O. T. MacArthur: Finger, palm and sole prints of monozygotic quadruplets. J. Hered. 28, 147 (1937). — Marchi, C.: Lo studio della superficie cutanea per mezzo del dermatogramma. I. Tecnica e metodi. Atti Soc. ital. Derm. Sif. No 1, 35 (1955). — Mariani, G.: I caratteri regionale cutanei rilevati colla ispezione secondo piani orrizontali. Pubbl. in onore Umberto Montegazza, 1 (1933). Ref. Zbl. Haut- u. Geschl.-Kr. 47, 394 (1934). — Matsukura, T.: Studies on the inheritance of finger prints. I. A biological classification of finger prints and an introduction of the „biological value of finger prints". Shikoku Acta med. 3, 1 (1952a). — II. Genetic analysis of „the biological value of finger prints". Shikoku Acta med. 3, 55 (1952b). — III. On the inheritance of the quantity of papillary ridges. Shikoku Acta med. 3, 108 (1952c). — IV. A new method of measuring the form of fingerprint patterns. Shikoku Acta med. 5, 14 (1954a). — V. Genetical analysis of the „personal form index" (p.F.I.) of finger print patterns. Shikoku Acta med. 5, 49 (1954b). — VII. On the heredity of the „symmetry or asymmetry" of finger print patterns. Shikoku Acta med. 5, 187 (1954c). — Meyer-Heydenhagen, G.: Zur Erbbiologie der Papillarlinien der Handfläche. Z. indukt. Abstamm.- u. Vererb.-Lehre 67, 302 (1934a). — Die palmaren Hautleisten bei Zwillingen. Z. Morph. u. Anthrop. 33, 1 (1934b). — Midlo, C., and H. Cummins: Dermatoglyphics in Eskimos. Amer. J. Phys. Anthrop. 16, 41 (1931). — Mingo de Benito, J. M., y N. Bermejo Jiménez: La plantigrafia en la clinica pediátrica. Acta pediát. esp. 15, 692 (1957). — Miranda Pinto, O.: Les crêtes papillaires dans la serie animale. Rev. int. criminalist. 2, 406 (1931). — Miyake, H.: Über das Hautleistensystem der Vola der Koreaner. Z. Morph. u. Anthrop. 25, 419 (1926). — Mohr, J.: A scotch-tape aluminum powder technique for recording dermal patterns. Acta genet. (Basel) 7, 591 (1957). — Montgomery, R. B.: Sole patterns; a study of the foot prints of 2000 individuals. Anat. Rec. 33, 107 (1926a). — Sole patterns of twins. Biol. Bull. Marine Biol. Lab. 50, 293 (1926b). — Mueller, B.: Untersuchungen über die Erblichkeit von Fingerbeerenmustern unter besonderer Berücksichtigung rechtlicher Fragestellungen. Z. indukt. Abstamm.- u. Vererb.-Lehre 56, 302 (1930). — Die Lehre von der Erblichkeit des Reliefs der Hohlhand und der Fingerbeeren vom gerichtlich-medizinischen Standpunkt aus. Dtsch. Z. ges. gerichtl. Med. 17, 407 (1931).

Nassau, E., u. A. Kallner: Beobachtungen an den großen Hand- und Fußlinien bei kranken Kindern. Ann. paediat. (Basel) 191, 295 (1958). — Newman, H. H.: The fingerprints of twins. J. Genet. 23, 415 (1930a). — Palmar dermatoglyphics of twins. Amer. J. Phys. Anthrop. 14, 331 (1930b). — Palm-print patterns in twins; on the use of dermatoglyphics as an aid in the diagnosis of monozygotic and dizygotic twins. J. Hered. 22, 41 (1931). — Dermatoglyphics and the problem of handedness. Amer. J. Anat. 55, 277 (1934).

Ohlers, E. A., and H. Cummins: Sexual differences in breadth of epidermal ridges on finger tips and palms. Amer. J. Phys. Anthrop. 29, 341 (1942). — Ohya, S., M. Sakamoto and K. Kuroda: Application of plastics to dermatology. IV. Molding of the plastic dermatogram. Bull. pharm. Res. Inst. No 15, 1 (1958).

Pätzold, A.: Die Hautfelderung des Menschen und ihre Beziehung zum Corium. Z. Anat. 97, 794 (1932). — Paulo Vieira, J.: Versuch einer Semiotik der Fingerabdrücke. [Port.] Arch. Derm. Sif. S. Paulo 20, 3 (1938). Ref. Zbl. Haut- u. Geschl.-Kr. 105, 1 (1959). — Penrose, L. S.: The distal triradius t on the hands of parents and sibs of mongol imbeciles. Ann. hum. Genet. 19, 10 (1954). — Perlstein, F.: Die Bewegungslinien der Hand. Z. Anat. Entwickl.-Gesch. 84, 420 (1927). — Pessoa, A.: Studien über Daktyloskopie. [Port.] Arch. Med. Leg. (Rio de J.) 7, 75 (1938). Ref. Zbl. Haut- u. Geschl.-Kr. 64, 10 (1940). — Pinkus, F.: Weiteruntersuchung über die Haarscheibe; ein gutes Demonstrationsobjekt. Derm. Z. 63, 305 (1932). — Über die Haarscheibe des Nabelschweins (Pekari, Dicotyles). Arch. Derm. Syph. (Berl.) 169, 379 (1933). — Pinkus, H., and H. Plotnick: Destruction of finger print pattern by superficial late syphiloderm. Arch. Derm. 78, 744 (1958). — Ploetz-Radmann, M.: Die Hautleistenmuster der unteren beiden Fingerglieder der menschlichen Hand. Z. Morph. u. Anthrop. 36, 281 (1937). — Plotnick, H., and H. Pinkus: The epidermal vs. the dermal fingerprint. Arch. Derm. 77, 12 (1958). — Pöch, H.: Über Handlinien. Mitt. Anthrop. Ges., Wien 55, 133 (1925). — Poll, H.: Das Manuar oder die Verteilung der Fingerleistenmuster bei verschiedenen Rassen. Verh. Ges. Phys. Anthrop. 5, 49 (1931). — Daktylographische Geschlechtsunterschiede der Schizophrenen. Mschr. Psychiat. Neurol. 91, 65 (1935). — Two unlike expressions of symmetry of fingertip patterns. Hum. Biol. 10, 77 (1938). — Poll, H., and J. N. Bugge: Studio comparativo delle impronte digitali danesi e tedesche. Arch. Antrop. crim. 16, 785 (1938). — Pons, J.: Data on linkage in man; P. T. C. tasting and some dermatoglyphic traits. Ann. hum. Genet. 21, 94 (1956). — Genetical intercorrelations between several dermatoglyphic traits. Acta genet. (Basel) 6, 476 (1957). — Popham, R. E.: A comparative analysis of the digital patterns of Eskimo from Southampton Island. Amer. J. Phys. Anthrop. 11, 203 (1953). — Portius, W.: Beitrag zur Frage der Erblichkeit der Vierfingerfurche. Z. Morph. u. Anthrop. 36, 382 (1937).

Raitzin, A.: Die Vererbbarkeit des daktyloskopischen Bildes. [Span.] Rev. Criminol. 22, 223 (1935). Ref. Zbl. Haut- u. Geschl.-Kr. 52, 6 (1936). — Reichle, H. S.: The diagnosis of the type of twinning. I. Dermatoglyphics. Bull. Marine Biol. Lab. 56, 164 (1929). — Reuter, K.: Leichendaktyloskopie nach Verlust der Epidermis an den Fingerbeeren. Dtsch. Z. ges. gerichtl. Med. 13, 256 (1929a). — Über die Papillarlinienmuster der Finger als Ausdruck individueller Eigentümlichkeit und ihre Bedeutung für die Identifizierung nach dem Tode. Derm. Wschr. 1929I, 14 (1929b). — Ribeiro, L.: Les maladies des empreintes digitales chez les travailleurs et leur traitement. Arch. Med. leg. (Rio de J.) 8, 10 (1938). — Rife, D. C.: Genetic studies of monozygotic twins. II. Finger patterns and eye-color as criteria of monozygosity. J. Hered. 24, 407 (1933). — A quantitative analysis of finger prints. Hum. Biol. 24, 53 (1952). — Dermatoglyphics of Egyptians. Hum. Biol. 25, 154 (1953a). — Fingerprints as criteria of ethnic relationship. Amer. J. hum. Genet. 5, 389 (1953b). — Dermatoglyphics as ethnic criteria. Amer. J. hum. Genet. 6, 319 (1954). — Hand prints and handedness. Amer. J. hum. Genet. 7, 170 (1955). — Römer: Ist eine Vererblichkeit der Tastlinien bei Mehrlingen feststellbar? Kriminol. Mh. 3, 4 (1929).

Sachs, L., and M. Bat-Miriam: The genetics of Jewish populations. I. Finger print patterns in Jewish populations in Israel. Amer. J. human Genet. 9, 117 (1957). — Schaeubele, J.: Die Entstehung der palmaren digitalen Triradien; ein Beitrag zur Entwicklungsgeschichte der Hautleistenzüge der distalen Palma. Z. Morph. u. Anthrop. 31, 403 (1933). — Schenck, H., u. H. Patzer: Das Fußfurchenbild des Neugeborenen. Kinderärztl. Prax. 27, 169 (1959). — Schiller, M.: Realität und Problematik der menschlichen Handfurchen, insbesondere der Affenfurche. Z. menschl. Vererb.- u. Konstit.-Lehre 25, 129 (1941). — Schoenfeld, W.: Entwicklung und Ergebnisse des Dermatogrammes in der Dermatologie. Arch. Derm. Syph. (Berl.) 178, 339 (1939). — Technique, application, and evaluation of the dermatogram in dermatology. Med. biol. Ill. 6, 77 (1956). — Schött, E. D.: Eine neue, einfache, für den Untersuchten angenehme Methode zum Abdruck von Finger- und Handflächen, zur Benutzung der Erblichkeitsstudien betreffend Daktyloskopie und Blutgruppen. [Schwed.] Upsala Läk.-Fören. Förh. 33, 347 (1927). Ref. Zbl. Haut- u. Geschl.-Kr. 26, 364 (1928). — Schreiber, G.: Finger-prints in monozygotic twins. J. Hered. 21, 403 (1930). — Shima, Y.: Anthropologische Untersuchungen über die Eingeborenen in Formosa. I. Über das Hautleistensystem der Vola bei den Rassen der Pazifischen Küste in Formosa. J. med. Ass. Formosa 38, Suppl. 387 (1939). Ref. Zbl. Haut- u. Geschl.-Kr. 64, 10 (1940). — Siebentritt jr., C. R.: An apparatus for the examination and photography of the cutaneous surface at moderate magnifications. J. invest. Derm. 13, 281 (1949). — Siemens, G. J.: Dermatoglyphic traits of Jewish and non-Jewish whites. Ohio J. Sci. 54, 151 (1954). — Sivadjian, J.: Physiology and topography of the sweat glands; hygrophotographical studies. Dermatologica (Basel) 122, 460 (1961). — Steffens, C.: Über Zehenleisten bei Zwillingen. Z. Morph. u. Anthrop. 37, 218 (1938).

Takeuchi, T., M. Sakaguchi and Y. Nakamoto: Detection of latent finger-print by autoradiography. Naturwissenschaften 45, 36 (1958). — Tamponi, M.: Nuovo contributo alla conoscenza del „disco del pelo" (Haarscheibe di Pinkus), con particolare riguardo alla sue iconografia macroscopica. Arch. ital. Derm. 15, 378 (1939). — Thomas, J., u. D. Brandner: Zur Methodik der Daktyloskopie an Neugeborenen. Geburtsh. u. Frauenheilk. 15, 455 (1955). Tillner, I.: Untersuchungen über Papillarmuster, insbesondere im Hinblick auf den Körperbautypus. Z. menschl. Vererb.- u. Konstit.-Lehre 26, 93 (1942). — Zur Entstehung der Vierfingerfurche. Z. menschl. Vererb.- u. Konstit.-Lehre 32, 56 (1953). — Über die Vierfingerfurche und ihre Übergangsformen, insbesondere bei Zwillingen. Acta Genet. med. (Roma) 3, 50 (1954). — Tirelli, V.: Contributo allo studio del problema della trasmissibilità famigliare dei disegni papillari digitali. G. Accad. Med. Torino 98 (II), 55 (1935). Ref. Zbl. Haut- u. Geschl.-Kr. 53, 162 (1936). — Le linee papillari, digitali nei gemelli. G. Accad. Med. Torino 99 (II), 47 (1936). Ref. Zbl. Haut- u. Geschl.-Kr. 55, 112 (1936). — Tronnier, H.: Zur Messung der Hautoberfläche unter besonderer Berücksichtigung von Falten. Med. Kosmetik 8, 145 (1959). — Turpin, R., et J. Lejeune: Étude dermatoglyphique des paumes des mongoliens et de leur parents et germains. Sem. Hôp. Paris 29, 3955 (1953). — Analogies entre le type dermatoglyphique palmaire des singes inférieurs et celui des infants atteints de mongolisme. C. R. Acad. Sci. (Paris) 238, 395 (1954a). — Étude comparée des dermatoglyphes de la partie distale de la paume de la main, chez l'homme normal, les enfants mongoliens, et les simiens inférieurs. C. R. Acad. Sci. (Paris) 238, 1449 (1954b).

Valšik, J. A.: Versuch einer neuen Auswertung der Formel der Papillarlinien der Handfläche des Menschen. [Tschech.] Čas. Lék. čes. 67, 281 (1928). Ref. Zbl. Haut- u. Geschl.-Kr. 29, 423 (1929). — Dermatoglyphen der Hohlhand und der Fußsohle bei hochgradiger Syndaktylie. Čas. Lék. čes. 1932, 354. Ref. Zbl. Haut- u. Geschl.-Kr. 41, 770 (1932). — Verschuer, O. v.: Zur Frage der Asymmetrie des menschlichen Körpers. Z. Morph. u. Anthrop. 27, 171 (1929). — Zur Erbbiologie der Fingerleisten, zugleich ein Beitrag zur Zwillingsforschung. Z. indukt. Abstamm.- u. Vererb.-Lehre 67, 299 (1934). — Vieira, J. P.: Veränderungen der Papillarleisten bei verschiedenen Dermatosen. [Portug.] Arch. Derm. Sif. S. Paulo **1**, 194 (1937). Ref. Zbl. Haut- u. Geschl.-Kr. **60**, 626 (1938).

WAARDENBURG, P. J.: Über den Wert der daktyloskopischen und der dermatologischen Methode zur Eineiigkeitsdiagnose der Zwillinge. Klin. Wschr. **5**, 2115 (1926). — WALKER, N. F.: A suggested association of mongolism and schizophrenia. Acta genet. (Basel) **6**, 132 (1956). — The use of dermal configurations in the diagnosis of mongolism. J. Pediat. **50**, 19 (1957a). — Inkless methods of finger, palm, and sole printing. J. Pediat. **50**, 27 (1957b). — The use of dermal configurations in the diagnosis of mongolism. Pediat. Clin. N. Amer., May 1958, 531. — WENDT, G. G.: Krankheit und „weiße Linien" der Fingerleisten. Ärztl. Forsch. **6**, 227 (1952a). — Fingerleisten und Krankheit. Z. menschl. Vererb.- u. Konstit.-Lehre **30**, 588 (1952b). — Konstitution und Fingerleisten. Z. menschl. Vererb.- u. Konstit.-Lehre **32**, 116 (1954). — Der individuelle Musterwert der Fingerleisten und seine Vererbung. Acta Genet. med. (Roma) **4**, 330 (1955). — Zwillingsuntersuchung über Zwischenlinien und weiße Linien im Abdruck der menschlichen Fingerbeere. Acta genet. (Basel) **6**, 143 (1956). — Zwillingsuntersuchung über die Erblichkeit der Handfurchung. Z. menschl. Vererb.- u. Konstit.-Lehre **34**, 587 (1958). — Der Fingerabdruck als Gegenstand wissenschaftlicher Untersuchungen. Ther. Mh. **9**, 182 (1959). — WENDT, G. G., u. A. DELINGAT: Über die Epidermis-Corium-Grenze im Bereich der Papillarleisten auf den menschlichen Fingerbeeren. Z. Morph. **52**, 155 (1962). — WENDT, G. G., u. W. ZELL: Schizophrenie und Fingerleistenmuster. Arch. Psychiat. Nervenkr. **186**, 456 (1951). — WENINGER, M.: Statistische Untersuchungen über die Beziehungen zwischen den klassischen Blutgruppen (ABO-System) und den quantitativen Werten der Fingerbeerenmuster. Z. menschl. Vererb.- u. Konstit.-Lehre **32**, 32 (1953). — Anthropologische Beobachtungen an den Kindern einer Inzest-Verbindung; das Hautleisten-system. Acta Genet. med. (Roma) **7**, 25 (1958). — WICHMANN, D.: Die Verwendung der Fußsohlenbemusterung im Rahmen der Vaterschaftsbegutachtung. Acta genet. (Basel) **6**, 599 (1957). — WILDER, I. W.: The morphology of the palmar digital triradii and main lines. J. Morph. and Physiol. **49**, 153 (1930). — WOLF, J.: Le relief de la surface de la peau de l'homme. Bull. int. Acad. Sci. Bohemia **1937**, 1. — Das Oberflächenrelief der menschlichen Haut. Z. mikr.-anat. Forsch. **47**, 351 (1940). — WÜRTH, A.: Die Entstehung der Beugefurchen der menschlichen Hohlhand. Z. Morph. u. Anthrop. **36**, 187 (1937).

D. I. Haare

ABBIE, A. A., and W. R. ADAY: Pigmentation in a Central Australian tribe with special reference to fair-headedness. Amer. J. Phys. Anthrop. **11**, 339 (1953). — ABRAHAM, H.: Gray hair (letter to the editor). J. Amer. med. Ass. **161**, 934 (1956). — ACHTEN, G., M. LEDOUX-CORBUSCET, L. VAN DER MEIREN et R. WOLTER: Defluvium chez un enfant myxedematoux traitée. Arch. belges Derm. **16**, 290 (1960). — ADAMS, E. D.: Colorless hair in newborn infant. J. Amer. med. Ass. **171**, 500 (1959). — AGUILERA MARURI, C.: Hipertricosis dolorosa del tragus (pericondritis irritativa pilosa). An. Casa Salud Valdecilla (Santander) **14**, 641 (1953a). — Sinofridia y color del pelo. Act. dermo-sifiliogr. (Madr.) **44**, 351 (1953b). — ALVAREZ, R. R. DE, and R. A. HEITMAN: The differential diagnosis and treatment of hirsutism in women. Quart. Rev. Surg. Obstet. Gynec. **15**, 143 (1958). — ARGÜELLES, A. E., J. SALABER, J. P. POMES OTTONE, M. CHEKHERDEMIAN and A. RICCA: Electrophoretic alterations in serum proteins of patients with hirsutism. J. clin. Endocr. **19**, 252 (1959). — AYRES jr., S.: Acquired progressive kinking of the scalp hair with changes in its pigmentation. Arch. Derm. Syph. (Chicago) **38**, 648 (1938).

BAB, W.: Abnormes Längenwachstum der Wimpern. Klin. Mbl. Augenheilk. **87**, 804 (1931). — BAKER, B. L.: The relationship of the adrenal, thyroid, and pituitary glands to the growth of hair. Ann. N.Y. Acad. Sci. **53**, 690 (1951). — BARNICOT, N. A.: Albinism in South-Western Nigeria. Ann. Eugen. (Lond.) **17**, 38 (1952). — Red hair in African Negroes; a preliminary study. Ann. Eugen. (Lond.) **17**, 211 (1953). — BATTISTA, A.: Ipertricosi con-secutiva a scottatura. Folia med. (Napoli) **16**, 1420 (1930). Ref. Zbl. Haut- u. Geschl.-Kr. **37**, 758 (1931). — BEAN, W. B.: A note on postinflammatory hair darkening. Arch. Derm. **79**, 681 (1959). — BEEK, C. H.: A study on extension and distribution of the human body-hair. Dermatologica (Basel) **101**, 317 (1950). — BEHRMAN, H. T.: The scalp in health and disease. St. Louis, Missouri: C. V. Mosby Co. 1952. — Diagnosis and management of hirsutism. J. Amer. med. Ass. **172**, 1924 (1960). — BELL, W. F.: Naevus. Trans. St John's Hosp. derm. Soc. (Lond.) No 41, 101 (Winter 1958). — BELLAMY, R.: Measuring hair color. Amer. J. Phys. Anthrop. **14**, 75 (1930). — BEMMELEN, J. J. VAN: Die Vererbung der Haarform beim Menschen. Z. indukt. Abstamm.- u. Vererb.-Lehre, Suppl. **1**, 408 (1928). — BERGER, R. A., and N. ORENT-REICH: Abrupt changes in hair morphology following corticosteroid therapy in alopecia areata. Arch. Derm. **82**, 408 (1960). — BERNSTEIN, M. E.: The middigital hair genes; their inheri-tance and distribution among the white race. J. Hered. **40**, 127 (1949). — BERNSTEIN, M. M., and B. S. BURKS: Incidence and mendelian transmission of middigital hair in man. J. Hered. **33**, 45 (1942). — BIEDERMANN, W.: Vergleichende Physiologie des Integuments der Wirbeltiere. IV. Haare. Ergebn. Biol. **4**, 360 (1928). — BILLINGHAM, R. E.: A reconsideration of the phenomenon of hair neogenesis, with particular reference to the healing of cutaneous wounds in adult mammals. In MONTAGNA and ELLIS, The biology of hair growth, p. 451. New York: Academic Press, Inc. 1958. — BILLINGHAM, R. E., and P. S. RUSSELL: Incomplete wound contracture and the phenomenon of hair neogenesis in rabbits' skin. Nature (Lond.) **177**, 791 (1956). — BISSELL, G. W.: Hirsutism. Ann. N.Y. Acad. Sci. **53**, 742 (1951). — BISSELL, G. W., and R. H. WILLIAMS: Hirsutism in females; a clinical study of its etiology, course, and treatment. Ann. intern. Med. **22**, 773 (1945). — BLATT, N.: Präsenile Presbyopie und frühzeitiges Ergrauen der Haare. Wien. med. Wschr. **1932** II, 1106. — BLECHSCHMIDT, E.: Die konstruktive Entwicklung des kranio-caudalen Haarstrichs. Anat. Anz. **83**, Erg.-H. 69 (1937). — BLOCH, A.: Sur la taille et la barbe des blancs Américains et de l'influence du milieu américain sur les Européens immigrés. Bull. Soc. Anthrop. Paris **9**, 124 (1928). — BOAS, F., and N. MICHELSON: The graying of hair. Amer. J. Phys. Anthrop. **17**, 213 (1932). — BOERSMA, D.: Kinky woolly hair in two siblings. Arch. Derm. **81**, 292 (1960). — BOLK, L.: On the course of hair-currents. Proc. kon. ned. Acad. Wet. **32**, 1212 (1929). — BOLLER, W.: Vorschlag einer neuen forensischen Haaruntersuchungsmethode; die Mikrofluoreszenz von Haaren. Arch. Kriminol. **100**, 8, 207, 264 (1937). — BORMANN, F. v.: Albinismus und Hellfarbigkeit bei den Negern der Kamerunküste. Arch. Rassenbiol. **35**, 442 (1942). — BORN, W.: Über umschriebene Kräuselnaevi innerhalb sonst glatten Kopfhaars. Dermatologica (Basel) **115**, 119 (1957). — BRANDT, W.: The prenatal development of the hair tracts in primates. Human Biol. **12**, 203 (1940). — BRAUER, A.: Über Heterochromie der Haare. Derm. Z. **60**, 438 (1931). — BRAUN-FALCO, O.: Klinik und Pathomechanismus der Endoxan-Alopecie als Beitrag zum Wesen zytostatischer Alopecien. Arch. klin. exp. Derm. **212**, 194 (1961). — BREEDIS, C.: Regeneration of hair follicles and sebaceous glands from scar epithelium. Proc. Amer. Ass. Cancer Res. **1**, No 2, 7 (1954). — Regeneration of hair follicles and sebaceous glands from the epithelium from the scars of rabbits. Cancer Res. **14**, 575 (1954). — Regeneration of hair follicles and epithelial hyperplasia in the rabbit after removal of the hair bulbs and dermal papillae. Proc. Amer. Ass. Cancer Res. **2**, 191 (1957). — BROILI, F.: Ein Exemplar von Rhamphorhynchus mit Resten von Schwimmhaut. Ein Rhamphorhynchus mit Spuren von Haarbedeckung. S.-B. bayer. Akad. Wiss., math.-nat. Abt. **1927**, 29, 49. — Haare bei Reptilien. Anat. Anz. **92**, 62 (1941). — BROOK, A. H., B. F. SHORT and A. G. LYNE: Formation of new wool follicles in adult sheep. Nature (Lond.) **185**, 51 (1960). — BROTHERS, W. S.: Can shaving the eyebrow cause permanent alopecia? Bull. Ass. Milit. Derm. **10**, 9 (1960). — BRUNNER, M. J., and J. M. FACQ: A pseudoparasite of the scalp hair. Arch. Derm. **75**, 583 (1957). — BRUSCH, C. A., K. A. KAZANJIAN, G. CERESI, L. A. GRASSE, C. C. SULLIVAN and C. A. BISHOP: Dermatological survey of shaving techniques; clinical and laboratory observations. Delaware med. J. **27**, 227 (1955). — BÜCKLERS, M.: Albino-Haarfarbe. Klin. Mbl. Augenheilk. **98**, 531 (1937). — BUNAK, V.: Über die Variationen des Pigments und ihre Bedeutung für die Variation der Haarfarbe. [Russ.] Biol. Ž. **6**, 589 (1937). Ref. Zbl. Haut- u. Geschl.-Kr. **58**, 616 (1938). — BUTTERWORTH, T.: Dermatological aspects of cretinism. Arch. Derm. **70**, 565 (1955). — BUTTERWORTH, T., and J. C. FOWLER: Postfuruncular alopecia. Arch. Derm. **80**, 570 (1950).

CALLAWAY, J. L., J. T. WORTHAM, E. C. HAMBLEN and A. A. SALMON: Essential hirsutism; dermatologic and endocrinologic considerations. Arch. Derm. **60**, 528 (1949). — CASTELLANI, A.: Note on some little-known conditions of the lanugo hair. J. trop. Med. Hyg. **41**, 400 (1938). — CASTLE, W. E.: Silver, a new mutation of the rat. J. Hered. **44**, 205 (1953). — CEDERKREUTZ, A.: Hypertrichosis superciliarum et in fronte in graviditate aperiens. Acta derm.-venereol. (Stockh.) **20**, 704 (1939). — CERUTTI, P.: Anatomia e fisiopatologia degli annessi cutanei (ghiandole, peli, unghie). II. Fisiologia degli annessi cutanei. G. ital. Derm. **75**, 112 (1934). — CERVINO, J. M., J. J. RAVERA, F. RAWAK, A. S. ALBRIEUX u. J. C. MUSSIO-FOURNIER: Hirsutismus bei kindlichem Myxödem. Med. Klin. **1956**, 131. — CHASE, H. B.: Greying of hair. I. Effects produced by single doses of x-rays in mice. J. Morph. **84**, 57 (1949). — Number of entities inactivated by x-ray in greying of hair. Science **113**, 714 (1951). — Growth of hair. Physiol. Rev. **34**, 113 (1954). — CHASE, H. B., and H. RAUCH: Greying of hair. II. Response of individual hairs in mice to variations in x-radiation. J. Morph. **87**, 381 (1950). — CHASE, H. B., H. RAUCH and V. W. SMITH: Critical stages of hair development and pigmentation in the mouse. Physiol. Zool. **24**, 1 (1951). — CIUSA, W.: Die Bestimmung der Haarfarbe mit dem Spektrophotometer von Beckman. Mikrochim. Acta **39**, 362 (1952). — COHEN, R.: The hair sign as a prognosticator of allergy. Arch. Pediat. **74**, 278 (1957). — CONITZER, H.: Die Rothaarigkeit. Z. Morph. u. Anthrop. **29**, 83 (1931). — CONTRERAS, M. A., and M. J. COSTELLO: Steatocystoma multiplex with embryonal hair formation. Arch. Derm. **76**, 720 (1957). — COOPER, Z. K.: The relation of the endocrine glands to the growth and distribution of hair, a review of the literature. Arch. Derm. **21**, 1007 (1930). — CORSON, E. F.: Long hair, chief of the crows. Arch. Derm. **56**, 443 (1947). — A final note about „Long hair". Arch. Derm. **83**, 852 (1961). — COSTELLO, M.: Aberrant hair on the mucous membrane of the lower lip. Arch. Derm. **42**, 171 (1940). — COUTTS, W. E., G. AHU-MADA u. R. BULUES: Über die biologische Bedeutung der Behaarungsart beim Menschen. [Span.] Rev. méd. Chile **57**, 852, 975 (1929); **58**, 55 (1930). Ref. Zbl. Haut- u. Geschl.-Kr. **36**, 550 (1931). — COWIE, E., and L. S. PENROSE: Dilution of hair colour in phenylketonuria. Ann. Eugen. (Lond.) **15**, 297 (1951). — CREWTHER, W. G.: Proceedings of the International Wool Textile Research Conference, Australia 1955, vol. F.: Histology of wool and hair and of the wool follicle. Commonwealth Scientific and Industrial Research Organization, Australia. Melbourne 1956. — CROUNSE, R. G., and E. J. VANSCOTT: Changes in scalp hair roots as a measure of toxicity from cancer chemotherapeutic drugs. J. invest. Derm. **35**, 83 (1960). — CSILLAG, J.: Über Berufshypertrichose. Arch. Derm. Syph. (Berl.) **134**, 146 (1921).

DABELOW, A.: Über einen Fall von Spiegelbildlichkeit im Haarstrich eines Craniopagus. Anat. Anz. **62**, 133 (1926). — DANFORTH, C. H.: Hair, with special reference to hypertrichosis. Arch. Derm. **11**, 494, 637, 804; **12**, 76, 195, 528 (1925). — The hair. Natur. History **26**, 75 (1926a). — The developmental arrangement of hair follicles. Anat. Rec. **32**, 230 (1926b). — Physiology of human hair. Physiol. Rev. **19**, 94 (1939). — DANNEEL, R.: Phänogenetik der Kaninchenfärbung. Ergebn. Biol. **18**, 55 (1941). — DANNEEL, R., u. N. WEISSENFELS: Die Herkunft der Melanoblasten in den Haaren des Menschen und ihr Verbleib beim Haarwechsel. Biol. Zbl. **72**, 630 (1953). — DA SILVO-MELLO, A.: Das Ergrauen der Haare und das Nerven-system bei Magenkrebs. Dtsch. med. Wschr. **1935 II**, 1276. — DAVID, L. T.: Modification of hair direction and slope on mice and rats (mus musculus and mus norvegicus albinus). J. exp. Zool. **68**. 519 (1934). — DESAUX, A.: Affections de la chevelure et du cuir chevelu; ana-tomie, physiologie, pathologie, hygiene et thérapeutique. Paris: Masson & Cie. 1953. — DEVI, I.: Study on the genetics of human eye-brows. Amer. J. hum. Genet. **11**, 35 (1959). — DRONAMRAJU, K. R.: Hypertrichosis of the pinna of the human ear, y-linked pedigrees. J. Genet. **57**, 230 (1960). — Frequencies of hairy pinnae among Indian and Sinhalese peoples. Nature (Lond.) **190**, 653 (1961). — DRY, F. W.: The coat of the mouse (mus musculus). J. Genet. **16**, 287 (1926). — DUGGINS, O. H.: Age changes in head hair from birth to maturity. IV. Refractive indices and birefringence of the cuticle of hair of children. Amer. J. Phys. Anthrop. **12**, 89 (1954). — DUGGINS, O. H., and M. TROTTER: Age changes in head hair from birth to maturity. II. Medullation in hair of children. Amer. J. Phys. Anthrop. **8**, 399 (1950). — Changes in morphology of hair during childhood. Ann. N.Y. Acad. Sci. **53**, 569 (1951). — Characteristics of hair of Yupa Indians. Proc. Amer. phil. Soc. **100**, 220 (1956).

ELIAS, H.: On the phylogeny of the mammalian hair. Anat. Rec. **101**, 675 (1948). — ELLER, J. J., and L. A. DIAZ: Vitamins for gray hair. N.Y. St. J. Med. **43**, 1331 (1943). — EL-MANGOURY, M. H.: Homology between teeth and hair. J. Egypt. med. Ass. **37**, 676 (1954). — EPHRAIM, A. J.: On sudden or rapid whitening of the hair. Arch. Derm. **79**, 228 (1959). — EPSTEIN, A. L.: Somatologische Studien zur Psychiatrie. Z. ges. Neurol. Psychiat. **143**, 556 (1937). — ERICKSON, T. C.: The postnatal development of the caudal integument in the rat. Amer. J. Anat. **47**, 173 (1931). — ESAU: Über klimakterische Gesichtsbehaarung. Klin. Wschr. **8**, 1670 (1929). — ESSER, A. A. M.: Lange Supercilien. Klin. Mbl. Augenheilk. **106**, 486 (1941).

FABIANI, F., e R. CAZZAGON: Dispigmentazione dei capelli in un caso di sindrome caren-ziale da gastroresezione. Policlinico, Sez. prat. **65**, 1979 (1958). — FAIRWEATHER, M. J., and J. W. GOLDZIEHER: Problems in diagnosis and causes of hirsutism. J. Amer. med. Wom. Ass. **13**, 501 (1958). — FALKSON, G., and E. J. SCHULZ: Endoxan alopecia. Brit. J. Derm. **72**, 296 (1960). — FASAL, H.: Zur Beeinflussung des Haarwachstums. Wien. med. Wschr. **82**, 1080 (1932). — Über zwangsweise Beeinflussung der Haarströme und ihre Folgen. Verh. 9. Internat. Kongr. Dermat. Budapest **2**, 693 (1936). — Über den Haarwuchs und seine Schä-digungen. Wien. med. Wschr. **1936 I**, 654. — FEIST, K., u. T. LOCHTE: Grüngefärbte Haare eines Kupferarbeiters. Leipzig: Paul Schöps 1938. — FENNER, F.: The mid-dorsal hair whorl in an Australian of European ancestry. J. Anat. (Lond.) **76**, 356 (1942). — Mid-dorsal hair whorls in Papuan children. Nature (Lond.) **152**, 538 (1943). — FERRABOUC, L.: Sur la maladie jaune des cheveux blancs. Bull. Soc. franç. Derm. Syph. **46**, 720 (1939). — FERRIMAN, D. G., P. K. THOMAS and A. W. PARDIE: Constitutional virilism. Brit. med. J. **1957 II**, 1410. — FISCHER, E.: Versuch einer Genanalyse des Menschen. Z. indukt. Abstamm.- u. Vererb.-Lehre **54**, 127 (1930). — FISCHER, E., u. K. SALLER: Eine neue Haarfarbentafel. Anthrop. Anz. **5**, 238 (1928). — FLECK, F.: Die Androtrichie des Weibes. Derm. Wschr. **137**, 593 (1958). — FLEISCHHAUER, K.: Über die Entstehung der Haaranordnung und das Zustandekommen räumlicher Beziehungen zwischen Haaren und Schweißdrüsen. Z. Zellforsch. **38**, 328 (1953). — FORTUYN, A. B. D.: A catalogue of the first 400 specimens of the human embryological collec-tion in the department of anatomy of the Peking Union Medical College: Hair. China med. J., Anat., Suppl. **72** (1927). Ref. Zbl. Haut- u. Geschl.-Kr. **25**, 72 (1928). — FRASSETTO, F., e W. CIUSA: La determinazione delle caratteristiche del colore dei capelli mediante lo spettro-fotometro di Beckman. S. A. S. Bologna **1951**, 81. — FRIEDENTHAL, H.: Die Physiognomik des menschlichen Haarkleides. Psychol. u. Med. **4**, 69 (1930). — Die modernen Anschauungen über die Abstammung des Menschen. S.-B. Ges. naturforsch. Freunde Berlin Nr 1—3, 3 (1931). Ref. Zbl. Haut- u. Geschl.-Kr. **40**, 746 (1932). — FRIEDERICH, H. C.: Über den Einfluß von Krankheiten, Externa und Interna auf die Haarfarbe des Menschen. Materia Med. Nordmark **12**, 205 (1960). — FROHN, W.: Über Anomalien der Haarfarbe. Derm. Z. **77**, 4 (1938). — FRÜHWALD, R.: „Sie hat Haare auf den Zähnen". Derm. Wschr. **131**, 225 (1955). — FUCHS, A.: Hypertrichosis der Augenbrauen in der chinesischen Kunst. Klin. Mbl. Augenheilk. **129**, 101 (1956). — FUCHS, H.: Über die Wachstumsgeschwindigkeit der Haare. Z. Biol. **98**, 215 (1937). — FÜHRERS, M.: Über die konstruktive Entwicklung des kranio-caudalen Haarstrichs. II. Der Haarstrich beim Menschen. Z. Zellforsch. A **30**, 52 (1939). — FUNCK-BRENTANO, P., et F. MORICARD: Ralentissement de la croissance pilaire au niveau de la face par injections oestrogènes intradermiques chez la femme. Gynéc. et Obstét. **4**, 542 (1952).

GALLAGHER, T. F., A. KAPPAS, L. HELLMAN, M. B. LIPPSETT, O. H. PEARSON and C. D. WEST: Adrenocortical hyperfunction in idiopathic hirsutism and the Stein-Leventhal syndrome. J. clin. Invest. **37**, 794 (1958). — GARN, S. M.: Hair structure related to hair form. Amer. J. Phys. Anthrop. **4**, 252 (1946). — Body hair pattern in man. Amer. J. Phys. Anthrop. **5**, 241 (1947). — The use of middle-phalangeal hair in population studies. Amer. J. Phys. Anthrop. **9**, 325 (1951a). — Types and distribution of the hair in man. Ann. N.Y. Acad. Sci. **53**, 498 (1951b). — GARN, S. M., S. SELBY and R. W. YOUNG: Scalp thickness and the fat loss theory of balding. Arch. Derm. **70**, 601 (1954). — GARSCHE, R.: Über die Hypertrichosis beim Kinde; zugleich ein Beitrag zur Arzneimittel-Hypertrichosis. Mschr. Kinderheilk. **106**, 429 (1958). — GARTMANN, H.: Die Schambehaarung bei Akne vulgaris. Z. Haut- u. Geschl.-Kr. **18**, 285 (1955). — GASTBERGER, W.: Über eine architektonische Beziehung zwischen Haarkleid und Subcutis. Anat. Anz. **83**, 32 (1936). — GATES, R. R.: Records of y-inherited hairy ears in India. Acta Genet. med. (Roma) **6**, 103 (1957). — GAUTRON, G.: Un cas féminin d'hirsutisme solitaire. Bull. Soc. franç. Derm. Syph. **58**, 55 (1951). — GAY PRIETO, J.: Über die behauptete sexuelle Bedeutung der Haarinsertion. [Span.] Med. Iber. **1929 I**, 547. Ref. Zbl. Haut- u. Geschl.-Kr. **31**, 692 (1929); **32**, 324 (1930). — GOLD, S.: Hyperpigmentation of hair following chloroquin. Brit. J. Derm. **70**, 378 (1958). — GOMER, J. J.: Leitsymptom „Frühergrauen des Haupthaares"; ein Beitrag zur Konstitutionsforschung. Z. menschl. Vererb.- u. Konstit.-Lehre **31**, 359 (1953). — GOODMAN, M. H.: Relations between pigmentation and growth of hair; pigmentary effects of anthralin (dihydroxyanthranol) in two cases of alopecia areata. Arch. Derm. **40**, 76 (1939). — GRAY, J. H.: The hair tracts of the Australian aboriginal. J. Anat. (Lond.) **69**, 206 (1935). — GREENBLATT, R. B.: Cortisone in the treatment of the hirsute woman. Amer. J. Obstet. Gynec. **66**, 700 (1953). — GROEGER: Plötzliches Ergrauen des Haupthaares bei Alopecia areata der Augenbrauen und Wimpern. Arch. Derm. Syph. (Berl.) **189**, 455 (1949). — GRÜNBAUM, A.: Die Kopfbehaarung des Mannes im höheren Alter, ihre Beziehungen zu den Altersstufen und zur Konstitution. Z. menschl. Vererb.- u. Konstit.-Lehre **14**, 487 (1929). — GÜNTHER, F. E.: Mütterliche Röteln und Fruchtschädigung. Südwestdtsch. Ärztebl. **7**, 16 (1952). — GÜNTHER, H.: Erbliche Weißscheckung des Menschen. Arch. Derm. Syph. (Berl.) **166**, 498 (1932). — GUREWITSCH, B.: Über Neubildung von Talgdrüsen. Diss. Berlin 1910; s. BUSCHKE u. FISCHER, Hautkrankheiten. Jber. Leist. u. Fortschr. Med. **45** (II), 739 (1911). — GUYÉNOT, E.: L'hérédité des cheveux roux. J. gén. hum. **3**, 1 (1954).

HAAS, E. B. H. DE: Canities, calvities praematura en migraine. Ned. T. Geneesk. **103**, 1425 (1959). — HADDOW, A., L. A. ELSON, E. M. F. ROE, K. M. RUDALL and G. M. TIMMIS: Arteficial production of coat colour in the albino rat. Nature (Lond.) **155**, 379 (1945). — HADDOW, A., and K. M. RUDALL: Arteficial coat coloration and the growth of hair. Endeavour **4**, 141(1945). — HALL, R.: Hair and some of its clinical significances. Ulster med. J. **19**, 133 (1950). — HAMILTON, J. B.: Quantitative measurement of a secondary sex character, axillary hair. Ann. N.Y. Acad. Sci. **53**, 585 (1951a). — Patterned loss of hair in man; types and incidence. Ann. N.Y. Acad. Sci. **53**, 708 (1951b). — HAMILTON, J. B., and A. E. LIGHT: The growth, replacement, and types of hair. (Conference Feb. 10—11, 1950.) Ann. N.Y. Acad. Sci. **53**, 461 (1951). — HAMILTON, J. B., and G. E. MESTLER: Quantitative measurements of secondary sex characters in humans; growth of a male secondary sex character, the beard. Anat. Rec. **112**, 339 (1952). — HAMILTON, J. B., H. TERADA and G. E. MESTLER: Studies of growth throughout the lifespan in Japanese. II. Beard growth in relation to sex, age, heredity and other factors. J. Geront. **13**, 269 (1958). — HARRIS, H.: The relation of hair-growth on the body to baldness. Brit. J. Derm. **59**, 300 (1947). — HASSEL, C. W., and L. A. BRUNSTING: Phenylperuvic oligophrenia. Arch. Derm. **79**, 458 (1959). — HAUCH, E. W., C. A. JARRELL, R. C. McLEAN and G. K. WHARTON: Normal body hair and portal cirrhosis. Amer. J. Gastroent. **26**, 563 (1956). — HAUGE, M., and H. F. HELWEG-LARSEN: Studies on linkage in man; red hair versus blood groups, P. T. C. and eye colour. Ann. Eugen. (Lond.) **18**, 175 (1954). — HAUSMAN, L. A.: The pigmentation of human head hair. Amer. Naturalist **61**, 545 (1927). — The pigment granules of human head hair; a comparative racial study. Amer. J. Phys. Anthrop. **12**, 273

(1928). — HELLER, W.: Hypertrichosis universalis im Verlaufe von chirurgischen Erkrankungen. Wien. klin. Wschr. 1938 I, 633. — HERRINGTON, L. P.: The role of the piliary system in mammals and its relation to the thermal environment. Ann. N.Y. Acad. Sci. 53, 600 (1951). — HERSCHAN, O.: Hypertrichosis beim weiblichen Geschlecht und ihre Beziehungen zu den Konstitutionsanomalien. Z. Sexualwiss. 14, 161 (1927). — HIKITA, K.: On colour-difference of hairs. Taiwan Igakkai Zassi 40, 504 (1941). — HIRSCH, F.: Das Haar des Menschen in Gesundheit und Krankheit, unter spezieller Berücksichtigung der Keratinchemie. Ulm a. d. Donau: Karl F. Haug 1956. — HIRSCHBOECK, J. S., F. W. MADISON and W. V. PISCIOTTA: Alopecia and other toxic effects of heparin and synthetic heparinoids. Amer. J. med. Sci. 227, 279 (1954). — HOFF, F.: Haarkleid und vegetatives System. Dtsch. med. Wschr. 75, 478 (1950). — Beobachtungen an Hauttransplantaten. Klin. Wschr. 31, 56 (1953). — Akuter totaler Pigmentverlust. Dtsch. med. Wschr. 79, 284 (1954). — HOFFMANN, E.: Über einen Kräuselnaevus innerhalb sonst glatten Kopfhaares im Vergleich zum erblichen Kraushaar und zur Lockenbildung nach Röntgenepilation. Dermatologica (Basel) 107, 281 (1953). — Über plötzliches Ergrauen durch heftigen Schreck, canities subita psychogenica. Z. Haut- u. Geschl.-Kr. 22, 74 (1957). — HOFFMANN, W.: Zirkulärer Haardefekt bei Säuglingen. Kinderärztl. Prax. 12, 360 (1941). — HOLČIK, L., u. V. SEDLAČEK: Wollhaar bei Europäern. [Tschech.] Čs. Derm. 30, 206 (1955). Ref. Excerpta med. (Amst.), Sect. XIII 10, 1759 (1956). — HOROWITZ, W. S.: Gray hair (letter to the editor). J. Amer. med. Ass. 161, 934 (1956). — HORSTMANN, E.: Die Haut. In: Handbuch der mikroskopischen Anatomie des Menschen, Bd. III/3, S. 1—276 Berlin-Göttingen-Heidelberg: Springer 1957. — HUARD, P., F. BOURLIÈRE, D. T. HOONG et T. VY: Les types de direction de la pilosité frontale chez les Vietnamiens. C. R. Acad. Sci. (Paris) 238, 397 (1954). — HUMPLIK, H.: Alopecia praematura. Wien. med. Wschr. 109, 495 (1959). — HYMAN, A. B., and S. G. CLAYMAN: Hair follicle nevus. Arch. Derm. 75, 678 (1957).

IBRAGIMOVA, V. S.: Leukoderma and gray hair induced by furacilin. [Russ.] Vestn. Oftal. 70, 28 (1957). — IIDAKA, T.: Die Haar- und Haargruppendichtigkeit bei den Mischlingsfeten. Okajimas Folia anat. jap. 25, 263 (1954). — IIJIMA, S., and E. TOKUNAGA: Experimental study on guanofuracin leukoderma. Jap. J. Derm. 63, 490 (1953). — ILJIN, N.: Studien über Morphogenese der Pigmentierung bei Tieren. I. Morphogenetische Untersuchungen der erblichen Konstitution bei Meerschweinchen-Albinos. [Russ.] Trudy Lab. eksp. biol. mosk. zooparka 1, 96 (1926). Ref. Zbl. Haut- u. Geschl.-Kr. 21, 811 (1927). — II. Untersuchungen über den Temperatureinfluß auf die Pigmentation der Himalaya-Kaninchen. [Russ.] Ref. Zbl. Haut- u. Geschl.-Kr. 21, 811 (1927). — IV. Analyse der Pigmentbildung bei niedriger Temperatur. [Russ.] Trudy lab. eksp. biol. Mosk. zooparka 3, 183 (1927). Ref. Zbl. Haut- u. Geschl.-Kr. 26, 669 (1928). — ILJIN, N., and V. N. ILJIN: Temperature effects on the color of the Siamese cat. J. Hered. 21, 309 (1930).

JADASSOHN, W., et R. PAILLARD: Hypertrichose localisée à l'épaule par irritation chronique. Dermatologica (Basel) 106, 286 (1953). — JANKOWSKY, W.: Beitrag zur Frage der Haarpigmente. Z. Rassenphysiol. 5, 1 (1932). — Zur Frage der Haarfarben und Haarpigmente. Z. Rassenphysiol. 12, 51 (1941).

KALANTAEVSKAJA, K. A.: Die gegenseitige Beziehung in der Entwicklung der Haare und der freien Fettdrüsen beim Menschen am Gesicht. [Russ.] Vestn. Vener. Derm. 1954, 16. — KATORI, M.: Studien über das Haarwachstum. Okayama Igak. Zasshi 46, 3053 (1934). Ref. Zbl. Haut- u. Geschl.-Kr. 51, 166 (1935). — KAWAJI, T.: Zur Morphologie der Haarwurzel des Kopfhaares beim Bantu-M'gonie. Okajimas Folia anat. jap. 12, 363 (1934). — KEERS, W.: Über die Erblichkeit des menschlichen Kopfhaares. Arch. Rassenbiol. 27, 362 (1934). — KEHRER, E.: Die Vulva und ihre Erkrankungen. In: STÖCKEL, Handbuch der Gynäkologie, Bd. 5. München: J. F. Bergmann 1932. — KETTLER, G.: Die Krümmung des menschlichen Kopfhaares und ihre Vererbung. Z. menschl. Vererb.- u. Konstit.-Lehre 16, 559 (1932). — KIIL, V.: Inheritance of frontal hair directions in man. J. Hered. 39, 206 (1948a). — Frontal hair direction in mentally deficient individuals with special reference to mongolism. J. Hered. 39, 281 (1948b). — Experiments on the hair slope and hair pattern in rats. J. exp. Zool. 110, 397 (1949). — KINSALL, L., D. BRYANT and F. ALBRIGHT: Rate of growth of axillary hair as a diagnostic index. J. clin. Endocr. 14, 897 (1954). — KLAUDER, J. V.: Sudden whitening of the hair after mental stress. Arch. Neurol. (Chic.) 24, 415 (1930). — The interrelation of some cutaneous and ocular diseases. Arch. Derm. 80, 515 (1959). — KLEIN, F.: Scham- und Achselhaare. Zbl. allg. Path. path. Anat. 100, 385 (1960). — KLIGMAN, A. M.: Hair casts (parakeratotic comedones of the scalp). Arch. Derm. 75, 509 (1957). — The human hair cycle. J. invest. Derm. 33, 307 (1959). — Pathologic dynamics of human hair loss. I. Telogen effluvium. Arch. Derm. 83, 175 (1961). — KLIGMAN, A. M., and H. PINKUS: The histogenesis of nevoid tumors of the skin; the folliculoma—a hair-follicle tumor. Arch. Derm. 81, 922 (1960). KLIGMAN, A. M., and W. B. SHELLEY: An investigation of the biology of the human sebaceous gland. J. invest. Derm. 30, 99 (1959). — KLIGMAN, A. M., and J. S. STRAUSS: The formation of vellus hair follicles from human adult epidermis. J. invest. Derm. 27, 19 (1956). — KLINGMÜLLER, G.: Über plötzliches Weißwerden und psychische Traumen bei der Alopecia areata.

Dermatologica (Basel) 117, 84 (1958). — Störungen des Haarwuchses und ihre Therapie. In Fortschr. prakt. Derm. Venereol. 3, 159 (1960). — KNIERER, W.: Über Veränderung der Haarfarbe nach peroraler Behandlung mit Resochin bei Kraurosis vulvae und Erythematodes. Derm. Wschr. 131, 653 (1955a). — Allotrichia circumscripta symmetrica capillitii. Derm. Wschr. 132, 794 (1955b). — KOCSARD, E., F. OFNER, J. L. COLES and B. TURNER: Senile changes in skin and visible mucous membranes of Australian male. Aust. J. Derm. 4, 216 (1958). — KOIBUCHI, S.: Der Haut-Haarwurzelwinkel, die Haarwurzellänge und Ansatzhöhe des Haarbalgmuskels am Haarbalg bei den japanischen Neugeborenen. Fol. anat. jap. 10, 541 (1932). — KOSSJAKOV, K.: Über den sogenannten weiblichen Typus der Behaarung der Regio pubica. [Russ.] Anthrop. Z. 2, 138 (1933). Ref. Zbl. Haut- u. Geschl.-Kr. 47, 121 (1933). — KOSUGI, T., u. Y. S. KIM: Zur Pathohistologie der Glatze der Kopfhaut und das Ergrauen der Kopfhaare. Trans. Soc. path. Jap. 27, 651 (1937). — KRANZ, H.: Vererbung der menschlichen Haarform. Eugenik 1, 134 (1931). — KREFFT, S.: Zur Frage der postmortalen Farbveränderungen der Haare. Dtsch. Z. ges. gerichtl. Med. 44, 231 (1955). — KRÖNING, F.: Über die Eichung von Fellfarben auf Grund der Ostwaldschen Methode, nach Untersuchungen am Meerschweinchen. Z. indukt. Abstamm.- u. Vererb.-Lehre 53, 355 (1930). — KRONACHER, C., u. G. LODEMANN: Technik der Haar- und Wolluntersuchung. Berlin u. Wien: Urban & Schwarzenberg 1930. — KRÜGER, L.: Spektralanalytische Untersuchungen von Haarfarben. Wiss. Arch. Landw. B 1, 52 (1929). — KYRLE, J.: Zur Frage der postfötalen Talgdrüsen-neubildungen. Derm. Z. 20, 890 (1913).

LANDAUER, W.: Die Vererbung von Haar- und Hautmerkmalen, ausschließlich Färbung und Zeichnung, mit Berücksichtigung von Rassedifferenzierung und Deszendenz. Z. indukt. Abstamm.- u. Vererb.-Lehre 42, 113 (1926). — Die Vererbung von Haar- und Hautmerkmalen, ausschließlich Färbung und Zeichnung. II. Sammelbericht. Z. indukt. Abstamm.- u. Vererb.-Lehre 50, 356 (1929). — LAUTERBACH, C. E., and J. B. KNIGHT: Variation in whorl of the head hair. J. Hered. 18, 107 (1927). — LEA, A. J.: Adrenochrome as the cause of schizophrenia: investigation of some deductions from this hypothesis. J. ment. Sci. 101, 538 (1955). — LEDERER, R.: Bemerkungen zu STEIN: Die Säuglingsglatze. Wien. klin. Wschr. 1933 II, 1029. — LEMEŠIČ, M. v.: Zum Artikel: Strichförmige Wachstumshemmung des Kopfhaares (Neuda). Med. Klin. 1931 I, 284. — LÈSPINUE, V.: La physiologie de la sécrétion du poil Bull. Acad. Méd. Belg. 9, 681 (1929). — LEVEN, L.: Die Bedeutung der Alopecia frontalis in der Deszendenzlehre; Bemerkungen zu v. POÓR. Derm. Wschr. 1930 II, 1752. — LIGHT, A. E.: Patterned loss of hair in man: pathogenesis and prognosis. Ann. N.Y. Acad. Sci. 53, 729 (1951). — LIMBERGER, S., u. H. C. FRIEDERICH: Rotationslappenplastik bei der Behandlung irreversibler Haarverluste. Z. Haut- u. Geschl.-Kr. 27, 325 (1959). — LOCHTE, T.: Cuticula-studien am menschlichen Haar. Über die Kopfhaarlänge beim Säugling und Kleinkinde und über den Haarwechsel des Neugeborenen. Leipzig: Paul Schöps 1938a. Ref. Zbl. Haut- u. Geschl.-Kr. 62, 343 (1939). — Atlas der menschlichen und tierischen Haare. Leipzig: Paul Schöps 1938b. — Untersuchungsergebnisse an den Haaren menschlicher Dermoidzysten. In: Beiträge zur Haut-, Haar- und Fellkunde, Bd. 4, herausgeg von E. DANNEEL. Leipzig: Paul Schöps 1940. — LOEWENTHAL, L. J. A.: ,,Compound" and grouped hairs of the human scalp; their possible connection with follicular infections. J. invest. Derm. 8, 263 (1947). — LOMHOLT, S.: Hypertrichosis an der Oberlippe und ihr Schwinden während der Gravidität. Klin. Wschr. 13, 1027 (1934). — LOUSTE et LÉVY-FRANCKEL: Hypertrichose en bande linéaire sur un trajet veineux consécutive à une injection sclérosante. Bull. Soc. franç. Derm. Syph. 36, 77 (1929). — LUBOWE, I. I.: Hair growth and hair regeneration (Conference). Ann. N.Y. Acad. Sci. 83, 359 (1959). — LUDWIG, E.: Diskussion zu MÜLLER, W.: Behaarungsagenese. Derm. Wschr. 140, 1247 (1959). — LYNFIELD, Y. L.: Effect of pregnancy on the human hair cycle. J. invest. Derm. 35, 323 (1960).

MACKEE, M., and F. WISE: A case for diagnosis: woolly hair of scalp. Arch. Derm. 13, 699 (1926). — MAJEWSKI, K. W.: A case of uncommonly long eyelashes. [Poln.] Klin. oczna 28, 121 (1958). — MALKINSON, F. D., and Y. L. LYNFIELD: Colchicine alopecia. J. invest. Dermat. 33, 371 (1959). — MARON, H.: Die Tiefe der Haarzwiebeln in der menschlichen Kopfhaut. Derm. Wschr. 143, 8 (1961). — MARTEN, R. H.: Hair bleaching during chloroquine treatment. Trans. St. John's Hosp. Derm. Soc., Winter 1957, p. 45. — MATSUNAGA, E.: Erbbiologische Untersuchungen der Fingermittelgliederbehaarung bei Japanern und Deutschen. Z. menschl. Vererb.- u. Konstit.-Lehre 33, 465 (1956). — MATVEIEV, B. S.: Zur Theorie der Rekapitulation: über die Evolution der Schuppen, Federn und Haare auf dem Wege embryonaler Veränderungen. Zool. Jb., Abt. Anat. u. Ontog. 55, 555 (1932). — MAZARS, G.: Trichogyrie et dominance cérébrale. Rev. neurol. 93, 852 (1955). — McCRACKIN, R. H.: Albinism; albinism and unialbinism in twin African Negroes. Amer. J. Dis. Child. 54, 786 (1937). — McMILLAN, C. D.: Differential diagnosis of hirsutism. Sth. med. J. (Bgham, Ala.) 51, 820 (1958). — MEIJERE, J. C. H. DE: Horngebilde des Integuments. II. Haare. In: BOLK, GÖPPERT, KALLIUS, LUBOSCH, Handbuch der vergleichenden Anatomie der Wirbeltiere, Bd. 1, S. 585. Berlin u. Wien: Urban & Schwarzenberg 1931. — MELLINKOFF, S. M.: Temporary redness of hair in ulcerative colitis. Amer. J. dig. Dis. **2**, 738 (1957). — MENNINGER-LERCHEN-THAL, E.: Plötzliches Ergrauen der Haare durch Schreck. Wien. klin. Wschr. **60**, 295 (1948). — Wien. Arch. Psychol. Psychiat. Neurol. **5**, 73 (1955). — MERZ, W. R.: Die Behandlung der Thrombose und Lungenembolie mit Antikoagulantien. Gynaecologia (Basel) **130**, Suppl. 5, 1 (1950). — MIESCHER, G.: Un cas de trichofolliculome. Dermatologica (Basel) **89**, 193 (1944). — MILES, A. E. W.: A hair follicle in human cheek mucosa. Proc. roy. Soc. Med. **53**, 527 (1960). — MOHR, O. L.: Woolly hair, a dominant mutant character in man. J. Hered. **23**, 345 (1932). — MONTAGNA, W., and H. B. CHASE: A reappraisal of the formation of the hair germ in hair follicles. Anat. Rec. **118**, 330 (1954). — MONTAGNA, W., and R. A. ELLIS: The biology of hair growth. New York: Academic Press Inc. 1958. — MOSES, A. M.: Adrenal defect in hirsutism. Modern Medicine, Sept. 1 1960, p. 282. — MUCHOW: Integument. Die Haut, Integumentum commune. In: C. OPPENHEIMER u. L. PINCUSSEN, Tabulae biologicae, vol. 2, p. 468. Berlin: W. Junk 1925. — MÜLLER, W.: Behaarungs-Agenesie. Derm. Wschr. **140**, 1247 (1959).

NABARRO, J. D., A. MOXHAM, J. D. SLATER and G. WALKER: Corticotrophin tests in hirsute women. Proc. roy. Soc. Med. **51**, 552 (1958). — NAEGELI, O.: Beobachtungen beim Ergrauen der Haare im Hinblick auf die zur Zeit herrschenden theoretischen Anschauungen. Schweiz. med. Wschr. **1933 II**, 1328. — NAGAI, S.: Über die Entwicklung der Haare am Oberarm bei Japanern. Jap. J. Derm. **40**, 196 (1936). — NAIDE, M.: Relation of growth of hair on digits to severity of ischemia. New Engl. J. Med. **248**, 179 (1953). — NAVARRO ZENÓN, A. M.: Color y permanencia del cabello. Proc. 11th Internat. Congr. Dermat. **2**, 570 (1957). — NEHSE, E.: Beiträge zur Morphologie, Variabilität und Vererbung der menschlichen Kopfbehaarung. Z. Morph. u. Anthrop. **36**, 151 (1936). — NEUDA, P.: Haarausfall im lateralen Anteil der Augenbraue. Wien. klin. Wschr. **41**, 482 (1928). — Eine klinisch bedeutsame Haarkleidschädigung bei Angina pectoris und Thrombosen; strichförmige Wachstumshemmung des Kopfhaares. Med. Klin. **1930 II**, 1370. — Das Syndrom, Unterdruck, Prostatorrhoe, strichförmige Wachstumshemmung des Kopfhaares. Wien. med. Wschr. **1931 II**, 1491. — Das Symptom der primären strichförmigen Wachstumshemmung des Kopfhaares. II. Med. Klin. **1932 I**, 154. — NEUERT, W.: Untersuchung über die Korrelation der Krümmung und Querschnittsform menschlicher Kopfhaare. Anthrop. Anz. **6**, 144 (1929). — NIEDOBA, T.: Beitrag zur Vererbungs- und Konstitutionslehre, insbesondere Teratogenese und Züchtungsbiologie. Wien. tierärztl. Mschr. **16**, 697 (1929). — NOBACK, C. R.: Morphology and phylogeny of hair. Ann. N.Y. Acad. Sci. **53**, 476 (1951).

OBERSTE-LEHN, H.: Die Bedeutung der Bündelhaare im menschlichen Haarkleid für die chronischen Follikulitiden. Arch. klin. exp. Derm. **206**, 506 (1957). — Die Haaranordnung bei Mensch und Säugetier. Bericht, 6. Tagg Dtsch. Ges. Anthrop. 1959, S. 75. — Zur Pathogenese chronischer Follikulitiden. Derm. Wschr. **140**, 1234 (1959). — O'DONOVAN, W. J.: The hair. Its care, diseases and treatment. London: J. & A. Churchill 1930. — OKAJIMA, K.: 30 Abhandlungen über Haare und Schweißdrüsen. In: Folia anat. jap. **10—27** (1932—1955). — OKUDA, S.: Klinische und experimentelle Untersuchungen über die Transplantation von lebenden Haaren. I. and II. Jap. J. Derm. **46**, 135, 136 (1939). — OLIVET, J.: Zur Frage der sekundären Behaarung; zugleich Erwiderung zum Artikel W. FALTAS: Über Funktion der Nebennierenrinde. Wien. klin. Wschr. **39**, 70 (1926). — OPITZ, H.: Über Haarausfall bei Neugeborenen und Säuglingen. Diss. Frankfurt a. M. 1930. Ref. Zbl. Haut- u. Geschl.-Kr. **41**, 75 (1932). — OREL, H.: Kleine Beiträge zur Vererbungswissenschaft. I. Eugenik **2**, 10 (1931). — ORENTREICH, N.: Autografts in alopecias and other selected dermatological conditions. Ann. N.Y. Acad. Sci. **83**, 463 (1959). — OULMAN: Discussion to COSTELLO, M.: Aberrant hair on the mucous membrane of the lower lip. Arch. Derm. **42**, 171 (1940).

PARNALL, J. P.: Hair pattern and distribution in mammals. Ann. N.Y. Acad. Sci. **53**, 493 (1951). — PAUTRIER, L. M., et F. WORINGER: Tumeurs multiples diffuses de presque tout le cuir chevelu à cellules jeunes indifférenciées. Deuxième présentation, guérison par la radiothérapie, repousse complète et abondante de cheveux plus noirs. Bull. Soc. franç. Derm. Syph. **40**, 1535 (1933). — PEDERSEN, J.: Hypertrichosis in women; on certain regularities in the distribution of hypertrichosis over the body regions, and on the importance of age to its frequency in some areas. Acta derm.-venereol. (Stockh.) **23**, 1 (1942). — PERLOFF, W. H., B. J. CHANNICK, B. SUPLICK and E. R. CARRINGTON: Clinical management of idiopathic hirsutism (adrenal virilism). J. Amer. med. Ass. **167**, 2041 (1958). — PFAHLER: Epilation of half the scalp in a patient with straight hair, followed by a regrowth of curly hair. Arch. Derm. **15**, 214 (1927). — PINKUS, F.: Die Einwirkung von Krankheiten auf das Kopfhaar des Menschen, 2. Aufl. Berlin: S. Karger 1928. — Bemerkungen zu der Arbeit von PAUL NEUDA: Eine klinisch bedeutsame Haarkleidschädigung. Med. Klin. **1930 II**, 1372. — The story of a hair root. J. invest. Derm. **9**, 91 (1947). — PINKUS, H.: Multiple hairs (Flemming-Giovannini); report of two cases of pili multigemini and discussion of some other anomalies of the pilary complex. J. invest. Derm. **17**, 291 (1951). — Embryology of hair, in MONTAGNA and ELLIS, The biology of hair growth, p. 1. New York: Acad. Press, Inc. 1958. — Postinflammatory hair darkening.

Arch. Derm. **82**, 263 (1960). — Piontek, H.: Zellstatistische Untersuchungen zum Haarwachstum. Ann. Univ. Saraviensis **1954**, 208. — Pipkin, S. B., and A. C. Pipkin: Hair of Negro albinos. J. Hered. **35**, 201 (1944). — Piredda, A.: Influenza della gravidanza sulle oscillazione della spessore del capello. G. ital. Derm. **96**, 33 (1955). — Pi-Suñer Bayo, J., y G. Reyes: Die Verteilung der Haare bei den Mapuchen von Araucanien. [Span.] Rev. méd. Barcelona **19**, 309 (1933). Ref. Zbl. Haut- u. Geschl.-Kr. **46**, 152 (1933). — Pitis, M., V. Stanescu, S. Leiba et N. Apostol: Sur quelques formes de pilosité anormale de l'enfant. Ann. Endocr. (Paris) **19**, 248 (1958). — Poenaru-Caplesco, C.: Sur l'étiologie et la pathogénie de l'hypertrophie du système pileux. Spitalul **46**, 1 (1926). Ref. Zbl. Haut- u. Geschl.-Kr. **20**, 188 (1926). — Polemann, G.: Die Hypertrichosis und ihre Behandlung. Fette u. Seifen **55**, 696 (1953). — Poór, F. v.: Die Bedeutung der Alopecia frontalis adolescentium in der Deszendenzlehre. Derm. Wschr. **1930**II, 1404. — Schlußwort zu den Bemerkungen Levens. Derm. Wschr. **1931**I, 281. — Post, C. F.: Woolly hair nevus. Arch. Derm. **78**, 488 (1958). — Prinz, F.: Kurze Mitteilung über einen Haar-Follikelnaevus. Arch. Derm. Syph. (Berl.) **193**, 513 (1951). — Prunty, F. T., R. V. Brooks and D. Mattingly: Development of hirsutism after puberty. Brit. med. J. No **1958**II, 5112, 1554. — Puccinelli, V.: Considerazioni e relieve sulle variazione dello spessore del capello. Minerva derm. **31**, 9 (1956).

Quevedo jr., W. C.: Effect of biotin deficiency on follicular melanocytes of mice. Proc. Soc. exp. Biol. (N.Y.) **93**, 260 (1956). — Quevedo jr., W. C., and H. B. Chase: Histological observations on the silvering process in the Champagne d'Argent rabbit. Anat. Rec. **129**, 87 (1957).

Ramsey, G. V.: Sexual growth of Negro and white boys. Human Biol. **22**, 146 (1950). — Rattner, H.: Ordinary baldness. Arch. Derm. **44**, 201 (1941). — Redlich, E.: Über physiologische Hypertrichose; ein Beitrag zur Kenntnis der Behaarungstypen beim Menschen. Z. menschl. Vererb.- u. Konstit.-Lehre **12**, 740 (1926). — Reed, T. E.: Red hair colour as a genetical character. Ann. Eugen. (Lond.) **17**, 115 (1952). — Reinmuth, C.: Über menschliche Haarwirbel, ihre Ausströmungen und Zusammenflüsse. Dtsch. Z. ges. gerichtl. Med. **34**, 426 (1941). — Ressmann, A. C., and T. Butterworth: Localized acquired hypertrichosis. Arch. Derm. **65**, 458 (1952). — Reynolds, S. L.: The appearance of adult patterns of body hair in man. Ann. N.Y. Acad. Sci. **53**, 576 (1951). — Ribbert, H.: Über Neubildung von Talgdrüsen. Arch. Entwickl.-Mech. Org. **18**, 578 (1904). — Ridley, H. N.: The cause of the hairlessness of man. J. trop. Med. Hyg. **29**, 313 (1926). — Řihova, M. V.: Atypické vlasny ženské hypertrichosy. Čs. Derm. **25**, 326 (1956). — Risak, E.: Über die verschiedenen Arten der männlichen Genitalbehaarung. Z. menschl. Vererb.- u. Konstit.-Lehre **15**, 164 (1930a). — Über den Einfluß der Milchleiste auf das Haarkleid des Menschen. Z. menschl. Vererb.- u. Konstit.-Lehre **15**, 434 (1930b). — Das menschliche Haarkleid in seiner klinischen Bedeutung. Wien. klin. Wschr. **1939**II, 767. — deRitis, F., M. Minozzi, M. Faggiano u. D. Napolitani: Zum Stoffwechsel der Steroide der Nebennierenrinde beim idiopathischen Hirsutismus. Z. Vitamin-, Hormon- u. Fermentforsch. **10**, 1 (1959). — Rodecurt, M.: Über die Körperbehaarung beim Weibe. Arch. Frauenk. u. Konstit.-Forsch. **18**, 68 (1932). — Beobachtungen über Nabel- und Körperbehaarung beim Weibe. Z. menschl. Vererb.- u. Konstit.-Lehre **18**, 373 (1934). — Ronchese, F., and R. R. Chace: Patterned alopecia about the calves and its apparent lack of significance. Arch. Derm. **40**, 416 (1939). — Rosenhagen, H.: Über klimakterische Gesichtsbehaarung. Beitr. path. Anat. **79**, 653 (1928). — Rothman, S., and P. Flesch: Isolation of iron pigment from human red hair. Proc. Soc. exp. Biol. (N.Y.) **53**, 134 (1943). — Routil, R.: Ein Beitrag zum Erbstudium des menschlichen Haarkleides. Z. Rassenk. **9**, 48 (1939). — Rozprým, F.: Augenbrauen und Wimpern. [Tschech.] Biol. Listry **17**, 20 (1932). Ref. Zbl. Haut- u. Geschl.-Kr. **43**, 139 (1933).

Saller, K.: Ein Schema zur Untersuchung des menschlichen Haarkleides. Anat. Anz. **61**, 409 (1926). — Erblicher Rutilismus in der malayischen Inselwelt; mit allgemeinen Bemerkungen über den Erbgang der menschlichen Haarfarbe. Z. indukt. Abstamm.- u. Vererb.-Lehre **45**, 202 (1927). — Untersuchungen an Haarproben der Senoi und Semang. Z. Morph. u. Anthrop. **27**, 135 (1928). — Über den Erbgang der Rothaarigkeit beim Menschen. Z. indukt. Abstamm.- u. Vererb.-Lehre **59**, 203 (1931). — Salvadori, B.: Irsutismo, obesità, amenorrea secondaria e ipertensione in soggetto con tuberculosi surrenale. Minerva ginec. **10**, 162 (1958). — Sanders, J.: Eine Familie mit Kraushaar. [Holl.] Ned. T. Geneesk. **1936**, 741. — Sarkar, S. S., A. R. Banerjee, P. Bhattacharjie and C. Stern: A contribution to the genetics of hypertrichosis of the ear rims. Amer. J. hum. Genet. **13**, 214 (1961). — Satke, O.: Über das Ergrauen der menschlichen Körperbehaarung. Z. menschl. Vererb.- u. Konstit.-Lehre **15**, 646 (1930). — Saunders, T. S., T. B. Fitzpatrick, M. Seiji, P. Brunet and E. E. Rosenbaum: Decrease in human hair color and feather pigment of fowl following chloroquin diphosphate. J. invest. Derm. **33**, 87 (1959). — Savill, A.: The hair and scalp. A clinical study (with a chapter on hirsuties), 4th ed. Baltimore: William Wood & Co. 1952. — The hair. Med. Press **242**, 563 (1959). — Scheuer, O. F.: Die Behaarung des Menschen; eine sexual- und konstitutions- wissenschaftliche Abhandlung. Leipzig: Curt Kabitzsch 1933. — Schneider R.:

Die Differentialdiagnose des Hirsutismus. Z. Haut- u. Geschl.-Kr. 24, 132 (1958). — Schoch, A. G.: Oddity: white hair from chloroquine (Aralen). Arch. Derm. 83, 801 (1961). — Schöberl, A.: Grüngefärbte menschliche und tierische Haare. Naturwissenschaften 34, 217 (1947). — Schönfeld, W.: Die Alopecie der Unterschenkel. Med. Klin. 1935 II, 1201. — Kann das Verhalten der Haare dem Arzt Hinweise auf eine bestimmte Krankheit geben ? J. med. Kosmet. 1952, 1, 36. — „De laudibus calvitii" (Über das Lob der Kahlheit), ein Mönchsgedicht aus dem 9. Jahrhundert. Hautarzt 7, 323 (1957). — Schönherr, H.: Über die Wachstumsbewegung der Haaranlagen am Scheitelwirbel des Menschen. Anat. Anz. 85, 193 (1937). — Schokking, C. Ph.: Another woolly hair mutation in man. J. Hered. 25, 337 (1934). — Schranz, D.: Liefert die Lanugountersuchung verläßliche Daten ? [Ung.] Orv. Hetil. 1932, 471. Ref. Zbl. Haut- u. Geschl.-Kr. 42, 685 (1932). — Ist an der Haarentwicklung die Reife und das Gelebthaben eines Neugeborenen festzustellen ? Dtsch. Z. ges. gerichtl. Med. 24, 425 (1935). — Schüller Perez, A., y J. A. Frost: Osteomielitis crónica de peroné e hipertricosis localizada. Medicina (Madr.) 24, 360 (1956). — Schultz, A. H.: The density of hair in primates. Hum. Biol. 3, 303 (1931). — Schultz, W.: Kältefärbung weißer Haare bei Schokolade-, Blau- und Ganzweiß-Russenkaninchen. Biol. generalis 4, 291 (1928). — Schumacher, O.: Haarfelder und Skeletsystem. Zbl. allg. Path. path. Anat. 63, Erg.-H. 315 (1935). — Schwarzburg, W.: Statistische Untersuchungen über den menschlichen Scheitelwirbel und seine Vererbung. Z. Morph. u. Anthrop. 26, 195 (1927). — Schwidetzky, I.: Eine erbliche Sonderbildung der Augenbrauen. Z. Rassenk. 7, 190 (1938). — Scott, M. J.: Peripilar keratin casts. Arch. Derm. 79, 654 (1959). — Piedra-like artifacts. Arch. Derm. 82, 1003 (1960). — Serebrovskaja, R.: Die Vererbung von Canities praecox. [Russ.] Med.-biol. Ž. 5, 83 (1929). Ref. Zbl. Haut- u. Geschl.-Kr. 35, 477 (1931). — Sexton, G.: Wurzelscheidenringe, Detroiter Dermatologische Gesellschaft, Fallvorstellung. (Unveröffentlicht.) — Seymour, R. J.: The effect of cutting upon the rate of hair growth. Amer. J. Physiol. 78, 281 (1926). — Shah, P. N.: Human body hair; a quantitative study. Amer. J. Obstet. Gynec. 73, 1255 (1957). — Shoji, A.: Über die langen Cilien bei Phthisikern. Acta Soc. ophthal. jap. 35, 475 (1931). — Siemens, H. W.: Über Haarbleichung, Melanotrichosis circumscripta und Naevus pigmentoso-pilosus des behaarten Kopfes; Bemerkungen zu A. Brauer. Derm. Z. 64, 35 (1932). — Alopecia triangularis und Ophiasis als Schönheitsideal. Hautarzt 3, 270 (1952). — Silberberg, M., and R. Silberberg: Hair growth in the skin of guinea pigs painted with 20-methylcholanthrene. Arch. Path. 44, 297 (1947). — Silverman, S. H., C. Migeon, E. Rosenberg and L. Wilkins: Precocious growth of sexual hair without other secondary sexual development: „premature pubarche", a constitutional variant of adolescence. Pediatrics 10, 426 (1952). — Silvestri, U.: Da una studio sui faneri in geriatria; primi dati fisici riguardanti i capelli. Atti Soc. ital. Derm. Sif. No 2, 112 (1955). — Sui peli terminali del tronco nell'età senile. I. Peli del petto. Arch. ital. Derm. 28, 141 (1956). — Simons, R. D. G. Ph.: Dunkelfärbung der Haare nach Röntgenbehandlung. [Holl.] Ned. T. Geneesk. 1937, 743. Ref. Zbl. Haut- u. Geschl.-Kr. 56, 245 (1937). — Slade, H.: Shaving the eyebrows. J. Amer. med. Ass. 161, 302 (1956). — Smith, N. G., and J. Schulz: Partial albinism. Arch. Derm. 77, 468 (1955). — Sokolowsky, A.: Das Haarkleid des Menschen in seinen Beziehungen zu dem der Menschenaffen. Derm. Wschr. 1929 I, 432. — Das Haarkleid der Säugetiere in biologischer Beziehung. Derm. Wschr. 1933 I, 373. — Somogyi, Z.: Grauwerden der Haare nach fieberhafter Krankheit. [Ung.] Orv. Hetil. 1932, 1108. Ref. Zbl. Haut- u. Geschl.-Kr. 44, 172 (1933). — Spellberg, M. A.: Diseases of the liver. New York: Grune & Stratton 1954. — Stein, R. O.: Die Säuglingsglatze und ihre Beziehung zur Glatze des Erwachsenen. Wien. klin. Wschr. 1933 I, 729. — Haarwachstum und Haarausfall in Beziehung zum endokrinen System. Verh. 9. Internat. Kongr. Derm. Budapest 2, 179 (1936). — Steitmann, B.: Beitrag zur Kenntnis des Kräuselhaarnaevus. Derm. Wschr. 139, 185 (1959). — Stevanović, D.: Discoloration of the hair due to Resochin. Dermatologica (Basel) 118, 15 (1959). — Straile, W. E.: A study on the neoformation of mammalian hair follicles. Ann. N.Y. Acad. Sci. 83, 499 (1959). — Strong, J. A., J. Bruce and C. W. A. Falconer: Hirsutism after adrenalectomy. Lancet 1959 II, 1055. — Suk, V., and F. Rozprým: Eyebrows and eyelashes in man; their different forms, pigmentation, and heredity. Spisy přirod. Fak. Masaryk Univ. Brno, No 142, 1 (1931). Ref. Zbl. Haut- u. Geschl.-Kr. 41, 769 (1932). — Šulc, K.: Entwicklung und Grundlage des Haarkleides. [Tschech.] Biol. Listy 12, 321 (1927). Ref. Zbl. Haut- u. Geschl.-Kr. 26, 234 (1928). — Szabó, G.: The regional frequency and distribution of hair follicles in human skin. In: Montagna and Ellis, The biology of hair growth. New York: Academic Press, Inc. 1958.

Tänzer, E.: Haut und Haar beim Karakul im rassenanalytischen Vergleich. Habil.-Schr., Halle-Wittenberg 1926. Halle: Otto Thiele 1926. — Takeya, S.: Über den Haarwirbel am Chinesenkopf. J. orient. Med. 18, 43 (1933). — Taruki, M.: Studies on the color and gloss (chromatic difference, luminance and gloss) of hair and fur by the photoelectric color-and-gloss-meter. I. and II. Acta Anat. Nippon. 31, 182, 189 (1956). — Taylor, A.: Survival of rat skin and changes in hair pigmentation after freezing. J. exp. Zool. 110, 77 (1949). —

Tedhope, G. R., H. Cohen and R. W. Meikle: Alopecia following treatment with dextran sulfate and other anticoagulant drugs. Brit. med. J. 1958 I, 1034. — Terada, H.: Appearance of gray hair as an aging phenomenon in Japanese. Okajimas Folia anat. jap. 28, 435 (1956). — Thigpen, L. W.: Inheritance — Distribution, pattern, quality, and quantity. Ann. N.Y. Acad. Sci. 53, 674 (1951). — Thomas, P. K., and D. G. Ferriman: Variation in facial and pubic hair growth in white women. Amer. J. Phys. Anthrop. 15, 171 (1957). — Tiegs, O. W., and W. B. Spencer: The supposed distinction of Australian aboriginals into „straight" and „wavy" haired individuals. Aust. J. exp. Biol. med. Sci. 4, 31 (1927). — Tillner, I., u. E. Böshaar: Ein Beitrag zum Problem der Haarfarbenveränderung. Anthrop. Anz. 24, 203 (1960). — Touraine: Aplasie pilaire familiale des aisselles. Bull. Soc. franç. Derm. Syph. 47, 47 (1940). — Trotter, M.: Hair growth and shaving. Anat. Rec. 37, 373 (1928). — The form, size, and color of head hair in American whites. Amer. J. Phys. Anthrop. 14, 433 (1930). — The hair. In: Cowdry, Special cytology. New York: R. Hoeber 1932. — Classification of hair color. Amer. J. Phys. Anthrop. 25, 237 (1939). — Trotter, M., and O. H. Duggins: Age changes in head hair from birth to maturity. I. Index and size of hair in children. Amer. J. Phys. Anthrop. 6, 489 (1948). — III. Cuticular scale counts of hair of children. Amer. J. Phys. Anthrop. 8, 467 (1950). — Trotter, M., O. H. Duggins and F. M. Setzler: Hair of Australian aborigines (Arnhem Land). Amer. J. Phys. Anthrop. 14, 649 (1956). — Truffi, G.: Anatomia e fisiopatologia degli annessi cutanei (ghiandole, peli, unghie). I. Anatomia degli annessi cutanei. G. ital. Derm. 75, 89 (1934).

Upham, E., and W. Landauer: The relation of thickness of cutis and subcutis to hair slope in human skin. Anat. Rec. 61, 359 (1935). — Urrets-Zavalia jr., A., and E. S. Jimenez: Hereditary ciliary and superciliary hypotrichosis of a dominant character. Brit. J. Ophthal. 42, 694 (1958).

VanScott, E. J., R. P. Reinertson and R. Steinmuller: The growing hair roots of the human scalp and morphologic changes therein following amethopterin therapy. J. invest. Derm. 29, 197 (1957). — Vassal, P. A. G.: Répartition et morphologie du système pileux suivant les types humains. Rev. Path. comp. 52, 326 (1952). — Verne, J., et P. Ceccaldi: Recherches comparatives sur le couleur des cheveux par la spectrographie de fuorescence. Toulouse méd. 52, 586 (1951). — Vilanova, X., y J. Pinol: Hipertricosis, melanosis y dermatosclerosis circumscritas a la inyeccion subcutanea de hematoporfirina seguida de erradiacion solar. Dermatologia (Méx.) 1, 146 (1956). — Virchow, H.: Haarproben von vier Schwestern. Z. Ethnol. 58, 328 (1926a). — Umgefärbtes Negerhaar. Z. Ethnol. 58, 328 (1926b). — Vohra, P., and F. H. Kratzer: Graying of hair in rats fed a ration deficient in lysine. Science 124, 1145 (1956). — Voit, E.: Über die Größe der Erneuerung der Horngebilde beim Menschen. Z. Biol. 90 508 (1930).

Wadel, J.: Untersuchungen über den prämaturen Haarausfall. Wien. klin. Wschr. 1933 II, 1383. — Wayne, E. J.: Clinical and metabolic studies in thyroid disease. Brit. med. J. 1960 I, 78. — Weber, E.: Beiträge zur Erbphysiologie der menschlichen Haut; Untersuchung über die Körperbehaarung bei Zwillingen. Z. menschl. Vererb.- u. Konstit.-Lehre 23, 126 (1939). — Weissenfels, N.: Das natürliche Ergrauen und die experimentelle Depigmentierung der Haare. Biol. Zbl. 73, 399 (1954). — Welde, E.: Wesen und Bedeutung der menschlichen Haarfarbe. Konstitution u. Klinik 1, 95 (1938). — Werner, S.: Erblicher Star und feingelocktes Haar bei mehreren Mitgliedern derselben Familie. Acta ophthal. (Kbh.) 6, 382 (1928). — Winter, H.: Wird das Wachstum der Haare, insbesondere das Wachstum des Frauenbartes, durch Rasieren beeinflußt? Derm. Wschr. 1950, 73. — Wise, F.: Acquired progressive kinking of the hair of the scalp. Arch. Derm. 24, 315 (1931). — Wise, F., and M. B. Sulzberger: Acquired progressive kinking of the scalp hair accompanied by changes in its pigmentation; correlation of an unidentified group of cases presenting circumscribed areas of kinky hair. Arch. Derm. 25, 99 (1932). — Woelfflin, E.: Über Vererbung von frühzeitigem Ergrauen bzw. Weißwerden der Kopfhaare. Arch. Rassenbiol. 32, 170 (1938). — Wolbach, S. B.: The hair growth cycle of the mouse and its importance in the study of sequences of experimental carcinogenesis. Ann. N.Y. Acad. Sci. 53, 517 (1951). — Wood-Jones, F.: The mid-dorsal hair whorl of man. Amer. J. Phys. Anthrop. 11, 89 (1927). — The dorsal hair tracts of the Australian aborigine. J. Anat. (Lond.) 69, 91 (1934). — Woringer, F., et P. Laugier: Néoformation pilaire dans une cicatrice de kérato-acanthome. Bull. Soc. franç. Derm. Syph. 66, 539 (1959). — Wright, I. S.: An evaluation of anticoagulant therapy. Cardiologia (Basel) 21, 709 (1952). — Amer. J. Med. 14, 720 (1953).

Yamada, K.: Der Haut-Haarwurzelwinkel, die Haar-Wurzellänge und Ansatz des Haarbalgmuskels am Haarbalg beim erwachsenen Japaner. Okajimas Folia anat. jap. 12, 99 (1934a). — Der Haut-Haarwurzelwinkel, die Haar-Wurzellänge und Ansatz des Haarbalgmuskels am Haarbalg bei dem Deutschen. Okajimas Folia anat. jap. 12, 117 (1934b). — Yamasita, S.: Über den Kopfhaarwirbel bei den Formosanern. [Jap.] J. med. Ass. Formosa 39, 237 (1940). Ref. Zbl. Haut- u. Geschl.-Kr. 66, 86 (1941).

ZACKHEIM, H. S., L. J. SCHROEDER and R. KEY: The effect of molybdenum and other trace elements on experimental fungus infections in guinea pigs. J. invest. Derm. **32**, 623 (1959). — ZARAFONETIS, C. J. D.: Darkening of gray hair during p-amino-benzoic acid therapy. J. invest. Derm. **15**, 399 (1950). — ZATORRE YZURIAGA, F.: Estudio colorimétrico del pelo humano. Trab. Inst. nac. Cienc. méd. (Madr.) 8, 267 (1946). — ZELIGMAN, I.: Graying of hair following epilating doses of x-rays. Arch. Derm. **66**, 627 (1952).

D. II. Nägel

ALKIEWICZ, J.: On the original location of the germ of human hails. Bull. Soc. Amis Sci. Lettres de Poznan, Ser. C Méd. **2**, 56 (1951). — Zur Histopathologie der Nagelmelanose. Zbl. Haut- u. Geschl.-Kr. **99**, 350 (1958). — Zur Histopathologie der Nagelmelanose (melanosis unguis). Z. Haut-u. Geschl.-Kr. **24**, 14 (1958). — ALKIEWICZ, J., u. W. GORNY: Histologische Studien über die senilen Längswälle (Längsstreifen) der Nagelplatte. Arch. Derm. Syph. (Berl.) **174**, 63 (1936). — ARAKI, B.: Über die Lunula unguis der japanischen Erwachsenen; statistische Beobachtungen bei 1200 Personen. [Jap.] Nagasaki Igak. Zasshi **11**, 1689 (1933). Ref. Zbl. Haut- u. Geschl.-Kr. **47**, 583 (1934). — Über die Lunula unguis der japanischen Zwillinge. [Jap.] Nagasaki Igak. Zasshi **12**, 1203 (1934).

BABCOCK, M. J.: Methods for measuring fingernail growth rates in nutrional studies. J. Nutr. **55**, 5134 (1955). — BEAN, W. B.: A note on fingernail growth. J. invest. Derm. **20**, 27 (1953). — BEARN, A. G., and V. A. McKUSICK: Azure lunulae; an unusual change in the fingernails in two patients with hepatolenticular degeneration (Wilson's disease). J. Amer. med. Ass. **166**, 904 (1958). — BÜRGER, M.: Die Hand des Kranken. München: J. F. Lehmann 1956.

CERUTTI, P.: Anatomia e fisiopatologia degli annessi cutanei (ghiandole, peli, unghie). II. Fisiologia degli annessi cutanei. G. ital. Derm. **75**, 112 (1934). — CURTH, H. O., I. L. FIRSCHEIN and M. ALPERT: Familial clubbed fingers. Arch. Derm. **83**, 828 (1961).

ERNST, R.: Die Bedeutung der Wandepidermis (Hyponychium) des Pferdehufes für die Hornbildung. Acta anat. (Basel) **22**, 15 (1954).

FORTUYN, A. B. D.: A catalogue of the first 400 specimens of the human embryological collection in the department of anatomy of the Peking Union Medical College; finger-nails. Chin. med. J., Anat. Suppl. 78 (1927). — FROHN, W., u. H. O. LOOS: Über doppelte Längs-kantenbildung der Nagelplatte (Doppelkantennägel). Derm. Z. **70**, 76 (1934).

GEOGHEGAN, B., D. F. ROBERTS and M. R. SAMPFORD: A possible climatic effect on nail growth. J. appl. Physiol. **13**, 135 (1958). — GILCHRIST, M. L., and L. H. D. BUXTON: The relation of finger-nail growth to nutritional status. J. Anat. (Lond.) **73**, 575 (1939). — GIROUD, A., et H. BULLIARD: La kératinisation de l'épiderme et des phanères. Paris: Gaston Doin & Cie. 1930. — Croissance et kératinization des phanères. Arch. de Zool. **75**, 583 (1934).

HALBAN, J., u. M. Ž. SPITZER: Über das gesteigerte Wachstum der Nägel in der Schwanger-schaft. Mschr. Geburtsh. Gynäk. **82**, 25 (1929). — HAMILTON, J. B., H. TERADA and G. E. MESTLER: Studies of growth throughout the lifespan in Japanese; growth and size of nails and their relationship to age, sex, heredity, and other factors. J. Geront. **10**, 401 (1955). — HARRESS, H. G.: Untersuchungen über die Wachstumsgeschwindigkeit der Nägel bei Früh-geburten. Z. ges. exp. Med. **82**, 806 (1932). — HARRIS, R. H.: Comparison of finger nails in Negroes and white persons. Arch. Derm. **61**, 115 (1950). — HELLER, J.: Kann die Lehre von der Thixotropie für die Erklärung rätselhafter Vorgänge beim Nagelwachstum verwertet werden? Klin. Wschr. **10**, 2042 (1931). — HELLIER, F. F.: Hereditary Koilonychia. Brit. J. Derm. **62**, 213 (1950). — HILLMAN, R. W.: Fingernail growth in the human subject; rates and variations in 300 individuals. Human Biol. **27**, 274 (1955). — HOFFMANN, E.: Bemer-kungen über das Psoriasisproblem und dabei beobachtete Nagelveränderungen (Kasten-deckel- oder Doppelkantennägel). Med. Klin. **29**, 737 (1933).

KIEN-TSING, B.: Zur Technik der Messung des Nagelwachstums. Anat. Anz. **65**, 420 (1928). — KLIGMAN, A. M.: Why do nails grow out instead of up? Arch. Derm. **84**, 313 (1961). — KNOBLOCH, H.: Fingernagelwachstum und Alter. Z. Altersforsch. 5, 357 (1951). — Das normale Wachstum der Fingernägel. Dtsch. med. Wschr. 78, 743 (1953). — KOBAYASI, T.: Über die streifenförmige Pigmentierung des Nagels. [Jap.] Nagasaki Igak. Zasshi **11**, 308 (1933). Ref. Zbl. Haut- u. Geschl.-Kr. **45**, 193 (1933). — KRANTZ, W.: Beitrag zur Anatomie des Nagels. Derm. Z. **64**, 239 (1932). — KROMAYER, E.: Wie wächst der Nagel? Bemerkungen zu KRANTZ. Derm. Z. **65**, 45 (1932).

LE GROS CLARK, W. E., and L. H. D. BUXTON: Studies in nail growth. Brit. J. Derm. **50**, 221 (1938). — LEFF, I. L.: Azure lunulae. Arch. Derm. **80**, 224 (1959). — LEWIS, B. L.: Microscopic studies of fetal and mature nail and surrounding soft tissue. Arch. Derm. **70**, 732 (1954). — LEWIS, B. L., and H. MONTGOMERY: The senile nail. J. invest. Derm. **24**, 11 (1955).

MÖRIKE, K. D.: Das Verhalten des Hyponychiums beim normalen Nagelwachstum. Verh. anat. Ges. **1954**, 289. — MONASH, S.: Normal pigmentation in the nail of the Negro. Arch. Derm. **25**, 876 (1932).

NEWCOMER, V.: Round-table discussion on griseofulvin. Arch. Derm. **81**, 867 (1960). — NOBL, G.: Zur Kenntnis der idiopathischen Perlenrillung der Nägel. Beck-Album 1930. Ref. Zbl. Haut- u. Geschl.-Kr. **37**, 463 (1931).

PARDO-CASTELLO, V., and O. A. PARDO: Diseases of the nails, 3rd ed. Springfield/Ill.: Ch. C. Thomas 1960. — PFISTER, R.: Das normale Onychodiagramm. Z. Haut- u. Geschl.-Kr. **18**, 132 (1955). — PFISTER, R., u. E. WEIRICH: Onychometrische Beobachtungen über Wachstum und Gestaltung der Nägel und deren graphische Darstellung. Derm. Wschr. **131**, 219 (1955). — Wachstum und Gestaltung der Nägel. I. u. II. Hautarzt **7**, 98, 145 (1956). — PINKUS, F.: Beiträge zur normalen Anatomie des Nagels. Derm. Z. **54**, 225 (1928a). — Gedanken über den statischen Aufbau des Nagels und des Haares. Med. Klin. **1928**II, 1676 (1928b). — Das Wachstum des menschlichen Nagels. Verh. 8. Internat. Kongr. Dermat., Copenhagen 1930. — PINKUS, H.: Keratosis senilis; a biologic concept of its pathogenesis and diagnosis based on the study of normal epidermis and 1730 seborrheic and senile keratoses. Amer. J. clin. Path. **29**, 193 (1958). — PORT, E.: Das Auftreten von drei Schichten in der Hornsubstanz des Nagels bei Betrachtung im polarisierten Licht und ihre Beziehung zur Nagelmatrix. Z. Zellforsch. **19**, 110 (1933). — PROPPE, A.: Koilonychie. Hautarzt **1**, 542 (1950).

SAMMAN, P. D.: The human toe nail; its genesis and blood supply. Brit. J. Derm. **71**, 296 (1959). — SAPIN-JALOUSTRE, J., et H. SAPIN-JALOUSTRE: Le relentissement de la vitesse de croissance des phanères dans l'Antarctique. Presse méd. **64**, 901 (1956). — SCHÖNBAUER, H. R.: Dauer und Störungen des Nagelwachstums nach Verletzungen. Medizinische **5**, 143 (1953). — SERTOLI, P.: Fisiopatologia del Complesso Ungueale. Minerva med. **1956**. — SHARPEY-SCHAFER, E.: Observations on the relative rate of growth of the nails of the right and left hands respectively; on seasonal variations in the rate, and on the influence of nerve section upon it. Proc. roy. Soc. Edinb. **51**, 8 (1931). — SHEEHAN, J. E.: Replacement of thumb nail. J. Amer. med. Ass. **92**, 1253 (1929). — SHIRATORI, A., T. TAKADA and J. GOTO: Longitudinal pigmented stripe in the nail. Jap. J. Derm. **68**, 73 (1958). — SIBINGA, M. S.: Observations on growth of finger nails in health and disease. Pediatrics **24**, 225 (1959). — SILVER, H., and B. CHIEGO: Nails and nail changes. II. Modern concepts of anatomy and biochemistry of the nails. J. invest. Derm. **3**, 133 (1940). — SILVESTRI, U.: The external manifestations of senile age. IV. The nails of old subjects. [Ital.] G. Geront. **3**, 277 (1955). Ref. Excerpta med. (Amst.), Sect. XIII 10, 2457 (1956). — STARE, F. A.: Growth of nails. Nutr. Rev. **15**, 327 (1957). — STRANSKY, E.: Fingernagel, Fingernagelglied, Rasse, Konstitution. Jb. Psychiat. Neurol. **45**, 292 (1927). — STÜHMER, A.: Dachschindelähnliche Dystrophie der Nagelplatte als Beispiel rhythmischer Entwicklungsvorgänge beim Wachstum der Nägel. Dermatologica (Basel) **115**, 428 (1957). — SUNDERLAND, S., and L. J. RAY: The effect of denervation on nail growth. J. Neurol. Neurosurg. Psychiat. **15**, 50 (1952). — SUTTON jr., R. L.: Transverse band pigmentation of fingernails after x-ray therapy. J. Amer. med. Ass. **150**, 210 (1952).

TASAKI, K.: Über die bandartige und lineäre Pigmentation des Fingernagels. J. orient. Med. **18**, 47 (1933). Ref. Zbl. Haut- u. Geschl.-Kr. **45**, 606 (1933). — TERRY, R. B.: Red half-moons in cardiac failure. Lancet **1954**II, 842. — The onychodermal band in health and disease. Lancet **1955**I, 179. — TURPIN, R., et J. PITON: Sur l'hérédité de la koilonychie. Bull. Soc. franç. Derm. Syph. **47**, 246 (1940).

VOIT, E.: Über die Größe der Erneuerung der Horngebilde beim Menschen. II. Die Nägel. Z. Biol. **90**, 508 (1930).

WEIRICH, E. G.: Die Flächenform der Nagelplatte als Gestaltungsmerkmal bei Gesunden. Arch. klin. exp. Derm. **204**, 236 (1957). — WESENER, G.: Über familiäre Koilonychie. Derm. Wschr. **129**, 513 (1954). — WHITE, C. J., and T. C. LAIPPLY: Diseases of the nails; 312 cases. Amer. Practit. **6**, 226 (1955). — WIGAND, R.: Wachstumsgeschwindigkeit der Fingernägel. Dtsch. Z. ges. gerichtl. Med. **29**, 75 (1937).

ZIEGLER, H.: Die Bildung des menschlichen Nagels und des Pferdehufs. Z. mikr.-anat. Forsch. **60**, 556 (1954).

Herkunft und Entwicklung der Pigmentzellen

Von

Dietrich Starck-Frankfurt a. M.

Mit 15 Abbildungen

Einleitung

Differenzierung einer Zellart bedeutet Sichtbarwerden morphologischer Besonderheiten. Diese Strukturen sind der Ausdruck besonderer funktioneller Fähigkeiten. In der Regel sind die Prozesse, die der Differenzierung zugrunde liegen,
kompliziert und verlaufen über zahlreiche Zwischenstufen. Mit den traditionellen
Methoden der Morphologie, die optische Zustandsbilder erfassen, läßt sich das
dynamische Geschehen, jedenfalls in der Dimension des Lichtmikroskops, nicht
vollständig klären. Im Moment des Sichtbarwerdens der Verschiedenheiten sind
gewöhnlich die fundamentalen Prozesse im molekularen Größenbereich bereits
beendet. Das Geschehen selbst entzieht sich der Analyse durch statische Methoden.
Wird im Embryonalkörper zu einem bestimmten Zeitpunkt an einem definierten
Ort eine besondere Zellart nachweisbar, so bedeutet dies nicht, daß diese Zellart
am Orte des ersten Sichtbarwerdens entstanden ist. Die Herkunft einer derart
differenzierten Zellart kann also grundsätzlich nicht mit deskriptiv anatomischen
Methoden aufgedeckt werden (B. FISCHER-WASELS 1931). Die Morphologie
bedient sich zur Analyse derartiger kausalgenetischer Fragestellungen des Ex-
perimentes. Die Methoden der Gewebekultur, der Ausschaltung und der Transplantation sind im cytologischen Bereich nicht zu umgehen, wenn genetische
Fragen geklärt werden sollen.

Die Vorgänge, die der Differenzierung zugrunde liegen und die Richtung und
Ablauf der Differenzierung bestimmen, bezeichnet man als Determination. Sie
legt die morphogenetischen Potenzen in einer Zellgruppe fest. Sie geht stets mit
Einschränkung und Verlust von Potenzen einher und bedeutet zugleich die Möglichkeit zur Realisation bestimmter Eigenschaften. Wesentlich ist, daß zwischen
Determination und Differenzierung ein längerer Zeitraum verstreichen kann und
daß beide Vorgänge an verschiedener Stelle im Embryonalkörper erfolgen können.

Die Geschichte der Erforschung von Herkunft und Differenzierung der Pigmentzellen im Wirbeltierorganismus ist ein besonders eindrucksvolles Beispiel der
geschilderten methodischen Situation. Nahezu alle Versuche, die Herkunft der
Pigmentzellen aufzuklären, führten zu Fehldeutungen, solange Entwicklungsvorgänge ausschließlich aus der Aneinanderreihung von momentanen Zustandsbildern, wie sie im Einzelpräparat gegeben sind, erschlossen wurden. Immerhin
muß hervorgehoben werden, daß zwei Forscher gleichzeitig, aber unabhängig
voneinander, bereits in der deskriptiven Ära die richtige Lösung des Pigmentzell-
Problems gefunden hatten (M. I. BORCEA 1909, F. WEIDENREICH 1912), ohne
den experimentellen Beweis erbringen zu können.

I. Definitionen

Die Färbungen der Tiere kommen durch farbstoffhaltige Zellen (Pigment-
farben), durch physikalische Phänomene (Interferenz, Farben dünner Blättchen)

oder durch Kombination beider Erscheinungen zustande. Spezifische Zellen, die Cytoplasmaeinschlüsse enthalten, welche für Färbung und Farbmusterbildung des Trägers dieser Zellen verantwortlich sind, werden als *Pigmentzellen, Pigmentophoren* oder *Chromatophoren* bezeichnet.

Nach der Natur des intracellulären Pigmentes werden folgende Arten von Pigmentzellen unterschieden:

1. *Melanophoren (Melanocyten)* enthalten Melanin in Form brauner bis schwarzer Granula oder Stäbchen.

2. *Lipophoren* führen alkohollösliches gelbes *(Xanthophoren)* oder rotes *(Erythrophoren)* Pigment (Lipochrom).

3. *Allophoren* (W. J. SCHMIDT) enthalten rotes, in Alkohol unlösliches Pigment. *Lipoallophoren* enthalten zwei Pigmente, ein alkohollösliches und ein unlösliches. Sie verursachen gelbrote und bräunliche Farbtöne.

4. *Guanophoren (Iridocyten, Leukophoren)* enthalten Guanineinschlüsse oder kristalline Salzablagerungen. Sie verursachen beispielsweise den metallischen Glanz der Fischschuppe. Guanophoren sind also im eigentlichen Sinne keine Pigmentzellen, da sie einen physikalischen Effekt (Strukturfarbe) verursachen. Sie haben die gleiche Herkunft wie Melano- und Lipophoren und werden aus diesem Grunde den Chromatophoren zugeordnet. In den Xantholeukophoren kombinieren sich Guaninkristalle und gelber Farbstoff.

Bei Fischen und Amphibien kommen die verschiedenen Arten der Farbzellen vor. Sie kombinieren sich zu komplizierten chromatischen Organen (Lit. s. BALLOWITZ 1931).

Strukturfarben beruhen auf physikalischen Eigenschaften feiner Strukturelemente. Beispielsweise kommt die Schillerfarbe vieler Vogelfedern durch Interferenz an dünnen Keratinlamellen der Federstrahlen zustande. Farbeffekte der Vogelfedern können durch Kombination eines Pigmentes mit Interferenzerscheinungen bedingt sein. Blaue und grüne Farbtöne der Vögel beruhen fast stets auf der Kombination eines braunen oder gelben Pigmentes mit Strukturfarben. Echte grüne oder blaue Pigmente sind im Tierreich außerordentlich selten. Ein grüner Farbstoff kommt in den Nackenfedern des Eidererpels *(Somateria mollissima)* und im grünen Gefieder des Turako *(Tauracus)* vor (Turacoverdin). Ein blaues Pigment findet sich bei Knochenfischen der Gattung *Crenilabrus*; es handelt sich um einen Carotin-Globulin-Komplex. Als Strukturfarbe ist das Weiß von Haaren und Federn aufzufassen (Lichtreflexion an eingeschlossenen Luftbläschen).

Hiervon abgesehen, spielen Strukturfarben nur eine ganz geringe Rolle bei Säugetieren. Erwähnt sei der Metallglanz der Haare vieler unterirdisch lebender Säuger (Goldmull, *Chrysochloris*, Insectivora). Beim Menschen fehlen Lipo-, Allo- und Guanophoren. Wie bei den meisten Säugern spielen nur Melanophoren eine Rolle. Gelbe und rote Farbtöne bei Säugern werden durch Melanine bedingt.

Die entwicklungsphysiologischen Untersuchungen sind im wesentlichen an Melanophoren durchgeführt worden. Einige Befunde machen es sehr wahrscheinlich, daß die Genese der verschiedenen Chromatophoren gleichartig abläuft.

Als *Melanoblast* (EHRMANN, BLOCH) werden unreife Zelltypen bezeichnet, die zur Melaninbildung fähig sind, aber noch nicht das reife Pigment enthalten. Sie können argentophile Granula enthalten (Schwärzung mit ammoniakalischem $AgNO_3$), die von ZIMMERMANN und BECKER jr. (1959) als *Prämelanin* gedeutet werden. Melanin kann Silbernitratlösung direkt reduzieren.

Der Begriff „Melanoblast" wird von BLOCH etwas weiter gefaßt als von EHRMANN. Während BLOCH jede Zelle, die zur Melaninbildung befähigt ist, als Melanoblasten einstuft, bezeichnet EHRMANN nur die präsumptiven Pigmentzellen, die nach seiner Auffassung einen besondere Zellstamm darstellen, als Melanoblasten.

Als „*farblose Pigmentzellen*" (*weiße Pigmentzellen*) (SCHUBERG) oder „*non pigmentary melanocytes*" (BILLINGHAM u. MEDAWAR 1948, 1949, 1953) werden Abkömmlinge von Melanoblasten bezeichnet, die den Melanocyten gleichen, aber farblose Granula enthalten. Offenbar handelt es sich um echte Melanocyten, deren Oxydasesystem gehemmt ist und deren Pigmentausreifung daher nicht realisiert wird. Der Begriff „Melanocyt" ist also nicht an das sichtbare Auftreten von Melanin gebunden. Bei Albinos und in Vitiligo-Bezirken sind Melanocyten vorhanden; hier fehlt das Ferment völlig.

Leider ist im neueren Schrifttum eine gewisse Verwirrung entstanden, da die Termini technici von verschiedenen Autoren nicht in gleichem Sinne gebraucht werden (s. Diskussion NIU-ZIMMERMANN-GORDON 1959 in GORDON). Die Entwicklungsphysiologen und Zoologen bezeichnen als *Melanophoren* durch Melanin dunkel pigmentierte ausgereifte Pigmentzellen. *Melanocyt*, weniger gebräuchlich, ist synonym zu Melanophor. Als *Propigmentzelle (Chromatoblast)* werden unpigmentierte Neuralleistenzellen bezeichnet, die die Fähigkeit zur Pigmentzellbildung besitzen (NIU 1959). Bilden diese Zellen Melanin, so heißen sie *Melanoblasten*. Im folgenden schließen wir uns im wesentlichen dieser Nomenklatur an.

In der Dermatologie wird vielfach der Terminus „*Melanocyte*" für die reife, melanintragende Pigmentzelle bevorzugt. *Melanoblasten* sind nach der Definition von ZIMMERMANN embryonale Zellen, die als Melaninbildner — nicht als Melaninträger — aufzufassen sind. Als „*Melanophore*" bezeichnet ZIMMERMANN „a pigment effector cell in lower animals".

Demgegenüber unterscheidet GORDON (1959) bei Fischen die Zelltypen Melanoblast-Melanocyt-Melanophor als drei aufeinanderfolgende Stadien in einer Entwicklungsreihe.

LANGERHANS (1868) beschrieb in der Epidermis eigenartige, verzweigte, *dendritische Zellen*. Sie werden von späteren Autoren gewöhnlich nach dem Entdecker als *Langerhanssche Zellen* bezeichnet.

Sie sind frei von Pigmentkörnchen und liegen 3—5 Zellschichten über der Basalschicht. Ihre dendritischen Ausläufer können bis ins Corium reichen. Mit Goldimprägnation sind diese Zellen gut darstellbar. Vom Entdecker wurden sie als nervöse Elemente aufgefaßt. Später wurden Dopa-positive dendritische Zellen in der menschlichen Epidermis nachgewiesen, die nicht mit dem Corium in Verbindung stehen und nur in basalen Schichten liegen. HOEPKE (1927) bezeichnet diese Zellen als Langerhanssche Zellen.

MASSON (1926) deutet die Langerhansschen Zellen als nervöse Elemente, die mit den dendritischen Melaninbildnern eine biologische Einheit bilden sollen („tropho-melanotisches Netz"). Heute werden die verzweigten Zellen verschiedenen Typs in der Epidermis *(dendritische Zellen, Langerhanssche Zellen, helle Zellen)* in der Regel als funktionell bedingte Zustandsbilder oder Reifungsstufen eingewanderter Melanoblasten aufgefaßt (ZIMMERMANN u. BECKER jr. 1959, BILLINGHAM u. MEDAWAR 1948).

II. Das Vorkommen von Pigmentzellen bei Wirbeltieren und ihre regionale Anordnung

Melanocyten kommen bei Wirbeltieren in folgenden Körperregionen vor:

a) in der Haut, und zwar epidermal und dermal;

b) peri- und epineural, in den Hirnhäuten und im Perineurium peripherer Nerven;

c) perivasculäre Pigmentzellen in der Adventitia der Gefäße;

d) pericölomatische Pigmentzellen in der Cölomwand. Hierzu gehören das Bauchfellpigment vieler Eidechsen und das eigenartige Pigmentlager in der Albuginea des Hodens vieler Vögel (LEYDIG 1857, WEIDENREICH 1912, STIEVE 1931).

Das Pigment in Epidermiszellen und in den Haaren und Federn stammt gleichfalls aus Melanocyten und wird durch einen sehr eigenartigen Mechanismus (Cytokrinie; MASSON 1926, s. S. 166) von diesen an Epidermiszellen und Bildungszellen der Haare und Federn weitergegeben. Auf die melaninhaltigen Zellen des Pigmentepithels im Augenbecher wird hier nicht eingegangen. Soweit bekannt, entsteht das Pigment hier in loco. Es darf aber daran erinnert werden, daß der Augenbecher selbst als Derivat des Zwischenhirns aus der Hirnanlage entsteht und daß Pigmentbildung aus der Anlage des Thalamus bei Amphibien experimentell (s. S. 152) nachgewiesen wurde. Somit kann das Pigmentepithel als neurogen betrachtet werden. Schließlich sei auf die Melaninvorkommen in spezialisierten Hautdrüsen bei vielen Säugetieren hingewiesen. Ich erwähne in diesem Zusammenhang die Pigmentdrüse an der Schnauzenspitze einiger Lagomorpha (besonders bei *Lepus timidus*; S. SCHUMACHER 1930) und an die Antorbitaldrüse vieler Antilopen (*Cephalophus, Sylvicapra, Madoqua*; BECCARI 1909, 1910, SCHAFFER 1940). Bei diesen ,,Pigmentdrüsen'' handelt es sich um polyptyche Drüsen, deren Zellen reich an melaninartigem Pigment sind.

Über die Melaninbildung in den Antorbitalorganen ist nichts Sicheres bekannt. Melanophoren kommen im Bereich des Bindegewebes zwischen den Drüsenläppchen reichlich vor, so daß einige Wahrscheinlichkeit für die Annahme besteht, daß das Melanin durch die Melanophoren an die Drüsenzellen abgegeben wird.

III. Historischer Überblick über das Pigmentzellen-Problem. Ältere Theorien

Die älteren Auffassungen über die Herkunft der Pigmentzellen beruhen auf der Untersuchung mikroskopischer Präparate und sind heute durch die experimentellen Forschungen nahezu völlig überholt. Kurz zusammengefaßt, lassen sich die früheren Theorien folgendermaßen kennzeichnen:

1. Herkunft der dermalen Pigmentzellen

Die meisten Untersucher nahmen an, daß die dermalen Chromatophoren spezialisierte Mesenchym- oder Bindegewebszellen sind, die ihre Fähigkeit zur Pigmentbildung an Ort und Stelle entwickeln (LEYDIG 1857, 1876, RIEHL 1884, AEBY 1885, v. KÖLLIKER 1887, EYCLESHYMER 1906, MEIROWSKY 1909, TOLDT 1914, FISCHEL 1920, SCHNAKENBECK 1921, ELIAS 1931, 1934).

RABL (1889, 1894, 1896), EHRMANN (1896) und SCHUBERG (1903) geben an, daß die dermalen Pigmentzellen zwar mesodermaler Herkunft seien, doch soll es sich nicht um spezialisierte Bindegewebszellen oder um Leukocyten handeln, sondern um einen besonderen Zellstamm eigener Art. EHRMANN nennt diese spezifischen Zellen ,,Melanoblasten''.

Eine kleine Gruppe von Autoren ist der Ansicht, daß Pigment primär nur in Epidermiszellen gebildet würde und daß die dermalen Pigmentzellen aus der Epidermis abgewanderte Zellen sind (KODIS 1889, JARISCH 1892, KREIBICH 1913).

BLOCH (1927) vertritt die Auffassung, daß ausschließlich Epidermiszellen (Basalzellen und dendritische Zellen) die Fähigkeit zur Pigmentbildung besitzen.

Melaninhaltige Zellen in der Cutis sollen ihr Pigment aus geschädigten epidermalen Zellen aufgenommen haben.

Schließlich wurde auch die Meinung vertreten, daß Granulocyten (Wanderzellen, Leukocyten) aus hämatogenen Vorstufen Pigment bilden und an Epidermiszellen abgeben (AEBY 1885, MEYERSON 1889, PRENANT 1909). RABL (1896) nahm zwar für die dermalen Pigmentzellen eine Herkunft von Mesenchymzellen an, vermutet aber leukocytären Ursprung der epidermalen Pigmentzellen.

2. Herkunft der epidermalen Pigmentzellen

Viele ältere Autoren nehmen eine Melaninbildung in den Epidermiszellen an. Einige Forscher (BLOCH 1927) stellen die Melaninbildung in basalen Epidermiszellen (s. oben) ganz in den Mittelpunkt ihrer Theorie. Andere (EYCLESHYMER 1906) räumen die Möglichkeit von Pigmentbildung in Epidermiszellen ein, halten daneben aber eine Einwanderung von melaninhaltigen Bindegewebszellen für bedeutsam. Eine ähnliche Auffassung vertritt EHRMANN (1892). Auf die Hypothese von der Abstammung epidermaler Pigmentzellen von Leukocyten (AEBY, RABL) war zuvor hingewiesen worden.

Die Herkunft aller epidermalen und dermalen Pigmentzellen aus einer gemeinsamen Quelle, und zwar aus Bindegewebszellen, wird von der Mehrzahl der Untersucher für wahrscheinlich gehalten. Nach dieser Theorie sollen die epidermalen Pigmentzellen als farblose Vorstufen ins Epithel einwandern und hier Melanin bilden (KERBERT 1876, KÖLLIKER 1887, HAECKER 1890, BOLK 1910, FISCHEL 1920, SCHNAKENBECK 1921, CHAMPY 1935).

In einer umfassenden Arbeit vertrat WEIDENREICH (1912) die Auffassung, daß alle Pigmentzellen gemeinsamen Ursprung von der Neuralleiste nehmen. BORCEA (1909) hat in einer kurzen, wenig beachteten Mitteilung auf Grund von Untersuchungen an Knochenfischembryonen unabhängig die gleiche Meinung begründet. Da die Neuralleistenherkunft der Pigmentzellen durch die Experimentalforschung bestätigt wurde, sei auf diese Arbeiten etwas ausführlicher eingegangen. BORCEA konnte mit anatomischen Methoden bereits der definitiven Lösung des Pigmentproblems sehr nahekommen, weil er an einem überaus günstigen Objekt arbeitete. Die jungen, durchsichtigen Keime von pelagischen Knochenfischen *(Belone, Uranoscopus, Fierasfer, Labrax)* lassen die Wanderung der Neuralleistenzellen bis in die Körperperipherie klar erkennen. Da sie sehr frühzeitig Melanin ausreifen lassen, teilweise am ersten Tag des Embryonallebens, war der Zusammenhang zwischen Neuralleistenzellen und Melanophoren deutlich nachweisbar.

WEIDENREICH (1912) führte eigene Untersuchungen an eng seriierten Entwicklungsreihen von *Petromyzon* und Amphibien *(Salamandra, Triturus, Rana)* durch und gab eine umfassende kritische Übersicht über das Schrifttum. Er weist eindeutig darauf hin, daß ,,*das, was man beobachtet, oft nicht die Entstehung der Pigmentzellen ist, sondern nur die Entwicklung des Pigmentes in bereits vorgebildeten Zellen*". Zusammenfassend kommt WEIDENREICH (S. 120) zu folgender Formulierung: ,,*Es scheint mir nämlich so, als wenn die Pigmentzellen ektodermaler Herkunft wären und sich aus der Zellmasse des Verschlußgebietes des Neuralrohres ähnlich wie die Nervenleiste loslösten, um sich von da aus im Organismus auf bestimmten Wegen auszubreiten; die Ausarbeitung des Pigmentes braucht dabei erst zu erfolgen, wenn die Zelle ihr Lokalisationsgebiet bereits erreicht hat.*"

WEIDENREICH stellt die Spezifität der Melanophoren nach Abstammung, Struktur und Funktion klar heraus. Er teilt seine Befunde mit großer Vorsicht als Arbeitshypothese mit und hält die Möglichkeit selbständiger Pigmentbildung in Epidermis, Retina, Riechschleimhaut und Labyrinthorgan nicht für ausgeschlossen. Wenn auch die Ergebnisse von BORCEA und WEIDENREICH für zwei

Jahrzehnte nahezu vergessen wurden, fand diese Pionierarbeit durch die entwicklungsphysiologische Forschung eine glänzende Bestätigung. Bevor wir auf diese weitere Entwicklung des Problems eingehen, sei die Entwicklung und Differenzierungsleistung der Neuralleiste im ganzen besprochen, da das Pigmentproblem im weiteren Rahmen der Geschichte der Neuralleiste gesehen werden muß.

Zusammenfassende Darstellungen der älteren Auffassungen über die Herkunft der Pigmentzellen finden sich bei WEIDENREICH (1912), HOEPKE (1927), BIEDERMANN (1928), DU SHANE (1943/44), RAWLES (1955) und ZIMMERMANN u. BECKER (1959).

IV. Die Herkunft und Entwicklung der Pigmentzellen. Neuralleistentheorie

1. Allgemeines, die Neuralleiste

Im dorsalen Bereich des Körpers findet sich bei Embryonen aller Wirbeltiere zwischen Epidermis und Neuralrohr eine Zellage oder ein Zellkeil, die *Neuralleiste*.

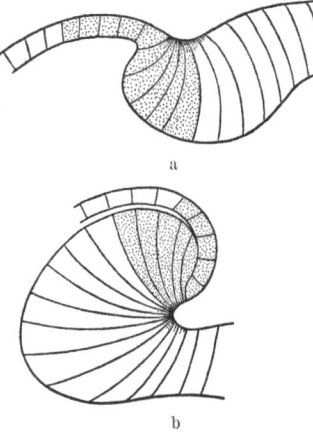

Sie ist ein selbständiges Embryonalorgan, das sich im Grenzbereich von Neuralrohr und Epidermis differenziert, ohne einem der beiden Nachbarorgane enger zugeordnet zu sein (Abb. 1). Bei den Amphibien läßt sich das präsumptive Neuralleistenmaterial mit Hilfe der vitalen Farbmarkierung (W. VOGT) bis auf das Blastulastadium zurückverfolgen und liegt als schmaler vertikaler Streifen in der oberen (animalen) Keimhälfte zwischen präsumptivem Neural- und Epidermismaterial. Da die prinzipiellen Probleme hinsichtlich Schicksal und Differenzierung der Neuralleistenzellen nur experimentell geklärt werden können und da die entscheidenden Versuche am Amphibienembryo durchgeführt wurden, legen wir die Befunde an Amphibien der folgenden Schilderung zugrunde.

Abb. 1a u. b. Lage des Neuralleistenmateriales bei Schwanzlurchen *(Ambystoma)*. Neuralleistenmaterial punktiert. a Medullarplattenstadium, b Medullarwulststadium. In a und b links Epidermis, rechts Medullaranlage. [Nach RAVEN: Wilhelm Roux' Arch. Entwickl.-Mech. Org. **125** (1931)]

Auf dem jungen Neurulastadium bildet die Neuralleiste bei Amphibien einen Zellstreifen (Abb. 1), der die ganze Neuralplatte, auch in ihrem rostralen Bereich, umgibt (BRACHET 1908, RAVEN 1931, BAKER-GRAVES 1939, HÖRSTADIUS 1950). Im Stadium der Neuralwülste liegt das Neuralleistenmaterial zunächst im Wulst selbst. Daher fällt die Verschmelzungsnaht der Neuralwülste nicht mit dem Rand des Wulstes zusammen, sondern ist auf der Höhe des Wulstes lokalisiert. Vitalmarkierung, Exstirpations- und Transplantationsversuche zeigen, daß auf dem Neuralwulststadium die Neuralleiste im Wulstbereich selbst angetroffen wird und hier experimentellem Eingriff leicht zugänglich ist. Die Abgrenzung der Neuralleiste gegenüber den Nachbarstrukturen erfolgt bei verschiedenen Arten und in verschiedenen Regionen eines und des gleichen Keimes nicht gleichzeitig.

W. HIS (1868, 1879) beschrieb die Neuralleiste beim Hühnchen und bezeichnete sie als „Zwischenstrang". Bereits früh wurde der Nachweis geführt, daß die Spinalganglien und die dorsalen Wurzeln der Spinalnerven aus der Neuralleiste hervorgehen (BALFOUR 1878, HIS 1887). Diese Angabe wurde durch die späteren experimentellen Untersuchungen bestätigt und gab Anlaß zur Bezeichnung „Ganglienleiste". Die Annahme, daß auch die Kopfganglien aus der Neuralleiste entstehen, trifft hingegen nur mit Einschränkungen zu.

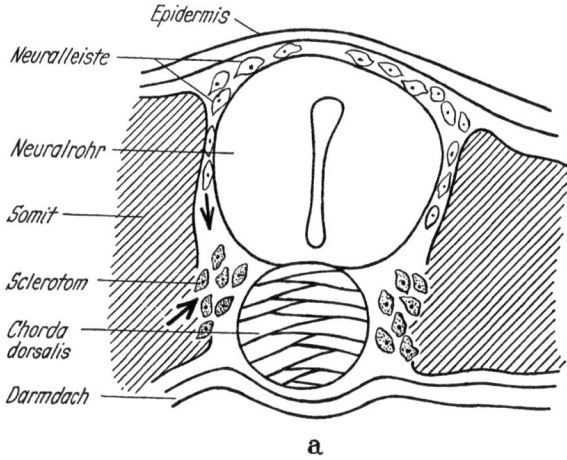

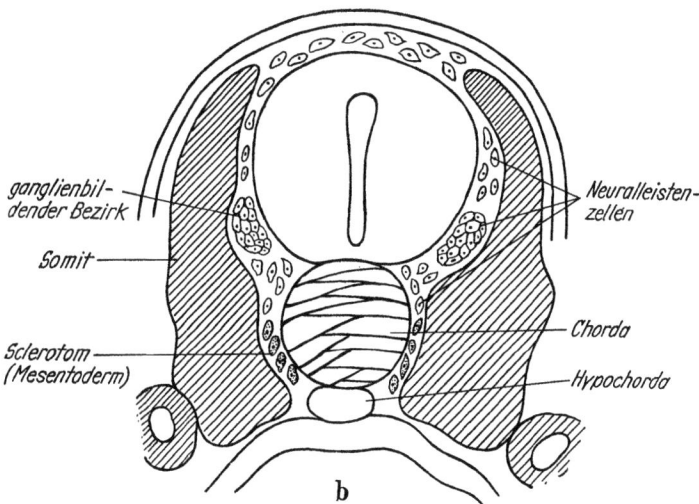

Abb. 2a u. b. Querschnitte durch ältere Amphibienembryonen. a Auswandernde Neuralleistenzellen (oberer Pfeil); Mesenchymbildung aus Somiten (Sklerotom: unterer Pfeil), mesodermales Mesenchym punktiert. b Differenzierung von Mesektoderm (ektodermales Mesenchym), ganglienbildendem Bezirk und Mesentoderm (punktiert)

Nach Schluß des Neuralrohres liegt die Neuralleiste lateral des Neuralrohres und medial der Somite (Abb. 2a). Sie zerfällt in segmentale Teilstücke, die in Zahl und Anordnung den Spinalganglien entsprechen. Ausschaltung der Somite (LEHMANN 1927, DETWILER 1936) ergab, daß im Operationsgebiet die Differenzierung der Neuralleiste gestört wird und die segmentale Zerlegung des Gebildes unterbleibt. Exstirpiert man eine bestimmte Anzahl von rostralen Somiten und setzt in den Defekt eine Reihe kleinerer, caudaler Somite ein, so differenziert sich die Neuralleiste zu Spinalganglien. Da die caudalen Somite schmäler sind als die rostralen, kann man in einem derartigen Austauschversuch im Defekt eine größere Anzahl von caudalen Somiten unterbringen, als der regionaltypischen Anzahl entspricht. Die Anzahl der gebildeten Spinalganglien entspricht genau der Zahl der tatsächlich vorhandenen Somite. Die Differenzierung der Neuralleiste und ihre segmentale Gliederung wird also von den Somiten induziert.

Wenn die Neuralleistenzellen zwischen Somit und Neuralrohr ventralwärts wandern, bleibt der ganglienbildende Bezirk als kompakter Zellhaufen gut erkennbar (Abb. 2), doch ist die Abgrenzung des Neuralleistenmateriales gegenüber dem Mesenchym (Sklerotommaterial), besonders nach ventral, mit rein anatomischen Methoden nicht exakt durchführbar. So wurde bereits früh für Vogelembryonen (GORONOWITSCH 1893, KASTSCHENKO 1899) und für Amphibien (PLATT 1894) behauptet, daß die Neuralleiste in erheblichem Ausmaß an der Mesenchymbildung beteiligt sei. Diese Angaben stießen lange Zeit hindurch auf heftigen Widerspruch, zumal sie nicht mit der damals herrschenden Lehre von der „Spezifität der Keimblätter" vereinbar sind. Dennoch wurde später durch die experimentelle Embryologie zunächst für Amphibien der exakte Nachweis erbracht, daß große Mengen von Mesenchym aus der Neuralleiste gebildet werden (STONE 1922—1929; LANDACRE 1921; VOGT 1929: Vitalfärbungen; RAVEN 1931; REISINGER 1932, HÖRSTADIUS u. SELLMAN 1946). Die deskriptive und vergleichende Embryologie hat sich nach langwährenden polemischen Auseinandersetzungen den Argumenten der Entwicklungsphysiologen nicht verschließen können (für Fische: SAWADSKI 1926, VEIT 1924, NEUMAYER 1932; für Vögel, Säugetiere einschließlich Mensch: VEIT 1919, BARTELMEZ 1922, HOLMDAHL 1928; für Amphibien: NIESSING 1932, STARCK 1937). Zusammenfassende Darstellungen finden sich bei DE BEER (1947), STARCK (1937), MANGOLD (1928, 1962), HÖRSTADIUS (1950), HARRISON (1938). Aus der Neuralleiste wandern Zellen vom Charakter der Mesenchymzellen nach ventral aus. Die Gesamtheit dieses aus der *ektodermalen* Neuralleiste stammenden Mesenchyms wird auch als „*Mesektoderm*" oder „*Ektomesoderm*" bezeichnet. Mesektodermbildung ist im Kopfbereich sehr viel umfangreicher als im Gebiet der Rumpfneuralleiste. Mesektoderm wandert zwischen Epidermis und Entomesoderm im Bereich der Visceralbögen nach abwärts und bildet bei Amphibien wesentliche Teile des Kopfskeletes. Aus Neuralleistenmaterial entstehen die vorderen Abschnitte der Trabekel (vordere Schädelbasis) und der größte Teil des Visceralskeletes einschließlich des Kieferbogens. Nur das Basibranchiale 2 entstammt dem Entomesoderm, das gleichzeitig die hinter dem For. opticum gelegenen Anteile der Trabekel, die Parachordalia und Labyrinthkapseln liefert. Im Rumpfbereich beteiligt sich mesektodermales Mesenchym nur an der Bildung der Leptomeninx, soweit bekannt aber nicht an der Entstehung des Achsenskeletes. Bei Urodelen stammen auch die Odontoblasten vom Mesektoderm her (DE BEER 1947).

Exstirpation von Teilen der Kopfneuralleiste führt zu Defekten in den entsprechenden Teilen des Kopfskeletes. Austausch von Neuralleistenportionen zwischen nahe verwandten Urodelenarten von verschiedener Körpergröße führt dazu, daß sich das heteroplastisch verpflanzte Material im fremden Wirt typisch entwickelt, aber die entstehenden Skeletteile (Visceralbögen) haben Kennzeichen und Größe des Spenderkeimes (HARRISON). Auch der Austausch von Kopfneuralleiste zwischen Urodelen und Anuren, also zwischen Vertretern verschiedener Ordnungen der Klasse Amphibia, gelingt (BALTZER und WAGNER 1950). Molche und Froschlurche besitzen sehr verschieden gestaltete Schädel. Durch Austausch von Kopfneuralleiste zwischen Molch und Unke gelingt es, Chimären zu erzeugen. *Bombinator*-(Unken-)Neuralleiste bildet im Kopf der Molchlarve typische Anurenskeletteile. Auch diese Austauschversuche erbrachten den Nachweis, daß neben

Bindegewebe, Knorpel und Knochen aus der Neuralleiste Odontoblasten und somit Dentin entsteht.

Die eingehenden Versuche von HÖRSTADIUS und SELLMAN (1946, 1950) hatten zum Ziel, zu klären, wie das präsumptive Material für die einzelnen Visceralbögen und Skeletteile in der Neuralleiste lokalisiert ist und inwieweit sich die verschiedenen Neuralleistenabschnitte gegenseitig vertreten können. Zu diesem Zweck wurde der Neuralwulst schematisch in 8 Abschnitte geteilt (Abb. 3). Entfernung der Zone 1 und 2 ergibt keine Ausfälle im Visceralskelet, wohl aber Defekte im Vorderhirn. Zone 3 liefert Trabekelmaterial. Defekte im Meckelschen Knorpel und im Palatoquadratum ergeben sich nach Entfernung von 3 und 4. Abschnitt 4 bis 7 enthält das präsumptive Visceralbogenmaterial. Das Material der verschiedenen Neuralleistenabschnitte ist qualitativ nicht gleichwertig. Dreht man die Neuralleiste um 180°, so wandert präsumtives Kiemenbogenmaterial in den Kieferbogen. Es kommt zwar auch bei dieser Versuchsanordnung zur Differenzierung von Knorpelstücken, doch zeigen diese am fremden Ort im gleichen Keim Formabweichungen gegenüber der Norm. Verpflanzt man Neuralleiste in achsengerechter Orientierung in die ventrale Kiemenregion, so wächst aus dem Transplantat, entgegen der Erwartung, Mesektoderm nach dorsal in die Visceralbögen ein. Auswandernde Zellen der Neuralleiste bilden wahrscheinlich die multipolaren Neurone des Sympathicus (ONODI 1885, HIS jr. 1897; Zusammenfassung älterer Anschauungen bei NEUMAYER 1906). Allerdings sind die Ansichten über die Herkunft

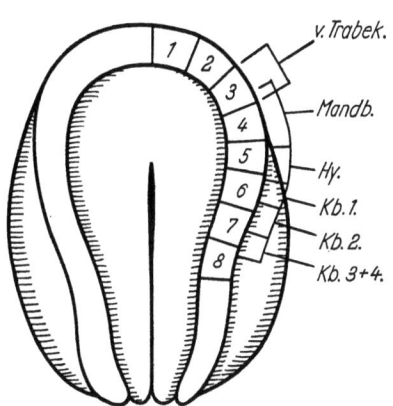

Abb. 3. Neurula eines Amphibs (Urodela), Ansicht von dorsal. Lage des präsumptiven Materiales für Trabekel, Mandibular- und Hyalbogen und für die Kiemenbögen (*Kb 1—4*) in der Neuralleiste (Neuralwulst). (Nach HÖRSTADIUS u. SELLMAN 1946)

der Sympathicoblasten auch heute noch verschieden. BALFOUR (1878) hatte die Neurone des sympathischen Systems vom Neuralrohr abgeleitet und die Abwanderung dieser Zellen durch die vorderen Wurzeln angenommen. Andere Autoren hielten eine Herkunft der Sympathicoblasten sowohl von der Neuralleiste wie vom Neuralrohr für möglich (HOFFMANN 1900, KOHN 1903). Daneben wurde die alte, von REMAK begründete Theorie von der Entstehung der Sympathicus-Ganglienzellen im Mesoblast von einigen Forschern bis in jüngste Zeit aufrecht erhalten (TELLO, LEVI-MONTALCINI 1947). Die experimentellen Untersuchungen haben bisher das Problem nicht definitiv klären können. RAVEN (1936, 1937) fand in heteroplastischen Transplantationsversuchen an Urodelen, daß sowohl die Neuralleiste als auch das Neuralrohr Zellen zur Bildung sympathischer Ganglien liefern. KUNTZ (1909—1926) fand nach Zerstörung der Neuralleiste bei Hühnerembryonen Defekte der Spinalganglien. Der Grenzstrang war im Operationsbereich hingegen normal ausgebildet. Der Autor nimmt Herkunft der Sympathicoblasten aus dem ventralen Anteil des Neuralrohres an. HAMMOND und YNTEMA (1945, 1947) entfernten bei Hühnerembryonen in einem ausgedehnten Bereich die Neuralleiste. Die Keime bildeten in diesem Bereich keine Grenzstrangganglien. Gegenteilige Ergebnisse (JONES 1937, 1939, 1941, LEVI MONTALCINI 1947) sind wahrscheinlich dadurch zu erklären, daß die embryonalen Sympathicoblasten aus angrenzenden Regionen, auch von der kontralateralen Körperseite, in das Operationsgebiet einwandern und es besiedeln. Derartige Wanderungen sind von Neuralleistenmesenchym vielfach nachgewiesen worden. Die Abstammung der

Sympathicus-Neurone von der Neuralleiste, daneben vielleicht aus dem Neural-rohr, dürfte heute am meisten Wahrscheinlichkeit beanspruchen.

Selbstverständlich sind die Derivate des Sympathicus wie die Zellen der sym-pathischen Paraganglien einschließlich des Nebennierenmarkes (Paraganglion suprarenale) letzten Endes von der Neuralleiste abzuleiten (Zusammenfassung DA COSTA 1956). Die Neuralleiste ist schließlich die wichtigste Bildungsstätte für die Hüllelemente der peripheren Nerven (Schwannsche Zellen, periphere Glia). HARRISON (1904) entfernte bei Amphibienlarven die dorsale Hälfte des Rücken-markes zusammen mit der Neuralleiste. Den Larven fehlten Spinalganglien und

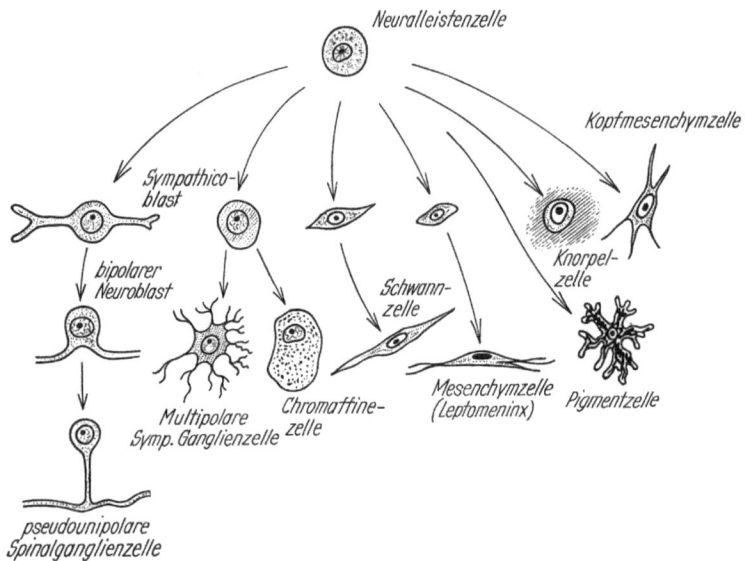

Abb. 4. Schematische Darstellung der Differenzierungsmöglichkeiten der Neuralleistenzelle. (Nach HAMILTON, BOYD u. MOSSMAN 1952)

dorsale Wurzeln. Die ventralen Wurzeln waren ausgewachsen, ihre Fasern waren jedoch frei von Schwannschen Zellen. Demgegenüber wird von RAVEN die Her-kunft von Schwannschen Zellen aus dem Neuralrohr vertreten. HARRISON hat später die Beteiligung des Nervenrohres an der Bildung von Schwannschen Zellen bestätigt. YNTEMA (1943) gibt an, daß an jungen Urodelenlarven die Schwann-schen Zellen in der Peripherie der Nerven früher auftreten als in der Nähe des Zentralnervensystems. Er schließt daher auf Herkunft der Hüllzellen aus dem Mesenchym. Die Frage ist also gleichfalls noch nicht endgültig geklärt, wenn auch die Abstammung der Schwannschen Zellen aus Neuralleiste und Neuralrohr am meisten Wahrscheinlichkeit für sich hat.

Auf die Herkunft von Pigmentzellen aus der Neuralleiste wird im folgenden eingegangen. Zusammenfassend können wir feststellen, daß die Neuralleiste ein selbständiges Embryonalorgan der Wirbeltiere ist, das eine Fülle wichtiger mor-phogenetischer Leistungen zu vollbringen hat. Folgende Gewebselemente können aus Neuralleistenzellen differenziert werden (Abb. 4): Pseudounipolare sensible Neurone, multipolare sympathische Neurone, chromaffine Zellen der sympa-thischen Paraganglien, Schwannsche Zellen, Mesenchymzellen, Bindegewebe, Knorpelgewebe, Knochengewebe, Odontoblasten, Dentin, Pigmentzellen.

2. Entwicklungsphysiologie, Befunde an niederen Wirbeltieren

Die Herkunft der Pigmentzellen aus der Neuralleiste, und möglicherweise in gewissem Umfang aus dem Neuralrohr (s. S.152f.), ist heute vor allem für Amphibien und Vögel eindeutig durch umfangreiche experimentelle Untersuchungen erwiesen. Daneben liegen auch Untersuchungen an Fischen (Lopashov 1944, Orton 1953, Humm u. Young 1956, H. B.), Reptilien (Fioroni 1961) und Säugern vor, die für diese Wirbeltierklassen den Beweis erbringen, daß die Vorgänge der Pigmentzell- und Pigmentmusterbildung zumindest im grundsätzlichen Verhalten mit den entsprechenden Prozessen bei den experimentell leichter zugänglichen Amphibien und Vögeln übereinstimmen. Die Entdeckung der Neuralleisten-Herkunft der Melanoblasten war, trotz der weitschauenden Arbeiten von Weidenreich und von Borcea, nur experimentell zu sichern, denn mit den üblichen mikroskopischen Methoden sind unreife und nicht ausgefärbte Melanoblasten nicht von Mesenchymzellen zu unterscheiden. Als Nebenbeobachtung in entwicklungsphysiologischen Experimenten am Nervensystem der Amphibien war mehrfach beschrieben worden, daß Neuralleistenzellen in der Lage wären, Melanophoren zu bilden. Harrison (1910) beobachtete bei Explantationsversuchen von Neuralrohr der Amphibien in der Gewebekultur neben dem Auswachsen von Nervenfasern das Auftreten und Auswandern von Pigmentzellen. Dieser Befund wurde von Mangold (1929) und von Holtfreter (1929, 1933) bestätigt und erweitert. Verpflanzte präsumptive Epidermis bleibt, wenn vor Auswanderung der Neuralleistenzellen transplantiert, frei von Pigment. Diese Beobachtungen gaben Anlaß, die Pigmentzellbildung zunächst bei Amphibien konsequent und systematisch mit experimentellen Methoden zu erforschen. Es ist das große Verdienst von G. P. Du Shane (1934—1944), diese Aufgabe erkannt und gelöst zu haben.

Du Shane (1934, 1935, 1938) entfernte bei jungen Neurulae (Neuralfaltenstadien) der Urodelen *Ambystoma punctatum* und *A. tigrinum* im künftigen Rumpfbereich die Neuralfalten, die das präsumptive Neuralleistenmaterial enthalten. Die sich entwickelnden Larven (Abb. 5) zeigten in dem durch die Operation betroffenen Körperabschnitt keine Pigmentzellen. Neben den Melanophoren fehlten auch die Guanophoren und Xanthophoren im Rumpfbereich. Die Defekte erstreckten sich in gleicher Weise auf dermale und viscerale Chromatophoren. Kopf- und Schwanzregion zeigten normale Pigmentbildung. Im Gegenversuch ergaben alle exstirpierten Neuralleistenstücke in der Gewebekultur (Holtfreter-Lösung) innerhalb von 6 Tagen Melanophorenbildung. Seitliches Ektoderm + Mesoderm, von gleichalten Neurulae entnommen, ergibt in der Gewebekultur keine Pigmentzelldifferenzierung. Eine weitere Bestätigung der Befunde ergab sich aus heteroplastischen Transplantationsversuchen. Verschiedene Amphibienarten zeigen artspezifische Besonderheiten (Größe, Verzweigungsmodus, Kerngröße) der Pigmentzellen. Tauscht man auf jungem Neurulastadium, d.h. vor Auswandern der Neuralleistenzellen, epidermisbedeckte Körperteile wie Extremitätenknospen oder Flankenepidermis zwischen zwei verschiedenen Molcharten aus, so zeigen die Transplantate später eine Pigmentierung, die völlig dem Typ des Wirtskeimes entspricht, denn die Transplantate waren bei Durchführung des Versuches noch frei von Melanoblasten und wurden von der Neuralleiste des Wirtskeimes her mit Pigmentzellen besiedelt. Führt man das gleiche Experiment an älteren Keimen (Schwanzknospenstadium) durch, so zeigt das Transplantat Melanoblasten vom Spendertyp, denn die Neuralleistenzellen des Spenders hatten die Körperperipherie bereits erreicht, als das zu transplantierende Stück entnommen wurde. Besonders eindrucksvoll sind derartige Experimente, wenn sie als Austauschversuch zwischen Vertretern verschiedener Gattungen oder Familien durchgeführt werden, da mit zunehmendem Abstand in der systematisch-verwandtschaftlichen Stellung der Arten naturgemäß auch die Strukturdifferenzen der Zellen deutlicher werden (RAVEN 1936, 1937, TWITTY 1936). BALTZER (1940, 1941) gelang die Verpflanzung von Neuralleiste des Laubfrosches, *Hyla arborea*, auf Embryonen von *Ambystoma* und *Triturus*, also der Austausch zwischen Vertretern verschiedener Ordnungen. Auch in diesen Versuchen verhalten sich die Zellen im Wirtskeim streng herkunftsgemäß in Hinblick auf Struktur und Zellcharakter. Das Verhalten derartiger Zellen hinsichtlich ihrer Wanderungstendenzen und Musterbildung wird später zu erörtern sein (s. S. 164). Es sei bereits hier darauf aufmerksam gemacht,

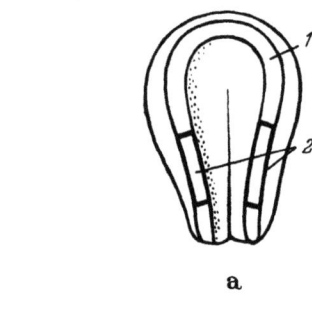

a

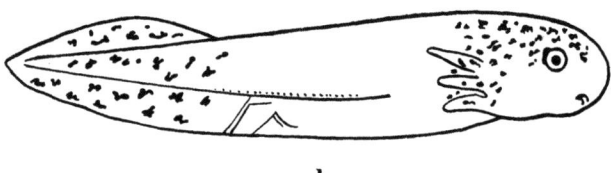

b

Abb. 5a u. b. Entfernung eines Bezirkes der Neuralleiste (a) bei einer Urodelenneurula ergibt Ausfall der Pigmentierung der betroffenen Körperregion (b). *1* Neuralwulst, *2* entfernter Teil der Neuralleistenanlage. (Aus STARCK 1955 unter Benutzung einer Abbildung von DU SHANE)

daß zwischen dem Strukturcharakter der einzelnen Pigmentzelle und der Reaktionsweise auf die Umgebung, die bei der Pigmentmusterbildung eine Rolle spielt, scharf zu unterscheiden ist.

Die Ergebnisse von Austauschversuchen an Amphibien lassen Rückschlüsse auf den Mechanismus der Pigmentbildung zu. Die auswandernden Neuralleistenzellen bleiben lange Zeit hindurch ungefärbt und färben sich erst aus, wenn sie die Peripherie (Haut, Bauchfell) erreicht haben. Hierbei spielen Faktoren, die in der Pigmentzelle lokalisiert sind, gemeinsam mit Faktoren des umgebenden Gewebes eine Rolle. Die Melaninbildung im Organismus ist an das Auftreten einer farblosen Vorstufe des Pigmentes (Chromogen) gebunden. Als Chromogene sind vor allem Tyrosin (p-Oxyphenylalanin) bei Amphibien und Dihydrooxyphenylalanin bei Säugetieren nachgewiesen. Der Umbildung der Vorstufe zum Pigment liegt ein Oxydationsprozeß zugrunde. Diese erfolgt unter Mitwirkung einer Oxydase (Tyrosinase, Dopaoxydase), zumindest in der ersten Phase des Melaninbildungsprozesses.

Das Chromogen der Amphibien ist in den Neuralleistenzellen lokalisiert. Ein aktivierender Faktor, der wahrscheinlich mit der Oxydase identisch ist, findet sich in den Zellen der Körperperipherie. Die Zusammenhänge lassen sich durch Austauschversuche zwischen der weißen und der schwarzen Form des Axolotl *(Ambystoma mexicanum)* eindrucksvoll demonstrieren (RUUD 1929, WEISS 1939).

Neuralleiste schwarzer Axolotl (Abb. 6, 7) läßt in Larven der weißen Form zwar Melanoblasten auswandern, doch färben sich diese in der weißen Haut nicht aus. Umgekehrt werden aber Neuralleistenzellen des Albinos in der Haut der schwarzen Form ausgefärbt. Die Unfähigkeit der weißen Axolotl, Melanin zu bilden, liegt nicht am Mangel von Pigmentzellen oder am Fehlen von Chromogen, sondern hat ihre Ursache in der Unfähigkeit der Haut, das Chromogen in Pigment umzuwandeln. Es fehlt also ein aktivierender Faktor, vermutlich das Ferment. Transplantiert man die Anlage einer Gliedmaße der weißen Form vor Einwandern von Neuralleistenzellen auf eine Larve der pigmentierten Rasse (Abb. 6, 7), so wandern zwar Neuralleistenzellen des Wirtes in die Extremität ein. Das Bein bleibt aber weiß, da die Haut des Spenders nicht in der Lage ist, das Chromogen in Pigment umzuwandeln. Umgekehrt wird die Extremitätenanlage eines schwarzen Spenders auf einem albinotischen Wirt ausgefärbt, da sie den dem Wirt fehlenden Aktivator besitzt. Der Versuch beweist, daß der weiße Wirt Melanoblasten bildet, doch färben sich diese normalerweise nicht aus, da der Haut des albinotischen Wirtes das Oxydasesystem fehlt. Die Befunde können nicht verallgemeinert werden, denn bei weißen Haushuhnrassen beruht der

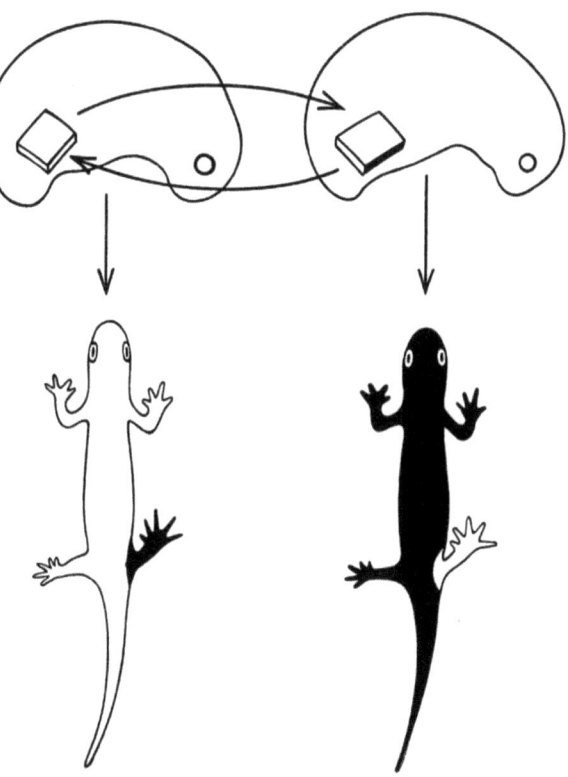

Abb. 6. Austausch der Extremitätenanlage zwischen Larven der schwarzen und der weißen Form des Axolotl *(Ambystoma mexicanum)*. (Aus STARCK 1955)

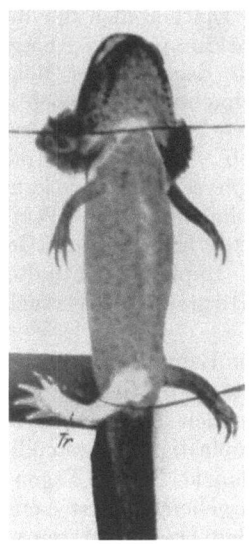
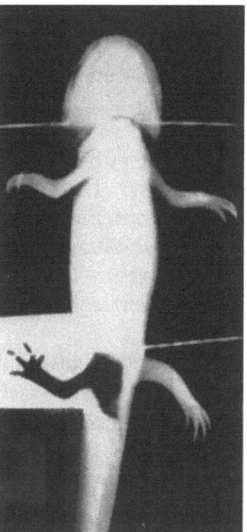

Abb. 7. Austauschtransplantation einer Beinanlage zwischen weißen und schwarzen Axolotllarven. Operation auf dem Schwanzknospenstadium. Die verpflanzten Extremitätenanlagen haben normale Extremitäten entwickelt. Diese zeigen die Farbcharaktere des Spenders. (Nach RUUD 1929)

Pigmentmangel nicht auf dem Fehlen des Aktivators, sondern auf dem frühzeitigen Absterben oder Inaktivwerden der Neuralleistenzellen (s. S. 158).

Zusammenfassend können aus den experimentellen Untersuchungen an Amphibien folgende Beweise für die Neuralleistenherkunft der Pigmentzellen entnommen werden:

1. Ausschaltung der Neuralleiste ergibt Pigmentlosigkeit im betroffenen Körperabschnitt.

2. Isolate von Neuralleiste ergeben in vitro Pigmentzellbildung.

3. Transplantation von Neuralleiste auf Keime der gleichen oder einer fremden Art ergibt Pigmentzellbildung. Hierbei zeigen die Chromatophoren nach ihrem Zellcharakter stets die Merkmale des Spenders.

Besonders vermerkt sei, daß das Pigment in Chorioidea und Iris gleichfalls von der Neuralleiste stammt (Barden 1942). Dies gilt sowohl für Melanophoren wie für Xantho- und Guanophoren. Hingegen entstehen das retinale Pigment (Pigmentepithel) und die Pigmentzellen der Epiphysis cerebri (Lubnow 1957) stets unabhängig von der Neuralleiste an Ort und Stelle.

Entstehung von Melanoblasten aus der Anlage des Zentralnervensystems bei Amphibien

P. Weiss (1941) hatte an *Ambystoma tigrinum* (Larven von 3—4 cm Länge) bei der Verpflanzung von Hirnfragmenten in den dorsalen Flossensaum gleichalter Wirte lokale Pigmentanhäufung in der Gegend des Implantates beobachtet. Systematische Überprüfung der Beobachtungen ergab, daß nur dann positive Effekte zu erzielen waren, wenn das Transplantat Material aus dem Thalamus enthält. Wenige Wochen nach der Verpflanzung in den dorsalen Flossensaum ist die Nachbarschaft des Transplantates tief schwarz gefärbt, wenn Thalamus verpflanzt wird. Hypothalamus und Hypophyse wurden nicht mitverpflanzt. Die Pigmentzellen der Wirtstiere zeigen keine Veränderungen. Pigment tritt bei den Transplantaten in zwei Formen auf, einmal in Form feiner Granula in stark verzweigten Zellen, also in Gestalt typischer Melanophoren, sodann in Form massiver Pigmenthaufen zwischen den Epithelzellen der das Transplantat überlagernden Epidermis. Ob diese Pigmentklumpen als Ablagerungen diffuser interstitieller Pigmentmassen oder als Reste degenerierter Melanophoren zu betrachten sind, bleibt noch offen. Die Experimente klären noch nicht vollständig die Frage, ob die im Implantat entstehenden Melanophoren aus Zellen der Hirnanlage durch Metaplasie entstehen oder ob vielleicht ein Induktionseffekt auf Wirtszellen beteiligt ist. Da auch hypophysenlose, also kaum pigmentierte Wirtstiere im Implantat reichlich Pigmentzellen bilden, hält Weiss die zuerst genannte Deutung für wahrscheinlich korrekt. Alle Experimente (Gesamtzahl 8) ergaben Pigmentbildung, wenn Thalamus im Implantat enthalten war. Kontrollen mit Verpflanzung extrathalamischer Hirnteile (118 Versuche) ergaben durchweg negatives Resultat.

Komnick (1960) konnte die Befunde von Weiss auch für Larven des Krallenfrosches *(Xenopus laevis)* bestätigen. Gehirne von älteren Larven (20—25 Tage) wurden entnommen und von den Hirnhäuten befreit. Die einzelnen Hirnabschnitte (Abb. 8) wurden homoplastisch in den völlig melanocytenfreien präanalen, ventralen Flossensaum verpflanzt. Nach 8 Tagen hatten alle Transplantate von Mesencephalon Pigmentzellen geliefert. Erst nach 10 weiteren Tagen erscheinen manchmal Pigmentzellen in den Transplantaten von Diencephalon, Rhombencephalon und vorderem Rückenmark. Guanophoren treten reichlicher auf. Komnick meint, daß die Melanoblasten des larvalen *Xenopus*gehirns normalerweise weder auswandern noch Melanocyten bilden, daß sie aber in fremder Umgebung ihre Potenzen zur Pigmentbildung realisieren können. Diese Befunde lassen sich gut in Übereinstimmung mit den später zu besprechenden Untersuchungen an jüngeren Entwicklungsstadien von Froschlurchen (STEVENS jr.) bringen. Jedenfalls scheint die verschiedene Lokalisation pigmentbildender Bezirke im Hirn von Urodelen- und Anurenlarven (Abb. 8, 9) sich zu bestätigen.

Nachdem TWITTY (1949) ebenfalls bei Amphibien Beobachtungen publiziert hatte, die eine Entstehung der Pigmentzellen aus dem Kopf- und Schwanzteil

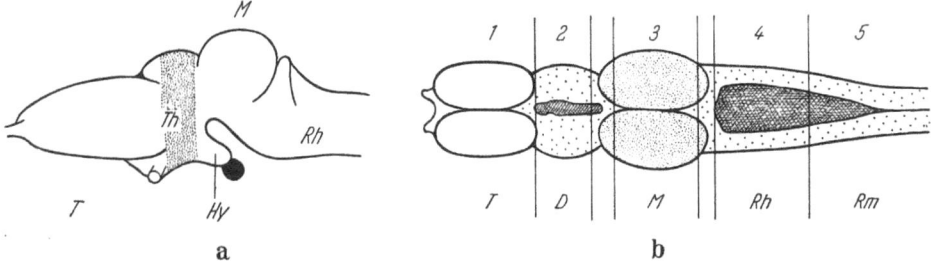

a   b

Abb. 8a u. b. a Gehirn einer Urodelenlarve von links. Der Bezirk im Zwischenhirn, der Pigmentbildungspotenzen besitzt, punktiert. b Hirn einer alten Larve von *Xenopus laevis* (Krallenfrosch, 25 Tage) von dorsal. Dichte Punktierung im Mittelhirn, starke Potenz zur Melanoblastenbildung. Dünn punktiert: Zonen geringer Pigmentbildungsfähigkeit. *T* Telencephalon, *D* Diencephalon, *M* Mesencephalon (Tectum), *Rh* Rhombencephalon, *Rm* Rückenmark. (Umzeichnung nach H. KOMNICK 1960)

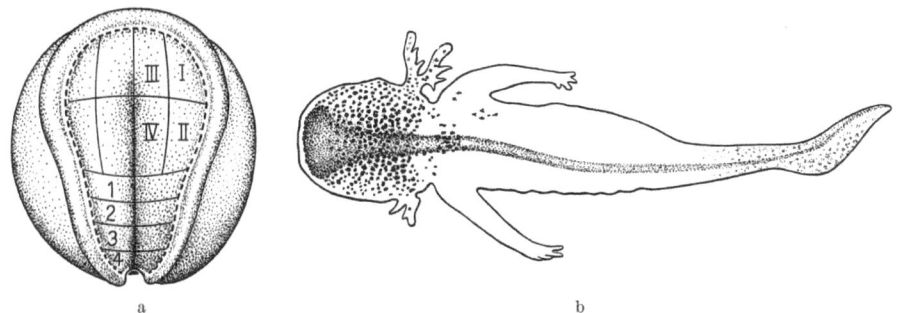

a   b

Abb. 9a u. b. a Neurula von *Ambystoma punctatum*. Operationsschema, Unterteilung der Neuralplatte. b *Triturus rivularis*, Larve 26 Std nach Exstirpation der Neuralfalten (Neuralleiste). Im Kopf und Schwanzbereich treten Melanophoren auf, die aus der Neuralplatte stammen. [Nach M. C. NIU: J. exp. Zool. **125** (1954)]

der Medullarplatte unter Ausschluß der Neuralleiste nachwiesen, stellte NIU (1954) in TWITTYs Laborarotium planmäßige Untersuchungen zu diesem Fragenkomplex an jüngeren Embryonalstadien an und kam zu folgenden Ergebnissen.

Entfernt man auf dem Neurulastadium bei Urodelen die Neuralfalten, so entstehen Keime mit zahlreichen Defekten (Mikrostomie, Cyclopie, Mangel von Flossensäumen und Kiemen). Die operierten Keime enthalten aber im Kopf- und im Schwanzbereich reichlich Melanophoren. Das Rumpfgebiet ist pigmentfrei. Da mit den Neuralfalten auch die ganze Neuralleiste exstirpiert wird, muß eine weitere Bildungsstelle für Chromatophoren existieren. Als solche konnte die Medullarplatte genauer analysiert werden.

Trennt man auf dem Neurulastadium bei Urodelen *(Triturus torosus, Tr. rivularis, Tr. sierrae, Ambystoma punctatum, A. mexicanum)* durch einen scharfen Schnitt am Innenrand der Neuralfalte diese von der eigentlichen Neuralplatte ab und verpflanzt Stücke des medialen Areals, also der Neuralplatte, in die Bauchregion von *Tr. torosus*-Wirten oder explantiert diese Stücke in eine Hülle von Rumpfektoderm des Schwanzknospenstadiums, so bilden sich in den Wirtskeimen oder im Explantat stets Melanophoren, Xanthophoren und Guanophoren.

Die Teilabschnitte der Medullarplatte verhalten sich allerdings nicht gleichwertig. Segment I (Vorderkopfgebiet, Abb. 9) ergibt reichlich Melanophorenbildung. Daneben treten mäßige Mengen von Xantho- und Guanophoren auf. Nach caudalwärts (I—IV) nimmt die Menge der gebildeten Melanophoren ab, die der Xanthophoren steigt an. Rumpfneuralplatte zeigt in den vorderen Regionen (Abb. 9a, *1, 2*) sehr geringe Pigmentzellbildung. Zone 3 ergibt reichlich Melanophorenbildung. Zone 4 ergibt nur selten Bildung einiger Melanophoren. Diese Befunde zeigen eindeutig, daß die Medullarplatte Pigmentzellen zu liefern vermag; sie sagen zunächst nichts darüber aus, ob auch in der normalen Entwicklung Melanophorenbildung von der Neuralplatte aus vor sich geht. Es ist zu beachten, daß die transplantierten Medullarplattenfragmente nicht die in situ vorhandene Menigeal-Barriere enthalten. Ersetzt man an *Ambystoma*-Larven die Neuralfalte durch orthotopisch verpflanzte Falten von *Triturus*, so ist zu erwarten, daß die entstehenden Melanoblasten den Charakter der *Triturus*-Zellen zeigen, wenn nur die Neuralfalte (-leiste) Pigmentzellen liefert. Zwei Wochen nach der Operation fanden sich jedoch stets sowohl Pigmentzellen des Wirts- wie des Spendertyps. Also muß die Anlage des Zentralnervensystems (Neuralplatte) an der Pigmentzellbildung beteiligt sein. Einwanderung von der Rumpfneuralleiste konnte ausgeschlossen werden, wenn diese unmittelbar im Anschluß an die Transplantation beim Wirt exstirpiert wurde.

Die Kultur von Medullarplattenstücken in Ektodermbläschen ergab gleichsinnige Resultate. Die erwähnten regionalen Differenzen konnten auch in diesen Versuchsreihen nachgewiesen werden. Es war bekannt, daß die Cölomflüssigkeit die Pigmentbildung stimuliert. Explantate von Medullarplatte in Cölomflüssigkeit ergaben Melanophorenbildung in den gleichen Bezirken, die sich im Transplantationsversuch als aktiv erwiesen hatten. In den Kulturen konnte gezeigt werden, daß die Pigmentausreifung in dem gleichen Maße voranschreitet wie die Dotterschollen in den Zellen abgebaut werden. Gleichzeitig ergaben diese Kulturen aber auch die Feststellung, daß kleine dotterfreie Zellen in der Lage sind, Pigment zu bilden. Diese zweite Gruppe von Pigmentzellen dürften den „sekundären“ oder „Reserve“-Pigmentzellen (Lehmann 1950) entsprechen. Gewebekulturen von Neuralleistenmaterial zeigen, daß die Pigmentzellbildung rascher erfolgt als aus der Zone 3 der Medullarplatte.

Schließlich war die Möglichkeit zu prüfen, ob die Neuralleisten-Chromatoblasten einen inhibierenden Einfluß auf die Pigmentbildung aus Neuralplatte ausüben. Ersetzt man bei *Triturus*-Keimen die Neuralplatte in Region 3 und 4 durch entsprechendes *Ambystoma*-Material, so ist zu erwarten, daß die entstehenden Pigmentzellen nur die Merkmale der Zellen des Wirtes aufweisen, wenn die Hypothese zutrifft. Tatsächlich aber finden sich reichlich Chromatophoren vom Spendertyp: Die Neuralplatte hatte sich also ungestört durch die normale Neuralleiste des Wirtes an der Pigmentzellbildung beteiligen können. Die Gewebekulturen ergaben auch die Möglichkeit, Umbildung von Vorknorpelzellen in Pigmentzellen zu beobachten. Bekanntlich bildet die Kopfneuralleiste der Amphibien in erheblichem Ausmaß Knorpelgewebe (de Beer, Hörstadius u. Sellman, Platt, Raven, Starck). Kulturen von Kopfneuralleiste im hängenden Tropfen lassen vom 5. Tage an Vorknorpelzellen erkennen. Etwa 10% dieser Zellen differenzieren sich nachträglich zu Melanophoren um. Setzt man den Kulturen Cölomflüssigkeit zu, so steigt der Prozentsatz der Melanophoren auf mehr als 50% an. Direkte Beobachtung individueller Einzelzellen (Niu 1954) ergab, daß tatsächlich eine Transformation der Vorknorpelzellen vorkommt. Die Umbildung von Xanthophoren zu Melanophoren konnte ebenfalls beobachtet werden. Auch hierbei soll es sich um eine echte Umdifferenzierung ohne vorhergehende

Entdifferenzierung handeln. Typische Xanthophoren können, zunächst ausgehend von der kernnahen Zone, Melaninkörnchen einlagern. Diese nehmen so stark zu, daß die Zelle schließlich nicht von einer echten primären Melanophore zu unterscheiden ist. Offenbar spielt hierbei der Untergang von Melanophoren in der Nachbarschaft eine Rolle, denn man beobachtet das Phänomen vor allem in Transplantaten, in denen Desintegration von Melaninzellen reichlich vorkommt. Vermutlich werden durch den Zerfall von Melanophoren melanogene Substanzen frei, die die Transformation der Xanthophoren veranlassen. Auch die Umbildung von Makrophagen in Melanophoren soll vorkommen (NIU und TWITTY). Massenmäßig spielen diese Vorgänge in der Normalentwicklung keine bedeutende Rolle.

Grundsätzlich ist auch für Anuren *(Xenopus laevis; Rana, Bufo)* die Bildung von Pigmentzellen aus Neuralplatte nachgewiesen worden (STEVENS jr. 1954, KOMNICK 1960).

Zerlegt man eine junge Neurula von *Xenopus* in eine dorsale und eine ventrale Hälfte derart, daß Neuralfalten und Neuralplatte ganz bei dem dorsalen Teilstück verbleiben, so lassen sich diese Keimhälften in Kulturflüssigkeit am Leben halten und zu Differenzierungsleistungen bringen. Nach 10tägiger Kultur zeigen die dorsalen Hälften stets reichlich Melanophorenbildung, die ventralen Hälften nie. Die dorsale Hälfte der *Xenopus*-Keime zeigt im Isolatversuch keine Guanophorenbildung.

Verpflanzung von Neuralfalten in die ventrale Epidermis (homoplastisch) oder Verpflanzung von *Xenopus*-Neuralleiste in die Flanke von Urodelenlarven ergaben stets Bildung von Melanophoren und Guanophoren vom Spendertyp. Die Pigmentzellen der Anuren erscheinen etwa 2 Tage früher als die Chromatophoren der Urodelen, auch im Explantat. Melano- und Guanophoren der untersuchten Anuren entstehen aus der Neuralleiste. Das Fehlen der Guanophoren in isolierten dorsalen Neurulahälften beruht nicht auf einer mangelnden Potenz der Neuralleiste. Zur Guanophorenbildung und Ausreifung (Guaninsynthese) ist ein zusätzlicher Faktor im Substrat nötig. Dieser findet sich bei *Xenopus*-Larven in Auge und Bauchfell. Fügt man der dorsalen Neurulahälfte Auge oder Peritoneum als Substrat bei, so kommt es zur Ausreifung von Guanophoren. Bei *Ambystoma*-Keimen ist der Guanophoren-stimulierende Faktor sehr viel weiter im Körper verbreitet als bei den untersuchten Froschlurchen. Dementsprechend erzielt man sehr reichliche Guanophorenbildung, wenn man *Xenopus*-Neuralleiste in die Vornierengegend von *Ambystoma punctatum* verpflanzt. Die Lokalisation der chromatophorenbildenden Bezirke in den Neuralfalten ließ sich prüfen, indem man umschriebene Neuralfaltenbezirke in melanophorenfreie ventrale Keimhälften explantierte. Wenn auch die Verhältnisse bei Urodelen und Anuren im Grundsätzlichen übereinstimmen, so ergab sich doch ein Unterschied. Bei allen untersuchten Froschlurch-Gattungen *(Xenopus, Rana, Bufo)* ergab die Vorderkopfneuralleiste (vordere Querfalte) nie Pigmentzellbildung. Alle anderen Neuralleistenabschnitte liefern stets reichlich Chromatophoren (Guanophoren und Melanophoren, außer bei *Xenopus*, bei dem die Guanophorenbildung vorwiegend auf die Hinterkopfregion beschränkt ist). Im Gegensatz hierzu ist bei Schwanzlurchen, wie zuvor gezeigt wurde, die vordere Querfalte Hauptquelle der Pigmentzellbildung. Die einzelnen Körperregionen erhalten ihre Pigmentzellen aus dem zugehörigen Abschnitt der Neuralleiste. Mit diesen Ergebnissen stehen die Resultate der Versuche, die das Verhalten der Medullarplatte prüfen sollten, in Einklang (STEVENS jr. 1954). Verpflanzt man Stücke der Medullarplatte in ventrale Isolate, so bildet die Kopfmedullarplatte selten einige Pigmentzellen (4 von 20 *Xenopus*-Larven). Andererseits ergibt Rumpfmedullarplatte im gleichen Experiment stets reichlich Pigmentzellen. Das Resultat bleibt das gleiche, wenn die ventralen

Isolate vor Durchführung des Versuches 2 Tage in Kultur gehalten wurden, also einen gewissen Differenzierungsgrad ihrer Gewebe erreicht hatten. Damit ist ein Induktionseffekt des Transplantates ausgeschlossen. Die Rumpfneuralplatte von

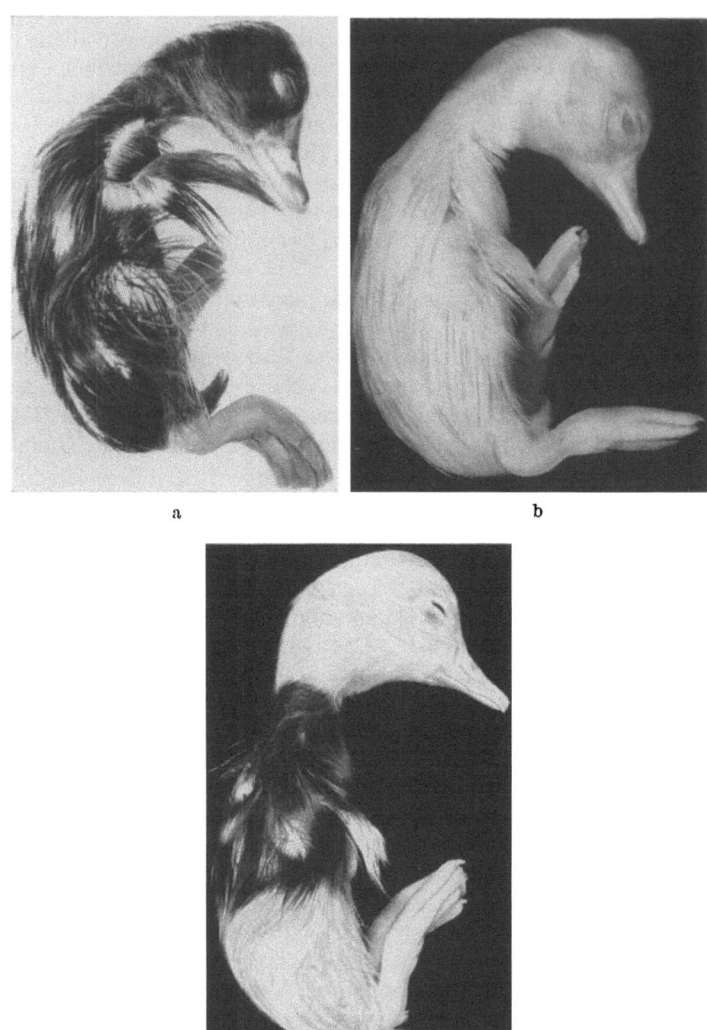

Abb. 10a—c. Embryonen von zwei Hausentenrassen. a Khaki Campbell (stark pigmentiert); b weiße indische Laufente. Bebrütungsalter 21 Tage. c Verpflanzung von Neuralleistenmaterial der Kopf-Rumpf-Grenzregion. Spender Khaki Campbell, 14 Somite-Stadium; Wirt: indische Laufente, 3 Tage Bebrütungsalter. [Nach H. U. KOECKE: Wilhelm Roux' Arch. Entwickl.-Mech. Org. 151, 612 (1960)]

Xenopus bildet Melanophoren und Guanophoren. Dieser Effekt ist auch durch Verpflanzung von *Xenopus*-Neuralleiste auf *Triton*-Neurulae zu erzielen.

Nachdem die Herkunft der Pigmentzellen von der Neuralleiste für Amphibien gesichert war, ergab sich die Frage, inwieweit diese Befunde auf andere Wirbeltiere übertragen werden dürfen. Entsprechende Untersuchungen wurden mit bestem Erfolg an Vogelembryonen durchgeführt. DORRIS (1938) konnte zunächst nachweisen, daß Neuralleiste des Hühnchens in der Gewebekultur zur Pigmentzellbildung befähigt ist. Sinngemäß bleiben Explantate, die keine Neuralleistenzellen enthalten, frei von Pigmentzellen. Verpflanzt man Extremitätenanlagen eines Embryos einer pigmentierten Hühnerrasse in die Körperwand oder in die Leibeshöhle eines Embryos einer unpigmentierten Rasse, so bilden sich Pigmentzellen im Transplantat, sofern das verpflanzte Stück Material aus der Umgebung des Neuralrohres enthält. Hingegen bleibt die transplantierte Gliedmaße pigmentfrei, wenn sie kein Neuralleistenmaterial des Spenderkeimes enthält (EASTLICK 1939, DORRIS 1939, WILLIER-RAWLES 1940).

Die Untersuchungen über die Potenzen der Neuralleiste bei Amphibien hatten bereits früh den Gedanken aufkommen lassen, daß die einzelnen Regionen der Neuralleiste in Hinblick auf ihre Differenzierungsleistungen nicht gleichwertig

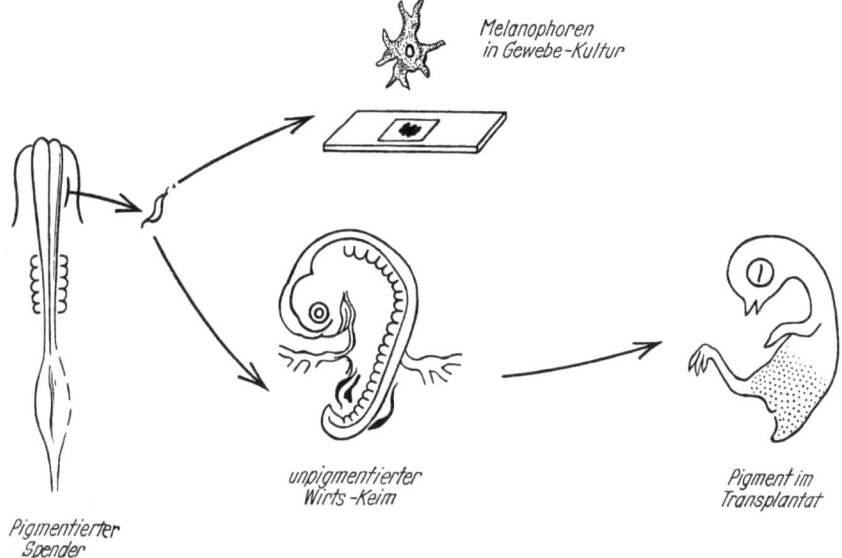

Abb. 11. Verpflanzung von Neuralleiste aus einem jungen Hühnerembryo einer pigmentierten Rasse auf einen älteren Embryo einer unpigmentierten Rasse. Oben: Neuralleistenzellen bilden in der Gewebekultur Melanocyten. (Nach DORRIS u. DU SHANE)

sind. So ist seit langem bekannt, daß die Bildung von Stützgeweben aus Kopfneuralleiste in beträchtlichem Umfang erfolgt, daß hingegen die Fähigkeit zur Bildung von Pigmentzellen bei der Rumpfneuralleiste deutlicher zu sein scheint. KOECKE (1958, 1960) prüfte die Potenzen verschiedener Neuralleistenabschnitte bei Embryonen der Hausente *(Anas platyrrhynchos dom.)*, und zwar wurden Neuralleistenteile einer pigmentierten Rasse (Khaki-Campbell) in die embryonale Flügelknospe einer weißen Rasse (weiße indische Laufente) transplantiert. Die Melanoblasten des Spenders besiedeln die Flügelregion des Wirtes und pigmentieren die Dunen. Das pigmentierte Areal des Wirtskeimes (Abb. 10a—c, 11) ist sehr verschieden weit ausgedehnt, je nach regionaler Herkunft des implantierten Neuralleistenstückes. Kopf- und Rumpfneuralleiste besitzen die Potenz zur Bildung von Melanoblasten, doch ist zu beobachten, daß Kopf- und Schwanzknospenneuralleiste viel weniger Pigmentzellen bilden als die Rumpfneuralleiste. Voraussetzung ist natürlich, daß gleich große Neuralleistenstücke verpflanzt werden.

Auffallend ist, daß die weißen Laufenten als Wirt die Ausreifung und Wanderung der Spender-Melanoblasten ungehindert zulassen, zumal keine morphologischen Unterschiede in der Entwicklung der Neuralleiste nachweisbar sind. Sie besitzen keine eigenen Melanoblasten, sei es, daß ihre Neuralleiste nicht zur Pigmentzellbildung fähig ist oder daß die jungen noch unpigmentierten Chromatoblasten früh absterben. Bei weißen Hühnerrassen ist es bekannt, daß der Mangel an Pigmentierung der Federn nicht auf einem Fehlen von Melanoblasten beruht. Die Fähigkeit zur Pigmentbildung ist in vitro nachgewiesen worden, doch sterben die Melanoblasten in vivo regelmäßig ab, bevor sie Pigmentgranula an die Zellen des Federkeimes abgeben können. Die Hemmung der Pigmentausreifung bei weißen Hühnern beruht also nicht auf Gewebsfaktoren der Umgebung, sondern ist durch die, genetisch bedingte, geringe Lebensfähigkeit der Melanoblasten bedingt. Mit Sicherheit ist erwiesen, daß die Epidermis der weißen LeghornHühner keinen hemmenden Einfluß auf die Melanoblastenausreifung ausübt.

Auch bei Vögeln wurden Neuralleistenverpflanzungen zwischen Vertretern verschiedener Ordnungen und Familien durchgeführt. Als Beispiel für derartige Experimente sei auf die Verpflanzung von Neuralleiste der nordamerikanischen Wanderdrossel (*Turdus migratorius* L.) auf die Flügelknospe von weißen LeghornHühnern (72 Std alt) hingewiesen. Die entstehenden Federn werden ausschließlich vom Wirtskeim gebildet, enthalten aber typisches Spenderpigment.

Experimentelle Befunde an *Reptilien* über die Frage der Pigmentzellbildung liegen nicht vor. An einem umfangreichen Material (Schlangen und Eidechsen) konnte FIORONI (1961) jedoch mit vergleichenden Methoden sehr wahrscheinlich machen, daß auch die Reptilien keine Ausnahme bilden und, wie alle Wirbeltiere, Pigmentzellen aus Neuralleistenmaterial bilden. Beachtenswert ist der Befund, daß auch in die Muskulatur Melanoblasten einwandern.

Die Neuralleistenherkunft der Pigmentzellen bei *Knochenfischen* ist experimentell nachgewiesen worden, wenn auch die Zahl der einschlägigen Untersuchungen gering ist. Nachdem BORCEA (1909) bereits durch Untersuchung durchsichtiger Keime mariner Teleosteer (s. S. 143) auf die Neuralleiste als Quelle der Melanophoren aufmerksam geworden war, wurden diese Beobachtungen durch G. L. ORTON 1953 für 40 Knochenfischarten bestätigt. Da die Melanophoren vieler Knochenfische sehr frühzeitig — noch vor der Auswanderung aus der Neuralleiste — Melanin bilden, kann der Ort der ersten Bildung wie das Auswandern direkt am lebenden Embryo beobachtet werden. Den Untersuchungen kommt daher nahezu die gleiche Beweiskraft wie den experimentellen Untersuchungen zu. LOPASHOV (1944) beobachtete die Entwicklung von Pigmentzellen aus Transplantaten von Neuralrohr unter das Dottersackepithel bei *Perca* (Barsch), *Misgurnus* (Schlammbeitzger) und *Nemacheilus* (Schmerle). Der Anteil von Neuralleiste und Neuralrohr an der Bildung von Chromatophoren ist in diesen Untersuchungen nicht eindeutig abzugrenzen.

HUMM und YOUNG (1956) bestätigten durch Verpflanzung embryonaler Gewebsbezirke mit und ohne Neuralanlage die Neuralleistentheorie an zwei verschieden intensiv pigmentierten Formen des Aquarienfisches *Xiphophorus* (Schwertträger).

3. Befunde an Säugetieren und Mensch

Der eindeutige experimentelle Beweis für die Neuralleistenabkunft der Melanoblasten bei Säugetieren gelang M. E. RAWLES (1947) an der Maus. In diesen Versuchen wurden verschiedene Gewebskombinationen (Epidermis + Mesenchym, Somite mit oder ohne Neuralrohr, Extremitätenknospen usw.) aus Mäuseembryonen eines stark pigmentierten homozygoten Stammes (Alter 8—12 Tage) isoliert und in das Cölom weißer Leghorn-Hühner (Bebrütungsalter 60—65 Std) verpflanzt. Das Implantat wurde nach dem Schlüpfen entnommen. Die verpflanzten Gewebsstücke entwickeln sich im allgemeinen gut und bilden meist abgeschlossene Bläschen. Kommt es zur Entwicklung von Haut und Haaren im Implantat, so sind diese gegen das Innere der Cyste orientiert. Gewöhnlich werden die Implantate von Bauchfell des Wirtes überkleidet. Oft waren sie mit den Organen oder der Leibeswand des Wirtes verwachsen. Die Implantate wurden in einem Alter entnommen, das dem eines 5 Tage alten Jungtieres entspricht. Zu diesem Zeitpunkt finden sich bei normalen Jungtieren Melanophoren in den Haarkeimen und in der Dermis. Im Implantat kam es zur Bildung von Melanophoren nur dann, wenn Neuralleistenmaterial oder Neuralleistenderivate mitverpflanzt wurden. Normale Haut mit weißen Haaren konnte aus Implantaten von potentiell schwarzen Mäusen erhalten werden, wenn periphere Gewebsteile (Mesoderm-Haut usw.) vor Einwanderung von Neuralleistenzellen verpflanzt wurden. Im einzelnen konnte nachgewiesen werden, daß die Neuralleistenzellen sich von medial nach ventrolateral ausbreiten und daß die Pigmentbildungspotenz von kranial nach caudal vorschreitet. Pigmentbildungspotenz und Wanderung der Neuralleistenzellen sind vollständig korreliert. Die Versuche zeigen eindeutig, daß die an Amphibien und Vögeln gefundenen Gesetzmäßigkeiten der Melanophorenbildung auch für die Maus gelten. Insbesondere beweist die Differenzierung normaler Haut mit weißen Haaren aus Material eines homozygot schwarzen Stammes, daß die Pigmentbildung nicht autonom im Gewebe erfolgt, sondern an spezifische, einwandernde Zellen gebunden ist. Diese Zellen haben bei der Maus bis zum 12. Tag (Graviditätsalter) die peripheren Körperbezirke vollständig besiedelt.

Heteroplastische Verpflanzung von Hautstücken albinotischer und pigmentierter neugeborener Mäuse (REED, REED u. HENDERSON 1938, 1940) ergab, daß die Haare in den peripheren Bezirken des Implantates die Farbcharaktere des Wirtskeimes zeigten. Es gelingt also in diesen Versuchen, Haare eines Genotyps mit Pigmentzellen des anderen Genotyps zu kombinieren. Im Zentrum des Implantates zeigen die Haare gewöhnlich den Farbcharakter des Spendertieres, da die Haut zur Zeit des Versuches bereits Melanophoren enthielt. Auch diese Ergebnisse sind eindeutig nur durch die Annahme zu erklären, daß die Melanoblasten als spezifischer Zellstamm in die Haut einwandern. Allerdings kann der Farbcharakter durch determinierende Faktoren des besiedelten Haarkeimes beeinflußt werden. Verpflanzt man dorsale (schwarze) Haut eines black and tan-Tieres (Schwarzlohfärbung) in den ventralen (roten) Bezirk, so wandern Melanoblasten des Wirtes aus der Umgebung ins Implantat ein, bilden aber in den Haaren dorsaler Herkunft schwarzes Pigment (REED, RAWLES). Die prospektive Pigmentzelle hat also die Fähigkeit, sowohl rotes wie schwarzes Pigment zu bilden. Die Realisation erfolgt unter Einfluß der Zellen des Haarkeimes, der besiedelt wird.

Nachdem durch entwicklungsphysiologische Untersuchungen an Amphibien, Vögeln und Säugern der Nachweis der Neuralleistenherkunft der Pigmentzellen erbracht war, ergab sich die Notwendigkeit, die Pigmentzellgenese beim Menschen erneut zu überprüfen. Da experimentelle Untersuchungen naturgemäß nicht möglich sind, konnte nur versucht werden, mit Verfeinerung der histologischen Technik die zur Pigmentbildung fähigen Zellen möglichst frühzeitig zu erfassen und die Unsicherheiten, die sich zwangsläufig aus morphologischen Untersuchungen am fixierten Objekt ergeben, durch sehr umfangreiches und eng seriiertes Untersuchungsgut einzuengen. Durch die Untersuchungen von A. A. ZIMMERMANN 1950, 1954, ZIMMERMANN u. CORNBLEET 1948, ZIMMERMANN und S. W. BECKER jr. 1955, 1959, BECKER jr., FITZPATRICK u. MONTGOMERY 1952 wurde das Problem im wesentlichen geklärt. Die Autoren untersuchten ein umfangreiches Untersuchungsgut von 107 Negerfeten (7. Woche bis Geburtstermin). Es wurden jeweils Hautstücke aus 21 Körperregionen geprüft. Zum Nachweis nicht

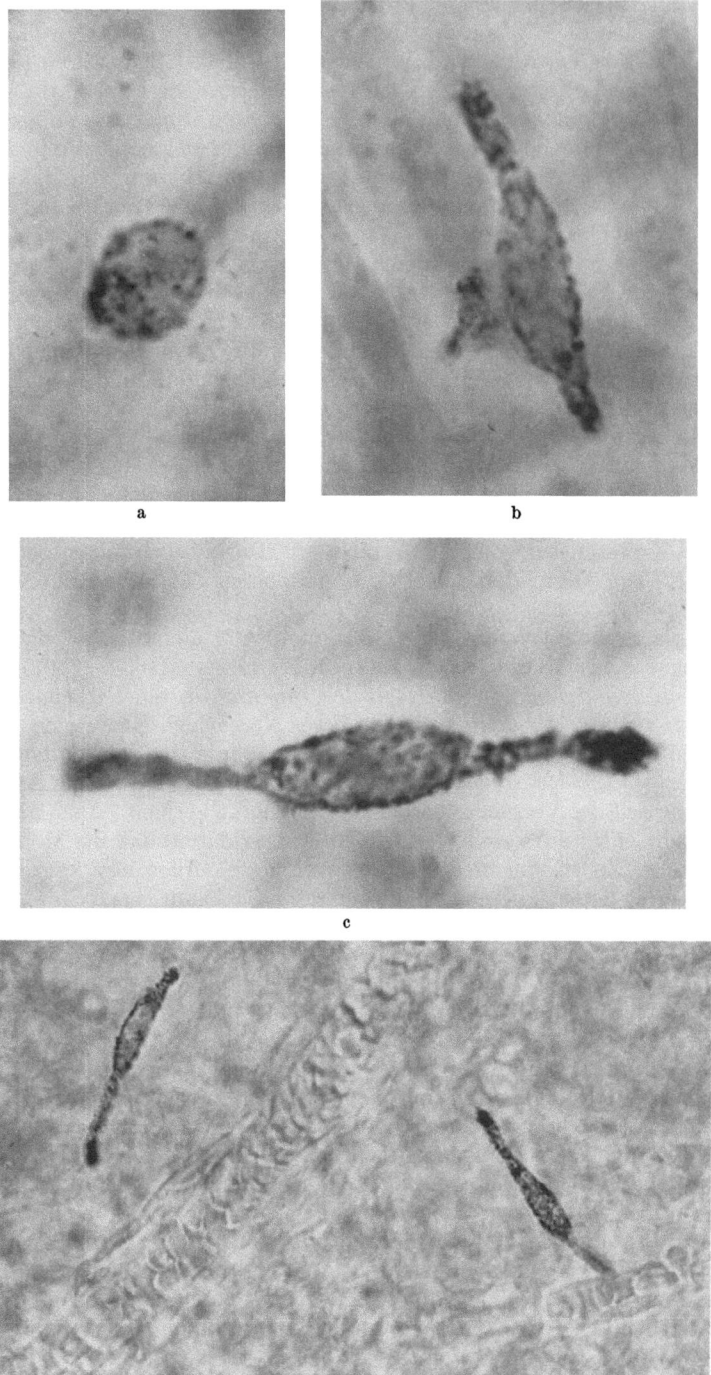

Abb. 12 a—e. Vorstufen der Melanocyten in der Dermis von Neger-Feten. a 12 Wochen alt, Dermis des Vorderarmes, Häutchenpräparat, runder Melanoblast. b unreifer Melanocyt mit drei Fortsätzen. c Gleiches Material, unreifer, spindelförmiger Melanocyt. d Kopfschwarte, 15 Wochen alt, ungefärbt, zwei spindelförmige Melanocyten in der Dermis, zwischen diesen ein Blutgefäß. [Aus A. A. Zimmermann u. S. W. Becker jr.: Illinois Monogr. Med. Sci. 7 (1959)]

auspigmentierter Melanoblasten erwies sich die Imprägnation mit einer ammoniaka-
lischen Silbernitratlösung als wertvoll. Die Melanoblasten sind zunächst (bis zur
9. Woche) nicht von Mesenchymzellen unterscheidbar. Von der 10. Woche an
lassen sich im subcutanen Bindegewebe Melanoblasten nachweisen. Diese sind
zunächst rundlich bis ovoid und enthalten stark lichtbrechende argentophile
Granula (Abb. 12a). Die Zahl dieser Zellen nimmt bis zur 12. Woche in der Dermis

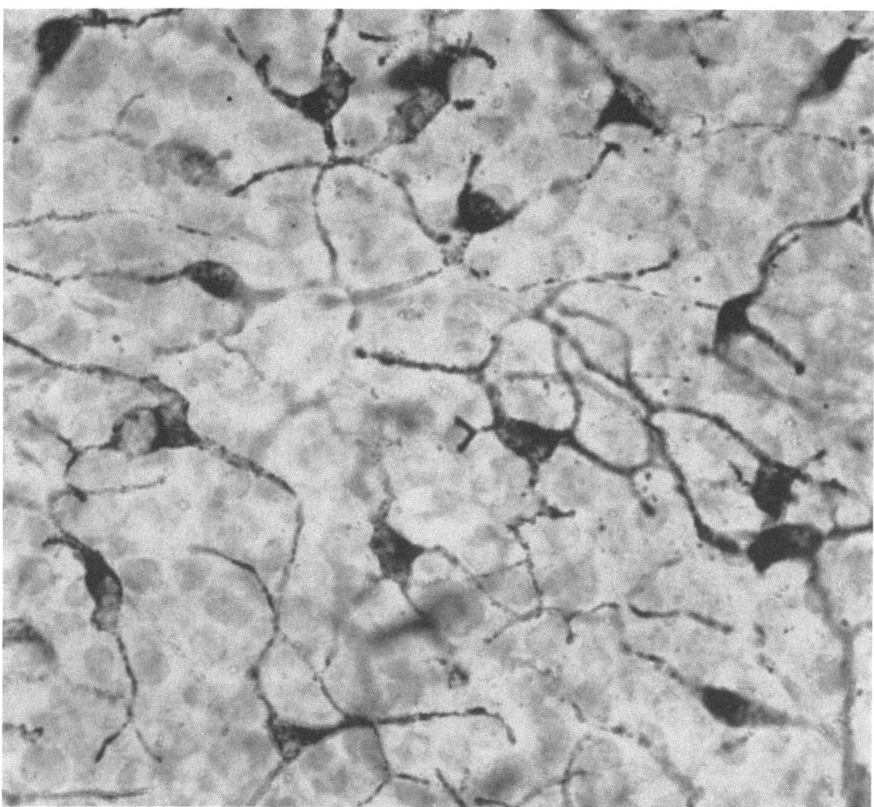

Abb. 12e. Epidermale Melanocyten in der Kopfschwarte, 13$^{1}/_{2}$ Wochen

zu. Die unreifen Melanoblasten sind spindelförmig und weisen zwei, gelegentlich
drei Fortsätze auf. Sie erscheinen vielfach in Gruppen und schließen sich häufig
an Blutgefäße oder Nerven an. Die Zellen wachsen heran (40—80 μ) und zeigen
eine Vermehrung der Granula. In der 15. Schwangerschaftswoche treten die
ersten unreifen Melanocyten auf. Ihr Pigment ist nicht von Melanin unterscheidbar. Sie finden sich zunächst in allen Körperregionen. In der Epidermis finden
sie sich in der 11.—12. Woche. Ihre Zahl steigt zwischen 12. und 14. Woche
rasch an. Diese epidermalen Melanocyten sind zunächst spindelförmig und formen
sich schnell zu dendritischen Zellen um. Bereits vor Ende des 4. Monats sind alle
Epidermisbezirke recht gleichmäßig und dicht besiedelt. In Handfläche und Fußsohle nimmt die Zahl der Melanocyten pro Flächeneinheit in der 16.—19. Woche
ab. In allen übrigen Regionen bleibt die Zahl der epidermalen Melanocyten pro
Flächeneinheit in der zweiten Hälfte der Gravidität annähernd konstant. Gleichzeitig nimmt die Zahl der dermalen Melanocyten ab, so daß diese schließlich aus vielen Körperregionen völlig verschwinden. In der zweiten Hälfte der

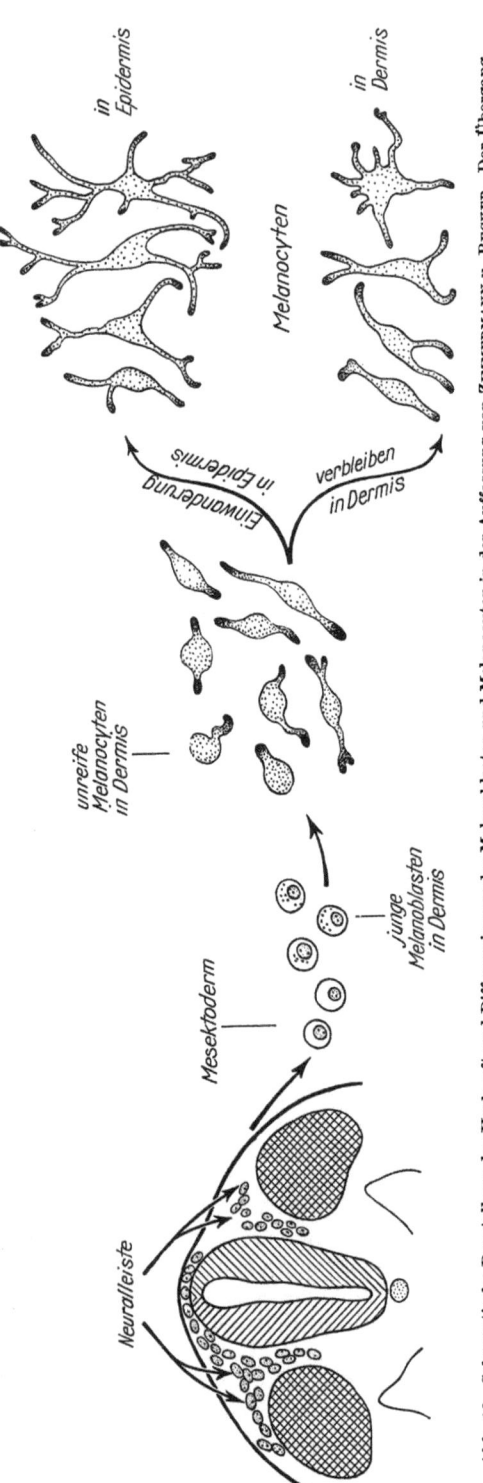

Abb. 13. Schematische Darstellung der Herkunft und Differenzierung der Melanoblasten und Melanocyten in der Auffassung von ZIMMERMANN u. BECKER. Der Übergang von Mesektodermzellen in Melanoblasten ist beim Menschen nur indirekt erschlossen. [Aus A. A. ZIMMERMANN u. S. W. BECKER jr.: Illinois Monogr. Med. Sci. **6** (1959)]

Schwangerschaft finden sich dermale Melanocyten nur noch in der Kopfschwarte, Sacralregion und im Dorsum manus et pedis. Übergangsformen zwischen Basalzellen der Epidermis und Melanocyten kommen nicht vor. Die Zeit der Einwanderung von Melanoblasten in die Epidermis ist auf einen relativ kurzen Abschnitt (12. bis 14. Woche) beschränkt und erfolgt sehr überstürzt. Die definitive Populationsdichte in der Epidermis beträgt im Durchschnitt 800—1000 Zellen pro mm². Dieser Wert wird vor Ende des 4. Monats erreicht.

Das Schicksal der dermalen Melanocyten ist nicht vollständig bekannt. Offensichtlich wandert der größte Teil dieser Zellen in die Epidermis ein. Ob daneben dermale Melanocyten degenerieren oder ihre fermentative Aktivität verlieren, ist nicht bekannt. Ebensowenig wissen wir Zuverlässiges über die Vermehrung der Melanoblasten während der Wanderung. In Gewebekulturen sind jedenfalls Mitosen von Melanocyten aus Negerepidermis nachgewiesen worden (HU, STARICCO, PINKUS und FOSNAUGH 1957; PINKUS 1949; BEKKER jr. FITZPATRICK, MONTGOMERY 1952).

Die Ausreifung der Melaninbildung erfolgt beim Menschen zunächst in der Kopfregion und schreitet nach caudal fort. Hieran schließt sich ein dorso-ventraler Gradient an. Die regionalen Unterschiede werden schnell verwischt. Beachtenswert scheint, daß in der Sacralregion regelmäßig dermale Melanocyten erhalten bleiben („Mongolenfleck"). In dieser Region befindet sich das caudale Ende des Neuralrohres und der Neuralleiste. Der Mongolenfleck kann als ein Restlager des embryonalen Bestandes an dermalen Melanocyten aufgefaßt werden. Diese Zellen sind zweifellos den dermalen Pigmentzellen erwachsener Tierprimaten homolog.

Zusammenfassend ergibt sich auf Grund der geschilderten Untersuchungen heute für die Pigmentzellentstehung des Menschen folgendes Bild: Die Ausbildung der Neuralleiste und die Mesektodermauswanderung erfolgt bis zur 6. Schwangerschaftswoche. Erste Vorläufer der Melanocyten sind von der 10. Woche an nachweisbar. Somit besteht nur eine Zeitspanne von 3—4 Wochen, die bisher nicht durch direkte Beobachtung am Menschen überbrückt werden kann. Diese Befundlücke wird aber zweifellos durch die experimentellen Befunde an Säugetieren (RAWLES, s. S. 158) geschlossen. Die Vorläufer der Pigmentzellen (Abb. 13) wandern aus der Neuralleiste in die Dermis ein, und zwar erscheinen sie zuerst im Kopfgebiet. Aus der Dermis wandern Melanoblasten gegen die Unterfläche der Epidermis und dringen von der 11.—12. Woche an in diese ein. Eine Übergabe von Pigmentgranula durch dendritische Melanocyten an Epithelzellen wurde für den 5. Monat nachgewiesen (ZIMMERMANN-CORNBLEET 1948). Schließlich erschöpft sich das dermale Melanocytenreservoir bis auf Restbestände in einzelnen Körperregionen (Sacralgegend). Das epidermale Epithel besitzt keine Pigmentbildungspotenz.

V. Entwicklungsphysiologie der Farbmusterbildung

Nachdem die Herkunft der Pigmentzellen aus Neuralleistenmaterial für alle Wirbeltierklassen gesichert war, ergab sich die Frage, wie die prospektiven Pigmentzellen ihren Ansiedlungsort erreichen, welche physiologischen Eigenschaften sie während dieser Wanderung zeigen oder erwerben und wie letzten Endes die artspezifische Gruppierung zu bestimmten Zeichnungsmustern bei Tieren zustande kommt. Diese Problemstellung hat nicht nur direkte Bedeutung für die Aufklärung der Farbmustertypen. Da die Pigmentzellen morphologisch gekennzeichnet sind und nach Art und Beschaffenheit der Zellgestalt wie der Pigmentgranula die Herkunft von einem bestimmten Spendertyp leicht erkennen lassen, können sie als Modell einer markierten Zelle dienen und sind geeignet, allgemeine Fragen der Zellphysiologie einer Klärung zuzuführen. Grundsätzlich sind zwei Möglichkeiten denkbar. Das Verteilungsmuster könnte durch *autonom* in der Zelle festgelegte *Wanderungstendenzen* bestimmt sein. Andererseits kann man sich vorstellen, daß die Wege, die die wandernden Zellen einschlagen, durch Faktoren der Umgebung, also durch das *Gewebsmilieu*, bestimmt werden.

In einer sehr aufschlußreichen Versuchsreihe haben P. WEISS und G. ANDRES (1952) die Eigenschaften der Pigmentzellen geprüft. Aufschwemmungen von Zellen ganzer Embryonen oder von Körperteilen verschiedenen Alters wurden in die Blutbahn (Dottersackvene) von Wirtskeimen injiziert. Als Spender dienten verschiedene typisch pigmentierte Hühner- und Entenrassen. Als Wirte wurden 3—4 Tage alte Embryonen weißer Hühnerrassen benutzt. Durch die Injektion in die Blutbahn war der normale Wanderweg experimentell ausgeschaltet. Die Verteilung der Zellen erfolgt nach Zufallsregeln im Wirtskörper. Injiziert wurden etwa 3000—5000 Zellen im Einzelversuch. Von diesen Zellen waren naturgemäß nur ein gewisser Anteil prospektive Pigmentzellen. Es ergab sich nun, daß die injizierten Zellaufschwemmungen gleichmäßig in der Blutbahn verteilt werden und überleben können. Ein Teil der Zellen verläßt die Blutbahn des Wirtes und siedelt sich im Gewebe an.

Die Pigmentzellen können sich im Wirt beträchtlich vermehren. Die Ansiedlung erfolgt nur dort, wo auch im Spender Pigmentzellen vorkommen (Haut, Federn, Peritoneum, perivasculär). In keinem einzigen Falle fanden sich Pigmentzellen in einer Lokalisation, in der sie beim Spender nicht vorkommen würden. Die Autoren ziehen aus ihren Befunden den Schluß, daß eine Anpassung der spezifischen Zellen an bestimmte „Gewebsnischen" besteht. Diese Affinität kann durch physikalische, chemische und physiologische Faktoren bedingt sein. Eine spezifische Attraktionskraft bestimmter Gewebe im Sinne eines Tropismus wird strikte abgelehnt. Die aus der Blutbahn auswandernden Zellen durchwandern das Gewebe und siedeln sich an Orten an, „an die sie adaptiert sind". Diese Selektion erfolgt nach dem Prinzip von Versuch und Irrtum. Die Versuche zeigen für das geprüfte Objekt, daß der Weg, den die Zelle während ihrer Verteilung im Körper nimmt, um an ihren definitiven Ort zu gelangen, ohne Bedeutung ist.

In den Versuchen von WEISS und ANDRES war mit Vorbedacht der normale Wanderweg der Melanoblasten ausgeschaltet worden und die Zufallsverteilung der Spenderzellen über die Blutbahn gewählt worden, um die Möglichkeit einer Anpassung der Melanoblasten an bestimmte Gewebsareale zu prüfen. Eine bedeutende Anzahl von Untersuchungen beschäftigt sich mit dem Problem, wie die wandernden Neuralleistenzellen den Weg zu ihrem Ansiedlungsort finden und welche Faktoren die Verteilung, Orientierung und Gruppierung der Melanoblasten zu artspezifischen Zeichnungsmustern bestimmen. In der Regel bleiben die Neuralleistenzellen während der ganzen Wanderperiode farblos und synthetisieren Melanin erst nach einer langen Ruhepause. Transplantationsversuche zeigen, daß beim Hühnchen die ganze Peripherie bereits am 4. Bebrütungstag, bei der Maus am 12. Schwangerschaftstag mit Melanoblasten besetzt ist. Die Ausfärbung erfolgt beträchtlich später.

Die Ergebnisse der Austauschversuche an Amphibien zur Analyse der Verteilungsmuster sind bei verschiedenen Versuchsbedingungen nicht einheitlich. Grundsätzlich läßt sich feststellen, daß die Musterbildungen in Transplantaten um so mehr dem Spendertyp entsprechen, je näher sich die beiden Versuchspartner stammesgeschichtlich stehen.

Die Einflüsse der Umgebungsfaktoren (Wirtsgewebe) machen sich um so deutlicher bemerkbar, je größer der Abstand zwischen Wirt und Spender in der Verwandtschaftsreihe ist. Einige Beispiele mögen diese Aussage erläutern. Die Larven der nahe miteinander verwandten noramerikanischen Salamander *Triturus (Taricha) torosus*, *T. granulosus similans* und *T. rivularis* unterscheiden sich durch ihren Zeichnungstyp (Abb. 14). *T. torosus* besitzt ein Streifenmuster, *T. rivularis* zeigt gleichmäßig diffuse Verteilung der Chromatophoren, *T. similans* besitzt ein undeutlich begrenztes dorsales Längsband (Abb. 14). Austausch von Ektoderm vor Einwanderung der Neuralleistenzellen (TWITTY, TWITTY und BODENSTEIN 1936—1948) ergab, daß das Implantat eindeutig das Zeichnungsmuster des Wirtskeimes bildet. Die Wirtsmelanoblasten setzen sich also in fremder Epidermis mit ihrem eigenen Muster durch. Umgekehrt ergab Austausch von Neuralleiste, daß die Melanoblasten sich im Operationsbereich stets zum Farbmuster des Spenders gruppieren; das heißt, auch in diesem Fall hatten die Melanoblasten ihre autonomen Wanderungs- und Gruppierungstendenzen in fremdem Milieu realisiert. So bilden Neuralleistenzellen von *T. torosus* im Wirt *T. similans* und *T. rivularis* die für *T. torosus* typischen Bändermuster (Abb. 14).

Das Verhalten von Neuralleistenzellen des Laubfrosches *(Hyla)* in Larven von *Triturus* und *Ambystoma* ist eingehend von BALTZER (1940, 1941) geprüft worden. ROSIN (1943) untersuchte Axolotl-Melanophoren in *Triturus*-Wirten. In beiden Versuchsreihen macht sich das Milieu der Wirtsumgebung stärker bemerkbar als in TWITTYs Versuchen. Größe, Form und Farbe der einzelnen Pigmentzelle verhalten sich auch in BALTZERs und ROSINs Experimenten stets herkunftsgemäß. Hingegen nehmen nun aber die artfremden Pigmentzellen in beträchtlichem Umfang an der für den Wirtskeim typischen Musterbildung teil. Sie ordnen sich ortsgemäß ein. Mit zunehmendem Alter der Versuchstiere gehen die ordnungsfremden Pigmentzellen zugrunde und werden durch wirtseigene Melanophoren ersetzt.

Untersuchungen zur weiteren Klärung der Natur der Gewebsfaktoren, die auf wandernde Melanoblasten einwirken, ergaben folgendes Resultat:

Die wandernden Melanoblasten bevorzugen eine bestimmte Richtung (von mediodorsal nach lateroventral), die vielleicht durch die Hautstruktur vorbedingt ist. TWITTY (1936) nahm zunächst an, daß die Streifenmuster *(T. torosus)*

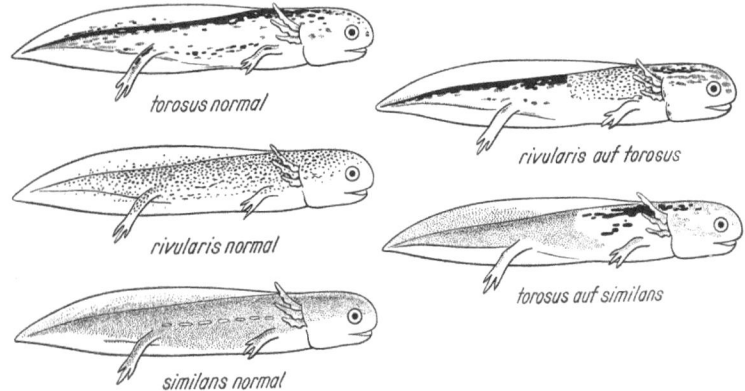

Abb. 14. Links: Normale Larven von *Triturus torosus, rivularis* und *similans*. Rechts oben: *Torosus*-Larve nach Einpflanzung von *Rivularis*-Neuralleiste im vorderen Rumpfgebiet. Rechts unten: *Torosus*-Neuralleiste in *Similans*-Larve. Analyse der Farbmusterbildung. Erläuterung im Text. (Nach TWITTY u. BODENSTEIN)

mechanisch durch bestimmte Grenzbezirke im Embryonalkörper determiniert seien. So ist die dorsale Längslinie dort lokalisiert, wo die dorsale Somitenkante der Epidermis nahe kommt. Schneidet man einen Somitenbezirk mit überdeckender Epidermis aus und setzt ihn nach Drehung um 180° wieder ein, so bildet sich der dorsale Längsstreifen weiter ventral, da nun die Kontaktzone von Somit und Epidermis nach ventral verlagert wurde. Ein zweiter, mehr ventral gelegener Längsstreifen soll durch den oberen Rand der Dottermasse bestimmt werden. Eine weitere Analyse der Verhältnisse bei *T. torosus* und *rivularis* (TWITTY 1945) ergab jedoch, daß das Streifenmuster von *T. torosus* sekundär durch Umgruppierung zunächst diffus verteilter Melanoblasten zustande kommt. Bei *T. rivularis* bleibt eine primäre, diffuse Verteilung der Melanoblasten erhalten. *T. torosus* differenziert sich gleichsam über dieses Stadium hinaus weiter. Versuche in der Gewebekultur ergaben, daß Torosus-Pigmentzellen sich langsam differenzieren und gleichmäßig auf dem Substrat verteilt bleiben, wenn sie in physiologischer Salzlösung gezüchtet werden. Setzt man jedoch dem Kulturmedium Cölomflüssigkeit erwachsener Molche zu, so wird die Pigmentbildung intensiver und Zellen lagern sich zu kompakten Zellnestern zusammen. Die Reaggregation von Pigmentzellen bei *T. torosus* scheint also durch biochemische Faktoren der Umgebung beeinflußt zu werden. Der Unterschied des Farbmusters der beiden nahe verwandten *Triturus*-Arten ist offenbar auf Differenzen im Ausreifungstempo zurückzuführen. Pigmentzellen von *T. rivularis* und *similans* bleiben gegenüber der Cölomflüssigkeit erwachsener Molche refraktär, denn sie behalten in jedem Kulturmedium ihre diffuse Verteilung.

Neben den Wechselwirkungen zwischen Melanoblasten und Umgebung bleiben auch gegenseitige Beeinflussungen der Melanoblasten zu beachten. Transplantiert man Epidermis vor Einwanderung von Pigmentzellen bei Hühnern auf einen pigmentierten Wirtskeim, so wandern Melanoblasten des Wirtes ungehindert in das Transplantat ein. Besitzt aber das Transplantat bereits einen eigenen Bestand an Melanoblasten, so unterbleibt eine Zuwanderung von Wirtszellen (RAWLES 1944, 1956; DANFORTH u. FOSTER 1929). Das quantitative Verhältnis zwischen Zahl der Melanoblasten und Umfang des Hautareals scheint also für die Besiedlung einer Körperregion mit Pigmentzellen von Bedeutung zu sein.

Bei Vögeln und Säugetieren liegen die Verhältnisse bei der Farbmusterbildung ähnlich wie bei Amphibien, doch ergeben sich durch die kompliziertere Struktur der Haut mit ihren Anhangsorganen Besonderheiten. Experimentelle Untersuchungen liegen vor allem an Hühnern vor. Es war zuvor erwähnt worden (s. S. 157), daß es gelingt, Federkeime einer Form mit den Pigmentträgern einer anderen Rasse oder Art zu besiedeln.

Pigment in epidermalen Zellen, also auch in der Vogelfeder und im Haar des Säugetieres, stammt stets aus Neuralleistenzellen. Diese differenzieren sich zu Melanophoren und geben Pigmentgranula an Basalzellen der Epidermis und an Bildungszellen der Federradien und Haarkeime ab. Der Vorgang der Übergabe eines reifen Zellproduktes an eine andere Zellart wird von MASSON (1926) als *Cytokrinie* (Abb. 15) bezeichnet. Er ist wiederholt auf Grund von anatomischen Befunden beschrieben worden (RIEHL 1884, STRONG 1902, GREITE 1934; s. auch HORSTMANN 1957).

FOULKS (1943) konnte den experimentellen Nachweis erbringen, daß die Versorgung der Epidermis und der Federkeime mit Pigmentzellen bei Hühnern durch wandernde Melanoblasten von der Dermis her erfolgt. Im Federkeim existiert kein epidermales Reservelager von Melanoblasten. Auch in regenerierende Federn wandern Melanoblasten aus der Dermis ein und geben ihr Pigment an Epidermiszellen ab.

Bei weißen Hühnerrassen liegen die Verhältnisse anders als bei farblosen Amphibien. Außerdem verhalten sich verschiedene weiße Hühnerrassen (Leghorns, Seidenhühner) nicht gleich. Alle geprüften weißen Hühnerrassen besitzen Melanophoren, doch sterben diese meist frühzeitig ab. Die Weißfärbung beruht also nicht auf dem Mangel eines Faktors in der Haut wie bei Axolotln. In der Gewebekultur von Seidenhuhn und Leghorns wandern die Melanocyten aus und haben die Tendenz, Fibrocyten als Leitstrukturen zu benutzen. — In älteren Kulturen von Leghorn-Kücken sterben die Melanoblasten ab. Seidenhuhn-Melanoblasten erweisen sich hingegen als lebensfähig. Embryonalextrakt von Leghorn hat keinen hemmenden Einfluß auf Melanoblastenkulturen anderer Hühnerrassen, wohl aber vermag Embryonalextrakt von Seidenhühnern die Melanoblasten von Leghorn-Hühnern zu aktivieren (WENDT 1957/58).

Die weißen Seidenhühner sind bemerkenswert, weil sie im Gegensatz zu den meisten anderen Vögeln eine sehr große Menge von Melanoblasten im Innern des Körpers besitzen (Rückenmarkshäute, Cölomwand, perivasculär, subcutan und in der Cutis, in den Gonaden und in sehr großer Menge in Periost und Perichondrium). Das Skelet sieht bei oberflächlicher Präparation ebenholzschwarz aus. Das Knochengewebe selbst ist frei von Pigment. Ebenso fehlt das Melanin vollständig in Epidermis und Federn. Die Natur dieses Hemmungsmechanismus ist nicht vollständig aufgeklärt. Es finden sich Anhaltspunkte dafür, daß die Melanoblasten einen in den Fibrocyten enthaltenen Faktor für die Melaninausreifung benötigen (LUBNOW 1957, WENDT 1958).

Zahlreiche Untersuchungen wurden zur Aufklärung des Mechanismus der Farbmusterbildung bei Vögeln durchgeführt (HAMILTON 1940; RAWLES 1945 bis

1960; WATTERSON 1942; WILLIER, WILLIER u. RAWLES 1940). Als allgemeines Ergebnis läßt sich feststellen, daß in der Regel Melanoblasten in den Federkeimen eines vom Spender abweichenden Farbschlages herkunftsgemäß Pigment und

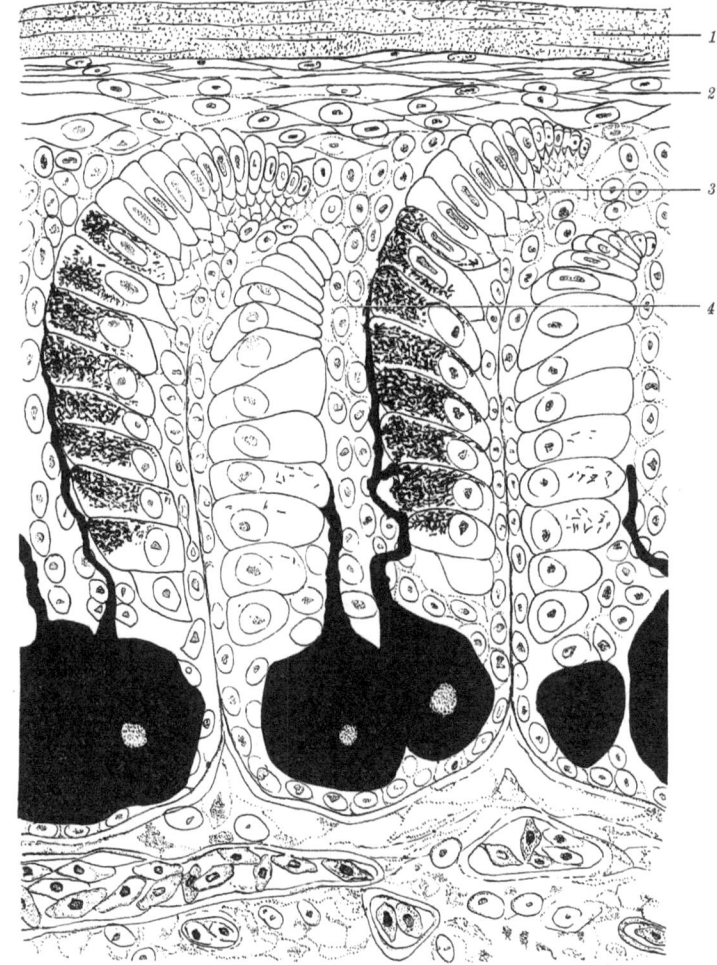

Abb. 15. Cytokrinie. Dunenfeder in der Entwicklung. *1* Äußere Federscheide, *2* innere Federscheide, *3* hakenförmige Umbiegung der Radien, *4* Axialplatte, *5* Melanocyt, der an die Bildungszellen der Radien Melaningranula abgibt. (Aus STRONG 1902)

Pigmentmuster des Spenders bilden. Bekanntlich kommen bei Vögeln Geschlechtsunterschiede in Färbungsmuster und Färbung vor. Melanophoren von gesperberten Plymouth-Rock-Hühnern bestimmten Geschlechtes bilden nach Verpflanzung auf Keime des heterologen Geschlechtes herkunftsgemäß den Farbmustertyp des Spenders. Die geschlechtsspezifische Musterbildung ist also genetisch fixiert und nicht hormonal umstimmbar. Der Federkeim des Wirtes hat keinerlei modifizierenden Einfluß. Andererseits ist eine hormonal stimulierte Umfärbung durch weibliches Sexualhormon bei regenerierenden Federn der braunen Leghornrasse möglich (LILLIE u. JUHN 1932).

Neben hormonalen Einflüssen lassen sich auch vom Federkeim ausgehende Wirkungen nachweisen. Unabhängig von der Natur der Melanoblasten kann der

Färbungscharakter durch die Körperregion, in der die Pigmentzelle zur Ausbildung kommt, bestimmt werden. Hühner der New Hampshire Red-Rasse
besitzen rote und schwarze Federfärbungen. Die gleiche Stammzellart kann rote
und schwarze Farbstoffe bilden. Welches Pigment realisiert wird, hängt nur von
der Region (Federtyp) ab, in der der Melanoblast ausreift.

Schließlich bleibt auf die Erscheinung hinzuweisen, daß die Melanoblasten
sich wechselseitig beeinflussen können. Wir hatten bereits hervorgehoben
(s. S. 166), daß Besetzung eines Areals mit Melanocyten die Zuwanderung weiterer
Melanoblasten hemmt. Von Interesse sind in diesem Zusammenhang die in vielen
Vogelordnungen vorkommenden Sperberungsmuster, die durch Alternieren von
dunklen und pigmentfreien Streifen auf der Feder gekennzeichnet sind. Die
gesperberte Plymouth-Rock-Rasse des Haushuhnes zeigt ein derartiges Muster.
Das Sperberungsmuster tritt auch nach Verpflanzung von Plymouth-Rock-
Melanoblasten auf einheitlich gemusterte Rassen auf (WILLIER u. RAWLES 1940;
NICKERSON 1944). Die Sperberung kommt nicht durch rhythmische Struktur-
muster der Feder zustande, sondern beruht auf Eigenschaften der Pigment-
bildner. Melanoblasten lassen sich in den Regionen des Federkeimes, aus denen
die ungefärbten Zonen entstehen, nachweisen. NICKERSON (1944) nimmt an, daß
die Melanocyten der dunklen Querbänder eine Substanz abgeben, die die weitere
Pigmentsynthese hemmt und durch Diffusion an die Umgebung abgegeben wird.
Jeder dunkle Pigmentstreifen muß daher von einer unpigmentierten Randzone
umgeben sein. In einigem Abstand vom Zentrum der Pigmentbildung sinkt die
Konzentration des Hemmstoffes bis zur Unwirksamkeit ab, ein neuer dunkler
Streifen erscheint. Der hypothetisch geforderte Hemmstoff ist allerdings bisher
nicht direkt nachgewiesen worden. So bleibt nach NICKERSON auch die Möglichkeit diskutabel, daß in der dunklen Streifenzone bestimmte für die Pigmentsynthese nötige Substanzen des Substrates aufgebraucht werden, so daß die dem
Pigmentstreifen benachbarte Zone an dieser Substanz verarmt und die Pigmentausreifung unmöglich wird.

Fassen wir das Hauptergebnis unserer Übersicht zusammen, so läßt sich feststellen, daß

1. bei allen Wirbeltieren der Pigmentbildung ein prinzipiell gleicher Prozeß
zugrunde liegt. Pigmentbildung ist an das Auftreten spezifischer Zellen gebunden.
Diese entstehen in erster Linie aus der Neuralleiste. Die Genese der Melanoblasten aus der Neuralleiste ist für alle Wirbeltierklassen nachgewiesen. Daneben
ist für die Guanophoren der Amphibien der gleiche Bildungsmodus erwiesen.

2. Pigmentbildungszellen wandern von ihrem Ursprungsort aus und verteilen
sich über die Körperperipherie. Sie bleiben lange Zeit ungefärbt und sind während
dieser Phase nicht mit Sicherheit von Mesenchymzellen zu unterscheiden.

3. Die Pigmentbildung erfolgt gewöhnlich erst dann, wenn die wandernden
Zellen am Orte ihrer Bestimmung angekommen sind. Bei der Ausreifung des Pigmentes spielen Einflüsse des Substrates eine wesentliche Rolle.

4. Die Verhältnisse beim Menschen unterscheiden sich nicht grundsätzlich von
denen bei Tieren. Durch die Möglichkeit, relativ früh die Melanoblasten färberisch zu erfassen (ZIMMERMANN, BECKER jr.), ist die Lücke, die durch das
Fehlen des experimentellen Beweises bedingt wird, nahezu geschlossen.

5. Selbständige Pigmentbildung in Epidermiszellen oder in Epidermisderivaten
ist nicht nachgewiesen. Die Pigmentierung von Federn und Haaren kommt durch
Weitergabe des fertigen Pigmentes von Melanoblasten an Epidermiszellen
bestimmten Reifegrades zustande (Cytokrinie).

6. Bei der Entstehung des tierischen Farbmusters spielen Wechselwirkungen zwischen autonomen Funktionen der Pigmentzellen und Bedingungen im Substrat eine sehr wesentliche Rolle. Gegenseitige Beeinflussung von Chromatophoren ist möglich.

Literatur

ADACHI, B.: Hautpigment beim Menschen und bei den Affen. Z. Morph. Anthrop. **6**, 1—131 (1903). — AEBY, C.: Die Herkunft des Pigments im Epithel. Zbl. med. Wiss. **23**, 273—275 (1885).

BAELZ, E.: Die körperlichen Eigenschaften der Japaner. Mitt. dtsch. Ges. Natur- u. Völkerkunde Ostasiens 4, 40 (1885). — BAHRAWY: Siehe EL BAHRAWY. — BALLOWITZ, E.: Die Pigmentzellen, Chromatophoren. In: Handbuch der vergleichenden Anatomie der Wirbeltiere (Hrsg. BOLK, GÖPPERT, LUBOSCH, KALLIUS), Bd. 1, S. 505—520. Berlin u. Wien: Urban & Schwarzenberg 1931. — BALTZER, F.: Über das Verhalten ordnungsfremder Pigmentzellen bei Amphibienlarven (Austausch) von Ganglienleiste zwischen Hyla und Urodelen. Verh. Schweiz. naturf. Ges. 120. Verslg.,177—180 (1940). — Untersuchungen an Chimaeren von Urodelen und Hyla. I. Die Pigmentierung chimaerischer Molch- und Axolotllarven mit Hyla (Laubfrosch) Ganglienleiste. Rev. suisse Zool. **48**, 413—482 (1941). — BARDEN, R. B.: The cripin and development of the chromatophores of the amphibian eye. J. exp. Zool. **90**, 479—519 (1942). — BARRY, J.: Recherches sur l'origine des cellules de Langerhans de l'epiderme. Biol. med. **42**, 293—315 (1953). — BECKER jr., S. M., TH. B. FITZPATRICK and H. MONTGOMERY: Human melanogenesis: Cytology and histology of pigment cells (melanodendrocytes). Arch. Derm. Syph. (Chic.) **65**, 511—523 (1952). — BECKER, S. W.: Melanin pigmentation. A systematic study of the pigment of the human skin and upper mucous membranes, with special consideration of pigmented dendritic cells. Arch. Derm. Syph. (Chic.) **16**, 259—290 (1927). — BECKER jr., S. W., and A. A. ZIMMERMANN: Further studies on melanocytes and melanogenesis in the human fetus and newborn. J. invest. Derm. **25**, 103—112 (1955). — BEER, G. R. DE: The differentiation of neural crest cells into visceral cartilages and odontoblasts in amblystoma, and a reexamination of the germ-layer theory. Proc. roy. Soc. B. **134**, 377—398 (1949). — BIEDERMANN, W.: Vergleichende Physiologie des Integumentes der Wirbeltiere I—V. Ergebn. Biol. **1** (1926), **3** (1928), **4** (1928), **6** (1930). — BILLINGHAM, R. E.: Dendritic cells. J. Anat. (Lond.) **82**, 93—109 (1948). — Dendritic cells in pigmented human skin. J. Anat. (Lond.) **83**, 109—115 (1949). — BILLINGHAM, R. E., and P. B. MEDAWAR: A study of the branched cells of the mammalian epidermis with special references to the fate of their division products. Phil. Trans. B. **237**, 151—171 (1953). — BIRBECK, M. S. C., and N. A. BARNICOT: The structure and formation of pigment granules in human hair. Exp. Cell Res. **10**, 505—514 (1956). — Electron microscope studies on pigment formation in human hair follicles. In: Pigment cell Biol. M. Gordon, p. 549—561. New York: Acad. Press 1959. — BIRBECK, M. S. C., and E. H. MERCER: The electron microscopy of the human hair follicle. (a) part. 1. Introduction and the hair cortex. J. biophys. biochem. Cytol. **3**, 203—214 (1957). — (b) part 2. The hair cuticle. J. biophys. biochem. Cytol. **3**, 215—222 (1957). — (c) part 3. The inner root sheath and trichohyaline. J. biophys. biochem. Cytol. **3**, 223—230 (1957). — BITTNER, H.: Pigmentierte Hoden beim Hausgeflügel. Berl. Münch. tierärztl. Wschr. **41**, 533—538 (1925). — BLANCHARD, E. W., and H. M. McCURDY: The origin of melanoblasts in early embryonic stages of triturus torosus as studied by the dopa technique. Anat. Rec. 61 (1934). — BLOCH, B.: Preuves ataviques de la transformation des races. Bull. Soc. Anthrop. Paris **5**, Ser. II, 618 (1901). — Das Problem der Pigmentbildung in der Haut. Z. ges. exp. Med. 5 (1917). — Über die Entwicklung des Haut- und Haarpigmentes beim menschlichen Embryo und über das Erlöschen der Pigmentbildung im ergrauenden Haar. Arch. Derm. Syph. (Berl.) **135**, 77—108 (1921). — Der jetzige Stand der Pigmentlehre. Zbl. Haut- u. Geschl.-Kr. 8, 1—10 (1923). — Das Pigment. In: Handbuch der Haut- und Geschlechtskrankheiten (JADASSOHN), Bd. 1, S. 434—541. Berlin: Springer 1927. — Über das melanotische Pigment. Rev. suisse Zool. **57**, 283 (1930). — BOLK, L.: Beobachtungen über Entwicklung und Lagerung von Pigmentzellen bei Knochenfischembryonen. Arch. mikr. Anat. **75**, 414 (1910). — BORCEA, M. I.: Sur l'origine du coeur, des cellules vasculaire migratrices et des cellules pigmentaires chez les teleosteens. C. R. Acad. Sci. (Paris) **149**, 688—689 (1909). — BREIDER, H.: Genmanifestation und genotypisches Milieu. Verh. dtsch. zool. Ges. 38. Verslg., 112—118 (1936). — Die genetischen, histologischen und zytologischen Grundlagen der Geschwulstbildung nach Kreuzung verschiedener Rassen und Arten lebendgebärender Zahnkarpfen. Z. Zellforsch. **28**, 784—828 (1938). — BREIDER, H., u. R. SEELIGER: Die Farbzellen der Gattungen Xiphophorus und Platypoecilus und deren Bastarde. Zool. Anz. **151**, 243—285 (1938). — BYTINSKI-SALZ, H.: Chromatophorenstudien. II. Struktur und Determination des adepidermalen Melanophorennetzes bei Bombina. Arch. exp. Zellforsch. **22**, 132—170 (1938).

CAIRNS, J. M., and J. W. SAUNDERS jr.: The influence of embryonic mesoderm on the regional specification of epidermal derivatives in the chick. J. exp. Zool. **127**, 221—248 (1954). — CELESTINO DA COSTA, A.: L'embryologie du sympathique et de ses dérivés. C. R. Ass. Anat. **88**b, 3—61 (1956). — CHARLES, A., and J. T. INGRAM: Electron microscope observations of the melanocyte of the human epidermis. J. biophys. biochem. Cytol. **6**, 41—44 (1959). — CHASE, H. B., H. RAUCH and V. W. SMITH: Critical stages of hair development and pigmentation in the mouse. Physiol. Zool. **24** (1) (1951). — CHILD, C. M.: Inhibition of pigment-cell migration in triturus torosus. Physiol. Zool. **23**, 1—15 (1950). — CHUANG, H. H.: Defekt- und Vitalfärbungsversuche zur Analyse der Entwicklung der kaudalen Rumpfabschnitte und des Schwanzes bei Urodelen. Wilhelm Roux' Arch. Entwickl.-Mech. Org. **143**, 19—125 (1947). — CLARK, W. H., and R. G. HIBBS: Electron microscope studies of the human epidermis. The clear cell of Masson (dendritic cell or melanocyte). J. biophys. biochem. Cytol. **4**, 679—683 (1958). — COCK, A. G., and J. COHEN: The melanoblast reservoir available to a feather papilla. J. Embryol. exp. Morph. **6**, 530—545 (1958).

DALTON, H. C.: The role of nucleus and cytoplasm in development of pigment patterns in triturus. J. exp. Zool. **103**, 1 (1946). — Developmental analysis of genetic differences in pigmentation in the axolotl. Proc. nat. Acad. Sci. (Wash.) **35** (1949). — Inhibition of chromoblast migration as a factor in the development of genetic differences in pigmentation in white and black axolotls. J. exp. Zool. **115**, 1—16 (1950). — Comparison of white and black axolotl chromatophores in vitro. J. exp. Zool. **115**, 17—36 (1950). — DALTON, H. C., and Z. P. KRASSNER: Role of genetic pituitary differences in larval axolotl pigment development. Pigment cell biol. (4th Conf.) New York 1959, p. 51—61. — DANFORTH, C. H.: Direct control of avian color pattern by the pigmentoblasts. J. Hered. **30**, 173—176 (1939). — DANNEEL, R.: Die ersten Melanoblasten der Neunaugenlarve. Naturwissenschaften **44**, 46—47 (1957). — DANNEEL, R., u. G. CLEFFMANN: Die Einwanderung der Pigmentzellen in die Haut und die Haare bei Nagetieren. Biol. Zbl. **73**, 414—428 (1954). — DE LANNEY, L. E.: The role of the ectoderm in pigment production studied by transplantation and hybridization. J. exp. Zool. **87**, 323—344 (1941). — DETWILER, S. R.: Neuroembryology, an experimental study, 218 pp. New York: McMillan 1956. — DORRIS, F.: Differentiation of pigment cells in tissue cultures of chick neural crest. Proc. Soc. exp. Biol. (N.Y.) **34**, 448—449 (1936). — The production of pigment in vitro by chick neural crest. Wilhelm Roux' Arch. Entwickl.-Med. Org. **138**, 323—334 (1938). — The production of pigment by chick neural crest in grafts to 3-day limb bud. J. exp. Zool. **80**, 315—345 (1939). — The behaviour of chick neural crest in grafts to the chorioallantoic membrane. J. exp. Zool. **86**, 205—224 (1941). — DRIESEN, H.-H.: Untersuchungen über die Einwanderung diffuser Pigmente in die Federanlage, insbesondere beim Wellensittich (Melopsittacus undulatus Shaw). Z. Zellforsch. **39**, 121—151 (1953). — DROCHMANNS, P.: Electron microscope studies of epidermal melanocytes and the fine structure of melanin granules. J. biophys. biochem. Cytol. **8**, 165—180 (1960). — DU BOIS, A. M.: Elimination de pigment chez les batraciens. Schweiz. med. Wschr. **1948**, 78. — DU SHANE, G. P.: The source of pigment cells in amphibia. Anat. Rec. **60**, 62 (1934). — An experimental study of the origin of pigment cells in amphibia. J. exp. Zool. **72**, 1—32 (1936). — The role of embryonic ectoderm and mesoderm in pigment production in Amphibia. J. exp. Zool. **82** (1939). — The embryology of vertebrate pigment cells. I. amphibia. Quart. Rev. Biol. **18**, 109—127 (1943). — The embryology of vertebrate pigment cells. II. Birds. Quart. Rev. Biol. **19**, 98—117 (1944). — The development of pigment cells in vertebrates. Spec. Publ. New York Acad. Sci. **4** (1948).

EASTLICK, H. L.: Reciprocal heterotransplantation of limb primordia between duck, turkey, guinea and chick embryos. Nature (Lond.) **1939** II, 380—381. — A study of feather character in limbs transplanted between embryos of different bird species. Proc. nat. Acad. Sci. (Wash.) **25**, 551—557 (1939). — The pigment forming capacity of the blastoderm of the barred plymouth rock embryos as shown by transplants to white leghorn hosts. Anat. Rec. **73**, Suppl., 64—65 (1939). — The point of origin of the melanophores in chick embryos as shown by means of limb bud transplants. J. exp. Zool. **82** (1939). — The rôle of heredity versus environment in limb bud transplants between different breeds of fowl. Science **1939** I, 17—18. — The localisation of pigment-forming areas in the chick blastoderm at the primitive streak. Physiol. Zool. **13**, 202—210 (1940). — Manifestations of incompatibility in limb grafts made between bird embryos of different species. Physiol. Zool. **14**, 136—143 (1941). — EASTLICK, H. L., and R. A. WORTHAM: The origin of the subcutaneous melanophores in the silkie fowl. Anat. Rec. **94**, Suppl., 398 (1946). — The production of pigment in white leghorn feathers and skin by melanophores derived from the neural crest of white silkie bantam embryos. Anat. Rec. **94**, Suppl., 517 (1946). — An experimental study on the feather-pigmenting and subcutaneous melanophores in the silkie fowl. J. exp. Zool. **103**, 2 (1946). — EHRMANN, S.: Untersuchungen über die Physiologie und Pathologie des Hautpigmentes. Arch. Derm. Syph. (Berl.) **17**, 507—532 (1885). — Das melanotische Pigment und die pigmentbildenden Zellen des Menschen und der Wirbeltiere in ihrer Entwicklung nebst Bemerkungen über Blutbildung und Haarwechsel. Bibl. Med. Abt. D. II, H. 6 (1896). — EL BAHRAWY, A. A.: Über den Mongolenfleck bei Europäern. Arch. Derm. Syph. (Berl.) **141**, 171—192 (1922). — ELIAS, H.: Die Entwicklung des Farbkleides des Wasserfrosches (Rana esculenta). Z. Zellforsch. **14**, 55—72 (1931). — Über die Entwicklung der Chromatophoren und anderer Zellen in der Haut von Bufo viridis. Z. Zellforsch. **21**, 529—544 (1934). — Die adepidermalen Melanophoren der Discoglossiden, ein Beispiel für den phylogenetischen Funktionswechsel eines Organs, seinen Ersatz in der frühen Funktion durch ein neues Organ und sein schließliches Verschwinden. Z. Zellforsch. **29**, 448—461 (1939). — ESCHRICHT, D. F.: Zool.-anat.-physiol. Untersuchungen über die nordischen Waltiere 1. 70. Leipzig: Voss 1849.

FIORONI, P.: Zur Pigment- und Musterentwicklung bei squamaten Reptilien. Rev. suisse Zool. **68**, 727—874 (1961). — FISCHEL, A.: Beiträge zur Biologie der Pigmentzelle. Anal. A. **58**, 5—138 (1920). — FISCHER-WASELS, B.: Deskriptive und experimentelle Morphologie. Frankfurter Universitätsreden 1930. 35. Frankfurt a. M. 1931, S. 12—34. — FITZPATRICK, TH. B.: Humanmelanogenesis. The tyrosinase reaction in pigment cell neoplasms, with particular reference to the malignant melanoma. preliminary report. Arch. Derm. Syph. (Chic.) **65**, 379—391 (1952). — FLESCH, P.: The role of copper in mammalian pigmentation. Proc. Soc. exp. Biol. (N.Y.) **70**, 79—83 (1949). — Inhibitory action of extracts of mammalian skin on pigment formation. Proc. Soc. exp. Biol. (N.Y.) **70**, 136—140 (1949). — FLICKINGER, R. A.: A study of the metabolism of amphibian neural crest cells during their migration and pigmentation in vitro. J. exp. Zool. **112**, 465—484 (1949). — FOSTER, M.: Enzymatic studies of pigmentforming abilities in mouse skin. J. exp. Zool. **117**, 211—246 (1951). — FOULKS, J. G.: An analysis of the source of melanophores in regenerating feathers. Physiol. zool. **16**, 351—380 (1943). — FREEMAN, L. W., E. MEIROWSKY and R. B. FISCHER: Biological characteristics of melanin granules in the normal choroid and in malignant melanomas. Exp. Med. Surg. **8**, 130—138 (1950). — FROST, D., and H. C. DALTON: The time of migration of axolotl melanoblasts. J. Morph. **93**, 101—108 (1953). — FUCHS, R. F.: Der Farbwechsel und die chromatische Hautfunktion der Tiere. In WINTERSTEINs Handbuch der vergleichenden Physiologie, Bd. 3, H. 1, Teil 2, S. 1189—1656. 1914.

GOODRICH, H. B.: One step in the development of hereditary pigmentation in the fish oryzias latipes. Biol. Bull. **65**, 249—252 (1933). — Problems of origin and migration of pigment cells in fish. Zoologica (N.Y.) **35**, 1—5 (1950). — GOODRICH, H. B., R. L. HINE and J. REYNOLDS: Studies on the terminal phases of color pattern formation in certain coral reef fish. J. exp. Zool. **114**, 3 (1950). — GORDON, M. (ed.): Pigment cell biology. Proc. 4th conf. on the biology of normal and atypical pigment cell growth. New York: Acad. Press 1959. — GREITE, W.: Die Strukturbildung der Vogelfeder und ihre Pigmentierung durch Melanine. Z. wiss. Zool. **145**, 283—336 (1934). — GRIMM, F.: Beiträge zum Studium des Pigments. Derm. Z. **2**, 328—343 (1895). — GÜTTES, E.: Die Herkunft des Augenpigmentes beim Kaninchenembryo. Z. Zellforsch. **39**, 168—202 (1953). — Pigmentbildung und Phagocytose bei Melanoblasten in vitro. Naturwissenschaften **45**, 90—91 (1958).

HAMILTON, H. L.: A study of the physiological properties of melanophores with special reference to their role in feather coloration. Anat. Rec. **78**, 525—547 (1940). — HAMILTON, W. J., J. D. BOYD and H. W. MOSSMAN: Human embryology, 3. ed. Baltimore: Williams and Wilkins Company 1952. — HARDY, M. H.: The development of mouse hair in vitro with some observations on pigmentation. J. Anat. (Lond.) **83**, 364—384 (1949). — HARRISON, R. G.: Experiments on the development and growth of limbs in the amphibia. Science **74**, 575—576 (1931). — Heteroplastic grafting in embryology. Harvey Lect., Lectures 1933/34, 116—157 (1935). — Die Neuralleiste. Verh. Anat. Ges. Vers. 1937 Königsberg. Anat. Anz., Erg.-Bd. **85** (1937/38). — HIS, W.: Untersuchungen über die erste Anlage des Wirbeltierleibes. Die erste Entwicklung des Hühnchens im Ei. Leipzig: F. C. W. Vogel 1868. — HÖRSTADIUS, S.: The neural crest, its properties and derivatives in the light of experimental research, 111 pp. Oxford-London-New York-Toronto: University Press 1950. — HÖRSTADIUS, S., and S. SELLMAN: Experimentelle Untersuchungen über die Determination der knorpeligen Kopfskelettes bei Urodelen. Nova Acta Regiae Soc. Sci. Upsaliensis **13**, 1—170 (1946). — HOFF, F.: Akuter totaler Pigmentverlust. Dtsch. med. Wschr. **79**, 284 (1954). — HOLMES, R. L.: Patterns of cutaneous pigmentation; rodents. J. Anat. (Lond.) **87**, 163—168 (1953). — HOLTFRETER, J.: Über die Aufzucht isolierter Teile des Amphibienkeimes. I. Methode einer Gewebezüchtung in vivo. Arch. Entwickl.-Mech. Org. **117**, 420—510 (1929). — Über die Aufzucht isolierter Teile des Amphibienkeimes. II. Züchten von Keimen und Keimteilen in Salzlösung. Arch. Entwickl.-Mech. Org. **124**, 404—466 (1931). — Der Einfluß von Wirtsalter und verschiedenen Organbezirken auf die Differenzierung von angelagertem Gastrulaektoderm. Arch. Entwickl.-Mech. Org. **127**, 619—775 (1933). — Morphologische Beeinflussung von Urodelenektoderm bei xenoplastischer Transplantation. Arch. Entwickl.-Mech. Org. **133**, 367—419 (1935). — Über das Verhalten von Anurenektoderm in Urodelenkeimen. Arch. Entwickl.-Mech. Org. **133**, 427—494 (1935). — HOPKINS, F. M.: Analysis of some phases of melanoblast migration in the barred plymouth rock embryos. Physiol. Zool. **22** (1949). — HORSTMANN, E.: Die Haut.

In: Handbuch der mikroskopischen Anatomie des Menschen (W. v. MÖLLENDORFF-W. BARG-MANN), Bd. 3/III, S. 1—488. Berlin-Göttingen-Heidelberg: Springer 1957. — HU, F.: Cytological studies of human pigment cells in tissue culture. Pigment cell biol. (4th Conf.) New York 1959, p. 147—158. — HU, F., R. J. STARICCO, H. PINKUS and R. P. FOSNAUGH: Human melanocytes in tissue culture. J. invest. Derm. 28, 15—32 (1957). — HUMM, D. G., and R. S. YOUNG: The embryological origin of pigment cells in platyfish-swordtail hybrids. Zoologica (N.Y.) 41, 1—10 (1956).

ISHIKAWA, N.: Über den sogenannten Mongolenfleck bei japanischen Foeten. Fol. anat. jap. 2, 1—4 (1924). — ITO, M.: Studies on melanin. Tohoku J. exp. Med. 55, Suppl., 1(1953).— Studies on melanin. Report II. Tohoku J. exp. Med. 65, Suppl. 5 (1957).

JUHN, M.: On the two-fold source of pattern in plumage in the fowl with examples from the hybrid. J. exp. Zool. 126, 473—495 (1954).

KATO, T.: Anatomisch-histologische Studien über die sog. Kinderflecke. Mitt. med. Fak, Tokyo 6, 377—396 (1905). — KIMBALL, E.: Genetics of feather pigmentation in the fowl. Amer. Naturalist 84 (1950). — KOECKE, H. U.: Die frühe Differenzierung erster Melanocyten beim Entenembryo. Experientia (Basel) 13, 294 (1957). — Die Potenzen verschiedener Neuralleistenabschnitte zur Entwicklung von Melanoblasten (Anas domestica). Verh. Dtsch. Zool. leistenabschnitte zur Entwicklung von Melanoblasten (Anas domestica). Verh. Dtsch. Zool. Ges. Frankfurt a. M. 1958, S. 339—345. — Die Differenzierung der Melanoblasten zu Melanocyten und die Bildung des Melanins in vivo beim Entenembryo (Khaki Campbell). Z. Zellforsch. 50, 238—274 (1959). — Untersuchungen über die regionalen Potenzen der Neuralleiste zur Bildung von Melanoblasten bei der Hausente (Anas domestica). Wilhelm Roux' Arch. Entwickl-Mech. Org. 151, 612—659 (1960). — KOECKE, H. U., u. W. SCHITTENHELM: Die Entwicklung der Schillerfärbung während des Federwachstums und die Einlagerung des Melaninpigmentes in die Federzellen bei der Stockente (Anas boschas L.). Wilhelm Roux' Arch. Entwickl.-Mech. Org. 153, 283—313 (1961). — KÖLLIKER, A.: Über die Entstehung des Pigmentes in den Oberhautgebilden. Z. wiss. Zool. 45, 713—717 (1887). — KOLODJIEVSKI, Z.: Untersuchungen über Beteiligung der transplantierten Haut an der Regeneration. Bull. int. Acad. Polon. N. 1 s. B. 1—56 (1928). — KOMNICK, H.: Nachweis von Melanoblasten im Gehirn von Krallenfroschlarven (Xenopus laevis). Naturwissenschaften 47, 478 (1960). — KROMAYER, E.: Oberhautpigment der Säugetiere. Arch. mikr. Anat. 42, 1 (1893). — KUHN, O., u. H. U. KOECKE: Das Schicksal der Melanoblasten im Integument verschiedener Taubenrassen. Z. Zellforsch. 44, 557—584 (1956).

LANGERHANS, P.: Über die Nerven der Haut. Virchows Arch. path. Anat. 44, 325—337 (1868). — LEHMANN, H. E.: The suppression of melanophore differentiation in salamander larvae following orthotopic exchanges of neural folds between species of amblystoma and triturus. J. exp. Zool. 114, 435—463 (1950). — LEHMAN, H. E., and L. M. YOUNGS: Extrinsic and intrinsic factors influencing amphibian pigment pattern formation. Pigment Cell Biol. (4th conf.) New York 1959, p. 1—36. — LEYDIG, F.: Lehrbuch der Histologie des Menschen und der Tiere. Frankfurt a. M.: Meidinger Co, 1857. — LILLIE, F.R., and M. JUHN: The physiology of development of feathers. I. Growth-rate and pattern in het individual feather. Physiol. Zool. 5, 124—184 (1932). — Physiology of development of the feather. II. General principles of development with special reference to the afterfeather. Physiol. Zool. 11, 434—448 (1938).— LILLIE, F. R., and HSI, WANG: Physiology of development of the feather. 5 Experimental morphogenesis. Physiol. Zool. 14, 103—135 (1941). — LOPASHOV, G. V.: Origin of pigment cells and visceral cartilage in teleosts. C. R. Acad. Soc. Mescow, N. S., 44 (4), 169—172 (1944). — LUBNOW, E.: Die Pigmentierung des japanischen Seidenhuhns. Biol. Zbl. 76, 316—342 (1957).

MANGOLD, O.: Transplantationsversuche zur Frage der Spezifität und der Bildung der Keimblätter. Arch. Entwickl-Mech. Org. 100, 198—310 (1923). — Das Determinationsproblem. I. Das Nervensystem und die Sinnesorgane der Seitenlinie unter spezieller Berücksichtigung der Amphibien. Ergebn. Biol. 3, 152—227 (1928). — Experimente zur Analyse der Determination und Induktion der Medullarplatte. Arch. Entwickl.-Mech. Org. 117, 586—696 (1929). — Molchlarven ohne Zentralnervensystem und ohne Ektomesoderm. Wilhelm Roux' Arch. Entwickl.-Mech. Org. 152, 725—769 (1961). — Grundzüge der Entwicklungsphysiologie der Wirbeltiere mit besonderer Berücksichtigung der Mißbildungen, auf Grund experimenteller Arbeiten an Urodelen. Genetica Generalis I (ed. Gedda) (Roma) 1962, 129—182. — MANGOLD, O., u. F. SEIDEL: Homoplastische und heteroplastische Verschmelzung ganzer Tritonkeime. Arch. Entwickl-Mech. Org. 111, 594—665 (1927). — MASSON, P.: Les naevi pigmentaires, tumeurs nerveuses. Ann. Anat. path. 3, 417—452, 657—696 (1926). — Pigment cells in man. Biology of melanomas. N.Y. Acad. Sci. 4, 15—51 (1948). — MAURER, F.: Die Epidermis und ihre Abkömmlinge. Leipzig: Engelmann 1895. — MAYAUD, N.: Téguments et phanères. In: P. P. GRASSÉ, Traité de Zoologie 15 (Oiseaux). Paris: Masson, p. 4—77. — MEIROWSKY, E., BAAR u. BAUM: Der gegenwärtige Stand der Pigmentfrage. Zbl. Haut- u. Geschl.-Kr. 8, 97—109 (1923). — MEIROWSKY, E., L. W. FREEMAN and R. B. FISCHER: Observations on the structure, derivation and nature of melanin. Zoologica (N.Y.) **35**, 1—5 (1950). — MENKES, B., u. M. I. DELEANU: Cercetari asupra biologiei eterogrefelor (recherches sur la biologie des hétérogreffes). Rum. u. franz. Zus.fass. Studii si cercetari stiintifice. Acad. rep. pop. Romie **3**, 9—30 (1956). — MIESCHER, G.: Die Chromatophoren in der Haut des Menschen. Arch. Derm. Syph. (Berl.) **131**, 313—425 (1922). — MONTAGNA, W.: Skin and integument and pigment cells. In: BRACHET-MIRSKY, The cell, vol. 5, p. 267—322. London and New York: Acad. Press 1961.—MORISON, D.: Beiträge zur Frage von der Pigmentbildung in der Negerhaut. Mschr. prakt. Derm. **9**, 485—490 (1889).

NEUMAYER, L.: Histogenese und Morphogenese des peripheren Nervensystems, der Spinalganglien und des Nervus sympathicus. In: Handbuch vergleichende und experimentelle Entwicklungslehre der Wirbeltiere (O. HERTWIG), Bd. 2, Teil 3, S. 513—626. Jena: Gustav Fischer 1906. — NEWTH, D. R.: Experiments of the neural crest of the lamprey embryo. J. exp. Biol. **28**, 248—260 (1950). — NICKERSON, M.: An experimental analysis of barred pattern formation in feathers. J. exp. Zool. **95**, 361—394 (1944). — NISSEN, TH.: Elektronenmikroskopische Untersuchungen des melanotischen Pigments in der Feder des normalen und albinotischen Wellensittichs (Melopsittacus undulatus SHAW) (ein morphologischer Beitrag zur Chromogen-Ferment-Hypothese der Melaninbildung. Mikroskopie **13**, 1—24 (1958). — NIU, M. C.: The axial organization of the neural crest, studied with particular reference to its pigmentary component. J. exp. Zool. **105**, 79—114 (1947). — Further studies on the origin of amphibiam pigment cells. J. exp. Zool. **125**, 199—220 (1954). — Some aspects of the life history of amphibian pigment cells. Pigment cell Biology (4th Conf.) New York 1959, p. 37—49. — NIU, M. C., and V. C. TWITTY: The origin of epidermal melanophores during metamorphosis in triturus torosus. J. exp. Zool. **113**, 633—647 (1950). — NORDMANN, J.: The origin of pigmented cells in higher vertebrates. Bull. Histol. Techn. micr. **24** (1947).

ODLAND, G. F.: The fine structure of the interrelationship of cells in the human epidermis. J. biophys. biochem. Cytol. **4**, 529—538 (1958). — OPPENHEIMER, J. M.: Atypical pigment cell differentiation in embryonic teleostean grafts and isolates. Proc. nat. Acad. Sci. (Wash.) **35**, 12 (1949). — Atypical pigment cell differentiation in embryonic teleostean grafts and isolates. Zoologica (N.Y.) **35**, 1—5 (1950). — ORTON, G. L.: Development and migration of pigment ells in some teleost fishes. J. Morph. **93**, 69—100 (1953).

PIATT, J.: Transplantation experiments between pigmentless and pigmented eggs of Amblystoma punctatum. J. exp. Zool. **118**, 101—135 (1951). — PINKUS, H.: Mitotic division of human dendritic melanoblasts. J. invest. Derm. **13**, 309—311 (1949). — PINKUS, H., R. J. STARICCO, P. J. KROPP and J. FAN: The symbiosis of melanocytes and human epidermis under normal and abnormal conditions. Pigment cell biol. 1959 (4th Conf.) New York 1959, p. 127—138. — POST, H.: Über normale und pathologische Pigmentierung der Oberhautgebilde. Virchows Arch. path. Anat. **135**, 479—513 (1894). — PRENANT, A.: Observations sur les cellules pigmentaires et sur le pigment des amphibiens. C. R. Ass. Anat. **44** (1909). — PROWAZEK, S.: Beitrag zur Pigmentfrage. Zool. Anz. **22**, 477 (1900). — PUCHAL'SKAJA, E.: Über die Herkunft des Pigments im regenerierenden Organ. Dokl. Akad. Nauk SSSR. **68**, 1135—1137 (1949) [Russisch].

RAPER, H. S.: The aerobic oxidases. Physiol. Rev. **8**, 245—282 (1928). — RAVEN, C. P.: Zur Entwicklung der Ganglienleiste I. IV. V. Arch. Entwickl.-Mech. Org. **125** (1931); **132** (1931); 134 (1936). — RAVEN, C. P., and J. KLOOS: Induction of medial and lateral piecs of the archenteron roof. Acta neerl. Morph. **5**, 348—362 (1945). — RAWLES, M. E.: The production of robin pigment in white leghorn feathers by grafts of embryonic robin tissue. J. Genet. **38**, 517—532 (1939). — The pigment-forming potency of early chick blastoderms. Proc. nat. Acad. Sci. (Wash.) **26**, 86—94 (1940). — The migration of melanoblasts after hatching into pigment-free skin grafts of common fowl. Physiol. zool. **17**, 167—183 (1944). — Behavior of melanoblasts derived from the coelomic lining in interbreed grafts of wing skin. Physiol. Zool. **18**, 1—16 (1945). — Origin of pigment cells from the neural crest in the mouse embryo. Physiol. Zool. **20**, 246—266 (1947). — Origin of melanophores and their rôle in development of color patterns in vertebrates. Physiol. Rev. **28**, 383—408 (1948). — Skin and its derivatives. Analysis of development (ed. WILLIER, WEISS, HAMBURGER), p. 499—519. Philadelphia-London: W. B. Saunders Company 1955. — An experimental study on the development of regional variation in the plumage pattern of the silver campine fowl. J. Morph. **105** (1959). — The integumentary system. Biology and comparative physiology of birds (ed. A. J. MARSHALL), vol. I, p. 189—240. New York and London: Acad, Press 1960. — RAWLES, M. E., and B. H. WILLIER: The localization of pigment producing potency in presomite chick blastoderms. Anat. Rec. Suppl. 73 (1939). — REED, S. C.: Determination of hair pigments. II. Transplantation results in mice, rats and guinea pigs. J. exp. Zool. **79**, 331—336 (1938).— Determination of hair pigments. III. Proof that expression of the black- and tan-gene is dependent upon tissue organization. J. exp. Zool. **79**, 337—346 (1938). — REED, S. C., and J. M. HENDERSON: Pigment cell migration in mouse epidermis. J. exp. Zool. 85, 409 (1940).— RIEHL, G.: Zur Kenntnis des Pigments im menschlichen Haar. Arch. Derm. 11, 33—39

(1884). — RIS, H.: An experimental study on the origin of melanophores in birds. Physiol. Zool. 14, 48—66 (1941). — ROSIN, S.: Zur Frage der Pigmentmusterbildung bei Urodelen (Transplantationen von Amblystoma mexicanum auf Triton palmatus). Rev. suisse Zool. 47 (1940). — Experimente zur Entwicklungsphysiologie der Pigmentierung bei Amphibien. Rev. suisse Zool. 50, 485—578 (1943). — RUSSELL, E. S.: A quantitative histological study of the pigment found in the coat colour mutants of the house mouse I. variable attributes of the pigment granules. Genetics 31, 327 (1946). — RUSSELL, E. S., and B. ROSCOE: Significance of quantitative histological studies of pigment found in the coat color mutants of the mouse to questions of normal and atypical cell growth. Zoologica (N.Y.) 35, 1—5 (1950). — RUUD, G.: Heteronomorthotopische Transplantationen von Extremitätenanlagen bei Axolotlembryonen. Wilhelm Roux' Arch. Entwickl.-Mech. Org. 118, 308—351 (1929).

SAXÉN, L., and S. TOIVONEN: Primary embryonic induction, 271 pp. London: Logis Press, Academic Press 1962. — SCAMMON, R. E., and L. A. CALKINS: The development and growth of the external dimensions of the human body in the fetal period. Mineapolis: Univ. Minnesota Press 1929. — SCHMIDT, W. J.: Einige Versuche mit Bruno Blochs ,,Dopa" an Amphibienhaut. Derm. Z. 27, 284—294 (1919). — Über das Verhalten der verschiedenartigen Chromatophoren beim Farbwechsel des Laubfrosches. Arch. mikr. Anat. 93, 414—455 (1920). — Altes und Neues über Strukturfarben im Tierreich. Gießen: Wilhelm Schmitz 1949. — SCHUBERG, A.: Untersuchungen über Zellverbindungen. I. Teil. Z. wiss. Zool. 74, 155 (1903). — SOLGER, B.: Über Ungleichheiten der Hoden beider Körperhälften bei einigen Vögeln. Arch. mikr. Anat. 26, 334—336 (1886). — SPOFFORD, W. R.: Observations on the posterior parts of the neural plate in amblystoma II. J. exp. Zool. 107, 123—164 (1948). — STARCK, D.: Wie entstehen Färbung und Farbmuster bei Wirbeltieren? Umschau H. 8 u. 10 (1952). — Embryologie. Stuttgart: Georg Thieme 1955. — STARICCO, R. J., and H. PINKUS: Quantitative and qualitative data on the pigment cells of adult human epidermis. J. invest. Derm. 28, 33—45 (1957). — STEARNER, S. P.: Pigmentation studies in salamanders with especial reference to the changes at metamorphosis. Physiol. Zool. 19, 375—404 (1946). — STEVENS jr., L. C.: The origin and development of chromatophores of Xenopus laevis and other Anurans. J. exp. Zool. 125, 221—246 (1954). — STIEVE, H.: Chromatophoren im Hoden des Auerhahnes (Tetrao urogallus L.) und des Birkhahnes (Lyrurus tetrix L.). Z. mikr.-anat. Forsch. 25, 441—454 (1931). — STONE, L. S.: The role of retinal pigment cells in regenerating neural retinae of adult salamander eyes. J. exp. Zool. 113, 9—32 (1950). — STRONG, R. M.: The development of color in the definitive feather. Bull. Mus. comp. Zool. Harvard Coll. 40, 147—184 (1902). — SZABO, G.: The number of melanocytes in human epidermis. Brit. med. J. 1954, 1016—1017. — Quantitative histological investigations on the melanocyte system of the human epidermis. Pigment Cell Biol. (4th Conf.) New York 1959, p. 99—125.

TADA, H.: The localization of pigment cellproducing areas in the newt neurula (T. pyrrhogaster). Zool. Magazine 56, 25—28 (1944) [Japanisch]. — THOMSON, A.: Note on the skin and scalp of the negro fetus. J. Anat. Physiol. 25, 282—285 (1891). — TRINKAUS, J. P.: Tho role of thyroid hormone in melanoblast differentiation in the brown leghorn. J. exp. Zool. 113, 1 (1950). — TWITTY, V. C.: Correlated genetic and embryological experiments on triturus I. II. J. exp. Zool. 74, 239—302 (1936).—Chromatophore migration as a response to mutual influences of the developing pigment cells. J. exp. Zool. 95 (1944). — The developmental analysis of specific pigment patterns. J. exp. Zool. 100, 141—178 (1945).—Developmental analysis of amphibian pigmentation. Growth Sympos. 9, 133—161 (1949). — TWITTY, V. C., and D. BODENSTEIN: Correlated genetic and embryological experiments on Triturus. 3. Further transplantation experiments on pigment development. 4. The study of pigment cell behaviour in vitro. J. exp. Zool. 81, 357—398 (1939). — The effect of temporal and regional differentials on the development of grafted chromatophores. J. exp. Zool. 95 (1944). — TWITTY, V. C., and M. C. NIU: Causal analysis of chromatophore migration. J. exp. Zool. 108, 405—437 (1948).

VOLOSS, C.: Autogreffes chez le lapin Himalaya et déterminisme de la pigmentation. C. R. Soc. Biol. (Paris) 144, 9—10 (1950).

WATTERSON, R. L.: The morphogenesis of down-feathers with special reference to the developmental history of melanophores. Physiol. Zool. 15, 234—259 (1942). — WEIDENREICH, F.: Die Lokalisation des Pigmentes und ihre Bedeutung in Ontogenie und Phylogenie der Wirbeltiere. Z. Morph. Anthrop., Suppl. 2, 59—140 (1912).—WEISS, P.: Principles of development. New York: Henry Holt and Co. 1939. — The normal stages in the development of the South African clawed toad, xenopus laevis. Anat. Rec. 93, 161—169 (1945). — WEISS, P., and G. ANDRES: Experiments on the fate of embryonic cells (chick) disseminated by the vascular route. J. exp. Zool. 121, 449—487 (1952). — WEISSENFELS, N.: Lichtphasenkontrast und elektronenmikroskopische Untersuchungen über die Enstehung der Propigmentgranula in Melanoblastenkulturen. Z. Zellforsch. 45, 60—73 (1956). — WENDT, E.: Das Verhalten der Melanoblasten verschiedener Hühnerrassen (Seidenhuhn und Leghorn) in Gewebekulturen. Wilhelm Roux' Arch. Entwickl.-Mech. Org. 150, 495—508 (1958). — WILLIER, B. H.: An analysis of feather color pattern produced by grafting melanophores during embryonic development. Amer. Naturalist **75**, 136—146 (1941). — WILLIER, B. H., and M. E. RAWLES: Feather characterization as studied in host-gradt combinations between chick embryos of different breeds. Proc. nat. Acad. Sci. (Wash.) **24**, 446—452 (1938). — The control of feather color pattern by melanophores grafted from one embryo to another of a different breed of fowl. Physiol. Zool. **13**, 177—202 (1940). — WILLIER, B. H., M. E. RAWLES and E. HADORN: Skin transplants between embryos of different breeds of fowl. Proc. nat. Acad. Sci. (Wash.) **23**, 542—546 (1937). — WOODS, M., H. DU BUY and D. BURK: Evidence for the mitochondrial nature and function of melanin granules. Zoologica (N.Y.) **35**, 1—5 (1950).

ZIMMERMANN, A. A.: The development of epidermal pigmentation in the negro fetus. Anat. Rec. **100**, 96 (1948). — The development of epidermal pigmentation in the negro fetus. Proc. 2nd. conf. on Biol. of normal and atypical pigment cell growth. Zoologica (N.Y.) **35**, 10—12 (1950). — Die Entwicklung der Hautfarbe beim Neger vor der Geburt. Mitt. Thurg. Naturf. Ges. **37**, 33—71 (1954). — ZIMMERMANN, A. A., and S. W. BECKER jr.: Melanoblasts and melanocytes in fetal negro skin. Ill. Monogr. med. Sci. **6**, 1—59 (1959). — Precursors of epidermal melanocytes in the negro fetus. Pigment Cell Biol. New York 1959, p. 159—170. — ZIMMERMANN, A. A., and TH. CORNBLEET: The development of the epidermal pigmentation in the negro fetus. J. invest. Derm. **11**, 383—392 (1948).

B. Allgemeine pathologische Anatomie der Haut

Pathologische Reaktionen in der Epidermis

Von

Gerd Klaus Steigleder-Frankfurt a. M.

und

Oscar Gans-Comano

Mit 64 Abbildungen (davon 12 farbige)

Die Struktur der Epidermis zeigt in den einzelnen Körperregionen erhebliche Variationen. Über ihre Funktion wissen wir noch wenig. Im besonderen ist bis heute ungeklärt, wie es zur Verhornung kommt und was sie bedeutet. Als sicher dürfen wir annehmen, daß von der Epidermis die Hornschicht aufgebaut wird, die die eigentliche Kontaktfläche mit der Außenwelt darstellt. Es ist deshalb verständlich, daß Schädigungen der Hornschicht sich auf die Epidermis auswirken und umgekehrt Störungen der Oberhaut sich in einem Fehlbau des Stratum corneum ausdrücken.

Wenn man als Zeitspanne für eine Mitose eine Stunde veranschlagt, reicht die Zahl der Mitosen in der Oberhaut aus, um in etwa 100 Std das gesamte Stratum corneum zu ersetzen (HUNTER, PINKUS und STEELE 1956). Zu ähnlichen Resultaten kam auch FULAR (1954). Eine Fehlbildung der Hornschicht kann demnach die Folge von Vorgängen in der Epidermis sein, die Stunden oder Tage zurückliegen, am Haar und am Nagel sogar Wochen bzw. Monate. Bei der Parakeratose soll die Geschwindigkeit der Verhornung bis auf das 30fache gesteigert sein (SPIER und v. CANEGHEM 1956). Dennoch kann im Augenblick der Excision die „Arbeitslage" (GANS 1932) der Epidermis eine andere sein als diejenige, auf die eine Fehlverhornung zurückzuführen ist. Niemand weiß, ob die Hornlage, die sich gerade in Ausbildung befindet, eine normale oder eine pathologisch verhornte sein wird. Deshalb ist es gerechtfertigt, zunächst einmal die pathologischen Veränderungen der Hornschicht zu besprechen und dann auf die noch unverhornte Epidermis einzugehen.

1. Pathologisch veränderte Hornschicht

Die Hornschicht ist an den Stellen des Körpers besonders breit, an denen sie einer stärkeren mechanischen Belastung ausgesetzt wird, im besonderen an Palma und Planta. Der Verhornungsmodus ähnelt hier dem des Nagels (s. dazu HORSTMANN 1955). Die Hornschicht besitzt eine für jede einzelne Lokalisation charakteristische Architektur, wie sich besonders deutlich in der Hornschicht von Palma und Planta und hier wieder an Finger- und Zehenbeere erkennen läßt (Abb. 1, Abb. 2). Darüber hinaus hat jeder Abschnitt der Haut wahrscheinlich einen besonderen Verhornungsmechanismus. In diesem Sinne spricht die unterschiedliche Ausbildung von grampositiven Granula in den Hornzellen der verschiedenen Hautareale (WOLF 1939, SIEBERT 1938, HANUSOVA 1961; s. auch H. PINKUS in diesem Band, Abb. 49, S. 96).

An der Finger- und Zehenbeere wechselt Keratinmaterial verschiedener Struktur und verschiedener chemischer Natur miteinander ab (Matoltsy und Odland 1956, Horstmann 1957, Lit. s. Cauna 1957). Auch histochemisch sind diese Unterschiede deutlich (Unna 1894, 1928; Gans 1930, Zeiger 1936b, Herrmann 1936, Steigleder 1958a, u.a.). Am

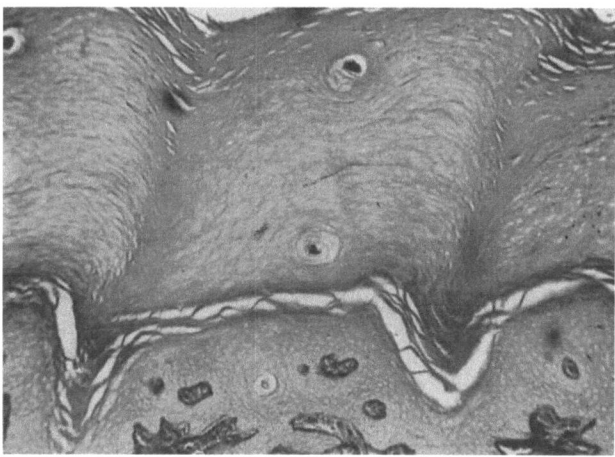

Abb. 1. Planta (Zehenbeere). Perjodsäure-Schiffreaktion (PAS). Die Wellentäler, d.h. die Hornschichtareale über den Haftleisten, sind intensiver angefärbt als die übrigen. Eine intensive Reaktion zeigen auch die unteren und oberen Hornschichtlagen, ferner die Ränder der Hornzellen. Die Hornschicht läßt somit eine regelrechte Architektur erkennen. PAS-positives Material sieht man auch in einem Schweißdrüsenausführungsgang. (Aus STEIGLEDER 1958a)

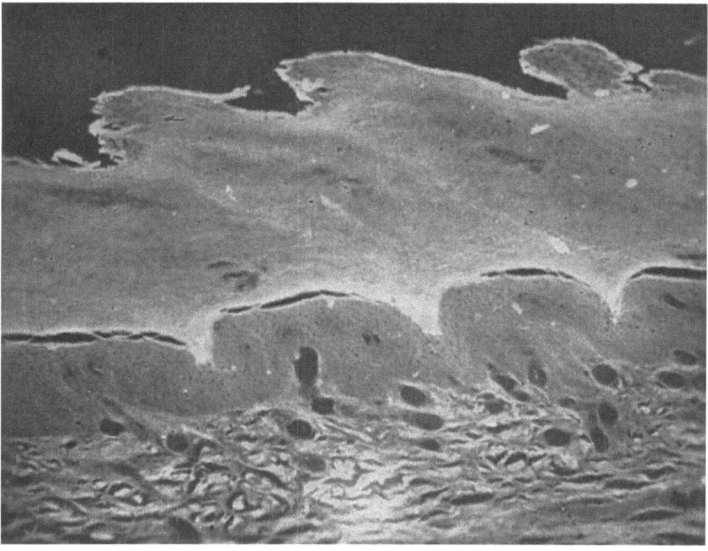

Abb. 2. Mikroradiogramm (Röntgenbild eines Gewebsschnittes) von der Beugeseite des Endgliedes der Zehe einer 60 J. alten Frau. Die obersten und die tiefsten Lagen der Hornschicht sind besonders dicht und daher undurchlässig für Röntgenstrahlen. Die Hornschicht ist durch Balken eines dichteren Keratins unterteilt. Die Schweißdrüsengänge sind ausgespart. Mit Formal fixierter Paraffin-Schnitt. (Aus STEIGLEDER und RAAB 1962b)

eindruckvollsten ist der Unterschied wohl im Aschenbild (Gans 1930) bei Anfärbung der Hornschicht mit Osmium (Darier, Civatte, Flandin und Tzanck 1936, S. 54, Abb. 13), bei der Ausführung der Perjodsäure-Leukofuchsinreaktion und bei der Histioradiographie der Hornschicht (Steigleder und Raab 1962b, s. Abb. 1, 2). Auch sind an der Finger- und Zehenbeere die obersten und tiefsten Hornlagen besonders dicht. Außerdem ziehen Balken eines dichten Keratins von der obersten zur tiefsten Schicht. Diese Balken liegen über den sog. Haftleisten der Epidermis. In dem dichten Keratin kommen Substanzen vor, die sich mit der Perjodsäure-Leukofuchsin-Reaktion (PAS Re.) darstellen. Wahrscheinlich handelt es sich um an Eiweiße gebundene Mucopolysaccharide. Gleichzeitig sind diese Abschnitte der Hornschicht mit Osmiumsäure gut färbbar (s. DARIER, CIVATTE, FLANDIN und TZANCK 1936, S. 54, Abb. 13). Wenn auch die Reaktion mit Osmium nicht beweisend für das Vorliegen von Fetten ist (CAIN 1951), so ist es doch sehr wahrscheinlich, daß hier eine Kohlenhydrat-Fett-Eiweißverbindung vorliegt, die als Zementsubstanz dient (s. dazu auch ROE, FLESCH und ESODA 1961, STEIGLEDER und WEAKLEY 1961). Eine andere Form der breiten Hornschicht findet man z. B. an Ellbogen und Knien, ebenfalls bedingt durch die mechanische Belastung (FULAR 1954). Hier zeigt die gesamte Hornschicht in den meisten Fällen eine sehr hohe Dichte, wie man leicht im Mikroradiogramm, d. h. also dem Röntgenbild der Hornschicht, nachweisen kann. Im Gegensatz zu den eben beschriebenen Befunden an der Finger- und Zehenbeere ist an Knie und Ellbogen die PAS-Reaktion in der gesamten Hornschicht deutlich positiv.

Wieder ein anderer Verhornungsmodus kommt an der Mundschleimhaut vor (ORBAN u. a.), hier sind auch normalerweise streckenweise die Zellkerne erhalten. Wie auch an Handfläche, der Fußsohle und im Nagel findet sich häufig ein dichteres Keratin an den Grenzen der Hornzellen und bildet so ein Keratingeflecht, das die Zellkerne und den Zellinhalt bzw. deren Reste einschließt.

Offenbar ist es die bereits erwähnte Kitt- bzw. Zementsubstanz, welche die Hornschicht in der jeweiligen Anordnung zusammenhält.

Eine gestörte Verhornung bedingt nun nicht nur eine Veränderung der morphologischen Gegebenheiten in der Hornschicht, sie hat weittragende morphologische und physiologische Konsequenzen.

Vielfach ist mit der gestörten Verhornung zugleich eine Veränderung der Richtungskräfte in der Epidermis im Sinne von ZEIGER (1936a) verbunden. Damit wird die Ökonomie der gesamten Epidermis gestört, denn die Abflachung der Epithelzellen im Laufe der normalen Verhornung gestattet dem Organismus, mit einer geringen Rate von Mitosen in der tieferen Epidermis auszukommen (FULAR 1954, PINKUS 1954, PINKUS und STEELE 1955, s. Abb. 49, S. 96). Zu bedenken ist ferner, daß die große Oberfläche der Hornzellen physiologisch bedeutungsvoll sein kann (STÜPEL und SZAKALL 1957). Schließlich wird mit einer veränderten Verhornung das Zusammenwirken der verschiedenen Faktoren beeinflußt, welche für die Verhaltensweise der Hautoberfläche entscheidend sind, wie Schweiß und Talg, aber auch Komponenten, die der Epidermis entstammen. Es sei hier z. B. an das Vorkommen verschiedener Enzyme auf der Hautoberfläche erinnert, die sich außer von Mikroben von der Epidermis, dem Talg und dem Schweiß herleiten (STEIGLEDER und ELSCHNER 1959b, STEIGLEDER 1962; s. S. 49, Abb. 96).

Erst wenn man sich die weitreichenden Konsequenzen einer Störung der Verhornung vergegenwärtigt, kann man die einzelnen Variationen der Störungen richtig werten.

a) Hyperkeratose

Eine Hyperkeratose liegt dann vor, wenn die Hornschicht breiter ist als für die jeweilige Lokalisation üblich und eine echte Zunahme an Hornmaterial vorhanden ist. Die breite Hornschicht an Palma und Planta darf nach dem schon Ausgeführten nicht als Hyperkeratose bezeichnet werden, da sie ja normal und nicht krankhaft ist. Wird die Hornschicht anderer Hautbezirke entsprechend verdickt, ahmt sie die Hornschicht von Palma und Planta in verschiedener Hinsicht nach. Im besonderen ist der Rand der Hornzellen in verschiedenen Färbemethoden hervorgehoben, was bereits UNNA bekannt war (SPIER und v. CANEGHEM 1956, STEIGLEDER 1958a). Die Hyperkeratose weicht von der üblichen Hornschicht nicht nur in ihrer Struktur, sondern auch in ihrem chemischen Aufbau ab. Diese Tatsache ist bereits aus dem färberischen Verhalten zu erkennen. Oftmals sind hyperkeratotische Hornlagen statt eosinophil basophil tingiert. Auch beim Nachweis der Sulfhydrilgruppen färbt sich die hyperkeratotische Hornschicht intensiver an als normal. Ein ähnliches Verhalten beobachten wir überraschenderweise in der breiten Hornschicht von Palma und Planta. STEINER (1959) fand in Hyperkeratosen Ribonucleinsäure. Doch dürfen diese histochemischen Befunde nicht überbewertet werden: An unfixierten Schnitten sah STEIGLEDER (1958) auch in anderen Körperregionen die gesamte Hornschicht beim Nachweis der Sulfhydrilgruppen intensiv angefärbt, was chemischen Befunden von FLESCH und VAN SCOTT entspricht.

Das Stratum corneum kann durch grundverschiedene Mechanismen breiter werden. In der Altershaut sind im Paraffinschnitt die Hornlagen aufgelockert. Das Stratum corneum nimmt dadurch einen breiteren Raum ein als normal. Eine Massenzunahme liegt offensichtlich nicht vor. Der Zusammenhalt zwischen einzelnen Hornlagen ist verringert, was sich auch in der leichten Schuppung der Greisenhaut ausdrückt. THURINGER und KATZBERG sahen die Mitoserate, vor allem in der Basalschicht, erhöht. Dieser Befund bedeutet nicht, daß eine vermehrte Hornproduktion in der Altershaut vorliegt. Vielmehr braucht die altersatrophische Epidermis eine erhöhte Mitoserate, um die normale Keratinisation aufrechtzuerhalten. Wie an anderer Stelle ausgeführt werden wird, besteht eine Beziehung zwischen der Epidermisdicke und der Mitoserate. Eine acanthotische oder Acanthose-artige Umwandlung gestattet der Haut, mit einer geringen Mitosenzahl den Nachschub an Hornzellen zu decken.

Ferner kann die Hornschicht breiter werden, wenn die Abstoßung der Hornzellen vermindert ist. Seit GASSMANN (1904) wird die Ichthyosis als ein Beispiel für eine verbreiterte Hornschicht durch verminderte Abstoßung angesehen. Bei den schweren naevusartigen Formen finden sich jedoch noch andere, schwere Veränderungen, vor allem in der Übergangsschicht zwischen unverhornter und verhornter Epidermis, auf die noch eingegangen werden muß (s. S. 199). BRAUN-FALCO (1961) fand jedoch bei der Ichthyosis histochemisch die Aktivität der Cytochromoxydase in ichthyotischer Epidermis verstärkt, was auf eine Zunahme der Zellatmung in der Oberhaut und damit eine sehr tiefgreifende Störung hinweist. Eine Verbreiterung des Stratum corneum nach Einreiben mit einer Salbengrundlage (Aquaphor) ohne Verbreiterung der Epidermis beschreibt RUBIN (1949). Möglicherweise hat es sich in seinem Fall um eine reine Quellung der Hornschicht gehandelt. BECKER (1959) und ZIMMERMANN (1959) nehmen an, daß in dem verdickten Stratum corneum, das sich nach Ultraviolettbestrahlung entwickelt, die Hornlagen fester zusammenhaften, als normalerweise der Fall. Die Verdickung wäre demnach auf vermehrte Produktion und verminderte Abstoßung zurückzuführen.

Wahrscheinlich sind in die Gruppe der Hyperkeratosen durch verlangsamte Abstoßung der Hornzellen noch andere anlagemäßig bedingte Veränderungen einzureihen, die zum Teil dominant, zum Teil recessiv vererbt werden. Hier wäre z.B. das Keratoma hereditarium palmare et plantare sowie die Krankheit von Meleda zu nennen. Doch sieht man auch hier die bereits bei der Ichthyosis erwähnten schweren Veränderungen an den Epithelzellen der Übergangsschicht (s. S. 200). Biologisch von großem Interesse sind palmare und plantare Hyperkeratosen bei Acanthosis nigricans „maligna", die also kaum anlagemäßig bedingt sind, sondern möglicherweise unter dem Einfluß maligner Tumoren auftreten.

Unter einer verbreiterten Hornschicht kann die Epidermis schmal sein. Dieses Verhalten findet sich gelegentlich bei der Ichthyosis; ein weiteres Beispiel sind bestimmte Formen der aktinischen Keratose, zuweilen selbst das Cornu cutaneum.

Als Hyperkeratose im eigentlichen Sinne sind die Veränderungen anzusehen, bei denen es zu einer Verbreiterung der Hornschicht bei vermehrter Hornproduktion kommt. Die Hyperkeratose ist also mit einer vermehrten Zellproliferation verbunden. Schuppenbildung bedeutet nicht notwendig eine vermehrte Zellproliferation, sondern lediglich sichtbare Abstoßung von Hornmaterial. Die Abstoßung der Hornzellen kann andererseits so rasch erfolgen, daß trotz erheblicher Zellproliferation eine extrem schmale Hornschicht im Schnitt gefunden wird und nicht eine Hyperkeratose. Andererseits kann trotz Schuppenbildung und trotz vermehrter Abstoßung eine Hyperkeratose bestehen, z.B. bei der Psoriasis, wenn die Epithelproliferation in der Tiefe dazu ausreicht.

Ein verbreitertes Stratum corneum bedeutet also nicht ohne weiteres eine vermehrte Hornbildung. Die Beschreibung einer Hyperkeratose im histologischen Schnitt wird erst dann wertvoll, wenn diese in Beziehung zum Verhalten der tieferen Epidermis gesetzt wird oder, mit anderen Worten, die Geschwindigkeit der Hornbildung wenigstens geschätzt ist. Leider ist es bisher nicht möglich, die Geschwindigkeit der Hornbildung histologisch und histochemisch zu erfassen. Umwandlung der Epidermis im Sinne der Acanthose deutet auf eine vermehrte Zellproliferation hin (Fular 1954, Steigleder 1953). Die Mitoserate ist von besonderem Interesse, doch auch kein absoluter Anhalt für die Hornbildung.

Es wird über eine Zunahme der Mitosen in der Oberhaut berichtet, z.B. wenn die Hornschicht lediglich einmal mit Methylcholanthren gepinselt wird (Williams 1958). Andererseits gibt das Verhältnis der Gesamtzellzahl zur Zahl der Mitosen trotz mancher Einschränkung einen relativ sicheren Anhaltspunkt dafür, ob eine vermehrte Hornbildung vorliegt oder nicht, wenn die Konfiguration der Epidermis berücksichtigt ist (s. auch Blum u. Soffen und Soffen u. Blum 1961).

Es ist jedoch schwer, die Mitosen in der normalen Haut zu erfassen. Wird die Haut nicht unmittelbar nach der Gewebsentnahme fixiert, werden die Mitosen zu Ende geführt, ohne daß neue eingeleitet werden (Thuringer 1928). Es kommt also auch darauf an, daß das Fixationsmittel rasch in das Gewebe eindringt, um die Kernteilungen zu erfassen. Die Mitosen kommen in der Haut nicht gleichmäßig verteilt vor, sondern sind in bestimmten Abschnitten gehäuft zu finden (Flemming 1884, Hoepke 1927, Fular 1954; weitere Lit. s. bei Horstmann 1957 und Bandmann im ersten Teil dieses Bandes). Schließlich treten sie auch zu bestimmten Tageszeiten gehäuft auf, was ebenfalls berücksichtigt werden muß.

Diese Tatsachen machen es verständlich, daß die Zahl der Mitosen bisher bei der Beurteilung von Verhornungsstörungen so wenig bewertet wurde. Anhaltspunkte für eine vermehrte Hornbildung sind ferner der Gehalt an Ribonucleinsäure und die Größe der Nucleolen in der Epidermis, beides nach den Vorstellungen von Caspersson Anhaltspunkte für den Grad der Eiweißsynthese (Näheres s. Steigleder 1953, 1956). In der Tat ist, wie wir noch sehen werden, der Gehalt an Ribonucleinsäure unter parakeratotischer Hornschicht mit hohem Verlust an Keratin sehr wahrscheinlich erhöht (Steigleder 1953a).

Eine *vermehrte Hornproduktion* tritt z.B. dann ein, wenn die Hornschicht geschädigt wird. Der Schaden kann physikalischer (Miescher 1930 u.a.) und chemischer Natur sein (Unna 1894, Hodara 1900, 1901, Schaaf und Gross 1953, 1957; Jadassohn 1944, Brun, Bujard und Jadassohn 1957, Bujard, Jadassohn, Brun und Paillard 1953, Butcher 1957, Berres 1952, 1956; Steigleder und Schultis 1956, Höfs und Tunger 1959 u.a.).

Eine verbreiterte Hornschicht bei erhöhter Zellproliferation kann auch durch die äußerliche und innerliche Zuführung von bestimmten Medikamenten und körpereigenen Substanzen erreicht werden, vor allem durch Vitamin A (Studer und FREY 1949, 1952; RADEMACHER und MONTAGNA 1956, JADASSOHN u. Mitarb.; Zusammenfassung s. JADASSOHN, PAILLARD und BRUN 1959).

Bereits das Abziehen weniger Hornlagen führt zu einer Proliferation der tiefer gelegenen Epidermis und folgender Verbreiterung (PINKUS 1952, s. S. 203ff.). MIESCHER (1930, 1957) sieht den Aufbau einer breiten Hornschicht als notwendig und sinnvoll an, sie gewährleistet nämlich einen erhöhten Schutz gegen äußere Einwirkungen, einschließlich Strahlen. Nicht die Hyperpigmentierung oder vielleicht nicht die Hyperpigmentierung allein verleiht den Strahlenschutz, sondern die Hyperkeratose. Im Mikroradiogramm der Haut erkennt man, daß die Hornschicht von allen Strukturen der Haut neben den Kollagenfasern am wenigsten für Röntgenstrahlen durchlässig ist (STEIGLEDER und RAAB 1962 b).

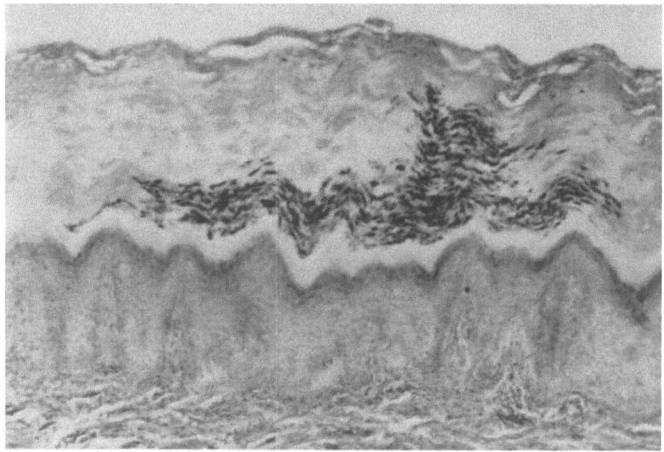

Abb. 3. Hornschicht über Fingerknöchelpolster. Ganze Hornlagen bestehen aus mit Pigment beladenen Hornzellen. H.-E., Vergr. etwa 250mal

In die verbreiterte Hornschicht gelangt jedoch nach eigenen Befunden mehr Melanin als normal (Abb. 3). Es läßt sich mit einer geeigneten Technik im Schnitt nachweisen. Wir finden es nicht nur bei der Hyperkeratose, sondern auch bei anderen Formen der gestörten Verhornung. Es verleiht der Hornschicht den bekannten schmutzig-grauen oder bräunlichen Farbton, so bei der Dyskeratosis follicularis vegetans Darier. Die Schwiele ist ein Beispiel für den Schutz, den die Hyperkeratose gegen ein mechanisches Trauma verleiht. Sie verlangsamt aber auch das Vordringen von Substanzen in und durch die Epidermis (SCOTT und KALZ 1956; s. auch SMITH, FISCHER und BLANK 1961) und damit auch das Eindringen von Allergenen.

Dermatosen zeigen in bestimmten Körperregionen eine Hyperkeratose, die in anderen nicht oder nicht in diesem Maße wahrnehmbar ist. Im besonderen neigen Erkrankungen am Unterschenkel zu einer extremen Verbreiterung der Hornschicht. Ein Beispiel dafür ist der Lichen ruber planus. Es liegt nun nahe, diese Hyperkeratose auf eine mangelnde Durchblutung zurückzuführen. Es finden sich Hinweise, daß eine nur geringgradig verminderte Sauerstoffversorgung eine Proliferation der Epidermis unter dem Bilde einer Acanthose und damit auch eine Hyperkeratose auslöst (STEIGLEDER 1953, ROTTER und LAPP). Andererseits führt im Experiment Sauerstoffmangel schließlich zu einer Mitosehemmung (BULLOUGH 1950, BULLOUGH und JOHNSON 1951). So ist es verständlich, daß eine Hyperkeratose als Ausdruck einer vorausgegangenen Epithelwucherung noch über einer atrophisch gewordenen Epidermis liegen kann. Schließlich kann eine atrophische

Epidermis vermehrt Keratin produzieren, aber nur durch eine ungewöhnlich hohe Mitoserate, da die Nachschubbasis oder, mit anderen Worten, die Gesamtzellzahl vermindert ist. In der Tat findet man in der atrophischen Epidermis oft eine hohe Mitoserate, so auch in der Altershaut (Thuringer und Katzberg 1959).

Eine ganz eigentümliche Veränderung der Hornschicht sieht man beim sog. *Collodiumbaby*. Offenbar sind aber verschiedenartige Krankheitsbilder unter dieser Bezeichnung veröffentlicht worden, so daß auch noch keine Bewertung der unterschiedlichen histologischen Befunde möglich ist (Hermans 1959).

Wie bereits dargelegt wurde, besagt die Bezeichnung Hyperkeratose allein nur wenig. Es ist nötig, die Hornschicht näher zu charakterisieren und den Befund in Beziehung zum Verhalten der tieferen Epidermis zu setzen.

Entsprechendes gilt für das Phänomen der

b) Parakeratose

Der Ausdruck Parakeratose besagt lediglich, daß in der Hornschicht die Zellkerne erhalten sind. Es fehlen damit wahrscheinlich Produkte in dem Stratum corneum, die durch den Zerfall der Zellkerne entstehen (Grüneberg und Szakall 1955).

Ein Sonderfall der Parakeratose ist die *psoriatische Parakeratose*, die eine Kombination zwischen Hyper- und Parakeratose darstellt (Unna 1894, Gans 1932, Steigleder und Raab 1962 b) und bei der sich die verschiedensten histochemischen und biochemischen Abweichungen von der Norm vorfinden (Lit. s. in den entsprechenden Kapi-

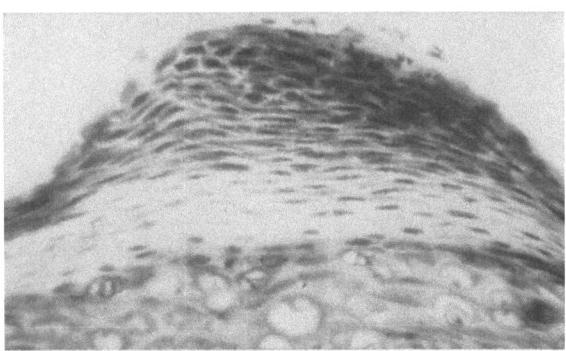

Abb. 4. Parakeratotische Hornlagen über psoriatischer Efflorescenz. Man sieht in dem oberen Teil der Schuppe nicht nur die Kerne erhalten, sondern auch das Plasma stark basophil gefärbt. Wahrscheinlich ist dies Verhalten auf die Anwesenheit von Ribonucleinsäure zurückzuführen. (Thionin nach P. Mayer, Vergr. 320mal.) (Aus Steigleder 1957 a)

teln dieses Handbuches, ferner bei Braun-Falco 1958 a, 1961 b).

Offenbar ist das Keratin selbst fehlerhaft gebildet (Swanbeck 1959). Ein Teil der Veränderungen erklärt sich aus dem gestörten Nucleinsäurestoffwechsel mit verstärkter Ribonucleaseaktivität (Lit. s. Steigleder 1953, 1958; Steigleder und Raab 1962 a, Reinberg, Sidi und Stolkowski 1961, Hodgson 1962, Wheatley und Farber 1962, Liss und Lever 1962) (Abb. 4, 5). Manche Befunde, wie das Erhaltenbleiben der Zellkontur der tieferen Epidermis im Schnitt und auch im Flächenbild (Hanušová 1960), deuten darauf hin, daß die Epidermiszelle bei der psoriatischen Parakeratose nur teilweise verhornt. Überraschenderweise findet man bei der psoriatischen Parakeratose im Mikroradiogramm kein weniger dichtes Keratin als Folge einer unvollkommenen Verhornung der Epidermiszellen, sondern ein ungewöhnlich dichtes Keratin, das nur wenig durchlässig ist für Röntgenstrahlen (Steigleder und Raab 1962 b). Dieses dichte Keratin sieht man besonders am Rande der Papel. Auch im sog. psoriatischen Hof (Woronoff) erscheint neben anderen histochemischen Besonderheiten (Herrmann, Steigleder, Kamei und Kim) das Keratin ungewöhnlich dicht (Abb. 6). Die Parakeratose folgt bei der Psoriasis offenbar einer Hyperkeratose. Besonders das Mikroradiogramm der Hornschicht (Steigleder und Raab 1962 b) läßt sich so interpretieren. Im Flächenbild, d.h. also in der Schicht der von der Hautoberfläche abgezogenen Hornlagen, sieht man Hornzellen mit und ohne Kern nebeneinander sowie Zellen, in denen der Kern teilweise abgebaut ist (STEIGLEDER 1958a, HANUŠOVÁ 1960). Entsprechende Befunde kann man in dyskeratotischen Zellen erheben, wie später darzulegen ist.

Das Verhalten doppelbrechender Fasern (ROE 1959a, b) ist dagegen schwer zu deuten. Das Fehlen solcher Fasern kann sowohl auf eine Aufhebung der Doppel-

brechung bei Erhalten-
bleiben der Fasern als
auch auf deren Schwund
zurückzuführen   sein.
Die   Verlaufsrichtung
doppelbrechender   Fa-
sern wechselt auch in
der normalen Epider-
mis (PETERSEN 1935,
STEIGLEDER und RAAB
1962 b).

Offenbar ist die Ver-
hornung insofern unvoll-
kommen, als die Auf-
lockerung der Horn-
schicht, also die Umfor-
mung des Stratum com-
pactum in das Stratum

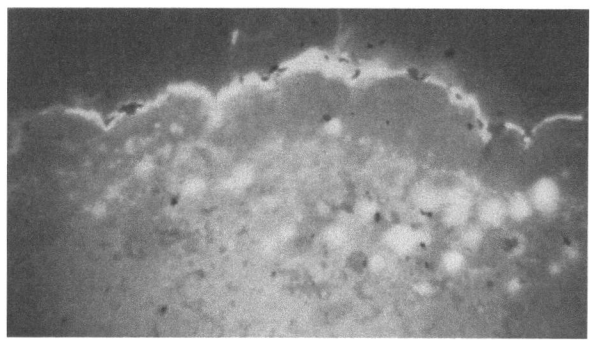

Abb. 5. Ribonukleasenaktivität in psoriatischer Papel. Ribonuclcinsäure-Gelatinefilm, gegen den ein entsprechender Schnitt gepreßt wurde. Man beachte die schwache Aktivität (weißliche Entfärbung durch Ribonukleaseaktivität) am Rande und die starke Aktivität der parakeratotischen Hornschicht im Zentrum, ferner die starke Aktivität einzelner Zellen in der Cutis. Vergr. 30mal. (Aus STEIGLEDER und RAAB 1962b)

disjunctum, ausbleibt (STEIGLEDER und RAAB 1962b). Auch andere Verhaltensweisen der tiefsten Hornlagen behält die psoriatische parakeratotische Hornschicht bei, im besonderen bleiben im Gegensatz zur normalen Haut in einer solchen Hornschicht verschiedene Enzyme aktiv (BRAUN-FALCO 1957b). Bereits unter

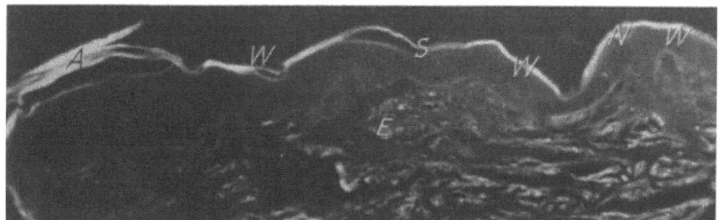

Abb. 6. Mikrodiagramm von frischer Psoriasispapel. Linker Bildrand Hyperkeratose mit Material zwischen den Hornzellen, das eine positive Hale-Reaktion gibt, keine erkennbare Parakeratose (A). Man sieht die weiße, verdickte Hornschicht in diesem Bereich. Verfolgt man das Verhalten der Hornschicht vom rechten Bildrand her, erkennt man, daß die Hornschicht abwechselnd einmal sehr deutlich weiß (w), dann wieder deutlich schwächer gefärbt ist (s). Die schwache Anfärbung ist normal. Die Verdichtung der Hornschicht setzt sich also streckenweise noch in die umgebende klinisch normale Haut fort. Vergr. 30mal. N Mündung eines Schweißdrüsenganges; E Ende der Verdickung der Epidermis

dem abgeblendeten Mikroskop mit tiefgeschraubtem Kondensor erkennt man ein rötlich aufleuchtendes Material in der gesamten parakeratotischen Hornschicht, das normalerweise nur in den untersten Lagen der Hornschicht, der sog. Übergangszone, vorhanden ist (STEIGLEDER und RAAB, unveröffentlicht). In den parakeratotischen Hornlagen lassen sich reichlich Lipide nachweisen, wie seit CEDERKREUTZ 1912 wiederholt bestätigt wurde (VAN KERCKHOFF 1929, SANTOJANNI 1952, STEIGLEDER 1952a, BRAUN-FALCO 1958a, 1961b, HANUŠOVÁ u.a.). Gleichzeitig ist die Aktivität der Esterasen, also Fett-spaltender und Fett-aufbauender Enzyme, in der parakeratotischen Hornschicht erhöht (BRAUN-FALCO 1956c, STEIGLEDER und LÖFFLER 1956).

Besonders bemerkenswert ist auch der hohe Aschengehalt parakeratotischer Hornlagen (Lit. s. Kruse 1958) und ferner der Gehalt an Material, das sich mit der Hale-Reaktion bzw. Alcianblau, und anderes, das sich mit der Perjodsäure-Leukofuchsin-Reaktion anfärbt (Braun-Falco und Weber 1958, Steigleder 1957a, 1958a; Braun-Falco 1953, 1954, Steiner 1955, Steigleder 1957a, 1958a; Steigleder und Weakley 1961b).

Morphologisch kann man fünf Gruppen von PAS-positivem Material in der parakeratotischen Hornschicht unterscheiden.

Allen ist gemeinsam, daß sich durch Acetylierung (MacManus und Cason, Näheres s. Pearse 1954, S. 432) die Anfärbung fast völlig aufheben läßt. Die Wirkung der Acetylierung kann durch Alkalisierung beseitigt werden. Mit Ausnahme einiger Glykogenkörner,

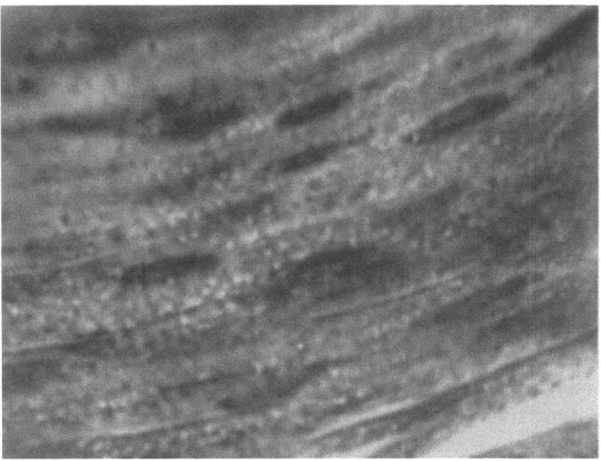

Abb. 7. Regellos über die Zellen verteilte lipoidhaltige Granula in der parakeratotischen psoriatischen Hornschicht. Vergr. 900mal. (Aus Hanušová 1960)

die in die Hornschicht gelangen, lassen sich alle Arten des erwähnten Materials auch mit der Ninhydrin-Schiff-Reaktion nach Yasuma und Ischikawa darstellen. Zusammen mit anderen histochemischen Reaktionen (s. Steigleder 1958a) sprechen diese Befunde dafür, daß es sich wahrscheinlich um kohlenhydrathaltige Eiweißkörper handelt, in denen teilweise noch Lipide enthalten sind (Steigleder 1958a, Siebert 1958, Hanušová 1961) (Abb. 7).

Da das PAS-positive Material in den parakeratotischen Hornzellen in den letzten Jahren besonderes Interesse gefunden hat, seien hier die einzelnen von Steigleder unterschiedenen Gruppen kurz aufgeführt. Man erkennt aus dieser Aufstellung, daß das PAS-positive Material wahrscheinlich verschiedener Herkunft ist und auch funktionell verschieden gewertet werden muß.

1. Die parakeratotischen Hornlagen sind insgesamt stärker mit der Perjodsäure-Leukofuchsin-Reaktion angefärbt als normal. Diastasebehandlung läßt die Reaktion unverändert (Braun-Falco 1954). Nach dieser Vorbehandlung ist die Reaktion sogar stärker als zuvor (Steigleder 1957, 1958a). Das Studium mit der Ölimmersion läßt darauf schließen, daß die Anfärbung auf feinste Granula in der Zelle zurückzuführen ist. Im gleichen Sinne sprechen Befunde an isolierten Hornzellen, die mittels der Abrißtechnik von Wolf (1939) gewonnen wurden (Siebert 1958, Hanušová 1960). In ähnlicher Weise verhalten sich in dieser Hinsicht auch die *Hyperkeratosen* und die breite Hornschicht an Palma und Planta.

Nach Einwirkungen der Diastase treten in den Zellen der psoriasiformen parakeratotischen Hornschicht außerdem weitere Granula hervor, die nicht doppelbrechend sind und keinen positiven Nachweis auf Sulfhydrilgruppen geben und sich auch nicht mit der Perjodsäure-Leukofuchsin-Reaktion oder der Ninhydrin-Schiff-Reaktion darstellen. Möglicherweise bedingen sie die weißliche Färbung der psoriatischen Schuppen (s. Beitrag Alkiewicz, S. 329 und Hanušová 1961).

2. Eine weitere Gruppe von Material, das eine starke Perjodsäure-Leukofuchsin-Reaktion gibt, findet man bandartig zwischen den Hornlagen, wenn die Parakeratose mit einer Hyper-

keratose verbunden ist. Ein entsprechender Befund ist auch an der breiten normalen Hornschicht von Palma und Planta zu erheben (WISLOCKI, FAWCETT und DEMPSEY 1951, DUPRÉ 1953, BRAUN-FALCO 1954). Ähnlich verhalten sich die oberen parakeratotischen Epithellagen mancher Abschnitte der Mundschleimhaut (WISLOCKI, FAWCETT und DEMPSEY 1951).

Bereits UNNA war bekannt, daß sich am Rande der Hornzellen bestimmter Körperregionen ein anderes Keratinmaterial findet als innerhalb der Hornzelle (s. dazu ROTHMAN 1954, SPIER und v. CANEGHEM 1956).

In Schnittpräparaten gewinnt man den Eindruck, als ob in dem mit der Perjodsäure-Leukofuchsin-Reaktion angefärbten Material zwischen den Hornlagen unspezifische Esterasen vorkämen. Stellt man nach dem Verfahren von STEIGLEDER und ELSCHNER (1959a) die unspezifischen Esterasen unmittelbar auf der Hautoberfläche dar, so erscheinen in schräg getroffenen normalen Hornzellen die Zellränder sehr stark angefärbt, sind also wahrscheinlich Enzym-haltig (STEIGLEDER und ELSCHNER 1959b).

3. Homogenes PAS-positives Material gelangt wahrscheinlich mit dem Blutplasma und den weißen Blutkörperchen in die parakeratotische Hornschicht (BRAUN-FALCO 1954, STEINER 1955, STEIGLEDER 1957, 1958a). Andererseits beweisen Versuche von STEIGLEDER und WEAKLEY (1961a u. b), daß bei dem Untergang von Epidermiszellen und vielleicht auch physiologischerweise derartiges Material in der Oberhaut auftritt.

4. Gelegentlich sieht man in parakeratotischen Hornzellen um die Kerne gröbere Granula, die eine sehr intensive Perjodsäure-Leukofuchsin-Reaktion geben. Rein morphologisch erwecken sie den Eindruck, als ob sie aus dem Kern stammte (Abb. 8). In diesem Sinne sprechen neben biochemischen Befunden (s. z. B. SZAKALL 1957, 1959; HODGSON 1962, WHEATLEY und FARBER 1962) auch Beobachtungen von HANUŠOVÁ (1960). Diese Autorin sah Granula um die Kerne auftreten, die sich mit Methylgrün zu einem Kernfarbstoff, anfärbten (s. Abb. 9).

Ob diese Granula eine Beziehung zu den im Elektronenmikroskop sichtbar zu machenden cytoplasmatischen Tropfen von MA-TOLTSY und MATOLTSY (1962) haben, vermögen wir nicht zu entscheiden.

Die eben erwähnten PAS-positiven Granula können auch die gesamte Zelle ausfüllen, sie treten vereint mit einem homogenem Material auf, das den Zelleib einnimmt und ohne scharfe Abgrenzung in das unter 2. erwähnte PAS-positive Material zwischen den Zellen übergeht.

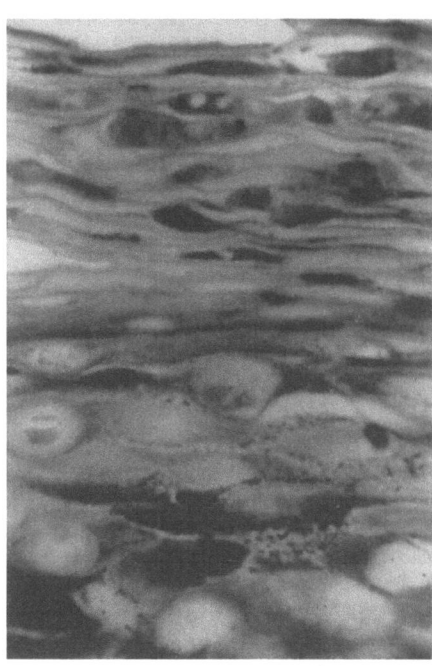

Abb. 8. Parakeratotische Hornschicht in typischer psoriatischer Papel. Man sieht unten in den Übergangsepithelien (UNNA) Glykogen abgelagert. Darüber in der Hornschicht ein Material, das eine positive Perjodsäure-Schiff-Reaktion gibt, aber resistent gegen Diastase ist. Histochemisch handelt es sich um an Eiweiß gebundene Kohlenhydrate, die teils homogen, teils als Körner die Hornzellen anfüllen. Links oben erkennt man im ausgesparten Kern einen angefärbten Nucleolus. Zwischen den Hornzellen das bandartig angeordnete Material, das sich auch in hyperkeratischer Hornschicht ohne Parakeratose vorfindet. Kombinierte Alcianblaufärbung mit Perjodsäure-Schiff-Reaktion nach RUNGE u. Mitarb., Fixation absol. Alkohol, Oberarm-Streckseite, ♀, 17 J., Vergr. 800mal. (Aus STEIGLEDER 1958a)

Ob es sich bei dem eben beschriebenen PAS-positiven Material um an Eiweiß gebundene neutrale Mucopolysaccharide handelt oder um Kohlenhydrate anderer Natur, läßt sich nicht entscheiden. Eigene, noch unveröffentlichte Versuche, Pentosen nach dem Verfahren von ROE und RICE (s. PEARSE, S. 848) in der parakeratotischen Hornschicht nachzuweisen, schlugen fehl.

Auch das Vorkommen von sauren Mucopolysacchariden in der parakeratotischen Hornschicht im Gegensatz zur Hyperkeratose (STEINER 1959) ist auf Grund von histochemischen und biochemischen Versuchen anzunehmen (WEBER und BRAUN-FALCO 1958, STEINER 1958, STEIGLEDER 1957a, 1958a; ROE 1959,

Roe, Flesch und Esoda 1961). Man sieht derartiges Material nicht nur bei der Parakeratose im eigentlichen Sinn, sondern auch bei der Dyskeratose (Steigleder und Cabré, unveröffentlicht).

Die freien Sulfhydrilgruppen wurden seit den Untersuchungen von Buffa 1904, Moncorps 1929, Herrmann 1936 u. a. (Lit. s. Rausch und Glodny 1956) wiederholt in der psoriatischen parakeratotischen Hornschicht vermehrt gefunden, wie auch Untersucher mit modernen histochemischen und biochemischen Methoden bestätigt haben (Zingsheim 1952, van Scott und Flesch 1954, Steigleder 1956, Braun-Falco 1957, Steiner 1958, 1960; Jarett, Spearman und Hardy 1959, Ogura, Knox und Griffin 1961 u. a.).

Umstritten ist jedoch, ob die Disulfidgruppen in der parakeratotischen Hornschicht vermehrt sind, wie Steigleder (1956a, 1956b) und Braun-Falco (1957, s. auch 1961b) fanden, oder erniedrigt, wie Steiner (1958, 1959, 1960) beschreibt. Nach dem bereits Gesagten lassen sich Hyper- und Parakeratose bei der Psoriasis nur schwer trennen. Auch sind möglicherweise die histochemischen Verfahren insofern nur mit Zurückhaltung zu bewerten, als je nach der Vorbehandlung mehr oder weniger Sulfhydrilgruppen freigesetzt werden (Steigleder 1958c).

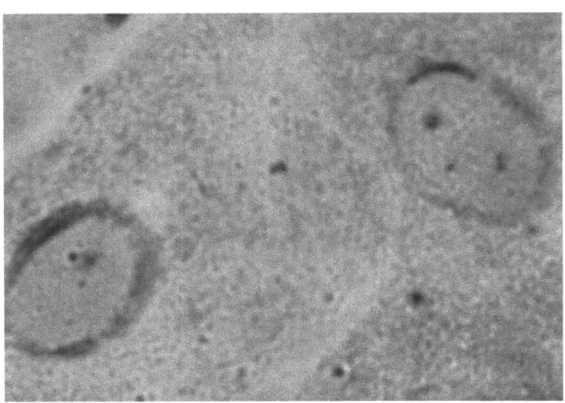

Abb. 9. Hornzellen der psoriatischen parakeratotischen Hornschicht im Flächenbild, d.h. in einer Schicht von Hornzellen, die von der Hautoberfläche abgezogen wurden. Stark lichtbrechende Kerne sind von einem intensiv mit Methylgrün (Kernfarbstoff) angefärbten Hof umgeben. Dieser Hof besteht aus größeren und kleineren Schollen. Vergr. 900mal. (Aus Hanušová 1960)

Alle die genannten Befunde gelten als nicht spezifisch für die Psoriasis, d. h. sie finden sich auch bei anderen Dermatosen, abhängig von dem Grad der Entwicklung der Parakeratose. Obwohl das färberische Verhalten der Hornschicht durch entsprechende Vorbehandlung verändert werden kann (Lit. s. Braun-Falco 1961b, Spier und van Caneghem 1956), darf doch für den üblichen Hämatoxylin-Eosin-Schnitt als Hinweis gelten, daß ein statt mit Eosin, mit Hämatoxylin angefärbter „basophiler" Abschnitt der Hornschicht bei erhaltenen Kernen die eben beschriebenen sehr komplexen Veränderungen bei der psoriatischen Parakeratose deutlich zeigt,

Diese Art der Parakeratose stellt einen Extremfall dar, von dem aus alle Zwischenstufen anzutreffen sind bis zu einer Hornschicht, die normal zu sein scheint, bis auf die erhaltenen Kerne. Allen Formen der Parakeratose ist gemeinsam, daß ein Stratum granulosum fehlt, solange parakeratotische Hornlagen ausgebildet werden. Warum es zu einer Parakeratose kommt, können wir bis jetzt nur vermuten.

Die Parakeratose als solche ist an der Mundschleimhaut bereits im normalen Organismus anzutreffen. Von manchen Untersuchern wird auch die *Übergangsschicht*, also die Zellagen zwischen tieferer und total verhornter Epidermis, als parakeratotisch angesehen (Montagna, Rademacher und Chase 1954; s. auch Montagna 1962). Dementsprechend sieht Braun-Falco in der Parakeratose ein Erhaltenbleiben dieser Übergangsschicht. Obwohl sich zahlreiche Befunde in der parakeratotischen Hornschicht in diesem Sinne interpretieren lassen, ist die parakeratotische Hornschicht doch höchstens nur als die pathologische Variation der untersten Hornschichten, der bereits erwähnten „transition layers" (s. S. 199), anzusehen. Unna interpretierte die psoriatische Schuppe in diesem Sinne als eine pathologisch veränderte basale Hornlage (Steigleder und Raab 1962a).

Das Erhaltenbleiben der Kerne kann rein theoretisch darauf zurückgeführt werden, daß deren Abbau ausbleibt, weil den entsprechenden Enzymen die Kerne bei der überstürzten Verhornung rascher angeboten werden, als diese abgebaut werden können. Auf der anderen Seite könnten die Enzyme bei normalem Angebot aus verschiedenen Ursachen nicht in der Lage sein, die Kerne aufzuspalten.

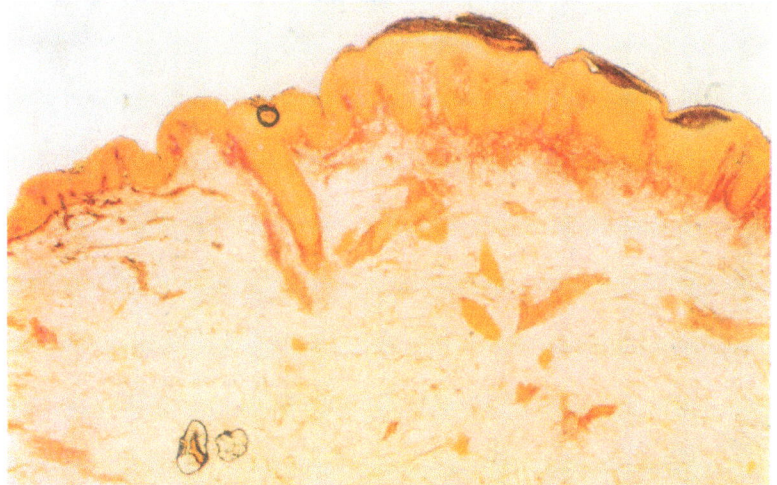

Abb. 10. Frische, nur wenige Stunden alte Psoriasispapel. Randzone, Leucinaminopeptidasennachweis (Technik nach Steigleder, Kudicke und Kamei 1962), Vergr. etwa 70mal. In der Papel (rechts) schwache Reaktion der Epidermis bei sehr deutlicher Aktivität der Capillaren und des Infiltrates. Deutliche Anfärbung der parakeratotischen Hornschicht. Deutliche Reaktion der Capillaren, einiger Bindegewebszellen und der Epidermis, besonders der Basalschicht am Rande der Papel im sog. psoriatischen Hof (s. Herrmann, Steigleder, Kamei und Kim 1962). Positive Reaktion = rötliche Anfärbung

Es kann sich um eine verminderte Aktivität oder ein Fehlen von Enzymen oder auch um Veränderungen am Kern selbst handeln (Spier und van Caneghem, Goltz u. Mitarb. 1958), die ihn unangreifbar machen. Die Befunde von Hanušová (1960) sowie eigene Beobachtungen bei der Dyskeratosis follicularis Darier schienen im Sinne einer Vermutung von Spier und van Carneghem zu sprechen, daß die Kerne durch Vorgänge im Kern selbst zerfallen. Um so überraschender ist die Beobachtung von Spier und van Caneghem (1956) und Steigleder und Raab (1962a), daß die Deoxyribonuclease-Aktivität zwar am Rand der parakeratotischen Bezirke verstärkt ist, im Bereich der zuvor erwähnten Übergangsschicht aber unter einer parakeratotischen Hornschicht nicht nachzuweisen war. Eigene Versuche zusammen mit Fischer bestätigen unsere früheren Befunde, einige Ergebnisse weisen zudem darauf hin, daß möglicherweise die Kerne in der parakeratotischen Hornschicht für Deoxyribonuclease schwerer angreifbar sind (Spier und van Caneghem).

Im Grunde sind wir nicht über die Annahme von Unna hinausgekommen, daß die Parakeratose eine überstürzte minderwertige Verhornungsart ist. Die früher gelegentlich vorgebrachte Ansicht, eine besonders günstige Blutversorgung der Epidermis halte die Hornzellen länger am Leben und verhindere den Kernzerfall, läßt sich nicht mehr halten. Es müßte dann die Verhornung als ein rein degenerativer Vorgang angesehen werden, was sich jedoch nicht mehr vertreten läßt (Steigleder 1953; s. auch Bandmann im 1. Teil dieses Bandes und Montagna 1962). Sehr bemerkenswert ist die deutlich verminderte Aktivität bestimmter proteolytischer Enzyme in der oberen Epidermis, im besonderen im Bereich

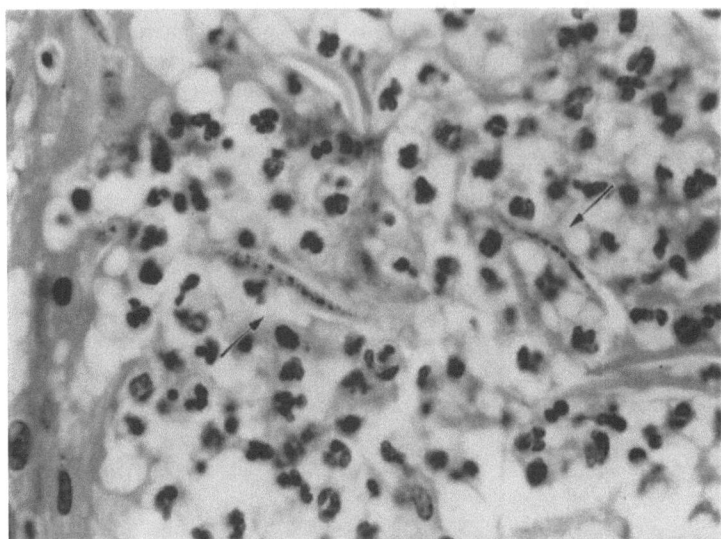

Abb. 11. Spongiforme Pustel mit Zellen in dem Zellgerüst, die Keratohyalinkörner enthalten (H.-E., Vergr. 900mal). (Aus Korting 1960.)

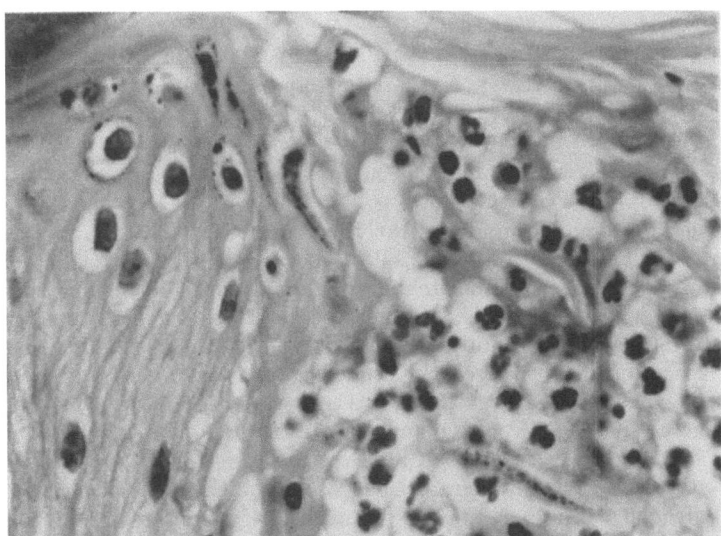

Abb. 12. Am Rand der gleichen Pustel wie Abb. 11. Beachte die Lösung von Zellen von ihren Nachbarn, die Keratohyalinkörner enthalten (H.-E., Vergr. 900mal). (Aus Korting 1960)

der subcornealen Epithellagen unter parakeratotischer Hornschicht (Braun-Falco 1956d, Herrmann, Steigleder, Kamei und Kim) (Abb. 10), doch läßt sich ein solcher Aktivitätsverlust auch bei rein hyperkeratotischen Prozessen nachweisen (Steigleder, Kudicke und Kamei 1963). Wir dürfen darin einen Hinweis sehen, daß diese Enzyme auf die Ausbildung des Keratins generell einen

Einfluß haben, aber nicht unmittelbar im Zusammenhang mit der psoriasiformen Parakeratose stehen. Erst wenn wir die Bedeutung der Keratohyalinschicht genauer erfassen, können wir auch die Störungen bei der Parakeratose besser verstehen. Sie stellt in der psoriatischen Form den Endausgang eines Prozesses dar, der schon in weitem Abstand von der Papel eingeleitet wird (HERRMANN, STEIGLEDER, KAMEI und KIM 1962, BRAUN-FALCO 1963) (Abb. 6).

Bei der überstürzten Verhornung im Sinne der psoriasiformen Parakeratose werden Teile der Epidermis rasch eliminiert. Diese können Leukocyten, Blutplasma, ja ganze Bläschen und Pusteln enthalten. Um Bläschen und Pusteln kann sich isoliert ein regelrechtes Stratum corneum mit einem Stratum granulosum auch in der noch nicht vollständig verhornten Epidermis ausbilden. Gelegentlich finden sich um Bläschen und Pusteln auch alle Stadien der parakeratotischen Verhornung vor (ASSCHER 1955, KORTING 1960) (s. Abb. 11, 12).

Mit der parakeratotischen Hornschicht können *Melanin* und auch *Melanocyten* nach außen geschwemmt werden. Das Melanin kann dabei innerhalb von Zellen aber auch extracellulär gelegen sein (Abb. 3).

Ferner können ganze *Verbände von Tumorzellen* mit der Hornschicht abgeschoben werden (HAMPERL 1956, STEIGLEDER 1957c). STEIGLEDER (1957c) beschreibt diesen Vorgang bei Metastasen eines Malignen Melanoms in der oberenCutis, das mit einem cytostatischen Agens behandelt worden war.

c) Verlagerung der Totalverhornung in die tiefere Epidermis

Normalerweise ist die Epidermis immer in einer ganz bestimmten, in gleicher Höhe gelegenen Schicht total verhornt. Unter pathologischen Bedingungen kann diese Grenze nach der Tiefe verschoben werden, und zwar streckenweise oder nur stellenweise, z.B. um Bläschen (s. oben). Selbst der Inhalt dieser Bläschen kann sich färberisch dem Verhalten der Hornschicht anpassen. Er ist meist durch einen histochemisch nachweisbaren reichen Gehalt an Kohlenhydraten ausgezeichnet (ASSCHER 1955, s. S. 216). Wirken toxische Substanzen auf die Epidermis ein, so wird die Grenze der Totalverhornung, wenigstens scheinbar, nach der Tiefe zu verschoben. BUTCHER (1957) hat dieses Phänomen nach der Einwirkung von Selensulfid auf die Rattenhaut abgebildet.

Gelegentlich sieht man auch bei entzündlichen Veränderungen der Haut anderer Art, im besonderen zugleich mit einer sehr starken Hyperkeratose, eine deutliche Eosinophilie des Zellplasmas bis in die tiefen Schichten der Epidermis hinab.

Die starke Eosinophilie täuscht eine Verhornung vor, die sich aber mit histochemischen Verfahren nicht bestätigen läßt. Ein einfacher Anhalt für das Vorliegen einer echten Hornbildung ist die Inspektion einer solchen Schicht in polarisiertem Licht. Sie ist aber auch kein Beweis, da in pathologischer Hornschicht doppelbrechende Fasern fehlen oder maskiert sein können (s. S. 185).

Möglicherweise handelt es sich bei der starken Eosinophilie solcher Zellagen, vor allem nach toxischer Einwirkung, um eine besondere Form der Nekrose (UNNA 1894), die zuweilen mit Verlust der Kern- und Zellkonturen einhergeht.

Im Folgenden seien noch einige besondere Formen der gestörten Verhornung kurz erwähnt, ohne daß wir wissen, wie sie zustande kommen und was sie bedeuten:

Beim *Clavus helicis* (CAROL und v. HAREN 1941; Chondrodermatitis nodularis helicis, WINKLER 1916, Lit. s. HERZBERG 1958) dringen Hornmassen durch die Epidermis oft bis zum Ohrknorpel. Eine andere völlig wesensverschiedene Erkrankung teilt diesen Befund mit dem Clavus helicis, nämlich die *Hyperkeratosis follicularis et parafollicularis in cutem penetrans Kyrle* (Lit. PRAKKEN 1954, DE GRACIANSKY, BOULLE, BOULLE und DALION 1955).

Hier zu erwähnen ist auch die Porokeratosis Mibelli, jetzt Parakeratosis Mibelli (Miescher 1941) genannte Hautveränderung. Inmitten einer Hyperkeratose finden sich parakeratotische Hornlagen in einem umschriebenen Bereich, die gelegentlich senkrecht zur Hautoberfläche in die Tiefe der Epidermis hineinführen. Die Epidermis ist zunächst hypertrophisch, dann aber unter dem Zentrum der Hyperkeratose atrophisch. Dieses Krankheitsbild ist mit der eigentümlichen Veränderung verwechselt worden (Jones und Smith 1947), die später von Miescher (1955, 1956) Elastoma intrapapillare perforans verruciforme genannt wurde. Andere Autoren, wie Lutz und Grüneberg (1956), halten auch diesen Prozeß für eine eigentümliche Störung der Verhornung.

d) Verhornung von Einzelzellen in der Epidermis ohne Abflachung

Eine weitere wichtige und nicht selten vorkommende Störung ist die Verhornung von Einzelzellen unter weitgehender Erhaltung der Zellkonfiguration. Diese Verhornungsart ist gelegentlich in der Hornschicht von Palma und Planta angedeutet. Desgleichen kommt sie bei der psoriasiformen Parakeratose vor.

Der Kern einer solchen isoliert verhornenden Zelle kann sowohl während des Verhornungsprozesses verschwinden, aber auch ganz oder teilweise erhalten bleiben. Auch bleibt die Zellkontur oft wenigstens annähernd erhalten. Es wird dadurch die normale Architektur der Hornschicht gestört mit allen Folgen, auf die wir bereits an anderer Stelle hingewiesen haben.

α) Dyskeratose

Ein Beispiel für die Verhornung von Einzelzellen ist die Dyskeratose. Leider ist die Bezeichnung Dyskeratose zum Teil auch auf Veränderungen ausgedehnt worden, bei denen es sich nicht um eine Verhornung von Einzelzellen, sondern lediglich um degenerative Veränderungen am Kern, im besonderen eine Pyknose handelt (Hyman 1953). Diese letzten Erscheinungen sieht man häufig bei dem *Morbus Bowen* und gelegentlich beim *Morbus Paget*. Eigene noch unveröffentlichte Untersuchungen weisen darauf hin, daß der Pyknose im entwässerten Präparat eine Schwellung der Kerne im Nativschnitt entspricht. Wenn diese Beobachtung sich weiter bestätigt, wäre also die Pyknose ein Artefakt, bedingt durch übermäßige Schrumpfung durch den starken Wasserentzug bei der histologischen Bearbeitung.

Eine Dyskeratose im eigentlichen Sinne liegt nur dann vor, wenn einzelne Zellen unabhängig, unvollkommen und oft auch vorzeitig verhornen. Andernfalls würde es sich um eine Verhornung unter Erhaltung der Zellstruktur handeln. Bei dieser Art der Verhornung von Einzelzellen kommt es zum Auftreten der *Corps ronds* und *Grains* (Abb. 13, 14, 15).

Als Corps ronds bezeichnet man runde, von einer stark lichtbrechenden, oft doppelt-konturierten Membran umgebene Gebilde. Im Hämatoxylin-Eosin-Präparat hat der eosinophile Zellkörper meist einen auffallenden Glanz, ähnlich hyalinen Schollen. Die Corps ronds sind meist größer als die Zellkerne der Epidermiszellen der gleichen Region. In den tiefen Epithellagen, aber gelegentlich auch noch in der Hornschicht, lassen sich in den Corps ronds noch Kernreste nachweisen. Solche Zellen bezeichnet man gewöhnlich als Grains. Man sollte den Ausdruck Grains jedoch nur für die Kerntrümmer verwenden.

Nach eigenen unveröffentlichten Untersuchungen zusammen mit Cabré (1959), setzt die Umwandlung von normalen Epidermiszellen zu Corps ronds mit der Entleerung von Kernsubstanz aus den Zellkernen in das Zellplasma dieser Epithelien ein. Die positive Feulgenreaktion des Kerns wird nach diesem Prozeß negativ. Um den Kern tritt ein Ring von PAS-positiven Granula auf, schließlich ist die gesamte Zelle PAS-positiv und gibt auch eine positive Reaktion beim Nachweis der Sulfhydrilgruppen (Abb. 16). Die aufgeblähte Zellmembran nähert sich zuweilen dem Zellrand. So erklärt sich möglicherweise die doppelte Kontur des Randes dieser Zellen. Das Zentrum dieser Elemente wirkt oft leer, auch bei Anwendung verschiedener histochemischer Verfahren wie dem Nachweis von Sulfhydril- und Disulfidgruppen. Die Corps ronds enthalten auch kein Material mehr, das sich mit

basischen Farbstoffen färbt (sog. basophiles Material), also wahrscheinlich weder Deoxyribonucleinsäure noch Ribonucleinsäure. Sie entsprechen also normalen Hornzellen, nur sind die Corps ronds nicht plattgedrückt wie die abgeflachten normalen Zellen des Stratum corneum. In der psoriatischen Hornschicht findet man in Hornlagen, die mit einem Klebstreifen abgezogen wurden, Hornzellen, die alle Stadien des gleichen Entwicklungsprozesses aufweisen. Die Grains, oder besser die Zellen mit Grains, sind Entwicklungsstadien auf dem Wege zu Corps ronds. Die Kernreste — also die Körner oder Grains — färben sich „basophil" und nehmen außerdem bei der Methylgrünpyroninfärbung das Methylgrün an; sie enthalten wahrscheinlich Desoxyribonucleinsäure. Da die Thioninfärbung dieser Granula zum Teil nach Hydrolyse schwindet, enthalten möglicherweise einige oder bestehen einige der Granula auch aus Ribonucleinsäure oder anderem wasserlöslichem Material.

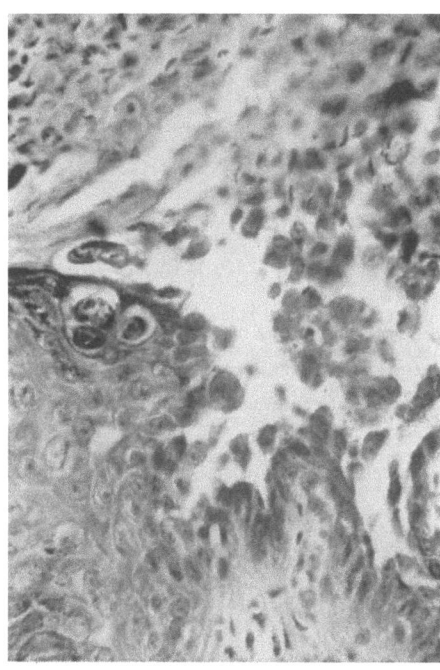

Abb. 13. Dyskeratosis follicularis vegetans Darier. Man erkennt sehr deutlich die Spaltbildung durch Loslösung der Epithelien und deren Übergang in eine zum großen Teil aus Einzelzellen aufgebaute Hornschicht. Beachte die blasenartige Umwandlung der Zellen in der Übergangsschicht zwischen unverhornter und sichtbar verhornter Epidermis (Zellen mit „Grains", ähnlich Keratohyalinkörnern). Fixation 10% Formol, H.-E., Vergr. 320mal

Bei der *Dyskeratosis (follicularis) vegetans* Darier (Morbus Darier, cave Verwechslung mit dem Pseudoxanthoma elasticum) ist die Fehlverhornung der Einzelzelle besonders ausgeprägt. Zugleich tritt auch noch eine Loslösung der Epithelzellen voneinander auf, die man als *Akantholyse* (s. S. 230) bezeichnet (Abb. 13). Ein Großteil der Zellen der Epidermis löst sich bei dem Morbus Darier aus dem Verbande und erfährt die Umwandlungen, die wir eben beschrieben haben. Selbst wenn sich zahlreiche Zellen gleichzeitig aus dem Zellverband lösen, werden die verschiedenen Stadien auf dem Wege zum Corps rond nicht in gleicher Weise durchschritten. Die Umwandlung verläuft in den einzelnen Zellen sehr unterschiedlich. Nicht alle werden zu Corps ronds, vielmehr erfahren sie Veränderungen im Sinne der „ballonierenden Degeneration" (s. S. 224). Die losgelösten Zellen zeigen zunächst eine stärkere Aufnahme basischer Farbstoffe, die Perjodsäure-Leukofuchsinreaktion wird deutlicher positiv, die Zellen geben eine sehr deutliche Reaktion beim Nachweis freier Sulfhydrilgruppen, die Ninhydrin-Schiff-Reaktion auf an eiweißgebundene α-Aminosäuren wird intensiver (Abb. 14, 15, 16).

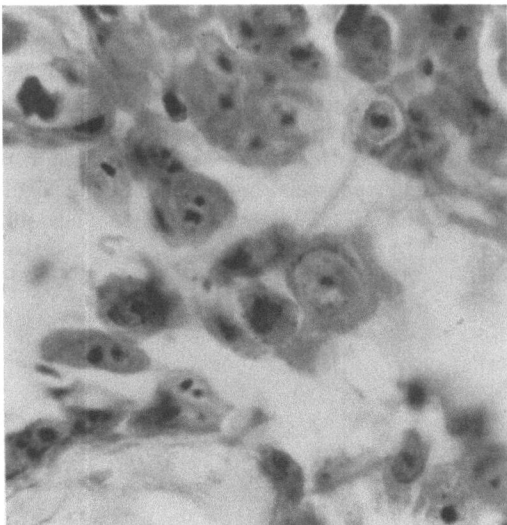

Abb. 14. Dyskeratosis follicularis vegetans. Zellen in und über der Spaltbildung in der Oberhaut. Beachte die großen Nucleolenartigen Gebilde in den Kernen, ferner die große Zelle rechts der Mitte. Hier ist der Kern auf die Größe einer Zelle angewachsen. Die Zellmembran erscheint doppelt konturiert. Um diese liegt als zweite Schicht nochmals Zellplasma. An der Kernmembran feine Granula, die offensichtlich denen entsprechen, die in der vorigen Abbildung ebenfalls den Kern umgeben. Sie sind möglicherweise nicht mit den Keratohyalingranula identisch (Eisenhämatoxylin nach Heidenhain, Fixation 10% Formol, Vergr. 1200mal)

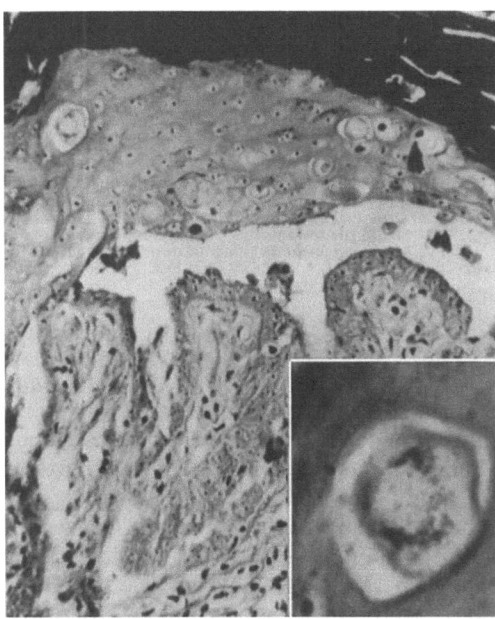

Abb. 15. Dyskeratosis follicularis vegetans Darier, Loslösung einer Einzelzelle über der Spaltbildung unmittelbar unter dem Stratum granulosum (links oben), Eisenhämatoxylin, Vergr. 200mal. Dieselbe Zelle, etwa 1500mal vergrößert, rechts unten. Beachte das Auftreten des stark angefärbten Materials um den Kern. Das ringartig angeordnete Material öffnet diesen Ring an einigen Stellen. Rechts oben unter schwarzer Hornschicht Corps ronds und Zellen mit Grains

Es ist aber bisher nicht bewiesen, ob es sich bei diesen Umwandlungen um eine Abart der parakeratotischen Verhornung handelt oder lediglich durch den Verlust an Wasser (Austrocknung) die Trockensubstanz zunimmt und daher die genannten Reaktionen stärker positiv werden. Innerhalb der Hornschicht geben diese Zellen zwar einen stärkeren Nachweis auf Disulfidgruppen nach Barrnett und Seligman als die Hornzellen der Umgebung, auch werden sie durch die Perameisensäure-Schiff-Reaktion, nach Pearse eine Reaktion zum Nachweis von Keratin und Disulfidgruppen, hervorgehoben; andererseits ist die sehr empfindliche Reaktion auf Cystein nach Adams und Sloper, in der Umgebung deutlicher positiv als in den dyskeratotisch verhornten Zellen. Im polarisierten Licht zeichnet sich die umgebende normale Hornschicht durch reichlich doppelbrechende Fasern aus. Dagegen fehlen Tonofibrillen in den Grains und Corps ronds (Kubo 1961).

In vieler Beziehung hat man also hier einen ähnlichen Befund wie bei der psoriasiformen Parakeratose. Offenbar bleiben in den dyskeratotischen Zellen Substanzen erhalten, die normalerweise abgebaut werden. Alle die histochemischen Befunde weisen jedoch darauf hin, daß in der isolierten Zelle wenigstens eine Teilverhornung vor sich gehen kann. Auffälligerweise treten in den isolierten Zellen zum Teil auch Körner auf, die den Keratohyalinkörnern entsprechen (Abb. 13, 14, 15). Die Tendenz zur Verhornung liegt also offenbar in der einzelnen Epidermiszelle und wird durch Vorgänge von außen nur in die richtige Bahn gelenkt.

Warum kommt es zur Verhornung von Einzelzellen beim Morbus Darier ? Eine Erklärung wäre die Akantholyse, d.h. also die Loslösung der Zelle von der Nachbarzelle. Allerdings läßt sich das Phänomen der Akantholyse nicht bei allen dyskeratotischen Zellen nachweisen. Einige verlieren nicht sichtbar den Kontakt mit den Nachbarzellen. Eigenartigerweise umgibt die akantholytischen Zellen zum Teil noch in der Hornschicht ein Mantel jenes eigentümlichen Materials, das sich auch um die tiefer gelegenen Epithelzellen findet und das sich mit der Hale-Reaktion und Alcianblau darstellen läßt. Wahrscheinlich

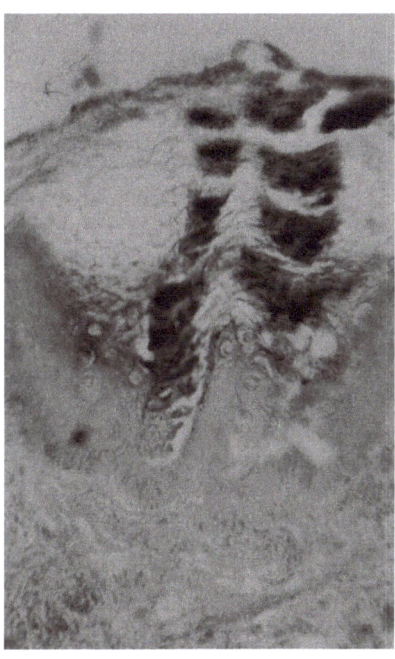

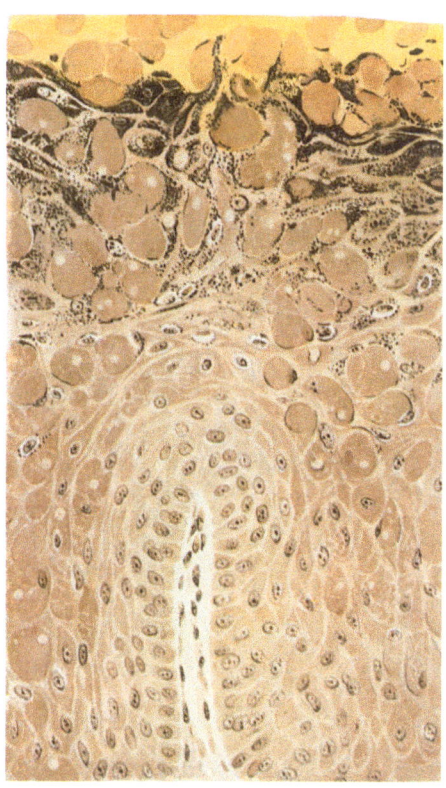

Abb. 16   Abb. 17

Abb. 16. Efflorescenz der Dyskeratosis follicularis Darier. Darstellung der Sulfhydrilgruppen nach BARRNETT und SELIGMAN. Man sieht, daß über den beiden schmalen Epidermisspalten die dyskeratotisch verhornenden Zellen sich sehr intensiv anfärben. Beachte, daß in den Zellen sich Strukturen stärker anfärben als die Umgebung (Vergr. 200mal)

Abb. 17. Molluscum contagiosum. Übersichtsbild einer typischen Efflorescenz. Man erkennt die fortschreitende Ausbildung der Molluscumkörperchen unter Verdrängung des Kerns. Zwischen den Molluscumkörperchen sind Zellen mit normalen Keratohyalingranula erhalten. So umgibt regelrecht ausgebildetes Keratin die Molluscumkörperchen. Eisenhämatoxylin van Gieson, 0 = 300:1, R. = 240:1. (Aus GANS und STEIGLEDER, Bd. II, 1957)

handelt es sich um saure Mucopolysaccharide. Möglicherweise ist die Isolierung nicht vollkommen oder größere Gruppen von Zellen isolieren sich, behalten aber Kontakt untereinander. Elektronenmikroskopische Untersuchungen sprechen für eine Störung in der Epithelzelle, die zu einer mangelnden Ausbildung der Tonofibrillen und der Kontaktpunkte zwischen den Zellen führt (CHARLES 1961). Allerdings wird Ähnliches auch von der Psoriasis berichtet (v. WETTSTEIN, LAGERHOLM und ZECH). Die Befunde an der „isoliert verhornenden Zelle" gestatten vielleicht wichtige Rückschlüsse auf die normale Verhornung sowie auch auf die psoriasiforme Parakeratose: Wie bei der Parakeratose wird der Kern zum Teil nur partiell abgebaut. Der Vorgang des Kernschwundes, den man bei der normalen Verhornung nur so schwer fassen kann, vollzieht sich bei der Dyskeratose langsam.

Manches spricht dafür, daß auch in der parakeratotischen Hornzelle der Kern einen gegenüber der normalen Epidermiszelle abgewandelten Inhalt besitzt und daher möglicherweise von der Deoxyribonuclease nicht mehr angegriffen werden kann (s. S. 189, und Spier und van Caneghem 1956).

Nicht alle Efflorescenzen beim M. Darier zeigen Akantholyse und Dyskeratose. Häufig findet man lediglich eine Hyperkeratose bei Hypertrophie der Epidermis und starker Pigmentbildung.

Die Hypertrophie ist in den Efflorescenzen mit Akantholyse und Dyskeratose besonders ausgesprochen. Dieser Befund erklärt sich aus dem Verlust des für den Nachschub ökonomischen Aufbaus der Epidermis: Die Hornzellen werden nicht mehr abgeflacht, mehr Zellen gehen pro Zeiteinheit verloren, dadurch muß ähnlich wie bei anderen Erkrankungen mit Akantholyse durch Akanthose und vermehrte Zellproliferation ein Ausgleich geschaffen werden. Es ist nicht notwendig, die Zellproliferation beim Morbus Darier in Beziehung zur neoplastischen Zellproliferation zu setzen (s. auch H. Pinkus, S. 96, Abb. 49).

Nach dem bereits Gesagten ist die Dyskeratosis nicht für den Morbus Darier spezifisch. Im besonderen ist dieses Phänomen zusammen mit Akantholyse bei Senilen Keratosen beschrieben worden (Freund 1932, Szymanski 1957). Dieser Befund wurde auch schon von Gans und

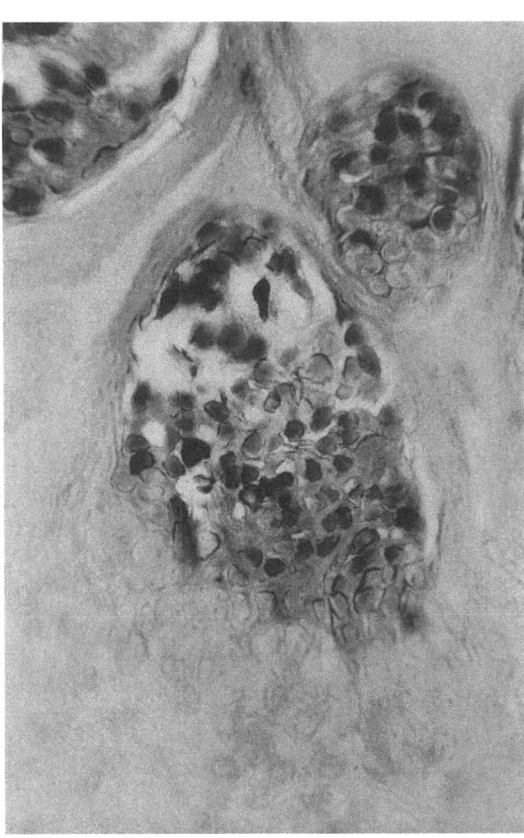

Abb. 18. Molluscum contagiosum. Reaktion auf Sulfhydrilgruppen (nach Barrnett und Seligman). Man erkennt, daß erst die reifen Molluscumkörperchen im Zentrum eine stark positive Reaktion geben (Vergr. etwa 800mal)

Freudenthal 1928 diskutiert (s. Gans 1928). Andere halten derartige Veränderungen für umschriebene Formen des Morbus Darier (Graham und Helwig 1958, Nikolowski 1959). Neuere Befunde machen es wahrscheinlich, daß diese Veränderungen bei der Senilen Keratose nicht selten vorkommen und Anzeichen einer krankhaften Zellproliferation sind; ferner gibt es offenbar Übergänge von derartigen Präcancerosen zu vollausgebildeten Carcinomen mit Zellablösung (Jablonska und Chorzelski 1961, Pensley und Sims 1961).

Auch der Verhornungsmodus der Molluscum-Körperchen im Molluscum contagiosum ist als Dyskeratose bezeichnet worden. In der Tat besteht eine äußere Ähnlichkeit zwischen der Entwicklung der Corps ronds und der Molluscum-Körperchen; in beiden Fällen handelt es sich um eine Verhornung von Einzelzellen.

Die Histologie und Histochemie des Molluscum contagiosum war in den letzten Jahren Gegenstand zahlreicher Untersuchungen (HYDÉN 1947, MESCON, GRAY und MORETTI 1954, EBERL-ROTHE und KAISER 1957, GAY PRIETO, RODRIGUEZ-PEREZ und JAQUETI 1957, NASEMANN 1957 s. auch 1962, u. a.). Doch kommen die Autoren nicht zu einheitlichen Ergebnissen. Die Entwicklung der Molluscum-Körperchen und beson-

ders ihre Verhornung vollzieht sich nämlich nicht gleichmäßig, sondern sehr unterschiedlich.

Alle Untersucher sind sich darin einig, daß die normalen Zellbestandteile von kleinen Körperchen verdrängt werden, den Einschlußkörperchen. Nach eigenen Ergebnissen färben sie sich zunächst mit der Hale-Reaktion, aber nicht mit der Feulgen-Reaktion, und zwar werden sie durch die Hale-Reaktion grün tingiert. Der entsprechende Effekt wird durch die Anfärbung mit Alcianblau erzielt. Erst später werden die Einschlüsse Feulgenpositiv, verlieren jetzt aber die Anfärbbarkeit mit der Hale-Reaktion und mit Alcianblau. Offenbar ändert sich also die Chemie der Deoxyribonucleinsäure in den Einschlußkörperchen während der Entwicklung der befallenen Zelle zum Molluscum-Körperchen. Zwischen den Einschlüssen sieht man ein feines Netz PAS-positiver Fasern, bei dem es sich aber nicht um Glykogen handelt. In Höhe der Hornschicht färben sich die Molluscum-Körperchen beim Nachweis der Sulfhydrylgruppen um so stärker an, je höher die Kör-

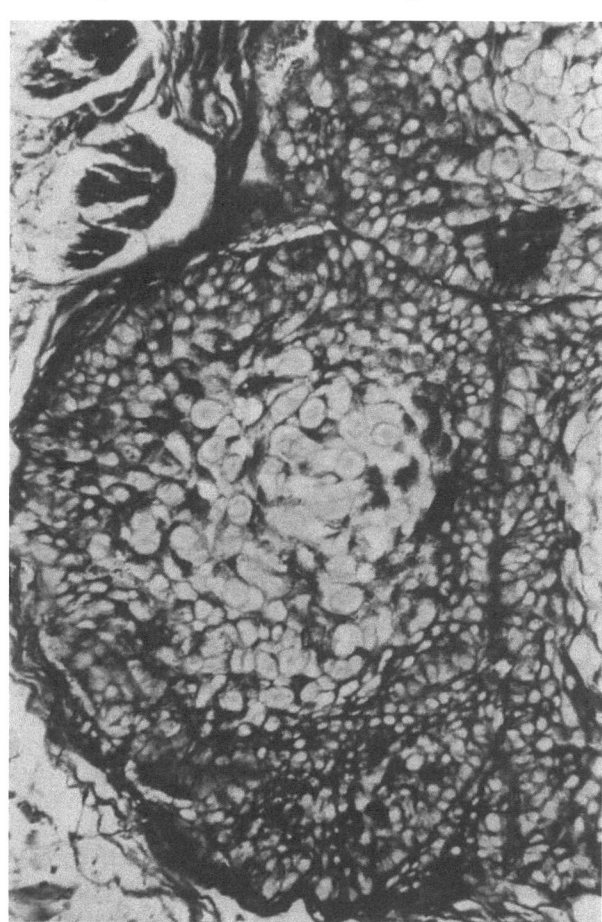

Abb. 19. Molluscum contagiosum. Die Granula im Epithel sind Glykogenkörner. Man erkennt den Glykogenreichtum der äußeren Zellen bei Glykogenfreiheit der vollentwickelten Molluscum-Körperchen. Alcianblau-PAS-Technik (Vergr. ca. 800mal)

perchen in die Hornschicht gelangen (Abb. 18). Zuweilen sind sie von einer PAS-positiven Kapsel umschlossen, die in der Hornschicht wieder von einer Schicht umgeben ist, die sich mit der Hale-Reaktion darstellen läßt. Auch diese Elemente sind demnach, wie oft dyskeratotische und parakeratotische Hornzellen, von einem Mantel saurer Mucopolysaccharide eingeschlossen. Die Molluscum-Körperchen mit ihren verschiedenen Hüllen sind endlich in der Hornschicht in normales Keratin eingelagert, das von Zellen stammt, die nicht zu Molluscum-Körperchen umgewandelt wurden.

Da die Molluscum-Körperchen bei ihrer Verhornung nicht abgeflacht werden, geht die normale, auf ökonomische Verhältnisse ausgerichtete Architektur der Epidermis verloren (s. S. 196). Es muß daher eine Zellproliferation und eine Umwandlung im Sinne der Acanthose eintreten, um den Zellverlust zu ersetzen. Die Zellproliferation ist so stark und die Ausbildung der Acanthose in Art eines

Epitheltumors so ausgesprochen, daß offenbar beide Prozesse auch noch durch das Virus gefördert werden. In den Zellen an der Basis sieht man reichlich Glykogen gleichmäßig im Cytoplasma verteilt. An den höher gelegenen Zellen erkennt man an dem Verhalten des Glykogens besonders deutlich, wie auch dieses mit Kern und Plasma von den Einschlußkörperchen verdrängt wird (Abb. 18).

Nach unserer Ansicht ist auch die Bildung von sogenanntem

β) Hornmark

auf die Verhornung von Einzelzellen unter Erhaltung ihrer Zellkontur zurück-zuführen und der Dyskeratose eng verwandt. Besonders deutlich findet man dieses

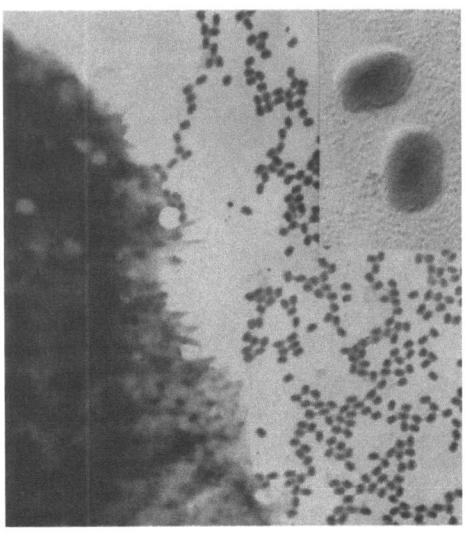

Abb. 20. Molluscum contagiosum. Zahlreiche Einschluß-körperchen in und in Nähe einer Epithelzelle. Elektronen-mikroskopische Aufnahme, Vergr. 6000mal, nicht bedampft. Am rechten oberen Rand zwei Einschlußkörperchen bei 30 000facher Vergrößerung (Pd.-bedampft). Die Aufnahmen verdanken wir Herrn Prof. Dr. NASEMANN, München

Phänomen in filiformen Warzen, so-wie beim Cornu cutaneum. Die Hornschicht ist bei solchen Prozessen nicht gleichmäßig aufgebaut. In-mitten der Hyperkeratose sieht man über den Papillen *gegitterte Säulen* (UNNA 1894), die „aus einer oder mehreren senkrecht stehender Rei-hen stark geblähter, teilweise hohler, teilweise grobgranulierter oder ho-mogen glänzender kernloser Horn-zellmassen aufgebaut sind" (GANS und STEIGLEDER 1957, S. 409). Die-ses Phänomen ist als die Ausbildung eines *Hornmarkes* bezeichnet worden. In Wirklichkeit handelt es sich um eine unvollkommene Verhornung von Einzelzellen verbunden mit einer Parakeratose und Einlage-rungen von Material aus tieferen Hautschichten, auf die bereits hin-gewiesen wurde. Die Annahme des Vorkommens von *Luft* in diesem Hornmaterial beruht auf einer Täu-schung. Die unvollkommen verhornten Zellen können stärker schrumpfen als das vollkommen ausgebildete Keratin. Dadurch entstehen Lücken im histologi-schen Präparat, die in vivo nicht vorhanden sind. Das bei der „Markraum-bildung" beschriebene Auftreten von kolloiden Schollen beruht wahrscheinlich auf dem Vorkommen von Kohlenhydrat-Fett-Eiweißverbindungen, ähnlich wie es bei der Parakeratose (S. 184) beschrieben und abgebildet (Abb. 9) wurde.

Einen entsprechenden Vorgang finden wir bei der Nagelbildung (Vernagelung), worauf von ALKIEWICZ eingehend hingewiesen wird (s. Beitrag ALKIEWICZ in diesem Band, S. 329, Abb. 37).

e) Die krankhafte follikuläre Verhornung

Aus didaktischen Gründen wird die krankhafte follikuläre Verhornung im Zusammenhang bei der Abhandlung der allgemein pathologischen Anatomie der Hautanhangsgebilde (s. S. 248) besprochen. Manche Formen dürften auch hier beschrieben werden, so z. B. alle solchen, bei denen krankhaftes Hornmaterial von der umgebenden Epidermis produziert, aber über den Follikeleingang geschoben wird (Abb. 21).

2. Die Pathologie der Übergangsschicht

Als Übergangsschicht (Rothman 1929) bezeichnen wir jene Zone der Epidermis, die zwischen den noch nicht sichtbar verhornten Epithelzellen und den total verhornten Hornzellen liegt. Diese Zellagen wurden auch als Transitionszone (Näheres s. Montagna 1962), als Übergangsepithelien (Unna 1894, Gans 1932), als Grenzzone (Zeiger 1936a) und als Intermediärzone (Braun-Falco 1957) bezeichnet.

Strenggenommen dürften nur solche Epithellagen in diese Zone einbezogen werden, bei denen sich ein eindeutiger Übergang zwischen verhornten und unverhornten Epithelien nachweisen ließe, also die Epithellagen, die auch als *Keratogene Zone* zusammengefaßt werden (Montagna 1962). Die Totalverhornung vollzieht sich jedoch normalerweise so plötzlich, daß man rein histologisch diese Zellen nicht oder nur angedeutet sieht. So ist die Übergangsschicht, wenn sie so scharf definiert wird, eher ein physiologischer als ein morphologischer Begriff. Im folgenden beziehen wir die unmittelbar unter der Hornschicht gelegenen und die untersten verhornten Epithelien in diese Schicht ein. Es handelt sich dann um jene Zone der Epidermis, die morphologisch durch das Auftreten der Keratohyalin-Körner ausgezeichnet ist; die ferner durch das Auftreten zahlreicher charakteristischer histochemischer

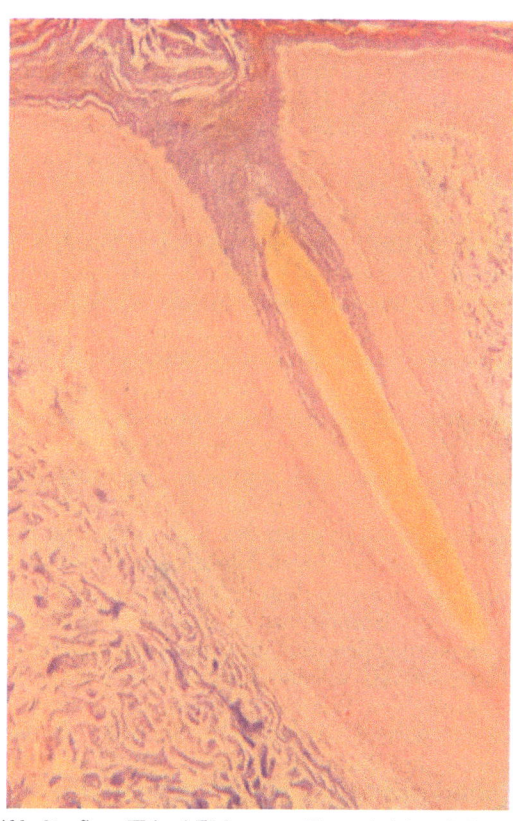

Abb. 21. Gram-Weigert-Färbung von Hornmaterial am Follikeleingang in der Nähe eines Keratoma senile des Gesichtes. Beachte die verschiedenartige Anfärbung des Keratins des Haares, der äußeren Haarwurzelscheide und der sich in den Follikel einsenkenden Hornschicht der Oberhaut, die letzte ist intensiv positiv mit Gram-Färbung dargestellt, das Haar völlig ungefärbt, den bräunlichen Farbton verursachen Melaningranula

Reaktionen gekennzeichnet wird, so dem Vorkommen einer deutlichen Aktivität von Enzymen, wie den Sauren Phosphatasen, Nucleasen, proteolytischen Enzymen, unspezifischen Esterasen u. a. Ferner lassen sich in dieser Zone besondere Fette, reichlich freie Sulfhydrilgruppen, PAS-positive Substanzen und andere Produkte nachweisen. Zu bemerken ist jedoch, daß alle diese Befunde nicht ganz in den gleichen Zellagen nachzuweisen sind. Die Aktivität der eben erwähnten Enzyme zeigt, daß diese Zone ganz spezifische Funktionen hat, während die Enzymaktivität in der tieferen Epidermis darauf hinweist, daß diese Schichten vornehmlich der Zellproliferation und der Ernährung der Epidermis dienen (Ferreira-Marques 1961, Braun-Falco 1961a, Montagna 1962). In diesem Sinne spricht auch die Ausrüstung der Epidermiszellen mit den bekannten, nur mit dem Elektronenmikroskop sichtbar zu machenden Strukturen.

Ein besonderes Kennzeichen dieser Region sind die Keratohyalinkörner, deren Bedeutung bis heute umstritten ist. Offenbar sind die Keratohyalinkörner in den verschiedenen Regionen des Körpers nicht völlig gleich aufgebaut, woraus sich widersprechende Ergebnisse der einzelnen Untersucher erklären. Die Ergebnisse der Untersuchungen von Leuchtenberger und Lund 1951, Spier und van Caneghem, Steigleder 1953a und anderer legen nahe, daß in den Keratohyalinkörnern Ribonucleinsäure enthalten ist. In der Haut bestehen diese Gebilde sicher nicht ausschließlich aus diesem Material (Montagna 1962). Die Übergangsschicht zeichnet sich zwar durch eine besonders starke Basophilie aus (Zeiger 1936a, Caspersson, Nyström und Santesson 1947, Hydén 1947, Steigleder 1953a, Sandritter 1954, Moberger und De 1955), aber diese Basophilie ist nicht auf einen besonders hohen Gehalt an Ribonucleinsäure zurückzuführen (Moberger und De 1955, Sandritter, persönliche Mitteilung). Nach eigenen Befunden sind in dieser Schicht die Nucleolen sehr groß (Steigleder 1953a). Bei der besonders raschen Verhornung während der psoriasiformen Parakeratose sind die Kernkörperchen noch größer als normal, ein Befund, der seit Auspitz (1883) immer wieder bestätigt wurde (Steigleder 1953a). Diese Befunde weisen darauf hin, daß vielleicht trotz des relativ geringen Gehaltes des Cytoplasmas an Ribonucleinsäure sich hier eine Eiweißsynthese vollzieht.

In dieser Schicht treten die Kernkörperchen an die Kernmembran. Im histologischen Schnitt sieht es so aus, als ob aus den Kernkörperchen Material in das Protoplasma entleert würden. Doch ist eine Herkunft der Keratohyalinkörner aus dem Kern nicht bewiesen. Allerdings hatten wir (Steigleder und Cabré, unveröffentlicht) den Eindruck, daß in der dyskeratotischen Zelle Keratohyalinkörner auftreten, wenn der Kern ärmer an Substanz wird. Bei der Parakeratose fehlen meist die Keratohyalinkörner, auch dieser Befund weist auf einen Zusammenhang zwischen dem Schwund von Kernmaterial und dem Auftreten der Granula hin. Befunde von Matoltsy und Matoltsy legen nahe, daß die Keratohyalinkörner sich im Cytoplasma entwickeln und zu einem Anteil des endgültigen Hornmaterials werden (Montagna 1962). Diese Beobachtung unterstützt die Annahme von Rothman (1954), daß ein gut ausgebildetes Stratum granulosum für ein normal ausgebildetes Stratum corneum spricht. Dagegen besteht nicht immer eine Parallele zwischen der Breite des Stratum granulosum und der der Hornschicht.

Bei anlagemäßig bedingten Störungen der Verhornung, beim Cornu cutaneum, aber auch bei den Verrucae vulgares sieht man häufig eine sehr unregelmäßige Ausbildung der Keratohyalinkörner. Einige von ihnen sind auffallend groß. Gleichzeitig ist das Cytoplasma der Zellen des Stratum granulosum eigenartig aufgelockert und wabig strukturiert.

Desgleichen sind derartige Umwandlungen des Stratum granulosum bei der Epidermodysplasia verruciformis Lewandowsky-Lutz beschrieben und auch bei einer Patientin unserer Klinik beobachtet worden (s. Landes 1952): Sie finden sich auch bei solchen Fällen, die mit Sicherheit keine generalisierte Aussaat von Warzen hatten (Lutz 1946, Jabłońska und Formas 1959), sondern wahrscheinlich dem Xeroderma pigmentosum nahestehen. Sowohl Blasen als auch Pusteln können sich im Bereich der Übergangsschicht vorfinden und vorwiegend Zellen mit Keratohyalinkörnern trennen (Korting 1958, 1960) (Abb. 11, 22). Bei der psoriasiformen Parakeratose setzt sich die Enzymaktivität der sauren Phosphatasen, der unspezifischen Esterasen, der β-Glucuronidasen und der Ribonuclease meist in die parakeratotische Hornschicht fort im Gegensatz zu dem Verhalten bei Normalen (Lit. s. Braun-Falco 1961, Steigleder und Raab 1962a, s. Abb. 5). Die Aktivität der Ribonucleasen ist in der psoriatischen Hornschicht sogar verstärkt. Doch gilt das Erhaltenbleiben der Enzymaktivität nicht für alle Enzyme. Wie SPIER und VAN CANEGHEM fanden auch STEIGLEDER und RAAB (1962a) die Aktivität der Deoxyribonuclease unter parakeratotischen Hornlagen abgeschwächt oder aufgehoben. Am Rande solcher Papeln war sie dagegen verstärkt (STEIGLEDER und RAAB 1962a). Andere histochemische Reaktionen, wie der deutliche Ausfall von Reaktionen auf freie Sulfhydrilgruppen und auf Fette, die positive PAS-Reaktion sowie das Vorkommen von Hale- und Alcianblau-positivem Material setzen sich von der Übergangsschicht in die parakeratotischen Hornlagen fort (BRAUN-FALCO 1958b, 1961b) (Abb. 8).

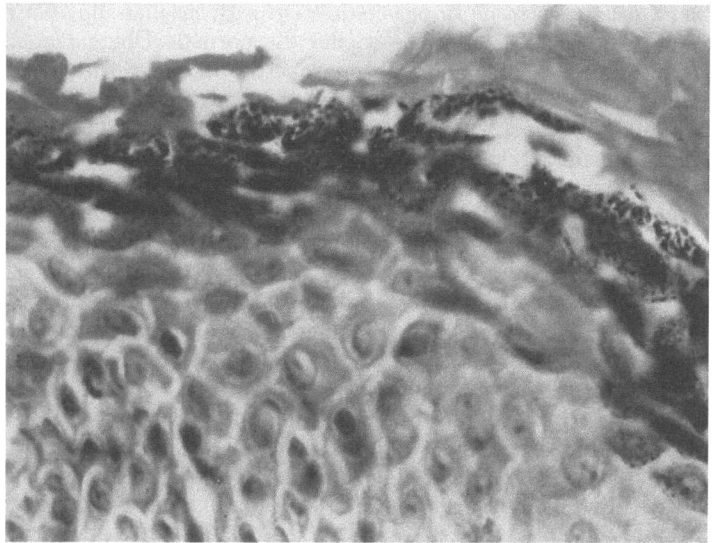

Abb. 22. *Subcorneale* Blasenbildung, Ablösung der Hornschicht im Stratum granulosum bei pemphigoider Pellagra mit Nervenveränderungen. H.-E., Vergr. ungefähr 600mal. (Aus KORTING 1958)

Es muß offenbleiben, was dieses Verhalten bedeutet. Man darf unseres Erachtens die Übergangsschicht und die Hornschicht nicht nur unter dem Gesichtspunkt der Hornbildung beurteilen (FLESCH 1958, CHARLES 1959). Für die Funktion der Hornschicht sind neben dem Keratin zahlreiche andere Substanzen notwendig, die zum Teil von oben her mit dem Talg und dem Schweiß und zum Teil von der Epidermis her in die Hornschicht gelangen. Auf der anderen Seite erkennen wir an, daß die einzelnen Komponenten der Hornschicht, wie die anderer Gewebsabschnitte nicht isoliert bewertet werden können, sondern in ihrem Zusammenwirken gesehen werden müssen.

Zwei Abschnitte der Epidermis müssen in diesem Zusammenhang noch kurz besprochen werden.

1. Das *Stratum lucidum* läßt sich nur in wenigen Körperabschnitten morphologisch nachweisen. Das histologisch sichtbare Stratum lucidum ist daher nicht mit der Barriere der Physiologen identisch.

Bei Hyperkeratosen der Epidermis wird nicht selten ein Stratum lucidum in Hautabschnitten ausgebildet, in denen es sonst nicht vorkommt. Gelegentlich findet man es sogar in psoriatischen Papeln (STEIGLEDER 1958a) (Abb. 4).

2. Mit speziellen Untersuchungsverfahren läßt sich in den meisten Hautregionen eine sehr dichte Schicht auf dem Grunde der Hornschicht nachweisen, die nicht notwendig mit dem Stratum compactum, also dem tieferen festen Teil

der Hornschicht identisch ist. Besonders deutlich ist diese Schicht im Mikroradiogramm zu erkennen (Steigleder und Raab 1962b, Steigleder, McCarthy
und Nurnberg, in Vorbereitung) (Abb. 2, 6). Auch diese Schicht wird bei pathologischer Verhornung verändert oder auch durch Traumen zerstört.

Damit ändert sich das physiologische Verhalten der Hautoberfläche, im besonderen die Fähigkeit der Epidermis, Substanzen zu absorbieren und somit auch das
Verhalten der Haut gegenüber Allergenen und Pharmaka (Spier und Sixt 1955
und zahlreiche andere). Es kommt zu einem Wasserverlust der Epidermis nach
außen (Matoltsy, Schragger und Matoltsy 1962). Wie bereits von H. Pinkus
u. Mitarb. beschrieben (s. S. 203), wird nach Entfernen der oberen Hornlagen die
Barriere zunächst durch rasch in parakeratotische Hornzellen umgeformte Zellen
des Stratum granulosum ersetzt, bis wieder die normale Übergangsschicht aufgebaut ist. Mit zunehmender Dicke der parakeratotischen Hornschicht wird der
Wasserverlust geringer (Matoltsy u. Mitarb. 1962). Diese Beobachtung bestätigt
Befunde von Pinkus und Steele (1952) und Williams und Hunter (1958),
daß die entzündliche Reaktion der Oberhaut nach Abziehen der Hornschicht
geringer wird, wenn man die Hautoberfläche vor Wasserverlust schützt.

Zusammen mit anderen Beobachtungen sprechen diese Resultate dafür, daß
eine Austrocknung der hornschichtnahen Epidermislagen eine, wenn auch pathologische Verhornung, auslöst. Die Unterbrechung der Barriere ist daher vielleicht
der Anlaß zu einem Teil der bereits besprochenen Verhornungsstörungen und zu
manchen der noch abzuhandelnden Störungen der tieferen Epidermis (s. auch
Sulzberger und Herrmann 1960).

Bei der histologischen Untersuchung von positiven Epicutantests fällt auf,
wie rasch Bläschen durch die Hornschicht eliminiert werden. Oft liegt bereits
72 Std nach Vornahme des Tests der Rest des Bläschens in der Hornschicht über
einer intakten Barriere. Es spielt sich offenbar ein entsprechender Vorgang ab
wie nach Beschädigung der Hornschicht (s. S. 203 und 204).

3. Die reversible, nicht-neoplastische Verdickung der Epidermis

Drei Ursachen kennt man, die zu einer Verdickung der Epidermis führen:
1. Traumatische Einwirkung von außen.
2. Ursachen, die in der Epidermis selbst liegen.
3. Einflüsse, die von der Cutis her die Epidermis zu einer Proliferation veranlassen.

Die traumatische Einwirkung von außen kann unterschiedlicher Natur sein.
Es kann sich um chemische und physikalische Einwirkungen handeln (Hodara
1900, 1901; Miescher 1930, 1957; Jadassohn 1944 u. Mitarb. im besonderen
Bujard, Brun, Paillard, Pinkus 1951, 1952).

Grundlegend für das Verständnis des Verhaltens der Oberhaut nach der Einwirkung eines Traumas sind Befunde von H. Pinkus (1951, 1952) an menschlicher Haut, die durch verschiedene Untersucher inzwischen bestätigt wurden
(Lobitz und Holyoke 1952, Wells 1957, Williams und Hunter 1958, Brophy
und Lobitz 1959, Matoltsy, Schragger und Matoltsy 1962 u.a.). Sie werden
daher hier ausführlich referiert.

Mit Hilfe eines Klebestreifens gelingt es nach dem Verfahren von Wolf (1939), Lage für
Lage der Hornschicht abzuziehen und so einen dosierten Reiz auf die Epidermis auszuüben.
Pinkus excidierte nun die Haut des Unterarmes $1/_2$, 12, 24, 36, 47 und 72 Std nach Entfernen aller Hornlagen. Das Stratum corneum und das Stratum granulosum waren nach
Abziehen der Hornschicht nicht mehr aufzufinden, Epithelleisten und Papillarkörper abgeflacht (Abb. 23b). Die Basalzellen erschienen größer und lagen in einem weiteren Abstand
voneinander als normal. Die Anzahl der Stachelzellen war nach Abziehen der Hornschicht
pro Meßquadrat stark reduziert. Es fand sich eine große Zahl pyknotischer Zellkerne. 12 Std

später (Abb. 23 c) begann sich eine parakeratotische Hornschicht auszubilden. Die Basal-zellen waren noch größer als zuvor. Im Gegensatz zur Norm war der Abstand ihrer Kerne von der Basis unterschiedlich weit. Nach 24 Std war die degenerative Phase überwunden. Die Basalzellen waren noch stärker hypertrophisch. Ihr Plasma war eosinophil. Sie nahmen mehr als ein Drittel der Oberhaut ein (Abb. 23 d). Nach 36 Std (Abb. 23 e) begann sich ein neues Stratum granulosum auszubilden. Einige Epithelleisten waren angedeutet. In der oberen Cutis fand sich eine geringgradige Entzündung um die Gefäße. Nach 47 Std fiel die große Zahl der Mitosen auf. Der Aufbau der Epidermis war „unruhig" (Abb. 23 f). Nach 72 Std (Abb. 23 g) war die Epidermis doppelt so breit wie normal. Alle Stadien der Mitose kamen vor. Das Stratum granulosum war mehrschichtig, das Stratum corneum wieder kernfrei, die parakeratotischen Zellagen abgestoßen. Zusammen mit der Epidermisver-breiterung bestand eine Wucherung der Epidermisleisten, es war also das Phänomen der Acanthose eingetreten (s. S. 209). Es wird von PINKUS hervorgehoben, daß auf diese Weise ein Teil des ursprünglichen Zellmaterials entfernt wird (s. S. 205). Messungen an Epidermis und Zellkernen führten zu folgendem Ergebnis: Die Epidermis nimmt an Dicke nach Abziehen der Hornschicht zu. Die Zahl der Zellen pro Flächeneinheit fällt dabei ab. Der Durchmesser der Kerne der Basalzellen nimmt so lange zu, bis die Mitosen einsetzen. Der Durchmesser der Stachelzellen ist bis zum Einsetzen der Mitosen gegenüber der normalen Haut verringert. *Demnach wäre die Epidermisverdickung zunächst im wesentlichen auf ein Ödem der Basal-zellen zurückzuführen, dem später erst die Zellvermehrung folgt.*

Vielleicht darf man darin eine Erklärung für den S. 208 erwähnten Befund nach Vaseline-Behandlung der Epidermis unter gleichzeitiger Gabe von Resochin sehen. Diese Substanz könnte demnach das Ödem in den Zellen nicht unterdrücken, wohl aber die anschließende proliferative Phase.

In einer zweiten Versuchsreihe wurden von H. PINKUS verschieden viele Hornlagen mit einem Klebestreifen abgezogen und nach der gleichen Zeit, nämlich nach 48 Std, eine Probeexcision vorgenommen. Die Zahl der Mitosen war in der Oberhaut um so größer, je mehr Hornlagen abgezogen wurden. Bereits das Abziehen von vier Hornlagen führt zu einer Zunahme der Mitosen in der Epidermis. Es fehlt jedoch ein entzündliches Ödem oder eine andere sichtbare Schädigung der Oberhaut. Diese Befunde entsprechen also denen, die WILLIAMS (1958) nach Pinselung der Hornschicht mit Methylcholantren erhielt (s. S. 208).

LOBITZ und HOLYOKE verfolgten mit der gleichen Technik wie PINKUS (1952) das Verhalten des histochemisch nachweisbaren Glykogens in der Epidermis. Unmittelbar nach dem Ab-ziehen aller Hornlagen ist die Epidermis glykogenfrei. Auch diese Autoren heben das starke Ödem von Kern und Zelle in der Basalschicht hervor. 8 Std nach der Irritation kommt es zu einer vorübergehenden starken Ansammlung von Glykogen im Stratum basale, das sonst glykogenfrei ist (MONTAGNA, CHASE und LOBITZ 1952; BRAUN-FALCO 1954 u.a.). Es ist daraus zu ersehen — wie nach dem biochemischen Verhalten von Zellen nicht anders zu erwarten — daß die Basalzellen zur Glykogensynthese befähigt sind, ein Befund, der weiter dadurch erhärtet wird, daß sich in ihnen bereits in normalem Zustand eine Aktivität der Phosphorylase (TAKEUCHI, HIGASHI und WATAMUKI 1955, BRAUN-FALCO 1955, ELLIS und MONTAGNA 1957) und der Amylo-1,6-Glucosidase (ELLIS und MONTAGNA 1957) nachweisen läßt. Nach Ansicht von LOBITZ, BROPHY, LARNER und DANIELS (1962) besteht keine sichere Beziehung zwischen der mitotischen Aktivität oder dem Regenerationsmechanismus der Epidermis und der Glykogenanreicherung in der Basalschicht. Die letzte ist ein bisher nicht deutbares Phänomen, das sich nach Schädigungen ganz verschiedener Art einstellt. Zugleich mit der Glykogenzunahme ist auch die Aktivität am Glykogen-Aufbau beteiligter Enzyme gesteigert (Phosphorylasen, WELLS, SANDERSON und McCABE 1961). Nach WEINMANN und MEYER (1959) ist der Glykogengehalt der Mundschleimhaut um so höher, je weniger differenziert die parakeratotische Hornschicht ist. WILLIAMS und HUNTER (1957) fanden keinen Unter-schied in der Aktivität der sauren Phosphatase nach Abziehen der Hornschicht im Vergleich zur Kontrollseite. DANIELS, BROPHY und LOBITZ (1961) bestätigen entsprechendes für ver-schiedene Enzyme bei der Proliferation der Epidermis nach Ultraviolettbestrahlung.

Nach WILLIAMS und HUNTER ist die mitotische Aktivität nicht nur in dem Bereich der Oberhaut erhöht, in dem die Hornschicht entfernt wurde, sondern auch in der klinisch und histologisch unveränderten Nachbarschaft.

Bedeckt man die Epidermis nach Abziehen der Hornschicht mit einem Klebestreifen, bleibt die Reaktion in der Epidermis geringer als ohne Abdeckung (PINKUS und STEELE 1952; WILLIAMS und HUNTER 1957). Es zeigt sich demnach, daß neben dem Trauma bei der Entfernung der Hornlagen die Austrocknung ein wichtiger Faktor für die folgende ent-zündliche Reaktion in der Epidermis ist (SULZBERGER und HERRMANN 1960; MATOLTSY, SCHRAGGER und MATOLTSY 1962).

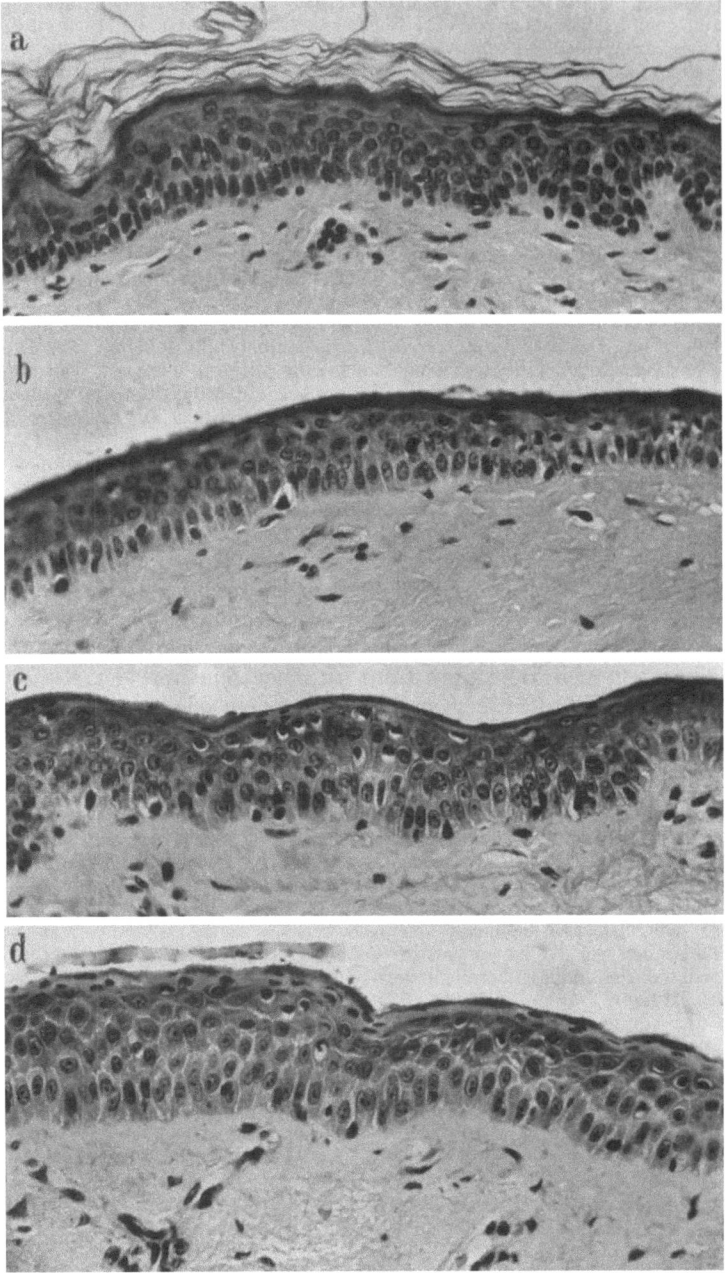

Abb. 23a—d. Verhalten der Epidermis der Streckseite des Unterarms nach Abziehen aller Hornlagen mit einem Klebstreifen. a Normale Epidermis, b ¹/₂ Std, c 12 Std, d 24 Std nach Abziehen. (Aus Pinkus 1952)

Auch nach der „dosierten" Beschädigung der Hornschicht durch Abziehen der einzelnen Hornlagen sind die *Mitosen abschnittsweise in der Oberhaut vermehrt.* Die Epidermis behält also eine Eigenschaft bei, die sie auch normalerweise besitzt (Hoepke 1927, Horstmann 1957, Thuringer und Katzberg 1959, Schewing 1959).

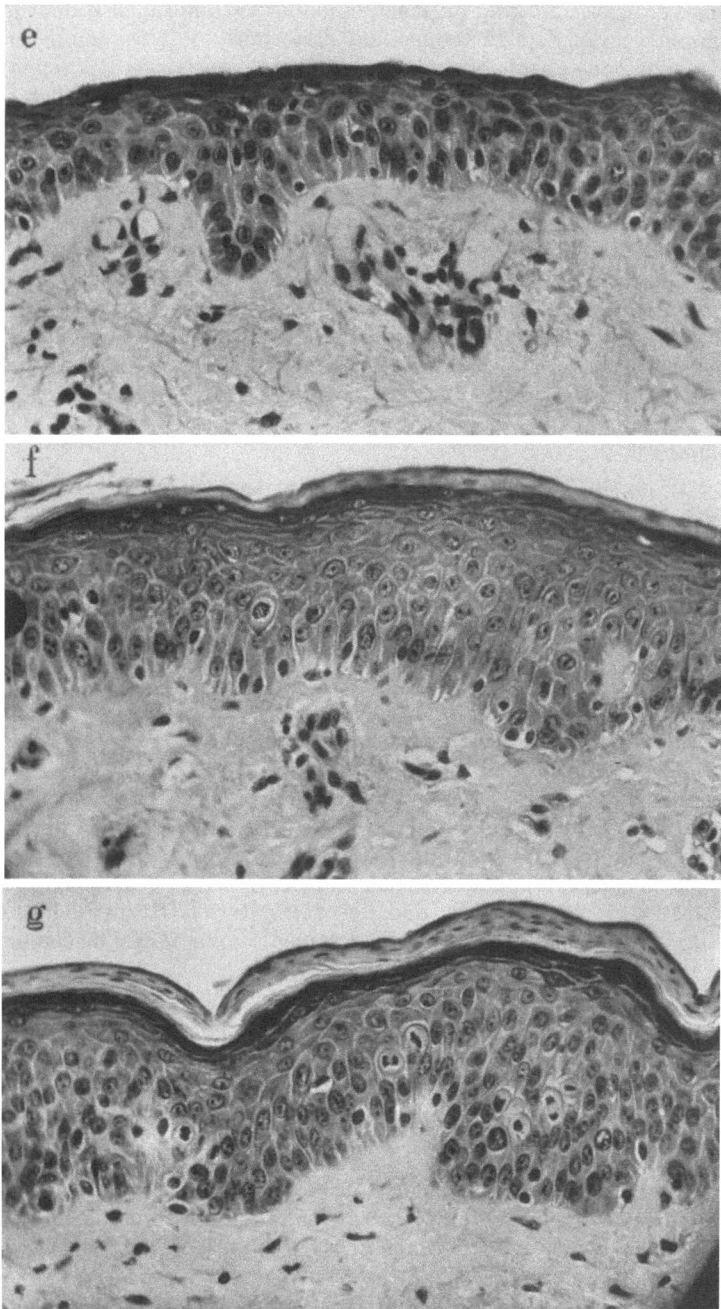

Abb. 23e—g. Das gleiche wie Abb. 23 a—d. e 36 Std, f 47 Std und g 72 Std nach Abziehen der Hornschicht. (Aus PINKUS 1952). Näheres s. Text. (Die Abbildung f wurde gegenüber dem Bild in der Originalarbeit ausgewechselt, auch die neue Vorlage verdanken wir H. PINKUS)

Zusammenfassend läßt sich sagen, daß eine Schädigung begrenzten Ausmaßes, abhängig von dem Grad der Schädigung, eine Proliferation der Epidermis hervorruft, die es gestattet, die beschädigten Zellagen abzustoßen. Ferner wird die

Epidermis verdickt, und zwar in einer besonderen funktionell bedeutungsvollen Weise, nämlich unter dem Phänomen der Acanthose. Wir werden deren biologische Bedeutung noch abzuhandeln haben. Diese Epidermisverdickung ermöglicht der Oberhaut, die krankhaften Lagen abzustoßen und in vielen Fällen auch eine Hyperkeratose auszubilden. Die Hyperkeratose schützt die Haut gegen Traumen verschiedener Art.

Dieses Verhalten der Oberhaut erklärt zahlreiche Beobachtungen nach Schäden besonderer Art. So führt bereits einfaches Reiben der Haut unter bestimmten Bedingungen zu einer Epidermisverbreiterung (Kreibich 1923, Gaudin 1948, Goldblum und Piper 1956, Naylor 1955, Höfs und Tunger 1959). Offensichtlich hängt der Effekt der Reibung an der Haut von der Art des Reibens, aber auch von der Beschaffenheit der Hautoberfläche sowie der individuellen Disposition der Haut ab (Rubin 1949, Naylor 1955). Personen, die an einer konstitutionell bedingten Neurodermitis (endogenes Ekzem, atopische Dermatitis) leiden, neigen zu einer stärkeren Epidermisverbreiterung als Gesunde (Kreibich 1923, Naylor 1955).

Nach Naylor (1955a) ist die Reibung der Haut auch bei sonst konstanten äußeren Bedingungen abhängig davon, ob die Hautoberfläche trocken, fettig oder sehr naß oder ob sie nur feucht ist. Im letzten Fall ist die Reibung verstärkt, in den anderen Fällen vermindert. Bei stärkerer Reibung kommt es zur Blasenbildung in der Epidermis, worauf noch später einzugehen sein wird (s. S. 230). Die Oberhaut von Patienten mit einer Neurodermitis constitutionalis (atopische Dermatitis) war besonders widerstandsfähig gegen Reibung. Es ließen sich in ihr nur schwer Blasen erzeugen. Nach wiederholter Reibung kam es zu einer deutlichen Epidermisverdickung, die klinisch als Lichenifikation sichtbar wurde. An der Verbreiterung waren Hornschicht und Stachelzellschicht beteiligt. Zu entsprechenden Resultaten kamen Goldblum und Piper (1954). Diese Autoren und auch Naylor vermißten einen solchen Befund bei normalen Versuchspersonen. Kreibich (1923) wies bereits darauf hin, daß, im Gegensatz zur prädisponierten Haut beim Kranken, beim Gesunden nur sehr anhaltendes Reiben zur Lichenifikation führt.

Miescher (1930, 1957) sah, daß zusammen mit der Hornschicht auch die Epidermis unter dem Einfluß von *Ultraviolettstrahlen* dicker wurde (s. S. 223). Personen ohne verdicktes Stratum corneum bzw. verdickte Epidermis waren trotz deutlicher Melaninpigmentierung nicht vor Sonnenstrahlen geschützt. Miescher (1930) schloß daraus, daß der verbreiterten Hornschicht nicht nur eine Schutzfunktion gegen bestimmte Strahlen, sondern wahrscheinlich gegen Traumen überhaupt zukommen müsse.

Einer der älteren grundlegenden Befunde ist der von Hodara (1900, 1901), daß Chrysarobin zunächst degenerative Veränderungen in und an der Epidermis hervorruft. Diesen folgt eine Zellproliferation, die mit einer eigenartigen Form der Epidermisverbreiterung endet, nämlich der Acanthose (s. unten). Das gleiche läßt sich nach anderen extern angewandten Medikamenten (Unna 1894, Gans 1925) beobachten.

Häufig führen bei äußerer Applikation im Tierversuch solche Substanzen zu einer erheblichen Verdickung der Epidermis, die klinisch schlecht vertragen werden (Schaaf und Gross 1953b, Berres 1954, 1956a, b, Steigleder und Schultis 1956, Höfs und Tunger 1959, Schaaf 1961 und zahlreiche andere). Schaaf und Gross (1953a, b) bezeichnen den Quotienten zwischen der Dicke der verbreiterten Epidermis und der des unbehandelten Vergleichsepithels als Acanthose-Faktor (s. dazu auch Heite, Ludwig und Plaut 1959). Da die tierische Epidermis mit wenigen Ausnahmen keine Epithelleistenbildung entsprechend der menschlichen Oberhaut aufweist und die verstärkte Ausbildung ein wesentlicher Faktor der Acanthose beim Menschen ist, sprechen wir beim Tier lediglich von einer Epidermisverdickung, aber nicht von einer Acanthose.

Die Arbeitsgruppe um W. Jadassohn spricht dann von einer Acanthose, wenn es zu einer echten Zellzunahme in der verdickten Epidermis kommt, und von einer Pseudoacanthose, wenn es sich nur um eine Verdickung durch Schwellung der Einzelzellen handelt (Golay 1959, s. auch Jadassohn, Brun und Bujard 1960). Wie die Untersuchungen von H. Pinkus (s. S. 202ff.) demonstrieren, ist die Schwellung der Epidermiszellen nach Abziehen der Hornschicht der Auftakt einer Zellproliferation, doch sind offenbar nicht immer beide Vorgänge gekoppelt (Golay 1959).

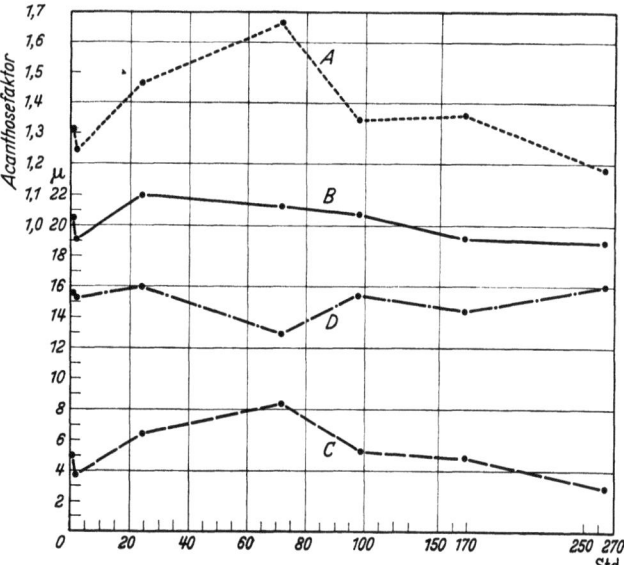

Abb. 24. Breite der Epidermis der Ratte nach *einmaliger* Behandlung mit Vaseline. *A* Mittlerer Acanthosefaktor. *B* Mittelwerte der behandelten Seiten. *C* Mittelwerte der Differenz zwischen behandelter und unbehandelter Seite. Man erkennt deutlich die lang anhaltende Verbreiterung der behandelten Seite. (Aus Steigleder und Schultis 1956)

Die Epidermisdicke nach Trauma wird von verschiedenen Faktoren beeinflußt. Trägt man z. B. eine weiße Vaseline einmalig auf Rattenhaut auf, kommt es zu einer lang anhaltenden Verdickung der Epidermis. Bei wiederholter täglicher Applikation wird die Epidermis zunächst dicker als nach einmaliger Behandlung, schließlich kehrt aber die behandelte Seite trotz fortgesetzter Einreibung auf die Ausgangsdicke zurück (Steigleder und Schultis 1956, s. Abb. 24 u. 25).

Diese Beobachtung entspricht einem wiederholt beschriebenen Phänomen: Die einmal verbreiterte Epidermis mit Hyperkeratose ist in der Lage, Traumen bis zu einem gewissen Grade reaktionslos hinzunehmen (Miescher 1932, 1957, Jadassohn 1944, de Weck und Brun 1954, Steigleder und Buchwald 1957 u.a.).

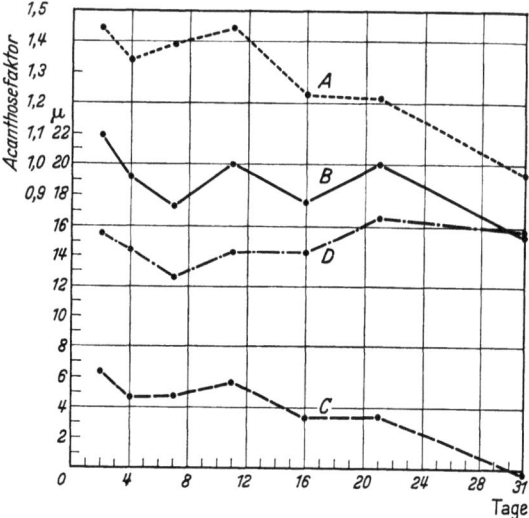

Abb. 25. Bei gleicher Versuchsanordnung werden die Ratten täglich mit Vaseline behandelt und die Epidermisbreite geprüft: Es kommt zu einem steileren Anstieg, aber dann zu einem raschen Abfall der Epidermisbreite, sogar unter den Vergleichswert. Die Bedeutung der Buchstaben wie in Abb. 24. (Aus Steigleder und Schultis 1956)

Jedoch ist dieser Schutz begrenzt. Auch eine verdickte Epidermis verhindert oft eine Dermatitis nicht (de Weck und Brun 1954). Es wurde sogar gerade die verdickte Oberhaut des Meerschweinchens zum Studium der allergisch und toxisch bedingten Dermatitis verwendet (Baer, Rosenthal und Sims 1957, Zeligman 1957). Nach Bandmann (1961) reagiert die Haut nach der doppelten Exposition von Hautarealen gegen Crotonöl, d.h. wenn nach einer bereits abgeheilten toxischen Reaktion der Haut das gleiche Areal erneut exponiert wird anders als nach doppelter Exposition gegen ein Allergen. Vielleicht bleibt der Schutz, den die frühere toxische Irritation der Haut gewährt, nach Einwirken eines „reinen" Allergens, d.h. eines solchen ohne toxische Wirkung, aus. Es ist, um es noch einmal zu betonen, nicht die verdickte Epidermis als solche, die schützt, sondern die Hornschicht und die durch sie aufgebaute Barriere (s. S. 199).

Die Epidermis kann durch Faktoren verdickt werden, die sich primär in der Epidermis auswirken. Ein Beispiel ist das Molluscum contagiosum und die Verruca vulgaris. Von zahlreichen Autoren wird auch die Psoriasis als eine primär epidermale Erkrankung angesehen, von anderen diese Annahme bezweifelt.

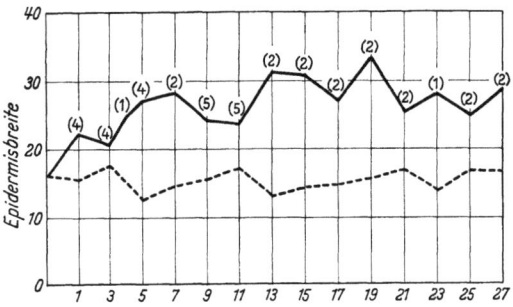

Abb. 26. Die Kurve zeigt die deutliche Verbreiterung der Epidermis bei Tieren, die mit Testosteronpropionat behandelt wurden. Bei den Kontrolltieren erfolgt im selben Zeitraum keine wesentliche Zunahme der Epidermisdicke. () Zahl der behandelten Tiere, ——— behandelte Tiere, - - - - - Kontrolltiere, Epidermisbreite in Mikron, Zeitangabe (Abszisse) in Tagen. (Aus Steigleder und Buchwald 1957)

Tatsächlich kann über Histiocytomen eine acanthoseartige Epidermisverdickung von der Cutis aus induziert werden, und zwar mit ähnlichen histochemischen Veränderungen wie bei der Psoriasis (Steigleder, Nicklas und Kamei 1962).

Bestimmte Steroide können bei interner und externer Applikation im Tierversuch zu einer Verdickung der Oberhaut führen, so Oestrogensalben (Jadassohn 1944, Bujard, Brun und Jadassohn 1957) oder Injektionen von Testosteron-Proprionat (Studer und Frey 1952, Steigleder und Buchwald 1957). Andererseits können Cortison und seine Derivate die Dickenzunahme der Oberhaut verhindern (Studer und Frey 1952, Bujard, Jadassohn und Musso 1954, Wells 1957, Heite und Rommel 1959 u.a.). Entsprechendes gilt für cytostatische Agentien (Steigleder und Buchwald 1957, Steigleder und Schultis 1956). Vitamin A führt im Tierversuch zur Epidermisverbreiterung (Studer und Frey 1949, 1952). Beim Menschen verhindert Vitamin A unter bestimmten Bedingungen die Ausbildung von Hornzellen (Jewell u. Mitarb. 1957, Hunter und Pinkus 1961, s. aber Kahn 1959). In der Gewebekultur wandelt sich unter Gaben von Vitamin A die Epidermis von Hühnerembryonen zu einem schleimbildenden Epithel um. Zur experimentellen Carcinom-Erzeugung geeignete Substanzen beeinflussen die Epidermis zunächst entsprechend anderen nichtcarcinogenen hautreizenden Substanzen (Reller und Cooper 1944, Lit., Setälä, Dammert, Setälä, Merenmies und Holsti 1957, Williams 1958). Zum Teil hemmen diese Substanzen zunächst die Mitosen im Gegensatz zu andersartigen irritierenden Agentien. Ganz offensichtlich ist der Einfluß von Traumen verschiedener Art auf die Mitoserate nicht gleich, wie die Ergebnisse von Daniels, Brophy und Dobson (1961) nahelegen. Eigentümlicherweise setzt im Tierversuch eine Röntgenbestrahlung unter besonderen Versuchsbedingungen zwar die Mitoserate herab, verhindert aber nicht das Entstehen einer verdickten Epidermis unter Zunahme der Zellzahl (Golay 1959, Heite und Ulrich 1960).

Ehe wir nun zur Beschreibung des Phänomens der Acanthose in menschlicher Haut übergehen, sei ausdrücklich erwähnt, daß Traumen den Haarcyclus in der tierischen Haut in Gang bringen können. Im Verlaufe des Haarwachstums wird bei Tieren mit Haarcyclus die Epidermis vorübergehend verbreitert. Da der Haarcyclus nicht gleichmäßig, sondern wellenförmig abläuft, ist es bei Untersuchungen an der Haut solcher Tiere zu vielen Täuschungen und Mißverständnissen gekommen (Lit. s. LINSER 1959, FLESCH 1954, MONTAGNA 1962, HORSTMANN 1957 u.a.).

a) Die Acanthose

Die Acanthose ist *eine Verdickung der Epidermis unter gleichzeitiger Wucherung der Epithelleisten.* Nicht jede Verdickung der Oberhaut, im besonderen in tierischer Haut, die keine Epithelleisten besitzt, darf daher als Acanthose bezeichnet werden.

RIEHL sen. definiert die Acanthose als ein hypertrophisches Wachstum des Stratum germinativum mit Zunahme von *Zellgröße* und *Zellzahl.* Er sieht die Acanthose als Ursache einer vermehrten und unregelmäßigen Hornbildung an. Nach UNNA ist die Acanthose mit einer vermehrten „Durchfeuchtung" der Epidermis verbunden. Sie werde durch eine Entzündung hervorgerufen, bei der die Exsudation völlig in den Hintergrund trete. Nach UNNA geht sie mit einer Hyperplasie der Stachelzellschicht bei reger Proliferation mit vermehrter Mitosenzahl einher. *Im Gegensatz zum spongiotischen Bläschen* (s. S. 215) sieht UNNA die Acanthose als eine leichte Form der Entzündung in der Epidermis an. Wie bereits dargelegt, tritt nach Abziehen der Hornschicht 72 Std später eine Umwandlung der Epidermis ein, die der Acanthose entspricht (H. PINKUS, s. S. 203).

Die Acanthose ist bereits in normaler menschlicher Haut vorgebildet, und zwar dort, wo es zu einer Hyperkeratose und/oder vermehrtem Verlust von Hornzellen kommt.

Unter pathologischen Bedingungen finden wir eine Acanthose nach Trauma von außen, wobei das Trauma verschiedener Natur sein kann (mechanisch, chemisch, Strahlen).

Ferner ist die Acanthose ein wesentliches Symptom bei zahlreichen Hauterkrankungen, im besonderen bei der Psoriasis, bei der Neurodermitis, der Mycosis fungoides, der chronischen Dermatitis, also bei wesensverschiedenen Hautkrankheiten. Schließlich finden wir eine acanthoseähnliche Umwandlung der Oberhaut bei Prozessen in der Cutis, die nicht entzündlicher Natur sind, wie über Talgdrüsennaevi und Syringomen und bei tumorartigen Veränderungen in der Cutis, die mit Sicherheit ausschließlich das Bindegewebe betreffen. In der Tat legen die Versuche von VAN SCOTT und REINERTSON (1961) nahe, daß die Ausbildung der Epidermis — einschließlich des Verhornungsmodus — von der Cutis her gesteuert wird. Befunde von STEIGLEDER, NICKLAS und KAMEI zeigen, daß die Epidermis über Histiocytomen bereits in einigem Abstand von dem Tumor breiter wird, und zwar unter einem Bild, das der Acanthose bei entzündlichen Dermatosen entspricht. Umwandlungen der Epidermis über Histiocytomen im Sinne der Seborrhoischen Warze (BIBERSTEIN 1931) sieht man erst über dem Tumor selbst. Unter der acanthoseartigen Epidermis-Verbreiterung kommt es zu einer erhöhten Aktivität der peptidspaltenden Enzyme in den Capillarwänden und zu einer Freisetzung von sauren Mucopolysacchariden im Papillarkörper, also den entsprechenden Vorgängen, wie man sie auch als früheste cutane Veränderungen bei der Psoriasis sieht (HERRMANN, STEIGLEDER, KAMEI und KIM) (s. Abb. 10 und 27).

Zahlreiche Beobachtungen, im besonderen das Verhalten der psoriatischen Epidermis bei lokaler Steroidbehandlung, sprechen in dem Sinne, daß bei der Psoriasis der cutane Prozeß der primäre ist und der epidermale folgt (s. z.B. KOMISARUK, KOSEK und SCHUSTER 1962).

Eingehende Untersuchungen über ihre funktionelle Bedeutung haben gezeigt, daß die Acanthose ein sehr sinnvoller Umbau der Epidermis ist, um einen raschen Nachschub von Zellen zu gewährleisten (Steigleder 1952b, 1953a, 1961). Die Acanthose ist nicht nur eine rein morphologische Veränderung, sondern sie ist mit erheblichen funktionellen Umstellungen verbunden, die sich histochemisch und biochemisch erfassen lassen. Da in der Psoriasis-Papel mit parakeratotischer Schuppung der Zellverlust besonders groß ist, sind die verschiedenen, von der normalen Epidermis abweichenden Reaktionen bei der Psoriasis besonders deutlich. Es bestehen zum Teil erhebliche quantitative Unterschiede beim Ausfall der einzelnen Reaktionen zwischen den einzelnen Hautveränderungen mit Acanthose, wohl bedingt durch das Ausmaß der Zellproliferation.

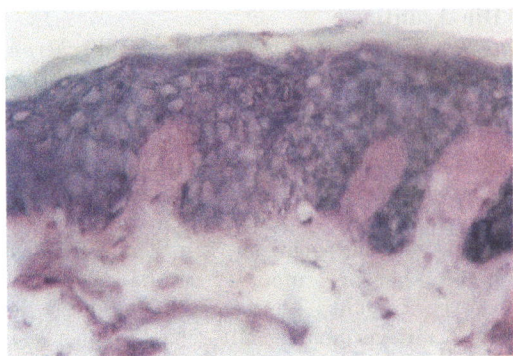

Abb. 27. Frische, makroskopisch kaum wahrnehmbare Psoriasispapel, Kryostatschnitt, Färbung Methylenblau (Löfflers Methylenblau, Verdünnung 1:1, pн 7,0). Vergr. 120mal

Bei der Umwandlung der Epidermis im Sinne der Acanthose wird die Unterfläche der Oberhaut und damit die Matrix der Epidermis erheblich vergrößert (Fular 1954, Pinkus und Steele 1956). Es treffen damit

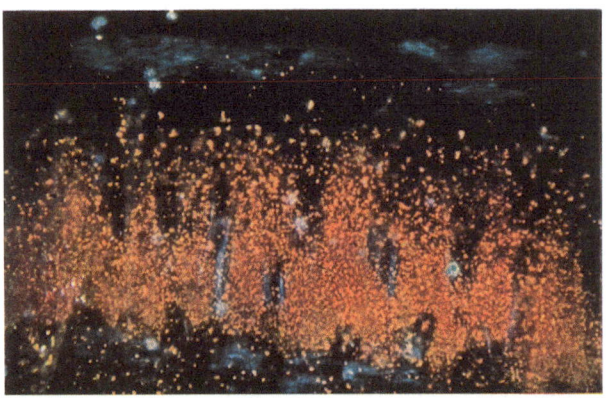

Abb. 28. Formazankristalle in psoriatischer Epidermis in polarisiertem Licht. Die Kristalle sind fast alle in den akanthotischen Epithelleisten angeordnet, wahrscheinlich durch die Aktivität dort lokalisierter Dehydrogenasen. Die Hornschicht ist am oberen Bildrand und das Kollagen am unteren durch die weißlichen doppelbrechenden Fasern erkennbar. Technik s. Steigleder 1952a

die Berechnungen zu, die Fular für normale Hautareale mit acanthoseähnlicher Struktur aufgestellt hat.

Gleichzeitig sind die Mitosen in den Epithelleisten deutlich vermehrt. Die Nucleolen in den Zellkernen sind auffallend groß. Die Epidermiszellen zeichnen sich, wenigstens in den frühen Stadien der Acanthose, durch eine starke Basophilie des Cytoplasmas aus, die wahrscheinlich durch die Anwesenheit von Ribonucleinsäure bedingt ist (Steigleder 1953a).

Man kann diesen Prozeß bei der Psoriasis bereits in frischen Papeln oder auch im psoriatischen Hof verfolgen, schon ehe die Parakeratose eingesetzt hat.

Neben anderen Veränderungen ist die starke Aktivität von Enzymen der Zellatmung besonders auffallend, und zwar der Cytochromoxydase sowie von Dehydrogenasen (STEIGLEDER 1951a, 1952b, 1953a, 1955c, SZODORAY und SÓVÁRY, BRAUN-FALCO und RATHGENS, STÜTTGEN, KUTA und NEUMANN 1958a, b, BRAUN-FALCO 1961a, b). Diese histochemischen Befunde stehen in Einklang mit

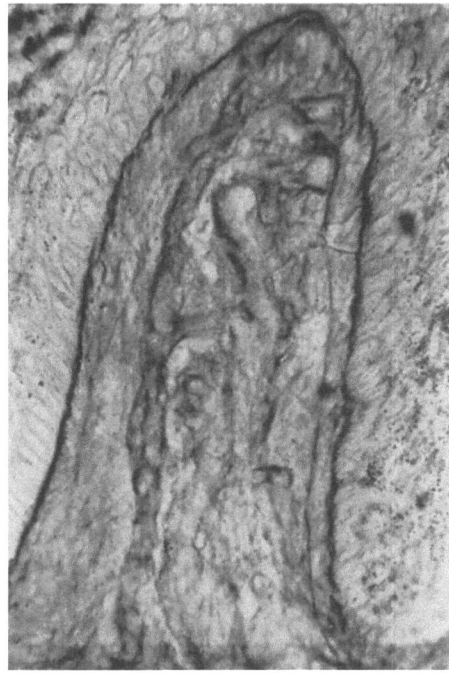 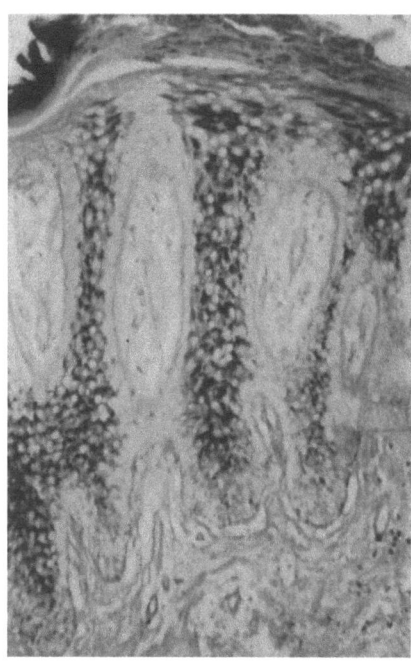

Abb. 29   Abb. 30

Abb. 29. Papille zwischen verlängerten Epithelleisten bei Acanthose in einer Efflorescenz der Neurodermitis constitutionalis. Man erkennt, daß die Kontaktfläche zwischen Epidermis und Gefäß erheblich verlängert ist. Die Capillare ist an ihrem Schenkel stärker geschlängelt. Der arterielle Schenkel ist schmal, er ist bereits in der tieferen Papille mit dem weiten venösen Anteil verbunden. Die „Basalmembran" zwischen Epidermis und Cutis ist sehr deutlich zu erkennen. In der Epidermis sind Glykogenkörner dargestellt. Man erkennt die intensive Ablagerung in der Stachelschicht links oben. Perjodsäure-Leukofuchsinreaktion, Fixation Carnoy, Vergr. etwa 700mal. (Aus STEIGLEDER 1955)

Abb. 30. Glykogenablagerung in akanthotischer Epidermis in Psoriasis-Efflorescenz. In der Hornschicht Material, das ebenso wie das Glykogen mit der Perjodsäure-Leukofuchsinreaktion rot gefärbt wird, aber wahrscheinlich aus Glykoproteiden besteht (s. S. 186). Links oben in der Hornschicht Substanz zwischen den Hornlagen mit Alcianblau angefärbt (saure Mucopolysaccharide?). Kombinierte Alcianblau-Färbung mit Perjodsäure-Leukofuchsinreaktion nach RUNGE, EBNER und LINDENSCHMIDT, Vergr. 125mal

den wiederholt bestätigten Befunden von GANS (1923), daß in der psoriatischen Papel die Zellatmung im Warburg-Apparat deutlich erhöht ist.

Anscheinend ist die Relation zwischen dem Stratum oxybioticum und dem Stratum anoxybioticum im Sinne von FERREIRA-MARQUES (s. dazu auch BRAUN-FALCO 1961a) bei der Acanthose zugunsten des ersten verschoben.

In der akanthotischen Epidermis ist nämlich nicht nur die besonders atmungsaktive Basalschicht (STEIGLEDER 1952b, F. URBACH 1952) einfach verlängert, sondern die gesamte Epidermisleiste gelegentlich — bei der Psoriasis so gut wie immer — durch eine so starke Aktivität der genannten Atmungsenzyme ausgezeichnet (Abb. 28).

Mit der Acanthose werden die Epithelleisten zugleich an die versorgenden Capillaren des Papillarkörpers herangebracht. Die Epidermis stülpt sich wie eine Glocke über die Capillaren (Abb. 29). Zugleich findet man in den Epithelleisten reichlich Glykogen und eine deutliche Phosphorylase-Aktivität (Stoughton und Wells 1950, Steigleder 1952c, 1953b, Braun-Falco 1953, 1954, 1957, 1959a, 1961b). Diese histochemischen Reaktionen weisen darauf hin, daß in der Epidermis nicht nur die aeroben, sondern auch anaerobe energieliefernde Prozesse gesteigert sind. Es treten damit Verhältnisse ein, die denen im Embryonalleben entsprechen (Serri, Montagna und Mescon 1962).

Bei der Psoriasis ist der Aschengehalt in der akanthotischen Epithelleiste vermehrt (Gans 1930, F. Herrmann 1932, 1936, Kruse 1958 u.a.). Auch ist

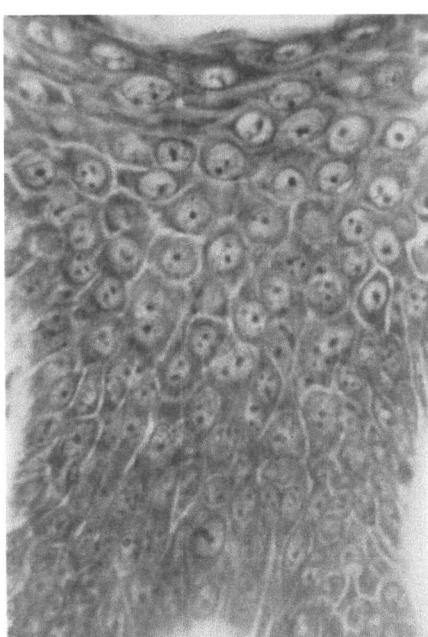

die Gewebsdichte möglicherweise höher als in der normalen Haut. Damit weist die stark proliferierende psoriatische Epidermis Ähnlichkeiten mit den Präcancerosen auf, bei denen ebenfalls die Gewebsdichte im Gegensatz zu entzündlichen Veränderungen vermehrt sein soll (Moberger 1954). Offenbar darf man diese Verhaltensweise der psoriatischen Acanthose nicht als für die Acanthose überhaupt charakteristisch ansehen, denn bei der Acanthose in neurodermitischen Papeln ist der Aschengehalt vermindert (MacCardle, Engman und Engman 1941, 1943, Kruse 1958).

Befunde von F. Herrmann und seiner Arbeitsgruppe (Coon, Herrmann und Mandol 1961) sowie von Herdenstam (1962) sprechen dafür, daß die Haut des Psoriatikers insgesamt, also auch die nicht befallenen Bereiche, von der Norm abweichen. Nach Herdenstam ist bereits die Atmung der scheinbar normalen Haut erhöht, während die Ergebnisse von Herrmann auf Störungen im Fettstoffwechsel der Haut hinweisen.

Die Acanthose ist demnach ein sehr sinnvoller Vorgang der Epidermis, um vermehrt Hornzellen zu produzieren, daneben offenbar auch eine Anpassung an einen Sauerstoffmangel. In der Tat ist die Durchblutung in der Psoriasispapel gestört, wie verschiedene Untersucher gefunden haben, auch wenn die Befunde nicht völlig übereinstimmen (Unna 1894, Bettmann 1926, Woronoff 1926, Herrmann und Kanof 1947, Davis und Lorincz 1957, Davis und Lawler 1958).

Abb. 31. Akanthotische Epithelleiste bei Psoriasis. Thioninfärbung zur Darstellung der Ribonucleinsäure. Beachte die starke Basophilie der unteren und der hornschichtnahen Epithellagen. Nur im Falle der tieferen Schichten ist diese wahrscheinlich auf die Anwesenheit von Ribonucleinsäure zurückzuführen. Beachte ferner die ungewöhnlich großen und zahlreichen Kernkörperchen, die in den obersten, noch unverhornten Epidermislagen an die Kernmembran sich anlagern, ja vereinzelt durch diese hindurchzutreten scheinen (Fixation Carnoy, Thionin nach P. Mayer, Vergr. 320mal)

Ergänzend sei hier noch folgendes vermerkt: Versuche von Wels und seinen Mitarbeitern legen nahe, daß die Basalschicht der Epidermis eine Bedeutung für die Entgiftung von Substanzen hat. Nach der Einwirkung ultravioletter Strahlen kam es in der Basalschicht zum Niederschlag von Schwermetallen, die den Versuchstieren injiziert worden waren. An acanthotischer Haut sind unseres Wissens solche Versuche nicht durchgeführt worden.

Die Acanthose findet sich auch dort, zum Teil extrem gesteigert, wo die Abflachung der Epidermiszellen bei der Verhornung ausbleibt und damit mehr

Zellen als normal verlorengehen oder bei Erkrankungen, die mit einem hohen Verlust von Epithelzellen verbunden sind. In die erste und gleichzeitig in die zweite Gruppe gehören die Dyskeratosis des Morbus Darier, das Molluscum contagiosum, die verschiedenen Formen des Pemphigus, die mit Akantholyse verbunden sind (s. S. 230), in die zweite Gruppe allein die Dermatitis, bei der es zu einem Untergang von Epidermiszellen kommt (s. S. 215).

In die Gruppe von Hautveränderungen, welche die Sauerstoffversorgung der Epidermis beeinträchtigen und so eine Acanthose verursachen, gehören manche Tumoren, die sich in der Cutis ausbreiten. Wie bereits an anderer Stelle erwähnt (s. S. 183), regt geringer Sauerstoffmangel wahrscheinlich die Zellproliferation an (Übersicht s. ROTTER und LAPP), stärkerer bringt sie dagegen zum Erliegen. So führen auch derartige Prozesse schließlich zur Atrophie. Andererseits muß man mit weit komplizierteren Mechanismen rechnen, wie Befunde von STEIGLEDER, NICKLAS und KAMEI nahelegen. Die Zellen bestimmter Tumoren und Granulome sind in der Lage, Stoffe zu bilden oder aus dem Gewebe freizusetzen, die mittelbar oder unmittel-

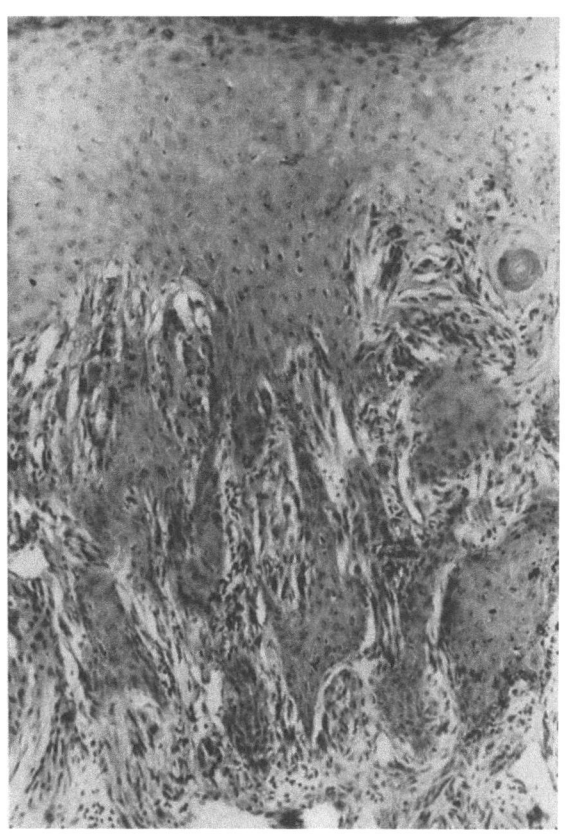

Abb. 32. Wucherung der Epidermis über sog. Granularzellmyoblastom, der Achsel bei 19jährigem Mädchen. H.-E., Vergr. 120mal

bar die Epidermis zur Proliferation veranlassen. Sehr fruchtbar erscheinen die Theorien von BULLOUGH (1962) über die Hemmung der Mitosetätigkeit im Gewebe. Nach diesem Autor wird die Mitosetätigkeit der Epidermis durch das Zusammenwirken von verschiedenen Hormonen gezügelt. In erster Linie kommen Adrenalin und Steroide in Frage, aber wohl auch noch unbekannte, lokal im Gewebe produzierte Stoffe. Unter Zugrundelegung dieser Theorie würde sich eine Epidermisverbreiterung über Infiltraten einfach dadurch erklären lassen, daß die Hemmsubstanzen nicht mehr in genügendem Maße produziert werden oder nicht mehr wie normal an die Epidermis gelangen. BULLOUGH will den wechselnden Mitoserhythmus im Verlauf des Tages auf die wechselnde Ausschüttung der Nebennierenhormone (Adrenalin und Steroide) zurückführen. Besonders auffällig erscheint unter diesem Aspekt, daß offenbar einige Gewebe diesen Einflüssen nicht unterliegen, so die Haarmatrix.

In diese Gruppe von Veränderungen gehören Histiocytome und Fibrome (STEIGLEDER, NICKLAS und KAMEI 1962). Erwähnt sei hier auch, daß es zu einer mächtigen Wucherung des Epithels bei niederen Tieren kam, denen man Nervengewebe unter die Epidermis eingepflanzt hatte (Overton 1948).

Über Granularzellmyoblastomen (Abrikosoff-Tumor) (Lit.s. Nödl 1958, Reich 1958) findet man gelegentlich eine so starke Wucherung der Oberhaut, daß man an ein Plattenepithelcarcinom denken kann (Abb. 32). Diese Wucherung ist von der Acanthose zu unterscheiden: Sie besteht im Gegensatz zu der letzten vorwiegend oder sogar ausschließlich aus Stachelzellen. Entsprechendes gilt für die Rivanol-Acanthose im Sinne von Gottron (1954).

Eine bemerkenswerte Form der Epidermisverdickung liegt bei der *Acanthosis nigricans* vor. Trotz des Namens ist diese Veränderung nicht mit der Acanthose in dem beschriebenen Sinne identisch. Bei der Acanthosis nigricans ist die Hornschicht verdickt. Die Stachelzellen sind vermehrt. Die Epidermis ist hyperpigmentiert. Es gibt verschiedene Formen von Acanthosis nigricans, die sich offenbar histologisch nicht sicher unterscheiden lassen. Es ist auffällig, daß eine dieser Formen wahrscheinlich ausschließlich zusammen mit Adenocarcinomen auftritt (Ollendorf-Curth und Aschner, Ollendorff-Curth, Hilberg und Machacek 1962, s. dort weitere Literatur). Wie jedoch diese Tumoren die Epidermis beeinflussen, ist unklar, da die Carcinome meist in weitem Abstand von den Regionen liegen, welche die Acanthosis nigricans betrifft. Ruiter und Meyler konnten nach hohen Gaben von Nicotinsäure Hautveränderungen beobachten, die klinisch und histologisch an eine Acanthosis nigricans erinnern.

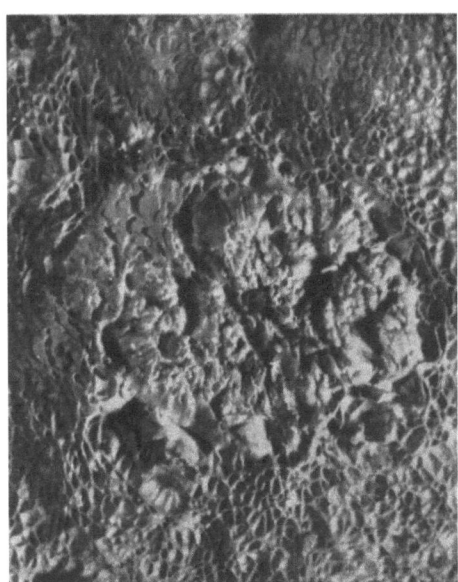

Abb. 33. Verruca vulgaris, Unterseite der abgelösten Epidermis, 12mal vergrößert. Man erkennt sehr deutlich die mächtigen, in die Cutis vordringenden Epithelleisten. (Aus Oberste-Lehn 1952)

Eine besondere Art der Acanthose kommt bei den Condylomata acuminata und den Verrucae planae und vulgares vor, also bei durch Viren bedingten Hauterkrankungen. (Näheres s. in den entsprechenden Kapiteln dieses Handbuches und Nasemann 1957.)

Bei den Verrucae vulgaris sind die Epithelleisten in charakteristischer Weise nach der Mitte zu gebogen (s. Abb. 33). Wahrscheinlich handelt es sich um eine konzentrische Anordnung der Epithelleisten, wie sie in normaler Haut um die Anhangsgebilde beobachtet wird (Horstmann 1952).

Gelegentlich nimmt die Verhornung einzelner Zellen bei der Verruca vulgaris solche Ausmaße an, daß man an ein Molluscum contagiosum erinnert wird (s. Lund). Gerade bei solchen Formen sieht man reichlich eosinophile Einschlüsse.

Neben der Acanthose über cutanen Tumoren kommt eine Epidermisverbreiterung als Auftakt einer carcinomatösen Entartung der Epidermis selbst vor oder als Ausdruck bösartiger und gutartiger Tumoren, die sich in der Oberhaut ausbreiten. Als Beispiele wären hier der Morbus Paget und die intraepidermalen Carcinome sowie auch die Pigmentzellennaevi zu nennen.

4. Die intraepitheliale, intra- und extracelluläre Flüssigkeitsansammlung

a) Das spongiotische Bläschen

Wie bereits erwähnt (s. S. 209), betrachtete UNNA die Acanthose als den Ausdruck einer leichten parenchymatösen Entzündung und das spongiotische Bläschen als den Prototyp der schweren entzündlichen Veränderung in der Epidermis. Es findet sich bei den häufigsten entzündlichen Veränderungen an der Haut, im

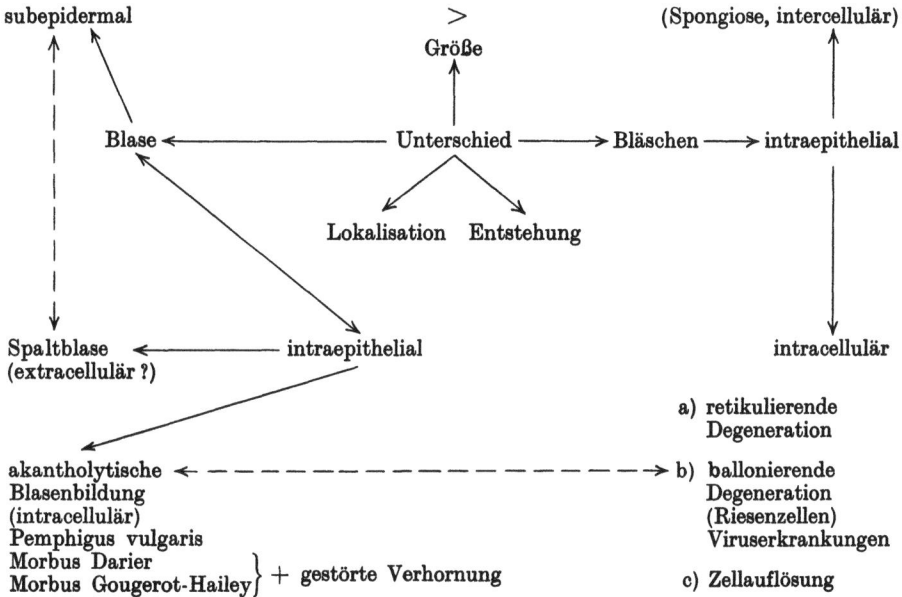

Abb. 34. Schema zur Genese und Differenzierung der verschiedenen Arten von Blasen und Bläschen. Blase und Bläschen unterscheiden sich durch Größe, Lokalisation und Entstehungsweise. Beide können unterteilt werden, je nachdem, wo die erste Schädigung im Schnitt sichtbar wird. Die gestrichelten Linien deuten mögliche Beziehungen an. Alle Angaben beziehen sich auf die primären Veränderungen, sekundär können sich die Grenzen verwischen

besonderen bei der *Dermatitis eczematosa (Ekzem)*, bei manchen Pilzerkrankungen und bei den Streuherden, die hauptsächlich von Pilz- und Bakterienansiedlungen ausgehen, also den sog. -iden (Bakteriid, Mykid, „Allergid"), aber auch bei ganz andersartigen Erkrankungen, wie den Retikulosen und Reticulosarkomatosen, der Mycosis fungoides, bei den Formen der Parapsoriasis und über cutanen Reaktionen vom Tuberkulintyp (MIESCHER 1956). Nach UNNA (1894) ist die spongiotische Umwandlung (Status spongioides) der Epidermis das dritte Kardinalsymptom des „Ekzems", dem Parakeratose und Acanthose vorausgehen. Der Beginn der Spongiose (BESNIER), des schwamm-(spongis-)artigen Umbaus der Epidermis, ist nach Ansicht älterer Autoren eine umschriebene Erweiterung der Saftspalten in der Stachelzellschicht. Zunächst werden die Intercellularbrücken dadurch deutlich sichtbar, später die Epidermiszellen voneinander getrennt. Sie entfernen sich dann immer weiter voneinander. Nach den Worten von UNNA werden die Intercellularspalten zu „darmartig aufgeblähten, eingeschnürten, oft rosenkranzartig erweiterten Räumen oder selbst zu intercellulären Höhlen". Das Exsudat zwischen den Zellen ist zunächst rein serös, es wird später serofibrinös. In den Spalten finden sich Gerinnsel. Schließlich sind sie von einem Material gefüllt, das sich färberisch wie Fibrin verhält. Doch wußte schon Unna, daß es nicht einheitlicher Natur ist. Auffällig ist, daß die erweiterten Intercellularräume sich zunächst nur wenig anfärben. Möglicherweise befinden sich in ihnen leicht wasserlösliche Substanzen, die bei der Aufarbeitung des Gewebes zur histologischen Untersuchung verlorengehen. Doch erscheinen sie auch im Nativschnitt leer.

Bei der chronischen Dermatitis erwähnen Braun-Falco und Weber (1958) ein Material in den Intercellulärspalten der Epidermis, das sich mit der Hale-Reaktion darstellt.

Steigleder und Weakley (1961a, b) konnten dieses Phänomen in excidierter Haut künstlich durch Inkubation der Oberhaut in bestimmten Salzlösungen, so Lithiumbromid,

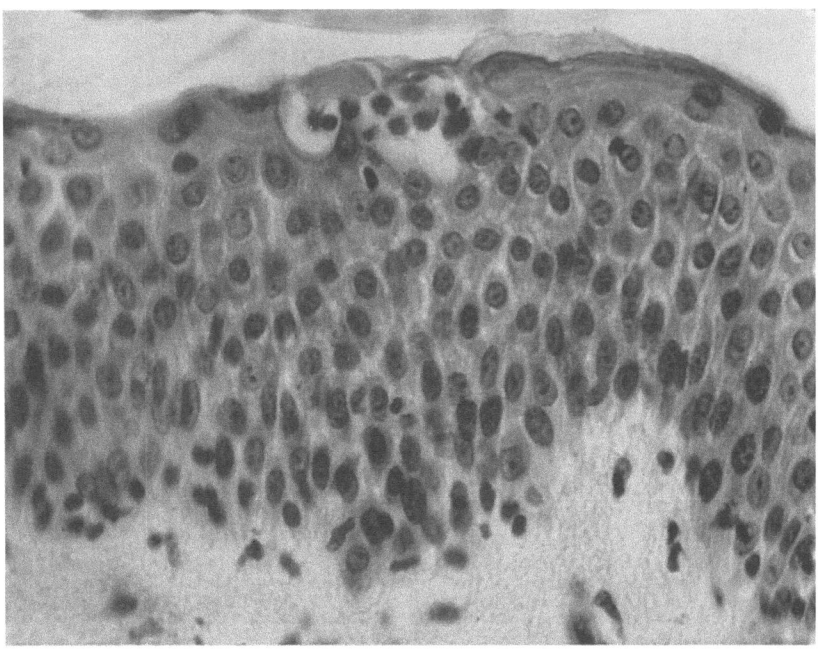

Abb. 35. „Vésiculette primordiale" bei genuiner Dermatitis eczematosa. (Aus Miescher 1952 b)

in niederer Konzentration, hervorrufen. Zerschlägt man die Epidermiszellen durch Inkubation in hochkonzentrierten Salzlösungen, bilden sich blasen- und bläschenartige Räume in und unter der Oberhaut. Diese sind mit einer Substanz angefüllt, die sich entsprechend dem eben erwähnten fibrinartigen Material verhält und eine deutliche Perjodsäure-Leukofuchsin-Reaktion gibt (Roe 1956a). Es besteht durchaus die Möglichkeit, daß dieses Material nicht oder wenigstens nicht ausschließlich der Cutis oder dem Blutserum, sondern der Epidermis selbst entstammt. Tatsächlich sieht man in Nativschnitten von dermatitisch veränderter Haut bei Epicutantests einen Schwund von Kernmaterial und Cytoplasma, gelegentlich auch die Auflösung ganzer Zellen (s. S. 217). Asscher (1955) deutet die sehr intensive PAS-Reaktion in Bläschen bei dem Cheiropompholyx als einen vermehrten Einstrom von Grundsubstanz. Doch handelt es sich wahrscheinlich um anderes Material (s. oben). Es sei ferner erwähnt, daß auch im Schweiß PAS-positives Material enthalten ist, bei dem es sich wahrscheinlich um neutrale Mucopolysaccharide handelt. Bei dem Cheiropompholyx ist die Herkunft des fibrinartigen Materials in den Bläschen noch weniger geklärt als bei den spongiotischen Bläschen. In der Gewebskultur vermag sich die Epidermis in ein schleimproduzierendes Epithel umzuwandeln (Fell 1962). Im übrigen färbt sich die Grundsubstanz meist nur sehr schwach mit der PAS-Reaktion, häufiger dagegen mit Alcianblau oder der Hale-Reaktion (Näheres s. Braun-Falco 1961b und in diesem Band).

Das spongiotische Bläschen ist — wie bereits erwähnt — ein Kardinalsymptom der allergisch und der toxisch bedingten Dermatitis. Es wurde deshalb immer wieder untersucht mit dem Ziel, Veränderungen nachzuweisen, die für eine allergische Reaktion charakteristisch seien. Man versuchte ferner herauszufinden, ob bei der allergisch bedingten Dermatitis die primäre Veränderung in der Cutis oder in der Epidermis zu suchen ist. Da diese Fragen ein so großes Interesse gefunden haben und finden, sei im folgenden auf die Befunde näher eingegangen. Vorwegzunehmen ist, daß eine befriedigende Antwort auf beide Fragen noch nicht gefunden ist.

Weder in der Epidermis, der Cutis noch der Subcutis gibt es nach Ansicht zahlreicher Untersucher eine morphologische Veränderung, die für das Vorliegen eines allergischen Vorgangs *beweisend* wäre (SULZBERGER 1940, S. 29, MIESCHER 1952a, PINKUS 1954b, EHRICH 1956 und zahlreiche andere). Es erschien deshalb nicht ausreichend, eine *Dermatitis mit Spongiose von dem Ekzem abzutrennen*. Es sei denn, man wollte alle Entzündungen der Oberhaut mit Spongiose und den zugehörigen cutanen Veränderungen und deren Folge als Ekzem bezeichnen ohne Rücksicht auf die Ursache. Da andererseits entzündliche Prozesse in der Haut ohne Spongiose als Dermatitis bezeichnet werden — ein Beispiel ist die Akrodermatitis atrophicans Herxheimer — hat GANS den Ausdruck Dermatitis eczematosa als Kompromiß vorgeschlagen; allerdings wurde die gleiche Bezeichnung früher in einem anderen Sinne gebraucht (KREIBICH 1923).

BANDMANN (1960) glaubt allerdings mit MIESCHER auf Grund seiner Untersuchungen von Epicutantests als „das erste nur bei dieser anzutreffende Zeichen einer allergischen Reaktion die basale herdförmige lymphocytär durchsetzte Spongiose" ansehen zu dürfen.

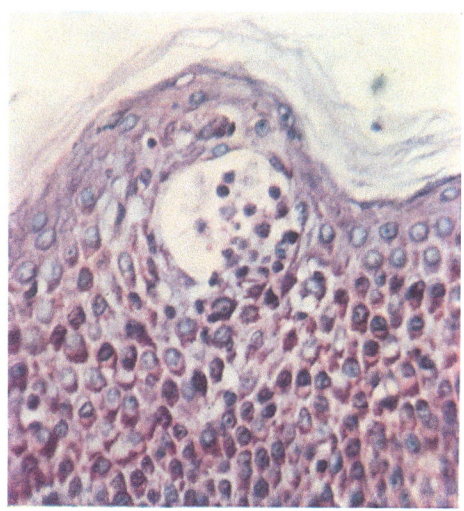

Abb. 36. Perjodsäure-Leukofuchsin-Reaktion in Epidermis mit spongiotischem Bläschen bei Kontaktdermatitis. Bei dem rot gefärbten Material handelt es sich überwiegend um Glykogen

CIVATTE (1923, 1954) sah das spongiotische Bläschen bei der allergisch bedingten Dermatitis bereits als eine sekundäre Veränderung an. Die primäre ist nach diesem Autor die *Vésiculette primordiale*. Nach MIESCHER (1952a, b, 1954) entsteht diese durch eine Schädigung einzelner, den oberflächlichen Lagen angehörenden Zellen (Abb. 35, 42). Die betroffenen Zellen färben sich schlechter und verlieren schließlich ihre sog. Stacheln, die Filamente, und damit ihren Zusammenhang mit den Nachbarzellen. Die losgelösten Zellen können sich zu Kugeln umformen (CIVATTE 1954). Die Kerne erscheinen im Paraffinschnitt pyknotisch. Nach eigenen Befunden am Nativpräparat sind die Kerne nicht pyknotisch, sondern sehen wie ausgeleert aus. Sie fallen dann wahrscheinlich beim Entzug des Gewebswassers im Laufe der Paraffineinbettung zusammen und erscheinen pyknotisch. Im frischen Zustande liegen im Lumen dieser „Urkleinstbläschen" (SCHEICHER-GOTTRON) nur geschädigte Stachelzellen, später auch Monocyten (CIVATTE 1954, MIESCHER 1952a, b, 1954) und bei toxischen Reaktionen Segmentkernige. Nach PRUNIERAS (1954a, b) ist im Bereich der Vésiculette primordiale eine verstärkte Basophilie anzutreffen, wie er glaubt als Folge einer Zunahme der Ribonucleinsäure. In den Zellkernen der Umgebung waren die Nucleolen geschwunden.

MIESCHER kommt auf Grund seiner Studien zu dem Schluß, daß *die Vésiculette primordiale toxisch bedingt* sei, ebenso BANDMANN (1960). CIVATTE habe mit veränderter Haut von Ekzemkranken gearbeitet. Hier kombiniere sich häufig die toxische Einwirkung von außen mit dem Ablauf des allergischen Geschehens.

Civatte fand die Vésiculette primordiale zwar auch in Epicutantests, doch wird weder die Testsubstanz noch deren Konzentration angegeben (Bandmann 1960, I). Es besteht also auch hier die Möglichkeit einer toxischen Reaktion, da bereits scheinbar völlig harmlose Substanzen Veränderungen an den Epidermiszellen hervorrufen, z. B. ein perinucleäres Ödem (Altération cavitaire) (Bandmann 1960, II). Die Extraktion der Hautoberfläche mit Wasser löst bereits Veränderungen an den Zellen der Oberhaut aus, erst recht eine Neutralisation von Basen durch die Epidermis (Schönherr 1961).

Bei der allergisch bedingten Dermatitis soll neben einem Ödem ein ausgesprochen lymphocytäres Infiltrat um die Gefäße der oberen Cutis zu finden sein (Miescher 1952a). Es wurde

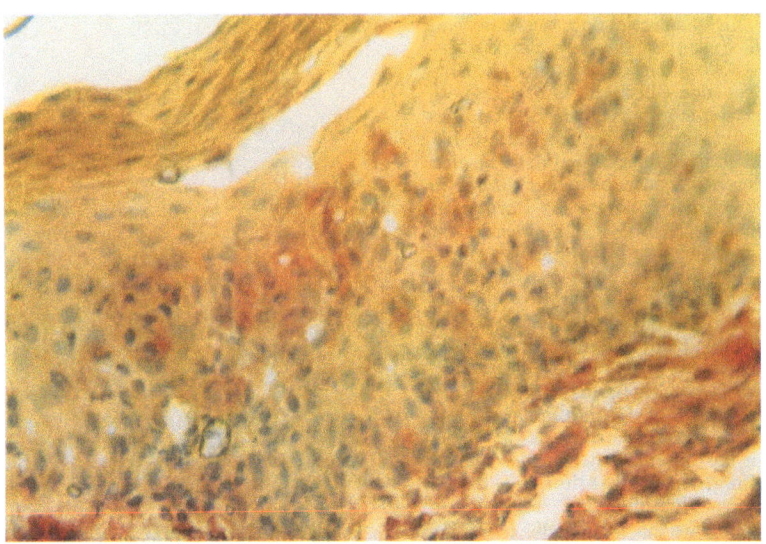

Abb. 37. Spongiose der verbreiterten und parakeratotischen Epidermis bei Dermatitis eczematosa. Leucinaminopeptidasen-Nachweis (Technik s. Steigleder, Kudicke und Kamei 1962, rote Anfärbung = positive Reaktion). Beachte die starke Aktivität von Zellen in der Epidermis, gerade dort, wo sich eine Spongiose entwickelt. Leichte positive Reaktion in der parakeratotischen Hornschicht. Vergr. etwa 400mal

jedoch auch bei Dermatitiden vermißt, die mit Sicherheit allergischer Natur waren (Bloch und Steine-Wourlisch 1930, Golay und Brun 1958a). Manchmal fanden sich ausschließlich Histiocyten, ein Befund, der Unna (1894) bereits bekannt war. Wahrscheinlich liegt bei der allergisch bedingten Dermatitis ein „lympho"-histiocytäres Infiltrat vor, das in genau ähnlicher Form auch bei der toxischen Dermatitis und bei zahlreichen anderen Vorgängen angetroffen werden kann.

Auffallend ist die starke enzymatische Aktivität (proteolytische Enzyme) in Histiocyten in der Cutis bei positivem Epicutantest. Zuweilen sind diese Zellen bis zum Fettgewebe hin aktiv. Man erkennt dann, daß die Histiocyten mit ihren Ausläufern ein Netz bilden, das sich durch die ganze Cutis zieht (Abb. 37, 40).

Ältere Versuche an isolierter Epidermis, die das Vorhandensein von Antikörpern in dieser beweisen sollten, haben sich nicht bestätigt. Der Nachweis gefärbter Antikörper in der Oberhaut (Gitlin, Landing und Whipple 1953) bedarf der Nachprüfung, nachdem mit entsprechender Technik andere Untersucher keine Reaktion in der Epidermis fanden (Raskin 1961). Für das Zustandekommen der allergisch bedingten Dermatitis ist anscheinend der Kontakt mit Blut- und Lymphbahnen unerläßlich (Näheres s. Frey und Wenk 1958, Epstein und Kligman 1959).

Es bestehen erhebliche quantitative Unterschiede in der Reaktion der Epidermis, je nachdem, ob eine toxisch wirkende Substanz in *gleicher* Konzentration auf ein gegen sie sensibilisiertes oder ein nichtsensibilisiertes Individuum einwirkt (JADASSOHN, BUJARD und BRUN 1955, ZELIGMAN 1955).

Auftragen von Dinitrochlorbenzol führte bei normalen Meerschweinchen nur zu einer Zunahme der Mitosen in der Epidermis (JADASSOHN, BUJARD und BRUN 1955), also zu einem Befund, wie wir ihn nach geringer Schädigung der Hornschicht und nach Auftragen eines carcinomerzeugenden Agens schon kennengelernt haben (s. S. 203). Beim sensibilisierten Tier dagegen ruft das gleiche Verfahren spongiotische Bläschen hervor. Dieser Befund spricht dafür, daß das spongiotische Bläschen tatsächlich die schwerere Form der Hautentzündung ist, wie das schon UNNA (1894) angenommen hatte und wie wir bereits erwähnten (s. S. 215).

Wiederholt versuchte man durch morphologische Untersuchungen zu entscheiden, ob das spongiotische Bläschen die Folge cutaner Vorgänge sei, ob Veränderungen in der Oberhaut den cutanen vorausgingen, oder ob dermale und epidermale Prozesse parallel verlaufen.

BLOCH (1924) war zu keinem befriedigenden Ergebnis gelangt. BIZZOZERO (1950) behandelte die Haut von Versuchspersonen, die hochempfindlich gegen Dinitrochlorbenzol waren, mit dieser Substanz. Ein kleines Areal wurde ausgeschnitten und unmittelbar nach der Excision wieder in dieses Hautareal zurückverpflanzt. Nerven und Gefäßsystem waren also unterbrochen. Während die umgebende Haut stark reagierte, veränderte sich das eingepflanzte Hautstück weder klinisch noch histologisch. BIZZOZERO schloß daraus, daß die Veränderungen in der Epidermis bei der spongiotischen Bläschenbildung im Rahmen der allergisch bedingten Dermatitis eczematosa als sekundär zu betrachten seien. Nach CHARPY, STAHL und CASTELAIN (1953) gehen den epidermalen Veränderungen immer cutane voraus. Nach BAER, ROSENTHAL und SIMS (1957) kommt es nach Einwirkung toxischer Substanz entsprechender Konzentration beim Tier viel rascher zur Bläschenbildung

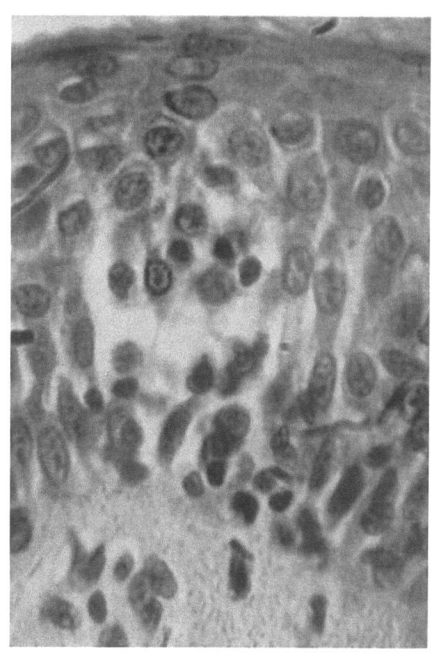

Abb. 38. Nur mikroskopisch erkennbares, toxisch bedingtes spongiotisches Bläschen. ♂, 33 J., seitlicher Hals. Man erkennt das starke Ödem zwischen den Epithelzellen. Diese sind auseinandergerissen. Über dem Bläschen sind die Stacheln der Zellen sehr deutlich zu erkennen. Lymphocyten und Histiocyten wandern in die Oberhaut aus der Cutis ein. (Färbung Eisenhämatoxylin nach HEIDENHAIN, Vergr. etwa 850mal)

als durch ein Allergen. Diese Befunde sind offensichtlich von der Tierart und auch von der Wahl des Allergens abhängig. EPSTEIN und KLIGMAN (1957b) sahen beim Menschen die Bläschen auch bei allergisch bedingter Reaktion sehr rasch eintreten. Nach BAER, ROSENTHAL und SIMS (1957) folgen zeitlich die epidermalen Veränderungen den cutanen, doch läßt sich kein kontinuierlicher Zusammenhang zwischen cutanen und epidermalen Veränderungen nachweisen. Diesem Befund widerspricht auch nicht die Beobachtung verschiedener Autoren, die unter frischen spongiotischen Bläschen Lücken in der PAS-positiven Basalmembran sahen (PRUNIERAS 1954, CHARPY, STAHL und CASTELAIN 1954, STEINER 1957c). Die Membran fehlt gelegentlich auch bei anderen entzündlichen Veränderungen streckenweise, ja manchmal sogar unter normaler Haut (DUPRÉ 1953). Außerdem ist bei positivem Epicutantest manchmal lediglich eine cutane Reaktion nachweisbar, aber keine epidermale (s. auch BORELLI 1957).

Wird Dinitrochlorbenzol auf die Flanke sensibilisierter Meerschweinchen aufgetragen, sieht man zuerst eine Reaktion in der Cutis. Die oberflächlichen Capillaren sind erweitert und von einem geringen perivasculären Ödem umgeben. Nur wenige Infiltratzellen sind um die Gefäße vorhanden. Erst anschließend entwickelt sich ein intercelluläres Ödem im Stratum spinosum (Baer u. Mitarb.).

Beim Meerschweinchen lassen sich spongiotische Bläschen nur in vorher künstlich verbreiterter Haut erzeugen. Epstein und Kligman (1957, 1959) bestätigten die Befunde von Baer u. Mitarb. beim Menschen. Die ersten cutanen Veränderungen bestanden in einem pericapillären Ödem, dem ein Rundzellinfiltrat folgte. Die ersten epidermalen Veränderungen fanden sich an der Epidermis-Cutisgrenze in unmittelbarem Zusammenhang mit dem von den Capillaren ausgehenden Ödem.

Innerhalb der Epidermis kommt es erst zur Bläschenbildung, nachdem Bindegewebszellen in die Oberhaut eingedrungen sind (Fisher und Cooke 1958, Epstein und Kligman 1959) (Abb. 37, 38). Während sich zahlreiche Untersucher

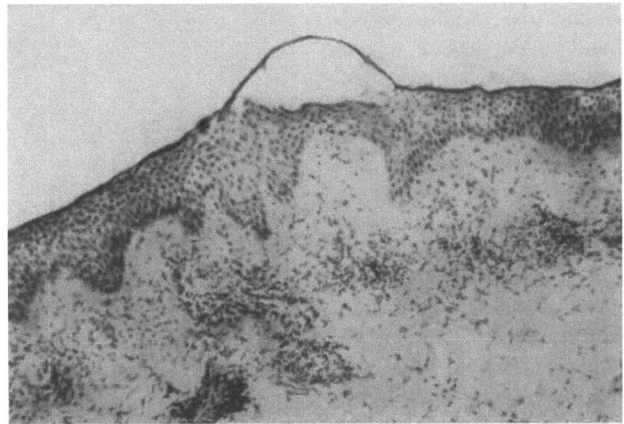

Abb. 39. Positiver Epicutantest (Sulfonamid), 72 Std nach Anlage excidiert. Kryostatschnitt fixiert mit Alkohol, gefärbt mit Toluidinblau, p_H 7,0. Starke Flüssigkeitsansammlung in der oberen Cutis mit Durchbruch durch die Epidermis unter die Hornschicht. Hier Blasenbildung. Vergr. etwa 75mal

darauf festlegen, daß es sich bei den einwandernden Zellen um Lymphocyten handelt, spricht Bandmann (1960, III) von „mesenchymalen" Zellen, Hauser (1960) auf Grund von Ausstrichpräparaten von lymphomonocytoiden Zellen. Wir halten es nach eigenen Befunden nicht für richtig, sich bereits auf eine Zellart festzulegen, aber möglicherweise sind die einwandernden Zellen Histiocyten. Diese erscheinen bei der Wanderung durch die Epithelspalten der Oberhaut wurstförmig ausgezogen und abgeknickt. Quergetroffen wirken sie wie Lymphocyten (s. S. 696 und Bandmann 1960, IV). Eigene Befunde legen nahe, daß die von Braun-Falco (1957d) beschriebene deutliche Aktivität peptidspaltender Enzyme im Bereich beginnender spongiotischer Bläschenbildung an solche durchwandernde Bindegewebszellen gebunden ist. Ob diese Zellen mit Hilfe dieser und anderer Enzyme die Spaltung der Oberhaut beim spongiotischen Bläschen zustande bringen, müssen weitere Untersuchungen klären. Offenbar ist nicht das Eindringen von Flüssigkeit in die Epidermis aus der Cutis für die Bläschenbildung verantwortlich, wie früher angenommen (s. S. 231): Übt man nämlich gleichzeitig mit dem Aufbringen eines Allergens im Epicutantest einen Druck auf die Haut aus, sieht man klinisch nach Abnahme des Tests keine Bläschen, wohl aber histologisch (Epstein und Kligman 1959). Flüssigkeit strömt erst nach Nachlassen des Druckes in die

Spalten der Oberhaut. Daher erscheinen jetzt sehr rasch Bläschen. Das Einströmen der Ödemflüssigkeit in die Epidermis ist nach diesen Befunden sekundär
(Abb. 39).

Enzymaktive Histiocyten sind in der Cutis bei der Dermatitis eczematosa,
eingeschlossen der durch Epicutantests bedingten, reichlich vorhanden. Ein Zusammenhang der Bläschenbil-
dung mit dem Einwandern solcher Zellen würde auch das
Auftreten spongiotischer Bläschen bei so wesensverschiedenen
Prozessen (s. S. 215) erklären,
im besonderen bei den Retikulosen bzw. Reticulosarkomatosen (Abb. 38) (STEIGLEDER,
KUDICKE und KAMEI 1963).

Neben den Histiocyten wandern andere Zellen in die Oberhaut ein. Außer Lymphocyten
findet man oft so reichlich segmentkernige Leukocyten, daß
bereits eine Pustel vorliegt. Ein
derartiger Prozeß wird gerade
nach der Einwirkung von toxischen Substanzen, wie Crotonöl,
auf die Oberhaut beobachtet
(BANDMANN 1960, III). Er ist
also keinesfalls ein Beweis für
das Vorliegen einer allergischen
Reaktion, schließt diese aber
auch nicht aus (FISHER, CHAR-
GIN, FLEISCHMAJER und HY-
MAN 1959).

PERCIVAL und HANNAY
(1949) fanden die spongiotischen
Bläschen bei der Dermatitis
eczematosa nahezu gleich groß.
Eine solche einheitliche Größe
ist nach Ansicht dieser Autoren
folgendermaßen zu erklären:
Die Bläschen sind nicht durch
ein Ödem bedingt, welches die

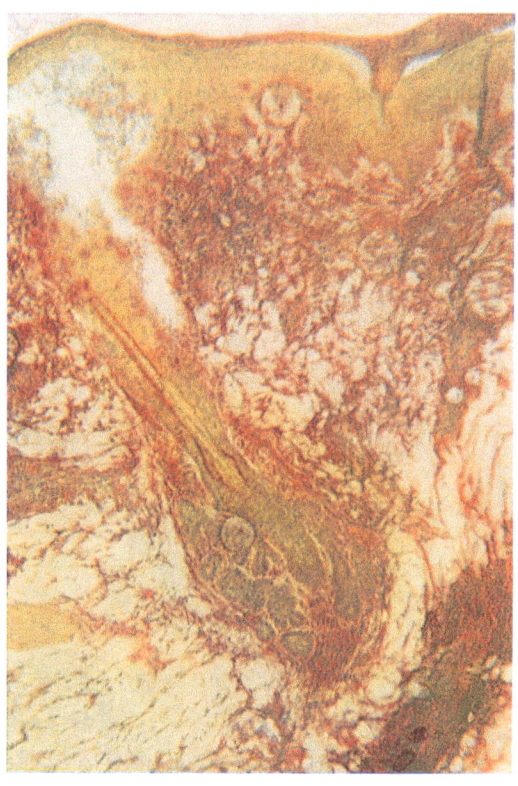

Abb. 40. Positiver Epicutantest auf Kaliumbichromat 0,5%,
72 Std nach Auflage, 48 Std nach Abnahme des Läppchens ex-
cidiert. Leucinaminopeptidasenreaktion mit Kerngegenfärbung
(Technik s. STEIGLEDER, KUDICKE und KAMEI 1962). Deutliches
perifollikuläres Bläschen, das nicht mit einer Spongiose, son-
dern anscheinend durch Auflösung von Epidermiszellen entsteht.
Sehr starke Reaktion des teilweise perifollikulären Infiltrates.
Haar im Telogen. Beachte die eigentümliche Sproßbildung
(Anlage mehrerer Keime am unteren Ende des Haarfollikels
= Entdifferenzierung des Talgdrüsenläppchens s. S. 258). Starke
Aktivität des Enzyms nur im Infiltrat. Enzymaktivität = rote
Färbung. Vergr. etwa 100mal

Epidermiszellen auseinanderreißt, sondern entstehen durch die Auflösung von
Epithelzellen. In der Tat kann man in sehr frischen spongiotischen Bläschen
und am Rande älterer Bläschen gelegentlich Epithelzellen in Auflösung bemerken
(s. auch BANDMANN 1961, II). Wahrscheinlich handelt es sich aber um einen
toxischen Effekt der auslösenden Substanz (Abb. 40, 42).

McCALLUM (1957a, b) geht von den Befunden von PERCIVAL und HANNAY
bei der Beurteilung von Serienschnitten von Epicutantests aus. Diese sind seit
den klassischen Untersuchungen von BLOCH und STEINE-WOURLISCH (1932) und
MIESCHER (1936) ein sehr beliebtes Studienobjekt (BANDMANN 1960). Schon vor
der Bläschenbildung sah McCALLUM in der oberen Cutis um die Schweißdrüsenausführungsgänge, die Haarfollikel und die Talgdrüsen ein mäßig ausgedehntes

Lymphocyteninfiltrat. Einzelne Lymphocyten waren zum Zeitpunkt der Untersuchung bereits in die Epidermis eingedrungen und einzelne Epithelzellen erschienen bereits vacuolisiert. Es bestand außerdem ein erhebliches Ödem des Papillarkörpers. Zusammen mit der letzten Veränderung sammelte sich Flüssigkeit in den Epithelien an, die zu dem intraepidermalen Anteil des Schweißdrüsenausführungsganges gehören, und ferner in den diesen unmittelbar benachbarten Epithelien. Nach der Ansicht von McCallum halten nun solche geschädigten Epithelien den Druck des Ödems im Papillarkörper nicht mehr aus. Die Flüssigkeit dringt daher von dort in die Epidermis ein und schiebt die geschädigten Zellen

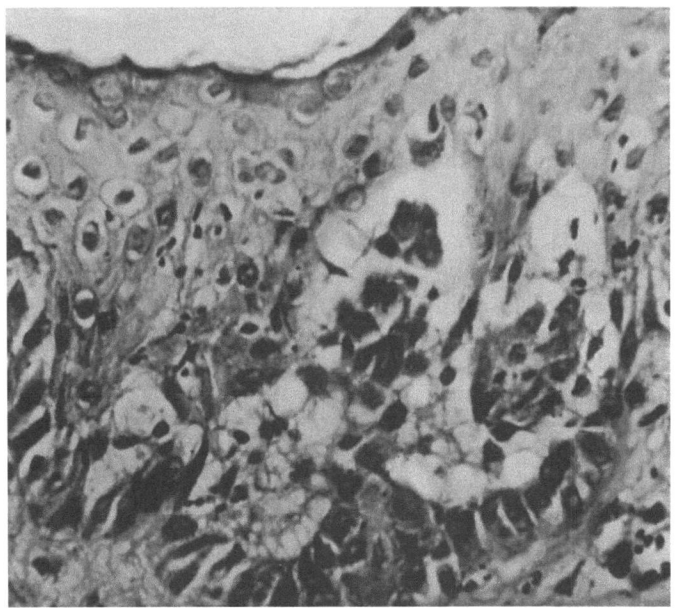

Abb. 41. Bläschenbildung bei Arzneimittelexanthem. Es kommt zur Lösung einzelner Zellen und von Zellkomplexen aus dem Verbande der Oberhaut (H.-E., Formol 10%, Vergr. 560mal, ♀, 27 J., Hals)

auseinander. Es kommt damit zu einer Bläschenbildung, in gleichmäßigem Abstand und von relativ gleicher Größe, bedingt durch den gleichmäßigen Abstand der Schweißdrüsenausführungsgänge in der Epidermis. Kann das Ödem des Papillarkörpers nicht in die Epidermis eindringen, weil die Oberhaut bereits pathologisch verändert ist, entsteht eine subepidermale Blasenbildung.

Diese Befunde erinnern an Befunde bei der Miliaria, wie sie von verschiedenen Autoren erhoben wurden (s. Shelley 1951; s. auch S. 277). Auch sah McCallum einen Zusammenhang zwischen dem oberen Pol der Bläschen und dem Schweißdrüsenausführungsgang. Er deutete diesen Befund als ein Eindringen von Flüssigkeit aus dem Bläschen in den Schweißdrüsenausführungsgang. Einen entsprechenden Befund erhoben Herrmann, Morrill und Sulzberger (1958) an dysidrotischen Bläschen von Palma und Planta. Diese Autoren deuteten ihren Befund als Eindringen von Flüssigkeit aus dem Schweißdrüsenausführungsgang in die umgebende Epidermis. Selbst wenn es sich bei solchen Bläschen nicht um eine primäre Dysidrose handelt, sondern um Mykide oder Veränderungen im Sinne der allergischen Kontaktdermatitis, schließen solche Prozesse eine sekundäre Dysidrose nicht aus. Bei den beiden letzten Vorgängen kommt es zu einer Schweißverhaltung (s. S. 274). Es besteht daher durchaus die Möglichkeit, daß die Befunde von McCallum sich aus dieser Schweißverhaltung erklären. Gegen eine Interpretation der Entstehung aller spongiotischen Bläschen als Folge einer Dysidrose spricht unter anderem die Tatsache, daß sich spongiotische Bläschen in der verbreiterten Haut von Meerschweinchen erzeugen ließen (Baer u. Mitarb.; s. S. 207), also bei Tieren, die keine ekkrinen Schweißdrüsen besitzen. Spongiotische Bläschen kommen ferner an der Mundschleimhaut vor, in der sich keine ekkrinen Schweißdrüsen vorfinden (Forlen und Stüttgen 1961). Es besteht wahrscheinlich eine Beziehung zwischen der Dicke der Epidermis und der Ausbildung spongiotischer Bläschen in dem Sinne, daß die Epidermis eine bestimmte Dicke haben muß, damit sich spongiotische Bläschen bilden können. Steigleder, Kudicke u. Kamei (1963) sahen auch in das Epithel des Schweißdrüsenausführungsganges Zellen mit hoher proteolytischer Aktivität einwandern, so daß auch hier eine spongiotische Bläschenbildung mit entsprechendem Mechanismus wie in der Epidermis möglich ist.

Die Befunde von Pinkus (1954) bei Dermatitiden verschiedener Genese sowie eigene, teilweise noch unveröffentlichte Untersuchungen zusammen mit Kamei und Kudicke (1963) und E. Scheicher-Gottron lehren, daß die Dermatitiden bzw. der positive Epicutantest histologisch eine sehr unterschiedliche Struktur haben, auch bei ein und derselben Versuchsperson, die, mit verschiedenen Substanzen getestet, mehrere positive Testreaktionen aufweist. Offenbar erklären sich so die verschiedenen Interpretationen. Sowohl ein Durchbruch von Ödem durch die Epidermis von der Cutis her mit Bläschen und Blasenbildung in den verschiedenen Lagen der Oberhaut als auch Bläschenbildung nach Einwanderung von Bindegewebszellen und durch Auflösung von Epithelzellen wie auch Reaktionen um den Schweißdrüsenausführungsgang haben wir gesehen (Abb. 37, 38, 39, 40). Reaktionen um Haarfollikel und Schweißdrüsenausführungsgänge finden sich offenbar bei allergischen Reaktionen gegenüber Metallen gehäuft (Becker und O'Brien 1959).

b) Bläschen und blasenartige Umwandlung der Epidermis, vorwiegend durch Untergang von Epithelzellen

Bläschen, bläschenartige und *blasenartige Umwandlungen* der *Epidermis* werden nach Vergiftungen mit Kohlenoxyd und Barbitursäure beobachtet. Meist kommt es zur subepidermalen Blasenbildung, aber gelegentlich zu einer eigenartigen Auflockerung der Epidermis. Die Epithelzellen sind säulenartig zwischen mit Flüssigkeit angefüllten Räumen angeordnet (Adebahr 1956). Auch nach der Einwirkung von Strahlen kommt es zu derartigen Umwandlungen. Die Haut reagiert auf diese sehr unterschiedlich, je nach dem, welche Strahlen bevorzugt einwirken und wie die Reaktionslage des Individuums ist (Miescher 1957b). Ultraviolette Strahlen wandeln die obersten Lagen der Epidermis bandartig um, die Zellen werden pyknotisch und vacuolisiert. Die ganze Epidermis kann nekrotisch sein und sich als Blase von der Unterlage abheben. Es handelt sich also um eine in vieler Hinsicht ähnliche Reaktion, wie wir sie nach der Einwirkung toxischer Substanzen auf die Epidermis finden (Abb. 41). Das langwellige Ultraviolett führt in der Epidermis lediglich zu einer verminderten Anzahl von Mitosen und zu einer Kernpyknose (Miescher 1957b). Die Capillaren der obersten Cutis werden dagegen schwer geschädigt. Langwelliges Infrarot läßt die Epidermis insgesamt mehr oder weniger nekrotisch werden. Nach Weißlicht und kurzwelligem Infrarot ist die Basalschicht ödematös. Einzelne Zellen und Zellgruppen gehen unter. Es entstehen so kleine *intraepidermale Bläschen*, ein Befund, der sich in Parallele zu der Ansicht von Percival und Hannay (1949) setzen läßt, die S. 221 besprochen wurde. Bei stärkerer Einwirkung dieser Strahlen kommt es dann zu Nekrosen in der Epidermis und oberen Cutis mit sekundärer Blasenbildung. Bei der photo-*toxischen* Reaktion finden wir nach Miescher (1957 b) einen Auflockerungsprozeß in den unteren Epidermisschichten. Einzelne Zellen sind geschrumpft und dadurch bilden sich Lücken zwischen diesen. Ist die Reaktion stärker, können die oberen Epithellagen nekrotisch werden, wie wir es bereits von der Einwirkung anderer Substanzen auf die Haut kennen (Abb. 42). Es bilden sich intra- und subepidermale Blasen (Kuske 1938, Miescher 1957 b). Treten die photodynamisch wirksamen Substanzen aus der Blutbahn aus, so sind im Experiment primär die Gefäße in der Cutis und nicht die Epidermis geschädigt (Bergamasco 1940).

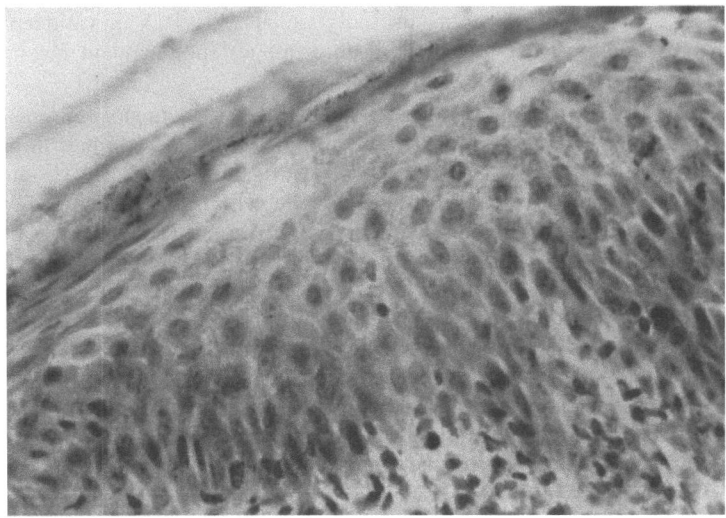

Abb. 42. Umschriebene Auflösung von Epidermiszellen unmittelbar unter der Hornschicht bei Epicutantest mit Nickelsulfat 2%, 72 Std nach Vornahme des Tests. Toluidinblau p_H 7,0, Kryostatschnitt mit Alkohol fixiert. Vergr. 500mal

Die photo-toxische Reaktion wird bekanntlich in der Haut dadurch hervorgerufen, daß eine gegen Licht obligat sensibilisierte Substanz auf oder in die Haut gelangt. Die photoallergische Reaktion dagegen ist an eine Allergisierung des Organismus gebunden, z.B. gegen Sulfonamide und Thiazin-Präparate bzw. Substanzen, die sich erst aus diesen im Organismus bilden (Burckhardt 1941, 1947, 1948). Diese photo-allergische Reaktion ist entweder urticariell und damit cutan oder entspricht der allergisch bedingten Dermatitis eczematosa mit spongiotischer Bläschenbildung.

c) Bläschenbildung mit ballonierender und mit retikulärer Degeneration

Die Bläschenbildung mit ballonierender und die mit retikulärer Degeneration (Unna 1894) ist wahrscheinlich eine relativ langsam verlaufende Kolliquationsnekrose. Kyrle (1927) sprach daher von Degenerationsblasen. Die retikulierende Degeneration ist anscheinend ein Stadium zwischen der ballonierenden Degeneration und der Nekrose. Dafür spricht, daß bei ein und derselben Erkrankung beide Formen der Bläschenbildung nebeneinander vorkommen. Beide Entwicklungsstufen können aber auch übersprungen werden. Die Epidermis wird also dann sofort nekrotisch. In diesem Sinne ist die Beobachtung von Unna zu werten, daß bei der ballonierenden Degeneration primär die Epithelien weniger stark anschwellen als bei der retikulierenden. Die Außenschicht des Plasmas schwindet und mit ihr die Zellfortsätze (Stacheln), welche die Zellen zusammenhalten (Abb. 43).

Diese losgelösten *akantholytischen* Zellen sind im Schnitt und im Ausstrich deutlich von anderen Epithelien zu unterscheiden. Um den Kern kommt es zu einem Ödem, das Ektoplasma ist dagegen intensiver angefärbt. Man hat den Eindruck, daß das Zellplasma an die Peripherie verdrängt wird. Von CIVATTE (1943), DUPONT und PIÉRARD (1949), NELEMANS (1951), NELEMANS, KEUNING, VAN RISSEL und RUITER (1952) sowie NIEUWMEIJER (1953) neuerdings von WILGRAM, CAULFIELD und LEVER (1961) ist auf Veränderungen der Tonofibrillen in der akantholytischen Zelle aufmerksam gemacht worden. Doch sind diese Befunde weder

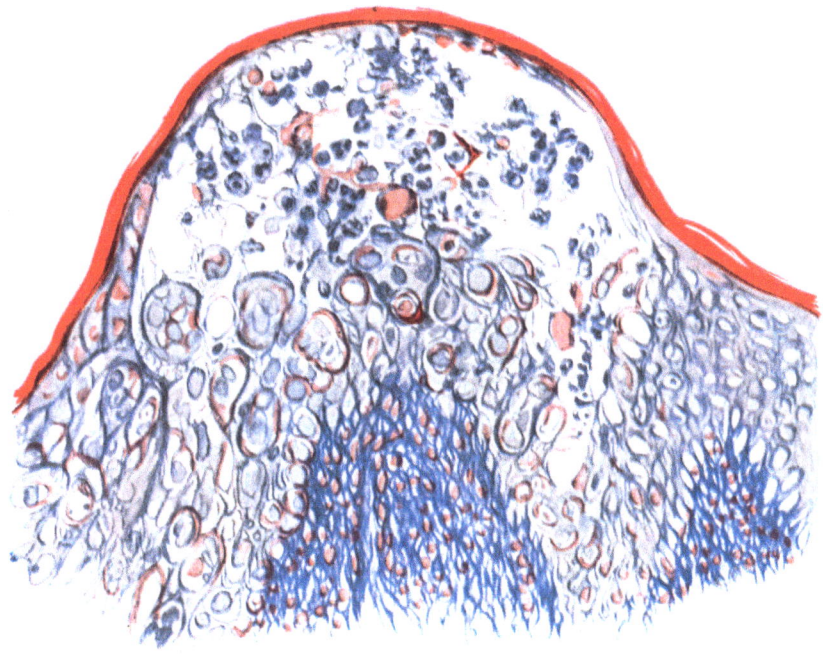

Abb. 43. Bläschen mit ballonierender und reticulärer Degeneration bei Herpes progenitalis (♂, 20 J.). Mallory-Färbung O = 645:1; R = 645:1. (Aus GANS/STEIGLEDER, Bd. II, 1957)

für eine bestimmte Erkrankung spezifisch noch für eine bestimmte Art der Bläschen- oder Blasenbildung. NELEMANS u. Mitarb. fanden sie nämlich auch bei der pustulösen Psoriasis (s. S. 240) sowie bei der durch Crotonöl bedingten Dermatitis (s. auch S. 185).

Bei der reticulären Degeneration kommt es in der Zelle zur Vacuolenbildung. Das Zellplasma wird schaumig. Auch außerhalb der Zellen treten derartige Vacuolen auf. Zellen verlieren rasch ihre Kontur. Ihr Plasma hängt spinnwebartig zusammen. In den Knoten des Netzes sind noch Reste von Zellen erkennbar, gelegentlich sitzt der Kern wie eine Spinne im Netz (GANS 1932). Morphologisch erinnern die Plasmareste an Fibrin, und es ist die Frage, ob es sich nicht um entsprechendes Material handelt, wie wir es beim spongiotischen Bläschen ausführlich diskutiert haben (s. S. 215). Die Bläschen unterscheiden sich bei den einzelnen Viruserkrankungen in ihrem histologischen Aufbau nicht wesentlich (Näheres s. NASEMANN, Bd. IV/2 des Ergänzungswerkes). Doch überwiegt bei bestimmten Erkrankungen die reticuläre Degeneration. Auf diese Weise ist es möglich, auch aus dem histologischen Bild Hinweise auf die Diagnose zu erhalten. So darf man bei den Alastrim Bläschen mit reticulärer, bei den Varicellen dagegen solche mit einer ballonierenden Degeneration erwarten (Polano 1957). Beim Zoster kommt es im Vergleich zu den letzten häufiger zu einer Nekrose. Beim Herpes simplex dagegen findet man sowohl die ballonierende als auch die reticulären Degeneration. Nach dem Gesagten sind jedoch die Unterschiede mehr quantitativer als qualitativer Art. Das gleiche gilt auch für die Menge und Art der aus der Cutis einwandernden Zellen. Nach Sekundärinfektion, vor allem durch die verschiedenen Kokkenarten kommt es sehr rasch zu einer Immigration von Leuko- und Lymphocyten, so daß die Bläschen makro- und auch mikroskopisch als Pusteln bezeichnet werden können (s. S. 240). Bei der Pockenpustel ist die Entzündung im allgemeinen stärker als bei Alastrim (Polano 1957).

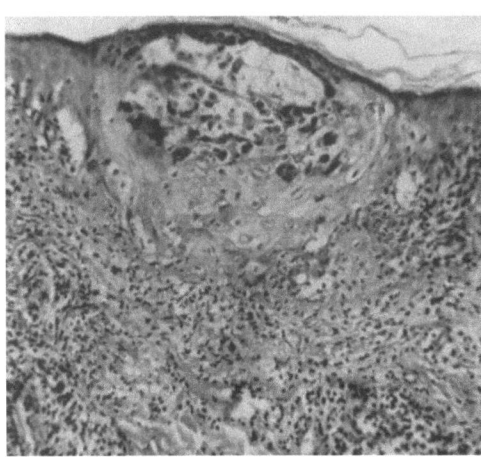

Abb. 44. Bläschen mit ballonierender Degeneration bei Zoster. Man erkennt in dem Bläschen im Zentrum Riesenzellen. Reticuläre Degeneration angedeutet. Seitlich von dem Bläschen Spongiose! H.-E., Vergr. 125mal

Beim Herpes kommen, wie eben erwähnt, Bläschen mit retikulierender und ballonierender Degeneration nebeneinander vor. Nach eigenen Befunden überwiegt bei der ebenfalls durch das Herpes-Virus hervorgerufenen varicelliformen Eruption von Kaposi (Pustulosis varioliformis acuta Juliusberg) die reticuläre Degeneration. Dieser Befund ist verständlich, da es sich ja um einen besonders schweren Verlauf auf der Grundlage anderer Hauterkrankungen handelt, im besonderen der Prurigo Besnier (Neurodermitis constitutionalis, endogenes Ekzem, atopische Dermatitis).

Doch kommen offensichtlich auch andere Dermatosen in Frage: An der Universitätshautklinik Frankfurt wurde die varicelliforme Eruption bei einem Patienten mit einer Dyskeratosis follicularis vegetans Darier beobachtet und das Herpesvirus durch K. Herzberg (Frankfurt) nachgewiesen (Steigleder 1960). Kürzlich wurde ein entsprechender Patient beschrieben (Hitselberger und Burns 1961).

In den durch Viren hervorgerufenen Bläschen teilen sich die isolierten Zellen unvollständig weiter. Es bilden sich so Riesenzellen aus, die außerordentlich charakteristisch sind (Tegel 1956). Auch in ihnen ist vielfach um den erheblich vergrößerten und oft bizarr geformten Kern ein schmaler Streifen aufgehellten Protoplasmas vorhanden, dem ein verdichteter Saum nach außen anliegt. Die für die akantholytische Zelle eigentümliche Plasmaverteilung ist oft selbst dann zu erkennen, wenn der Nucleus fast das gesamte Zellplasma einnimmt. In den oberen Epithellagen schwindet die Basophilie, das Zellplasma kann eosinophil werden (Tosti und Nazzaro 1955).

Wir wissen bis heute nicht, was die Bläschenbildung als Phänomen bedeutet. Bei der spongiotischen Bläschenbildung liegt es nahe anzunehmen, daß Substanzen aus der Cutis auf die Hautoberfläche ausgeschwemmt werden. Die Bläschenbildung als solche wäre dann ein Schritt auf diesem Wege, der schließlich zu der sog. „Ekzempore" also einer Verbindung von der Cutis zur Hautoberfläche führt (Abb. 39). Bei der Vesikel mit ballonierender Degeneration werden die erkrankten Zellen, die Einschlußkörperchen enthalten, aus dem Verbande gelöst, verhornen und werden isoliert. Es läßt sich also in diesem Vorgang auch ein Sinn erkennen. Schließlich könnte eine Flüssigkeitsansammlung in der Epidermis nur das Auffüllen einer Lücke im Epithelverband bedeuten, die durch irgendeine Ursache entstanden ist (GANS 1932).

Neue Anregungen geben Befunde von WITTEN, GRAYSON, BIRNBAUM (1957). Diese Autoren fanden, daß mit C[14] markiertes Dinitrochlorbenzol von der Haut sensibilisierter Meerschweinchen schneller schwand als von der normaler Tiere. Es wäre sehr wichtig zu wissen, wie sich Haut, die an einer Dermatitis erkrankt ist, grundsätzlich bei der Absorption von Stoffen verhält, welche auf die Haut aufgebracht werden.

d) Die Blase

Bläschen und Blase unterscheiden sich rein klinisch durch ihre Größe voneinander (Abb. 34). Es ist daher verständlich, daß auch einmal eine Efflorescenz, die im vorigen Kapitel als Bläschen beschrieben wurde, so groß wird, daß sie als Blase bezeichnet werden muß. Umgekehrt können die im folgenden als Blase oder Bulla bezeichneten Veränderungen so klein sein, daß sie klinisch wie Bläschen aussehen. Es sind zwei Haupttypen von Blasen zu unterscheiden, nämlich: 1. die *Spaltblase*, bei der im wesentlichen der Zusammenhang zwischen den Epithellagen untereinander oder zwischen Epidermis und Cutis verlorengegangen ist; primär finden sich keine schweren degenerativen Veränderungen an den Epithelien. 2. die durch *Akantholyse bedingte Blase*, bei der sich ballonierend degenerierte Epithelien finden, daneben in manchen Fällen auch eine Dyskeratose. Die akantholytische Blasenbildung weist manche Ähnlichkeit zu der Bläschenbildung mit ballonierender Degeneration bei Viruserkrankungen auf. Es fehlen jedoch die monstreartigen Riesenzellen, die sich dort in Mengen finden, obwohl Riesenzellen beobachtet worden sind. LOEWENTHAL (1960) beschreibt eine ballonierende Degeneration bei der Bläschenbildung bei einem Krankheitsbild, das er als spontanes symmetrisches Streuekzem bezeichnet. Im Gegensatz zu dem Streuekzem liegt kein Primärherd vor. Es bedarf jedoch der weiteren Klärung dieses Krankheitsbildes ehe das Phänomen der ballonierenden Degeneration beurteilt werden kann. Auch LOEWENTHAL erachtet es als unmöglich, die verschiedenen Merkmale dieses Krankheitsbildes einem einzigen ätiologischen Faktor zuzuordnen. FISHER, CHARGIN, FLEISCHMAJER und HYMAN (1959) sahen Veränderungen, die einer reticulären und ballonierenden Degeneration ähnlich waren, vornehmlich unter dem Einfluß von Ammoniumfluorid. Demnach können exogene Einwirkungen die Veränderungen bei Viruserkrankungen nachahmen. Aus dieser Tatsache ergibt sich, daß die mikroskopischen Veränderungen der ballonierenden und reticulären Degeneration nur im Zusammenhang mit anderen Befunden bewertet werden können.

α) Die Spaltblase

Diese Form der Blase ist erstens zwischen der Hornschicht und der tiefer gelegenen Epidermis, zweitens innerhalb der unverhornten Epidermis und drittens zwischen Epidermis und Cutis anzutreffen. Die letzte Form ist offensichtlich die häufigste (Abb. 45). Von der subepidermalen Spaltbildung kann es sekundär zu Einrissen in die Oberhaut und in die Anhangsgebilde kommen, die dann eine primär intraepitheliale Spaltblase vortäuschen. Da die Epithelzellen als solche zunächst nicht sichtbar verändert sind, lag es nahe, das cutane Bindegewebe für das Zustandekommen der subepidermalen Blasen verantwortlich zu machen und diese Art der Blasenbildung der akantholytischen gegenüberzustellen, bei denen primär die Epithelien geschädigt sein sollen (s. S. 230).

Bereits durch einfache Maßnahmen, wie das Aufbringen von Säuren und Alkalien, gelingt es, die Epidermis von der Unterlage abzuheben (FELSHER

1947a). Auch kann man die Oberhaut von der Unterlage durch vorsichtiges Erhitzen ablösen (Baumberger, Suntzeff und Cowdry 1942). Entsprechendes kann durch Salzlösungen im neutralen p_H-Bereich erreicht werden, wobei die Wirksamkeit der Salze ihrer Stellung in der Hofmeisterschen Reihe der Anionen und Kationen entspricht (Felsher 1947a, Spier, Schirren, Dessin und Ewinger 1952). Besonders wirksam erwiesen sich Natriumthiocyanat und Natriumjodid. Natriumbromid hatte unter vergleichbaren Bedingungen einen wesentlich geringeren Effekt. Die Fähigkeit der einzelnen Salze, die Oberhaut von der Unterlage abzulösen, ging mit einer Schwellung des Bindegewebes einher. Es wird aber von Felsher ausdrücklich darauf hingewiesen, daß nach dem Einwirken von Basen trotz starker Schwellung des Bindegewebes die Baselzellen auf

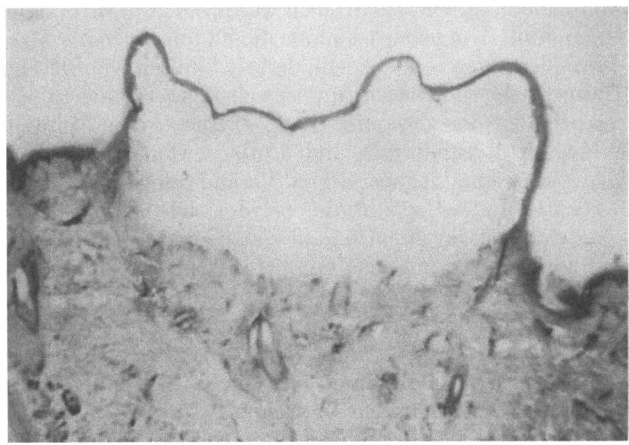

Abb. 45. Subepidermale Blase bei Dermatitis herpetiformis Duhring. H.-E. Übersicht

der Unterlage gelegentlich haften bleiben, während sich die oberen Epithellagen ablösen. Salze, die am entgegengesetzten Ende der Hofmeisterschen Reihe stehen, konnten die Schwellung des Bindegewebes rückgängig machen und die Oberhaut, wenigstens vorübergehend wieder auf der Unterlage befestigen, da sie zu einer Dehydrierung und Schrumpfung des Bindegewebes führen. Jodkali kann bekanntlich bei der Dermatitis herpetiformis Duhring subepidermale Blasen provozieren. Es ist aber möglich, Jodkali durch Kaliumthiocyanat zu ersetzen (Felsher 1947b, Spier, Schirren, Dessin und Ewinger 1952). Damit erweist sich der Test mit Jodkali als ein unspezifischer Anioneneffekt und nicht als eine allergische Reaktion.

Andererseits ist die Wirkung von Jodverbindungen auf die Haut abhängig von der Reaktionslage des betroffenen Individuums (Stüttgen 1952). Bei dem Überempfindlichen rufen Jodverbindungen vesiculöse Reaktionen in der Epidermis hervor, ebenso dort, wo sie rein toxisch wirken, während bei der Dermatitis herpetiformis Duhring, aber auch bei einigen anderen Dermatosen, eine subepidermale Blasenbildung ausgelöst wird.

Störungen des Stoffwechsels mit und ohne Ablagerung von Speicherungsprodukten in der Cutis können zur subepidermalen Blasenbildung führen (Gottron und Ellinger 1931, Marchionini 1939, Gottron 1940). Diese Beobachtung kann so ausgelegt werden, daß für die subepidermale Blasenbildung die Cutis von besonderer Bedeutung ist. Doch könnte auch die gestörte Durchblutung mit sekundärem Sauerstoffmangel der Epidermis dafür verantwortlich gemacht werden. Blasen bilden sich bei Sauerstoffmangelzuständen z.B. nach Kohlenmonoxydvergiftung und Barbituraten (Adebahr 1956, Landes 1955).

Subepidermale Blasen finden wir nach dem Einwirken von Kampfstoffen der Gelbkreuzreihe, die die Gewebsatmung in der Epidermis blockieren sollen (BARRON, MEYER und MILLER 1948, ROTHMAN 1954). MCADAMS (1956) sah bei jungen, noch haarlosen Mäusen als erste Veränderung nach dem Einwirken von Senfgas auf die Haut ein starkes Ödem in der oberen Cutis. Monojodacetat blockiert die Sulfhydrilgruppen und behindert so die Gewebsatmung. Bei gesunden Versuchspersonen findet man ebenfalls nach Einwirkung dieser Substanz zunächst ein starkes Ödem in der oberen Cutis (STÜTTGEN 1952). Offenbar können Substanzen zur intra- und subepidermalen Blasenbildung führen, die den Energieverbrauch der Zelle stören (BURBACH 1961 a).

In der Haut behaarter Tiere lassen sich nur schwer subepidermale Blasen erzeugen, solange die Haarfollikel erhalten sind (MIRSKY und GOLDMAN 1943, GOLDMAN, NELSON und MIRSKY 1943, FLESCH, GOLDSTONE und WEIDMAN 1952, KUHL, SHELINE und ALPEN 1954 u.a.). Offenbar verankern die Follikel die Epidermis in der Cutis und halten die Oberhaut so auf der Unterlage fest. Gegen die Vorstellung, daß die Epidermis unter dem Drucke eines Ödems von der Unterlage abgehoben wird, hat man angeführt, daß bei der Urticaria zwar ein besonders starkes Ödem der Cutis bestehe, es aber trotzdem nur in seltenen besonders schweren Fällen zur subepidermalen Blasenbildung komme. Schon UNNA war bekannt, daß bei der Urticaria das Ödem zunächst nur in der mittleren Cutis auftritt und erst sekundär auch die obere Cutis erfaßt. Offenbar ist für die Blasenbildung entscheidend, in welcher Schicht der Cutis und wie rasch sich das Ödem entwickelt. Ferner findet man bei manchen Dermatosen nur relativ selten Blasen, obwohl der bindegewebige Halteapparat in der oberen Cutis oft vollständig zerstört ist, so beim Lichen ruber planus, dem chronischen Lupus erythematodes und dem Lichen sclerosus. Zwar gibt es bullöse Varianten dieser Krankheiten, doch handelt es sich meist nicht um ein gelegentliches Vorkommen von Blasen, sondern diese treten dann so zahlreich auf, so daß eine besondere Variante dieses Krankheitsbildes anzunehmen ist.

Bei der *Epidermolysis bullosa* lösen bereits physiologische Einwirkungen subepidermale und intraepidermale, vorwiegend subcorneale Blasen aus. Die subepidermalen Blasen lassen sich zwar durch Bindegewebsveränderungen erklären, die subcornealen dagegen nicht. Es haben sich bei Epidermolysis bullosa zwar Anhaltspunkte dafür gegeben, daß das Bindegewebe verändert ist (BRAUN-FALCO und GEIMER 1953, Lit. s. DORN 1957), andererseits fanden PEARSON und SPARGO (1961) unter dem Licht- und Elektronenmikroskop vorwiegend die Basalzellen verändert.

Die als PAS-positive Basalmembran bezeichnete Struktur (näheres s. bei BANDMANN im ersten Teil dieses Bandes und BRAUN-FALCO 1961 b und in diesem Band) bleibt bei der subepidermalen Blasenbildung meist auf der Unterlage liegen (STOUGHTON und WELLS 1950, BRAUN-FALCO 1954). PRUNIERAS (1954a) sah sie allerdings gelegentlich von der Unterlage abgehoben. Der Grenzstreifen ist nicht einheitlicher Natur, sondern besteht aus silberimprägnierbaren und elastischen Fasern und einer Kittsubstanz, die möglicherweise epidermalen Ursprungs ist (BRAUN-FALCO 1955, s. auch HUECK 1920). Des weiteren sind die Epidermiszellen mit den sog. Wurzelfüßchen, also Ausläufern des Zellplasma, in diesem Gitterwerk verankert. Im Bereich der Basalschicht mögen Bindegewebsfasern noch zwischen die Epidermiszellen reichen, ein Übergang von Fasern aus der Cutis in die Epidermis wird dagegen heute abgelehnt. Mikroradiogramme (Röntgenaufnahmen) von Flachschnitten durch die Epidermis der Zehenbeere zeigen, daß sich neben dem bekannten Leistensystem der Epidermisunterfläche, offenbar noch feine kreisförmige Öffnungen auf der Unterfläche der Basalzellen der

Epidermis befinden. Diese Öffnungen entsprechen wahrscheinlich den Strukturen, die in vertikal zur Epidermisoberfläche geführten Schnitten als Wurzelfüße erscheinen (Steigleder 1963, s. auch Ritzenfeld 1963).

Wir haben also epidermale und cutane Strukturen, welche die Epidermis auf der Unterlage festhalten. Schädigung der epidermalen wie auch der Bindegewebsanteile kann demzufolge rein theoretisch zu einer Ablösung der Oberhaut führen. Man darf deshalb zwei Formen der subepidermalen Blasenbildung annehmen: Eine, bei der die Epidermis in erster Linie geschädigt wird, die andere, bei der vor allen die Cutis betroffen ist (Steigleder 1961). In diesem Sinne sprechen die Befunde zahlreicher Autoren (Pearson und Spargo 1961, Degos und Civatte 1961 und Charles 1960 u.a.).

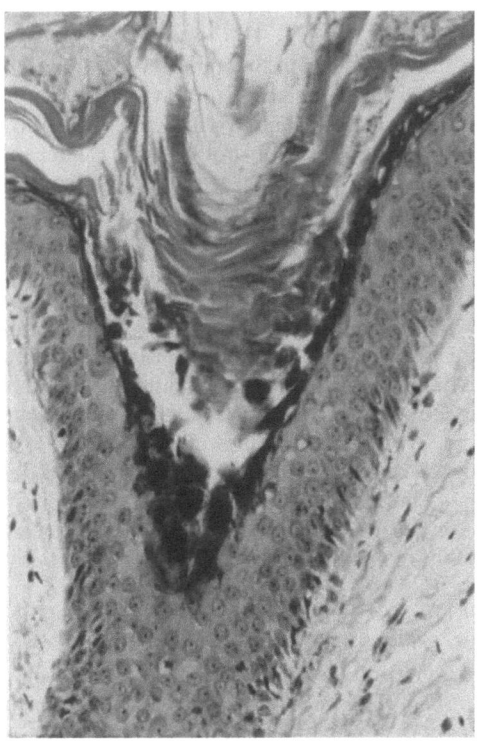

Abb. 46. Ablösung grober Keratohyalinbröckel in einem Follikeltrichter bei subcornealer Blasenbildung bei Pellagra mit Nervenveränderungen. (Aus Korting 1958)

Schwere Schäden der Oberhaut ziehen auch das Bindegewebe in Mitleidenschaft, so daß schließlich der gesamte Halteapparat erfaßt ist. In diesem Sinne ist z.B. anzuführen, daß leichtes Reiben und mäßige Erwärmung zu einer intraepidermalen Blase führten, während der gleiche Reiz bei stärkerer Dosierung subepidermale Blasen hervorruft (Naylor 1955, Leach, Peters und Rossiter 1943/44). Sehr bemerkenswert sind in diesem Zusammenhang Beobachtungen von Burbach (1961b), daß bei Patienten mit *Parapemphigus*, also einer Erkrankung mit subepidermaler Blasenbildung, Cantharidin überraschenderweise keine Akantholyse hervorrief.

β) Blasenbildung durch Akantholyse

Diese Art der Blasenbildung ist in den letzten Jahren besonders intensiv untersucht worden, nachdem Civatte 1936 vermutete und Dupont und Piérard 1938 in einem Lehrbuch auf Grund eigener Fälle angenommen hatten, daß der echte Pemphigus immer mit akantholytischen Blasen einhergeht. Bekannt wurde diese Ansicht erst durch eine erneute Mitteilung von Civatte 1943, von Dupont und Piérard 1949, durch die Ausstrichmethode von Tzanck (1948) sowie durch Arbeiten englischer (Rook und Whimster 1950, Rook und Waddington 1952) und amerikanischer Autoren, vor allem Winer und Lipschütz (1952), Blank und Burgoon (1952), Lever (1953), Brennan und Montgomery (1953) und zahlreicher anderer. Diese Auffassung ist jedoch nicht unwidersprochen geblieben (Nelemans 1951, Fisher 1956, Steigleder 1955). Auf die klinische Seite der Frage wird in den entsprechenden Handbuchbeiträgen eingegangen werden (s. dort). Auf dem XI. Internationalen Dermatologen-Kongreß in Stockholm

(1957) machte die Diskussion dieser Frage deutlich, daß im Grunde alle Untersucher einer Meinung sind und nur ihre Nomenklatur sich unterscheidet.

Dem Pemphigus weitgehend entsprechende, aber mit subepidermalen Blasen
einhergehende Fälle hat man als Pemphigoid, Pemphigus alter Leute, Parapemphigus (LEVER 1953, TOURAINE 1955,
PRAKKEN und WOERDEMAN 1955) bezeichnet. Die Bezeichnungen Pemphigus
und Pemphigoid sind früher anderen,
mit Blasen einhergehenden Krankheiten
gegeben worden, die aber mit den eben
genannten Dermatosen nichts zu tun
haben. Bereits HIPPOKRATES soll nach
LEVER (1953) den Ausdruck Pemphigoid
gebraucht haben.

Die Morphologie und Pathogenese
der akantholytischen Blase ist von der
der Spaltblase grundverschieden. Von
diesem Befund her erscheint es berechtigt, Krankheitsbilder mit Akantholyse
von denen mit subepidermaler Blasenbildung abzusondern, selbst wenn bei
den ersten klinisch das typische Bild
einer Dermatitis herpetiformis Duhring
vorliegt (FLODÉN und GENTELE 1955).

Bei der Akantholyse lösen sich die
Fortsätze der Epithelzellen voneinander,

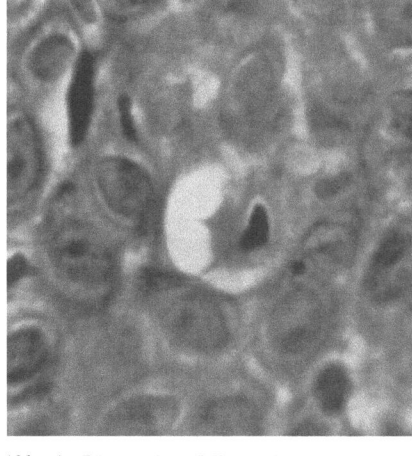

Abb. 47. Lösung einer Zelle des Stratum spinosum
aus dem Verbande bei prämonitorischem Ödem bei
Pemphigus vulgaris (♀, 21 J., Rücken, H.-E., Vergr.
1300mal, Fixation Formol 10%). Rechts von der
ungefärbten Spalte sieht man Zellstacheln, die eben
ihren Zusammenhang verloren haben

mit denen sich diese berühren. Es handelt sich also um den entsprechenden
Vorgang, wie er schon bei der ballonierenden Degeneration besprochen wurde
(s. S. 224, Abb. 43, 44).

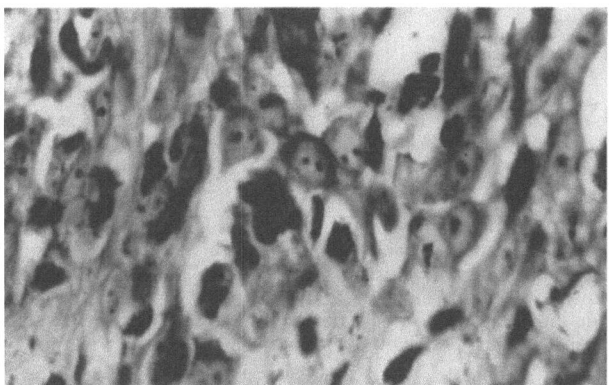

Abb. 48. Die gleiche Patientin wie vorige Abbildung. Loslösung von Zellen aus dem Verbande an der Corium-
Epidermisgrenze (Heidenhain-Eisenhämatoxylin, Vergr. 900mal)

AUSPITZ unterschied in seinem System der Hautkrankheiten (1881) zwei Arten der
Blasenbildung. Die eine, die er als entzündliche Blase bezeichnet, folgt entzündlichen Veränderungen in der Cutis mit Maschen- und Fächerbildung aus den Epithelzellen in umschriebenen Bezirken und Anfüllung des Fachwerkes durch seröses Exsudat. Nach der Beschreibung
handelt es sich also um die spongiotische Bläschenbildung und vielleicht auch die reticulie-
rende Degeneration (s. S. 215 und 225). Dieser Form der Blasenbildung wird eine andere
gegenübergestellt, bei der eine „mit einem Schlage erfolgende Zerstörung der jüngeren Epi-
dermislage (der Stachelzellen) durch Flüssigkeit die Epidermis als Ganzes in einem umschrie-

benen Herde in die Höhe gehoben und deren Trennung von der Lederhautoberfläche bewirkt". Die so entstandene Höhle und die frei angehäufte Flüssigkeit in ihr werden nach oben von der zusammengedrückten Körnerschicht, über welcher die Hornschicht liegt, und nach unten von der mehr oder weniger noch mit Resten der Zylinderschicht bedeckten Papillaroberfläche der Lederhaut begrenzt. Nach den Worten von Auspitz ist die Bildung solcher Blasen nur denkbar, wenn die Stachelzellen die Fähigkeit verloren haben, dem mechanischen Druck des aus den Gefäßen austretenden und im Lederhautgewebe unter der Epidermis sich an einzelnen Stellen stärker anhäufenden Blutserums Widerstand zu leisten. Auspitz *weist bereits darauf hin, daß* Unna *diese Veränderung unter anderem mit Hilfe von Canthariden-Pflaster erzeugen konnte.* Auspitz erwähnt auch ausdrücklich, daß sich durch eine Verbrennung 2. Grades mit *schneller* Blasenbildung der gleiche Effekt erzielen läßt. Diese 2. Form

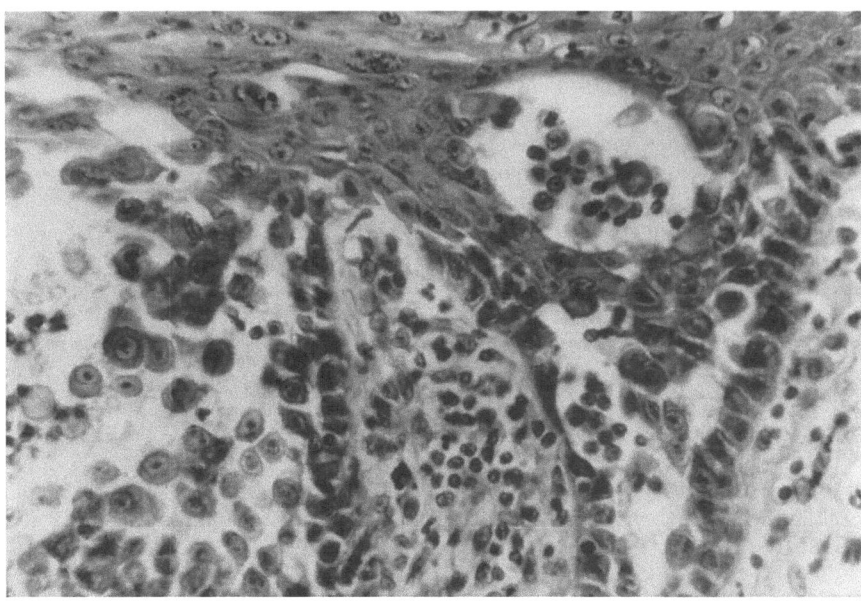

Abb. 49. Dyskeratosis hereditaria bullosa (Morbus Gougerot-Hailey). Die stark aufgelockerte, aber erhaltene Basalschicht ist gut erkennbar. Aus der Bindegewebspapille in der Mitte des Bildes dringen Lymphocyten in die Blase vor. Man erkennt sehr deutlich die sich lösenden Epithelien. Einige in der linken Blasenkammer haben einen intensiver gefärbten Zellrand. Die Kerne zeigen degenerative Veränderungen. Dadurch erinnern die Zellen an die dyskeratotischen bei der Dyskeratosis follicularis vegetans (s. Abb. 14). H.-E., Vergr. 560mal.
(Sammlung Kuske, Bern)

der Blasenbildung, die akantholytische, hält nun Auspitz für charakteristisch für den „Pemphigus essentialis". Eine Resistenzabnahme der Stachelschicht sei wahrscheinlich bei dieser Erkrankung das Primäre. Auspitz glaubte allerdings auch, daß Kinder mit einer connatalen Syphilis „derlei Blasenbildung am häufigsten zeigen" (1883, S. 211). Unna referiert in seiner Histopathologie der Hautkrankheiten 1894 diese Ansicht von Auspitz, nimmt aber keine eigene Stellung, da ihm das geeignete Material fehlte. Beim Pemphigus foliaceus weist er vor allem auf die starke Quellung der Epithelien hin.

Nach Szodoray, Vértes, Racz und Horvath (1951) ist eine Schädigung des Cytoplasma der Epidermiszellen die erste wahrnehmbare Veränderung bei der Entstehung der Pemphigusblase (s. Abb. 47). In der Stachelschicht färben sich umschriebene Abschnitte schwächer an. Das Plasma der dort gelegenen Zellen ist vacuolisiert.

Lever (1951) sieht als früheste Veränderung der akantholytischen Pemphigusblase ein intercelluläres Ödem in der tieferen Epidermis, im besonderen zwischen den Basalzellen und den unmittelbar darüber gelegenen Elementen (s. Abb. 48). Schon in diesem Stadium zeigten die Zellen entweder keine Intercellularbrücken oder nur deren Rudimente. Die Basalzellen waren erheblich verlängert, verschmälert und

erschienen daher spindelförmig. Erst mit Zunahme des Ödems entwickelte sich
die eigentümliche Spaltbildung, die meist unmittelbar über der Basalschicht
gelegen war. Neben dieser Entstehungsart der Pemphigusblase gibt es wahrscheinlich noch andere. Im besonderen bei chronischen Verlaufsformen kann die
Spaltbildung im Stratum granulosum unmittelbar unter der Hornschicht auftreten, während die tieferen Zellagen völlig ihren Zusammenhalt bewahrt haben.
In späteren Stadien können sämtliche Zellen vom Blasenboden abgelöst sein,
so daß das Bindegewebe freigelegt ist. Im Ausstrich zeichnen sich die losgelösten
Zellen durch ihre Größe, ihren ödematös aufgelockerten Kern und das auf-
gehellte Plasma um den Kern bei verdichtetem, stark basophilem Plasma aus.

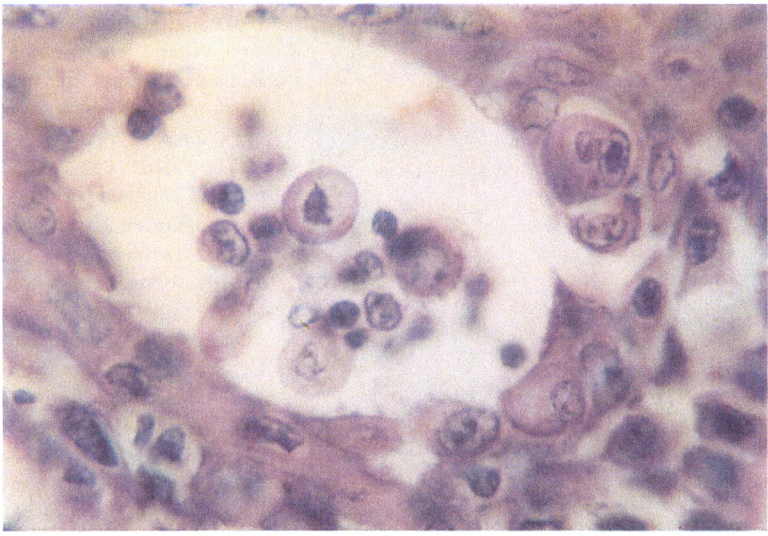

Abb. 50. Morbus Gougerot-Hailey und Hailey. Blaseninhalt. Man erkennt die Loslösung der Zellen aus der
Blasenwand, die Umformung zu Riesenzellen. In der Blase vollentwickelte Corps ronds (Präparat Sammlung
KUSKE, Bern), H.-E., Vergr. 1250mal

Sie sind daher als solche leicht erkennbar (TZANCK 1948). Unfixiert nehmen die
akantholytischen Zellen beim Pemphigus im Gegensatz zu solchen aus Cantharidin-
Blasen rasch an Volumen zu, es werden außerdem noch andere degenerative Veränderungen im Kern erkennbar (MIÀN 1951). Dies steht in völliger Übereinstimmung mit den Befunden von AUSPITZ (1881), KULISCH (1893) und MIESCHER
(1936) an der Cantharidin-Blase: Hier sind die Zellen überwiegend relativ gut
erhalten und deutlich angefärbt. Ihrer Form nach sind sie mehr kugelig als
polyedrisch. Die Intercellularbrücken sind allerdings geschwunden, die Intercellularspalten deutlich erkennbar. Auch 8 Std nach Abnahme des Cantharidin-
Pflasters sind die Kerne meist noch gut gefärbt, das Kernbild etwas verwischt.

Neben diesen Elementen kommen in den Cantharidenblasen noch andere vor, die völlig
den akantholytischen Zellen beim Pemphigus entsprechen. Sie finden sich bereits in Cantharidenblasen bei Gesunden (STEIGLEDER 1955), sollen aber in gesunder Haut von Kranken
mit Dermatitis eczematosa und Neurodermitis constitutionalis reichlicher anzutreffen sein
(ALLISON und BETTLEY 1958).

In den Pemphigusblasen finden sich gelegentlich so mißgestaltete Epithelien,
daß man an einen malignen Tumor denken kann. TZANCK (1948), CROSTI, BELLONE
und GIANOTTI (1955) sahen sie vor allem bei den akuten und subakuten Verlaufsformen des Pemphigus. Zudem sind die Mitosen deutlich vermehrt. Im Grundausstrich fanden SANTOJANNI (1955), TOSTI und NAZZARO (1955) und CROSTI,

Bellone und Gianotti (1955) oft 4% der Epithelien in Mitose. Dieser Befund stimmt mit der Tatsache überein, daß auch in Gewebsschnitten die Epidermis lebhaft proliferiert und nach Tosti und Nazzaro beim Pemphigus vegetans über 12% Mitosen enthält. Auch Lever erwähnt die starke Proliferation der Epithelien am Blasenboden. Sie ist wahrscheinlich Folge des Zellverlustes (s. S. 196).

Auch sollen sich beim Pemphigus und seinen Unterformen Riesenzellen ausbilden können (Crosti, Bellone und Gianotti 1956, Musumeci 1957). Solche Riesenzellen wie bei den Viruserkrankungen (s. S. 226) haben wir jedoch nie gesehen.

Unter der Einwirkung von Harnstoff kommt es ebenfalls zu einer intraepidermalen Blasenbildung, jedoch mit starker Zelldegeneration bis zur Zellnekrose (Stüttgen 1954). Brennan (1953) sah unter Cantharidin in scheinbar normaler Haut von Pemphiguskranken viel rascher akantholytische Zellen auftreten als beim Gesunden, doch ließ sich ein ähnlicher Effekt auch in bereits geschädigter Haut bei anderen Kranken hervorrufen (s. oben). Er kommt jedoch zu dem Schluß, daß die primäre Veränderung beim Pemphigus an der Zelle selbst ansetzen müsse.

Szodoray, Vértes, Racz und Horvath (1951) fanden keinen Anhalt dafür, daß primär die Tonofibrillen geschädigt sind. Nach Nieuwmeijer (1953) sind die Tonofibrillen im Bereich der Pemphigusblase vermindert, ganz im

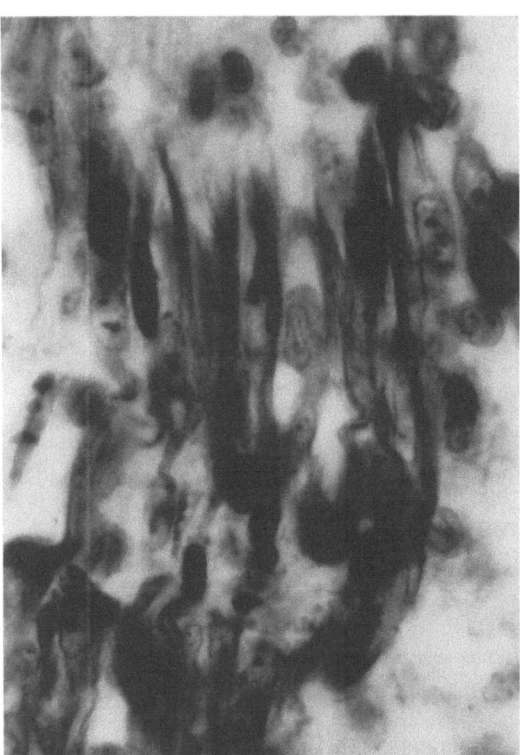

Abb. 51. Verklumpung der Tonofibrillen in der seitlichen Wand einer akantholytischen Blase bei Pemphigus vulgaris. Unten das Corium, darüber Stratum basale und oben unteres Stratum spinosum (Masson, Vergr. 700mal). (Aus Nelemans, Keuning, Rissel und Ruiter 1952)

Gegensatz zur Dermatitis herpetiformis Duhring. Da dieser Autor lediglich das Verhalten der doppelbrechenden Fasern untersuchte, ist es möglich, daß es sich nicht um eine echte Verminderung der Tonofibrillen, sondern lediglich um eine Aufhebung ihrer Doppelbrechung handelt. So lassen sich vielleicht die widersprechenden Befunde von Nelemans, Keuning, van Rissel und Ruiter (1952) deuten (Abb. 51). Keinesfalls aber sind die bisher beschriebenen Veränderungen an den Tonofibrillen für die akantholytische Zelle spezifisch (s. S. 185 und 225).

Erneutes Interesse fanden die Tonofibrillen durch die Versuche von Stoughton und seinen Mitarbeitern. Moderne elektronenoptische Befunde (s. Selby 1956, Horstmann 1957) lehrten zwar, daß die Tonofibrillen nicht ununterbrochen von Zelle zu Zelle fortziehen. Andererseits bilden sie ein zusammengehöriges System, da die Fibrillen zwischen den Zellen durch eine Kittsubstanz zusammengehalten werden. Zugleich betrachtet man die Tonofibrillen als eine Art Präkeratin. Im

Röntgeninterferenzbilde haben sie nämlich eine ähnliche Molekularstruktur wie das Keratin (Giroud und Champetier 1936, Dirksen, Heringa und Weidinger 1937, Rudall 1952 u. a.). Es lag also nahe anzunehmen, daß die Akantholyse durch Substanzen hervorgerufen wird, die entweder auf die Tonofibrillen oder auf die zusammenhaltenden Kittsubstanzen einwirken. Stoughton und Novack (1956) gingen von der Annahme aus, daß die Disulfidgruppen und Wasserstoffbrückenbindungen die Tonofibrillen der Epidermis zusammenhalten und daß daher eine Aufspaltung dieser Gruppe zu einer Akantholyse führe. An exzidiertem Gewebe fanden sie, daß es unter der Einwirkung von Cystein und reduziertem Glutathion zunächst zu einer Zerreißung der Intercellulärbrücke und dann zu einem „Zusammenbruch" (breakdown) der cytoplasmatischen Tonofibrillen kam. Wurde das Gewebe erst leicht erwärmt und dann einer feuchten Atmosphäre ausgesetzt, traten ähnliche Veränderungen ein wie nach der Einwirkung reduzierender Substanzen, während jeder dieser Einflüsse allein unwirksam war. Gleichzeitig wurde aber auch die Oberhaut von der Unterlage abgelöst. Stoughton und Novak schließen aus diesem Befund, daß bei der Erwärmung ein Enzym aktiviert werde, das die epithelialen Brücken aufspalte. Dieses Enzym soll durch Substanzen in seiner Wirkung behindert werden, welche Sulfhydrilgruppen blockieren. Unter dem Einfluß von Harnstoff sah Stoughton (1956) sogar die für die akantholytische Zelle charakteristische Aufhellung des Plasma um den Kern und die Verdichtung des Ektoplasma entstehen, wie wir sie bei der ballonierenden Degeneration kennengelernt haben.

Vor allem gegen die Interpretation der Ergebnisse der Arbeitsgruppe von Stoughton wurden Einwände erhoben. Stoughton selbst konnte ähnliche akantholyseartige Veränderungen an den Epithelien der Eingeweide hervorrufen, obwohl diese Zellen eine andere Grundstruktur besitzen (Flesch 1956). Das von Stoughton zur Aufspaltung von Wasserstoffbrückenbindungen (Hydrogen-bounds) verwandte Lithiumbromid ruft schwere Veränderungen an der Epidermiszelle selbst hervor und führt bei entsprechender Konzentration zu deren Auflösung (Roe 1956a u. b, Steigleder und Weakley 1961a, b). Die Veränderungen erinnern eher an Zerstörungen der Oberhaut nach Einwirkung hochgespannten elektrischen Stromes (Probst 1956, Winer und Levin 1958) als an eine Akantholyse beim Pemphigus. Die Kittsubstanzen sind offenbar diejenigen Strukturen in der Epidermis, die dem hochkonzentrierten Lithiumbromid den längsten Widerstand entgegensetzen (Steigleder und Weakley 1961a).

Weiter lag es nahe, proteolytische Enzyme für das Entstehen der akantholytischen Blase verantwortlich zu machen, da sich in vitro durch Trypsin und Papain eine Lösung der Epidermiszellen voneinander erzielen läßt. Auch zeigte der Blaseninhalt eine proteolytische Aktivität (Herzberg und Rohde 1959). Doch erwiesen sich diese Enzyme ebenso wie die sulfhydrilgruppenhaltigen Substanzen, mit denen man an exzidiertem Gewebe Blasen erzeugen konnte, in vivo als unwirksam (Musumeci 1957, Burbach 1959, 1960). Diese negativen Resultate schließen eine Bedeutung solcher Stoffe bei der Blasenbildung nicht aus, denn die injizierten Lösungen, im besonderen die injizierten Enzyme, gelangen zunächst in die Cutis und werden wahrscheinlich dort inaktiviert, ehe sie die Epidermis erreichen (Burbach 1959). Hahn (1930) nahm bereits auf Grund seiner Experimente Mechanismen im durchbluteten Gewebe an, die eine Blasenbildung nach Injektion von Harnstoff unterdrücken. Braun-Falco (1957) sah eine deutliche Aktivität der Aminopeptidasen im histochemischen Versuch gerade in dem Bereich der Epidermis, wo mit einer Blasenbildung zu rechnen war, doch kann man einen entsprechenden Befund auch beim spongiotischen Bläschen erheben (s. S. 220, Abb. 37). Ferner sind andere Enzyme, wie die Esterasen, in der akantholytischen Zelle aktiviert (Steigleder u. Schultis 1957b) andererseits vermißten Steigleder, Kudicke und Kamei (1963) eine proteolytische Aktivität in akantholytischen Zellen.

Kürzlich ist die *Blasenbildung unter Cantharidin* erneut von verschiedenen Untersuchern studiert worden. Cantharidin ist eine Substanz, die im Gegensatz

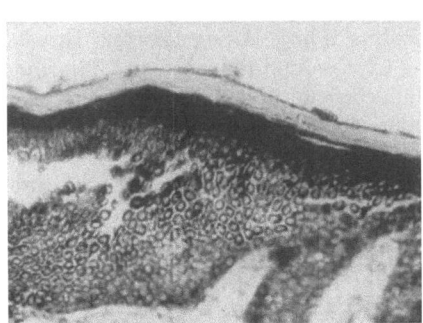

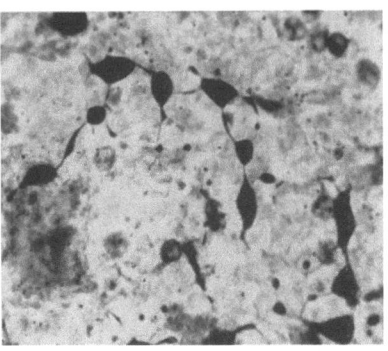

Abb. 52. Pemphigus vulgaris. Reaktion auf unspezifische Esterasen. Man erkennt die akantholytische Blasenbildung mit Loslösung der einzelnen Epithelien. Beachte die starke Reaktion der Blasendecke.
(Aus Steigleder und Schultis 1957)

Abb. 53. Der gleiche Fall und die gleiche Reaktion im Ausstrich. Wiederum reagieren die losgelösten Epithelzellen besonders stark. Sie hängen offensichtlich noch durch feine Brücken zusammen.
(Aus Steigleder und Schultis 1957)

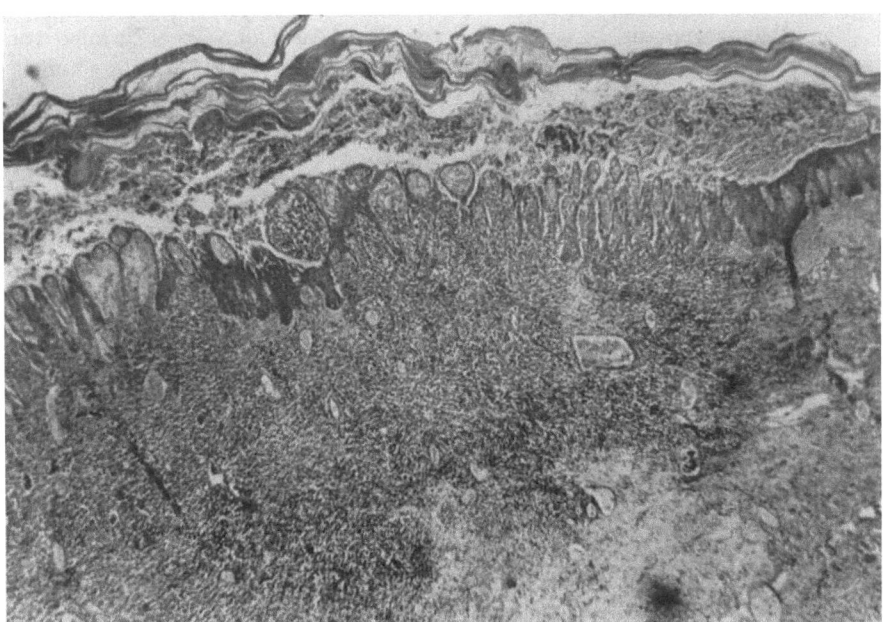

Abb. 54. Akantholytische Blasenbildung bei Lymphogranulomatosis Paltauf-Sternberg (M. Hodgkin) über spezifischem Infiltrat in der Haut (H.-E., Vergr. etwa 150mal)

zu vielen anderen geprüften blasenerzeugenden Substanzen auch in vivo zu einer akantholytischen Blasenbildung führt (s. S. 223). Es wurde nun angenommen, daß Cantharidin ähnlich den Kampfstoffen der Gelbkreuzgruppe in den Kohlenhydratstoffwechsel und die Atmung der Zellen eingreift und so Blasen erzeugt.

Substanzen, welche die Gewebsatmung hemmen, führen allerdings zu verschiedenen Arten der Blasenbildung (Stüttgen 1955a, Burbach 1959, 1960).

Es ist also nicht so, daß Hemmung der Atmungsenzyme ausschließlich eine akantholytische Blasenbildung hervorruft. Ein Beispiel dafür sind die Gelbkreuzkampfstoffe, die subepidermale Blasen hervorrufen (s. S. 229).

Mìàn (1960) fand die Aktivität verschiedener Dehydrogenasen im histochemischen Versuch bei Verbrennungsblasen, in akantholytischen Epidermiszellen beim Pemphigus und in der Decke der subepidermalen Blase bei der Dermatitis herpetiformis Duhring herabge-
setzt. Er glaubt deshalb, daß die herabgesetzte Enzymaktivität Folge, aber nicht Ursache der Veränderungen ist. Nach Sasai (1961) ist die Phosphorylasen-Aktivität in der Blasendecke bei subepidermalen Blasen vermehrt, in akantholytischen Zellen herabgesetzt, in der Umgebung solcher Zellen dagegen gesteigert. Ferner wurde an eine Aktivierung proteolytischer Enzyme gedacht (s. S. 235). Die Ergebnisse sind aber so widerspruchsvoll, daß sie hier im einzelnen nicht diskutiert werden können (Näheres s. Stoughton und Bagatell 1959, Allison und Williamson 1960, Weakley und Einbinder 1961, 1962).

Akantholytische Zellen weisen gelegentlich Anzeichen einer Hornbildung auf. Unter dem Fluorescenzmikroskop sollen sie sich ähnlich verhalten wie Hornzellen (Jarrett 1957). Dieser Befund kann allerdings nicht bei der Differentialdiagnose verwertet werden (Oberste-Lehn und Kühl 1959).

Die Akantholyse ist keineswegs für den Pemphigus spezifisch (Nelemans 1951, Steigleder 1955, Abb. 13, 14, 15, 43, 44,

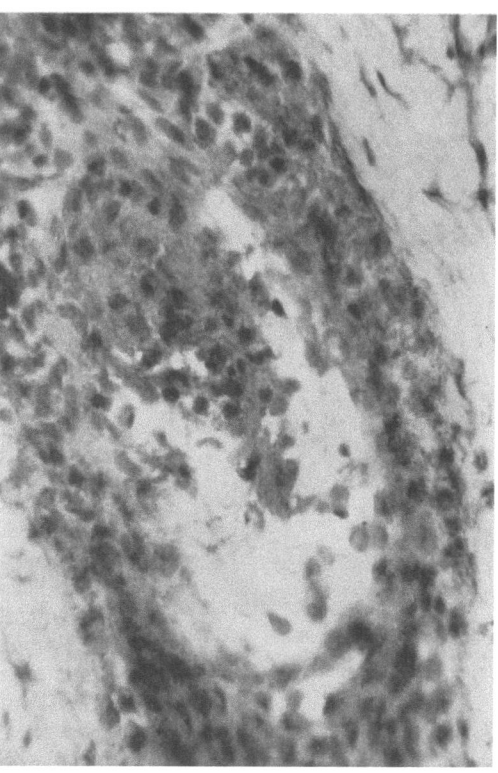

Abb. 55. Akantholytische Auflösung der Epithelien der äußeren Wurzelscheide eines Haarfollikels bei Alopecia mucinosa der Kopfhaut, Vergr. 500mal (Darstellung der Aminopeptdasen, Gegenfärbung mit Hämatoxylin)

54, 55). Wir finden sie z. B. bei der Dyskeratosis follicularis vegetans, doch ist im Gegensatz zum Pemphigus hier die Tendenz zur Fehlverhornung in der Zelle ein *wesentlicher* Zug. Die Dyskeratose als solche haben wir bereits als eine Verhornungsart der losgelösten Zelle besprochen. Zwischen echtem Pemphigus und Dyskeratosis follicularis vegetans wird ein weiteres umstrittenes Krankheitsbild eingruppiert, die *Dyskeratosis hereditaria bullosa*, die meist als Morbus Gougerot-Hailey oder Morbus Hailey und Hailey bezeichnet wird (Lit. s. Herzberg 1955). Manche sehen sie nicht als eine Krankheitseinheit, sondern als bullöse Variante des Morbus Darier an (Ellis 1950 u. a.).

In der Tat sind einige Fälle diesem Krankheitsbild zuzuordnen, da sie andere typische Kennzeichen des Morbus Darier aufweisen. Der Morbus Gougerot-Hailey und Hailey wurde auch zur Epidermolysis bullosa gerechnet (Sachs, Hyman und Gray 1947), von der er jedoch histologisch grundverschieden ist. Akantholytische Zellen in der gleichen Art wie beim echten Pemphigus, kommen selbst bei banalen Pyodermien vor, die mit Blasen einhergehen (Bellone und Gianotti 1954, Steigleder 1955a). Eigene Untersuchungen machen es wahrscheinlich, daß keine besondere individuelle Disposition vorliegt, sondern Vorgänge in der Einzelefflorescenz zum Auftreten dieser Zellen führen. Eine Ausnahme ist der familiäre chronische Pemphigus (s. S. 237), bei dem verschiedenartige Einwirkungen auf die Haut akantholytische Blasen auszulösen vermögen, so auch bakterielle Infektionen (Loewenthal 1959), doch ist eine solche Infektion nicht die eigentliche Ursache der Erkrankung (Palmer und Perry 1962, Chorzelski 1962). Auch bei anderen Prozessen werden sie beobachtet. So gibt es eine

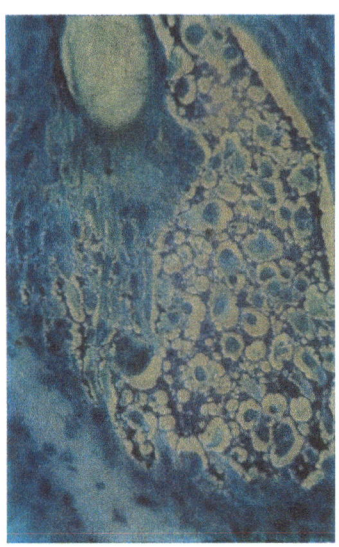

pemphigoide Pellagra (Korting 1958) (Abb. 22). Akantholytische Zellen findet man in spinocellulären Carcinomen (Jablonska und Chorzelski). Isolierte Efflorescenzen mit deutlicher Akantholyse und mit Dyskeratose werden von den einen Autoren als umschriebene Form der Dyskeratosis vegetans Darier angesehen, von anderen dagegen als eine Variante des Keratoma senile. Eine echte Akantholyse geht der Auflösung von Zellen unter Schleimbildung bei der Alopecia mucinosa voraus (Abb. 56 und 18 auf S. 264). In Basaliomen und Basalzellpapillomen wird ein entsprechender Prozeß durch die Auflösung isolierter Zellgruppen vorgetäuscht (Abb. 19 auf S. 265). Gelegentlich wird eine Akantholyse durch die toxische Einwirkung von Substanzen auf die Epidermiszellen bei einer einfachen Dermatitis hervorgerufen. Schon Kyrle (1927, S. 39, 41) erwähnt ballonierend degenerierte Zellen bei der Salvarsandermatitis. Nach Einreiben mit Pflanzenextrakten haben wir in der Epidermis eine Akantholyse bei einer Kontaktdermatitis gesehen. Wilson (1958) beschreibt ein Ekzem mit akantholytischen Blasen (1958), Fisher,

Abb. 56. Der entsprechende Bereich aus der gleichen Excision wie im vorigen Bild: Färbung mit Toluidinblau pH 7,0 (Alkoholfixierter Kryostatschnitt, Vergr. 500mal). Man sieht, daß die akantholytischen Zellen in eine amorphe Masse übergehen, die sich metachromatisch anfärbt

Chargin, Fleischmajer und Hyman (1959) sahen eine Akantholyse nach der Einwirkung von Ammoniumfluorid.

Das Vorkommen akantholytischer Zellen im Schnitt oder Ausstrich kann daher nur unter Berücksichtigung des gesamten klinischen Bildes verwertet werden (Steigleder 1955) und der Unerfahrene leicht Täuschungen zum Opfer fallen (Zoon und Mali 1950, Michelson 1952).

Bei der großen Ähnlichkeit zwischen der ballonierenden Degeneration in Bläschen bei Viruserkrankungen und der Akantholyse beim echten Pemphigus lag es nahe, auch für den letzten eine Virusätiologie anzunehmen, zumal es ja in Brasilien eine endemische Erkrankung gibt, die völlig dem Pemphigus foliaceus entsprechen soll (Fogo selvagem, Lit. s. Brown 1954). Kritische Untersucher fanden jedoch keinen Anhalt für eine Virusinfektion (Nelemans 1951, Marchionini und Nasemann 1955).

Die Bezeichnung Akantholyse (Auspitz 1881) gebrauchte man lange Zeit in einem weiteren Sinne als es heute geschieht (Gans 1932). Auch die Loslösung der Pigmentzellen von der Epidermis beim Naevus pigmentosus und beim malignen Melanom wurde so bezeichnet. Die pigmentbildende Zelle kann mit den umgebenden Epithelzellen durch Protoplasmafortsätze verbunden sein, die an die Stacheln von Epithelien erinnern. Andererseits kann Pigment auf akantholytische Zellen übertragen werden (Staricco u. Pinkus 1957). Mißverständnisse liegen dadurch nahe. Die Lösung der Naevuszellen aus der Epidermis ist jedoch ein völlig anderer Vorgang, der mit der Akantholyse bei der Blasenbildung nichts zu tun hat.

Die Bezeichnung Akantholyse sollte nicht kritiklos beim Morbus Paget, beim Morbus Bowen und manchen Formen des Keratoma senile sowie bei Stachelzellcarcinomen angewandt werden, bei denen die scheinbare Lösung von Zellen in Wirklichkeit durch die starke Schrumpfung der ödematös aufgeblähten Zelle und des Kerns bei der Fixation zu erklären ist, also durch einen Artefakt (s. S. 192 u. 371 u. Abb. 57). Daß daneben eine echte Akantholyse beimKeratoma senile und beim Carcinom vorkommt wurde bereits erwähnt (s. S. 238).

Einige Worte sind noch über den Blaseninhalt nötig. Die Blasen enthalten eine Sol- oder Gel-artige Substanz und außerdem Zellen der Epidermis, der Cutis und des peripheren Blutes (Lit. s. Burbach 1960) (s. auch Beitrag Hauser in diesem Band). Der Inhalt verhält sich in der Elektrophorese entsprechend dem

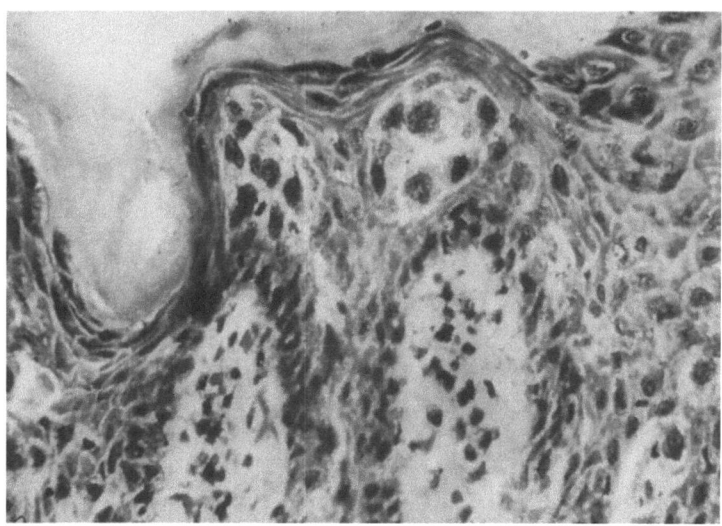

Abb. 57. Pseudoakantholyse bei Morbus Paget der Brust. Kryostatschnitt mit Alkohol fixiert und mit Toluidinblau, pH 7,0, gefärbt. Die hellen Paget-Zellen erscheinen von der umgebenden Epidermis und voneinander gelöst. Im unfixierten, mit wäßrigem Methylenblau gefärbten Schnitt bleibt diese Lösung aus. In eingebetteten Präparaten ist sie wesentlich stärker. Es handelt sich demnach um einen Artefakt durch Schrumpfung. Vergr. 500mal

Blutserum, wie zahlreiche Untersucher bestätigen (Lit. s. Burbach 1960, Steigleder und Weakley 1961a). Andererseits gelingt es, durch Zerschlagung der Epithelzellen mit Lithiumbromid Material in und unter der Epidermis anzuhäufen, das histologisch und histochemisch dem Blaseninhalt entspricht (Steigleder und Weakley 1961a). Wahrscheinlich ist der Blaseninhalt verschiedener Herkunft. In diesem Sinne spricht auch die Aktivität zahlreicher Enzyme im Blaseninhalt (Stüttgen und Wüst 1957, Weber und Theisen 1959, Herzberg und Rohde 1959, Burbach 1959, 1960). Beweise für das Vorkommen anderer biologisch hochaktiver Substanzen in größerer Menge, wie Histamin, fehlen bisher (Stüttgen 1955a, Burbach 1960). Da solche Substanzen wahrscheinlich nur vorübergehend auftreten und rasch abgebaut werden (z. B. Peptide durch Peptidasen; s. Steigleder, Kudicke und Kamei 1962 u. 1963), ist ihre zeitweise Anwesenheit im Blaseninhalt nicht ausgeschlossen. Möglicherweise handelt es sich um Zerfallsprodukte des Gewebes, die bisher unbekannt sind (Moon 1935, Moon und Tershakovec 1953).

Abschließend sei auf die erheblichen cutanen Veränderungen hingewiesen, die sich auch beim „echten" Pemphigus mit Akantholyse in der oberen Cutis vorfinden. Es kommt zu Kernzerfall und Absceßbildung, wie sie für andere Dermatosen mit subepidermaler Blasenbildung im Anschluß an die Untersuchungen von

Unna, auch von Dupont und Piérard beschrieben werden [Näheres s. Gans u. Steigleder, Bd. I (1955), S. 275, Rupec, Kint und Braun-Falco 1963]. Das Ödem ist zuweilen so stark, daß man auch von einer subepidermalen Blasenbildung sprechen könnte.

e) Die Pustel

Umschriebene Ansammlung von Leukocyten in der Epidermis bezeichnet man als Pustel. Manche Autoren (Krantz 1949) erkennen diese Bezeichnung nur den Pusteln zu, die primär mit Leukocyten erfüllt sind, sekundär infizierte Bläschen sollen ausgeschlossen sein. Klinisch sind diese jedoch sehr schwer zu trennen (Siemens 1952), so daß eine solche Unterscheidung mehr verwirrt als nützt.

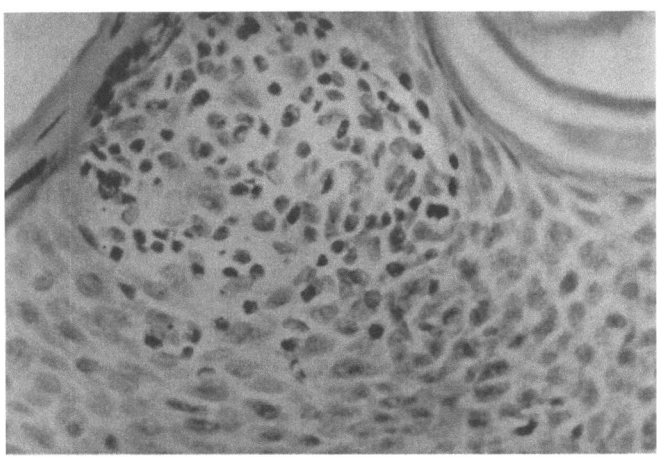

Abb. 58. Mikroabsceß bei Parapsoriasis en plaques (Prämykose?). Toluidinblaufärbung eines mit Alkohol fixierten Kryostatschnittes, pH 7,0. Die eingewanderten Zellen sind z.T. Plasmazellen, die übrigen lymphocytoide Zellen, z.T. aber wohl keine Lymphocyten. Vergr. 380mal

In vielen Fällen ist die Pustel so klein, daß sie nur mikroskopisch erkannt wird. Ein Beispiel dafür ist die Psoriasis, bei der man Ansammlungen von segment-kernigen Leukocyten zwischen den Epidermiszellen und vor allem zwischen den Hornlagen vorfindet, die sog. Munroschen Mikroabscesse.

Primär handelt es sich um eine Ansammlung von nur wenigen Leukocyten. Liegen jedoch mehrere solcher Abscesse nebeneinander, so können sie zusammen-fließen und flache langgestreckte oder auch ovale und runde Ansammlungen bilden. Diese durchsetzen zuweilen die gesamte Oberhaut, so daß nur wenige Epidermiszellen zwischen den Leukocyten erhalten bleiben; das Epithel ist dann schwammartig umgebaut. Deswegen bezeichnete Kogoj (1937, 1938, 1941) diese Pusteln als spongiform (Abb. 11, 12, 59, 60, 61). Innerhalb der Pustel findet man zuweilen auch Zellen, die Keratohyalinkörner enthalten (Korting 1960). Sie kommen bei verschiedenen Erkrankungen vor, im besonderen bei der Acroder-matitis continua Hallopeau, der Impetigo herpetiformis und in cutanen Verände-rungen bei der Gonorrhoe und beim Morbus Reiter. Bei der gonorrhoischen Parakeratose und bei der Impetigo herpetiformis geht der Pustelbildung ein interstitielles Ödem mit Spongiose voraus (Gans und Steigleder 1955).

Die *Impetigo herpetiformis* ist als eine Variante der Psoriasis, verbunden mit einer Hypocalcämie, angesehen worden (Fuhs 1939, Koch 1952, Soltermann 1958), je-doch nicht von allen Bearbeitern dieser Frage (Leonhardi und Michel 1958 u. a.).

An Palma und Planta kommen sterile, chronisch rezidivierende Pusteln vor, die eine Mykose nachahmen, ohne daß jedoch Pilze nachgewiesen werden. Dieser

Prozeß wird als *Pustular Bacteriid* (ANDREWS), als *Psoriasis pustulosa* oder als *Pseudomykose* (GANS) bezeichnet (ELSCHNER 1956). Auch hier finden wir eine

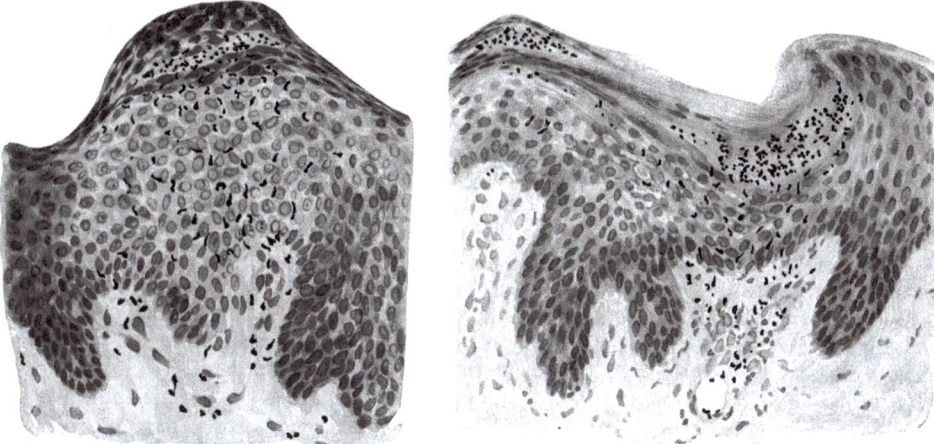

Abb. 59   Abb. 60

Abb. 59 u. 60. Bildung von sog. Mikroabscessen bei Psoriasis. Leukocyten durchwandern die Epidermis und sammeln sich in und unterhalb der Hornschicht. O = 290:1. R = 232:1. (Aus GANS und STEIGLEDER, Bd. I, 1955)

ausgesprochen spongiforme Pustelbildung. Sterile Pusteln kommen ferner nach lokaler Teer- und Quecksilberbehandlung vor.

Die Leukocyten durchwandern oft die Oberhaut isoliert bis zu den höheren Lagen und vereinigen sich erst dort (Abb. 59, 60). Ein Beispiel dafür ist die *Impetigo contagiosa*, bei der die Pustel unmittelbar unter der Hornschicht liegt. Hier besteht der Pustelinhalt überwiegend aus serösem Exsudat, so daß man mit einem gewissen Recht auch von einer Blase sprechen könnte. Sekundär können die Epithelien am Boden der Blase aufgelockert werden und die Stachelzellen aufquellen. Nach den Worten von UNNA (1894) „wird die oberste Schicht des Pustelbodens zu groß für die Dimensionen der Pusteln und wirft sich daher in Fal-

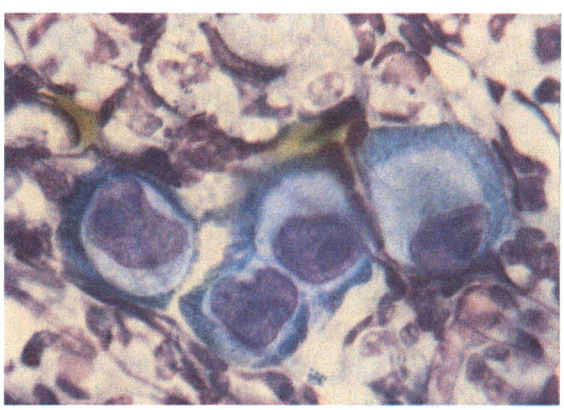

Abb. 61. Akantholyse in Psoriasis-Pustel. Losgelöste ballonierend degenerierte Epithelien inmitten von Leukocyten. Grundausstrich gefärbt nach PAPPENHEIM. Opt. Vergr. 1000mal

ten". Es kommt zu jener Form der Quellung, die UNNA als ballonierende bezeichnet. Selbst mehrkernige Zellen kommen vor, wie bei „variolösen Prozessen" (UNNA 1894, S. 263). Solche Zellen kann man mit den akantholytischen in der Pemphigusblase verwechseln (s. S. 237). UNNA erwähnte sogar Riesenzellen, die denen bei Infektionserkrankungen ähnlich sein sollen. Dieser Befund ist bemerkenswert, weil die Bläschen bei der Variola und der Vaccine sich rasch eitrig umwandeln, also auch zu Pusteln werden. Es darf also auch hier die Beweiskraft eines Ausstrichs nicht überbewertet werden.

Pustelbildung mit Mikroabscessen finden wir auch bei der tiefen Trichophytie. Ausgedehnte Eiteransammlung, fast nur aus Eosinophilen, sind kennzeichnend für den vegetierenden Pemphigus.

Eine follikulär gebundene Pustelbildung ist überaus häufig. Bereits die einfache oberflächliche Follikulitis, die Impetigo Bockhart, ist als eine solche anzusehen. Nach Befunden von O'Brien (1950) ist auch bei der Impetigo contagiosa nach einem Zusammenhang mit den Schweißdrüsenausführungsgängen zu fahnden. Nach Epicutantesten kommt es offenbar bei toxischen und allergischen Reaktionen zu einer Pustelbildung, die auch im Follikel lokalisiert sein kann (Fisher, Chargin, Fleischmajer und Hyman 1959, Becker und O'Brien 1959, Epstein 1956, 1962; Bandmann 1960, III). Eine Ansammlung von vorwiegend eosinophilen Leukocyten, die sich zunächst auf den mittleren Haarfollikel beschränkt und erst sekundär in die Umgebung durchbricht, fanden wir in einem typischen Fall von Cortison-Acne. Eine follikuläre Pustelbildung könnte man auch die Eiteransammlung bei der Acne vulgaris nennen. Doch findet sich das entzündliche Infiltrat zunächst im Bindegewebe um den Follikel. Entsprechendes gilt auch für den Furunkel und den Achselhöhlenabsceß. Auf diese Prozesse und auf follikuläre Eiteransammlungen unter der Einwirkung von Halogenen wird bei Besprechung der allgemeinen Pathologie der Anhangsgebilde (s. S. 252) eingegangen. Bei der Jodacne soll die Ansammlung der Leukocyten im Gegensatz zur Acne vulgaris streng auf den oberen Follikeltrichter beschränkt sein.

Neuerdings wird die *Subcorneale pustulöse Dermatitis* (Sneddon und Wilkinson) von vielen Autoren als ein eigenes, von der Dermatitis herpetiformis Duhring abgrenzbares Krankheitsbild angesehen. Barsky und Cornbleet (1959) sowie andere Autoren fanden im Pustelinhalt einige akantholytische Zellen, andere Untersucher erwähnen diese nicht, bilden aber solche Zellen ab, wieder andere Dermatologen vermißten sie (R. J. Schoenfeld). Das histologische Bild allein berechtigt nach Ansicht mancher Autoren nicht zur Abgrenzung von der Dermatitis herpetiformis Duhring. Die letzte kann ebenfalls subcorneale, mit Leukocyten gefüllte Blasen aufweisen (Degos und Civatte 1961). Bei der Besprechung der Spaltblase wurde ausgeführt, daß auch bei anderen Krankheiten sowohl intraepidermale wie subepidermale Blasen vorkommen.

5. Atrophie der Oberhaut

Die atrophische Oberhaut sieht man häufig als ungleichmäßig schmales Band über die Cutis verlaufen. Oft senken sich von der atrophischen Oberhaut schmale Epithelleisten in die Tiefe. Im Gegensatz zu den Epithelleisten bei der Acanthose (s. S. 209) sind die Epidermisfortsätze nur ein bis zwei Zellagen dick (Abb. 62). Die begrenzenden Zellen haben vielfach den Charakter der Basalzellen eingebüßt. Zuweilen ist eine Basalzellschicht nur noch auf einer Seite der Leiste nachweisbar (Steigleder 1953a). In auffälligem Gegensatz zu der Atrophie der tieferen Epidermis ist die Hornschicht häufig dick. Ein Beispiel für diesen Befund ist der chronische Lupus erythematodes (Lupus erythematodes integumentalis) oder die Altershaut. Bei gleicher Verhornungsrate sind in einer schmalen Epidermis mehr Mitosen nötig, um den Zellnachschub aufrechtzuerhalten, als in einer dicken und besonders in einer akanthotischen (s. S. 210ff). Tatsächlich sieht man in atrophischer Epidermis reichlich Mitosen. Thuringer und Katzberg fanden sie in der Altershaut signifikant vermehrt.

Die Bezeichnung Lupus, das sei hier erwähnt, weist nicht etwa auf eine Tuberkulose als Ursache, sondern lediglich auf die Gewebszerstörung hin und darf daher beibehalten werden (Barthel 1951, Schuermann 1958, S. 73, Schmitz 1958).

Die Atrophie der Haut ist fast ausschließlich die Folge cutaner Vorgänge. Die Epidermiszellen sind nicht nur vermindert, sondern auch qualitativ verändert. Die Verschmälerung der Epidermis im Alter beruht nicht nur auf einem Nachlassen der Straffheit und Elastizität des Bindegewebes (EVANS, COWDRY und NIELSON 1943, WELLS 1954), sondern auch auf einer echten Verminderung der Epithellagen (THURINGER und KATZBERG). Möglicherweise dürfen wir im Xeroderma pigmentosum eine Vorwegnahme solcher Altersveränderungen nicht nur in der Cutis, sondern auch in der Epidermis sehen, wie das schon KAPOSI angenommen hat.

Von der Atrophie ist die *Hypoplasie*, also die anlagemäßig bedingte Verschmälerung der Oberhaut, zu unterscheiden (GANS 1932). Die Hypoplasie der Epidermis ist vielfach mit einer Hypoplasie der Cutis verbunden. In seltenen Fällen fehlt die Epidermis bei der Geburt im umschriebenen Bereich überhaupt. Die frei zutage liegende Cutis besteht in solchen Fällen aus embryonalem Bindegewebe. Derartige Defekte sind nicht auf Verwachsungen mit den Placentarhäuten zurückzuführen, da sie sich familiär gehäuft vorfinden. Nach Beobachtungen an der Frankfurter Universitäts-Hautklinik kann offenbar aus solchen umschriebenen Aplasien der Kopfhaut ein der Pseudopelade Brocq entsprechendes Bild resultieren.

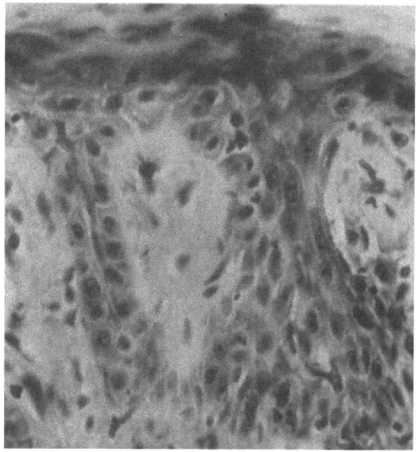

Abb. 62. Atrophische und parakeratotisch verhornende Epidermis. Es kommt ebenfalls zur Ausbildung von Epithelleisten. Doch haben diese einen anderen Aufbau als bei der Acanthose (vgl. Abb. 23g). Links besteht die Epithelleiste lediglich aus zwei Zellagen, rechts ist durch ein Ödem die Schichtung der Epithelzellen verlorengegangen. Deutliche perinucleäre Aufhellung. Poicilodermia vascularis atrophicans ohne Muskelveränderungen. Fall STEIGLEDER 195, ♂, 69 J., Rücken, H.-E., Vergr. etwa 130mal

Einen Hinweis auf die Genese solcher eigentümlichen Wachstumsstörungen geben Befunde von WEISS und MATOLTSY (1957) an Hühnerembryonen: Trotz starker Proliferation schiebt sich das Epithel von Hühnerembryonen bis zur 12. Woche nicht über eine Wunde hinweg. *Die Überhäutung ist also eine besondere, von der Epithelproliferation zu trennende Eigenschaft der Oberhaut.* Befunde bei der Wundheilung unter gleichzeitiger Gabe von Corticosteroiden sprechen dafür, daß sich auch die Granulation des Wundbettes und die Epithelisation der Wunde bis zu einem gewissen Grade unabhängig voneinander vollziehen (BOULAS 1959). Doch ist der Einfluß cutaner Vorgänge auf das Verhalten der Epidermis nicht zu übersehen (s. S. 213).

6. Pathologisches Auftreten von Substanzen in der Epidermis

Unter pathologischen Bedingungen können Substanzen in der Epidermis auftreten, die normalerweise dort nicht oder nicht in dieser Menge sichtbar sind. Auf einige solcher Substanzen, im besonderen neutrale und saure Mucopolysaccharide, wurde bereits mehrfach hingewiesen, so bei der Besprechung der Hyper- und Parakeratose und bei der Besprechung von Bläschen und Blasen. Die Granula der eosinophilen Leukocyten sind PAS-positiv (STOUGHTON und WELLS 1950), auch enthalten Plasmazellen häufiger PAS-positive Granula sehr unterschiedlicher Größe (Näheres s. RAAB und STEIGLEDER 1961). Diese Gebilde können bei Zerfall ihrer Träger frei in das umgebende Gewebe gelangen und den Untersucher täuschen. Eosinophile Leukocyten geben ferner eine positive *Dopa-Reaktion*.

Am Beispiel des Blaseninhaltes wurde gezeigt, daß das PAS-positive Material — wahrscheinlich neutrale, zum Teil an Eiweiße gebundene Polysaccharide — der Epidermis, der Cutis, aber auch dem Blutplasma entstammen können (s. S. 239). In der normalen Epidermis ist reichlich derartiges Material vorhanden (Lit. s. Braun-Falco 1961b, Steigleder und Weakley 1961b), besonders deutlich läßt es sich in der dicken Hornschicht von Palma und Planta und von Ellbogen und Knie darstellen. Solches Material spielt eine wichtige Rolle in der Cornea des Auges (Graumann und Rohen 1958). Es läßt sich daher nur sehr schwer entscheiden, ob PAS-positives Material oder Substanzen, die sich wie saure Mucopolysaccharide färben, in der Epidermis neugebildet wurden, in die Epidermis eingedrungen sind oder durch pathologische Vorgänge oder infolge der technischen Aufarbeitung des Gewebes darstellbar wurden.

Seit langem ist ein solches Inerscheinungtreten (Phanerose) von *Fetten* bekannt. Bereits Ranvier sprach von maskiertem Fett. An Eiweiß gebundene Fette entgehen den üblichen Nachweismethoden; andererseits lassen sich mit entsprechend empfindlicher Methodik in allen Zellen Fette nachweisen. Bei dem Zerfall von Zellstrukturen treten daher häufig histochemisch nachweisbare Fette reichlich in Erscheinung, ohne daß es sich um eine Fettstoffwechselstörung des Gesamtorganismus handelt. Segmentkernige und eosinophile Leukocyten enthalten offenbar relativ viel Lipoide. Die Anwesenheit der weißen Blutkörperchen in der Epidermis ist in Fettfärbungen oft schwer erkennbar. Auch so kann eine Fettspeicherung vorgetäuscht werden.

Die Fette werden im Organismus durch komplizierte Mechanismen vor der Oxydation, dem Ranzigwerden, bewahrt. Bei dem Zerfall von Zellen tritt möglicherweise eine derartige Degeneration der Fettkörper ein. Wieweit solche Prozesse zur Entzündung beitragen, bedarf der Untersuchung. Bei der Besprechung der allgemeinen pathologischen Vorgänge im Fettgewebe und bei der Erwähnung der Acne in dieser Darstellung wird darauf einzugehen sein.

Ablagerungen in der Epidermis können dadurch vorgetäuscht werden, daß Papillen der Cutis tangential geschnitten sind und scheinbar in der Epidermis liegen.

Das Auftreten von Amyloid in der Epidermis ist ein seltenes Ereignis. Wie bereits bei der Besprechung der Verhornung erwähnt, werden gelegentlich Substanzen und auch Zellgruppen aus der Cutis durch die Epidermis zur Oberfläche geschleust.

Eine Ablagerung von Mucopolysacchariden in der Epidermis, den Epithelien der Schweißdrüsen und der äußeren Haarwurzelscheide beschreiben Hambrick und Scheie (1962) bei der Hurler-Pfaundlerschen Erkrankung (Gargoylismus) (s. auch Lausecker 1954). Im Hämatoxylin-Eosin-Schnitt ist das Cytoplasma dieser Zellen vacuolisiert. Histochemische Ergebnisse legen nahe, daß Mucopolysaccharide eingelagert werden. Das histologische Bild erinnert in mancher Beziehung an den Morbus Paget der Haut.

Auf das Sichtbarwerden von Mucopolysacchariden im Intercellularraum wurde bereits an anderer Stelle (S. 215 und S. 216) hingewiesen, ebenso auf das Auftreten kohlenhydrathaltiger Eiweißkörper in der Hornschicht bei der psoriasiformen Parakeratose sowie beim Untergang von Epidermiszellen.

Auch auf andere histochemische Veränderungen, wie der Ansammlung von Glykogen (s. S. 186 und S. 203) oder den Nachweis Sulfhydrylgruppen-haltigen Materials sind wir bereits bei der Besprechung anderer Veränderungen eingegangen. Nachzutragen bleibt jedoch, daß Lipide gelegentlich von der Cutis her in die Epidermis vordringen, so bei entzündlichen Veränderungen im oberen Cutisbereich, und von dort in die Intercellularräume gelangen (Abb. 63).

Ein näheres Eingehen auf diese Veränderungen erübrigt sich, da ihnen offenbar eine Spezifität nicht zukommt.

Auch die Störungen des Melaninstoffwechsels in der Epidermis sind in diesem Kapitel nicht berücksichtigt, da diese von Nödl in einem anderen Kapitel bearbeitet werden.

Die *Einschlußkörperchen* sind ebenfalls hier zu erwähnen (Näheres s. Nasemann, Bd. IV/1). Sie bestehen erstens aus Viruskolonien und zweitens aus einem von der Zelle gebildeten Reaktionsprodukt, der Matrix (Stanka 1959). Einschlußkörperchen kommen, je nach der Art der Virusinfektion im Kern, im Zellplasma oder auch in beiden vor. Man kennt eosinophile und basophile Einschlußkörperchen. Dieser Unterschied darf jedoch nicht überbewertet werden. Die Anfärbbarkeit kann nämlich je nach Vorbehandlung und Reifegrad wechseln (Eberl-Rothe und Kaiser 1957).

Van Rooyen und Rhodes (1948) unterscheiden große eosinophile Einschlußkörperchen von 5—20 µ Durchmesser, zu denen die Guarnierischen Körperchen bei der Variola gehören, sowie die Negri-Körperchen bei der Tollwut, die Einschlußkörperchen beim Molluscum contagiosum (Abb. 17—19) u. a., von kleinen eosinophilen Einschlüssen, die wahrscheinlich ein Entwicklungsstadium der ersten sind. Außerdem sind kleine basophile Einschlüsse beim Herpes, große basophile Einschlußkörperchen beim Lymphogranuloma inguinale beschrieben. Schließlich unterscheiden die genannten Autoren noch Einschlußkörperchen vom Trachomtyp, die bei verschiedenen Viruserkrankungen, darunter beim Trachom, vorkommen sollen. Diese Einschlüsse sind zunächst basophil und werden mit der Entwicklung acidophil. In der Giemsa-Färbung sind die Elementarkörperchen, rötlich gefärbt und von einer leicht blau tingierten Kapsel umgeben, daher kann die gesamte Struktur lilafarben erscheinen. Die eben genannten Einschlußkörperchen kommen im Zellplasma vor. Im Zellkern werden nach van Rooyen und Rhodes zwei Typen von Einschlußkörperchen unterschieden. Ein Typ a besteht entweder aus amorphen granulären Bestandteilen oder tritt in Form von rundlichen Gebilden auf. Das Material des Kernes ist in Unordnung geraten, es findet sich vor allem an der Kernmembran. Das

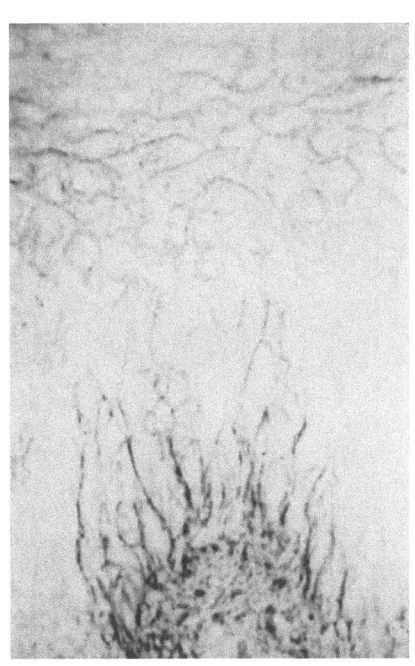

Abb. 63. Einwanderung (?) von Fetten aus der Cutis zwischen die Epidermiszellen. Xanthomartige Umwandlung der Cutis in der Nähe einer Follikulitis bei Patienten mit Xanthomatose. Kryostatschnitt, Formalin-fixiert, Sudanschwarz B, Vergr. 380mal

benachbarte Gewebe zeigt eine schwere entzündliche Reaktion. Solche Einschlüsse sollen beim Herpes, beim Zoster, bei den Varicellen und anderen Erkrankungen vorkommen. Der Typ b der Kerneinschlüsse ist mehr umschrieben, die Gewebsreaktion geringer.

Ob diese Abgrenzung berechtigt ist, sei dahingestellt, zumal sich der Typ b bei den gleichen Viruserkrankungen finden kann wie der Typ a.

Meist geben die Einschlußkörperchen eine positive Feulgen-Reaktion, was erlaubt, sie von unspezifischen Einschlüssen zu unterscheiden (Marchionini und Nasemann 1955). Nucleolen, mit denen sie verwechselt werden könnten, reagieren bei diesem Nachweis negativ, da sie nicht Deoxyribonucleinsäure, sondern Ribonucleinsäure enthalten. Die wohl größten Einschlußkörperchen in der Haut sind die Molluscum-Körperchen beim Molluscum contagiosum. Ihr färberisches Verhalten hängt vom Entwicklungsstadium ab (s. S. 197 und Abb. 18, 19).

Der Nachweis von Einschlußkörperchen ist von großem diagnostischen Wert, wenn es gelingt, sie konstant mit typischer Morphe nachzuweisen (Klöne 1958, S. 231).

Die Bildung von Einschlußkörperchen, im besonderen cytoplasmatischer, ist nicht spezifisch für eine Viruserkrankung. Die intracelluläre Vermehrung von Viren geht nicht bei allen Virusarten mit lichtoptisch erkennbaren morphologischen Veränderungen der Wirtszellen einher (Klöne 1958, S. 232). Überdies kommen nach van Rooyen und Rhodes (1948) Einschlußkörperchen auch im gesunden Gewebe vor. Vielleicht wird der Nachweis von Antigenen mit gefärbten Antikörpern in der Zukunft weiterhelfen.

Die bekannten hyalinen Schollen in der Epidermis und Cutis des Lichen ruber planus sind von Thyresson und Moberger (1957) trotz negativer Feulgen-Reaktion als Einschlußkörper angesehen worden. Eingehende histochemische Studien von Goltz und Hult-Schäfer (1963) haben jedoch diese Annahme nicht stützen können.

Die Nucleolen sind bei proliferativen Prozessen in der Epidermis gelegentlich erheblich vergrößert. Es besteht dann die Gefahr, solche Kernkörperchen als Einschlußkörper zu verkennen. Austrocknungsvorgänge an den Zellen der Oberhaut lassen diese gelegentlich Einschlußkörperchen ähnlich werden. Der letzte Vorgang könnte zu den hyalinen Schollen beim Lichen ruber planus führen. Möglicherweise entstehen sie auch beim Zerfall der PAS-positiven Grenzmembran zwischen Epidermis und Cutis.

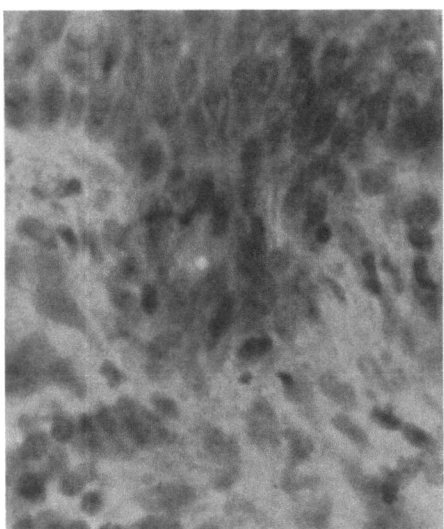

Abb. 64. Ausbrechen von Epithelzellen aus der Epidermis nach Röntgenbestrahlung. H.-E., Vergr. etwa 500mal

7. Austritt von Epithelzellen aus der Oberhaut und aus den Anhangsgebilden in die Cutis

Gelegentlich hat man den Eindruck, daß Epithelzellen aus der Oberhaut in die Cutis übertreten. Besonders deutlich haben wir dieses Phänomen an röntgenbestrahlter Haut beobachtet, bei der gewissermaßen die untere Grenze der Oberhaut aufgerissen schien und die Epithelzellen sich in der Cutis verloren, ohne daß sich über ihren Verbleib Näheres aussagen ließe (Abb. 64.) Die losgelöste Zelle wird den Bindegewebszellen in der Cutis sehr ähnlich, was auch in Tierversuchen und in Gewebskulturen beobachtet werden konnte. Andererseits kann man pathologisch veränderte Histiocyten, die der Oberhaut unmittelbar angelagert sind, als Epithelzellen verkennen, z.B. beim Letterer-Siwe-Syndrom.

Diese Tatsache ist nicht erstaunlich, da ja das Epithel als ein Gewebe definiert ist, in dem die Zellen ohne wesentliche Zwischensubstanz zusammenliegen. Geht dieses Charakteristikum verloren, entfällt die Möglichkeit, sicher zwischen Bindegewebszelle und Epithelzelle zu unterscheiden.

Die neoplastische Wucherung der Zelle sowie das Ablösen der pigmentbildenden Zelle aus der Oberhaut werden in einem anderen Abschnitt besprochen (s. dort).

Literatur s. S. 281

Pathologische Reaktionen an den epithelialen Anhangsgebilden: Haaren, Talg, Schweißdrüsen

Von

Gerd Klaus Steigleder-Frankfurt a. M.

und

Oscar Gans-Comano

Mit 38 Abbildungen (davon 3 farbige)

1. Vorbemerkung

In diesem Kapitel sind die allgemeinen pathologischen Reaktionen an den Haarfollikeln und den Talgdrüsen, den apokrinen und den ekkrinen Schweißdrüsen abzuhandeln. Die Veränderungen an den Nägeln werden in einem besonderen Kapitel (s. S. 299) beschrieben.

Haarbalg und Talgdrüse gehören auf das engste zusammen, sie werden deshalb gemeinsam besprochen. Die apokrinen Drüsen verdienen einen besonderen Abschnitt. Obwohl sie meist in den Haarfollikel einmünden, stehen sie doch nicht in so enger Beziehung zum Haarbalg wie die Talgdrüsen. Der Zusammenhang ist offenbar mehr aus der gemeinsamen embryonalen Entwicklung aus dem primären Haarkeim als aus einem funktionellen Zusammenwirken zu erklären. In manchen Tumoren besteht die Tendenz zu Fehlbildungen in Richtung auf Haarbalg, Talgdrüsen und apokrine Drüsen, also Strukturen, die sich vom primären Haarkeim herleiten. Fehlanlagen der genannten Gebilde finden sich gelegentlich gemeinsam (Talgdrüsennaevus), sie treten allerdings auch zusammen mit fehlangelegten Strukturen auf, die sich nicht von dem primären Haarkeim herleiten (Pigmentzellennaevi).

In dem letzten Jahrzehnt haben die Hautanhangsgebilde wieder großes Interesse gefunden. Neue Erkenntnisse bahnen sich an. Daher ist es besonders schwierig, in dieser Übergangsphase die allgemeinen pathologischen Reaktionen der Anhangsgebilde zu besprechen.

Die Hautanhangsgebilde wurden beim Studium pathologischer Vorgänge wahrscheinlich oft vernachlässigt, weil sie in Hautschnitten häufig nur unzureichend getroffen und daher nicht zu bewerten sind. Oft lassen sich die Anhangsgebilde nur in Serienschnitten richtig beurteilen, zuweilen ist ein Urteil sogar nur auf Grund von Modellen möglich (MONTAGNA und VAN SCOTT 1958). Überdies variiert das normale Verhalten der Anhangsgebilde bereits unter physiologischen Bedingungen beträchtlich. Es ist daher schwer, das pathologische Verhalten von der normalen Reaktion abzugrenzen. Schließlich ist die funktionelle Bedeutung der Anhangsgebilde in den einzelnen Körperregionen nicht gleich.

Die Schweißdrüsen von Handteller und Fußsohlen reagieren z.B. anders als die benachbarter Hautregionen, indem sie auf psychische Reize hin ihr Sekret entleeren. Offenbar stehen die Schweißdrüsen an Handteller und Fußsohle noch im Dienste der Sinneswahrnehmung. Durch die Quellung der Hornschicht wird nämlich die Tastwahrnehmung verbessert.

Die Haare haben ebenfalls unterschiedliche Funktionen. In manchen Körperregionen haben sie eine Funktion als Organ der Sinneswahrnehmung behalten, so in der Genitalregion und im Gehörgang (LÖHNER 1924, FLESCH 1954, PERRY und WOOD 1956). Jedenfalls sind beim Menschen die Haare unterschiedlich reichlich mit Nervenfasern versorgt (MELARAGNO und MONTAGNA 1953). Bei den Tieren vermitteln bestimmte Haare ausschließlich Sinneseindrücke (MELARAGNO und MONTAGNA 1953).

Es müßten also bei der Besprechung der allgemeinen Pathologie der epithelialen Anhangsgebilde die Haarfollikel und Talgdrüsen, die ekkrinen Drüsen und die apokrinen Drüsen der verschiedenen Körperregionen getrennt behandelt werden. Dazu reichen die Kenntnisse über das unterschiedliche Verhalten der Gebilde in den einzelnen Körperabschnitten noch nicht aus. Überdies wiederholen sich trotz der unterschiedlichen Funktion unter krankhaften Bedingungen entsprechende Strukturveränderungen. Je nach der Körperregion wird aber eine gleiche Schädigung zu einem unterschiedlichen funktionellen Resultat führen.

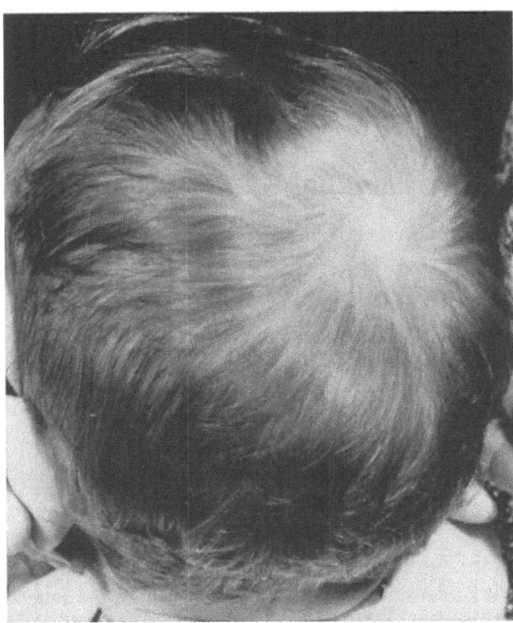

Abb. 1. „Wellen-artiges" Haarwachstum auf dem Kopf eines 10 Monate alten Mädchens bei der Wiederbehaarung nach dem natalen Haarausfall

2. Veränderungen an Haarbalg und Talgdrüse

Der innerhalb der Epidermis gelegene Anteil der Haarfollikel genießt eine weitgehende Selbständigkeit gegenüber der Epidermis. In diesem Sinne spricht die Entwicklung des Haarfollikels (PINKUS 1959), aber auch sein Verhalten unter pathologischen Bedingungen, im besonderen beim Keratoma senile (HALTER 1952, PINKUS 1958a, b).

Andererseits ist die Selbständigkeit des Haarfollikels gegenüber der Epidermis begrenzt; bei manchen entzündlichen Prozessen wird die gesamte äußere Wurzelscheide in den pathologischen Prozeß mit einbezogen. Der Lichen ruber ist ein Beispiel, daß bei ein und demselben Krankheitsbild ausschließlich die Epidermis oder der Haarfollikel, aber auch beide Strukturen befallen sein können.

a) Die follikuläre Hyperkeratose

Im Follikeleingang findet man Hornmaterial sehr unterschiedlicher Herkunft, nämlich 1. das Keratin des Haares, 2. das Keratin, welches von der äußeren Wurzelscheide gebildet wird, und 3. das Keratin, das sich von der benachbarten Epidermis auf den Follikel herüberschiebt (Abb. 21, S. 199).

Die genannten Keratine unterscheiden sich auch chemisch, wie man deutlich erkennen kann, wenn man eine Gram-Färbung vornimmt: Die drei Sorten von Keratin färben sich unterschiedlich (STEIGLEDER 1956a) (Abb. 21, S. 199).

Unter pathologischen Bedingungen sind zuweilen alle Keratinstrukturen gemeinsam verändert, oft aber nur das Keratin, das im oberen Follikelanteil gebildet wird, also von der äußeren Wurzelscheide. Demgegenüber stehen

Störungen, bei denen ausschließlich der tiefere Anteil des Haarfollikels, also die Haarmatrix und die innere Wurzelscheide betroffen sind. Zunächst behandeln wir die erstgenannten Störungen.

Obwohl die Zellen der äußeren Wurzelscheide eine gewisse Selbständigkeit gegenüber der Epidermis besitzen (PINKUS 1958a, b), sind sie doch in ihrem Aufbau der Oberhaut sehr ähnlich. Daher gelten auch für die krankhafte Hornproduktion durch diese Zellen die Überlegungen, die bereits bei der gestörten Verhornung der Epidermis angestellt wurden.

Wie bei der Hyperkeratose der Epidermis ausgeführt, ist auch die übermäßige Verhornung im Eingang des Haarfollikels ein vieldeutiges Symptom, das durch mannigfache Einflüsse von innen und außen hervorgerufen werden kann (Abb. 2).

Eine gestörte Verhornung als Hyper- und auch als Parakeratose, zuweilen des psoriatischen Typs, sieht man nicht selten an der Mündung des Haarfollikels beschränkt auf das Areal, wo die Hornschicht von der Hautoberfläche sich in den Haarfollikel einstülpt (Abb. 21, S. 199).

Dieses Areal ist erheblichen mechanischen Traumen ausgesetzt, da das Haar bei Bewegungen an dieser Stelle reiben kann. Ferner findet man Talg, Mikroben und auch auf die Haut von außen aufgebrachte Substanzen gerade in dem Follikeleingang angesammelt (Abb. 2).

Zu einer übermäßigen Verhornung des gesamten oberen Follikelabschnittes kommt es nach unterschiedlichen toxi-

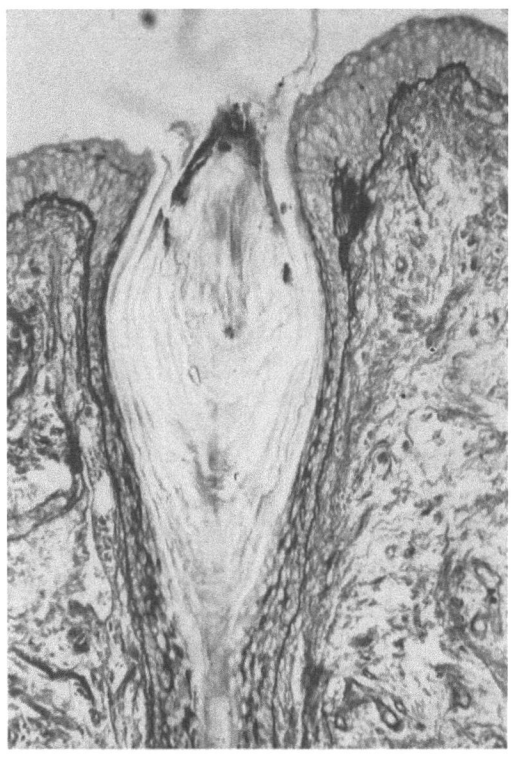

Abb. 2. Follikuläre Hyperkeratose in der Nähe eines Herdes von sog. Lymphocytic Infiltration im Sinne von JESSNER und KANOF in der Gesichtshaut (♂, 57 J.). Alcianblau-Perjodsäure-Leukofuchsinreaktion. Im Gegensatz zu der Epidermis enthält der Follikel reichlich Glykogen (Formolfixation). Beachte die Ansammlung von gefärbtem Material an der Follikelmündung (wahrscheinlich handelt es sich um Bakterien). 200mal vergrößert

schen Einflüssen, die sowohl innerlich als auch äußerlich auf die Haut einwirken können. Am bekanntesten sind wohl follikuläre Hyperkeratosen im Rahmen der Chloracne unter der Einwirkung von chlorierten Naphthalenen (BRAUN 1955, LANDES 1954, SCHULZ 1957, KIMMIG und SCHULZ 1957 und zahlreiche andere), ferner im Rahmen der Ölacne. STAUFFER (1928) beschrieb follikuläre Hyperkeratosen unter der Einwirkung von Salvarsan. HÖFS und TUNGER (1954) sehen die follikuläre Hyperkeratose als ein Anzeichen dafür an, daß eine äußerlich auf die Haut applizierte Substanz nicht vertragen wird. Andere Anzeichen sind die Ausbildung einer Acanthose (s. S. 209) und entzündliche Veränderungen in der Cutis.

Unterernährte Menschen hatten follikuläre Hyperkeratosen (McCANCE und BARRETT 1951, ITO 1956). Auch sollen follikuläre Hyperkeratosen bei Mangel an

Vitamin A auftreten. Diese Annahme gründet sich auf die Beobachtung, daß follikuläre Hyperkeratosen zugleich mit anderen Anzeichen des Vitamin A-Mangels bei unter- oder einseitig ernährten Menschen auftraten (LOEWENTHAL 1932). Möglicherweise wurden aber von den Erkrankten toxisch wirkende Produkte genossen, die eine follikuläre Hyperkeratose hervorriefen. In Europa traten auch während der Hungerperiode nach dem zweiten Weltkrieg follikuläre Hyperkeratosen in Art von Epidemien auf.

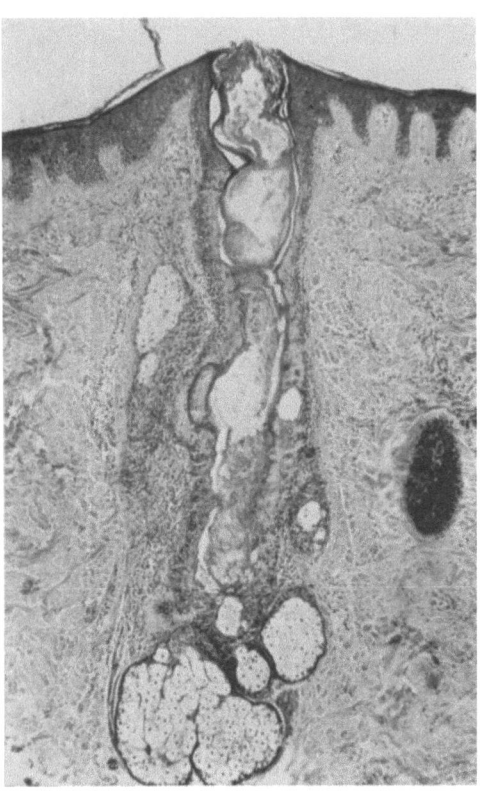

Abb. 3. Ersatz des Haarschaftes durch einen Hornpfropf bei Keratosis follicularis mit Alopecie kombiniert mit anderen Fehlbildungen. (Aus GREITHER 1960)

Die follikuläre Hyperkeratose steht in engem Zusammenhang mit der Funktion der Talg- und Schweißdrüsen. Besonders die ersten entleeren ja ihr Sekret durch eine Öffnung im Keratinmaterial der äußeren Wurzelscheide. Der Schweiß emulgiert vielleicht den Talg und fördert so die Entleerung des Talges auf die Hautoberfläche.

Da nun follikuläre Hyperkeratosen verschiedener Genese sind und, wie wir noch sehen werden, große morphologische Variationen aufweisen, ist es nicht möglich, aus der Art der Hyperkeratose auf eine gemeinsame Ätiologie zu schließen. Krankheitsbilder, die auf Grund geringer und schwer erfaßbarer morphologischer Besonderheiten der Keratinansammlung in der Follikelöffnung beschrieben wurden, werden heute nicht mehr abgegrenzt.

Hier sind die Keratosis suprafollicularis (pilaris) alba et rubra und die Keratosis follicularis Morrow-Brooke anzuführen, die nach der Beschreibung der ersten Patienten und ihrer Aufnahme in die Histopathologie der Hautkrankheiten von UNNA (1894) in Lehrbüchern referiert werden. Verfolgt man jedoch die Kasuistik der letzten 50 Jahre, so findet man nur sehr wenige Fälle, die unter diesem Namen beschrieben sind. Auch bei diesen wenigen Patienten ist es fraglich, ob sie nicht anderen Krankheitsbildern zuzurechnen sind, z. B. Mikrobiden mit follikulären Hyperkeratosen. Bewahrt hat seine Stellung lediglich der Lichen spinulosus (Keratosis spinulosa), obwohl auch hier — soweit die Klinik einen Schluß zuläßt — verschiedene Ursachen zu dem gleichen Krankheitsbild führen können, darunter hormonelle Störungen und Störungen der Blutzirkulation.

Die follikuläre Hyperkeratose ist anderseits ein wichtiges Symptom bei verschiedenen Hautkrankheiten.

Hier ist z. B. der Lupus erythematodes chronicus und die Pityriasis rubra pilaris (DEVERGIE) zu erwähnen. Beim Lupus erythematodes chronicus tritt die Hyperkeratose zusammen mit einer Atrophie des Follikelepithels auf. Ähnlich verhält es sich bei dem Lichen ruber acuminatus. Bei entzündlichen Veränderungen kommt es gelegentlich zu follikulären Hyperkeratosen, wenn die Gefäße des Haarfollikels und deren Umgebung in Mitleidenschaft gezogen sind, also die Cutisschichten, die die äußere Wurzelscheide ernähren (MESCON und STRAUSS 1960). Die follikuläre Hyperkeratose tritt dann ein, wenn die äußere Haarwurzelscheide irritiert, die Haarmatrix aber intakt bleibt. So ist beim Lichen sclerosus et atrophicus, der sich vorwiegend in der oberen Cutis abspielt, eine follikuläre Hyperkeratose zu beobachten, bei der circumscripten Sklerodermie dagegen ein Untergang der Follikel, da bei dieser die Papille zerstört wird (MESCON und STRAUSS 1960, STEIGLEDER und RAAB 1962 c). Als Beispiele seien Mikrobide und Verlaufsformen der Retikulosen, einschließlich der Mycosis fungoides, erwähnt, die gelegentlich vorwiegend die Haarfollikel in Mitleidenschaft ziehen. Auch die Psoriasis kann ausnahmsweise vorwiegend die äußere Wurzelscheide befallen.

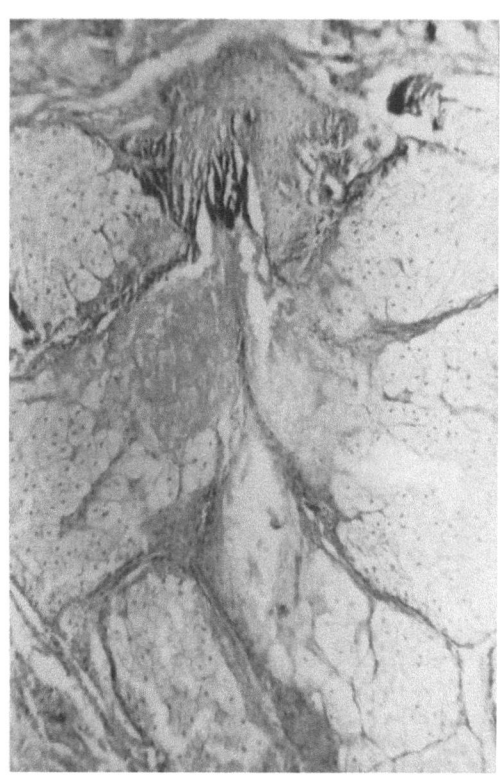

Schließlich treten follikuläre Hyperkeratosen bei Krankheiten auf, die anlagemäßig bedingt sind. Ein Beispiel sind follikuläre Hyperkeratosen bei Ichthyosis vulgaris. Auch bei Störungen der Entwicklung der epithelialen Anhangsgebilde der Haut, gelegentlich kombiniert mit Störungen der Entwicklung anderer Organe und Organsysteme, kommt es zur follikulären Hyperkeratose (s. Abb. 3).

α) Bildung von Horncysten bei follikulärer Hyperkeratose

Zuweilen nimmt die Horn-
bildung durch die Haarwurzelscheide solche Ausmaße an, daß

Abb. 4. Talgdrüsenhypertrophie bei älterer Seborrhoikerin. Die Talgdrüsenzellen zerfallen nicht, sondern verhornen schließlich. H.-E., Vergr. 120mal

der Haarfollikel kugelartig aufgetrieben ist und jetzt eine Verwechslung mit den anlagebedingten Horn- und Talgcysten möglich wird (MESCON und STRAUSS 1960). Sogar die Talgdrüse kann in diese Horncyste einbezogen werden, indem die Talgdrüsenzellen verhornen, anstatt zu vertalgen. Die Tendenz dazu wohnt ihnen als Abkömmlinge der Epidermis offenbar inne (s. S.258 und Abb. 4, 5 u. 7). So erklärt sich, daß solche Cysten sowohl ein der Epidermis entsprechendes Stratum granulosum ausbilden können, als auch ohne Entwicklung von Körnerzellen verhornen. Auch in den anlagemäßig bedingten Horn- und Talgdrüsen findet man beide Verhornungsarten nebeneinander (RAAB und STEIGLEDER 1961).

Das Haar ist in solchen Cysten oft nur noch als Rudiment zu erkennen. Die deutliche Brechung polarisierten Lichtes durch das Haar erleichtert das Auffinden. Der tiefere Haarfollikel mit der Papille ist oft nur noch als Anhang am unteren Ende dieser Horncysten sichtbar. Gelegentlich durchbricht das

Hornmaterial die oft sehr dünn gewordene Cystenwand und der Cysteninhalt liegt nun frei in der Cutis. Jetzt wird um diesen „Fremdkörper" ein Granulom ausgebildet, in dem Keratinreste gelegentlich sogar Fungi vortäuschen (Raab und Steigleder 1961). Zum anderen kann das Epithel der Cystenwand degenerieren und auch proliferieren. Ebenso wie bei den anlagebedingten Cysten sind Verwechslungen mit epithelialen Tumoren möglich (Mescon und Strauss 1960, Raab und Steigleder 1961).

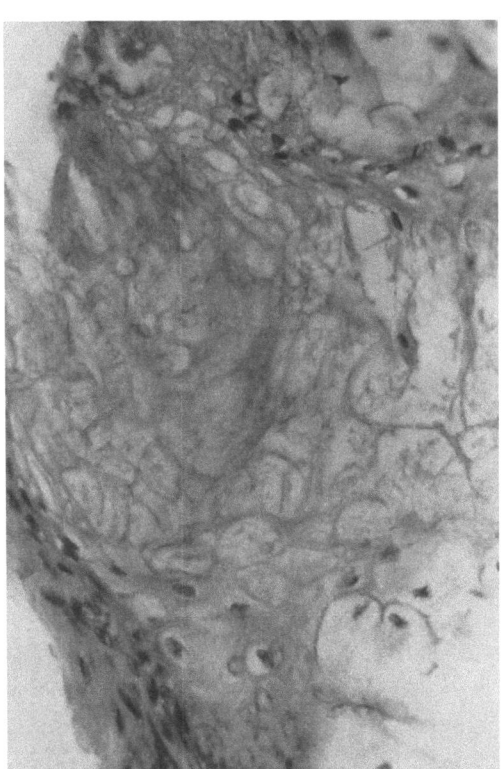

Verpflanzt man Epidermis in die Cutis, entwickeln sich aus dem Transplantat Horn- und Dermoidcysten. Aus dem verpflanzten Gewebe entsprossen undifferenzierte Epithelien mit der Tendenz, zur Epidermis hin zuwachsen (Glücksmann 1953, Epstein und Kligman 1957).

Die cystenartigen Hyperkeratosen enthalten neben dem Keratin auch noch Fette, die ebenfalls beim Durchbruch in die Cutis toxisch wirken (s. dazu Spier und Klaschka 1962).

β) Comedo-artige follikuläre Hyperkeratose

Der Comedo ist eine besondere Form der follikulären Hyperkeratose. Im Gegensatz zu den bisher beschriebenen Hyperkeratosen ist der Comedo an seinem oberen Ende schwarz gefärbt. Bei der Acne enthält der Comedo in seinem unteren Anteil größere Mengen von Fetten, wahrscheinlich entstammen diese vorwiegend

Abb. 5. Der gleiche Schnitt wie Abb. 4, Vergr. 500mal, Ausschnitt aus der zentralen Partie. Man erkennt, daß offenbar nur der Zellrand der Talgdrüsenzellen verhornt

dem Talg. Nach Montagna (1962) findet man freies Cholesterin in diesen Lipiden im Gegensatz zum normalen Talg (s. S. 254). Der Comedo setzt sich zuweilen bis in die Talgdrüse hinein fort und umschließt dann ganze Talgdrüsenzellen mit septenartigen Keratinfortsätzen (Gans und Steigleder 1957). Manche Autoren nehmen auch heute noch an, daß bei der Acne vulgaris der Entzündungsprozeß durch den Verschluß des Talgdrüsenausführungsganges durch den Comedo bedingt sei.

Diese Auffassung muß jedoch bezweifelt werden. Bei dem Comedonen-Naevus findet man normal entwickelte Talgdrüsen zusammen mit rudimentär entwickelten Haarfollikeln und Haaren, aber es fehlt der für die vulgäre Acne typische Entzündungsprozeß. Deutliche Comedonenbildung zusammen mit einer Hyperplasie der Talgdrüsen kommt bei älteren Menschen, besonders bei solchen mit gestörter Leberfunktion (Alkoholiker) im Gesicht vor (sog. Élastéidose à kystes et à comedons Favre und Racouchot), auch hier fehlt der entzündliche Prozeß. Es ist auch nicht die völlige Verlegung des Follikelausganges, welche den

Entzündungsprozeß bedingt. Bei den Rollhaarcysten sind ganze Haare im Follikel eingeschlossen. Zu einer Entzündung kommt es aber erst, wenn gelegentlich ein solches Haar in die Cutis perforiert. Bei den Talgretentionscysten der Neugeborenen, den sog. Milien der Neugeborenen, fehlt trotz Sekretstauung die Pustelbildung im Sinne der Acne vulgaris. Andererseits ist eine Acne der Neugeborenen bekannt. Ebenso fehlt die Entzündung bei den Milien der Erwachsenen und bei der Sebocystomatosis. Es muß also eine Komponente hinzukommen, die zur Absceßbildung bei der Acne führt. Aus dem Angeführten geht hervor, daß es auch nicht die Talgpfröpfe sind, die zur Acne führen, also die ,,weißen Comedonen'', welche man bei Menschen mit sehr starker Talgabsonderung aus den Follikeln auspressen kann. Man beobachtet dieses Phänomen auch bei Personen ohne Acne.

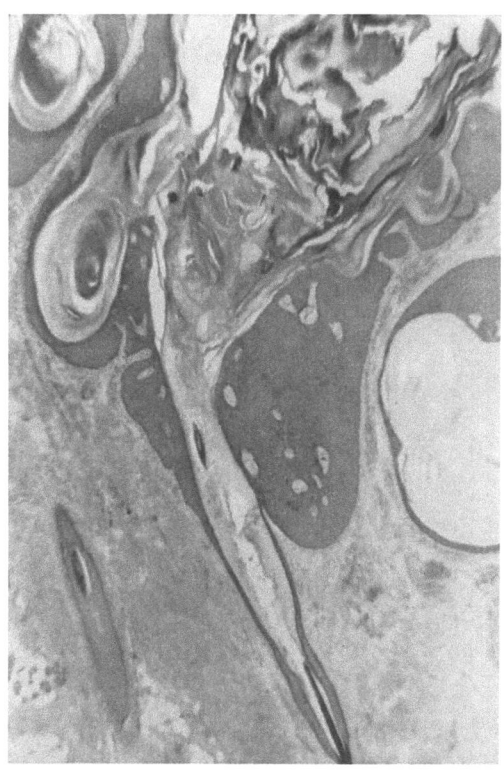

Wie entsteht die Schwärzung des Comedo? In Lehrbüchern wird zuweilen angegeben, daß das Hornmaterial durch Oxydation geschwärzt sei. Bereits UNNA (1894) betonte, daß nur die älteren Comedonen schwarz gefärbt sind, aber nicht nur an der Stelle, an der sie mit der Luft Kontakt haben. Die schwarze Farbe ist nach seiner Ansicht durch eine Reduktion des Keratins bedingt, und zwar an der Stelle, an der der Comedo am stärksten komprimiert wird. Seine Spitze ist von einer dünnen ungefärbten Hornschicht überzogen, die den schwarzgefärbten Teil des Comedo von der Oberfläche trennt.

Abb. 6. Hyperkeratose in Haarfollikel innerhalb eines sog. Basalzellpapilloms (s. ANDRADE und STEIGLEDER). Beachte die erhebliche Ausweitung der Follikelöffnung des relativ kleinen Haarfollikels. Rechts Bildung einer Horncyste. Bei schräger Schnittführung wird auch die im Zentrum des Bildes dargestellte follikuläre Hyperkeratose als Horncyste erscheinen. Kryostatschnitt mit H.-E. gefärbt, Vergr. 30mal

Anhangsweise sei erwähnt, daß auch eine Schwäche des Haarwachstums als Ursache der Comedonen-Bildung angesehen wurde (LIPMAN-COHEN 1956). Man nahm an, daß ein vollentwickeltes Haar für die Entleerung des Talges notwendig sei. Tatsächlich sind bei der Acne fast ausschließlich Lanugo-Haarfollikel befallen, bei denen häufig der Rauminhalt des Haarfollikels gegenüber dem der Talgdrüse gering erscheint (STRAUSS und KLIGMAN 1958, s. auch S. 257). Wir hatten jedoch bereits darauf hingewiesen, daß der völlige Verschluß des Follikels nicht notwendig zu einer Entzündung führt. Auch kommt es zum Auftreten von Acnepapeln und Pusteln an den Haarfollikeln des Bartes, bei denen innerhalb des Follikeleinganges ein besonderer Ausführungsgang für den Talg besteht (VAN SCOTT und MACCARDLE 1956, VAN SCOTT 1959), also das Haar die Exkretion des Talges nicht unmittelbar beeinflussen kann.

Offenbar ist es eine Komponente im Talg selbst, die zur Hyperkeratose und Comedobildung mit folgender Entzündung bei der Acne vulgaris führt (VAN SCOTT

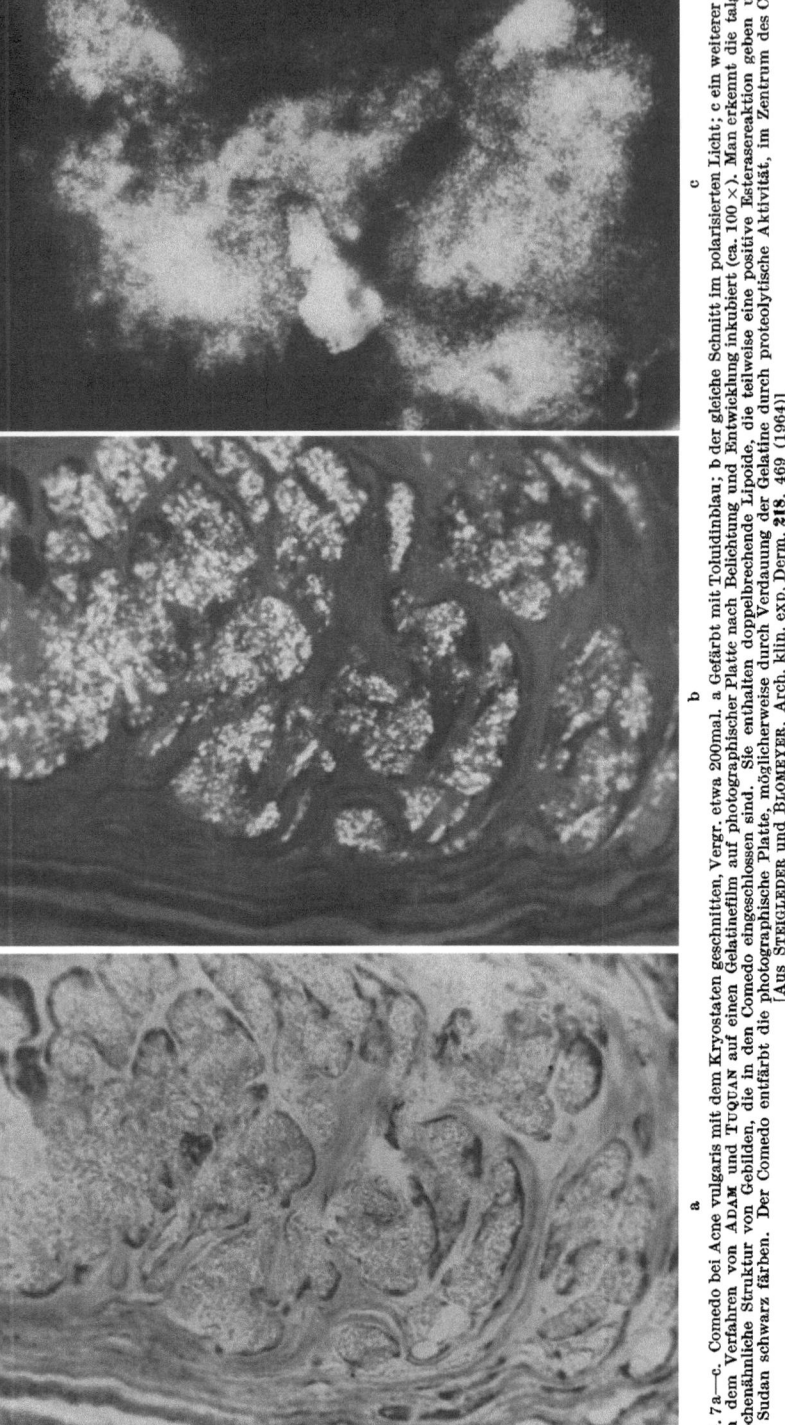

a   b   c

Abb. 7a—c. Comedo bei Acne vulgaris mit dem Kryostaten geschnitten, Vergr. etwa 200mal. a Gefärbt mit Toluidinblau; b der gleiche Schnitt im polarisierten Licht; c ein weiterer Comedo nach dem Verfahren von ADAM und TUQUAN auf einen Gelatinefilm auf photographischer Platte nach Belichtung und Entwicklung inkubiert (ca. 100 ×). Man erkennt die talgdrüsenläppchenähnliche Struktur von Gebilden, die in den Comedo eingeschlossen sind. Sie enthalten doppelbrechende Lipoide, die teilweise eine positive Esterasereaktion geben und sich mit Sudan schwarz färben. Der Comedo entfärbt die photographische Platte, möglicherweise durch Verdauung der Gelatine durch proteolytische Aktivität, im Zentrum des Comedos. [Aus STEIGLEDER und BLOMEYER, Arch. klin. exp. Derm. **218**, 469 (1964)]

1959). An eine *Veränderung des Talges* selbst als Ursache der Acne vulgaris-Papel hatte nach LIPMAN-COHEN (1956) bereits BULKLEY 1885 gedacht. Spätere Autoren äußerten die gleiche Ansicht, so FISCHER 1938, ohne allerdings einen Beweis beizubringen. Neuere Ergebnisse legen nahe, daß bei der Acne der erste Ausdruck einer Irritation des Haarfollikels durch den Talg eine Spongiose ist (LYNCH 1941, SULLIVAN und ZELIGMAN 1956, STRAUSS und KLIGMAN 1958). Es erscheint auch nicht ausgeschlossen, daß schon durch den Haarfollikel hindurch Talg in das umgebende Bindegewebe gelangt und hier eine Irritation auslöst (SPIER und KLASCHKA 1962). Das Vorkommen von Bakterien in der Acnepustel wäre demnach sekundär, wenn auch vielleicht für die resultierende Entzündung nicht unwesentlich. VAN SCOTT (1959) denkt an einen leukotaktischen Faktor im Talg (Mucopolysaccharide?, s. S. 216 und STEIGLEDER und WEAKLEY 1960 (Abb. 8, 9).

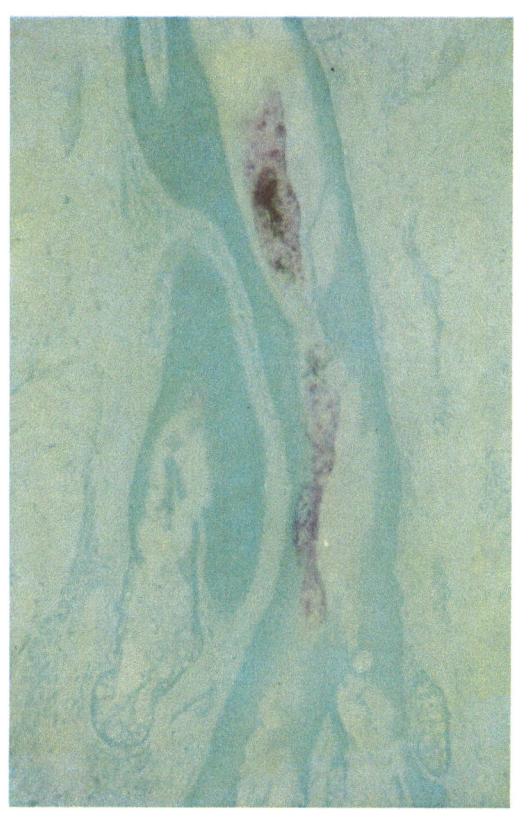

Abb. 8. Metachromasie des Talges in Haarfollikel der Kopfhaut (57 J., ♂, Kryostatschnitt, unfixiert, gefärbt mit 1% wäßrigem Methylenblau, pH 7,0). Vergr. etwa 100mal

Eine eigenartige Beobachtung konnten STEIGLEDER und BLOMEYER (noch unveröffentlicht) bei Comedonen der Acne vulgaris machen: Wurden Comedonen mit dem Kryostaten geschnitten und die Schnitte gefärbt, fand man umschlossen von Hornlamellen in den Comedonen Ansammlungen von doppelbrechenden Fetten, die sich auch mit Sudanschwarz B nach LISON anfärbten. Die Fette waren in Läppchen untergebracht, die an diejenigen von Talgdrüsen erinnerten. Zugleich war anscheinend dieses Material in der Lage, Gelatine zu verdauen, besaß also möglicherweise eine proteolytische Aktivität, die wir sonst in Talgdrüsen vermißten (Abb. 7). Unsere Beobachtung wirft die Frage auf, ob nicht der Comedo ein Talgdrüsenläppchen darstellt, das der Verhornung anheimgefallen ist und nun durch den Follikel ausgeschleust wird.

Bei der internen Aufnahme von Chlorverbindungen kommt es zur follikulären Hyperkeratose, sogar mit Ausbildung von Horncysten bei der Chloracne nach organischen Chlorverbindungen. Halogene werden nämlich über die Talgdrüsen ausgeschieden, und Brom und Jod wird — im Gegensatz zu Fluor und Chlor — dort frei (KIMMIG 1951). Unter dem Bilde der Brom- bzw. Jodacne kommt es nach interner Gabe der beiden letzten Halogene zu einer Follikulitis und Perifollikulitis. Unter der Einwirkung entsprechender Chlornaphthalene sollen nach SHELLEY und KLIGMAN (1957) sogar Veränderungen im Sinne der Acne conglobata auftreten.

Ein auch für die allgemeine Pathologie der Haut wichtiges Phänomen ist die ebenfalls mit follikulärer Hyperkeratose verbundene, durch Steroide ausgelöste Acne. Die Talgdrüsen sind bei dieser nicht vergrößert (ROTHMAN 1952, 1954b, SULLIVAN und SELIGMAN 1956, VAN SCOTT und MACCARDLE 1956). In eigenen Präparaten können wir diesen Befund bestätigen. Als erste Veränderung sahen wir eine Ansammlung von Leukocyten im oberen Follikelabschnitt zwischen dem dort vorhandenen Hornmaterial. Soweit unsere Präparate einen Schluß erlauben, kommt es sekundär zu einem Durchbruch der Leukocyten, überwiegend Eosinophile, durch die Wand des Follikels in die Umgebung.

Arzneimittelexantheme anderer Genese imitieren klinisch gelegentlich eine Steroidacne, zumal auch diese eine follikuläre Hyperkeratose aufweisen. Auch histologisch sind solche Veränderungen von der Steroidacne nicht immer sicher abzutrennen.

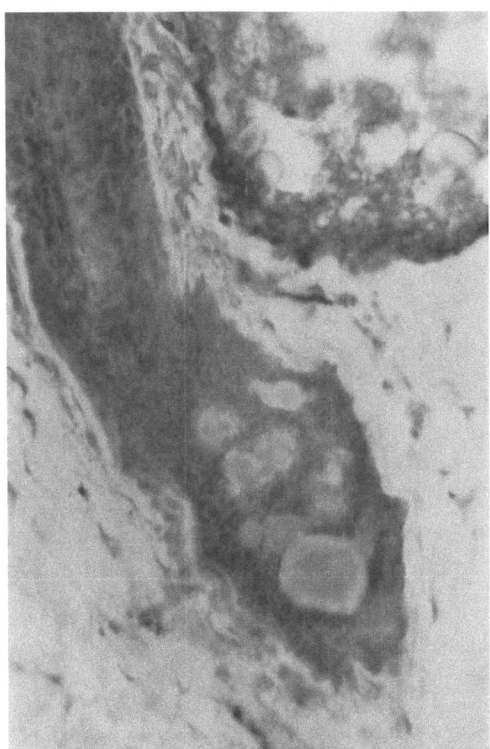

Abb. 9. Ansammlung metachromatischen Materials in Haarfollikel neben einem Pigmentzellnaevus, wahrscheinlich im frühen Katagen, rechts oben Talgdrüse. Kryostatschnitt unfixiert, Färbung 1% wäßriges Methylenblau, Vergr. 500mal, Rücken, ♀ 23 J.

b) Veränderungen an den unverhornten Epithelien der äußeren Haarwurzelscheide

An den Epithelien der äußeren Haarwurzelscheide können sich alle jene Vorgänge abspielen, die wir bereits bei der Epidermis besprochen haben. Es findet sich jedoch keine Acanthose. Bei schwerer Degeneration des Follikels, z.B. innerhalb von Granulomen tuberkuloider Bauart, verliert der Haarfollikel seine normale Gestalt und erscheint als ein Epidermisstrang aus wenig differenzierten Epithelien. Die Ausbildung des Haares ist oft noch angedeutet. Solche umgewandelten Haarfollikel können Epithelleisten in das umgebende Granulom aussenden, doch ist dieser Umbau noch zu wenig geklärt, als daß man ein Urteil fällen könnte. Da die Haarfollikel auch sog. Hängekragen besitzen können — wahrscheinlich handelt es sich um toxisch geschädigte Talgdrüsen — ferner vom telogenen Haarfollikel der Keim des neuen Haares aussproßt, schließlich durch Vorgänge in der Cutis Fehlbildungen von Haaren induziert werden können (STEIGLEDER, NICKLAS und KAMEI 1962), ist die Beurteilung derartiger Epithelwucherungen aus dem Haarfollikel schwierig (Abb. 40, S. 221).

Andere Vorgänge, wie die Bläschen und Blasenbildung, die dyskeratotische Verhornung, verlaufen am Haarfollikel in ganz ähnlicher Weise wie in der Epidermis. Weiterer Bestätigung bedürfen histochemische Befunde von REHÁK und SEJÁKOVÁ, daß die bindegewebige Grenzschicht um die äußere Haarwurzelscheide von der der Oberhaut wesentlich verschieden ist.

c) Veränderungen an der Talgdrüse

Das Produkt der Talgdrüse, der Talg, erleidet in der Talgdrüse selbst und im Ausführungsgang der Talgdrüse und auch noch im Eingang des Haarfollikels wesentliche Veränderungen. Erst im Ausführungsgang der Talgdrüsen wird der Talg durch Osmium geschwärzt (MONTAGNA 1956, 1962) und ändert sein Verhalten auch gegenüber anderen Fettfarbstoffen. Erst hier erreicht er seine volle Esterasen-aktivität (MONTAGNA 1956, STEIGLEDER und LÖFFLER 1956, STEIGLEDER 1958b, Abb. 11). Der Talg wird doppel-

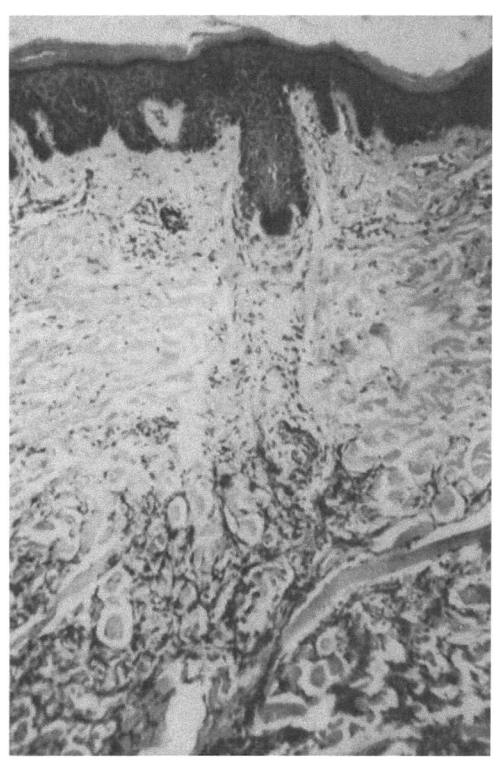

brechend (SUSKIND 1951, MON-TAGNA 1962, S. 228). Nach eigenen histochemischen Befunden ist die Esterasenaktivität an dieser Stelle so stark wie an keinem anderen Hautabschnitt. Da auch von der äußeren Wurzelscheide Esterasen produziert werden, die an dieser Stelle auf den Talg einwirken können, bedeutet jede morpholo-gische Umwandlung im Eingang der Talgdrüse eine funktionelle Veränderung des Talges, der für die Biologie des Haarfollikels und der Hautoberfläche von großer Bedeutung ist. Veränderungen im Ausführungsgang der Talgdrüse dürfen daher bei der histolo-gischen Untersuchung der Ge-websschnitte nicht vernachlässigt werden. Ein Urteil ist allerdings noch fast unmöglich; im Gesicht muß ein gewisser Grad der folli-kulären Hyperkeratose, die auch in den Talgdrüsenausführungs-gang hineinreicht, als physiolo-gisch angesehen werden. Offen-bar kann Hornmaterial wie ein

Abb. 10. Haaranlage über einem Histiocytom. Mit diesem durch Bindegewebsscheide verbunden (H.-E., Vergr. etwa 120mal)

Schwamm auf den Talg wirken und diesen aufsaugen, da manche ganz erheblichen histologisch sichtbaren follikulären Hyperkeratosen nicht nur zu keiner Verlegung der Talgdrüsenausführungsgänge führen, sondern anscheinend mit einer verstärk-ten Talgabscheidung auf die Hautoberfläche verbunden sind (Sebaceous follicles von KLIGMAN und SHELLEY 1958). Innerhalb solchen Hornmaterials besteht ge-legentlich ein regelrechter Gang für den Talg (s. S. 253), so daß dieser trotz einer scheinbaren Verlegung durch eine Hyperkeratose zur Oberfläche gelangt.

Die Austreibung des Talges soll durch die Vis a tergo, also durch den Druck des neuproduzierten Talges erfolgen. Dafür spricht, daß gerade die Follikel mit sehr großen Talgdrüsen, die schon erwähnten Sebaceous follicles, eine nur wenig entwickelte Muskulatur besitzen (s. auch KLIGMAN und SHELLEY 1958 und F. HERRMANN, Diskussionsbemerkung zu den vorigen). Mit großer Wahrschein-lichkeit wirken zahlreiche andere Faktoren — deren Einfluß histologisch nicht erfaßbar ist — wie z. B. der Schweiß, bei der Entleerung des Talges mit.

Die Talgdrüse selbst besteht aus den Matrixzellen und den sich immer mehr fettig umwandelnden reifen Talgzellen. Da bis heute nicht geklärt ist, ob der

Talg durch einen einfachen degenerativen Vorgang in den Talgzellen beim Untergang dieser Epithelien entsteht oder seine Produktion eine Leistung der Zelle darstellt, läßt sich auch das morphologische Verhalten der Talgdrüse unter pathologischen Bedingungen nur schwer bewerten. Die histologischen Befunde sprechen im letzten Sinne:

Bei den bekannten Talgdrüsenhyperplasien im Gesicht alter Menschen, aber auch beim Rhinophym bleibt der Untergang der Talgdrüsenzellen aus (KEINING und BRAUN-FALCO 1953, GANS und STEIGLEDER 1957). Talgdrüsenzellen verhornen gelegentlich auch noch nach Einsetzen der Verfettung anstatt zu vertalgen (s. Abb. 5). Diese Beobachtungen sind kaum denkbar, wenn der Untergang der Talgdrüsenzellen ein einfacher degenerativer Vorgang wäre.

Bei schweren Schädigungen der Talgdrüse werden die Talgzellen durch undifferenzierte Epithelzellen ersetzt (STRAUSS und KLIGMAN 1958, MESCON und STRAUSS 1960). Rückschlüsse auf die Art der Schädigung sind offenbar nicht möglich, da es sich um eine charakteristische Verhaltensweise der Talgdrüse auf Schädigungen verschiedener Art handelt. H. FISCHER (1938) beobachtete dieses Phänomen nach Pinselung der Haut mit Teer. 1924 hatte M. B. SCHMIDT Entsprechendes nach Fütterung von Mäusen mit Sudan III berichtet. Im Experiment hemmt Chlornaphthalen die Ausbildung reifer Talgdrüsenzellen, während die Epithelien der äußeren Haarscheide und des Talgdrüsenausführungsganges proliferieren (HAMBRICK 1957) (s. Abb. 40).

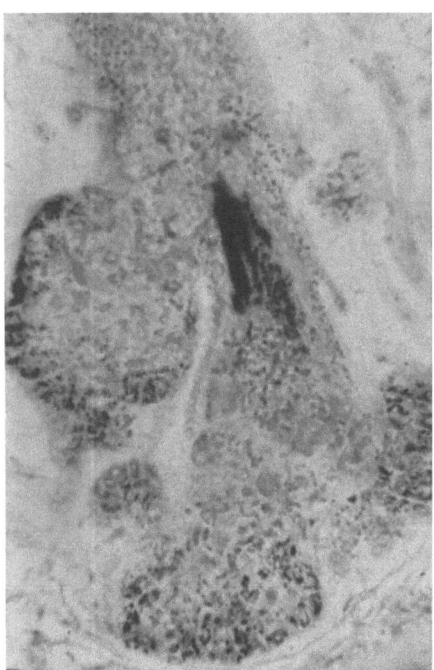

Abb. 11. Talgdrüse und Ausführungsgang. Azofarbstoffkuppelungsreaktion auf unspezifische Esterasen (Substrat α-Naphthylacetat, Kuppelungspartner Echtblausalz BB). Die Reaktion ist durch Natriumfluorit gehemmt (Technik s. STEIGLEDER und SCHULTIS 1957c), dadurch werden die Lokalisationen einer besonders starken Aktivität deutlich hervorgehoben, Man sieht die starke Anfärbung der Mutterzellen am Rande der Talgdrüsenläppchen, doch ist die Reaktion hier gegenüber der ungehemmten Kontrolle sehr viel schwächer. Nur im Ausführungsgang hat die Reaktion ihre volle Stärke behalten. Darüber ist das Follikelepithel nur schwach angefärbt. Vergr. 125mal

Ferner kann es zum Untergang der Talgdrüse kommen. Bei dem Bromoderma z. B. waren die Talgdrüsen durch einen Absceß nur aus Eosinophilen ersetzt (LEIBL 1958). Die Talgdrüsen könnten von dem Haarfollikel her, wahrscheinlich auch von der Epidermis her, neu gebildet werden (LOBITZ, HOLYOKE und MONTAGNA 1954, STRAUSS und KLIGMAN 1956a). Dieser letzte Befund wird verständlich, wenn man bedenkt, daß auch vom Haarfollikel unabhängige Talgdrüsen vorkommen (SCHAFFER 1930, WAY 1931). Ein Beispiel dafür sind die unter der Mundschleimhaut nicht selten anzutreffenden ektopischen Talgdrüsen (HALTER 1938).

Das Wachstum des Haarfollikels beeinflußt das Verhalten der Talgdrüsen (FLESCH 1954). Nach Zerstörung der Talgdrüsen durch die Pinselung der Mäusehaut mit Methylcholantren kann die Talgdrüse nur in Phasen des aktiven Haarwachstums regeneriert werden. Wird das aktive Haarwachstum unterdrückt, bleibt die Regeneration aus (MONTAGNA und CHASE 1950). Dieser Befund ist auch deshalb beachtenswert, weil dem Talg ein Schutzeffekt gegen krebserzeugende

Substanzen zugeschrieben wird (KLINKEN-RASMUSSEN 1955). Tatsächlich geht bei manchen cancerogenen Substanzen die cancerogene Wirkung der zerstörenden Wirkung auf die Talgdrüse parallel (BOCK und MUND 1956). Jedoch darf man diesen Befund nicht verallgemeinern. BREEDIS (1954) sah, daß Haarfollikel und Talgdrüse bei Kaninchen sich anscheinend aus der Epidermis neu bildeten.

Obwohl sich die Talgdrüsen in den verschiedenen Körperabschnitten ähnlich sehen, sind sie doch funktionell nicht gleichwertig (H. FISCHER 1938, MONTAGNA 1962). Wahrscheinlich erklärt sich so, daß z. B. die Acne nur bestimmte Körperregionen befällt. Dagegen sind andere, oft den befallenen Arealen benachbarte Hautabschnitte ausgespart, so Augenlider und Kopfhaut, andererseits werden bei der exogen toxisch bedingten Acne auch die Follikel dieser Areale befallen (H. FISCHER 1938). Nachdem der Einfluß von Hormonen auf die Talgdrüsen besser bekannt ist (MONTAGNA 1962, S. 299, 300, STRAUSS, KLIGMAN und POCHI 1962), wird es sicher in Zukunft möglich sein zu klären, ob alle Talgdrüsen von den gleichen Hormonen in gleicher Weise beeinflußt werden.

Nach MONTAGNA (1962) sind die Acini der Talgdrüsen „in a constant state of change". Von den Ausführungsgängen der Talgdrüsen entwickeln sich bei der Ratte neue Acini (MONTAGNA und NOBACK 1946)!

Eine wesentliche Änderung des Verhaltens der Talgsekretion tritt mit der Pubertät ein. Nach ROTHMAN (1954) sind es die mit der Pubertät im Talg auftreten-

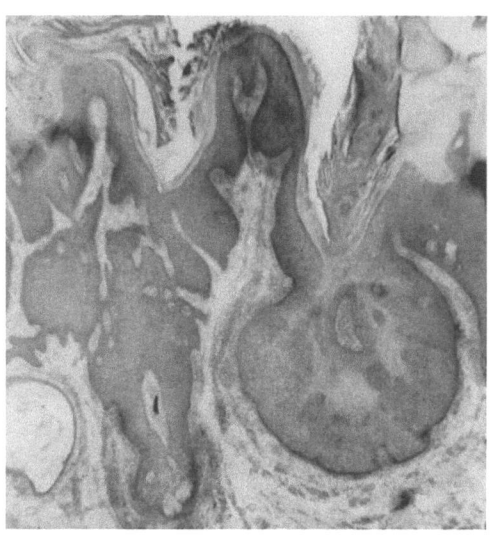

Abb. 12. Naevus der Epidermis und der epithelialen Anhangsgebilde auf dem behaarten Kopf (klinisch verruköser Naevus, histologisch Acrotrichoma von DUPERRAT und MASCARO). Fehlangelegte Haarfollikel in verschiedenen Reifestadien (Kryostatschnitt, unfixiert, LÖFFLERs Methylenblau, Verdünnung 1 : 1, Vergr. etwa 25mal)

den ungesättigten Fettsäuren, welche die das kindliche Haar befallende Mikrosporie zum Verschwinden bringen. Doch bedarf diese Auffassung nach den experimentellen Untersuchungen von MIHAY und ZACKHEIM (1959) weiterer Beweise (s. auch die entsprechenden Kapitel in diesem Handbuch).

Innerhalb von epithelialen Tumoren, im besonderen solchen, die Anteile der apokrinen Schweißdrüsen nachahmen, treten gelegentlich Formationen auf, die den reifen Talgdrüsenzellen ähnlich sind (Abb. 12, 13, 14). Zum Beispiel ist ein derartiges Verhalten bei den Syringomen und den Hidradenomen vom apokrinen Typ zu beobachten (STEIGLEDER, 1951a, GANS und STEIGLEDER 1957). In den apokrinen Schweißdrüsen wandeln sich die Epithelien der Endstücke nach leichter Irritation zuweilen in einer Weise um, die sie reifen Talgdrüsenzellen ähnlich machen. Allerdings ist es nicht leicht, zwischen einer fettigen Degeneration solcher Zellen und einer Umwandlung zu reifen Talgdrüsenzellen zu unterscheiden. Selbst in anderen Organen, im besonderen in den Speicheldrüsen, ist eine Metaplasie im Sinne von Talgdrüsen bekannt (Lit. s. MONTAGNA 1962, S. 303). Über das Vorkommen von Talgdrüsen im Oesophagus wird berichtet.

Bei der Besprechung der allgemeinen pathologischen Veränderungen des tieferen Anteils der Haarfollikel wird auf eine eigentümliche Umwandlung

17*

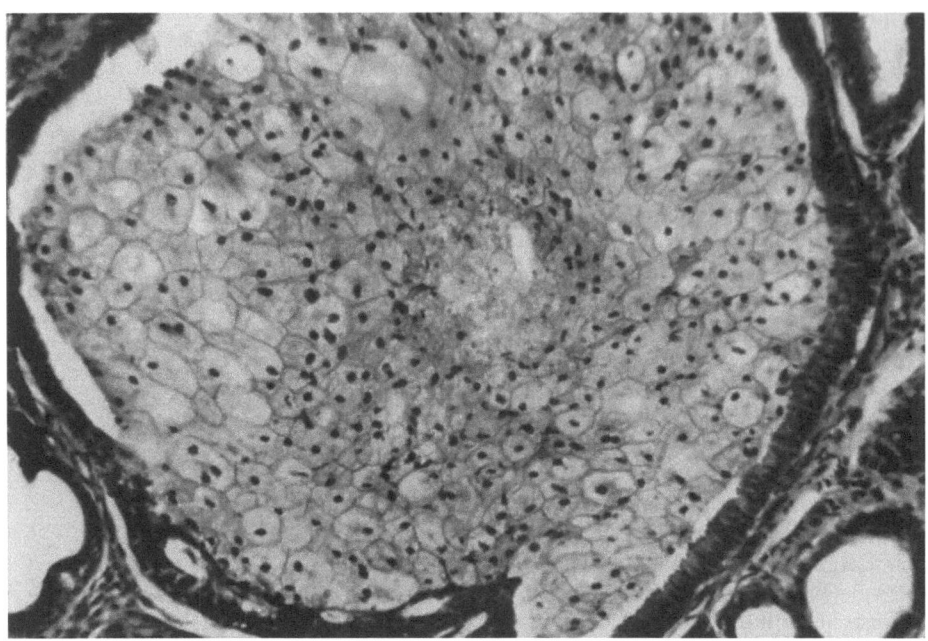

Abb. 13. Talgdrüsenartige Formationen in apokrinem Hidradenom (H.-E., ♀, 35 J., Mamille)

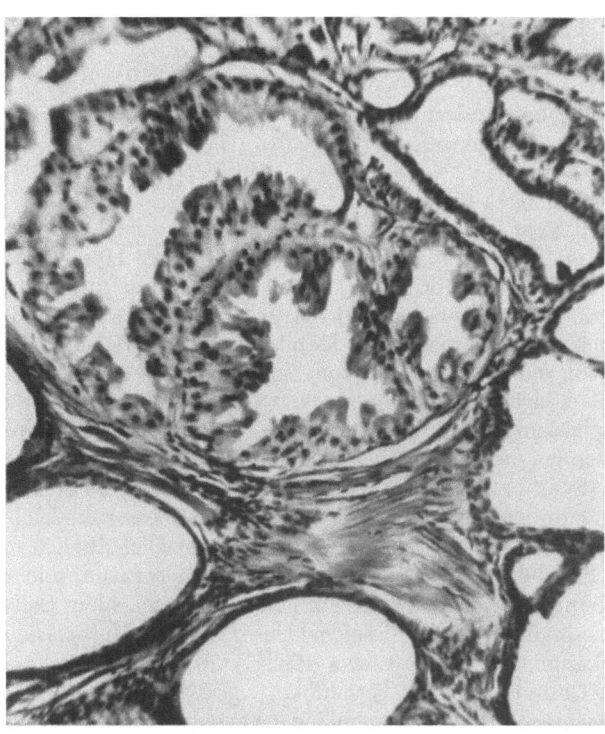

Abb. 14. Der gleiche Tumor mit Ausbildung eines Endstückes vom apokrinen Typ

hingewiesen werden, welche auch die Talgdrüsen mit befällt. Es handelt sich um das Auftreten von metachromatischer Substanz bei der Alopecia mucinosa. Gelegentlich erscheint nur die Talgdrüse betroffen. Es wurde bereits erwähnt, daß auch unter normalen Verhältnissen der Talg im Haarfollikel gelegentlich metachromatisch mit Methylenblau gefärbt ist (STEIGLEDER 1961) (s. Abb. 8).

d) Veränderungen an der Haarmatrix und am Haar

Das Haar wird von der Haarmatrix gebildet, also einer relativ kleinen Gruppe von Zellen, welche sich aber durch ihre mitotische Aktivität und die damit verbundenen Stoffwechselleistungen in besonderer Weise auszeichnen (s. den 1. Teil

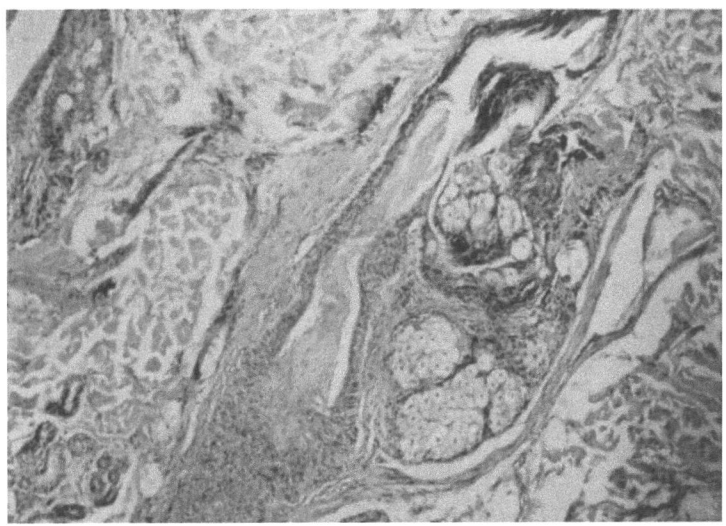

Abb. 15. Alopecie nach Thalliumvergiftung. Pathologisches Telogen. Die Haarwurzel ist deformiert, der tiefste Abschnitt des Haares unregelmäßig ausgebildet. Das Keratin erscheint locker und aus unregelmäßig angeordneten parakeratotisch verhornenden Hornlamellen aufgebaut. ♀ 15 Jahre, behaarter Kopf, H.-E., Vergr. 210mal

dieses Bandes). Es gibt nach MONTAGNA und VAN SCOTT (1958) nur wenige Gewebsabschnitte im menschlichen Körper, die sich in dieser Hinsicht mit der Matrix des Haares messen können. Dadurch ist dieser Gewebsabschnitt besonders empfindlich gegen Schädigungen, welche diesen Stoffwechsel beeinflussen. Mitosehemmer führen zu einem völligen oder teilweisen Sistieren des Haarwachstums mit Haarausfall oder zu fehlerhafter Ausbildung der Haare (STRAUSS und KLIGMAN 1954, VAN SCOTT, REINERTSON und STEINMULLER 1957). Am Haar läßt sich eine cytostatische Einwirkung auf den Organismus erkennen, selbst wenn andere Schäden nicht erkennbar sind (CROUNSE und VAN SCOTT 1960). Bestimmte Enzyminhibitoren führen bei Ratten zu einem Stillstand des Haarwachstums und zu einem vorübergehenden Haarverlust (ARGYRIS 1957, BRAUN-FALCO und THEISEN 1959a). Bemerkenswerterweise führt der Blocker der Sulfhydrilgruppen Monojodacetat zu ähnlichen Veränderungen am Haarfollikel wie sie nach Röntgenbestrahlung bekannt sind (BRAUN-FALCO und THEISEN 1959b).

Selbst das fertige Haar soll durch den Einfluß von Monojodacetat noch verändert werden. Es wird streckenweise grobfaserig und gelegentlich sogar völlig aufgelöst. Möglicherweise wirkt das Monojodacetat direkt auf das Haar. Die Reste des Haares mit den untergegangenen Anteilen des Follikels werden schließlich nach außen abgestoßen. Den morphologischen Änderungen gehen entsprechende histochemische parallel. Der ganze Prozeß erinnert auch in dieser Hinsicht an das Verhalten der Haarfollikel unter Röntgenbestrahlung, bei der ebenfalls die Mitosen in der Matrix abgestoppt werden. Die Zellen gehen unter. Der Degenerationsprozeß schreitet noch 3—5 Wochen nach der Behandlung fort. Das Haar fällt aus, und der gesamte Follikel ist auf ein Zellband reduziert.

Nach MONTAGNA und CHASE (1956) werden in den durch Röntgenstrahlen geschädigten Zellen Glykogen und Fette angehäuft. Sie verlieren ihre Basophilie. Als Endstadium der Degeneration findet sich an Stelle des Follikels ein Zellstrang, der aus Zellen der äußeren Wurzelscheide zusammengesetzt ist. Das Gebilde gleicht einem normalen ruhenden Follikel. Die Papille verliert ihre Metachromasie und ist nicht mehr mit der Perjodsäure-Schiff-Reaktion anfärbbar. Die alkalinische Phosphatase ist inaktiv geworden. Als besonders empfindlich gegen Röntgenstrahlen erweist sich die Glashaut des Haarfollikels, die bereits kurze Zeit nach der Bestrahlung verdickt ist und nicht mehr glatt dem Follikel aufliegt. In der folgenden Woche verdickt sie sich noch weiter. Sie bleibt so, bis der Follikel wieder aktiv zu wachsen beginnt, dann zerfällt sie. Entsprechende histochemische Veränderungen sahen BRAUN-FALCO und THEISEN (1959b) unter dem Einfluß von Monojodacetat.

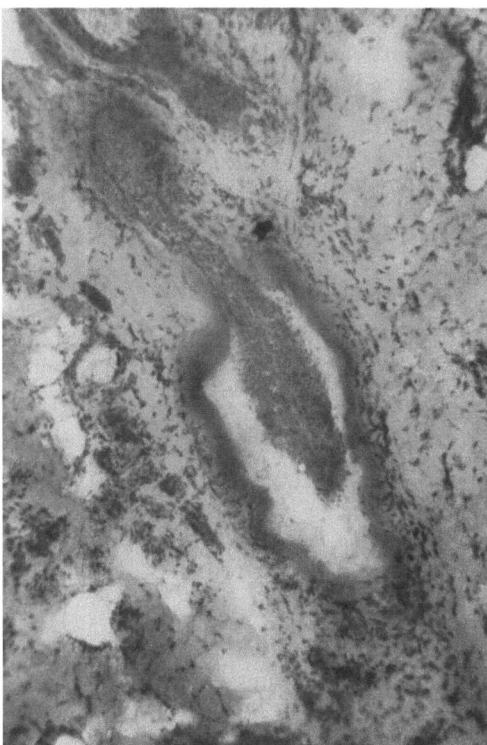

Abb. 16. Stark deformierter Anteil eines Haarfollikels, dessen Glasmembran sich vom Epithel gelöst hat und verdickt erscheint (wahrscheinlich Katagen) bei luischer Alopecie, am oberen Bildrand telogenes Haar mit Resten des tieferen Follikels. Mit Methylenblau gefärbter Kryostatschnitt (Vergr. etwa 120mal)

Es handelt sich bei diesem Prozeß wahrscheinlich um eine allgemeine Reaktion bei schweren Schädigungen des Haarfollikels, zumal wir derartige Bilder auch bei den verschiedenartigen Dermatosen wiederfinden, bei denen der Haarfollikel betroffen ist (Abb. 15, 16). Erwähnt seien hier die luische Alopecie und die Alopecia areata. Bereits GIOVANNINI (1893) und UNNA (1894) weisen auf Ähnlichkeiten bei beiden Erkrankungen hin. Bei beiden Prozessen ist offenbar der Primärprozeß ein cutanes Infiltrat um die Gefäße des Haarfollikels, meist lymphoreticulären Aufbaus. Bei der luischen Alopecie können ebenso wie bei anderen sekundären syphilitischen Veränderungen die Plasmazellen völlig fehlen.

Bei der luischen Alopecie erleidet der Follikel nach eigenen Beobachtungen unterschiedliche Veränderungen. Das Follikelepithel erscheint verschieden dick, und auch das Kaliber des Haares wechselt. Zuweilen sieht man eine völlig abartige Keratinbildung über der Haarpapille (Abb. 23). Zahlreiche Follikel gehen aus der Wachstumsphase in die Ruhephase über unter den Anzeichen der katagenen Rückbildungsphase.

Dieser Übergang von der Wachstumsphase zur Ruhephase mit dem katagenen Zwischenstadium (MONTAGNA 1962, KLIGMAN 1959, 1961) ist offenbar eine Reaktionsweise des Haares auf Schädigungen ganz unterschiedlicher Art und vielleicht auch Ursache des Haarausfalles bei der Frau post partum (LYNFIELD 1960). Nach KALKOFF und MACHER (1958) fehlt eine echte Verdickung der Glashaut bei den von der Alopecia areata betroffenen Haarfollikeln.

Ein Nachlassen der Aktivität der alkalinischen Phosphatase in der Haarpapille (Kopf) leitet die überstürzte Rückbildung der Haarfollikel „unter Liegen-
lassen von Pigment in der bindegewebigen Haarschiene" (Abb. 17) ein, an deren
Ende die Ausbildung von sich in der Wachstumsphase befindlichen Mikrofollikeln
oder Kümmerfollikeln steht (KALKOFF und MACHER 1958, VAN SCOTT und EKEL

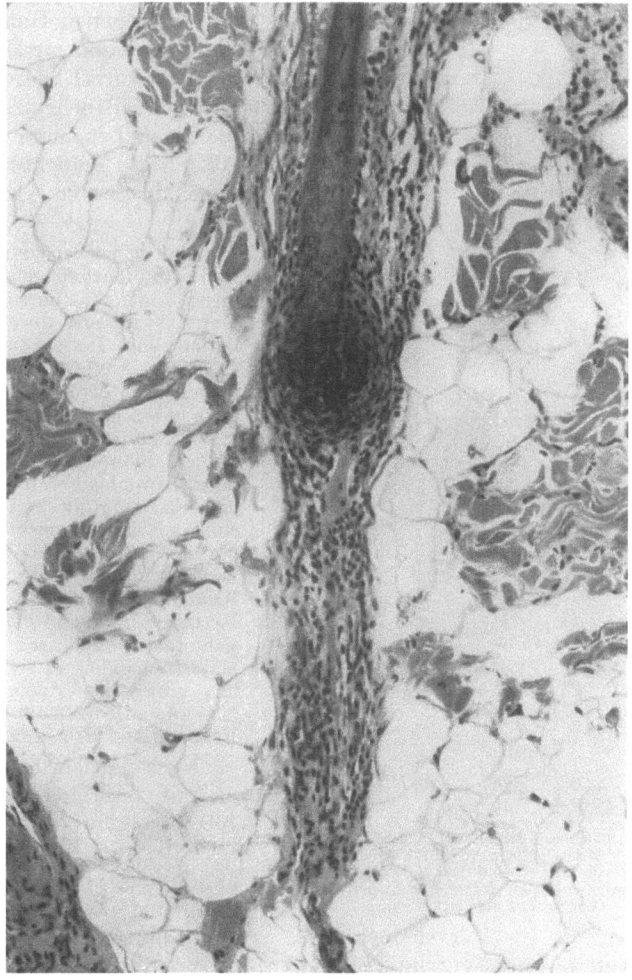

Abb. 17. Atrophischer Haarfollikel im Anagen bei Alopecia areata, in der Bindegewebsscheide (Haarstengel)
kleinzelliges Infiltrat. (Aus KALKOFF und MACHER 1958)

1958, VAN SCOTT 1958). Die eben genannten Autoren bestätigen den schon seit
langem bekannten Befund, daß die Haarmatrix atrophisch, d.h. zu klein für die
schon in ihrer Ausdehnung verminderte Papille ist. Doch verhalten auch die
Miniaturfollikel sich funktionell anders als normale Haarfollikel, wie eine fehlende
Succinodehydrogenasenaktivität in Haaren bei Alopecia areata nahelegt (SONODA
1961). So erklärt sich wahrscheinlich auch die Bildung dystrophischer Haare,
d.h. fehlgebildeter Haare (BRAUN-FALCO und ZAUN 1962a), wie man sie auch
unter der Einwirkung von cytostatischen Agentien sieht. Bemerkenswert ist
auch die Reduzierung der Talgdrüsen (VAN SCOTT 1958). Im histologischen

Schnitt, auch bei Vornahme von Serienschnitten, wird immer nur eine zu kleine Zahl von Haarfollikeln erfaßt, deshalb muß gleichzeitig eine große Anzahl von Haaren nach der Methode von van Scott untersucht werden (van Scott, Reinertson und Steinmuller 1957, s. auch Braun-Falco und Zaun 1962a u. b und Kligman 1961). Wenig bekannt ist auch das Verhalten menschlicher Kopfhaare nach Ausziehen des Haares. Nach eigenen unveröffentlichten Befunden kommt es zu Blutungen in den Follikel im Bereich des ausgezogenen Haares von der Papille her und zur Deformierung der Haarwurzel, aber zu auffallend geringen histochemischen Veränderungen (Leucinaminopeptidase-Aktivität, Metachromasie, Glykogenablagerung, Alcianblaufärbung).

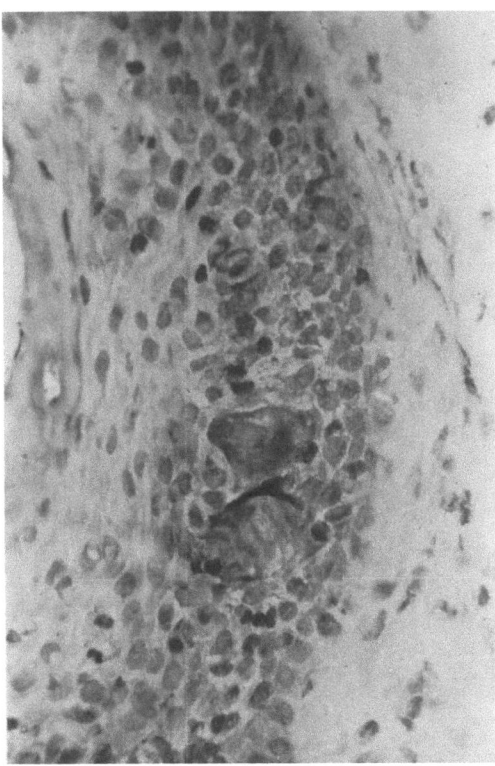

Abb. 18. Alopecia mucinosa (Kopfhaut). Kryostatschnitt gefärbt mit Löfflers Methylenblau, verdünnt mit Wasser 1:1 und unter Entzug von Wasser eingedeckt. Beachte die Loslösung der Zellen unter Auftreten metachromatischen Materials (Vergr. etwa 400mal)

Eine ganz eigenartige Degeneration von Haarfollikel und Talgdrüse unter Auftreten metachromatischen Materials ist erst durch eine Publikation von Pinkus 1955 bekannt geworden, wenn auch anscheinend früher schon derartige Fälle beobachtet wurden (Kreibich 1926, Lehner und Szodoray 1939). Es handelt sich um ein Symptom, das den wesentlichen Anteil eines Krankheitsbildes darstellt, das Pinkus in Ermangelung einer besseren Bezeichnung Alopecia mucinosa nannte, das aber auch als Begleitsymptom im Rahmen anderer Krankheitsbilder vorkommt (Braun-Falco 1957, Korting 1957). Bei dem sich metachromatisch anfärbenden Material handelt es sich wahrscheinlich um saure Mucopolysaccharide (Cabré und Stahr 1961, Tappeiner, Pfleger und Holzner 1962).

Nach eigenen Untersuchungen an mit wäßrigem Methylenblau gefärbten unfixierten Kryostatschnitten sind die primären Veränderungen bei dieser Erkrankung eine Lösung der Zellen des Haarfollikels und der Talgdrüse voneinander mit folgendem Zelluntergang (Abb. 18 und 19). Dabei wird metachromatisches Material frei. Degos, Lortat-Jacob und J. Civatte beobachteten offenbar Entsprechendes. Es wurde bereits darauf hingewiesen, daß in unfixierten Schnitten auch in dem Talg der Talgdrüsen bei Färbung mit wäßrigem Methylenblau gelegentlich ein metachromatisches Material in Erscheinung tritt, sobald der Talg in den Follikeleingang gelangt ist (Abb. 8). Offenbar ist eine solche Produktion metachromatischen Materials bereits normalerweise vorgebildet. Auch in Basaliomen beobachtet man ein ähnliches Phänomen sowie in den sog. gemischten Schweißdrüsentumoren (Abb. 20) (s. dazu Feyrter, Gottron und Nikolowski). In einigen Gewebsschnitten war eine vermehrte Aktivität peptidspaltender Enzyme histochemisch in dem Bereich faßbar, in dem sich die metachromatische Substanz zeigte, jedoch bestand keine sichere Beziehung (Steigleder, Kudicke und Kamei 1963a, b).

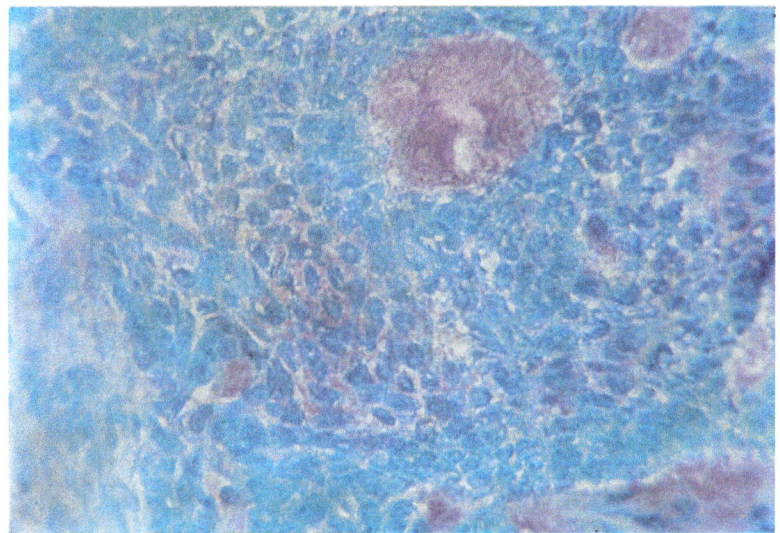

Abb. 20. Schnitt von einem Basaliom mit Cystenbildung (Schläfengegend). Beachte die Ähnlichkeit mit der vorigen Abbildung (Vorbehandlung und Vergrößerung wie Abb. 19, p$_H$ des Toluidinblau 7,0)

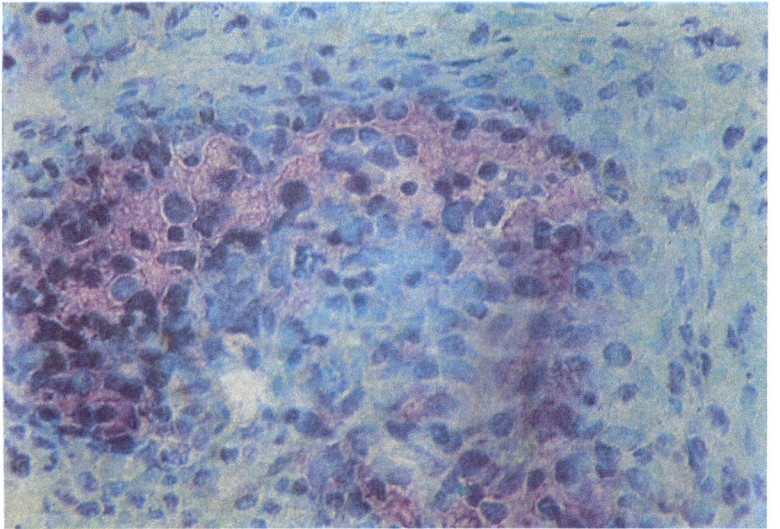

Abb. 19.. Das gleiche Gewebsstück wie Abb. 18, aber mit Alkohol fixierter und mit Toluidinblau (p$_H$ 4,0) gefärbter Kryostatschnitt. Die Kerne schwimmen in einer metachromatischen Substanz. (Vergr. etwa 400mal)

Wichtig für das Verständnis des Verhaltens des Haarfollikels bei Hauterkrankungen sind auch die verschiedenen *Stadien der De- und Regeneration*, die er nach Verlust seines oberen Anteiles durchmacht (EISEN, HOLYOKE und LOBITZ 1955). Von dem erhaltengebliebenen unteren Abschnitt des Haarfollikels wandern Zellen nach der Hautoberfläche aus, die dem Ausführungsgang der Talgdrüse und der äußeren Haarscheide in Höhe seiner Einmündung in den Follikel entstammen. Offensichtlich haben die Basalzellen dieser Region die Fähigkeit, sowohl Talg-

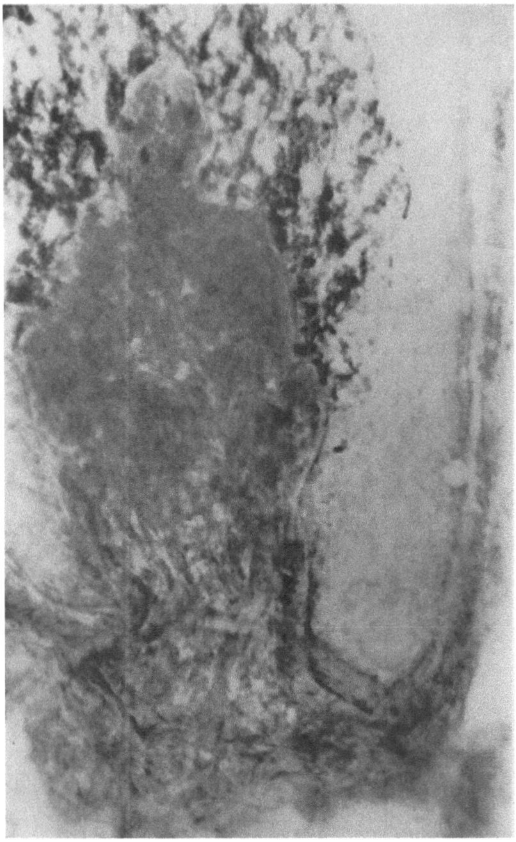

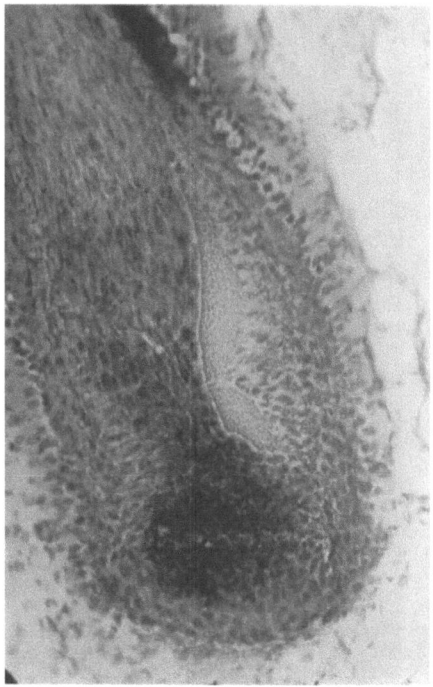

Abb. 21   Abb. 22

Abb. 21. Deformation der Papille eines Haarfollikels im Anagen (erste Zeichen des Katagens?) bei luischer Alopecie. Leucinaminopeptidasenachweis (Näheres s. STEIGLEDER, KUDICKE und KAMEI 1963). Man erkennt die starke Reaktion in der Papille

Abb. 22. Unterer Abschnitt eines Haarfollikels bei luischer Alopecie. Ansammlung eines amorphen Materials zwischen keratogener Zone und Follikelepithel. Kryostatschnitt, Fixation Alkohol, Färbung Toluidinblau pH 7,0

drüsen zu produzieren als auch die Stachelzellen zu ersetzen. Die Ergebnisse der genannten Autoren machen es wahrscheinlich, daß sich aus dem Haarfollikel in die Epidermis eingewanderte Zellen noch in Talgdrüsenzellen umwandeln können, also ihre Potenzen behalten. Die Papille selbst bleibt bei der gesetzten oberflächlichen Schädigung unbeteiligt.

Nach Zerstörung des Lanugo-Haarfollikels kann dieser möglicherweise von der Oberfläche her neu regeneriert werden (s. H. PINKUS, S. 92). KLIGMAN und STRAUSS (1956) sahen nach Abschleifen der Oberhaut epitheliale Stränge aus dem unteren Anteil der Epidermis auswachsen, die an den primären Epithelkeim erinnerten. Diese und andere Untersuchungen (MONTAGNA und CHASE 1956, PINKUS 1959 a, b, MONTAGNA 1962, Lit., CROUNSE und STENGLE 1959) legen die Annahme nahe, daß der

bindegewebigen Papille eine entscheidende Funktion für die Erhaltung und Ausbildung des
Haares zukommt. Die klinische
Erfahrung zeigt, daß die Haare
sich neu bilden, solange nicht
die Papille zerstört ist, andererseits zieht eine vollständige Zerstörung der Papille den Untergang des sonst intakt gebliebenen
Haarfollikels nach sich (PINKUS
1959a, b).

Bei verschiedenen Arten von
Alopecie ist das erste faßbare
Symptom eine Aktivitätsände-
rung von Enzymen in der Papille,
im besonderen ein Aktivitätsverlust der alkalinischen Phosphatase, vielleicht infolge einer
veränderten Durchblutung (KOPF
1957, KLINGMÜLLER 1958, CORMIA
und ERNYEY 1961) (s. Abb. 21).

Sich der Epidermis nähernde
Histiocytome (Fibrome) induzieren die Bildung von Epithel-
sprossen im Sinne von Haarkeimen (STEIGLEDER, NICKLAS
und KAMEI 1962). Ob sich diese
nur aus durch den Tumor im
unteren Anteil zerstörten Haarfollikeln oder aus der Epidermis
selbst entwickeln, konnte nicht
entschieden werden (Abb. 10).
Offenbar ersetzt das Histiocytom
in mancher Weise den Einfluß der
Haarpapille. Zugleich veranlaßt
es einen Gestaltwechsel der Epidermis insgesamt: diese wandelt
sich entsprechend seborrhoischen
Warzen um, wie es seit BIBER-
STEINS (1931) ersten Beobachtungen wiederholt gesehen wurde.

Großes Interesse finden die
eigentümlichen Wachstumsstörungen des Haares, wie die Pili
torti, die Trichorrhexis nodosa
und besonders die Monilethrix
(Einzelheiten s. bei RICHTER, im
3. Teil dieses Bandes). Diese
Anomalien wurden nämlich nicht
nur zusammen mit anderen

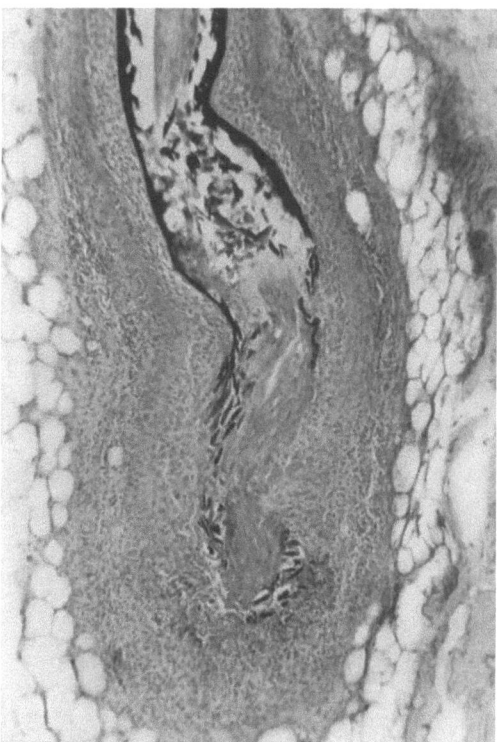

Abb. 23. Haarfollikel bei luischer Alopecie, zerfallendes
Haar in untergehendem Follikel, eingeschlossen von einem
luischen Infiltrat. Kryostatschnitt, LÖFFLERs Methylenblau,
Verdünnung 1:1 mit Wasser, pH 7,0, Vergr. etwa 100mal

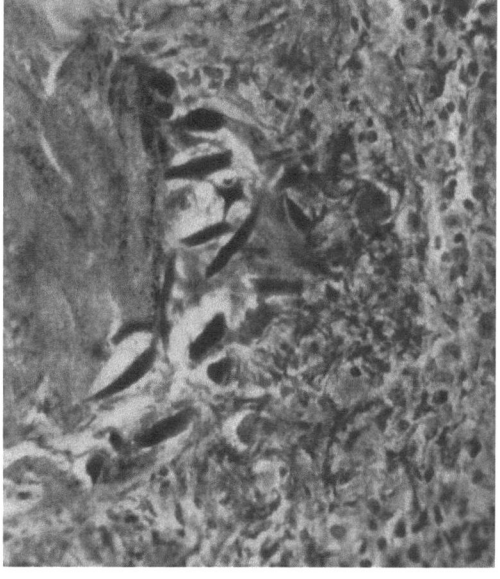

Abb. 24. Ausschnitt aus der vorigen Abbildung bei starker
Vergrößerung (ca. 500×)

anlagemäßig bedingten Störungen, so vor allem des Zentralnervensystems, beobachtet, sondern als Ausdruck definierter Stoffwechselstörungen (s. dazu PAINE; MENKES, ALTER, STEIGLEDER, WEAKLEY und SUNG, CROUNSE 1962, aber auch SUMMERLY und DONALDSON 1962, SALAMON und SCHNYDER 1962).

Bei der Monilethrix wechseln Haarabschnitte verschiedener Dicke miteinander ab, es handelt sich um eine oft rhythmische Störung des Haarwachstums, die bereits im Gebiet der Haarwurzel zu erkennen ist (Abb. 25, MIESCHER und STIER-LIN 1953, KLINGMÜLLER 1954 a, b, s. auch GANS und STEIGLEDER 1957, S. 197, SALAMON und SCHNYDER). Die knotenartigen Verdickungen sind gelegentlich in unregelmäßiger Folge anzutreffen. Auffallenderweise haben nicht alle betroffenen Haare den gleichen Rhythmus. Zuweilen sieht man nur eine Kaliberschwankung des Haares oder eine Kombination dieser Haarwachstumsstörung mit Pili torti oder der Trichorrhexis nodosa. Mit der Pubertät, zeitweilig auch nach Röntgenbestrahlung soll, diese Störung ausbleiben. Damit rückt diese anlagemäßig bedingte Veränderung in enge Beziehung zu der chronischen diffusen Alopecie, bei der ebenfalls Kaliberschwankungen der Haare beobachtet werden (SULZBERGER, WITTEN und KOPF 1960, BRAUN-FALCO und ZAUN 1962a). Die beiden letzten Autoren setzen die Erkrankung in Beziehung zur Alopecia areata, bei der ebenfalls Kaliberschwankungen der Haare beobachtet werden (BRAUN-FALCO und ZAUN 1962b).

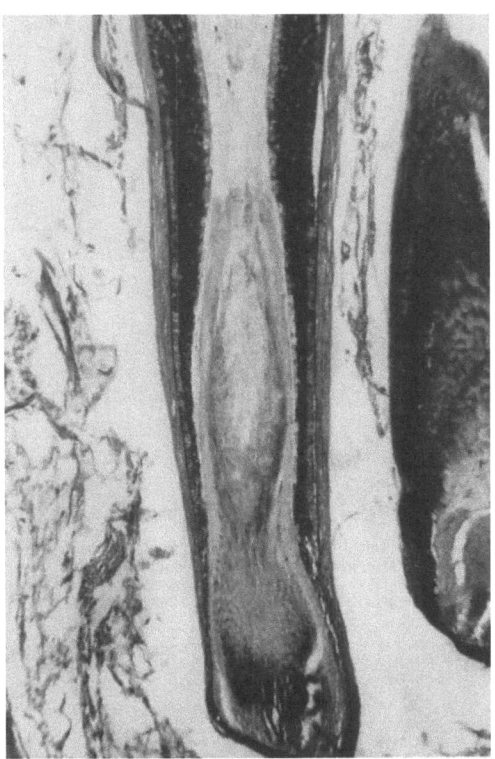

Abb. 25. Haarspindelbildung bei Monilethrix. In dem Epithel des Haarfollikels deutliche Glykogenablagerung (Hale-PAS-Technik, Vergr. 120mal)

Beachtenswert sind auch die Haarwachstumsstörungen bei der Pfaundler-Hurlerschen Erkrankung (Gargoylismus, Lit. s. HAUST und LANDING 1961, HAMBRICK und SCHEIE 1962). Injektion des beim Gargoylismus in der Cutis angereicherten Mucopolysaccharides, Heparitinsulfat, ruft beim Kaninchen ein auffallend rasches und starkes Haarwachstum hervor (MEYER, KAPLAN und STEIGLEDER 1961). Beim Kinde findet sich in Übereinstimmung mit diesen experimentellen Befunden eine Hypertrichosis, auffälligerweise beim Erwachsenen dagegen eine Hypotrichosis (LAUSECKER 1954).

Eine Parakeratose der Rindenzone der Haare wird gelegentlich beobachtet, doch ist die Bedeutung dieses Phänomens unklar (SCHEIBNER 1961).

Sowohl die Monilethrix als auch die anderen anlagemäßig bedingten Haarwachstumsstörungen sowie auch die eben erwähnten, wahrscheinlich erworbenen Haarveränderungen sind vermutlich Folge cutaner Vorgänge, wahrscheinlich solcher, die auf die Haarpapille einwirken. Tatsächlich ist bei der Alopecia areata ein Ausfall der Aktivität der alkalischen Phosphatase ein Auftakt der Veränderungen (KOPF, KLINGMÜLLER 1958). Während der Phase des akuten Haarausfalles läßt sich eine Aktivität dieses Enzyms in der Haarpapille nicht nachweisen (ACHTEN).

3. Veränderungen an den apokrinen Schweißdrüsen

An Körperabschnitten mit apokrinen Schweißdrüsen werden verhältnismäßig selten Probeexcisionen vorgenommen. Wir sind daher über das Verhalten dieser

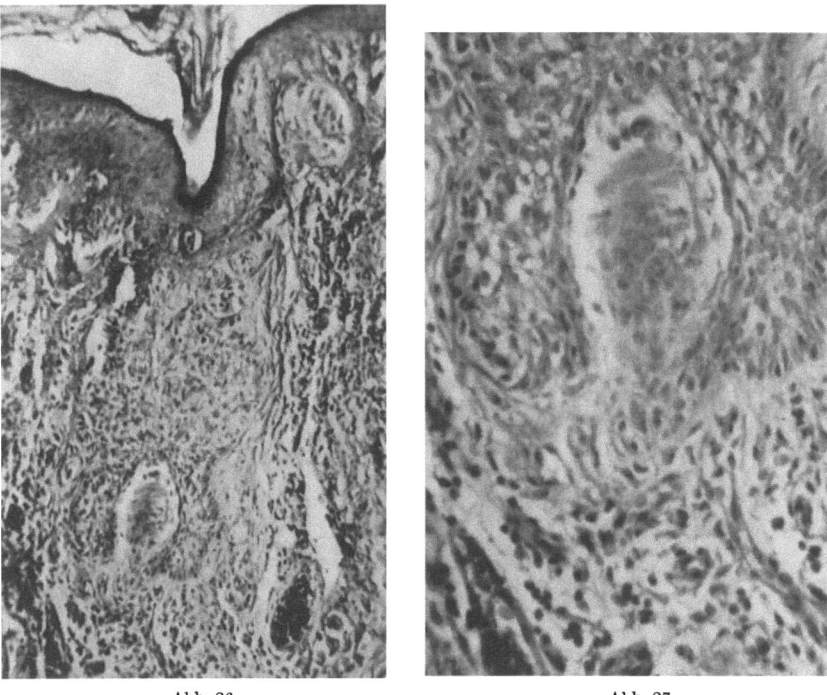

Abb. 26   Abb. 27

Abb. 26. Fehlgebildeter Haarfollikel in Pigmentzellnaevus. H.-E., Vergr. etwa 25mal
Abb. 27. Das gleiche Präparat wie Abb. 26. Beachte die Zellen in der Haarpapille. Wahrscheinlich handelt es sich um Naevuszellen. Vergr. etwa 400mal

Drüsen unter pathologischen Bedingungen nur wenig unterrichtet, zumal diese Gebilde in den einzelnen Körperregionen sich erheblich unterscheiden (MONTAGNA 1956). Möglicherweise ändert sich bei Frauen die Struktur der apokrinen Drüsenendstücke im Verlauf des Zyklus, wahrscheinlich jedoch nicht in dem Maße, wie es früher angenommen wurde (KLAAR 1926, MONTAGNA 1962, Lit.).

Wohl daher sind die Befunde in normaler Haut widersprechend und nur schwer zu deuten (Näheres s. Beitrag normale Anatomie der Haut im 1. Teil dieses Bandes).

Wahrscheinlich sezernieren die apokrinen Drüsen nur sehr langsam und nicht gleichmäßig (SHELLEY 1951). Das Sekret kann in dem Endstück gespeichert werden (HURLEY und SHELLEY 1954a). Neuere Ergebnisse unterstützen die Annahme, daß der apokrine Schweiß durch die myoepithelialen Zellen exprimiert wird, die sich um die Endstücke gruppieren (HURLEY und SHELLEY 1954b). Es ist deshalb zwischen der Entleerung gespeicherten Sekrets nach außen und der Produktion des Schweißes in den Epithelien der Endstücke zu unterscheiden.

Beide können gestört sein. Ist der Ausführungsgang der akrobinen Drüse verlegt, welcher im allgemeinen in den Haarfollikel mündet, werden Gang und Endstück dilatiert (Shelley und Levy 1955) (Abb. 28). Diese Erweiterung nimmt gelegentlich solche Formen an, daß sie klinisch sichtbar wird. Bricht Sekret durch das Endstück in das umgebende Bindegewebe, ruft es eine Fremdkörperreaktion hervor, bei der auch Schaumzellen gebildet werden (Shelley und Cahn 1955 b).

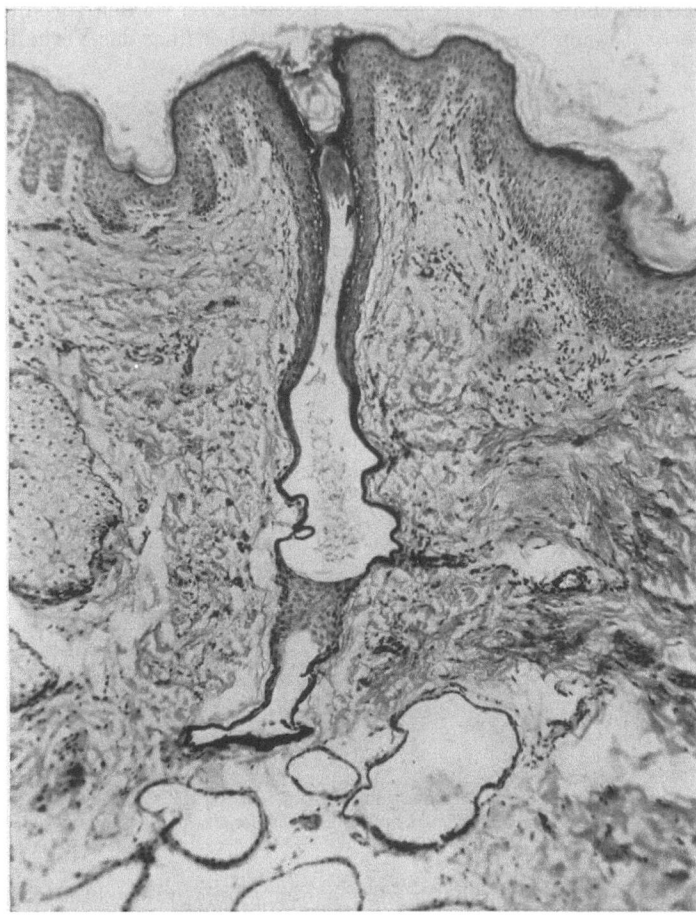

Abb. 28. Retention von apokrinem Schweiß in apokriner Schweißdrüse der Achsel nach Verschluß des Ausführungsganges durch künstlich erzeugte follikuläre Hyperkeratose. Starke Erweiterung des Ausführungsganges. Vergr. 160mal. (Aus Hurley und Shelley 1954)

Andererseits brechen gelegentlich Infiltrate, welche die apokrinen Schweißdrüsenendstücke umgeben, in das Lumen ein. Ein solcher Einbruch kommt auch bei den Hämatoleukoblastosen (Gottron) vor (Leukämien, Retikulosen usw., Shelley und Levy 1955). Bei schweren entzündlichen Veränderungen in der Umgebung werden die apokrinen Drüsen zerstört. Bei Drüsen in der Sekretionsphase kam es zu einer Nekrobiose der Epithelien der Endstücke mit einer eigentümlichen Vacuolisierung des in das Lumen vorgewölbten Zellanteils (Shelley und Levy 1955). Bei leichter Irritation kommt es zu der bereits erwähnten eigenartigen Umwandlung des Epithels der apokrinen Drüsen in Art der Talgdrüsenzellen (Shelley und Levy 1955). Ähnliche Umwandlungen sieht man in Tumoren, die von den apokrinen Drüsen, Schweißdrüsen oder deren Anlagen hergeleitet werden (s.S. 259) (Abb. 13, 14). In diesen metaplastischen Epithelien lassen sich histochemisch so reichlich Lipoide nachweisen, daß solche Endstücke mit Talgdrüsenlappen verwechselt werden könnten.

Die Fox-Fordycesche Krankheit wurde ursprünglich als eine Variante der Neurodermitis constitutionalis angesehen. Sie wird jedoch heute als eine apokrine Miliaria betrachtet, also eine Erkrankung durch die Verlegung des Ausführungsganges (SHELLEY und LEVY 1956). Im Gegensatz zu den entsprechenden Veränderungen an den ekkrinen Schweißdrüsen (s. S. 277) ist die Fox-Fordycesche Krankheit offensichtlich von hormonellen Vorgängen abhängig.

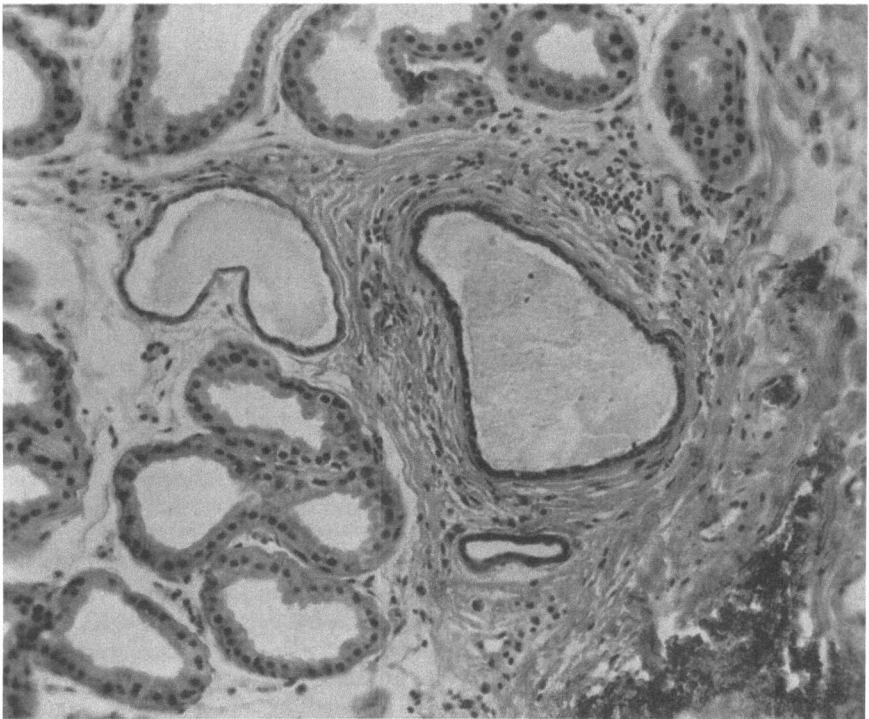

Abb. 29. Endstücke apokriner Schweißdrüsen, die in gleicher Weise, wie in voriger Abbildung, behandelt wurden. Beachte die stark erweiterten Endstücke zwischen normalen Acini. In den erweiterten Endstücken sind die das Lumen begrenzenden Zellen abgeflacht, das umgebende Bindegewebe ist verdichtet. Vergr. 300mal. (Aus HURLEY und SHELLEY 1954)

Vor der Pubertät, also bevor die apokrine Sekretion einsetzt, ist sie nicht beobachtet worden. Auch verläuft die Erkrankung nicht akut, sondern chronisch über Jahre. Sie tritt überwiegend bei Frauen und nur selten bei Männern auf (KAUFMAN 1938, ZAKON und GOLDBERG 1951, WINKELMANN, KIERLAND und MONTGOMERY 1956, SPILLER und KNOX 1958). Als der primäre Vorgang bei der Fox-Fordyceschen Erkrankung wird ein Verschluß des Ausführungsganges durch einen Hornpfropf angesehen (H. FISCHER 1926, Lit., P. W. SCHMIDT 1928, SHELLEY und LEVY 1955, 1956). Doch bedingt, wie bei den anderen Anhangsgebilden, die Anwesenheit von Hornmaterial im Ausführungsgang nicht immer einen Verschluß (SHELLEY und LEVY 1956). Die Abflußbehinderung führt nach Ansicht zahlreicher Autoren zu einer Stauung des Drüsensekrets, das dann in das Epithel des Ausführungsganges und in die Epidermis einbricht (FISCHER 1926, P. W. SCHMIDT 1928, SHELLEY und LEVY 1955, 1956). Es kommt dadurch zur Entzündung der Oberhaut mit Acanthose, und erst sekundär, möglicherweise durch Austritt von apokrinem Schweiß in die Umgebung (s. oben), zum Infiltrat in der Cutis. Allerdings erzeugt nicht jede Stauung apokrinen Schweißes ein solches Krankheitsbild (HURLEY und SHELLEY 1954a). Es muß deshalb, ähnlich wie bei der Acne vulgaris angenommen wurde, noch ein Faktor hinzukommen, der in dem Drüsensekret selbst zu suchen ist. Wahrscheinlich ist auch hier eine für uns noch nicht faßbare Änderung des apokrinen Schweißes selbst wesentlich für das Zustandekommen der Erkrankung.

Winkelmann und Montgomery (1956) fanden in den Drüsen und um die Anhangsgebilde Substanzen, die sich wie Mucin färbten, jedoch nicht metachromatisch waren. Es bedarf der weiteren Klärung, ob dieser Befund für die Fox-Fordyceschen Erkrankung spezifisch ist. Schleimartiges und auch metachromatisches Material um die Anhangsgebilde findet man nämlich unter sehr verschiedenen Bedingungen.

Der *Achselhöhlenabsceß*, von anderen als Hidradenitis suppurativa oder Perihidradenitis bezeichnet, wird als eine Acne der apokrinen Schweißdrüsen angesehen (Goldsmith 1950, Brunsting 1952). Comedonen sollen im Achselbereich — und zwar nicht nur im Zusammenhang mit einer Narbenbildung — beobachtet werden (Lynch, Diskussionsbemerkung zu Brunsting 1952). Verschluß des Ausführungsganges der apokrinen Schweißdrüsen mit folgender Sekretstauung soll auch hier der primäre Vorgang sein. Shelley und Cahn (1955a) gelang es, durch experimentellen Verschluß des Ausführungsganges bei drei von zwölf Versuchspersonen einen der Hidradenitis suppurativa entsprechenden Entzündungsprozeß in der Achsel zu erzeugen. Vieles spricht dafür, daß es eine Reihe von Faktoren sind, die schließlich zu dem typischen klinischen Krankheitsbild führen (Proppe 1949).

Shelley und Cahn fanden bei den erwähnten experimentell erzeugten Veränderungen einen Verschluß des Ausführungsganges durch einen Keratinpfropf mit folgender Erweiterung des Ausführungsganges und schweren entzündlichen Veränderungen, die scharf auf eine apokrine Schweißdrüse mit ihren Acini begrenzt waren. Die Drüsen in der Umgebung waren normal, ebenso die Haarfollikel, Talgdrüsen und die benachbarten ekkrinen Drüsen. Es war also nur die apokrine Drüse erkrankt.

Bei der spontan entstandenen Hidradenitis suppurativa sahen allerdings verschiedene andere Autoren lediglich ein Infiltrat um die Endstücke, ohne daß die Drüsen selbst im geringsten verändert gewesen wären (Perihidradenitis). In Lymphgefäßen fand man Bakterien (Gans 1923, Koch 1937, Brunsting 1939). Möglicherweise schreitet die bakterielle Infektion auf dem Lymphwege von Drüse zu Drüse fort, wenn sie erst einmal in einem Endstück eingetreten ist. Nur selten findet man die Fox-Fordycesche Krankheit mit *Achselhöhlenabscessen* verbunden.

Shelley und Cahn (1955c) prüften das Verhalten der apokrinen Drüsen nach Einnahme von Hormonen und nach *lokaler* Anwendung auf der Haut, darunter Testosteron und Progesteron. Sie fanden weder die Oberhaut noch die Drüsen verändert.

Retentionscysten in dem Ausführungsgang der apokrinen Schweißdrüsen sind nach Shelley, Levy und Weidman (1955) nicht selten. Sie werden meist zufällig bei der histologischen Untersuchung beobachtet. Wahrscheinlich sind sie öfters als Hidrocystome verkannt worden, besonders wenn sie am Augenlid vorkamen.

Neben diesen spezifisch an die apokrinen Schweißdrüsen gebundenen Erkrankungen gibt es eine große Anzahl weiterer, bei denen die Drüsen nur zufällig miterkrankten (Shelley und Levy 1955). Häufiger sind die Endstücke und in wechselnder Höhe die Ausführungsgänge erweitert. Sorgfältige Untersuchungen ergaben, daß in diesen Fällen ein Hornpfropf den Gang verschloß. Der apokrine Schweiß war zu einem Koagulum geworden, aufgebaut aus feinen Granula. Manchmal machte das Material jedoch den Eindruck von Hyalin.

Auf Infiltrate in und um Endstücke und Ausführungsgänge wurde bereits hingewiesen (s. S. 270). Auch eine Atrophie der apokrinen Endstücke ist bekannt, und zwar bei atrophischen Prozessen der Haut, wie dem Lichen sclerosus et atrophicus, ferner beim Hypothyreoidismus und dem Hypopituitarismus (Shelley und Levy 1955).

Apokrine Schweißdrüsen fehlen, wenn der primäre Epithelkeim nicht angelegt wird. Im besonderen ist das Ausbleiben der Achselbehaarung ein Anzeichen, daß auch die apokrinen Schweißdrüsen nicht vorhanden sind (SHELLEY und BUTTERWORTH 1956). Es ist aber zu bedenken, daß die Zahl der apokrinen Drüsen von Individuum zu Individuum wechselt (Lit. s. MONTAGNA 1962 und HORSTMANN 1957). Ob ein Unterschied in der Anlage der apokrinen Drüsen zwischen beiden Geschlechtern besteht, ist noch umstritten.

Embryonal werden mehr apokrine Drüsen in der Körperhaut angelegt, als später tatsächlich zur Entwicklung kommen. Die überzähligen werden normalerweise, aber nicht immer zurückgebildet. Daher findet man, besonders in Kombi-

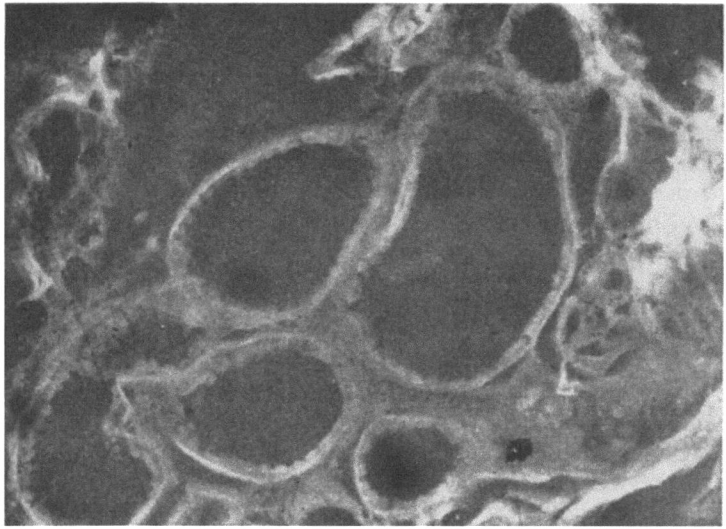

Abb. 30. Ektopische apokrine Schweißdrüsen (Abdomen ♀, 31 Jahre). Mikroradiogramm. Beachte die Dichte der Basalmembran und die des in das Lumen vorgestülpten Zellabschnittes

nation mit anderen Fehlbildungen des primären Epithelkeims, überzählige apokrine Drüsen (Abb. 30), z.B. verbunden mit dem Talgdrüsen-Naevus (ROBINSON 1932, KOCH 1936, PAUTRIER 1936 u.a., s. auch GANS u. STEIGLEDER 1957, S. 267). Bei zahlreichen, früher als erweiterte ekkrine Schweißdrüsenendstücke beschriebenen Gebilde in der Nähe von Tumoren dürfte es sich tatsächlich um apokrine Endstücke gehandelt haben. Doch darf dieser Befund nicht überschätzt werden, da solche erweiterten Drüsenknäuel in der Umgebung ganz verschiedenartiger Tumoren angetroffen werden. GANS und STEIGLEDER (1957) sahen ektopische apokrine Drüsen mit Differenzierung einiger Zellen in Richtung von Talgdrüsen neben einem Pigmentzell-Naevus. Oft ist es sehr schwierig, zwischen ekkrinen und apokrinen Schweißdrüsen im histologischen Schnitt zu unterscheiden. Wir halten es nicht für ausgeschlossen, daß es Drüsen in der Haut gibt, die eine Übergangsform darstellen.

4. Veränderungen an den ekkrinen Schweißdrüsen

Trotz zahlreicher Arbeiten in dem letzten Jahrzehnt ist die Struktur und Funktion der ekkrinen Schweißdrüsen noch nicht genügend geklärt (MONTAGNA 1962). Im besonderen wird von manchen Autoren angenommen, daß die ekkrinen Schweißdrüsen auch apokrin sezernieren können (ITO und IWASHIGE 1951,

Iwashige 1952). Dafür sprechen Befunde, die man gelegentlich an den ekkrinen Schweißdrüsen unter pathologischen Bedingungen erheben kann.

Die Endstücke der ekkrinen Schweißdrüsen sind in Schlingen angeordnet, die in engster Nachbarschaft nebeneinander liegen (Lit. s. Horstmann 1957). Die ganze Anlage erinnert an die Nierenkanälchen. Es liegt daher nahe, der Beziehung der Endstücke zueinander eine Bedeutung für die Rückresorption zuzuschreiben. Wird durch ein Ödem oder einen anderen Prozeß in der Cutis diese Beziehung gestört, leiten sich möglicherweise Folgen daraus für die Funktion ab, die wir noch nicht kennen. Sind die Schlingen weiter voneinander entfernt, werden im Einzelschnitt weniger Endstücke getroffen. Sie erscheinen dadurch vermindert, was in Wirklichkeit jedoch nicht der Fall sein muß.

Ähnlich wie bei den apokrinen Drüsen, muß man auch bei den ekkrinen Drüsen zwischen Krankheitsbildern unterscheiden, die sich vornehmlich an den Schweißdrüsen selbst abspielen und bei denen deren Veränderungen das wesentliche Symptom darstellen, und anderen, bei denen die ekkrinen Schweißdrüsen nur zufällig mitbetroffen sind. Hierher gehört eine große Zahl von Krankheitsbildern. Eine Schweißretention finden wir bei verschiedenen häufig vorkommenden Dermatosen, wie der *Dermatitis eczematosa* (Ekzem), der *Psoriasis*, der *Neurodermitis constitutionalis*, der *Mycosis fungoides* und anderen mehr (Shelley und Horvath 1950, Sulzberger und Herrmann 1954, Cormia und Kuykendall 1955b). Dermatosen mit Papeln sind besonders suspekt auf eine Schweißretention (Sulzberger und Herrmann 1954 Lit.).

H. Fischer (1927, 1938) sah selbst den Lichen ruber planus als eine Ausscheidungsdermatose der ekkrinen Drüsen an. Bei beginnenden Knötchen fand er in Serienschnitten (1927), daß sich das umschriebene Infiltrat rings um den Ausführungsgang einer Schweißdrüse als Mittelpunkt herumlegt und der Ausführungsgang das Zentrum der epithelialen Veränderung bildet. In eigenen Untersuchungen fanden wir in Flachschnitten, daß in der Tat das Lichen ruber-Infiltrat den Schweißdrüsenausführungsgängen deutlich zugeordnet ist. Doch befällt der Lichen ruber auch Körpergegenden ohne ekkrine Schweißdrüsen (Mundschleimhaut). Beim positiven Epicutantest und Intracutantest ist häufiger eine deutliche Infiltratbildung um Haarfollikel und um die Schweißdrüsenausführungsgänge, zuweilen auch Endstücke, anzutreffen (Epstein 1956, Becker u. O'Brien 1959). Bei zahlreichen ganz verschiedenartigen Prozessen, selbst beim Pigmentzellnaevus, folgt das Infiltrat dem Schweißdrüsengang in die Tiefe (eigene Beobachtungen). Cormia und Kuykendall (1955) fanden beim Lichen ruber, bei der Psoriasis und bei der Dermatitis eczematosa eine Verlegung des Schweißdrüsenausführungsganges durch einen Hornpfropf mit Dilatation der tiefer gelegenen Partien und eine Anhäufung eines PAS-positiven Materials in den Schweißdrüsenausführungsgängen. Sulzberger, Herrmann und Zak (1947) sahen, daß durch den Hornpfropf, der einen Schweißdrüsenausführungsgang verlegte, gelegentlich noch ein feiner Gang führte. Dieser Befund wurde sowohl von Cormia und Kuykendall (1955) als auch von Hambrick (1956) bestätigt. Die Ansammlung von Material in den Ausführungsgängen der Schweißdrüsen, das sich mit der PAS-Reaktion darstellen läßt, ist nicht Ursache der Verhaltung, sondern eine Folge. Es ist wahrscheinlich ein normaler Bestandteil des Schweißes (Formisano und Lobitz 1957, Dobson, Formisano, Lobitz und Brophy 1958, Dobson und Lobitz 1958 u. a.), der unserer Beobachtung in der gesunden Haut entgeht, weil er nach außen abfließt und nur gelegentlich im Schnitt erfaßt wird (Hambrick 1957). Sehr deutlich kann man das mit der Perjodsäure-Leukofuchsin-(PAS-)Reaktion dargestellte Material in den Schweißdrüsenausführungsgängen innerhalb von Clavi finden, bei denen die Gänge durch parakeratotische Hornlagen verschlossen sind (STEIGLEDER 1958b). Im histologischen Bild sieht man selbst bei solchen Dermatosen oft keinen Anhalt für eine Schweißstauung, bei denen diese klinisch nachgewiesen ist. Erst lange anhaltende Retention größerer Schweiß- mengen führt im Experiment zu einer histologisch sichtbaren Dehnung (SHELLEY nach persönlicher Mitteilung an HOLYOKE und LOBITZ 1952). Am deutlichsten ist sie daher nach einer Verlegung der Ausführungsgänge durch Tumoren und Granulome (HOLYOKE und LOBITZ 1952), besonders dann, wenn sich die Tu- moren in der oberflächlichen Epidermis unmittelbar um die Ausführungsgänge entwickeln (Keratoacanthom; ANDRADE 1958a, b) (Fibroepitheliale Tumoren im Sinne von H. PINKUS).

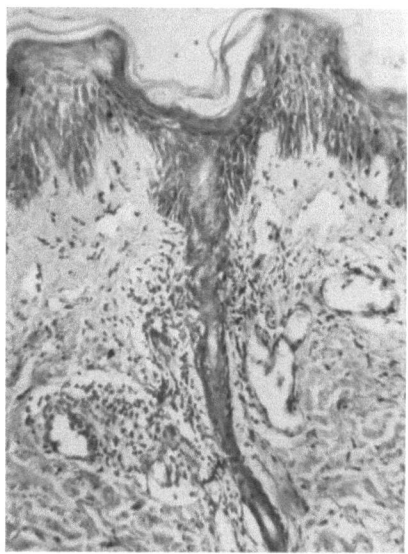

Oft ist nur der Übergang zwischen End- stücken und Ausführungsgang, die Ampulle im Sinne von LOEWENTHAL (1960), erwei- tert. Doch handelt es sich bei einer solchen Erweiterung möglicherweise um einen funk- tionellen Vorgang bei der Schweißaustrei- bung und nicht um eine Stauung.

Klinisch treten bei weitverbreiteter Verlegung der Schweißdrüsenausführungs- gänge oft dann erst Beschwerden ein, wenn der Betroffene stark schwitzt. Ein Beispiel dafür ist der Zustand nach Sal- varsan-Dermatitis (BLOM-IDES und PO- LANO 1948, KURTH 1950, F. HERRMANN, persönliche Mitteilung).

Im Falle von KURTH kam es dann zu schweren allgemeinen Symptomen, wenn der Patient einer heißen Außentemperatur ausgesetzt war. GOT- TRON untersuchte die Haut dieses Kranken histo- logisch und erklärte, daß ihm an den Schweiß- drüsenausführungsgängen nichts Ungewöhn- liches aufgefallen wäre, wenn er nicht die klini- schen Symptome gekannt hätte (KURTH 1950). Die Endstücke fand er normal.

Abb. 31. Schweißdrüsenausführungsgang bei Re- ticulosarkomatose (Fall 3 von STEIGLEDER und HUNSCHA 1958), klinisch als Mycosis fungoides diagnostiziert. Das histio-lymphocytäre Infiltrat dringt deutlich in das Epithel des Ausführungs- ganges ein. (Thionin nach P. MAYER, Vergr. 125mal)

Nach den Befunden von HURLEY und WITKOWSKI (1962) wird der Schweiß durch die Kontraktion der myoepithelialen Zellen aus den Endstücken heraus- gepreßt.

Für die Austreibung des Schweißes ist ferner die elektrisch-negative Ladung des Schweißdrüsenausführungsganges wichtig (Lit. s. SULZBERGER und HERR- MANN 1954, SHELLEY, HORVATH, WEIDMAN, PILLSBURY 1948).

Also fördern Einflüsse, die diese Ladung verstärken die Schweißexpulsion, und andere, welche die negative Ladung aufheben, hemmen sie. Unter der Anode kommt es dement- sprechend zu einer Schweißretention, allerdings auch unter der Kathode, wenn stärkere Ströme durch die Haut geleitet werden (SHELLEY 1951). Wahrscheinlich treten im letzten Fall degenerative Veränderungen an den Poren auf. Die elektrostatische Ladung der Aus- führungsgänge kann durch Medikamente verändert werden, in erster Linie durch Atebrin, das zugleich eine besondere Affinität zum Keratin hat (SULZBERGER und HERRMANN 1954, Lit.).

Aus diesen kurz gestreiften Befunden der Hautphysiologie ergibt sich für den Morphologen, daß er bei Schweißretention nicht in jedem Fall einen morpho- logisch sichtbaren Befund erwarten darf. Ferner muß streng zwischen der Sekre- tion und der Eliminierung des Schweißes unterschieden werden (s. S. 269). Als dritter wichtiger, bereits erwähnter Faktor muß die Rückresorption berück- sichtigt werden.

18*

Nach intensivem Schwitzen schwindet das Glykogen nicht nur aus den End-stücken (Gualdi und Baldino, zit. nach Rothman 1954, S. 190; Yuyama 1935, Shelley und Mescon 1952, Lobitz, Holyoke und Brophy 1955), sondern auch

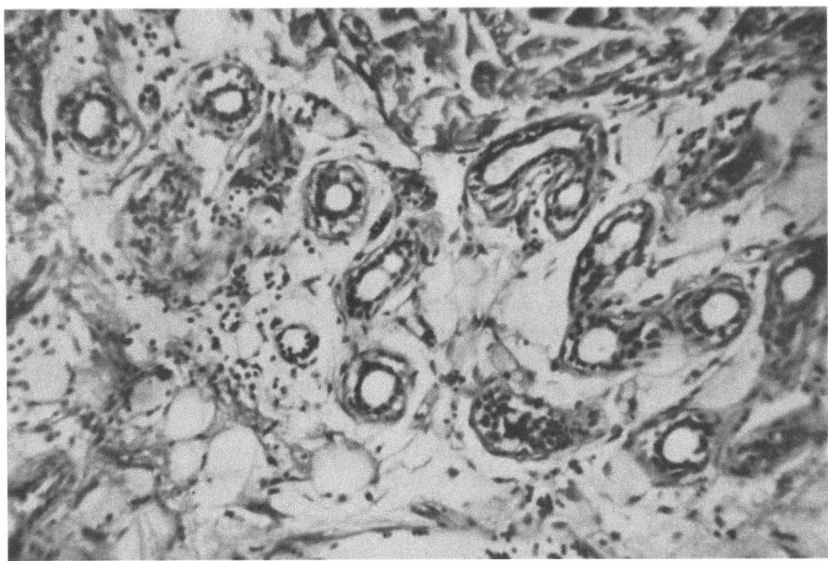

Abb. 32. Degenerative Veränderungen an Schweißdrüsenendstücken. Starkes Ödem in den Zellen der Endstücke und Ausführungsgänge und um die Endstücke. Diese liegen dadurch weiter als sonst voneinander entfernt, es sind deshalb im Schnitt weniger Endstücke angeschnitten, sie erscheinen dadurch vermindert. H.-E., Vergr. 130mal

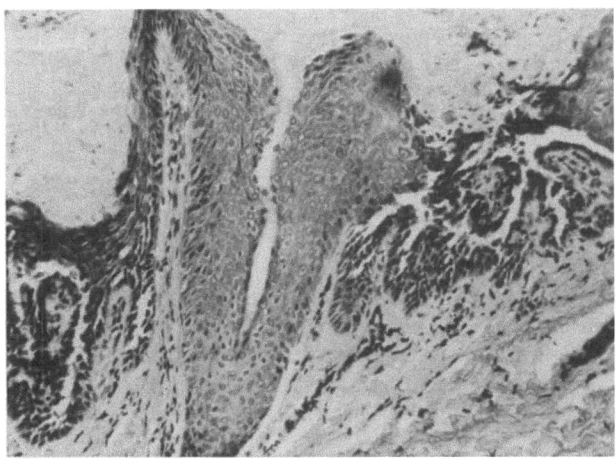

Abb. 33. Dyskeratosis follicularis vegetans Darier. Typische Spaltbildung rechts und links von einem Schweiß-drüsenausführungsgang, der selbst nicht betroffen erscheint. Eisenhämatoxylin nach Heidenhain, Vergr. 80mal

aus dem distalen Abschnitt der Ausführungsgänge (Lobitz, Holyoke und Brophy 1955, Cormia und Kuykendall 1955).

Rückschlüsse sind allerdings aus dem Schnitt allein nicht möglich, nachdem Dobson (1960) erkannte, daß nach wiederholtem starkem Schwitzen das Glykogen wieder erscheint. Offenbar paßt sich die Schweißdrüse der verstärkten Anfor-derung nach kurzer Zeit an. Allerdings ruft starkes und wiederholtes Schwitzen deutliche Veränderungen an den hellen Zellen der Endstücke hervor. Diese werden vacuolisiert, verlieren auch ihre Zellgrenzen, verschmelzen mit den Nachbarzellen und sind schließlich atrophisch. Sie werden auf diese Weise mehrkernig. Mit fortgesetztem Schwitzen sollen aber auch diese Veränderungen zurückgehen (Lit. s. DOBSON 1960, MONTAGNA 1962, S. 356). Die Veränderungen an den Epithelien der Endstücke werden durch hormonale Faktoren sowie durch den Elektrolythaushalt bestimmt (s. DOBSON und ABELE 1962), so daß eine Aussage aus dem Zufallsbefund in einem histologischen Schnitt in ihrem Wert sehr eingeschränkt ist. Sehr beachtenswert ist auch der Befund von THOMPSON (1960) an in die Cutis verpflanzten Schweißdrüsen ohne Ausführungsgang. Nach Injektion von Pilocarpin schwand das Glykogen aus den Epithelien der Acini, woraus THOMPSON auf eine Schweißsekretion mit anschließender Rückresorption schließt. Um so bemerkenswerter ist die bekannte schleimige Entartung des Bindegewebes um Schweißdrüsenendstücke mit folgender bindegewebiger Sklerosierung bei Prozessen, bei denen mit einer Schweißretention gerechnet werden muß (s. die entsprechenden Kapitel in diesem Band und NIKOLOWSKI und E. GOTTRON 1951, BRAUN-FALCO 1961, S. 434).

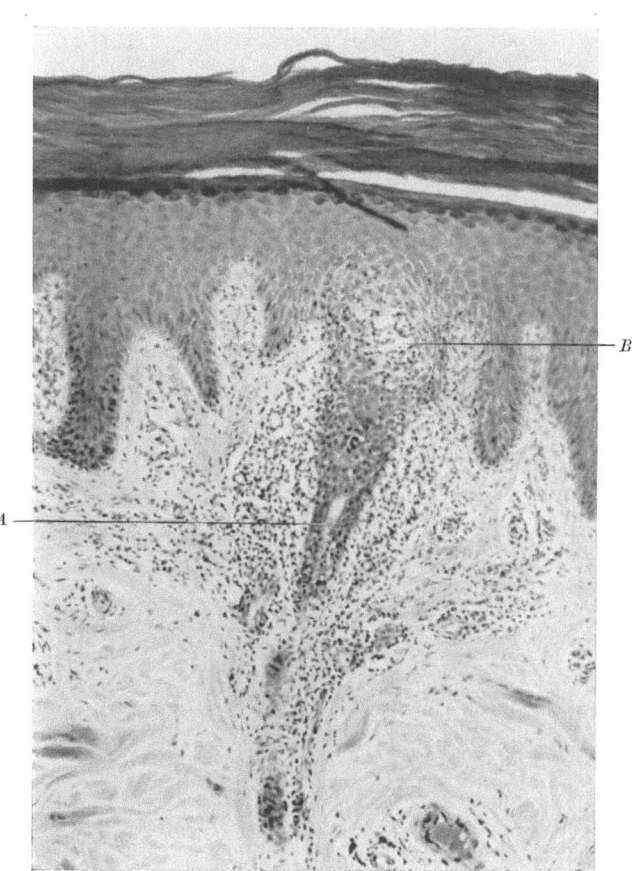

Abb. 34. Intraepidermale Bläschenbildung (*B*) bei Dysidrose vom Typ der Miliaria rubra. Vergr. 185,5mal, seitlicher Rand des Fußes, ♂, 31 J., H.-E. *A* Lumen des Schweißdrüsenausführungsganges. (Aus HERRMANN, MORRILL und SULZBERGER 1958)

Wir sahen allerdings bei einem Fall von Dyskeratosis follicularis vegetans Darier derartige Veränderungen, obwohl der Ausführungsgang anscheinend frei war (Abb. 33). KEINING und BRAUN-FALCO (1959) berichten über dieses Phänomen bei der Psoriasis, bei der eine Schweißretention besteht (s. oben).

Während bei den genannten Dermatosen die Schweißretention ein Begleitsymptom ist, sind die früher als *Miliaria krystallina, Krystallina, Sudamina, Miliaria rubra* bezeichneten, ferner zahlreiche Fälle von *Hydrocystom* sowie die „Dyshydrosis" Variationen ein und desselben Prozesses, nämlich der Schweißretention.

Im Experiment kann man den Schweiß in verschiedener Höhe des Ausführungsganges stauen, je nachdem, wo man die Schädigung setzt, die den

Ausführungsgang verlegt (SHELLEY 1951). Befindet sich die Verlegung im cutanen Abschnitt des Ganges, kommt es zum klinischen Bilde des Hydrocystoms. Doch handelt es sich bei manchen der unter diesem Namen beschriebenen Fälle lediglich um eine Stauung in den Ausführungsgängen der apokrinen Drüsen (s. S. 272).

Der Gang der ekkrinen Drüsen erweist sich nicht nur gegen Einflüsse von außen, sondern auch gegen Druck von innen als sehr widerstandsfähig (O'BRIEN 1951). Nach diesem Autor kommt es zu einer Ruptur der Wand meist dort, wo die Cuticel, d. h. die Membran, die das Lumen in dem cutanen Teil auskleidet, von Hornzellen abgelöst wird. Nach der Ruptur wandelt sich das betroffene Epithel des Ganges und der umgebenden Oberhaut in eine Art von spongiotischem Bläschen um (Lit. s. SULZBERGER u. HERRMANN 1954, O'BRIEN 1947, 1950, SHELLEY 1951, DOBSON u. LOBITZ 1957). Die Kontrolle des Glykogens in Schweißdrüsenendstücken und Ausführungsgang lehrt, daß bei Verlegung des Ausführungsganges das Glykogen erhalten bleibt, solange keine Ruptur des Ausführungsganges eintritt. Dieser Befund legte nahe, daß die Sekretion unterbunden ist (SHELLEY 1951), was aber nach den neuen Befunden über das Wiederauftreten von Glykogen nach tagelang fortgeführtem Schwitzen wieder fraglich erscheint.

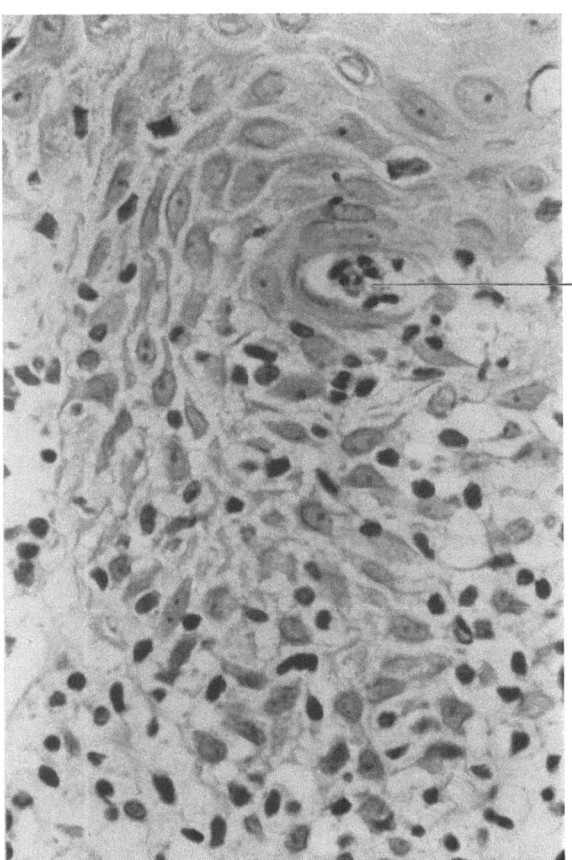

Abb. 35. Ausschnitt aus dem vorigen Präparat, Abb. 34, in stärkerer Vergrößerung. *A* Querschnitt des Schweißdrüsenausführungsganges im Zentrum der Läsion. Beachte den Riß in der Wand des Ganges rechts. Vergr. 992mal. (Aus HERRMANN, MORRILL und SULZBERGER 1958)

HERRMANN, MORRILL und SULZBERGER (1958) sahen bei *dyshidrotischen Bläschen* an Palma und Planta eine Verbindung zum Schweißdrüsenausführungsgang (Abb. 34 und Abb. 35).

Wie der Name sagt, wurde diese Veränderung ursprünglich mit der Schweißsekretion in Zusammenhang gebracht, später jedoch für unabhängig davon gehalten und als Resultat hämatogener Streuung bei Mykosen der Füße (Mykid) oder als Teilsymptom der allergisch bedingten Dermatitis angesehen.

HERRMANN, MORRILL und SULZBERGER denken daran, daß durch Quellung der Hornschicht bzw. durch Sättigung der unteren Hornschichtlagen mit Flüssigkeit der Schweißabfluß blockiert wird. Der Inhalt des Schweißdrüsenausführungsganges dringt daher in die Umgebung ein. Als weitere Möglichkeit wird von den

Autoren erwogen, daß die Hornschicht mit Wasser so gesättigt ist, daß die Perspiratio insensibilis zum Erliegen kommt und so eine Flüssigkeitsansammlung in der Epidermis entsteht, die sekundär in die Schweißdrüsenausführungsgänge einbricht. Es ist anzunehmen, daß eine solche Quellung der Hornschicht bei der Aufarbeitung des histologischen Materials völlig rückgängig gemacht wird und dadurch dem Untersucher entgeht.

Hier muß an die Befunde von McCALLUM (1957 a, b) erinnert werden, der ähnliche Bilder wie HERRMANN, MORRILL und SULZBERGER bei der Dermatitis eczematosa (Ekzem) gesehen hat (s. S. 221). Die Befunde von HERRMANN werden von STEWART und LAMMONIER (1961) bestätigt, von SIMONS (1962) aber bestritten. Die verschiedenartige Bewertung erklärt sich wohl daraus, daß beide Phänomene vorkommen: 1. Einbruch von Schweiß in die Epidermis unter Bläschenbildung und 2. Bläschen, die den epidermalen Anteil des Schweißdrüsenausführungsganges in Mitleidenschaft ziehen (BECKER und O'BRIEN 1959). Es wurde bereits darauf hingewiesen, daß bei der Dermatitis eine Schweißretention besteht. Bei der Heftpflasterdermatitis z. B. wird neben einer Überempfindlichkeit gegen Stoffe im Pflaster (MURPHY, REIF und JANUARY 1958) der Verschluß des Porus durch Keratinmassen als ätiologisch wichtiger Faktor angesehen (PECK, MICHELFELDER und PALITZ 1951).

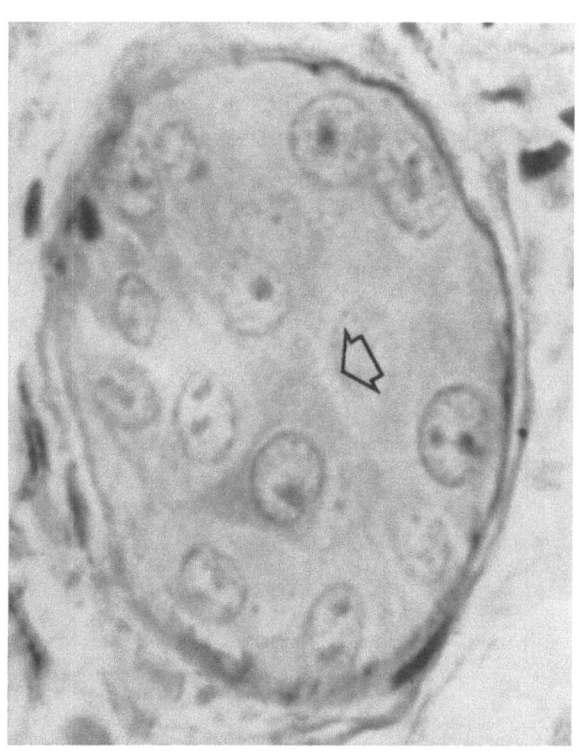

Abb. 36. Endstück einer ekkrinen Drüse 7 Tage nach Zerstörung des darübergelegenen Schweißdrüsenausführungsganges, der Epidermis und der höher gelegenen Cutis. Der gesamte Raum innerhalb der deutlich erkennbaren mit der Perjodsäure-Schiff-Reaktion gefärbten Basalmembran von Epithelzellen erfüllt, die im Zentrum (s. Pfeil) die morphologischen Eigenschaften von Stachelzellen haben. Vergr. 2480mal. (Aus LOBITZ und DOBSON 1957)

Es wird nötig sein, den Schweißdrüsen und ihren Ausführungsgängen, im besonderen auch dem selbständigen intraepidermalen Anteil (PINKUS 1939, HAMBRICK und BLANK 1954, WINKELMANN 1956, EHRING 1958 u.a.), besondere Aufmerksamkeit zu schenken, um die Zusammenhänge zu klären.

Wahrscheinlich kommt der Hyperkeratose im Porus doch eine wesentliche, wenn auch nicht ausschließliche Bedeutung für die Retention zu, wobei, wie das auch schon von anderen Keratinverschlüssen in Ausführungsgängen erwähnt wurde (s. S. 253 u. 270), nicht alle Keratinansammlungen gleichwertig sind. Zu dieser Hyperkeratose führen offensichtlich unterschiedliche Ursachen (Lit. O'BRIEN 1950, SULZBERGER u. HERRMANN 1954, SHELLEY u. HORVATH 1950 b), so die Verletzung des Porus, das Eindringen von Bakterien (O'BRIEN 1947, 1950,

LOEWENTHAL 1962, LYONS 1962), vielleicht eine Quellung des Keratinringes um den Porus.

Eine Entfettung hat offenbar nur dann diesen Effekt, wenn sie zugleich ein Trauma setzt (SHELLEY und HORVATH 1950b). Die Quellung des Keratins war ursprünglich von POLLITZER als Ursache der Miliaria rubra (Prickly Heat) angenommen worden. UNNA (1894) hatte diese Annahme mit dem Hinweis verworfen, bei den Waschfrauen müsse es zu einer Quellung des Keratins kommen, die diejenige weit überträfe, die Schweiß jemals herbeiführen könne. Damit eine Schweißretention unter dem Symptomenbild der Miliaria rubra eintritt, muß, wie die Experimente von SHELLEY und HORVATH und die Beobachtungen anderer zeigen, noch eine besondere Disposition hinzukommen.

Wird der oberhalb der Endstücke gelegene Schweißdrüsenausführungsgang

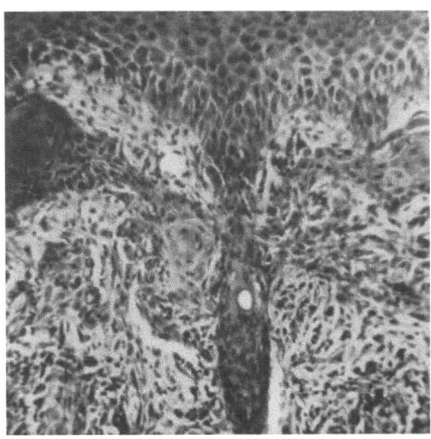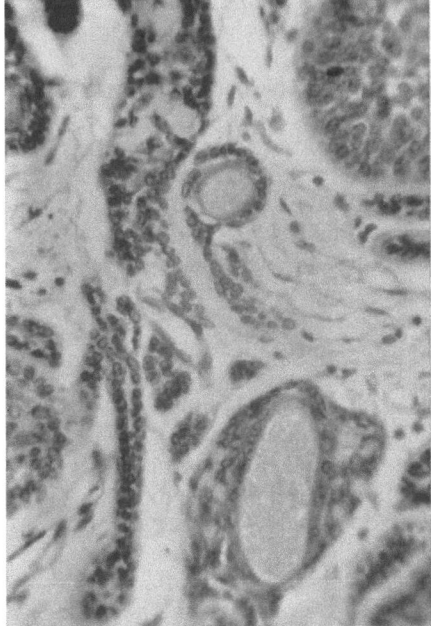

Abb. 37   Abb. 38

Abb. 37. Carcinomartige, aber entzündliche Wucherung der Oberhaut, zwischen Zellen eines benignen juvenilen Melanoms. Die Epithelstränge stoßen an einen Schweißdrüsenausführungsgang an, was jedoch nicht besagt, daß sie von diesem ausgehen. Links in einem Epithelstrang Ansatz zur Ausbildung einer Hornperle (van Gieson, Fixation Carnoy, ♂, 4 J, Wange, Vergr. 130mal). (STEIGLEDER und WELLMER 1959)

Abb. 38. Schweißdrüsenähnliche Formationen in Cylindrom der Kopfhaut. In der Lumina wird ein stark eosinophiles Material abgesondert, das sich auch mit der Perjodsäure-Leukofuchsinreaktion darstellen läßt. (H.-E., Vergr. 320mal)

mit cutanem und epidermalem Anteil samt der umgebenden Oberhaut zerstört, kann von den Endstücken her nicht nur der gesamte Gang, sondern auch die Oberhaut regeneriert werden (LOBITZ und DOBSON 1957). In den Endstücken treten unter diesen Versuchsbedingungen Zellen auf, die den Stachelzellen ähnlich werden (Abb. 36). Bei entzündlichen Prozessen oder Tumoren in der Umgebung kann es in den Schweißdrüsenausführungsgängen zu einer regelrechten Metaplasie des Epithels kommen, die den Unerfahrenen an ein Carcinom denken läßt (WEIDMAN 1924, NÖDL 1954, PUENTE DUANY 1956, ANDRADE 1958b). Solche Abschnitte des Schweißdrüsenausführungsganges werden in Tumoren eingeschlossen, im besonderen in Basalzellcarcinome, und täuschen dann eine Entwicklung in Richtung des Carcinoma spinocellulare vor (NÖDL 1954, ANDRADE 1958b) (Abb. 37).

Von den Schweißdrüsen werden verschiedene Tumoren hergeleitet, weil morphologisch Ähnlichkeiten zwischen Formationen im Tumor und in den Schweißdrüsen bestehen. Doch ist ein solcher Befund kein Beweis für die gemeinsame Herkunft. In der Nähe von Schweißdrüsen können Carcinome Schweißdrüsengänge nachahmen. Offenbar üben die Anhangsgebilde oder ihr Bindegewebe einen formgebenden Reiz auf die benachbarten Zellstränge aus (STEIGLEDER, NICKLAS und KAMEI 1962, STEIGLEDER, KUDICKE und KAMEI 1962, 1963 b).

Schluß

Die epithelialen Anhangsgebilde sind wesentlich für die Funktion der Oberhaut und für die Aufbereitung von Stoffen für die Hautoberfläche. Sie müssen daher bei allen krankhaften Veränderungen systematisch untersucht werden.

Literatur

„Pathologische Reaktionen in der Epidermis" (S. 178—246) und „Pathologische Reaktionen in den epithelialen Anhangsgebilden: Haare, Talg, Schweißdrüsen" (S. 247—281)

ACHTEN, M. G.: La keratinisation de la cellule épidermique. Étude histochimique. Bull. Soc. franç. Derm. Syph. 66, 710—720 (1959). — ADAMS, C. W. M., and J. SLOPER: The hypothalamic elaboration of posterior pituitary principles in man, the rat and dog, histochemical evidence derived from performic acid alcian-blue reaction for cystine. J. Endocr. 13, 221—228 (1956). — ADEBAHR, G.: Anatomische Befunde bei Schlafmittelvergiftung. Frankfurt. Z. Path. 67, 485—516 (1956). — ALLISON, J. H., and F. R. BETTLEY: Investigations into cantharidin blisters raised on apparently normal skin in normal and abnormal subjects. Brit. J. Derm. 70, 331—339 (1958). — ALLISON, J. H., and D. H. WILLIAMSON: The abnormal cantharidin blister in atopy: an explanation of its production. Brit. J. Derm. 72, 383—402 (1960). — ANDRADE, R.: Zum Verhalten der Schweißdrüsenausführungsgänge im Keratoakanthom (Molluscum pseudocarcinomatosum). (Ein kasuistischer Beitrag.) Z. Haut- u. Geschl.-Kr. 24, 80—83 (1958a). — Histologische und histochemische Untersuchungen über einen besonderen Fall von intraepidermalen Epitheliom. Derm. Wschr. 137, 120—128 (1958b). ANDRADE, R., et G. K. STEIGLEDER: Contribution a l'étude histologique et histochimique de la verrue seborrhoique (Papillome basocellulaire). Ann. Derm. Syph. (Paris) 86, 495—505 (1959).— ARGYRIS, T. S.: The radiometric effect of neotetrazolium chloride on the skin of mice. Anat. Rec. 127, 697—705 (1957). — ASSCHER, A. W.: Histochemical observations on four cases of cheiropompholyx. Brit. J. Derm. 67, 9—15 (1955). — AUSPITZ, H.: System der Hautkrankheiten. Wien: Braunmüller 1881. — Allgemeine Pathologie der Haut. In: H. v. ZIEMSSEN, Handbuch der speciellen Pathologie und Therapie. Leipzig: Vogel 1883.

BAER, R. L., S. A. ROSENTHAL and CH. SIMS: Contact dermatitis with spongiosis and intraepidermal vesiculation in the acanthotic skin of guinea pigs. J. invest. Derm. 27, 249—256 (1956). — The allergic eczema-like reaction and the primary irritant reaction, a histologic comparison of their evolution in the acanthotic skin of guinea pig. Arch. Derm. 76, 549—560 (1957). — BAER, R. L., and M. YANOWITZ: Differential cell counts in the blister fluid of allergic eczematous and irritant bullous lesions. J. Allergy 23, 95—103 (1952). — BANDMANN, H. J.: Beitrag zur Histopathologie allergischer epicutaner Testreaktionen. I. Mitt. Hautarzt 11, 258—262, 310—318, 355—363, 393—400 (1960). — Die Histologie doppelt exponierter Läppchenproben. Dermatologica (Basel) 124, 205—217 (1962). — BARRON, E. S. G., I. MEYER and Z. B. MILLER: The metabolism of skin, effect of vesicant agents. J. invest. Derm. 11, 97—118 (1948). — BARSKY, S., and T. CORNBLEET: Subcorneal pustular dermatosis. J. invest. Derm. 32, 69—72 (1959). — BARTHEL, H.: Die historische Entwicklung des Lupusbegriffes. Inaug.-Diss. Würzburg 1951. Z. Haut- u. Geschl.-Kr. 14, 353—357 (1953). — BAUMBERGER, J. P., V. SUNTZEFF and E. V. COWDRY: Methods for separation of epidermis from dermis and some physiologic and chemical properties of isolated epidermis. J. nat. Cancer Inst. 2, 413 (1942). — BECKER, S. W.: Histologic changes in human skin following psoralen therapy. J. invest. Derm. 32, 263—267 (1959). — BECKER, S. W., and M. P. O'BRIEN: Value of patch tests in dermatology, special study of follicular reactions. Arch. Derm. 79, 569—577 (1959). — BEEK, C. H.: Der Einfluß des Chrysarobins auf die Haut bei Psoriasis vulgaris. Dermatologica (Basel) 112, 129 (1956). — BEERMAN, H., u. J. B. HOMAN: Naevus comedonicus. Arch. klin. exp. Derm. 208, 325—342 (1959). — BELLONE, A. B., e F. GIANOTTI: Il citodiagnostico nelle dermatosi pemfigose in rapporte in lovo aspetti evolutivi. G. ital. Derm. 95, 230—252 (1954). — BERGAMASCO, A.: Studio comparativo sull'azione die alcuni fotosensibilizzatori. Arch. ital. Derm. 16, 131—151 (1940). — BERRES, H. H.: Morphologische Veränderungen der Meerschweinchenhaut nach Salbenwirkung. Arch. Derm. Syph. (Berl.) 194, 259—286 (1952). — Morphologie und Genese der Hautveränderungen durch Salben. I. Mitt. Arch. klin. exp. Derm. 203, 541—555 (1956a). — II. Mitt. Arch. klin. exp. Derm. 203, 556—569 (1956b). — BETTMANN, S.: Kapillarmikroskopische Untersuchungen bei Psoriasis. Derm. Wschr. 83, 1223—1232 (1926). — BIBERSTEIN, H.: Fibrome mit atypischer Epithelwucherung. Arch. Derm. Syph. (Berl.) 164, 69—81 (1931). — BIZZOZERO, E.: Sull'istopatogenesi delle reazioni allergiche cutanee di origine esterna. Dermatologica (Basel) 101,

129—136 (1950). — BIZZOZERO, E., u. M. DEPAOLI: Über die Histopathogenese der allergischen Hautreaktionen äußeren Ursprungs. Hautarzt 7, 487—489 (1956). — BLANK, H., and C. F. BURGOON: Abnormal cytology of epithelial cells in pemphigus vulgaris. J. invest. Derm. 18, 213—233 (1952). — BLOCH, B.: Pathogenese des Eczems. Arch. Derm. Syph. (Berl.) 145, 34—82 (1924). — BLOCH, B., u. A. STEINE-WOURLISCH: Die Sensibilisierung des Menschen gegen Primeln. Arch. Derm. Syph. (Berl.) 162, 349—378 (1930). — BLOM-IDES, C., u. M. K. POLANO: Minder Vaak Voorkomende Bijverschinselen van de Neo-Arsphenaminebehandeling. II. Anidrosis na Neo Arsphenaminedermatitis. Ned. T. Geneesk 92, 3625—3629 (1948). — BLUM, H. F., and G. A. SOFFEN: Quantitative analysis of epidermal hyperplasia in mouse skin following single doses of ultraviolet light. J. cell. comp. Physiol. 58, 97—110 (1961). — BOCK, F. G., and R. MUND: Evaluation of substances causing loss of sebaceous glands from mouse skin. J. invest. Derm. 26, 479—487 (1956). — BORELLI, S.: Histologie von Läppchenproben mit Kaltwellpräparaten zur Unterscheidung toxischer und allergischer Testreaktionen. Hautarzt 8, 498—502 (1957). — BOULAS, S. H.: Dissociation of granulation and epithelization in wounds of rabbits by means of topically applied hydrocortison. J. invest. Derm. 32, 75—79 (1959). — BRADFIELD, J. R. G.: Glykogen of vertebrate epidermis. Nature (Lond.) 167, 40—41 (1951). — BRAUN, W.: Chlorakne. Monographien zur Z. Berufsdermatosen, Bd. 1. Aulendorf: Editio Cantor 1955. — BRAUN-FALCO, O.: Über die Verteilung von Polysacchariden in der Epidermis bei Dermatosen, die mit einer Akanthose einhergehen. Derm. Wschr. 128, 1021—1029 (1953). — Histochemische und morphologische Studien an normaler und pathologisch veränderter Haut. Arch. Derm. Syph. (Berl.) 198, 111—198 (1954). — Weitere histochemische Untersuchungen am homogenen Anteil des subepidermalen Grenzstreifens normaler menschlicher Haut. Arch. klin. exp. Derm. 201, 521 — 530 (1955). — Histochemische Untersuchungen über das Verhalten der β-Glucuronidase-Aktivität bei Psoriasis, Basaliom und spinocellulärem Carcinom. Arch. klin. exp. Derm. 203, 68—72 (1956a). — Über die Fähigkeit der menschlichen Haut zur Polysaccharidsynthese, ein Beitrag zur Histotopochemie der Phosphorylase. Arch. klin. exp. Derm. 202, 163—170 (1956b). — Beitrag zum histochemischen Nachweis von Esterasen in normaler und psoriatischer Haut. Arch. klin. exp. Derm. 202, 153—162 (1956c). — Histochemische Aminopeptidase-Darstellung in normaler Haut, bei Psoriasis, Dermatitis, Basaliom, spinocellulärem Carcinom und Molluscum sebaceum. Derm. Wschr. 134, 1341—1349 (1956), — Histochemie des Bindegewebes. Arch. klin. exp. Derm. 206, 319—344 (1957). — Zur Histotopographie der Phosphorylase bei Basaliom und Psoriasis. Arch. klin. exp. Derm. 204, 175—181 (1957a). — Das Wesen des parakeratotischen Verhornungsmechanismus aus histochemischer Sicht. Klin. Wschr. 23, 1182—1184 (1957b). — Mucophanerosis intrafollicularis et seboglandularis. Derm. Wschr. 136, 1289—1303 (1957c). — Zur Histotopographie der Aminopeptidase bei Pemphigus vulgaris. (Gleichzeitig ein Beitrag zur Genese akantholytischer Blasenbildung.) Derm. Wschr. 135, 93—96 (1957d). — Mucophanerosis intrafollicularis et seboglandularis. Derm. Wschr. 136, 1289—1303 (1957e). — The histochemistry of psoriasis. Ann. N.Y. Acad. Sci. 73, 936—976 (1958a). — The histochemistry of the hair follicle. In: Biology of hair growth. New York: Academic Press 1958b. — Zur Frage der Phanerose saurer Mucopolysacchardie im Hautbindegewebe. Derm. Wschr. 139, 129—135 (1959). — Zur Histotopographie der Cytochromoxydase in normaler und pathologisch veränderter Haut sowie in Hauttumoren. Arch. klin. exp. Derm. 214, 176—224 (1961a). — Die Histochemie der Haut. In: GOTTRON-SCHÖNFELD, Dermatologie und Venerologie, Bd. I/1. Stuttgart: Georg Thieme 1961b. — Über die mitotische Aktivität in der Haarmatrix bei der Albinomaus während eines künstlich induzierten Haarcyclus. Arch. klin. exp. Derm. 215, 63—78 (1962). — Zur Morphogenese der psoriatischen Hautreaktion. Arch. klin. exp. Derm. 216, 130—154 (1963). — BRAUN-FALCO, O., u. R. GEIMER: Über den Einfluß von Hyaluronidase und Heparin auf experimentell erzeugte Hautblasen. Arch. Derm. Syph. (Berl.) 197, 42—50 (1963). — BRAUN-FALCO, O., u. B. RATHJENS: Histochemische Darstellung der Bernsteinsäuredehydrogenase in der menschlichen Haut. Derm. Wschr. 130, 1271—1276 (1954). — Über die Bernsteinsäuredehydrogenase-Aktivität der Haut bei Psoriasis. Arch. Derm. Syph. (Berl.) 199, 146—151 (1955). — Über die histochemische Darstellung der Kohlensäureanhydratase in normaler Haut. Arch. klin. exp. Derm. 201, 73—82 (1955). — Histochemische Untersuchungen über das Verhalten von Zink in der Haut bei Psoriasis und anderen Hauterkrankungen. Derm. Wschr. 134, 837—841 (1956). — BRAUN-FALCO, O., u. H. THEISEN: Über die Wirkung von Enzyminhibitoren auf das Haarwachstum bei Ratten. Arch. klin. exp. Derm. 208, 317—324 (1959a). — Histologische und histochemische Veränderungen bei temporärer Alopecie. Arch. klin. exp. Derm. 208, 539—558 (1959b). — BRAUN-FALCO, O., u. G. WEBER: Zur Histo- und Biochemie des epidermalen Intercellularraumes unter normalen und pathologischen Verhältnissen. Arch. klin. exp. Derm. 207, 459—471 (1958). — BRAUN-FALCO, O., u. H. ZAUN: Zum Wesen der chronischen diffusen Alopecie bei Frauen. Arch. klin. exp. Derm. 215, 165—180 (1962a). — Über die Beteiligung des gesamten Capillitums bei der Alopecia areata. Hautarzt 13, 342—348 (1962b). — BREEDIS, C.: Regeneration of hair follicles and sebaceous glands from the epithelium from the scar of rabbits. Cancer Res.

14, 575—580 (1954). — BRENNAN, J. G.: Contributions to the study of pemphigus. Arch. Derm. **68**, 349—361, 481—498 (1953). — BRENNAN, J. G., and H. MONTGOMERY: Pemphigus and other bullous dermatoses, correlations of chemical and pathologic findings. J. invest. Derm. **21**, 349—361 (1953). — BROPHY, D., and W. C. LOBITZ: Injury and reinjury to the human epidermis. II. Epidermal basal cell response. J. invest. Derm. **32**, 495—503 (1959). — BROWN, M. V.: Fogo selvagem (pemphigus foliaceus). Review of the Brazilian literature. Arch. Derm. **69**, 589—599 (1954). — BRUN, R., E. BUJARD et W. JADASSOHN: Effect acanthogène d'acides et alcools aliphatiques appliqués sur la flanc de cobaye. Dermatologica (Basel) **115**, 35—39 (1957). — BRUN, R., E. BUJARD, W. JADASSOHN, E. CHERBULIEZ, R. PAILLARD et P. GAUDIN: Action caryoclasique de quelques dérivés de la colchicine et de la podophylline au niveau de la tétine du cobaye. Schweiz. Z. allg. Path. **14**, 612—622 (1951). — BRUNSTING, H. A.: Hidradenitis suppurativa, abscess of the apocrine sweat glands. Arch. Derm. **39**, 108—120 (1939). — Hidradenitis and other variants of acne. Arch. Derm. **65**, 303—315 (1952). — BUJARD, E., R. BRUN et W. JADASSOHN: Expériences sur l'acanthose chez le cobaye. Dermatologica (Basel) **114**, 171—177 (1957). — BUJARD, E., W. JADASSOHN, R. BRUN et R. PAILLARD: Des effects, mito-exicateur ou necrosant, de quelques substances sensibilisantes. Acta allerg. (Kbh.) **6**, 161—167 (1953). — BUJARD, E., W. JADASSOHN et E. MUSSO: Cortisone et mitoses épidermiques. Schweiz. med. Wschr. **84**, 484 (1954). — BUJARD, E., W. JADASSOHN et R. PAILLARD: Actions de quelques hydrocarbures sur l'epidermis. Dermatologica (Basel) **106**, 160—165 (1953). — BULLOUGH, W. S.: Mitotic activity in the adult male mouse, Mus musculus L. The diurnal cycles and their reaction to waking and sleeping. Proc. roy. Soc. B **135**, 212—233 (1948). — Mitotic activity in the tissues of dead mice and in tissues kept in physiological salt solutions. Exp. Cell Res. **1**, 410—420 (1950). — Growth control in mamalian skin. Nature (Lond.) **193**, 520—523 (1962). — BULLOUGH, W. S., and M. JOHNSON: Epidermal mitotic activity. Nature (Lond.) **167**, 488 (1951). — BURBACH, J. P. E.: Experiments on blister formation. I. Experiments with proteolytic enzymes and hyaluronidases. Dermatologica (Basel) **118**, 379—391 (1959). — Experiments on blister formation. II. The contents of blisters. Dermatologica (Basel) **120**, 345—361 (1960). — Experiments on blister formation. III. Chemical induction of subepidermal blister. Dermatologica (Basel) **122**, 120—136 (1961a). — Experiments on blister formation. IV. The action of cantharidin. Dermatologica (Basel) **123**, 42—56 (1961b). — BURCKHARDT, W.: Untersuchungen über die Photoaktivität einiger Sulfanilamide. Dermatologica (Basel) **83**, 63—69 (1941). — Das Licht als pathogene Noxe. Ärzt. Mh. berufl. Fortb. **3**, 627—650 (1947) (Lit.). — Photoallergische Ekzeme durch Sulfanilamidsalben. Dermatologica (Basel) **96**, 280—285 (1948). — BUTCHER, E. O.: The effects of applications of various substances on the epidermis of the rat. J. invest. Derm. **16**, 85—90 (1951). — The effect of several substances on the keratinization of the epidermis. J. invest. Derm. **29**, 377—381 (1957).

CABRÉ, J., u. N. STAHR: Ein Beitrag zur Mucinosis follicularis idiopathica. Arch. klin. exp. Derm. **214**, 114—122 (1961). — CAIN, A. J.: The histochemistry of lipoids in animals. Biol. Rev. **25**, 73—112 (1950). — CAROL, W. L. L., u. H. B. VAN HAREN: Über Clavus helicis etc. Dermatologica (Basel) **83**, 353—374 (1941). — CASPERSSON, T., C. NYSTRÖM u. L. SANTESSON: Cytoplasmatische Nucleotide in Tumorzellen. Naturwissenschaften **29**, 29 (1941). Zit. nach H. HYDÉN 1947. — CAUNA, N.: Nature and function of papillary ridges of the digital skin. Anat. Rec. **119**, 449—468 (1954). — CEDERKREUTZ, A.: Über den Fettgehalt der Epidermiszellen bei der Parakeratose. Arch. Derm. Syph. (Berl.) **111**, 739—742 (1912). — CHARLES, A.: An electron microscope study of cornification in the human skin. J. invest. Derm. **33**, 65—74 (1959). — Electron microscopic observations on pemphigoid. Brit. J. Derm. **72**, 439—447 (1960). — An electron microscope study of Darier's disease. Dermatologica (Basel) **122**, 107—115 (1961). — CHARPY, J., A. STAHL et P. Y. CASTELAIN: Étude histologique et chronologique de la constitution de la lésion de l'eczéma. Sem. Hôp. Paris **29**, 2624—2633 (1953). — Etude histologique et chronologique de la constitution de la lésion de l'eczema. In: Le mécanisme physiopathologique de l'eczéma, hrsg. von J. CHARPY. Paris: Masson & Cie. 1954. — CHORZELSKI, T.: Experimentally induced acantholysis in Hailey's benign pemphigus. Dermatologica (Basel) **124**, 21—30 (1962). — CIVATTE, A.: Diagnostic histopathologique de la dermatite polymorph douloureuse ou maladie Duhring Brocq. Ann. Derm. Syph. (Paris) **8**, 1—30 (1943). — Structure histologique de la bulle des pemphigus vrais. Ann. Derm. Syph. (Paris) **8**, 16—24 (1943). — Atlas d'histopathologie cutanée. Paris: Masson & Cie. 1957. — La formule histologique de l'eczéma. In: Le mécanisme physiopathologique de l'eczéma, hrsg. von J. CHARPY. Paris: Masson & Cie. 1954. — COON, W. M., F. HERRMANN and L. MANDOL: Acid number of skin surface lipids in psoriasis. Arch. Derm. **83**, 619—626 (1961). — CORMIA, F. E., and A. ERNYEY: Circulatory changes in alopecia. Arch. Derm. **84**, 772—789 (1961). — CORMIA, F. E., and V. KUYKENDALL: Studies on sweat retention in various dermatoses. Arch. Derm. **71**, 425—435 (1955). — CROSTI, A., A. G. BELLONE e F. GIANOTTI: Importanza del citodiagnostico nelle dermatosi bollose. Minerva derm. **30**, Suppl. ad **12**, 543—549 (1956). — CROUNSE, R. G.: Trichorrhexis nodosa and amino acid metabolism. Arch. Derm. **86**, 391 (1962). — Crounse, R. G., and E. J. van Scott: Changes in scalp hair roots as a measure of toxicity from cancer chemotherapeutic drugs. J. invest. Derm. **35**, 83—90 (1960). — Crounse, R. G., and J. M. Stengle: Preliminary and short report. Influence of the dermal papilla on survival of isolated human scalp hair roots in an heterologous host. J. invest. Derm. **32**, 477—479 (1959).

Daniels, F., D. Brophy and W. C. Lobitz: Histochemical responses of human skin following ultraviolet irradiation. J. invest. Derm. **37**, 351—357 (1961). — Darier, J., A. Civatte, C. Flandin et A. Tzanck: Pathologie générale dermatologique. In: Nouvelle pratique dermatologique, Bd. I. Paris: Masson & Cie. 1936. — Davis, J., and A. L. Lorincz: An improved technic for capillary microscopy of the skin. J. invest. Derm. **28**, 283—290 (1957). — Davis, M. J., and J. C. Lawler: The capillary circulation of the skin. Arch. Derm. **77**, 690—703 (1958). — Degos, R., and J. Civatte: Unusual histological appearence in Duhring-Brocqs disease. Brit. J. Derm. **73**, 295—299 (1961). — Degos, R., E. Lortat-Jacob et J. Civatte: Mucinose folliculaire (alopécie mucineuse de Pinkus) lésion débutante. Bull. Soc. franç. Derm. Syph. **67**, 495—496 (1960). — Delmotte, A.: L'activité lipolytique microbienne decelée par la methode de Sierra avec reference speciale au M. pyogenes var aureus. Antonie v. Leeuwenhoek **24**, 309—320 (1958). — Dirksen, J. C., G. C. Heringa and A. Weidinger: On keratin and cornification. Acta nederl. Morph. **1**, 31—37 (1937). — Dobson, R. L.: The effect of repeated episodes of profuse sweating on the human eccrine sweat glands. J. invest. Derm. **35**, 195—198 (1960). — Dobson, R. L., and D. C. Abele: The effect of a corticosteroid and a diuretic on the structure of the eccrine sweat gland. J. invest. Derm. **39**, 157—161 (1962). — Dobson, R. L., V. Formisano, W. C. Lobitz and D. Brophy: Some histochemical observations on the human eccrine sweat glands. III. The effect of profuse sweating. J. invest. Derm. **31**, 147—160 (1958). — Dobson, R. L., and W. C. Lobitz: Some histochemical observations on the human eccrine sweat glands. II. The pathogenesis of miliaria. Arch. Derm. **75**, 653—666 (1957). — Some histochemical observations on the human eccrine sweat glands. IV. Recovery from the effects of profuse sweating. J. invest. Derm. **31**, 207—214 (1958). — Dorn, H.: Biochemisch-genetische Betrachtungen zur Epidermolysis bullosa herediteria und entsprechende therapeutische Maßnahmen. Z. Haut- u. Geschl.-Kr. **23**, 316—320 (1957). — Duperrat, B., et J. M. Mascaro: Une tumeur bénigne développée aux depens del'acrotrichium etc. Dermatologica (Basel) **126**, 291—310 (1963). — Dupont, A., et J. Piérard: Dermatoses bulleuses. In: Traité de dermatologie, T. II, Fasc. 1. Paris: Masson & Cie. 1938. — Histologie du pemphigus chronique et de la dermatite de Duhring Brocq. VIIe Congr. des derm. et syph. de langue franç. Bruxelles Liège 1949. — Dupré, A.: Contribution à l'étude histochimique des glucides de la peau humaine. Thèse Toulouse 1952. — Études histochimiques de la peau humaine. I. La jonction dermoépidermique. Ann. Derm. Syph. (Paris) **80**, 263—274 (1953). — Études histochimiques de la peau humaine. II. Les espaces intercellulaires. Ann. Derm. Syph. (Paris) **80**, 490—500 (1953).

Eberl-Rothe, G., u. M. Kaiser: Über die histologischen und mikrobiellen Komponenten des Molluscum contagiosum. Arch. klin. exp. Derm. **204**, 309—326 (1957). — Ehrich, W. E.: Die Entzündung. In Handbuch allgemeine Pathologie, hrsg. von Büchner, Letterer u. Roulet, Bd. VII/1, S. 1ff. Berlin-Göttingen-Heidelberg: Springer 1956. — Ehring, F.: Geschichte und Möglichkeiten einer Histologie an der lebenden Haut. Hautarzt **9**, 1—4 (1958a). — Der Schweißdrüsenausführungsgang im Stratum corneum in vitalhistologischer Sicht. Hautarzt **9**, 25—29 (1958b). — Eisen, A. Z., J. B. Holyoke and W. C. Lobitz: Responses of the superficial portion of the human pilosebaceous apparatus to controlled injury. J. invest. Derm. **25**, 145—156 (1955). — Ellis, F. A.: Vesicular Dariers disease. Arch. Derm. **61**, 715—736 (1950). — Ellis, R. A., and W. Montagna: Histology and cytochemistry of human skin. XV. Sites of phosphorylase and amylo 1,6 glucosidase activity. J. Histochem. Cytochem. **6**, 201—207 (1958). — Elschner, H.: Über die „Pseudomykose" (Psoriasis pustulosa) der Extremitäten, Barber, Pustular, Bacterid). Arch. klin. exp. Derm. **203**, 73—82 (1956). — Epstein, S.: Contact dermatitis due to nickel and chromate. Arch. Derm. **73**, 236—255 (1956). — Epidermal and dermal reactions in a case of sensitivity to nickel. J. invest. Derm. **38**, 37—40 (1962). — Epstein, W. L., and A. M. Kligman: The pathogenesis of milia and benign tumors of the skin. J. invest. Derm. **26**, 1—11 (1956). — Epithelial cysts in buried human skin. Arch. Derm. **76**, 437—445 (1957a). — Nach einer Diskussionsbemerkung von Pillsbury zu der Arbeit Baer, Rosenthal und Sims. Arch. Derm. **76**, 557—558 (1957b). — Some factors affecting the reaction of allergic contact dermatitis. J. invest. Derm. **33**, 231—243 (1959). — Evans, R., E. V. Cowdry and P. E. Nielson: Ageing of human skin. I. Influence of dermal shrinkage on appearance of the epidermis in young and old fixed tissues. Anat. Rec. **86**, 545—560 (1943).

Fanger, H., and B. E. Barker: Histochemical studies of some keratotic and proliferating skin lesions. I. Metachromasia. Arch. Path. **64**, 143—145 (1957). — Fasske, E.: Der Verhornungsvorgang in Mundhöhlencarcinomen. Verh. Dtsch. Ges. Path. 43. Tgg Mannheim 1959, S. 329—334. — Fell, H. B.: Some effects of environment on epidermal differentiation.

Brit. J. Derm. **74**, 1—7 (1962). — FELSHER, Z.: Studies of the adherence of the epidermis to the corium. Proc. Soc. exp. Biol. (N.Y.) **62**, 213—215 (1946) u. J. invest. Derm. **8**, 35—47 (1947a). — The nature of halogen sensitivity in dermatitis herpetiformis and pemphigus. J. invest. Derm. **8**, 55—58 (1947b). — FERREIRA-MARQUES, J.: A contribution to the biology of the epidermis; stratum oxybioticum and stratum anoxybioticum. J. invest. Derm. **36**, 63—64 (1961). — FEYRTER, F., H. A. GOTTRON u. W. NIKOLOWSKI: Über das Cylindrom der Haut. Arch. klin. exp. Derm. **214**, 54—104 (1961). — FINDLAY, M. G.: VI. The virus and the cell. J. roy. micr. Soc., Ser. III **71**, 2, 151—175 (1951). — FIRKET, H.: Étude histologique de la peau de cobaye lésée par la neige carbonique. C. r. Soc. Biol. (Paris) **144**, 1715—1718 (1950). — Étude histochimique de la régénération de la peau de cobaye. C. R. Soc. Biol. (Paris) **144**, 1718—1719 (1950). — FISCHER, H.: Die Fox-Fordycesche Krankheit. Zbl. Haut- u. Geschl.-Kr. **20**, 1—10 (1926). — Zur Frage der Bedeutung abnormer Hautdrüsensekrete für das pathologische Geschehen auf der Haut. Zbl. Haut- u. Geschl.-Kr. **21**, 398—399 (1927). — Comedonen. Arch. Derm. Syph. (Berl.) **176**, 138—156 (1938). Siehe auch Zbl. Haut- u. Geschl.-Kr. **23**, 338—339 (1927). — FISHER, A. A., L. CHARGIN, R. FLEISCHMAJER and A. HYMAN: Pustular patch test reactions. With particular reference to those produced by ammonium fluorid. Arch. Derm. **80**, 642—752 (1959). — FISHER, J.: Pemphigus vulgaris. Arch. Derm. **74**, 50—58 (1956). — FISHER, J.-P., and R. A. COOKE: Experimental toxic and allergic contact dermatitis. II. A histopathologic study. J. Allergy **29**, 411 (1958). — FLEMMING, W.: Zur Kenntnis der Regeneration der Epidermis beim Säugetier. Arch. mikr. Anat. **23**, 148—154 (1884). — FLESCH, P.: Hair growth. In: S. ROTHMANN, Physiology and biochemistry of the skin, S. 601—661. Chicago: Univ. of Chicago Press 1954. — Chemical data on human epidermal keratinization and differentiation. J. invest. Derm. **31**, 63—73 (1958). — FLESCH, P., S. B. GOLDSTONE and F. D. WEIDMAN: Blister formation and separation of the epidermis from the corium in laboratory animals. J. invest. Derm. **18**, 187—192 (1952). — FLESCH, P., and C. JACKSON-ESODA: Deficient water-binding in pathologic horny layers. J. invest. Derm. **28**, 5—13 (1957). — FLODÉN, C. H., u. H. GENTELE: Ein Fall von klinisch typischer Dermatitis herpetiformis (M. Duhring), mit Akantholyse. Act. derm.-venereol. (Stockh.) **35**, 128—131 (1955). — FORLEN, H. P., u. G. STÜTTGEN: Vergleichende Studien über die allergische Reaktion an Haut und Mundschleimhaut. Dermatologica (Basel) **122**, 417—429 (1961). — FORMISANO, V., and W. C. LOBITZ: The Schiff-Positive, „Nonglycogen material" in the human eccrine sweat glands. I. Histochemistry. Arch. Derm. **75**, 202—209 (1957). — FREUDENTHAL, W.: Verruca senilis und Keratoma senile. Arch. Derm. Syph. (Berl.) **152**, 505—528 (1927) (Lit.). — FREUDENTHAL, W., u. R. SPITZER: Warzen und Kondylome. In: Handbuch der Haut- und Geschlechtskrankheiten (JADASSOHN), Bd. XII/3, S. 32ff. Berlin: Springer 1933. — FREUND, H.: Darier-ähnliche Atypie, ein Keratoma senile mit Blasenbildung. Arch. Derm. Syph. (Berl.) **162**, 733—738 (1932). — FREY, J. R., u. P. WENK: Über die Funktion der regionalen Lymphknoten bei der Entstehung des Dinitrochlorbenzol-Kontaktekzems am Meerschweinchen. Dermatologica (Basel) **116**, 243—259 (1958). — FUHS, H., Zur Klinik und Pathogese seltener Hautpustulosen. Arch. Derm. Syph. (Berl.) **178**, 68—75 (1939). — FULAR, W.: Der Zellersatz in der menschlichen Epidermis. Morph. Jb. **96**,1—13 (1956).

GANS, O.: Über die Gewebsatmung in der gesunden und kranken Haut. Dtsch. med. Wschr. **99**, 16 (1923a). — Zur Pathogenese der Achselhöhlenabszesse. Derm. Wschr. **76**, 318—325 (1923b). — Histologie der Hautkrankheiten, 1. Aufl., Bd. 1. Berlin: Springer 1925. — Histologie der Hautkrankheiten, 1. Aufl., Bd. 2. Berlin: Springer 1928. — Zur Histo-Topochemie der gesunden und kranken Haut. Untersuchung des anorganischen Aufbaues mittels der Schnittveraschung. Arch. Derm. Syph. (Berl.) **161**, 607—641 (1930). — Die allgemeine pathologische Anatomie der Haut. In: JADASSOHN, Handbuch der Haut- und Geschlechtskrankheiten, Bd. IV/3. Berlin: Springer 1932. — GANS, O., u. G. K. STEIGLEDER: Histologie der Hautkrankheiten. a) 2. Aufl., Bd. I. Berlin-Göttingen-Heidelberg: Springer 1955. — b) 2. Aufl., Bd. II. Berlin-Göttingen-Heidelberg: Springer 1957. — GASSMANN, A.: Zit. nach GANS 1925. — GAUDIN, P.: Acanthose par chrysarobine, vaseline et frottement. Dermatologica (Basel) **97**, 209—215 (1948). — GAY PRIETO J., A. P. RODRIGUEZ-PEREZ and G. JAQUETI: Contribution to morphogenetic and histochemical knowledge on the „Molluscum contagiosum". Act. derm.-venereol. (Stockh.) **37**, 231—241 (1957). — GIROUD, A., et G. CHAMPETIER: Recherches sur les roentgenogrammes des keratines. Bull. Soc. Chim. biol. (Paris) **18**, 656—664 (1936). — GITLIN, D., B. H. LANDING and A. WHIPPLE: The localization of homologous plasma proteins in the tissues of young human beings as demonstrated with fluorescent antibodies. J. exp. Med. **97**, 163—175 (1953). — GLASENAPP, I. v., u. G. LEONHARDI: Die biologische Oxydation in der menschlichen Haut. Arch. Derm. Syph. (Berl.) **196**, 319—324 (1953). — GLÜCKSMANN, A.: Local factors in the histogenesis of hypertrophic scars. Brit. J. plast. Surg. **4**, 88—103 (1953). — GOLAY, M.: Action des rayons X sur L-acanthose et la poussée mitotique expérimentales du cobaye. Dermatologica (Basel) **118**, 208—215 (1959). — GOLAY, M., et R. BRUN: De l'eczéma expérimental 6. Communication. Eczéma et acanthose provoqués chez le conbaye par applications répétées de dinitrochlorbenzène. Dermatologica

(Basel) **116**, 412—415 (1958). — GOLDBLUM, R. W., and W. N. PIPER: Artificial lichenifikation produced by a scratching machine. J. invest. Derm. **22**, 405—415 (1954). — GOLDMAN, C.,
N. NELSON and J. A. MIRSKY: Production of bullae in the skin of the duck. Arch. Derm.
48, 616—618 (1943). — GOLDSMITH, W. N.: Hidradenitis suppurativa (Apocrine acne). Proc.
roy. Soc. Med. **43**, 176—177 (1950). — GOLTZ, R. W., R. M. FUSARO and J. JARVIS: The
demonstration of acid substances in normal skin by alcian blue. J. invest. Derm. **31**, 183—190
(1958). — GOLTZ, R. W., u. ANNE-MARIE HULT-SCHÄFER: Zur histochemischen Natur der
Kolloidkörper beim Lichen ruber planus. Hautarzt **14**, 355 (1963). — GOSLAR, H. G.: Ein
Beitrag zur elektiven Darstellung der Keratine und zum histochemischen Verhalten
anderer Disulfidverbindungen in der Haut. Act. histochem. (Jena) **5**, 39—48 (1958). —
GOTTRON, H. A.: Hautveränderungen als Syndrome von Stoffwechselerkrankungen, hrsg. v.
L. GROTE. Schriftenreihe d. Akad. f. ärztl. Fortbildung. Dresden: Steinkopff 1940. — Prae-
cancerosen und Pseudocancerosen der Haut. Dtsch. med. Wschr. **79**, 1250—1254, 1331—1334
(1954). — GOTTRON, H. A., u. F. ELLINGER: Beitrag zur Klinik der Porphyrie. Arch. Derm.
Syph. (Berl.) **164**, 10—43 (1931). — GRACIANSKY, P. DE, u. S. BOULLE: Atlas der Dermatologie.
Übersetzt von E. SCHEICHER-GOTTRON, S. 45. Stuttgart: Gustav Fischer 1955. — GRA-
CIANSKY, P. DE, S. BOULLE, M. BOULLE et J. DALION: La maladie de Kyrle, étude critique à
propos d'une observation. Ann. Derm. Syph. (Paris) **82**, 8—33 (1955). — GRAHAM, J.-H., and
E. B. HELWIG: Isolated dyskeratosis follikularis. Arch. Derm. **77**, 377—390 (1958). — GRAU-
MANN, W., u. J. ROHEN: Chemohistologische Befunde am menschlichen Auge (Cornea, Sclera,
Uvea). Z. mikr.-anat. Forsch. **64**, 652—671 (1958). — GREITHER, A.: Über drei Generationen
vererbte, auf Frauen beschränkte Keratosis follicularis mit Alopecie, Hypidrose und abortiven
Palmar-Plantar-Keratosen in ihren Beziehungen zur Hypotrichosis congenita hereditaria.
Arch. klin. exp. Derm. **210**, 123—140 (1960). — GRIMMER, H.: Die Histologie der epicutanen
Testreaktion bei nicht epicutaner („extracutaner") Sensibilisierung mit 2,4-Dinitrochlorbenzol.
Arch. klin. exp. Derm. **214**, 105—113 (1961). — GROSS, F., u. F. SCHAAF: Verhalten der Haut
gegen Fettsäuren mittlerer Kettenlänge. Hoppe-Seylers Z. physiol. Chem. **295**, 119—128
(1953). — GRÜNEBERG, TH.: Keratosis follicularis et parafollicularis serp. Hautarzt **7**, 150—
155 (1956). — GRÜNEBERG, TH., u. A. SZAKALL: Über das Verhalten der Pentosen und
polarographisch gesicherter reduzierbarer Substanzen in der verhornten Epidermis bei normaler
und pathologischer Verhornung (Psoriasis vulgaris). Arch. klin. exp. Derm. **208**, 402—409
(1959).
    HABER, H.: Histopathology of eczema. In: L. J. A. LOEWENTHAL, The eczemas. Edinburgh
u. London: E. & S. Livingstone 1954. — HAHN, H.: Über Hautblasenbildung. Dtsch. med.
Wschr. **56**, 353—356 (1930). — HALTER, K.: Zur Kenntnis des Fordyceschen Zustandes und
seiner Bedeutung für die Klärung der Lokalisationsfrage von Hautkrankheiten der Mundhöhle.
Arch. Derm. Syph. (Berl.) **176**, 201—213 (1938). — Über ein wenig beachtetes histologisches
Kennzeichen beim Keratoma senile. Hautarzt **3**, 215—216 (1952). — HAMBRICK, G. W.: The
effect of substituted naphthalenes on the pilosebaceous apparatus of rabbit and man. J. invest.
Derm. **28**, 89—103 (1957). — Periodic acid Schiff pos. material accumulating within the lumen
of eccrine sweat glands. J. invest. Derm. **29**, 213—215 (1957). — HAMBRICK, G. W., and
H. BLANK: Whole mounts for the study of skin and its appendages. J. invest. Derm. **23**, 437
(1954). — The microanatomy of miliaria crystallina. J. invest. Derm. **26**, 327—336 (1956). —
HAMBRICK, G. W., and R. BLOOMBERG: The behavior of human skin, its appendages and
tumors in heterologous hosts. J. invest. Derm. **29**, 353—365 (1957). — HAMBRICK, G. W.,
and H. G. SCHEIE: Studies of the skin in Hurler's syndrome. Arch. Derm. **85**, 455—471
(1962). — HAMPERL, H.: Die Morphologie der Tumoren. In: Geschwülste, Handbuch der
allgemeinen Pathologie, Bd. VI/3, Abb. 31, S. 68. Berlin-Göttingen-Heidelberg: Springer
1956. — HANUŠOVÁ, S.: Psoriasis im Flächenbild. Arch. klin. exp. Derm. **210**, 227—251
(1960). — Parakeratotische Lipoidgranula. Arch. klin. exp. Derm. **214**, 6—20 (1961). —
HAUSER, W.: Cytodiagnostik des Bläschengrundes bei Ekzemen und sogenannten-id-Reak-
tionen. Arch. klin. exp. Derm. **210**, 331—338 (1960). — HAUST, M. D., and B. H. LAN-
DING: Histochemical studies in Hurler's disease: A new method for localization of acid
mucopolysaccharide, and an analysis of lead acetate „fixation". J. Histochem. Cytochem. **9**,
79 (1961). — HEITE, H.-J., M. LUDWIG u. R. PLAUT: Zur Kritik des Begriffes Akanthose-
„Faktor". Dermatologica (Basel) **118**, 27—43 (1959). — HEITE, H.-J., u. F. ROMMEL: Über
den Einfluß von Hydrocortison resp. Prednisolon auf die experimentelle Akanthose. Derm.
Wschr. **138**, 1005—1014 (1959). — HEITE, H.-J., u. C. ULRICH: Epidermisdicke, Zellzahl und
Mitoserate in der Meerschweinchenhaut unter dem Einfluß verschiedener Röntgenbestrah-
lungsbedingungen. Arch. klin. exp. Derm. **210**, 625—640 (1960). — HERDENSTAM, C. G.:
On the in vitro metabolism of labeled glucose in normal and psoriatic skin. Acta derm.
venereol. (Stockh.) **42**, Suppl. 47 (1962). — HERMANS, E. H.: Kollodiumbabys. Dermato-
logica (Basel) **119**, 164—185 (1959). — HERRMANN, F.: Zur Methode der Veraschung von
Gewebsschnitten und der Aschendifferenzierung. (Darstellung von Magnesiumsalzen und
Phosphaten.) Z. wiss. Mikr. **49**, 313—330 (1932). — Erweiterung des Verfahrens der Schnitt-

veraschung. Differenzierung der anorganischen Struktur gesunder und kranker Haut. Z. wiss. Mikr. 52, 257—275 (1936). — HERRMANN, F., and N. B. KANOF: The fluorescein pattern of dermatosis. J. invest. Derm. 8, 421—432 (1947). — HERRMANN, F., S. D. MORRILL, R. W. SHERWIN, M. J. ROTHSTEIN and M. B. SULZBERGER: Factors influencing the incidence of epidermal methylcholanthrene tumors in mice treated with cortisone. III. Studies of the hair follicular cycle („skin cycle") in relation to the incidence of tumors after cortisone administration. J. invest. Derm. 25, 423—438 (1955). — HERRMANN, F., S. D. MORRILL and M. B. SULZBERGER: „Dyshidrosiforme Eruptionen" und Schweißorgan. I. Morphologische Befunde bei 6 Patienten mit Hyperhidrose und vesiculären Eruptionen der Handteller und Fußsohlen. Hautarzt 9, 60—67 (1958). — HERRMANN, F., G. K. STEIGLEDER, Y. KAMEI u. J. H. KIM: Aminopeptidasen-Aktivität in der psoriatischen Papel. Derm. Wschr. 146, 603—609 (1962). — HERZBERG, J. J.: Pemphigus Gougerot/Hailey-Hailey. Arch. klin. exp. Derm. 202, 21—44 (1955). — Zur Histopathogenese der Chondrodermatitis nodularis helicis Winkler. Hautarzt 9, 495—499 (1958). — HERZBERG, J. J., u. R. ROHDE: Über den Mechanismus der Blasenbildung. Dermatologica (Basel) 118, 396—406 (1959). — HITSELBERGER, J. F., and R. E. BURN: Darier's disease. Report of a case complicated by Kaposi's varicelliform eruption. Arch. Derm. 83, 425—429 (1961). — HODARA, M.: Histologische Untersuchung über die Wirkung des Chrysarobins. Mh. prakt. Derm. 30, 53—69 (1900); 31, 261—268 (1900). — Histologische Studie über die Wirkung des Chrysarobin in 3 Fällen von psoriasisähnlichem seborrhoischen Ekzem. Mh. prakt. Derm. 32, 379—393 (1901). — HODGSON, C.: Nucleic acids and their decomposition products in normal and pathologic horny layers. J. invest. Derm. 39, 69—78 (1962). — HÖFER, W.: Über Erythrokeratodermien. Speziell über kongenitale erythematöse Keratodermien. Arch. klin. exp. Derm. 208, 616—631 (1959). — HÖFS, W.: Zur Morphogenese der (Pseudo-) Atrophodermia vermicularis. Arch. klin. exp. Derm. 204, 384—396 (1957). — HÖFS, W., u. W. TUNGER: Akanthose- und Keratosetest als Prüfmethoden für Salbengrundlagen. Derm. Wschr. 138, 97—115 (1959). — HOEPKE, H.: Die Haut. In: v. MÖLLENDORFFs Handbuch der mikroskopischen Anatomie des Menschen, Bd. III/1. Berlin: Springer 1927. — HOFFMANN, J. G.: Quantitative analysis of the growth of epidermis. Arch. Path. 47, 37—43 (1949). — HOLLANDER, A., S. C. SOMMERS and A. E. GRIMWADE: Histochemical and ultraviolet microscopic studies of chronic dermatoses and the corium membrane. J. invest. Derm. 22, 335—347 (1954). — HORSTMANN, E.: Über den Papillarkörper der Haut und seine regionalen Unterschiede. Acta anat. (Basel) 14, 23—42 (1952). — Zur Morphologie der gesunden und kranken Haut. Arch. Derm. Syph. (Berl.) 194, 164—173 (1952). — Bau und Struktur des menschlichen Nagels. Z. Zellforsch. 41, 532—555 (1955). — Die Haut. In: Handbuch der mikroskopischen Anatomie des Menschen, Erg.-Bd. III/3. Berlin-Göttingen-Heidelberg: Springer 1957. — HOWELL, J. B., and M. R. CARO: The basal-cell nevus. Arch. Derm. 79, 67—77 (1959). — HUECK, W.: Über das Mesenchym, die Bedeutung seiner Entwicklung und seines Baues für die Pathologie. Beitr. path. Anat. 66, 330 (1920). — HUNTER, R., and H. PINKUS: The effect of oral vitamin A on the number of keratin cells of human epidermis. J. invest. Derm. 37, 459—460 (1961). — HUNTER, R., H. PINKUS and C. H. STEELE: Examination of the epidermis by the strip method. III. The number of keratin cells in the human epidermis. J. invest. Derm. 27, 31—34 (1956). — HURLEY, H. J., and W. B. SHELLEY: The role of the myoepithelium of the human apocrine sweat gland. J. invest. Derm. 22, 143—156 (1954a). — Apocrine sweat retention in man. I. Exper. production of asymptomatic form. J. invest. Derm. 22, 397—415 (1954b). — HURLEY, H. J., and J. A. WITKOWSKI: The dynamics of eccrine sweating in man. I. Sweat delivery through myoepithelial contraction. J. invest. Derm. 39, 329—338 (1962). — HYDÉN, H.: The nucleoproteins in virus reproduction. Cold Spr. Harb. Symp. quant. Biol. 12, 104—114 (1947). — HYMAN, A. B.: Some histopathologic aspects of disturbances of sweating. Arch. Derm. 66, 145—151 (1952). — Dyskeratosis. An analysis of various concepts of the condition and suggestions for an accurate use of the term. Dermatologica (Basel) 106, 101—110 (1953).

ITÔ, K.: A study on hyperkeratosis. II. Follicular hyperkeratosis and chronic nutritional insuffiency. Bull. pharm. Res. Inst. H., 6 (1956). Ref. Excerpta med. (Amst.), Sect. XIII, 10, 158 (1956). — ITO, T., u. K. IWASHIGE: Zytologische Untersuchungen über die ekkrinen Schweißdrüsen in der menschlichen Achselhaut mit besonderer Berücksichtigung der apokrinen Sekretion derselben. Okajimas Folia anat. jap. 23, 187—193 (1951a). — ITO, T., K. TSUCHIYA u. K. IWASHIGE: Studien über die basophile Substanz (Ribonucleinsäure) in den Zellen der menschlichen Schweißdrüsen. Arch. histol. jap. 2, 279—287 (1951b). — IWASHIGE, K.: Zytologische und histologische Untersuchungen über die ekkrinen Schweißdrüsen der Achselhaut von gesunden Menschen höheren Alters. Arch. histol. jap. 4, 75—90 (1952).

JABLÓNSKA, S., and T. CHORZELSKI: Dyskeratoma and epithelioma (Carcinoma) dyskeratoticum segregans. Dermatologica (Basel) 123, 24—37 (1961). — JABLÓNSKA, S., u. I. FORMAS: Weitere positive Ergebnisse mit Auto- und Heteroinokulation bei Epidermodysplasia verruciformis Lewandowsky-Lutz. Dermatologica (Basel) 118, 86—93 (1959). — JADASSOHN, W.: Zur Wirkung von Chrysarobin auf die Haut. Schweiz. med. Wschr. 74,

1143—1145 (1944). — JADASSOHN, W., R. BRUN u. E. BUJARD: Die Meerschweinchenhaut als dermatologisches Testobjekt etc. Arch. klin. exp. Derm. 210, 322—326 (1960). — JADASSOHN, W., E. BUJARD et R. BRUN: Eczéma expérimental de la tétine du cobaye mâle. Dermatologica (Basel) 110, 236—237 (1955). — JADASSOHN, W., R. PAILLARD u. R. BRUN: Experimentelles zur Frage der Wirkung von Hormonen auf die Haut. Akt. Probl. Derm. 1, 107—122 (1959). — JARRETT, A.: Fluorescence microscopy and the „acantholytic cell". Brit. J. Derm. 69, 117—129 (1957). — JARRETT, A., R. I. SPEARMAN and J. A. HARDY: The histochemistry of keratinization. Brit. J. Derm. 71, 277—295 (1959). — JEWELL, H. A., H. TAUBE, M. E. NICHOLLS and R. A. LEHMANN: Action of vitamin A on the skin following intracutaneous injection. Proc. Soc. exp. Biol. (N.Y.) 96, 162—165 (1957). — JONES, P. E., and D. C. SMITH: Porokeratosis. Arch. Derm. 56, 425—436 (1947).

KAHN, R. H.: Vaginal keratinization in vitro. Ann. N.Y. Acad. Sci. 83, 347 (1959). — KAISER, M.: Viruskolonien in Hornhautzellen. Klin. Med. (Wien) 3, 405—411 (1948). — KALKOFF, K. W., u. E. MACHER: Über das Nachwachsen der Haare bei Alopecia areata. Hautarzt 9, 441—445 (1958). — KAUFMAN, S. M.: Fox-Fordyce disease in an male. N.Y. St. J. Med. 38, 971—973 (1938). — KEINING, E., u. O. BRAUN-FALCO: Diffuse Talgdrüsenhyperplasie der Gesichtshaut in Analogie zum Bilde des Rhinophym. Derm. Wschr. 127, 463—471 (1953). — Veränderungen der mesenchymalen Grundsubstanz bei Psoriasis. Minerva derm. 34, 238—244 (1959). — KERCKHOFF, J. H. P. VAN: Beiträge zur Kenntnis der Psoriasis vulgaris. Leipzig: S. Hirzel 1929. — KIMMIG, J.: Ursache und Behandlung des Jododerma tuberosum. Hautarzt 2, 78—79 (1951). — KIMMIG, J., u. K. H. SCHULZ: Chlorierte aromatische zyklische Äther als Ursache der sogenannten Chlorakne. Naturwissenschaften 44, 337—338 (1957). — KLAAR, J.: Zur Kenntnis des weiblichen Axillarorgans beim Menschen. Wien. klin. Wschr. 39, 127—131 (1926). — KLIGMAN, A. M.: Pathophysiology of ringworm infections in animals with skin cycles. J. invest. Derm. 27, 171—185 (1956). — The human hair cycle. J. invest. Derm. 33, 307—316 (1959). — Pathologic dynamics of human hair loss. I. Telogen effluvium. Arch. Derm. 83, 175—198 (1961). — KLIGMAN, A. M., and W. B. SHELLEY: An investigation of the biology of the human sebaceous gland. J. invest. Derm. 30, 99—125 (1958). — KLIGMAN, A. M., and J. S. STRAUSS: The formation of vellus hair follicles from human adult epidermis. J. invest. Derm. 27, 19—23 (1956). — KLINGMÜLLER, G.: Monilethrix mit 48 Std-Rhythmus. Hautarzt 5, 23—24 (1954a). — Morphologische Veränderungen beim Abbau kranker Haarwurzeln. Hautarzt 5, 115—118 (1954b). — Histochemische Befunde alkalischer Phosphatasen an normalen und kranken Haarwurzeln. Hautarzt 9, 176—180 (1958). — KLINKEN-RASMUSSEN, L.: Quantitative morphological studies on cyclic changes in the mouse skin with special reference to carcinogenesis. Acta path. microbiol. scand. 36, 112—124 (1955). — KLÖNE, W.: Der Nachweis menschenpathogener Virusarten mittels der Gewebekultur. In: Handbuch der Virusforschung, begr. von DOERR u. HALLAUER, Bd. 4, Erg.-Bd. III. Wien: Springer 1958. — KOCH, F.: Über das Vorkommen von apokrinen Drüsen in Talgdrüsennaevi. Arch. Derm. Syph. (Berl.) 174, 126—131 (1936). — Zur Histogenese und Pathogenese des Schweißdrüsenabszesses. Dtsch. med. Wschr. 63, 965—967 (1937). — Zur Frage der Identität von Impetigo herpetiformis, Psoriasis pustulosa und Psoriasis vulgaris. Hautarzt 3, 165—168 (1952). — KOGOJ, F.: Acrodermatitis continua Hallopeau und Psoriasis pustulosa. Derm. Z. 75, 252—270 (1937). — Die spungiforme (schwammartige) Pustel. Derm. Wschr. 107, 1485—1487 (1938). — Das klinische und histologische Bild der Acrodermatitis continua. Arch. Derm. Syph. (Berl.) 193, 417—433 (1951). — Zur Diagnose des „Zweiblasen-Symptom" bei bullösen Dermatosen. Dermatologica (Basel) 115, 547—555 (1957). — Introductory notes to a discussion on bullous dermatoses. Acta derm.-venereol. (Stockh.), Proc. 11. Internat. Congr. Dermat. 3, 269—276 (1957). — KOMISARUK, E., J. C. KOSEK and D. S. SCHUSTER: Histology of psoriasis injected with triamcinolone. Arch. Derm. 86, 422—425 (1962). — KOPF, A. W.: The distribution of alkaline phosphatase in normal and pathologic human skin. Arch. Derm. 75, 1—40 (1957). — KORTING, G. W.: Mycosis fungoides, Fallvorstellung. Derm. Wschr. 135, 569—570 (1957). — Pemphigoide Pellagra mit Hautveränderungen. Arch. klin. exp. Derm. 208, 81—92 (1958). — Über isolierte Keratohyalinstrukturen in einer spongiformen Pustel. Arch. klin. exp. Derm. 210, 220—226 (1960). — KRANTZ, W.: Einführung in die Dermatologie. Leipzig: L. Voss 1933. — KREIBICH, C.: Ätiologie und Pathogenese des Ekzems. Arch. Derm. Syph. (Berl.) 145, 6—34 (1923). — Mucin bei Hauterkrankungen. Arch. Derm. Syph. (Berl.) 150, 243—248 (1926). — KRUSE, M.: Aschenbilder von normaler, psoriatischer und neurodermitischer Haut mit besonderer Berücksichtigung des Magnesiumbildes. Z. Haut- u. Geschl.-Kr. 24, 127—131 (1958). — KUBO, Y.: Studies on tonofibrils in epithelial tumors. Jap. J. Derm. 71, 25—273 (1961). — KUHL, P. R., G. E. SHELINE and E. I. ALPEN: Blister formation and tissue temperature in radiant energy and contact burns. Amer. J. Path. 30, 695—710 (1954). — KULISCH, G.: Sind die durch Kantharidin und Kotonöl hervorgerufenen Entzündungen der Haut Ekzeme? Mh. prakt. Derm. 17, 1, 62 (1893). — KURTH, W.: Über eine Schweißsekretionsstörung nach Salvarsanbehandlung bei Lues. Arch. Derm. Syph. (Berl.) 190, 25—49 (1950). — KUSKE, H.: Experimentelle Untersuchungen zur Photosensibilisierung der Haut der pflanzlichen Wirkstoffe. I. Mitt. Lichtsensibilisierung durch Furocumarine als Ursache. Arch. Derm. Syph. (Berl.) 178, 112—123 (1938). — KÚTA, A., and E. NEUMANN: Koebner's phenomenon in a study concerning the primary epidermal pathogenesis of psoriasis. Dermatologica (Basel) 115, 51—60 (1951). — KYRLE, J.: Vorlesungen über Histobiologie der menschlichen Haut und ihrer Erkrankungen, Bd. II. Wien u. Berlin: Springer 1927.

LANDES, E.: Epidermodysplasia verruciformis Lewandowsky-Lutz und Vitamin A. Derm. Wschr. 126, 1130—1137 (1952). — Diskussionsbemerkung zu dem Vortrag GRIMMER über die Chlorakne. Derm. Wschr. 130, 1191 (1954). — Gangrän an beiden Füßen als Folge lokaler Stoffwechselstörung durch Narkose. Derm. Wschr. 132, 811—814 (1955). — LA PAVA, S. DE, and J. W. PICKREN: Ectopic sebaceous glands in the esophagus. Arch. Path. 73, 397 (1962). — LAUSECKER, H.: Zur Symptomatologie der Dysostosis multiplex. Hautarzt 5, 538—540 (1954). — LEACH, E. H., R. A. PETERS and R. J. ROSSITER: Experimental thermal burns, especially the moderate temperature burn. Quart. J. exp. Physiol. 32, 67—86 (1943/44). — LEHNER, E., u. L. SZODORAY: Ein ungewöhnlicher sich durch entzündliches Follikularödem auszeichnender Hautausschlag. Derm. Wschr. 108, 679—685 (1939). — LEMBECK, H. H.: Versuche zum histochemischen Nachweis der Malicodehydrogenase und zur Spezifität des Nachweises wasserstoffabspaltender Fermente in der Haut mittels Tetrazoliumsalzen. Inaug.-Diss. Frankfurt a. M. 1955. — LEONHARDI, G.: Die Enzyme in der Haut. Vortrag Dtsch. Dermat. Tagg Düsseldorf 1958. Arch. klin. exp. Derm. 211, 75—104 (1958). Siehe auch Akt. Probl. Derm. 1, 47 (1959). — LEONHARDI, G., u. L. MICHEL: Impetigo herpetiformis, ein Syndrom des Calciummangels. Arch. klin. exp. Derm. 207, 244—250 (1958). — LETTERER, E.: Die allergisch hyperergische Entzündung. In: Handbuch der allgemeinen Pathologie, hrsg. von BÜCHNER, LETTERER u. ROULET, Bd. VII/1. Berlin-Göttingen-Heidelberg: Springer 1956. — LEUCHTENBERGER, C., and H. Z. LUND: The chemical nature of the so-called keratohyalin granules of the stratum granulosum of the skin. Exp. Cell Res. 2, 150—152 (1951). — LEVER, W. F.: Pemphigus, a histopathologic study. Arch. Derm. 64, 727—753 (1951). — Pemphigus. Medicine (Baltimore) 32, 1—123 (1953). — LINSER, K.: Zur Mesenchym-Theorie der Hautkarzinome. Derm. Wschr. 139, 135—149 (1959). — LIPMAN-COHEN, E.: The mechanism of comedo formation in acne vulgaris. Brit. J. Derm. 68, 362—368 (1956). — LISS, M., and W. F. LEVER: Purification and characterization of ribonuclease from psoriatic scales. J. invest. Derm. 39, 529—535 (1962). — LOBITZ, W. C., D. BROPHY, A. E. LARNER and F. DANIELS: Glycogen response in human epidermal basal cell. Arch. Derm. 86, 207—211 (1962). — LOBITZ, W. C., and R. L. DOBSON: Responses of the secretory coil of the human eccrine sweat gland to controlled injury. J. invest. Derm. 28, 105—120 (1957). — LOBITZ, W. C., and J. B. HOLYOKE: The histochemical response of the human epidermis to controlled injury: glycogen. J. invest. Derm. 22, 189—198 (1954). — LOBITZ, W. C., J. B. HOLYOKE and D. BROPHY: Histochemical evidence for human eccrine sweat duct activity. Arch. Derm. 72, 229—236 (1955). — LOBITZ, W. C., J. B. HOLYOKE and W. MONTAGNA: The epidermal eccrine sweat duct unit, a morphologic and biologic entity. J. invest. Derm. 32, 157—158 (1954). — Responses of the human eccrine sweat duct to controlled injury. Growth center of the „epidermal sweat duct unit". J. invest. Derm. 23, 329—344 (1954). — LÖHNER, L.: Über Entstehungsgeschichte und Funktionen des menschlichen Haarkleides. Biol. Zbl. 44, 384—398 (1924). — LOEWENTHAL, L. J. A.: A new cutaneous manifestation in the syndrom of vitamin A defiency. Arch. Derm. 28, 700—708 (1933). — Familial benign chronic pemphigus: (GOUGEROT-HAILEY). The role of pyogenic bacteria. Arch. Derm. 80, 318—326 (1959). — The human eccrine sweat gland ampulla. J. invest. Derm. 34, 229—235 (1960). — Zur Histopathologie des spontanen symmetrischen Ekzems. Hautarzt 11, 302—308 (1962). — Experimental miliaria. Arch. Derm. 86, 455—460 (1962). — LUND, H. Z.: Tumors of the skin. Armed Forces Institute of Pathology. Atlas of tumor pathology, I/2. Washington D. C. 1957. — LUTZ, W.: Keratosis follicularis serpiginosa. Dermatologica (Basel) 106, 318—319 (1953). — LUTZ, W. A.: A propos del'epidermodysplasia verruciformis. Dermatologica (Basel) 92, 30—43 (1946). — LYNCH, F.W.: Acne vulgaris. Review of histologic changes observed in early lesions. Arch. Derm. 42, 593—606 (1940). — LYNFIELD, Y. L.: Effect of pregnancy on the human hair cycle. J. invest. Derm. 35, 323—327 (1960). — LYONS, R. E.: Miliaria rubra. A manifestation of staphylococcal disease. Arch. Derm. 86, 282—286 (1962).

MacCARDLE, R. C., M. F. ENGMAN and M. F. ENGMAN: XCIII. Spectrographic analysis of neurodermatitic lesions, a human magnesium defiency. Arch. Derm. 44, 429—440 (1941). — XCIV. Mineral changes in neurodermatitis revealed by microincineration. Arch. Derm. 47, 335—372 (1943). — MACHER, E.: Über die Wirkung des Cortison auf die kleinen Gefäße der Rattenhaut. Klin. Wschr. 34, 390—394 (1956). — MAGNUS, I. A.: Observations on the thiol content of abnormal stratum corneum, in psoriasis and other conditions. Brit. J. Derm. 68, 243—251 (1956). — MARCHIONINI, A.: Nicht erbliche Epidermolysis bullosa bei Hautamyloidose. Arch. Derm. Syph. (Berl.) 178, 65—67 (1939). — MARCHIONINI, A., u. TH. NASEMANN: Zur Diagnostik der durch Viren der Pockengruppe hervorgerufenen

Erkrankungen des Menschen. Arch. klin. exp. Derm. 202, 69—102 (1955a). — On the virus etiology of pemphigus and dermatitis herpetiformis Duhring. J. invest. Derm. 24, 267—274 (1955b). — Marchionini, A., u. H. W. Spier: Die Physiologie und Pathologie der Ausscheidung der Haut. In: Handbuch der allgemeinen Pathologie, Bd. V/2. Berlin-Göttingen-Heidelberg: Springer 1958. — Matoltsy, A. G., and M. N. Matoltsy: Cytoplasmic droplets of pathologic horny cells. J. invest. Derm. 38, 323—325 (1962). — A study of morphological and chemical properties of keratohyalin granules. J. invest. Derm. (im Druck). — Matoltsy, A. G., and G. F. Odland: Observations on the orientation of keratin in thickened cornified epithelium of the human skin. J. invest. Derm. 26, 121—126 (1956). — Matoltsy, A. G., A. Schragger and M. N. Matoltsy: Observations on regeneration of the skin barrier. J. invest. Derm. 38, 251—254 (1962). — McAdams, A. J.: A study of mustard vesication. J. invest. Derm. 26, 317—326 (1956). — McCallum, D. I.: Histopathology of contact eczema with reference to sweat retention. Trans. St. John's Hosp. derm. Soc. (Lond.) 39, 5—10 (1957a). — Histopathology of patch tests. Trans. St. John's Hosp. derm. Soc. (Lond.) 39, 11—19 (1957b). — McCance, R. A., and A. M. Barrett: The effect of undernutrition on the skin, in Studies of undernutrition, Wuppertal 1946—1949. Spec. Rep. Ser. med. Res. Coun. (Lond.) No 275 (1951). — Melaragno, H. P., and W. Montagna: The tactile hair follicles in the mouse. Anat. Rec. 115, 129—149 (1953). — Menkes, J. H., M. Alter, G .K. Steigleder, D. R. Weakley and J. H. Sung: A sex-linked recessive disorder with retardation of growth, peculiar hair, and focal cerebral and cerebellar degeneration. Pediatrics 29, 764—779 (1962).— Mescon, H., M. Gray and G. Moretti: Molluscum contagiosum: a histochemical study. J. invest. Derm. 23, 293—308 (1954). — Mescon, H., and J. S. Strauss: Secondary histopathologic changes of the pilosebaceous unit. Arch. Derm. 81, 43—51 (1960). — Meyer, K., D. Kaplan and G. K. Steigleder: Effect of acid mucopolysaccharides on hair growth in the rabbit. Proc. Soc. exp. Biol. (N.Y.) 108, 271—275 (1961). — Miàn, E. U.: Cytologische Beobachtungen an bullösen Hauterscheinungen unter Verwendung der Phasenkontrastmikroskopie. Dermatologica (Basel) 103, 89—96 (1951). — Quantitative estimation of the skin dehydrogenases activity in blister formation. Anthol. med. Santoriana 59, 39—49 (1960). — Michelson, H. E.: Acute forms of pemphigus. Arch. Derm. 65, 422—428 (1952). — Midana, A.: Sulla questione dei rapporti tra epidermodysplasia verruciformis e verrucosi generalizzata. Dermatologica (Basel) 99, 1—23 (1949). — Miescher, G.: Problem des Lichtschutzes und der Lichtgewöhnung. Strahlentherapie 35, 403—443 (1930). — Beiträge zur Ekzemfrage. Einleitung und I. Mitt. Zur Frage der Spezifität der ekzematösen Reaktion. Arch. Derm. Syph. (Berl.) 173, 117—154 (1936). — Über „Porokeratosis Mibelli". Arch. Derm. Syph. (Berl.) 181, 532—548 (1941). — Histologie der allergischen Reaktionen. Kongreßber. 1. Intern. Kongr. Allerg. Zürich 1952. Basel: Karger 1952, S. 137—148. — Zur Histologie der ekzematösen Kontaktreaktion. Dermatologica (Basel) 104, 215—220 (1952). — L'histologie de l'eczéma. In: Le mécanisme physio-pathologique de l'eczéma, hrsg. von J. Charpy. Paris: Masson & Cie. 1954. — Elastoma intrapapillare perforans verruciforme. Dermatologica (Basel) 110, 254—266 (1955); s. a. Hautarzt 7, 194—197 (1956a).— Über Spätreaktionen vom Tuberkulintypus. Dermatologica (Basel) 112, 392—405 (1956b). — Zur Histologie der lichtbedingten Reaktionen. Dermatologica (Basel) 115, 345 (1957a). — Eruptive Milien und Epithelioma adenoides cysticum Brooke. Dermatologica (Basel) 115, 712—716 (1957b). — Die Haut als Organ der Abwehr. Hautarzt 8, 88—93 (1957c). — Miescher, G., u. S. Stierlin: Monilethrix, Fallvorstellung. Dermatologica (Basel) 106, 291—293 (1953). — Mihay, B., and H. S. Zackheim: The absence of a fungistatic effect of squalene on dermatophytes. J. invest. Derm. 32, 73—74 (1959). — Mirsky, J. A., and C. Goldman: The production of bullae in the skin of the duck. Arch. Derm. 48, 161—163 (1943). — Moberger, G.: Malignant transformation of squamous epithelium. Acta radiol. (Stockh.) Suppl. 112, c 1954). — Moberger, G., and P. De: A cytochemical study of cellular granules in the stratum granulosum of the epidermis. Exp. Cell Res. 8, 578—582 (1955). — Moberger, G., and A. Engström: Histioradiographic studies on normal hyperplastic and cancerous epidermis. J. invest. Derm. 22, 477—491 (1954). — Möslein, P.: Impetigo herpetiformis-Psoriasis pustulosa-Acrodermatitis continua Hallopeau. Arch. klin. exp. Derm. 208, 410—458 (1959). — Monash, S.: Location of the superficial epithelial barrier to skin penetration. J. invest. Derm. 29, 367—376 (1957). — Moncorps, C.: Untersuchungen über die Pharmakologie und Pharmakodynamik von Salben und Salbenincorporierten Medikamenten. III. Mitt. Untersuchungen über die Resorption und Pharmakodynamik des salbenincorporierten elementaren Schwefels. Naunyn-Schmiedeberg's Arch. exp. Path. Pharmak. 141, 67—86 (1929). — Montagna, W.: Anisotropic lipids in the sebaceous glands of the rabbit. Anat. Rec. 104, 243—254 (1949). — Histology and cytochemistry of human skin. IX. The distribution of nonspecific esterases. J. biophys. biochem. Cytol. 1, 13—16 (1955). — Histology and histochemistry of human skin. XI. The distribution of β-glucuronidase. J. biophys. biochem. Cytol. 3, 343—348 (1957). — The structure and function of skin, 2. Aufl. New York and London: Academic Press 1962. — Montagna, W., and H. B. Chase: Redifferentiation of sebaceous glands in the mouse after total extirpation with methylcholanthrene. Anat. Rec. **107**, 83—92 (1950). — Histology and cytochemistry of human skin. X. X-irradiation of the scalp. Amer. J. Anat. **99**, 415—446 (1956). — MONTAGNA, W., H. B. CHASE and W. C. LOBITZ: Histology and cytochemistry of human skin. II. The distribution of glykogen in the epidermis, hair follicles, sebaceous glands and eccrine sweat glands. Anat. Rec. **114**, 231—301 (1952). Siehe auch J. invest. Derm. **17**, 147—157 (1951). — MONTAGNA, W., A. EISEN, A. H. RADEMACHER and H. B. CHASE: Histology and cytochemistry of human skin. J. invest. Derm. **23**, 23—32 (1954). — MONTAGNA, W., and C. R. NOBACK: The histology of the preputial gland of the rat. Anat. Rec. **96**, 41—54 (1946). — MONTAGNA, W., and E. J. VAN SCOTT: The anatomy of the hair follicle. In: The biology of the hair growth, p. 39—64. New York: Academic Press Inc. 1958. — MONTGOMERY, H., H. P. POLLEY and D. G. PUGH: Reticulohistiocytoma (Reticulohistiocytic granuloma). Arch. Derm. **77**, 61—72 (1958) (Lit.). — MOON, V. H.: Mechanism of acute inflammation. Arch. Path. **20**, 561—570 (1935). — MOON, V. H., and G. A. TERSHAKOVEC: Dynamics of inflammation and of repair. III. Effects of tissue extracts and of protein split products of capillary permeability and upon leucocytes. Arch. Path. **55**, 384—392 (1953). — MORETTI, G., and H. MESCON: Histochemical distribution of acid phosphatases in normal human skin. J. invest. Derm. **26**, 347—360 (1956). MÜLLER, G.: Über eine vereinfachte Reaktion nach Hale. Acta histochem. (Jena) **2**, 68—70 (1955). — MÜLLER, W.: Astrablau zur Darstellung des sog. Neurosekretes. Lab.-Bl. H. 2 (1957). — MURPHY, J. C., A. E. REIF and H. L. JANUARY: Cutaneous hypersensitivity to adhesive and scotch tapes. J. invest. Derm. **31**, 45—46 (1958). — MUSUMECI, V.: Ricerche sperimentali ed istologiche sulla fisiopathologia dell'elemento vesicolo-bullose. Minerva derm. **32**, 270—277, 395—400 (1957a). — Aspetti citologici della cellula malpighiana nelle lesione bollosa del pemfigo volgare. Giorn. ital. Derm. **92**, 369—377 (1957b). — Ricerche sperimentali ed istologiche sulla fisiopatologia dell'elemento vesico- bolloso. Nota II: Sull'influenza delle proteasi nel determinismo lesionale. Minerva derm. **32**, 395—400 (1957).

NASEMANN, TH.: Licht- und elektronenoptische Untersuchungen zur Morphologie des Molluscum contagiosum-Virus und dessen Einschlußbildungen sowie Beiträge zur Klinik, Serologie, Histopathologie und Pathogenese des Molluscum contagiosum. III. Mitt. Serologie, Immunitätsverhältnisse, Histologie. Hautarzt **8**, 397—405 (1957). — IV. Mitt. Histochemie, Ultrahistologie, pathogenetische Untersuchungen und Morphologie des Molluscum contagiosum-Virus. Hautarzt **8**, 443—450 (1957). — NAYLOR, P. F. D.: The skin surface and friction. Brit. J. Derm. **67**, 239—248 (1955a). — The reaction to friction of patients with flexural eczema. Brit. J. Derm. **67**, 385—391 (1955b). — Experimental friction blisters. Brit. J. Derm. **67**, 327—342 (1955c). — NELEMANS, TH. G.: Pemphigus vulgaris en dermatitis herpetiformis Duhring. Praefschrift Universität Groningen 1951. — NELEMANS, TH. G., F. J. KEUNING, TH. G. VAN RISSEL und M. RUITER: Histological changes in the tonofibrils in vesicular and bullous diseases of the skin. Brit. J. Derm. **64**, 177—182 (1952). — NEUMANN, E., and A. KUTÁ: Role of the skin adnexes in the pathogenesis of psoriasis. Dermatologica (Basel) **116**, 400—408 (1958). — NIEUWMEIJER, A. H.: Tonofibrils in bullous dermatoses. A histo- and cytopathologic study. Dermatologica (Basel) **106**, 379—387 (1953). — NIKOLOWSKI, W.: Neurogene Hauttumoren ungewöhnlicher Art. Arch. Derm. Syph. (Berl.) **197**, 484—495 (1954). — Dyskeratosis follicularis isolata. Arch. klin. exp. Derm. **208**, 174—180 (1959). — NÖDL, F.: Die epidermale Metaplasie des Schweißdrüsenausführungsganges im Basaliom. Arch. Derm. Syph. (Berl.) **198**, 343—351 (1954). — Zur Histopathogenese der sog. Myeloblastenmyome. Arch. klin. exp. Derm. **203**, 323—338 (1958).

OBERSTE-LEHN, H.: Charakteristik der epidermalen Formelemente bei einigen Dermatosen im epidermo-cutanen Grenzflächenbild. Hautarzt **3**, 351 (1952). — OBERSTE-LEHN, H., u. M. KÜHL: Fluoreszenzmikroskopische und histochemische Untersuchungen über die acantholytischen Zellen. Zbl. Haut- u. Geschl.-Kr. **102**, 240 (1959). — O'BRIEN, J. P.: A study of miliaria rubra tropical anhidrosis and anhidrotic asthenia. Brit. J. Derm. **59**, 125—158 (1947). — The etiology of poral closure, the experimental study of miliaria rubra, bullous impetigo and related diseases of the skin. J. invest. Derm. **15**, 95—155 (1950). — Some properties of the sweat ducts as observed in diseases. J. invest. Derm. **18**, 473—481 (1952). — OGURA, R., J. M. KNOX and A. C. GRIFFIN: Quantitative studies of epidermal sulfhydril. J. invest. Derm. **36**, 29—35 (1962). — OLLENDORFF-CURTH, H., and B. M. ASCHNER: Genetic studies on acanthosis nigricans. Arch. Derm. **79**, 55—66 (1959) (Lit.). — OLLENDORFF-CURTH, H., A. W. HILBERG and G. F. MACHACEK: The site and histology of the cancer associated with malignant acanthosis nigricans. Cancer (Phil.) **15**, 364—382 (1962). — ORBAN, B.: Verhornung des Zahnfleisches. Z. Anat., Abt. L. **94**, 458—473 (1931). — OVERTON, J.: Mitotic stimulation of larval amphibian epidermis by grafts of central nervous tissue. Anat. Rec. **100**, 69—70 (1948).

PAINE, R. S.: Evaluation of familial biochemically determined mental retardation in children, with special reference to aminoaciduria. New Engl. J. Med. **262**, 658—665 (1960). — PALMER, D. D., and H. O. PERRY: Benign familial chronic pemphigus. Arch. Derm. **86**, 493—502 (1962). — PAUTRIER, L.-M.: Le naevus sébacé de la face et du cuir chevelu, L'epithelioma sebacé. Ann. Derm. Syph. (Paris), Ser. VII, 7, 897—938 (1936). — PEARSE, A. G. E.: Histochemistry, theoretical and applied, 2. Aufl. London: Churchill 1960. — PEARSON, R. W.: Studies on the pathogenesis of epidermolysis bullosa. J. invest. Derm. 39, 529—535 (1962). — PEARSON, R. W., and B. SPARGO: Electron microscope studies of dermal-epidermal separation in human skin. J. invest. Derm. 36, 213—224 (1961). — PECK, S. M., T. J. MICHELFELDER and L. L. PALITZ: Further studies on the mechanism of adhesive type dermatitis. Arch. Derm. 63, 289—311 (1951). — PEISS, C. N., W. C. RANDALL and A. B. HERTZMAN: Hydration of the skin and its effect on sweating and evaporative water loss. J. invest. Derm. (Baltimore) 26, 459—470 (1956). — PENSLEY, N., and C. F. SIMS: Keratosis senilis with epidermal splits: resemblance to Darier's disease and probable significance. Arch. Derm. 83, 951—955 (1961). — PERCIVAL, G. H.: Diagnostic histologique du pemphigus foliaceus et de Syndr. Senear Usher. Arch. belges Derm. 5, 278—279 (1949). — PERCIVAL, G. H., and P. H. HANNAY: Observations on the structure and formation of bullae. Brit. J. Derm. 61, 41—53 (1949). — PERRY, E. T., and M. G. WOOD: The neurohistology of the proximal portion of the human ear canal. J. invest. Derm. 27, 103—110 (1956). — PETERSEN, H.: Histologie und mikroskopische Anatomie, S. 679. München: J. F. Bergmann 1935. — PINKUS, H.: Notes on anatomy and pathology of skin appendages. I. The wall of intraepidermal part of sweat duct. J. invest. Derm. 2, 175—186 (1939). — Examination of the epidermis by the strip method of removing horny layers. I. Observations on the thickness of the horny layer and on mitotic activity after stripping. J. invest. Derm. 16, 383—386 (1951). — Examination of the epidermis by the strip method. II. Biometric data on regeneration of the human epidermis. J. invest. Derm. 19, 431—446 (1952). — Premalignant fibroepithelial tumors of the skin. Arch. Derm. 67, 598—615 (1953). — Biology of epidermal cells. In ROTHMANN, ST, 1954 (a). — Histopathology of allergic dermatoses. Ann. Allergy 12, 671—686 (1954 b). — Alopecia mucinosa. Arch. Derm. 76, 419—426 (1957). — Keratosis senilis, a biological concept of its pathogenesis and diagnosis based on the study of normal epidermis and 1730 seborrheic and senile keratoses. Amer. J. clin. Path. 29, 193—207 (1958a). — The concept of symbiosis applied to normal and abnormal growth in the human epidermis. Dermatologica (Basel) 117, 369—379 (1958b). — Embryology of hair. In: Biology of the hair growth. New York: Academic Press Inc. 1958c. — Zur Entwicklung des Haarfollikels beim Menschen, insbesondere des Infundibulums und des bindegewebigen Anteils. Hautarzt 10, 164—170 (1959a). — Skin cancer and basic research in dermatology. J. invest. Derm. 33, 171—175 (1959b). — PINKUS, H., and C. H. STEELE: Structure and dynamics of the human epidermis. A. M. A. Scientific exhibits. New York: Grune and Stratton 1956. — POLANO, M. K.: Over de histologie van de alstrim blaar in vergelijiking met andere bij virusuiekten voorkommende blaren. Arch. belges Derm. 13, 321—328 (1957). — PRAKKEN, J. R.: Kyrlesche Krankheit. Acta derm.-venereol. (Stockh.) 34, 360—367 (1954). — PRAKKEN, J. R., and M. J. WOERDEMAN: „Pemphigoid" (para-pemphigus) relationship to other bullous dermatoses. Brit. J. Derm. 67, 92—97 (1955). — PROPPE, A.: Hidradenitis suppurativa axillaris. Z. Haut- u. Geschl.-Kr. 6, 387—398 (1949). — PROPST, A.: Über das Schweißdrüsenödem, ein Beitrag zur Pathologie des Bindegewebes. Frankfurt. Z. Path. 67, 432—446 (1956). — PRUNIERAS, M.: Aspect histologiques de la membran basale de l'épiderme dans l'eczéma et dans la dermatite de Duhring Brocq. Presse Med. 62, 307—309 (1954). — Le glycogène et les acides ribonucléiques dans l'épiderme de l'eczéma. In: Le mécanisme physio-pathologique de l'eczéma, S. 66—69, hrsg. von J. CHARPY. Paris: Masson & Cie. 1954 (b). — PUENTE-DUANY, N.: Sweat gland involvement in some of the squamous cells epitheliomas. Act. Un. int. Cancr. 12, 128—134 (1956).

RAAB, W., u. G. K. STEIGLEDER: Fehldiagnosen bei Horncysten. Arch. klin. exp. Derm. 212, 606—615 (1961). — RABELLO, F. E., H. PORTUGAL et R. D. AZULAY: Observations cliniques et recherches histologiques et biologiques dans les bulloses du groupe du pemphigus. Arch. belges Derm. 5, 279—280 (1949). — RADEMACHER, A. H., and W. MONTAGNA: Response of the skin of mice to methyl ether of vitamin A and vitamin A palmitate. J. invest. Derm. 26, 69—75 (1956). — RASKIN, J.: Antigen-antibody reaction site in contact dermatitis. Determinations by use of fluorescent antibody technique. Arch. Derm. 83, 459—465 (1961). — RAUSCH, L., u. H. GLODNY: Entwicklungen und Ergebnisse der Thiolforschung in dermatologischer Sicht. Zbl. Haut- u. Geschl.-Kr. 9, 1—23 (1956). — REHÁK, A., and E. SEJÁKOVÁ: Connection of the epithelial hair sheath with the connective tissue. čs. Derm. 35, 77—81 (1960). — REICH, H.: Der Abrikossofftumor. Hautarzt 9, 71—77 (1958). — REINBERG, A., E. SIDI and J. STOLKOWSKI: Potassium and ribonucleic acid in human skin. J. invest. Derm. 36, 417—421 (1961). — RELLER, H. C., and Z. K. COOPER: Mitotic incidence in the first 48 hours of methylcholanthrene epidermal carcinogenesis. Cancer Res. 4, 236—240 (1944). — RIEHL, G.: Diagnostik der Hautkrankheiten. In: Handbuch für Haut- und Geschlechtskrankheiten von JADASSOHN, Bd. IV/3. Berlin: Springer 1932. — RITZENFELD, P.: Zur Histologie der Entstehung subepidermaler Blasen. Arch. klin. exp. Derm. 216, 521—532 (1963). — ROBINSON, S. S.: Naevus sebaceus (Jadassohn). Arch. Derm. 26, 663—670 (1932). — ROE, D. A.: A fibrous keratin precursor from the human epidermis. I. The extraction and physical properties of a fibrous protein found in the human epidermis. J. invest. Derm. **27**, 1—8 (1956a). — Further studies of a fibrous keratin precursor from the human epidermis. J. invest. Derm. **27**, 319—324 (1956b). — The psoriatic process. Arch. Derm. **80**, 210—219 (1959a). — Polarization studies of hyperkeratosis, parakeratosis and dyskeratosis. J. invest. Derm. **33**, 257—266 (1959b). — Untersuchungen der epidermalen Glykoproteine und Mykopolysaccharide bei Psoriasis. Derm. Wschr. **139**, 321—324 (1959c). — ROE, D. A., P. FLESCH and E. C. J. ESODA: Present status of epidermal mucopolysaccharides. Arch. Derm. **84**, 213—218 (1961). — ROGERS, G. E.: The localization of dehydrogenase activity and sulphydryl group in wool and hair follicles by the use of tetrazolium salts. Quart. J. micr. Sci. **94**, 253—268 (1953). — RONY, H. R., G. J. SCHEFF, D. M. COHEN and W. R. RENNAGEL: Sulfhydryl oxidase activity in skin homogenates. J. invest. Derm. **30**, 43—50 (1958). — ROOK, A., and E. WADDINGTON: Pemphigus and Pemphigoid. Brit. J. Derm. **65**, 422—428 (1952). — ROOK, A. J., and I. W. WHIMSTER: The histological diagnosis of pemphigus. Brit. J. Derm. **62**, 443—446 (1950). — ROOYEN, C. E. VAN, and A. J. RHODES: Virus diseases of man. New York: Thomas Nelson & Sons 1948. — ROTHMAN, S.: Resorption durch die Haut. In: BETHEs Handbuch der normalen und pathologischen Physiologie, Bd. 4, S. 107—151. Berlin: Springer 1929. — Diskussionsbemerkung zu H. A. BRUNSTING. Arch. Derm. **65**, 303 (1952). — Physiology and physiochemistry of the skin. Chicago 1954. — ROTTER, W., u. H. LAPP: Pathologische Anatomie des Mundhöhlenbereiches. In: Die Zahn-, Mund- und Kieferheilkunde, hrsg. von W. MEYER, Bd. I, S. 755—1023. München: Urban & Schwarzenberg 1958. — RUBIN, L.: Hyperkeratosis in response to mechanical stimulation. J. invest. Derm. **13**, 313—315 (1949). — RUDALL, K. M.: Proteins of the mammalian epidermis. Advanc. Protein Chem. **7**, 253—290 (1952). — RUITER, M., and I. MEYLER: Skin changes after therapeutic administration of nicotinic acid in large doses. Dermatologica (Basel) **120**, 139—144 (1960). — RUPEC, M., A. KINT u. O. BRAUN-FALCO: Zur Frage der Histopathologie der peribullösen Veränderungen bei D. h. Duhring und ihre Differentialdiagnose. Z. Haut- u. Geschl.-Kr. **34**, 121—133 (1963).

SACHS, W., A. B. HYMAN and M. B. GRAY: Epidermolysis bullosa a recently described variant. Arch. Derm. **55**, 91—100 (1947). — ŠALAMON, T., u. U. W. SCHNYDER: Über die Monilethrix. Arch. klin. exp. Derm. **215**, 105—136 (1962). — SANDRITTER, W.: Ultraviolettmikrospektrophotometrische Untersuchungen an Plattenepithel. Frankfurt. Z. Path. **64**, 520—530 (1953). — SANTOJANNI, C.: Rilievi di citomorfologia e citochimica dell'epidermide. Nota IV, I polisaccaridi. Ann. ital. Derm. Sif. **8**, 214—219 (1953). — Attività mitotica delle cellule acantholitiche del pemfigo. Ann. ital. Derm. Sif. **9**, 384—388 (1954). Ref. Zbl. Haut- u. Geschl.-Kr. **92**, 89 (1955). — SASAI, Y.: Histochemical study of phosphorylase in skin diseases. III. Bullous dermatoses. Jap. J. Derm. **71**, 274—284 (1961). — SCHAAF, F.: Akanthosetest mit Teer und Teerkohlenwasserstoffen. Dermatologica (Basel) **115**, 374—381 (1957). — Chemische Konstitution und Wirkung im Akanthosetest. Dermatologica (Basel) **123**, 362—374 (1961). — SCHAAF, F., u. F. GROSS: Die Reaktion der Haut gegenüber äußerlich applizierten Stoffen. Dermatlogica (Basel) **106**, 170—175 (1953a). — Tierexperimentelle Untersuchungen mit Salben und Salbengrundlagen. Dermatologica (Basel) **106**, 357—378 (1953b). — Tierexperimentelle Untersuchungen über den Einfluß von Steroiden auf die Haut. Arch. klin. exp. Derm. **205**, 312—320 (1957). — SCHAFFER, J.: Das Fettgewebe. In: Das Stützgewebe, Handbuch der mikroskopischen Anatomie des Menschen, S. 70f., hrsg. von W. v. MÖLLENDORFF, Bd. II/2. Berlin: Springer 1930(a). — Zur Phylogenese der Talgdrüsen. Z. mikr.-anat. Forsch. **22**, 579—590 (1930b). — SCHEIBNER, K.: Über Parakeratose bei Haaren. Derm. Wschr. **143**, 519—522 (1961). — SCHEWING, L. E.: Mitotic activity in the human epidermis. Anat. Rec. **135**, 7—14 (1959). — SCHMIDT, M. B.: Über vitale Fettfärbung in Geweben und Sekreten durch Sudan und geschwulstartige Wucherungen der ausscheidenden Drüsen. Virchows Arch. path. Anat. **253**, 432—451 (1924). — SCHMIDT, P. W.: Histologische Studien über die Fox-Fordycesche Krankheit. Arch. Derm. Syph. (Berl.) **154**, 655—667 (1928). — SCHMITZ, R.: „Lupus" der mittleren Gesichtsanteile. Medizinische **1958**, 1905—1908. — SCHOENFELD, R. J.: Subcorneal pustular dermatosis. Arch. Derm. **78**, 589—591 (1958). — SCHUERMANN, H.: Krankheiten der Mundschleimhaut und der Lippen, 2. Aufl. München u. Berlin: Urban & Schwarzenberg 1958. — SCHULZ, K. H.: Klinische und experimentelle Untersuchungen zur Ätiologie der Chlorakne. Arch. klin. exp. Derm. **206**, 589—596 (1957). — SCOTT, A., and F. KALZ: The penetration and distribution of C[14]-hydrocortisone in human skin after its topical application. J. invest. Derm. **26**, 149—158 (1956). — SCOTT, E. J. VAN: Morphologic changes in pilosebaceous units and anagen hairs in alopecia areata. J. invest. Derm. **31**, 35—38 (1958). — Significance of changes in pilosebaceous units in acne and other diseases. In: The human integument (hrsg. von ST. ROTHMAN), Publ. Nr. 54., Washington D. C.: Americ. Ass. For the Advancment of Science 1959. — SCOTT, E. J. VAN, and T. M. EKEL: Geometric relationship between the matrix of the hair bulb and its dermal papilla in normal and alopecic scalp. J. invest. Derm. **31**, 281—287 (1958). — SCOTT, E. J. VAN, and P. FLESCH: Sulfhydryl groups and disulfide linkages in normal and pathological keratinization. Arch. Derm. **70**, 141—154 (1954). — SCOTT, E. J. VAN, and R. C. MACCARDLE:

Keratinization of the duct of the sebaceous gland and growth cycle of the hair follicle in the histogenesis of acne in human skin. J. invest. Derm. **27**, 405—412 (1956). — Scott, E. J. van, and R. P. Reinertson: The modulating influence of stroma environent on epithelial cells studied in human autotransplants. J. invest. Derm. **36**, 109—117 (1961). — Scott, E. J. van, R. P. Reinertson and R. Steinmuller: The growing hair roots of the human scalp and morphologic changes therein following aminopterin therapy. J. invest. Derm. **29**, 197—204 (1957). — Selby, C. C.: The fine structure of human epidermis as revealed by the electron microscope. J. Soc. Cosmetic Chemists **7**, 584—599 (1956). — Serri, F., W. Montagna and H. Mescon: Studies of the skin of the fetus and the child. II. Glycogen and mylophosphorylase in the skin of the fetus. J. invest. Derm. **39**, 199—218 (1962). — Setälä, K., K. Dammert, H. Setälä, L. Merenmies u. P. Holsti: Morphologische Hautveränderungen bei Mäusen, hervorgerufen durch nichtionisierbare oberflächenaktive tumorauslösende („tumour promoting") Substanzen. Z. Krebsforsch. **61**, 548—568 (1957). — Shelley, W. B.: Experimental miliaria in man, IV. sweat retention vesicles following destruction of terminal sweat duct. J. invest. Derm. **16**, 53—64 (1951). — Apocrine sweat. J. invest. Derm. **17**, 255 (1951). — Experimental miliaria in man, V. the effect of poral closure on the secretory function of the eccrine sweat glands. J. invest. Derm. **22**, 267—271 (1954). — Shelley, W. B., and Th. Butterworth: The absence of the apocrine glands and hair in the axilla in monogolism and idiocy. J. invest. Derm. **25**, 165—167 (1955). — Shelley, W. B., and M. M. Cahn: The pathogenesis of hidradenitis suppurativa in man. Arch. Derm. **72**, 562—565 (1955a). — Apocrine sweat retention in man. IV. The "foam cell" reaction to the escape of apocrine sweat into dermis. J. invest. Derm. **25**, 169—173 (1955b). — Experimentel studies on the effect of hormones on the human skin with reference to the axillary apocrine sweat gland. J. invest. Derm. **25**, 127—131 (1955c). — Shelley, W. B., and P. N. Horvath: Experimental miliaria in man. II. Production of sweat retention anidrosis and miliaria cristallina by various kinds of injury. J. invest. Derm. **14**, 9—20 (1950a). — Experimental miliaria in man. III. Production of miliaria rubra (prickly heat). J. invest. Derm. **14**, 193—204 (1950b). — Shelley, W. B., P. N. Horvath, F. D. Weidman and D. M. Pillsbury: Experimental miliaria in man. I. Production of sweat retention anidrosis and vesicles by means of iontophoresis. J. invest. Derm. **11**, 275—291 (1948). — Shelley, W. B., and H. J. Hurley: The physiology of the human axillary apocrine sweat gland. J. invest. Derm. **20**, 285—297 (1953b). — Shelley, W. B., and A. M. Kligman: The experimental production of acne by penta- and hexachloronaphtylenes. Arch. Derm. **75**, 689—695 (1957). — Shelley, W. B., and E. J. Levy: Histologic observations on the human apocrine sweat gland in health and diseases. J. invest. Derm. **25**, 249—263 (1955). — Apocrine sweat retention in man. Arch. Derm. **73**, 38—49 (1956). — Shelley, W. B., E. J. Levy and F. D. Weidman: Apocrine sweat retention in man. Arch. Derm. **72**, 171—172 (1955). — Shelley, W. B., and H. Mescon: Histochemical demonstration of secretory activity in human eccrine sweat glands. J. invest. Derm. **18**, 289—301 (1952). — Siebert, M.: Beitrag zur Histochemie der normalen und pathologischen Verhornung. Derm. Wschr. **137**, 673—681 (1958). — Siemens, H. W.: Allgemeine Diagnostik und Therapie der Hautkrankheiten. Berlin-Göttingen-Heidelberg: Springer 1952. — Simon, H.: Beitrag zum histochemischen Nachweis der Aminosäuren der Haut. Inaug.-Diss. Frankfurt a.M. 1957. — Simons, R. D. G. Ph.: Investigations into dyshidrosiform eruptions. Basel u. New York: Karger 1962. — Smith, J. G., R. W. Fischer and H. Blank: The epidermal barrier. A comparison between scrotal and abdominal skin. J. invest. Derm. **36**, 337—343 (1961) (einschl. Diskussion). — Sneddon, I. B., and D. C. Wilkinson: Subcorneal pustular dermatosis. Brit. J. Derm. **68**, 385—394 (1959). — Soffen, G. A., and H. F. Blum: Quantitative measurements of changes in mouse skin etc. J. cell. comp. Physiol. **58**, 81—96 (1961). — Soltermann, W.: Familiäre Psoriasis pustulosa unter dem Bilde der Impetigo herpetiformis. Dermatologica (Basel) **116**, 313—330 (1958). — Sonoda, S.: Succinic dehydrogenase in alopecia areata. Jap. J. Derm. **71**, 660—678 (1961). — Spalteholz, W.: Blutgefäße der Haut. In: Jadassohns Handbuch der Haut- und Geschlechtskrankheiten, Bd. I, 1, S. 379—433. Berlin: Springer 1927. — Spier, H. W., u. P. v. Caneghem: Histochemie der Verhornung. Arch. klin. exp. Derm. **206**, 344—363 (1957). — Spier, H. W., and F. Klaschka: Histopathology of the perifollicular connective tissue in acne. Vortrag auf dem XII. Internat. Dermat. Kongr. Washington 1962. — Spier, H. W., u. K. Martin: Histochemische Untersuchungen über Phosphomonoesterasen der gesunden Haut mit Hinweis auf Befunde bei Hauterkrankungen. Arch. klin. exp. Derm. **202**, 120—152 (1956). — Spier, H. W., C. G. Schirren, U. Dessin u. T. Ewinger: Zur Frage der Jodempfindlichkeit bei der Dermatitis herpetiformis Duhring. Der epicutane Jodkali-Test als unspez. Hofmeister-Anioneneffect. Arch. Derm. Syph. (Berl.) **195**, 105—137 (1952). — Spiller, R. F., and J. M. Knox: Fox-Fordyce disease with hidradenitis suppurativa. J. invest. Derm. **31**, 127—135 (1958). — Stanka, P.: Zur färberischen Darstellung virusbedingter oxyphiler Zelleinschlüsse in der Chorionallantoismembran des bebrüteten Hühnereies. Diss. München 1959. — Staricco, R. J., and H. Pinkus: Quantitative and qualitative data on the pigments cells of adult human epidermis. J. invest. Derm. **28**, 33—45 (1957). — Stauffer,

H.: Lichen spinulosus als Salvarsanexanthem. Arch. Derm. Syph. (Berl.) **154**, 217—230 (1928). — STEIGLEDER, G. K.: Wenig beachtete Veränderungen bei Syringomen. Derm. Wschr. **124**, 1049—1057 (1951a). — Contributi al problema della psoriasi, Istichimica della chiazza psoriasica. Dermatologia (Napoli) **2**, 10 (1951b). — Histochemische Untersuchungen im psoriat. Herd über Oxydation, Reduktion und Lipoidstoffwechsel. Arch. Derm. Syph. (Berl.) **194**, 296—307 (1952a). — Histochemische Untersuchungen bei Psoriasis, Neurodermitis und allergischer Contaktdermatitis über oxydierende und reduzierende Fermente. Proc. X. Int. Congr. Dermat. London 1952b, S. 403. — Zur Funktion der Akanthose. Arch. Derm. Syph. (Berl.) **200**, 377—395 (1955) Kongreßband der Tagg Dtsch. Derm. Ges. 1953a. — Zur Histochemie und Histologie der Psoriasis und Neurodermitispapel. Derm. Wschr. **129**, 79 (1954). Ref. Südwestd. Derm. Ges. Marburg 1953(b). — L'importancza dei sali di tetrazolio per la dimonstrazione delle deidrogenasi. Dermatologia (Napoli) **6**, 7/8 (1955a). — Zur Differentialdiagnose des Pemphigus vulgaris aus dem Blasengrundausstrich. Arch. klin. exp. Derm. **202**, 1—9 (1955b). — Reduzierende Substanzen in der normalen Menschenhaut und in der normalen und verbreiterten Haut der Ratte. Arch. Derm. Syph. (Berl.) **199**, 394—400 (1955c). — Histochemie der Epidermis und ihrer Anhangsgebilde. Arch. klin. exp. Derm. **206**, 276—317 (1957) (Lit.), Kongreßband Wien 1956(a). — Zum histochemischen Nachweis SH- und SS-gruppenhaltiger Substanzen in der normalen und pathologisch veränderten Haut des Menschen. Klin. Wschr. **1956**(b), 495—496. — Kritische Analyse der Histochemie der parakeratotischen Hornschicht unter besonderer Berücksichtigung der PAS-positiven Substanzen. XI. Internat. Derm. Kongr., Stockholm 1957a. — Histologische und histochemische Veränderungen von Karzinomgewebe nach Anwendung von E 39. Derm. Wschr. **136**, 1774—1175 (1957b). — Morphologische und histochemische Befunde in pathologisch veränderter Hornschicht, insbesondere bei Parakeratose. Arch. klin. exp. Derm. **207**, 209—229 (1958a). — Histochemistry of plantar hyperkeratosis. (A contrubution to surface biology.) J. invest. Derm. **31**, 29—34 (1958b). — Bemerkungen über das Vorkommen von Enzymen in auf und unter normaler und pathologisch veränderter Hornschicht. Zugleich ein Beitrag zur Verteilung der SH-Gruppen in der Epidermis und zur Histochemie der Interzellularspalten. Arch. klin. exp. Derm. **211**, 203(1960). Kongreßband Düsseldorf 1958(c). — Die Histopochemie der Enzyme in der Haut. Akt. Probl. Derm. **1**, 84ff. (1959). — Die Struktur der Haut als Grundlage ihrer Leistung und Erkrankung. In: Handbuch der Allgemeinen Pathologie, Bd. III/2, S. 539—665. Berlin-Göttingen-Heidelberg: Springer 1960. — Allgemeine Pathologie der Haut. In: Dermatologie und Venerologie, hrsg. von GOTTRON u. SCHÖNFELD, Bd. I/1, S. 253—388. Stuttgart: Georg Thieme 1961. — Aminopeptidasen-Aktivität auf der Hautoberfläche. Klin. Wschr. **40**, 1154—1156 (1962). — Struktur der Haut als Grundlage ihrer Funktion. Naturw. Rdsch.**16**, 139—144 (1963). — STEIGLEDER, G. K., u. W. BUCHWALD: Experimentelle Untersuchungen zum Verhalten der verbreiterten Rattenepidermis. Hautarzt **8**, 505—509 (1957). — STEIGLEDER, G. K., u. H. ELSCHNER: Eine neue Methode zum Nachweis von Esterasen auf der Haut. Klin. Wschr. **37**, 104—105 (1959a). — Die Fähigkeit der Hautoberfläche zur Esterspaltung. Arch. klin. exp. Derm. **208**, 489—501 (1959b). — STEIGLEDER, G. K., R. KUDICKE u. G. KAMEI: Die Lokalisation der Aminopeptidaseaktivität in normaler Haut. Arch. klin. exp. Derm. **215**, 307 — 325 (1962). — Lokalisation von proteolytischer Aktivität in entzündlich veränderter Haut. Arch. klin. exp. Derm. **217**, 417 (1963a). — Die Beziehung zwischen Tumoren der Haut und umgebendem Bindegewebe. Arch. klin. exp. Derm. **217**, 457 (1963b). — STEIGLEDER, G. K., u. H. LÖFFLER: Zum histochemischen Nachweis unspezifischer Esterasen und Lipasen. Arch. klin. exp. Derm. **203**, 41—60 (1956). — STEIGLEDER, G. K., H. NICKLAS u. Y. KAMEI: Die Epithelveränderungen beim Histocytom, ihre Genese und ihr Erscheinungsbild. Derm. Wschr. **146**, 457—468 (1962). — STEIGLEDER, G. K., u. W. RAAB: Ribonucleasenaktivität auf der Hautoberfläche. Klin. Wschr. **38**, 598—599 (1961a). — Lichen sclerosus et atrophicus. Arch. Derm. **84**, 219—226 (1961b). — The localization of ribonuclease and deoxyribonuclease activities in psoriatic epidermis. J. invest. Derm. **38**, 209—214 (1962a). — Absorption of x-rays in psoriatic parakeratotic horny layers. J. invest. Derm. **38**, 299—304 (1962b). — STEIGLEDER, G. K., u. K. H. RÖTTCHER: Die Fähigkeit der Hautoberfläche zur Esterspaltung und Esterbildung. II. Mitt. Über Pilze, Hefen und Bakterien als Träger von Esterasen. Arch. Derm. Syph. (Berl.) **209**, 293—312 (1959). — STEIGLEDER, G. K., u. K. SCHULTIS: Experimentelle Untersuchungen zur Epidermisverbreiterung. Arch. klin. exp. Derm. **202**, 567—576 (1956). — STEIGLEDER, G. K., and D. R. WEAKLEY: Contribution on the mechanism of vesiculation in human skin. J. invest. Derm. **36**, 359—370 (1961a). — Mucopolysaccharides in human epidermis. Brit. J. Derm. **73**, 171—179 (1961b). — STEINER, K.: A histochemical study of epidermal glykogen in skin diseases. J. invest. Derm. **24**, 599—618 (1955). — Histochemical observations on parakeratosis. Arch. Derm. **77**, 586—592 (1958). — A histochemical study of hyperkeratoses. Arch. Derm. **79**, 436—443 (1959). — Sulfur levels in normal and pathologic epidermis. J. invest. Derm. **34**, 189—196 (1960). — STERN, K., and R. WILLHEIM: The biochemistry of malignant tumors. New York: Brooklyn:

Chem. Pub. Co. Inc. Referenz Press 1943. — Stewart, W. M., et R. Lammonier: Dysidrose aigue, dite, primitive, et rétention sudorale. Ann. Derm. Syph. (Paris) 88, 47—50 (1961). — Stoughton, R. B.: Enzymatic cytolysis of epithelium by filtrates from patients with ulcerative colitis. J. invest. Derm. 20, 353—356 (1953). — Disruption of epithelial cells by heat and specific chemical agents. J. invest. Derm. 27, 395—404 (1956). — Stoughton, R. B., and F. Bagatell: The nature of cantharidin acantholysis. J. invest. Derm. 33, 287—292 (1959). — Stoughton, R. B., and N. Novak: Disruption of tonofibrils and intercellular bridges by disulfide splitting agents. J. invest. Derm. 26, 127—136 (1956). — Stoughton, R. B., and G. Wells: A histochemical study on polysaccharides in normal and diseased skin. J. invest. Derm. 14, 37—50 (1950). — Strauss, J. S., and A. M. Kligman: Acne, observations on dermabrasion and anatomy of the acne pit. Arch. Derm. 74, 397—404 (1956). — Pathologic patterns of the sebaceous gland. J. invest. Derm. 30, 51—61 (1958). — Strauss, J. S., A. M. Kligman and P. E. Pochi: The effect of androgens and estrogens on human sebaceous glands. J. invest. Derm. 39, 139—156 (1962). — Strauss, R. E., and A. M. Kligman: The effect of mitotic poinsons on hair growth in mice. J. invest. Derm. 22, 515—519 (1954). — Studer, A., u. J. R. Frey: Die Hautveränderungen der Ratte nach großen oralen Dosen von Vitamin A. Schweiz. med. Wschr. 79, 382—384 (1949). — Wirkung von Cortison auf die ruhende und die mit Vitamin A oder Testosteronproprionat zur Proliferation gebrachte Epidermis der Ratte. Dermatologica (Basel) 104, 1—18 (1952). — Stüpel, H., u. A. Szakall: Die Wirkung von Waschmitteln auf die Haut. Heidelberg 1957 (Lit.). — Stüttgen, G.: Zur Provokation von Hautblasen durch Jodverbindungen. Arch. Derm. Syph. (Berl.) 195, 502—513 (1952). — Zur Histogenese von Hautblasen beim Menschen in vergleichender Betrachtungsweise bei Dermatosen im Experiment. Arch. Derm. Syph. (Berl.) 198, 75—88 (1954). — Zum Mechanismus der Blasenbildung. Arch. Derm. Syph. (Berl.) 200, 475—479 (1955a). — Zur Atmung und Glykolyse der normalen und krankhaft veränderten Haut. Arch. klin. exp. Derm. 201, 507—520 (1955b). — Stüttgen, G., u. H. Wüst: Die Blasenbildung in Hautschichten in fermentchemischer Sicht. Kongreßbericht 23, Dt Derm. Tgg Wien 1956. Arch. klin. exp. Derm. 206, 403—407 (1957). — Sullivan, M., and I. Zeligman: Acneform eruption due to corticotropin. Arch. Derm. 73, 133—141 (1956). — Sulzberger, M. B.: Dermatologic allergy. Springfield (Ill.): Ch. C. Thomas 1940. — Sulzberger, M. B., and F. Herrmann: The clinical significance of disturbances in the delivery of sweat. Springfield (Ill.): Ch. C. Thomas 1954. — Some new observations on the biology of the skin surface. Arch. Derm. 81, 235—244 (1960). Siehe auch Dermatologica (Basel) 123, 1—23 (1961). — Sulzberger, M. B., F. Herrmann and F. G. Zak: Studies of sweating. I. Preliminary report with particular emphasis on a sweat retention syndrome. J. invest. Derm. 9, 221—242 (1947). — Sulzberger, M. B., A. Rostenberg and J. J. Sher: Acneform eruptions, with remark on acne vulgaris and its pathogenesis. N.Y. St. J. Med. 341, 899—907 (1934). — Sulzberger, M. B., V. H. Witten and A. W. Kopf: Diffuse alopecia in women, its unexplained apparent increase in incidence. Arch. Derm. 81, 556—560 (1960). — Sulzberger, M. B., F. G. Zak and F. Herrmann: Studies of sweating. II. On the mechanism of action of local antiperspirants. Arch. Derm. 60, 404—418 (1959). — Summerly, R., and E. M. Donaldson: Monilethrix. A family study. Brit. J. Derm. 74, No 11, 387—391 (1962). — Suskind, R. R.: The chemistry of the human sebaceous gland I. Histochemical observations. J. invest. Derm. 17, 37—54 (1951). — Szakall, A.: Hautphysiologische Forschung und Gesunderhaltung der Haut. Fette u. Seifen 53, 394—405 (1951). — Über den Stand der hautphysiologischen Forschung als Beitrag zum zielbewußten Arbeitsschutz. Arch. Derm. Syph. (Berl.) 194, 376—391 (1952). — Experimentelle Daten zur Klärung der Funktion der Wasserbarriere in der Epidermis des lebenden Menschen. Berufsdermatosen 6, 171—191 (1958). — Szodoray, L., u. E. Sóvári: Untersuchungen der Gewebe-Enzyme der Haut bei Schuppenflechte. Acta morph. (Budapest) 3, 111—119 (1953). Szodoray, L., F. Vértes, S. Racz u. G. Horvath: Über einige aktuelle Fragen der Genese des Pemphigus. Dermatologica (Basel) 102, 125—135 (1951). — Szymanski, F. J.: Warty dyskeratoma. Arch. Derm. 75, 567—572 (1957).

Takeuchi, T., K. Higashi and S. Watamuki: Distribution of amylophosphorylase in various tissues of mammalian organs. J. Histochem. Cytochem. 3, 485—491 (1955). Siehe 6, 208—216 (1958). — Tappeiner, J., I. Pfleger u. H. Holzner: Zur Mucinosis follicularis (Alopecia mucinosa Pinkus). Arch. klin. exp. Derm. 215, 209—222 (1962). — Tegel, D.: Ist es möglich, auf Grund des histologischen und cytologischen Aufbaus von Blasen und Bläschen Krankheiten als Viruskrankheiten zu erkennen? Inaug.-Diss. Frankfurt a. M. 1956. — Thompson, N.: Tubular resorption of secretion in human eccrine sweat glands, based on a histochemical study of buried autogenous dermis grafts in man. Clin. Sci. 19, 95—107 (1960). — Thum, H.: Über Epithelzellen mit ballonierender Degeneration in Pusteln. Diss. Frankfurt 1955. Zit. Steigleder, Arch. klin. exp. Derm. 202, 1—9 (1955). — Thuringer, I. M.: Studies on celldivision in the human epidermis. Anat. Rec. 40, 1—13 (1928). — Thuringer, J. M., and A. A. Katzberg: The effect of age on mitosis in the human epidermis. J. invest. Derm. 33, 35—39 (1959). — Thyresson, N., and G. Moberger: Cytologic studies in lichen ruber planus. Acta derm.-venereol. (Stockh.) **37**, 191—204 (1957). — Tosti, A., e P. Nazzaro: Istopatologia del pemfigo. Minerva derm., Suppl. 8, 3, 406 (1955). — Touraine, A.: Pemphigus und Pemphigoide. Arch. Derm. Syph. (Berl.) **200**, 180—187 (1955). — Tritsch, H.: Beitrag zur Darier-ähnlichen Atypie des Keratoma senile (sogenanntes warziges Dyskeratom). Arch. klin. exp. Derm. **210**, 280 (1960). — Tzanck, A.: Le cyto-diagnostic immediate. Sem. Hôp. Paris **1949**, 3973—3981. — Tzanck, A., B. Bourgois-Garvadin et A. Brunetière: Le cytodiagnostic immediat en dermatologie. Ann. Derm. Syph. (Paris) Ser. VIII, 8, 205—218 (1948).

Unna, P. G.: Die Histopathologie der Hautkrankheiten. In: Lehrbuch der speziellen pathologischen Anatomie, hrsg. von J. Orth. Berlin: Hirschwald 1894. — Urbach, F.: Studies on the oxygen uptake of normal and abnormal skin. XI. Internat. Kongr. Derm. London 1952, S. 408.

Way, S. C.: The sebaceous glands, their histopathology and role in diseases of the skin. Arch. Derm. **24**, 353—370 (1931). — Way, S. C., and A. M. Memmesheimer: The sudoriparous glands. III. sweat. Arch. Derm. **41**, 1086—1107 (1940). — Weakley, D. R., and J. M. Einbinder: Observations on the biochemical genesis of acantholysis. Arch. Derm. **84**, 459—466 (1961). — Enzymes, acantholysis and pemphigus. Arch. Derm. **85**, 190—194 (1962). — Weber, G., u. O. Braun-Falco: Über das Vorkommen eines sauren Glycoproteids in Psoriasisschuppen. Derm. Wschr. **138**, 789—793 (1958). — Weber, G., u. G. Thaesler: Über die „freie" Glucuronsäure im Blutserum bei Dermatosen. Minerva Derm. **34**, 474—477 (1959). — Weber, G., u. H. Theisen: Zum Nachweis enzymatischer Mechanismen in menschlicher Epidermis am Modell der subepidermalen Blase. Arch. klin. exp. Derm. **208**, 459—469 (1959). — Weck, A. de, et R. Brun: De l'eczéma expérimental. 3e communication. A propos de l'effect protecteur de l'acanthose. Dermatologica (Basel) **114**, 91—101 (1954) (Lit.). — Weidman, F. D.: Metaplasia (acute) of sweat duct epithelium in acute suppurations. Arch. Derm. **10**, 275—278 (1924). — Weinmann, J. P., and J. Meyer: Types of keratinization in the human gingiva. J. invest. Derm. **32**, 87—94 (1959). — Weiss, P., and A. G. Matoltsy: Absence of wound healing in young chick embryo. Nature (Lond.) **180**, No 4591, 854 (1957). — Wells, G. C.: Senile changes of the skin in man. J. Amer. Geriatr. Soc. **2**, 535—549 (1954). — The effect of hydrocortisone on standardized skin-surface trauma. Brit. J. Derm. **69**, 11—18 (1957). — Wells, G. C., K. V. Sanderson and I. M. McCabe: The histochemical localization of phosphorylases in skin. Brit. J. Derm. **73**, 337—345 (1961). — Wels, P.: Grundlagen der biologischen Strahlenwirkung. Naunyn-Schmiedeberg's Arch. exp. Path. Pharmak. **208**, 116—133 (1949). — Wettstein, D. v., B. Lagerholm and H. Zech: Cellular changes in the psoriatic epidermis. Acta derm.-venereol. (Stockh.) **41**, 115—134 (1961). — Wheatley, V. R., and E. M. Farber: Chemistry of psoriatic scales. II. Further studies of the nucleic acids and their catabolites. J. invest. Derm. **39**, 79—90 (1962). — Wiedmann, A.: Über das Zusammenwirken der neurohormonalen Zellen der Haut bei Entzündungen. Hautarzt **11**, 529—531 (1960). — Wiedmann, A., u. G. Niebauer: Die Beeinflussung der chronisch-ekzematösen Reaktion durch die Neurosekretion der Haut. Hautarzt **10**, 16—21 (1959). — Wilgram, G. F., J. B. Caulfield and W. F. Lever: An electron microscopic study of acantholysis in pemphigus vulgaris. J. invest. Derm. **36**, 373—382 (1961). — Williams, M. G.: The response of the human epidermis to the application of carcinogenic hydrocarbons. J. invest. Derm. **30**, 13—20 (1958). — Williams, M. G., and R. Hunter: Studies on epidermal regeneration by means of the strip method. J. invest. Derm. **29**, 407—413 (1957). — Wilson, H. T. H.: Eczema with acantholytic bullae. Proc. roy. Soc. Med. **51**, 708—709 (1958). — Winer, L. H., and G. H. Levin: Changes in the skin as a result of electric current. Arch. Derm. **78**, 386—390 (1958). — Winer, L. H., and C. E. Lipschütz: Comparative study of histology and cytology in vesiculating eruptions. Arch. Derm. **65**, 270—290 (1952). — Winkelmann, R. K.: The epidermal eccrine duct. J. invest. Derm. **26**, 169—171 (1956). — Dermatitis herpetiformis with acantholysis or pemphigus with response to sulfonamides: report of two cases. Arch. Derm. **82**, 385—390 (1960). — Winkelmann, R. K., R. R. Kierland and H. Montgomery: Fox Fordyce disease in the male. Arch. Derm. **74**, 479—483 (1956). — Winkelmann, R. K., and H. Montgomery: Fox-Fordyce disease. A histopathologic and histochemical investigation. Arch. Derm. **74**, 63—68 (1956). — Wislocki, G. B., D. W. Fawcett and E. W. Dempsey: Staining of stratified squamous epithelium of mucous membranes and skin of man and monkey by the period acid Schiff method. Anat. Rec. **110**, 359 (1951). — Witten, V. H., L. D. Grayson and V. H. Birnbaum: Studies of the mechanism of allergic eczematous contact dermatitis. I. Findings on human skin with radioactive bichloride of mercury. J. invest. Derm. **28**, 339—348 (1957). — Wolbach, B.: The hair cycle of the mouse and its importance in the study of sequences of experimental carcinogenesis. Ann. N.J. Acad. Sci. **53**, 517—535 (1950). — Wolf, J.: Die innere Struktur der Zellen des Stratum desquamans der menschlichen Epidermis. Z. mikr.-anat. Forsch. **46**, 170 (1939). — Woronoff, C.: Die peripheren Veränderungen der Haut um die Effloreszenzen der Psoriasis vulgaris und Syphilis corymbosa. Derm. Wschr. **82**, 249—257 (1926).

Yuyama, H.: Über die histologische Untersuchung der Glykogenverteilung in der leprösen Haut, mit besonderer Berücksichtigung der Beziehung zwischen der Funktion der Schweißdrüsen und der Schwankung des Glykogens. Jap. J. Derm. Urol. **37**, 134—136 (1935).

Zakon, S. J., and A. L. Goldberg: Fox-Fordyce disease (in a male). Arch. Derm. **64**, 659—660 (1951). — Zeiger, K.: Kolloidhistologische Untersuchungen an Epithelien. Z. Zellforsch. **24**, 10—41 (1936a). — Das Ladungsmosaik der Epidermis. Z. Zellforsch. **23**, 431—441 (1936b). — Zeligman, I.: Experimental contact dermatitis. J. invest. Derm. **28**, 121 (1957). — II. Contact dermatitis in guineapigs induced by paraphenylenediamine and related compounds. J. invest. Derm. **28**, 215—235 (1957). — Zimmermann, M. C.: Histologic changes in irradiated skin, after ingestion of 8-methoxypsoralen. J. invest. Derm. **32**, 269—271 (1959). — Zingsheim, M.: Die Rolle der freien Sulfhydrilgruppen bei der Schuppenflechte. Dtsch. med. Wschr. **1952**, 1630—1631. — Zollinger, H. U.: Stimulation der senilen Rattenepidermis durch stabilisierte Amnionsalbe. Schweiz. Z. allg. Path. **19**, 429—435 (1956). — Zoon, J. J., and J. W. H. Mali: Remarks on cell-diagnostics in normal and some pathological conditions of the skin. Dermatologica (Basel) **101**, 145—153 (1950).

Pathologische Reaktionen
an den epithelialen Anhangsgebilden: Nägel

Von

Jan Alkiewicz-Poznań

Mit 54 Abbildungen

Allgemeines

Das Fingerendorgan des Menschen stellt eine dünne, transversal und longitudinal gekrümmte Platte dar. Im täglichen Sprachgebrauch versteht man unter Nagel nur die Nagelplatte allein, im anatomischen Sinn ist diese jedoch nur ein Teil des Nagelorgans, sie ist nämlich ein Produkt eines spezifischen Epithels, in dem sich im Gegensatz zur Epidermis ein spezifischer Keratinisationsprozeß, die Vernagelung, abspielt. Die Begriffe, Vernagelung (Onychisation) und Verhornung (Keratinisation) sind, um Mißverständnisse zu vermeiden, streng auseinanderzuhalten, ist doch die Verhornung, die in der Epidermis einen physiologischen Prozeß darstellt, im Bereich des Nagels ein pathologisches Geschehen.

Während die verhornten Zellen der Epidermis abgestoßen werden, geht im Nagel nichts verloren; die Nagelzelle bleibt in ihrem Verband mit den Nachbarzellen fest vereinigt und wird mit dem Nagelwachstum passiv distalwärts fortgeführt bis sie den margo liber erreicht. Alle pathologischen Veränderungen der Nagelplatte sind somit Späterscheinungen, Auswirkungen von Krankheitsprozessen, die sich zuvor, d.h. im Moment der Keratinisation, in der Matrix abspielten. Es ist hier also der Fundort der alterierten Zelle zugleich der Ausdruck der Zeit, in der die Schädigung entstand und die Zahl der lädierten Zellen ein Hinweis auf die Dauer des pathologischen Prozesses in der Matrix. Somit ist die Nagelplatte im übertragenen Sinne eine mehrere Monate bestehende Hypothek, in der vieles unauslöschbar eingetragen ist, was sich zuvor im Nagelepithel abgespielt hatte.

Es ist erstaunlich, wie beschränkt unsere Kenntnisse von der Histopathologie des Nagels sind. Die Gründe dafür liegen vor allem in den technischen Schwierigkeiten, auf die man bei der Bearbeitung der Nagelplatte trifft. Ein weiteres Hindernis liegt darin, daß es meist unmöglich ist, Untersuchungsmaterial vom Nagelepithel (Matrix und Nagelbett) zu beschaffen. So ist es denn zu erklären, daß bisher nur Fragmente der Nagelpathologie bekannt geworden sind. Es ist also auf diesem Gebiet noch vieles nachzuholen. Im engen Rahmen dieses Beitrages konnten nur die wichtigsten Probleme und auch diese nur in aller Kürze besprochen werden. So sind denn die folgenden Darstellungen als eine Grundlage für eine künftig zu bearbeitende Morphologie der Nagelerkrankungen gedacht. Wenn im folgenden von Zellkernen in der Nagelplatte gesprochen wird, so sind damit nur Kernreste, die feulgennegativ sind, gemeint, worauf nachdrücklich hingewiesen sei.

Technische Hinweise

Nagelgewebe wird zuerst 1 min in siedendem Formol fixiert; das Keratin wird entweder in 15—20% H_2O_2-Lösung oder in 10% Kaliumthioglykollösung aufgeschlossen. Mit der ersteren Lösung erreicht man dies in 3—5 Tagen (bei 37⁰ C früher), mit der letzteren in 10—30 Tagen bei Zimmertemperatur. Das Schneiden gelingt am besten mit dem Gefriermikrotom, nachdem das Material mit einigen Tropfen 2% Agars auf dem Tisch befestigt worden ist. Die Färbungsdauer ist bedeutend länger: Hämalaunfärbung 1—2 Std, Reifung 24 Std.

Diagnostische Hinweise

Von großer Wichtigkeit ist die Untersuchung des Nagels mit Hilfe einer Lupe nach Auflegen einiger Öltropfen (z.B. Cedernöl). Auf diese Weise werden nämlich die Lichtreflexe der Nageloberfläche aufgehoben, so daß die Nagelplatte durchsichtig erscheint.

Legt man die Fingerbeere auf eine Lichtquelle (Taschenlampe), so kommen Hämatome und andere Veränderungen (Leukonychie) besonders deutlich zum Vorschein.

I. Entwicklungsstörungen der Nägel

Zu den angeborenen Mißbildungen der Nägel gehören die Aplasie, Hypoplasie, Hyperplasie und Dysplasie.

1. Aplasie

Das Bild der Aplasie der Nägel finden wir in der angeborenen und oft erblichen Anonychie. ALKIEWICZ[17] beschrieb eine Familie, in der 7 Mitglieder in 3 Generationen eine Anonychie der Ringfinger, außerdem Gelenk- und Knochenanomalien aufwiesen. Es ist bemerkenswert, daß in diesen Fällen die rudimentäre Nagelanlage auf der Fingerkuppe (Abb. 1) lag und eine stecknadelkopfgroße Vertiefung darstellte; dies ist ein Beweis dafür, daß die Nagelanlage ursprünglich ihren Sitz in der Fingerkuppe hat und erst später auf die dorsale Fläche der Endphalange zu liegen kommt. Wenn aber die Entwicklungshemmung erst später, d.h. nach Ablauf des 2. Monats einsetzt, wenn das ,,primäre Nagelfeld'' KÖLLIKERS bereits besteht, kommen Bilder zustande, die der atrophischen Form der Anonychie ähnlich sind. Außer den von HELLER[1] zitierten Beobachtungen ist die Mitteilung LISTENGARTENs erwähnenswert.

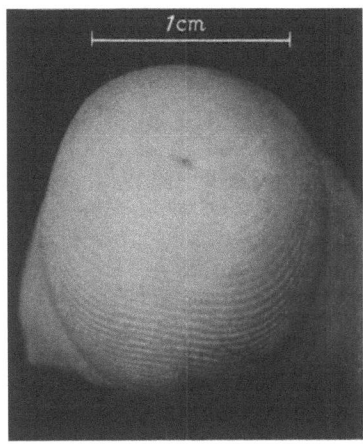

Abb. 1. Anonychia aplastica

2. Hypoplasie

Als hypoplastisch sind die sehr oft vorkommenden kleinen und winzigen Nägel, besonders der kleinen Zehen und sogar der Kleinfinger zu bezeichnen. Zumeist besteht dabei auch eine ausgesprochene Hypoplasie der Endphalangen. Für diese Fälle ist die Bezeichnung *Mikronychie* oder *Unguis hypoplasticus* zutreffend.

3. Hyperplasie

JADASSOHN und LEWANDOWSKY beschrieben 1906 das Bild der *Pachyonychia congenita*. Alle Nägel waren transversal stark gekrümmt, tonnenförmig, die Nagelplatten verdickt, bräunlich verfärbt, daneben bestand eine palmare und plantare Hyperkeratose sowie Leukokeratose der Zunge. In der Literatur liegen weitere solche Fälle vor, die teilweise unter dem Namen *congenital epidermal defect* geführt werden (s. auch Götz und Ruben D. Azulay). Näheres s. Kap. IV/3.

Recht eigenartig ist das Verhalten des Nagelorgans bei angeborenen Fehlverhornungen der Haut. Bei Ichthyosis und selbst bei den schweren Mißbildungen wie der *Erythrodermia ichthyosiformis congenita* sind die Nägel meist von dem pathologischen Geschehen verschont.

Die Frage, ob es eine *Onychogryposis congenita* gibt, kann an Hand des heutigen Materials nicht beantwortet werden. Dagegen ist eine kongenitale Form der Skleronychie nach meinen Erfahrungen nicht zu leugnen.

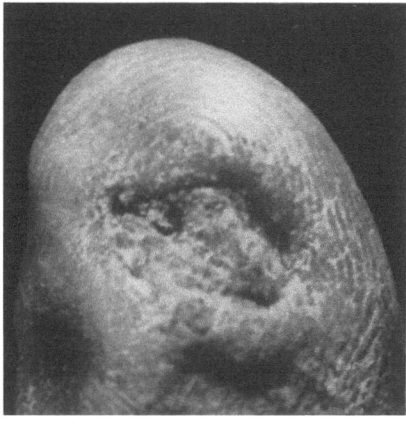

Abb. 2. Anonychia keratodes

4. Dysplasie

Als angeborene Dysplasie ist die *Anonychia keratodes* aufzufassen. Nicht selten bekommt man an den Kleinzehen Nagelveränderungen zu sehen, deren Hauptmerkmal das Fehlen einer transparenten Nagelsubstanz ist. An Stelle des Nagels findet man eine undurchsichtige Hornmasse mit unebener Oberfläche

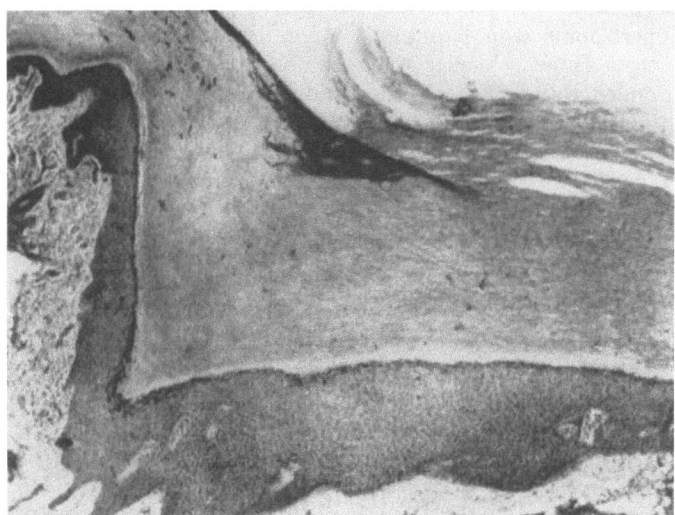

Abb. 3. Anonychia keratodes. Längsschnitt. Der Pfeil zeigt die distale Richtung an

(Abb. 2). Das histologische Bild ist sehr charakteristisch. Anstatt des Nagelepithels (Matrix und Nagelbett) findet man hier ein mehrschichtiges Plattenepithel mit einer hohen Stachelschicht und einem breiten Stratum granulosum, welches im normalen Nagelepithel nicht vorkommt. Das Produkt dieses Epithels sind dementsprechend nicht kernhaltige Nagelzellen, sondern kernlose Hornzellen (Stratum corneum) (Abb. 3). Genauere Angaben darüber machte Alkiewicz[11]. In diesen Fällen liegt eine angeborene Metaplasie des Nagelepithels vor.

Dieses Phänomen ist den sog. „Kastanien" der Huftiere (Pferde) an die Seite zu stellen; diese stets an der Innenseite der Extremitäten befindlichen Hornmassen sind als Rudimente der medianen Fingerendorgane bekannt.

Anschließend sei die Polyonychie erwähnt, eine Begleiterscheinung der Polydaktylie. Manchmal tritt sie unter dem Bilde des *unguis duplex* bei Syndaktylie auf (Abb. 4). Über Polyonychie berichteten COSTA, HARE, MILIAN, DOCKX u. a.

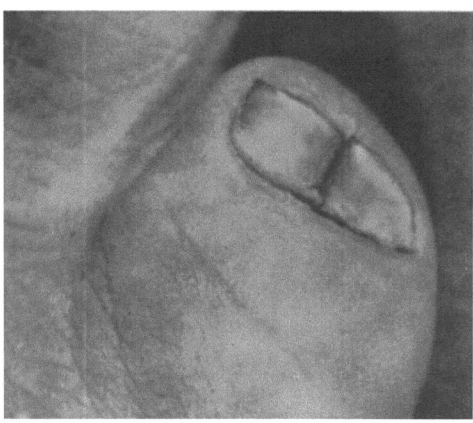

Abb. 4. Unguis duplex. Polydaktylie und Syndaktylie

Von anderen angeborenen Anomalien ist noch die Heterotopie der Nägel zu erwähnen, eine seltene Erscheinung, die an Unterschenkeln und Unterarmen beobachtet wurde (STEIGLEDER, KUNZE).

II. Kreislaufstörungen

1. Arterielle Hyperämie

Die *arterielle Hyperämie* ist selten optisch am Nagelorgan zu beobachten und praktisch nur an seinen Folgen feststellbar. So kann das ödematöse Gewebe das Gefühl der Spannung und Schmerzhaftigkeit *(Onychalgie)* hervorrufen; es kommen ferner capillare Blutungen vor, schließlich kann eine langdauernde Hyperämie zur Wucherung des perivasculären Gewebes führen (funktionelle Hypertrophie von RIBBERT). Auch ist bekannt, daß die Nägel der beruflich tätigen Hand schneller wachsen und oft etwas größer sind als die der nicht arbeitenden Hand. Eingehende Studien über Wachstum und Gestalt der Nägel veröffentlichten PFISTER[1,2] und WEIRICH.

Die Auswirkungen der entzündlichen Hyperämie werden im Kap. Entzündung besprochen.

2. Venöse Hyperämie

Die *venöse Hyperämie* der Nägel (Cyanose) ist seit den ältesten Zeiten als ein Symptom von Kreislaufstörungen mit venöser Stauung bekannt. Die Temperatur ist herabgesetzt. Zwar besitzt das Gefäßsystem unter dem Nagel Kreislaufregulatoren in Form der sehr zahlreichen arterio-venösen Anastomosen (Glomus von HOYER-MASSON), aber auch dieser Apparat reicht oft nicht aus. Die venöse Hyperämie kann allein zu capillaren Blutungen führen und bei längerem Bestand Degenerationsprozesse (Atrophie) verursachen.

3. Die Papillomatose

Die Papillomatose, eine Verlängerung der Bindegewebspapillen mit Verlängerung und Verbreiterung der in ihnen befindlichen Capillarschlingen spielt in der klinischen Onychologie eine besonders große Rolle: die subungualen Capillaren verlaufen spitzwinklig, fast parallel zur Nagelplatte, ähnlich wie im Eponychium, das sich daher zur Capillaroskopie eignet. Da nun die Papillomatose ein für die Psoriasis pathognomonischer Prozeß ist, finden wir bei dieser Krankheit oft subunguale Veränderungen, die gerade auf diesen Prozeß zurückzuführen sind. Es sind dies die erythematösen Formen der Nagelpsoriasis. Als erster beschrieb R. BERNHARDT rosarote, stecknadelkopfgroße Fleckchen, die er sehr treffend als *papulae psoriaticae subunguales* bezeichnete. Die gleichen Flecken größeren Ausmaßes bezeichnete GOTTRON als *„psoriatische Ölflecke"* (WEBER). In beiden Bildern ist das anatomische Substrat die Papillomatose, das Erstsymptom der psoriatischen Papel; erst nach gewisser Zeit erscheint die Schuppenbildung, welche die Rötung überdeckt. Den Gottronschen Ölfleck könnte man auch als macropapula psoriatica subungualis bezeichnen. Diffuse subunguale Rötungen im distalen Teil des Nagelbettes kommen häufig bei schweren Formen der Psoriasis arthropathica vor und führen in der weiteren Folge zur *Onycholysis psoriatica*.

4. Ischämie

Einen großen Einfluß auf die Gestaltung des Nagels hat die verringerte Blutzufuhr. Die exogene Ischämie kommt oft durch Narben unter dem Nagel oder Schuhdruck zustande. Von den endogenen Formen wäre die vasculäre (Atherosklerose, Endovasculitis obliterans u.a.), die paralytische und die spastische zu erwähnen. Die Folgen dieser Zustände sind recht verschieden und können bis zur Nekrose führen. Neben den dystrophischen Prozessen kommen aber auch hypertrophische vor. Am deutlichsten tritt dies

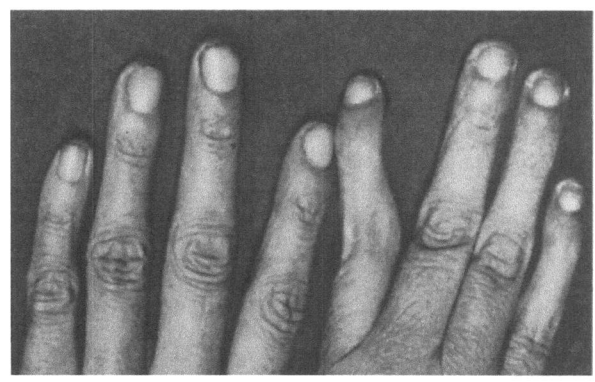

Abb. 5. Anisonychie nach Ankylose des Handgelenkes (Lues connatalis)

bei der Raynaudschen Krankheit und bei Sklerodaktylie in Erscheinung; in diesen Krankheitsbildern begegnet man nämlich oft nebeneinander dystrophischen bzw. atrophischen Prozessen: einerseits (Verkümmerung und sogar Abstoßung der Nägel) und hypertrophischen Prozessen *(Onychogryposis)* andererseits. Die Hypertrophie ist allerdings in diesen Fällen mit Vorsicht zu bewerten, und diese Bezeichnung ist nur dann gerechtfertigt, wenn die in der Zeiteinheit produzierte Nagelsubstanz tatsächlich eine größere ist als in der Norm.

Mit dystrophischen Veränderungen des Nagels bei Kreislaufstörungen befaßten sich EDWARDS, FERREIRA und SCHLESINGER. DIETEL erwog die Beziehungen zwischen Gefäßveränderungen und Onychogrypose.

Hier sind noch die trophischen Alterationen leichtesten Grades bei neurogenen Ischämien zu nennen. So sind beispielsweise die Nägel einer gelähmten Hand den entsprechenden Nägeln der gesunden Hand nicht gleich. Dieser Zustand wäre als *Anisonychie* zu bezeichnen (Abb. 5).

5. Hämorrhagien

Die weitaus größte Rolle spielen die Hämorrhagien des Nagels. — Der Blutaustritt kann per rhexin oder per diapedesin erfolgen. Zweifellos kommen beide Mechanismen am Nagel vor, obwohl der histologische Nachweis dafür gerade in diesem Organ kaum durchführbar ist.

Nach Ausmaß und Gestalt sind drei Arten von Hämorrhagien zu unterscheiden: die diffusen, die strichförmigen und die punktförmigen. Diese sowohl klinisch wie topographisch gerechtfertigte Einteilung ist die praktischste und beste.

Ätiologie

Die Ätiologie ist nicht einheitlich; es gibt traumatische, toxische, infektiöse und kachektische Blutungen. Infektiöse Hämorrhagien kommen bei Scharlach, Typhus, Sepsis u. a. vor. Toxische Formen sind Begleiterscheinungen von Jod-, Brom- und Phosphorvergiftungen. Schließlich sind alle solche Zustände zu nennen, welche die Vorbedingungen für die Entstehung der Purpura liefern.

a) Diffuse Hämatome

Diese Form ist die entschieden häufigste und tritt besonders oft bei Schmieden und Schlossern auf.

Pathogenese

Der meist profuse Charakter der traumatischen Blutungen ist gewiß in der Weise zu erklären, daß das subunguale Gefäßnetz in dünner Bindegewebsschicht auf der unelastischen knöchernen Unterlage liegt. Der früher manchmal gebrauchte Terminus „Blutung in die Nagelsubstanz" ist als unzutreffend zurückzuweisen und undenkbar für jeden, der die enorme Kohärenz der normalen Nagelzellen kennt.

Leicht verständlich werden diese Prozesse, wenn man sich die Entstehung von Hämatomen in der Haut vergegenwärtigt. Infolge von Quetschungen kommt es an den Händen oft zu kleinen, blauschwarzen Blutungen mit Zerreißen der Epidermis-Cutisgrenze und Eindringen von Blut in das Rete. Durch den reparativen Heilungsprozeß wird das Extravasat alsbald von unten abgeschlossen und mit der nachwachsenden Epidermis emporgehoben, so daß es nach einer gewissen Zeit im Stratum corneum zu liegen kommt. Genauso müssen wir uns die Genese von Blutungen im Bereich der Matrix vorstellen. Hier sind die Wachstumsverhältnisse etwas komplizierter: das subungual entstandene Extravasat erscheint nach einer gewissen Zeit zwischen der bereits vernagelten und der vernagelnden Zellschicht (Lamelle) des Nagels. In diesem Zellverband eingeschlossen wird es mit dem Nagelwachstum allmählich mehrere Monate lang distalwärts bis zum margo liber vorgeschoben. So kommt das subungual entstandene Hämatom schließlich intraungual zu liegen, wobei noch zu bemerken ist, daß es von allen Seiten aseptisch abgeschlossen ist. Da aber die Nagellamellen bekannterweise schräg verlaufen, erscheint das Extravasat auf Längsschnitten stets in schräg nach unten und distal verlaufenden Gewebsspalten.

Klinisches Bild

Das klinische Bild bestätigt diesen Gedankengang. Bei Lupenbetrachtung und nach Auflegen eines Öltropfens sieht man nämlich ganz deutlich, daß der proximale Teil des Blutergusses dicht unter der Nageloberfläche liegt und meist noch einen dunkelroten Farbton aufweist, während der distale Teil viel tiefer gelegen ist und durch die dickere Nagelschicht blauschwarz (schieferfarben) durchscheint.

Zur Ergänzung des klinischen Bildes führe ich noch ein eigenartiges Phänomen an; in den meisten Fällen großer Hämatome beobachtete ich über dem schwarzen Herd hellweiße Flecken von Leukonychie, die an anderer Stelle besprochen werden (s. Leukonychose). Nur selten sah ich so schwere, traumatische Blutergüsse, daß sie in einem nach außen offenen Gewebsspalt lagen.

Die klinische Diagnose wird durch Untersuchung in durchscheinendem Licht sehr erleichtert. Legt man den Finger auf die Lichtquelle einer Taschenlampe, dann bekommt man den Schatten des deckfarbenen Hämatoms in seiner ganzen Ausdehnung zu sehen. Unter den umschriebenen Formen der Hämatome sah ich am seltensten die transversale Form, welche die Gestalt eines dunklen Querbandes besitzt.

Histologie

In Schnitten durch die Querachse des Nagels sind die Hämatome begreiflicherweise parallel zur Oberfläche gelegen. Andere Bilder liefern Längsschnitte: hier ist ihre Lage durch den Verlauf der Lamellen bedingt, die immer schräg nach vorn und unten verlaufen (Abb. 6). Das Hämatom reicht beinahe an die dorsale Fläche des Nagels und besteht aus einer amorphen, leicht körnigen Masse. Daß die dorsale Grenze des Hämatoms eine fast gerade Linie bildet, ist so zu erklären, daß die darüber liegenden Lamellen im Moment des Blutaustritts bereits vernagelt waren und durch das Extravasat unbeeinflußt blieben. Dagegen haben die Zellen, welche die Abgrenzung des Hämatoms nach unten bilden, begreiflicherweise eine schwere Schädigung erfahren; es ist wohl anzunehmen, daß das extravasierte Blut unter einem gewissen Druck stand, der sich an dem locus minoris resistentiae, d.h. an der unteren Abgrenzung geltend machen konnte. So kann man sich die bogenförmige Abgrenzung des Hämatoms auf der volaren Seite deuten (Abb. 6).

Beachtenswert ist die Tatsache, daß die Nagellamellen unterhalb des Hämatoms einen ausgesprochen wellenförmigen Verlauf aufweisen und aus Zellen bestehen, die unterschiedliche tinktorielle Eigenschaften besitzen. Man sieht nämlich neben normal gefärbtem Nagelgewebe ganze Gruppen von Zellen, die sich durch eine deutliche Hypochromasie auszeichnen. Zu erwähnen ist, daß diese

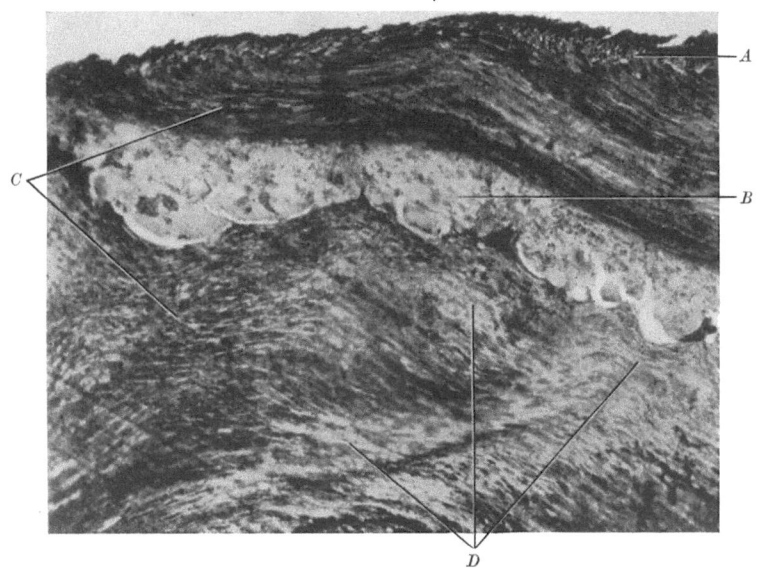

Abb. 6. Diffuses Hämatom der Nagelplatte. Längsschnitt. Der Pfeil zeigt die distale Richtung an.
A Nageloberfläche; *B* Hämatom; *C* normal gefärbte Zellen; *D* Hypochromasie

zweifellos alterierten Zellen nur unterhalb des Hämatoms angetroffen werden. Diese tinktoriell nachweisbare Schädigung der Zellen dürfte wohl auf zwei Faktoren zurückzuführen sein: auf eine Druckschädigung (Druckatrophie) und auf eine schädliche Einwirkung der Exsudatflüssigkeit auf den Prozeß der Vernagelung.

Während der Dermatologe sein Augenmerk auf die cellulären Veränderungen in der Nagelplatte richtet, wird den Pathologen besonders das Schicksal des Extravasates interessieren. Das Hämatom im Gewebsspalt des Nagels stellt eine amorphe, leicht körnige Masse dar, die spektroskopisch den typischen Absorptionsstreifen des Hämochromogens liefert. Paradox erscheint jedoch die Tatsache, daß die Berliner Blau-Reaktion *negativ* ausfällt. Dieses Phänomen ist folgendermaßen zu erklären: Das Hämatom wurde kurz nach seinem Entstehen aseptisch abgeschlossen und vom keratinisierten Gewebe nach distal fortgeschoben. Im Gegensatz zu allen anderen Hämatomen, die im lebenden Organismus früher oder später resorbiert oder organisiert werden, haben wir es hier mit Extravasaten zu tun, die in einem nichtreaktiven Gewebe liegen, in dem organisatorische Prozesse undenkbar sind.

Da das Exsudat eine amorphe Masse darstellt, muß eine totale Hämolyse eingetreten sein, ein Vorgang, den man im lebenden Organismus mit geringen Ausnahmen nicht antrifft. Die Ursache der Hämolyse wird wohl in der Wirkung der beim Leukocytenzerfall freiwerdenden proteolytischen Fermente zu suchen sein. Daß die Reaktion auf Hämosiderin (Berliner Blau-Reaktion) negativ ausfällt, stimmt mit der Ansicht von LUBARSCH überein, der die Fähigkeit der Hämosiderinbildung der phagocytierenden Zelle zuschreibt und die hier erwähnten amorphen Massen als akristallinisches Hämatoidin auffaßt (ALKIEWICZ[4, 5]). Auch GANS[2] und HELLER[1] behaupten, daß in manchen Fällen von Hämatomen die Eisenreaktion negativ ausfällt. Unentschieden aber ist die Frage, ob es sich um einen eisenfreien Abkömmling des Blutfarbstoffes handelt, oder ob die Eisenionen in der Weise gebunden sind, daß sie für unsere heutige histochemische Technik unerfaßbar sind. Das in Form von rhombischen Tafeln auftretende Hämatoidin konnte ich in meinen Fällen nicht feststellen, ebensowenig Fibrin.

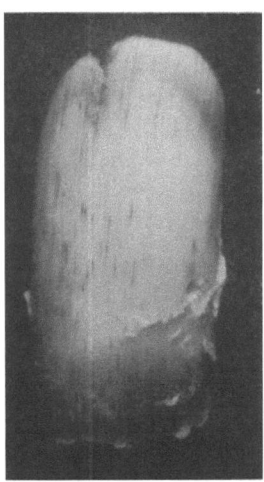

Abb. 7. Multiple intraunguale
Capillarblutungen

Diesem für die allgemeine Pathologie besonders interessanten Problem der aseptisch und hermetisch abgeschlossenen Hämatome und ihrer Umwandlungen ist ALKIEWICZ[4] auch experimentell nachgegangen, indem er Blut längere Zeit in Paraffinblöcken eingeschlossen hielt und dann untersuchte. Er konnte nachweisen, daß das Blut nach $2^1/_2$ Monaten ungeronnen und beinahe lackfarben war. Ein Ausstrich ergab fast vollständige Hämolyse. Die Blutmasse trocknete in einigen Stunden ein und wurde nach Formolfixierung eingebettet und geschnitten. Histologisch wurde eine amorphe, leichtkörnige Masse festgestellt.

b) Strichförmige Hämatome

Diese sind eine Besonderheit des Nagels und stehen in engem Zusammenhang mit einer eigenartigen Vascularisierung dieses Organs (s. HORSTMANN, FLEISCHHAUER und HORSTMANN). Das Nagelbett stellt ein System von längs verlaufenden Leisten dar, in denen ausgestreckte Gefäßschlingen übereinander gelagert sind und fast parallel zur Oberfläche des Nagels verlaufen. Sie sind kurz vor dem margo liber dicht unter der Nagelplatte gelegen. An dieser Stelle treten dann auch am häufigsten capillare Blutungen auf. Dies ist auch verständlich, da dieser Teil des Nagelbettes sehr oft traumatischen Schädigungen ausgesetzt ist.

Diese strichförmigen Blutungen über dem distalen Nagelbett werden auch als Splitterblutungen (KUSKE) oder splinter hemorrhagies bezeichnet; sie wurden bei Trichinosis, Endocarditis lenta u. a. angetroffen (TELLER, EHRING, FISHER, SIMPSON u. a.).

Diesen distalen Splitterblutungen stellten ALKIEWICZ und PALUSZYŃSKI die auf den ganzen Nagel zerstreuten, multiplen intraungualen, strichförmigen Hämatome gegenüber. Bei einen 38jährigen Mann, der an Ca. recti starb, fanden sie auf dem Sektionstisch multiple schwarze Striche an drei Fingernägeln zu mehr als 20 an jedem der erkrankten Nägel. Histologisch ließen sich die Striche als Hämatome erkennen. Sie verliefen genau parallel zur Fingerachse und waren durchschnittlich 1,8 mm lang und 0,1 mm breit (Abb. 7), waren niemals in Reihen angeordnet und lagen in verschiedenen Abständen von der Nagelwurzel. Die Gestalt der Nägel und ihre Oberflächen waren unverändert. Keine Hautveränderungen, auch fehlten anamnestische Angaben.

Histologischer Befund

Querschnitt der Nagelplatte im Bereich des Nagelbettes (Mitte): Der palmare Teil der Nagelplatte ist unverändert, desgleichen die dorsale Schicht. In der mittleren Schicht fällt eine ausgesprochen wellige Anordnung der Nagelzellen mit vielen Gewebsspalten auf. Gerade auf diesen Wellenbergen befinden sich zerstreut stark färbbare, amorphe Massen von bohnenförmiger Gestalt (etwa 20 μ hoch und 80 μ lang) (Abb. 8). Die spektroskopische Untersuchung lieferte den Beweis, daß es sich um capillare Blutungen handelte. — Längsschnitt: Die Sagittalschnitte bringen ein dem klinischen Befund entsprechend anderes Bild. Hier bilden die amorphen Massen etwa 20 μ hohe Streifen von erheblicher Länge (Abb. 9), die jedoch nicht parallel zur Oberfläche liegen, sondern leicht schräg von proximal oben nach distal unten verlaufen. Diese Schrägstellung entspricht dem normalen Verlauf der Nagellamellen. Auch hier war die Eisenreaktion negativ.

Wie aus diesen Befunden hervorgeht, liegen die dünnen, langgestreckten Hämatome intraungual. Ihr Entstehungsort war zweifellos die Matrix, in der es

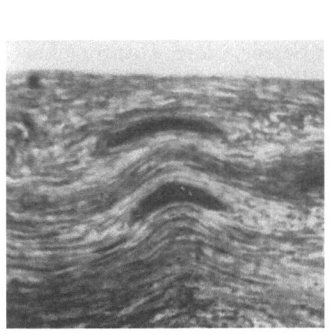
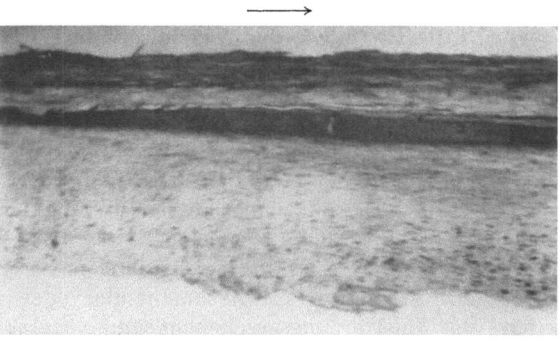

Abb. 8   Abb. 9

Abb. 8. Multiple Capillarblutungen des Nagels

Abb. 9. Multiple Capillarblutungen des Nagels, Längsschnitt, *H* Hämatom. Der Pfeil zeigt die distale Richtung an

zu Blutungen der longitudinal verlaufenden Capillaren kam. Nach dem Bau der Hämatome zu urteilen waren die Blutungen wohl örtlich aber nicht zeitlich begrenzt. An dieser Stelle wären wohl die Beobachtungen von TELLER, PLENGE und KLINGBEIL zu erwähnen (Fall 3).

c) Punktförmige Hämatome

Diese Form von Blutungen trifft man seltener an. In Fällen von schweren Röntgenschädigungen sind sie in der Regel zu finden. Den histologischen Beweis dafür erbrachte KRAJEWSKI in seinen mikroskopischen Untersuchungen. Auch begegnete ich solchen Erscheinungen bei Dermatitis exfoliativa Wilson-Brocq, bei Skleronychie und bei schweren Formen der Psoriasis.

III. Die Entzündung des Nagelorgans

Viele Vertreter der neuzeitigen Pathologie stehen auf dem Standpunkt, daß „eine Begrenzung der pathologischen Entzündung gegen ihre physiologischen Vorbilder nicht statthaft" ist (HUECK). In der Tat müssen die bisher abgesteckten Grenzen der „Entzündung" gegen viele Prozesse im Organismus hinfällig erscheinen, wofür uns auch die Nagelpathologie Beweise liefert. Trotz dieser Einwände wird man den Begriff der Entzündung ungeachtet aller Schwierigkeiten in ihrer Definition dennoch aus rein praktischen Gründen aufrechterhalten müssen, allerdings mit dem Vorbehalt, daß „der Inhalt dieses Begriffes nach den

jeweiligen Bedürfnissen der Zeit immer von neuem abgegrenzt werden muß"
(Hueck). Aus vielen Gründen erscheint die von Lubarsch vorgeschlagene Einteilung der Entzündung in eine exsudative, proliferative und alterative Form
zweckmäßig (Alkiewicz[21]).

Die Darstellung der Entzündungserscheinungen am Nagel ist eine besonders
schwierige Aufgabe, da der wichtigste Teil des Nagelepithels, die Matrix, zum
größten Teil von dem hinteren Nagelwall verdeckt ist und der klinischen Beobachtung entgeht. Sichtbar werden erst die Späterscheinungen nach einigen
Wochen, wenn nämlich der Nagel hervorwächst, in einem Zeitpunkt, da der
Prozeß oft schon abgeklungen ist. Obwohl man während des entzündlichen
Prozesses klinisch nichts feststellt, kann man nachträglich seine Auswirkungen
gut verfolgen, im Gegensatz zur Haut, denn von dem vernagelten Gewebe geht
nichts verloren, die keratinisierten Zellen werden nicht abgestoßen, sondern in
engem Verband mit den Nachbarzellen passiv proximalwärts vorgeschoben. So
liefert uns die Histologie der Nagelplatte sehr wertvolle, oft recht unerwartete
Befunde (z.B. Hyperchromasie nach überstandener Sepsis ohne Hauterscheinungen). Auch ist es oft schwierig, in manchen Fällen die Grenze zwischen
entzündlichen und nichtentzündlichen Prozessen zu ziehen. In diesem Kapitel
werde ich die Entzündungserscheinungen im Bindegewebe und dem Nagelepithel
(Matrix und Nagelbett) darstellen. Die Folgen dieser Prozesse in der Nagelplatte
dagegen werde ich nur kurz andeuten, und die genaue Beschreibung im
folgenden Abschnitt (Kap. IV) geben.

Bekanntlich verlaufen die Erscheinungen der exsudativen, produktiven und
alterativen Entzündung oft nebeneinander oder nacheinander. Für die Darstellung des Entzündungsgeschehens am Nagel kann ich auf eine gesonderte
Beschreibung der alterativen Entzündung, die im Gegensatz zur Haut hier doch
in Erscheinung tritt, verzichten, da die alterativ-degenerativen Veränderungen
nie allein auftreten, sondern immer mit produktiven Vorgängen verbunden sind.
Somit erscheint es zweckmäßig, das Problem der Nagelentzündung nach topographischen Gesichtspunkten einzuteilen, da wir es hier mit Epithelien verschiedener Art zu tun haben. Ich werde also die histologischen Bilder in folgender
Reihenfolge darstellen: 1. die Entzündung des Perionychium, 2. der Nagelmatrix,
3. des Nagelbettes, 4. des Sohlenhornes.

1. Die Entzündung des Perionychium. Perionyxis

Der menschliche Nagel steckt in der Nageltasche (bursa unguis), deren dorsaler Teil das
Perionychium darstellt. Die alte Bezeichnung ,,hinterer bzw. seitlicher Nagelwall (vallum
unguis)" ist nicht sehr glücklich gewählt, hat sich aber allgemein eingebürgert. In Wirklichkeit ist dies vielmehr ein sichelartiges Gebilde (falx unguis). Die dorsale und palmare
Bedeckung des Perionychium ist ein geschichtetes Plattenepithel, welches sich von der
Epidermis nur dadurch unterscheidet, daß die Papillen nicht senkrecht, sondern spitzwinklig
zur Oberfläche verlaufen. Die in die Spitze auslaufende Papille enthält die längste Capillare,
die für capillaroskopische Untersuchungen besonders geeignet ist. Das Endprodukt dieser
Epidermis ist das dünne, aus echten Hornzellen bestehende Eponychium.

Die Entzündung des Perionychium wird allgemein unter der nicht präzisen
Bezeichnung ,,Paronychie" geführt, welcher der Begriff *Perionyxis* vorzuziehen ist.

Im klinischen Bild der exsudativen Entzündung sind die vier klassischen
Merkmale: tumor, rubor, dolor, calor deutlich sichtbar. Infolge der Schwellung
verschwindet das Eponychium, und an Stelle der sichelförmigen Abgrenzung
nach vorn tritt eine sattelförmige auf (Abb. 53). Bei Druck auf den jetzt wirklichen Nagelwall läßt sich zeitweise ein Tropfen Eiter, vermischt mit Zelldetritus
herauspressen. Im chronischen Stadium geht die Rötung zurück, es treten aber
produktive Veränderungen des Bindegewebes in den Vordergrund. Auch kann

es zu einer eitrigen Entzündung kommen, wie dies aus der Abbildung einer Staphylokokkeninfektion (St. aureus) ersichtlich ist (Abb. 10).

Es ist hier nicht der Ort, alle die ätiologischen Momente, die hier in Frage kommen, aufzuzählen, es sei daher nur auf die Lehrbücher der Hautpathologie verwiesen. Jedoch möchte ich an dieser Stelle die für diesen Hautabschnitt besonders charakteristischen entzündlichen Prozesse erwähnen. Besonders häufig tritt die Entzündung des Perionychium im Verlauf der *Nagelcandidiasis* (ALKIEWICZ[19]), des *Ekzems* (Dermatitis eczematosa) und der *Lues connatalis* auf.

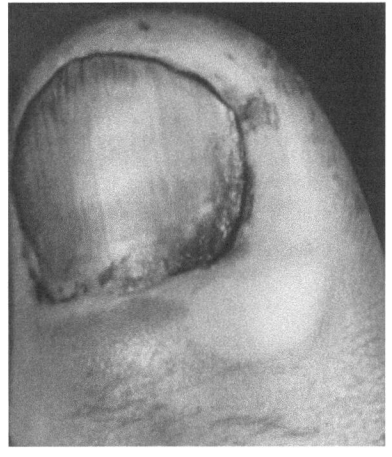

Die *exsudative Entzündung* ist an Hand eines Falles von *Perionyxis eczematosa* erkennbar (Abb. 11). Im bindegewebigen Teil besteht eine stark seröse und zellige Infiltration, stellenweise sogar Extravate als Ausdruck einer hämorrhagischen Entzündung. Die Papillen an der Umschlagstelle des Perionychiums sind maximal geschwollen. In der Epidermis sieht man deutlich Spongiose und sehr starkes intracellulares Ödem (altération cavitaire Leloir), ein Vorstadium der Bläschenbildung. Diese stürmischen Erscheinungen gehen im subakuten Stadium zurück, und an ihre Stelle treten vor allem perivasculäre

Abb. 10. Perionyxis purulenta staphylogenes

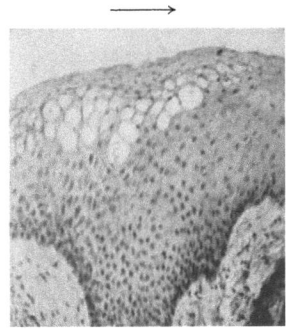

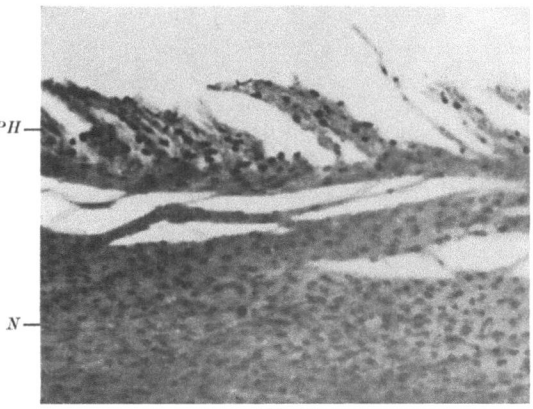

Abb. 11   Abb. 12

Abb. 11. Perionyxis eczematosa ac. Längsschnitt. Pfeilrichtung distal

Abb. 12. Parakeratose des Eponychium. Längsschnitt. *PH* Parakeratotische Hornzellen des Eponychium dem Nagel anliegend; *N* Nagelgewebe

Rundzellinfiltrate. In diesem Zeitpunkt beginnt wieder die Bildung von Hornzellen und damit des Eponychium. Aber es kann hier auch zu einer pathologischen Verhornung, Parakeratose, kommen, die nach GANS[1] stets von einem Ödem der Stachelzellen abhängig ist und infolgedessen bei Entzündungen verschiedener Art in der Haut auftreten kann. Einen Fall dieser Art gibt Abb. 12 wieder. Während der Oberfläche eines normalen, ungepflegten Nagels vereinzelte, kernlose Hornzellen (sensu stricto), die vom Eponychium stammen, anhaften, sieht man hier zahlreiche kernhaltige, parakeratotische Zellen an der obersten Schicht des Nagels einer Kranken, die an *subchronischem Ekzem* ohne Psoriasis litt. Kennzeichnend ist auch die schräg nach oben verlaufende Richtung der Zellen, die nur der Nagelplatte anhaften, aber nicht zu ihr gehören.

Auf Einzelheiten der produktiven (chronischen) Entzündung einzugehen, ist um Wiederholungen zu vermeiden, nicht zweckentsprechend, da für die Epidermis dieses Hautabschnittes alle Regeln der allgemeinen pathologischen Anatomie der Haut gelten, auf die ich hier verweisen möchte.

Über histologische Befunde bei *Perionyxis luica* (Paronychia luica) liegen nur die Berichte HELLERs[1] vor.

2. Die Entzündung der Nagelmatrix

Die matrix unguis ist ein spezifisches Epithel, das im Gegensatz zur Epidermis keine Körner- und Eleidinschicht besitzt. Die obersten Matrixzellen keratinisieren ohne Zwischenstufe und verwandeln sich in kernhaltige, genauer gesagt kernresthaltige, elastische Nagelzellen. Dieser Entwicklungsgang ist in gewissem Sinne dem der Schleimhaut ähnlich. Der

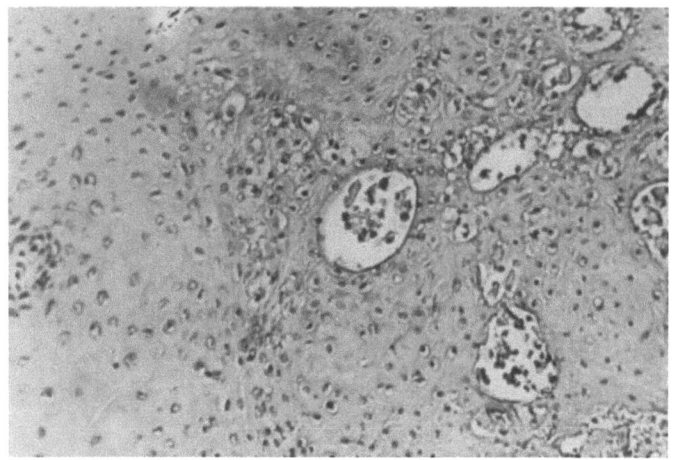

Abb. 13. Exsudative Entzündung der Matrix. Intracelluläres Ödem, Bläschenbildung. Längsschnitt

Vernagelungsprozeß (onychisation) ist streng von dem Verhornungsprozeß in der Epidermis zu trennen. Es wird dies auch aus den nachfolgenden Darstellungen ersichtlich.

Für die Entzündung der Nagelmatrix gibt es keine genaue Bezeichnung. Der alten, oft noch gebräuchlichen Benennung ,,Onychie'' ist vom anatomischen Standpunkt die Bezeichnung metritis unguis, vom klinischen *Onyxis* vorzuziehen.

Das histologische Bild der *exsudativen* (akuten) *Entzündung der Matrix* bekommt man gewiß sehr selten zu sehen, da dieser Zustand klinisch kaum feststellbar ist. Ich hatte dies nur in einem Fall beobachtet und zwar bei einer weit vorgeschrittenen Onycholysis unbekannter Ätiologie an einer Großzehe, aus welcher der fast lose Nagel chirurgisch schmerzlos extrahiert wurde. Im Bereich der Matrix sieht man (Abb. 13) ein deutlich erkennbares intracelluläres Ödem, weiterhin kleinere und größere Bläschen, die mit serösem Exsudat angefüllt sind und einige polynucleäre Leukocyten enthalten. Leider konnte ich die Veränderungen im bindegewebigen Teil des Nagels nicht untersuchen; zweifellos fehlten auch dort nicht die Zeichen seröser und zelliger Infiltration.

Die *eitrige Entzündung* beobachtete ich in einem Fall von schwerer *Pyodermie*. Die erhebliche Eitermenge mußte naturgemäß zu einem größeren Substanzverlust führen, wie dies in Abb. 14 zu sehen ist.

Ein anderes Bild liefert die im Verlauf der *sekundären Lues* auftretende Entzündung des Nagelorgans. Der von mir beobachtete Fall betraf eine akute Entzündung eines Zehennagels bei einem Luiker 6 Monate nach der Infektion, die nicht ausreichend behandelt wurde. Es folgte eine Onychoptose (Abstoßung des Nagels), nach der eine schmierig-eitrige Oberfläche das ganze Nagelfeld bedeckte. Die histologische Untersuchung ergab im bindegewebigen Teil ein dichtes Zellinfiltrat, an dem hauptsächlich Plasmazellen beteiligt waren (Abb. 15). Es fehlten auch nicht die Zeichen einer spezifischen Endovasculitis. In der Matrix und im Nagelbett war eine ausgiebige Leukocytimigration erkennbar. Solche Fälle wurden von FOURNIER und später JUVIN beschrieben, weitere Fälle zitiert HELLER[1] als *Syphilonychia ulcerosa*; richtiger wäre die Bezeichnung *Onyxis erosiva luica*. In dem eben erwähnten Falle trat nach spezifischer Behandlung eine fast vollständige Restitutio ad integrum ein.

Die Nagelentzündung im Verlauf der *Lues III* (spezifische Entzündung) wird am Ende dieses Kapitels besprochen.

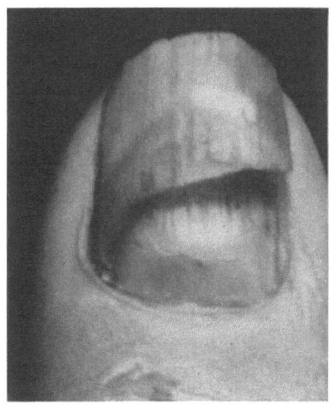

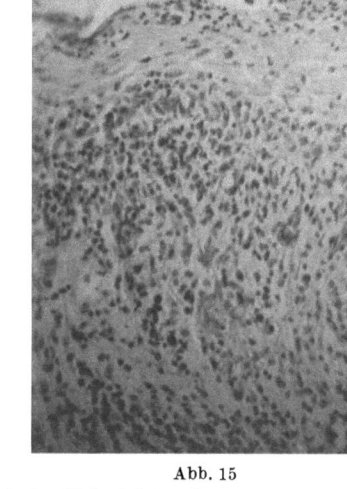

Abb. 14   Abb. 15

Abb. 14. Onyxis staphylogenes purulenta. Tiefer Substanzdefekt

Abb. 15. Onyxis erosiva luica (L II) nach Nagelabfall (onychoptosis). Plasmazellinfiltrat unter der Matrix. Längsschnitt

Die Erscheinungen der *produktiven Entzündung* der Matrix traf ich viel häufiger an. Neben der perivasculären Zellinfiltration, an der hauptsächlich mononucleäre Leukocyten beteiligt sind, steht hier eine ausgiebige Verdickung des Matrixepithels im Vordergrund. Wenn man die infiltrierten, schräg gestellten Papillen in ihrer Verlängerung nach oben verfolgt, sieht man (Abb.16) im Gegensatz zur normalen Struktur einen Herd von Keratohyalinzellen in der Matrix, jedoch ohne Eleidinschicht. Noch weiter oberhalb davon erscheint ein hyperchromatisches Nagelgewebe. Dieses ist eosinophil und steht in dieser Hinsicht den Hornzellen des Eponychiums nahe. Das sehr wichtige Problem der Hyperchromasie der Nagelzellen wird noch eingehend besprochen (s. Kap. IV/1 a). Zweifellos verursacht hier der Entzündungsprozeß einen veränderten Keratinisationsmodus.

Sehr ausgesprochen fand ich diese Veränderungen unter anderem in einem Fall von *Dermatitis exfoliativa generalisata Wilson-Brocq*, wobei erwähnenswert erscheint, daß BROCQ die Beteiligung des Nagels an dem diffusen Entzündungsprozeß als pathognomonisch für dieses Krankheitsbild ansieht. Wie aus einem Längsschnitt durch die Nagelwurzel ersichtlich ist (Abb. 17), befindet sich in der ganzen Länge der Matrix eine breite Körnerschicht, über der stellenweise Eleidin in kleinen Mengen sichtbar ist. Das Produkt dieses Epithels sind locker gefügte, kernlose, eosinophile Hornzellen, welche dieselben tinktoriellen und funktionellen Eigenschaften wie das vom Eponychium produzierte Horngewebe besitzen. Das

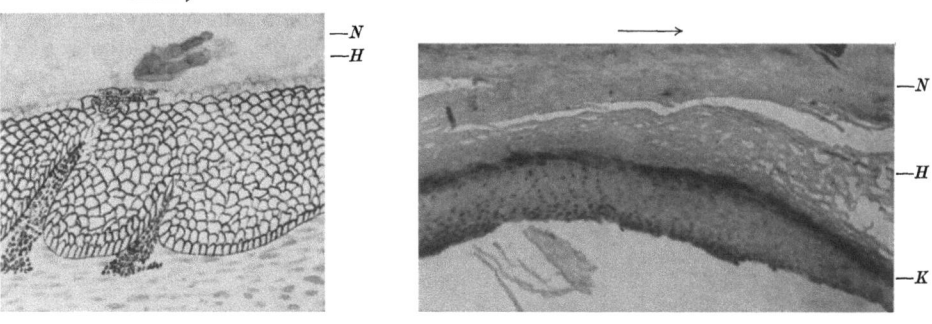

Abb. 16   Abb. 17

Abb. 16. Produktive Entzündung der Matrix. Längsschnitt. Perivasculäres Rundzelleninfiltrat, darüber vereinzelte Körnerzellen. Im Nagelgewebe örtlich begrenzte Hyperchromasie. *N* Nagelplatte unerweicht, strukturlos; *H* Hyperchromasie. Pfeilrichtung distal

Abb. 17. Exsudat. Entzündung der Matrix. *N* Normales Nagelgewebe; *H* Hornzellen; *K* Körnerschicht. Längsschnitt

Matrixepithel erleidet anscheinend durch den entzündlichen Prozeß eine Stoffwechselstörung, in deren Folge es die Fähigkeit verliert, hochwertiges, elastisches, transparentes und kernhaltiges Nagelgewebe zu produzieren, und nun ein minderwertigeres, dem Horngewebe nahestehendes Produkt liefert.

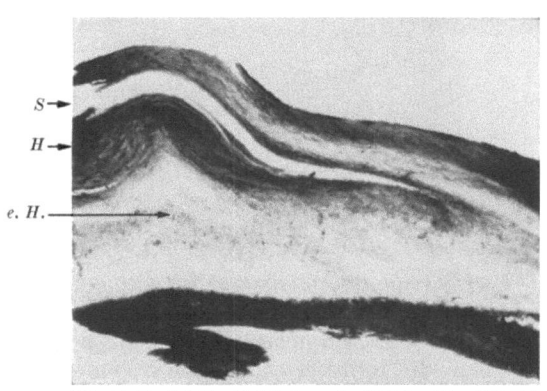

Abb. 18. Produktive Entzündung der Matrix. (Candidiasis).
e. H. entzündliche Hypertrophie, *H* Hyperchromasie,
S Spaltbildung. Längsschnitt

Es ist als wahrscheinlich anzunehmen, daß der Unterschied zwischen den beiden letztgenannten Prozessen, der Hyperchromasie und der Keratose, nur ein quantitativer ist.

Vom Standpunkt der allgemeinen pathologischen Anatomie ist dieser Befund besonders interessant. Es liegt hier nämlich ein eindrucksvolles Beispiel einer entzündlichen functio laesa und einer alterativen Entzündung vor, die sich nach LUBARSCH[2] „in erster Linie durch Leistungsausfall kundgibt". Auch entspricht dieses Geschehen den Erscheinungen der chronischen Entzündung, von der MARCHAND sagte, daß die „entzündliche Gewebswucherung zeitweise zur Bildung eines hinfälligen oder auch dauerhaften abnormen Gewebes, oft unter dauernder Schädigung der Funktion führt".

Das Problem der Keratose der Nagelplatte wird im folgenden noch besonders behandelt werden (s. Kap. IV/1b).

Wenn wir nun diese histologischen Befunde in klinische Begriffe übertragen, so ergibt sich, daß der „Nagel" bei längerem Bestand dieser Entzündungsart eine intransparente, bröcklige, schmutziggelbe, unebene und glanzlose Masse darstellt, wie dies bei *Erythrodermien* häufig zu sehen ist.

Als Beispiel einer chronischen proliferativen Entzündung der Matrix sei die *Trachyonychie* erwähnt. In diesem an anderer Stelle zu besprechenden chronischen Krankheitsbild treten dieselben Erscheinungen der alterativen Entzündung auf, mit dem Unterschied, daß der entzündliche Prozeß sich nur in einem kleinen Abschnitt der Matrix und zwar in ihrem proximalsten Teil, aber in der ganzen Breite des Nagels abspielt.

Ein weiteres Beispiel proliferativer Vorgänge entzündlicher Natur in der Nagelsubstanz liefert die stets lang anhaltende *Nagelcandidiasis*. Wenn man die im klinischen Bild regelmäßig vorhandenen Höcker bzw. wallartigen Erhebungen der Nagelplatte (ALKIEWICZ[19]) im Längsschnitt untersucht, findet man die Folgen einer örtlich und zeitlich begrenzten Überproduktion an Nagelgewebe (Abb. 18), welche anscheinend eine Abwehrreaktion des Organismus gegen die Hefeninvasion darstellt.

3. Die Entzündung des Nagelbettes

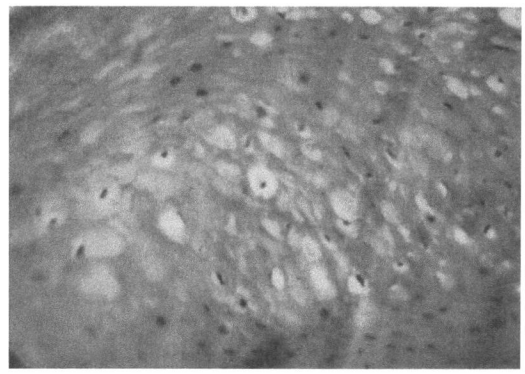

Abb. 19. Exsudative Entzündung des Nagelbettes. Geblähte Nagelzellen. Längsschnitt

Die Entzündung der Matrix und des Nagelbettes (lectus unguis) gehen meist per continuitatem ineinander über; klinisch ist eine Trennung dieser Prozesse oft kaum möglich, so daß die Bezeichnung *Onyxis* als praktisch ausreichend gelten kann. Wenn ich jedoch hier diese Trennung durchführe, so ist dies schon durch die morphologischen und funktionellen Unterschiede dieser beiden Epithelien gerechtfertigt. Ein weiterer Grund aber liegt darin, daß in der untersten (volaren) Schicht des Nagels über dem Nagelbett die polyedrischen Nagelzellen trotz der Keratinisierung einen relativ hohen Feuchtigkeitsgrad besitzen und gewisse Entzündungserscheinungen erkennen lassen, die in anderen Abschnitten des Nagels nicht anzutreffen sind.

Das Nagelbett ist ein mehrschichtiges, recht dünnes Cylinderepithel, das ohne Keratohyalinstadium in die Nagelsubstanz übergeht (ALKIEWICZ[3]). Es ist in einem geringen Teil an der Produktion des Nagels beteiligt (appositionelles Wachstum). Die Oberfläche des Nagelbettes ist uneben, sie gleicht einem Wellblech durch ihre longitudinalen Leisten, über deren Bau und Vascularisation ich auf die eingehenden Studien von FLEISCHHAUER und HORSTMANN verweisen möchte.

Im Verlauf der exsudativen (akuten) Entzündung *(lectitis unguis)* begegnet man denselben Veränderungen, wie sie in der Matrix und Epidermis angetroffen werden. Über Einzelheiten wird an anderer Stelle dieses Handbuches berichtet. Um Wiederholungen zu vermeiden, sei nur kurz darauf hingewiesen, daß intra- und intercelluläres Ödem mit Leukocytimigration ein im Nagelbettepithel häufig zu stellender Befund ist. Einer besonderen Darstellung bedürfen jedoch diejenigen entzündlichen Veränderungen, die in den untersten (volaren) Zellreihen der Nagelplatte auftreten, die ich aber in Matrixbildern nicht antraf.

Das intracellulare Ödem des Nagelbettes geht in die frisch keratinisierten Zellen der Nagelsubstanz über. Die ödematösen Zellen des Nagelbettes behalten trotz des Vernagelungsprozesses ihre voluminöse Form bei (Abb. 19), wobei die Kernreste selten zentral, meistens aber an der Peripherie anzutreffen sind. Man könnte diese Zellen mit vertrockneten Wallnüssen vergleichen, deren voluminöse, starre Schalen einen winzigen Inhaltsrest beherbergen. Für diese bisher nicht beschriebene Vernagelungsanomalie, die zweifellos mit einem Ödem der Zelle beginnt, fehlt eine genaue Bezeichnung. Keinesfalls sollte man diese Zellen der Nagelplatte ödematös oder gequollen nennen, da diese Begriffe einen flüssigen Zellinhalt voraussetzen, treffender wäre dafür die Bezeichnung *geblähte Zellen.*

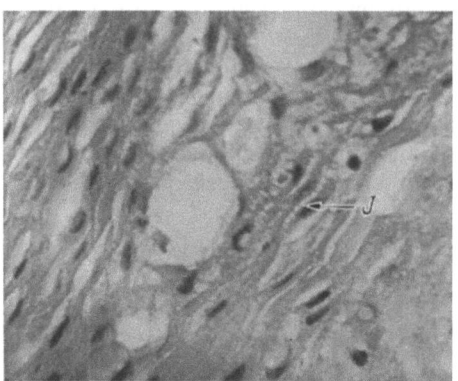

Abb. 20. Exsudative Entzündung des Nagelbettes. Lücken- und Spaltenbildung zwischen den Nagelzellen. *I* Intercellularbrücken der Nagelzellen. Längsschnitt

Diese Zellveränderungen sind anderen Vernagelungsanomalien an die Seite zu stellen und müssen zweifellos als minderwertiges Nagelmaterial betrachtet werden.

Auch das intercellulare Ödem kann einen Einfluß auf die Gestaltung der untersten Nagelschicht ausüben. Die extracelluläre Flüssigkeitsansammlung verursacht eine Lockerung der intercellulären Bindungen im Nagelbettepithel. Im Moment der Keratinisation entsteht aus diesem Zellmaterial ein Nagelgewebe, das durch intercelluläre Lücken gekennzeichnet ist. In diesen histologischen Bildern bekam ich erstmalig die Intercellularbrücken der Nagelzellen zu sehen, die sonst im Nagelgewebe nicht darstellbar sind (Abb. 20). Diese Zellkomplexe weichen morphologisch und funktionell weit vom normalen Nagelgewebe ab, für welches eine besonders feste Verschweißung der Zellen und somit eine bedeutsame Elastizität charakteristisch ist. Die intercellulären Lücken können sich zu Spalten verschiedener Dimensionen erweitern. Das für die Nagelpathologie sehr wichtige Problem der Lücken- und Spaltenbildungen wird in einem besonderen Abschnitt (D IV) noch eingehend besprochen werden.

Auch die im Verlaufe der exsudativen Entzündung beobachtete Leukocytimigration im Nagel-

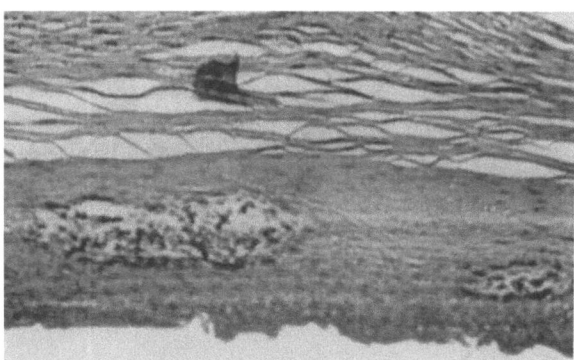

Abb. 21. Längsschnitt durch die Nagelplatte. Exsudative Entzündung. Zwei intraunguale Mikroabscesse, darüber Lücken- und Spaltenbildung

bettepithel findet ihren Ausdruck im Bilde der untersten Nagelschicht. Vereinzelte Leukocyten oder durch ihren Zerfall bedingte Chromatinreste sind zwischen den Nagelzellen als Ausdruck einer überstandenen Entzündung nicht selten. Bei stärkerer Leukocytenwanderung kommt es zur Bildung von Mikroabscessen verschiedener Größe (Abb. 21).

Die *produktive (chronische) Entzündung des Nagelbettes.* Diese ist ein häufig zu stellender Befund, der für die *Onycholysis* verschiedener Ätiologie sowie für die *Nageltrichophytie* charakteristisch ist. Neben den perivasculären Rundzellinfiltrationen steht die entzündliche Verdickung des Nagelbettepithels im Vordergrund (Abb. 22). Während das normale Nagelbett eine relativ dünne Zellschicht darstellt, ist hier eine erhebliche Höhe des Epithels, eine echte Epithelverdickung zu verzeichnen. In diesem Epithel kommt es infolge der Entzündung zur Bildung eines breiten Bandes von Keratohyalinzellen, über dem nur stellenweise eine Eleidinschicht angedeutet ist. Darüber liegt eine massive Schicht kernloser Hornzellen. Es liegt also auch hier eine durch den Entzündungsprozeß bedingte Metaplasie des Nagelbettepithels vor, welches normalerweise an der Produktion von kernhaltigen Nagelzellen teilnimmt, wenn auch nur in geringem Maße. Wir finden hier dieselben pathologischen Vorgänge, wie sie in der Matrix beschrieben wurden. Die hier gebildeten, locker gefügten Hornzellen sind nicht imstande, die Nagelplatte mit der Unterlage zu verbinden, so daß in der Folge das klinische Bild der *Onycholysis* entsteht (ALKIEWICZ und MAJEWSKI).

Die hier beschriebenen Befunde betreffen diejenigen Veränderungen, die wir in Längsschnitten zu sehen bekommen. Andere Bilder liefern Querschnitte des Nagelbettes. In normalen Verhältnissen bildet die Bett-Nagelgrenze eine wellenförmige Linie, wobei die Höhe der Wellenberge dem Abstand der Leisten voneinander ungefähr gleich ist. Im Verlauf der produktiven Entzündung sind die Wellenberge erhöht, so daß die Begrenzungslinie steilwellig verläuft. Den Nagel trennt von seinem Bett eine Hornschicht verschiedener Stärke. Die locker gefügten Hornzellen können zur Ablösung der Nagelplatte führen (Onycholysis), es kann aber auch ein Zusammenhalten der Nagelplatte mit seiner Unterlage trotz des hornigen Schaltstückes bestehen. Den letzteren Zustand, dem wir bei der Infektion mit dem Schimmelpilz Scopulariopsis brevicaulis *(acauliosis unguis)* begegnen, charakterisiert ein typisches klinisches Symptom. Wenn man nämlich die Nagelplatte durch einen Tropfen Cedernöl durchscheinend macht,

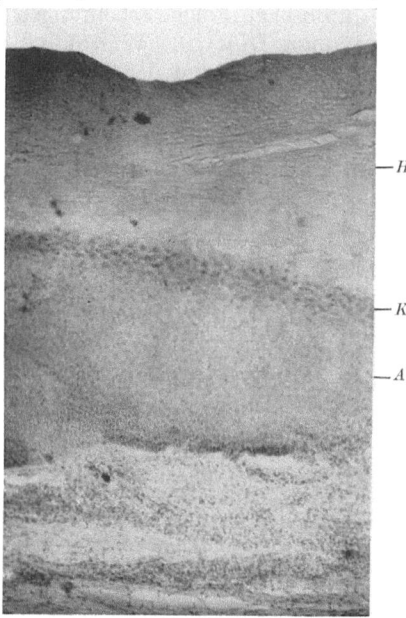

Abb. 22. Proliferative Entzündung des Nagelbettes. *A* Acanthose; *K* Körnerschicht; *H* Hornmassen

sieht man am Grunde des Nagels eine gelblich-weiße Verfärbung, die stets in longitudinalen Streifen verschiedener Breite auftritt (ALKIEWICZ[18]). In dieser Nagelmykose, in der die Keime unter dem freien Rand (margo liber) eindringen, scheint der entzündliche Prozeß durch die intermediäre Hornschichtbildung zwischen Nagel und Nagelbett seine Aufgabe als Abwehrreaktion gegen die Pilzinvasion zu erfüllen.

4. Die spezifische Entzündung

Die „spezifische Entzündung" ist ein immer noch recht umstrittenes Problem und, obwohl manche Autoren ihre Trennung von der „unspezifischen Entzündung" im Grunde genommen „für wertlos halten" (HUECK), gibt es wohl keinen Pathologen, der auf diesen Begriff verzichten möchte. Über Bau und Eigenart des spezifischen Infiltrats sei auf das Kap. „Pathologische Reaktionen im cutanen Bindegewebe" verwiesen.

Die spezifische Entzündung der Matrix sowie des Nagelbettes spielt eine untergeordnete Rolle. Die Fälle von erwiesener *Lues tertiaria* bzw. *gummosa* des

Nagelorgans sind nach HELLER[1], der einige Fälle zitiert, eine Seltenheit. Über einen Fall dieser Art berichtet H. FOX[2].

Die *lupösen* Veränderungen an den Fingerendgliedern waren früher nicht selten; daß dieser Krankheitsprozeß auch auf das Nagelorgan übergriff, ist durchaus verständlich. Eine Übersicht des übrigens spärlichen Schrifttums bringt HELLER[1]. Auch PARDO-CASTELLO hält diese Nagelaffektion für sehr selten. Leider liegen auf diesem Gebiete keine histologischen Studien vor.

Die spezifische Entzündung des Nagelorgans luischer und tuberkulöser Natur *(Onyxis ulcerosa)* muß im Gegensatz zur Onyxis erosiva infolge ihres destruktiven Charakters zur totalen oder mindestens partiellen Atrophie des Nagels führen. Die klinischen Folgeerscheinungen dieser Art beschrieben SPITZER, RAVAUT und MONNEROT-DUMAINE, WANDERER und SROKOWSKA. Diese Probleme haben bei dem heutigen Stand der Therapie sehr viel an Bedeutung verloren.

5. Die Entzündung des Sohlenhornes

Das Sohlenhorn, welches den distalen Teil des Nagelbettes darstellt, spielt in der vergleichenden Anatomie eine große Rolle. Für die Pathologie des Nagels wichtig ist die Tatsache, daß dieser geringe Abschnitt des menschlichen Nagelepithels sich durch eine besondere Gestaltung der Capillaren auszeichnet (FLEISCHHAUER und HORSTMANN). Auch trifft man hier proliferative Entzündungserscheinungen an, die durch Parakeratose und in manchen Fällen durch ,,kolloide‘, Degeneration gekennzeichnet sind.

In Anbetracht dessen, daß diese Entzündungsvorgänge im Abschnitt D III (Kolloide Degeneration) ausführlich besprochen werden, erübrigt sich eine Darstellung dieser Tatsachen an dieser Stelle.

Das klinische Bild der Entzündung am Nagelorgan ist sehr verschieden, wie aus den eben gegebenen Darstellungen ersichtlich ist, und ist abhängig von der Art der Entzündung, ihrer Dauer und ihrem Sitz (s. ALKIEWICZ[21]). Es wäre schwierig, alle die dabei entstehenden klinischen Merkmale aufzuzählen. Dagegen kann man auf Grund der histologischen Bilder viele klinische Symptome rekonstruieren, denn diesen Zweck verfolgt unter anderem die pathologische Schulung der Dermatologen (GANS[1]). Durchaus begreiflich ist es, daß bei der exsudativen Entzündung die Lücken- und Spaltenbildungen mit einer herabgesetzten Kohäsion der Zellen und zugleich mit einer Brüchigkeit der Nagelsubstanz einhergehen; diese intercellulärenSpalten sowie die intraungualen Mikroabscesse führen zu einer Verringerung der Transparenz des Nagels. Dasselbe gilt von den in der Nagelsubstanz befindlichen herdförmig oder diffus angeordneten Hornzellen. Die produktive Entzündung kann dagegen höcker- und wallartige Verdickungen der Nagelplatte verursachen, sie kann aber auch zur Bildung massiver Hornmassen *(Onycholysis)* führen. Die beschriebenen histologischen Befunde könnten eine Grundlage für eine künftige Morphologie der Nagelkrankheiten darstellen, die wir bisher noch nicht besitzen.

IV. Die Auswirkungen pathologischer Reaktionen auf das Nagelgewebe

Die Nagelzellen legen Zeugnis darüber ab, welche pathologischen Prozesse sich in der letzten Zeit in der Matrix abspielten (s. Einleitung). Wenn man also einen Nagel im Längsschnitt untersucht, erhält man eine Übersicht über die geweblichen Vorgänge, die bis 3 oder mehr Monate zurückliegen.

1. Die pathologische Vernagelung (Keratinisation)

Unter den pathologischen Reaktionen, die ihre Spuren in der Nagelsubstanz hinterlassen und somit zu einer pathologischen Vernagelung führen, ist es in erster Linie die Entzündung in ihren verschiedenen Formen, die, wie aus dem vorigen Kapitel hervorgeht, verschiedenartige Veränderungen der Nagelzellen

verursacht. Diesen Alterationen schließen sich pathologische Prozesse an, deren
Zusammenhang mit der Entzündung nicht erwiesen, aber wohl als wahrscheinlich
anzunehmen ist. Selbst geringfügige Entzündungen, die klinisch nicht wahrnehmbar sind, müssen erwogen werden. Schließlich reihen sich solche Zustände
an, in denen sich die Grenze zwischen Entzündung und anderen degenerativen
Prozessen verliert; hier seien die leukopathischen Erscheinungen am Nagel
toxischer (Arsen, Thallium) und endokriner Natur erwähnt. Aus diesen Tatsachen ist ersichtlich, welch einen Wert die onychologischen Studien für die
Pathologie der Haut besitzen.

Die Abgrenzung entzündlicher Prozesse gegen andere Vorgänge wird noch
dadurch erschwert, daß dieselbe histologische Veränderung durch verschiedene
Schädigungen ausgelöst werden kann. Als Beispiel wäre die *Onychorhexis* anzuführen, in der die ausgiebigen Lücken- und Spaltenbildungen keinesfalls mit
einem entzündlichen Zustand in Zusammenhang gebracht werden können.

Die pathologische Vernagelung kann unter folgenden Bildern auftreten:
1. Hyperchromasie, 2. Keratose der Nagelzellen, 3. Paronychose, 4. Leukonychose,
5. Keratohyalinose, 6. Hypochromasie.

a) Die Hyperchromasie

Im vorigen Kapitel wurde bereits hervorgehoben, daß der entzündliche Prozeß
in der Nagelmatrix gewisse Schädigungen setzt, die unter anderem zu einer pathologischen Vernagelung führen. Im Verlauf der chronisch-alterativen Entzündung
verlieren gewisse Zellverbände der Matrix die Fähigkeit, sich in normale Nagel-

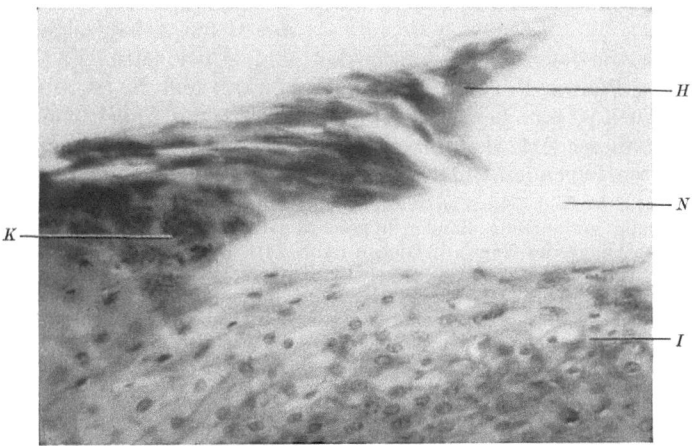

Abb. 23. Matrixentzündung. Längsschnitt. *K* Keratohyalinzellen, darüber *H* Hyperchromasie der Nagelzellen;
N normales Nagelgewebe (hier ungefärbt); *I* intracellulares Ödem

zellen zu verwandeln: Es erscheinen in ihrem Protoplasma Keratohyalinkörner,
die durch Nigrosinfärbung (UNNA[3]) nachweisbar sind. Im weiteren Entwicklungsgang dieser Zellen ist ein Eleidinstadium nur angedeutet, weiterhin entstehen
Nagelzellen, die sich von dem umgebenden normalen Nagelgewebe durch eine
deutliche Hyperchromasie auszeichnen (Abb. 16 und 23). Das Protoplasma dieser
Zellen ist besonders für saure Farbstoffe (Eosin) empfänglich, wird aber auch
durch Hämatoxylin intensiver gefärbt. An den Kernresten sind keine Veränderungen zu verzeichnen. Die Hyperchromasie dieser Nagelzellen ist ein dauerhafter Zustand, der bis zur Abstoßung am margo liber zu verfolgen ist. In dem
soeben zitierten Fall (Abb. 23) steht die Hyperchromasie zweifellos mit einem

entzündlichen Prozeß in Zusammenhang, denn dies beweist das intracelluläre Ödem in dem anliegenden Matrixgewebe.

Das Phänomen der Hyperchromasie ist für das histologische Bild der *Nagelcandidiasis* charakteristisch (ALKIEWICZ[19]). Auch hier tritt als Folge der Hefeinfektion in der Matrix eine chronische Entzündung auf, deren Auswirkung ein veränderter Vernagelungsprozeß ist (Abb. 44). Da in diesem Bild mit der Hyperchromasie eine ausgesprochene Spaltbildung einhergeht, werden diese Vorgänge im Kapitel „Spaltbildung" D IV dargestellt.

In dem später zu erwähnenden klinischen Bild der *Trachyonychie* (D IV) tritt die Hyperchromasie nur in der obersten Schicht der Nagelplatte in Erscheinung. Diese Lokalisation ist ein Beweis dafür, daß der pathologische Prozeß, in diesem Fall die Entzündung, nur auf den proximalsten Teil der Matrix beschränkt ist. Daß diesen Erscheinungen ein entzündlicher Prozeß zugrunde liegt, ist aus den Feststellungen entzündlich-exsudativer Vorgänge ersichtlich (ALKIEWICZ[16]).

Eigenartig ist die Anordnung der Hyperchromasie im histologischen Bild der Nagelaffektion, die im Verlauf der *Alopecia decalvans (totalis)* auftritt. In diesem Krankheitsbild kommt es an fast allen Nägeln zur Bildung oberflächlicher, unregelmäßig verteilter, flacher Grübchen nicht einheitlicher Größe, die jedoch von den tiefen, scharf abgesetzten Tüpfeln der Psoriasis leicht zu unterscheiden sind. Über solche Fälle berichteten HAXTHAUSEN, PRONK, POPCHRISTOV, H. HOFFMANN und KLINGMÜLLER (s. auch HELLER[1]). Auch ist eine herabgesetzte Transparenz des Nagels charakteristisch. Einige Nägel dieser Art, die mir O. GANS, Frankfurt a. Main, zur Verfügung stellte, lieferten folgenden Untersuchungsbefund:

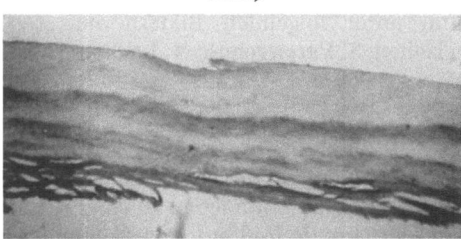

Abb. 24. Alopecia decalvans. Längsschnitt. Das Grübchen ist von hyperchromatischem Gewebe umgeben. Zwei wellenförmig verlaufende Bänder dunkel gefärbter Zellen

Im histologischen Bild sieht man auf dem Längsschnitt außer einer oberflächlichen Delle zwei wellenförmig verlaufende Bänder hyperchromatischer Zellen übereinander, die sich durch die ganze Länge des Nagels hinziehen (Abb. 24). In anderen Präparaten waren drei solche Bänder übereinander sichtbar. Bezeichnend ist auch die Tatsache, daß den Grübchen der Nageloberfläche jeweils ein Wellental des hyperchromatischen Gewebes entspricht. Von Bedeutung ist der Umstand, daß die charakteristischen Grübchen (Dellen) von einem hyperchromatischen Nagelgewebe umgeben sind (Abb. 24). Es ist dies ein Beweis dafür, daß dieses Gewebe locker gefügt ist und durch Waschen und Reiben von der Nageloberfläche abgeschilfert wird.

Für die pathogenetische Deutung dieser Bilder ist der Vergleich mit den Veränderungen der Haut bei Alopecia decalvans von großer Bedeutung. Nach GANS[3] „berechtigt das histologische Bild (der Haut) in dem ersten Stadium der Erkrankung an entzündliche Vorgänge zu denken". In Übereinstimmung mit dieser Ansicht fand ich in den Nagelschnitten im basalen Teil der Nagelplatte Chromatinreste, die zweifellos entzündlicher Herkunft (Leukocytenzerfall) sind. Ob jedoch die Hyperchromasie, die sich bandförmig durch die ganze Länge des Nagels hinzieht, nicht auch durch toxische oder trophoneurotische (GOHLKE und HOLTSCHMIDT) Ursachen bedingt ist, läßt sich nicht entscheiden. Gewiß befinden wir uns hier im Grenzgebiet „entzündlicher" und „nichtentzündlicher" Prozesse. Wie aus den eben gegebenen Darstellungen hervorgeht, ist die Hyperchromasie des Nagelgewebes meist auf eine Entzündung zurückzuführen; es ist aber andererseits wohl kaum zu bestreiten, daß auch andere alterative Prozesse dasselbe Phänomen auslösen können.

b) Die Keratose der Nagelzellen

Wie schon eingangs erwähnt wurde, ist die Nagelmatrix ein spezifisches Plattenepithel, welches ohne das Stadium der Keratohyalin- und Eleidinbildung unmittelbar in die Nagelsubstanz übergeht. Dieses Gewebe hat die Fähigkeit, kernhaltige Zellen zu produzieren, die außerordentlich fest miteinander verlötet sind und in ihrem Verband die sehr elastische und transparente Nagelplatte bilden. Dieser Keratinisationsprozeß, die Vernagelung (Onychisation), ist von der Verhornung, die für die Epidermis charakteristisch ist, streng abzutrennen. Der Entwicklungsgang in der Epidermis führt über das Keratohyalinstadium zur echten Verhornung und liefert kernlose, acidophile, locker gefügte Hornzellen. Im Kapitel „Entzündung" ist bereits erwähnt worden, daß der chronisch-alterative

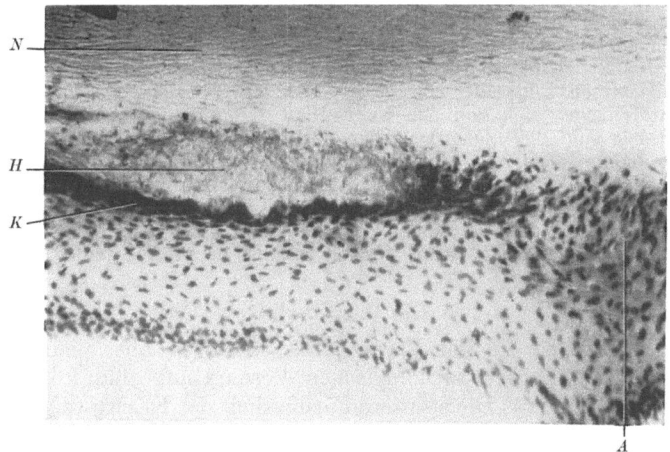

Abb. 25. Herdförmige Keratose des Nagelbettes. Längsschnitt. *A* Normales Nagelbett; *K* Körnerschicht; *H* Hornzellen; *N* normales Nagelgewebe (schwach gefärbt)

Entzündungsprozeß Schädigungen im Nagelepithel (Matrix und Nagelbett) verursacht, in deren Folge dieses die Fähigkeit verliert, hochwertiges Nagelgewebe zu bilden, und nur noch imstande ist, locker gefügte, acidophile, intransparente kernlose Zellen (Hornzellen) zu produzieren. Dieser für die Epidermis physiologische Prozeß ist im Nagel eine pathologische Erscheinung und als „Keratose" des Nagels zu bezeichnen.

Wie aus dieser Beschreibung hervorgeht, hat die Keratose viele Eigenschaften mit der schon erwähnten Hyperchromasie der Nagelsubstanz gemeinsam. Es ist sogar mit gewisser Wahrscheinlichkeit anzunehmen, daß diese beiden Prozesse sich nur quantitativ voneinander unterscheiden und daß die Keratose nur ein höherer Grad desselben pathologischen Geschehens ist.

Ein Bild der Keratose der Matrix ist in Abb. 17 wiedergegeben, aus der ersichtlich ist, daß eine breite Körnerschicht die ganze Länge der Matrix durchzieht. Über ihr liegt eine schmale Eleidinschicht, und als Endstadium treten locker gefügte, kernlose Zellverbände mit vielen Lücken und Spalten auf, die sich scharf gegen die kompakte Nagelsubstanz absetzen.

Diese entzündliche Keratose ist im Nagelbett eine sehr häufige Erscheinung. Abb. 25 stellt das histologische Bild einer herdförmigen Keratose dar. Im Gegensatz zur normalen Nagelbettstruktur erscheint ein breites Band von Körnerzellen, über dem unregelmäßig angeordnete Hornzellen zu erkennen sind, die sich morphologisch und tinktoriell von den flachen, horizontal gelegenen Nagelzellen unterscheiden. Es liegt hier also ein als Metaplasie des Nagelepithels zu bezeichnender Prozeß vor.

Die Pathogenese dieser veränderten Keratinisationsart ist nicht einheitlich. Ohne Zweifel liegt den meisten Fällen ein entzündlicher Prozeß zugrunde, und dann ist dies meist ein reversibler Vorgang, wie wir es in dem Bild der *Onycholysis* sehen. Aber es fehlt nicht an Beispielen, in denen diese Metaplasie ein dauerhafter Zustand ist, wie dies in der *Anonychia keratodes* der Fall ist (Abb. 2). In diesem Krankheitsbild dürften wohl andere, nichtentzündliche, entartende Prozesse im Spiel sein.

Von Wichtigkeit ist die Projektion dieser Gewebsveränderungen auf das klinische Bild, welches natürlich von Sitz und Dauer der Keratose abhängig ist. Dauert der Prozeß in der Matrix längere Zeit, so wird die Nagelplatte durch undurchsichtige, bröckelige, glanzlose gelbe Hornmassen ersetzt, ein Zustand, der allen Dermatologen im Verlauf schwerer *Erythrodermien*, besonders der *Salvarsandermatitis*, geläufig ist. Bei kurzer Dauer der Keratose entsteht eine mehr oder weniger breite *Beausche Querfurche*. Ist der Prozeß aber auf das Nagelbett beschränkt, so bleibt die Nageloberfläche zwar unverändert, aber es treten die so häufig beobachteten Bilder der *Onycholysis* bzw. *Hyperkeratosis subungualis* auf. Die Hornzellen unterscheiden sich von den Nagelzellen dadurch, daß ihnen die Transparenz fehlt; infolgedessen sind diejenigen Teile der Nagelplatte, in denen Hornzellen auftreten, undurchsichtig und grau oder weiß verfärbt. Dies konnte ich an einem Fall von *Leukopathia longitudinalis* beobachten, bei dem ein 0,5 mm breiter, weißer, longitudinaler Streifen in der ganzen Länge des Nagels sichtbar war. Das histologische Bild ergab auf Querschnitten Hornzellnester im basalen Teil der Nagelplatte; im Bereich der Matrix war außerdem eine dieser Lokalisation entsprechende Acanthose des Epithels nachweisbar.

c) Die Paronychose

Die Paronychose ist ein der Parakeratose analoger, aber nicht identischer Prozeß. Für diese Art der pathologischen Vernagelung sind folgende Eigenschaften kennzeichnend: a) Die stärkere Färbbarkeit der Kernreste, die die Größe

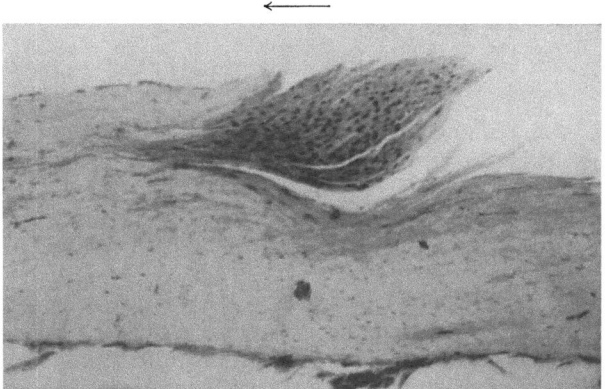

Abb. 26. Psoriasis (Tüpfelnagel). Längsschnitt

der normalen weit übertreffen, b) die Lockerung der intercellulären Bindungen, c) abnorme Größe der paronychotischen Zellen, d) die zeitweise auftretenden randständigen Körnerzellen.

Da alle diese Veränderungen in der *Nagelpsoriasis* forma optima auftreten, werde ich mich hauptsächlich auf diese Bilder stützen.

a) Die stärkere Färbbarkeit der paronychotischen Zellen tritt bei schwacher Färbung besonders deutlich in Erscheinung. Abb. 26 gibt einen Herd dieser Zellen an der Nageloberfläche wieder. Nach Ablösung dieses lockeren Gewebes (z. B. durch Waschen) entsteht hier eine Delle *(Tüpfelnagel)*.

b) Die Lockerung der intercellulären Bindungen, die zu weiten Hohlräumen führt, ist ein regelmäßiger Befund. In Abb. 27 ist ein tiefer Herd dieser pathologischen Vernagelung mit weiten, leeren Spalten sichtbar.

c) Die abnorme Größe der paronychotischen Zellen ist nicht auf eine Größenzunahme zurückzuführen. Die physiologische Vernagelung der obersten Nagelzellen geht wahrscheinlich

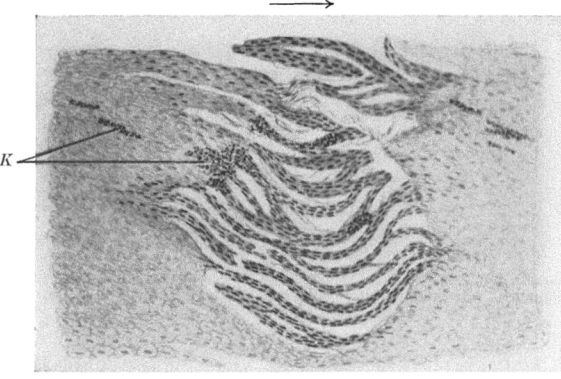

Abb. 27. Psoriasis unguis. Längsschnitt. *K* Körnerzellen. Pfeilrichtung distal

mit einer Eintrocknung des Zellinhalts und zugleich mit einer Verkürzung der Zellenachsen (Schrumpfung) einher. Bleibt diese Verkürzung aus, so wird der Verband dieser Zellen, die Lamelle, zu lang und muß eine wellenförmige (gefaltete) Linie statt der geraden bilden, wobei Spaltbildungen zwischen den Lamellen eine begreifliche Folge sind. Solche lufthaltige Räume gibt Abb. 27 wieder.

Dieser Gedankengang findet eine Bestätigung in den grundlegenden Darstellungen der Parakeratose der Haut von UNNA[1], der „das Wesen" dieses Prozesses „in einem abnormen Feuchtigkeitsgrad der verhornenden Übergangsschicht sah". Von der parakeratotischen Zelle sagte UNNA, daß „die Gestalt der Hornzelle (der Schuppe) nicht spindelförmig, sondern linsen- oder pfannkuchenförmig ist". Es bleibt also auch hier trotz der Verhornung eine Verringerung des Volumens (Schrumpfung) aus. So liegt der Gedanke nahe, daß auch in der Parakeratose der Haut die typisch wellenförmige Lagerung der Schuppen auf diese Weise zu erklären sei. Die wellenförmige Anordnung bei der Paronychose tritt noch deutlicher im Bild der streifenförmigen Nagelpsoriasis (*Psoriasis unguis cristata*) (Abb. 28) in Erscheinung.

d) In vielen Präparaten von Paronychose fand ich, jedoch nicht immer, randständige Nester von Keratohyalinzellen, oft in beträchtlichen Mengen (Abb. 27). Diese Lagerung

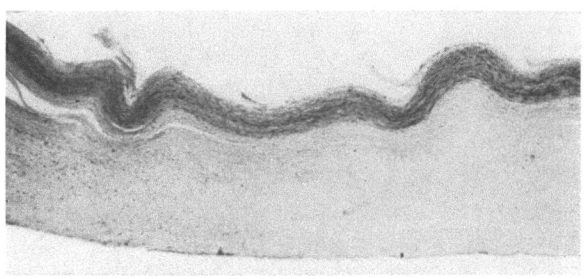

Abb. 28. Psoriasis unguis cristata. Querschnitt. Intensiv gefärbte paronychotische Zellverbände an der Nageloberfläche

erweckt den Eindruck, daß die Körnerzellen den paronychotischen Prozeß einleiten und abschließen. Da wir hier imstande sind, den Prozeß zeitlich zu verfolgen, was in der Hautpathologie in diesem Maße nicht möglich ist, sind diese Bilder besonders wertvoll, denn sie ermöglichen uns, den Rhythmus des pathologischen Geschehens zu erfassen. Über das wechselnde Verhalten der Körnerzellen in der Parakeratose sei auf die Ausführungen von GANS[1] und HASLUND verwiesen.

Die Paronychose tritt außer bei der Psoriasis auch in vielen anderen Nagelaffektionen (Mykosen u. a.) auf, ähnlich wie die Parakeratose, die nach GANS durch „jede länger dauernde nicht entzündliche Ödematisierung nach Stauung" ausgelöst werden kann.

Es geht über den Rahmen dieses Beitrages hinaus, die vielen klinischen Erscheinungen der Paronychose, auch nur die der Psoriasis (s. ALKIEWICZ[12]), darzustellen. Auch das *Rosenausche Zeichen* (vereinzelte Grübchen bei inneren Krankheiten) s. HELLER[1] ist auf eine örtlich begrenzte Paronychose zurückzuführen.

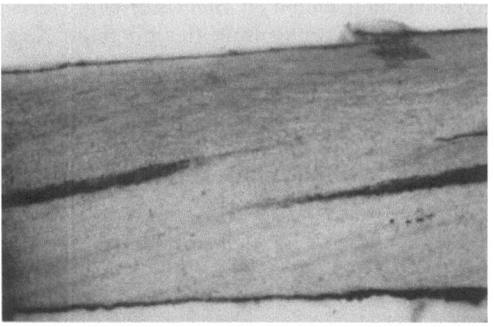

Abb. 29. Leukonychie. Längsschnitt. Zwei aufeinanderfolgende Schichten leukonychotischer Zellen. Der Pfeil zeigt die distale Richtung an

Anhangsweise sei nur erwähnt, daß die bei der Psoriasis oft in erheblichen Mengen auftretenden Hornmassen unter der Nagelplatte durch eine Parakeratose des Nagelbettes verursacht sind und als *Parakeratosis subungualis psoriatica* zu bezeichnen wären.

d) Die Leukonychose

Die Leukonychose, ein eigenartiger pathologischer Vernagelungsprozeß, findet ihren klinischen Ausdruck in der so häufig beobachteten *Leukonychie*. Die leukonychotischen Nagelzellen besitzen folgende Eigenschaften: a) Sie liegen immer in Schichten nebeneinander, die der Anordnung der Lamellen entsprechen, b) das Protoplasma besitzt eine feinkörnige Struktur, die den charakteristischen Lichtreflex verursacht, c) die Kernreste sind meist geschrumpft, d) die Bindung der Zellen ist sehr fest, so daß nie Lücken- oder Spaltbildungen anzutreffen sind.

a) Die Anordnung der leukonychotischen Zellen ist sehr charakteristisch: Auf Längsschnitten sieht man sie immer in Zellverbänden, die streifenförmig von oben proximal nach unten distal verlaufen (Abb. 29). Wenn sich der Prozeß wiederholt, bekommt man mehrere Streifen in paralleler Anordnung zu sehen. Auf Querschnitten dagegen verlaufen die Zellstreifen parallel zur Nageloberfläche.

b) Das Protoplasma der leukonychotischen Zellen selbst wird durch saure Farbstoffe (Eosin) stark gefärbt; das gleiche gilt von

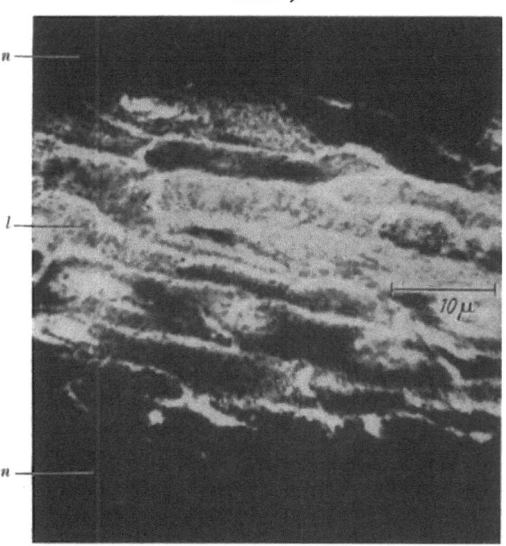

Abb. 30. Leukonychie. Längsschnitt. Silberimprägnation. *n* Normales Nagelgewebe; *l* leukonychotische gekörnte Zellen

einer 1% Kaliumpermanganatlösung. Tinctoriell stehen diese Zellen denen der basalen Hornschicht der Epidermis sehr nahe. In diesem Protoplasma sind winzige Körner regelmäßig verteilt, so daß die ganze Zelle im Dunkelfeld im Gegensatz zu den normalen Zellen hell leuchtet. Diese Granula sind mit keinem Farbstoff färbbar (Hämatoxylin, Cresylechtviolett, Wasserblau, Safranin, Pyronin, Sudan, Scharlachrot-Nilblau u. a.), sie sind einfachbrechend und treten in Äthylalkohol noch deutlicher in Erscheinung; auch sind sie in kalten Säuren und schwachen Laugen unlöslich. Dagegen kann man sie mit Metallsalzen (Gold, Silber) darstellen (Abb. 30), desgleichen mit Dioxyphenylalanin (Dopa). Näheres s. ALKIEWICZ[8, 9]).

c) Die Kernreste dieser Zellen sind wohl größer als die der normalen, aber es sind an ihnen Entartungserscheinungen unverkennbar; sie sind nämlich geschrumpft (pyknotisch), so daß zwischen Kern und Plasma oft ein sichelförmiger, leerer Raum (Kernhof) entsteht.

d) Es ist bezeichnend, daß die leukonychotischen Zellen trotz ihres pathologischen Vernagelungsprozesses mit ihren normalen Nachbarzellen durchaus fest verbunden sind. Ich habe in meinen zahlreichen Präparaten von Leukonychie niemals eine Lücken- oder Spaltbildung gesehen.

Alle diese Veränderungen liefern ein klinisch scharf umschriebenes Bild, das den seit altersher bekannten Namen *Leukonychie* führt. Die intracellulären Granula sind es, die bei auffallendem Licht eine totale Lichtrefraktion verursachen, bei durchfallendem Licht dagegen dunkel erscheinen. Die von früheren Autoren vertretene Ansicht, daß die Weißfärbung durch „Luftimbibition" bedingt sei, ist als unzutreffend zurückzuweisen. Untersucht man einen weißen Fleck klinisch nach Auflegen eines Öltropfens bei Lupenvergrößerung, so sieht man, daß die proximalen Zellen des weißen Feldes dicht unter der Nageloberfläche liegen, während die distalen tiefer gelegen sind; dies hängt mit der schrägen Anordnung der leukonychotischen Zellschicht zusammen (Abb. 29). Noch besser kommt dies bei Untersuchung des Nagels in toto in Cedernöl oder Balsam zum Vorschein.

Die Ätiologie ist nicht einheitlich. Die im Schrifttum niedergelegten Angaben sind so verschiedenartig (traumatische hormonale, toxische Einflüsse; MITCHELL, DEGOS, COSTA, MILBRADT, ALDRICH, URBAN), daß man heute noch kein genaues Bild davon gewinnen

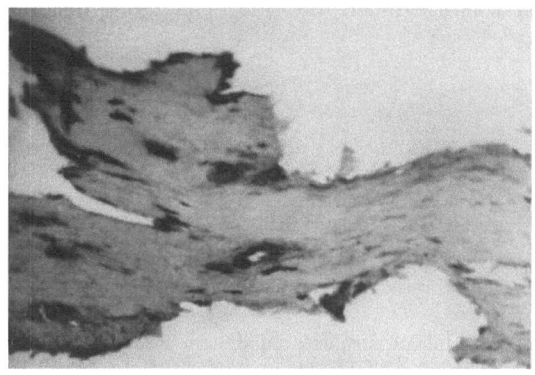

Abb. 31. Onychorhexis. Querschnitt. Zerklüftung der Nagelplatte. Zahlreiche Keratohyalinzellen (dunkel)

kann; es spricht auch nichts für eine entzündliche Genese. Ungeklärt ist ferner die Tatsache, daß dieses so häufige Phänomen an den Zehennägeln eine große Seltenheit darstellt.

Mit der Bezeichnung Leukonychie sollten nur die Bilder belegt werden, in denen klinisch die porzellanweiße Verfärbung in Fleck- und Streifenform auftritt und die sich auf die oben erwähnten histologischen Kriterien stützen. Alle anderen Veränderungen verschiedener Ätiologie und Genese sollten als „Luekopathien" bezeichnet werden (*Leukopathia mycotica, toxica* u.a.).

Der echten Leukopathie ist die *toxische Leukopathie* an die Seite zu stellen; sie tritt nach Arsen- und Thalliumvergiftung, ebenso im Verlauf des Fleckfiebers unter dem Bilde der „*lunulafarbenen Leukonychie*" („*Meessches Band*") auf. Das histologische Bild ist dem der Leukonychie sehr ähnlich, aber wohl nicht identisch. Die Kernreste sind viel größer, die Granula nur rings um den Kern gelagert.

e) Die Keratohyalinose

Bei der Darstellung der Entzündungserscheinungen wurde bereits hervorgehoben, daß in diesen Prozessen im Nagelepithel echte Keratohyalinzellen auftreten können. Ihre weitere Entwicklung führt gewöhnlich zur Umwandlung in Hornzellen. Indes begegnet man häufig solchen pathologischen Zuständen, in denen die Körnerzelle auf dieser Entwicklungsstufe stehen bleibt und nun unverändert mit dem nachwachsenden Nagelgewebe passiv distalwärts fortgeschoben wird. In diesen Fällen hat diese Körnerzelle auf Längs- und Querschnitten eine spindelförmige Gestalt, ihr Kernrest ist meist nicht sichtbar, während das ganze Protoplasma regelmäßig verteilte, färberisch leicht darstellbare Keratohyalinkörner enthält.

21*

Solche vereinzelten Körnerzellen findet man häufig bei entzündlichen Erscheinungen. In größeren Nestern sind sie bei der *Nagelpsoriasis* anzutreffen (s. Paronychose). Besonders zahlreich aber fand ich sie bei der *Onychorhexis*. In diesen Bildern, für die eine weitgehende Zerklüftung der Nagelplatte charakteristisch ist, sei als bezeichnend hervorgehoben, daß die mächtigen Substanzdefekte des Nagelgewebes von zahlreichen Körnerzellen umgeben sind (Abb. 31), so daß man den Eindruck gewinnt, daß die abgestoßenen Gewebsteile, ebenso wie die benachbarten Körnerzellen, einem gemeinsamen, pathologischen Vernagelungsprozeß erlegen sind.

f) Die Hypochromasie

Ein recht selten anzutreffendes Phänomen ist die Hypochromasie des Nagelgewebes. Die herabgesetzte Färbbarkeit der Zellkonturen und ihrer Kernreste ist wahrscheinlich auf eine Schädigung der vernagelnden Matrixzelle zurückzu-

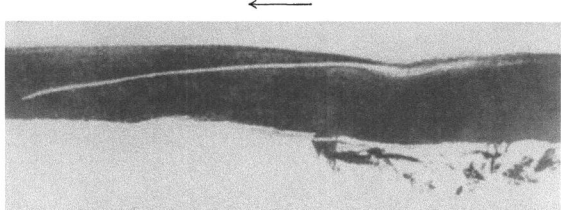

Abb. 32. Beausche Querfurche. Längsschnitt. Hypochromatische Zellen in bandförmiger Anordnung. Pfeilrichtung distal

führen; somit wäre diese Erscheinung dem als Nekrobiose bezeichneten Prozeß an die Seite zu stellen.

Derartige Veränderungen fand ich in einem Fall von *Beauschen Querfurchen*. Die histologischen Bilder von Längsschnitten bringen den Beweis dafür, daß der pathologische Prozeß sich nicht nur an der Oberfläche, sondern in der ganzen Nagelplatte abspielt. In diesem Fall liegt ein entzündliches Exsudat vor, unter dem eine schmale Zone (Lamelle) hypochromatischer Zellen in schräger Anordnung sichtbar ist (Abb. 32) (s. ALKIEWICZ[10]). Da diese Lamelle sich im Moment ihrer Vernagelung unter dem schädigenden Einfluß des Exsudates befand, ist die Hypochromasie ihrer Zellen durchaus verständlich. Dieselbe Erscheinung, jedoch nicht so stark ausgeprägt, ist aus dem histologischen Bild eines ausgebreiteten, intraungualen Hämatoms ersichtlich (Abb. 6). Auch hier sind hypochromatische Zellverbände unterhalb des Hämatoms gelegen.

2. Die Speicherungen in den Nagelzellen

Unter den pathologischen Veränderungen der Nagelzellen spielen die Speicherungen, insbesondere des Melanins, des Hämosiderins und hepatogenen Pigmentes eine wichtige Rolle.

a) Melanin

Die Affennägel sind sehr stark diffus pigmentiert. Die größten Mengen von Melanin trifft man in den Zellen der basalen (volaren) Schicht, weniger pigmentiert ist die mittlere Schicht; die obere Zellschicht ist fast pigmentlos. Bei Negern sind vom 20. Lebensjahr an alle Nägel streifenförmig longitudinal pigmentiert; bei der weißen Rasse ist die Melanose eine Seltenheit. Bei genauer Betrachtung der pigmentierten Basalzellen sieht man, daß das Melanin oberhalb des Zellkerns konzentriert ist, was für eine Lichtschutzwirkung des Pigmentes spricht (Abb. 33). In ähnlicher Weise ist das Melanin im Stratum basale der Epidermis angeordnet. Der Nachweis des Melanins wird durch Entfärbung mit H_2O_2, Resistenz gegen HCl 5%, Silberaffinität und Dopareaktion erbracht. Nur bei Anwesenheit von Melanin, und nicht von anderem Pigment, sollte man von Nagelmelanose sprechen; alle anderen Dunkelfärbungen würden richtiger als Melanopathien (Mel. mycotica, artificialis) bezeichnet werden.

Klinisch tritt die Melanose des menschlichen Nagels in schieferfarbenen Längsstreifen auf. Da aber die basale Zellschicht die größte Menge an Melanin enthält, ist es verständlich, daß melanotische Nagelschnitzel an der volaren Fläche dunkler erscheinen. Über Klinik und Histologie s. ALKIEWICZ[20]. Über die Ätiologie kann man nur kurz sagen, daß sie nicht einheitlich ist, auch liegen nur spärliche Angaben darüber vor (TELLER, MULZER, BIGHAM u. LANGHOF).

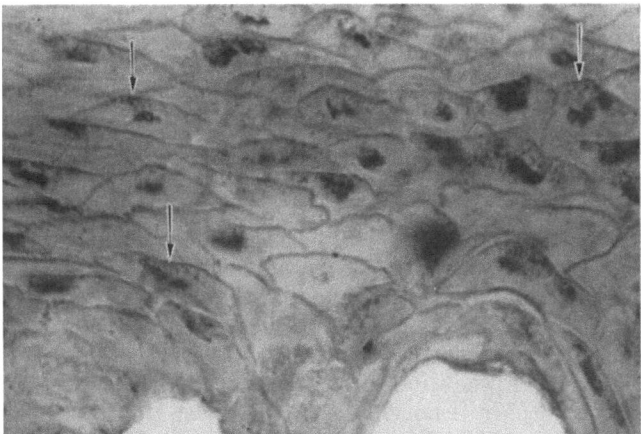

Abb. 33. Nagelmelanose. Querschnitt durch die Nagelplatte im distalen Teil des Nagels. Dargestellt sind nur die Zellen der unteren (volaren) Schicht. Die Pfeile zeigen die polare Anordnung des Melanins an

b) Hämosiderin

Im Schrifttum fehlen irgendwelche Hinweise über Hämosiderinspeicherung.

Einen Fall dieser Art beobachtete ich bei einem 24jährigen Patienten mit Prurigo vulgaris. Im Verlauf einer klinischen Exacerbation dieses Leidens entwickelte sich ein 2,5 mm breites, longitudinales Band von ausgesprochen brauner Verfärbung, welches sich durch die ganze Länge des Nagels hinzog. Dieser Zustand dauerte etwa 5 Monate, wonach der Pigment-streifen, von der Radix an beginnend, allmählich verschwand. Im histologischen Bild waren Hämosiderinkörner durch Berlinerblau-Reaktion nachweisbar. Die Anordnung der braunen Körner entsprach den Zellgrenzen; das Hämosiderin war also intracellulär gelegen (Abb. 34). Zwischen den gekörnten Zellen waren auch kleine Hämatome sichtbar. Eine Gesetzmäßigkeit in der Anordnung der pigmentierten Zellen war nicht festzustellen, sie lagen gruppenweise in allen Schichten der Nagelplatte. In diesem Falle fehlten Anhaltspunkte für eine traumatische Genese.

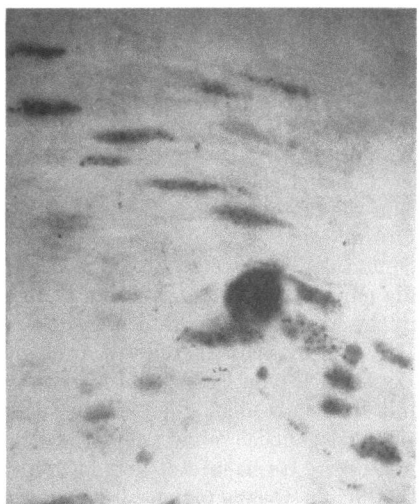

Abb. 34. Hämosiderosis unguis. Querschnitt. Mittlere Zellschicht. Im Zentrum ein kleines Hämatom

c) Hepatogenes Pigment

APLAS berichtete 1957 über einen Fall von *hyperbilirubinämischer Melanopathie*. Die kennzeichnenden Merkmale waren: eine schwarzbraune Verfärbung aller Fingernägel, distalwärts an Ausdehnung und Intensität zunehmend, mit Bevorzugung der seitlichen Partien, Verfärbung der Schneide- und Eckzähne, hauptsächlich an den Rändern, Hyperbilirubinämie, Erythrocytenresistenzverminderung, Verminderung der α-Globuline und cyclisch auftretender, schnell abklingender Ikterus. Hg-Niederschläge wurden histochemisch ausgeschlossen. Die erwähnten Befunde sowie das Zusammentreffen der Verschlimmerung des Blutbefundes mit der Intensivierung der Nagelaffektion in diesem cyclisch verlaufenden Leiden berechtigten den Autor, die Nagelverfärbungen mit der konstanten Hyperbilirubinämie in einen ursächlichen Zusammenhang zu bringen.

Leider liegen in diesem Fall keine histologischen Untersuchungen vor.

Anhangsweise sei auf die Mitteilung von MALLOW (s. HELLER[1], S. 292) über Malariapigment im Nagel verwiesen.

3. Die „kolloide" Entartung

In der Hautpathologie begegnen wir in allerdings seltenen Fällen einer eigentümlichen Zellentartung der Epidermis, welche in der allgemeinen pathologischen Anatomie bisher noch nicht den rechten Platz gefunden hat. Es sind dies die amorphen Schollen epithelialer Herkunft, die keine einheitliche Bezeichnung besitzen und verschiedentlich als hyaline, kolloide oder nur amorphe Massen geführt werden. Die Begriffe Kolloid und Hyalin haben im Laufe der Zeit wesentliche Veränderungen erfahren, wonach der Begriff Hyalinose auf derartige Prozesse im Bindegewebe beschränkt wird, während mit der alten, von LAËNNEC stammenden Bezeichnung Kolloid heute nur noch hyaline Alterationen im Epithel belegt werden, einerlei, ob es sich um einen sekretorischen oder einen degenerativen Prozeß handelt. Zu bemerken wäre noch, daß wir eine eindeutige chemische Natur (HUECK) dieser Eiweißsubstanzen bisher noch nicht angeben können. Die oben erwähnten amorphen Schollen, denen wir in der Hautpathologie begegnen, passen jedoch nach dem heutigen Stand unserer Kenntnisse durchaus nicht in die Gruppe der Kolloide. Noch weniger entsprechen sie dem Hyalin in der neuzeitigen Auffassung. Da diese Eiweißverbindungen, wie aus den folgenden Ausführungen hervorgeht, bisher histochemisch noch ungeklärt sind, wäre es verfehlt, heute eine neue Bezeichnung für sie zu prägen. Demzufolge werde ich die amorphen Schollen epidermaler Genese in diesem Kapitel noch unter der alten Bezeichnung „Kolloid" führen, wobei jedoch ausdrücklich bemerkt sei, daß dieser Terminus nur mangels eines besseren beibehalten wird und daß die Einwände der Pathologen hier durchaus gerechtfertigt sind. Die treffendste Bezeichnung wäre Keratokolloid.

In der Hautpathologie wurde diese „kolloide" Entartung bei Lichen ruber planus (GANS[1]), ferner bei älteren Warzen und ebenso im Cornu cutaneum (UNNA[1, 2], GANS[1]) angetroffen (s. auch „Pathologische Reaktionen in der Epidermis" in diesem Band.

Für die Nagelpathologie, in der diese Prozesse eine viel größere Rolle spielen, sind die histologischen Befunde am Cornu cutaneum von besonderer Bedeutung. Grundlegend sind hier die Darstellungen von UNNA[1, 2]. Er fand oberhalb der Spitze der langgestreckten Papille „ganz homogene, etwas glänzende Schollen, die ganzen Zellen entsprechen, wenn auch im Schnitte häufig nur rundliche oder ovale Abschnitte derselben sichtbar sind". Diese homogenen Schollen, die in Reihen senkrecht übereinandergelagert sind, bilden die „gegitterten Säulen" von UNNA. Die von SIMON dafür geprägte Bezeichnung „Hornmark" ist von GANS mit Recht als nicht glücklich bezeichnet worden. Auch in älteren Warzen findet sich gelegentlich eine „eigentümliche, bereits von JADASSOHN und auch von MAJOCCHI beobachtete, von MARTINOTTI genauer untersuchte und als ‚keratohyalinoide Degeneration' bezeichnete Veränderung. Diese äußert sich im Auftreten einer gramnegativen (LIPSCHÜTZ), rundlichen oder unregelmäßigen Masse, die entweder dem Kern einseitig anliegt oder ihn konzentrisch teilweise oder ganz umfaßt" (GANS[1, 2]).

Während die „kolloide" Entartung in der Hautpathologie selten vorkommt, findet man sie recht oft in pathologischen Veränderungen des distalen Nagelbettes, des sog. Sohlenhorns. Da in dieser Hinsicht keine Angaben in der Literatur vorliegen, muß ich mich auf die Befunde eigener Untersuchungen beschränken. Diese Entartungserscheinungen fand ich bisher in folgenden Krankheitsbildern:

Pachyonychia congenita, Acrokeratosis subungualis corniformis, Acauliosis unguis und in Nagelveränderungen bei Dermatitis exfoliativa Wilson-Brocq.

Charakteristik der „kolloiden" Schollen: In meinen Präparaten waren sie häufiger in Keratosen des distalen Nagelbettes (Sohlenhorn), seltener in der Nagelplatte anzutreffen. Die Größe der Schollen ist sehr verschieden und kann gelegentlich erhebliche Dimensionen erreichen. Ihre Gestalt ist rundlich, meist oval; selten kommen Dellenbildungen vor. Sie sind gramnegativ, eosinophil, ihre Verfärbung fällt bei der van Gieson-Färbung rötlich aus. Bei Vergoldung treten die Kernreste und Zellgrenzen deutlicher in Erscheinung, es ist aber keine körnige Struktur zu erkennen. In gewissen Stadien erblickt man sehr feine, zärtliche und spärliche Fadenstrukturen, die aber nicht Zellkonturen entsprechen. Auch ist diese Struktur nicht als wabig zu bezeichnen. Am besten bekommt man dies im Phasenkontrastmikroskop zu sehen, wobei auch die Zellgrenzen eindeutig zum Ausdruck kommen. Bei dieser Art der Untersuchung kann man auch kleine weiße Flecke beobachten, über die hier nichts weiteres ausgesagt werden kann.

Die Beziehungen des „Kolloids" zu den entartenden Zellen sind in manchen Fällen erkennbar. Zuerst nimmt die Zelle an Volumen zu und erscheint hyperchromatisch, während der Kern pyknotisch verändert im Zentrum liegen bleibt. Später erscheint er am Rande der Zelle, schließlich wird er an die Zellwand gedrückt, wobei er eine sichelförmige Gestalt annimmt. Es ist zu bemerken, daß die Zellgrenzen stets erhalten bleiben, selbst wenn das Volumen des Zellinhalts das Mehrfache der normalen Zelle erreicht. Diese Tatsache ist zugleich ein Beweis dafür, daß die kolloiden Massen intracellulär entstehen.

Auffallend ist zweifellos, daß die entarteten Zellen stets abgerundete Konturen besitzen, ohne irgendwelche Knickungen, womit als wahrscheinlich anzunehmen ist, daß der Zellinhalt wenigstens im Beginn der Entartung flüssig oder halbflüssig ist und auf das umgebende Gewebe einen gewissen Druck ausübt. Auf die Tatsache, daß ich in seltenen Fällen auch einige Leukocyten beobachtete, sei hier nur kurz verwiesen. Im weiteren Verlauf setzt gewiß ein Schrumpfungsprozeß der Schollen ein, der dazu führt, daß dieselben halbseitig oder allseitig von einem leeren Saum umgeben erscheinen (Abb. 40).

Die Lage der entarteten Zellen zueinander bedarf einer genaueren Erörterung. In manchen Fällen liegen diese Zellen zerstreut, ohne daß man eine Gesetzmäßigkeit erkennen könnte (Abb. 42). Meistens ist jedoch ihre Anordnung recht charakteristisch. Wesentlich ist dabei, ob wir Quer- oder Längsschnitte betrachten. Auf dem Querschnitt eines Nagels von Pachyonychia congenita bilden die entarteten Zellen runde Zellnester, die von normalem Horngewebe umgeben sind (Abb. 37). Bei der Hyperkeratosis subungualis Hebra sehen wir sie übereinandergelagert (Abb. 42), in Längsschnitten der Acrokeratosis subungualis corniformis bilden sie die von UNNA beschriebenen „gegitterten Säulen" (Abb. 40). Über die Histogenese dieser Bilder wird bei der Beschreibung der einzelnen Bilder berichtet.

Da über manche dieser Krankheitsbilder bisher keine Angaben in der Literatur vorliegen, erscheint es notwendig, in die Beschreibung der histologischen Befunde jeweils kurze klinische Darstellungen einzubauen.

Pachyonychia congenita

Dieses von J. JADASSOHN und F. LEWANDOWSKY beschriebene Bild (Iconographia Dermat. 1910, S. 29) wurde anderwärts als Onychogrypose, unguis in turricula u.a. geführt [Lit. bei P. KREPLER, Helv. paediat. Acta 10, 369 (1955)]. Ich selbst beobachtete mit Dr. J. LEBIODA einen Jungen mit den typischen Nagelveränderungen, Plantarkeratosen und Leukoplakie und konnte die histologischen Veränderungen am Nagel verfolgen (1961).

Klinisch charakteristisch ist eine starke transversale Krümmung der Nagelplatte, die distal meist spitz zuläuft (Abb. 35), so daß der margo liber im Querschnitt eine hufeisenförmige Gestalt erhält. Unter dem Nagel befinden sich fest anhaftende, derbe Hornmassen. Die Nagelplatte ist nur mäßig verdickt, gelblich-braun, die Lunula unsichtbar. In der Regel sind alle Nägel befallen.

Der Querschnitt des freien Randes (genau senkrecht zur Nageloberfläche) liefert ein eigenartiges Bild (Abb. 36). Die hufeisenförmig gekrümmte Nagelplatte ist verdickt und kann sonst keine weiteren pathologischen Erscheinungen aufweisen. Ihr schließt sich nach unten eine dünne Schicht kernhaltiger Hornzellen an, unter der ein massives Horngewebe liegt, in welchem eine spitzwellige Zellstruktur leicht erkennbar ist; jeder dieser Wellenberge besteht aus langgestreckten, kernhaltigen Hornzellen und umfaßt in seinem Innern runde oder

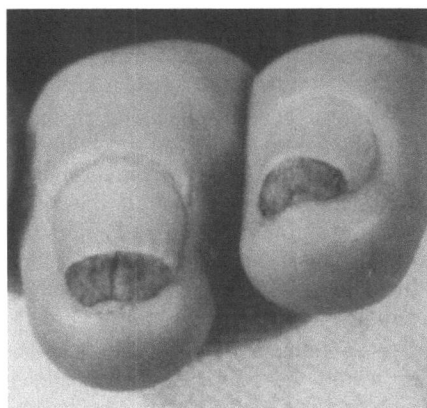

ovale Zellnester, die stockwerkartig übereinander gelagert und von Horngewebe voneinander getrennt und eingefaßt sind (Abb. 37). Die Zahl der übereinanderliegenden Zellnester beträgt vier bis fünf. Ihre Zellen sind es, welche eine „kolloide"

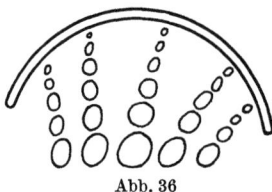

Abb. 35   Abb. 36

Abb. 35. Pachyonychia congenita

Abb. 36. Pachyonychia congenita. Querschnitt durch den distalen Teil, reihenförmig übereinander gelagerte Zellnester

Entartung erfahren haben. An den Rändern der Zellnester sieht man noch geblähte Zellen mit randständigen Kernen, die zentral gelegenen Zellen aber stellen riesige, amorphe, homogene Schollen dar, die infolge eines Schrumpfungsprozesses voneinander getrennt und von leeren Spalten umgeben sind. Die Schollen sind grundsätzlich amorph, nur die größten von ihnen weisen hier und da spärliche feine Fäden auf, die besonders im Phasenkontrastmikroskop recht deutlich in Erscheinung treten. Bei Goldimprägnation sind diese Fäden nicht sichtbar.

Die Genese dieser Strukturen ist nur unter Berücksichtigung der anatomischen Verhältnisse verständlich. Die eingehenden Untersuchungen HORSTMANNs und FLEISCHHAUERs zeigen, daß gerade in den distalen Teilen der Nagelbettleisten langgestreckte Capillarschlingen stockwerkartig übereinander angeordnet sind. Auf Querschnitten durch das distale Nagelbett ist ersichtlich, daß in den Leisten des Nagelbettes die Blutgefäße übereinander liegen. Da bei den oben erwähnten Bildern in Serienschnitten immer dieselbe Struktur auftritt, ist als wahrscheinlich anzunehmen, daß die runden Zellnester longitudinalen Röhren angehören, die ebenfalls stockwerkartig in wenigen Reihen übereinander angeordnet sind. Es liegt der Gedanke nahe, daß diese Röhren Verlängerungen der Capillaren ins Horngewebe darstellen. Ihre Entstehung müssen wir uns so vorstellen, daß dem Gipfel einer jeden Capillare (Papille) distalwärts ein System von ineinandergesteckten Horntüten aufsitzt (Abb. 38). Diejenigen Zellen, welche die Spitze einer jeden Tüte bilden, sind von dem degenerativen Prozeß am stärksten befallen.

Wenn wir nun den Verhornungsprozeß über der Papille einer alten Verruca vulgaris vergleichen, finden wir dieselbe Anordnung der verhornenden Zellen mit den gleichen scholligen Veränderungen derjenigen Zellen, welche die gerade Verlängerung der Papillenspitzen darstellen (FREUDENTHAL und SPITZER). Diese Strukturen wurden von UNNA[1] und GANS[2] eingehend beschrieben. In ihnen treten gerade „die von MARTINOTTI genauer untersuchten und als „keratohyalinoide" Degeneration bezeichneten Veränderungen auf, die sich im Auftreten einer gramnegativen, rundlichen oder unregelmäßigen Masse äußern (GANS[2]).

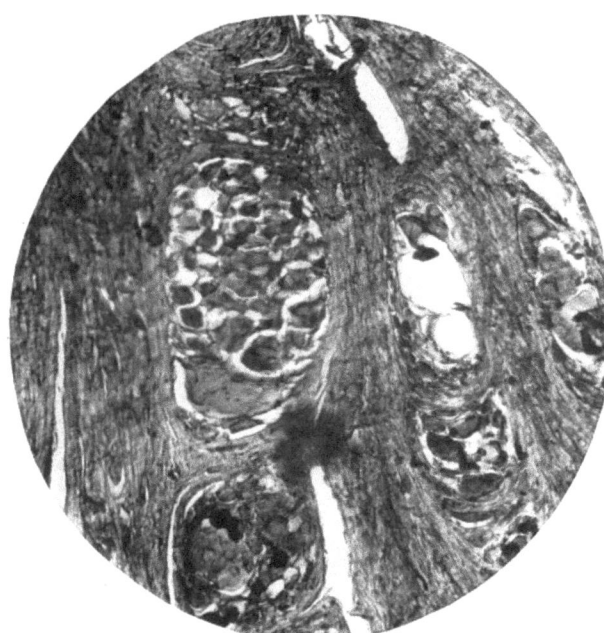

Wie eingangs erwähnt, ist der Chemismus der amorphen Schollen noch völlig ungeklärt; es liegen auch keine histochemischen Untersuchungen darüber vor. Das Nagelmaterial von dem oben erwähnten Fall untersuchte STEIGLEDER* und konnte nachweisen, daß diese Schollen Eiweißverbindungen enthalten, die, nach den

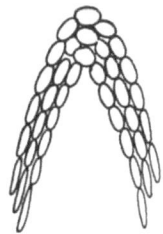

Abb. 37   Abb. 38

Abb. 37. Pachyonychia congenita. Querschnitt im distalen Teil. Mehrere ovale Zellnester, bestehend aus „kolloid" entarteten Zellen

Abb. 38. Pachyonychia congenita. Schematischer Längsschnitt durch eine Papille

histochemischen Reaktionen zu urteilen, Glykoproteiden nahestehen oder sogar mit ihnen identisch sind. Die Klärung dieser Eiweißveränderungen bleibt der weiteren histochemischen Forschung vorbehalten.

In einigen meiner Präparate fand ich vereinzelte Schollen selbst im Bereich der Nagelplatte, ebenfalls stockwerkartig übereinandergelagert.

Die „kolloiden" Entartungen treten besonders eindrucksvoll in der *Acrokeratosis subungualis corniformis* zutage.

Das klinische Bild wird durch das Auftreten von hornigen Ausläufern unter dem margo liber beherrscht (Abb. 39). Die Nagelplatte ist mäßig verdickt, aber sonst unverändert; unter ihr befindet sich an der Stelle, wo sie sich von dem Nagelbett ablöst, eine massive, gedrängte Hornschicht von etwa 3 mm Höhe, aus der mehrere, parallel nebeneinander liegende, grauweise Hornzapfen, 7 mm lang und 1 mm breit, herauswachsen und sich der Krümmung der Fingerkuppe anschließen. Manchmal sind die Hornzapfen zu mehreren miteinander verschmolzen. Am stärksten ist dieser Prozeß an den Großzehen ausgeprägt.

Das histologische Bild ist sehr charakteristisch. Auf Querschnitten durch die subungualen Hornmassen sieht man, ähnlich wie bei der Pachyonychia congenita

---

* Persönliche Mitteilung.

zahlreiche kleine, runde Zellnester, deren Zellen alle dem „kolloiden" Entartungs-
prozeß anheimgefallen sind, deren Kerne nur selten erkennbar sind und deren
Zellinneres von amorphen Schollen ausgefüllt ist. Rings um jede Scholle ist ein
spaltförmiger leerer Zwischenraum sichtbar. Die erwähnten Zellnester sind von
langgestreckten teils kernhaltigen, teils kernlosen Hornzellen umgeben, die
gewissermaßen enge Scheidewände um die entarteten Zellen bilden.

Eigenartig sind die Bilder von Längsschnitten der Hornzapfen. Das Bild
gleicht einer Säule mit dünnen Seitenwänden, die aus langgestreckten, kernhaltigen Hornzellen bestrehen
(Abb 40). Das ganze Innere der
Säule ist mit amorphen Schollen
verschiedener Größe ausgefüllt,
wobei zu bemerken ist, daß dieselben stets abgerundete (runde
oder ovale) Formen besitzen und
an manchen Stellen sogar die
ganze Breite der Säule einnehmen.

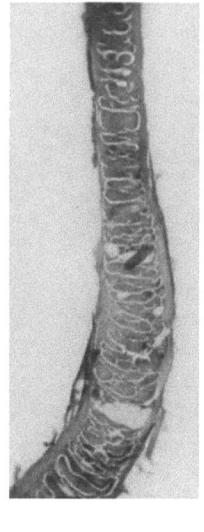
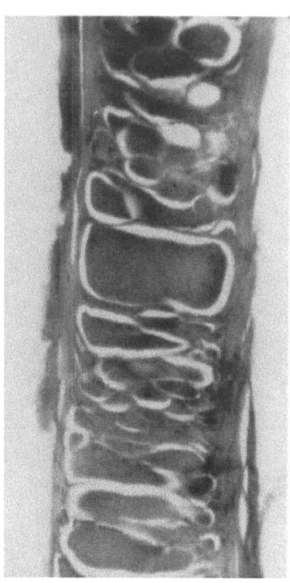

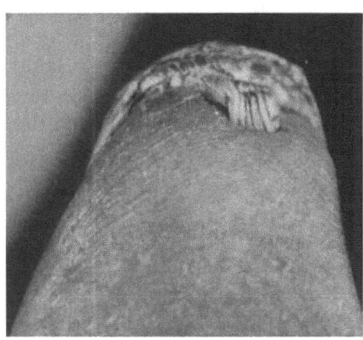

Abb. 39   Abb. 40
Abb. 39. Acrokeratosis subungualis corniformis
Abb. 40. Acrokeratosis subungualis corniformis. Längsschnitt durch einen Hornzapfen. Kolloide Schollen von
Luftspalten umgeben

Alle diese Schollen sind ausnahmslos von spaltförmigen Lufträumen umgeben,
die dem Bild ein eigenartiges gegittertes Aussehen verleihen. Die Schollen selbst,
in denen nur selten Kernreste in Erscheinung treten, sind gramnegativ, mit sauren
Farbstoffen färbbar und selbst bei Goldimprägnation amorph. Chromatinreste
und Leukocyten fand ich nicht.

Dieses Bild erinnert lebhaft an die Beschreibungen der Histologie des Cornu
cutaneum (GANS[2], MONCORPS), in dessen Innerem eine mehrere Zellen breite,
senkrechte Säule von gequollenen Zellen (SIMONs Hornmark) ein charakteristisches
Merkmal ist. „Gegen die Hornspitze zu wird der homogene Zellinhalt allmählich
resorbiert und durch Luft ersetzt. Dadurch entsteht die charakteristische, von
UNNA treffend als gegitterte Säule bezeichnete Wabenstruktur im suprapapillären
Bezirk" (MONCORPS). Über weitere Einzelheiten verweise ich auf die klassischen
Darstellungen von UNNA[1, 2], der diese Befunde übrigens nicht als charakteristisch
nur für das Cornu cutaneum darstellt, da er sie auch in anderen Keratosen fand.

Ein weiteres Krankheitsbild, in dem ich die „kolloide" Entartung fand, ist die
Acauliosis unguis, eine häufig anzutreffende Nagelinfektion, die durch den
Schimmelpilz Scopulariopsis brevicaulis verursacht ist.

Für das klinische Bild charakteristisch sind gelblich-weiße, dicht nebeneinander liegende,
longitudinale Streifen verschiedener Breite, welche durch die sonst unveränderte Nagelplatte

durchscheinen. Diese durchaus gutartige Infektion, die jahrelang bestehen bleibt, ist am häufigsten an den Großzehen anzutreffen; sie beginnt unter dem freien Rand des Nagels und schreitet langsam proximalwärts den Nagelbettleisten entlang parallel zur Längsachse der Zehen voran. Diese zentripetale Wachstumsrichtung des Pilzes führt zur Entstehung der gelben Längsstreifen. Näheres s. ALKIEWICZ[19].

Auf diese Pilzinfektion reagiert das Nagelorgan mit einer starken Hyperkeratose der Nagelbettleisten. Am deutlichsten tritt dies auf Querschnitten zutage (Abb. 41). Während im gesunden Teil des Nagelbettes die Höhe der Leisten etwa ihrer Breite entspricht, sieht man im infizierten Bereich sehr hohe, spitzwinklige Leistenquerschnitte, so daß dort eine steilwellige Abgrenzungslinie zwischen Nagelplatte und Nagelbett entsteht. Dazu kommt eine starke Verhornung der Leisten in ihrem dorsalen Teil (Giebel). In die sonst unveränderte Nagelsubstanz ragen also von unten hoch nach oben verhornte Zellverbände, die als Ausdruck einer starken Leistenhypertrophie und -keratose zu deuten sind. In ihren Spitzen besonders (Abb. 41) sind die „kolloiden" Entartungen festzustellen. Auch kann man hier einige Stadien der Degeneration verfolgen, denn außer den oft recht großen, homogenen Schollen sind in ihrer Umgebung zahlreiche Zellen sichtbar, die ein Vorstadium der Entartung darstellen; diese sind nämlich gequollen, vergrößert und eosinophil (Abb. 41), auch sind ihre zentral gelegene Kernreste deutlich sichtbar. Es ist als wahrscheinlich anzunehmen, daß das erste Stadium der Entartung in einer Quellung des Protoplasmas und einer gesteigerten Affinität zu sauren Farbstoffen ihren Ausdruck findet,

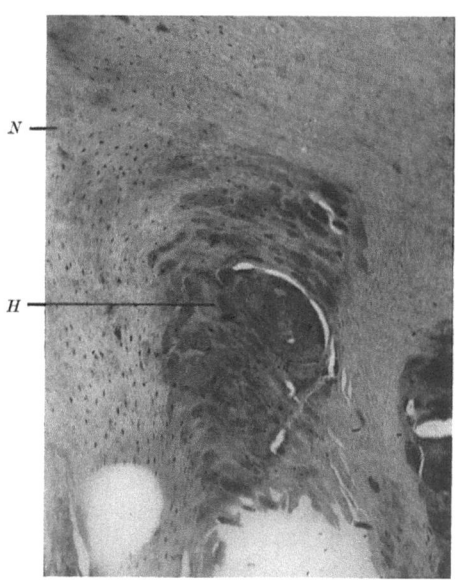

Abb. 41. Acauliosis unguis. Querschnitt durch die Nagelplatte. *N* Normaler Nagel; *H* „kolloide" Schollen. In der Umgebung dunkel gefärbte, geblähte Zellen

wobei der Zellkern an diesem Prozeß anscheinend nicht teilnimmt. Erst später kommt er exzentrisch zu liegen, schließlich wird er ganz an die Zellwand gedrückt, wodurch er deformiert wird und halbmondförmig, pyknotisch erscheint. An dieser Stelle wäre zu erwähnen, daß ANDRIASSIAN ähnliche Bilder homogener Massen in gleicher Anordnung bei Nageltrichophytie beschrieben hat.

Weiterhin traf ich die „kolloide" Entartung in der von H. v. HERBA beschriebenen *Hyperkeratosis subungualis* (s. HELLER[1]) an. In dem von mir beobachteten Fall war die Hyperkeratose durch langdauernden Kontakt mit Leim verursacht.

Histologisch fand ich dicht unter der sonst nicht veränderten Nagelplatte vereinzelte, geblähte, kernhaltige Hornzellen, die in ihrer Größe die benachbarten Zellen um das Vielfache übertrafen. Ihre Kerne waren pyknotisch, ihr Protoplasma homogen. Die Lage dieser zerstreut liegenden, schollig veränderten Zellen zueinander ließ keine Gesetzmäßigkeit erkennen. Allein in einem kleinen Abschnitt war ein Konglomerat von solchen „kolloid" entarteten Zellen in chaotischer Anordnung zu sehen (Abb. 42). UNNA war es allein, der in diesem Krankheitsbild „Markräume des subungualen Horngewebes, in welche teilweise Luft gelangt", beschrieb. Weiter gab er an, daß „in den tiefer gelegenen Schichten, in die die Luft nicht gelangt, sich Nester von blasig aufgetriebenen, kugeligen Epithelien finden". Zweifellos hat der Hamburger Meister dieselben Zellveränderungen, wie sie in meinen Präparaten auftreten, als erster gesehen und im Schrifttum niedergelegt, ohne jedoch auf die Art des degenerativen Prozesses einzugehen.

Schließlich seien noch schollige Veränderungen unter dem Nagel in einem Fall von Dermatitis exfoliativa Wilson-Brocq erwähnt. Die Nagelplatten waren mäßig verdickt; nach Auflegen eines Öltropfens konnte man durch die durchsichtige Nagelsubstanz eine graubraune, scheckige Verfärbung des verhornten Nagelbetts erkennen. Am freien Rande war eine subunguale Verhornung sichtbar.

Die histologische Untersuchung dieser unter dem Nagel befindlichen Hornmassen ergab wiederum ausgesprochene „kolloide" Entartung der Hornzellen, wobei gleichfalls keine gesetzmäßige Anordnung feststellbar war. Nur ein Befund war ungewöhnlich: es erschienen an einigen Stellen „kolloide" Schollen, welche vereinzelte Leukocyten in sich beherbergten

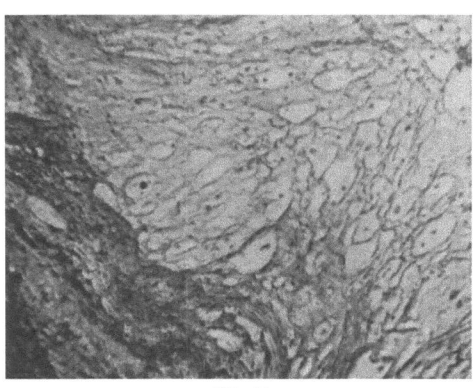 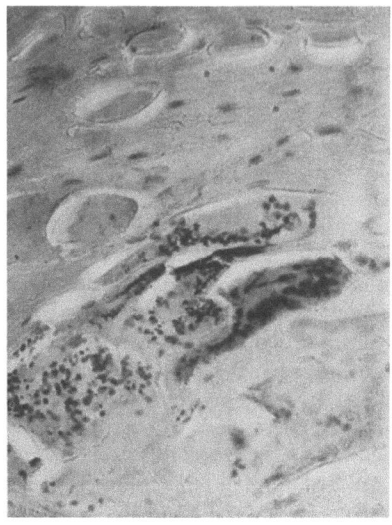

Abb. 42   Abb. 43

Abb. 42. Hyperkeratosis subungualis. Konglomerat geblähter Hornzellen unter der Nagelplatte
Abb. 43. Dermatitis exfoliativa Wilson-Brocq. Polynucleäre Leukocyten im Bereich der „kolloiden" Schollen

(Abb. 43). Erklärlich wäre wohl die Invasion der Entzündungszellen in die intercellularen Gewebsspalten, wie wir es bei den Munroschen Mikroabscessen des Stratum corneum verfolgen können. Dies trifft hier jedoch nicht zu, denn die Leukocyten liegen im Bereich der Schollen selbst. Es ist somit nicht ausgeschlossen, daß die schollige Massen anfangs genügend flüssig sind, um die Leukocyten in sich aufzunehmen und erst später durch Austrocknung schrumpfen.

Wie aus diesen Ausführungen hervorgeht, ist die in der Hautpathologie recht seltene „kolloide" Entartung in der Pathologie des Nagels eine wohl häufige Erscheinung, deren Klärung uns vielleicht die histochemische Forschung bringen wird.

4. Die intercellularen Spaltbildungen

Der physiologische Vernagelungsprozeß in der Matrix unguis ist im Gegensatz zur Verhornung in der Epidermis dadurch charakterisiert, daß die Nagelzellen außerordentlich fest miteinander verschweißt sind, so daß sie im Effekt das sehr elastische, transparente Nagelgewebe liefern. Die Lösung dieser Bindungen übt begreiflicherweise einen entscheidenden Einfluß auf die Gestaltung und Durchsichtigkeit der Nagelplatte aus. In der Pathogenese der Spaltbildungen ist in erster Linie die exsudative Entzündung zu erwähnen, die anfangs nur eine Erweiterung der Gewebsspalten der Matrix bedingt; im weiteren Verlauf reißen die

Intercellularbrücken und führen zu Kontinuitätstrennungen. Diese entzündliche Lücken- und Spaltbildung ist in Abb. 21 dargestellt. Aber auch die produktive Entzündung (s. dort) liefert die Bedingungen für solche Gewebsveränderungen. Es wurde dort bereits erwähnt, daß im Bereich des hyperchromatischen Nagelgewebes oft größere Spaltbildungen vorkommen. Besonders eindrucksvoll kommt

$\longrightarrow$

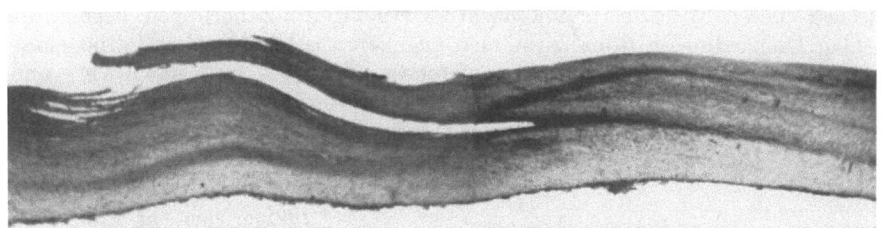

Abb. 44. Candidiasis unguis. Längsschnitt. Eine lange Spalte, von hyperchromatischem Gewebe umgeben

dies in den histologischen Bildern der Nagelcandidiasis zum Ausdruck (Abb. 44), in denen der Zusammenhang zwischen Zellschädigung (Hyperchromasie) und Spaltbildung unverkennbar ist (s. ALKIEWICZ[19]). Das gleiche gilt von der Trachyonychie: Da hier der Entzündungsprozeß auf den proximalsten Abschnitt der Matrix beschränkt ist, sind nur die Zellen des obersten Teils der Nagelplatte hyperchromatisch, und gerade in dieser oberflächlichsten Schicht treten die sehr zahlreichen kleinen Lücken auf, die dem histologischen Bild den Ausdruck einer Mähne verleihen (Näheres s. ALKIEWICZ[16]).

Langgestreckte Spalten sieht man in Nagelpräparaten recht häufig. Sind histologisch Leukocyten oder Chromatinreste erkennbar (Abb. 45), dann

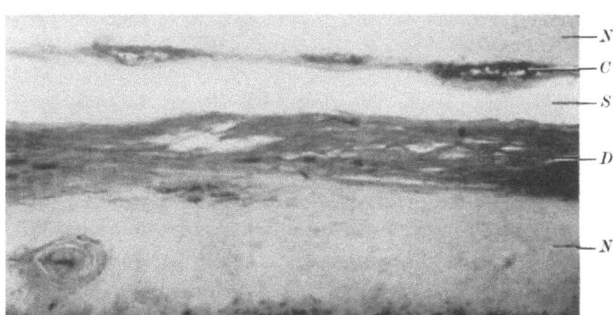

Abb. 45. Entzündliche Spaltbildung im Nagel. Längsschnitt. *N* Normales Nagelgewebe; *S* Spalte; *C* Chromatinreste; *D* hyperchromatisches Gewebe

ist der Beweis für die entzündliche Genese erbracht. Indes gibt es auch Krankheitsbilder, in denen der Zusammenhang mit einem entzündlichen Prozeß sehr fraglich erscheint. Dies gilt für die Onychorhexis mit ihren erheblichen Substanzdefekten und die Onychoschisis. Auf die bereits bei der Paronychose beschriebenen Spaltbildungen im histologischen Bild der Psoriasis und bei chronischer Röntgenschädigung (KRAJEWSKI) sei hier verwiesen.

Klinisch verursachen die Spaltbildungen vor allem eine Verminderung der Transparenz oder sogar eine grauweiße Verfärbung. Die Folge einer Aufblätterung der oberflächlichen Nagelzellen bei Trachyonychie ist eine Undurchsichtigkeit und Rauheit der Nageloberfläche. Schließlich führen weite Spaltbildungen zu Fissuren der Nageloberfläche, wie sie bei der Candidiasis unguis so häufig anzutreffen sind.

5. Pathologische Lagerung der Nagelzellen

Die Nagelzellen bilden Zellverbände, Lamellen, die oberhalb des Nagelbettes bei Betrachung im Längsschnitt schräg dachziegelförmig angeordnet sind. Diese Struktur ist aus manchen pathologischen Bildern ersichtlich (vgl. Abb. 29, 32, 44).

Im histologischen Bilde eines Querschnittes dagegen sieht man, daß die Lamellen parallel zur Oberfläche verlaufen. In vielen pathologischen Zuständen ändert sich dieses Bild in dem Sinne, daß die Lamellen einen wellenförmigen Verlauf annehmen. Am markantesten tritt dies im *senilen Nagel* zutage: Auf Querschnitten erreichen die Wellenberge der Lamellen oft eine beträchtliche Höhe, so daß die oberste Lamelle eine girlandenförmige Gestalt erhält. Es ist bezeichnend, daß zwischen diesen Wellenbergen konzentrisch gelagerte Zellgruppen liegen, die offenbar longitudinalen Röhrensystemen angehören (Abb. 46). Der Pathogenese dieser klinisch als Längsleisten imponierenden Zustände sind ALKIEWICZ und GÓRNY[1] nachgegangen. Auf Grund ihrer Befunde von Serienschnitten der Nagelwurzel quer zur Fingerachse führten sie diese Bilder auf Gefäßveränderungen zurück. Es bleibt aber hier noch manches ungeklärt: So finden sich im klinischen Bild regelmäßig auf diesen Längsleisten reihenförmig angeordnete Erhebungen, die bei genauer Betrachtung erstarrten Kerzentropfen gleichen. Im histologischen Bild von Längsschnitten haben diese Erhebungen ebenfall seine zwiebelförmige Struktur. Das eben erwähnte Kerzentropfenphänomen tritt nicht nur im senilen Nagel, sondern auch nach Traumen auf.

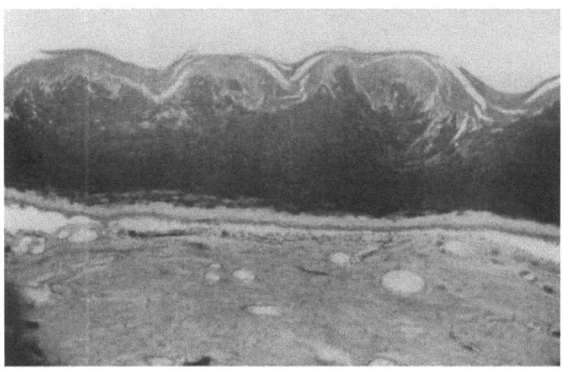

Abb. 46. Unguis senilis. Querschnitt. Wellenförmige Lagerung der Nagelzellen. Zwischen den Wellenbergen konzentrisch angeordnete Zellgruppen

Eine wellenförmige Anordnung der Lamellen im Querschnitt wurde schon bei der Darstellung der *intraungualen Hämatome* geschildert (Abb. 8).

Auch auf Längsschnitten bekommt man diese wellenförmige Lagerung der Nagelzellen oft zu sehen. Diese Bilder sind charakteristisch für die *Nagelcandidiasis* (Abb. 44), ferner für die *Dystrophia unguis mediana caniliformis* (HELLER[2]) und die Nagelveränderungen bei *Alopecia decalvans* (Abb. 24). In den meisten Fällen ist diese wellige Struktur auf rhythmisch wiederkehrende entzündlich-proliferative Prozesse zurückzuführen.

V. Die nichtreaktiven Veränderungen der Nagelplatte

In diesem Kapitel werden diejenigen Vorgänge an der Nagelplatte behandelt, die ohne — oder wenigstens ohne sichtbare — Reaktion von seiten des Organismus verlaufen.

1. Veränderungen durch Pilzwachstum

Die Reaktionen des Organismus auf mykotische Infektionen wurden im Kapitel „Entzündung" besprochen. Manche Pilze, besonders der Dermatophytengruppe, welche die Keratine des Nagels assimilieren können, besitzen die Fähigkeit, bereits vernageltes Gewebe anzugreifen, wo sie auf keine Abwehrreaktionen mehr treffen. Diese reaktionslosen Vorgänge, wie wir sie bei der Mikrosporie der Kinder antreffen, sind in ihrem Verlauf außerordentlich langwierig und therapieresistent.

a) Pathogenese

Die Pilzinvasion erfolgt unter dem margo liber oder in den Seitenfalzen des Nagels. Die erste Abwehrreaktion in Form von Nagelbetthyperkeratose, welche den Parasiten von der Epidermis fernhält, kann ich hier übergehen. Die Pilzfäden, die jedoch die palmare Nagelfläche erreichen, wachsen nicht, wie man annehmen könnte, in allen Richtungen. ALKIEWICZ[13] führte histologische Untersuchungen

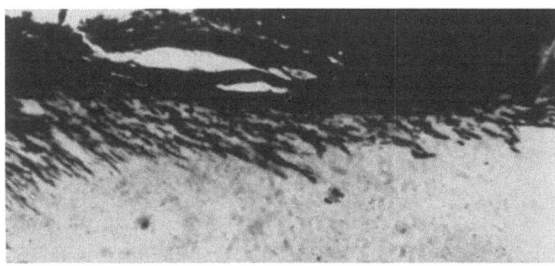 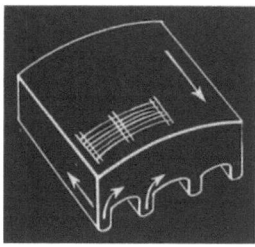

Abb. 47   Abb. 48

Abb. 47. Erweichte Nagelsubstanz mit Trichophyton gypseum beimpft. Der Pilz wächst schräg nach unten
Abb. 48. Schema des Pilzwachstums in der Nagelplatte. Der große Pfeil zeigt die distale Richtung an.
Transversales und zentripetales Wachstum

an pilzinfizierten Nägeln durch und fand, daß das Mycelium, selbst in weit vorgeschrittenen Fällen, sich nur in der volaren (unteren) und mittleren Schicht entwickelt und fast nie an der Oberfläche angetroffen wird. Dies hängt zweifellos damit zusammen, daß die unteren Nagelzellen einen relativ größeren Feuchtigkeitsgrad besitzen als diejenigen an der Oberfläche.

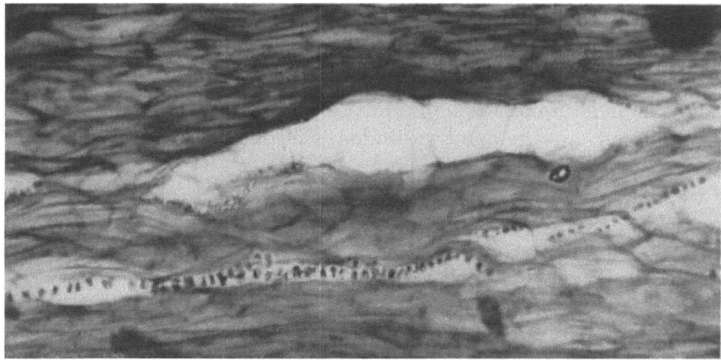

Abb. 49. Querschnitt durch die Nagelplatte. Der Pilz wächst parallel zur Längsachse der Nagelzellen, zum Teil
in weiten, gashaltigen Hohlräumen

Es ist erstaunlich, mit welcher Regelmäßigkeit der im Nagel wachsende Pilz die Richtung der Querachse des Fingers einhält. Diese Wachstumstendenz bedingt das klinisch wichtige Phänomen des transversalen Netzwerkes, über das später berichtet wird. Vielleicht liegt der Grund darin, daß gerade die intercellulare Bindesubstanz den geeigneten Nährboden liefert. Dafür würden die histologischen Bilder sprechen, die man bei Züchtung von Dermatophyten auf erweichtem Nagel erhält (Abb. 47). Außer dem transversalen ist noch ein zentripetales Wachstum der Pilze unverkennbar (Abb. 48). Von der Wachstumsgeschwindigkeit dieser Hyphen ist der Verlauf der Mykose abhängig. Es besteht nämlich ein entgegengesetzter Wettbewerb zwischen Nagelwachstum und Pilzinvasion. Wächst der Pilz proximalwärts langsamer als der Nagel distalwärts, so tritt mit der Zeit eine Selbstheilung ein, was nicht selten vorkommt. Wächst dagegen das Mycel schneller oder hält es gleichen Schritt, dann dauert der Prozeß unbeschränkt lange und dies trifft in den meisten Fällen zu.

b) Histologie

Die schönsten Bilder liefern Querschnitte durch den erkrankten Nagel, denn in ihnen verläuft die Schnittführung parallel zum Pilzwachstum (ALKIEWICZ und

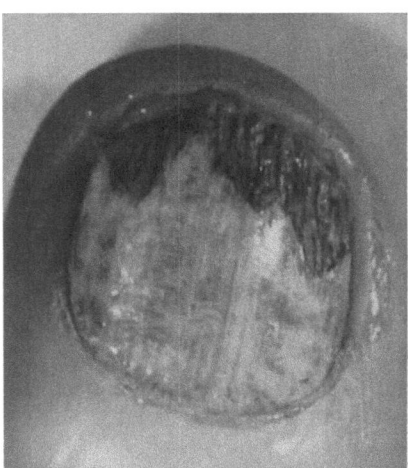

Abb. 50. Nageltrichophytie. Sichtbar ist das transversale Netzwerk

SOWIŃSKI). Man bekommt auf diese Weise langgestreckte Sporenketten zu sehen (Abb. 49). Die Hyphen liegen zum Teil in engen Spalten, weit häufiger aber in weiten, luft- oder gashaltigen Hohlräumen (Gängen), die eine Höhe von etwa 20 μ erreichen. Die leeren Räume sind es, die man klinisch bei Lupenbetrachtung als spinngewebsartige, weiße Fäden erkennen kann (Abb. 50). Nicht unwesentlich ist die Tatsache, daß die in den leeren Gängen befindlichen Pilzfäden meist Degenerationserscheinungen aufweisen. — Längsschnitte durch den Nagel ergeben dementsprechend andere Bilder. Die Hyphen sind fast ausschließlich quer getroffen (Abb. 51). Untersucht man einen solchen Nagel in toto nach Einschluß in Cedernöl, erhält man das Bild eines Netzwerkes, das aus parallel verlaufenden Fäden besteht (Abb. 52). An manchen Stellen sind die Fäden septiert. Solche Bilder findet man meist im distalen und mittleren Teil des Nagels; untersucht man aber den proximalen, anscheinend gesunden Teil des Nagels, so sieht man zwar

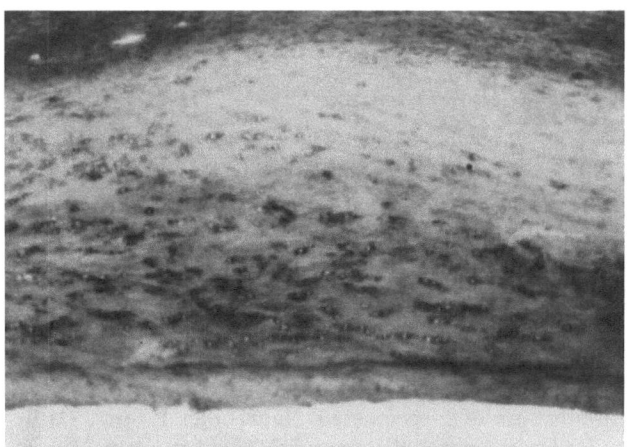

Abb. 51. Längsschnitt durch die Nagelplatte. Die Hyphen sind quergetroffen

keine leeren Hohlräume (Gänge) mehr, dagegen erscheint bei stärkerer Abblendung eine große Zahl von dünnen Pilzfäden. Es ist also unzweifelhaft, daß die eindringende Hyphe sich zuerst die Bahn bricht und daß erst später die Folgen ihres Stoffwechsels, d.h. Substanzverlust und Gasbildung, wahrnehmbar werden. Man kann drei Stadien des Pilzwachstums unterscheiden: 1. Das klinisch unsichtbare Vordringen der Hyphen in der Intercellularsubstanz, 2. die histologisch (Phasenkontrast) nachweisbare Korrosion der Nagelzellen und 3. die klinisch als weiße Fäden erkennbaren Hohlräume — das „transversale Netzwerk" (s. ALKIEWICZ und SOWIŃSKI).

c) Klinisches Bild

Das klinische Bild ist an Hand der histologischen Befunde leicht zu rekonstruieren. Die gashaltigen Gänge erscheinen klinisch als seidenglänzende, spinngewebsdünne Fäden nach Auflegen eines Öltropfens; auf diese Weise wird nämlich die Lichtbrechung auf der Nageloberfläche ausgeschaltet. Außer den transversalen Fäden sind, allerdings seltener

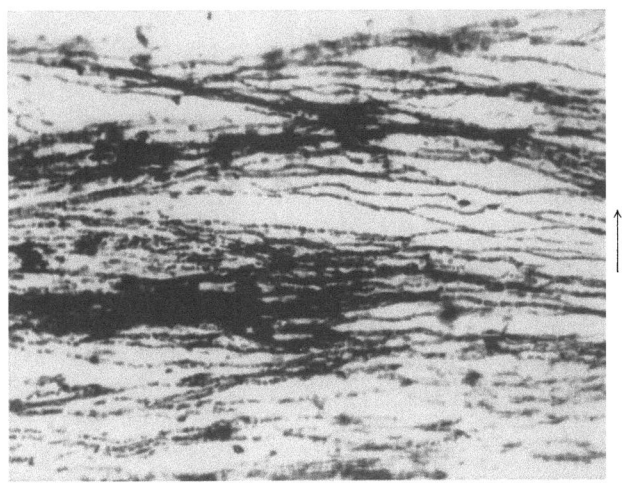

Abb. 52. In Cedernöl eingeschlossene Nagelplatte. Trichophytie. Der Pfeil zeigt die distale Richtung an. Einzelne Fäden sind septiert

longitudinale Fäden in gewissen Abständen voneinander sichtbar. Es muß mit Nachdruck darauf hingewiesen werden, daß die weißen Fäden nicht Pilzhyphen sind, sondern gashaltige Hohlräume von etwa 20 μ Breite. Das „transversale Netzwerk" ist nicht in allen Fällen vorhanden, wenn es aber angetroffen wird, verrät es den mykotischen Charakter des Krankheitsprozesses. Sehr oft sind die weißen Fäden in so großen Mengen übereinander gelagert, daß der Nagel fast einheitlich weiß erscheint (Leukopathia mycotica). Auf die Weißfärbung bei Nageltrichophytie wiesen RAVAUT und RABEAU, sowie JESSNER (Leukonychia trichophytica) hin. Bei der Epidermophytie fand sich diese Verfärbung ebenfalls (STÜHMER); auch ist in den Abbildungen seiner Fälle das transversale Netz unverkennbar.

Weiterhin wird der von Pilzfäden durchsetzte Nagel undurchsichtig und brüchig; infolgedessen wird er kürzer (Abb. 50) und kann sogar in seiner ganzen Länge abbröckeln (Anonychia mycotica). Der klinische Verlauf allein ist bereits charakteristisch. Im Gegensatz zur Psoriasis, bei der alle Nägel gleichzeitig erkranken, beginnt bei der Nagelmykose der Prozeß zuerst an einem Nagel und von hier aus erfolgt successiv die Infektion anderer, nicht immer aller Nägel.

d) Ätiologie

Von den pathogenen Pilzen, welche das Keratin der Nagelplatte assimilieren, sind es besonders die Genera: Trichophyton und Microsporum. Ein wesentlicher Unterschied der klinischen Bilder besteht nicht. Es ist nur zu bemerken, daß die Mitteilungen über die Befunde von Trichophyton rubrum Castellani im Nagel immer häufiger werden, was übrigens für die Hautpathologie auch zutrifft. Infektionen mit Microsporum Audouini wurden von FALCHI, BRESCIANI, LYONS und BLEIL angegeben. Diese wohl recht seltenen Fälle sind leider nicht histologisch untersucht worden. Im Gegensatz zu den erwähnten Pilzen besitzen die Hefen anscheinend nicht die Fähigkeit, Nagelsubstanz zu assimilieren.

2. Diffusion mikrobieller Farbstoffe in die Nagelsubstanz

Viele Mikroorganismen besitzen die Eigenschaft, Farbstoffe zu produzieren, die in den Nährboden diffundieren. Ein klassisches Beispiel ist Pseudomonas aeruginosa (Pyocyaneus). Schon in den ersten Tagen nach der Beimpfung durchdringt ein schmutzig-grüner Farbstoff die gesamte Nährsubstanz, die später oliv-grün und im Laufe der Zeit braun bis braun-schwarz wird.

Derselbe Prozeß kann sich am Nagel abspielen.· MOORE und MARCUS, GOLDMAN und FOX berichteten über Pyocyaneusinfektionen und nannten das Bild „green nails". Dieses Phänomen, das sich in einer oliv-grünen bis grün-schwarzen Verfärbung äußert, habe ich öfters beobachtet, aber stets bei Frauen, die in der Hauswirtschaft tätig waren. Zweifellos liefert die Maceration der Hände die Bedingungen, unter denen die Keime die Nagelplatte angreifen können. Bezeich-

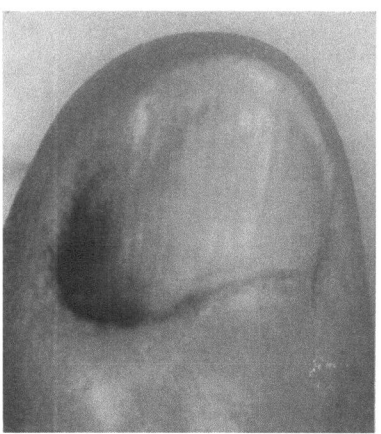

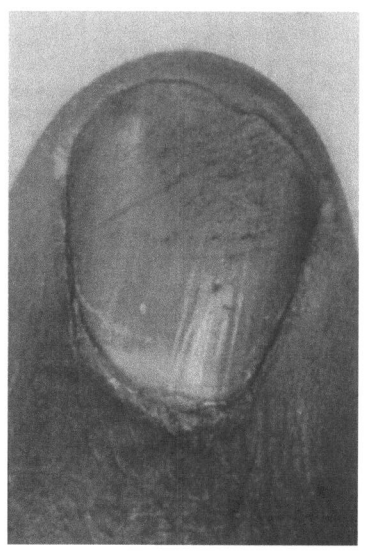

Abb. 53. Onyxis et perionyxis pyocyanica. Olivgrüne Verfärbung des Nagels

Abb. 54. Gewerbekennzeichen einer Schneiderin

nend ist die Lokalisation der Verfärbung. Sie tritt nämlich fast ausschließlich in den Seitenpartien der Nägel, einseitig oder doppelseitig, auf (Abb. 53). Solches Material habe ich mehrmals histologisch untersucht, habe aber weder celluläre Veränderungen noch Bakterien gefunden, dagegen war eine diffuse, grünliche Verfärbung der Schnitte, besonders bei schwacher Vergrößerung, nicht zu leugnen. Zu diesem Krankheitsbild gehört eine meist recht starke entzündliche Reaktion von seiten des Nagelwalles.

Über Schwarzfärbung des Nagels bei Schimmelpilzinfektion berichtete SCHNAPKA. In seinen klinisch sehr ähnlichen Fällen, die er Onychomycosis nigricans nannte, konnte er den schwarzen Pilz Alternaria tenuis züchten. LINZ, VAN DAMME und DELMOTTE fanden Alternaria grisea, YOUNG den Schimmelpilz Acrothecium. In meinem Material konnte ich mehrmals den pechschwarzen Pilz Hormodendrum elatum in der Kultur feststellen.

Nicht ohne Bedeutung erscheint mir eine Beobachtung, die ich bei Candidiasis (Moniliasis) der Nägel machte: In fast allen Fällen war eine grünlich-schwarze Verfärbung der Seitenteile des Nagels zu sehen, aus denen meistenteils einer der erwähnten schwarzen Schimmelpilze in der Kultur nachweisbar war.

Schließlich ist noch die grüne Verfärbung durch Aspergillus nidulans zu erwähnen. Über einen Fall dieser Art berichtete BERESTON.

3. Traumatische Veränderungen der Nagelplatte

a) *Onychotillomanie.* Darunter versteht man eine gewohnheitsmäßige bzw. triebartige, mechanische Zerstörung der Nagelplatte. Die Patienten geben an, daß sie besonders bei Erregungszuständen an einem oder mehreren Nägeln mit dem Daumennagel kratzen und rupfen, oft sogar mit harten Gegenständen. Das Ausmaß der Zerstörungen ist recht verschieden.

ALKIEWICZ[7] beschrieb einen Fall von vollständiger Vernichtung bis an das Eponychium. In diesem Fall war das Nagelfeld weich, leicht eindrückbar und von einer dünnen Hornschicht bedeckt, auf der zahlreiche kleine Hornblättchen zu sehen waren; diese Blättchen waren der Angriffspunkt der Manipulationen des Patienten, der sie immer distal erfaßte und proximalwärts bis zur Lösung zupfte. Dies ist in Anbetracht der dachziegelförmigen Anordnung der Nagellamellen verständlich. Der Prozeß war reparabel, denn der Nagel wuchs mehrere Male normal nach, wenn er in Ruhe gelassen wurde.

b) HELLER[1] bringt dieses Bild mit Recht in Zusammenhang mit dem Nagelknabbern *(Onychophagie)*, das zu einem ähnlichen Effekt führen kann. Warum gerade der Nagel das Objekt von nervösen, oft unbewußten Zwangshandlungen darstellt, ist unbekannt. Vielleicht liegt es daran, daß dieses Organ durch seine Innervierung tatsächlich eine Sonderstellung einnimmt.

c) *Andere mechanische Schädigungen.* Sie sind eine alltägliche Erscheinung, besonders in manchen Berufen. Es wäre nicht zweckentsprechend, alle diese Berufe (Schlosser, Goldschmiede u.a.) anzuführen. Dagegen möchte ich ein Gewerbekennzeichen bei einer Schneiderin nicht unbeachtet lassen, welche die Gewohnheit hatte, die Nähnadel mit dem Nagel durchzustoßen (Abb. 54).

4. Äußerliche Verfärbungen durch Niederschläge

Man findet sie sehr häufig bei Tischlern (Politur), Photographen, beim Pflegepersonal (AgNO$_3$) u.a. Zusammenstellungen dieser Berufe bringen HELLER[1] und PARDO-CASTELLO.

VI. Tumoren des Nagelorgans

Das Nagelorgan kann der Sitz von entzündlichen Granulomen, infektiösen Gewebsneubildungen, Naevi und echten Geschwülsten (Blastomen) sein.

Alle diese Krankheitsprozesse sind in ihrem Bau und Wesen die gleichen wie in der Haut, so daß in dieser Hinsicht auf die einschlägigen Kapitel dieses Handbuchs verwiesen werden kann. Es gibt aber im Bereich dieser Prozesse solche, die besonders häufig am Nagel auftreten, außerdem solche, die eine Teilerscheinung von Syndromen darstellen und daher im Rahmen dieses Beitrages erwähnt werden müssen.

SCHÖNFELD berichtete über ein *Granuloma pyogenicum pediculatum* des Nagelbettes, PFISTER über ein *Granuloma teleangiectaticum.*

Die *verrucae vulgares* sind ein am Perionychium und unter der Nagelplatte sehr oft zu erhebender Befund. SHAPIRO und STOLLER beschrieben einen Fall von tiefgreifenden Warzen mit Erosion der knöchernen Unterlage. — *Cornua cutanea* (einen Fall mit Exostosen) konnte ich selbst beobachten.

Ein subunguales *Angiom* beschrieben GUY und JACOB. Andere Naevi, besonders die Pigmentnaevi, sind gewiß nicht selten, da von ihnen häufig primäre Melanome ausgehen.

Echte Geschwülste (Blastome) sind sehr häufig angetroffen worden. Ein *Xanthom* beobachtete KELLER, ein *Lipom* der gesamten Dorsalfläche der Endphalange BRYANT.

Über *Fibrome* liegen viele Berichte vor. Die Mehrzahl betrifft die von KOENEN (1932) beschriebenen periungualen Fibrome, oft beträchtlichen Ausmaßes, die eine

Teilerscheinung der Pringle-Bournevilleschen Krankheit darstellen und für dieses Krankheitsbild als pathognomonisch gelten. Von den recht zahlreichen Mitteilungen seien nur die wichtigsten von KLINGBEIL, KNOTH und MEYHOFER sowie FUNK erwähnt. Im älteren Schrifttum gibt es viele Berichte über Fibrome, die diesem Krankheitsbild angehören. Einen Fall von multiplen Fibromen, die in Verlauf eines Morbus Recklinghausen auftraten, erwähnte FRÖHLICH. Bemerkenswert ist auch ein ähnlicher Fall von DUBREUILH bei einem Patienten mit etwa 100 Mollusca pendula von erheblicher Größe. Von SERTOLI stammt eine Beschreibung eines Fibroosteoms.

Einer besonderen Besprechung bedürfen die *Glomustumoren*. Unter der Nagelplatte befinden sich in großer Anzahl (bis 150) arterio-venöse Anastomosen von HOYER. Diese sind gelegentlich der Ausgangspunkt von Tumoren (MASSON), deren Bau unterschiedlich und davon abhängig ist, in welchem Ausmaß die Wucherung nervöse, angiöse oder andere Elemente betrifft. Diese nicht voluminösen Tumoren zeichnen sich meist durch eine enorme Schmerzhaftigkeit aus. Eine Literaturübersicht bringt GRIMMER.

Die *Melanome* des Nagelorgans spielen gewiß eine bedeutende Rolle. Nach GIBSON, MONTGOMERY und WOOLNER gehen 3—4% aller Melanome vom Nagel aus. Von dem ausgiebigen Schrifttum zitiere ich als die wichtigsten die Berichte von MIESCHER und CINTRACT.

Von anderen malignen Blastomen wurde oft berichtet; einen Fall von Metastasen eines *Seminoms* veröffentlichte GARTMANN. Mitteilungen über *Sarkome* brachten CARSTENSEN, PALUMBO und STREMPEL.

Über das ältere Schrifttum sei auf die Monographie von HELLER[1] verwiesen.

Möge diese in gedrungener Form dargestellte Pathomorphologie des Nagelorgans zu einem weiteren Ausbau der Onychologie, dieses vernachlässigten Teilgebietes der Dermatologie, beitragen. Das morphologische Studium ist und bleibt jedoch die Grundlage für die weitere Forschungstätigkeit.

Literatur

ALDRICH, J.: Leukonychia arsenicalis. Amer. J. med. Sci. **1904**, 219. — ALKIEWICZ, J.: [1] Histogenese des menschlichen Nagels. Przegl. derm. **25**, 575—583 (1930) [Polnisch]. — [2] Struktur der Nagelplatte. Przegl. derm. **26**, 221—229 (1931) [Polnisch]. — [3] Zur Histologie des Nagelepithels. Przegl. derm. **27**, 133—142 (1932) [Polnisch]. — [4] Zur Histopathologie der Hämatome des menschlichen Nagels. Arch. Derm. Syph. (Berl.) **168**, 411—419 (1933). — [5] Nagelhämatome. Zbl. Haut- u. Geschl.-Kr. **48**, 100 (1934). — [6] Leukonychie. 59. Tagg Südwestdtsch. Derm. Frankfurt a. M. 4. 3. 1933. Zbl. Haut- u. Geschl.-Kr. **48**, 100 (1934). — [7] Über Onychotillomanie. Derm. Wschr. **98**, 519—521 (1934). — [8] Leucopathie des ongles. Del. IX. Congr. Derm. Internat. Budapest **1**, 750 (1935). — [9] Klinik und Histopathologie der Leukonychie. Przegl. derm. **30**, 1—36 (1935) [Polnisch]. — [10] Recherches histologiques sur les sillons transversaux des onles (Beau). Ann. Derm. Syph. (Paris) **6**, 35—45 (1935). — [11] Zur Klinik und Histologie der Anonychie. Arch. Derm. Syph. (Berl.) **178**, 234—239 (1938). — [12] Psoriasis unguium. Poln. Akad. der Wiss. Krakau **9**, 17—36 (1948) [Polnisch]. — [13] Transverse net in the diagnosis of onychomycosis. Arch. Derm. **58**, 385—389 (1948). — [14] Psoriasis of the nails. Brit. J. Derm. **60**, 195—200 (1948). — [15] Papulae psoriaticae subunguales. Przegl. derm. **36**, 8—11 (1949) [Polnisch]. — [16] Trachyonychie. Ann. Derm. Syph. (Paris) **10**, 136—140 (1950). — [17] On the original location of the germ of human nails. Bull. Soc. Amis Sci. et Lettres Poznan **2**, 56—67 (1951). — [18] Nagelmycose verursacht durch Scopulariopsis brevicaulis — Acauliosis unguis. Przegl. derm. **38**, 28—36 (1951) [Polnisch]. — [19] Candidiasis der Nägel. Mykosen **1**, 52—58 (1957). — [20] Zur Histopathologie der Nagelmelanose (melanosis unguis). Z. Haut- u. Geschl.-Kr. **24**, 14—17 (1958). — [21] On the Inflammation of the Nail Organ. Dermatologica (Basel) **121**, 228—239 (1960). — ALKIEWICZ, J., u. W. GÓRNY: [1] Histologische Studien über die senilen Längwälle (Längsstreifen) der Nagelplatte. Arch. Derm. Syph. (Berl.) **174**, 63—75 (1936). — [2] Zur Klinik und Histopathologie der Längsfurchen der menschlichen Nagelplatte. Arch. Derm. Syph. (Berl.) **175**, 467—475 (1937). — ALKIEWICZ, J., u. J. LEBIODA: Zur Klinik und Histologie der Pachyonychia congenita. Arch. klin. exp. Derm. **212**, 140—147 (1961). — ALKIEWICZ, J., u. Cz. MAJEWSKI: Klinik und Histopathologie der Onycholysis. Przegl. derm. **41**, 437—449 (1954) [Polnisch]. — ALKIEWICZ, J., et J. PA-LUSZYŃSKI: Hématomes multiples intraunguéaux. Ann. Derm. Syph. (Paris) **89**, 47—51 (1962). — ALKIEWICZ, J., u. W. SOWIŃSKI: Über Pilzwachstum im menschlichen Nagel. Arch. klin. exp. Derm. **214**, 1—5 (1961). — ANCEL: De l'ongle au point de vue anatomique, physiologique et pathologique. Thèse Paris 1868. — ANDRIASSIAN, G. K.: Pilzkrankheiten des Nagels. Moskau: Medgiz 1951 [Russisch]. — APLAS,V.: Hyperbilirubinämische Melanonychie. Z. Haut-u. Geschl.-Kr. **22**, 303—307 (1957).

BERESTON, E. S.: Onychomycosis caused by Aspergillus nidulans. Arch. Derm. **52**, 162—165 (1945); **54**, 552—557 (1946). — BERNHARDT, R.: Psoriasis (Monographie). Warschau 1935. — BIGHAM, M.: Longitudinal linear pigmentation of nails. Brit. J. Derm. **65**, 418 (1953). — BLEIL, D. C.: Onychomycose mit Microsporum Audouini als ursächlichem Organismus. Arch. Derm. **75**, 255 (1956). — BRESCIANI, G.: Onychomycose durch Microscporon Audouini. G. ital. Derm. Sif. **66**, 1085—1106 (1925). — BRÜNAUER, S. R.: Zur Symptomatologie und Histologie der kongenitalen Dyskeratosen. Derm. Z. **42**, 6—26 (1925). — BRYANT, S.: Lipomatosis hallucis Corp. Icon. Morb. Cut. Nr 3675. Leipzig: Johann Ambrosius Barth 1938.

CARSTENSEN, I.: Über subunguale Tumoren. Langenbecks Arch. klin. Chir. **144**, 409—431 (1927). — CINTRACT, M.: La pathologie unguéale (Monographie). Paris: Pacomhy 1955. — COSTA, G.: [1] Leukonychia striata semilunaris. Arch. Derm. **54**, 60 (1946). — [2] Polyonychia. Ann. Derm. Syph. Paris **78**, 458 (1951).

DEGOS, R.: Nagelveränderungen und Vitamin C. Ann. Derm. Syph. (Paris) **2**, 468 (1942). — DIETEL, F.: Phlebosclerose und Onychogryphose. Derm. Wschr. **111**, 840—842 (1940). — DOCKX, L.: Ongles jumelées. Arch. belges Derm. **14**, 378—379 (1958). — DOUBININE, A.: Sur un cas insolite d'onychogryphose totale idiopathique. Rev. franç. Derm Vénér. **11**, 486—491 (1935). — DUBREUILH, W.: Maladies des ongles. In: BESNIER, La pratique dermatologique. Traité de Dermatologie appliquée. Paris: Masson & Cie. 1902. — Multiple Fibrome des Nagelbettes. Bull. Soc. franç. Derm. Syph. **1923**, 208—210 (1923).

EDWARDS, E. A.: Nail changes in functional and arterial disease. New Engl. J. Med. **1948**, 362—365. Ref. Excerpta med. (Amst.), Sect. XIII **3**, nr 2667 (1949). — EHRING, F.: Über kapillare Mikroblutungen als Sonderform hämorrhagischer Diathesen. Arch. Derm. Syph. (Berl.) **200**, 287 (1955).

FALCHI, G.: Mikrosporie und Onychomycosis bei Erwachsenen. G. ital. Derm. **71**, 228 (1930). — FERREIRA, R.: Syndrome angio-neurotica. Brasil-méd. **55**, 240—244 (1941). — FISHER, A.: Splinter hemorrhagies associated with Trichinosis. Arch. Derm. **75**, 752 (1957). — FLEISCHHAUER, K., u. E. HORSTMANN: Der Papillarkörper und die Kapillaren des Perionychium. Z. Zellforsch. **42**, 213—228 (1955). — FOURNIER, A.: Traité de la syphilis. Paris 1884. — FOX, H.: [1] Pachyonychia congenita. Arch. Derm. **18**, 794 (1928). — [2] Pachyonychia congenita. Arch. Derm. **52**, 125 (1945). — [3] Obstinate syphilitic onychia and gumma of the nose. Arch. Derm. **44**, 1155 (1941). — FREUDENTHAL, W., u. R. SPITZER: Warzen und Kondylome. In: Handbuch der Haut- und Geschlechtskrankheiten, Bd. XII/3. Berlin: Springer 1932. — FRÖHLICH, W.: Fibromatosis subungualis. Derm. Wschr. **109**, 1211—1212 (1939). — FUNK, C. F.: Zur Naevusnatur des Adenoma sebaceum. Derm. Wschr. **136**, 983 (1957).

GANS, O.: [1] Allgemeine pathologische Anatomie der Haut. In: Handbuch der Haut- und Geschlechtskrankheiten, Bd. IV/3. Berlin: Springer 1932. — [2] Histologie der Hautkrankheiten. Berlin: Springer 1925. — GANS, O., u. G. K. STEIGLEDER: Histologie der Hautkrankheiten, II. Aufl. Berlin-Göttingen-Heidelberg: Springer 1955/57. — GARTMANN, H.: Seminom. Derm.Wschr. **138**, 828 (1958). — GIBSON, S. H., H. MONTGOMERY and L. B. WOOLNER: Subungeal melanoma. J. invest. Derm. **29**, 119—129 (1957). — GÖTZ, H., u. R. D. AZULAY: Ein Beitrag zur hidrotischen ektodermalen Dysplasie. Hautarzt **6**, 71—74 (1955). — GOHLKE, H., u. J. HOLTSCHMIDT: Neurohistologische Studien bei Alopecia areata. Arch. Derm. Syph. (Berl.) **191**, 527—530 (1950). — GOLDMAN, L., and H. FOX: Greenish pigmentation of nail plates (Bacillus pyocyaneus). Arch. Derm. **49**, 136—137 (1944). — GRIMMER, H.: Glomus-Tumor. Z. Haut- u. Geschl.-Kr. **33**, Bilderbericht IX (1962). — GUY, W. H., and J. H. JACOB: Subunguales Angiom. Arch. Derm. **19**, 162. (1929)

HARE, P. J.: Rudimentary polydaktyly. Brit. J. Derm. **66**, 402—408 (1954). — HASLUND, P.: Die Histologie und Pathogenese der Psoriasis. Arch. Derm. Syph. (Berl.) **114**, 427 (1913). — HAXTHAUSEN, H.: Nagelaffektionen bei Alopecia areata. Hospitalstidende **64**, Nr 33 (1921). — HELLER, J.: [1] Die Krankheiten der Nägel. In: Handbuch der Haut- und Geschlechtskrankheiten, Bd. XIII, Nr 2. Berlin: Springer 1927. — [2] Dystrophia unguis mediana canaliformis. Derm. Z. **51**, 416 (1928). — HOFFMANN, H.: Alopecia maligna totalis mit Nagelveränderungen. Schles. Derm. Ges. 22. 11. 1924. Zbl. Haut- u. Geschl.-Kr. **16**, 882 (1925). — HORSTMANN, E.: Bau und Struktur des menschlichen Nagels. Z. Zellforsch. **41**, 532—555 (1955). — HUECK, W.: Morphologische Pathologie, 3. Aufl. Leipzig: Georg Thieme 1955.

JADASSOHN, J., u. F. LEWANDOWSKY: Pachyonychia congenita. Iconogr. derm. 1, 29 (1910). — JESSNER, M.: Über eine neue Form von Nagelmycosen — Leukonychia tricho-phytica. Arch. Derm. Syph. (Berl.) 141, 1 (1922). — JUVIN: Onyxis et périonyxis avec lésions osseuses chez un syphilitique non traité. Bull. Soc. franç. Derm. Syph. 54, 86 (1947) (Lyon 17. 2. 1947).

KELLER, P.: Hypercholesterinämische Xanthomatose. Derm. Wschr. 141, 336 (1960). — KLINGBEIL, M.: Fibromatosis sub- et periungualis bei M. Pringle. Hautarzt 7, 360 (1956). — KLINGMÜLLER, G., u. E. REEH: Nagelgrübchen bei Alopecia areata. Arch. klin. exp. Derm. 201, 574—580 (1955). — KNOTH, W., u. W. MEYHOFER: Zur Nosologie der Koenenschen Tumoren. Hautarzt 8, 359 (1957). — KRAJEWSKI, ST.: Über die Wirkung der Röntgenstrahlen auf das Nagelorgan. Przegl. derm. 35, 53—70 (1948) [Polnisch]. — KREPLER, P.: Pachyonychia congenita. Helv. paediat. Acta 10, 369 (1955). — KUNZE, E.: Verdoppelung des Daumens. Med.-Kosmet. Berlin 6, 247—249 (1957). — KUSKE, H.: Splitterblutungen der Nagelplatte. Dermatologica (Basel) 123, 219—226 (1961).

LACROUX, R., I. PHILIPPSON et I. P. FOIRIER: Onychoarthro-osteodysplasie héréditaire (Onycharthrose). Ann. Derm. Syph. (Paris) 87, 382—392 (1960). — LANA, M.: Unguis in turricula. Corp. Icon. Morb. Cut. Nr 4178. Leipzig: Johann Ambrosius Barth 1938. — LANG-HOF, H., u. W. SCHWENKE: Derm. Wschr. 133, 297—301 (1956). — LINZ, R., O. VAN DAMME et L. DELMOTTE: Mycose unguéale due a Alternaria grisea. Arch. belges Derm. 4, 142 (1948). — LISTENGARTEN, A.: Ein Fall von Anonychia totalis congenita. Derm. Wschr. 92, 691 (1931). — LUBARSCH, O.: [1] Klin. Wschr. 1925, 2137. — [2] Zit. nach GANS[1]. — LYONS, R. E.: Onychomycosis due to Microsporum lanosum. Arch. Derm. 67, 460—462 (1953).

MARCHAND, F.: Die örtlich reaktiven Vorgänge. In: Handbuch der allgemeinen Pathologie von KREHL-MARCHAND, Bd. 4, S. 1. Leipzig 1924. — MARTINOTTI, L.: G. ital. Mal. vener. 64, 810—837 (1923). — Zbl. Haut- u. Geschl.-Kr. 13, 272 (1924). — MIESCHER, G.: Melanome. In: Handbuch der Haut- und Geschlechtskrankheiten, Bd. XII/3. Berlin: Springer 1933. — MILBRADT, W.: Leukonychia striata im Anschluß an Ovarialhormontherapie. Derm. Wschr. 102, 677 (1936). — MILIAN, G.: Les maladies des ongles. Nouv. Prat. Derm., Bd. VII. Paris: Masson & Cie. 1936. — MITCHELL, J. C.: Eine klinische Betrachtung der Leukonychie. Brit. J. Derm. 65, 221—230 (1953). — MOLLOW, W.: Ein Fall von eigenartiger Nagelveränderung bei Malaria quartana chronica. Arch. Schiffs- u. Tropenhyg. 29, 186—189 (1925). — MONCORPS, C.: Keratosen. In: Handbuch der Haut- und Geschlechtskrankheiten, Bd. VIII/2. Berlin: Springer 1931. — MOORE, M., and M. D. MARCUS: Green nails. Arch. Derm. 64, 499—505 (1951). — MULZER, P., u. H. SCHMALFUSS: Hautveränderungen bei Störungen im Haushalt der Nebennieren. Münch. med. Wschr. 80, 577—580 (1953). — NÉKAM L.: Unguis in turricula. Corp. Icon. Morb. Cut. Nr 4182. Leipzig: Johann Ambrosius Barth 1938.

PALUMBO, V.: Sarcoma fusocellulare. Corp. Icon. Morb. Cut. Nr 3663. Leipzig: Johann Ambrosius Barth 1938. — PARDO-CASTELLO, V.: Diseases of the nails. London: Baillière 1936. — PFISTER, R.: Die Erkrankungen der Nägel. In: GOTTRON-SCHÖNFELD, Dermatologie u. Venerologie, Bd. III/2. Stuttgart: Georg Thieme 1959. — PFISTER, u. E. G. WEIRICH: [1] Wachstum und Gestalt der Nägel. Hautarzt 7, 98—102, 145—150 (1956). — [2] Untersuchungen über Wachstum und Gestaltung der Nägel bei der Neurodermitis. Allergie u. Asthma 2, 298—304 (1956). — PINKUS, H.: Pachyonychia congenita. Arch. Derm. 77, 724—726 (1958). — POPCHRISTOV, P.: Fall von Alopecia decalvans mit schweren Nagelveränderungen. Bulg. Derm. Ges. Sofia 13. 2. 1934. Zbl. Haut- u. Geschl.-Kr. 50, 194 (1935). — PRONK, K. J.: Alopecia maligna totalis mit Nagelveränderungen. Ned. T. Geneesk 43, 5375 (1935).

RAVAUT, P., u. C. MONNEROT-DUMAINE: Atrophie und Nagelverwachsung kongenital syphilitischen Ursprungs. Ann. Derm. Syph. (Paris) 3, 461—468 (1928). — RAVAUT, P., et H. RABEAU: Sur une forme spéciale de trichophytie unguéale. Ann. Derm. Syph. (Paris) 2, 363 (1921). — RICHTER, W.: Über Nagelerkrankungen in Verbindung mit Ekzema sebor-rhoicum. Klin. Wschr. 5, 555—556 (1926). — ROSENAU, W. H.: Changes in finger-nails after rheumatic fever. J. Amer. med. Ass. 78, 1783 (1922).

SCHÄFER, E.: Zur Lehre der kongenitalen Dyskeratosis. Arch. Derm. Syph. (Berl.) 148, 425—432 (1925). — SCHLESINGER, H.: Das Nagelsymptom beim intermittierenden Hinken. Med. Klin. 1, 921—922 (1930). — SCHNAPKA, O.: Onychomycosis nigricans. Arch. klin. exp. Derm. 202, 45—50 (1955). — SERTOLI, P.: Fisio-patologia del complesso unguale (Monographie). Torino: Minerva Medica 1956. — SHAPIRO, L., and N. M. STOLLER: Erosion of pha-langes by subungual warts. J. Amer. med. Ass. 176, 379 (1961). — SIMON, G.: Die Haut-krankheiten durch anatomische Untersuchungen erläutert. Berlin 1848. — SIMPSON, I.: Dermatological changes in hypocalcaemia. Brit. J. Derm. 66, 1 (1954). — SPILLMANN, R.: Zit. nach ANCEL. — SPITZER, R.: Kongenitale Nagelsyphilis. Arch. Derm. Syph. (Berl.) 154, 82—83 (1928). — SROKOWSKA, R.: Anonychia in individuo luetico. Warsch. Dermat. Ges. 10. 6. 1936. Zbl. Haut- u. Geschl.-Kr. 55, 260 (1937). — STEIGLEDER, G. K.: Minderwertige Nagelbildung am fibulären Fußrand. Hautarzt 1, 419—420 (1950). — STRANDBERG, J.:

Beitrag zur Kenntnis seltener Nagelkrankheiten. Derm. Z. **22**, 278—287 (1915). — Strempel, R.: Sarcoma subunguale. Derm. Wschr. **140**, 1038 (1959). — Stühmer, H.: Subunguale Epidermophytie, Trichophytie und Favus. Arch. Derm. Syph. (Berl.) **193**, 527—536 (1952). — Suchard: Modification des cellules de la matrice et du lit de l'ongle. Arch. Physiol. **10**, 445 (1882).

Teller, H., K. Plenge u. M. Klingbeil: Ungewöhnliche Farbveränderungen der Nägel durch melanotische Pigmenteinlagerung und Verhornungsstörungen. J. med. Kosm. Nr 7 (1953).

Unna, P. G.: [1] Das Fibrokeratom. Dtsch. Z. Chir. **12** (1879). — [2] Anatomisch-physiologische Vorstudien zu einer künftigen Onychopathologie. Vjschr. Derm. **8**, 3 (1881). — [3] Beiträge zur Onychopathologie. Vjschr. Derm. **9**, 2 (1882). — [4] Über das Wesen der normalen und pathologischen Verhornung. Mh. prakt. Derm. **24**, 1 (1896). — [5] Die Histopathologie der Hautkrankheiten. Berlin: Hirschwald 1894. — [6] Histochemie der Haut. Leipzig: Franz Deuticke 1928. — Urbach, E.: White cross striae of the finger nails following cardiac infarction. Arch. Derm. **52**, 106 (1945).

Wanderer, E.: Nagelveränderungen bei kongenitaler Lues. Österr. Derm. Ges. 16. 5. 1935. Zbl. Haut- u. Geschl.-Kr. **52**, 282 (1936). — Weber, G.: Der „psoriatische Ölfleck" Gottron, ein wenig bekanntes Symptom der Schuppenflechte. Derm. Wschr. **128**, 7—41 (1953). — Weirich, E. G.: Die Flächenform der Nagelplatte als Gestaltungsmerkmal bei Gesunden. Arch. klin. exp. Derm. **204**, 236—245 (1957).

Young, W. J.: Mycotic grows beneath the nails. Arch. Derm. **30**, 186 (1934).

Die präcanceröse
und canceröse Wucherung von Epidermis
und Anhangsgebilden

Von

Rafael Andrade-Mexico-New York

Mit 23 Abbildungen

Eine Auseinandersetzung mit dem Problem der präcancerösen und cancerösen Wucherung der Epidermis und der Anhangsgebilde ist insofern mit Schwierigkeiten verbunden, als man sich dabei mit der Pathogenese des Krebses auseinanderzusetzen hat. Voraussetzung dazu wäre, zu verstehen, worin sich die Krebszelle von der normalen unterscheidet, doch gerade hier sind unsere Kenntnisse lückenhaft. Unsere besondere Aufgabe besteht darin, diese Frage im Rahmen der allgemeinen Pathologie ihrem Wesen nach, also von einem allgemeinen Standpunkt aus, zu behandeln.

Die präcancerösen Wucherungen sind seit der Prägung dieses Begriffs von vielen Autoren bearbeitet worden (UNNA 1896, JESSNER 1922, DARIER 1923, GRÜTZ 1924a, GANS 1928, BRÜNAUER 1928, SCHÜRCH, BLOCH 1930, 1932; DEELMAN 1932/33, BECK, CIVATTE 1936, HAMPERL 1941, MIESCHER 1943, GOTTRON 1955a, BÜNGELER 1951, v. ALBERTINI; GANS und STEIGLEDER; MELCZER und vielen anderen). Nach v. ALBERTINI ist „der Begriff der Präcancerose eine dermatologische Schöpfung (DUBREUILH 1896) und auch auf diesem Gebiet am weitesten ausgebaut worden". Für DARIER (1923) handelt es sich bei den Präcancerosen um pathologische Zustände, die so häufig den Ausgangspunkt von Carcinomen bilden, daß man diese Entartung nicht dem Zufall zuschreiben kann. Allerdings haben andere Zweige der Medizin diesen Begriff übernommen (v. ALBERTINI, HAMPERL 1956, BÜNGELER 1951, 1955, MELLORS 1957, STOUT 1958 u.a.) und ihn so erweitert, daß er seine ursprüngliche Bedeutung verlor. Im folgenden wird der Begriff „Präcancerose" wieder nur auf Veränderungen der Haut bezogen. Es sei jedoch gesagt, daß man nicht nur in der Dermatologie, sondern überall auf die gleichen Schwierigkeiten der Definition, Abgrenzung und Grundlagen der histologischen Diagnose stößt, die aufs engste miteinander verbunden sind. Man kann nicht auf eine von ihnen Bezug nehmen, ohne die anderen einzubeziehen. Nach MIESCHER (1943) „stützt sich das Prädikat ‚präcancerös' einzig und allein auf die klinische Erfahrung und die Anamnese, d.h. eine bestimmte Veränderung, die an einer bestimmten Stelle auftritt und, sofern bekannt, durch eine bestimmte Noxe erzeugt wird, führt erfahrungsgemäß zum Krebs" (s. auch GOTTRON und NIKOLOWSKI).

Im weitesten Sinne stellen die präcancerösen Dermatosen verschiedene Veränderungen dar, die zur Proliferation und zur Invasion und Metastasenbildung führen können; demnach ist die erste Abweichung vom normalen Verlauf bereits präcancerös (LUND). Im einzelnen betrachtet, finden sich in den präcancerösen

Dermatosen schon die Zellmerkmale des Carcinoms, wenn auch noch lückenhaft, und obwohl die Zellen sich noch nicht so verhalten, wie die des Carcinoms. Es handelt sich vielmehr um ein mangelhaft entwickeltes Carcinom (LUND). Bei dieser Betrachtungsweise verschmelzen die „präcancerösen" Zustände unmerklich zu einem „Carcinoma in situ", einem Zustand, der durch die gleichen Zellveränderungen gekennzeichnet ist, wie das Carcinom, bei dem aber Invasion und Metastasen fehlen (LUND). Der Unterschied zwischen beiden ist lediglich eine begriffliche Abstufung (LUND, AYRE, STOUT 1939, 1958; WORINGER 1959). Zur Klärung der Schwierigkeit, vor die uns diese Definitionsversuche stellen werden, solange wir über kein eindeutiges Kriterium der Malignität verfügen, ist vorgeschlagen worden, das Carcinom in situ der Portio (Synonyme: invasives Carcinom, Oberflächencarcinom, intraepitheliales Carcinom, „Stadium 0 des Portiocarcinoms") als *gesteigert atypisches Epithel*, sog. Oberflächencarcinom" zu bezeichnen und als dem Morbus Bowen der Haut gleichwertige präcanceröse Wucherung anzusehen (HAMPERL und KAUFMANN s. S. 372).

Eine Besprechung der präcancerösen Wucherungen bedingt eine Auseinandersetzung mit dem *Carcinom* selbst. In diesem Zusammenhang soll kurz auf den *Begriff des Carcinoms* eingegangen werden, ohne Berücksichtigung der verschiedenen gebräuchlichen Synonyme. Die Begriffe „Krebs", „bösartiger Tumor" oder „bösartige Neoplasie" werden unterschiedslos gebraucht, je nach Gutdünken der Autoren (COWDRY 1955, v. ALBERTINI 1955, WILLIS 1953, HAMPERL 1956). Im allgemeinen bedient man sich des Ausdrucks „Krebs", wenn es sich um das Problem in seiner Gesamtheit handelt. Der Begriff „Carcinom" bleibt im allgemeinen den Neoplasien oder bösartigen Tumoren epithelialen Ursprungs vorbehalten, und der Begriff „Sarkom" den Neoplasien und bösartigen Tumoren mesenchymatischen Ursprungs. Innerhalb jeder dieser Gruppen lassen sich ebenso viele Tumorarten unterscheiden, wie es normale Zellarten gibt (MASSON 1951a, BUTENANDT und DANNENBERG, BAUER). Der Ausdruck „canceröse Zellen" wird angewandt, um die Zellen zu bezeichnen, die für bösartige Tumoren oder Neoplasien charakteristisch sind, ohne Rücksicht auf die Natur der Ausgangszelle (COWDRY 1956).

Zunächst ist eine *Definition der Tumoren* zu geben, und diese Aufgabe ist nicht leicht. Es sind verschiedene Definierungsversuche unternommen worden, die aber alle eine oder mehrere schwache Stellen aufweisen (WILLIS 1953). Der Begriff „Tumor" ist in der Bedeutung des „echten Tumors" oder der „echten Neoplasie" zu verstehen, und nicht in der althergebrachten, allgemeinen Bedeutung, die entzündliche und reparative Erscheinungen umfaßt, cystenförmige Schwellungen, Fehlbildungen und andere Wachstumsexzesse, wie die Hyperplasie und die Hypertrophie (v. ALBERTINI, WILLIS 1953, HAMPERL 1956). Bei einem „echten" Tumor handelt es sich um eine anormale Gewebsmasse, deren Zellwucherung stärker ist als die normalen Gewebes, nicht koordiniert, wie beim normalen Gewebe (Autonomie), und auch dann fortbesteht, wenn der sie auslösende Reiz verschwunden ist (Irreversibilität, WILLIS 1953).

Unter *Bösartigkeit* versteht man den Vorgang des Wachstums der Neoplasien auf Kosten des Organismus. Wenn diese Neoplasien nicht entfernt werden, haben sie immer eine zerstörende Wirkung (COWDRY 1956, WILLIS 1953, WEGELIN). Zum Unterschied von den bösartigen Tumoren ist das Wachstum der *gutartigen* Tumoren begrenzt. Trotzdem handelt es sich auch bei den gutartigen um echte Tumoren, da die Wucherung ebenfalls exzessiv, irreversibel und autonom ist (v. ALBERTINI). Die *Hyperplasie* ist zwar ein Wachstumsexzeß, zählt aber nicht zu den echten Tumoren, da nach Verschwinden des auslösenden Reizes eine Rückbildung erfolgen kann. Trotzdem darf aber, um mit BÜNGELER (1951/53) zu

sprechen, „die Tatsache, daß die morphologische Abgrenzung schwierig, ja unmöglich sein kann, nicht dazu verleiten, fließende Übergänge zu konstruieren".
HAMPERL (1956) fügt hinzu: „Daß hier tatsächlich ein Zwischenreich vorliegt,
wird jedem Pathologen bei seiner täglichen Arbeit oft genug bewußt, wenn er
zwischen (reizbedingten und unterhaltenen) Hyperplasien und den (zwar reizbedingten, aber in ihrem weiteren Wachstum autonomen) Tumoren unterscheiden
soll. Bezeichnungen wie „adenomatöse Hyperplasie" sind nur der Ausdruck dieser
Unsicherheit. Wir müssen uns bloß hüten, die uns mangelnde Fähigkeit zur Unterscheidung für den Ausdruck eines Naturgesetzes anzusehen."

Auf das Problem der gutartigen Tumoren soll nur kurz eingegangen werden,
in der Absicht, die Schwierigkeit, ja Unmöglichkeit einer exakten Abgrenzung
zwischen Benignität und Malignität zu veranschaulichen und gleichzeitig auf
die Relativität des Problems selbst hinzuweisen. Eine sorgfältige Analyse dieser
Abgrenzung und der Versuch, Kriterien der Malignität aufzustellen, müssen einer
Behandlung der präcancerösen Wucherungen vorausgehen, die ja gerade eine
Grenzstellung einnehmen.

Wie kann man eine *canceröse Wucherung* definieren ? Wie bereits gesagt, sind
alle Begriffsbestimmungen und Abgrenzungen insofern relativ, als sie lediglich
zum praktischen Verständnis der Frage dienen. Sobald sie absolut genommen
werden, erweisen sie sich als unexakt. Für manche Autoren besteht das Kriterium
der Malignität in der *Autonomie* der Zellvermehrung, die sich der Kontrolle der
Regulierungsmechanismen des Organismus entzieht; die Krebszellen sind jedoch
einer gewissen Kontrolle hinsichtlich der Durchblutung, der Nahrungszufuhr und
des tumoralen Wachstums (COWDRY 1956, HAMPERL 1956) unterworfen. Die
Krebszelle, die mit ihrer „antisocial career" begonnen hat, entwickelt weiterhin
die malignen Eigenschaften, die ihrer Art nach in ihr beschlossen liegen (COWDRY
1956). „Unabhängigkeit" und „Autonomie" sind dabei nur relative und quantitative Begriffe (FURTH, WEGELIN).

Nach HAMPERL (1956) kann man „auch in der praktischen Beurteilung eines Tumors mit
dem Begriff ‚Autonomie' nicht viel anfangen, da durch Reize bedingte und unterhaltene,
umschriebene Zellwucherungen gestaltlich völlig identisch sein können mit Wucherungen,
die zwar durch Reize ausgelöst sind, sich aber weiterhin autonom verhalten, wie das AXELRAD
und LEBLOND sehr eindrucksvoll an Schilddrüsentumoren gezeigt haben".

„BÜNGELER (1952) hat den Vorschlag gemacht, nur diejenigen Wucherungen als Tumoren
zu bezeichnen, die zu ihrem weiteren Wachstum keiner Reize mehr bedürfen, also autonom
sind, und das sind nach seiner Meinung eigentlich nur die sog. bösartigen Geschwülste."
„Aus dem Tumorbegriff möchte er dagegen alle diejenigen Wucherungen ‚herauswerfen',
deren Wachstum und Bestehen nachweislich vom Weiterwirken eines Reizes abhängig ist, oder
besser gesagt, abhängen kann." HAMPERL (1956) fährt fort: „Es ist nicht zu leugnen, daß
BÜNGELER eine Reihe von Vorkommnissen anführt, bei denen die Entwicklung einer oder
mehrerer herdförmiger Wucherungen, die gemeinhin noch als Tumor bezeichnet werden, in
deutlicher Abhängigkeit von einer übergeordneten Störung des hormonalen oder Stoffwechselgleichgewichtes vor sich ging. Es gibt aber auch morphologisch gleichgebaute Wucherungen,
für die sich eine derartige Abhängigkeit nicht nachweisen läßt, es sei denn, man nimmt an,
daß jene ursächlichen Beziehungen, die für einen Fall eines bestimmten Tumortyps als zutreffend gefunden wurden, nun auch für alle derartigen Tumoren zutreffen müßten, auch wenn
sie im besonderen Fall nicht nachweisbar sind. Hier kommen wir zu einem gefährlichen
wissenschaftlichen Wagnis. Es besteht darin, daß man Dinge, die uns mit unseren Untersuchungsmethoden als vollkommen identisch erscheinen, auch in Wirklichkeit als vollkommen
identisch hinsichtlich Entstehungsart und weiterem Schicksal ansieht."

HAMPERL (1956) kommt also zu der Schlußfolgerung, daß es nicht möglich ist,
Tumor und Hyperplasie eindeutig gegeneinander abzugrenzen.

Die in der Literatur beschriebenen, wenn auch seltenen Fälle einer spontanen
Rückbildung bösartiger Tumoren (s. Diskussion bei TOURAINE und DUPERRAT,
COWDRY 1955, HAMPERL 1956, WILLIS 1953, HADDOW, SHIMKIN) relativieren
auch das Merkmal der *Irreversibilität*.

Für manche Autoren besteht das Kriterium der Malignität in der Tendenz der Tumoren, sich auszubreiten und weitere Tumoren oder *Metastasen* in anderen Teilen des Körpers hervorzurufen. Die Tumoren des Zentralnervensystems, die als bösartig angesehen werden, z. B. metastasieren aber selten auf diese Weise, d. h. sie verursachen den Tod hauptsächlich dadurch, daß sie den für die Nervenzellen notwendigen Raum für sich in Anspruch nehmen (COWDRY, WILLIS 1953). Bei nahezu allen Tumorarten, die häufig Metastasen bilden, finden sich Geschwülste, die auch nach langem, aktivem Wachstum und Erreichen einer beachtlichen Größe nicht metastasieren (WILLIS 1953, HUEPER 1961 b).

I. Was ist eine Krebszelle?

Wir kommen jetzt zum Grundproblem, dem der Krebszelle selbst, zu ihren Merkmalen und zum *Unterschied zwischen der Krebszelle* und der *normalen, ihr entsprechenden Ausgangszelle*, d. h. zur Pathogenese des Carcinoms. Da es sich beim Krebs um ein Zellproblem handelt, muß die Antwort von hier kommen. Unglücklicherweise gibt es bis heute *„kein Merkmal, durch das sich alle Tumorzellen von Nicht-Tumorzellen unterscheiden.* Wenn wir die unscharfe Abgrenzung des Tumorbegriffes nach den verschiedenen Seiten bedenken, kann uns das auch keineswegs wundernehmen. Deshalb taucht auch immer wieder die andere Frage auf, ob es nicht doch Merkmale gibt, die nur Tumorzellen zukommen, wenn auch nicht allen" (HAMPERL 1956).

HAMPERL führt weiter aus: „In der Tat zeigen manche Tumoren Besonderheiten, die wir an Normalzellen vermissen oder zumindest an den normalen Zellen des den Tumoren entsprechenden Gewebes. Solche Besonderheiten können eine gewisse diagnostische Bedeutung erlangen und sind denn auch seit jeher mit besonderem Interesse verfolgt worden." Selbst wenn wir solchen Eigenheiten eine besondere Bedeutung zugestehen, „so dürfen wir nicht vergessen", sagt HAMPERL, „daß es sich um Besonderheiten einer verhältnismäßig kleinen Gruppe von Tumoren, und zwar fast ausschließlich der schnell wachsenden, klinisch bösartigen Tumoren handelt, daß aber sehr viele andere Tumoren diese Besonderheiten nicht erkennen lassen. Das vermindert natürlich den praktischen und theoretischen Wert aller solcher Feststellungen, was man nur allzuleicht vergißt."

Ganz offensichtlich kann man eine Krebszelle nicht identifizieren, wenn man nur ein einziges ihrer Merkmale in Betracht zieht, sondern lediglich durch die Auswertung mehrerer solcher Merkmale (COWDRY 1956, BLUMENTHAL und HECHT). Es ist unwahrscheinlich, daß sich eine individuelle *prämaligne* oder *präcanceröse* Zelle mit Sicherheit unter dem Mikroskop als solche erkennen läßt, auch dann nicht, wenn man mehrere ihrer Eigenschaften in Betracht zieht (BLOCH 1930, 1932; AYRE, DURYEE, SCHÜRCH, COWDRY 1956). In ihrem biologischen Verhalten unterscheiden sich die normale Zelle und die Krebszelle grundlegend voneinander (BAUER; BUTENANDT und DANNENBERG, BRYAN).

Es ist festzuhalten, daß das Carcinom *nicht notwendig* auf einen bekannten präcancerösen Wucherungstyp folgt, auch dann nicht, wenn der Kranke ein hohes Alter erreicht. Folglich sind *nicht alle präcancerösen Wucherungen wirklich präcancerös* oder ein obligates Vorstadium bösartigen Geschwulstwachstums, d. h. sie gehen nicht immer einem Krebs voraus (COWDRY 1955, 1956; MELLORS 1957, LUND, LETTERER, DEELMAN 1932; BLOCH 1932, SCHÜRCH). Aus diesem Grunde darf eine bestimmte präcanceröse Wucherung, aus der sich ein kleiner Krebs primitiven Typs entwickelt, *nicht* als Trägerin präcanceröser Zellen angesehen werden. Im Höchstfalle kann gesagt werden, daß es sich bei den präcancerösen Zellen um Elemente handelt, deren Gegenwart häufiger mit einem Carcinom zusammentrifft, als sich ein solches Carcinom in ihrer Abwesenheit findet (COWDRY 1956). Auf das Problem des Ursprungs des Carcinoms und die sich damit beschäftigenden Theorien soll hier nicht eingegangen werden (s. ROUSSY und WOLF, BECK, WEGELIN;

ROUSSY, LEROUX und OBERLING, BAUER, LETTERER, WILLIS 1953, COWDRY 1955, OBERLING und BERNHARD, BRYAN, MONOD und viele andere). Erwähnt sei lediglich die „Zweiphasenhypothese" oder „delayed maturation hypothesis" (BERENBLUM 1954, 1957, 1958, DAMMERT), die sich mit dem Mechanismus der Carcinogenese beschäftigt. Demnach bestände zunächst eine *Initialphase*, d. h. die *irreversible Umwandlung* normaler Zellen in potentielle neoplastische Zellen, auf die eine *Entwicklungsphase* folgt, die die Zahl der Zellen erhöht und den Reifeprozeß dieser ruhenden neoplastischen Zellen hinauszögert. Folglich ist die Hyperplasie der Epidermis, die durch nicht carcinogene Reizungen hervorgerufen wird, zu unterscheiden von der durch carcinogene Substanzen ausgelösten Hyperplasie. Es ist jedoch kein Verfahren bekannt, das potentielle Tumorzellen von anderen unterscheiden könnte. Es ist anzunehmen, daß die Präcancerose oft auf andere Ursachen zurückgeht als das Carcinom (BAUER).

Die tägliche Anwendung von 3-4-Benzpyren auf die Haut von 26 ausgewählten Kranken während einer Zeitspanne von 4 Monaten (COTTINI und MAZZONE) rief ein leichtes Erythem hervor, Pigmentierung, leichte Schuppung, Warzenbildung und in einigen Fällen Infiltration. Alle diese Anzeichen verschwanden 2—3 Monate später. Trotzdem ist es möglich, sagt COWDRY (1955), daß diese Kranken sich noch in Gefahr befinden, da die Latenzperiode von langer Dauer sein kann. Trotz aller dieser Schwierigkeiten sollte, im Gegensatz zu SUTTON (1938, 1942), die Bedeutung des Begriffes „präcancerös" nicht geschmälert werden (BLOCH 1932, LUND, SCHÜRCH).

Wenden wir uns gewissen Eigenschaften zu, durch die die *bösartigen Zellen* sich auszeichnen, und schreiten wir zum Vergleich mit den *normalen Ausgangszellen*. Im allgemeinen sind die Variationen der *Zellgröße und -form* bei den Krebszellen weniger stark ausgeprägt als bei den normalen Zellen; diese Tatsache ist auf eine Verminderung oder den Ausfall besonderer Funktionen zurückzuführen, die für Form und Größe unentbehrlich sind (COWDRY). Nichtsdestoweniger kann man in einem gegebenen Carcinom auf die größte Vielfalt von Zellformen und -größen stoßen (COWDRY 1955). Untersuchungen mit dem Elektronenmikroskop haben bisher *keine ultrastrukturellen Unterschiede* zwischen der normalen Zelle und der Krebszelle ergeben (OBERLING und BERNHARD, DALTON und FELIX). Es ist über *Permeabilitätsunterschiede* zwischen einem bestimmten Typ entarteter Zellen und ihren Ausgangszellen berichtet worden, man hat jedoch *keine Differenz* gefunden, die allen entarteten Zellen im Vergleich zu allen normalen Zellen gemeinsam wäre (COWDRY 1955).

Man hat mittels Veraschung oder durch chemische Analyse Bestimmungen der *Mineralbestandteile* durchgeführt, speziell Bestimmungen des Calcium- und Magnesiumgehaltes, der bei den entarteten Epidermiszellen geringer ist (COWDRY 1956, WEGELIN Abb. 1). Die verringerte Adhäsion der Krebszellen ist möglicherweise auf eine Verminderung des Calciumgehaltes zurückzuführen (MELLORS 1957). Bei der senilen Keratose ist der Calciumgehalt ebenfalls niedriger (COWDRY und ANDREW s. S. 379). Wenn man jedoch in den Fällen, in denen die genannten Bestandteile quantitativ verringert sind, Vergleiche zwischen entarteten und normalen Zellen anstellt, findet man kaum oder gar keine Unterschiede (COWDRY). Eine Untersuchung der allen Zellen in der Höhe des *Cytoplasmas* gemeinsamen Strukturen (Centrosphären, Golgi-Apparat, Mitochondrien und Mikrosomen) ergibt bei den entarteten Zellen im Vergleich mit den normalen nur *quantitative*, aber keine *qualitativen* Unterschiede (HAMPERL 1956).

Zahlreiche Untersuchungen der Zahl, Größe und Form der *Mitochondrien* und ebenso der enzymatischen Mitochondrienaktivität sind durchgeführt worden (HAMPERL 1956). Es ist wahrscheinlich, daß die modernen Untersuchungsverfahren in Zukunft genauere Ergebnisse ermöglichen werden; bis jetzt hat der Vergleich der Mitochondrien der entarteten Zellen mit denen der normalen Zellen nichts Definitives ergeben (HAMPERL 1956).

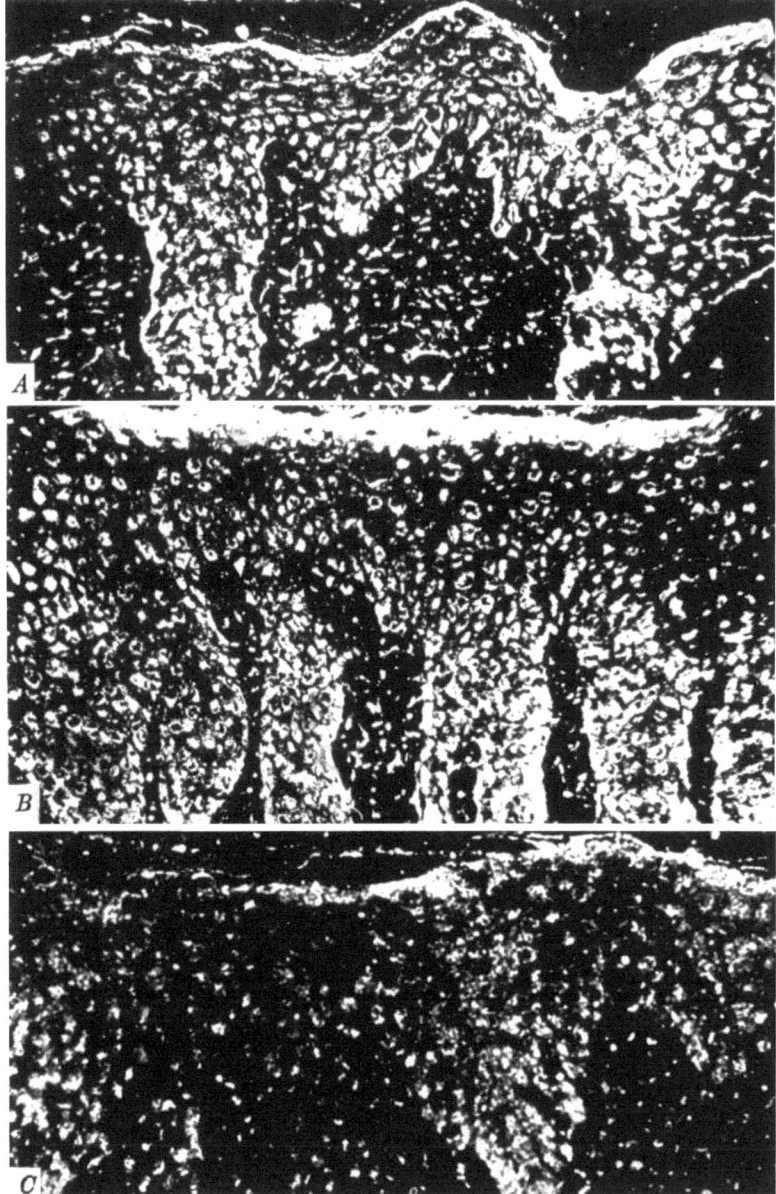

Abb. 1. A Methylcholanthren-Hyperplasie der Epidermis (40 Tage) einer Maus. Mikroincinerationspräparat. Beachte die starken Niederschläge weißer Asche (Ca, Mg, Si) in den Basal- und Stachelzellen. In der Basal- und Suprabasalschicht setzen sich die Mineralien hauptsächlich im Kern ab, in den distalen Stachelzellenschichten und granulösen Schichten dagegen zum großen Teil perinucleär. 420mal. B Methylcholanthren-Hyperplasie der Epidermis (50 Tage) einer Maus. Mikroincinerationspräparat. Starke Calcium- und Magnesiumniederschläge in den Zellen der hyperplastischen Tiefenwucherungen. Die Keratinschicht lieferte hoch-refraktäre weiße Asche. 420mal. C Methylcholanthren-Hyperplasie der Epidermis (70 Tage) einer Maus. Mikroincinerationspräparat. Deutliche Unregelmäßigkeit des Mineralrückstandes. 420mal. (Aus PALETTA u. COWDRY, Amer. J. Path. 18, 1942; COWDRY 1955, S. 73)

Untersuchungen neuen Datums weisen auf eine größere Empfindlichkeit der Mitochondrien in den Krebszellen hin (Oberling und Bernhard). Es scheint eine Parallelität zwischen der deutlichen Verringerung der Mitochondrienzahl und der Cytoplasma-Dedifferenzierung zu bestehen (Oberling und Bernhard). Mit Hilfe des Elektronenmikroskops ist es in den letzten Jahren möglich gewesen, die Ultrastruktur des *Golgi-Apparates* zu erkennen und zu untersuchen. An verschiedenen bösartigen Tumoren hat man jedoch *keine spezifischen Merkmale* herausstellen können, die immer in Krebszellen anzutreffen wären (Oberling und Bernhard). Es ist berichtet worden, daß die Ultrastruktur des Golgi-Apparates in den Krebszellen sehr oft dem embryonalen Zustand angenähert ist, obwohl sie sonst alle Kennzeichen der Ultrastruktur der normalen Zelle aufweisen (s. Oberling und Bernhard). Dem *Zentralapparat (Centrosphäre und Centrosom)*, der in der Interphase direkt mit der Golgi-Zone zusammenhängt, kommt große Bedeutung zu, da es hier um die Zellpolarität geht; verschiedene Autoren haben sich die Frage gestellt, ob der Krebs seinen Ausgang im wesentlichen nicht von den Centrosomen und nicht von dem Chromosomenapparat nimmt (s. Hamperl 1956). Die Polarität verschwindet allmählich, stufenweise, proportional dem Grad der Anaplasie. Dieses Phänomen wird bei bestimmten Drüsencarcinomen besonders deutlich (Cowdry 1955, Masson 1956, Oberling und Bernhard). Im Elektronenmikroskop scheint die Ultrastruktur der Centriole bei normalen und cancerösen Zellen gleich zu sein (Oberling und Bernhard). Untersuchungen mit dem Elektronenmikroskop haben gezeigt, daß das *Ergastoplasma* (Garnier und Bouin) sich aus einem Membransystem mit kleinen Kanälen oder flachen Lamellen (endoplasmisches Reticulum; Porter; Oberling und Bernhard) und osmiophilen RNA-reichen Körnchen (Paladesche Körnchen) zusammensetzt. Wenn nur die Körnchen sichtbar sind, wie das häufig in embryonalen Zellen der Fall ist, spricht man von desorganisiertem Ergastoplasma (Howaston und Ham). In der *Krebszelle* scheint eine *Tendenz zur Verringerung der Organisation* des Ergastoplasmas zu bestehen. Die Affinität des Cytoplasmas der cancerösen Zellen für basische Farbstoffe hängt von der Gegenwart dieser Körnchen ab (Palade und Siekevitz). Der Unterschied in der Basophilie des Cytoplasmas bei den A- und B-Zellen, die Caspersson und Santesson beschrieben haben, stimmt mit elektronenmikroskopischen Untersuchungen überein, die Zellen mit viel und solche mit wenig Ergastoplasma zeigen (Caspersson und Santesson, Haguenau 1959, Haguenau und Hollmann).

Die *A-Zellen* befinden sich in den Randgebieten der Krebsstränge. Ihr Cytoplasma absorbiert ultraviolette Strahlen bestimmter Wellenlänge und der Durchschnittswert der Ultraviolett-Absorption des Kernes liegt hoch. Das Cytoplasma ist stark basophil, der Kern reich an Chromatin, mit einer deutlichen Nucleole. Die Mikroincineration zeigt reichlich Asche. Die *B-Zellen*, die in der Mitte der Krebsstränge liegen, sind größer als die peripheren Zellen (A-Zellen). Ihr Kern ist vesiculär und weit größer. Das Cytoplasma hat eine schwache Ultraviolett-Absorption, ebenso der Kern, mit Ausnahme der Nucleole, die eine mäßige Ultraviolett-Absorption zeigt. Das Cytoplasma färbt sich schlecht mit basischen Farbstoffen, während der Kern stark basophil ist. In den nekrotischen Zonen sind keine Zelldetails zu erkennen. Die Mikroincineration ergibt, besonders in den den nekrotischen Zonen benachbarten Gebieten, sehr schlecht veraschende Substanzen. Die Differenzierung in A- und B-Zellen scheint größtenteils von der Ernährung der Zellen abzuhängen insofern, als die A-Zellen in den am besten versorgten Zonen des Tumors (in der Nähe der Blutgefäße) überwiegen. Wenn während des Wachstums der Geschwulst die Nahrungszufuhr für eine bestimmte Zellgruppe beeinträchtigt wird, setzt eine stufenweise Entwicklung zur B-Zelle ein, auf die

schließlich eine Nekrose folgt. Die Ergebnisse bei der Mikroincineration der A-
und B-Zellen stimmen mit den Ergebnissen der Mikroradiogramme überein (Mo-
BERGER und ENGSTRÖM, LINDSTRÖM und MOBERGER 1955, S. 348, 379), die in
infiltrierenden Strängen menschlicher Stachelzellencarcinome durchgeführt wurden. Es sind Versuche unternommen worden, die Kerne der A- und B-Zellen in
normalen Geweben zu differenzieren und einen Vergleich mit den Zellen canceröser
Gewebe anzustellen (MURTULA). Weitere cytoplasmatische Strukturen, ,,cysternae
fenestratae" oder ,,annulatae lamellae" sind sowohl in normalen als auch in cancerösen Zellen aufgezeigt worden (OBERLING und BERNHARD).

Die Form und Größe des *intermitotischen Kerns* sind in den Krebszellen unterschiedlicher als in den normalen Zellen. Die ersten sind weniger einheitlich gebaut
als die normalen Ausgangszellen (COWDRY 1955, 1956). Im allgemeinen vergrößert sich das Kernvolumen in den normalen Zellen mit Stoffwechselzunahme.
Bei der Hypertrophie des Kerns der cancerösen Zelle spielen zahlreiche Mechanismen eine Rolle, so daß entsprechend starke Schwankungen der Kerngröße
auftreten. Aus diesen Gründen ist es *nicht möglich, eine direkte Beziehung* zwischen
neoplastischer Umwandlung und *Kernhypertrophie* herzustellen (OBERLING und
BERNHARD). Die *Hypertrophie* und der *Hyperchromatinismus* sind eher als Ausdruck einer *Wachstumssteigerung* zu werten als als Anzeichen eines *bösartigen*
Wachstums. KASTEN findet bei Mäusen mit spontanen Tumoren keine Größen-
veränderung in den Kernen von Zellen verschiedener Organe, stellt aber eine
Kernvergrößerung in der Nebennierenrinde fest, und in den Nieren und der Leber
bei Mäusen mit übertragenen Tumoren. Diese Ergebnisse veranschaulichen
lediglich die Komplexität des morphologischen Befundes der Kernvergrößerung.
Die Unregelmäßigkeit der Umrisse und das Vorhandensein tiefer Spalten (Kern-
spalten ALTMANNs) bei Betrachtung unter dem Elektronenmikroskop erklären
die Pseudoeinschlüsse im Kern, die Cytoplasmaorganellen enthalten (OBERLING
und BERNHARD). Auf der anderen Seite führen derartige Einbuchtungen zu einer
Vergrößerung der Kernoberfläche und schaffen dadurch die Möglichkeit eines
Kern-Cytoplasma-Austausches (OBERLING und BERNHARD). Die Topographie
dieses Austausches, der von kurzer Dauer sein kann, scheint von der Position
der Nucleole bestimmt zu werden. Eine der Hauptursachen für die *Formen-* und
Größenabweichungen der Krebszellkerne ist in der Tatsache zu suchen, daß viele
dieser Zellen *anormale Kerne* zeigen, und daß einige von ihnen im Absterben
begriffen sind (COWDRY 1955).

Der *Kernprotoplasmaquotient* ist bei den entarteten Zellen im allgemeinen
höher als bei den normalen Ausgangszellen (COWDRY). Die verschiedenen Kern-
größenmessungen haben nur zu der einen Schlußfolgerung geführt, daß es *keine
allgemeine Regel* gibt, die sich für alle Carcinome und alle Tumoren gleichermaßen
aufstellen ließe (HAMPERL 1956). Jedes Carcinom erscheint als besonderes *Individuum*, dessen *Eigengesetzlichkeit* untersucht werden muß (SCHAIRER).

Die heutigen Untersuchungsmethoden ergeben keine signifikanten Unterschiede in der Struktur der *Kernmembran* entarteter und normaler Zellen (COWDRY).
Untersuchungen mit dem Elektronenmikroskop haben sowohl in normalen als
auch in cancerösen Zellen das Vorhandensein von Poren in der Kernmembran
bestätigt, was vermuten läßt, daß zwischen dem Kerninhalt und dem Cytoplasma
eine direkte Verbindung besteht, die einem sehr komplexen Regulierungssystem
unterworfen ist (OBERLING und BERNHARD, HAGUENAU 1960). Ebensowenig
zeigen die *Nucleolen* der Krebszellen spezifische Merkmale, auf Grund deren sie
von denen der Normalzellen unterscheidbar wären. Die Malignität ging weder
dem Nucleolen-Kern-Verhältnis, noch den Formunregelmäßigkeiten, noch einer
Variation der Nucleolenzahl oder einem Polaritätsverlust parallel (HAMPERL 1956,

Long, Long u. Mitarb. 1956, 1958, 1959). Untersuchungen mit dem Elektronenmikroskop haben viel zur Kenntnis der Nucleole beigetragen. Wir können sagen,
daß alle beschriebenen Modifikationen, insbesondere die *Hypertrophie, lediglich
Manifestationen der metabolischen Zellveränderungen* sind (Oberling und Bernhard).

Die entarteten Zellen des Stachelzellencarcinoms der Haut (beim Menschen
und bei der Maus) und der Epidermis des Mäuseembryos haben eine geringere

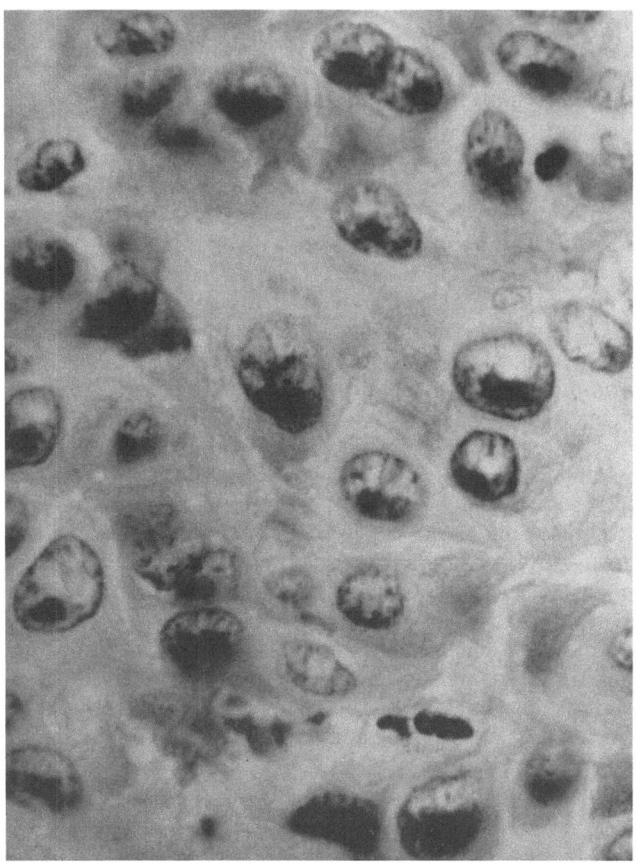

Abb. 2. Experimentelles Stachelzellencarcinom der Maus, hervorgerufen durch Behandlung mit Methylcholanthren.
Verschiebung durch Ultrazentrifugalkraft 350000mal. Schwerkraft, 30 min, 1040mal. (Aus Cowdry 1955, S. 67)

intranucleäre Viscosität als die normalen Epidermiszellen (Abb. 2—3). Es
konnte jedoch nicht festgestellt werden, ob diese verringerte Viscosität eine allgemeine und charakteristische Eigenschaft darstellt, die den entarteten Zellen als
solchen zukäme (Cowdry).

Die *Kernteilung* ist bei den Krebszellen oft unregelmäßiger als bei den normalen
Zellen, ohne daß uns Merkmale bekannt wären, die sich unfehlbar bei den einen
finden und bei den anderen nicht (Cowdry; Oberling und Bernhard, Mac-
Cardle). Ohne uns auf Einzelheiten einzulassen, wollen wir lediglich feststellen,
daß man verschieden modifizierte Chromosomen beschrieben hat, sowie Rhythmus-
veränderungen in der Mitosenhäufigkeit, Modifikationen der Dauer der Prophase,
der Metaphase und der Anaphase, und daß sogar von einem „Prophasenindex"

(Metaphase dividiert durch Prophase) gesprochen worden ist (TIMONEN). Erwähnen wir fernerhin, daß das Protoplasma sich nicht teilt, so daß es zur Bildung von mehrkernigen Riesenzellen kommt. Die Mitosegifte, die an sich nicht carcinogen sind, können jedoch augenscheinlich, bei Einwirkung auf normale Zellen, alle Mitoseanormalitäten hervorbringen, die wir in den Krebszellen beobachten können (HAMPERL 1956, COWDRY). ,,Es gibt also *keine einzige Chromosomenstörung*, die bei *allen Tumoren und nur bei Tumoren* vorkäme; außerdem handelt es sich stets um mehr *quantitative* als *qualitative* Besonderheiten, wobei man mehr und mehr zur Überzeugung gelangt ist, daß sie nicht Ursache des Geschwulstwachstums,

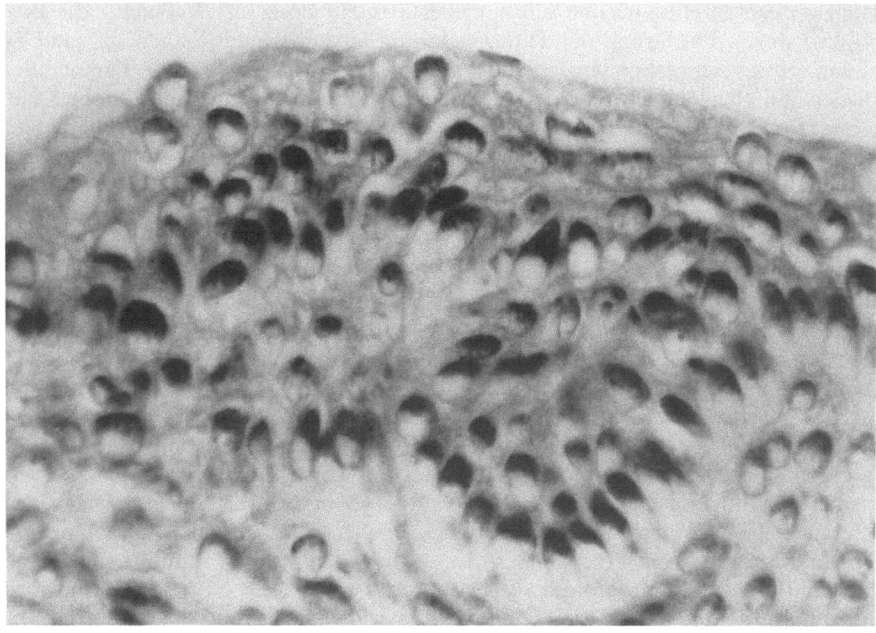

Abb. 3. Epidermis eines 18 Tage alten Mäuseembryos. Verschiebung durch Anwendung von Ultrazentrifugalkraft 350000mal Schwerkraft während 30 min, 1040mal. (Aus COWDRY 1955, S. 68)

sondern nur der Ausdruck einer tieferen Störung im Leben der Tumorzellen sind'' (HAMPERL 1956).

Die Frage der *amitotischen Teilung* ist noch nicht entschieden (s. BUCHER). Sie scheint nicht mehr als so wichtig angesehen zu werden, wie das früher der Fall war, obwohl zugegeben wird, daß sie wahrscheinlich zur Riesenzellenbildung Anlaß gibt (COWDRY, HAMPERL 1956, OBERLING und BERNHARD). Die unklare Bezeichnung ,,Amitose'' wäre besser durch den Ausdruck ,,nucleäre Fragmentierung'' zu ersetzen (RIS 1953), da es fraglich ist, ob es überhaupt eine Amitose im eigentlichen Sinne gibt.

Zahlreiche *biochemische* und *physiologische* Untersuchungen neueren Datums haben keine Erklärung für das *biologische Verhalten* der Krebszelle gebracht. Für einzelne besonders genau untersuchte Krebsarten sind einige Merkmale herausgearbeitet worden, z.B. die hohe sog. aerobe Glykolyse und die enzymatische Dedifferenzierung (WARBURG; LE BRETON und MOULÉ, GREENSTEIN). Die Tendenz der Gewebe, sich bei der neoplastischen Umwandlung an eine gemeinsame metabolische Struktur anzugleichen, erschwert den Nachweis möglicher charakteristischer Unterschiede zwischen normalem und malignem Gewebe (WINZLER,

SCHMIDT, FISHMAN). Viele Biologen sind der Ansicht, daß eine genaue Kenntnis der Mechanismen der embryonalen Differenzierung die Dedifferenzierung der Krebszellen erhellen könnte (LE BRETON und MOULÉ, SEILERN-ASPANG, WILLIS 1958, COWDRY 1955 u. a.). Es ist unmöglich, eine beliebige Eigenschaft der Krebszellen herauszugreifen und zu behaupten, in ihr läge der Grund für die Bösartigkeit dieser Zellen; ihr Verhalten hängt von ihrer genetischen Konstitution und der sie umgebenden Gewebsflüssigkeit ab (COWDRY 1956). *In einem bestimmten Carcinom verhalten sich nicht alle Zellen in der gleichen Weise*; einige sterben ohne Nachkommen, andere büßen ihre Malignität im Verlaufe einer Differenzierung ein, wie z. B. bei der Bildung von Epithelperlen. So sind die aus wirklichen, bösartigen Zellen gebildeten Riesenzellen selbst vielleicht nicht bösartig. Versuche, die Bösartigkeit durch Förderung der Differenzierung einzudämmen, haben bis jetzt zu keinem erfolgversprechenden Ergebnis geführt (COWDRY 1956). Die Tumorzellen erleiden die gleichen Degenerationserscheinungen, die in anderen Geweben auftreten (EWING). Es ist deshalb ratsam, sehr sorgfältig vorzugehen und keinen Vergleich zwischen einer im Degenerationsstadium befindlichen, entarteten Zelle und ihrem gesunden Prototyp anzustellen. Ein solcher Irrtum kann bei der Untersuchung von Einzelheiten einer bestimmten Zelle unter sehr starker Vergrößerung durchaus unterlaufen, wenn man nur wenige Zellen untersucht und miteinander vergleicht (COWDRY 1956). Die *Metastasen* sind sehr wahrscheinlich auf eine *mangelnde Kohäsion* der Krebszellen untereinander zurückzuführen. Es ist jedoch ebenso wahrscheinlich, daß es sich hier um eine aktive, *gegenseitige Abstoßung* auf Grund mangelnder Anpassung an die benachbarten Zellen handelt: das aktive Prinzip ist nicht die Vereinigung gleicher Zellen, sondern die Trennung ungleicher Zellen (WEISS 1959/60). Da die entarteten Zellen eine große Anpassungsfähigkeit an das sie umgebende Milieu besitzen, ist es durchaus verständlich, daß sie gegen chemisch-therapeutische Einflüsse und gegen Strahlentherapie resistent werden (COWDRY). *Elektrometrische Messungen* bei zahlreichen gutartigen und bösartigen Geschwülsten der Haut haben ergeben, daß maligne Zellen zu einer den Polarisationsstrom erzeugenden, kapazitiven Aufladung unfähig sind (MELCZER und KISS). Nach Ansicht dieser Autoren weist diese Tatsache darauf hin, daß die Entartung zuerst die Grenzmembran der Zelle angreift, wodurch eine Dedifferenzierung des Ektoplasmas auftritt und schließlich Zellen mit unvollkommener Struktur entstehen. Dieses Problem ist auch mit Hilfe von Untersuchungen unter dem *Fluorescenzmikroskop* angegangen worden (MELCZER). (Einzelheiten und Zusammenfassung der Merkmale, die, in ihrer Gesamtheit genommen, eine Krebszelle charakterisieren, finden sich bei COWDRY 1955, HAMPERL 1956, MELLORS 1956, BRACHET 1957, OBERLING und BERNHARD, LE BRETON und MOULÉ u. a.)

Die Diagnose der *Präcancerose* gründet sich auf einen anatomo-klinischen Befund, der eine Tendenz zur cancerösen Entartung erkennen läßt (MIESCHER 1943, DELACRÉTAZ). Das Eintreten dieser bösartigen Entwicklung ist bei weitem nicht so häufig, wie allgemein angenommen wird. Der Prozentsatz wird verschieden angegeben. Es soll zu einer Rückbildung oder sogar Heilung einer derartigen Präcancerose kommen können (GANS und STEIGLEDER, LETTERER, HAMPERL und KAUFMANN). Bei den sog. präcancerösen Dermatosen muß also häufig eine mangelnde Übereinstimmung zwischen klinischem Bild und histologischem Befund festgestellt werden (GANS und STEIGLEDER). Für alle Krankheitsbilder, die zu einer cancerösen Entartung oder einem „präcancerösen Stadium" führen können, ergibt sich folglich eine Abstufung, entsprechend der Häufigkeit der tatsächlichen Entartung zum Krebs. Selbstverständlich sind aus den präcancerösen Wucherungen alle die Dermatosen und epidermalen Veränderungen auszuschließen,

bei denen nur gelegentlich eine carcinomatöse Entartung vorkommt, aber keine
wirkliche Häufung zu erkennen ist. Welche Dermatosen sind nun als präcancerös
zu bezeichnen?

Beschäftigen wir uns zunächst mit den *präcancerösen Wucherungen "sensu
stricto"* oder *"Präcancerosen im engeren Sinne"* (MIESCHER 1943, JESSNER 1922),
die dem "proliferativen oder präinvasiven Stadium" (v. ALBERTINI 1948) entsprechen. Die unter diesen Begriffen zusammengefaßten Dermatosen weisen von
Anfang an charakteristische histologische Merkmale auf, die oft auch bei nach-
folgendem invasivem Stadium unverändert bleiben (JESSNER 1922). Es findet
sich, wie in den bösartigen Geschwülsten (Basal- und Stachelzellencarcinom), die
der malignen Entartung entsprechende, fehlende oder verminderte Polaribilität
(MELCZER und KISS s. S. 354). Zu diesen Präcancerosen "im engeren Sinne"
gehört vor allem der *Morbus Bowen*, den zahlreiche Autoren als ein Carcinoma
"in situ" (s. Diskussion dieses Begriffs S. 345) ansehen (SAVATARD, MONTGOMERY
1939, LEVER 1954, SIRTORI, PAUTRIER 1943, FRASER; MASSIA und ROUSSET,
HUDELO und CAILLAU, MELCZER, RÖSSLE, DEGOS 1958 u.a. s. S. 372). In den
Morbus Bowen ist nach Ansicht der meisten Autoren die *Queyratsche Erythroplasie
der Schleimhäute* mit einzubeziehen. Die Bezeichnung des *Morbus Paget* als
präcanceröse Wucherung ist durch das häufige gemeinsame Vorkommen mit
einem Carcinom der Milchdrüse zweifelhaft geworden. Die *extramamillären
Formen* sind jedoch weit weniger häufig mit einem Carcinom assoziiert (s. S. 387).
Manche Autoren sehen in der Paget-Zelle schon eine ausgereifte Krebszelle (ARZT
und KREN, LOEWENFELD, PAUTRIER 1928a, FRASER; GOTTRON und NIKO-
LOWSKI; SIRTORI; HURIEZ, BENOIT, AGACHE und THOREUX; MELCZER u.a.).
JESSNER (1922) bezeichnet im Rahmen der Präcancerosen im engeren Sinne den
Morbus Bowen und den Morbus Paget als "obligat präcanceröse Wucherungen",
während die anderen hier zu behandelnden Dermatosen für ihn "fakultativ prä-
canceröse Wucherungen" sind. Präcancerosen "sensu stricto" sind ferner die
senile oder *aktinische Keratose*, das *Cornu cutaneum*, die *Leukoplakie (verruköser
Typ)*, *Teer-*, *Röntgen-* und *Arsenkeratose*, *Keratose bei Xeroderma pigmentosum*,
und schließlich in gewissem Sinne die *prämaligne Melanose* (GANS und STEIG-
LEDER, *"mélanose circonscrite précancéreuse de Dubreuilh"*, [s. Schema S. 368].
Verschiedene seltene Dermatosen, bei denen die Entartung zum Krebs anscheinend häufig ist, sind gleichfalls hier einzuordnen: die *Epidermodysplasia
verruciformis Lewandowski-Lutz* (27% der Fälle mit Krebsentwicklung, TOURAINE
1956; 22% der 119 Fälle der Weltliteratur, zusammengestellt von BAPTISTA 1957)
und die *"Erythrokératodermie verruqueuse en nappe de Darier"*, die CIVATTE (1936)
unter der Bezeichnung *"érythro-kératodermies naeviques précancéreuses"* zusammen-
faßt, sowie bestimmte *Cheilitiden*.

Eine zweite Gruppe umfaßt Hautveränderungen, die aus einem "Ruhe-
stadium" über ein präinvasives (präcanceröses) Stadium zur Wucherung übergehen oder ohne jegliche Zwischenperiode direkt zum Krebs werden können
(v. ALBERTINI 1948). Solche Veränderungen sind *"Präcancerosen im weiteren
Sinne"* (MIESCHER 1943). In diese Gruppe gehören die chronische Teer-, Röntgen-
und Arsenhaut, chronische Lichtatrophie (senile atrophische Haut), atrophische
Haut beim Xeroderma pigmentosum; Leukoplakie (diffusa plana) und bestimmte
regressive atrophische Zustände (Lichen sclerosus et atrophicus unter dem Bilde
der Kraurosis penis, Balanitis xerotica obliterans und Kraurosis vulvae (s. Schema
S. 356 u. 368).

I. *Präcancerosen im engeren Sinne*
   a) Morbus Bowen
   b) Morbus Paget (extramamillär; mamillär?)

c) Keratosen — senile (aktinische)
  — Teer
  — Arsen
  — chronische Röntgenhaut
d) Leukoplakie (verruköser Typ)
e) Xeroderma pigmentosum
f) Epidermodysplasia verruciformis
g) bestimmte Cheilitiden
h) Mélanose circonscrite précancéreuse von Dubreuilh (Prämaligne Melanose)

II. *Präcancerosen im weiteren Sinne*
  a) senile atrophische Haut (chronische Lichtatrophie)
  b) chronische Teer-, Arsen-, Röntgenhaut
  c) Leukoplakie (diffusa plana)
  d) atrophische Haut bei Xeroderma pigmentosum
  e) bestimmte regressive atrophische Zustände
    — Lichen sclerosus et atrophicus unter dem Bilde der
    — Kraurosis penis
    — Balanitis xerotica obliterans und
    — Kraurosis vulvae

Es sei noch kurz auf die *seborrhoische Warze* eingegangen, die von allen modernen Autoren *nicht mehr* zu den präcancerösen Wucherungen gezählt wird, seitdem die zu Anfang des Jahrhunderts herrschende Verwirrung bezüglich des Verhältnisses der seborrhoischen Warze zur senilen Keratose geklärt worden ist (DUBREUILH, DARIER 1923, WAELSCH 1905) und insbesondere seit den grundlegenden Arbeiten FREUDENTHALs (1926). Die wenigen Fälle canceröser Entartung, die berichtet wurden (CIVATTE 1957, ORMSBY und MONTGOMERY, PINKUS 1933 u.a.), reichen bei der Häufigkeit dieser Tumoren nicht aus, um die seborrhoische Warze den Präcancerosen zuzuordnen. Auszuschließen sind ferner verschiedene pathologische Zustände, deren Entartung auf eine rein zufällige Ursache zurückzuführen ist, sowie maligne Entartung als Folge von therapeutischen Maßnahmen, wie Radium- und Radiotherapie. Hierher gehören Brandnarben, die Tuberculosis cutis cuposa (Lupus vulgaris), Mykosen, der chronische Lupus erythematosus, Pyoderma vegetans, ferner chronische Entzündungen aller Art, wie Ulcus cruris, Epidermiscysten, einige gutartige Epitheliome (MIESCHER 1943). Schließlich sollte man logischerweise aus der Gruppe der Präcancerosen, auch derjenigen „im weiteren Sinne", die sich gutartig weiterentwickelnden Wucherungen ausschließen, deren Stellung noch nicht ganz geklärt ist, nämlich die Pseudocancerosen (GOTTRON), wie z.B. das *Keratoakanthom* und die *Papillomatosis cutis carcinoides* (GOTTRON 1932, MIESCHER 1950, SPIER und THIES; ADAM, NIKOLOWSKI und WIEHL). Bestimmte Formen des *Pyoderma vegetans*, wie das Pyoderma vegetans regionale von Azua (GAY PRIETO und CASCOS) sind mit der Papillomatosis cutis carcinoides GOTTRONs (WODNIANSKY; WHITE und WEIDMAN, WINER) und dem Keratoakanthom (LOEWENTHAL) in Zusammenhang gebracht worden. Aus den wenigen bekannten Fällen einer cancerösen Entartung typischer Keratoakanthome (DUPONT 1954, 6 Fälle; 7 Fälle auf dem Kongreß von Lausanne, HURIEZ u. Mitarb. 1957; FLEGEL; LE COULANT, TEXIER und CHÉROUX, MELCZER und KISS, CURRIE und SMITH) läßt sich bis jetzt noch keine endgültige Schlußfolgerung ziehen.

Veränderungen dieser Art werden als *pseudocanceröse* Wucherungen bezeichnet (GOTTRON 1955a, 1957) und in einer „Wartegruppe" zusammengefaßt. Der histologische Nachweis der Bösartigkeit ist durchaus nicht immer gleichzeitig ein Beweis für die biologische Malignität einer neoplastischen Läsion (HUEPER 1961b). Wenn dem Carcinom eine progressive Entwicklung und Zwischenzustände vorausgehen (fließende Übergänge, ,,Stufen der Malignität" von RÖSSLE; HAMPERL und KALKOFF, DIETRICH), ist es angesichts ihrer klinisch gutartigen Evolution schwierig, die pseudocancerösen Zustände abzugrenzen. Trennt man dagegen (BÜNGELER 1951) scharf zwischen pseudocanceröser Hyperplasie bzw. pseudocanceröser Wucherung und dem Carcinom und sieht ,,das Entscheidende für den Begriff der Malignität allein im biologischen Verhalten, d.h. in der Eigengesetzlichkeit, die am deutlichsten in der Metastasenbildung zum Ausdruck kommt" (BÜNGELER 1951), dann handelt es sich bei den genannten Pseudocancerosen wirklich nur um *krebsähnliche* Zustände und eine Sonderstellung ist damit gerechtfertigt.

Zahlreiche Autoren haben sich mit dem Problem des *Keratoakanthoms* auseinandergesetzt (FREUDENTHAL; ROOK und WHIMSTER; ,,Kyste sébacé végétant", DUPONT 1930; ,,Molluscum sebaceum", MACCORMACK und SCARFF; BEARE; ,,Diverticule épidermique à paroi végétante", DUPONT 1952; ,,Molluscum pseudo-carcinomatosum", HAMPERL und KALKOFF; ,,Hyperplasie pseudo-épithéliomateuse idiopathique cutanée", GRINSPAN und ABULAFIA 1959). In der Literatur wird vielfach auf die Schwierigkeit hingewiesen, die die Unterscheidung zwischen einem *Keratoakanthom* und einem *hochdifferenzierten Stachelzellenkrebs* bieten kann (SPIER; WILLIS 1953; BOWMAN und PINKUS; WISKEMANN; PILLSBURY und BEERMAN; BAUMANN und LENNOX; CURRIE und SMITH; SCHUERMANN; TORCHI 1956, DUPONT 1956; MITZE; VACCARI und TAGLIAVINI, HUEPER 1961b, BELISARIO und viele andere). Es finden sich ebenso viele Versuche, typische Veränderungen herauszustellen, die diese Differentialdiagnose ermöglichen sollen (HAMPERL und KALKOFF; CALNAN und HABER, TELLER; LINELL und MÅNSSON, MORAGAS, MONTGOMERY und MCDONALD; GRINSPAN und ABULAFIA 1955, 1959; VENKEI und SÚGAR; LAQUERRIÈRE, LAUMONIER und STEWART; ZOON, JANSEN und BAAR, MCNULTY und SOMMERS). Auf der Vorderseite des Thorax, in dem Bereich einer einzigen, immer gleichen Zone, sind multiple Keratoakanthome beobachtet worden, die trotz verschiedener Behandlungsmethoden immer rezidivierten (PUENTE DUANY 1958). Weiterhin sei auf schnell evoluierende Fälle von Stachelzellenkrebs hingewiesen, die sich oft auf dem Handrücken finden (PUENTE DUANY 1955) sowie auf interessante Beobachtungen an einem vereinzelten Keratoakanthom bei einem 16 Monate alten Kind (LAPIÈRE). Erwähnen wir ferner noch das ,,Verrucome de Gougerot". Manche Forscher lassen es als selbständige Krankheit gelten (GOUGEROT 1929, 1950; DUPONT 1952; DEGOS 1953), andere haben versucht, es als Keratoakanthom einzustufen (CIVATTE, MELKI und GOETSCHELL; BAUMANN und LENNOX; SINA, ARGUELLES-CASALS; GRINSPAN und ABULAFIA 1959), wieder andere bald als Keratoakanthom, bald als Pyoderma vegetans regionale nach AZÚA (RAMOS E SILVA). Unter dem Elektronenmikroskop sind beim Keratoakanthom Partikel beschrieben worden, die dem Virus des Molluscum contagiosum ähneln, aber dreimal so klein sind (EREAUX, SCHOPFLOCHER und FOURNIER u.a.). Anderen Autoren hingegen ist es nicht gelungen, die virale Ätiologie nachzuweisen. An dieser Stelle seien andere ähnliche, wenn nicht sogar gleiche Vorgänge erwähnt, wie z.B. die ,,multiplen selbstheilenden Plattenepithelcarcinome", die manchmal mit einer gewissen familiären Häufung auftreten können (FERGUSON SMITH; EPSTEIN, BISKIND und POLLACK; SPIER und THIES), und deren eingehende Untersuchung vermutlich noch neue Ergebnisse bringen würde (HADDOW). Ferner gehören in diesen Zusammenhang die ,,tumorlike keratoses" (POTH) und ein Fall von ,,Neoplasia vegetante spinulomatoide cistica con probabile componente disontogenica" (Handrücken, FARRIS), ein Fall von ,,Granulo-acanthomes multiples successifs" (HEWITT, KAUFMANN und LE GLAND) sowie ein Keratoacanthoma follicularis (FARRIS und ANSELMI). Das Keratoakanthom ist auch mit der Kyrleschen Krankheit in Verbindung gebracht worden (Kérato-acantho-papillome, GADRAT und BAZEX).

Bestimmte Veränderungen der *Schweißdrüsenausführungsgänge* im Verlaufe der Regeneration nach einem Trauma (LOBITZ, HOLYOKE und BROPHY; WORINGER 1959a) ähneln den Veränderungen der Ausführungsgänge, die man in der Umgebung von Basalzellencarcinomen beobachten kann. Einige dieser Veränderungen, wie Deformationen, Verlängerung, Verstopfung, Erweiterung, Infektion, sind ohne weiteres sekundären Reaktionen zuzuschreiben, während andere, wie Hyperplasie, intracanaliculäre Wucherung, Differenzierung zu Stachelzellen und Bildung von Hornmassen, nicht so leicht auf eine derartige, einfache sekundäre Reaktion zurückgeführt werden können. Es ist jedoch als wahrscheinlich anzunehmen, daß die Schweißdrüsenausführungsgänge in der *Histogenese* der Hautepitheliome eine bedeutende Rolle spielen (ESTEVES). Ferner ist mit einer

Metaplasie der Schweißdrüsenausführungsgänge in den Basalzellencarcinomen zu rechnen (Nödl 1954a, Miescher 1949).

Auch in den Stachelzellencarcinomen treten in den Schweißdrüsenausführungsgängen und in der Epidermis gleichzeitig hyperplastische und canceröse Veränderungen auf (Puente Duany 1956, Gates, Warren und Warvi, Borelli). Die Tendenz zur Differenzierung im Sinne von Stachelzellen ist in den Ausführungsgängen der Schweißdrüsen stärker ausgeprägt (Puente Duany 1956). Diese Veränderungen der Kanäle sind im Gesicht, auf den Handrücken und auf den Unterarmen häufiger und in der Brustdrüsen- und Achselgegend seltener (Puente Duany 1954a, b). Hyperplastische und geradezu neoplastische Veränderungen der Schweißdrüsenausführungsgänge sind ebenfalls bei multiplen, rezidivierenden Stachelzellencarcinomen mit Tendenz zur spontanen Narbenbildung (Puente Duany 1954a, b) und bei Keratoakanthomen (Puente Duany 1954c, 1955, Andrade 1958a, Trincão und Baptista, Witten

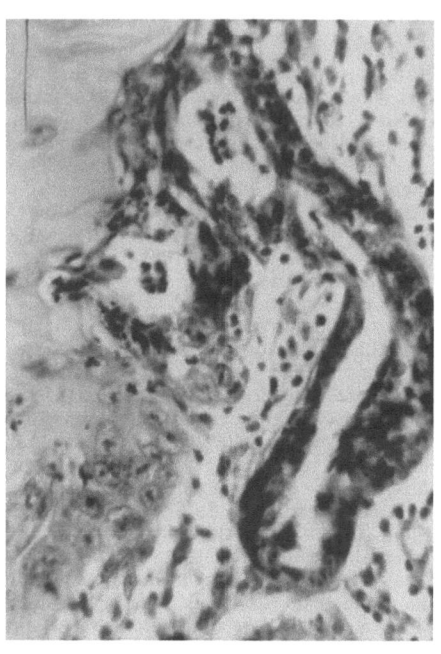

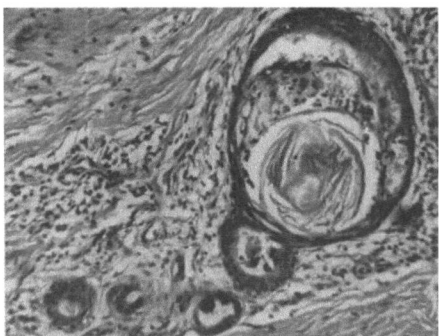

Abb. 4. Schweißdrüsenausführungsgang unterhalb des Keratoakanthoms. Metaplasie und Hyperplasie des Epithels mit zerfallenden Leukocyten, Zellresten und Hornperle. Färbung Hämat. Eos. 130mal. (Aus Andrade 1958a)

Abb. 5. Erweiterter Schweißdrüsengang mit mäßiger Proliferation und Auflockerung des Epithels der Wand des Schweißdrüsenganges unmittelbar im Kontakt mit einem Zapfen des Keratoakanthoms (rechts). Färbung Hämat. Eos. 67 Jahre. 340mal. (Aus Andrade 1958a)

und Zak) beschrieben worden (Abb. 4 u. 5). Möglicherweise besteht eine Beziehung zwischen diesen Ausführungsgängen und bestimmten intraepidermalen Epitheliomen (Smith und Coburn 1956, Andrade 1958b).

Bei den Carcinomen der reifen Schweiß- und Talgdrüsen handelt es sich noch um ein sehr umstrittenes Gebiet, auf das nicht näher eingegangen werden soll, da es über den Rahmen unseres Themas hinausgeht (s. Gans und Steigleder, Lever 1947, 1954; Esteves; Wansker, Smith und Olansky, Puente Duany 1954a, b, Puente Duany und Marinelle Vidaurreta, Teloh, Loos; Warren und Warvi; Civatte 1959, Dupont 1947, Pinkus 1954a; Teloh, Balkin und Grier, Fresen u.a.).

II. Biologische Betrachtungen

Es gibt zweifellos unzählige Faktoren, innere und äußere (unter letzteren spielt das Sonnenlicht eine wichtige Rolle; Blum, Mackie und McGovern; Lacassagne 1945a, Belisario, MacDonald, Miescher 1960, Daniels, Brophy und Lobitz,

DANIELS), die an den Modifikationen der Zellstruktur beteiligt sind, insbesondere an Modifikationen der Epidermis im Laufe ihrer Funktion als Decke des Organismus (s. STEIGLEDER 1960). Man müßte alle Veränderungen behandeln, denen die Epidermis während ihrer Wachstums- und Alterungsperiode unterworfen ist (COOPER 1952, BIRREN, COWDRY 1963). Welche Umstände rufen die bösartige Zelldegeneration hervor oder fördern sie? Welche Veränderungen gehören zu den präcancerösen Wucherungen und welche halten sich im Rahmen des Formwandels der normalen Zelle, einschließlich aller entzündlich degenerativen Stadien? Wie bereits gesagt, sind diese Fragen noch nicht beantwortet.

Im Laufe des physiologischen Alterungsprozesses findet eine Abflachung der Epidermisleisten statt, sowie eine Verringerung der Bindegewebszone pro Körperoberfläche (COWDRY, COOPER und SMITH, COOPER 1952, THURINGER und KATZBERG 1951). Die Epidermis wird dünner durch Verminderung ihrer Schichtzahl (senile Atrophie), und damit nimmt auch die Zahl der Zellen pro Oberflächeneinheit ab (KATZBERG 1952, 1958). In der Basalschicht erhält sich die Mitosetätigkeit im Laufe der verschiedenen Altersstufen, während sie in der Stachelschicht im untersten Drittel am stärksten erscheint, sich im mittleren Drittel nach den beiden ersten Lebensjahrzehnten, bis zum 8. Jahrzehnt um annähernd 65% verringert und im obersten Drittel beinahe vollständig verschwindet (THURINGER und KATZBERG 1959, THURINGER und COOPER). Daraus könnte man folgern, daß es bei ansteigendem Mitoseindex in der Basal- und Stachelschicht bis zum 5. Lebensjahrzehnt, bei gleichzeitiger allmählicher Verkürzung der Lebensdauer der einzelnen Zellen, unter unbekannten, aber vorstellbaren Umständen und unter Einwirkung innerer und äußerer Faktoren, zur Entstehung hyperkeratotischer Gebilde bei alten Leuten kommen könnte. Der Mitoseindex bleibt nach der 5. Dekade gleich. Möglicherweise spielt eine verstärkte Kohäsion der Zellen der Hornschicht bei der Entstehung solcher hyperkeratotischer Gebilde eine Rolle (PINKUS 1954b). Die Zellen der Stachelschicht haben, im Gegensatz zu früheren Vermutungen, während ihrer Lebensdauer eine große Reproduktionskapazität (,,differentiating intermitotics", COWDRY 1955) und stammen durchaus nicht alle aus der Basalschicht (,,vegetative intermitotics", COWDRY 1955, EICHENLAUB und OSBURN). Auf die Frage, inwieweit die Epidermis von den Basalzellen oder den Stachelzellen regeneriert wird, soll hier nur kurz eingegangen werden.

Die Stachelzelle erweist sich bei der Regeneration als eine ,,der ursprünglichsten Zellarten mit höchst universellen Potenzen" (HARTWELL, THURINGER 1928). Nach HARTWELL spielen die Stachelzellen bei der Rekonstituierung der Epidermis in chirurgischen Wunden die größte Rolle, da die Basalzellen sich entweder nicht beteiligen, oder ihre Beteiligung auf die Wundränder beschränkt bleibt (HORSTMANN, s. HOEPKE; ältere Literatur über die Regeneration bei SCHAFFER).

EICHENLAUB und OSBURN haben versucht, anhand von Untersuchungen der Epidermis des Schweineembryos nachzuweisen, daß die Wucherungen des Stratum basale und des Stratum spinosum getrennt und unabhängig voneinander in Form von zwei verschiedenen Zelltypen erfolgen. Das gleiche ist auf Grund der Mitosezahlen, die augenscheinlich in den oberen Schichten der Epidermis höher liegen, auch für die Epidermis des ausgewachsenen Organismus angenommen worden (THURINGER 1928, THURINGER und COOPER). Diese Ansicht wird bestätigt durch die unterschiedliche enzymatische Konstitution der Basal- und Stachelschicht der Epidermis (VAN SCOTT).

Die menschliche Epidermis reagiert auf mechanische Reizeinwirkung in Form einer Abtrennung der Hornschicht (Abrißmethode) mit einer schnellwachsenden Wucherung; die gleiche Anzahl Mitosen findet sich in der Basalschicht und in der unmittelbar darüber liegenden Schicht von Epidermiszellen. Diese Tatsache beweist, daß die Basalzellen im Verlaufe einer kurzfristigen Regeneration Epidermiszellen hervorbringen (Pinkus 1952a) (s. S. 203). In diesem Zusammenhang ist auf die augenscheinliche biologische Unabhängigkeit der Melanocyten diesem Reiz gegenüber hinzuweisen: sie reagieren gar nicht (Kropp). Untersuchungen der Epidermis in Gewebekulturen (Pinkus 1932) und an Transplantaten menschlicher Epidermis auf bestrahlte Ratten (Toolan) haben gleichfalls erwiesen, daß die Basalschicht überlebt und neue Stachelzellen und Keratin bildet. Auf der anderen Seite nehmen die epidermalen Zellen des Stratum spinosum, nachdem sie im Verlauf des Verheilungsprozesses die Wunde abgedeckt haben (Hartwell), dort, wo sie mit der Cutis in Berührung sind, das Aussehen von Basalzellen an. Das Epithelium der in einer Wunde noch vorhandenen Reste der Anhangsgebilde beteiligt sich ebenfalls an der Epithelisation der Wunde (Lobitz, Holyoke und Montagna; Lobitz und Dobson, Pinkus 1939). Im embryonalen Organismus bildet die Epidermis die Anhangsgebilde, und im ausgewachsenen Tierorganismus scheint dies ebenso der Fall zu sein (Ribbert; Silberberg und Silberberg, Taylor). Beim Menschen ist ein klinischer Fall bekannt, wo die Bildung der Anhangsgebilde von der Bauchhaut um eine Jejunalfistel herum erfolgt sein soll (Planner). Kyrle ist der Ansicht, daß im Rhinophyma die Neubildung der Talgdrüsen von der Epidermis aus erfolgen kann (s. S. 92 u. 258).

Ohne weiter auf Einzelheiten, besonders histochemischer Natur, eingehen zu wollen, möchten wir herausstellen, daß das Verhalten der beiden Zelltypen (Basalzellen und Stachelzellen) keine zuverlässige Vorstellung ihrer biologischen Potenz und ihrer zukünftigen Entwicklung vermittelt, die die Interpretation der verschiedenen Formen maligner Entartung erleichterte (Horstmann). Das Verständnis dieses Problems wird durch den Begriff der „*Pluripotentialität*" der Epidermiszelle (Pinkus 1953a, Esteves) erleichtert. Bullough und Ebling haben durch 4wöchige, calorienmäßig unzureichende Diät bei der männlichen Maus eine Verringerung der normalen Mitosetätigkeit der Epidermis und der Talgdrüsen um 25% erzielt, ohne daß eine Atrophie sichtbar geworden wäre. Die Autoren nahmen an, daß dieses Phänomen auf einen Rückgang des Zellverlustes zurückzuführen sei. Die Mitosetätigkeit der normalen Haut, bei der zahlreiche Faktoren eine wichtige Rolle spielen dürften, soll hier nicht behandelt werden. Es sei aber noch auf den *Mitoserhythmus* hingewiesen: Sowohl beim Menschen wie beim Tier fällt der Höhepunkt der Mitosetätigkeit in die Ruheperiode (Thuringer 1928, Cooper 1939, Cooper und Franklin, Bullough 1948). Wie Thuringer (1939) im Tierexperiment (Katze) feststellte, ist die Mitosetätigkeit nach elektrischem oder mechanischem Reiz gesteigert. Die Periodizität der Mitosen beim Menschen zeigt ebenfalls eine Erhöhung der Mitosetätigkeit im Ruhezustand (Cooper 1939), bedarf aber noch weiterer Untersuchungen. Beim Mundepithel des Kaninchens liegen die Zonen starker Mitosetätigkeit nicht fest, sondern wechseln den Platz (Henry et al.). Es besteht die Möglichkeit, daß die maximale Mitosetätigkeit in der Epidermis nicht an eine bestimmte Schicht gebunden ist, sondern daß sie sich in verschiedenen physiologischen und pathologischen Zuständen verlagern kann (bei Mäusen, Cowdry und Thompson). Die in Tierversuchen gewonnenen Erfahrungen über den Einfluß der Temperatur-Sauerstoff-Spannung, der Glykosekonzentration des Blutes, anderer Kohlenhydrate, des Hungers, des Schocks und der Körperbewegung (Bullough 1949a, b, c, Bullough und Johnson 1951a, b, Bullough und Laurence) und von Hormonen (Bullough 1955) auf die Mitosen sind von größtem Interesse bei der Untersuchung der Faktoren, die an den normalen und pathologischen (präcancerösen und cancerösen) senilen Veränderungen beteiligt sind, soweit sie diese nicht sogar hervorrufen. Innerhalb dieses großen Komplexes der Reaktionen und

Interreaktionen der Epidermis-Cutis-Einheit spielen die Altersveränderungen des Bindegewebes bei den präcancerösen und cancerösen Wucherungen ohne Zweifel eine Rolle. Diese Veränderungen wären noch weiter zu untersuchen und zu interpretieren.

III. Das Stroma

Das Stroma (MASSON 1956) der präcancerösen Wucherungen läßt sich kaum von dem der cancerösen Wucherungen trennen, da es sich möglicherweise um ein und denselben Vorgang handelt. Bei den präcancerösen Wucherungen finden wir chronisch *entzündliche Infiltrate* in unterschiedlicher Ausdehnung, die z.B. beim Morbus Bowen dicht sein können und bei der Röntgenkeratose schwach sind (SAUNDERS und MONTGOMERY). Sowohl in präcancerösen als auch in cancerösen Wucherungen kann das entzündliche Infiltrat bandförmig oder herdförmig angeordnet sein, ist einkernig lymphohistiocytär, sogar *Lymphocytom-ähnlich* (BECK, VANDAELE, BÄFVERSTEDT) und enthält Plasmazellen sowie einen unterschiedlichen Anteil an Mastzellen, über deren Bedeutung wenig bekannt ist (GANS und STEIGLEDER; BAZEX, DUPRÉ und CHRISTOL, TRINCÃO, MELCZER, MICHELS, SCOTT). Beim experimentellen Carcinom der Haut läßt sich eine Erhöhung der Zahl der Mastzellen feststellen, die kurz vor der Carcinomentwicklung auftritt und danach in kurzer Zeit wieder zurückgeht (STEWART; FAVRE, JOSSERAND und MARTIN; SIMPSON). Teilweise finden sich sogar mehrkernige Neutrophile außerhalb des Infektionsgebietes (WILLIS 1953), tuberkuloide Knötchen, Riesenzellen in der Art der Fremdkörper und von Zeit zu Zeit Langerhanssche Riesenzellen (CIVATTE 1936, JESSNER 1921, WILLIS 1953, LINELL und MÅNSSON; FAVRE, JOSSERAND und MARTIN, BECK), Russell-Körper (DARIER) und eosinophile Zellen (FAVRE, JOSSERAND und MARTIN). Bei bestimmten Carcinomen ist eine Erhöhung der Lipide im Stroma gesehen worden (HAVEN und BLOOR). Anscheinend enthalten bösartige Tumoren und die Gewebe, in denen sie wuchern, mehr Cholesterin als gutartige Geschwülste (LONG und DOKO). Die Absorption von Fetten oder Lipoiden aus angegriffenem Gewebe sowie von Blutpigmenten oder Melanin ist die Hauptfunktion der Makrophagen (WILLIS 1953, MASSON 1925, CAUDIÈRE). In bestimmten bösartigen, anaplastischen, schnellwachsenden Tumoren (wie z.B. dem malignen Melanom) kann das entzündliche Infiltrat sehr spärlich sein oder sogar ganz fehlen. Im allgemeinen ist dieses Infiltrat auf der Höhe der Wucherung selbst gut abgegrenzt und umschrieben, geht aber seitlich etwas über die Grenzen der Wucherung hinaus. Zwischen dem entzündlichen Infiltrat und dem Epithel bestehen offensichtlich nachbarliche Beziehungen. Man findet gelegentlich Zellen, die in das Epithel eingedrungen sind und so eine intraläsionale Exocytose hervorgerufen haben. Es ist sehr schwierig, im entzündlichen Infiltrat die Veränderungen an den *Fibrillen*, den *Kollagenbündeln* und am *elastischen Gewebe* (Verdünnung, Aufsplitterung, granuläre Degeneration, senile Elastose) abzuschätzen. Um das experimentelle Carcinom findet sich am Anfang mehr elastisches Gewebe mit späterer Verringerung (STEWART). Alle diese Veränderungen sind je nach der Intensität des entzündlichen Zellinfiltrates verschieden, und besonders die elastischen Fasern sind praktisch geschwunden (s. BECK, BÖHMIG; FAVRE, JOSSERAND und MARTIN u.a.). Die Beziehungen zwischen dem *Gefäßsystem* und der bösartigen Neoplasie sind schon vor langer Zeit untersucht worden (GOLDMAN 1907). LEWIS fand bei der Ratte in jedem Tumor einen spezifischen Vascularisationstypus, dessen Bildung völlig von der Tumorumgebung bestimmt wurde. Die Veränderungen an den Nervennetzen und den Lymph- und Blutgefäßen (Erweiterung, Endo- oder Perivascularitis, erhöhte Vascularisation) inmitten dieses Bindegewebs-Zellstromas, unterhalb der cancerösen Wucherungen, sind schwer zu beurteilen (BECK). KREYBERG

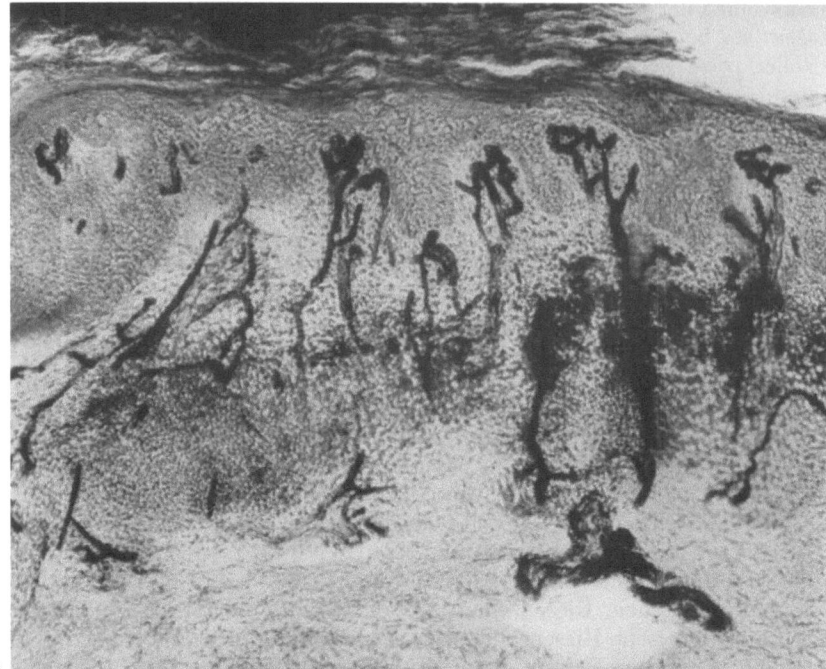

a

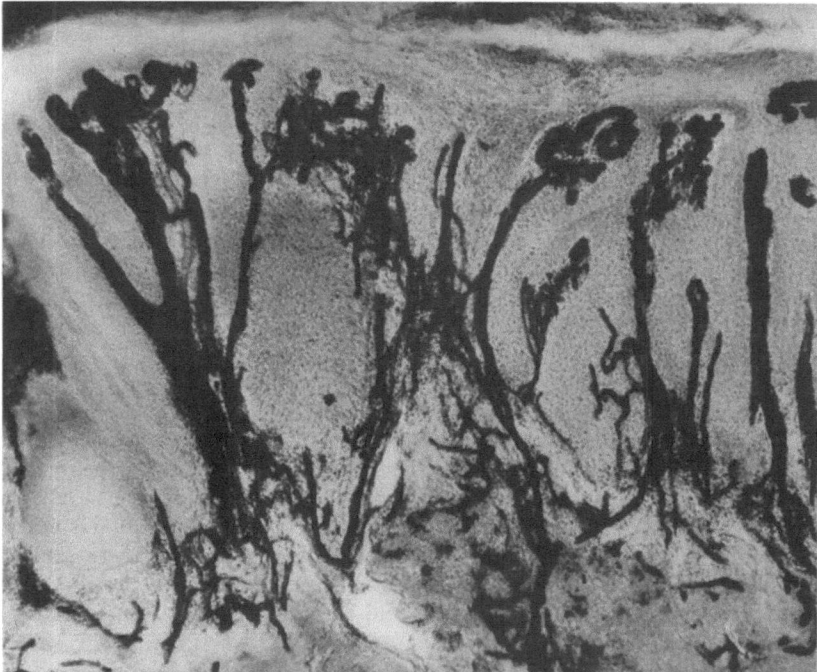

b

Abb. 6a—d. Vascularisierung des Stromas in präcancerösen und cancerösen Veränderungen der Haut. Alkalische
Phosphatasereaktion. Beachte die mit dem Cancerisierungsprozeß stärker werdende Vascularisierung. a Morbus
Bowen. Etwa 100mal. b Senile Keratose mit beginnendem Stachelzellencarcinom. Etwa 100mal. c Anaplasti-
sches Stachelzellencarcinom. Etwa 100mal. d Malignes Melanom. Die Vascularisierung ist weniger stark ausgeprägt und verschieden von der des Stachelzellencarcinoms. Im „malignen Lymphom" stoßen wir auf den gleichen
Befund (URBACH 1961). Etwa 100mal. (Unveröffentlichtes Material von Prof. Dr. FREDERICK URBACH, Skin
and Cancer Hospital, Temple University Medical Center, Philadelphia)

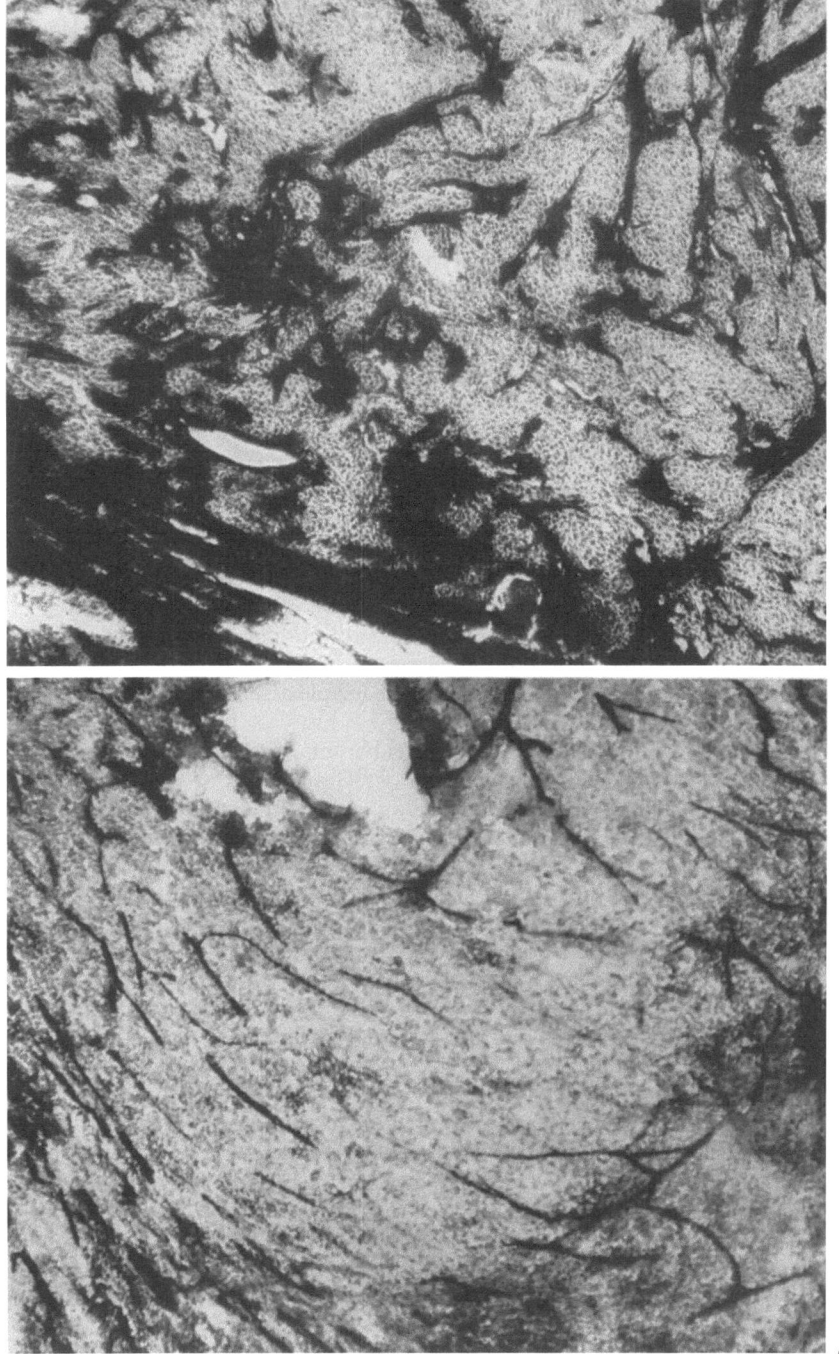

hat sich experimentell mit den Gefäßveränderungen im Laufe des Cancerisierungs-
prozesses bei der Maus beschäftigt. Bei der Arsenkeratose sind in der Papillar-
schicht eine Verringerung und anschließender Schwund des elastischen Gewebes

beschrieben worden, sowie eine leichte Proliferation des Perithelium capillare (Waelsch 1907), Hyperplasie der capillären Endothelialzellen und gelegentlich das Auftreten hyaliner Thromben in den Lumina (Lund). Unter *präcancerösen* Wucherungen (Bowen, senile Keratose, Arsenkeratose) wurde eine erhöhte Vascularisation der darunterliegenden Cutis gegenüber der normalen Haut festgestellt (Urbach 1962, Abb. 6a, b, c, d). Nach diesem Autor finden sich in der senilen Haut und in den chronischen Röntgendermatosen weniger Gefäße als in der normalen Haut, mit Ausnahme der Zonen der Epidermis, die prämaligne Veränderungen zeigen. Bei chronischer Röntgenhaut finden sich in der Cutis schwerwiegende vasculäre Veränderungen (Verdickung der Arteriolenwände, Thrombose und Rekanalisierung; Literatur bei Saunders und Montgomery). Ebenso sind bei den cancerösen Wucherungen schwerwiegende Veränderungen der nervösen Elemente beschrieben worden, vornehmlich auf der Höhe des Endreticulums (Nödl 1953a, b, 1962, Hermann 1956). Winkelmann findet keine Veränderungen an den Nerven um Basal- und Stachelzellencarcinome und unter der senilen Keratose. Die Veränderungen an den Nervennetzen und Gefäßen bei den präcancerösen und cancerösen Wucherungen bedürfen weiterer Untersuchungen (s. Willis 1952, Hamperl 1956, Roussy, Leroux und Oberling). Die sklero-inflammatorische Reaktion bewirkt die fortschreitende Zerstörung der Anhangsgebilde, der glatten Muskelfasern und des hypodermischen Fetts (Favre, Josserand und Martin).

Nach Masson (1956) erfolgt der Aufbau des Stromas in drei aufeinanderfolgenden Anpassungsphasen des Bindegewebes an die Epithelinvasion:

a) Zerstörung des differenzierten Gewebes durch eine entzündliche Reaktion; b) Herstellung einer manchmal nur ephemeren Basalschicht zwischen Mesenchym und Epithelium; c) Aufbau eines neuen, an die neoplastischen Zellen angeglichenen, vasculären Bindegewebes.

Böhmig nimmt eine Unterteilung in drei Stromaformen vor: a) Organstroma, b) Umgebungsstroma und c) Eigenstroma der Geschwulst.

Das *Organstroma* besteht aus dem Gefäß- und Bindegewebsgerüst der Cutis, in dem die Geschwulst wuchert. Dieses Stroma kann auf verschiedene Weise reagieren und sogar Veränderungen aufweisen (Sklerose usw.). Je nach dem Einfluß des Stromas kann die Wucherung der Geschwulst massenartig oder in Form eines mehr oder weniger schmalen Bandes erfolgen (Hamperl 1956). Das gilt für das Carcinom. Die Veränderungen dieses Stromas bei den präcancerösen Wucherungen sind zu wenig bekannt, als daß darüber etwas Definitives ausgesagt werden könnte. Das *Umgebungsstroma* stellt nach Böhmig jene besondere, „Stromareaktion“ genannte Reaktion dar, die sich aus einem zell- und gefäßreichen Gewebe zusammensetzt und diffus oder herdförmig erfolgen kann. Sie drückt sich besonders durch ein kleinzelliges Infiltrat und durch eine Gefäßwucherung um die proliferierenden Geschwulstleisten aus (Hamperl 1956). Der Grad ihrer Ausdehnung hängt jeweils von dem Gewebe ab, in dem die Geschwulst wuchert (besonders deutlich im losen Gewebe der Schleimhäute, fehlt sie im dichten Muskelgewebe, Hamperl 1956). Die verschiedenen Autoren haben sich allerdings nicht über die Frage einigen können, ob diese Stromareaktion dem Carcinom den Weg freigibt (Petersen und Colmers) oder ob es sich im Gegenteil um einen vom Organismus aufgerichteten Schutzwall gegen die Ausbreitung der Geschwulst handelt (Borst). Das *Eigenstroma* vereinigt die Epithelzellen zum Geschwulstgewebe und kann, indem es sich in dieses hineindrängt, gleichzeitig Aufsplitterungen und Verästelungen hervorrufen. Es ist einerseits vom Gewebe des Ausgangsorgans und andererseits vom Wachstumstyp und der Wachstumsgeschwindigkeit der Geschwulst abhängig (Böhmig, Hamperl 1956). Bei den beginnenden Carcinomen kann man nicht von Eigenstroma sprechen (Böhmig), bei den Präcancerosen ebensowenig. Ganz gleich jedoch, ob es sich um einen schnellwachsenden, bösartigen Tumor oder um einen langsamwachsenden, klinisch gutartigen handelt, die Rolle des Stromas in der Geschwulstbildung ist auf keinen Fall zu vernachlässigen, da man dort eine ebenso unterschiedliche Abstufung finden müßte wie im Geschwulstepithel, was zu einer *organoiden* Auffassung des Tumoraufbaus führen würde (HUECK). In diesem Zusammenhang kann das Basaliom als Beispiel gelten, dessen Stroma sowohl einem Granulom als auch Narbengewebe ähnlich sein kann. *Die enge Beziehung zwischen dem Epithel und dem Bindegewebe wird bei raschem Geschwulstwachstum aufgehoben.* Diese beiden Elemente beeinflussen sich gegenseitig, wobei offensichtlich dem Epithel der bedeutendste Einfluß zukommt, da dieses das aktive Element und den Träger der Geschwulstwucherung darstellt (HAMPERL 1956). Zahlreiche andere Autoren (HERZBERG 1954, KREYBERG, NÖDL 1952, 1954b, 1955b, GOTTRON 1955b, GOTTRON und NIKOLOWSKI, SPIER, GUMPEL, MELCZER, LINSER, MASSON 1956, FAVRE, JOSSERAND und MARTIN, WORINGER 1959a, BRAUN-FALCO 1957a, weitere Literatur bei diesem letzten Autor; CRAMER und CRAMER; GLÜCKSMANN, ORR) haben ebenfalls auf diese Tatsache hingewiesen. GILLMANN, PENN, BRONKS und ROUX betonen auf Grund von Ergebnissen mit Thierschen Transplantationen beim Menschen, daß bindegewebige Veränderungen (teilweise elastotische Degeneration) bei der Entstehung des Hautkrebses wahrscheinlich eine Rolle spielen (MACKIE und McGOVERN). Untersuchungen an Gewebekulturen haben dazu beigetragen, diese *Interreaktion* zwischen *Epithel* und *Bindegewebe* zu klären (WILLIS 1952), wie auch menschliche Autotransplantationen von normalem Epithelium und Basalzellenepitheliomen (VAN SCOTT und REINERTSON). In der *embryonalen* Entwicklung steht der Differenzierungsgrad des parenchymatösen Gewebes in unmittelbarem Zusammenhang mit dem Differenzierungsgrad des Stromas (BAIRATI und TONI). Dieser Tatsache kommt u.U. im Zusammenhang mit der Erhaltung oder Disposition der Basalmembran in Carcinomen mit verschiedenen Differenzierungsgraden eine Bedeutung zu (OZZELLO, SIRTORI). Die *Reaktion der Cutis* auf wiederholte Einwirkung von *carcinogenen Substanzen* ist experimentell untersucht worden (STEWART). Veränderungen der Fibroblasten, Kollagenfasern, Gitterfasern, elastischen Fasern, Blutgefäße und Nerven treten gleichzeitig mit Veränderungen der Epidermis auf. Die Bedeutung dieser Veränderungen und ihre Auswertungsmöglichkeiten im Bereich der Präcancerosen lassen sich jedoch nur schwer bestimmen (STEWART, GOTTRON und NIKOLOWSKI).

Histochemische Untersuchungen des Stromas bestimmter Tumortypen haben die folgenden Ergebnisse gebracht: Es ist von einer *Metachromasie* des peritumoralen Bindegewebes gesprochen worden (BECK, ASBOE-HANSEN, BRAUN-FALCO 1957a, FANGER und BARKER, TRINCÃO; LENGYEL und SZEMESI, LENGYEL und VÉRTES, MELCZER; JOHNSON und HELWIG). Diese Erscheinung tritt aber auch bei Entzündungsvorgängen (Ulcus cruris), in Granulationsgewebe, bei der Epithelregeneration sowie um und in in Zerstörung befindlichen Tumoren auf, wie z.B. unter Einwirkung von Cytostatica (STEIGLEDER 1957). BAZEX, DUPRÉ und CHRISTOL betonen die bedeutende Rolle, die die Metachromasie im Stroma der Basalzellenkrebse spielt und sehen sie sogar als ein Kriterium an, das die Differentialdiagnose zwischen Basal- und Stachelzellencarcinom ermöglichen soll.

Im Basalzellenepitheliom kann eine starke *alkalische Phosphatase*-Reaktion in den Fibroblasten des Stromas auftreten, besonders in den Fällen, wo der Tumor noch im Anfangsstadium zu sein scheint. Diese Reaktion ist im Stroma der stärker differenzierten Stachelzellencarcinome in der Nähe der Geschwulstmassen intensiver (Kopf). Beim malignen Melanom (Chang, Speece und Russell) zeigt das Stroma eine Reaktion auf *saure Phosphatasen* und eine sehr starke Reaktion auf alkalische Phosphatasen; *Esterasespuren* fanden sich in den Phagocyten und in den Melaninklumpen. Die PAS-Reaktion ist in dem in den Tumor eingebetteten oder ihn umgebenden Fasergewebe positiv. Daneben finden sich noch zahlreiche andere histochemische und physiologische Veränderungen, wie Veränderungen im Verhalten der Aminopeptidasen, auf die wir aber hier nicht eingehen.

IV. Präcanceröse und canceröse Wucherungen
Histologische Betrachtungen

Im vorhergehenden wurde eine kurze allgemeine Übersicht über die prä-cancerösen und cancerösen Wucherungen der Epidermis und ihrer Anhangsgebilde gegeben. Wir wollen nun auf die histologischen Veränderungen eingehen. Es ist

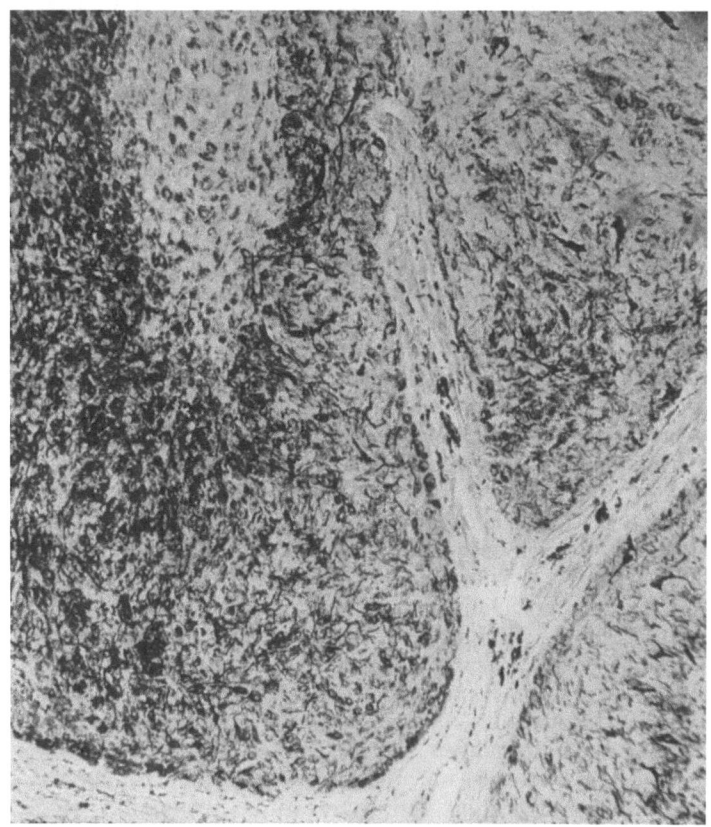

Abb. 7. Melanoakanthom (Massons Silbernitrat-Methode). Wucherung der epidermalen Zellen und der dendritischen Melanocyten. 135mal. (Aus Mishima und Pinkus)

unmöglich, der morphologischen Beschreibung, die von zahlreichen Forschern erschöpfend behandelt worden ist, noch etwas Neues hinzuzufügen (Unna, Darier, Dubreuilh, Civatte 1936, Pautrier, Gans und Steigleder, Dupont, Woringer, Pinkus 1958a, Montgomery, Miescher, v. Albertini, Freuden-thal, Moncorps, Beck und viele andere). Wir müssen uns folglich auf eine

Zusammenfassung des bereits Beschriebenen beschränken. Auf histochemische Fragen soll nur kurz eingegangen werden, da sie an sich schon ein großes Kapitel der Histopathologie bilden (s. BRAUN-FALCO 1961). Dem klassischen Vorgehen entsprechend, sollen zunächst die Präcancerosen und dann die Stachel- und Basalzellencarcinome besprochen werden. Die Carcinome der Anhangsgebilde, besonders die der Schweißdrüsen, sind noch umstritten. Auf das umfassende Kapitel der präcancerösen Melanose und des malignen Melanoms soll nur kurz eingegangen werden.

Das nachfolgende Schema, das auf der Symbiose von Epidermis und Melanocyten (CAUDIÈRE, PINKUS 1958b, QUEVEDO) aufgebaut ist, soll das Gesamtproblem von Präcancerose und Carcinom und die Interreaktionen der beiden Symbiose-Elemente veranschaulichen.

Schema

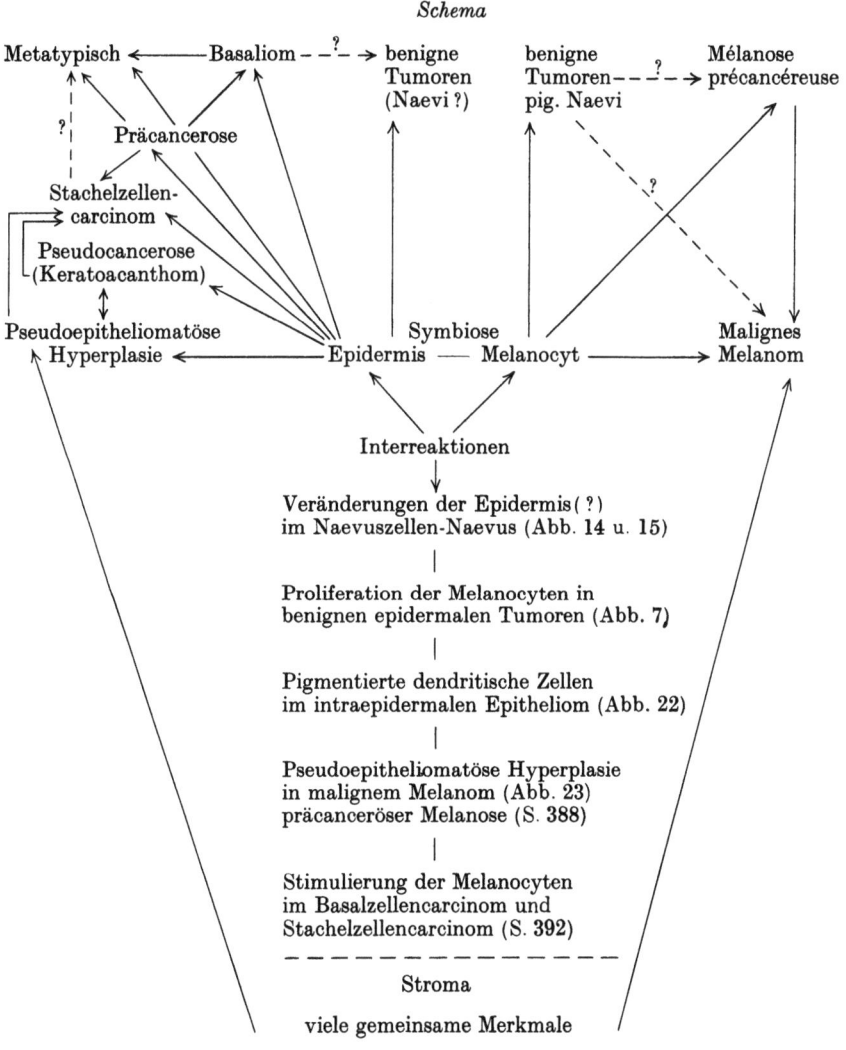

V. Präcanceröse Wucherungen

Die Präcancerosen sind, wie bereits gesagt wurde (s. S. 344, 354), anatomisch-klinische Einheiten mit vielen gemeinsamen Merkmalen. Die Veränderungen des Stratum corneum können sehr unterschiedlich sein und reflektieren wahrscheinlich den pathologischen Zustand der darunterliegenden Epidermis, ohne daß dieser Mechanismus erklärt werden könnte. Dem klinischen Befund nach kann man bei der Bowenschen Krankheit alle Merkmale finden, von einer reinen Hyperkeratose bis zu einer vollständigen Parakeratose (CIVATTE 1936), bei der senilen Keratose hingegen zeigt das Stratum corneum oft parakeratotische Zonen des pathologischen Epithels, neben orthokeratotischen des normalen Epithels der Schweiß-drüsenausführungsgänge und der Haarfollikel (PINKUS 1958a, FREUDENTHAL). Es läßt sich bisher nicht erklären, wie es zu der außerordentlichen Hypertrophie des Cornum cutaneum kommt (s. S. 180, 184 u. 359).

Mit dem Fortschreiten der pathologischen Veränderungen in der senilen Keratose wird der Wechsel von Para- und Orthokeratose unterbrochen durch die Überschneidung des pathologischen Epithels mit dem normalen Epithel der Anhangsgebilde (HALTER, PINKUS 1958a s. S. 373). Schließlich wäre noch das teils wellige (,,basket waves''), teils parakeratotische Aussehen des Stratum corneum in den ,,érythrokératodermies naeviques précancéreuses'' (CIVATTE 1936, Epidermodysplasia verruciformis Lewandowsky-Lutz, Erythro-kératodermie verruqueuse en nappe Darier) zu erwähnen, bei denen sich auch das vacuolenähnliche Aussehen der Epidermiszellen findet, das für diese Veränderungen charakteristisch ist.

Die wesentlichen pathologischen Veränderungen finden sich in der Epidermis. Alle Schichten der Epidermis sind mehr oder weniger stark in Mitleidenschaft gezogen, je nach dem Entwicklungsstadium, in dem sie sich zum Zeitpunkt der histologischen Untersuchung befinden. Die Verdickung des Epithels ist fast immer festzustellen, aber variabel. Das schließt jedoch nicht aus, daß sich auch Zonen finden, in denen das Epithel dünner ist. Infolgedessen ist die normale Anordnung der Epidermisleisten in der befallenen Zone stark verändert

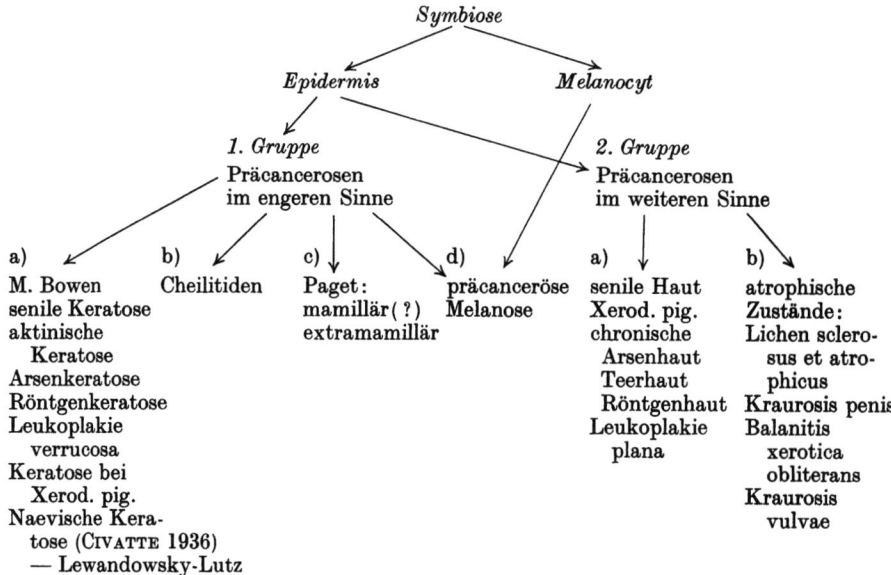

(verdickte Leisten, erweiterte, verlängerte, anastomosierende Leisten usw.) oder geschwunden. Bei all diesen präcancerösen Wucherungen kann die Basalmembran intakt sein und die Tiefenwucherung fehlen, außer wenn die Umwandlung der präcancerösen Wucherungen in canceröse bereits begonnen hat (BRODERS, SIRTORI, STOUT 1958, WORINGER und LAUGIER). Diese Frage soll weiter unten angeschnitten werden (s. S. 390, Stroma s. S. 365).

Um die Darstellung der präcancerösen Wucherungen zu erleichtern, soll eine Aufteilung entsprechend den beiden Symbiose-Elementen vorgenommen werden (s. gegenüberliegendes Schema).

1. Präcancerosen im engeren Sinne

In diesem Schema ist die erste Gruppe in vier Untergruppen aufgeteilt: In der ersten (a) sind die präcancerösen Wucherungen gegliedert, die direkt mit dem Stachelzellendeckepithel der Haut und der Schleimhaut zusammenhängen. Die Wucherungen, die in dieser Untergruppe zusammengefaßt sind, haben histologisch und cytologisch vieles miteinander gemeinsam. Die zweite Untergruppe (b) umfaßt die Wucherungen, die den Ausführungsgängen bestimmter ektopischer Speicheldrüsen in der Halbschleimhaut der Unterlippe entsprechen; die dritte Untergruppe (c) steht hinsichtlich ihres Ursprungs (Acini und Ausführungsgänge der Mammae und apokrinen Drüsen? Epidermis?) noch zur Diskussion. Die beiden Untergruppen (b) und (c) gehören wie (a) ihrem embryologischen Ursprung nach zweifelsohne zur Epidermis. Die vierte Untergruppe (d) umfaßt die präcancerösen Wucherungen, die von dem zweiten Element der Symbiose, den Melanocyten, abhängen.

a) Morbus Bowen

Die Epidermis ist sowohl auf der Höhe der Epidermis selbst als auch auf der Höhe des Haarfollikelepithels akanthotisch (GANS und STEIGLEDER). Die undifferenzierten Zellen des äußeren Haarschaftes sind als Ausgangspunkt für die atypischen Epithelveränderungen angesehen worden (GRAHAM, MAZZANTI und HELWIG). Nach DARIER (1914) und CIVATTE (1936) finden sich diese Veränderungen niemals im Epithel der Anhangsgebilde und greifen nicht einmal den Schweißdrüsenausführungsgang an. Diese Tatsache bringt manche Fälle von Bowenscher Erkrankung in nähere Verbindung mit der senilen Keratose. MONTGOMERY (1939) hat im allgemeinen keine Beteiligung der Schweiß- und Talgdrüsen nachweisen können, weder in Fällen von Bowenscher Erkrankung, noch in anderen präcancerösen Dermatosen mit Stachelzellencarcinom in situ. Die Interpapillarleisten sind verlängert und verbreitert und haben stellenweise die eigenartigsten Formen. Es besteht jedoch eine deutliche Abgrenzung zwischen diesen Leisten und der sie umgebenden Cutis, und selbst in den Fällen, in denen das palisadenartige Aussehen der Basalschicht der Epidermis vollständig verschwunden ist, findet sich keine in die Tiefe gehende epitheliale Infiltration. Manche Autoren (MIESCHER 1943, V. ALBERTINI 1955) sehen beim Morbus Bowen gleichzeitig eine epitheliale Wucherung, die sich in einer Proliferation der Basalzellen äußert, die lang ausgezogene, eng aneinandergedrängte Kerne haben und bereits Anzeichen einer Entdifferenzierung aufweisen. Dies wird bei dem Übergang des Morbus Bowen in ein invasiv wachsendes Carcinom besonders deutlich (V. ALBERTINI 1955). Infolge der Acanthose und der Verlängerung der Interpapillarleisten sind die Papillen der Cutis häufig verlängert und schmal, nicht selten mit verbreitertem Kopf. Bestimmte histologische Veränderungen des Morbus Bowen haben ausgesprochen typischen Charakter (große, brombeerförmige Kerne, Pyknose, Mitose, Verlust der Zellorientierung). Es ist jedoch bekannt, daß die Bedeutung

dieses Krankheitsbildes weniger der Gegenwart bestimmter, typischer Veränderungen der Epidermis, als vielmehr der Gleichzeitigkeit ihres Auftretens
zuzuschreiben ist (JESSNER 1921, GANS und STEIGLEDER). Die Dyskeratose, die
sich auf der Höhe der Hornschicht in Art der „corps ronds", Körperchen mit und
ohne Kern, hyalinen Kugeln und Perlen usw. darstellt, ist lediglich ein das Wesen
des Morbus Bowen im Vergleich zu anderen, ähnlichen pathologischen Zuständen
kennzeichnendes Symptom. Im Gegensatz zu der Auffassung DARIERs (1914) kann

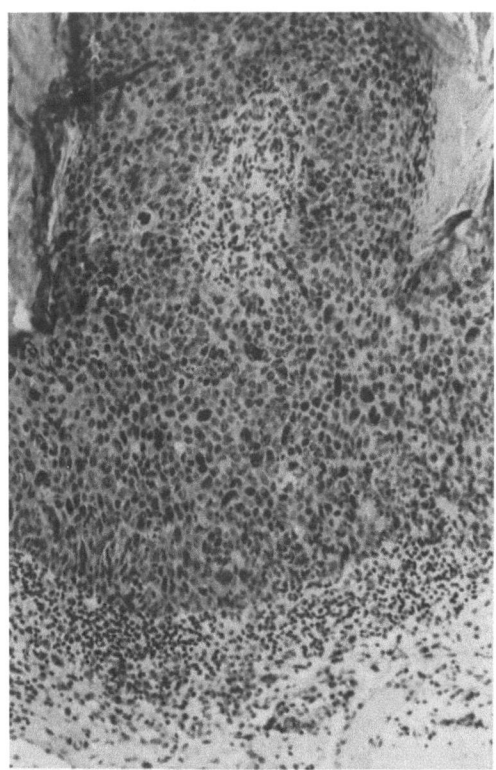

Abb. 8. Morbus Bowen der Haut. Poikilocarynose. Färbung
Hämat.-Eos. 100mal (Präparat Nr. 4293 der Kollektion von
Prof. R. DEGOS, Hôpital Saint-Louis, Paris)

die Dyskeratose folglich nicht als
charakteristisches Merkmal einer
Krankheit oder einer Krankheits-
gruppe gelten (GANS und STEIG-
LEDER, DEGOS 1953). Über die Gesamtheit der Epidermis verteilt,
kann man Zellen in verschiedenen
Stadien und Formen der pathologischen Verhornung finden, die an
die Befunde des Morbus Darier
erinnern (SULZBERGER 1926).

Auffallend ist die Poikilocarynose (DARIER, Abb. 8) inmitten
einer auf Grund eines mehr intracellulären als intercellulären
Ödems blassen Stachelschicht,
mit vielen vacuolisierten Zellen
und mehr oder weniger chromatinreichen Kernen (DARIER 1914,
GANS und STEIGLDEER). Wir
finden verschiedene Zelltypen.
Gelegentlich findet man Zellen
mit normal gefärbtem Kern und
erhaltener Kernstruktur, die sich
untereinander durch anormale
Dicke, die Form, die Vielfalt
und die Vielzahl der Kerne unterscheiden. Neben normalen, runden oder ovalen Kernen finden
sich andere, ganz unregelmäßige,
birnenförmig, eckig oder glatt,
in den verschiedensten Größen, bis zur Bildung von wahrhaften Riesenkernen
oder Zellen mit mehreren, verklumpten Kernen, die gleichzeitig vier, sechs und
sogar mehr Kerne enthalten (DARIER 1914, JESSNER 1922, CIVATTE 1936, GANS
und STEIGLEDER). An anderen Stellen finden sich Zellen mit anormalen, sehr
stark gefärbten Kernen, in denen die Nucleolen und die gesamte Chromatinstruktur
zu einer strukturlosen, kompakten, stark pyknotischen, kleineren oder sehr großen,
mehr oder weniger runden oder ganz unregelmäßigen und verzahnten Masse
umgewandelt sind („Clumping nuclei", BOWEN 1912); teilweise sind diese Kern-
massen aufgesplittert und unregelmäßig verstreut (GANS und STEIGLEDER). Man
findet Zellen in verschiedenen, teils normalen, teils anormalen Mitosestadien. Die
pyknotischen und brombeerförmigen, so charakteristischen Zellen entstehen aus
diesen in Mitose befindlichen Zellen, in denen die Chromosomen bereits alle Anzeichen von Zusammenhäufung und Verklumpung zeigen (GANS und STEIGLEDER).
Die großen Unterschiede in der Anfärbung der Zellen und besonders der Kerne

des Morbus Bowen sind auffällig. v. ALBERTINI sieht diese starken Veränderungen an Zellen und Kernen lediglich als „letale Degeneration" an, wie man sie z.B. in zugrunde gehenden Geschwülsten findet, nicht aber als ein Zeichen besonderer Malignität. Befunde von STEIGLEDER (1960), daß die Zell- und Kernveränderungen erst durch die Schrumpfung bei der Fixation und Einbettung entstehen, in vivo aber eine starke Schwellung des Kerns besteht, bedürfen weiterer Bestätigung. WORINGER (1957) stellte fest, daß das Melanin in der betroffenen Epidermis fehlte, während es in der sie umgebenden, normalen Epidermis vorhanden war.

Mit dem Verlust der Zellorientierung verliert die Epidermis ihre normale Schichtung.

Wir finden folglich in der gesamten Epidermis eine außerordentlich unregel-mäßige und in Unordnung geratene Verteilung, d.h. Mitosen auf der Höhe der

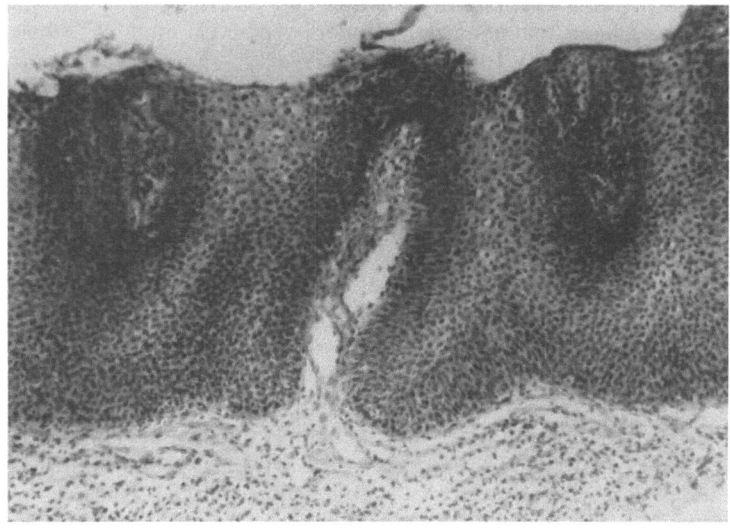

Abb. 9. Queyratsche Erythroplasie. Glans penis. Sukzessiv auftretende „plaques". Dauer 5 Jahre. Männlich 48 Jahre. Färbung Hämat.-Eos. 250mal. (Aus der Kollektion der Oncology Section, Skin and Cancer Unit, New York University Medical Center)

verhornten Zellen der oberen Schichten und verhornte Zellen unmittelbar ober-halb der Basalschicht. Der Glykogengehalt der Epidermis ist bei der Bowenschen Krankheit nur schwer zu bewerten (s. S. 385, 393).

Die Erythroplasie von QUEYRAT stellt den Morbus Bowen der Schleimhäute dar (Abb. 9). Sie befällt am häufigsten die Genitalschleimhäute, kann aber auch an anderen Stellen auftreten (Larynx, SISCHKA, STOUT 1939; oral, CIVATTE 1936, REICH, REICH und SCHUNDA, REICH und BONSE, s. dort weitere Literatur; GREITHER, SCHUERMANN). Die dyskeratotischen Elemente treten hier weniger häufig auf oder fehlen (CIVATTE 1936, RUMP). Durch histologische Untersuchung ist eine Verwechslung mit anderen, sich gutartig weiterentwickelnden, klinisch die Erythroplasie nachahmenden Veränderungen auszuschalten (Plasmazellen-Balanitis, Vulvitis oder Glossitis, gutartige entzündliche Dermatosen, NEGRI, ZOON, GARNIER 1940, 1954; BLAU und HYMAN, HORNSTEIN; DE GRACIANSKY, BOULLE und GRUPPER, NIKOLOWSKI und WIEHL). In bestimmten Lokalisatio-nen, wie z.B. der Analregion (GRINVALSKY und HELWIG; GRODSKY 1954, 1956, 1957a, b, 1960), bedürften diese Läsionen noch eingehenderer Untersuchungen. Solche Arbeiten würden auch für andere präcanceröse Läsionen der Analregion aufschlußreich sein.

In dem aus der Bowenschen Krankheit entstehenden Carcinom (BOWEN 1915) und in den Metastasen der Lymphknoten und inneren Organe (DARIER 1914, 1920; DELBANCO) finden sich dieselben Zellveränderungen, die wir für die Epidermis beschrieben haben. HELWIG fand in 100 von ihm untersuchten Fällen von Morbus Bowen nur zwei mit Metastasen. Die Häufigkeit der cancerösen Entartung (ungefähr 50%, DARIER 1923; 2—3% in der Haut und etwa 40% in der Schleimhaut, STOUT 1939) gibt der umstrittenen Frage, ob es sich beim Morbus Bowen um eine präcanceröse Wucherung oder um ein Carcinom in situ handelt (s. S. 345), noch ein besonderes Gewicht (MASSON 1956, PAUTRIER 1943, MONTGOMERY 1939, DÉGOS 1958, HUDELO und CAILLAU; GRZYBOWSKI, STOUT 1939, RÖSSLE, DÉLACRETAZ, WORINGER und LAUGIER, DUPERRAT, WORINGER 1961). Im Rahmen des Morbus Bowen ist ein Basalzellenkrebs beschrieben worden (CIVATTE 1936, FERREIRA-MARQUES, GRÜTZ 1924b, GUTMANN; FLARER und GALLA, DEGOS 1953), der sich von den Stachelzellencarcinomen der Broders-Stufen III und IV schwer differenzieren läßt (MONTGOMERY 1939, BLAU und HYMAN). Es gibt eine metatypische Form des Bowen-Carcinoms, die dem ,,épithélioma métatypique intermédiaire de Darier" sehr ähnlich ist (DARIER 1920, STOUT 1939, v. ALBERTINI 1955, WORINGER und LAUGIER). Die Beziehungen zwischen dem Morbus Bowen und mit ihm assoziierten Carcinomen der inneren Organe (BRÜNAUER 1928, HELWIG; GRAHAM und HELWIG 1959, EPSTEIN; TAPIE, LAPORTE und BOUNHORE, JAEGER und CHAPUIS, H. O. CURTH) sind schwierig zu beurteilen.

b) Senile Keratose (aktinische Keratose)

FREUDENTHAL hat die senile Keratose endgültig von der seborrheischen Warze abgetrennt, ein Schritt, der schon von verschiedenen Schulen vorgeschlagen worden war (DUBREUILH 1896, JADASSOHN 1909, DARIER 1923, BROCQ, HARTZELL). Zahlreiche andere Autoren haben sich dieser Frage angenommen (ELLER und RYAN, HOOKEY, MONCORPS 1931a, MONTGOMERY und DOERFFEL, MONTGOMERY 1935a, 1939; SUTTON 1938, 1942; CIVATTE 1936, HALTER 1952). Manche Autoren vergleichen das Portiocarcinom in situ (,,gesteigert atypisches Epithel, sog. Oberflächencarcinom", HAMPERL und KAUFMANN, s. S. 345) mit dem Morbus Bowen, der Erythroplasie und der senilen Keratose der Haut (VAN DER MEIREN und ACHTEN 1955, 1959; MELCZER) und wenden die für das Portiocarcinom gebräuchliche Klassifizierung nach HINSELMANN auch auf die senile Keratose an (VAN DER MEIREN und ACHTEN).

PINKUS (1958a) hat das gesamte Problem der senilen Keratose zusammenfassend dargestellt. Die Beschreibung der histopathologischen Merkmale der senilen Keratose geht auf die Arbeiten FREUDENTHALs zurück. Die Epidermis zeigt digitale, unregelmäßige, in die Tiefe gehende Wucherungen. Sie ist teilweise dünner; die Normalstruktur der Interpapillarleisten und die Papillen selbst sind verschwunden. In anderen Fällen ist die Epidermis akanthotisch, unter Bildung einer warzenartigen Läsion, die sich zu einem wirklichen Hauthorn (MONCORPS 1931b) entwickeln kann. Das letztere ist aber, im Verhältnis zur Gesamtzahl der Fälle von seniler Keratose, selten (ORMSBY und MONTGOMERY, LUND). Die Epidermis ist gequollen, blaß und anaplastisch und hat ihre normale Schichtung verloren. Dadurch unterscheidet sie sich von dem besser gefärbten, normal geschichteten, hyperplastischen Epithel um die Ostia der Haarfollikel und der Schweißdrüsenausführungsgänge (FREUDENTHAL, Abb. 10).

Bei den anaplastischen Zellen handelt es sich teils um Klumpen-, teils um Riesenzellen. Sie treten nicht immer zahlreich auf, manchmal aber in solchem Maße, daß die tiefen Epidermisschichten völlig von ihnen erfüllt sind (FREUDENTHAL; MONCORPS 1931a, GANS und STEIGLEDER). Diese Zellen haben unterschiedliche Formen und Größen, können bis zu zehn- und zwölfmal so groß sein wie die normalen Zellen und enthalten oft zwei, drei oder sogar mehr Kerne in einer Zelle (FREUDENTHAL, MONCORPS 1931a, PINKUS 1958a, LUND, unvollständige, „amitotische" Zellteilung, s. S. 353). Diese Kerne sind rund, eingebuchtet oder nierenförmig und weisen mehrere große Nucleolen in einem dichten Chromatinnetz auf (FREUDENTHAL; MONCORPS 1931a, GANS und STEIGLEDER, COWDRY und ANDREW). Die Mitosen sind zahlreicher und teilweise anormal (FREUDENTHAL, LUND). Diese Veränderungen können, im ganzen gesehen, das Aussehen der Bowenschen Erkrankung haben (CIVATTE 1936, MONTGOMERY 1939, PORTUGAL

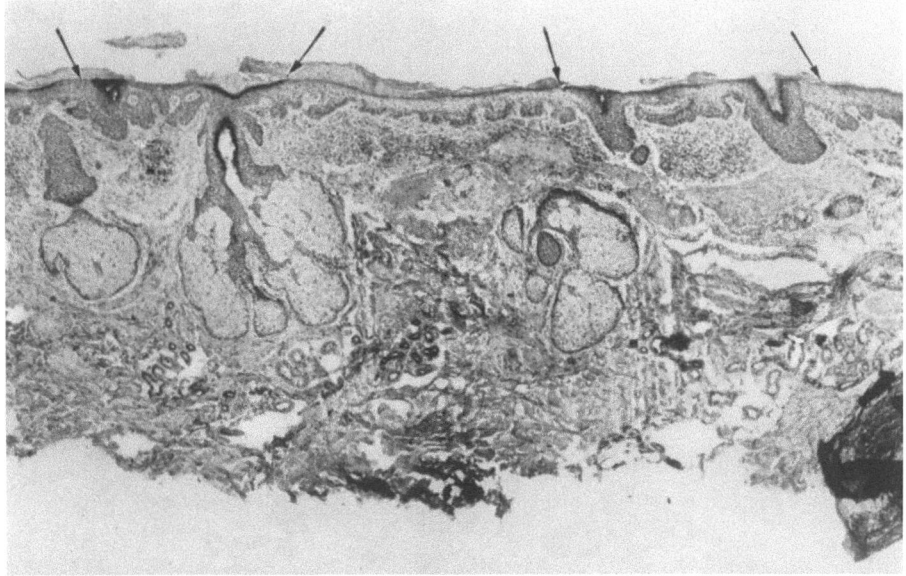

Abb. 10. Senile Keratose des Gesichts mit den FREUDENTHALS Zeichnungen entsprechenden Merkmalen. Beachte die steil abfallende Grenze (s. Pfeile) zwischen der normalen Epidermis und dem Haarfollikelepithel, und der schwach färbbaren veränderten Epidermis der Keratose. Färbung Hämat.-Eos. 35mal. (Aus PINKUS 1958a)

und ROCHA, VAN DER MEIREN und ACHTEN 1955, PINKUS 1958a). Diese „précancérose bowenoide" (JAEGER) oder „bowenoide Gewebsreaktion" (MELCZER) findet sich anscheinend in 25% der Fälle von seniler Keratose (VAN DER MEIREN und ACHTEN 1955, LUND). Anscheinend können sogar Formen auftreten, die einen Übergang zwischen der senilen Keratose und dem Morbus Bowen bilden (WORINGER 1961, WORINGER und LAUGIER). Inmitten der beschriebenen Läsionen findet man manchmal ein kolloid degeneriertes Protoplasma, in dem die guterhaltenen Intercellularbrücken auffallen (MONCORPS 1931a, FREUDENTHAL, GANS und STEIGLEDER). Das Adnexepithel und das pathologische Epithel sind deutlich gegeneinander abgegrenzt. Die Hornschicht zeigt eine eigenartige Anlage, in der parakeratotische Zonen, die der blassen und anaplastischen Epidermis entsprechen, mit einer Hyperkeratose in den Ostia der Haarfollikel und der Schweißdrüsenausführungsgänge abwechseln. Diese Hyperkeratose kann so in die Ostia eingesenkt sein, daß sie dort Hornpfropfen bildet. Ein anderes auffallendes Merkmal ist hervorzuheben: Die Tatsache, daß diese klare Grenze zwischen der anormalen Epidermis und dem normalen Epithel der Anhangsgebilde nicht vertikal, sondern stets schräg verläuft, so daß die veränderte Epidermis über die Epidermis-Cutis-Grenze, und die normale Epidermis um die Ostia der Adnexe über die verhornte

Oberfläche hinausreicht (PINKUS 1958a). Nach PINKUS (1958a) ist die *Symbiose der Malpighi-Zellen* und des *Anhangsepithels* in der Epidermis scheinbar *gestört*. Dadurch kommt es zu einer Reaktion des Anhangsepithels in Form einer Hypertrophie (Abb. 11), bei der sich schirmartige Strukturen in der Epidermisfläche bilden (s. Diagramm Abb. 12). Auf diese Weise entsteht ein labiles Gleichgewicht

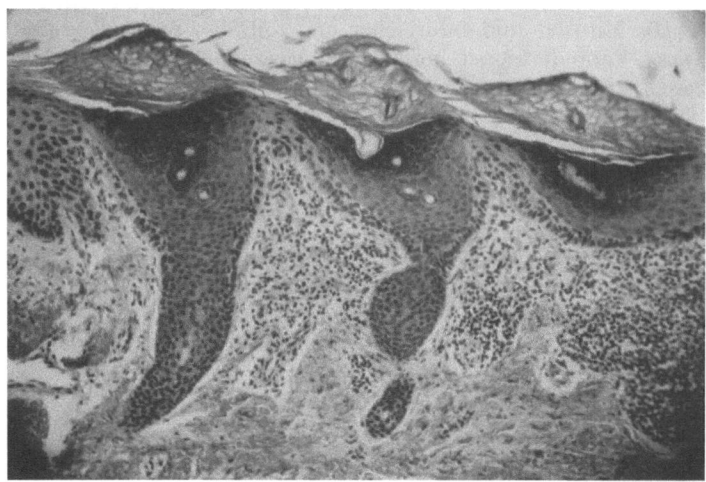

Abb. 11. Keratose des Handrückens. Kompensierende Hypertrophie der Ausführungsgänge der ekkrinen Schweiß-drüsen, die von Manschetten anaplastischer Epidermis umgeben sind. Hyperkeratose und Parakeratose alternieren. Färbung Hämat.-Eos. Etwa 150mal. (Aus PINKUS 1958a)

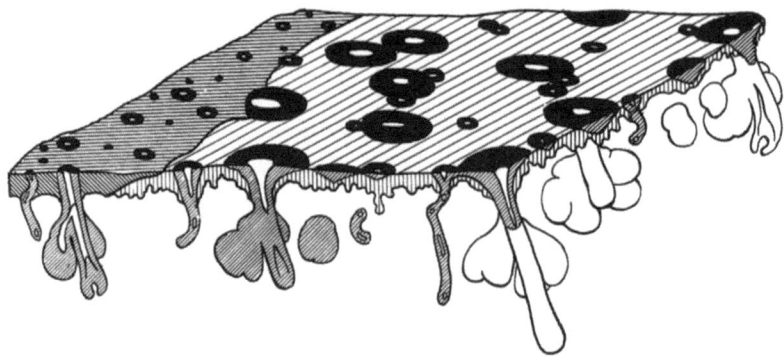

Abb. 12. Graphische Darstellung der senilen Keratose. Die linke Seite stellt die normale Epidermis dar, im Querschnitt, von oben gesehen. Die Ostia der Haarfollikel und ekkrinen Schweißdrüsen sind von dünnen Röhr-chen des Anhangsepithels umgeben, das sich so gut an die Epidermis anpaßt, daß es sich in gewöhnlichen Prä-paraten nicht oder nur schwer unterscheiden läßt. Die größere, rechtsgelegene Partie der Darstellung veran-schaulicht die Ansicht, daß die Epidermis in der senilen Keratose anaplastisch und biologisch unzulänglich geworden ist. Die Anhangsgebilde produzieren hypertrophische, umgekehrte Spitzhüte, die eine Tendenz zeigen, sich schirm-artig auszubreiten, und bilden eine Epidermis, wie im Wundheilungsprozeß. Die Scheiben der Anhangsepithelien können auf der Oberfläche miteinander verschmelzen. (Aus PINKUS 1958a)

zwischen den beiden Epithelien. Die Außenfläche ist vom Anhangsepithel bedeckt, wobei die einzelnen Epithelplatten miteinander verschmelzen und da-durch in dünnen Präparaten den Eindruck vermitteln können, daß hier eine pathologisch veränderte Basalzellenschicht durch einen von dem helleren, anapla-stischen Epithel gebildeten Zwischenraum von der höherliegenden, normalen Epidermis abgetrennt ist. Dieser Eindruck ist irreführend, da keine genealogischen Beziehungen zwischen diesem, die Basalzellenschicht bedeckenden Epithel und den höherliegenden verhornten Zellen bestehen. Anstelle der vertikalen Aufeinanderfolge der Zellgenerationen in der normalen Epidermis finden wir bei der senilen Keratose ein seitliches Übereinanderrutschen der Zellen (s. PINKUS 1958a).

Die oben beschriebenen Veränderungen sind in den klinisch gut entwickelten, flachen, schuppigen Läsionen besser zu erkennen. Die Anfangsstadien lassen sich bereits in einer den Witterungseinflüssen ausgesetzten Epidermis erkennen, in Form von kleinen Gruppen blasser und unregelmäßiger Zellen, die sich im allgemeinen in dem Zwischenraum zwischen zwei Haarfollikelostien befinden oder an die normale Haut anliegen, von der sie deutlich abgegrenzt sind (PINKUS 1958a) In den fortgeschrittenen Stadien ist die atypische Leistenbildung der anaplastischen Epidermis deutlicher und ausgesprochener. Die Leisten senken sich

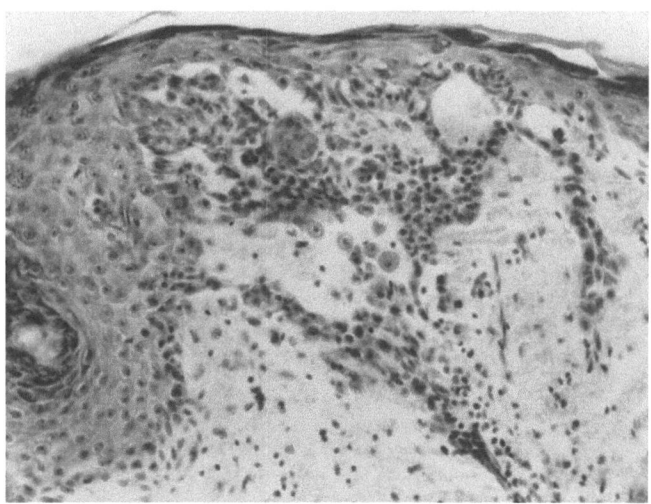

Abb. 13. Dyskeratose in der Spalte zwischen dem anaplastischen und dem Epithel des Haarfollikelostiums ahmt die Dariersche Erkrankung nach. Färbung Hämat.-Eos. 185mal. (Aus PINKUS 1958a)

teilweise an den spitz zulaufenden Anhangsgebilden entlang in die Tiefe und umgeben sie wie ein Mantel (HALTER 1952). In manchen Fällen zeigt das anaplastische Gewebe Spalten, in denen sich dyskeratotische (Abb. 13), an die Dariersche Erkrankung erinnernde Zellen finden.

Sowohl FREUDENTHAL als auch GANS haben einen Fall beschrieben, dessen histologisches Aussehen stark an die Dariersche Krankheit erinnerte. FREUDENTHAL hat seinen Fall als „Darier-ähnliche Atypie eines Keratoma senile" ausgelegt. In diesem Zusammenhang wären das „warty dyskeratoma" (SZYMANSKI) oder die „isolated dyskeratosis follicularis" (GRAHAM und HELWIG 1958, NIKOLOWSKI) zu erwähnen, die von den erstgenannten Autoren eingehend untersucht worden ist. Sie bringen sie mit den Haarfollikeln in Verbindung und heben die für die Differentialdiagnose hervorstechendsten Merkmale heraus. STEIGLEDER (persönliche Mitteilung) fand sowohl bei der senilen als bei der seborrheischen Keratose gelegentlich eine Akantholyse. GANS und STEIGLEDER zitieren die Feststellungen UNNAS, der in einem Keratoma senile Naevuszellen gefunden hatte. GRÜTZ (1924b) beschreibt einen Fall von Morbus Bowen mit pigmentiertem Naevus, und VILANOVA und CARDENAL fanden eine Assoziierung von seniler Keratose und präcanceröser Melanose. Es ist denkbar, daß es sich bei diesen Feststellungen um ein zufälliges Zusammentreffen handelt, oder aber um übersteigerte epidermale Altersveränderungen eines Naevus, oder auch um das Ergebnis des Zusammenwirkens zweier Faktoren: Witterungseinfluß und Naevusinfiltrat. Der Begriff

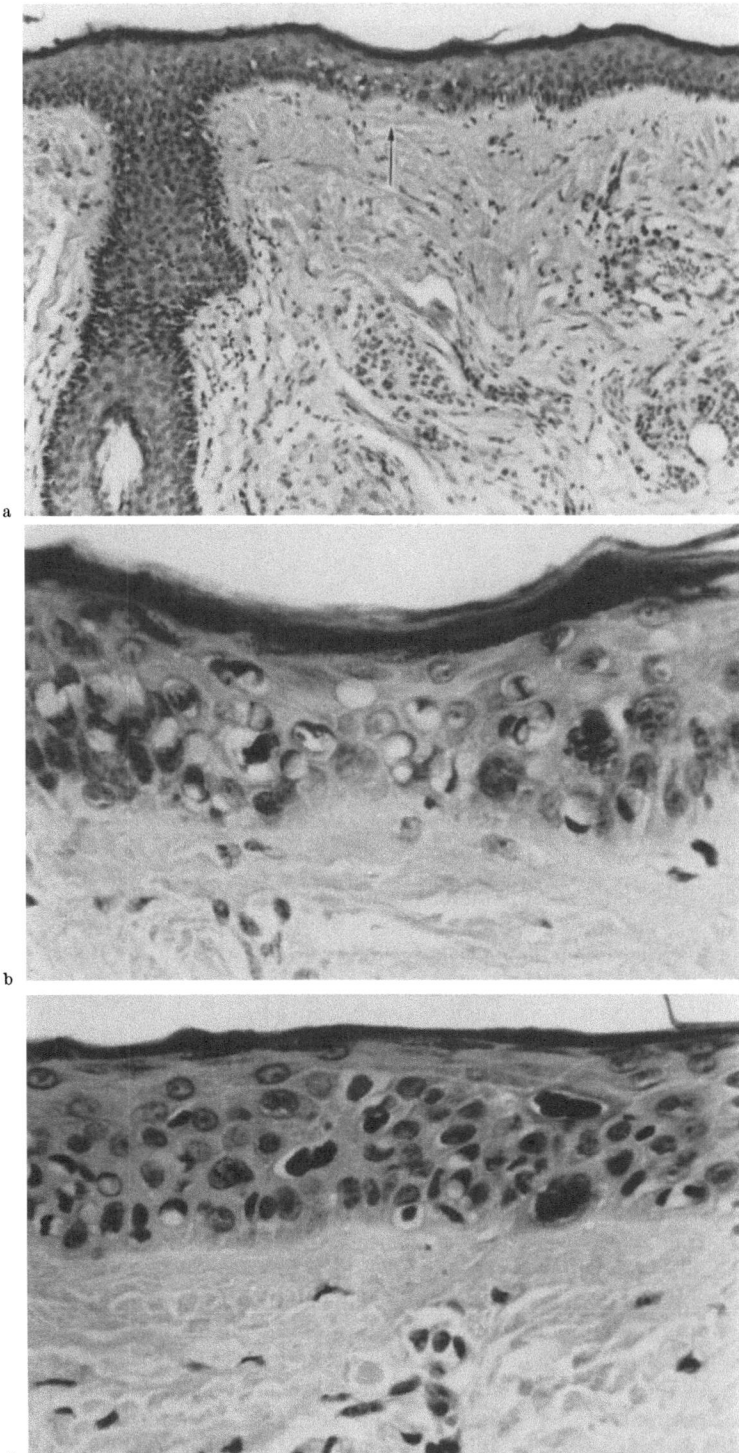

a

b

c

Abb. 14a—c. Einen intradermalen Naevus bedeckende Epidermis, Desorientierung der Zellen, vielkernige Riesenzellen, Vacuolisierung, unscharfe Basalschicht. Weiblich 62 Jahre. Gesicht a 100mal; b 400mal. Färbung
Hämat.-Eos.; c anderer Teil desselben Falles. Bowenoides Aussehen. Färbung Hämat.-Eos. 400mal

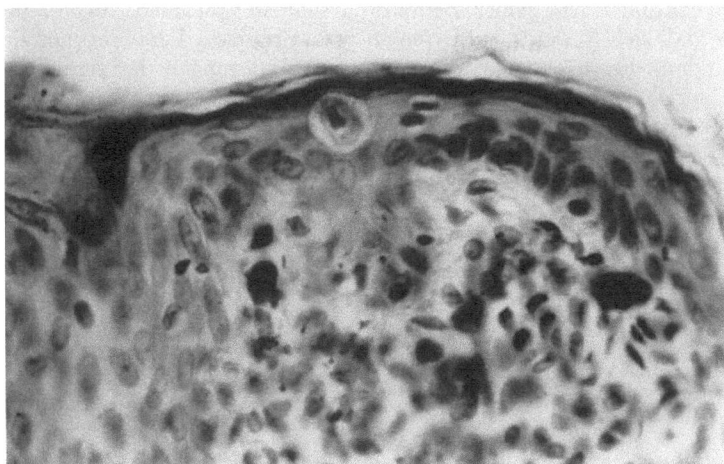

Abb. 15. Epidermis über einem pigmentierten Naevus. Desorientierung der Epidermiszellen. Verhornte Epidermiszelle mit pyknotischem Kern. Halsseite, männlich 15 Jahre. Färbung Hämat.-Eos. 400mal

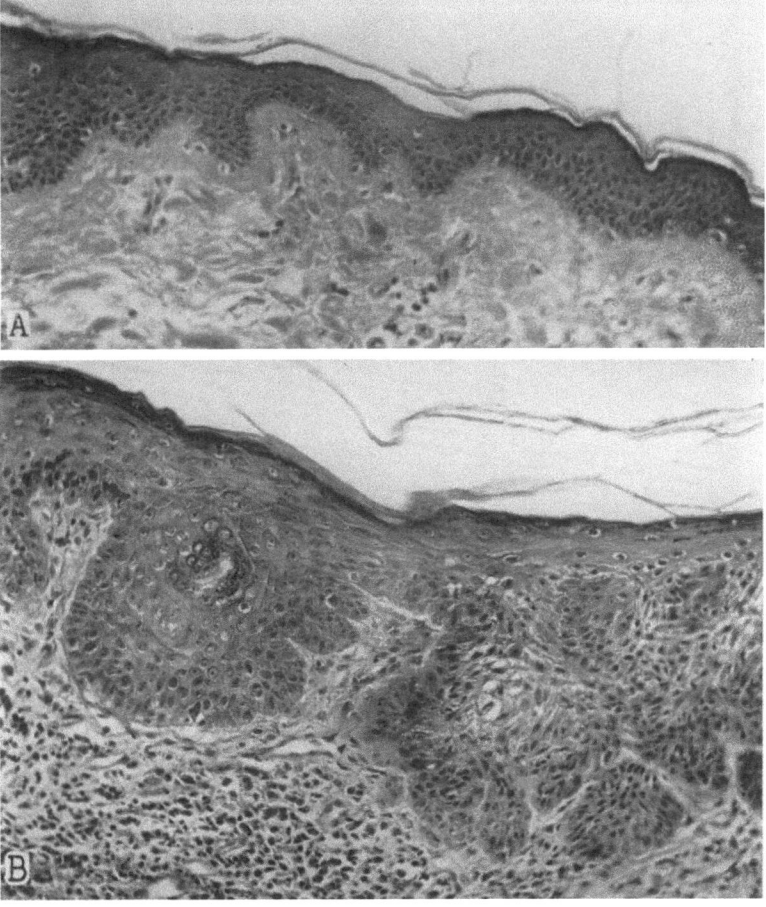

Abb. 16. A Normale Haut vom Hals eines 72 Jahre alten Mannes, B direkt daneben eine senile keratotische Veränderung. 170mal. Färbung Hämat.-Eos. (Aus COWDRY, ANDREW, J. Geront. 5, 1950; COWDRY 1955, S. 71)

der Interreaktion ist in seiner Bedeutung sehr weitreichend (Montagna). Die Tatsache, daß sich in den intradermalen Naevi isolierte Veränderungen der Epidermis finden, die in etwa an die Anfangsveränderungen der senilen Keratose erinnern, spricht möglicherweise für eine solche Interreaktion (Eigenbeobachtung) (Abb. 14—15).

Die Häufigkeit, mit der die senile Keratose zu einem Stachelzellenkrebs degeneriert (20—25%, Ormsby und Montgomery, Montgomery 1939,

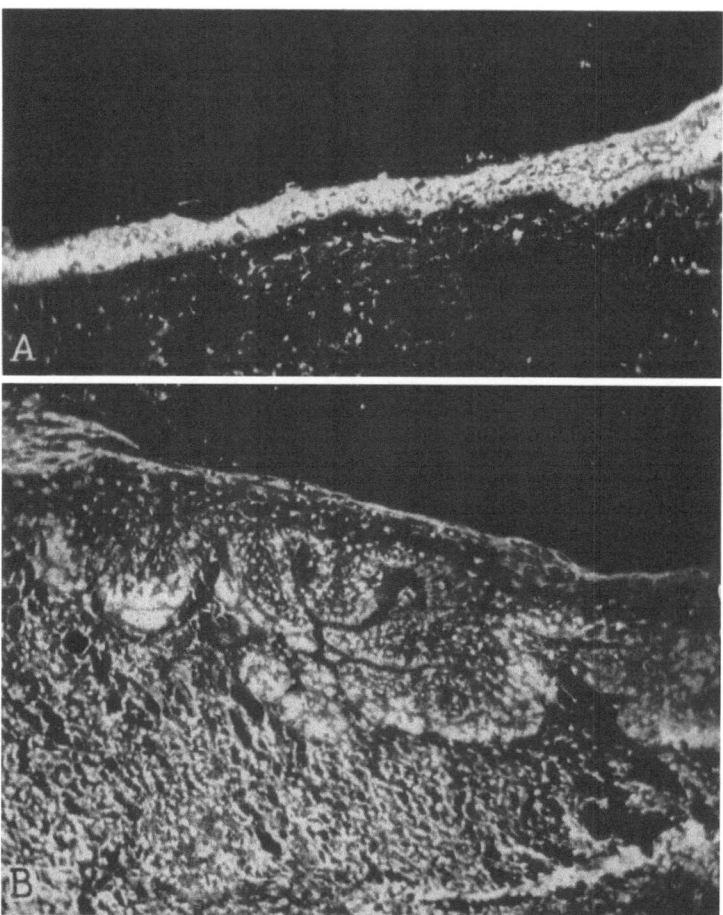

Abb. 17 A u. B. Mikroincinerationspräparate derselben Gewebe wie in Abb. 16. Männlich 72 Jahre. A Normale Haut. Reichliche Mineralasche. B Senile Keratose mit Demineralisierung der Stachelschicht. 170mal. (Aus Cowdry u. Andrew, J. Geront. 5, 1950; Cowdry 1955, S. 71)

12% Graham und Helwig 1963), hat zu einer sehr sorgfältigen Untersuchung des Anfangsstadiums dieser Entartung Anlaß gegeben. Pinkus (1958a) hat versucht, diese Anfangsmerkmale in drei Gruppen zusammenzufassen: 1. die atypische Leistenbildung zwischen den Adnexen der anaplastischen Epidermis kann sich in die Tiefe gehend fortsetzen und erreicht in manchen Fällen sogar die subpapilläre Cutis (Pars reticularis); 2. der die Anhangsgebilde umschließende Mantel rutscht weiter nach unten und wird invasiv; 3. die Epidermis überschneidet das Epithel der Anhangsgebilde in den Ostien und trennt sie so von der Epidermisfläche ab. Gelegentlich gehen von den senilen Keratosen Basalzellenepitheliome aus (gemischter Typus, CIVATTE 1957; MONCORPS, BECK, MONTGOMERY 1935a, LUND, STEIGLEDER 1962). Andere Autoren stellen diese Möglichkeit in Frage und glauben, daß es sich um sehr wenig differenzierte Stachelzellenepitheliome handelt (PINKUS 1958a). WORINGER (1961) ist der Ansicht, daß sich ausnahmslos alle Typen epidermaler Geschwülste auf einer senilen Keratose entwickeln können. Im Gegensatz zu den primären Stachelzellencarcinomen bilden Stachelzellencarcinome auf einer senilen Keratose nur in höchstens 0,1% Metastasen (GRAHAM und HELWIG 1963).

Das Epithel der senilen Keratose enthält weniger Mineralasche als die normale Epidermis (COWDRY und ANDREW, Abb. 16—17). Diese Beobachtung deckt sich mit Ergebnissen von Calciumbestimmungen (CARRUTHERS und SUNTZEFF) und Veraschungsversuchen an mit Methylcholanthren behandelten Mäusen, die eine interessante Wechselbeziehung zwischen dem Mineralrückstand und dem Beginn der Malignität zeigen (s. S. 349, Abb. 1, PALETTA, COWDRY und LISCHER). Dieses Ergebnis stimmt mit der Tatsache überein, daß der Mineralgehalt in den Stachelzellencarcinomen geringer ist als in den Basalzellencarcinomen (HERRMANN 1936 s. S. 348, 397) und wird bestätigt durch die historadiographischen Arbeiten von LINDSTRÖM und MOBERGER (1955) und MOBERGER und ENGSTRÖM sowie FITZGERALD. Diese Autoren finden in der menschlichen, präcancerösen, hyperplastischen Epidermis mit Hilfe der Röntgenspektrophotometrie eine Verringerung des Trockengewichtes der Stachelzellen. In den Zellen des Stratum spinosum finden sich, besonders im Bereich atypischer Epithelwucherungen, reichlich PAS-reaktive Massen, die mit Amylase (Diastase) verdaubar sind. Die Zellen des Stratum basale sind glykogenfrei (BRAUN-FALCO 1954). Der DNA-Gehalt der anormalen Kerne ist sehr unterschiedlich, wie die mikrophotometrischen Untersuchungen von LEUCHTENBERGER und LUND zeigen. Nach histophotometrischen Versuchen der Bestimmung des DNA-Gehaltes der Kerne scheinen Unterschiede zwischen den degenerierten und den normalen Zonen zu bestehen (LAQUERRIÈRE, LAUMONIER und STEWART s. S. 400).

Menschliche Haut mit multipler aktinischer Keratose wurde mit Benzol gewaschen und die Lösung auf die Haut von Mäusen aufgestrichen, die zum Teil später einer Ultraviolettbestrahlung ausgesetzt wurden, oder in die Subcutis von Ratten und Mäusen injiziert; es ließ sich jedoch keine carcinogene Wirkung feststellen. Versuche einer Implantation seniler Keratose in Ratten schlugen ebenfalls fehl (MOHS).

c) Arsenkeratose

Die durch chemische und physikalische Einwirkung hervorgerufenen, keratotischen, präcancerösen Wucherungen sind durch ihren Ursprung miteinander verwandt. Wir kommen hier zu der bedeutenden Rolle, die äußere Faktoren in der Pathogenese des Krebses spielen können (TOURAINE 1957, 1959; URBACH 1961, HUEPER 1961a, b, c, HUEPER und PAYNE 1960a, b). Die chemische Einwirkung kann durch Kontakt oder innerlich erfolgen. NEUBAUER gibt eine ins einzelne gehende Übersicht über die durch Arsen hervorgerufenen Veränderungen. Es sei auf die Krebswirkung kombinierter, physikalisch-chemischer Faktoren hingewiesen, wie z.B. Tabak und Wärme (Gaumenkrebs bei den Frauen von Andhrapradesh, Indien, die beim Rauchen das brennende Zigarrenende in der Mundhöhle halten; REDDY, REDDY und RAO), sowie auf die Möglichkeit einer cancerösen Wirkung des Flachses (bei den Flachsspinnerinnen in Kroatien, KÖRBLER und FRANK). Die so verursachten Veränderungen können das Aussehen des Morbus Bowen annehmen. Die vacuolisierten Zellen sind jedoch in der Arsenkeratose zahlreicher als in der Bowenschen Krankheit. Ebenso ist die Tendenz zur amitotischen

Riesenzellenbildung geringer als in der Bowenschen Krankheit (MONTGOMERY 1935 b). Schließlich finden wir in den am weitesten fortgeschrittenen Stadien ein wahrhaftes, in die Cutis eindringendes Stachelzellencarcinom, bei dem ebenfalls die Vacuolisierung, die großen, eng zusammenliegenden pyknotischen Kerne und die Dyskeratose auffallen (LEVER 1954, DELACRÉTAZ). Es ist behauptet worden, daß man neben den Hautcarcinomen auch zahlreiche Carcinome der inneren Organe finden könne (NEUBAUER; SOMMERS und MACMANUS, ROTH). Ebenso sind multiple, oberflächliche Basalzellencarcinome beschrieben worden, die gelegentlich mit einer Arsenkeratose zusammen auftreten können (ANDERSON; MONTGOMERY und WAISMAN; DEGOS, DELZANT und HEWITT, HÜBSCHMANN und SCHWANK).

In ihren Anfangsstadien kann die Arsenkeratose mit bloßem Auge übersehen werden, sofern man nicht eine Lupe zu Hilfe nimmt. In solchen Fällen ist ein Dermatogramm von Nutzen (BRAUN). EBERT hat beim Menschen und beim Tier (arsenempfindlich oder -unempfindlich) durch eine einzige Salvarsangabe (einfaches Einritzen oder intradermal) präcanceröse Veränderungen der Epidermis hervorgerufen (Wucherungen, metaplastische Degenerierung). Es ist umstritten, ob in den Arsenkeratosen Arsen nachweisbar ist (Literatur s. GRAHAM, MAZZANTI und HELWIG). Das granulöse Pigment in der Epidermis und in der Cutis besteht nach BRÜNAUER (1920) aus einer Arsenverbindung, die sich mit histochemischen Methoden nachweisen läßt (OSBORNE). Diese Arsenverbindung findet sich in großen Mengen, und zwar im Gegensatz zur Arsenmelanose, intracellulär in den unteren Schichten der Epidermis und in der Basalzellenschicht. Man begegnet ihr ebenfalls in den Schweißdrüsen und ihren Ausführungsgängen. In den Nerven findet sie sich in Form von außerordentlich feinen, gelbbraunen Körnern, sowohl in den im subcutanen Gewebe liegenden Nerven wie in den Meissnerschen Tastkörperchen, und in den Gefäßen des Papillarkörpers und des Subpapillarnetzes (GANS und STEIGLEDER). Das Arsen löst möglicherweise indirekt die Melaninproduktion aus (Wirkung auf die Sulfhydrilgruppen!) und trägt so zur Pigmentierung bei (OSBORNE). Sowohl mikrochemische (OSBORNE, MONTGOMERY 1935 b, MONTGOMERY und WAISMAN; GRAHAM, MAZZANTI und HELWIG) als auch Untersuchungen unter Zuhilfenahme von Isotopen (SCOTT, DOMONKOS; FERGUSSON, DEWAR und SMITH) der Beziehung zwischen der nachweisbaren Arsenmenge in der normalen Epidermis und dem Auftreten von Keratosen und Carcinomen haben zu widerspruchsvollen Ergebnissen geführt. Das gleiche gilt auch für den Arsengehalt der Keratosen und Carcinome im Vergleich zur normalen Epidermis.

d) Teerkeratose

Um Wiederholungen zu vermeiden (s. S. 379), sei lediglich festgestellt, daß die Teereinwirkung (s. weiter bei HUEPER) eine Epidermishypertrophie hervorruft, zu der nach und nach eine atypische Zellbildung hinzukommt, auf die später eine invasive Epithelwucherung und schließlich ein Stachelzellencarcinom folgt (GANS und STEIGLEDER, DELACRÉTAZ). Die Bildung von Basalzellencarcinomen ist ebenfalls beschrieben worden (LUND). Interessant sind einige Fälle, bei denen die Möglichkeit der malignen Entartung als Folge therapeutischer Anwendung von Teer diskutiert worden ist (ROOK, GRESHAM und DAVIS, BELISARIO).

e) Keratose der Röntgenhaut

Die physikalisch hervorgerufenen Keratosen (Röntgenstrahlen, Radium; LACASSAGNE 1945 a, b, ZOLLINGER, URBACH 1961, TRAENKLE) sind das Ergebnis direkter Einwirkung und entsprechen den chemisch hervorgerufenen Veränderungen (Arsen, Teer usw.; TOURAINE 1959, HUEPER 1961 b). Es besteht Hyperkeratose mit akanthotischer Epidermis oder sogar Atrophie des Rete Malpighi (LUND). Die histologischen Bilder ähneln in vielen Fällen denen der senilen Keratosen, der Arsen- und Teerkeratosen, der Leukoplakie der Schleimhäute und der Bowenschen Krankheit (JESSNER 1922, SAUNDERS und MONTGOMERY, MONTGOMERY 1946, LUND; TELOH, MASSON und WHEELOCK, DELACRÉTAZ). Die Epidermis wuchert in die Tiefe und umschließt in manchen Fällen die erweiterten Gefäße (Telangiektasie). In der Cutis finden sich zusätzliche Veränderungen, besonders an den Blutgefäßen (s. S. 364), die wahrscheinlich bei der Carcinomentwicklung eine Rolle spielen. Bei den chronischen Röntgenhautkeratosen ist die *Basalmembran* (PAS) in bestimmten akanthotischen Zonen stellenweise sehr dick und dicht und nimmt sogar ein bandförmiges Aussehen an. Auf den Röntgenhautkeratosen entwickeln sich vorwiegend Stachelzellencarcinome, es kommen aber auch Basalzellencarcinome vor. Desgleichen sind Fibrosarkome und Carcinosarkome beschrieben worden (LUND; DUPERRAT und ANDRADE, Literatur s. dort). Die letztgenannte Tumorart hat zahlreiche Diskussionen ausgelöst (WILLIS 1953).

f) Leukoplakie

Die Veränderungen der Schleimhäute und Halbschleimhäute stellen sich unter zwei grundverschiedenen Typen dar: flach und glatt oder verrukös. Die Tendenz zur Krebsentartung findet sich besonders bei der letzteren Form. Die Grenze zwischen diesen beiden Typen ist schwierig festzulegen, und die beteiligten Faktoren sind sehr unterschiedlich (Syphilis, Tabak, hormonale Faktoren, mechanische Reize, hypercholesterinische Leukoplakie; elektrogalvanische Ströme; DEGOS 1953, GOTTRON 1954, MELCZER und KISS). Daneben gibt es Fälle, in denen die Leukoplakie als epithelialer Naevus einzuordnen wäre (COOKE) und in Verbindung mit epidermalen Mißbildungen (Genodermatosen? DEGOS 1953) auftritt. Bei der Leukoplakie handelt es sich um ein Symptom, das quantitativ als Präcancerose bei weitem überschätzt worden ist (SCHUERMANN; HYMAN und FALK).

Histologisch besteht eine Akanthose unter Beteiligung aller Zellschichten, wobei das Stratum granulosum in den den Interpapillarleisten entsprechenden Zonen am dicksten ist. Das Stratum lucidum ist im allgemeinen verdickt, wenn auch nur stellenweise; man findet dort häufig Zellgruppen, in denen die Kerne noch erhalten sind. Die Hornschicht ist im Vergleich zu den anderen Schichten am breitesten. Sie besteht in den untersten, gelegentlich sehr zellreichen Schichten aus starken, fest zusammenhängenden Lamellen; an der Oberfläche sind die Lamellen lockerer, ohne daß jedoch eine wirkliche Schuppung bestünde (GANS und STEIGLEDER). Es ist zu beachten, daß die Stachelzellen des Epithels neben der Akanthose keine weiteren Veränderungen aufzuweisen scheinen. Der Übergang vom normalen Epithel zu dem der Läsion ist verhältnismäßig abrupt (GANS und STEIGLEDER). Die Interpapillarleisten sind verlängert und verbreitert, zeigen aber keinen Hinweis auf eine abnorme Wucherungstendenz. In der Basalzellenschicht läßt sich eine hydropische Degenerierung feststellen, die aber nicht so stark ist wie beim Lichen planus (ORMSBY und MONTGOMERY).

Manche Leukoplakien zeigen histologische Bilder, die denen des Morbus Bowen und der senilen Keratose ähneln. Bestimmte Leukoplakien sind als senile Keratosen der Schleimhäute anzusehen (ORMSBY und MONTGOMERY, GREITHER). Die Leukoplakie der Schleimhäute tritt oft in der Form eines penetrierenden Stachelzellencarcinoms auf (Grad I—IV), ohne jedoch als Carcinoma in situ ihren Anfang zu nehmen (MONTGOMERY 1939). Elektronenmikroskopische Untersuchungen (THEMANN) der normalen Mundschleimhaut, der Leukoplakien und der Stachelzellencarcinome des Mundes haben große strukturelle Ähnlichkeiten der beiden letzteren ergeben. Diese Tatsache ist um so auffallender, als die

Leukoplakien unter dem normalen Mikroskop keine Anhaltspunkte für eine Malignität zeigten (s. S. 347).

Die Häufigkeit der malignen Entartung der Leukoplakien wird je nach den Autoren verschieden angegeben (Deelman 1929, Bloch 1932, Fox, Beck, Delacrétaz, Degos 1953, Connery; Mackee und Cipollaro, Melczer). Montgomery (1939) findet canceröse Entartung bei 20% der Leukoplakien der Genitalregion; Greither bei einem Drittel aller Leukoplakien und McAdams und Kistner bei 10% der Leukoplakien der Vulva. Taussig stellte bei über einen langen Zeitraum beobachteten Patienten fest, daß der Prozentsatz bei 50% liegen kann, und nach Green entwickelten sich 58% der von ihm untersuchten Vulvacarcinome auf einer Leukoplakie. Andere Autoren führen 16,2% und 20% der Carcinome der Unterlippe auf eine Leukoplakie zurück (Grinspan; Grinspan und Abulafia 1957).

g) Xeroderma pigmentosum

Die Keratosen, die sich in der skleratrophischen Haut des Xeroderma pigmentosum entwickeln, zeigen histologische Veränderungen von großer Ähnlichkeit mit den bei der senilen Keratose und sogar der Bowenschen Erkrankung beschriebenen (Civatte 1936). Diese keratotischen Veränderungen können den Ausgangspunkt eines Stachelzellencarcinoms bilden. Es finden sich daneben jedoch auch Basalzellencarcinome und maligne Melanome (Adenocarcinome, Lucasievicz 1895; Bindegewebsgeschwülste, Gans und Steigleder, Civatte 1936, Lund, Delacrétaz, Lacassagne 1945a, b, Miescher 1960; echte Neurome, Nödl 1955a, b). Thomas u. Mitarb. haben einen Fall von Xeroderma pigmentosum in Verbindung mit einer Geschwulst der Schädelbasis beschrieben.

Nach Miescher (1960) liegt „die fundamentale Störung in einer *anlagemäßig erhöhten Bereitschaft der Hautzellen zum Lichtkrebs*, wobei schon im pathologischen Ablauf der gewöhnlichen Lichtreaktion eine *Störung* der *Regenerationsfähigkeit* der lichtgeschädigten Zellen zum Ausdruck kommt". Wahrscheinlich spielen *genetische Veränderungen* des *Bindegewebes* bei der Entstehung von Carcinomen auf Xeroderma pigmentosum eine Rolle (Gumpel).

Außer dem genetischen Faktor haben diese Veränderungen Berührungspunkte mit den durch *physikalische Einwirkung* (Lichtbestrahlung, Röntgenstrahlen, α-Strahlen; Lacassagne 1945a, b, Miescher 1960, Urbach 1961) hervorgerufenen präcancerösen Wucherungen.

Anscheinend weisen auch bedeckte Körperteile (Rücken), die offensichtlich nicht befallen sind, bereits leichte histologische Veränderungen der Epidermis und der Cutis auf (Rollier). In einem der von diesem Autor untersuchten Fälle zeigte der offensichtlich gesunde Bruder zweier an Xeroderma pigmentosum leidender Kranker die gleichen leichten histologischen Veränderungen. Pigmentflecken, fleckenförmiges Erythem und Telangiektasien sind in der Mundschleimhaut seltener (Schuermann).

h) Epidermodysplasia verruciformis (Lewandowsky und Lutz)

Einige der Läsionen der Epidermodysplasia verruciformis zeigen lediglich Hyperakanthose und Hyperkeratose. Im großen und ganzen haben die Veränderungen das Aussehen der Verruca plana, eine genaue Analyse zeigt jedoch recht eigenartige Merkmale. Am auffallendsten ist das vacuoläre Aussehen der epidermalen Zellen, deren Cytoplasma geschwunden ist, und die dadurch wie ausgehöhlt aussehen. Das Vorhandensein einiger undurchsichtiger Tröpfchen im vacuolisierten Cytoplasma läßt die Zelle von einer eiweißartigen Substanz angefüllt erscheinen (Civatte 1936). Das vacuoläre Aussehen kann der Akanthose und der Hyperkeratose vorausgehen (GANS und STEIGLEDER). Die Kerne sind deformiert (sichelförmig, mützenartig), zusammengezogen, sehr dicht und pyknotisch (CIVATTE 1936, GANS und STEIGLEDER). Die Zellwand ist dicker und die Intercellularbrücken sind verschwunden, so daß die benachbarten Zellwände sich berühren und miteinander verschmelzen. Die Zellen behalten ihre polyedrische Form und sind voluminöser. Im großen und ganzen hat die Epidermis das Aussehen eines Netzes mit hellen, wabenartigen Maschen (Abb. 18). Dyskeratotische

Veränderungen (wie die „corps ronds") sind selten (GANS und STEIGLEDER). Die Basalschicht kann ein ganz normales Aussehen haben (CIVATTE 1936). Der stärksten Vacuolisierung begegnen wir oft im Stratum granulosum sowie im Stratum lucidum (GANS und STEIGLEDER). Die Hornschicht ist hyper- und parakeratotisch, wobei die Kerne im Gegensatz zur gewöhnlichen Parakeratose degeneriert und ganz willkürlich verteilt sind (DEGOS, LEFORT und BAPTISTA, BEUREY u. Mitarb.) und hat dasselbe vacuolisierte Aussehen (CIVATTE 1936, GANS und STEIGLEDER, BAPTISTA).

Wir wollen nicht auf pathogenetische Einzelheiten (Virus, angeborene Erkrankung, s. FREUDENTHAL und SPITZER, BAPTISTA) eingehen, sondern lediglich darauf hinweisen, daß BAPTISTA bei den 119 in der internationalen Literatur beschriebenen Fällen (bis 1957) in 12% der Fälle Blutsverwandtschaft der Eltern, bei 18% Verwandtschaft der Kranken untereinander und bei mehr als 50% Auftreten der Krankheit im frühen Kindesalter oder bei der

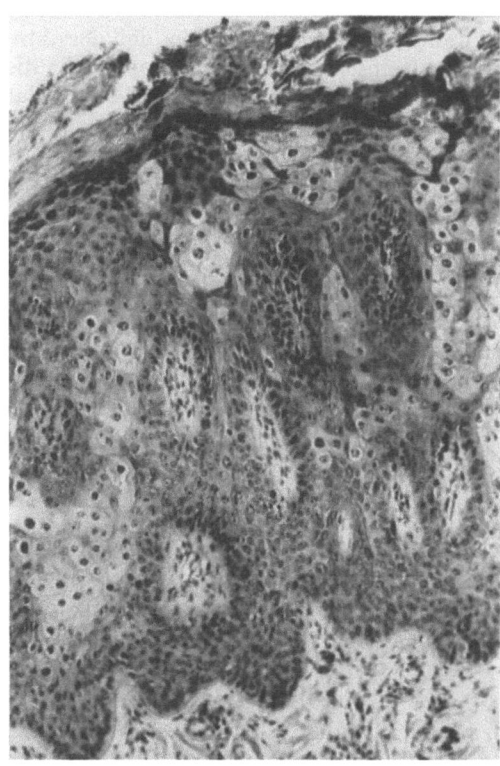

Abb. 18. Epidermodysplasia verruciformis Lewandowsky-Lutz. Handrücken. Deutliche helle Zellen, teilweise vacuolisiert, mit pyknotischen Kernen, in verschiedenen Schichten der Epidermis. Beachte die allmähliche Umwandlung der epidermalen Zellen in helle Zellen. Färbung Hämat.-Eos. 250mal. (Fall DEGOS, DELZANT und BAPTISTA)

Geburt festgestellt hat. Bis 1959 sind 131 Fälle von Epidermodysplasia verruciformis veröffentlicht worden (DELACRÉTAZ). Tritt eine canceröse Entartung ein, so erfolgt der Übergang der beschriebenen vacuolisierten Zellen in Krebszellen ganz allmählich (GANS und STEIGLEDER). Bei den sich entwickelnden Carcinomen handelt es sich um Stachel- und Basalzellencarcinome und um Morbus Bowen. Anscheinend bewahrt die Epidermodysplasia verruciformis bei der malignen Entartung den ihr eigenen histologischen Charakter („épithélioma épidermodysplasique", FERREIRA-MARQUES und ZUBIRI VIDAL).

i) Cheilitis

Mehrere Autoren aus verschiedenen Ländern haben sich eingehend mit dem Problem der Cheilitis beschäftigt (GOUGEROT 1936, KATZENELLENBOGEN, MICHALOWSKI 1957, WUCHERPFENNIG, MARCHIONINI und TOR u. a.). Uns beschäftigen hier die folgenden Formen: die Cheilitis actinica (Marchionini und Tor), die Cheilitis abrasiva Manganottis, die lediglich als ein Spätstadium der Cheilitis exfoliativa angesehen werden kann (Grinspan, Grinspan und Abulafia 1957) und ferner die Cheilitis exfoliativa, die wiederum mit der Cheilitis actinica zusammenhängt (Ayers). (Die Cheilitis exfoliativa stellt 34,37% von 64 Stachelzellcarcinomen der Lippe nach Grinspan und Abulafia 1957; von 14 Fällen, beschrieben von Jordan und Tarabuchin, degenerierten 4 zum Carcinom.)

Hinsichtlich dieser Cheilitiden herrscht noch große Unklarheit. Es ist jedoch als wahrscheinlich anzunehmen, daß der aktinische Faktor eine große Rolle spielt. An der Halbschleimhaut der Lippe stellt die Cheilitis das Gegenstück zur aktinischen Keratose dar. Bei der Cheilitis glandularis, von der ausschließlich die Unterlippe befallen wird, handelt es sich um eine Reihe von Übergangszuständen zwischen den verschiedenen, in der Literatur beschriebenen Typen (Covisa, Bejarano und Gay Prieto; Touraine und Rouzaud, Kuske, Fernet): der Cheilitis glandularis simplex (Puente und Acevedo), der Cheilitis glandularis suppurativa superficialis von Baelz und der tiefen Form, der Cheilitis apostematosa Volkmanns. Histologisch entspricht das Krankheitsbild der Cheilitis glandularis hypertrophischen und heterotopischen Speicheldrüsen (Wendelberger; Gans und Steigleder) mit erweiterten Ausführungsgängen und einer möglichen papillomatösen Epithelwucherung ohne Zelldegeneration und ohne infiltrierendes Wachstum (Covisa, Bejarano und Gay Prieto). Entzündliche Veränderungen bestehen lediglich um die Speicheldrüsen, hingegen ist das Bindegewebe dicht, mit verminderten, verklumpten, elastischen Fasern (Gans und Steigleder).

Es ist schwierig, den Prozentsatz der zum Carcinom entartenden Fälle anzugeben, obwohl auf diese maligne Degeneration besonders hingewiesen wurde (Touraine und Solente 1934, Touraine und Rouzaud, Touraine 1950, s. dort weitere Literatur). Touraine (1950), der sich intensiv mit dem Problem beschäftigt hat, hat in der Literatur nur 132 Fälle von Cheilitis glandularis gefunden. Seiner Überzeugung nach tritt die Cheilitis glandularis häufiger auf, wird aber nicht identifiziert. Die carcinomatöse Entartung ist verhältnismäßig häufig: Bejarano stellt ein Carcinom in 2 von 8 Fällen fest, Jordan und Tarabuchin in einem von 4 Fällen, Michalowski (1948) in 4 von 5 Fällen, Touraine (1950) in 15 von 26 Fällen. Touraine (1950) berichtet außerdem von 8 ihm bekannten Fällen, bei denen verruköse und papillomatöse Veränderungen vorhanden waren, ohne daß man zu dem gegebenen Zeitpunkt gewagt hätte, bereits das Vorhandensein eines Carcinoms zu bestätigen. Das Carcinom bildet sich besonders auf dem Ostium und den Ausführungsgängen der heterotopischen Speicheldrüsen. Es handelt sich dabei um einen Stachelzellenkrebs. Touraine (1950) beschreibt einen Fall von Basalzellenkrebs. Mehrere Autoren haben auf eine verfrühte Senilität der Haut bei Kranken mit Cheilitis glandularis hingewiesen (Puente und Acevedo, Wendelberger, Michalowski, Touraine 1950). Puente gibt bei 42 Fällen von Cheilitis glandularis 5 Fälle von seniler Keratose und 8 Fälle von Basalzellenepitheliom des Gesichts an. Touraine und Solente (1935) zitieren einen Fall aus dem Jahre 1682 (Stalpartius van der Wiehl, Arzt aus den Niederlanden). Michalowski (1957) schlägt vor, die Cheilitis actinica durch Hyperinsolation der Unterlippe mit Heterotopie der Speicheldrüsen von der Cheilitis glandularis suppurativa superficialis zu trennen. Diese Trennung würde sich bei einer labialen Heterotopie der Speicheldrüsen und Cheilitis glandularis simplex als schwierig erweisen. Diese letztere würde jedoch entzündliche Veränderungen zeigen, die in der ersteren fehlten, außerdem wäre die Prognose unterschiedlich (Michalowski 1957). Andere Autoren können keine heterotopischen Speicheldrüsen in der Halbschleimhaut der Lippe feststellen und sehen in der Cheilitis glandularis eine Begleiterscheinung und nicht einen Ausgangspunkt für den Stachelzellenkrebs der Lippe (GRINSPAN; GRINSPAN u. Mitarb. 1959).

j) Morbus Paget

Ganz gleich in welcher Lokalisierung, mamillär oder extramamillär, sich die Paget-Zelle, das charakteristische Merkmal des Morbus Paget, findet, sie bewahrt stets ihre Struktur. Die Paget-Zellen sind größer (manchmal viermal so groß und darüber, CIVATTE 1936) als die normalen Epidermiszellen, rund oder polyedrisch, sehr hell, mit einem oft stark vacuolisierten Protoplasma und reich an Glykogen, das in Form von Schollen, Körnern oder Tropfen vorkommt (ARND, STRAUSS, BECK). Der Glykogengehalt kann aber nicht als Unterscheidungsmerkmal gegenüber anderen Erkrankungen angesehen werden, da sich auch normalerweise Glykogen in der Epidermis und in den Adnexen findet (GIERKE und LOMBARDO u.a.), das bei pathologischen Veränderungen oft vermehrt ist. Die Paget-Zellen sollen Glykoprotein und/oder neutrale Mucopolysaccharide und Spuren einer Mucopolysaccharidsäure-Substanz enthalten (FISHER und BEYER, STRAUSS, GRODSKY 1960 u.a.). Die hellen Zellen des Morbus Bowen enthalten angeblich nur Glykogen (FISHER und BEYER). TAKI und JANOVSKI betrachten das Vorhandensein neutraler und saurer Mucopolysaccharide beim extramamillären Paget als pathognomonisch. Sie sehen diese Lokalisierung als eine sich langsam weiterentwickelnde, im klassischen Sinne präcanceröse Läsion an, im Gegensatz zum mamillären Paget, bei dem es sich um eine intraepidermale Metastase eines Carcinoms der Mamma handelt. Die genannten Autoren haben die gleichen diastaseresistenten Substanzen in offensichtlich normalen Epidermiszellen in der näheren Umgebung von Paget-Zellen gefunden, ohne jedoch feststellen zu können, ob diese Zellen Tumorcharakter hatten oder lediglich Produkte der Paget-Zellen phagocytiert hatten. BRAUN-FALCO und RATHJENS haben in den Paget-Zellen eine intensive Bernsteinsäuredehydrogenaseaktivität festgestellt. Die Paget-Zellen treten vereinzelt, häufiger aber in mehr oder weniger großen Herden auf, wodurch die ursprüngliche Struktur der Epidermis völlig verlorengeht, zeigen überhaupt keinen Zusammenhang mit den benachbarten Epidermiszellen und haben keine echten „Zellstacheln", noch Epithelfasern.

Im Unterschied zu den Bläschen lassen sich keine erweiterten Intercellularspalten feststellen. Die zurückgedrängten Epidermiszellen bilden zwischen den hellen Pagetzellenherden ein Netz stark zusammengedrückter Zellen. Die Hornschicht ist parakeratotisch und zeigt stellenweise ein Stratum granulosum und meist Orthokeratose. An anderen Stellen kann die Epidermis erodiert sein, wobei die Oberflächenschichten des Malpighi-Körpers fehlen und die Epidermis an bestimmten Punkten völlig verschwindet (CIVATTE 1936). Dort, wo die normale Epidermisstruktur bis zu den obersten Schichten erhalten geblieben ist, sowie am Rande der Wucherung, findet sich eine besser verhornte Schicht mit einer unterschiedlichen Anzahl von Paget-Zellen (GANS und STEIGLEDER), meist in geringeren Mengen und weiter auseinanderliegend (Abb. 19). Die Paget-Zellen können isoliert oder augenscheinlich in einer Zelle eingeschlossen auftreten. Auf viele von ihnen sind abgeplattete Malpighi-Zellen gleichsam aufgesetzt und fest auf sie aufgezogen; andere weisen eine doppelkonturige Membran auf („cellules à manteaux" oder „corps ronds" DARIERs; CIVATTE 1936 u. 1936a). In manchen Fällen besteht die doppelkonturige Membran möglicherweise aus Keratin (CIVATTE 1936) und ist der Zelle eigentlich zugeordnet, meistens aber wird der Mantel durch die Anhäufung der Fasern der langgezogenen Malpighi-Zellen gebildet, die sich auf die Paget-Zelle auflegen (CIVATTE 1936). Manchmal ist der Kern einer solchen Malpighi-Zelle noch sichtbar (CIVATTE 1936). Die mit einer Keratinmembran umkleideten Rundkörper finden sich besonders im Stratum granulosum (CIVATTE 1936). In den obersten, mehr oder weniger stark verhornten Schichten sind die Rundkörper deformiert, trocknen aus, der Kern ist ebenfalls deformiert und unregelmäßig, und manchmal erscheinen sie nur noch als hyaline oder glasartige, homogene Blöcke („grains cornés" DARIERs; CIVATTE 1936). Die Kerne der Paget-Zellen sind in vielen Fällen durch die Vacuolen an den Rand gedrängt; dadurch erhält die Zelle die Form einer Sichel. Die Kerne sind eng aneinandergepreßt und enthalten reichlich Chromatin. Neben diesen Kernen lassen sich in unterschiedlicher Anzahl in Mitose befindliche Kerne, pyknotische Kerne verschiedener Form und sogar Riesenkerne feststellen (Abb. 20). STRAUSS hat in der Epidermis bei einem Fall von extramamillärem Paget der Vulva zwei Arten von Zellen beschrieben, sowie Übergangsformen zwischen den beiden Zelltypen: 1. polygonale oder rundliche Zellen mit klarem Cytoplasma und verhältnismäßig chromatinarmen Kernen, d. h. die typischen Paget-Zellen, und 2. anaplastische Zellen mit einem mehr homogenen Cytoplasma und dichten, hyperchromatischen Kernen. Diesen zweiten Typus erachtet er als möglichen Vorläufer der Paget-Zelle. Diese Zellen zeigten lediglich quantitative, aber keine qualitativen Unterschiede.

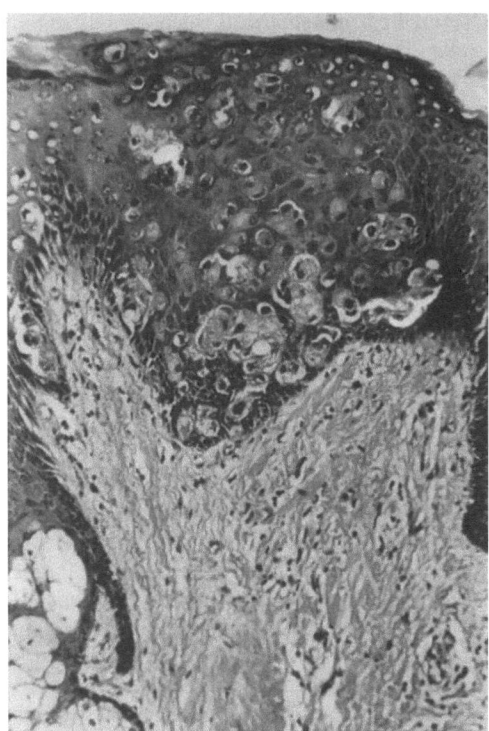

Abb. 19. Epidermaler Teil bei mamillärem Paget mit die Brustdrüsengänge infiltrierendem Carcinom. Links unten Talgdrüse. Dauer 1 Jahr. Männlich 62 Jahre. Färbung Hämat.-Eos. 100mal. (Aus der Kollektion des Armed Forces Institute of Pathology, Washington D. C., Präparat Nr. 797769)

Die Paget-Zellen breiten sich flächenhaft aus. Die befallene Epidermis ist im ganzen verbreitert und von zahlreichen Interpapillarleisten durchzogen. Es finden sich jedoch auch Stellen, an denen die Epidermis dünner und abgeplattet ist, mit abgeplattetem Papillarkörper und einem sehr mäßigen Zellinfiltrat.

Die Paget-Zellen befinden sich nicht nur in der Epidermis, sondern gleichfalls in den Haarfollikeln, den Talg- und Schweißdrüsen und vor allem den großen Milchdrüsenkanälen. Die in diesen Kanälen gefundenen hellen Zellen sind nach Größe und Aussehen sehr unterschiedlich und lassen bereits ein Carcinom vermuten (CIVATTE 1936). In vielen Fällen kann man eine Erweiterung der Ausführungsgänge der Talg- und Schweißdrüsen erkennen. Die Veränderungen an diesen Ausführungsgängen können bis zur Zerstörung der ursprünglichen Form und Struktur gehen, da die Epithelverdickung bis zur vollständigen Verstopfung des Lumens und zur Entstehung papillärer Gebilde mit mehreren Epithelschichten, sowie zur Erweiterung des Kanals in vereinzelten Schweißdrüsenkanälen führen kann (ZIELER 1904, CIVATTE 1936). TAKI und JANOVSKI fanden bei allen von ihnen zusammengestellten 69 Fällen von Paget der Vulva (Revision der Weltliteratur) die Paget-Zellen in der Epidermis und konnten bei 52% der Fälle keine Beteiligung der apokrinen Drüsen feststellen. Sie führen diese Tatsache zugunsten ihrer *Epidermistheorie* beim extramammillären Paget an. Bei 46,4% der 69 Fälle fanden die Autoren Paget-Zellen in den Kanälen der apokrinen Drüsen, bei 39,1% in den Acini der apokrinen Drüsen und bei 14,4% in der Cutis. Eine Invasion der Haarfollikel ist anscheinend häufig.

Auf das Problem der Entstehung der Paget-Zelle soll hier nicht eingegangen werden. Die Lokalisation der Zellen, in der Epidermis, den epidermalen Anhangsgebilden oder den Milchdrüsenkanälen (ZIELER 1914, DARIER 1920a, CIVATTE 1936; FRANÇOIS, APERS und DUPONT, PINKUS und GOULD: PAGETs Phenomenon; INGLIS; ARZT und KREN, BECK,WILLIS 1953, DOCKERTY und HARRINGTON; RABSON, VAN SCOTT und SMITH, FOOTE und STEWART, SIMARD, WEINER; DRAKE und

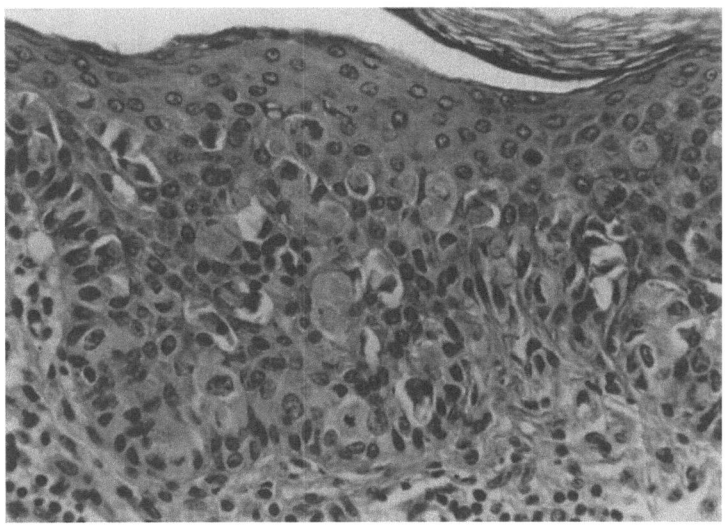

Abb. 20. Morbus Paget der Vulva. Weiblich 60 Jahre. (Fall Dr. G. POPKIN, Dr. S. B. BRODY und Dr. S. GUMPORT, New York University Medical Center, Skin and Cancer Unit.) Färbung Hämat.-Eos. 400mal

WHITHFELD, BLOCH 1932, BRODERS 1932, WORINGER und JUNG; WORINGER und PAUTRIER, DEGOS 1953, MASSON 1956, STRAUSS; GOTTRON und NIKOLOWSKI, HURIEZ et al. 1959, GRODSKY 1960, TAKI und JANOVSKI, MELCZER) hat auf Grund der gemeinsamen embryologischen Herkunft dieser Strukturen nur eine begrenzte Bedeutung (GANS und STEIGLEDER, HERZBERG 1955, SPIER). Fälle von Pagetscher Erkrankung der männlichen Brustdrüse sind selten (TREVES, COWDRY 1955). Beim extramammillären Paget spielt die Sekretion der apokrinen Drüsen möglicherweise eine Rolle beim Auftreten der Paget-Zellen (TAKI und JANOVSKI). HELWIG weist darauf hin, daß „Teile der Haut" des Anus, Perineum und der Genitalien entodermalen Ursprungs sind und möglicherweise nur unter Reizeinwirkung Mucin produzieren können.

Bei bestimmten Fällen von extramammillärem Paget (MIESCHER 1957) läßt sich eine Erhöhung der pigmentogenen Aktivität der epidermalen Melanocyten feststellen sowie eine gleichzeitige Erhöhung der Zahl der dermalen Melanophagen. Dadurch ergibt sich die Notwendigkeit einer Differentialdiagnose mit einer prämalignen Melanose oder einem malignen Melanom. Manchmal lassen sich sogar feine Melaninkörnchen (Fontana-Masson-Reaktion) im Cytoplasma der Paget-Zellen feststellen (STRAUSS; TAKI und JANOVSKI). Die Notwendigkeit eines

Mucinnachweises in den Fällen einer schwierigen Differentialdiagnose mit dem malignen Melanom wird betont (HELWIG; TAKI und JANOVSKI; JOHNSON und HELWIG). Beim in die Epidermis vordringenden Mammacarcinom sind die Migration epidermaler Melanocyten und eine Erhöhung der Zahl der dermalen Melanophagen beschrieben worden (MASSON 1925, CAUDIÈRE).

Die Assoziierung eines invahierenden Adenocarcinoms mit einem Paget der Mamma ist anscheinend häufiger (75% der Fälle, MONTGOMERI 1939, alle 100 Fälle, die BENNETT zusammenstellte; MELCZER) als beim extramamillären Paget (8,9%, TAKI und JANOVSKI, 2 von 8 Fällen, HELWIG; HURIEZ et al. 1959). Von den 69 von TAKI und JANOVSKI zusammengestellten Fällen von Paget der Vulva zeigten 5 bei der Autopsie Carcinome der inneren Organe, die vom Morbus Paget unabhängig waren.

k) „Mélanose circonscrite précancéreuse" Dubreuilhs
(Melanotic freckle Hutchinsons, Melanosis praemaligna Gans und Steigleder, Melanosis praeblastomatosa Schuermann)

Die „präcanceröse" Melanose DUBREUILHS stellt wohl das einzige Beispiel einer aus dem *zweiten Symbioseelement*, den *Melanocyten*, herrührenden präcancerösen Veränderung dar. Manche Autoren sehen die Junktion-Naevi im allgemeinen als degenerierfähig an. Dieses Problem ist jedoch noch sehr umstritten und geht über den Rahmen unserer Untersuchung hinaus. Annähernd ein Drittel der präcancerösen Melanosen soll zum malignen Melanom entarten (MIESCHER 1954, KLAUDER und BEERMAN). In diesen Fällen soll die Prognose allerdings günstiger sein als bei anderen malignen Melanomen (GRINSPAN und ABULAFIA 1956, SCHUERMANN, HELWIG 1963).

Die Melanocyten oder hellen Zellen der Basalschicht sind zahlreicher; ihr Cytoplasma ist blaß, teilweise vacuolisiert, der Kern ist groß, blasenartig mit großer Nucleole, pigmentiert oder pigmentfrei, und Mitosen sind selten (MIESCHER 1933). Stellenweise sind diese Zellen in mehr oder weniger weit auseinanderliegenden, lockeren Nestern angeordnet, drängen die Basalzellen der Epidermis zurück und zeigen Abtropfung zur Epidermis hin. Nach MIESCHER (1955) ist diese Erscheinung der Beginn der Malignität. Die Zellen werden polymorph; es kommt zur Bildung von Riesenzellen (GANS und STEIGLEDER). Das Gesamtbild dieses stärkeren Polymorphismus, zusammen mit einer erhöhten Anzahl subepidermaler Chromatophoren und einem verschieden stark ausgeprägten lymphoplasmocytären Infiltrat kennzeichnet die präcanceröse Melanose im Vergleich zum einfachen Junktion-Naevus (MIESCHER 1954, MIESCHER, FISCHER und PLUSS, MASSON 1956). Man kann jedoch bei Kindern Junktion-Naevi mit reichlichem, entzündlichem Infiltrat finden. Die beschriebenen Veränderungen finden sich ebenfalls an den Übergangsstellen zwischen dem einfachen Pigmentflecken und der Geschwulst, die einem malignen Melanom entspräche. An anderen Stellen kommt eine Pigmenterhöhung in der epidermalen Basalschicht vor, die sich auch auf die Zellen der oberen Schichten der Epidermis ausdehnen kann. Man findet nicht selten Zonen mit atrophischer, nicht pigmentierter Epidermis. In manchen Fällen tritt gleichzeitig eine pseudo-epitheliomatöse Wucherung der Epidermis auf (DEGOS, CARTEAUD und HEWITT; DUPERRAT und VERMENOUZE, MIESCHER 1927, ALLEN und SPITZ, GRINSPAN und ABULAFIA 1956, WALTHER). Die Assoziierung mit einer senilen Keratose (VILANOVA und CARDENAL; s. S. 375) und mit einem Basalzellencarcinom (DUPERRAT) ist ebenfalls beschrieben worden.

Die Ähnlichkeit der hellen Zellen der präcancerösen Melanose mit den Paget-Zellen bei extramamillärem Morbus Paget ist von etlichen Autoren aufgezeigt und diskutiert worden (ZIELER 1914, STOUT 1938, DARIER, KREIBICH, PINKUS und GOULD, ALLEN, ALLEN und SPITZ, MIESCHER 1955, 1957a, STRAUSS, STEIGLEDER 1958, TAKI und JANOVSKI s. S. 387).

2. Präcancerosen im weiteren Sinne

Die zweite Gruppe (s. Schema S. 368), die Präcancerosen im weiteren Sinne, sollen in vergleichender Gesamtübersicht dargestellt werden, unter Verzicht auf eine klinische und histologische Betrachtung jeder einzelnen der hier einzuordnenden Läsionen. Auf die meisten von ihnen, wie die senile Haut, das Xeroderma pigmentosum, die chronische Arsenhaut, die chronische Teerhaut, die chronische Röntgenhaut und die Leukoplakia plana ist bereits eingegangen worden. Es sind weiterhin einige atrophische Zustände zu erwähnen, deren Abgrenzung noch umstritten ist. Dazu gehören die Kraurosis vulvae, der Lichen sclerosus et atrophicus, die Kraurosis penis und die Balanitis xerotica obliterans (MIESCHER 1943). Unter dem Begriff der „scléroatrophie balano-préputiale" faßt DEGOS (1953) die Veränderungen eines Syndroms zusammen, das von verschiedenen isolierten oder assoziierten Faktoren hervorgerufen wird. Hierbei kann es sich um die folgenden Läsionen handeln: entzündliche Veränderungen (Balanite interstitielle et profonde de Fournier), Lichen planus (DEGOS 1953), Sclerodermie (GOUGEROT), hormonale Störungen (Kraurosis penis; DELBANCO) und sogar infektiöse, scheinbar postoperative Faktoren (Balanitis xerotica obliterans postoperativa STUEHMERS) sowie Lichen sclerosus et atrophicus (LANDES und MENSE, FISCHER und NIKOLOWSKI, STEIGLEDER und RAAB). Zahlreiche Veröffentlichungen zu diesem Problem zeigen die große Schwierigkeit und praktische Unmöglichkeit einer Differentialdiagnose dieser skleratrophischen Zustände (GANS und STEIGLEDER, MONTGOMERY und HILL). Die Grenzen zwischen der Kraurosis vulvae und dem Lichen sclerosus et atrophicus der weiblichen Genitalschleimhaut können sich ebenfalls verwischen (HYMAN und FALK, BARKER und GROSS).

Es wäre zu untersuchen, welchen Einfluß der Alterungsprozeß auf diese atrophischen Zustände hat. Normalerweise neigt der Papillarkörper der Haut in den weiblichen äußeren Genitalien im Alter zur Verflachung; das elastische Gewebe verschwindet und das Bindegewebe wird derber und fester (SCHRÖDER).

A. B. HYMAN (persönliche Mitteilung) berichtet von 5 von 120 Fällen von Lichen sclerosus et atrophicus der Vulva mit einem Stachelzellencarcinom. Eine der Kranken starb an Metastasen. Andere Autoren geben die canceröse Entartung der Kraurosis vulvae mit 9% an (BÖTTGER und DITTMAN).

VI. Canceröse Wucherungen

1. Histologische Merkmale

Im nachfolgenden sollen die histologischen Merkmale besprochen werden, die bei der Wucherung des Deckepithels der Haut oder der Schleimhaut als Zeichen maligner Entartung im Sinne eines Stachelzellencarcinoms angesehen werden. Sie haben nur relative Bedeutung und sind nur dann von Wert, wenn sie zusammen auftreten (s. S. 345).

Tiefenwucherung des Epithels
über die Grenze zwischen Cutis und subcutanem Gewebe hinaus.

Diese Wucherung findet sich jedoch auch in typischen Keratoakanthomen (Pseudocarcinom, DUPONT 1952). Damit stoßen wir von neuem auf das Problem

der Abgrenzung zwischen Hyperplasie, Pseudocarcinom und Carcinom. Die
präcancerösen Wucherungen im eigentlichen Sinne zeigen nie eine derartige
Wucherung.

Unterbrechung der Basalmembran

Die Basalmembran fehlt in den Stachelzellencarcinomen (Braun-Falco 1954,
Brett und Braun-Falco). Nach Gans und Steigleder läßt sie sich aber in den
nicht-infiltrierenden Geschwülsten leicht darstellen. Stellenweise enthalten die
infiltrierenden Geschwulstmassen eine oder mehrere, gut erhaltene Basalzellen-
reihen, die die Epidermis-Cutis-Grenze deutlich kennzeichnen. Diese Abgrenzung
geht mit dem Fortschreiten der Geschwulstwucherung verloren (Gans und Steigleder, Melczer). An der Peripherie der Tumormassen und -streifen finden sich
vereinzelte Zellgruppen inmitten des Stromas sowie parenchymatöse Dissozi-
ierungserscheinungen (Abtrennung und Isolierung der Zellen, Desorganisation
und Schwund des Cytoplasmas unter Freiwerden der Kerne). Im allgemeinen ist
die Basalmembran bei den präcancerösen Wucherungen nicht unterbrochen. Es
können sich aber in einer präcancerösen Wucherung Unterbrechungen finden, die
auf den Beginn einer Tiefenwucherung hinweisen können (s. S. 365). Das Verhalten
der Basalmembran ist jedoch nur von geringem differentialdiagnostischen Wert, da
es sich hier um eine nicht konstante Struktur handelt. Sie kann um invasive Carcinome auftreten und bei Entzündungsvorgängen fehlen (Hamperl und Kaufmann,
Broders 1932, Sommerville, Steigleder 1960). Beim Bowen-Carcinom der
Schleimhäute können Metastasen auftreten, ohne daß sich die Unterbrechung
der Basalmembran mikroskopisch nachweisen ließe. Gelegentlich läßt sie sich
bei der regulären Untersuchung unter dem Mikroskop nicht feststellen und tritt
erst in Serienschnitten der ganzen Läsion zutage (Stout 1939, Melczer).

Veränderungen der normalen Schichtung des Epitheliums

Das Epithel verliert die geordnete Verteilung und Orientierung seiner polyedrischen Zellen. Diese Desorganisation findet sich jedoch nicht nur im Carcinom,
sondern auch in typischen präcancerösen Wucherungen, wie der Bowenschen
Krankheit, der senilen Keratose, dem Xeroderma pigmentosum.

Verlust der Intercellularbrücken

Dieses Merkmal spricht für die Zelldedifferenzierung, durch die die Geschwulst-
zelle sich von der normalen, epidermalen Ausgangszelle distanziert. Die gleiche
Erscheinung läßt sich bei stark dedifferenzierten Wucherungen beobachten.

Erhöhung der Mitosenzahl

Diese Erhöhung ist ein Zeichen für das rasche Wachstum der Geschwulst,
eine für jedes im Wachstum oder in der Regenerierung befindliche Gewebe
normale biologische Erscheinung. Schnellwachsende Tumoren können in 5 % und
mehr ihrer Zellen Mitosen aufweisen. Die oberste Grenze liegt wahrscheinlich bei
10 % (Willis 1953). Die anormalen Mitosen (multipolare Mitosen, unvollendete
Mitosen, Unterschiede in Größe und Anzahl der Chromosomen, Fehlen cytoplasmatischer Unterteilungen) treten in sehr schnell wachsenden bösartigen
Tumoren auf und können in den im Wachstum oder in der Regeneration befindlichen Geweben durch die Einwirkung von Wärme oder chemischen Agentien hervorgerufen werden. Sie finden sich auch in der Regenerationshyperplasie (Willis
1953). Diese Anmerkungen gelten ebenfalls für die Präcancerosen. Bestimmte
Zellmerkmale der Bowenschen Erkrankung können bereits als Zeichen der letalen

Degenerierung angesehen werden (v. ALBERTINI 1955). Die Veränderungen im Geschwulstparenchym der Stachelzellenkrebse zeigen alle nur möglichen Abstufungen. Neben scheinbar normalen Zellen finden sich monströse und Riesenzellen mit bipolaren und multipolaren Mitosen, hyperchromatischen und voluminösen Nucleolen, und pyknotischen deformierten und monströsen Kernen. Dadurch entsteht ein Zellpolymorphismus ganz besonderer Art. Entwickelt sich ein Carcinom auf einem Morbus Bowen oder einer dem Morbus Bowen ähnlichen senilen Keratose, so können sich die für die Präcancerosen charakteristischen Veränderungen erhalten (s. S. 372). Im allgemeinen haben die Zellen ein reichliches, mehr basophiles Protoplasma (s. S. 350).

Die Stachelzellencarcinome schwanken zwischen zwei Extremen, einem hyperplastischen, proliferativen Carcinom mit verhältnismäßig gut erhaltener Epithelstruktur, das von einer einfachen, durch einen beliebigen Reiz entstandenen, sekundären oder pseudo-epitheliomatösen Hyperplasie nur schwer zu unterscheiden ist (s. S. 356) einerseits, und einem vollständigen Verlust der Epithelstruktur (WILLIS 1953) andererseits. Im letzteren Falle wird die Differentialdiagnose eines Sarkoms (GOTTRON und NIKOLOWSKI) oder, in manchen Fällen, eines malignen Melanoms erschwert (ORMSBY und MONTGOMERY, UNDERWOOD, MONTGOMERY und BRODER, WILLIS 1953). Unter Berücksichtigung der verschieden stark ausgeprägten Dedifferenzierung hat BRODERS (1921, 1932) die Malignität in vier Stufen (I—IV) gegliedert. Manche Autoren lehnen diese Abstufung mit der Begründung ab, daß in ein und derselben Geschwulst zu große Variationen der Zellstruktur auftreten (WILLIS 1953, MASSON 1956).

Dyskeratose und Hornperlenbildung

Es handelt sich hier um eine Unterbrechung des Gleichgewichtes der Keratinisation, die in verschiedenen Schichten des Epithels eine abnorme Keratinisation hervorrufen kann. Die Dyskeratose und nachfolgende Akantholyse lassen sich auch in präcancerösen und nicht-präcancerösen Wucherungen feststellen. In den präcancerösen und cancerösen Wucherungen allein finden sich jedoch anormale Kerne. Die in manchen Stachelzellencarcinomen („Epithélioma spino-cellulaire dit dyskératotique"; FAVRE, JOSSERAND und MARTIN, GOTTRON und NIKOLOWSKI, WORINGER 1932, PAUTRIER 1942) auftretenden alveolären Strukturen (Dyskeratose, Akantholyse) haben dazu Anlaß gegeben, diese Geschwülste als Schweißdrüsentumoren anzusehen (DUPONT 1947, 1955; CIVATTE 1959, DUPONT und PIERARD; „adenoacanthoma" oder „pseudo-glandular squamous cell carcinoma", LEVER 1954, 1961; WILLIS 1953, BORELLI, DEGOS 1953, PUENTE DUANY 1954b, DELACRÉTAZ, MADJEDI u. LORETAN, PRUNIÉRAS 1960a, b), was zu zahlreichen Auseinandersetzungen geführt hat. Die verhornten Stellen in den Stachelzellencarcinomen und pseudo-epitheliomatösen Hyperplasien hängen entweder mit der Hornschicht der Epidermisoberfläche zusammen oder sind in den tiefliegenden Geschwulstmassen vollständig isoliert. Letzteres zeigt die Verhornungsfähigkeit dieser Wucherungen (GANS und STEIGLEDER). In beiden Fällen sind die cancerösen Zellen konzentrisch angeordnet, abgeplattet und langgezogen und haben ein helleres, blasseres Cytoplasma, dessen intra-celluläre Faserstruktur schlecht sichtbar ist. Im Falle der Orthokeratose besteht sogar eine Schicht mit Keratohyalinkörnern, die aber spärlich sind und auch fehlen können. Den Mittelpunkt dieser Hornperlen bilden verhornte, stark homogenisierte, zwiebelartig geschichtete Zellen mit oder ohne Kern, je nach dem Verhornungstyp (para- oder orthokeratotisch, FAVRE, JOSSERAND und MARTIN, PAUTRIER 1942, GANS und STEIGLEDER). Die Hornperlen sind verschieden groß, zum Teil vollständig ausgebildet und können zusammen mit emigrierten Leukocyten einer Art Zerfall anheimfallen, der in Verbindung mit einem starken Exsudat (,,pseudo-globe corné parakératosique", PAUTRIER 1942), vor allem in den parakeratotischen Zonen des Deckepithels der Geschwulst, zur Geschwürbildung führen kann. Die Hornperlenbildung kann auch auf eine hyaline Degeneration zurückzuführen sein; in der Mitte der Hornperle befinden sich zahlreiche, verschieden geformte, lichtbrechende Hyalinkörner oder -körperchen (FAVRE, JOSSERAND und MARTIN, DEGOS 1953, PAUTRIER 1942, GANS und STEIGLEDER). In manchen Fällen machen die Hornperlen eine Verkalkung durch. Das Fasersystem der Zellen ist in den Stachelzellencarcinomen deutlich sichtbar (BECK und KROMPECHER; FAVRE, JOSSERAND und MARTIN, PAUTRIER 1942). Scheinbar bestehen enge Beziehungen zwischen dem Zustand der Intercellularbrücken und der Tonofibrillen und den verschiedenen Formen der Verhornung. Diese Veränderungen spielen sich in der Zelle selbst ab, wie elektronenoptische Untersuchungen (HORSTMANN; CHARLES und SMIDDY) gezeigt haben. Dadurch hat die Exoplasmatheorie UNNAS wieder an Geltung gewonnen. Im Geschwulstparenchym lassen sich manchmal große, helle Zellen mit hydropischen Degenerationserscheinungen des Cytoplasmas und allmählichem Kernschwund erkennen (,,type des muqueuses", LACASSAGNE 1933, ESTEVES).

Einwanderung der entzündeten Zellen ins Epithel

Ob eine solche Einwanderung vorliegt, ist in einem superinfizierten Stachelzellencarcinom schwer zu beurteilen, ebenso bei einem Stachelzellencarcinom auf einer chronischen Entzündung (Lupus vulgaris, Syphilis usw.) oder bei einer pseudo-epitheliomatösen Hyperplasie dritten Grades. Im allgemeinen weisen die präcancerösen Wucherungen im eigentlichen Sinne dieses Merkmal nur in Ausnahmefällen auf (verschiedene Reizeinwirkungen).

Pigmentierung

Versuche eines Vergleichs der Pigmentierung in Stachelzellencarcinomen und pseudocancerösen Wucherungen haben unterschiedliche Ergebnisse gebracht. Einige Autoren finden in den Stachel- und Basalzellencarcinomen eine Erhöhung der Zahl der Melanocyten und des Pigmentgehaltes (BECK; ,,épithéliomas malpighiens à cellules pigmentaires symbiotiques", CAUDIÈRE; GOTTRON und NIKOLOWSKI, WILLIS 1953, ZELICKSON, GOLTZ und HARTMANN; VILANOVA in intraepidermalen Epitheliomen). Diese Erhöhung wird bereits als Anpassungsversuch der Melanocyten an die Epithelwucherung angesehen (MASSON 1925). Andere Forscher finden keine Pigmentierung in den Stachelzellencarcinomen (LENNOX; LINELL und MÅNSSON). LINELL und MÅNSSON stellten bei 20% der von ihnen untersuchten Keratoakanthome (24 von 127 Fällen) Melanin im Epithel und in den dendritischen Melanocyten fest, aber im allgemeinen nur, wenn die umgebende Haut stark pigmentiert war. Ihrer Ansicht nach spricht das Auftreten von Melanin gegen die Diagnose des Stachelzellencarcinoms.

2. Histochemische Merkmale

Die Bedeutung der histochemischen Merkmale für die Beurteilung der Malignität ist schwer festzulegen. Über das in den Stachelzellencarcinomen scheinbar häufiger auftretende Glykogen liegen verschiedene Ergebnisse vor. Ein Teil der Forscher findet keine wesentlichen Unterschiede zwischen den verschiedenen Formen der Hautcarcinome (BECK, JUON 1929a, FAVRE, JOSSERAND und MARTIN u.a.), andere finden die Basalzellencarcinome oft glykogenfrei (LUBARSCH; BRETT und RATHJENS, BRAUN-FALCO 1957b, STEINER). Die Stachelzellen der

Oberflächenschichten der Epidermis und der Schleimhäute sowie gut differenzierte Zellen des Stachelzellencarcinoms enthalten Glykogen (Einzelheiten und Literatur bei STEIGLEDER 1957). Das im Keratoakanthom reichlich vorhandene Glykogen kann in gleicher Menge und Verteilung auch in hochdifferenzierten Stachelzellencarcinomen auftreten (BRAUN-FALCO 1960). Infolgedessen ist von hier, im Gegensatz zu einem Vorschlag von FOELSCHE, keine Hilfe für die Differentialdiagnose zu erwarten. Die Glykogenvorkommen in der normalen und pathologischen Epidermis sind als Zustandsbilder anzusehen, die eine veränderliche, gegebene Situation darstellen. Auf diese Weise ließen sich auch die in der Literatur angegebenen Differenzen erklären (STEINER, BRAUN-FALCO 1957a). Die Bestimmung der Arginase-Aktivität (VAN SCOTT 1951a, b) stellt uns vor ein ähnliches Problem; vielleicht wird die Isotopenmessung in den neoplastischen Geweben hier gute Dienste leisten (GANS und STEIGLEDER). Der Mineralgehalt der Stachelzellencarcinome ist im allgemeinen verringert (s. S. 348 u. 379).

FORAKER stellte in zahlreichen histochemischen Untersuchungen (Bernsteinsäuredehydrogenase, alkalische Phosphatase, Phosphoamidase, proteingebundene Sulfhydril- und Disulfidgruppen, Glykogen) fest, daß das Stachelzellencarcinom im allgemeinen den gleichen Reaktionstypus aufweist, wie die tiefgelegenen Schichten der Epidermis und der Schleimhäute. Diese Übereinstimmung herrscht auch hinsichtlich des Vorkommens von Dehydrogenase und Phosphamidase. Die verhornenden Stachelzellen des neoplastischen und nicht-neoplastischen Epithels enthalten Disulfidgruppen. BRAUN-FALCO und RATHJENS stellten beim Stachelzellencarcinom eine geringere Bernsteinsäuredehydrogenase-Aktivität fest als beim Basalzellencarcinom. KOPF findet keine alkalische Phosphatase im Parenchym des Stachelzellencarcinoms, im Gegensatz zum Basalzellencarcinom. REINER, RUTENBURG und SELIGMAN stellen, im Gegensatz zur normalen Epidermis, im Stachelzellencarcinom und im Morbus Bowen eine stärkere saure Phosphatase-Aktivität bei den dem Stroma benachbarten Zellen fest als bei den Zellen der keratinisierten Zonen.

STEIGLEDER und LÖFFLER fanden im Stachel- und Basalzellencarcinom eine sehr wechselhafte Esterasenreaktion. Im allgemeinen reagierte das Parenchym schwach, die Bindegewebszellen dagegen stark. Die pathologisch-histochemischen Reaktionen im Keratin der Tumoren sind augenscheinlich auf unvollkommene Verhornung zurückzuführen (s. auch PEARSE). SZODORAY und SPANYÁR sprechen von einem erhöhten Fettgehalt der bösartigen Geschwülste (s. weiter HAVEN und BLOOR); bei pathologischen Veränderungen findet man jedoch eine Erhöhung des Fettgehaltes in der Epidermis (WLASSICS). Wie bereits erwähnt, sind diese histochemischen Unterschiede für die Beurteilung der Bösartigkeit einer Geschwulst nicht brauchbar. SAKURANE u. Mitarb. haben durch histochemische Untersuchungen keinerlei Unterschied zwischen periorifizialen präcancerösen und cancerösen Veränderungen feststellen können (Feulgen-Reaktion, PAS-Reaktion, Unna-Pappenheim-Färbung, Eisen-Hämatoxylin für Mitochondrien). Andere histochemische Versuche haben noch keine brauchbaren Ergebnisse für die präcanceröse und canceröse Differenzierung gebracht (FORAKER, BRAUN-FALCO 1954, STEIGLEDER 1957 u.a.). Versuche histophotometrischer Messungen des DNA der Hautgeschwülste haben bestimmte Unterschiede zwischen präcancerösen, pseudocancerösen (Keratoakanthom) und cancerösen Wucherungen aufgezeigt (LAQUERRIÈRE, LAUMONIER und STEWART, STOWELL). Man kann auch in den Geschwulstzellen gutartiger und bösartiger Hauttumoren das Geschlechtschromatin erkennen. Die Zahlen entsprechen den Befunden an normalen Zellen. Demnach lassen sich also „männliche" und „weibliche" Tumoren unterscheiden (RODERMUND).

Arbeiten über die Heterotransplantation menschlicher Hautgeschwülste auf Hamster lassen nach den Autoren hoffen, daß derartige Versuche als biologischer Test bei präcancerösen Veränderungen verwendet werden können, um festzustellen, ob eine Krebsentartung wahrscheinlich ist (OLANSKY, TULLY und KNISELY).

3. Das Basalzellencarcinom (Basaliom)

Im großen und ganzen zeigen die Basalzellencarcinome keine Tendenz zum schnellen, infiltrierenden Tiefenwachstum, sondern evoluieren langsam und ohne Metastasenbildung, mit Ausnahme einiger seltener Fälle (Übersicht bei AMERSBACH; RICHTER, BINKLEY und RAUSCHKOLB). Bei diesen Ausnahmefällen wäre jedoch die Frage zu klären, ob es sich nicht eher um metatypische Epitheliome handelte, als um typische Basalzellencarcinome (DARIER 1922, DARIER und FERRAND, JUON 1929b, 1933, HALTER 1943, BECK; DARIER, CIVATTE und TZANCK, MELCZER, WORINGER 1959a). Experimentell hat man das Basalzellencarcinom reproduzieren können (PINKUS 1959a, ZACKHEIM, TENCHIO, MELCZER u.a.). In einzelnen, seltenen Fällen tritt das Basalzellencarcinom auch als spontane Geschwulst bei bestimmten Tieren auf (GROTH). Diese Geschwülste sind durch eine sehr eintönige Gewebsstruktur gekennzeichnet, können aber architektonische Figuren bilden, die sogar an eine organoide Differenzierung im Sinne der epidermalen Anhangsgebilde glauben lassen (ESTEVES). Auf diese Weise begegnet man einer ganzen Reihe von Zwischenstufen. Am häufigsten sind die Kombinationen verschiedener Formen (solide, drüsenartig, cystisch, Übergangsformen) innerhalb derselben Geschwulst (GANS und STEIGLEDER). Histogenetisch denkt man an eine Herkunft aus den Anhangsgebilden, aus der Epidermis und den Anhangsgebilden gemeinsam, aus den Zellen der epidermalen Basalschicht oder an die kürzlich wieder aufgegriffene Theorie der Herkunft aus dem primären Epithelkeim (MONTGOMERY 1935a, LEVER 1954, FOX und FOX, DUBREUILH und AUCHÉ; BAZEX, DUPRÉ und CHRISTOL, LAPIÈRE und PIÉRARD, KROMPECHER; SMITH und SWERDLOW, PASCHER und SIMS, WORINGER 1959a, JOHNSON, MUSGRAVE und DUPERTUIS, HYMAN und MICHAELIDES u.a.). (Zur Frage der Naevobasaliome s. THIES, DORN und WEISE; KNOTH und EHLERS, WORINGER 1959.) Ebenso ist vor kurzem von einem Ursprung aus der ausgereiften Epidermiszelle, unter Berücksichtigung ihrer *Pluripotentialität*, gesprochen worden (PINKUS 1953, ACHTEN). Die Zellen sind ihrer Größe und Form nach verhältnismäßig einheitlich. Die Intercellularbrücken und die Bizzozzero-Knötchen fehlen (FAVRE, JOSSERAND und MARTIN). Die Zellen sind klein, kubisch, oval oder rundlich, enthalten wenig schlechtgefärbtes Protoplasma mit verwaschenen Umrissen und haben basophile, sehr chromatinreiche Kerne. In manchen Fällen können die Kerne weniger Chromatin enthalten und zeigen dann die Form eines feinen, staubartigen Netzes. Die Mitosen sind verhältnismäßig zahlreich, die amitotischen Zellteilungen jedoch seltener. Die Zellen des Geschwulstparenchyms liegen im allgemeinen sehr eng zusammen, ohne einem wahrnehmbaren Ordnungssystem zu folgen. In manchen Fällen sind sie wirbelförmig angeordnet. Im allgemeinen ist der Rand der epitheliomatösen Massen durch palisadenartig angeordnete, zylindrische Zellen abgegrenzt. Die Stachelzellen-Differenzierung ist gekennzeichnet durch polygonale, gut umschriebene Zellen mit stark ausgebildeten, deutlich sichtbaren Intercellularbrücken, die nicht mit den Ausläufern des Zellprotoplasmas zu verwechseln sind, die sich bei cellulärer Hydropisierung finden. Es kommen sogar dyskeratotische Zellen vor (ESTEVES). Die Zellen sind abgeplattet. Dadurch entstehen zuweilen Gebilde, die eine gewisse Ähnlichkeit mit den orthokeratotischen Hornperlen der Stachelzellencarcinome haben, unterschiedliche Größen und Formen zeigen und monozentrisch oder plurizentrisch sein können. Infolge hydropischer

Degenerierung ist das Zentrum dieser Hornperlen manchmal hohl. Gelegentlich enthält es eine kolloidartige Masse, die verkalken und sogar verknöchern kann (GANS und STEIGLEDER, BECK, ESTEVES, MELCZER).

Bei den *organoid* differenzierten Basalzellencarcinomen ändert sich das histologische Bild wesentlich. Die Differenzierung scheint im allgemeinen im Sinne der Schweißdrüsenzelle vor sich zu gehen (ESTEVES). Es lassen sich jedoch auch Talgdrüsenelemente in verschiedenen Differenzierungsgraden beobachten. In den Fällen, in denen die Differenzierung fortgeschrittene Stadien erreicht, ahmt sie besondere, organoide Strukturen nach, die in eine andere Gruppe von Geschwülsten gehören (Naevi, gutartige Tumoren usw., THIES und SCHWARZ; THIES, DORN und WEISE, CIVATTE 1959, KNOTH und EHLERS, BAZEX, DUPRÉ und CHRISTOL, MELCZER, WORINGER 1959a, LOOS, BECK, ESTEVES, HYMAN und CLAYMAN, KLIGMAN und PINKUS, PRINZ).

Im Geschwulstparenchym treten oft Hohlräume in verschiedener Anzahl und Größe auf, die von verschiedenen Ursachen herrühren können. Die folgenden Faktoren können die Bildung dieser Hohlräume bewirken: Ödem und Nekrose des Parenchyms, Degenerierung des vom Parenchym eingeschlossenen Stromas, daher Verflüssigung und Eliminierung des Inhaltes der Hohlräume; Zellabtrennung ähnlich einer organoiden, glandulären Struktur, deren Hohlräume im allgemeinen mit einer schleimartigen Substanz angefüllt sind; die Bildung wirklicher Haarfollikelcysten, und schließlich die neoplastische Wucherung um die bereits vorhandenen Hohlräume und insbesondere die Blut- und Lymphgefäße (KROMPECHER, BECK; FAVRE, JOSSERAND und MARTIN; v. ALBERTINI, MASSON 1956, GANS und STEIGLEDER, ESTEVES, MELCZER). Es findet sich ebenfalls, wenn auch selten, eine organoide Differenzierung im Sinne des den Zahnschmelz herstellenden Organs, die von MASSON (1956) als „évolution adamantinoide" bezeichnet wurde. Dieser Geschwulsttypus erklärt sich aus der embryologischen Entwicklung, denn das den Zahnschmelz erzeugende Epithel gehört entwicklungsgeschichtlich zur Haut (ESTEVES). An den oberflächlichen Basalzellencarcinomen läßt sich der Übergang der oberflächlichen Formen in die tieferen beobachten. Die multizentrische oder unizentrische Herkunft scheinen einander nicht auszuschließen; in gewissem Sinne geht es um eine verschiedene Auslegung des Begriffes „multizentrisch" (MONTGOMERY 1935a, MADSEN, PINKUS 1957). Die Untersuchung des epidermocutanen Grenzflächenbildes durch OBERSTE-LEHN gibt interessante Aufschlüsse über die Histogenese des Basalioms und unterstreicht seine multizentrische Herkunft. Es ist versucht worden, die oberflächlichen, multiplen Formen als naevusartige Bildungen zu interpretieren (HERMANN 1955).

Es gibt *Zwischenformen* (Carcinoma spino-basocellulare KROMPECHERs, „épitheliomas pavimenteux *métatypiques*" DARIERs) zwischen Stachel- und Basalzellencarcinom, die schwierig einzuordnen sind und bei denen in manchen Fällen eine eindeutige Klassifizierung unmöglich ist (DARIER 1922, DARIER und FERRAND, MONTGOMERY 1928, JUON 1929b, 1933; LACASSAGNE 1933, ESTEVES, BRETT und BRAUN-FALCO, HALTER 1943, MIESCHER 1949, DARIER, CIVATTE und TZANCK, LEVER 1954, BECK, PINKUS 1959a, WORINGER 1959a, MELCZER). Der Prozentsatz ist unterschiedlich (nach DARIER und FERRAND 15%, nach MONTGOMERY 1928 15—20% der Basalzellencarcinome).

In manchen Basalzellencarcinomen kann das Bindegewebe Narbenstruktur haben und ihnen so ein sklerodermisches Aussehen verleihen (LAPIÈRE und PIÉRARD). Diese Veränderungen des Bindegewebes haben zu der Bezeichnung „fibroepitheliale" Tumoren geführt (RIBBERT, DUBREUILH, HUECK, CARO und HOWELL, HOWELL und CARO, LEVER 1948, PINKUS 1953, 1959a, b; HERZBERG

1954, DUPONT, BROSENS und VANDAELE, BIBERSTEIN; DE GRACIANSKY u. Mitarb. 1955, DEGOS und HEWITT, JAEGER und DELACRÉTAZ, KLIGMAN und PINKUS). In anderen Fällen läßt sich eine umfangreiche, gut abgegrenzte, myxomatös und ödematös aussehende Zone weniger dichten Kollagens beobachten (besonders in drüsenartigen Basalzellencarcinomen). In wieder anderen hüllt ein Streifen von hyalin degeneriertem Bindegewebe das Parenchym ein (Cylindrom).

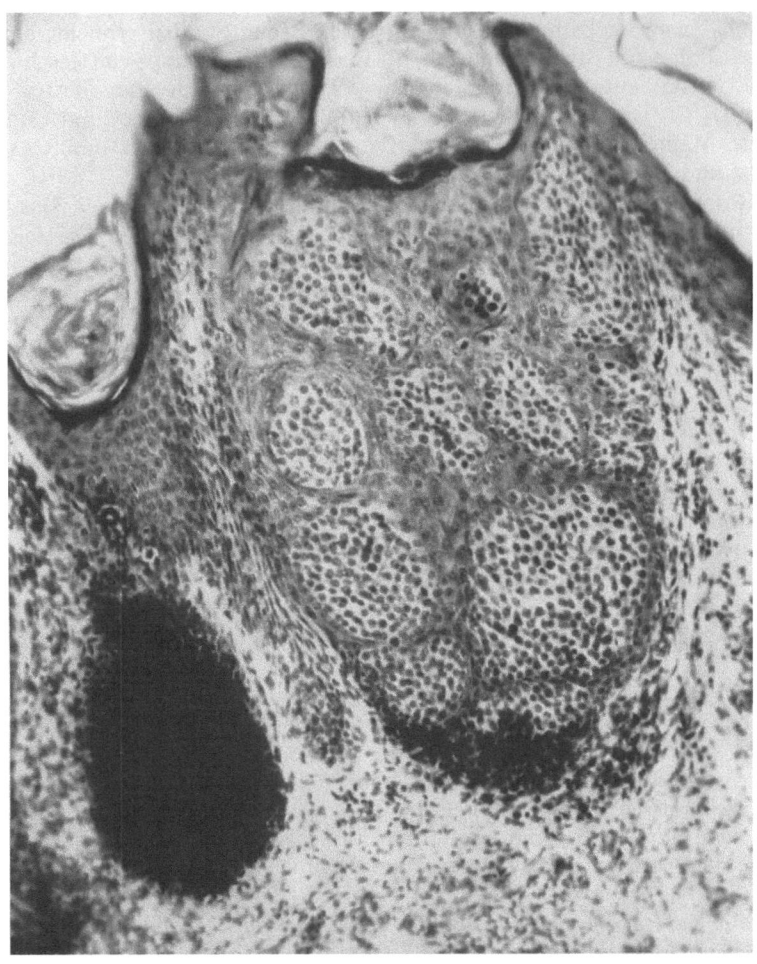

Abb. 21 A

Abb. 21. A Intraepidermales Epitheliom mit (B) Tiefenwucherung. 25mal (metatypisches Epitheliom?) Innenfläche linker Schenkel, Dauer 10 Jahre. Ulcerierung trat bereits einige Monate vor der Konsultation auf. Männlich 72 Jahre. Färbung Hämat.-Eos. 100mal. (Fall WORINGER, PRUNIÉRAS und BURGUN)

Bei den scharf abgegrenzten Basalzellencarcinomen ist die *Basalmembran* um die Geschwulstmassen herum gut erhalten, während sie in den infiltrierenden Basalzellencarcinomen ihren homogenen Charakter einbüßt (BRETT und BRAUN-FALCO, MASSON 1956, MELCZER). Die Ansichten hierüber gehen jedoch auseinander. Man findet in Basalzellencarcinomen eine starke *Bernsteinsäuredehydrogenase-Aktivität*, im Gegensatz zum Stachelzellencarcinom, wo sie geringer ist (BRAUN-FALCO und RATHJENS). Im großen und ganzen ist das Basalzellencarcinom *glykogenfrei*. Im Parenchym ist eine *alkalische Phosphatasenreaktion* nachgewiesen worden (30% der Fälle, KOPF), hauptsächlich in den Zellen an der Peripherie der Geschwulstmassen. *Saure Phosphatasen* sind in geringerem Maße vorhanden als in den Basalzellen der normalen Epidermis (REINER, RUTENBURG und SELIGMAN). Die *Arginaseaktivität* ist gering oder fehlt (VAN SCOTT). In einem von LINDSTRÖM

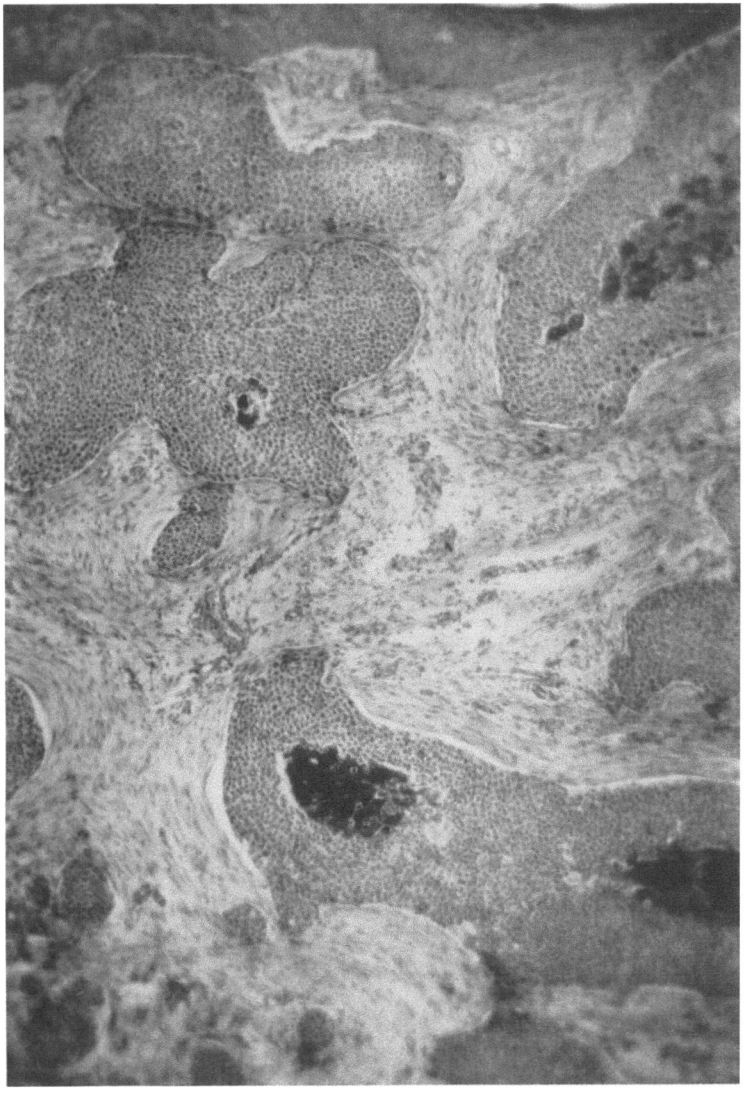

Abb. 21 B

und MOBERGER (1955) untersuchten Basalzellencarcinom erwies sich das *Trockengewicht* als identisch mit dem in normaler Epidermis, im Gegensatz zu den präcancerösen Wucherungen und Stachelzellencarcinomen, wo das Trockengewicht geringer ist (s. S. 348). *Histophotometrische Untersuchungen* des *DNA* ergaben höhere Werte als normal (LAQUERRIÈRE, LAUMONIER und STEWART; s. OBERLING und BERNHARD). Oberflächliche und infiltrierende Basalzellencarcinome und intraepidermale Epitheliome zeigen ebenso wie die Stachelzellencarcinome eine fehlende oder verminderte *Polaribilität* (MELCZER und KISS). In den epithelialen Strukturen der Basalzellencarcinome sind keine chromosomalen Geschlechts- unterschiede gefunden worden (WEINMANN, MEYER und MARVAH).

4. Das intraepidermale Epitheliom

In den intraepidermalen Epitheliomen, Tumorgebilden, die zum Innern der Epidermis hin orientiert sind, finden wir die meisten der charakteristischen strukturellen Merkmale der die Cutis infiltrierenden Geschwülste wieder (Disper- sion eines Lippencarcinoms in die Epidermis, BORST; Basalzellencarcinome,

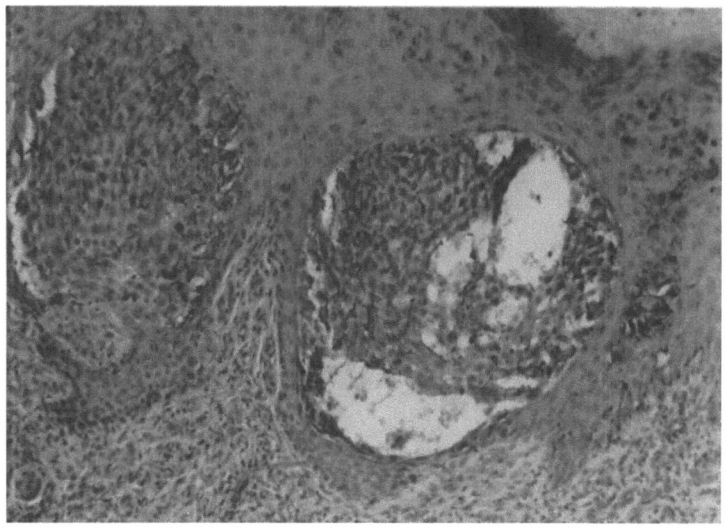

Abb. 22. Intraepidermales Epitheliom. Zahlreiche dendritische Melanocyten auf der Höhe des Epithelioms. Weiblich 55 Jahre, linker Fußrücken, Dauer 18 Jahre. Färbung Hämat.-Eos. 100mal. (Aus der Kollektion der Oncology Section, Skin and Cancer Unit, New York University Medical Center)

JADASSOHN 1926; gleichzeitige Entwicklung von Stachel- und Basalzellen- carcinomen, MONTGOMERY 1928; metatypisches Epitheliom DARIERs, WORINGER u. Mitarb. 1959b; wahrscheinlich aus einem Haarfollikel entstandenes Epitheliom, WORINGER 1953; Talgdrüsenepitheliom, DUPONT 1938, HABER; weitere Fälle bei: JADASSOHN 1935, PRATES, OTA et al., DEGOS 1953, GADRAT, BAZEX und PARANT, OLIVER und STAFF, DEGOS und DUPERRAT, ANDRADE 1958b, DUPERRAT). DEGOS und DUPERRAT und WORINGER u. Mitarb. (1959b) haben Fälle mit Invasion in die Tiefe der Cutis beschrieben (Abb. 21). Von der Pluripotentialität der Epi- dermiszelle (s. S. 394) kann man sich vorstellen, daß sie sich auch im Innern der Epidermis auswirkt und so die verschiedenen in der Literatur beschriebenen Typen intraepidermaler Epitheliome hervorbringt (HABER, ESTEVES). Wir möchten hier lediglich auf das *Hydroacanthoma simplex* und auf das *Vestibulo- akanthom* (SMITH und COBURN 1956, 1957) hinweisen. Die Bezeichnung mancher seborrhoischer Warzen als intraepidermale Epitheliome ist möglicherweise auf ihr histologisches Aussehen zurückzuführen (CIVATTE 1953, 1957; VILANOVA, HABER). Manche intraepidermale Epitheliome sollen stärker pigmentiert sein und auch pigmentierte dendritische Zellen enthalten (VILANOVA, WORINGER u. Mitarb. 1959b, Abb. 22). Da bei den intraepidermalen Epitheliomen ein invasives Wachs- tum möglich ist, ist vorgeschlagen worden, sie als präcanceröse Wucherungen anzusehen (OTA et al., GRAHAM und HELWIG 1963) und sie mit dem Morbus Bowen auf die gleiche Stufe zu stellen (WORINGER 1959a).

5. Das maligne Melanom

In den Anfangsstadien des malignen Melanoms und in den infiltrierenden, tumoralen Randzonen finden sich ähnliche Bilder wie bei der präcancerösen Melanose (s. S. 388), jedoch mit stärkerem Polymorphismus und größerer Zellatypie. Es lassen sich zwei Zelltypen unterscheiden: ein polygonaler, epithelzellenähnlicher und ein spindelförmiger. Die Zellen sind rund, kugelförmig, groß, mit

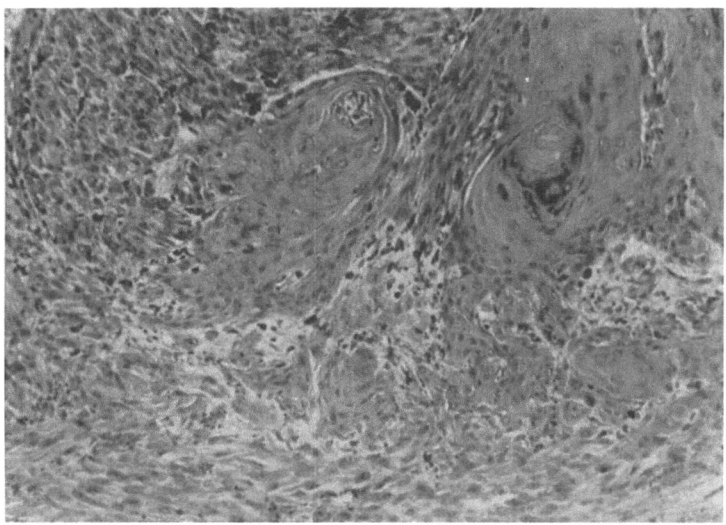

Abb. 23. Pseudoepitheliomatöse Wucherung der Epidermis über einem malignen Melanom. Dauer 6 Monate. Rechte Wange, weiblich 50 Jahre. Färbung Hämat.-Eos. 100mal. (Fall DEGOS, CARTEAUD und HEWITT, Kollektion von Prof. R. DEGOS, Hôpital Saint-Louis, Paris, Präparat Nr. 4143)

großem, leicht färbbarem Kern, oder auch elliptisch, flach oder unregelmäßig, spindelförmig oder eckig und können in unregelmäßig verzweigter Form auftreten (dendritische Zellen). Gelegentlich findet man sehr große Zellen mit sehr großem Kern und vielkernige Zellen, die Riesenzellen verschiedenster Form bilden. In manchen Fällen sind die Kerne der Zellen vacuolisiert und erhalten dadurch das Aussehen einer einfachen Blase (MASSON 1956, GANS und STEIGLEDER). Diese verschiedenen Zellformen treten in wechselnder Zahl in derselben Geschwulst auf und beeinflussen auch die verschiedenen Zellanordnungen, so daß man an verschiedenen Stellen eines einzigen histologischen Präparates glauben könnte, grundverschiedene Tumoren vor sich zu haben (MASSON 1933, WORINGER 1936, GANS und STEIGLEDER). Die Mitosezahlen schwanken stark. Der Pigmentgehalt ist unterschiedlich und kann fehlen (amelanotisches malignes Melanom) oder so hoch sein, daß er die Untersuchung der Zellen erschwert. Elektronenoptisch bestehen bestimmte Unterschiede zwischen dem melanotischen und dem amelanotischen Typus (ZELICKSON). Die Geschwulstzellen finden sich in allen Schichten der Epidermis, einschließlich des Stratum corneum. Dieses Phänomen („effete cancer cells?") stellt vielleicht die Übersteigerung eines physiologischen Faktors dar („effete melanocytes", MASSON 1951b). Im Gegensatz zu den normalen Melanocyten sind die Zellen in Gruppen angeordnet, pigmentiert und können stellenweise die Epidermis zerstören. Die Struktur

der metastatischen Hauttumoren des Melanoms zeigt keine wesentlichen Abweichungen von der primitiven Geschwulst. In manchen Fällen dringen diese
Metastasen in die Epidermis vor (Miescher 1955). Es sind Versuche unternommen
worden, die im Blut der Kranken mit malignen Melanomen zirkulierenden Tumorzellen zu identifizieren (Romsdahl u. Mitarb., Seal, Levin und Fortner).
(Hinsichtlich des malignen Melanoms auf einem blauen Naevus, des sog. Melano-
sarkoms s. Darier 1935, Woringer 1936, Montgomery und Kahler, Degos
1953, Gottron u. Nikolowski 1952.) Das maligne Melanom kann, wie auch
bestimmte Fälle von präcanceröser Melanose, gleichzeitig mit einer Hyperplasie
der Epidermis auftreten und sogar ein Stachelzellencarcinom nachahmen (s. S. 388)
(Abb. 23). (Verbindung zweier maligner Tumoren, wobei der bösartigere domi-
niert? Reaktion der Epidermis auf den *Gleichgewichtsverlust* in der normalen
Symbiose von Melanocyten und Epidermis?)

Von größtem Interesse sind die Arbeiten über die Pigmentierung (Lerner
und Fitzpatrick; Fitzpatrick, Becker, Lerner und Montgomery, Fitzpatrick u.a.; s. weiter Gordon 1953, 1959; Miner).

Die *Dopa-Reaktion* ist positiv. Sie zeigt Schwankungen der Intensität innerhalb derselben Geschwulst. Die *Tyrosinasereaktion* der Tumorzellen ist positiv,
im Gegensatz zu gutartigen, pigmentierten Naevuszellen (Fitzpatrick; Speece,
Chang und Russell, Chang, Speece und Russell); doch gibt es Ausnahmen
(Comstock, Wynne und Russell). Obwohl durch Autoradiographie in den
Melanocyten der normalen Kopfhaut und in blauen Naevi ein aktives Tyrosinase-
system nachgewiesen worden ist, haben quantitative radiochemische Untersuchungen an dünnen Geweben nur bei den Zellen des malignen Melanoms eine
deutlich beschleunigte Tyrosinaufnahme gezeigt. Andere anaplastische Neoplasien enthalten keine Tyrosinase und nehmen daher kein „*labeled*" *Tyrosin* auf
(Fitzpatrick und Kukita). Die *Silberimprägnierung* ist positiv. Reiner, Rutenburg und Seligman geben eine stärkere *saure Phosphatase-Aktivität* an als
bei den Naevi. Nach Chang, Speece und Russell ist das maligne Melanom
beim Menschen reich an saurer Phosphatase, aber arm an *Esterase* und *alkalischer
Phosphatase*; *Bernsteinsäuredehydrogenase* findet sich in verhältnismäßig geringem
Grade und lediglich im Cytoplasma. Im Cytoplasma der Geschwulstzellen finden
sich *Polysaccharide* (die offensichtlich Diastase-resistent sind). In lebensfähigen
Tumorzellen traten zeitweise kleine neutrale *Fettgranula* auf. Der *Nucleinsäure-
gehalt* ist im Vergleich zum Naevus erhöht (Chang, Speece und Russell;
Cawley, McManus und Wheeler). Die DNA-Erhöhung des Kernes ist eins der
Merkmale der Krebszelle, unterliegt aber je nach der Art des untersuchten Tumors
und innerhalb desselben Tumors großen Schwankungen und ist vom Kernvolumen
und der Anzahl der Chromosomen abhängig (Oberling und Bernhard).

Literatur

Achten G.: Histogenèse des épithéliomas. In: Epithéliomas et états pré-épithéliomateux
cutanés. Paris: Masson & Cie. 1961 (Communications Xe Congr. Derm. et Syph. de langue
française, Alger 1959). — Adam, W., W. Nikolowski u. R. Wiehl: Papillomatosis cutis
carcinoides Gottron. Arch. klin. exp. Derm. **203**, 357—367 (1956). — Albertini, A. v.: Zur
Histologie der Präcancerosen der Haut. Schweiz. med. Wschr. **1948**, 964—965. — Histologische Geschwulstdiagnostik. Stuttgart: Georg Thieme 1955. — Allen, A. C.: A reorienta-
tion on the histogenesis and chemical significance of cutaneous nevi and melanomas. Cancer
(Philadelphia) **2**, 28—56 (1949). — Allen, A. C., and S. Spitz: Histogenesis and clinico-pathologic correlation of nevi and malignant melanomas. Arch. Derm. Syph. (Chic.) **69**, 150—171
(1954). — Altmann, H. W.: Z. Krebsforsch. **58**, 632—645 (1952). Zit. nach Oberling u.
Bernhard. — Amersbach, J. C.: Metastatic basal cell epithelioma. Arch. Derm. Syph.
(Chic.) **56**, 172—178 (1947). — Anderson, N. P.: Bowen's precancerous dermatosis and multiple benign superficial epitheliomas. Arch. Derm. Syph. (Chic.) **26**, 1052—1064 (1932). —

ANDRADE, R.: Zum Verhalten der Schweißdrüsenausführungsgänge im Keratoacanthom (Molluscum pseudocarcinomatosum). Ein kasuistischer Beitrag. Z. Haut- u. Geschl.-Kr. 24, 80—83 (1958a). — Histologische und histochemische Untersuchungen über einen besonderen Fall von intraepidermalem Epitheliom. Derm. Wschr. 137, Nr. 5, 120—128 (1958b). — ARGUELLES CASALS, D.: El verrugoma hiperqueratósico crateriforme. Bol. Soc. cub. Derm. Sif. 11, Nr. 3—4, 140—142 (1954). — ARND, W.: Über die Pagetsche Erkrankung der Brustwarze. Virchows Arch. path. Anat. 261, 700—731 (1926). — ARZT, L., u. O. KREN: Die Paget disease mit besonderer Berücksichtigung ihrer Pathogenese. Arch. Derm. Syph. (Berl.) 148, 284—312 (1925). — ASBOE-HANSEN, G.: Int. Rev. Cytol. 3 (1954). — AXELRAD, A., and C. P. LEBLOND: Effect of iodide on the histological appearance of the thyroid tumors resulting from prolonged exposure to a low iodine diet. Proc. Amer. Ass. Cancer Res. 2 (1954). Zit. nach HAMPERL 1956. — AYERS, S.: Chronic actinic cheilitis. J. Amer. med. Ass. 81, 1183—1186 (1923). — AYRE, E.: The precancer cell: A new problem in cancer research. Ann. N.Y. Acad. Sci. 63, Art. 6, 1262 (1956).

BÄFVERSTEDT, B.: Lymphadenosis benigna cutis as a symptom of malignant tumors. Acta derm.-venereol. (Stockh.) 33, 171—180 (1953). — BAIRATI, A., e G. TONI: Ricerche sullo stroma di sostegno degli embrioni precoci. Biol. lat. (Milana) 2, 702—743 (1950). Zit. nach OZZELLO. — BAPTISTA, A. POIARES: Epidermodysplasie verruciforme de Lewandowsky et Lutz. Paris Thesis 1957. — BARKER, L. P., and P. GROSS: Lichen sclerosus et atrophicus of the female genitalia. Arch. Derm. 85, 362—373 (1962). — BAUER, K. H.: Das Krebsproblem. Berlin-Göttingen-Heidelberg: Springer 1949. — BAUMANN, A., u. B. LENNOX: Das Molluscum sebaceum: ein wichtiges Pseudocarcinom der Haut. Schweiz. Z. Path. 17, 326—339 (1954). — BAZEX, A., A. DUPRÉ et B. CHRISTOL: Étude de la réaction métachromatique dans les épithéliomas baso-cellulaires. Communications Xᵉ Congr. Derm. et Syph. de langue française, Alger 1959; Epithéliomas et états preépithéliomateux cutanés p. 121—130. Paris: Masson & Cie. 1961. — BEARE, J. M.: Molluscum sebaceum. Brit. J. Surg. 41, 167—172 (1953). — BECK und KROMPECHER: Zit. nach GANS und STEIGLEDER. — BECK, S. C.: Epitheliome. In: Handbuch der Haut- und Geschlechtskrankheiten, Bd. VIII, Teil 2, S. 208—550 u. Bd. XII, Teil 3, S. 261. Berlin: Springer 1933. — BEJARANO, J.: Contribución al estudio de la queilitis glandular. Act. dermo-sifiliogr. (Madr.) 21, 245—249 (1929); 25, 339 (1933). — BELISARIO, J. C.: Cancer of the skin. London: Butterworth & Co. 1959. — BENNETT, W. A.: Pathologic study of Paget's disease of the nipple. Thesis, Graduate School, Univ. of Minnesota, 1943, 79 pp. — BERENBLUM, I.: Carcinogenesis and tumor pathogenesis. Advanc. Cancer Res. 2, 129—175 (1954). — Some recent advances in skin carcinogenesis. Ann. roy. Coll. Surg. Engl. 21, 339—357 (1957). — Zbl. Haut- u. Geschl.-Kr. 101, 210 (1958). — Some implications of the two-stage mechanism in the study of skin carcginoenesis. Ciba Symposium ,,Carcinogenesis and mechanism of action", 1958, S. 55—65. — BEUREY, J., P. JEANDIDIER, R. ROUSSELOT, J.-M. MOUGEOLLE, M. DUC et MLLE. WOLFOWICZ: Sur deux frères atteints d'épidermodysplasie verruciforme. Communications Xᵉ Congr. Derm. et Syph. de langue française, Alger 1959, S. 45—51. — Epithéliomas et états pré-épithéliomateux cutanés. Paris: Masson & Cie. 1961. — BIBERSTEIN, H.: Fibrome mit atypischer Epithelwucherung. Arch. Derm. Syph. (Berl.) 164, 69—81 (1931). — BINKLEY, G. W., and R. R. RAUSCHKOLB: Basal-cell epithelioma metastasizing to the lymph nodes. Arch. Derm. (Chic.) 86, No 3, 332—335 (1962). — BIRREN, J.: Handbook of aging and the individual. Chicago: University of Chicago Press 1959.— BLAU, S., and A. HYMAN: Erythroplasia of Queyrat. An evaluation of the nature of the condition, based on a critical review of the world literature and an analysis and tabulation of all the published American cases and the material collected from 1933 to 1954 of the New York University Skin and Cancer Unit. Acta derm.-venereol. (Stockh.) 35, 341—378 (1955). — BLOCH, B.: Zum Begriff und Wesen der Präcancerose. Derm. Wschr. 1930 II, 91, 1164—1171. — Cancer and precancerous affections from the dermatological viewpoint. Cancer Rev. 7, 65—98 (1932). — BLUM, H. F.: Carcinogenesis by ultraviolet light, p. 169—170. Princeton, N.J.: Princeton University Press 1959. — BLUMENTHAL, E. D., and E. L. HECHT: Cellular changes associated with inflammation. Ann. N.Y. Acad. Sci. 63, Art. 6, 1270 (1956). — BÖHMIG, R.: Das Krebsstroma und seine morphologischen Reaktionsformen. Beitr. path. Anat. 83, 333—382 (1930). — BÖTTGER, H., u. E. DITTMAN: Pruritus, Kraurosis vulvae und Vulvakarzinom. Geburtsh. u. Frauenheilk. 17, 1097—1109 (1957). — BORELLI, D.: Aspetti pseudoglandulari nell'epitelioma discheratosico ,,adenoacanthoma of sweat glands" di LEVER. Dermatologica (Basel) 97, 193—207 (1948). — BORST, M.: Die Lehre von den Geschwülsten, 1902. — Über die Möglichkeit einer ausgedehnten intraepidermalen Verbreitung der Hautkrebse. Verh. dtsch. path. Ges. 118 (1904). — BOWEN, J. T.: Precancerous dermatoses. A study of two cases of chronic atypical epithelial proliferation. J. cutan. Dis. 30, 241—255 (1912). — Precancerous dermatoses. A sixth case of a type recently described. J. cutan. Dis. 33, 787—802 (1915). — BOWMAN, H. E., and H. PINKUS: Keratoacanthoma (molluscum sebaceum). Arch. Path. 60, 19—25 (1955). — BRACHET, J.: Biochemical cytology. New York: Academic Press 1957. — BRAUN, W.: Beruflich bedingte, multiple Arsenkeratosen am Stamm bei

Winzern. Derm. Wschr. **1958**, 137, 468—473. — BRAUN-FALCO, O.: Studien an normaler und pathologisch veränderter Haut. Arch. Derm. Syph. (Berl.) **198**, 111—198 (1954). — Beitrag zum Verhalten der Grundsubstanz bei malignen epithelialen Hauttumoren. Derm. Wschr. **135**, Nr. 17, 417—427 (1957a). — Die Verteilung von Glykogen in malignen epithelialen Hauttumoren. Proc. 11th Intern. Congr. Dermat. Acta derm.-venereol. (Stockh.) **3**, 392—393 (1957b). — Diskussion: Histochemische Untersuchungen beim Molluscum Pseudocarcinomatosum. In: O. A. FOELSCHE. Arch. klin. exp. Derm. **211**, 210—213 (1960). — Zur Histotopographie der Cytochromoxydase in normaler und pathologisch veränderter Haut sowie in Hauttumoren. Arch. klin. exp. Derm. **214**, 176—224 (1961). — BRAUN-FALCO, O., u. B. RATHJENS: Histochemische Untersuchungen über Lokalisation und Größe der Bernsteinsäuredehydrogenase-Aktivität bei Morbus Paget, Basaliom und spinocellulärem Carcinom. Arch. Derm. Syph. (Berl.) **199**, 152—159 (1955). — BRETT, R., u. O. BRAUN-FALCO: Arch. Derm. Syph. (Berl.) **200**, 515—520 (1955). — BRETT, R., u. B. RATHJENS: Derm. Wschr. **1953**, 128, 1195. — BROCQ, L.: Traité élémentaire de dermatologie pratique, p. 882—884. Paris: Doin 1907. — BRODERS, A. C.: Squamous cell epithelioma of the skin. Ann. Surg. **73**, 141 (1921). — Practical points on the microscopic grading of carcinoma. N.Y. St. J. Med. **32**, 667 (1932). — Carcinoma in situ contrasted with benign penetrating epithelium. J. Amer. med. Ass. **99**, 1670—1674 (1932). — BRÜNAUER, S.R.: Über mikrochemisch-histologisch nachgewiesenes Arsen bei Hyperkeratosis arsenicalis. Arch. Derm. Syph. (Berl.) **129**, 186—198 (1920). — Kanzeröse und präkanzeröse Dermatosen. Wien. klin. Wschr. **1928**, Nr 34, 35 u. 36, 1—27. — BRYAN, R.: A reconsideration of the nature of the neoplastic reaction in the light of recent advances in cancer research. J. nat. Cancer Inst. **24**, 1, 221—251 (1960). — BUCHER, O.: Le problème de l'amitose. In: Cell growth and cell divison, p. 313—321. New York: Academic Press 1963. — BÜNGELER, W.: Die Definition des Geschwulstbegriffes und die Abgrenzung der Hyperplasien gegenüber den Geschwülsten. Verh. dtsch. Ges. Path. 35. Tagg, Hannover 1951, S. 10—28.—Geschwülste und regulierte abhängige Wachstumsstörungen (Hyperplasien) im Rahmen der Cellular- und Relationspathologie. Z. Krebsforsch. **58**, 72—102 (1951/53). — Der Begriff der Präcancerose. Strahlentherapie **96**, 296—305 (1955). — BULLOUGH, W. S.: The effects of experimentally induced rest and exercise on the epidermal mitotic activity of the adult male mouse. Proc. roy. Soc. B **135**, 233—242 (1948). — The relation between the epidermal mitotic activity and the blood-sugar level in the adult male mouse. J. exp. Biol. **26**, 83—99 (1949a). — The effect of a restricted diet on mitotic activity in the mouse. Brit. J. Cancer **3**, 275—282 (1949b). — The effects of high and low temperature on the epidermal mitotic activity of the adult male mouse. J. exp. Biol. **26**, 76—82 (1949c). — Hormones and mitotic activity. Vitam. and Horm. **13**, 261—292 (1955). — BULLOUGH, W. S., and F. J. EBLING: Cell replacement in the epidermis and sebaceous glands of the mouse. J. Anat. (Lond.) **86**, 29—34 (1952). — BULLOUGH, W. S., and M. JOHNSON: The energy relations of mitotic activity in adult mouse epidermis. Proc. roy. Soc. B. **138**, 562—575 (1951a). — Epidermal mitotic activity and oxygen tension. Nature (Lond.) **167**, 488 (1951b). — BULLOUGH, W. S., and E. B. LAURENCE: The mitotic activity of the follicle. In: MONTAGNA and ELLIS, Biology of hair growth, p. 171—187. New York: Acad. Press 1958. — BUTENANDT, A., u. H. DANNENBERG: Die Biochemie der Geschwülste. In: Handbuch der allgemeinen Pathologie, Bd. VI, Teil 3. Die Geschwülste, S. 107—108, 142—145, 153—157. Berlin-Göttingen-Heidelberg: Springer 1956.

CALNAN, C. D., and H. HABER: Molluscum sebaceum. J. Path. **69**, 61—66 (1955). — CARO, M. R., and J. B. HOWELL: Morphea like epithelioma. Arch. Derm. (Chic.) **63**, 53—73 (1951). — CARRUTHERS, C., and V. SUNTZEFF: The role of calcium on carcinogenesis. Science **99**, 245—247 (1944). — CASPERSSON, T., and L. SANTESSON: Studies on protein metabolism in the cells of epithelial tumors. Acta radiologica (Stockh.), Suppl. **46**, 1—105 (1942). — CAUDIÈRE, M.: Recherches sur l'évolution des cellules pigmentaires dans certains épithéliomas envahissant l'épiderme. Ann. Anat. path. **3**, 119—145 (1926). — CAWLEY, E. P., J. F. A. McMANUS and C. E. WHEELER: Observations of the desoxyribonucleic acid component of pigmented skin tumors. J. invest. Derm. **27**, Nr 1, 9—14 (1956). — CHANG, J. P., A. J. SPEECE and W. O. RUSSELL: Histochemical aspects of enzymes, lipids, polysaccharides, and nucleic acids in human melanomas. In: M. GORDON, Pigment cell biology. New York: Academic Press 1959. — CHARLES, A., and F. G. SMIDDY: The tonofibrils of the human epidermis. J. invest. Derm. 327—337 (1957). — CIVATTE, A.: Dermatoses précancéreuses. Nouv. prat. Derm. Bd. VI, S. 611—692. Paris: Masson & Cie. 1936. — Histo-pathologie générale. Nouv. prat. Derm. Bd. I, S. 217—363. Paris: Masson & Cie. 1936a. — Atlas d'histopathologie cutanée. Paris: Masson & Cie. 1957. — CIVATTE, A., G. R. MELKI et G. E. GOETSCHELL: Cas pour diagnostic (verrucome?). Bull. Soc. franç. Derm. Syph. **58**, 532 (1951). — CIVATTE, J.: La verrue séborrhéique. Étude histologique et critique de ses rapports avec les cancers cutanés. Thesis Paris 1953. — Les épithéliomas cutanés annexiels. Rapports, Xᵉ Congr. Derm. et Syph. de langue française, Alger 1959, p. 281—307. — Epithéliomas et états pré-épithéliomateux cutanés. Paris: Masson & Cie. 1961. — COMSTOCK,

E. G., E. S. Wynne and W. O. Russell: Dopa-oxidase activity in differential diagnosis of amelanotic melanoma tissue. Cancer Res. **19**, 880—883 (1959). — Connery, D. B.: Leuko-plakia of the urinary bladder and its association with carcinoma. J. Urol. (Baltimore) **69**, 121—127 (1953). — Cooke, B. E. D.: Leukoplakia buccalis and oral epithelial nevi. A clinical and histological study. Brit. J. Derm. **68**, 151 (1956). — Cooper, Z. K.: Mitotic rythm in human epidermis. J. invest. Derm. **2**, 289—300 (1939). — Aging of the skin. In: Cowdry, Problems of aging, third Edit. Baltimore: Williams & Wilkins Company 1952. — Cooper, Z. K., and H. Ch. Franklin: Mitotic rythm in the epidermis of the mouse. Anat. Rec. **78**, 1—8 (1940). — Cottini, G. B., and G. B. Mazzone: The effects of 3:4-benzpyrene on human skin. Amer. J. Cancer **37**, 186—195 (1939). — Covisa, J. S., J. Bejarano et J. Gay Prieto: La cheilite glandularis simple de la lèvre inférieure. VIII. Congr. Intern. Kopenhagen 1930, S. 819—826. — Cowdry, E. V.: Cancer cells. Philadelphia u. London: W. B. Saunders Company 1955. — Malignant properties of cancer cells. Ann. N.Y. Acad. Sci. **63** (6), 1046 (1956). — Influence of aging on the skin. NCI* Monogr. No 10, Conference on biology of cutaneous cancer, p. 335—348, 1963. — Cowdry, E. V., and W. Andrew: Some cyto-chemical and cytologic features of senile keratosis. J. Geront. **5**, 97—111 (1950). — Cowdry, E. V., Z. K. Cooper and W. Smith: Program of research in aging of the skin. J. Geront. **2**, 31—44 (1947). — Cowdry, E. V., and H. C. Thompson jr.: Localisation of maximum cell division in epidermis. Anat. Rec. **88**, 403—409 (1944). — Cramer, R., u. H. J. Cramer: Über die pseudoepitheliomatöse Epithelhyperplasie der Haut. Arch. klin. exp. Derm. **216**, 231—245 (1963). — Currie, A. R., and J. F. Smith: Multiple primary spontaneous healing squamous cell carcinomata of the skin. J. Path. Bact. **64**, 827—839 (1952). — Curth, H. O.: Dermatoses and malignant internal tumors. Arch. Derm. (Chic.) **71**, 95—107 (1955).

Dalton, A. J., and M. D. Felix: The electron microscopy of normal and malignant cells. Ann. N.Y. Acad. Sci. **63** (6), 1117 (1956). — Dammert, K.: Zur Histologie der chemischen Hautcarcinogenese im Lichte der Zweiphasenhypothese untersucht an Mäusen. Acta path. microbiol. scand., Suppl. **124** (1957). — Daniels jr., F.: Ultraviolet carcinogenesis in man. NCI Monograph No 10, Conference on biology of cutaneous cancer, p. 407—422, 1963. — Daniels, F., D. Brophy and W. C. Lobitz: Histochemical responses of human skin follo-wing ultraviolet irradiation. J. invest. Derm. **37**, 351—357 (1961). — Darier, J.: La dermatose précancéreuse de Bowen. Dyskératose lenticulaire et en disques. Ann. Derm. Syph. (Paris) **5**, 449—471 (1914). — Le cancer de la dermatose de Bowen. Ann. franç. Derm. Syph., Sér. VI **1**, 49—61 (1920a). — Le cancer des dyskératoses. Maladie de Paget et maladie de Bowen. Bull. Ass. Cancer No 6, 169 (1920b). — Atlas du cancer. Ass. franç. Cancer Fasc. 1 (1922). — Précis de dermatologie. Paris: Masson & Cie. 1923. — Zit. nach Miescher 1933. — Le mélanome malin mésenchymateux ou mélanosarcome. Bull. Ass. franç. Cancer **14**, 5 (1935). — Zit. nach A. Civatte 1936, S. 648. — Darier, J., A. Civatte et A. Tzanck: Précis de Dermatologie, 5. Aufl. Paris: Masson & Cie. 1947. — Darier, J., et M. Ferrand: L'épithéliome pavimenteux mixte et intermédiaire. Ann. franç. Derm. **3**, 385—406 (1922). — Deelman, H. T.: Das Präcarcinom. Z. Krebsforsch. **29**, 307—319 (1929). — Was soll man mit dem Begriff Präcarcinom anfangen? Z. Krebsforsch. **38**, 648—664 (1932/33). — Degos, R.: Dermatologie. Paris: Flammarion 1953. — Les cancers de la peau. Presse méd. **66**, 916—918 (1958). — Degos, R., H. Carteaud et J. Hewitt: Coexistence dans la même tumeur d'un naevocarcinome et d'une hyperplasie épithéliale (épithélioma spino-cellulaire associé ou hyperplasie pseudo-épithéliomateuse). Bull. Soc. franç. Derm. Syph. **62**, 7 (1955). — Degos, R., O. Delzant et A. Baptista: Bull. Soc. franç. Derm. Syph. **64**, 279 (1957). — Degos, R., O. Delzant et J. Hewitt: Epithéliomatose multiple (Bowen, baso- et spino-cellulaires) au cours d'un arsénicisme chronique médicamenteux. Bull. Soc. franç. Derm. Syph. **61**, 5, 510—511 (1954). — Degos, R., et B. Duperrat: Deux cas d'epithélioma intraépidermique. Bull. Soc. franç. Derm. Syph. **57**, 529 (1950). — Degos, R., et J. Hewitt: Tumeurs fibro-épithéliales de Pinkus et épithélioma baso-cellulaire. Ann. Derm. Syph. (Paris) **82**, 124—139 (1955). — Degos, R., P. Lefort et A. Baptista: Epidermodysplasie verruciforme (Lewandowsky-Lutz). Communication à la Soc. franç. Derm. 11. April 1957. Bull. Soc. franç. Derm. Syph. **64**, 278 (1957). — Delacrétaz, J.: Les états pré-épithéliomateux cutanés. Rapports Xe Congr. Derm. et Syph. de langue française. Alger 1959, S. 41—100. Epithéliomas et états pré-épithéliomateux cutanés. Paris: Masson & Cie. 1961. — Delacrétaz, J., A. S. Madjedi u. R. M. Loretan: Epithelioma spinocellulare segregans. Über die sogenannten „Adeno-Acanthome" der Schweißdrüsen (Lever). Hautarzt **8**, 512 (1957). — Delbanco, E.: Zur Bowenschen Krankheit. Derm. Z. **43**, 134—144 (1925). — Dietrich, A.: Krebs im Wandel wissenschaftlicher Begriffsbildung. Dtsch. med. Wschr. **1955**, 807—810. — Dockerty, M. B., and S. W. Harrington: Preclinical Paget's disease of the nipple. Surg. Gynec. Obstet. **93**, 317—320 (1951). — Domonkos, A. N.: Neutron activation analysis of arsenic in normal skin, keratoses and epitheliomas. Arch. Derm. **80**, 672—677

---

* NCI (American) National Cancer Institute.

(1959). — Drake, J. A., and A. Whithfeld: Paget's disease of the vulva. Brit. J. Derm. **41**, 177—187 (1929). — Dubreuilh, W.: Des hyperkératoses circonscrites. Ann. Derm. Syph. (Paris), Ser. III **7**, 1158—1204 (1896). — Zit. nach Freudenthal u. Spitzer. — Zit. nach Esteves. — Dubreuilh, W., et B. Auché: De l'ulcus rodens. Ann. Derm. Syph. (Paris) **2**, 705—780 (1901). — Duperrat, B.: Précis de Dermatologie. Paris: Masson & Cie. 1959. — Duperrat, B., et R. Andrade: Radiodermite et cancer. A propos de 52 observations de radiodermite dont 12 cancérisées. Presse méd. **66**, 4, 59—62 (1958). — Duperrat, B., et Vermenouze: Epithélioma spino-cellulaire et naevo-carcinome associés? Bull. Soc. franç. Derm. Syph. **62**, 8—9 (1955). — Dupont, A.: Kyste sébacé atypique. Bull. Soc. belge Derm. 177 (1930). — Epithéliomas sébacés multiples à point de départ épidermique. Bull. Soc. franç. Derm. Syph. Nr 5, 704—709 (1938). — Tumeurs sudoripares. Arch. belges Derm. **3**, 1—21 (1947). — Kystes sébacés végétants, kérato-acanthomes, verrucomes. Bull. Soc. franç. Derm. Syph. **59**, 340 (1952). — Le kérato-acanthome (kyste sébacé végétant; molluscum sebaceum). Ann. Derm. Syph. (Paris) **81**, 6, 621—633 (1954). — Epithélioma sudoripare à évolution malpighienne dyskératosique. Bull. Soc. franç. Derm. Syph. **62**, 194—196 (1955). — Le kératoacanthome et les états pseudo-carcinomateux voisins (Discussion). Volume des rapports et communications du IXᵉ Congr. de l'Ass. Derm. et Syph. de langue française, Lausanne 1956. — Epithéliomas intra-épidermiques. Arch. belges Derm. **11**, fasc. 3—4, 262—267. — Dupont, A., H. Brosens et R. Vandaele: Tumeurs fibroépithéliales de Pinkus. Arch. belges Derm. **13**, fasc. 3, 220—223. — Dupont, A., et J. Piérard: Étude histologique des épithéliomas cutanés baso-cellulaires et spino-cellulaires. Rapports Xᵉ Congr. Derm. et Syph. de langue française, Alger 1959, S. 223—280. Epithéliomas et états pré-épithéliomateux cutanés. Paris: Masson & Cie. 1961. — Duryee, W. R.: Precancer cells in amphibian adenocarcinoma. Ann. N.Y. Acad. Sci. **63**, 6, 1280 (1956).

Ebert, M. H.: Die histologischen Veränderungen nach einmaliger Salvarsanapplikation in der Haut. Arch. Derm. Syph. (Berl.) **158**, 365—377 (1929). — Eichenlaub, F. J., and R. A. Osburn: Studies in the histogenesis of the epidermis. Arch. Derm. **64**, 700—712 (1951). — Eller, J. J., and V. J. Ryan: Senile keratosis and seborrheic keratosis. Arch. Derm. Syph. (Chic.) **22**, 1043—1060 (1930). — Epstein, E.: Association of Bowen's disease with visceral cancer. Arch. Derm. **82**, 349—351 (1960). — Epstein, N. N., G. R. Biskind and R. S. Pollack: Multiple primary self-healing squamous cell „epitheliomas" of the skin. Generalized kerato-acanthoma. Arch. Derm. **75**, 210—223 (1957). — Ereaux, L. P., P. Schopflocher and C. J. Fournier: Keratoacanthoma. Arch. Derm. **73**—83 (1955). — Esteves, J.: Sur l'histopathologie des épithéliomas de la peau. Acta derm.-venereol. (Stockh.) **34**, Suppl. 31, (1954). — Ewing, J.: Neoplastic diseases, fourth Edit. Philadelphia: W. B. Saunders Company 1940.

Farber, E. M., E. A. Hines, H. Montgomery and W. M. Craig: The arterioles of the skin in essential hypertension. J. invest. Derm. **9**, 285—298 (1947). — Farris, G.: Sui caratteri istologici di una neoplasia vegetante spinulomatoide cistica, con probabile componente disontogenica. G. ital. Derm. **92**, 456—468 (1951). — Farris, G., e L. Anselmi: Cheratoacantoma giovanile. Ann. ital. Derm. Sif. **12**, 356—375 (1959). — Favre, M., A. Josserand et J. F. Martin: Tumeurs malignes cutanées. I. Tumeurs cutanées épithéliales. In: Nouvelle pratique dermatologique, vol. VI, p. 693—786. Paris 1936. — Ferguson Smith, J.: A case of multiple primary squamous-celled carcinomata of the skin in a young man, with spontaneous healing. Brit. J. Derm. **46**, 267 (1934). — Fergusson, A. G., W. A. Dewar and H. Smith: Arsenic values in various skin diseases. Arch. Derm. **81**, 931—935 (1960). — Fernet, P.: Affections des lèvres. Cheilitis glandularis apostematosa. In: Nouvelle pratique dermatologique, vol. 8, p. 117—118. Paris 1936. — Ferreira-Marques, J.: Beitrag zur Kenntnis der baso- und spinozellulären Formen des Morbus Bowen. Arch. Derm. Syph. (Berl.) **176**, 441—447 (1938). — Ferreira-Marques, J., y Zubiri Vidal: Contribución al estudio de la epidermodisplasia verruciforme de Lewandowsky y Lutz. Act. dermo-sifiliogr. (Madr.) **39**, 399—427 (1948). — Fischer, H., u. W. Nikolowski: Kollagenes und reticulo-histiocytäres Gewebe bei Kraurosis penis. Arch. klin. exp. Derm. **205**, 605—616 (1958). — Fisher, E. R., and F. Beyer jr.: Differentiation of neoplastic lesions characterized by large vacuolated intraepidermal (Pagetoid) cells. Arch. Path. **67**, 140—145 (1959). — Fishman, W. H.: Enzymes and cancer. In: Homburger-Fishman, Physiopathology of cancer, S. 733—760. New York: Hoeber-Harper 1959. — Fitzgerald, P. J.: Applications of soft X-ray methods to a study of normal and neoplastic cells. Ann. N.Y. Acad. Sci. **63** (6), 1141 (1956). — Fitzpatrick, T. B.: Human melanogenesis. Arch. Derm. **65**, 379—391 (1952). — Fitzpatrick, T. B., S. W. Becker jr., A. B. Lerner and H. Montgomery: Tyrosinase in human skin. Demonstration of its presence, and of its role in human melanin formation. Science **112**, 223—225 (1950). — Fitzpatrick, T. B., and A. Kukita: Tyrosinase activity in vertebrate melanocytes. In: M. Gordon, Pigment cell biology. New York: Academic Press 1959. — Flarer, F., et F. Galla: La maladie de Bowen. Rapports Xᵉ Congr. Derm. et Syph. de langue française, Alger 1959, S. 101—120. Epithéliomas et états pré-épithéliomateux cutanés. Paris: Masson & Cie. 1961. — FLEGEL, H.: Molluscum pseudocarcinomatosum und Karzinom. Derm. Wschr. **1957**, 135, 153—156. — FOELSCHE, O. A.: Histochemische Untersuchungen beim Molluscum pseudocarcinomatosum. Arch. klin. exp. Derm. **211**, 210—213 (1960). — FOOTE jr., F. W., and F. W. STEWART: A histologic classification of carcinoma of the breast. Surgery **19**, 74—99 (1946). — FORAKER, A. G.: Histochemical studies in squamous carcinoma. Cancer (Philadelphia) **9**, 367—373 (1956). — FOX, H.: Leukoplakia buccalis. Observations based on a study of 40 cases. J. Amer. med. Ass. **85**, 1523—1526 (1925). — FOX, T., u. C. FOX: Zit. nach ESTEVES. — FRANÇOIS, P., APERS, et A. DUPONT: A propos de la maladie de Paget du sein. Bull. Soc. belge Derm. Nr 1, 21 (1933). — FRASER, J. F.: Bowen's disease and Paget's disease of the nipple; their relation to dyskeratosis. Arch. Derm. Syph. (Chic.) **18**, 809—828 (1928). — FRESEN, O.: Über das Carcinom der Hautdrüsen am Beispiel eines Schweißdrüsenkrebses der Hohlhand. Hautarzt **11**, H. 1, 15—23 (1960). — FREUDENTHAL, W.: Verruca senilis und keratoma senile. Arch. Derm. Syph. (Berl.) **152**, 505—528 (1926). — Zit. nach ROOK u. WHIMSTER. — FREUDENTHAL, W., u. R. SPITZER: Verruca senilis. In: Handbuch der Haut- und Geschlechtskrankheiten (JADASSOHN), Bd. XII, Teil 3, S. 119 ff. Berlin: Springer 1933. — Epidermodysplasia verruciformis. In: Warzen und Kondylome, Handbuch der Haut- und Geschlechtskrankheiten, Bd. XII/3, S. 33—207. Berlin: Springer 1933. — FURTH, J.: Conditioned and autonomous neoplasms: A review. Cancer Res. **13**, 477—492 (1953).

GADRAT et BAZEX: A propos du kérato-acanthome. Bull. Soc. franç. Derm. Syph. **62**, 246—248 (1955). — GADRAT, BAZEX et PARANT: Bull. Soc franç. Derm. Syph. 369 (1952). — GANS, O.: In: Keratoma senile, O. GANS u. G. K. STEIGLEDER, Histologie der Hautkrankheiten, Bd. II, S. 403. Berlin-Göttingen-Heidelberg: Springer 1957. — GANS, O., u. G. K. STEIGLEDER: Histologie der Hautkrankheiten, 2. Aufl., Bd. I u. II. Berlin-Göttingen-Heidelberg: Springer 1955/57. — GARNIER, G.: Lésion balanopréputiale de diagnostic difficile. Bull. Soc. franç. Derm. Syph. **47**, 200—202 (1940). — Vulvite érythémateuse circonscrite bénigne à type érythroplasique. Bull. Soc. franç. Derm. Syph. **61**, 102—104 (1954). — GARNIER, G., et P. BOUIN: Bibl. anat. (Basel) **5**, 267 (1897). Zit. nach BRACHET 1957. — GATES, O., S. WARREN and W. N. WARVI: Tumors of sweat glands. Amer. J. Path. **19**, 591—631 (1943). — GAY PRIETO, J., u. M. A. CASCOS: Über die Pyodermitis chronica vegetans von Azúa. Dermatologica (Basel) **103**, 135—144 (1951). — GIERKE u. LOMBARDO: Zit. nach GANS u. STEIGLEDER. — GILLMAN, T., J. PENN, D. BRONKS and M. ROUX: Possible significance of the abnormal dermal collagen and of epidermal regeneration in the pathogenesis of skin cancers. Brit. J. Cancer **9**, 272—283 (1955). — GLÜCKSMANN, A.: Epithelial tissue of the skin during carcinogenesis. NCI Monogr. No 10, Conference on biology of cutaneous cancer, p. 509—529, 1963. — GOLDMAN, E.: Die Beziehungen des Gefäßsystems zu den malignen Neubildungen. Z. Krebsforsch. **5**, 39—48 (1907). — GORDON, M.: Pigment cell growth. New York: Academic Press 1953. — Pigment cell biology. New York: Academic Press 1959. — GOTTRON, H. A.: Papillomatosis cutis beider Unterschenkel. Derm. Z. **63**, 409—410 (1932). — Praecancerosen und Pseudocancerosen der Haut. Strahlentherapie **96**, 306—309 (1955a). Siehe auch Dtsch. med. Wschr. **79**, 1250—1254, 1331—1334 (1954). — Zur Klinik, Pathogenese und Prognose des Hautcarcinoms. Medizinische **1955b**, 133—140. — Karzinomentwicklung in der Haut. Dtsch. med. Wschr. **1957**, 761—764, 777—778, 802—807, 815—816. — GOTTRON, H. A., u. W. NIKOLOWSKI: Melanosarkom der Haut. Arch. Derm. Syph. (Berl.) **194**, 519—526 (1952). — Karzinom der Haut. In: GOTTRON u. SCHOENFELD, Dermatologie und Venerologie, Bd. IV. Stuttgart: Georg Thieme 1960. — GOUGEROT, H.: Un nouveau cas de verrucome avec adénite d'origine indéterminée à structure épithéliomatiforme curable par le 914. Bull. Soc. franç. Derm. Syph. **36**, 255 (1929). — Cheilites solaires. Bull. Soc. franç. Derm. Syph. **43**, 1592—1596 (1936). — Zit. nach DEGOS 1953. — GOUGEROT, H., u. L. GOUGEROT: Dermatologie. Paris: Maloine 1950. — GRACIANSKY, P. DE, S. BOULLE et CH. GRUPPER: Balanoposthite circonscrite chronique à plasmocytes. Influence heureuse de la testosterone. Bull. Soc. franç. Derm. Syph. **61**, 519—520 (1954). — GRACIANSKY, P. DE, J. HEWITT, S. BOULLE, M. BOULLE et M. PINEAU: Epithéliomatose multiple baso-cellulaire de types divers (dont tumeurs fibro-épithéliales de Pinkus) survenue des années après exposition professionnelle aux rayons X. Bull. Soc. franç. Derm. Syph. **62**, 308—311 (1955). — GRAHAM, J. H., and E. B. HELWIG: Isolated dyskeratosis follicularis. Arch. Derm. **77**, 377—389 (1958). — Bowen's disease and its relationship to systemic cancer. Arch. Derm. **80**, 133—159 (1959). — Cutaneous precancerous conditions in man. NCI Monogr. No 10, Conference on biology of cutaneous cancer, p. 323—333, 1963. — GRAHAM, J. H., G. R. MAZZANTI and E. B. HELWIG: Chemistry of Bowen's disease: relationship to arsenic. J. invest. Derm. **37**, 317—332 (1961). — GREEN, TH. H.: Carcinoma of the vulva. Progr. Gynec. **3**, 3, 507—519 (1957). — GREENSTEIN, J. P.: Biochemistry of cancer, sec. Edit. New York: Academic Press 1954. — GREITHER, A.: Dermatologie der Mundhöhle und der Mundumgebung. Stuttgart: Georg Thieme 1955. — GRINSPAN, D.: Cáncer de labio. Rev. argent. Dermatosif. **2**, No 4, 1—8 (1958). — GRINSPAN, D., y J. ABULAFIA: Hiperplasias seudoepiteliomatosas idiopáticas cutáneas. Verrucoma (Gougerot);

molusco sebaceo (MacCormack y Scarff); carcinomas escamosos primitivos con curación espontánea (Ferguson Smith) y queratoacantomas (Rook y Whimster). Englisch: Cancer 8, 1047—1056 (1955). Spanisch: Arch. argent. Derm. 5, 27—51 (1955). — Lentigo maligno de Hutchinson. Arch. argent. Derm. 6, 351—387 (1956). — Afecciones precancerosas del labio. Arch. argent. Derm. 7, 67—75 (1957). — Verrucome de Gougerot et kératoacanthome. Hyperplasie pseudo-épithéliomateuse idiopathique cutanée. Communications Xᵉ Congr. Derm. Syph. de langue française, Alger 1959, S. 131—135. Epithéliomas et états pré-épithéliomateux cutanés. Paris: Masson & Cie. 1961. — Grinspan, D., J. Abulafia, L. O. Villapol, J. Díaz, M. Israelson, S. Belin et R. Bongiorno: Etats pré-épithéliomateux de la lèvre. Communications Xᵉ Congr. Derm. Syph. de langue française, Alger 1959, S. 59—62. Epithéliomas et états pré-épithéliomateux cutanés. Paris: Masson & Cie. 1961. — Grinvalsky, N. T., and E. B. Helwig: Carcinoma of the anorectal junction. I. Histological considerations. Cancer (Philad.) 9, 480—488 (1956). — Grodsky, L.: Bowen's disease of the anal region (squamous cell carcinoma in situ). Report of three cases. Amer. J. Surg. 88, 710—714 (1954). — Leukoplakia of the anus. Calif. Med. 84, 420—423 (1956). — Precancerous dermatoses and intraepidermal cancer of the anal region. Amer. J. Surg. 93, 89—94 (1957a). — Intraepidermal cancer of the anus; evolution to invasive growth. Calif. Med. 87, 412—415 (1957b). — Extramammary Paget's disease of the perianal region. Dis. Colon Rect. 3, 6, 502—510 (1960). — Groth, W.: Basaliome der Haut beim Hund und Kaninchen. Z. Krebsforsch. 60, 361—372 (1955). — Grütz, O.: Klinisch-histologische Beobachtungen zum Problem der Krebsentstehung (Beiträge zur Histologie der Bowenschen präkanzerösen Dermatose). Z. Krebsforsch. 21, 415—431 (1924a). — Zur Bowenschen präkanzerösen Dermatose. Derm. Wschr. 1924 (b), 79, 1227—1236. — Grzybowski, M.: L'évolution du cancer de la maladie de Bowen. Ann. Derm. Syph. (Paris) 4, 198—219 (1933). — Gumpel, F.: Xeroderma pigmentosum im Licht der Frommerschen Mesenchymtheorie. Dtsch. Gesundh.-Wes. 1956, 1496—1498. — Gutmann, C.: Über die Bowensche Dermatose. Derm. Wschr. 1925, 80, 641—645 (Literatur).

Haber, H.: Intraepidermal acanthoma. Dermatologica (Basel) 117, 304—316 (1958). — Haddow, W.: The chemical and genetic mechanisms of carcinogenesis. I. Nature and mode of action. In: Homburger-Fishman, Physiopathology of cancer, p. 565—601. New York: Hoeber-Harper 1959. — Haguenau, F.: Le cancer du sein chez la femme. Étude comparative au microscope électronique et au microscope optique. Bull. Ass. franç. Cancer 46, 177—211 (1959). — The possible role of electron microscopy in the study of the biological aspects of cancer chemotherapy. Symposium biological approaches to cancer chemotherapy, Louvain 1960, p. 295—315. London: Academic Press. — Haguenau, F., and K. H. Hollmann: The ergastoplasm in the mammary gland and its tumours: An electron microscope study with special reference to Caspersson's and Santesson's A and B cells. Biological Structure and Function, vol. 1, p. 169—194. London u. New York: Academic Press 1959. — Halter, K.: Über metatypische Epitheliome, ihre Metastasierungsneigung und die Metastasierungsfähigkeit des Basalioms. Arch. Derm. Syph. (Berl.) 185, 436 (1943). — Über ein wenig beobachtetes histologisches Kennzeichen des Keratoma senile. Hautarzt 3, 215—216 (1952). — Hamperl, H.: Über die Präkanzerose. Wien. klin. Wschr. 1941, 38, 780—784. — Die Morphologie der Tumoren. In: Handbuch der allgemeinen Pathologie, Bd. VI, Teil 3, S. 18—106. Berlin-Göttingen-Heidelberg: Springer 1956. — Hamperl, H., u. K. W. Kalkoff: Zur Kenntnis des molluscum pseudocarcinomatosum. Hautarzt 5, 440—447 (1954). — Hamperl, H., u. C. Kaufmann: Das sogenannte Oberflächencarcinom der Portio. Ein von der Deutschen Forschungsgemeinschaft einberufenes Symposium von Gynäkologen und Pathologen, Tübingen 1955. Z. Krebsforsch. 61, 255—258 (1956). — Hartwell, S. W.: The mechanism of healing in human wounds. American Lecture Ser. No 250. Springfield (Ill.): Ch. C. Thomas 1955. — Hartzell: Precancerous affections of the skin. J. cutan. Dis. 21, 393—400 (1903). — Haven, F. L., and W. R. Bloor: Lipids in cancer. Advanc. Cancer Res. 4, 237—314 (1956). — Helwig, E. B.: Seminar on the skin neoplasms and dermatoses (1954). Publ. Amer. Soc. of Clin. Path. 1955, 96 pp. — Malignant melanoma of the skin in man. NCI Monogr. No 10, Conference on biology of cutaneous cancer, p. 287—295, 1963. — Henry, J. L., J. Meyer, J. P. Weinmann and I. Schour: Pattern of mitotic activity in oral epithelium of rabbits. Arch. Path. 54, 281—297 (1952). — Hermann, H.: Klinische, histologische und biometrische Beobachtungen an multiplen Basaliomen. Z. Haut- u. Geschl.-Kr. 19, 198—203 (1955). — Das Verhalten des peripheren Nervensystems beim Hautkrebs des Menschen. Z. Haut- u. Geschl.-Kr. 21, 8—13 (1956). — Herrmann, F.: Erweiterung des Verfahrens der Schnittveraschung. Differenzierung der anorganischen Struktur gesunder und kranker Haut. Z. wiss. Mikr. 52, 257 (1936). — Herzberg, J. J.: Das Stroma als wichtiges gestaltendes Prinzip in der Klinik und Histologie der Basaliome. Z. Haut- u. Geschl.-Kr. 16, 340—342 (1954). — Über den Morbus Paget. Hautarzt 6, 67—71 (1955). — Hewitt, J., P. Kaufmann et P. Le Gland: Granulo-acanthomes multiples successifs. Bull. Soc. franç. Derm. Syph. 502—510 (1960). — Hill, W., and H. Montgomery: Regional changes and changes caused by age in the normal skin. A histologic study. J. invest. Derm. **3**, 231—245 (1940). — HOEPKE, H.: Die Haut. In: Handbuch der mikroskopischen Anatomie des Menschen, Bd. III, Teil 1. Berlin: Springer 1927. Zit. nach HORSTMANN. — HOOKEY, J. A.: Keratoma senile and verruca senilis. Arch. Derm. Syph. (Chic.) **23**, 946—959 (1931). — HORNSTEIN, O.: Vulvitis chronica plasmacellularis. Hautarzt **11**, Heft 4, 165—171 (1960). — HORSTMANN, E.: Die Haut. In: Handbuch der mikroskopischen Anatomie des Menschen, Bd. III, Teil 3. Berlin-Göttingen-Heidelberg: Springer 1957. — HOWASTON, A. F., and A. W. HAM: Electron microscope study of sections of two rat liver tumors. Cancer Res. **15**, 62—69 (1955). Zit. nach OBERLING u. BERNHARD. — HOWELL, J. B., and M. R. CARO: Morphea-like epithelioma. Further observations. Arch. Derm. **75**, 517—524 (1957). — HUDELO, L., et CAILLAU: La maladie de Bowen des muqueuses envisagée comme cancer d'emblée. Ann. Derm. Syph. (Paris) **4**, 813—833 (1933). — HÜBSCHMANN, K., et R. SCHWANK: Epithéliomas et états pré-épithéliomateux cutanés après l'arsénothérapie, surtout chez les psoriasiques. Communications, Xe Congr. Derm. Syph. de langue française, Alger 1959, S. 63—65. Epithéliomas et états pré-épithéliomateux cutanés. Paris: Masson & Cie. 1961. — HUECK, W.: Zur Morphologie der epithelialen Tumoren, insbesondere der Basaliome. Virchows Arch. path. Anat. **314**, 137—161 (1947). — HUEPER, W. C.: Neuere Erfahrungen auf dem Gebiete des Berufskrebses und des umweltbedingten Krebses. Münch. med. Wschr. **100**, Nr 31, 1167—1173; Nr 32, 1195—1197; Nr 33, 1216—1219. — Recent developments in environmental cancer. Arch. Path. **58**, 360, 475, 645 (1954). — Occupational cancer with special reference to occupational cancer hazards to laboratory personnel. Amer. J. med. Technol. 157—164 (1961a). — Environmental carcinogenesis and cancers. Cancer Res. **21**, 7, 842—857 (1961b). — Carcinogenic studies in water-insoluble polymers. Path. et Microbiol. (Basel) **24**, 77—106 (1961c). — HUEPER, W. C., and W. W. PAYNE: Carcinogenic studies in petroleum asphalt, cooling oil, and coal tar. Arch. Path. **70**, 372—384 (1960a). — Carcinogenic studies in soot of coffee-roasting plants. Arch. Path. **69**, 716—727 (1960b). — HURIEZ, C., M. BENOIT, P. AGACHE et M. THOREUX: La maladie de Paget et ses localisations extra-mammaires. Rapports Xe Congr. Derm. Syph. de langue française, Alger 1959, S. 121 bis 178. Epithéliomas et états pré-épithéliomateux cutanés. Paris: Masson & Cie. 1961. — HURIEZ, C., F. DESMONS et M. BENOIT: Les faux cancers cutanés. A propos de 42 cas de kérato-acanthomes. Rév. Prat. (Paris) **7**, 9, 969—984 (1957). — HYMAN, A. B., and S. J. CLAYMAN: Hair-follicle nevus. Report of a case and review of the literature concerning this lesion and some related conditions. Arch. Derm. **75**, 678—684 (1957). — HYMAN, A. B., and H. C. FALK: White lesions of the vulva. Obstet. and Gynec. **12**, 407—413 (1958). — HYMAN, A. B., and P. MICHAELIDES: Basal cell epithelioma of the sole. Arch. Derm. (Chic.) **87**, No 4, 481—485 (1963).

INGLIS, K.: The essential difference between the epidermal changes in Paget's disease of the nipple and those in Bowen's „precancerous dermatosis". J. Path. Bact. **64**, 637—643 (1952).

JADASSOHN, J.: Hautkrankheiten. In: J. SCHWALBE, Lehrbuch der Greisenkrankheiten. EPSTEIN-SCHWALBEs Handbuch, S. 755—836. 1909. — Brun's Beitr. klin. Chir. **136**, 345 (1926). — JADASSOHN, W.: Intraepidermales Spinalzellenepitheliom. Arch. Derm. Syph. (Berl.) **171**, 412—418 (1935). — JAEGER, H.: Sur une forme nouvelle de kératose folliculaire comédonienne et kystique métaplasique. Ärztl. Mh. berufl. Fortb. **3**, 2, 8, 863—876 (1947). — Zit. nach DELACRÉTAZ 1959. — JAEGER, H., et H. CHAPUIS: Morbus Bowen à tumeurs multiples et épithélioma spinocellulaire de l'aérophage. Dermatologica (Basel) **112**, 522 (1956). — JAEGER, H., et J. DELACRÉTAZ: Tumeurs fibro-épithéliales prémalignes de Pinkus. Relation de nouveaux cas. Dermatologica (Basel) **112**, 364—370 (1956). — JESSNER, M.: Die Bowensche Krankheit. Arch. Derm. Syph. (Berl.) **134**, 361—369 (1921). — Präcanceröse Dermatosen. Antrittsvorlesung Breslau 1922. — JOHNSON, D. E.: Basal cell epithelioma of the palm. Arch. Derm. **82**, 253—256 (1960). — JOHNSON, W. C., and E. B. HELWIG: Histochemistry of primary and metastatic mucus-secreting tumors. Ann. N.Y. Acad. Sci. **106**, No 2, 794—803 (1963). — JORDAN, A., u. A. TARABUCHIN: Über Cheilitis exfoliativa und glandularis. Derm. Z. **70**, 249—259 (1935). — JUON, M.: Über die „metatypischen" Formen der Hautepitheliome. Arch. Derm. Syph. (Berl.) **157**, 81—96 (1929a). — Über ein primäres metatypisches Epitheliom der Wange mit bläschenförmigen Bildungen. Arch. Derm. Syph. (Berl.) **157**, 97—104 (1929b). — Des métastases viscérales des épithéliomas cutanés métatypiques. Acta derm. venereol. (Stockh.) **14**, 287—298 (1933).

KATZBERG, A. A.: The influence of age on the rate of desquamation of the human epidermis. Anat. Rec. **112**, 418 (1952). — The area of dermo-epidermal junction in human skin. Anat. Rec. **131**, 4, 717—725 (1958). — KATZENELLENBOGEN, J.: Cheilitis exfoliativa actinica. Acta derm.-venereol. (Stockh.) **18**, 319—330 (1939). — KLAUDER, J. V., and H. BEERMAN: Melanotic freckle (Hutchinson), mélanose circonscrite précancéreuse (Dubreuilh). Arch. Derm. Syph. (Chic.) **71**, 2 (1955). — KLIGMAN, A. M., and H. PINKUS: The histogenesis of nevoid tumors of the skin. The folliculoma and a hair follicle tumor. Arch. Derm. **81**, 6, 922 (1960). — KNOTH, W., u. G. EHLERS: Über das Epithelioma adenoides cysticum als Phakomatose

Brooke-Spiegler — zugleich ein Beitrag zu den anlagebedingten und erworbenen Basaliomen. Hautarzt 11, 12, 535—545 (1960). — Körbler, J., u. P. Frank: Der Spinnerinnenkrebs. Oncologia (Basel) 8, 333—348 (1955). — Kopf, A. W.: The distribution of alkaline phosphatase in normal and pathologic human skin. Arch. Derm. 75, 1—37 (1957). — Kreibich, C.: Zit. nach Miescher 1933. — Kreyberg, L.: Über präcanceröse Gefäßveränderungen. Virchows Arch. path. Anat. 273, 367—440 (1929). — Krompecher, E.: Der Basalzellenkrebs. Jena 1903. — Kropp, P. J.: Examination of the epidermis by the strip method. J. invest. Derm. 29, No 3, 217—222 (1957). — Kuske, H.: Über die verschiedenen Formen von Cheilitis glandularis und ihre Begleiterscheinungen. Dermatologica (Basel) 82, 220—248 (1940). — Kyrle, J.: Vorlesungen über Histobiologie der menschlichen Haut und ihrer Erkrankungen, Bd. I. Berlin: Springer 1925.

Lacassagne, A.: Répartition des différentes variétés histologiques d'épithéliomas de la peau. Ann. Derm. Syph. (Paris) Ser. VII 4, 497—514, 613—640, 722—754 (1933). — Les cancers produits par les rayonnements électromagnétiques. Paris: Hermann & Cie. 1945a, — Les cancers produits par les rayonnements corpusculaires, mécanisme présumable de la cancérisation par les rayons. Paris: Hermann & Cie. 1945b. — Landes, E.: Epidermodysplasia verruciformis Lewandowsky-Lutz und Vitamin A. Derm. Wschr. 126, 1130—1137 (1952). — Landes, E., u. K. J. Mense: Balanitis xerotica obliterans (post operationem) Stühmer. Hautarzt 7, 193—194 (1956). — Lapière, S.: Contribution à l'étude clinique et histologique de l'épithélioma morphéiforme. Ann. Derm. Syph. (Paris) 81, 365—398 (1954). — Über Kerato-Acanthome. Hautarzt 6, 38—43 (1955). — Laquerrière, R., R. Laumonier et W. M. Stewart: Essai d'étude histophotométrique des tumeurs cutanées. Communications Xe Congr. Derm. Syph. de langue française, Alger 1959, S. 111—122. Epithéliomas et états pré-épithéliomateux cutanés. Paris: Masson & Cie. 1961. — Le Breton, E., and Y. Moulé: Biochemistry and physiology of the cancer cell. In: Brachet-Mirsky, The cell, vol. V, p. 497—544. New York u. London: Academic Press 1961. — Le Coulant, Texier et Chéroux: Kérato-acanthome. Evolution clinique maligne confirmée par l'histologie. Bull. Soc. franç. Derm. Syph. 63, 204 (1956). — Lengyel, J., u. I. Szemesi: Hyaluronsäure-Untersuchungen im Stroma des Plattenepithelkrebses am Gebärmutterhals. Gynaecologia (Basel) 140, 116 (1955). — Lengyel, J., u. B. Vértes: Hyaluronsäure-Untersuchungen an lokalen Myxödemen und im Stroma der Hautkrebse. Dermatologica (Basel) 113, 219—225 (1956). — Lennox, B.: Pigment patterns in epithelial tumors of the skin. J. Path. 61, 587—598 (1949). — Lerner, A. B., and T. B. Fitzpatrick: Biochemistry of melanin formation. Physiol. Rev. 30, 91—126 (1950). — Letterer, E.: Allgemeine Pathologie. Stuttgart: Georg Thieme 1959. — Leuchtenberger, C., and H. Z. Lund: A cytochemical study of DNA in senile keratosis. Cancer Res. 12, 278 (1952). — Lever, W. F.: Adenoacanthoma of sweat glands. Arch. Derm. 56, 157—171 (1947). — Pathogenesis of benign tumors of cutaneous appendages and of basal cell epithelioma. I. Benign tumors of the cutaneous appendages. Arch. Derm. 57, 679—708 (1948). — II. Basal cell epithelioma. Arch. Derm. 57, 709—734 (1948). — Histopathology of the skin, third Edit. Philadelphia u. Montreal 1961. — Lewis, W. H.: The vascular patterns of tumors. Bull. Johns Hopk. Hosp. 41, 156—162 (1927). — Lindström, B., and G. Moberger: Studies on the quantitative distribution of the dry weight in squamous epithelium during carcinogenesis. Exp. Cell Res. 6, 540 (1954). — The distribution of the dry weight in squamous epithelium during carcinogenesis studied by means of quantitative roentgen absorption spectrophotometry. Exp. Cell Res. 9, 68—87 (1955). — Linell, F., u. B. Månsson: Molluscum pseudocarcinomatosum. Acta radiol. (Stockh.) 48, 123—140 (1957). — Linser, K.: Zur Mesenchym-Theorie der Hautkarzinome (eine tierexperimentelle Studie). Derm. Wschr. 139, 6, 135—149 (1959). — Lobitz, W. C., and R. L. Dobson: Responses of the secretory coil of, the human eccrine sweat gland to controlled injury. J. invest. Derm. 28, 105—120 (1957). — Lobitz, W. C., J. B. Holyoke and D. Brophy: Response of the human eccrine sweat duct to dermal injury. J. invest. Derm. 26, 247—262 (1956). — Lobitz, W. C., J. B. Holyoke and W. Montagna: Responses of human eccrine sweat duct to controlled injury; growth eccrine sweat duct "epidermal eccrine sweat duct unit." J. invest. Derm. 23, 329—344 (1954). — Loewenfeld, W.: Über ekzemähnliche Formen des flachen Hautkrebses. Derm. Z. 44, 243—249 (1925). — Loewenthal, L. J. A.: Pseudoepithelioma of Azúa. Resemblance to post-traumatic kerato-acanthoma. Acta derm.-venereol. (Stockh.) 38, 78—82 (1958). — Long, M. E.: Histochemistry of endometrial carcinoma. Acta cytol. (Philad.) 2, 494—504 (1958). — Long, M. E., and F. Doko: Cytochemical studies on nonmalignant and malignant human endometria. Ann. N.Y. Acad. Sci 75, 504—523 (1959). — Long, M. E., and H. C. Taylor jr.: Nucleolar variability in human neoplastic cells. Ann. N.Y. Acad. Sci. 63, 1095—1106 (1956). — Nucleoli and nucleolar ribonucleic acid in nonmalignant and malignant human endometria. Amer. J. Obstet. Gynec. 75, 1002—1014 (1958). — Loos, H. O.: Die Carcinome der Anhangsgebilde der Haut. Arch. Derm. Syph. (Berl.) 174, 465—510 (1936). — Lubarsch, O.: Virchows Arch. path. Anat. 183 (1906). Zit. nach M. Sasakawa. Arch. Derm. Syph. (Berl.) 134, 419 (1921) u. Gans u. Steigleder. —

LUCASIEVICZ: 1895. Zit. nach MIESCHER 1960. — LUND, H. Z.: Tumors of the skin. Atlas of tumor pathology, Sect. 1, Fasc. 2. U.S. Armed Forces Institute of Pathology 1957.
MACCARDLE, R. C.: Characteristics of mitosis in tumor cells. Ann. N.Y. Acad. Sci. 63, 1079—1082 (1956). — MACCORMACK, H., and R. W. SCARFF: Molluscum sebaceum. Brit. J. Derm. 48, 624—626 (1936). — MACDONALD, E. J.: The epidemiology of skin cancer. Symposium on the psoralens and radiant energy. J. invest. Derm., Suppl. 32, 379—382 (1959). — MACKEE, G. M., and C. A. CIPOLLARO: Cutaneous cancer and precancer. Monograph. Amer. J. Cancer (1937). — MACKIE, B. S., and V. J. MCGOVERN: The mechanism of solar carcinogenesis. Arch. Derm. 78, 218—244 (1958). — MADSEN, A.: De l'épithélioma baso-cellulaire superficiel. Acta derm.-venereol. (Stockh.) 22, Suppl. 7, 1—161 (1941). — The histogenesis of superficial basal cell epithelioma. Unicentric or multicentric origin. Arch. Derm. 72, 29—30 (1955). — The theory of the multicentric origin of the basal cell epithelioma lacks evidence. Acta derm.-venereol. (Stockh.) 36, 102—111 (1956). — MANGANOTTI, G.: Cheilite abrasiva precancerosa. Arch. ital. Derm. 10, 25—67 (1934). — MARCHIONINI, A., u. S. TOR: Zur Klimatophysiologie und Pathologie der Haut. I. Mitt. Die Sommercheilitis in Zentralanatolien. Arch. Derm. Syph. (Berl.) 179, 421—462 (1939). — MASSIA, G., et J. ROUSSET: Considérations sur les dyskératoses dites précancéreuses. J. Méd. Lyon 12, 323—326 (1931). — MASSON, P.: La pigmentation des cancers mammaires envahissant l'épiderme. Ann. Anat. path. 2, 323—334 (1925). — La structure endocrinienne de certains mélanomes. Bull. Acad. Méd. (Paris) 109, 1 (1933). — Le cancer expérimental. Rev. méd. Univ. Montreal 3, 1 (1951a). — My conception of cellular nevi. Cancer (Philad.) 4, 1 (1951b). — Tumeurs humaines, 2. Aufl. Paris: Maloine 1956. — MCADAMS jr., A. J., and R. A. KISTNER: The relationship of chronic vulvar disease, leukoplakia, and carcinoma in situ to carcinoma of the vulva. Cancer (Philad.) 11, 740—757 (1958). — MCNULTY, J. R., and S. C. SOMMERS: Keratoacanthoma as a surgical pathology entity. Surg. Gynec. Obstet. 104, 663—668 (1957). — MEIREN, L. VAN DER, et G. ACHTEN: Kératoses séniles et épithéliomas in situ. Arch. belges Derm. 11, 95—109 (1955). — Essai de synthèse histologique des états pré-épithéliomateux cutanés. Communications Xᵉ Congr. Derm. Syph. de langue française, Alger 1959, S. 72—76. Epithéliomas et états pré-épithéliomateux cutanés. Paris: Masson & Cie. 1961. — MELCZER, N.: Präcancerosen und primäre Krebse der Haut. Budapest: Ungarische Akademie der Wissenschaften 1961. — MELCZER, N., u. GY. KISS: Zit. nach MELCZER. — MELLORS, R. C.: Quantitative cytology and cytopathology: Nucleic acids and proteins in the mitotic cycle of normal and neoplastic cells. Ann. N.Y. Acad. Sci. 63, 1177ff. (1956). — Cancer. In: Analytical pathology, p. 1—126. New York: MacGraw-Hill Book Co. 1957. — MICHALOWSKI, R.: La cheilite glandulaire et le cancer de la lèvre inférieure. Dermatologica (Basel) 96, 15—24 (1948). — La cheilite actinique et hétérotopie labiale des glandules salivaires. Un syndrome inédit. Dermatologica (Basel) 114, 373—381 (1957). — MICHELS, N. A.: The mast cells. Ann. N.Y. Acad. Sci. 103, No 1, 491ff. (1963). — MIESCHER, G.: Die Entstehung der bösartigen Melanome der Haut. Virchows Arch. path. Anat. 264, 86—142 (1927). — Präcanceröse Vorstadien der Melanose. Präcanceröse Melanose. In: Handbuch der Haut- und Geschlechtskrankheiten (J. JADASSOHN), Bd. XII, Teil 3, S. 1085. Berlin: Springer 1933. — Über Porokeratosis Mibelli. Arch. Derm. Syph. (Berl.) 181, 532—548 (1940). — Die Präkanzerose der Haut und der angrenzenden Schleimhäute. Schweiz. med. Wschr. 1943, Nr 36, 1072ff. — Zur Histologie und Histogenese der Basalzellkarzinome. Schweiz. med. Wschr. 1949, 551—553. — Zur Frage der Papillomatosis cutis carcinoides. Dermatologica (Basel) 101, 217—224 (1950). — Über melanotische Präcancerose. Oncologia (Basel) 7, 92—94 (1954). — Über metastatische Invasion der Epidermis durch Tumorzellen (Melanom, Mamma-Carcinom). Oncologia (Basel) 8, 203—207 (1955). — Morbus Paget der Genitalregion mit Beteiligung von Haut und Schweißdrüsen mit Pigmentierungen vom Aussehen der melanotischen Präkanzerose. Dermatologica (Basel) 114, 193—198 (1957). — Biologie und Pathologie des sichtbaren Lichtes, des Ultravioletts und des Infrarots. In: Handbuch der allgemeinen Pathologie, Bd. X, Teil 1, S. 298—330. Berlin-Göttingen-Heidelberg: Springer 1960. — MIESCHER, G., E. FISCHER u. J. PLUSS: Melanotische Präcancerose und Melanom der Mundschleimhaut. Dermatologica (Basel) 108, 401 (1954). — MINER, R. W.: The biology of melanomas. Special publication of the N.Y. Acad. Sci. New York 1948. — MISHIMA, Y., and H. PINKUS: Benign mixed tumor of melanocytes and malpighian cells. Arch. Derm. 81, 539—550 (1960). — MITZE, A.: Zur Klinik und Histologie der sogenannten selbstheilenden Plattenepithelkarzinome der Haut. Derm. Wschr. 132, 1310—1314 (1955). — MOBERGER, G., and A. ENGSTRÖM: Histioradiographic studies on normal, hyperplastic and cancerous epidermis. J. invest. Derm. 22, 477—491 (1954). — MOHS, F. E.: Lack of extractable carcinogenesis in the skin of patients with multiple precancerous keratoses of actinic origin. Cancer Res. 8, 371—375 (1948). — MONCORPS, C.: Keratoma senile. In: Handbuch der Haut- und Geschlechtskrankheiten, Bd. VIII, Teil 2, S. 425—436. Berlin: Springer 1931a. — Cornu cutaneum. In: Handbuch der Haut- und Geschlechtskrankheiten, Bd. VIII, Teil 2, S. 436—457. Berlin: Springer 1931b. — MONOD, J.: Summary. In: Symposium on basic problems in neoplastic disease, p. 237. New York- London: Columbia

University Press 1962. — Montagna, W.: The structure and function of skin. Kap. 8, S. 327—337. New York: Academic Press 1956. — Montgomery, H.: Basal squamous cell epithelioma. Arch. Derm. 18, 50—73 (1928). — Arsenic as an etiologic agent in certain types of epithelioma: differential diagnosis from and further studies re. superficial epitheliomatosis and Bowen's disease. Arch. Derm. Syph. (Chic.) 32, 218—233 (1935). — Precancerous dermatoses and epithelioma in situ. Arch. Derm. Syph. (Chic.) 39, 387—408 (1939). — Pathologic histology of radiodermatitis. In: Mackee and Cipollaro, X-ray and radium in the treatment of diseases of the skin, p. 263—295. New York: Lea and Febiger 1946. — Montgomery, H., u. J. Doerffel: Verruca senilis und Keratoma senile. Arch. Derm. Syph. (Berl.) 166, 286—296 (1932). — Montgomery, H., and W. R. Hill: Lichen sclerosus et atrophicus. Arch. Derm. Syph. (Chic.) 42, 755—779 (1940). — Montgomery, H., and J. E. Kahler: The blue nevus (Jadassohn-Tieche) its distinction from ordinary moles and malignant melanomas. Amer. J. Cancer 36, 527—539 (1939). — Montgomery, H., and M. Waisman: Epithelioma attributable to arsenic. J. invest. Derm. 4, 363—383 (1941). — Moragas, J. M. de, H. Montgomery and J. R. McDonald: Keratoacanthoma versus squamous cell carcinoma. Arch. Derm. 77, 390—395 (1958). — Murtula, G.: Ulteriori osservazioni sulla cariologia delle neoplasie epiteliali: Nuclei A e B di significato epiteliomatoso ed atteggiamenti strutturali A e B (Murtula) di significato normale o paranormale. Minerva derm. 30 (1955). — Musgrave, R. H., and M. Dupertuis: Basal cell epithelioma of the sole of the foot. Plast. reconstr. Surg. 17, 326—333 (1956).

Negri, P.: Plasmocitoma erosivo del glande simulante una eritroplasia di Queyrat. Dermosifilografo 7, 155—165 (1932). — Neubauer, O.: Arsenical cancer: A review. Brit. J. Cancer 1, 192—251 (1947). Zit. nach Graham u. Helwig 1959. — Nikolowski, W.: Dyskeratosis follicularis isolata. Arch. klin. exp. Derm. 208, 174—180 (1959). — Nikolowski, W., u. R. Wiehl: Pareiitis und Balanitis plasmacellularis. Arch. klin. exp. Derm. 202, 347—357 (1956). — Nödl, F.: Die Bedeutung des Mesenchyms für die Wuchsform und die Strahlenempfindlichkeit des Basalioms. II. Zur Histo-Morphologie der strahlenempfindlichen Basaliome. Strahlentherapie 88, 217—227 (1952). — Das echte Randrezidiv und das sukzessive diskontinuierliche Randwachstum des Basalioms nach Röntgeneinwirkung. Strahlentherapie 90, 265—279 (1953a). — Das Geschwulstlager im radioresistenten Basaliom. Sonderbände zur Strahlentherapie 29, Karzinom und Karzinombehandlung. 165—180 (1953b). — Plattenepithel niederer Gewebsreife auf dem Boden eines Ulcus cruris. Z. Haut- u. Geschl.-Kr. 15, 256—260 (1953c). — Die epidermale Metaplasie des Schweißdrüsenausführungsganges im Basaliom. Arch. Derm. Syph. (Berl.) 198, 343—351 (1954a). — Das sogenannte Übergangsepitheliom. Arch. Derm. Syph. (Berl.) 197, 256—271—281—290 (1954b). — Über echte Neurome bei Xeroderma pigmentosum. Arch. klin. exp. Derm. 201, 277—297 (1955a). — Über mesenchymale und epitheliale Neubildungen bei Xeroderma pigmentosum. Arch. Derm. Syph. (Berl.) 199, 287—316 (1955b). — Das periphere Nervengewebe in der Histogenese des Basalioms. Arch. klin. exp. Derm. 214, 337—345 (1962).

Oberling, Ch., and W. Bernhard: The morphology of the cancer cells. In: Brachet-Mirsky, The cell, vol. 5, p. 405—496. New York u. London: Academic Press 1961. — Oberste-Lehn, H.: Zur Histogenese des Basalioms. Z. Haut- u. Geschl.-Kr. 16, 334 (1954). — Olansky, S., H. T. Tully jr. and W. H. Knisely: Growth of heterologous human tumors from aging individuals in hamster cheek pouches. J. invest. Derm. 32, 117—125 (1959). — Olivier and Staff: Arch. Derm. 61, 700ff. (1950). — Ormsby, O. S., and H. Montgomery: Diseases of the skin, eighth Edit. Philadelphia: Lea and Febiger 1954. — Orr, J. W.: The role of the stroma in epidermal carcinogenesis. NCI Monogr. No 10, Conference on biology of cutaneous cancer, p. 531—537, 1963. — Osborne, E. D.: Microchemical studies of arsenic in arsenical pigmentation and keratosis. Arch. Derm. 12, 773—788 (1925). — Ota, Masao, Y. Takahashi u. S. Suzuki: Intraepidermale Basalzellengeschwulst bei seniler Warze. Jap. J. Derm. Urol. 45, 44—45 (1939). — Ozzello, L.: The behavior of basement membranes in intraductal carcinoma of the breast. Amer. J. Path. 35, 887—899 (1959).

Palade, G. E., and P. Siekevitz: Pancreatic microsomes. An integrated morphological and biochemical study. J. biophys. biochem. Cytol. 2, 671—690 (1956). — Paletta, F. X., E. V. Cowdry and C. E. Lischer: Comparison of methylcholanthrene hyperplastic epidermis with benign hyperplastic epidermis in healing wounds. Cancer Res. 1, 942—952 (1941). — Pascher, F., and Ch. F. Sims: Basal cell epitheliomas of the sole, a report of two cases. Arch. Derm. 69, 475—481 (1954). — Pautrier, L. M.: Paget's disease of the nipple. A true cancer tending to invade the epidermis and necessitating total and early amputation. Arch. Derm. Syph. (Chic.) 17, 767—790 (1928a). — Quelques aspects de la question du cancer épithélial envisagé du point de vue dermatologique. Brux. méd. 9, 33—52 (1928b). — Le naevus sébacé de la face et du cuir chevelu. L'épithélioma sébacé. Ann. Derm. Syph. (Paris) 7, Ser. VII, No 10, 897—938 (1936). — L'histogenèse des formations cornées dans les épithéliomas spino-cellulaires et le rôle de l'appareil filamenteux des cellules malpighiennes. Ann. Derm. Syph. (Paris) 285—304, 401—424 (1942). — Erythroplasie du gland. Dermatologica

(Basel) **87**, 169—174 (1943). — PAUTRIER, L. M., et FR. WORINGER: Maladie de Paget du mamelon avec cancer intracanaliculaire profond. Bull. Soc. franç. Derm. Syph. 1438—1441 (1934). — PEARSE, A. G. E.: Histochemistry, theoretical and applied. Keratin, p. 175—178, second Edit. Boston: Little Brown & Co. 1960. — PETERSEN, W., u. F. COLMERS: Anatomische und klinische Untersuchungen über die Magen- und Darmcarcinome. Bruns' Beitr. klin. Chir. **43**, 1—196 (1904). — PILLSBURY, D. M., and H. BEERMAN: Multiple keratoacanthoma. Amer. J. med. Sci. **236**, 614—624 (1958). — PINKUS, H.: Arch. Derm. Syph. (Berl.) **165**, 53 (1932). — Über einen Fall von Basalzellenepitheliom auf Verruca senilis. Arch. Derm. Syph. (Berl.) **169** (1933). — The wall of the intra-epidermal part of the sweat duct. J. invest. Derm. **2**, 175—186 (1939). — Examination of the epidermis by the strip method. II. Biometric data on regeneration of human epidermis. J. invest. Derm. **19**, 431—447 (1952). — Premalignant fibroepithelial tumors of the skin. Arch. Derm. **67**, 598—615 (1953). — Life history of naevus syringadenomatosus papilliferus. Arch. Derm. Syph. (Chic.) **69**, 305—322 (1954a). — Biology of epidermal cells. In: S. ROTHMANN, Physiology and biochemistry of the skin, p. 584—600. Chicago: University of Chicago Press 1954b. — The problem of multicentricity in skin cancer. Wayne St. Univ. med. Bull. **4**, 2—8 (1957). — Keratosis senilis. A biologic concept of its pathogenesis and diagnosis based on the study of normal epidermis and 1730 seborrheic and senile keratoses. Amer. J. clin. Path. **29**, 193—207 (1958a). — The concept of symbiosis applied to normal and abnormal growth in the human epidermis. Dermatologica (Basel) **117**, 369—379 (1958b). — Skin cancer and basic research in dermatology. J. invest. Derm. **33**, No 4, 171—175 (1959a). — Clinical, histologic, and differential considerations (Symposium: Pathogenetic factors in premalignant conditions and malignancies of the skin). In: The human integument, 193—212. Washington D. C. 1959b. — PINKUS, H., and S. E. GOULD: Extramammary Paget's disease and intraepidermal carcinoma. Arch. Derm. **39**, 479—502 (1939). — PINKUS, H., J. R. ROGIN and P. GOLDMAN: Eccrine poroma, tumors exhibiting features of the epidermal sweat duct unit. Arch. Derm. **74**, 511—521 (1956). — PLANNER, H.: Beitrag zur Frage der Neubildungsmöglichkeit der Hautdrüsen. Arch. Derm. Syph. (Berl.) **146**, 28—48 (1923/24). — PORTER, K. R.: Observations on a submicroscopic basophilic component of cytoplasm. J. exp. Med. **97**, 727—750 (1953). — PORTUGAL, H., y G. ROCHA: La queratosis senil y las disqueratosis desde el punto de vista histológico. Act. dermo-sifiliogr. (Madr.) **41**, 408—415 (1950). — POTH, D. O.: Tumor-like keratoses. Arch. Derm. **39**, 228 (1939). — PRATES, M.: Sobre tumores superficiais intraepiteliais. Arch. Pat. (Lisboa) **12**, 545—565 (1940). — PRINZ, F.: Kurze Mitteilung über einen Haarfollikelnaevus. Arch. Derm. Syph. (Berl.) **193**, 513—517 (1951). — PRUNIÉRAS, M.: Les épithéliomas spino-cellulaires dyskératosiques à différentiation glanduliforme (à propos de 24 cas). Arch. Anat. path. **8**, 121—129 (1960a). — Intérêt pratique du bleu alcian en dermatologie. II. Histogenèse des adénoacanthomes. Bull. Soc. Derm. Syph. **67**, 169—170 (1960b). — PUENTE, J.: Zit. nach TOURAINE 1950. — PUENTE, J., y A. ACEVEDO: Cheilitis glandularis. Rev. med. lat.-amer. **12**, 671—679 (1927). — PUENTE DUANY, N.: Altérations, différentiation et cancérisation malpighiennes des glandes sudoripares. Bull. Ass. franç. Cancer **41**, 445—465 (1954a). — Diferenciación y cancerización malpighiana (espinocelular) de las glándulas sudoríparas. Bol. Soc. cub. Derm. Sif. **11**, 110—139 (1954b). — Tumores cutáneos de estructura espinocelular y carácter benigno. Una nueva forma clínica. Arch. cuba. Cancer. **13**, 327—381 (1954c). — Tumores y lesiones cutáneos de carácter benigno y estructura espinocelular. Arch. cuba. Cancer. **14**, 1—23 (1955). — Tumores cutáneos con el aspecto y la estructura del epitelioma espinocelular, de evolución benigna (Keratoacantoma). Arch. cuba. Cancer. **14**, 24—76 (1955). — Sweat gland involvement in some of the squamous cell epitheliomas. Acta Un. int. Cancr. **12**, 128—134 (1956). — Squamous cell pseudoepithelioma (Keratoacanthoma). Arch. Derm. **78**, 703—709 (1958). — PUENTE DUANY, N., et Z. MARINELLE VIDAURRETA: Epithélioma sudoripare de la peau du pli mammaire inférieur. Bull. Ass. franç. Cancer **45**, 258—265 (1958).

QUEVEDO, W. C.: The role of melanocytes in skin carcinogenesis. NCI Monogr. No 10, Conference on biology of cutaneous cancer, p. 561—575, 1963.

RAAB, W., u. G. K. STEIGLEDER: Fehldiagnosen bei Hornzysten (Vortäuschung eines Stachelzellkarzinoms oder einer tiefen Mykose). Arch. klin. exp. Derm. **212**, 606—615 (1961). — RABSON, A. S., E. J. VAN SCOTT and R. R. SMITH: Carcinoma of the anorectal junction with extramammary Paget's disease. Arch. Path. **65**, 432—437 (1958). — RAMOS E SILVA, J.: Do verrucoma ão querato-acantoma. Hospital (Rio de J.) **50**, 315—328 (1956). — REDDY, D. G., D. B. REDDY and R. P. RAO: Experimental production of cancer with tobacco tar and heat. Cancer (Philad.) **13**, 263—269 (1960). — REICH, H.: Zur Bowenschen Krankheit der Mundschleimhaut. Arch. Derm. Syph. (Berl.) **197**, 145—159 (1954). — REICH, H., u. G. BONSE: Die Bowensche Krankheit der Mundschleimhaut. Strahlentherapie **96**, 415—422 (1955). — REICH, H., u. A. SCHUNDA: Der Morbus Bowen der Mundschleimhaut. Dtsch. zahnärztl. Z. **8**, 992—999 (1953). — REINER, L., A. M. RUTENBURG and A. M. SELIGMAN: Acid-phosphatase activity in human neoplasms. Cancer (Philad.) **10**, 563—576 (1957). — RIBBERT, H.: Geschwulstlehre,

2. Aufl. Bonn 1914. — RICHTER, G.: Subpleurale Lungenmetastasen bei sogenanntem Basalzellcarcinom. Hautarzt 8, 215—219 (1957). — RIS, H.: Cell division. Philadelphia: W. B. Saunders Company 1953. Zit. nach OBERLING u. BERNHARD. — RODERMUND, O. E.: Über das ,,Geschlechtschromatin" in Geschwülsten. Z. Krebsforsch. 61, 259—262 (1956). — RÖSSLE: Stufen der Malignität; S.-B. Dtsch. Akademie der Wissenschaften, Berlin 1949, Nr 5. Dtsch. med. Wschr. 1950, 75, Nr 1. — ROLLIER, R.: Aspects cliniques et histologiques des régions cutanées non insolées dans le xeroderma pigmentosum. Bull. Soc. franç. Derm. Syph. 64, 280—283 (1957). — ROMSDAHL, M. M., J. F. POTTER, R. A. MALGREN, E. W. CHU, C. O. BRINDLEY and R. R. SMITH: A clinical study of circulating tumor cells in malignant melanoma. Surg. Gynec. Obstet. 111, 675—681 (1960). — ROOK, A. J., G. A. GRESHAM and R. A. DAVIS: Squamous epithelioma possibly induced by the therapeutic application of tar. Brit. J. Cancer 10, 17—23 (1956). — ROOK, A. J., et I. W. WHIMSTER: Le kérato-acanthome. Arch. belges Derm. 6, 137—146 (1950). — ROTH, F.: Über die chronische Arsenvergiftung der Moselwinzer unter besonderer Berücksichtigung des Arsenkrebses. Z. Krebsforsch. 61, 287—319 (1956). — ROUSSY, G., R. LEROUX et CH. OBERLING: Précis d'anatomie pathologique. Paris: Masson & Cie. 1950. — ROUSSY, G., et M. WOLF: Traité du cancer. In: Traité de médecine, Bd. II, fasc. 5, S. 341—748, 1922, herausgeg. von G. H. ROGER, F. WIDAL u. P. J. TEISSIER. — RUMP, W.: Zur Abgrenzung der Präcancerosen untereinander. Ist die Erythroplasie grundsätzlich von der Leukoplakie und dem Morbus Bowen unterschieden ? Inaug.-Diss. Frankfurt a. M. 1955.

SAKURANE, Y., Y. MIKI, Y. NOGUCHI and Y. HASHIMOTO: Malignant tumors of the skin. Jap. J. Derm. 70, No 7, 123—127 (1960). — SAUNDERS, T. S., and H. MONTGOMERY: Chronic roentgen and radium dermatitis: an analysis of 259 cases. J. Amer. med. Ass. 110, 23—28 (1938). — SAVATARD, L.: Intraepidermal cancer of the skin. Brit. J. Derm. 43, 161—168 (1931). — SCHAFFER, J.: Das Epithelgewebe. In: v. MÖLLENDORFFs Handbuch der mikroskopischen Anatomie des Menschen, Bd. II, Teil 1. Berlin 1927. Zit. nach HORSTMANN. — SCHAIRER, E.: Kernmessungen und Chromosomenzählungen an menschlichen Geschwülsten. Z. Krebsforsch. 43, 1—38 (1936). — SCHMIDT, G.: Nucleoproteins and cancer. In: HOMBURGER-FISHMAN, Physiopathology of cancer, p. 707—731. New York: Hoeber-Harper 1959. — SCHRÖDER, R.: Die äußeren Genitalien in der Schwangerschaft und im Greisenalter. In: Weibliche Genitalorgane, v. MÖLLENDORFFs Handbuch der mikroskopischen Anatomie des Menschen, Bd. VII, Teil 1, S. 535ff. Berlin 1930. — SCHÜRCH, O.: Studien über Präcancerosen mit besonderer Berücksichtigung des experimentellen Röntgencarcinoms. Z. Krebsforsch. 32, 449—468 (1930); 33, 1—75 (1930). — SCHUERMANN, H.: Krankheiten der Mundschleimhaut und der Lippen. München u. Berlin: Urban & Schwarzenberg 1958. — SCOTT, A.: The retention of arsenic in the late cutaneous complications of its administration. Brit. J. Derm. 70, 195—200 (1958). — SCOTT, E. J. VAN: Arginase activity in human skin. Science 113, 601—603 (1951a). — Studies on the arginase activity. J. invest. Derm. 17, 21—26 (1951b). — SCOTT, E. J. VAN, and R. P. REINERTSON: The modulating influence of stromal environment on epithelial cells studied in human autotransplants. J. invest. Derm. 36, 2, 109 (1961). — SCOTT, K. G.: The mast cell, its amines, and tumor growth in rodents and man. Ann. N. Y. Acad. Sci. 103, No 1, 285—312 (1963). — SEAL, S., A. LEVIN and J. G. FORTNER: Melanoma cells in the peripheral blood. Fifth Internat. Pigment cell Conf. New York, Okt. 1961 (nicht im Kongreßbericht veröffentlicht). — SEILERN-ASPANG, F.: Die Zellentartung als entwicklungs-physiologisches Problem. Naturwissenschaften 48, 609—616 (1961). — SHIMKIN, M. B.: Natural history of neoplastic disease. In: HOMBURGER-FISHMAN, Physiopathology of cancer. New York: Hoeber-Harper 1959. — SILBERBERG, M., and R. SILBERBERG: Hair growth in the skin of guinea pigs painted with 20-methylcholanthrene. Arch. Path. 44, 297—306 (1947). — SIMARD, CH.: La maladie de Paget du mamelon; cancer épidermotrope. Bull. Ass. franç. Cancer 19, 50—81 (1930). — SIMPSON, W. L.: Distribution of mast cells as a function of age and exposure to carcinogenic agents. Ann. N.Y. Acad. Sci. 103, No 1, 4—19 (1963). — SINA, B.: Le kérato-acanthome (Étude critique, clinique et histologique). Paris: Thesis 1955, No 623, 96 S. — SIRTORI, C.: Il cancro in situ nella patologia umana e sperimentale con particolare riguardo al significato della membrana basale. Tumori 40, 42—53 (1954). — SISCHKA, O.: Morbus Bowen des Larynx. Mschr. Ohrenheilk. 90, 103—105 (1956). — SMITH, J. L. S., and J. G. COBURN: Hidroacanthoma simplex (an assessment of a selected group of intraepidermal basal cell epithelioma and of their malignant homologues). Brit. J. Derm. 68, 400 (1956). — Hidradenoid vestibuloacanthoma (Benign neoplasia of extra-apocrine sites). Brit. J. Derm. 69, 197—214 (1957). — SMITH, O., and M. A. SWERDLOW: Histogenesis of basal-cell epithelioma. Arch. Derm. 74, 286—292 (1956). — SOMMERS, S. C., and R. G. MACMANUS: Multiple arsenical cancers of skin and internal organs. Cancer (Philad.) 6, 347 (1953). — SOMMERVILLE, I.: Pseudoepitheliomatous hyperplasia. Acta derm.-venereol. (Stockh.) 33, 236—251 (1953). — SPEECE, A. J., J. P. CHANG and W. O. RUSSELL: A microspectrophotometric-autoradiographic study of tyrosinase activity in human melanoma. In: M. GORDON, Pigment cell biology. New York: Academic Press 1959. — SPIER, H. W.: Zur Klinik und Differentialdiagnose der Epitheliome und atypischen Epithelwucherungen. Fortschr.

prakt. Derm. **2**, 143—157 (1955). — SPIER, H. W., u. W. THIES: Aggregierte Keratoacanthome (molluscum pseudocarcinomatosum). Hautarzt **7**, 206—209 (1956). — STEIGLEDER, G. K.: Die Histochemie der Epidermis und ihrer Anhangsgebilde. Arch. klin. exp. Derm. **206**, 276—317 (1957). — Pseudopaget des Skrotums. Dermatologica (Basel) **117**, 165—172 (1958). — Die Struktur der Haut als Grundlage ihrer Leistung und Erkrankung. In: Handbuch der allgemeinen Pathologie, Bd. III, Teil 2. Berlin-Göttingen-Heidelberg: Springer 1960. — Die Präcancerosen in moderner Sicht. Hautarzt **14**, 87—94 (1963). — STEIGLEDER, G. K., u. H. LÖFFLER: Zum histochemischen Nachweis unspezifischer Esterasen und Lipasen. Arch. klin. exp. Derm. **203**, 41—60 (1956). — STEIGLEDER, G. K., u. W. P. RAAB: Lichen sclerosus et atrophicus. J. invest. Derm. **84**, 219—226 (1961). — STEINER, K.: A histochemical study of epidermal glycogen in skin diseases. J. invest. Derm. **24**, 599—618 (1955). — STEWART, H. L.: Experimental cutaneous carcinoma. In: HOMBURGER-FISHMAN, Physiopathology of cancer, 2. Aufl. New York: Hoeber-Harper 1959. — STOUT, A. P.: The relationship of malignant amelanotic melanoma (naevocarcinoma) to extrammary Paget's disease. Amer. J. Cancer **33**, 196—204 (1938). — Malignant manifestations of Bowen's disease. N.Y. St. J. Med. **39**, 801—809 (1939). — Common precancerous lesions. Penn. med. J. **61**, 481—484 (1958). — STOWELL, R. E.: The photometric histochemical determination of substances in the skin. J. invest. Derm. **6**, 183—189 (1945). — STRAUSS, G.: Histochemische Untersuchungen bei Pagetscher Erkrankung der Vulva. Z. Krebsforsch. **61**, 632—648 (1957). — SULZBERGER, M. B.: Ein Fall von Leukoplakia et Kraurosis vulvae mit Tumorbildung und histologischem Befund der Bowenschen Krankheit. Inaug.-Diss. Zürich 1926. — In: SULZBERGER u. HERRMANN, The clinical significance of disturbances in the delivery of sweat. Springfield (Ill.): American Lecture Series 1954. — SUTTON, R. L.: Early epidermal neoplasia; description and interpretation; the theory of mutation in the origin of cancer. Arch. Derm. **37**, 737—780 (1938). — Epithelioma of the skin (Manner of growth: histologic study of whole tumor sections). Arch. Derm. **46**, 1—39 (1942). — SZODORAY, L., u. P. SPANYÁR: Beiträge zur Kenntnis der Fettsubstanzen der Hautgeschwülste. Virchows Arch. path. Anat. **289**, 493—503 (1933). — SZYMANSKI, F. J.: Warty dyskeratoma. Arch. Derm. **75**, 567 (1957).

TAKI, I., and N. A. JANOVSKI: Paget's disease of the vulva: presentation and histochemical study of four cases. Obstet. and Gynec. **18**, 385—402 (1961). — TAPIE, LAPORTE et BOUNHORE: Maladie de Bowen du voile du palais chez un malade atteint de carcinome digestif. Bull. Soc. franç. Derm. Syph. No 5, 763 (1957). — TAUSSIG, F. J.: Leukoplakia and cancer of the vulva. Arch. Derm. **21**, 431 (1930). — TAYLOR, A. C.: Survival of rat skin and changes in hair pigmentation following freezing. J. exp. Zool. **77**, 110—112 (1949). — TELLER, H.: Über das Molluscum pseudocarcinomatosum unter besonderer Berücksichtigung seiner feingeweblichen Entwicklung. Z. Haut- u. Geschl.-Kr. **20**, 217—227 (1956). — TELOH, H. A.: Sweat gland carcinoma. Cancer (Philad.) **8**, 1003—1008 (1955). — TELOH, H. A., R. B. BALKIN and J. P. GRIER: Metastasizing sweat-gland carcinoma. Arch. Derm. **76**, 80—86 (1957). — TELOH, M. D., M. L. MASSON and M. C. WHEELOCK: Surg. Gynec. Obstet. (März 1950). — TENCHIO, F.: Über experimentelle Erzeugung neoplastischer Epidermiswucherungen durch Skorifikation und Östrogenapplikation in einem Fall multilokulärer Basaliome der Rumpfhaut. Dermatologica (Basel) **112**, 492—496 (1956). — THEMANN, H.: Elektronenmikroskopische Untersuchungen der normalen und der pathologisch veränderten Mundschleimhaut. Fortschr. Kiefer- u. Gesichtschir. **4**, 390—398 (1958). — THIES, W., H. DORN u. H. J. WEISE: Zur Frage der Naevobasaliome. Arch. klin. exp. Derm. **210**, 291 (1960). — THIES, W., u. E. SCHWARZ: Multiple eruptive Milien — ein organoides Follikelhamartom. Arch. klin. exp. Derm. **214**, 21—34 (1961). — THOMAS, A., P. PUECH, J. NAUDASCHER et A. ROUAULT DE LA VIGNE: Xeroderma pigmentosum associé à une tumeur de la base du crâne. Rev. neurol. **79**, 57—58 (1947). — TIMONEN, S.: Mitoses in normal endometrium and genital cancer. Acta obstet. gynec. scand. **31**, Suppl. 2 (1950). — THURINGER, J. M.: Studies on cell division in the human epidermis. Anat. Rec. **40**, 1—13 (1928). — The mitotic index of the palmar and plantar epidermis in response to stimulation. J. invest. Derm. **2**, 313—326 (1939). — THURINGER, J. M., and Z. K. COOPER: The mitotic index of the human epidermis, the site of maximum cellular proliferation and the development of the epidermal pattern. Anat. Rec. **89**, 106 (1950). — THURINGER, J. M., and A. A. KATZBERG: J. Geront. **6**, Suppl. 3, 74 (1951). — The effect of age on mitoses in the human epidermis. J. invest. Derm. **33**, 35—39 (1959). — TORCHI, M.: In tema di kerato-acantoma. Arch. ital. Derm. **28**, 390—403 (1956). — Kerato-acantomi di origine professionale. Arch. ital. Derm. **30**, fasc. 11, 96—109. — TOURAINE, A.: Les cheilites glandulaires et leur cancer. Presse méd. **58**, 1369—1370 (1950). — Dermatoses précancéreuses. In: Dermatologie, fasc. 12102, A10, Encyclopédie Médico-Chirurgicale. Paris 1956. — Beruflich verursachte Krebse der Haut. Berufsdermatosen **5**, 49—70 (1957). — Les épithéliomas cutanés professionnels. Rapports Xᵉ Congr. Derm. Syph. de langue française, Alger 1959, S. 309—329. Epithéliomas et états pré-épithéliomateux cutanés. Paris: Masson & Cie. 1961. — TOURAINE, A., et B. DUPERRAT: La guérison spontanée du cancer. Presse méd. **46**, 57—60 (1938). — TOURAINE, A., et Rouzaud: Treize nouvelles observations inédites de cheilite glandulaire. Bull. Soc. franç. Derm. Syph. 48, 414—417 (1941). — Touraine, A., et G. Solente: La cheilite glandulaire (état précancéreux de la lèvre inférieure). Presse méd. 42, 191—194 (1934). — La cheilite glandulaire: sa fréquence, son ancienneté (Une observation du XVIIe siècle). Bull. Soc. franç. Derm. Syph. 42, 777 (1935). — Traenkle, H. L.: X-ray induced skin cancer in man. NCI Monogr. No 10, Conference on biology of cutaneous cancer, p. 423—432, 1963. — Treves, N.: Paget's disease of the male mamma. A report of two cases. Cancer (Philad). 7, 325—330 (1954). — Trincão, R. A.: Os mastocitos. Portugal: Coimbra 1954 (Doktorats-Diss.). — Trincão, R. A., e A. Baptista: O querato-acantoma, falso cânero cutaneo primitivo (revisão geral). J. Méd. (Porto) 40, 245—258 (1959).

Underwood, L. J., H. Montgomery and A. C. Broder: Squamous cell epithelioma that simulates sarcoma. Arch. Derm. Syph. (Chic.) 64, 149—158 (1951). — Unna, P. G.: The histopathology of the diseases of the skin (translated from the German) 1896. — Urbach, F.: The blood supply of tumors. In: Blood vessels and circulation, p. 123—149. London-New York: Pergamon Press 1961. — Conf. at the Skin and Cancer Unit, New York University Medical Center, New York 1962.

Vaccari, R., e R. Tagliavini: Il Kerato-acantoma. Arch. ital. Derm. 27, 230—245 (1955). — Vandaele, R.: Lymphocytome (Lymphadénome) bénin de la peau associé à une maladie de Bowen. Arch. belges Derm. 13, 494—499. — Venkei, T., u. J. Sugar: Über Keratoacanthome von präkarzinomatösem Charakter (Keratoacanthom A und B). Derm. Wschr. 138, 957—965 (1958). — Vilanova, X.: Les épithéliomas intra-épidermiques. Rapports, Xe Congr. Derm. et Syph. de langue française, Alger 1959, S. 179—190. Epithéliomas et états pré-épithéliomateux cutanés. Paris: Masson & Cie. 1961. — Vilanova, X., u. G. Cardenal: Über einen stachelzelligen Krebs, der sich auf einer präcancerösen Dubreuilhschen Melanosis entwickelte. Arch. Derm. Syph. (Berl.) 200 (1955). Ber. über die 22. Tagg der Dtsch. Derm. Ges. 1953. — Volkmann, R.: Einige Fälle von Cheilitis glandularis apostematosa (Myxadenitis labialis). Virchows Arch. path. Anat. 50, 142 (1870). Zit. nach Schuermann.

Waelsch, L.: Über die verruca senilis und die aus ihr entstehenden Epitheliome. Arch. Derm. Syph. (Berl.) 76, 30—54 (1905). — Zur Histologie der Arsenkeratose. Arch. Derm. Syph. (Berl.) 86, 245—256 (1907). Zit. nach Lund. — Walther, D.: Über die melanosis circumscripta praecancerosa (Dubreuilh). Z. Haut- u. Geschl.-Kr. 20, 286—290 (1956). — Wansker, B. A., G. Smith jr. and S. Olansky: Adenoacanthoma. A dyskeratotic squamous-cell carcinoma with tubular and alveolar formations. Arch. Derm. 75, 96—100 (1957). — Warburg, D.: On the origin of cancer cells. Science 123, 309—314 (1956). — Warren, S., and W. N. Warvi: Tumors of sebaceous glands. Amer. J. Path. 19, 441—460 (1943). — Wegelin, C.: Einleitung zu den Tumoren der Haut. Geschwülste der Haut, Bd. XII/2. In: Handbuch der Haut- und Geschlechtskrankheiten, S. 1—54. Berlin: Springer 1932. — Weiner, H. E.: Paget's disease of the skin and its relation to carcinoma of the apocrine glands. Amer. J. Cancer 31, 373—403 (1937). — Weinmann, J. P., J. Meyer and A. S. Marwah: Absence of chromosomal sex differences in the epidermal structure of basal cell carcinoma. J. invest. Derm. 25, 43—54 (1955). — Weiss, P.: The biological foundations of wound repair. Harvey Lect., Ser. LV, S. 13—42. New York: Academic Press 1959/60. — Wendelberger, J.: Die Cheilitis glandularis simplex und ihre Rolle als Vorläufer maligner Entartung. Arch. Derm. Syph. (Berl.) 176, 76—98 (1938). — White, C., and F. D. Weidman: Pseudoepitheliomatous hyperplasia at the margins of cutaneous ulcus. J. Amer. med. Ass. 88, 1959—1963 (1927). — Willis, R. A.: The spread of tumours in the human body. London u. St. Louis, Mo.: Butterworth & Co. 1952. — Pathology of tumours, sec. Edit. London: Butterworth & Co. 1953. — The borderland of embryology and pathology. London: Butterworth & Co. 1958. — Winer, L. H.: Pseudoepitheliomatous hyperplasia. Arch. Derm. 42, 856 (1940). — Winkelmann, R. K.: Nerve endings in normal and pathologic skin. Springfield (Ill.): American Lecture Series 1960. — Winzler, R. J.: The chemistry of cancer tissue. In: Homburger-Fishman, Physiopathology of cancer, p. 686—706. New York: Hoeber-Harper 1959. — Wiskemann, A.: Über Pseudoepitheliome der Haut. Derm. Wschr. 1955, 131, 296—301. — Witten, V. H., and F. G. Zak: Multiple, primary, self-healing prickle cell epithelioma of the skin. Cancer (Philad.) 5, 539—550 (1952). — Wlassics, T.: Die Menge des Fettes in den Zellen der Epidermis bei einigen Hautveränderungen. Derm. Wschr. 1931, 93, 1063—1068. — Wodniansky, P.: Die pseudoepitheliomatösen Hyperplasien in klinischer und differential-diagnostischer Sicht (Papillomatosis cutis carcinoides Gottron, Pyodermitis chronica vegetans von Azúa, Pseudoepitheliomatöse Hyperplasien). Dermatologica (Basel) 120, Nr 1, 1—24 (1960). — Woringer, Fr.: Epithéliomas cutanés multiples s'accompagnant de cornes cutanés. Bull. Soc. franç. Derm. Syph. 1446—1459 (1932). — Mélanomes malins. In: Nouvelle pratique dermatologique, Bd. VI, S. 859ff. Paris 1936. — Les épithéliomas intra-épidermiques à la Clinique Dermatologique de Strasbourg. Bull. Soc. franç. Derm. Syph. 329—330 (1953). — Les cas de maladie de Bowen examinés histologiquement en 1956. Bull. Soc. franç. Derm.

Syph. **64**, 70—72 (1957). — Classification et histogenèse des epithéliomas cutanés. Rapports Xe Congr. Derm. et Syph. de langue française, Alger 1959, S. 1—40. Epithéliomas et états pré-épithéliomateux cutanés. Paris: Masson & Cie. 1961. — De la kératose sénile à l'épithélioma. Dermatologica (Basel) **122**, 349—359 (1961). — WORINGER, FR., et JUNG: Maladie de Paget du mamelon avec localisations glandulaires profondes. Bull. Soc. franç. Derm. Syph. 1441—1443 (1934). — WORINGER, FR., et P. LAUGIER: Surprises cliniques et histologiques dans la maladie de Bowen. Communications Xe Congr. Derm. et Syph. de langue française, Alger 1959, S. 77—86. Epithéliomas et états pré-épithéliomateux cutanés. Paris: Masson & Cie. 1961. — WORINGER, FR., et L.-M. PAUTRIER: Maladie de Paget du mamelon avec cancer intracanaliculaire profond. Bull. Soc. franç. Derm. Syph. 1438—1441 (1934). — WORINGER, FR., M. PRUNIÈRAS et R. BURGUN: Dégénérescence d'un épithélioma intraépidermique. Bull. Soc. franç. Derm. Syph. 830 (1959). — WUCHERPFENNIG, V.: Zwei Formen von Cheilitis aktinica. Derm. Wschr. **1941**, 113, 673—677.

ZACKHEIM, H. S.: The origin of experimental basal cell epitheliomas in the rat. J. invest. Derm. **38**, 57—64 (1962). — ŽELICKSON, A. S.: The fine structure of the human melanotic and amelanotic malignant melanoma. J. invest. Derm. **39**, No 6, 605—613 (1963). — ZELICKSON, A. S., R. W. GOLTZ and J. F. HARTMANN: A histologic and electron microscopic study of a pigmenting basal cell epithelioma. J. invest. Derm. **36**, No 5, 299—302 (1961). — ZIELER, K.: 1904, zit. nach GANS u. STEIGLEDER. — Über intraepidermoide Krebsausbreitung und die unter dem Namen ,,Paget's Disease" bekannte Erkrankung der Haut. Verh. Dtsch. Path. Ges. 17. Tagg München 1914, S. 335—338. — ZOLLINGER, H. U.: Radio-Histologie und Radio-Histopathologie. In: Handbuch der allgemeinen Pathologie, Bd. X/1, S. 127—287. Berlin-Göttingen-Heidelberg: Springer 1960. — ZOON, J. J.: Balanoposthite chronique circonscrite bénigne à plasmocytes. Dermatologica (Basel) **105**, 1—7 (1952). — ZOON, J. J., L. H. JANSEN et J. BAAR: Le molluscum sebaceum (Kératoacanthome). Dermatologica (Basel) **108**, 81—88 (1954).

Die gestörte Durchströmung der Haut

Egon Macher-Freiburg i. Br.

Mit 31 Abbildungen

I. Vorbemerkungen zur normalen Anatomie

Die Kreislaufeinrichtungen zur Durchströmung der Haut weisen eine unverkennbar organeigene Gestaltung auf. Diese leitet sich her aus den verschiedenen Funktionen der Haut als Integument, als Konstanthalter der Körpertemperatur, als Ausscheidungsorgan und als Sinnesorgan. Mit speziellen Durchströmungsanlagen in Gestalt von Blut- und Lymphgefäßen ist jedoch nur der mesodermale Anteil der Haut ausgerüstet. Die vom Ektoderm abstammende Epidermis wird lediglich von einem System intercellulärer Spalträume durchzogen, durch die der „Gewebssaft" fließt.

Störungen der Durchströmung können sich je nach Art und Intensität nur im mesodermalen, nur im ektodermalen Anteil oder gleichzeitig in beiden auswirken. Aus didaktischen Gründen sind die entsprechenden Störungen innerhalb der Epidermis bereits im Abschnitt B.I.2. dieses Handbuches abgehandelt worden, worauf hiermit verwiesen wird.

1. Angioarchitektonik

Die allgemeine Pathologie der Kreislaufstörungen im cutanen Bindegewebe erhält durch die besondere Angioarchitektonik der Haut eine gewisse spezielle Note. Nach BARGMANN ist der Blutgefäßapparat der Haut durch den Stufenbau seiner Abschnitte gekennzeichnet. Er beginnt an der Cutis-Subcutisgrenze mit dem horizontal gelegenen *cutanen Arteriennetz* nach SPALTEHOLZ, von dem aus die eigentlichen Arterien des Hautorgans in schrägem Verlauf zur Hautoberfläche abzweigen, um unterhalb des Papillarkörpers das *subpapilläre Arteriennetz* (SPALTEHOLZ) zu bilden. Das oberflächliche Arteriengeflecht soll unregelmäßiger gestaltet sein als das tiefe und in sich mit epidermiswärts gerichteten Bögen anastomosieren.

HOEPKE betont die regional und individuell stark variierende Maschendichte beider Netze. Die aus dem subpapillären Geflecht abgehenden kleinen Arterien und Arteriolen zur Versorgung des Papillarkörpers und der Epidermis sind *Endarterien*, die bis zum Eintritt in die Papillen noch mit glatten Muskelzellen besetzt sind. Jede von ihnen speist mehrere Papillen durch Entsendung einer entsprechenden Anzahl von haarnadelförmig gebogenen Capillarschlingen. Ohne Zweifel bedingt diese eigenartige, innerhalb des menschlichen Organismus nicht wiederkehrende Capillarisierung der Strombahn eine Modifizierung der allgemeinpathologischen Prinzipien der Kreislaufstörungen. Die Bildung senkrecht zur Oberfläche gerichteter Capillarschlingen und das Fehlen netzartiger Capillarverzweigungen entsprechen einem Bauplan, wie er nach ELZE in den äußeren Kiemen junger Fisch- und Amphibienlarven verwirklicht ist. Der gleiche Autor macht auf die morphokinetische Abhängigkeit von Papillarisierung und Capillarisierung aufmerksam, die darin zum Ausdruck kommen soll, daß es keine Papillen ohne Capillarschlingen und keine Schlingenbildung ohne Papillen gibt. Somit hat jede Papille ihre eigene „arterielle" Zufluß- und „venöse" Abflußbahn (PETERSEN). Auf eine funktionell verschiedene Wertigkeit beider Abschnitte deutet die Beobachtung KLINGMÜLLERs hin, daß im aufsteigenden Schenkel bis zur Schlingenspitze wesentlich mehr an alkalischer Phosphomonoesterase nachweisbar ist als im absteigenden Schenkel (Abb. 1).

Die im eigentlichen Capillarbereich fehlende Netzbildung kommt erst am Übergang zur venösen Gefäßstrecke zustande. Das aus den einzelnen Papillen abströmende Capillarblut wird in Gefäßen, die parallel zu den Papillenreihen verlaufen, gesammelt und in das *subpapilläre Venennetz* (SPALTEHOLZ) geleitet. Dieses oberhalb vom gleichnamigen Arteriennetz gelegene Geflecht besitzt ein großes Fassungsvermögen und wird zu den Blutspeichern des menschlichen Körpers gerechnet. Seine Existenz berechtigt zu der Annahme, daß das Blut nicht nur „der Haut wegen durch diese hindurchläuft, sondern auch um eine Aufgabe im allgemeinen Stoffverkehr zu erfüllen" (PETERSEN). Wegen seiner Bedeutung für die Orthologie des Kreislaufs der Haut ist das subpapilläre Gefäßnetz auch *„venöses Hauptnetz"* genannt worden. In gleich bevorzugter Weise spielen sich auch die pathologischen Kreislaufvorgänge, vor allem der Austritt von Leukocyten und Erythrocyten, in seinem Bereich ab.

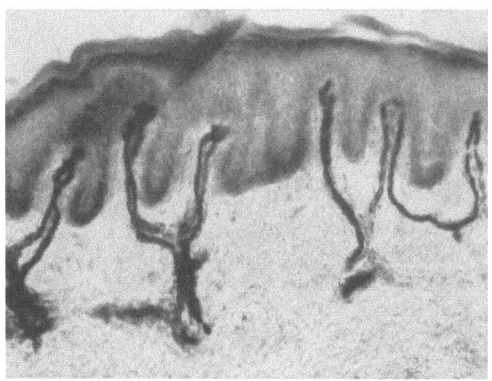

Abb. 1. Papillencapillaren der menschlichen Haut. Die alkalische Phosphatase ist im aufsteigenden Schenkel reichhaltiger nachweisbar (stärkere Schwärzungsintensität) als im absteigenden. [Aus: G. KLINGMÜLLER, Hautarzt **9**, 84 (1958)]

Es ist für die richtige Beurteilung der orthologischen wie der pathologischen Phänomene von Bedeutung, daß die Gefäßwände trotz der erheblichen Gefäßweite noch reinen Capillarcharakter aufweisen. Sie sind lediglich aus den drei Bauelementen Endothel, Grundhäutchen und Pericyten aufgebaut, wohingegen glatte Muskelzellen oder eine regelrechte Adventitia fehlen. Nicht minder wichtig ist die Tatsache, daß das subpapilläre Gefäßnetz seine Blutzuflüsse nur über die Papillencapillaren bezieht, nicht dagegen aus den Capillarnetzen der Anhangsgebilde. Diese bilden vollständig voneinander getrennte Kreislaufsysteme (PETERSEN). Lediglich in den äußersten Extremitätenenden, in den Finger- und Zehenbeeren, im Nagelbett und im Nagelfalz (CLARA, STAUBESAND) kann durch die Öffnung arteriovenöser Anastomosen ein direkter Zufluß arteriellen Blutes aus dem subpapillären Arteriennetz in das subpapilläre Venennetz unter Ausschaltung des Weges durch die Papillencapillaren erfolgen.

Der weitere venöse Rückfluß geschieht unter Wahrung des bisherigen Stufenbaues. Nach SPALTEHOLZ können auf das subpapilläre Netz tiefer gelegene, allerdings nicht regelmäßig vorhandene Netze folgen. In gleicher Höhe mit dem cutanen Arteriennetz endet der Kreislauf im cutanen Bindegewebe in Gestalt des *cutanen Venennetzes*, die beide gemeinsam mit den dort gelegenen ekkrinen Schweißdrüsen die *Gefäßdrüsenschicht* (PETERSEN) bilden. Zur Ausgestaltung von Venenklappen kommt es oft schon vor einer Muskularisierung der Wand (DZIALLAS). Schließlich verläßt das Blut die Cutis durch die Bindegewebssepten der Subcutis, woher es zuvor über die subcutanen Arterien in sie eingeströmt war.

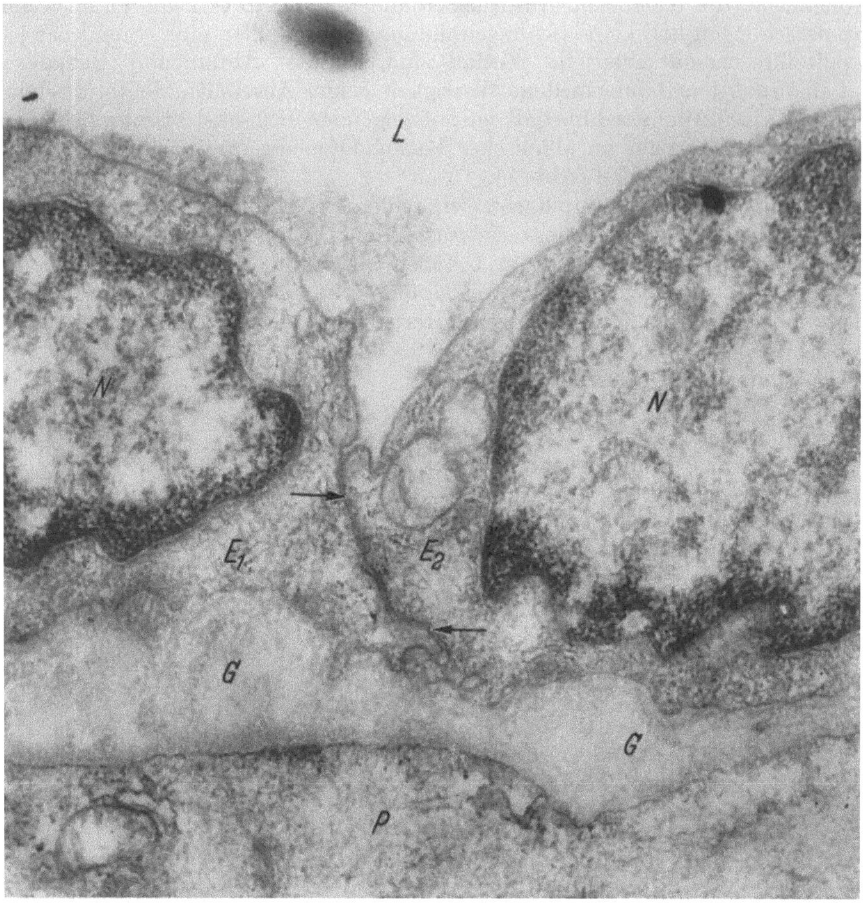

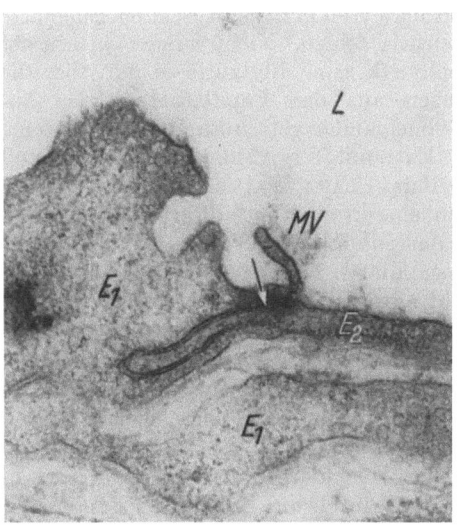

Abb. 2

Abb. 2. Gestreckte Intercellularfuge (→) zwischen
zwei Endothelzellen (E 1 und E 2) eines subpapil-
lären Gefäßes aus normaler menschlicher Haut.
Fugenbreite: 120 Å. *N* Nucleus, *L* Capillarlumen,
G Grundhäutchen, *P* Pericyt. Methacrylat,ÜM 100,
Vergrößerung: 30000:1

Abb. 3

Abb. 3. Verzahnte Fugenverbindung zwischen
zwei Endothelzellen (E 1 und E 2). Fugenbreite
120 Å. (→): Schlußleistenartige Strukturverdichtungen zu beiden Seiten der Fuge. An der „Mündung" der Fuge ins Lumen *L* ein klappenartiger
Mikrovillus (*MV*). Methacrylat, Elmiskop I,
Vergrößerung: 30000:1

2. Feinstruktur der Hautgefäße

Elektronenmikroskopische Untersuchungen an Ultradünnschnitten haben gezeigt, daß der Aufbau der Gefäßwände nicht nach einem starren Schema, sondern in Anpassung an die jeweilige Organfunktion erfolgt. Besonders aufschluß-reich waren Befunde, die in den verschiedenen *Capillar*gebieten erhoben werden konnten. Die klassischen histologischen Bauelemente Endothel, Grundhäutchen

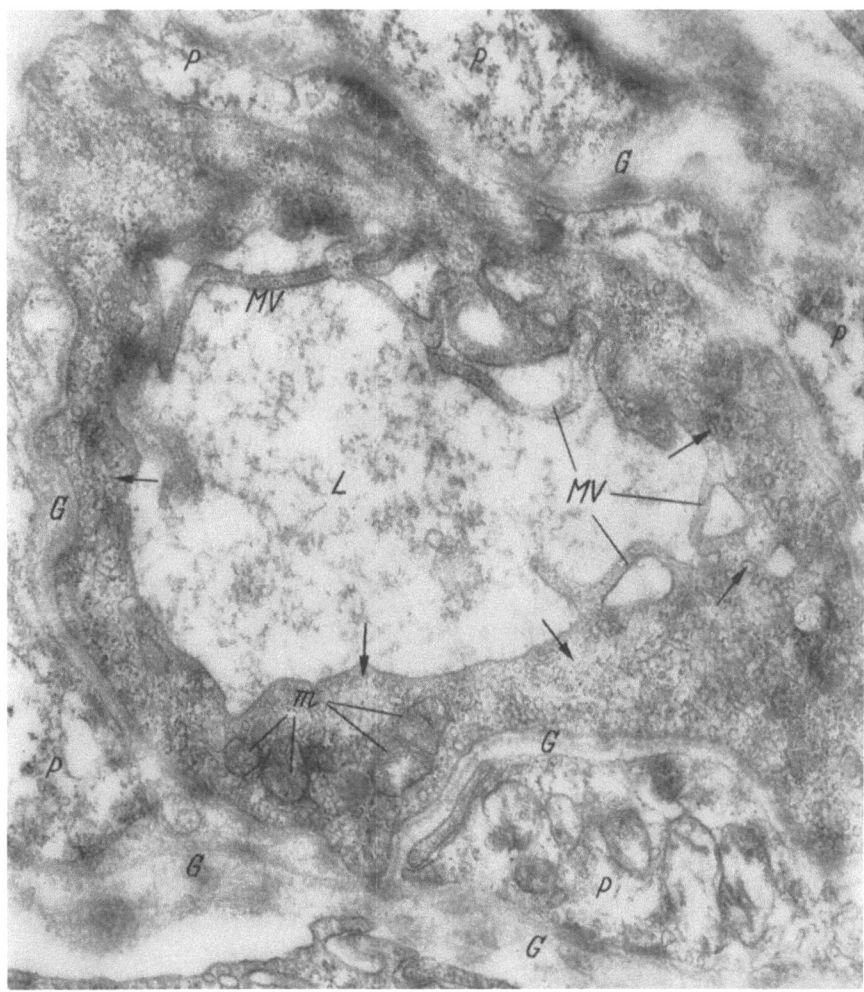

Abb. 4. Papillencapillare mit zahlreichen Bläschenstrukturen im Endothelcytoplasma (→). *L* Lumen, *MV* Mikro-villi, *m* Mitochondrien, *P* Pericyten, *G* Grundhäutchen. Methacrylat, Elmiskop I, Vergrößerung: 25 000:1

und Pericyten zeigen dabei Strukturabwandlungen, die nach BENNETT, LUFT und HAMPTON eine sehr genaue Klassifikation der einzelnen Capillartypen zulassen. Da die cutanen Gefäße, die an den lokalen Kreislaufstörungen der Haut beteiligt sind, großenteils Capillaren oder Venen mit capillarartiger Wandung sind, ist die Kenntnis ihrer Feinstruktur von Wichtigkeit. Es werden sich daraus Rückschlüsse auf die formale Genese einzelner pathologischer Mechanismen ziehen lassen, soweit diese bisher aus methodischen Gründen noch nicht untersucht werden konnten.

Die Wandung der Papillencapillaren und der subpapillaren Gefäße zeigt in allen Abschnitten eine grundsätzlich gleichwertige feinstrukturelle Gliederung. Die elektronenmikroskopisch feststellbaren Unterschiede zwischen aufsteigenden und absteigenden Capillarschenkeln und Subpapillargefäßen sind mehr quantitativer als qualitativer Art (MACHER und VOGELL).

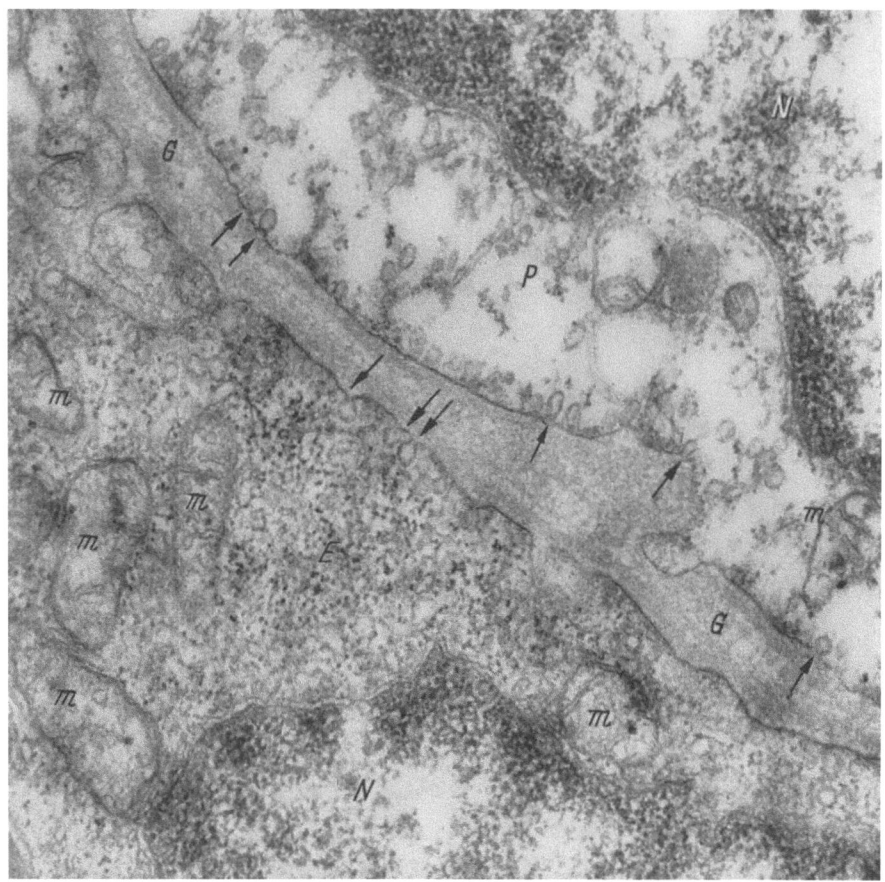

Abb. 5. Durch Einstülpung der Zellmembran (sog. Membranvesikulation) entstehen (→) die Bläschenstrukturen der Abb. 4. *E* Endothelzelle, *P* Pericyt, *G* Grundhäutchen, *N* Nucleus, *m* Mitochondrien. Methacrylat, Elmiskop I, Vergrößerung: 40000:1

Das zuinnerst gelegene *Endothel*rohr bildet wie bei den Muskelcapillaren einen praktisch lückenlosen Zellverband. Die Zellmembranen aneinandergrenzender Endothelzellen stehen sich in einem Abstand von 100—120 Å gegenüber (Abb. 2). In der dazwischen gelegenen Intercellularfuge ist eine spezielle Kittsubstanz, wie sie zuerst von v. RECKLINGHAUSEN, in jüngerer Zeit von CHAMBERS und ZWEIFACH angenommen wurde, elektronenmikroskopisch nicht nachweisbar. Die Elektronendichte der Fuge entspricht etwa der des Grundhäutchens. Komplizierte Verzahnungen der Endothelzellen scheinen nicht die Regel zu sein, sind aber gelegentlich zu beobachten (Abb. 3). Die beschriebene Fugenverbindung entspricht der in allen anderen Capillarbezirken üblichen, mit Ausnahme der sog. Sinuscapillaren in Leber, Milz und Knochenmark.

Die Cytoplasmaschicht der Hautgefäßendothelien ist verhältnismäßig dick (minimal etwa 0,4 μ, maximal in Kernnähe etwa das Zehnfache). Sie enthält im Gegensatz zu den Capillaren der Nierenglomerula, der endokrinen Drüsen und der Darmzotten keine Plasmalücken. Eine der inneren Capillaroberfläche aufgelagerte, zusätzlich abdichtende Eiweißschicht, wie sie von CHAMBERS und ZWEIFACH auf Grund von Lebendbeobachtungen vermutet wurde, ist mit elektronenmikrosko-

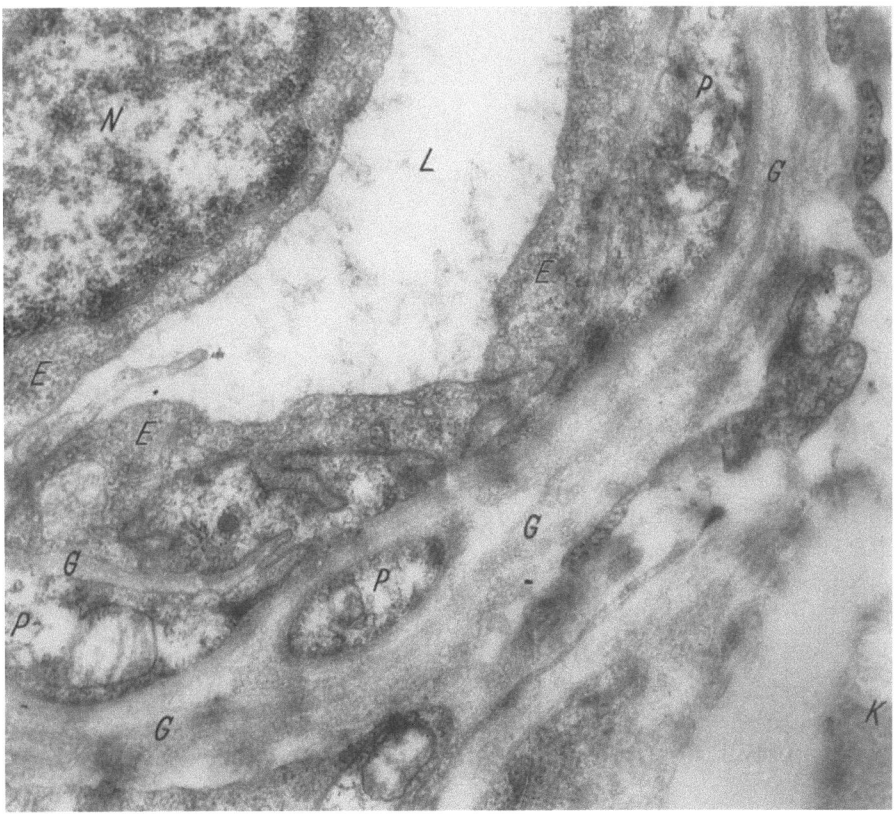

Abb. 6. Streifige, stellenweise wabige Struktur des Grundhäutchens einer menschlichen Papillencapillare. *G* Grundhäutchen, *E* Endothel, *P* Pericyt, *K* Kollagen, *L* Lumen, *N* Nucleus. Methacrylat, Elmiskop I, Vergrößerung: 25000:1

pischer Technik nicht darstellbar. Ihre Existenz ist sehr zweifelhaft, da sich corpusculäre Blutbestandteile der inneren Endothelmembran bis auf 100 Å nähern können.

Wie in allen übrigen Capillarendothelien ist das Cytoplasma mit zahlreichen bläschenförmigen Gebilden durchsetzt (Abb. 4 und 5). Diese zuerst 1953 von PALADE beobachteten Strukturen werden gut begründet für ein Transportsystem gehalten, mit dessen Hilfe Moleküle und Ionen ohne Aufbruch der Zellmembran in die Zelle eingeschleust, durch die Zelle hindurchtransportiert und am anderen Ufer wieder freigesetzt werden können (BENNETT). HIBBS, BURCH und PHILLIPS, in jüngster Zeit auch ODLAND, haben auf eine stellenweise deutlich filamentäre Struktur des Endothelcytoplasmas aufmerksam gemacht.

Das *Grundhäutchen* liegt der äußeren Endothelzellmembran unmittelbar an und zieht ohne Unterbrechung über die Intercellularfugen hinweg. Es besteht oft

aus mehreren Schichten und hat eine verwaschene, feinstreifige Struktur (Abb. 6).
Es stellt sich morphologisch als eine Art Ausguß aller Spalträume zwischen Endothel und Pericyten dar.

Die *Pericyten* werden von einem äußeren Blatt des Grundhäutchens, das sich
von der Hauptverlaufsrichtung abspaltet, umgriffen und mithin morphologisch
in die Capillarwand einbezogen (Abb. 7). Das Pericytenplasma belegt am auf-

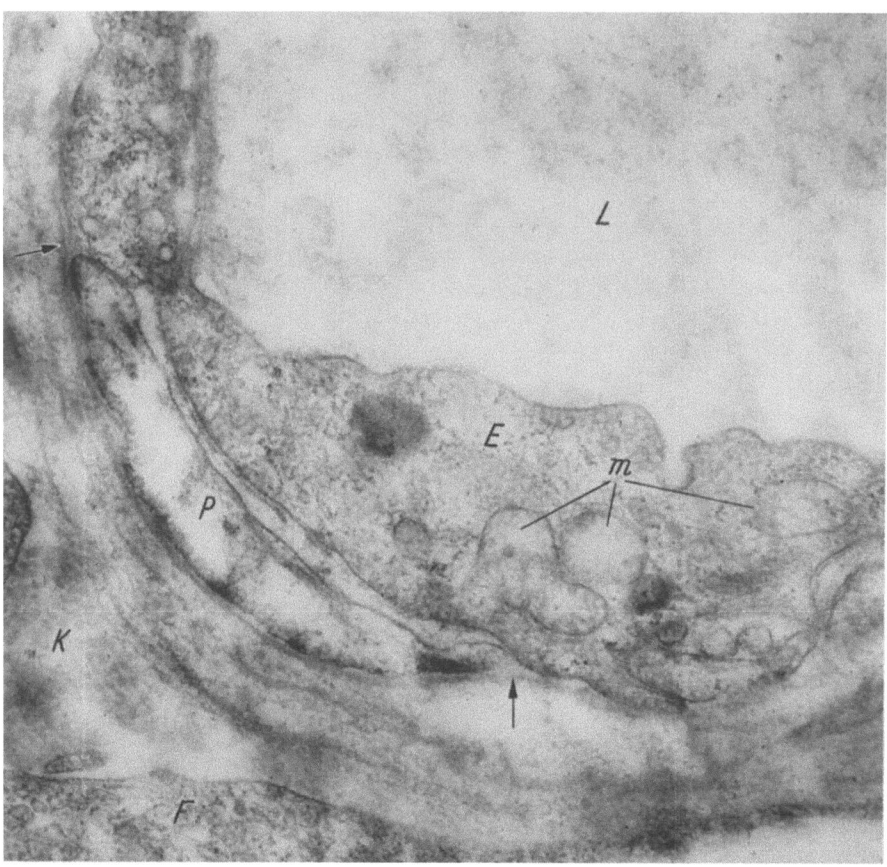

Abb. 7. Teilquerschnitt einer menschlichen Papillencapillare. Basalmembran umgreift (→) Pericyt *P*, der damit
in die Gefäßwand einbezogen ist. *E* Endothel, *m* Mitochondrien, *L* Lumen, *K* Kollagen, *F* Fibrocyt. Methacrylat,
ÜM 100, Vergrößerung: 25 000:1

steigenden Papillencapillarschenkel nicht mehr als 90° des Rohrumfanges, am
absteigenden Schenkel etwa 180° und an den Ästen des subpapillären Gefäßnetzes
fast bis zu 360°. Aber selbst bei solch dichter Besiedlung der Gefäßwand sind die
einzelnen Zellen durch Spalten von 0,5—1 μ getrennt, bilden also niemals einen
endothelzellähnlich geschlossenen Verband. Obwohl sie demnach für physiologische und pathologische Permeationsmechanismen eine andere Bedeutung als
die Endothelzellen haben werden, ist das Phänomen der Plasmavesikulation bei
ihnen ebenfalls nachweisbar. Sie enthalten keine contractilen Elemente im Sinne
von Myofibrillen.

Gelegentlich ist zu beobachten, daß ein Pericyt kleinere Cytoplasmafortsätze
durch das Grundhäutchen hindurchsteckt und auf diese Weise mit der gegenüber-
liegenden Endothelzelle in direkten Kontakt tritt (MACHER und VOGELL). Die

benachbarten Zellmembranen sind hier lediglich durch eine Intercellularfuge von etwa 100 Å getrennt, wie sie normalerweise zwischen zwei Endothelzellen verläuft (Abb. 8). Der Nachweis solcher Kontinuitätsunterbrechungen des Grundhäutchens ist grundsätzlich wichtig. Es kann aber noch nicht entschieden werden, ob ein

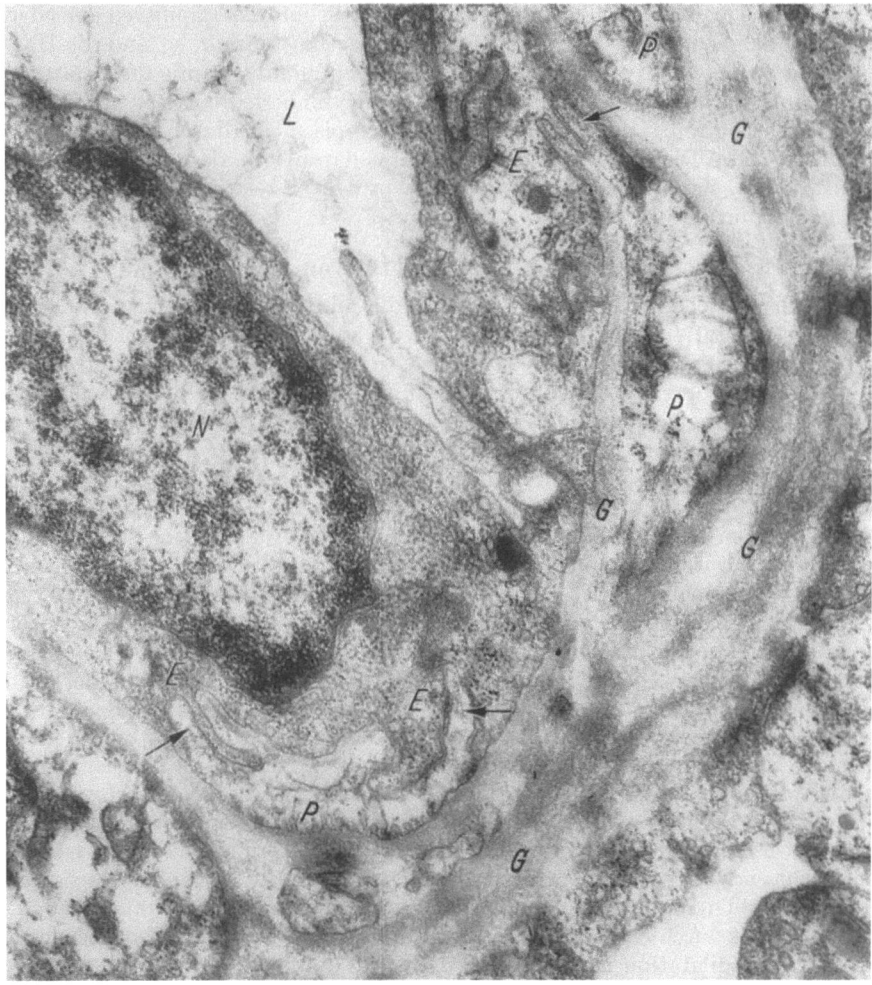

Abb. 8. Pericyten-Ausläufer (*P*) treten stellenweise (→) ohne Zwischenschaltung des Grundhäutchens mit Endothelcytoplasma (*E*) in unmittelbaren Kontakt. *L* Lumen, *N* Nucleus, *G* Grundhäutchen. Methacrylat, Elmiskop I
Vergrößerung: 25000:1

solches Verhalten tatsächlich auf „Löcher" im Grundhäutchen hinweist oder ob es sich dabei lediglich um passagere Bildungen handelt.

Ähnliche Verhältnisse sind von MOORE und RUSKA an Arteriolen beschrieben worden. Hier reichen Endothelfortsätze durch entsprechende Fenster der M. elastica interna, die bekanntlich die direkte Fortsetzung des Grundhäutchens zur arteriellen Seite hin darstellt. Diese Fortsätze treten mit den außerhalb der elastischen Membran gelegenen Muskelzellen in Kontakt. MOORE und RUSKA stellen sich vor, daß auf diesen Wegen der lebensnotwendige Flüssigkeits- und Stofftransport zu den Muskelzellen hin abläuft. Wir möchten vorläufig noch davon absehen, dem direkten Kontakt zwischen Hautcapillarendothelien und Pericyten die gleiche Bedeutung zu unterlegen, da es keine morphologischen Hinweise dafür gibt, daß der Stofftransport an diesen Stellen reger ist. Membranvesikulation und intraplasmatische Bläschen finden sich hier in gleicher Häufigkeit wie anderswo.

Vergleicht man die capillarwandigen Hautgefäße mit den Capillaren der Niere, der Lunge, der Leber, des Herzens oder der Skeletmuskulatur, so sind die Hautgefäße durch eine relativ dicke Endothelschicht, ein breites, häufig mehrblättriges Grundhäutchen und eine ziemlich dichte Pericytenbesiedlung gekennzeichnet. Diese Eigenschaften verleihen ihnen submikroskopisch eine durchaus organeigene Gestaltung. Die Dicke der Wandungen deutet darauf hin, daß das Ausmaß der Permeation im Vergleich zu anderen Capillarprovinzen relativ bescheidenen Umfang haben dürfte.

3. Die Beziehungen zum vegetativen Nervensystem

Daß die Durchströmung der Haut wie die anderer Organe einer Steuerung durch das vegetative Nervensystem unterliegt, steht auf Grund klinischer Beobachtungen und physiologischer Experimente außer Zweifel. Schoedel und Grosse-Brockhoff bezeichnen die Steuerung der Hautdurchblutung im Dienste der Temperaturregulation als „den typischen Fall, in dem durch nervöse Einflüsse die periphere Durchblutung für die Funktion des Gesamtorganismus eingestellt wird". Die morphologischen Unterlagen einer solchen nervösen Kontrolle stimmen zwar grundsätzlich mit den Ergebnissen der experimentellen Kreislaufphysiologie überein, reichen aber insgesamt noch nicht aus, um alle Phänomene der normalen und gestörten Durchströmung befriedigend zu erklären. Im Gegensatz zu anderen Gefäßgebieten scheint in der Haut der antagonistisch wirksame Dualismus von Sympathicus und Parasympathicus nicht zu existieren. Während sich adrenergische Formationen in engster Nachbarschaft der Hautgefäße darstellen lassen (Niebauer), ist der Acetylcholinesterasenachweis an den Gefäßplexus der Haut bisher nicht gelungen (Hurley und Mescon; Thies und Galente). (Bemerkenswerterweise ist dieses Ferment aber in den Nervenfasern digitaler arterio-venöser Anastomosen nachweisbar [Hurley und Mescon].) Es besteht daher Veranlassung, an der Existenz parasympathischer Fasern mit vasodilatatorischem Effekt zu zweifeln. Dafür sprechen auch die Ergebnisse physiologischer Experimente (Hoff). Ob dies allerdings für alle Hautregionen gleichermaßen zutrifft, ist wohl noch nicht endgültig entschieden (Herxheimer). Zur Steuerung des Hautgefäßtonus nimmt Thies ein lediglich einzügeliges, dem Sympathicus unterstehendes System an, das durch Abgabe eines adrenergischen Mediatstoffes Vasoconstriction bewirkt. Vasodilatation ist nach dieser Ansicht durch Hemmung des Constrictorentonus denkbar (s. auch Lazorthes). Jabonero hält es sogar für möglich, daß ein und dieselbe Reizsubstanz gleichzeitig an verschiedenen Gefäßabschnitten verschiedene Reaktionen auslöst, je nach deren spezifischer Empfänglichkeit und Funktion. Zur Annahme einer solchen pauschalen Innervation ganzer Gefäßterritorien zwingen die im großen und ganzen übereinstimmenden Befunde der Imprägnierungstechniken. Es finden sich nämlich nirgendwo echte Verbindungen der nervösen Formationen mit den Elementen der Gefäßwand, etwa in Gestalt freier Nervenendigungen mit konstanter Beziehung zu den Erfolgsstrukturen. Immer zeigen die nervösen Elemente eine lediglich nachbarliche Anlagerung an die Gefäße. Nun erlaubt eine solche Nachbarschaft keineswegs in jedem Falle, auf eine tatsächliche Innervierung der Gefäßwand zu schließen. Sicher dienen die bereits vorhandenen Blutgefäße den später auswachsenden Nervenfasern häufig nur als Leitbahn zu ihrem Erfolgsgebiet (Staubesand). Aber auch dort, wo die

Beeinflussung des Wandtonus durch das vegetative Nervensystem für sicher gehalten wird, wie z.B. an den arteriolären Gefäßstrecken der Haut, sind keine anderen Lagebeziehungen zwischen nervösen Formationen und Gefäßwand zu erkennen. Dieser Befund führte zur Vorstellung von einer unendlichen, netzigen Endformation, die — allerdings nicht streng synonym — als Terminalreticulum (STÖHR), sympathischer Grundplexus (BOEKE), vegetatives nervöses Endnetz (FEYRTER) oder distales nervöses Syncytium (JABONERO) bezeichnet wird. Die Imprägnierungstechnik allein erlaubt keine Unterscheidung in sympathische und parasympathische Formationen. Erst mit den oben erwähnten histochemischen Verfahren (Champy- und Koelle-Methode) ist eine Trennung in adrenergische und cholinergische Strukturen möglich geworden. Nachdem sich auf Grund dieser Methoden herausgestellt hat, daß die Hautgefäße wahrscheinlich nur dem Sympathicus unterstehen, ist eine individuelle Innervation von Teilstrecken noch unwahrscheinlicher geworden. Es spricht viel für die Annahme JABONEROs, daß die einzelnen Gefäßabschnitte dem gleichen Reizstoff gegenüber verschieden empfänglich sind. Diese besondere Form der Reizübertragung mittels eines chemischen Stoffes hat er „plexiforme Synapse auf Distanz" genannt.

NELEMANS meint, daß die nervöse Versorgung der Gefäße nur so weit reicht, als noch glatte Muskelzellen in der Wand vorkommen. Sowohl JABONERO als auch THIES haben aber nervöse Plasmastränge auch an muskelfreien Capillaren darstellen können. Eine aktive Vasomotion der Capillaren mit strömungsregulierendem Effekt wird zwar heute als unerwiesen abgelehnt (ILLIG), auch braucht, wie oben erwähnt, aus der bloßen Nachbarschaft nervöser Elemente zu den Capillaren noch nicht unbedingt auf eine nervöse Beeinflussung geschlossen zu werden. JABONERO hält es aber für diskutabel, auf Grund solcher Befunde an eine vegetative Kontrolle der Permeabilität als der eigentlichen Capillarfunktion zu denken.

4. Die funktionelle Bedeutung der einzelnen Strombahnabschnitte

Aus den skizzierten architektonischen und feinstrukturellen Charakteristika der Hautgefäße ergeben sich auch in funktioneller Hinsicht einige Besonderheiten, die für die normale wie die gestörte Durchströmung der Haut gleichermaßen bedeutungsvoll sind.

Die *netzartige Arterienverzweigung* in mehreren Ebenen und die vielfachen Anastomosen zwischen den einzelnen Etagen bedeuten eine geradezu verschwenderische Sicherung vor arteriellen Zuflußstörungen. Wenn man damit die arterielle Versorgung einiger innerer Organe vergleicht, die in der Rangordnung der Lebenswichtigkeit gemeinhin der Haut vorangestellt werden, drängt sich die Vermutung auf, daß ein solcher Aufwand nicht allein der Haut wegen getrieben wird. Es ist für die biologische Forschung auf Grund vielfältiger Beispiele zur Selbstverständlichkeit geworden, solche Einrichtungen nicht als Spielart der Natur anzusehen, sondern dahinter stets eine biologische Zweckmäßigkeit zu vermuten. Deswegen wird angenommen, daß die Hautstrombahn nicht nur der Durchströmung der Haut dient, sondern auch noch zusätzliche lebensnotwendige Funktionen für den Gesamtorganismus ausübt, in erster Linie wohl die Temperaturregulation (SCHOEDEL u. GROSSE-BROCKHOFF). Die luxuriöse arterielle Versorgung garantiert dabei offensichtlich eine solche Betriebssicherheit, daß ein Ausfall dieser Funktionen nie eintritt. Nur so ist es erklärlich, daß in der speziellen Pathologie der Kreislaufstörungen den arteriellen Durchblutungsstörungen der Haut nur sekundäre Bedeutung im Zuge arterieller Verschlüsse größerer Gliedmaßenarterien zukommt.

Anders liegen die Verhältnisse in jenem Strombahnabschnitt, der der Versorgung der Epidermis dient. Dies ist der Bereich der „terminalen Strombahn", worunter bekanntlich die Capillarstrecken samt ihren arteriolären Zufluß- und venolären Abflußbahnen verstanden werden, die einen bestimmten Gewebsbezirk unmittelbar beatmen und ernähren. Im angloamerikanischen Sprachgebrauch hat sich dafür mehr der Ausdruck Mikrozirkulation eingebürgert, allerdings unter etwas stärkerer Betonung der physiologischen Vorgänge als der morphologischen Gegebenheiten.

Die Papillencapillaren als die terminalen Gefäße entspringen aus kleinen *Endarterien*. Somit steht am Anfang der terminalen Strombahneinheiten der Haut eine baumartige Gefäßverzweigung, bei welcher im Gegensatz zur netzartigen keine Nebenäste vorhanden sind, die nach Verlegung des zuführenden Hauptastes die unterbrochene Versorgung aushilfsweise übernehmen können (HUECK). ELZE führt das Auftreten roter und weißer Flecke beim Erröten oder Erbleichen auf diese Tatsache zurück. Die von solchen Endarterien versorgten Hautflächen sind nach SPALTEHOLZ an der Fußsohle 0,04—0,27 mm² groß, an anderen Körperstellen etwas größer und entsprechen somit in der Fleckengröße etwa der Scarlatina.

Der „klassische" Aufbau der terminalen Strombahn ist im Papillarkörper dahingehend modifiziert, daß die Papillencapillaren aus der Arteriole nacheinander wie die Enden eines Hirschgeweihes entspringen und nach bügelförmigem Verlauf in gleicher Weise wieder in eine parallel zur Arterie verlaufende Vene münden. In der Funktion jedoch scheinen die terminalen Strombahneinheiten der Haut trotz ihrer abweichenden Morphologie dem klassischen Typus zu entsprechen, insofern unter physiologischen Verhältnissen nicht alle Capillaren gleichzeitig durchströmt werden, woraus das Prinzip der „Strom- und Netzcapillaren" JACOBJS erkennbar wird.

Von besonderer funktioneller Bedeutung ist die Tatsache, daß die venösen Strecken der terminalen Strombahn feinstrukturell reinen Capillarcharakter besitzen. Daraus ist abzuleiten, daß diese capillarwandigen Venen im Stoffwechsel des cutanen Bindegewebes Capillarfunktionen übernehmen. Eine Drosselung der Permeation infolge Verdichtung der Blut-Gewebsschranke kommt möglicherweise schon durch eine „gewöhnliche" perivasale Zellvermehrung im Rahmen chronischer Entzündungen zustande. Wenn das straffe kollagene Bindegewebe auch nicht die Stoffwechselansprüche eines hochwertigen Parenchyms stellt, so ist doch daran zu denken, daß sich hieraus für das cutane Bindegewebe bereits nachteilige Folgen ergeben, ehe solche mit unseren relativ groben morphologischen Methoden sichtbar werden. Vielleicht findet manche fermentchemische Abweichung eines Tages hierdurch ihre Erklärung.

Der Reichtum arterio-venöser Anastomosen von meist organoidem Bau an den Extremitätenspitzen (CLARA, STAUBESAND) deutet auf eine funktionelle Sonderstellung dieser Gefäßregionen hin. Tatsächlich konnte HILLE feststellen, daß die Haut der Hände unter normalen „Behaglichkeitsbedingungen" die Thermoregulation für den gesamten Organismus ausübt. Erst ersatzweise springt dafür die Gesichtshaut ein, während die übrigen Hautregionen nur unter angespannten Regulationsbedingungen thermoregulatorisch wirksam werden. In diesem Zusammenhang sei nochmals hervorgehoben, daß die a.v.-Anastomosen im Gegensatz zu allen übrigen Hautgefäßen nicht nur adrenergisch, sondern auch cholinergisch innerviert sind (HURLEY und MESCON).

Analog zur arteriellen Netzbildung findet sich auch auf der venösen Seite eine reiche netzartige Anastomosierung in mehreren Ebenen. Die daraus ableitbare Funktion der Venennetze als einer der wichtigsten Blutspeicher des menschlichen Körpers wurde bereits erwähnt.

Die terminalen Strombahneinheiten zur Versorgung der Anhangsgebilde sind von der eigentlichen Hautstrombahn funktionell ebenso unabhängig wie morphologisch. So unterliegen die Capillargespinste, die die keratogene Zone des Haares umgeben, hinsichtlich Maschendichte und Durchströmung einem rhythmischen Wechsel. Dieser steht offenbar in kausaler Beziehung zu den verschiedenen Funktionsphasen des Haarfollikels, wie Untersuchungen beim Tier (DURWARD und RUDALL) und beim Menschen (MONTAGNA und ELLIS) übereinstimmend ergeben haben.

II. Allgemeine pathologische Anatomie

Störungen der Durchströmung können sich im Zuge *allgemeiner* Kreislaufstörungen bemerkbar machen, in die das Hautgefäßsystem anteilig einbezogen wird, oder als *örtliche* Kreislaufstörungen auftreten, die von den verschiedenen Hautfunktionen her verständlich werden. Im Rahmen einer pathologischen Anatomie der Haut ist das Interesse vornehmlich auf die lokalen, in gewissem Sinne organspezifischen Kreislaufstörungen gerichtet.

Die morphologische Methodik befindet sich bei der Feststellung entsprechender pathologischer Befunde oft an der Grenze ihrer Leistungsfähigkeit, da nur einem Teil der Störungen faßbare organische Veränderungen zugrunde liegen. In vielen Fällen handelt es sich dagegen um funktionelle, noch dazu recht flüchtige Zustandsänderungen der Gefäße, die einer morphologischen Erfassung nicht oder nur sehr begrenzt zugänglich sind. Ähnlich verhält es sich mit der Feststellung der Folgen für das umgebende Gewebe. Morphologisch erfaßbare Schäden treten je nach Gewebsart früher oder später auf. Die Verfeinerung der morphologischen Methodik durch Histochemie und Elektronenmikroskopie hat hier bereits wertvolle Aufschlüsse erbracht (ROTTER). Für den Bereich der Haut ist jedoch an Einzelheiten noch wenig bekannt. Die Schwierigkeit, Störungen der Durchströmung zum Zwecke der morphologischen Analyse schnell genug zu fixieren, die für eine zuverlässige Beurteilung der Capillarwand hinderliche Auflösungsgrenze des Lichtmikroskops, sowie die für viele Fragestellungen zu geringe Eindringtiefe des Capillarmikroskops sind nur einige Beispiele methodischer Unzulänglichkeiten, die verständlich machen, warum unsere morphologischen Kenntnisse auf diesem Gebiet noch so lückenhaft sind.

Wegen dieser Hindernisse sind daher tierexperimentelle Ergebnisse oft vorbehaltlos übernommen worden, ohne daß ihre Gültigkeit für den Bereich der menschlichen Haut erwiesen war. Dies trifft z.B. für die Untersuchungen RICKERs über die lokalen Kreislaufstörungen zu. So anregend diese für die Diskussion klinisch-dermatologischer Fragestellungen auch geworden sind, so wenig konnten sie bis heute durch pathologisch-anatomische Befunde an der menschlichen Haut unterbaut werden. Es ist z.B. für den nach der Rickerschen Lehre höchsten Grad der lokalen Kreislaufstörung, nämlich das Phänomen der Stase, noch unbekannt, ob es im Rahmen funktioneller Durchblutungsstörungen der menschlichen Haut tatsächlich auftritt. Es ist daher oft schwierig oder gar unmöglich, die Ergebnisse der Pathophysiologie der Durchströmung durch stichhaltige morphologische Befunde zu erhärten.

1. Die gestörte Durchströmung im eigentlichen Sinne
a) Anämie

Definition. Dem Wortsinn nach bedeutet Anämie Blutleere ($\alpha\nu$, an = nicht; $\alpha\tilde{\iota}\mu\alpha$, haima = Blut). Im allgemeinen Sprachgebrauch werden aber nicht nur völlig blutfreie Gefäße und Gewebe als anämisch bezeichnet, sondern auch

Zustände der „Mangeldurchblutung" (Büchner) damit charakterisiert. Konkurrierend wird auch der Ausdruck Ischämie gebraucht (ἴσχειν, ischein = zurückhalten), und zwar ebenfalls doppelsinnig für die gedrosselte wie die aufgehobene Durchströmung. Um sich unmißverständlich auszudrücken, bedarf es daher des Gebrauchs erläuternder Adjektiva. So teilt Rotter die peripheren Durchblutungsstörungen ein in 1. permanente akute totale und subtotale Ischämien, 2. temporäre akute totale und subtotale Ischämien und 3. permanente chronische Minderdurchblutungen.

Nach Hueck ist es gedanklich zweckmäßig, den statischen Begriff der verminderten Blut*menge* vom dynamischen der verminderten Blut*strömung* zu trennen, worauf auch Letterer hinweist. Schließlich ist es üblich, zwischen funktionellen und organisch bedingten Anämien zu unterscheiden, was sich im wesentlichen mit den temporären und permanenten Ischämien der Definition nach Rotter deckt.

Vorkommen. Örtliche Anämien der Haut sind immer eine Folge arterieller Zuflußhindernisse. Daß sie pathologisch-anatomisch nur geringe Bedeutung haben, dürfte an der Bradytrophie des Hautbindegewebes einerseits und an der bereits hervorgehobenen reichen Gefäßnetzbildung andererseits liegen. Nur wenn sämtliche Arterien und Arteriolen eines Hautbezirks oder wenigstens der überwiegende Anteil gleichzeitig spastisch verengt sind, kann eine örtliche Anämie resultieren.

Thermische Reize (Erfrierungen, Digiti mortui, „Raynaud-Anfall") und chemische Reize (Adrenalin, Secale cornutum, Nicotin, Vasopressin u.a.) lösen am häufigsten derartige *funktionelle* örtliche Anämien der Haut aus. Über die vermittelnde Rolle des Nervensystems nach thermischen Reizen sind die Ansichten geteilt.

Organische Anämien der Haut finden sich als zwangsläufige Folge übergeordneter arterieller Verschlußkrankheiten. Mit Ausnahme der Erfrierung treten nur hierbei so anhaltende Ernährungsstörungen auf, daß es zum Gewebszerfall kommt.

Erkennung. Die anämische Haut ist blaß und kühl. Capillarmikroskopisch sind die pathologisch reagierenden arteriellen Gefäßstrecken nicht einsehbar, da sie zu tief liegen. Selbst nach Entfernung des Stratum corneum mit der Abrißmethode reicht die Beobachtung nur bis zum proximalen Anteil der Papillencapillaren, unter bestimmten Voraussetzungen auch bis zum venösen subpapillären Plexus (Davis u. Mitarb.). Der histologische Nachweis verengter Gefäße ist, wenn er überhaupt gelingt, nicht erkenntnisfördernd. Im übrigen sind lichtmikroskopisch aus methodischen Gründen keine aufschlußreichen Befunde zu erwarten.

Bedeutung. Mikroangiographisch konnten Bellmann und Adams-Ray im experimentellen Kältetrauma am Kaninchenohr einen starken Arteriolenspasmus an der Grenze zwischen erfrorenem und nichterfrorenem Gewebe sowie einen ausgedehnten Venolenspasmus feststellen. Bei entsprechender Kältedosis blieb die Strömung auch tagelang nach dem Auftauen des Gewebes unterbrochen. Wird hierbei die „Wiederbelebungszeit" der betroffenen Zellen und Gewebe überschritten, ist der Gewebstod und die Autolyse die unausbleibliche Folge (Rotter). Wenn das primum movens des anämischen Zustandes auch in der Kontraktion der muskularisierten *arteriellen* Gefäßwand zu suchen ist, so liegt doch der deletäre Effekt für das Gewebe in der Einschränkung der *Capillar*funktion. Die Frage, ob die Einschränkung des Gas- und Stoffaustausches auf der Statik der verminderten Blutmenge oder auf der Dynamik der herabgesetzten Blutströmung beruht und ob im letzten Falle die Capillaren an der Strömungseinschränkung durch eine Änderung der Wandstruktur beteiligt sind, kann derzeit noch nicht definitiv

beantwortet werden. Die capillarmikroskopische Beobachtung verengter Hautcapillaren z.B. bei Raynaud-Kranken (OTFRIED MÜLLER u.a.) zeigt, daß die
Capillaren *passiven* Weitenänderungen ausgesetzt sind. Es ist nicht ausgeschlossen,
daß sich dadurch auch die Wand strukturell wandelt. Die früher verbreitete
Annahme *aktiver* Capillarkontraktionen mit strömungsregulierendem Effekt gilt
heute, wie erwähnt, als widerlegt.

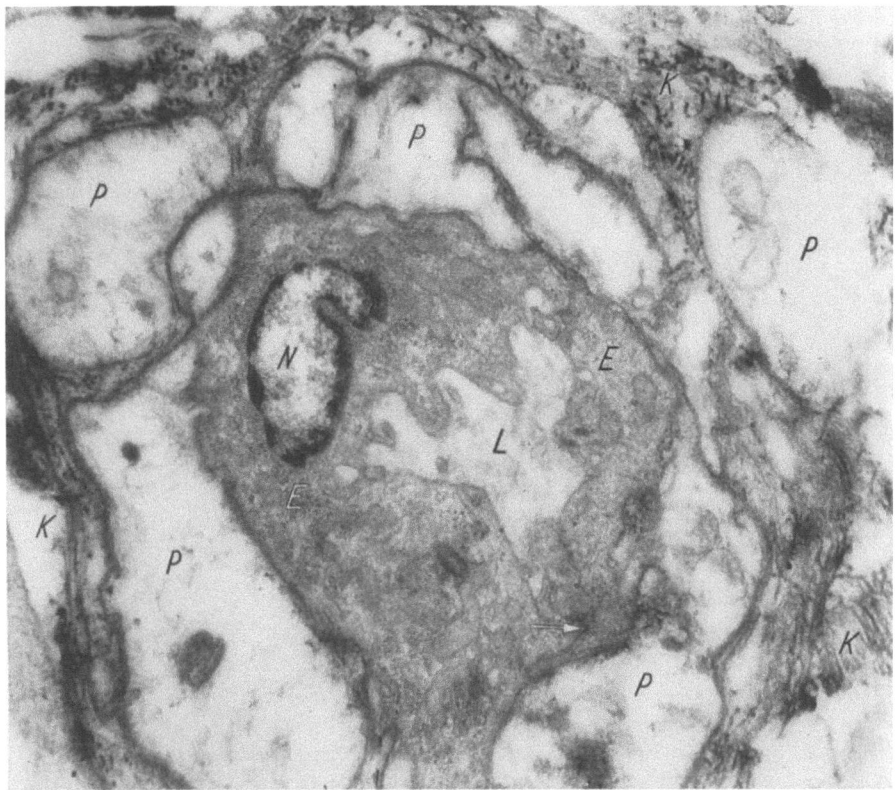

Abb. 9. Menschliche Hautcapillare nach experimenteller Adrenalin-Iontophorese: Quellung der Pericyten (*P*),
die in diesem Zustand das Endothelrohr (*E*) nahezu lückenlos umhüllen. *L* Lumen, *N* Nucleus, *K* Kollagen,
→ Intercellularfuge. Methacrylat, ÜM 100, Vergrößerung: 14 200:1

Eigene elektronenoptische Untersuchungen von Hautcapillaren aus lokal
anämischen Bezirken geben zu der Annahme Anlaß, daß die Einschränkung der
Capillarfunktion nicht nur durch Verschiebung von Statik und Dynamik des
Gefäßinhaltes bestimmt wird, sondern daß auch die Morphologie der Gefäßwand
hierauf von Einfluß ist. Wir haben in der rechten Ellbeuge einer hautgesunden
Versuchsperson eine hochgradige lokale Anämie durch Adrenaliniontophorese
erzeugt. Eine Gewebsprobe aus diesem Bezirk wurde mit einem gleichzeitig entnommenen Probestück der linken Ellbeuge verglichen, wo ein lokales Wärme-
erythem hervorgerufen worden war. Makroskopisch war der anämische Bezirk
leichenblaß, der hyperämische frischrot. Die wichtigste Veränderung an den
anämischen Capillaren scheint uns eine auffällige Quellung der Pericyten zu sein,
wodurch ein viel größerer Anteil der Capillarwand vom Pericytenplasma berührt
wird als normalerweise (Abb. 9). Es ist möglich, daß dies eine Einschränkung
der Permeabilität nach sich zieht. Die Pericytenstruktur ist wie durch ein

intracelluläres Ödem aufgelockert. Gleichzeitig kommt in der Struktur des Grundhäutchens die Faserkomponente deutlicher zur Darstellung. Vereinzelt sind die
Fasern von Grundsubstanz völlig entblößt und zeigen eine periodische Quer-

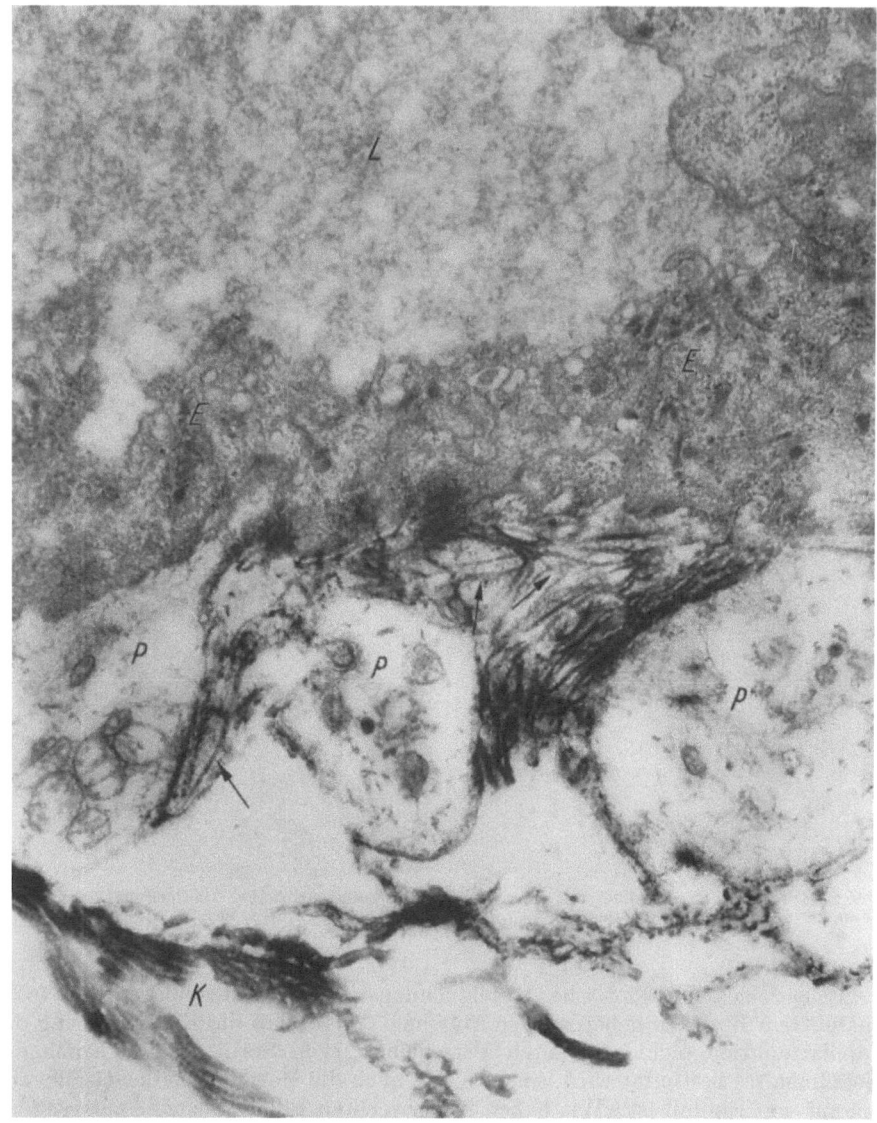

Abb. 10. Nach experimenteller Adrenalin-Iontophorese erscheinen im Grundhäutchen Fibrillen mit Struktur-
perioden von ∼160 Å (→). P Pericyten, E Endothel, L Lumen, K Kollagen. Methacrylat, ÜM 100,
Vergrößerung: 14 200:1

streifung (Abb. 10). Weiter haben wir gesehen, daß sich benachbarte Endothelzellen lumenwärts breitflächig aneinanderlagern und dadurch die Lichtung erheblich einengen. Mitunter lassen sie nur noch ein sanduhrförmiges Restlumen übrig,
das zwar noch für Plasma, aber nicht mehr für Erythrocyten durchgängig sein
dürfte (Abb. 11). Es hat also den Anschein, als ob die Capillaren bei verminderter

Durchströmung infolge eines vorgeschalteten Arteriolenspasmus tatsächlich enger werden können. Es läßt sich elektronenoptisch natürlich nicht entscheiden, ob dies ein passiver oder aktiver Vorgang ist. Letzteren Befund konnten NORDMANN und BÄSSLER auch an den Capillaren des Pankreas beobachten. Es bedarf der

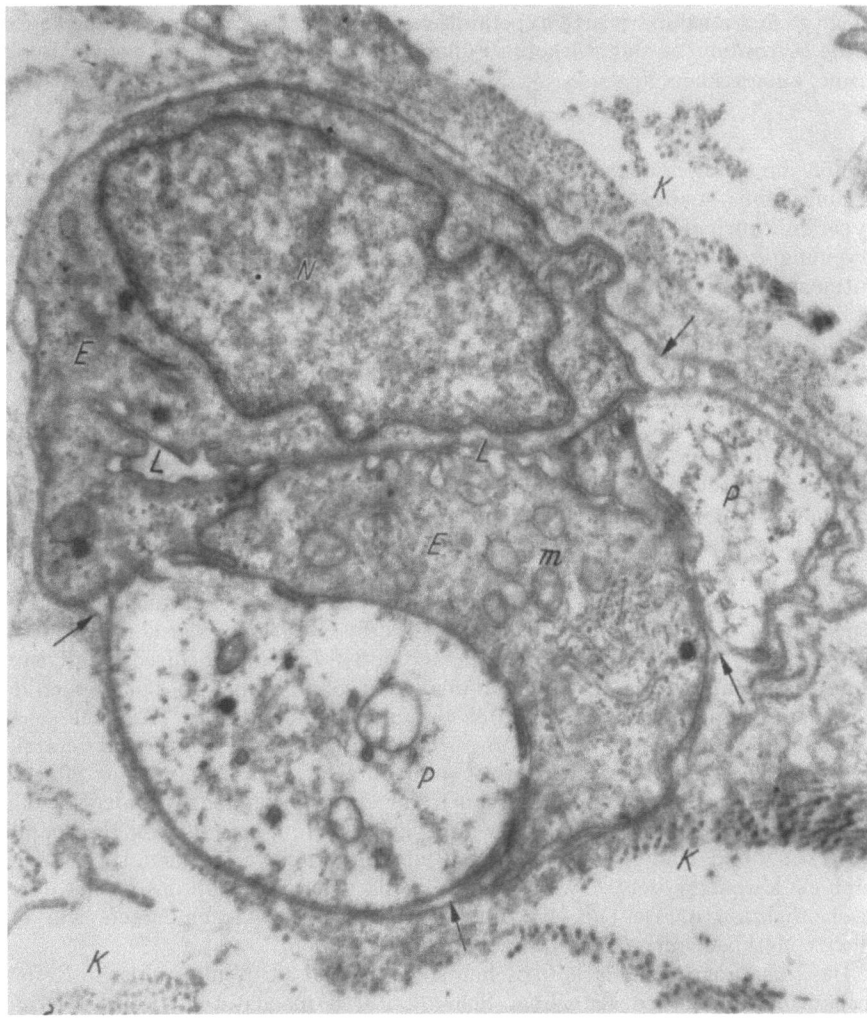

Abb. 11. Menschliche Hautcapillare mit nahezu verschlossenem Lumen (*L*). *E* Endothel, *N* Nucleus, → Basalmembran umgreift Pericyt (*P*), *m* Mitochondrien, *K* Kollagen. Methacrylat, EM 8, Vergrößerung: 15000:1

Überprüfung, ob diesen morphologischen Veränderungen funktionsspezifische Bedeutung zukommt.

b) Hyperämie

Definition. Die Hyperämie ist als ,,Blutfülle'' das Gegenstück zur Anämie. Dabei kommt das statische Moment vermehrter Blut*menge* und das dynamische Moment vermehrter Blut*strömung* zur Wirkung. Eine begriffliche Trennung beider Zustände ist hierbei noch zwingender als bei der Anämie, da sie nicht notwendig zusammenwirken, sondern sich bei gewissen Formen geradezu gesetzmäßig ausschließen. Im Gegensatz zur lokalen Anämie ist die lokale Hyperämie nicht so regelhaft von der Förderleistung der vorgeschalteten, arteriellen Gefäßstrecke abhängig, sondern ist häufig auch die Folge der gestörten Durchströmung in den nachgeschalteten, venösen Abschnitten. So wie anämische Gefäße verengt sind — sofern ihre muskulären Wandelemente sie zu aktiver Vasoconstriction befähigen —, sind muskularisierte hyperämische Gefäße erweitert. Im Capillarbereich ist die Hyperämie an der stärkeren Füllung, evtl. kombiniert mit passiver Erweiterung, zu erkennen.

α) Aktive Hyperämie

Für die Namengebung ist hierbei die Vorstellung von einer aktiven Versorgungsbilanz maßgebend gewesen. Synonym wird diese Form der lokalen Hyperämie auch als arterielle oder fluxionäre bezeichnet, womit auf die vermehrte Strömung in den erweiterten Arteriolen Bezug genommen wird. Da die Gesamtblutmenge relativ konstant ist und zumindest nicht innerhalb kurzer Zeit maßgeblich vergrößert werden kann, ist eine derartig vermehrte Förderleistung der arteriellen Zuflußbahn nur möglich, wenn gleichzeitig die Blutzufuhr nach anderen Orten eingeschränkt wird. Für die arterielle Hyperämie des tätigen Organs nimmt LETTERER die Existenz von Endstrombahnpaarlingen an, die in rhythmischem Wechsel beströmt werden. Trotz dieses ökonomischen Prinzips erhöht sich aber der Blutzufluß zum gesamten Organ beträchtlich. Auf diese Weise kann es zu erheblichen Blutverschiebungen innerhalb des Organismus kommen, wie z.B. anläßlich der Verdauungstätigkeit des Magen-Darmtraktes. Der lokale Bedarf kann dabei so gewaltig steigen, daß die Gesamtblutmenge zur Versorgung lebenswichtiger Organe mit generell hohen Ansprüchen (z.B. Gehirn) nicht mehr ausreicht, besonders dann nicht, wenn außer dem Verdauungstrakt auch die Muskulatur infolge erhöhter Muskeltätigkeit oder die Haut bei warmem Bad oder Sonnenerythem von vermehrter Blutmenge in der Zeiteinheit durchströmt wird.

Vorkommen. Aktive Hyperämien der Haut gehören noch in den Bereich des Normalen, wenn sie im Zuge erhöhter Organtätigkeit auftreten. Als eine solche kann auch die reaktive Hyperämie angesehen werden. Naturgemäß sind derartige lokal hyperämische Zustände flüchtig und entziehen sich meist dem morphologischen Nachweis. Ein anderes, auch für den Morphologen eindrucksvolles Beispiel ist die lokale Hyperämie der im Anagenstadium befindlichen Haarpapille (MONTAGNA und ELLIS). Der erhöhte Blutbedarf des wachsenden Haares wird durch ein korbartig dichtes, weitlumiges Capillargeflecht gewährleistet, das durch Tuscheinjektion darstellbar ist. Im Telogenstadium dagegen lassen sich mit gleicher Methode nur wenige dünne Gefäßchen füllen.

Die Übergänge zum Pathologischen sind fließend. Durch psychische Reflexmechanismen (freudige Erregung, Scham), durch mechanische Reize (Dermographismus, Massage), durch den aktinischen Reiz aufgelegter oder strahlender Wärme sowie durch mannigfaltige chemische Reizsubstanzen entstehen flüchtige fluxionäre Hyperämien der Haut.

Die gleiche Form der Hyperämie bildet auch den gesetzmäßigen Beginn der *entzündlichen* Kreislaufstörung. Hautentzündungen jeglicher Genese sind überhaupt der weitaus häufigste Ausgangspunkt für sicher pathologische Durchströmungsphänomene in der Cutis. Viele der oben erwähnten Reize sind bei entsprechender Intensität in der Lage, Hautentzündungen zu erzeugen. Die fluxionäre Hyperämie stellt jedoch nur den Auftakt dar zu jenen komplizierten Gefäßreaktionen im Entzündungsgebiet, die seit COHNHEIM unter häufig wechselnden Aspekten untersucht worden sind. Besonders anregend sind die Überlegungen und Untersuchungen RICKERs und seiner Schüler geworden, die im bekannten Stufengesetz ihren schematischen Niederschlag gefunden haben. Man ist jedoch heute weitgehend davon abgegangen, alle entzündlichen Gefäßzustände als Reizwirkungen des Gefäßnervensystems in bestimmter Stufenfolge anzusehen. Stattdessen wird örtlichen Veränderungen des Gewebschemismus größere Bedeutung beigemessen. Im einzelnen sei auf die ausführliche Darstellung EHRICHs verwiesen.

Erkennung. Die aktiv hyperämische Haut ist rot und warm und wird klinisch als Erythem bezeichnet. Am Zustandekommen der Hautfarbe sind die Papillencapillaren bei roter Haut zu einem wesentlich höheren Prozentsatz beteiligt (bis 22%) als bei blasser Haut (bis 8%) (WETZEL und ZOTTERMAN). Während in der normalen Haut nur etwa 75% der Capillarschlingen durchströmt werden, sind bei einigen entzündlichen Dermatosen (z.B. Neurodermitis) sämtliche Schlingen geöffnet und beströmt (DAVIS und LAWLER). Ob die Capillaren dabei gleichzeitig erweitert sind, ist nach ILLIG — jedenfalls bei der flüchtigen fluxionären Hyperämie — mit dem Capillarmikroskop nicht zuverlässig feststellbar, da die Gefäß-*wände* der Beobachtung nicht zugänglich sind. Meßbar ist immer nur die Breite des Erythrocytenstrombandes, welches aber infolge Verschiebung der Relation zwischen axialem Erythrocytenstrom und marginalem Plasmastrom über die tatsächliche Gefäßweite nichts Zuverlässiges aussagt. Wie bei der Anämie sind die in erster Linie reagierenden arteriellen Strecken nicht oder nur als diffuser Untergrund sichtbar. Dem histologischen Nachweis weiter Gefäßlichtungen kommt wegen der vielen Artefaktmöglichkeiten kaum Bedeutung zu.

Bedeutung. Infolge schnellerer Strömung und stärkerer Füllung der Arteriolen fließt in der Zeiteinheit mehr Blut durch die prallgefüllten Capillaren. Dies bedeutet in erster Linie eine reichere Versorgung des umgebenden Gewebes mit Sauerstoff. Sowohl das erhöht tätige Organ als auch das entzündete Gewebe haben einen gesteigerten Sauerstoffbedarf. Auch für andere Austauschphänomene zwischen Blut und Gewebe entstehen dadurch günstigere Voraussetzungen. In eigenen elektronenoptischen Untersuchungen an Capillaren eines lokalen Wärmeerythems konnten allerdings gegenüber normalen Hautcapillaren keine Zeichen erhöhter Permeabilität wie Vermehrung der Plasmavesikulation oder Veränderung der Mitochondrien registriert werden.

Besondere funktionelle Bedeutung kommt nach den Ausführungen EHRICHs der lokalen Erwärmung zu. Die mit dem zuströmenden arteriellen Blut herangeführte Wärme bzw. der durch das reiche Sauerstoffangebot angefachte „Stoffwechselbrand" soll z.B. die Spirochäten in ihrer Beweglichkeit einschränken, den Gonokokken Wachstumsschwierigkeiten bereiten und bestimmten Pneumokokkenarten sogar ihre Virulenz nehmen.

β) Passive Hyperämie

Sie ist im Gegensatz zur aktiven Hyperämie durch eine passive Versorgungsbilanz des Gewebes gekennzeichnet. Mit der synonymen Bezeichnung venöse oder Stauungshyperämie wird demgegenüber auf den Ursprungsort der Durchströmungsstörung und auf ihren Mechanismus hingewiesen, nämlich auf die Abflußverlangsamung im venösen Strombahnabschnitt. Die Capillaren als funktionell wichtigste Gefäßstrecken, von deren Austauschleistung das Schicksal des Gewebes ja allein abhängt, sind hierbei wie bei der aktiven Hyperämie prall mit Blut gefüllt und zum Teil auch sicher erweitert. Die Strömungsgeschwindigkeit ist aber gegenüber der Norm und vor allem im Vergleich zur fluxionären Hyperämie deutlich herabgesetzt. Während die Gefäßerweiterung im Capillarbereich wohl eher eine *Folge* der Stauungsblutfülle ist, ist die Dilatation der Venen ihre *Ursache*. Auf der arteriellen Seite ist mit einer normalen, jedenfalls nicht gesteigerten Förderleistung zu rechnen.

Vorkommen. Da die subpapillären „Venen" vollständig, die im unteren Corium
gelegenen Venen wenigstens noch zum Teil Capillarcharakter haben und keine
Muskelzellen besitzen, sind sie zu aktiver Vasomotion nicht befähigt. Der Entstehungsort der passiven Hyperämie der Haut liegt deshalb immer unterhalb,
d. h. stromabwärts vom subpapillären Gefäßnetz, häufig sogar unterhalb der Cutis,
sofern die Hyperämie vasomotorisch (z. B. durch Kältereize [KRAMER und
SCHULZE]) oder hämodynamisch (z. B. durch Stauung des venösen Abflusses)
bedingt ist. Die Kennzeichen der passiven Hyperämie finden sich zwar bevorzugt
an den subpapillären Venen, diese fungieren aber auf Grund ihrer morphologischen
Eigenart gewissermaßen als verlängerte venöse Capillarschenkel. Dem Mechanismus der Stauung entsprechend sind die Hautregionen der unteren Körperhälfte
häufiger betroffen.

*Entzündungs*reize werden auch direkt an den Wänden der *oberflächlichen*
Gefäße angreifen und hier entweder allein oder im Zusammenspiel mit vasomotorischen Reaktionen der muskularisierten Gefäßstrecken entzündliche Kreislaufstörungen hervorrufen, wobei unter anderem auch das Stadium der passiven
Hyperämie durchlaufen wird. Dieser auch als peristatische Hyperämie bezeichnete Zustand der Gefäße wurde von RICKER als Ausdruck einer hochgradigen
Dilatatorenreizung bei gleichzeitiger Constrictorenlähmung angesehen. Abgesehen
davon, daß gewichtige Einwände gegen eine so weitgehend nervöse Bedingtheit
aller entzündlichen Gefäßreaktionen vorgebracht worden sind (EHRICH), müßte
speziell für die Haut wegen der erwähnten einzügeligen Innervation der Hautgefäße mit lediglich constrictorischem Effekt sowieso nach anderen Erklärungen
gesucht werden. Wahrscheinlich kommt den direkt oder indirekt durch die Entzündungsnoxe hervorgerufenen Änderungen des Gewebschemismus die größte
Bedeutung zu.

Erkennung. Die passiv hyperämische Haut ist rot und kühl, sofern der entsprechende Zustand der terminalen Strombahn in reiner Form vorliegt. Speziell
bei der entzündlichen Kreislaufstörung werden aber örtlich eng benachbarte
aktive Hyperämien einerseits und weitergehende Störungen wie Stillstands- und
Austrittsphänomene andererseits die venöse Hyperämie überlagern und den klinischen Aspekt verändern. Der Rotton der Haut hat im Gegensatz zur aktiven
Hyperämie einen lividen Einschlag, der auf das Vorherrschen der langsam durchströmten, erweiterten Subpapillargefäße im Corium zurückzuführen ist. Die von
dorther durchschimmernden Erythrocyten haben ihren Sauerstoff bereits abgegeben.

Capillarmikroskopisch erkennt man bei gut einsehbarer Haut oder mit Hilfe
der Abrißmethode (DAVIS u. Mitarb.) die erweiterten subpapillären, venösen
Gefäße. Auch die Erweiterung der Papillencapillaren kann so monströse Formen
annehmen (z. B. Erythrocyanosis crurum puellarum = NIELSEN), daß sie capillarmikroskopisch zweifelsfrei feststellbar ist.

Die histologische Untersuchung von Gewebsschnitten zeigt an den betroffenen
Gefäßen nicht mehr, als ohnehin bekannt ist. Folgen jedoch auf die reine Form
der venösen Hyperämie schwerere Durchströmungsstörungen, kommt es also zum
Blutstillstand und zum pathologischen Austritt von Blutbestandteilen, wie es
sowohl bei länger dauernder Stauung als auch bei ausgeprägter Entzündung der
Fall ist, so bleibt dies nicht ohne sichtbare Folgen für das umgebende Gewebe.
Auf die jeweiligen morphologischen Veränderungen wird an entsprechender Stelle
eingegangen.

Von größtem Interesse ist die Beschaffenheit der Gefäßwand im Stadium der venösen Hyperämie. Erst die Strukturanalyse auf Grund elektronenoptischer Auflösung läßt hier — wenn überhaupt — aufschlußreiche morphologische Befunde erwarten. Diesbezügliche Untersuchungen an der menschlichen Haut sind jedoch noch nicht bekannt.

Bedeutung. Es ist sehr wahrscheinlich, daß schon die alleinige passive Hyperämie Nachteile für Beatmung und Ernährung des umgebenden Gewebes hat. Lediglich dem Umstand, daß kollagene Fasern praktisch stoffwechselinert sind (GLYNN und READING), ist es zu verdanken, daß das cutane Bindegewebe so wenig sichtbare Schäden erleidet. Ungeachtet dessen können aber einzelne Zellen innerhalb eines solchen bradytrophen Gewebes bei kleiner Population durchaus einen hohen Stoffwechsel haben (LINZBACH). Gedacht ist hier an die perivasal gelegenen Elemente des Reticulo-Histiocytären-Systems (RHS) der Haut.

Die Stauungshyperämie ist mit Erhöhung des hydrostatischen Druckes verbunden. Nach KROGH, LANDIS und TURNER nimmt die Filtrationsrate pro Minute und pro 100 cm³ Gewebe um 0,0023—0,0033 cm³ zu, wenn der venöse Druck nur um 1 cm Wasser ansteigt. Daraus ergibt sich die häufige Folge einer pathologischen Liquordiapedese bei der passiven Hyperämie. Dies wiederum führt zu einer Erhöhung des mechanischen Gewebsdruckes, welcher seinerseits die Filtrationsrate einschränkt. So ist selbst nach Entgleisung gewisser Funktionsgrößen noch eine sinnvolle Zügelung, eine automatische Selbststeuerung zu erkennen.

Die Permeabilität der Capillarwand ist so lange eine Funktion des osmotischen und hydrostatischen Blutdruckes einerseits und des osmotischen und mechanischen Gewebsdruckes andererseits, als die Gefäßwand einer semipermeablen Membran gleichgesetzt wird. Auf Grund der neuesten elektronenmikroskopischen Erkenntnisse bildet sich jedoch zunehmend die Meinung heraus, daß die Capillarendothelzelle *handelnd* in die Austauschvorgänge einzugreifen vermag. Man muß sich aber bewußt bleiben, daß man bei der Erörterung des Permeabilitätsproblems mit noch reichlich unsicheren Größen umgeht. Inwieweit die reine passive Hyperämie auch mit einer Sauerstoffverarmung des umgebenden Gewebes einhergeht, ist nicht sicher zu sagen, wahrscheinlich auch von Fall zu Fall verschieden. Näher soll beim Blutstillstand auf dieses Problem eingegangen werden. Es ist aber offensichtlich, daß die passive Hyperämie im Gegensatz zur aktiven Hyperämie immer etwas Pathologisches darstellt und häufig nur das Vorspiel für weit verhängnisvollere Durchströmungsstörungen abgibt.

2. Der Stillstand des Gefäßinhaltes
a) Blutstillstand und Stase

Definition. Es ist unerläßlich, begrifflich zwischen diesen beiden Formen der zum Stillstand gekommenen Strömung zu unterscheiden. Gemeinsam ist ihnen lediglich ihre prinzipielle Reversibilität, während die Morphologie beider Zustände, ihre Pathogenese und ihre Bedeutung für das umgebende Gewebe voneinander abweichen. Terminologisch ist es allerdings ziemlich verwirrend, daß so deutlich verschiedene Zustände der gestörten Durchströmung durch Ausdrücke gekennzeichnet werden, die sich vom philologischen Standpunkt aus wegen ihrer Stamm- und Sinnverwandtschaft vertreten können ($\sigma\tau\alpha\sigma\iota\varsigma$, stasis = das Stehen).

Blutstillstand ist gleichbedeutend mit der in völliger Bewegungslosigkeit verharrenden Blutsäule, die in ihrer mengenmäßigen Zusammensetzung hinsichtlich Blutkörperchen und Blutplasma *unverändert* ist (HUECK). Die Ursache des Blutstillstands ist meist eine Zufluß- oder Abflußunterbrechung. Die Durchlässigkeit der Gefäßwand ist dabei nicht merklich erhöht. Nach Aufhebung der Stromsperre setzt sich die Blutsäule sofort wieder in Fluß.

Unter Stase wird dagegen ein Zustand der Blutstockung verstanden, bei dem das Verhältnis zwischen festen und flüssigen Bestandteilen *verändert* ist. Die stagnierende Blutsäule erscheint als homogener roter Strang, der das Gefäßrohr lückenlos ausfüllt. Die Erythrocyten sind so eng zusammengesintert, daß sie optisch ihre Individualität verloren haben. Dies kann nur dadurch zustande gekommen sein, daß das Gefäßrohr im Staseabschnitt praktisch kein Blutplasma mehr enthält (Hueck). Beobachtungen am lebenden Objekt sprechen dafür, daß es durch die Gefäßwand abgeflossen ist. Es wird aber offenbar nicht von der vis a tergo des Blutstroms durch die Gefäßwand hindurchgedrückt. Illig konnte vielmehr nachweisen, daß die Stasesäule auch beim toten Versuchstier mit daniederliegendem Kreislauf noch gegen die ursprüngliche Stromrichtung anwachsen kann. Dies ist nur dadurch erklärlich, daß das Blutplasma gleichsam einem Sog folgend durch die vor dem Stasebereich pathologisch veränderte Gefäßwand austritt und dabei die Erythrocyten auf die Stasesäule zuschwemmt. Werden die Stasereize unwirksam, bröckelt die Stasesäule allmählich auseinander und die Erythrocyten setzen sich — nun wieder einzeln erkennbar — in Bewegung.

Ob sich die im amerikanischen Schrifttum gebräuchliche Bezeichnung „Hemoconcentration" (Landis) vom Begriff der Stase bzw. prästatischen Strömungsverlangsamung unterscheidet, muß vorläufig noch offenbleiben. Es sollen hierbei keine pathologischen Wandveränderungen wie bei der Stase im Spiele sein, was jedoch noch der submikroskopischen Bestätigung bedarf.

Über die Definition und Bedeutung des „blood-sludge" s. Band I/3 dieses Handbuches: „Physiologie und Pathophysiologie der kleinsten Blutgefäße der Haut."

Vorkommen. Es ist bisher aus methodischen Gründen unerwiesen geblieben, ob die aus der Beobachtung des Tierexperiments abgeleiteten Gesetzmäßigkeiten auch für den Strömungsstillstand in den Cutisgefäßen zutreffen.

Einfacher Blutstillstand ist nicht ohne weiteres Ausdruck einer pathologischen Durchströmung. Wie erwähnt, werden nach capillarmikroskopischer Beobachtung von Davis und Lawler normalerweise nur etwa 75% der Hautcapillaren regelrecht durchströmt. Im restlichen Viertel steht die Strömung still. Sofern die Gefäßlumina nicht durch den resistierenden Plasmastrom von Erythrocyten leergewaschen worden sind, bieten sie das Bild des Blutstillstands.

Entwickelt sich der Blutstillstand jedoch aus der passiven Hyperämie, indem die bereits verlangsamte Durchströmung schließlich ganz sistiert, kommt diesem Zustand eine eindeutig pathologische Bedeutung zu. Hierin liegt zugleich auch eine der Möglichkeiten für die Entwicklung einer Stase.

Nach Illig ist der einfache Blutstillstand immer vasomotorisch bedingt, also das Ergebnis einer Zufluß- oder Abflußhemmung auf Grund eines arteriellen, seltener auch venösen Spasmus oder auf Grund einer hochgradigen venösen Dilatation mit Stauung. Im Gegensatz hierzu hat die Stase keine vasomotorischen Phänomene zur Voraussetzung, sondern die erwähnte Gefäßwandalteration. Es ist allerdings unbestritten, daß eine vasomotorische Verlangsamung den Eintritt der Stase begünstigt, aber Illig hebt hervor, daß starke Stasereize auch bei unverminderter Strömung den zur Stasebildung notwendigen Plasmaentzug herbeiführen können. Die Strömung sistiert in solchem Falle erst sekundär, da die entstandene Stasesäule nunmehr die Lichtung verlegt. Aus dieser Beobachtung ergibt sich ein grundsätzlicher und in allgemein-pathologischer Hinsicht bedeutungsvoller Gegensatz zur Anschauung Rickers, der Stase immer als *Folge*, nicht als *Ursache* der Strömungsunterbrechung ansah. Sein Stufengesetz gipfelt bekanntlich in der Stase als graduell stärkster Kreislaufstörung infolge nervaler Fehlsteuerung der Vasomotoren.

Bevorzugte Orte der Staseentstehung sind im Tierexperiment kleine Venen, besonders in der Nähe von Gabelungen (ILLIG). Wenn es berechtigt ist, dies auf das Hautgefäßsystem zu übertragen, liegt im subpapillären „Venen"plexus ein besonders prädisponierter Strombahnabschnitt vor, der infolge seiner capillargleichen Wandstruktur auf adäquate Stasereize — in erster Linie wohl alle mikrobiell bedingten Entzündungen — sicher sehr empfindlich reagiert.

Erkennung. Blutstillstand und Stase können mit Sicherheit nur am lebenden Objekt erkannt werden. Im histologischen Präparat, in dem sich alle Lebens- und Bewegungsvorgänge fixiert darbieten, geht eine bereits intra vitam eingetretene Blutstockung in der allgemeinen Starrheit unter. Dagegen ist sie für die „Vitalhistologie" (VONWILLER, EHRING), in der sich alle lebende Struktur bewegt, das Beobachtungsereignis schlechthin. Die feinere Differenzierung der stillstehenden Strömung im Sinne der eingangs abgegrenzten Erscheinungen ist jedoch auf besonders günstige Untersuchungsobjekte beschränkt, wie sie im allgemeinen nur das Tierexperiment zu bieten vermag. An der menschlichen Haut gestattet in der Regel nur der Nagelwall einen so günstigen Einblick, um das Stagnieren der Strömung überhaupt sicher registrieren zu können. Oft ist nämlich eine Unterscheidung zwischen Blutstillstand und schneller Strömung sehr schwierig oder ganz unmöglich (ILLIG). Treten Blutstillstand oder Stase in Verbindung mit einer entzündlichen Gewebsreaktion auf, so verhindern Ödem und Zellinfiltrat die Beobachtung des Gefäßinhaltes völlig.

Für die Histopathologie hat die Sonderform der Stase so lange keine reale Bedeutung, als ihr histologischer Nachweis fraglich ist. Die eingreifende technische Prozedur bei der Präparatherstellung auf dem langen Weg vom lebenden Objekt bis zum mikroskopierbaren Gewebsschnitt führt wahrscheinlich zum Verlust des charakteristischen vitalen Aspekts der Stase, ihrer Homogenität, so daß sie von einem gewöhnlichen Blutstillstand oder auch von einer Hyperämie nicht mehr unterscheidbar ist. Auf der Suche nach einem Äquivalentbild ist diskutiert worden, ob die sog. roten Hyalinthromben in Capillaren hyperämischer Gefäßgebiete der Stase entsprechen könnten (HUECK). In der Tat bewahrt nach blitzartiger Fixierung des Kaninchenmesenteriums durch Einfrieren mit anschließender Gefriertrocknung eine vor der Gewebsentnahme erzeugte Stase auch im histologischen Präparat ihre morphologische Eigenart (MACHER und KAMKE). Die Erythrocytenmembranen sind auch bei stärkerer mikroskopischer Auflösung als sie die Capillarmikroskopie erlaubt, nicht zu erkennen, vielmehr bildet der Gefäßinhalt eine völlig strukturlose Masse wie bei der hyalinen Thrombose (Abb. 12). Demgegenüber liegen bei einfachem Blutstillstand die einzelnen Erythrocyten ebenso separat in der Gefäßlichtung, wie man es capillarmikroskopisch im Tierexperiment zu sehen gewohnt ist (Abb. 13). Damit ist zwar bewiesen, daß unter bestimmten technischen Voraussetzungen das morphologische Charakteristikum der Stase bis ins histologische Präparat überführt werden kann, ihr reales Vorkommen bei entzündlichen Prozessen der Haut ist aber damit noch keineswegs sichergestellt. Es wird sich zeigen, ob die bei der Staseentstehung mitwirkende Gefäßwandschädigung elektronenoptisch faßbar ist. Ein erster Hinweis findet sich bei MAJNO und PALADE, deren schöne Ergebnisse im Kapitel Liquordiapedese näher besprochen werden sollen. Im Cremaster der Ratte sahen sie unter anderem Gefäße, die prall mit Erythrocyten gefüllt waren. Ihre Endothelzellen waren stellenweise auseinandergewichen, so daß breite Spalten sichtbar wurden, durch die HgS-Partikel abgeflossen waren. Diese Gefäße bezeichnen sie als in Stase befindlich. Es wird aber aus ihrem Text nicht klar, ob damit Stase im Sinne der eingangs gegebenen Definition gemeint ist.

Diesbezügliche Untersuchungen an der menschlichen Haut sind noch nicht bekannt geworden.

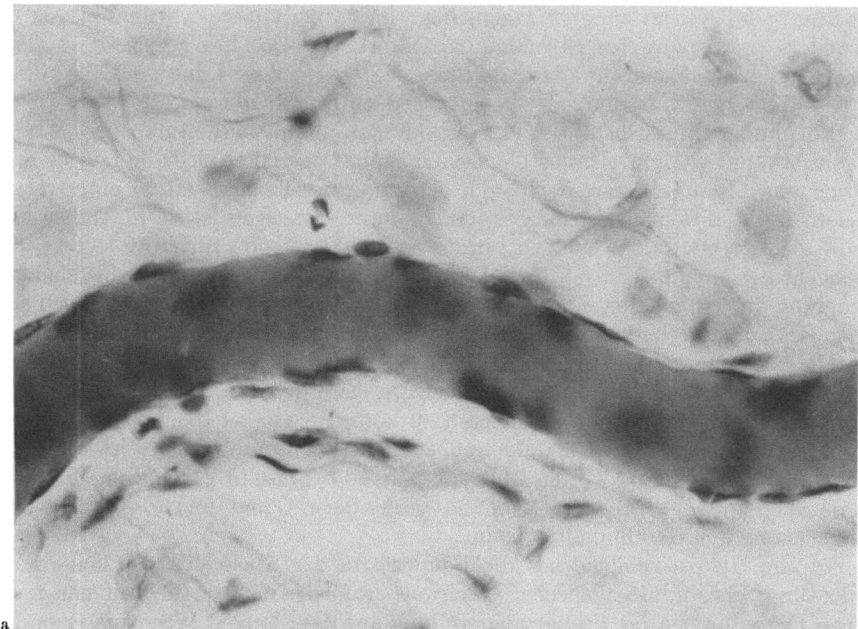

a

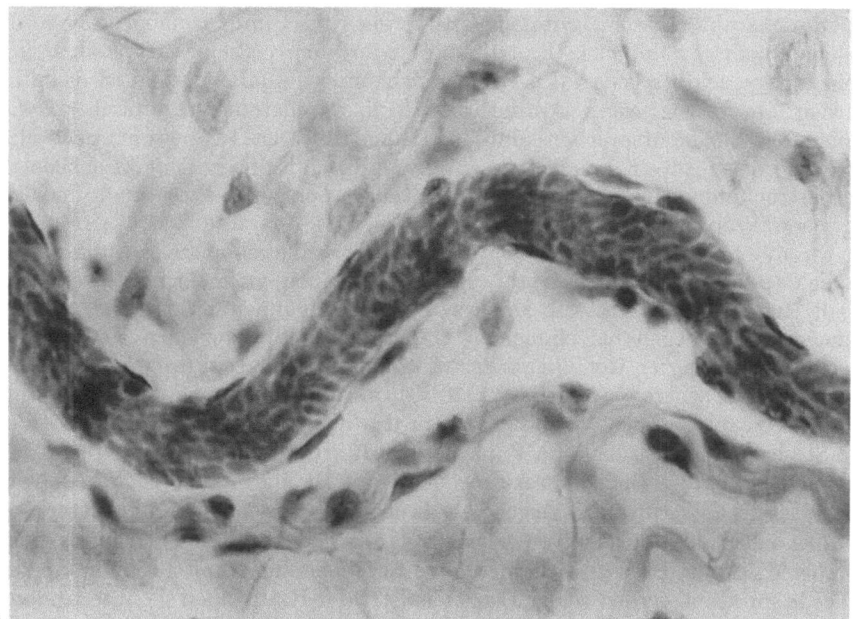

b

Abb. 12a u. b. a Stase in einer Venole des Kaninchenmesenteriums. Die Erythrocyten haben ihre optische Individualität verloren und sind zu einer strukturlosen Masse zusammengesintert. b Vorstadium zur Stasebildung.
Häutchenpräparat, Gefriertrocknung. HE

Bedeutung. Beide Zustände der stillstehenden Strömung bedingen eine Unterbrechung der lebensnotwendigen Austauschvorgänge zwischen Blut und Gewebe. Da beide Formen grundsätzlich reversibel sind, wird es von der Dauer der Unterbrechung abhängen, ob lediglich eine zumutbare Stoffwechselpause eintritt oder ob sich ernsthafte, evtl. morphologisch sichtbare Ernährungsstörungen entwickeln. Das erste trifft für die rhythmische Beströmung der einzelnen Capillarschlingen zu, das zweite für wirklich pathologischen Blutstillstand und Stase. Die relative Anspruchslosigkeit des cutanen Bindegewebes und die reichliche Netzbildung der cutanen Gefäße lassen selbst im zweiten Fall eine hohe Toleranz gegenüber der

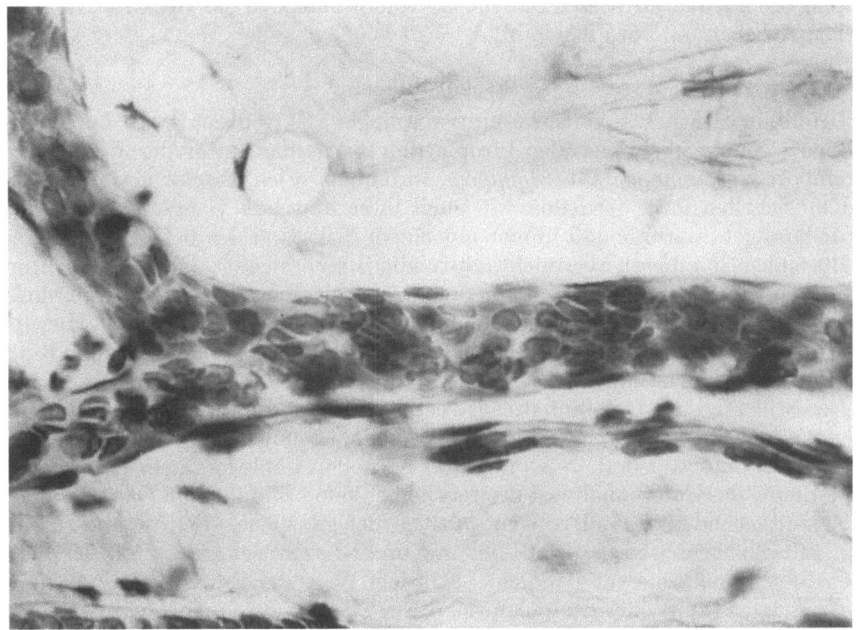

Abb. 13. Blutstillstand in einer Venole des Kaninchenmesenteriums. Die Erythrocyten liegen gedrängt, aber getrennt. Häutchenpräparat, Gefriertrocknung HE

Strömungsunterbrechung erwarten, womit die Seltenheit des morphologischen Nachweises von Nekrobiosezonen in Einklang steht.

Es gibt aber andere Anzeichen, die mehr indirekt auf den relativen Sauerstoffmangel hinweisen, welcher in erster Linie pathogenetisch wirksam ist. Nach LANDIS und BÜCHNER bewirkt Sauerstoffmangel eine Permeabilitätserhöhung der Gefäßwand. Ob darin bereits ein Ausdruck der Endothelschädigung oder noch ein Versuch zur Kompensation zu erblicken ist, muß offenbleiben, solange keine relevanten morphologischen Untersuchungen vorliegen. Der Gedanke an eine solche Art Rückkopplung erscheint nicht abwegig, da sich der Organismus an vielen Stellen einer selbsttätigen Regelung lebensnotwendiger Betriebsgrößen bedient (z.B. CO_2-Konzentration des Blutes und Atmung, Blutdruckzügelung, Wärmeregulation). Pathologische Permeabilitätsphänomene wie erhöhter Flüssigkeitsaustritt und Leukocytendiapedese, die in Verbindung mit der stillstehenden Strömung auftreten können, werden im folgenden Abschnitt besprochen.

Als weiteres Anzeichen für den Sauerstoffmangel kann u.U. auch die perivasale Zellvermehrung angesehen werden. Die in unmittelbarer Nachbarschaft der subpapillären Gefäße gelegenen Elemente des Reticulo-Histiocytären Systems reagieren bekanntlich auf vielfältige Reize mit einer Vermehrung und erzeugen

damit das Bild der chronisch-entzündlichen Proliferation. In interessanten Überlegungen legt Wagner dar, daß Sauerstoffmangel und Zellteilung einen Regelkreis
bilden. Mit der Zellteilung vergrößert sich nämlich die nahrungsaufnehmende
Oberfläche einer in Ernährungsschwierigkeiten geratenen Plasmamasse. Der An-
stoß zur Zellteilung geht vom Kern aus, der auf Grund seiner ungünstigen Position
in der Zellmitte am frühesten den Sauerstoffmangel zu spüren bekommt. Der
Stoffwechselanspruch dieser perivasal gelegenen Zellen dürfte zweifellos höher
liegen als der des kollagenen Bindegewebes in der weiteren Umgebung. Es darf
vermutet werden, daß mit der Vermehrung dieser RHS-Zellen gleichzeitig der
Abwehr des adäquaten Reizes gedient ist, sofern man sich des Spekulativen einer
solchen Anschauung bewußt bleibt.

b) Thrombose

Definition. Intravasale Gerinnungsvorgänge, die während des Lebens zur
Bildung strömungsbehindernder Pfröpfe führen, werden unter der Bezeichnung
Thrombose zusammengefaßt ($\vartheta\varrho o\mu\beta\acute{o}\omega$, thromboo = ich mache gerinnen). Sie
sind hinsichtlich ihrer formalen wie auch ihrer kausalen Genese uneinheitlich.
Thrombose geht naturgemäß immer mit einem Stillstand des betroffenen Gefäßinhalts einher, hat diesen aber nicht notwendig zur Voraussetzung. Ob der Thrombus zur vollständigen Unterbrechung der Strömung oder nur zu deren Einschränkung führt, hängt von seiner Entstehungsweise und seinem Sitz ab. Hierüber
unterrichten die Lehr- und Handbücher der allgemeinen Pathologie (z.B. Büchner, Hueck, Letterer).

Der Stillstand des Gefäßinhaltes ist bei der Thrombose im Gegensatz zu Blutstillstand und Stase insofern irreversibel, als keine Lösung der verbackenen Einzel-
bestandteile unter Wiederherstellung ihrer normalen Funktion mehr eintritt. Die
Verfestigung des Gefäßinhalts ist deswegen aber keine Bildung von Dauer, sondern
sie ist weitgehenden Veränderungen, ja sogar der gänzlichen Beseitigung zugänglich. Entscheidend ist aber, daß dies nur unter nekrotischem Verfall der beteiligten Blutbestandteile vor sich geht. Auf dem Wege der Fibrinolyse, z.B. durch
Heparin (Letterer) oder der puriformen Erweichung durch Autolyse der besonders im weißen Thrombus zahlreich eingeschlossenen Leukocyten, durch Freisetzung proteolytischer Fermente und Heterolyse der übrigen Bestandteile können
Gerinnsel ganz oder teilweise wieder aufgelöst werden (Letterer). Auch durch
bindegewebige Organisation und Rekanalisation ist ersatzweise eine Wiederherstellung der Strömung möglich. Andererseits aber kann der Thrombus wie
jedes nekrotische Gewebe zum Kalkfänger werden und so zeitlebens als Strom-
hindernis liegenbleiben.

Vorkommen. Von alters her werden weiße oder Konglutinationsthromben,
rote oder Koagulationsthromben und hyaline oder Kongelationsthromben unterschieden. Grundsätzlich können alle drei Formen rein oder gemischt auch in den
Gefäßen der Cutis vorkommen.

Ursächlich liegen der intravasalen Blutgerinnung drei Faktoren zugrunde, die
in wechselnder Dominanz zusammenwirken müssen, damit die Verfestigung des
Gefäßinhalts eintreten kann. Es sind dies die vor allem von Dietrich hervorgehobene Schädigung der Gefäßwand, die Störung der Durchströmung, auf die
besonders Aschoff aufmerksam gemacht hat, und schließlich eine Verschiebung
im feinabgewogenen System fördernder und hemmender Gerinnungsfaktoren im
Blute selbst, welcher vor allem Apitz nachgegangen ist.

Weiße Thromben beginnen mit einer Konglutination von Blutplättchen und
Leukocyten, die infolge einer Strömungsverlangsamung in den Randstrom getreten
sind. Ihre Entstehung ist daher an Strömungsverhältnisse gebunden, wie sie z.B.

bei der passiven Hyperämie vorliegen. Ihre Weiterbildung ist nur bei *erhaltener* Strömung durch Ablagerung neu herangeführter Elemente denkbar, worauf der Name Abscheidungsthrombus Bezug nimmt. Sie sind demzufolge nicht von vornherein gefäßverschließend. Sie haften immer an einer bestimmten Wandstelle fest und werden daher auch parietale Thromben genannt.

Rote Thromben können sich dagegen nur aus dem *Stillstand* des Gefäßinhaltes heraus bilden. Sie umfassen die gesamten Blutbestandteile, die durch Fibrinausfällung coagulieren. Sie füllen die Gefäßlichtung immer voll aus, was durch das Synonym obturierender Thrombus ausgedrückt wird. Wie erwähnt, gehen aber nicht jeder Blutstillstand und auch nicht jede Stase zwangsläufig in Thrombose über. In den Hautgefäßen kann die Strömung stundenlang stillstehen und sich dennoch wieder lösen, was capillarmikroskopisch gut zu erkennen ist (ILLIG). Auch experimentell ist bewiesen, daß durch vorsichtige, d.h. eine Wandschädigung vermeidende Unterbindung am Anfang und Ende einer beliebigen Gefäßstrecke das darin stagnierende Blut nicht in Gerinnung überzugehen braucht (HUECK). Erst durch die später infolge des Sauerstoffmangels hinzutretende Schädigung aller in- und anliegenden Zellen wird durch Freisetzung von Thromboplastin die intravasale Blutgerinnung in Gang gesetzt (EHRICH).

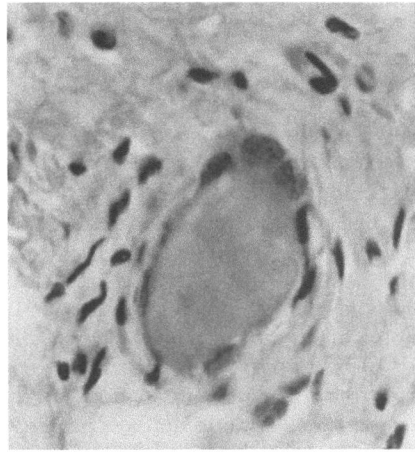

Abb. 14. Hyaliner Capillarthrombus. Der Gefäßinhalt stellt sich strukturlos dar wie bei echter Stase (s. Abb. 12a), HE

Die Bildung gemischter Thromben ist leicht vorstellbar durch Übergang einer anfänglichen Strömungsverlangsamung in völligen Stillstand. Gemischte Thromben haben demzufolge immer einen weißen Kopf oder Kern und ein rotes, obturierendes Hauptstück.

Die auf die kleinsten Gefäße beschränkte Thromboseform ist die sog. hyaline Thrombose. Gerade in den kleinen, capillarwandigen Cutisgefäßen sind hyaline Thromben nicht selten zu finden (Abb. 14). Nach LETTERER kommt es dabei nicht zur *fädigen* Fibrinausfällung, sondern zur fibrinösen *Gel*bildung. Submikroskopisch soll es sich dabei um eine molekulare Gerüstbildung anstelle der üblich micellaren, d.h. kristallgitterähnlichen Struktur handeln (APITZ). Das gelatinierte Fibrin steht strukturell dem Profibrin nahe. Die Bildung hyaliner Thromben soll auf eine Störung der Eiweißkörper im Blutplasma hindeuten (LETTERER), was allerdings durch die Beobachtung eingeschränkt wird, daß auch weiße Plättchenthromben alsbald eine hyaline Beschaffenheit annehmen können (BÜCHNER, LETTERER). Hyaline Capillarthromben werden nur bei stark verlangsamter oder gar stillstehender Strömung entstehen können (HUECK). Da sie in der Regel keine Erythrocyten einschließen, müssen diese vorher aus dem Gefäßabschnitt abgeströmt sein, was bei arteriospastisch bedingtem Blutstillstand im Tierexperiment in der Tat häufig zu sehen ist (ILLIG und WEBER). Auf die morphologische Ähnlichkeit zwischen hyaliner Thrombose und Stase im histologischen Gewebsschnitt und ihre gelegentlich diskutierte Identität wurde im vorigen Kapitel hingewiesen.

Erkennung. Der Nachweis einer Thrombose der Cutisgefäße und die Unterscheidung der einzelnen Thrombusformen gelingt zuverlässig nur durch histologische

Untersuchung. Die Abgrenzung des weißen Plättchenthrombus gegenüber dem hyalinen Thrombus ist allerdings unsicher, oft sogar unmöglich, wenn ersterer keine Leukocyten enthält und sekundär hyalinisiert ist. Erythrocyten sind in der Regel in beiden nicht vorhanden. Fibrinfäden zwischen den Thrombocyten sind nur sehr spärlich oder gar nicht nachweisbar (LETTERER; LUTZ, FULTON und AKERS). Dagegen ist der rote Thrombus durch ein dichtes Fibringerüst gekennzeichnet (LETTERER), das ihn sicher gegenüber Zuständen der Hyperämie, des Blutstillstands oder der Stase abgrenzen läßt.

Meistens jedoch bietet sich die Thrombose im Zustand der bindegewebigen Organisation dar. Der Nachweis kollagener Fibrillen inmitten der früheren Lichtung, bei größeren Gefäßen innerhalb der M. elastica interna, extracellulär oder in Histiocyten abgelagertes Hämosiderin oder gar neue Capillarlichtungen mit Erythrocyten im alten, nur noch an Wandresten erkennbaren Gefäß sind sichere Zeichen für eine abgelaufene Thrombose. Im Bereich der kleinsten Blutgefäße dagegen führt eine Thrombose zum vollständigen Abbau des betroffenen Gefäßabschnitts. Der Verlust kann durch Capillarsprossung repariert werden (MOSCHKOWITZ) und ist dann einer nachträglichen Erkennung nicht mehr zugänglich.

Bedeutung. Alle bei Blutstillstand und Stase als fakultativ diskutierten Folgen, in erster Linie der örtliche Sauerstoffmangel, erlangen bei der Thrombose obligate Bedeutung. Bei örtlichen bakteriellen Hautentzündungen ist die Thrombose gewöhnlich auf die terminale Hautstrombahn beschränkt. Sie tritt hier als Folge, nicht als Ursache der entzündlichen Gewebsreaktion auf. Dank der Eigenart des Hautorgans bleiben die Folgen in ihrer Wirkung für den Gesamtorganismus aber relativ unbedeutend und beanspruchen mehr allgemein-pathologisches Interesse. Vom Odium der von Ärzten und Laien gleichermaßen gefürchteten Fernthrombose in den großen Gefäßen und im Herzen ist diese Sonderform der gestörten Cutisdurchströmung frei, sofern man nicht mit HUECK annehmen will, daß so mancher große Thrombus seine Wurzeln in den hyalinen Capillarthromben hat, von·denen aus er in die größeren Gefäße weiterwächst. Bekanntlich kommt es nach der Gerinnung des Blutes zur Retraktion des Gerinnsels. Dabei wird nicht nur Serum, sondern nach Untersuchungen von QUICK auch Thrombin ausgepreßt. Hieraus ergibt sich bei Strömungsstillstand ein Circulus vitiosus, indem durch die hohe Thrombinkonzentration die Thrombose proximal fortschreiten kann.

Anhang: Embolie und Metastasierung

Definition. Werden Thromben oder sonstiges geformtes, aber ortsfremdes Material mit dem Blutstrom transportiert und mit abnehmendem Gefäßkaliber in eine zu enge, unpassierbare Lichtung geschleudert, so spricht man von Embolie (ἐμβαλλεῖν, emballein = werfen, schleudern). Die Folge ist das Auftreten örtlicher Durchströmungsstörungen, deren Aktualität von der funktionellen Bedeutung des embolisch verstopften Gefäßes abhängt.

Wenn Teile eines Krankheitsherdes auf dem Stromwege an eine entfernte Körperstelle abgeschwemmt und dort seßhaft und selbständig werden, so nennt man diesen Vorgang Metastasierung. Er muß im Gegensatz zur Embolie nicht unbedingt eine Durchströmungsstörung nach sich ziehen.

Der Embolus ist atypischer, verstopfender Gefäßinhalt, die Metastase ist eine vom Ursprungsort räumlich getrennte Absiedlung. Beide können sich begrifflich vollständig decken, brauchen aber andererseits nichts gemein zu haben als den Ausbreitungsweg über das Blut- oder das Lymphgefäßsystem.

Vorkommen. Die eigentliche Blutpfropfembolie, aber auch die Fett- und Gasembolie können als Ursache für eine Durchströmungsstörung innerhalb der

Cutis vernachlässigt werden, da sie keine praktische Bedeutung haben, wenn ihr
Vorkommen auch prinzipiell nicht ausgeschlossen ist. Anders verhält es sich mit
der Geschwulstzellenembolie. Unter ausgesprochener Bevorzugung des Lymph-
gefäßsystems können Carcinomzellen in Gestalt des „carcinomatösen Lymphbahn-
infarkts" (UNNA) die Lichtung verschließen und damit strömungsbehindernd
wirken. Gleichzeitig ist hierbei der Tatbestand der Metastase gegeben (Abb. 15).

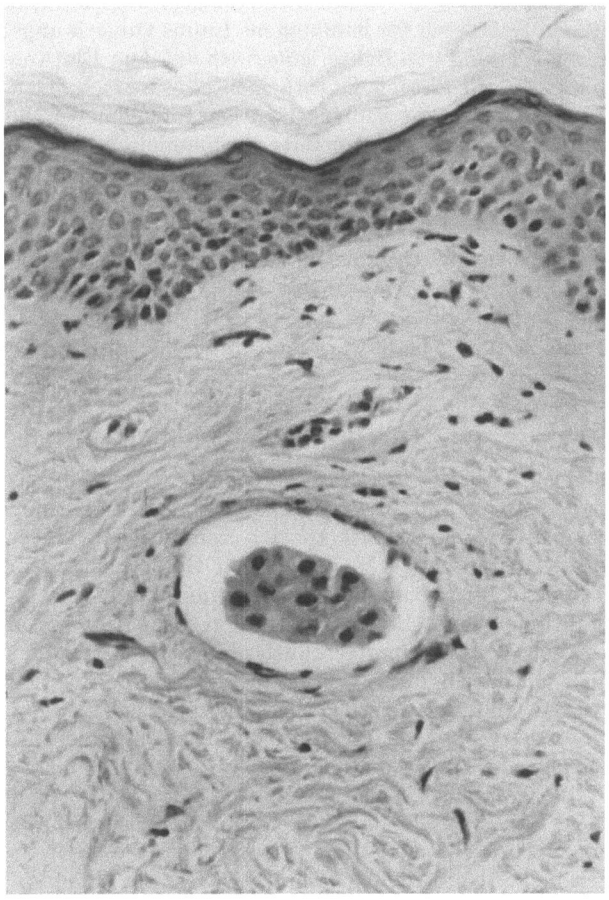

Abb. 15. Carcinomatöser Lymphbahninfarkt bei Mamma-Ca. Die metastasierenden Tumorzellen verlegen die
Gefäßlichtung ganz oder teilweise. HE

Die Sarkommetastasierung soll dagegen mehr auf dem Blutweg erfolgen (GANS),
wobei anfänglich wahrscheinlich ebenfalls die Symptome der Embolie beobachtbar
sind, wenn auch dieses Stadium alsbald infolge raschen Geschwulstwachstums
verwischt wird. Zudem ist es angesichts der Prädominanz der bösartigen Geschwulst klinisch bedeutungslos. Die häufigste Quelle für Geschwulstmetastasen
in die Haut *aus* der Haut bildet zweifellos das maligne Melanom.

Der Implantationsmetastase von Geschwulstkeimen stellt LETTERER die In-
oculationsmetastase von Bakterien gegenüber. Sie wird nur selten embolischen
Charakter tragen, dagegen häufig auf dem Umweg über eine örtliche Entzündung
die dafür typischen Durchströmungsstörungen hervorrufen. Da mikrobielle
Krankheitserreger von ihrem primären Standort meist über die Lymphbahnen in

die regionären Lymphknoten und von dort in die venöse Blutbahn gelangen, werden sie beim Einstrom ins Herz „wie in einer Schüttelapparatur" verteilt (HUECK). Sie können vielleicht auch primär unter Umgehung der Lymphknoten in die aufgelockerten capillären und venösen Gefäße im örtlichen Entzündungsgebiet eintreten und metastasieren.

Hämatogene Aussaat von Erregern *aus* der Haut *in* die Haut ist die Regel bei der Lues. Als Beispiel für die Bakterienmetastasierung aus einem haut*fernen* Herd in die cutanen Gefäße sei der hämatogene Lupus vulgaris angeführt. Problematischer ist die Verteilung von Bakterien*toxinen* auf dem Blutwege. So wird bei Infektionskrankheiten mit akuten Exanthemen eine toxische Gefäßwirkung angenommen, die sich in mehr oder weniger flüchtiger funktioneller Durchströmungsstörung äußert, meist in Gestalt der bereits abgehandelten aktiven oder passiven Hyperämie. Noch hypothetischer ist die Entstehung der sog. „Id"-Reaktionen einschließlich der vasculären Mikrobide (MIESCHER), bei der eine Metastasierung von Erregern, Erregerfragmenten oder -stoffwechselprodukten bei gleichzeitiger allergischer Reaktionslage des Organismus diskutiert wird. Das Zustandekommen örtlicher Durchströmungsstörungen in den Hautgefäßen kann dabei durch Bindung der Antigen-Antikörperreaktion an das Gefäßendothel erklärt werden. Für das Arthusphänomen und das Shwartzman-Phänomen gilt ein solcher Mechanismus heute als gesichert (SPIER).

3. Der Austritt des Gefäßinhaltes

Definition. Ebenso wie die bereits besprochenen Strömungsphänomene geht auch der Austritt des Gefäßinhaltes aus regelrechten Normen fließend in krankhafte Ausmaße über. Dem Austritt an sich kommt noch keine pathologische Bedeutung zu, da Austauschvorgänge zwischen Gefäßinnerem und Gewebe im Bereich der terminalen Strombahn zu den Urphänomenen gehören, von denen die vielfältigen Funktionen eines hochspezialisierten Organismus abhängen. Diese Form des Überwechselns bestimmter Blutbestandteile wird allgemein als Diapedese bezeichnet ($\delta\iota\alpha\pi\eta\delta\alpha\omega$, diapedao = ich gehe hindurch), womit zugleich das Problem der Gefäßwand„durchlässigkeit" aufgezeigt ist. Wegen der geringen Dimensionen, in denen sich diese Vorgänge abspielen, hat hier bis zum heutigen Tage die morphologische Forschung mit der physiologischen nicht Schritt halten können. Selbst die zahlreichen neuen Erkenntnisse, die wir der Elektronenmikroskopie verdanken, haben das Feld zwischen morphologischer Objektivierbarkeit und Spekulation noch nicht entscheidend eingeengt.

Die konventionelle Unterteilung der Diapedese in Liquor-, Leuko- und Erythrodiapedese beruht auf einem mikroskopischen Einteilungsprinzip, das streng genommen heute bereits als überholt betrachtet werden muß. Die Grenze zwischen geformten und ungeformten Blutbestandteilen verschiebt sich mit dem Eintritt in submikroskopische oder gar in molekulare Größenbereiche immer mehr nach abwärts. Es erscheint aber noch nicht angebracht, diese somit „klassisch" gewordene Einteilung schon jetzt zu verlassen, da unsere Kenntnisse über den jeweiligen Austrittsmechanismus der einzelnen Blutbestandteile noch nicht ausreichen, um daraus bereits neue Einteilungsprinzipien abzuleiten.

a) Liquordiapedese

Austritt und Wiederaufnahme von Flüssigkeit samt darin gelöster Gase und Stoffe bilden zusammen die eigentliche Capillarfunktion. Die Steuerung dieser Flüssigkeitsbewegung ist ein sehr komplexes Geschehen. Aus der Vielzahl der beteiligten Größen ragen jedoch zwei besonders hervor: Erstens der hydro-

statische Druck, der in *Gewebs*richtung wirkt, da er auf der arteriellen Seite
des Capillarsystems höher ist als im Gewebe und zweitens der kolloidosmotische
Druck, der infolge des hohen Quellungsdruckes der im Blut gelösten Eiweißkörper auf der venösen Seite in *Blut*richtung wirksam wird. Entscheidend ist
also letzten Endes immer die Druckdifferenz zwischen Blut und Gewebe. Auf
eine Austrittsstrecke folgt eine Wiedereintrittsstrecke, deren jeweilige Länge bei
normaler Regulation so bemessen ist, daß sich aus- und rückströmende Flüssigkeitsmenge die Waage halten. An der Rückführung des abströmenden Gewebswassers ist auch das Lymphgefäß-System beteiligt. Wenn durch Verschiebung

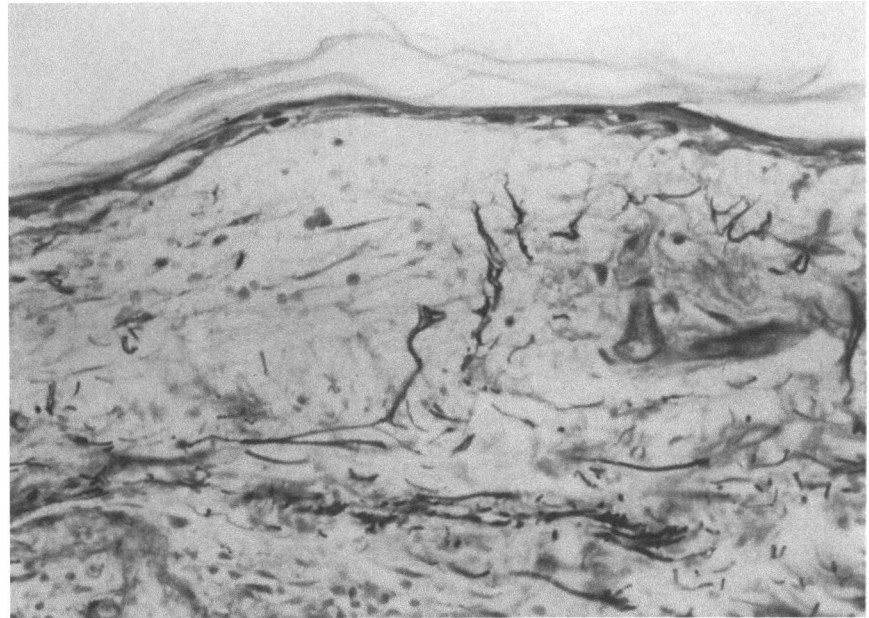

Abb. 16. Hochgradiges Papillarkörperödem mit Verschmächtigung und Trennung des Kollagens, Zerreißung der
Elastica, Atrophie der Epidermis. van Gieson

der beteiligten Größen diese Regulation entgleist, kommt es zur Liquordiapedese
im eigentlich pathologischen Sinn. Deren Folge ist das Ödem (οἰδέω, eudeo =
ich schwelle). Allgemeinpathologisch ist zu unterscheiden, ob die auf der Gewebs-
seite liegenbleibende Flüssigkeitsmenge dem tropfbaren Umsatzwasser oder dem
gebundenen Bestandwasser (HUECK) zugeschlagen wird. Maßgebend hierfür ist
die aktuelle Wasserbindungsfähigkeit des Gewebsmilieus.

Das Umsatzwasser sickert cum grano salis frei in die Gewebsspalten und
drängt speziell in der Cutis die faserigen Strukturen auseinander (Abb. 16).
Dieser Modus der Flüssigkeitsvermehrung kann in der Haut, welche nach LETTE-
RER der häufigste Ort der Ödembildung ist, so hochgradige Formen annehmen,
daß nach Einschneiden der Haut das Wasser makroskopisch sichtbar abtropft.

Die krankhafte Vermehrung des Bestandwassers äußert sich dagegen in einer
Quellung der faserigen Strukturen ohne wesentliche Erweiterung der Gewebsspalten. Im Gegensatz zur freien Wassereinlagerung *zwischen* die Gewebselemente kommt es hier zu gebundener Einlagerung *in* Fasern und Zellen.

Die dritte bedeutsame Größe für das Zustandekommen pathologischer
Permeabilitätsphänomene ist die *Durchlässigkeit* der Gefäßwand. Es hat sogar

den Anschein, als sei für die Erkennung einer wirklich abnormen Diapedese
die strukturelle Umgestaltung der Gefäßwand das entscheidende Indiz überhaupt.
Allerdings legt LETTERER dar, daß die pathologische Liquordiapedese geringsten
Grades lediglich durch eine *Quantitäts*steigerung der austretenden Flüssigkeit ohne
*Qualitäts*änderung gekennzeichnet ist.   In diesem Stadium ist eine morphologi-

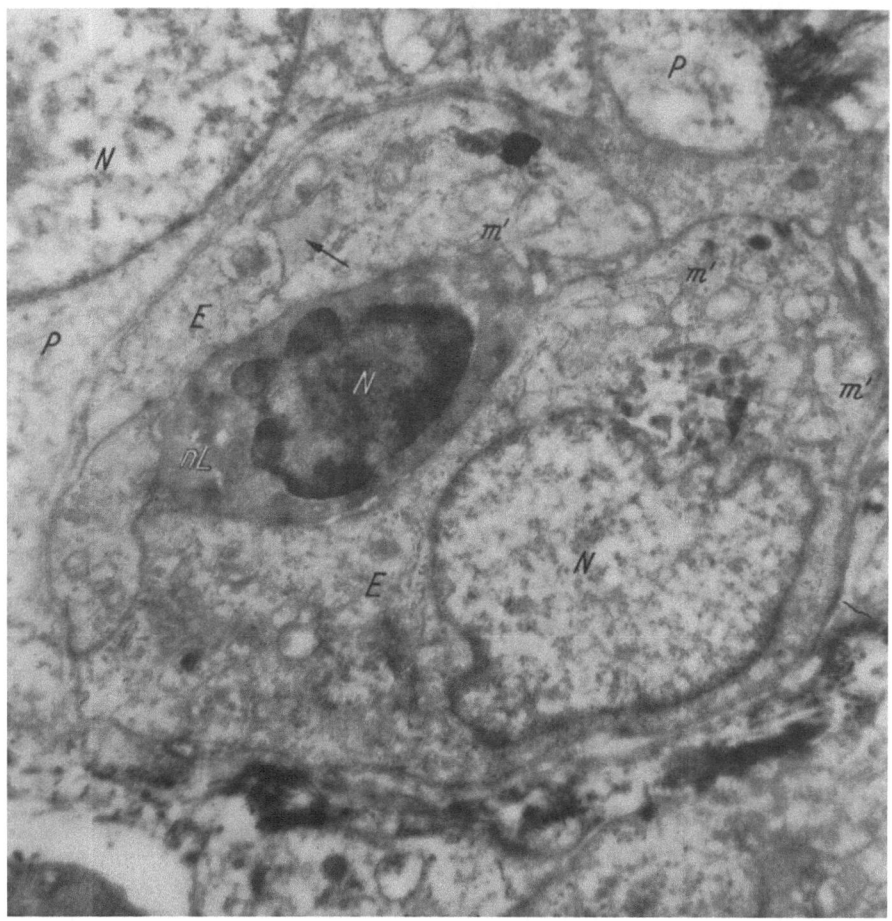

Abb. 17. Menschliche Hautcapillare aus stark ödematösem Entzündungsherd. In den Endothelzellen (*E*) ge-
schwollene Mitochondrien mit zerstörter Binnenstruktur (*m'*). Erweiterte Ergastoplasmaschläuche (→). Das
Lumen ist von einem neutrophilen Leukocyten (*nL*) verlegt. *N* Nucleus, *P* Pericyt. Methacrylat, EM 8,
Vergrößerung: 15000:1

sche Veränderung der Gefäßwand noch nicht denknotwendig. Die *vermehrte*,
nicht aber *erhöhte* Permeabilität kommt zustande durch eine *Verlängerung* der
capillären Transsudationsstrecke gegenüber der Resorptionsstrecke infolge über-
wiegenden hydrostatischen Druckes. LEE und VISSCHER konnten eine solche
Druckerhöhung durch einen auf nervalem Wege erzeugten Spasmus kleiner
Hautvenen zuwegebringen. Auch weist KROGH darauf hin, daß eine Capillar-
drucksteigerung in abhängigen Körperpartien selbst beim Gesunden ein „Filtra-
tionsödem" erzeugen kann, wofür er als Beispiel die Schwellung der Füße oder
der Hände nach längeren Märschen anführt. Grundsätzlich stellt sich der gleiche
Effekt wie nach Erhöhung des hydrostatischen Capillardruckes ein, wenn der

kolloidosmotische Druck in den Gefäßen infolge Eiweißverlustes abnimmt (LETTERER). Auch hierbei verändert sich das Verhältnis zwischen Transsudations- und Resorptionsstrecke zugunsten der ersten.

Meist ist jedoch mit Erhöhung des Venendruckes gleichzeitig eine Gefäß- erweiterung verbunden, die wiederum eine Strömungsverlangsamung, mitunter sogar eine Strömungsunterbrechung nach sich zieht. Wie im einzelnen in den vorigen Abschnitten abgehandelt wurde, ist dabei infolge Sauerstoffmangels mit einer Schädigung der Gefäßwand zu rechnen. Im deutschen Schrifttum hat besonders BÜCHNER immer wieder darauf hingewiesen, daß jede längerdauernde Minderdurchblutung mit einem Sauerstoffmangel einhergeht, der über Hyperionie und Quellung eine Permeabilitätssteigerung der Gefäßwand herbeiführt. Um den experimentellen Nachweis dieses pathogenetischen Prinzips hat sich besonders LANDIS verdient gemacht. Er stellt fest, daß bereits eine 3minütige Anoxie die Filtrationsrate um das Vierfache erhöht. An der Richtigkeit dieser An- schauung dürften auch einzelne entgegenstehende Befunde nichts ändern (NAIRU).

Das Wesen dieser Endothelschädigung harrt aber noch der genauen morpho- logischen Erforschung. Vorläufig ist hierüber nur Bruchstückhaftes bekannt. Generell ist zu erwarten, daß Störungen der Zellatmung sich zuerst an Struktur- änderungen der Mitochondrien kundtun (ROTTER). Elektronenmikroskopisch stellte LAPP an den Hauptstückepithelien der Niere bereits nach 10minütiger Ischämie eine Schwellung der Mitochondrien fest, ehe sich noch mit der Warburg- schen Methode eine Minderung der Gewebsatmung fassen ließ. HOLLE u. Mitarb. sahen nach einer Ischämie von 4—8 Std im Phasenkontrastmikroskop einen groben Zerfall der Mitochondrien. Wir selbst konnten elektronenoptisch in Endothelzellen und Pericyten menschlicher Hautcapillaren, die innerhalb hoch- akuter, ödematöser Entzündungsherde lagen, eine Schwellung der Mitochondrien mit teilweisem Zerfall ihrer Binnenstruktur feststellen (Abb. 17). Gleichzeitig fiel auf, daß das normalerweise nur äußerst spärlich darstellbare endoplasmatische Reticulum in einer wesentlich dichteren Anordnung das Cytoplasma durchsetzte. Die Membranen des endoplasmatischen Reticulums trugen jetzt regelmäßig Paladesche Granula. Gelegentlich waren zisternenartige Erweiterungen der Schläuche zu erkennen, die mit Flüssigkeit angefüllt zu sein schienen. Einzelne Pericyten waren stark gebläht und nach außen abgerundet (Abb. 18).

Die Ergastoplasmaentwicklung im Zelleib läßt auf eine gesteigerte Stoff- wechselleistung, insbesondere auf eine erhöhte Proteinsynthese schließen (WEISS), die wohl in erster Linie dem eigenen Wachstum der Zelle dient. GUSEK konnte zeigen, daß in solcher Weise aktivierte Gefäßwandzellen sich unter Ablösung zu Makrophagen oder Plasmazellen transformieren. Auf den durch Sauerstoff- mangel bedingten Zwang zur Zellteilung wurde bereits hingewiesen (S. 440).

Stand manchmal eine Zunahme bestimmter Cytoplasmastrukturen im Vorder- grund, so fand sich in anderen Endothelzellen gerade das gegenteilige Phänomen. Das Cytoplasma war heller, strukturärmer als das der Nachbarzellen und ohne Mitochondrien. Die innere Zellmembran stellte sich nicht mehr distinkt dar, wodurch die Integrität des Endothelrohrs aufgehoben zu sein schien (Abb. 19). Man kann annehmen, daß solche Wandpartien mit den Zeichen beginnenden Zelluntergangs ihrer normalen Schrankenfunktion nicht mehr voll nachkommen können. Eine Endothelschädigung im Sinne einer Änderung der Barrieren- funktion ist allein schon daraus abzuleiten, daß die skizzierte Durchströmungs- störung neben der *quantitativen* Steigerung des Flüssigkeitsaustrittes nachweislich auch zu einer *qualitativen* Änderung der Wanddurchlässigkeit führt. Wie empfind- lich das Endothel auf Sauerstoffmangel reagiert, konnte MAURER daran nach- weisen, daß der Eiweißgehalt der Lymphe bereits deutlich anstieg, wenn die

Sauerstoffsättigung des Blutes auf 75% reduziert war. Aus der *Liquor*diapedese wird zunächst eine *Serum*diapedese, da nun auch die niedermolekularen Eiweiß- körper des Blutes — Albumine und Globuline — die Gefäße verlassen. Halten die Kräfte, die diesen Zustand herbeigeführt haben, an und steigern sich, so folgt schließlich die *Plasma*diapedese, indem nun auch das grobdisperse Fibrinogen

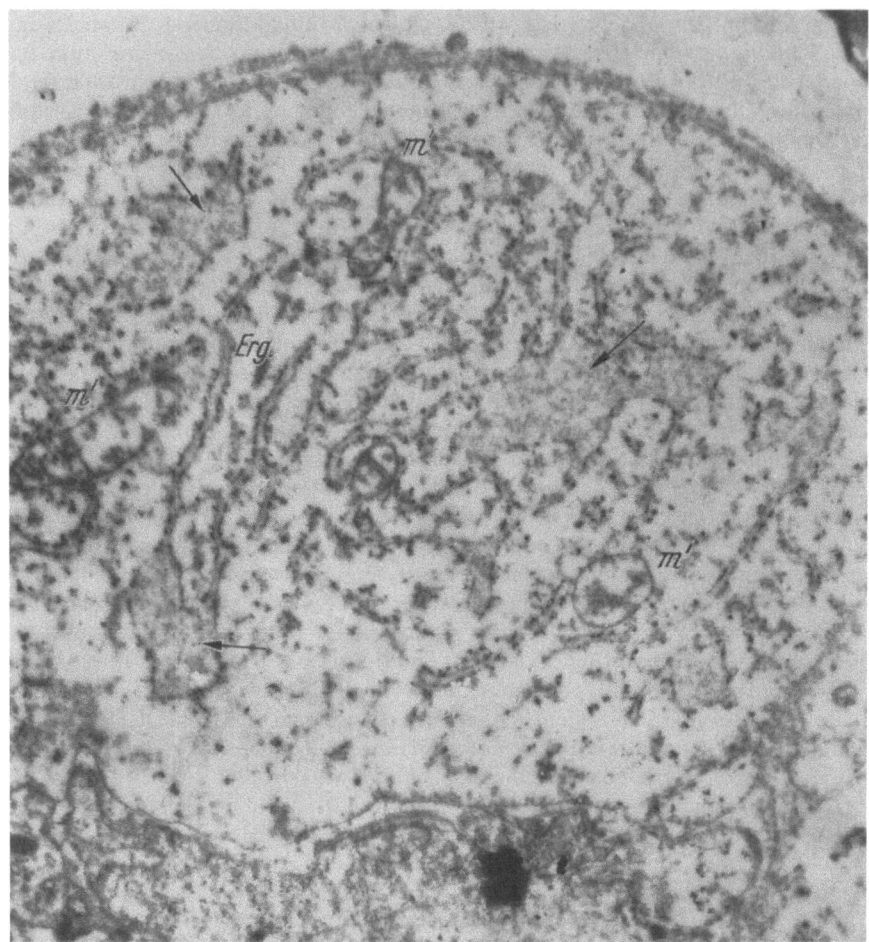

Abb. 18. Geschwollener, abgerundeter Pericyt mit lebhafter Ergastoplasmaentwicklung (*Erg.*). Stellenweise stark erweiterte Ergastoplasmaschläuche (→). Dazwischen geschwollene Mitochondrien (*m'*). Methacrylat, EM 8, Vergrößerung: 15000:1

durch die Gefäßwand ins Gewebe austritt. Hier liegt die wahre Grenze zwischen physiologischer und pathologischer Diapedese, worauf in Zukunft sicher stärker Bezug genommen wird, sobald erst die morphologischen Grundlagen für dieses Versagen der Blut-Gewebsschranke exakt erarbeitet sind.

Wie sich die Gefäßwand im Stadium der Liquordiapedese *regulativ* zu ver- ändern vermag, haben MAJNO und PALADE in einer ausgezeichneten elektronen- mikroskopischen Studie dargelegt. Ihren technisch hochwertigen Abbildungen ist zu entnehmen, daß unter dem Einfluß von subcutan appliziertem Histamin und Serotonin in den Gefäßen des Cremasters der Ratte endotheliale Öffnungen von 0,1—0,8 μ Breite entstehen. Diese Öffnungen können mit ziemlicher Sicherheit in den Bereich der *interendothelialen Verbindungen* lokalisiert werden. Zuvor intravenös injiziertes kolloidales HgS verläßt die Gefäßbahn durch diese Lücken. Die elektronendichten HgS-Partikel machen den pathologischen Flüssigkeits-durchtritt sichtbar, der sich sonst der elektronenoptischen Beobachtung entziehen würde.

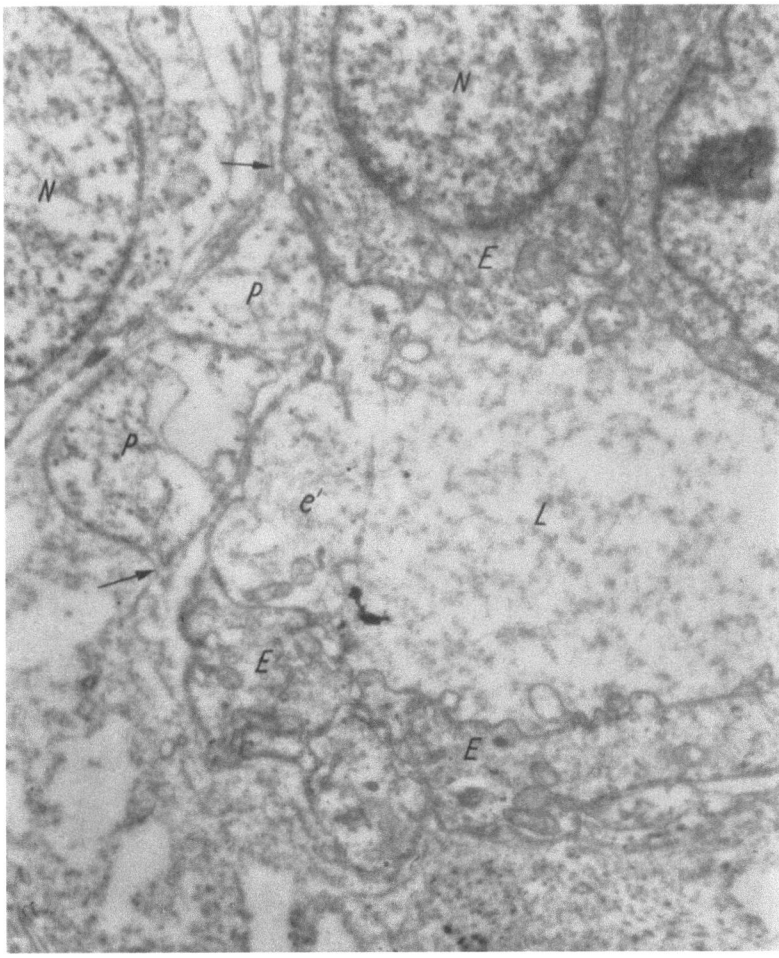

Abb. 19. Zugrunde gehende (?) Endothelzelle (*e'*), umgeben von intakten Endothelzellen (*E*). *L* Lumen, *P* Pericyt, *N* Nucleus, → Basalmembran, den Pericyten umgreifend. Methacrylat, EM 8, Vergrößerung: 12 500:1

Während die HgS-Partikel die neu entstandenen interendothelialen Kanäle in dichten Scharen anfüllen, sind sie in den intraplasmatischen Bläschen nur höchst selten anzutreffen. Inwieweit es berechtigt ist, daraus den Schluß zu ziehen, daß der Flüssigkeitsaustritt (ohne Begleitpartikel) *generell* den interendothelialen Weg geht, sei vorläufig noch dahingestellt. Eigene elektronen-optische Untersuchungen an Hautcapillaren mögen jedenfalls zeigen, daß auch ein *trans*endothelialer Austrittsmodus möglich erscheint.

Unser Material stammt vom Arm eines zweijährigen Knaben, der an einer generalisierten Sporotrichose litt. Die Gewebsproben wurden akut entzündlichen, in stärkstem Maße *ödematösen* Herden entnommen. Die Papillencapillaren waren

gegenüber der Norm stark erweitert. Die Weiterstellung des Lumens ging auf
Kosten einer starken Abplattung der Endothelien. Stellenweise war die Ver-

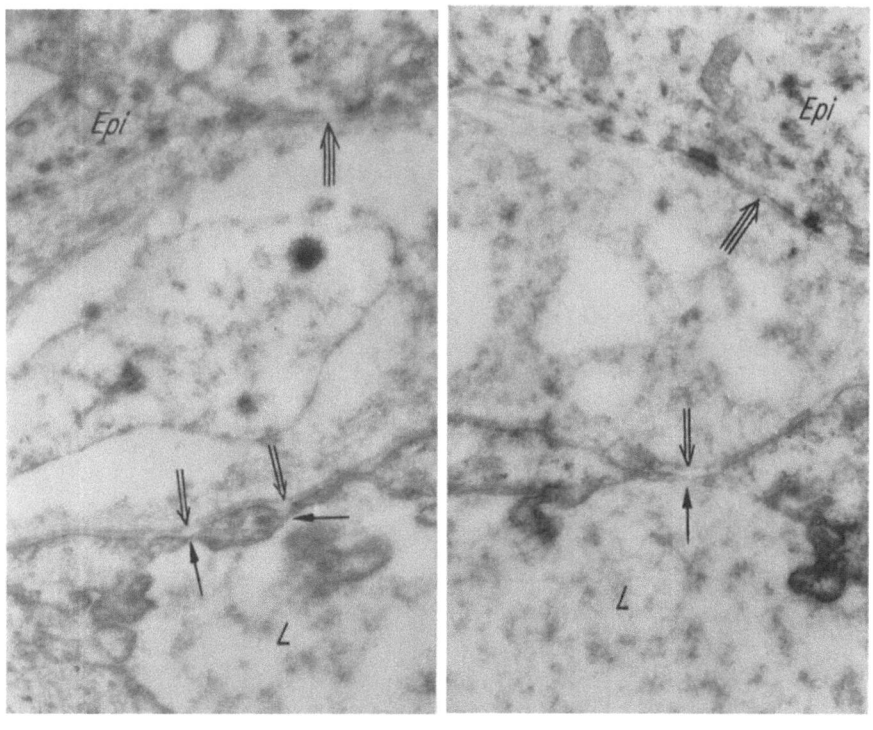

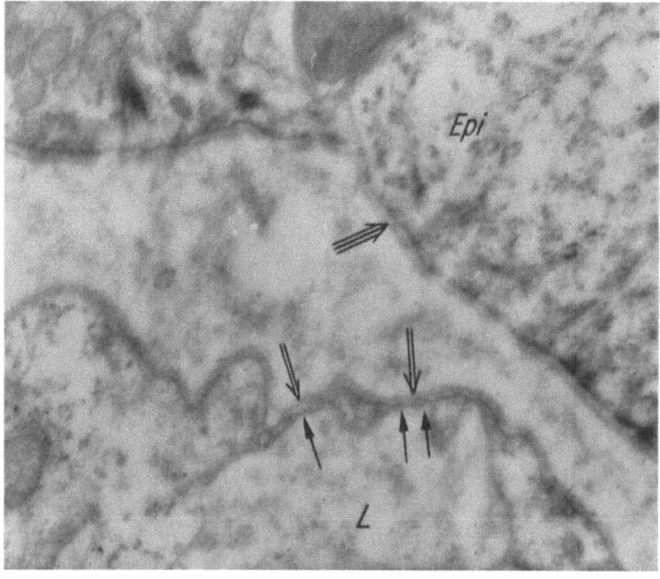

Abb. 20. Das Endothel (E) ist im Stadium der Liquordiapedese stellenweise aufs äußerste verdünnt, so daß hier
nur noch die Zellmembran darstellbar ist (→). Diese „Fenestrationen" werden von der Basalmembran (⇒)
überdeckt. ⇒ Basalmembran der Epidermis. (Epi) Epidermis, L Lumen. Die oberen Bildteile sind nur zur
besseren Übersicht so montiert, als entstammten sie einem Gefäß. Alle drei Bildteile sind aber Ausschnitte aus
verschiedenen Papillencapillaren und sollen Beispiele für diese häufige Wandveränderung sein. Methacrylat,
EM 8, Vergrößerung: 20 000 :1

dünnung der cytoplasmatischen Wandschicht bis zu nischenförmigen Aussparungen gesteigert, in denen die Plasmasubstanz praktisch bis auf die Zellmembran reduziert war (Abb. 20). Eine Steigerung der Membranvesikulation war dagegen niemals feststellbar. Diese Nischen erinnern an die Endothelfenestration der Capillaren in den Nierenglomerula, wo bekanntlich große Flüssigkeitsmengen durch die Capillarwände filtriert werden. Dort befinden sich 600—1200 Å breite Plasmalücken in den Endothelzellen (BARGMANN, KNOOP und SCHIEBLER; PEASE; RHODIN). Auch die Gefäße zahlreicher innersekretorischer Drüsen sind in dieser Weise für den Durchtritt größerer Flüssigkeitsmengen eingerichtet (BARGMANN). Daraus ist einmal der Schluß gezogen worden, daß der Flüssigkeitsdurchtritt physiologischerweise transendothelial erfolgt und zum anderen, daß Gefäße ohne derartig gefenstertes Endothel — wozu normalerweise auch die Hautgefäße gehören — nur eine geringe Durchtrittskapazität besitzen können.

Unter pathologischen Bedingungen kommt es aber offensichtlich zu einem Strukturwandel der Papillencapillarwand, der eine höhere Durchtrittsrate auf *trans*endothelialem Wege vermuten läßt. Zusätzlich scheint jedoch auch ein *inter*endothelialer Flüssigkeitsaustritt stattzufinden. Vereinzelt fanden sich nämlich — allerdings nur in den subpapillären Gefäßen — regelrechte Lücken, die den von MAJNO und PALADE dargestellten entsprechen (Abb. 21). Daß die Lückenbildung tatsächlich *zwischen zwei* Zellen auftritt und nicht etwa durch Auflösung, Zerreißung oder sonstige Trennung *einer* Endothelzelle zustande kommt, läßt sich aus unseren eigenen Bildern nicht beweiskräftig ableiten. Die Befunde fügen sich jedoch ohne Zwang der Darstellung von MAJNO und PALADE ein, die gute Gründe für eine interendotheliale Lückenbildung vorbringen.

Die bisher vorliegenden Beobachtungen lassen vermuten, daß im Stadium hochgradiger Liquordiapedese an den Hautgefäßen zwei verschiedene Mechanismen zur Bewältigung einer gesteigerten Durchtrittsrate wirksam werden:

1. Eine Endothelfenestration in der Wand der kleinsten Gefäße vom Typ der Papillencapillaren und

2. eine Sprengung der Intercellularfugen in der Wand größerer Gefäße vom Typ der subpapillären „Venen".

Somit stellt sich die erhöhte Permeabilität nicht als gesteigerter normaler Vorgang dar, sondern als Prozeß, der mit spezifischen *pathologischen* Veränderungen der Gefäßwand einhergeht.

Die Vorstellung von der Fugensprengung entspricht mit anderen Worten einer „submikroskopischen Rhexis". Daß nicht in jedem Falle nach Lösung der Fugenverbindung Vollblut ausströmt, ist wahrscheinlich zum größten Teil auf die Existenz des Grundhäutchens zurückzuführen. Dieses umschließt das Endothelrohr mit seinem dichten, von Mucopolysacchariden umspülten Faserfilz und verhindert so, daß sich das „Loch" zu mikroskopischer Größenordnung ausweitet. Vom Grad der jeweiligen Gefäßschädigung wird es abhängen, wie lange das Grundhäutchen diese mechanische Schutzfunktion ausüben kann. Daß es nicht nur spekulativ, sondern realiter als Barrière wirkt, haben ALKSNE sowie MAJNO und PALADE überzeugend dargestellt. Man sieht auf ihren Abbildungen, wie sich die HgS-Partikel nach ihrem Durchtritt durch das Endothelrohr vor der Basalmembran aufstauen, was auf eine erstaunliche Strapazierfähigkeit dieser dünnen Membran schließen läßt.

Lange vor der Elektronenmikroskopie hat die tierexperimentelle Lebendbeobachtung der terminalen Strombahn den Permeabilitätsbereich abzustecken gewußt (s. ILLIG 1961). Bereits normalerweise ist der Flüssigkeitsaustritt nicht auf die eigentlichen Capillaren beschränkt. Unter pathologischen Bedingungen verlängert sich die Permeabilitätsstrecke erheblich und reicht nun selbst für

Kolloide von den Arteriolen bis zu den Venolen. Sehr auffällig ist aber, daß das
Durchtritts*maximum* an den Venolen zu beobachten ist, an einem Ort also,
an dem der hydrostatische Druck erwiesenermaßen geringer als in den Capillaren
ist. Es sei in diesem Zusammenhang daran erinnert, daß die gleiche Gefäßstrecke auch für die Entstehung von Stase und Thrombose besonders anfällig ist.
Auf diesen Strömungsabschnitt scheint auch die interendotheliale Fugensprengung

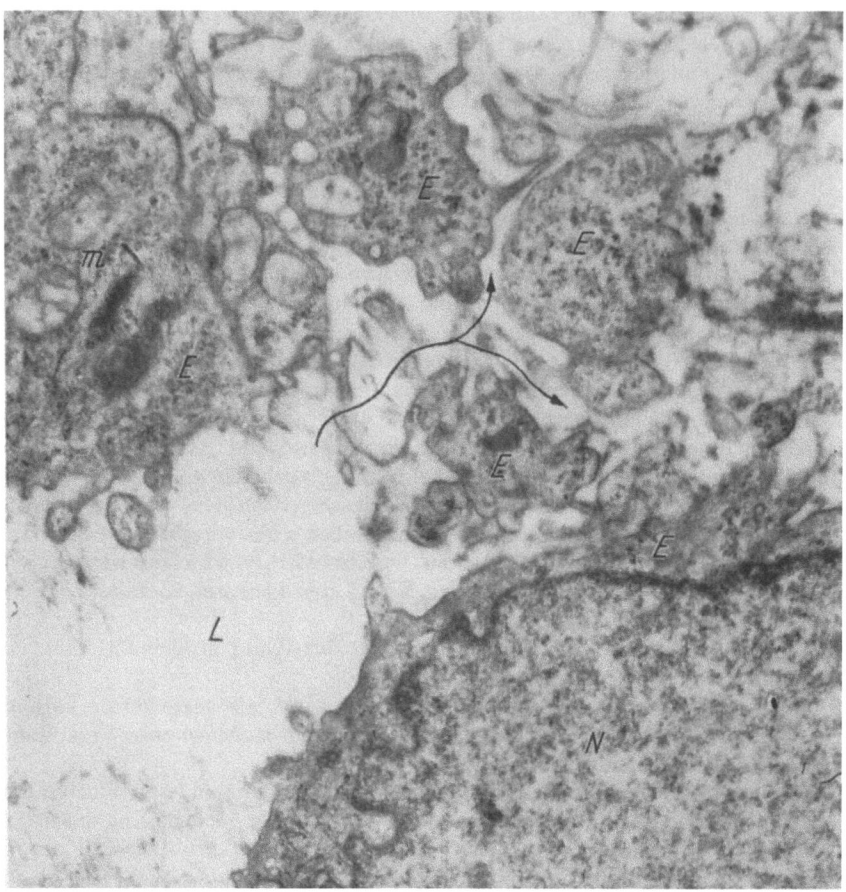

Abb. 21. Sprengung (?) der endothelialen Intercellularfugen eines subpapillären Gefäßes im Stadium der Liquordiapedese (Pfeil). *E* Endothelzellen, *N* Nucleus, *L* Lumen, *m* Mitochondrien. Methacrylat, EM 8,
Vergrößerung: 20000:1

beschränkt zu sein. MAJNO und PALADE konnten ebenso wie vorher schon
MARCHESI und FLOREY zeigen, daß die interendothelialen Durchtrittsöffnungen
nur an den größeren Capillaren oder Venolen von 7—8 μ Durchmesser zu beobachten sind, während die kleinsten Gefäße von 3—5 μ Durchmesser morphologisch intakt bleiben. Auf den Durchtritt von Leukocyten und Erythrocyten,
der sich ebenfalls bevorzugt in diesem Bereich vollzieht, wird später noch genauer
eingegangen. Es hat daher den Anschein, als sei die Gefäßwand an dieser Stelle
besonders prädestiniert, um Blutbestandteile hindurchtreten zu lassen, die
normalerweise vom Gewebe geschieden gehalten werden. Auf welche strukturelle
Eigenart der Gefäßwand dieser Umstand zurückzuführen ist, ist noch ungeklärt.

Den entscheidenden *übergeordneten* Faktor für die Ödempathogenese sehen THORN, RENOLD, FROESCH und CRABBÉ in der renalen Regulation der Natrium- und Wasserausscheidung. Nur wenn diese Regulation gestört ist, könne sich Ödemflüssigkeit ansammeln. Die Kontrolle über die Wasser- und Elektrolyt- ausscheidung übe neben der normalen Nierenzirkulation ein salzretinierendes Hormon aus, was nach ihrer Meinung mit dem Nebennierenrindenhormon Aldo- steron identisch ist. Sie konnten bei den meisten Ödemkranken einen sekundären Hyperaldosteronismus wahrscheinlich machen.

Während SPECTOR; SPECTOR und WILLOUGHBY sowie SPIER anführen, daß die Capillarpermeabilität durch Histamin stark gesteigert wird, gelangen DELAU- NAY u. Mitarb. auf Grund ihrer Versuche an Kaninchenhaut zu dem Schluß, daß im Gewebe freigesetztes Histamin für die Erhöhung der Capillardurchlässig- keit keine entscheidende Rolle spielen kann.

Die *Einteilung der Ödeme* wird nach LETTERER „entweder nach ihrer Lokali- sation, nach ihrem Auftreten innerhalb besonderer klinischer Krankheitsbilder oder nach der chemisch-physikalischen Art und Weise ihrer Entstehung" vor- genommen. Da sich die Pathogenese der Ödeme so gut wie in keinem Falle mit nur einer Entstehungsweise decke, befriedige keine dieser Einteilungen restlos.

LETTERER unterscheidet das *Stauungsödem*, bei dem die hydrostatische Druck- erhöhung im Vordergrund steht, vom *angioneurotischen Ödem*, das einer nervalen Dysregulation seine Entstehung verdanken soll. In ähnlicher Weise, nämlich durch Wirksamwerden endogener oder exogener Gifte, möglicherweise auch H-Substanzen, entwickelt sich das *chemisch-toxische Ödem*, dem wiederum das *entzündliche Ödem* sehr nahe steht. Diese wohl am häufigsten auftretende Ödem- form zeigt alle Übergänge von Transsudation zu Exsudation, was sich am stark wechselnden Eiweißgehalt des kollateralen Ödems in den verschiedenen Zonen des Entzündungsfeldes ausweist. In der Gruppe der *hyponkotischen Ödeme* sind die renalen, marantischen, kachektischen und Hungerödeme vereinigt, die im herabgesetzten kolloidosmotischen Druck des Blutes infolge Eiweißverarmung ihre gemeinsame Ursache haben. Nach EHRICH enthalten nephrotische *Trans- sudate* wegen der ihnen zugrunde liegenden Hypoproteinämie meist weniger als 1% Eiweiß, Stauungsödeme weisen zwischen 1—3% und entzündliche *Exsudate* gewöhnlich 4—5% auf. Näheres ist in den Hand- und Lehrbüchern der All- gemeinen Pathologie nachzulesen.

b) Leukodiapedese

Für den Austritt weißer Blutkörperchen aus der Blutbahn gilt im Gegensatz zum Flüssigkeitsaustritt nur mit Einschränkung, daß er bereits als *physiologisches* Durchströmungsphänomen angelegt ist. Zwar gibt es bestimmte Schleimhaut- regionen — Rachen, obere Luftwege, Teile des Verdauungstraktes, Vagina — in denen periodisch oder fortgesetzt in geringer Zahl weiße Blutkörperchen durch die Gefäßwand hindurchtreten, ohne daß dieser Tatbestand Ausdruck einer ge- störten Durchströmung im eigentlichen Sinne ist. Man muß jedoch annehmen, daß das Zustandekommen dieses Phänomens an die gleichen Voraussetzungen seitens der Strömungsverhältnisse und der Gefäßwand gebunden ist, wie die echte pathologische Leukodiapedese, nur daß dieser Zustand in den genannten Gefäßgebieten unter normalen Lebensbedingungen aufrechterhalten und daher als physiologisch bezeichnet wird. Auch für die Haut ist geltend gemacht worden, daß ständig ein gewisser Abstrom weißer, und zwar lymphatischer Blutzellen aus den Gefäßen erfolgt, die in die Epidermis einwandern. Für die Rattenhaut glaubten ANDREW und ANDREW diesen Vorgang als physiologisch erkannt zu haben und stützten darauf ihre Hypothese einer Metaplasie solcher Zellen in regelrechte Epidermiszellen.

Von diesen wenigen Beispielen abgesehen ist die Leukodiapedese jedoch stets Zeichen für eine ernste Durchströmungsstörung, die in der Hauptsache im Verlaufe des Entzündungsgeschehens auftritt. Seit der Wiederentdeckung des Leukocytenaustrittes durch Cohnheim (1867) ist sein nach ihm benannter Entzündungsversuch ungezählte Male reproduziert worden, ohne daß dadurch die Dynamik des Diapedesevorganges etwas von ihrer fesselnden Aktualität eingebüßt hätte. Da der Bewegungsablauf stets mehrere Minuten, mitunter aber auch Stunden in Anspruch nimmt (Illig), ist er mit den üblichen Methoden der Lebendbeobachtung gut zu verfolgen.

Bekanntlich werden die Leukocyten zunächst in den Randstrom des Gefäßrohres verlagert. Keinesfalls darf man darin eine Handlung der weißen Blutzellen selbst erblicken, denn solange sie sich im strömenden Blut befinden, sind sie passives Treibgut, das den Gesetzen der Hämodynamik ebenso gehorcht wie Tusche- und sonstige absolut leblose Partikel (Sanders, Florey und Wells).

Ihre aktive Eigenbeweglichkeit kommt in dieser Phase noch nicht zur Geltung. Die Kraft, die diese Verlagerung bewirkt, muß vielmehr in einer Änderung der Strömungsverhältnisse liegen. Ricker und seine Schüler Nordmann und Rüther glaubten, daß die erforderliche Strömungsänderung lediglich durch eine wohldefinierte Umschaltung der Vasomotorik zustandekommt. Dabei ist der Zustand der Gefäßwand nur insoweit berücksichtigt, als die Wände näher zusammenoder weiter auseinanderrücken können; es wird dagegen stillschweigend vorausgesetzt, daß die Beschaffenheit der Wand, ihre Glätte, ihr Chemismus usw. immer gleich bleiben. Fraglos kann eine Änderung der Strömung aber auch dadurch eintreten, daß sich die Struktur der Oberfläche ändert, an der die Strömung vorbeifließt. Bei Lebendbeobachtung der leukocytären Diapedese ist immer wieder übereinstimmend berichtet worden, daß die Gefäßwand den Eindruck erhöhter „Klebrigkeit" macht. Darin wird ein Zeichen der Gefäßwand„schädigung" gesehen, ohne daß es bis jetzt möglich gewesen ist, diese Schädigung morphologisch oder biochemisch zu definieren. An der „klebrigen" Gefäßwand bleiben einzelne der langsam vorbeirollenden Leukocyten haften („sticking"), manche erst endgültig, nachdem sie von der Strömung zum Teil mehrfach wieder losgerissen wurden. Dieses Haftenbleiben wird durch eine Strömungsverlangsamung im betreffenden Gefäßabschnitt sehr gefördert, durch eine Strömungsbeschleunigung gehemmt.

Von nun an scheint die amöboide Eigenbeweglichkeit der Leukocyten den weiteren Bewegungsablauf mitzubestimmen. Unter charakteristischer Verformung zwängen sich die Zellen einzeln — immer entgegen der Stromrichtung — durch die Gefäßwand hindurch. Eigenartigerweise läßt ein kompletter Strömungsstillstand den Zelldurchtritt zum Erliegen kommen (Illig). Es fällt ferner auf, daß die Gefäßwand nicht an ihrer dünnsten Stelle, nämlich in den arteriellen Capillarschenkeln von den Leukocyten durchschritten wird, sondern daß hierfür offensichtlich nur die Wandabschnitte der venösen Seite der terminalen Strombahn (venöse Capillarschenkel, Venolen, kleine Venen) geeignet sind. Auch diese Tatsache ist bisher weder morphologisch noch biochemisch befriedigend erklärt. Ganz allgemein ausgedrückt muß diesen Gefäßabschnitten eine noch nicht näher definierbare Reaktionsbereitschaft der Wandelemente auf den adäquaten Reiz eigen sein, welche die Leukodiapedese ermöglicht.

Im Rahmen der entzündlichen Gewebsveränderungen stellt die Leukodiapedese den nächsthöheren Grad gestörter Durchströmung nach der Liquordiapedese dar, weswegen beide Formen auch stets in dieser Reihenfolge abgehandelt zu werden pflegen. Es erhebt sich aber die berechtigte Frage, ob die Leukodiapedese in bezug auf die Wandveränderungen nur eine quantitative Steigerung der Liquordiapedese darstellt, oder ob ihr ein qualitativ andersartiger Wandschaden zugrunde liegt. ILLIG weist darauf hin, daß der Leukocytenaustritt niemals mit der Ausschwemmung anderer morphologischer Blutbestandteile verbunden ist. Er zweifelt selbst das Ausströmen größerer Flüssigkeitsmengen durch das „Leck" in der Gefäßwand an, da keine darauf hindeutende Plasmabewegung in der Gefäßlichtung zu beobachten sei. Der Leukocyt selbst dichte während seines Durchtritts das Gefäßwandloch ab, welches nach erfolgtem Austritt wieder hermetisch abgeschlossen werde. CLARK und CLARK vertreten dagegen die Ansicht, daß mit jedem Leukocytenaustritt zugleich auch ein Austritt von Flüssigkeit gekoppelt sei. Auch ARNOLD beschreibt sehr plastisch, daß nach dem Zelldurchtritt jeweils noch ein richtiger Flüssigkeitsstrahl aus dem Gefäßwandloch herausschießt.

Wie der Leukocyt das Endothelrohr verläßt, haben MARCHESI; MARCHESI und FLOREY; FLOREY und GRANT im Tierversuch an hervorragenden elektronenmikroskopischen Abbildungen demonstriert. Die Zelle streckt zunächst einen pseudopodienartigen Fortsatz aus, der sich *zwischen* zwei Endothelzellen hindurch den Weg bahnt. Ob er dies durch die Kraft seiner Bewegung oder mit Hilfe von Enzymen zustandebringt, ist nicht bekannt. Der Fortsatz enthält in diesem Stadium noch keine Kernsegmente und kaum Granula. Diese verbleiben vielmehr noch im intravasal gelegenen Teil des Zelleibs und werden erst später hindurchgeschleust. Während der Passage bleibt das Endothel mit dem Leukocyten in engstem Kontakt. Nach dem Durchtritt „schlagen" die Endothelzellwände sofort wieder zusammen, so daß kein Loch in der Gefäßwand zurückbleibt.

An der Stelle, an der sich der Leukocyt der Gefäßwand anlagert und auch dort, wo er durchtritt, findet man keinerlei morphologische Veränderung der Oberfläche, die das Phänomen des „sticking" erklären könnte. Neben den neutrophilen Granulocyten, die naturgemäß den Hauptanteil der emigrierenden Zellen stellen, treten auch Eosinophile und Monocyten durch die Gefäßwand, vielleicht auch die seltenen Basophilen. Die Auswanderung der Lymphocyten konnte bislang im Elektronenmikroskop noch nicht beobachtet werden.

Auch an den menschlichen Hautcapillaren spielt sich der Vorgang des Leukocytenaustrittes in dieser Weise ab, wie eigene elektronenoptische Untersuchungen ergeben haben (Abb. 22—26). In Übereinstimmung mit den Beobachtungen von FLOREY u. Mitarb. an den Gefäßen der Kaninchenohrkammer und mit der reichen Erfahrung der Lebendbeobachtung war die Auswanderung weißer Blutzellen nur im Bereich der subpapillären Venen, nicht hingegen an den Papillencapillaren feststellbar.

Es erscheint demnach hinreichend begründet, daß die Leukodiapedese generell auf interendothelialem Wege vonstatten geht. Die Vorstellung, daß sich der Leukocyt mitten durch eine Endothelzelle hindurchfrißt, kann wohl endgültig fallengelassen werden. Bereits in der Literatur des vorigen Jahrhunderts, in der alle diese Fragen auf sehr modern anmutende Weise diskutiert wurden, wird der Durchtritt weißer Blutzellen übereinstimmend als interendothelial beschrieben. Recht überzeugend hat dies z.B. ENGELMANN zu belegen gewußt. Auf welche Weise aber die Barrière des Grundhäutchens überwunden wird und welche Bedeutung schließlich die Pericyten für das Durchtrittsphänomen haben, ist zur Zeit noch nicht genau bekannt.

Als Reize, die eine leukocytäre Diapedese hervorzurufen imstande sind, konnten DELAUNAY und seine Mitarbeiter eine große Anzahl chemisch definierter Substanzen ausfindig machen. Sie isolierten aus pyogenen und nichtpyogenen Keimen gluco-lipopolypeptidische Komplexe, Polysaccharide, Nucleoproteide und

kleinmolekulare Substanzen und stellten fest, daß alle diese Fraktionen eine
Leukodiapedese erzeugen können. Am wirksamsten in dieser Hinsicht erwiesen
sich die gluco-lipopolypeptidischen Komplexe, welche auch als *Endotoxine* bezeichnet werden. Während die übrigen Produkte bakteriellen Ursprungs um so
mehr Leukocyten austreten ließen, je stärker konzentriert sie in die Haut ein-

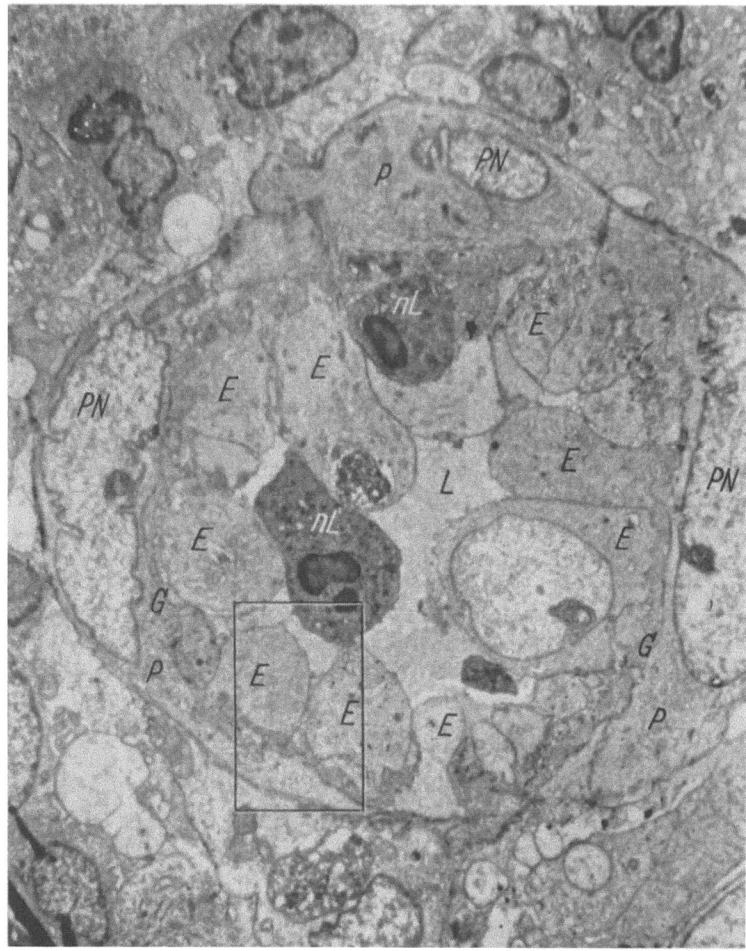

Abb. 22. Subpapillargefäß aus menschlicher Haut im Stadium der Leukodiapedese, Übersicht. *L* Lumen, *nL* neutrophile Leukocyten, *E* Endothelzellen, *G* Grundhäutchen, *P* Pericyten, *PN* Pericytenkerne, ☐ Ausschnitt
s. Abb. 23. Methacrylat, EM 8, Vergrößerung: 3750:1

gespritzt wurden, wichen die Endotoxine von dieser Regel ab, indem ihre maximale
Wirksamkeit bei *mittlerer* Konzentration lag. Wurde die Konzentration weiter
gesteigert, trat eine allgemeine Diapedese*hemmung* auf, die mit den Zeichen der
Endotoxinvergiftung konform ging und beim Überleben der Versuchstiere wieder
rückgängig wurde. Vielleicht stimmt diese bemerkenswerte, inzwischen mehrfach
bestätigte Feststellung mit derjenigen von CLARK und CLARK überein, daß das
„sticking" nach intravenöser Injektion lebloser Keime schlagartig abbricht.
Auch ILLIG konnte nach Injektion von Coli-Toxin die gleiche Beobachtung
machen. DELAUNAY glaubt an eine Steuerung dieser Vorgänge durch Neben-

nierenhormone, da die Diapedesehemmung bei adrenalektomierten Tieren erheblich schwächer ist. Dem steht allerdings die Beobachtung von EBERTH u. Mitarb. entgegen, daß Cortisonbehandlung die leukocytäre Diapedese stark hemmt.

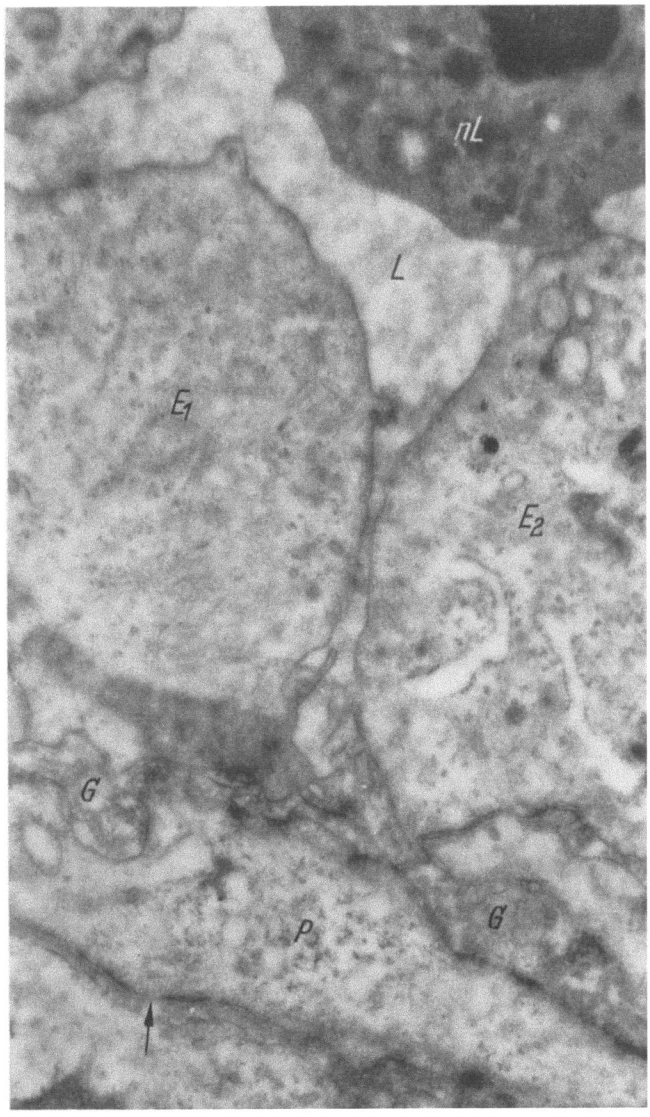

Abb. 23. Ausschnitt aus Abb. 22: Erweiterte Intercellularfuge zwischen zwei Endothelzellen E_1 und E_2. *L* Lumen, *nL* neutrophiler Leukocyt, *G* Grundhäutchen, *P* Pericyt, → äußere Basalmembran. Methacrylat, EM 8, Vergrößerung: 20000:1

Von Bedeutung ist ferner, daß nicht nur Stoffe bakterieller Herkunft eine Leukodiapedese hervorrufen. Bei gleicher chemischer Natur und gleichen Gewichtsverhältnissen sind sie jedoch Produkten anderen Ursprungs immer eindeutig überlegen. Das von MENKIN so benannte Leukotaxin stellt sich angesichts dieser Untersuchungen nur noch als einprägsamer Sammelbegriff für eine Vielzahl von Stoffen dar, welche zum Austritt weißer Blutkörperchen Veranlassung gibt.

Die *Wirkungsweise* dieser Stoffe läßt sich nicht einfach mit dem Begriff Chemotaxis erklären. Damit ist nach LETTERER ein der amöboiden Eigenbeweglichkeit der Granulocyten übergeordnetes Prinzip zu verstehen, das die Bewegung der Zellen in eine bestimmte Richtung dirigiert. Es ist in vitro von MacCUTCHEON, WARTMAN und DIXON überzeugend demonstriert worden. In vivo sind die diapedeseaktiven Substanzen aber von den Leukocyten durch die

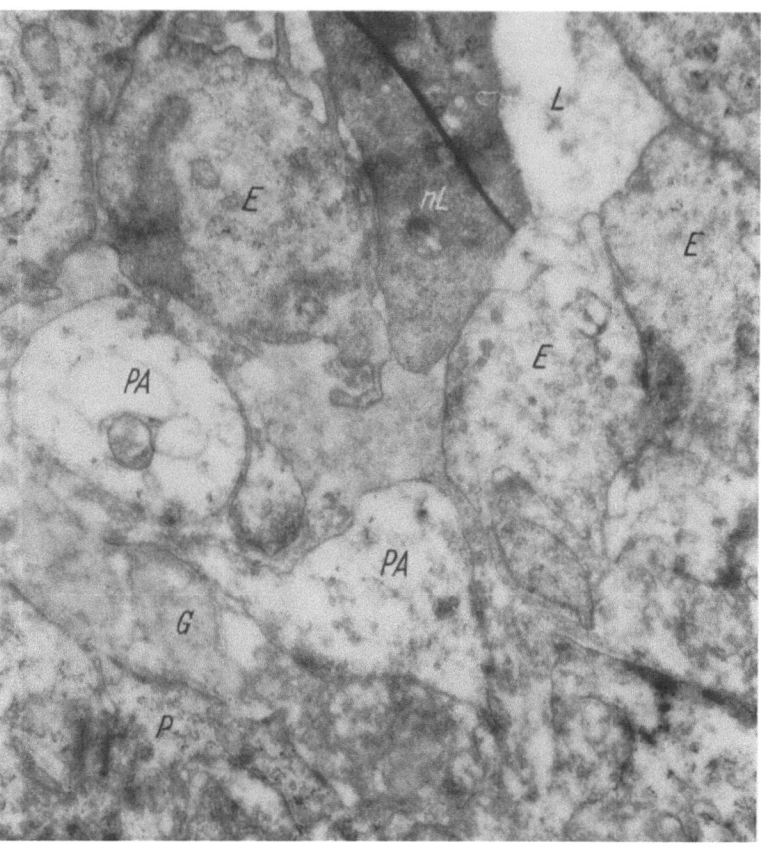

Abb. 24. Austretender Leukocyt (*nL*) schiebt sich in eröffnete Intercellularfuge. *L* Lumen, *E* Endothelzellen, *G* Grundhäutchen, *PA* durch das Grundhäutchen reichende Pericytenausläufer (s. Abb. 8), zum Zelleib *P* gehörig (auf Serienschnitten eindeutig erkennbar), *G* Grundhäutchen. Methacrylat, EM 8, Vergrößerung: 20000:1

Schranke der Gefäßwand getrennt, welche zudem für Stoffe dieser Molekülgröße normalerweise undurchlässig ist. Deswegen ist die Annahme einer Zustandsänderung der Capillarwandelemente absolut denknotwendig, deren Natur allerdings, wie besprochen, noch nicht geklärt ist.

Das Phänomen der Leukodiapedese wird weit stärker als das der Liquor- und Erythrodiapedese als *zweckmäßiger* Vorgang vor allem im Rahmen der bakteriellen Entzündung betrachtet. Hiergegen hat sich RICKER mit Recht verwahrt und betrachtet es streng naturwissenschaftlich lediglich als zwangsläufige Reizbeantwortung eines den Organismus treffenden Reizes. Dem stimmt auch BÜCHNER zu, verweist aber auf die Eigenart des Lebendigen, „daß das, was an ihm aus Notwendigkeit, also zwangsläufig geschieht, so oft zugleich das biologisch Sinnvolle ist".

Die biologische Bedeutung der granulocytären Leukodiapedese sieht LETTERER erst in zweiter Linie in der zwar wichtigen, aber untergeordneten Phagocytose und *intra*cellulären Verdauung der meist bakteriellen Reizsubstanzen. Als

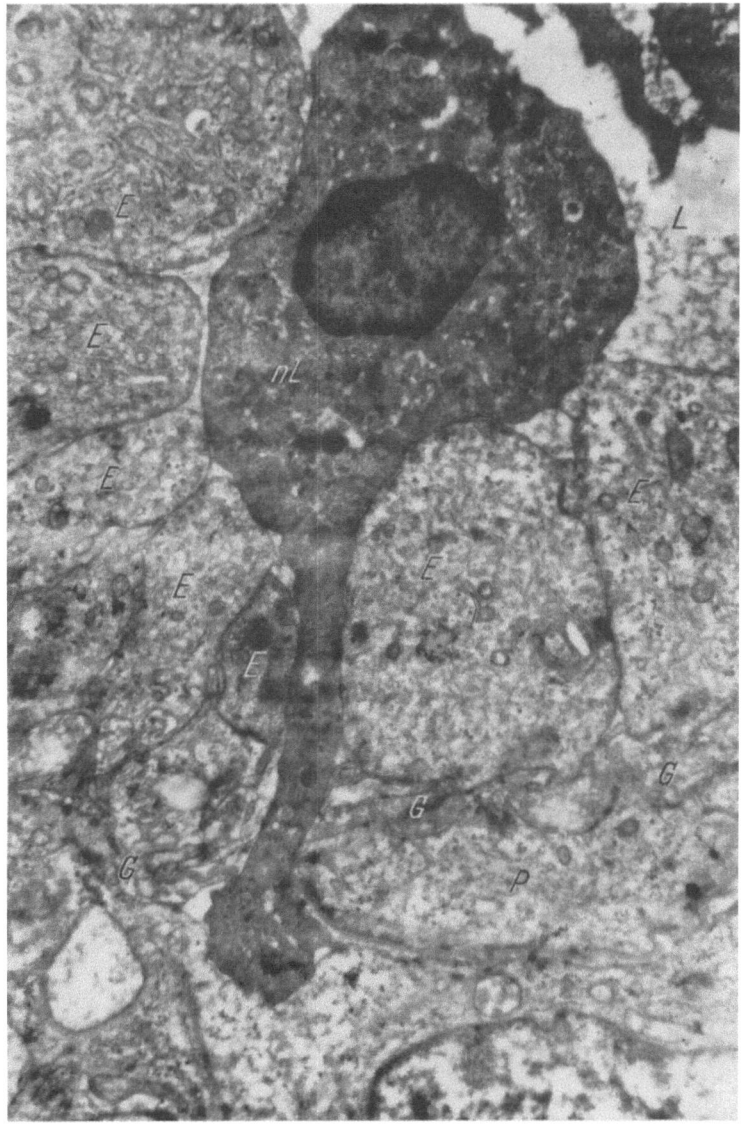

Abb. 25. Austretender Leukocyt (*nL*), der mit pseudopodienartigem Fortsatz die Gefäßwand bereits durchwandert hat und mit der knopfförmigen Spitze eine Zelle eindrückt, die nicht mehr zur Gefäßwand, sondern schon zum perivasalen Infiltrat gehört. *L* Lumen, *E* Endothelzellen, *G* Grundhäutchen, *P* Pericyt. Methacrylat, EM 8, Vergrößerung: 11250:1

Kardinalfunktion der Granulocyten stellt er die *extra*celluläre Proteolyse durch deren Granulafermente hin, welche nach Autolyse der Leukocyten frei werden und nun im Gewebe eine Aktivierung erfahren.

Der granulocytären Diapedese steht eine lymphocytäre gegenüber. Das Haftenbleiben an der Gefäßwand als Voraussetzung der Leukodiapedese erstreckt sich nämlich auf alle weißen Blutzellen. Trotzdem wird die Durchwanderung der Gefäßwand hauptsächlich von den granulierten Leukocyten vollzogen. Es ist

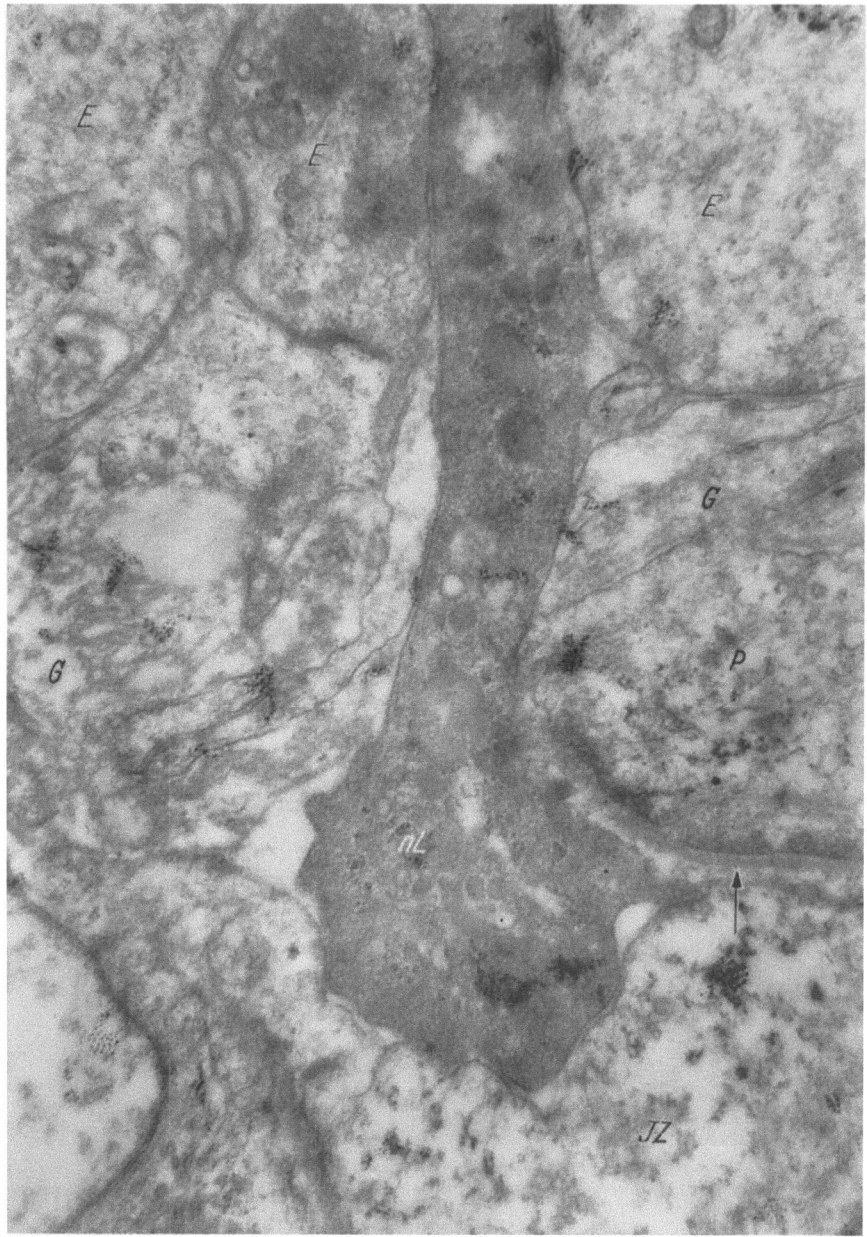

Abb. 26. Ausschnitt aus Abb. 25. *nL* neutrophiler Leukocyt, *E* Endothelzellen, *G* Grundhäutchen, *P* Pericyt, → äußere Basalmembran, *IZ* Infiltratzelle. Methacrylat, EM 8, Vergrößerung: 33 750:1

jedoch absolut sicher, daß auch Lymphocyten und Monocyten aus der Blutbahn ins Gewebe austreten können, wobei die Lymphocyten eine für sie charakteristische Fortbewegungsart zeigen (FLOREY). Dennoch ist es weiterhin umstritten,

ob die perivasalen lymphocytären Zellansammlungen, wie sie z. B. für die Spätreaktionsallergien kennzeichnend sind, alle aus der Blutbahn stammen oder nicht
wenigstens zum Teil ortsständig gebildet werden. Ihre Hervorlockung aus den
Gefäßen (durch das Spätreaktionsallergen ?) ist nicht schwerer und nicht leichter
vorstellbar als die Anlockung der Granulocyten. In beiden Fällen muß erst die
Gefäßwand entsprechend reagieren, d. h. „geschädigt" werden, damit die Diapedese möglich wird. Allerdings sei daran erinnert, daß die Lymphocyten der
üblichen Chemotaxis nicht gehorchen.

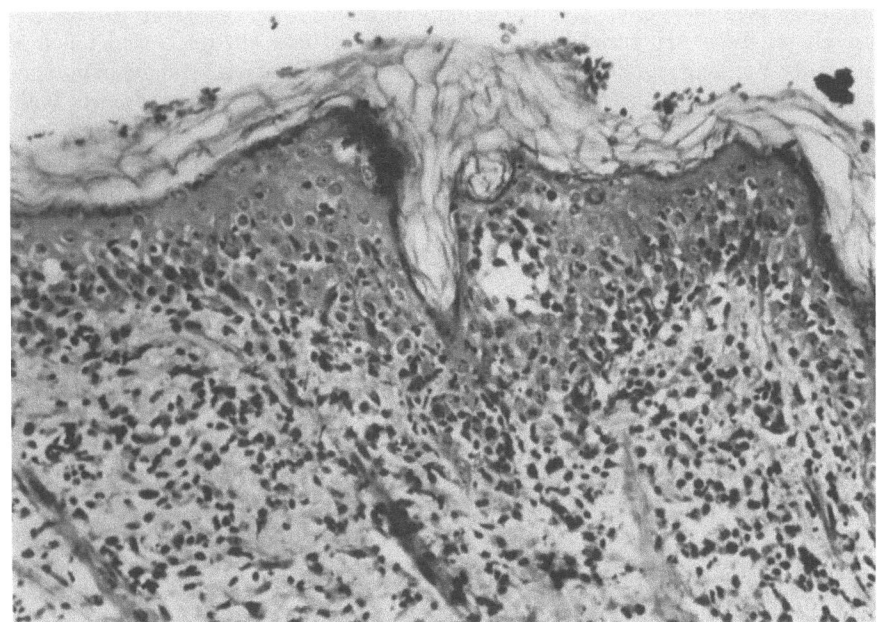

Abb. 27. In die Epidermis einströmende Lymphocyten nach experimenteller Sensibilisierung gegen
Dinitrochlorbenzol. Meerschweinchenhaut, HE

Das Resultat der *granulocytären* Leukodiapedese ist die Eiterbildung. Nach
den Regeln der allgemeinen Pathologie spricht man von einem Absceß (ab-
scedere = sich absondern), wenn eine umschriebene Eiteransammlung zur
Gewebseinschmelzung führt. Unter den Pyodermien finden sich hierfür zahlreiche Beispiele. Bei entsprechend oberflächlicher Lokalisation imponiert sie
als Pustel; erreicht sie lediglich mikroskopische Größenordnung, wird sie Mikroabsceß genannt.

Ergießt sich der Eiter in einen vorgebildeten Hohlraum, entsteht ein Empyem
(ἐν, en = in; πυον, pyon = Eiter). An der Haut gibt es hierfür kein Beispiel,
wenn man nicht mit Vorbehalt die eitrige Folliculitis gelten lassen will. Die
Bezeichnung „Follikelempyem" wäre aber nicht nur unüblich, sondern auch nicht
ganz definitionsgerecht.

Der umschriebenen Ansammlung von Eiterkörperchen steht die flächenhafte
Ausbreitung innerhalb der Gewebsspalten gegenüber, die als Phlegmone bezeichnet wird (φλέγω, phlego = ich brenne). Daß die allen Formen zugrunde
liegende Leukodiapedese so unterschiedliche Ergebnisse hat, läßt sich auf spezielle
Eigenschaften der Mikroorganismen zurückführen. Näheres muß im entsprechenden Abschnitt dieses Handbuches nachgelesen werden.

Wohl in keinem anderen Organ spielt die *lymphocytäre* Leukodiapedese eine so bedeutende Rolle wie in der Haut. Fraglos bildet sie nicht einfach das genaue Gegenstück zur granulocytären Diapedese, da das ortsständige Mesenchym hierbei stets lebhaft mitreagiert. Dies gilt sowohl für die menschliche Ekzempathologie, als vor allem auch für die „spezifische" granulomatöse Entzündung der Haut. Bei der (vielleicht) reinen Form des tierexperimentellen allergischen Kontakt-ekzems gewinnt man jedoch den Eindruck, als strömten auf den epicutanen ekzemauslösenden Reiz Lymphocyten in großer Zahl aus den Gefäßen, um sich in die Spalten der spongiotischen Epidermis zu ergiessen (Abb. 27). Überspitzt formuliert läge hier eine „Lymphocytenphlegmone" vor. Es sieht jedenfalls so aus, als sei diese Art von Ekzemreaktion nicht primär ein im Gewebe sich ab-spielender Vorgang, sondern als sei sie von gewissen Durchströmungsphänomenen abhängig, als deren augenfälligste eine Lymphocytendiapedese imponiert. Näher ist hierauf im Abschnitt „Das entzündliche Haut-Infiltrat" eingegangen.

c) Erythrodiapedese

Die roten Blutkörperchen sind im medizinisch-wissenschaftlichen Sprach-gebrauch zu Merkmalsträgern für den Gesamtbegriff Blut geworden (Letterer). Wenn sie aus der endothelbegrenzten Blutbahn herausgelangen, spricht man von Blutung, Hämorrhagie ($a\tilde{\imath}\mu a$, haima = Blut; $\varrho\eta\gamma\nu\nu\mu\iota$, raegnymi = ich zerreiße), gleichgültig ob ihnen dieses Schicksal allein oder in Gemeinschaft mit anderen Blutbestandteilen zuteil wird. Die klassische Pathologie unterscheidet die Hämorrhagia per rhexin, bei welcher „anatomisch präparierbare oder nur mikro-skopisch nachweisbare Zerstörungen" der Gefäßwand vorliegen von der Hämor-rhagia per diapedesin, bei welcher die Blutkörperchen aus „unverletzten, in ihrem Strukturgefüge lichtmikroskopisch unveränderten Capillaren" austreten (Büchner). Die Ordnungsgröße ist somit durch das lichtmikroskopische Auf-lösungsvermögen definiert. Sie ist auch heute noch voll gültig, da es in den zurückliegenden Jahren elektronenmikroskopischer Forschung noch nicht ge-lungen ist, den Vorgang der Erythrocytendiapedese morphologisch restlos auf-zuklären.

Bei weiterer Auslegung des Begriffes ist natürlich auch die Rhexisblutung eine Form der gestörten Durchströmung, im engeren Sinne wird hierunter aber nur die Diapedeseblutung verstanden, da sie in der Regel in Kombination mit anderen gefäßwandabhängigen lokalen Kreislaufstörungen auftritt. In Fort-setzung der bisherigen allgemeinpathologischen Darstellung der gestörten Durch-strömung in der Haut soll daher in erster Linie die Blutung per diapedesin be-sprochen, die Blutung per rhexin nur anhangsweise erörtert werden. Dies findet seine Rechfertigung vor allem auch darin, daß der speziellen Pathologie der ver-schiedenen Purpuraformen der Haut vornehmlich das Phänomen der Erythro-cytendiapedese zugrunde liegt (Gottron).

Was der histologische Befund einer Capillarblutung zu folgern erlaubt, läßt sich bei geeigneten Objekten unschwer lebendbeobachten: Die Erythrocyten treten nicht einzeln wie die Leukocyten, sondern stets zu mehreren, oft sogar zu vielen durch die Gefäßwand hindurch. Sie liegen dann in Gestalt einer Erythro-cytenwolke neben dem Gefäß (Abb. 28). Sie benötigen für die Passage nicht einige Minuten wie die Leukocyten, sondern werden in Sekundenbruchteilen ausgestossen, so daß das menschliche Auge nur den Gesamtvorgang, nicht aber seine einzelnen Phasen erfaßt.

Die Ausschwemmung roter Blutkörperchen aus der Gefäßbahn ist in der Milz ein physiologischer Vorgang. Die Gefäßwand zeigt hier eine bemerkenswerte morphologische Abwandlung, die eine Vorstellung darüber erlaubt, unter welchen

Bedingungen es auch in den übrigen Abschnitten der terminalen Strombahn zur Erythrodiapedese kommen kann. Die Milzcapillaren sind durch breite interendotheliale Spalten und durch ein lückenhaftes Grundhäutchen ausgezeichnet, ein Merkmal, das sie mit den Sinuscapillaren in Leber und Knochenmark teilen (BENNETT, LUFT und HAMPTON). So wie die Endothelfenestration der Nierencapillaren zu der Vermutung Anlaß gibt, daß Wasser mitten durch die Endothelzelle hindurchgeschleust wird, berechtigt die submikroskopische Struktur der Milzcapillaren zu dem Schluß, daß Erythrocyten für ihren Durchtritt eröffnete Intercellularfugen und ein entsprechendes Loch im Grundhäutchen benötigen.

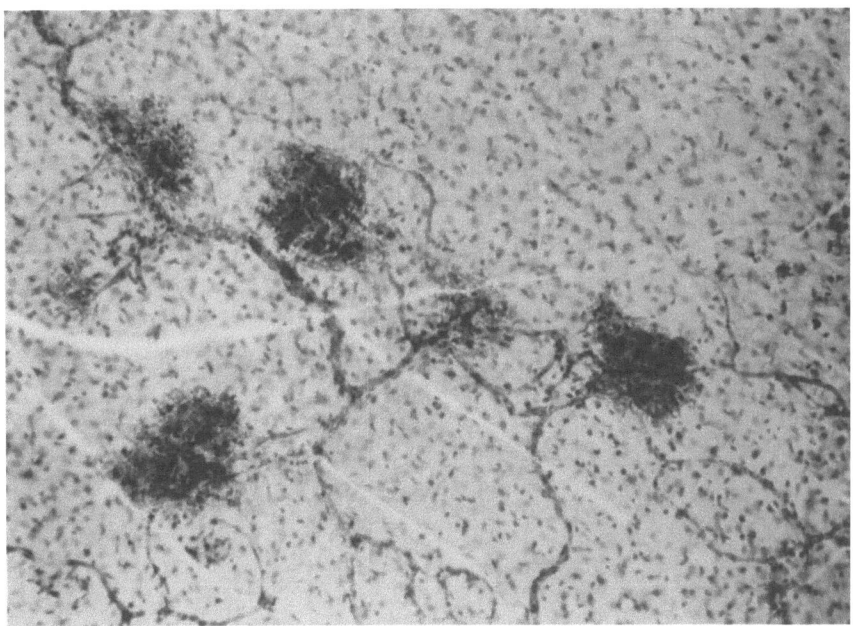

Abb. 28. Venoläre Blutaustritte nach experimentellem Trauma des Kaninchenmesenteriums. Häutchenpräparat, Gefriertrocknung, HE

Daß solche Durchtrittsöffnungen bisher nicht häufiger und überzeugend abgebildet werden konnten, beruht wahrscheinlich darauf, daß sie sich nach dem Passieren einer gewissen Anzahl roter Blutkörperchen jeweils prompt und perfekt wieder verschließen.

Die Endothelzellen der Milzcapillaren sind durch Spalten von mehreren 1000 Å Breite getrennt. Wenn es zutrifft, daß sich unter den Bedingungen der pathologischen Diapedese in Sekundenschnelle Öffnungen ähnlicher Größenordnung bilden und wieder verschließen, so kann dies nicht Ausdruck einer groben Gefäßwandzerstörung sein, bei welcher der Defekt nach den Gesetzen der Blutstillung und der Wundheilung geschlossen wird. Die Zellmembranen der Endothelien werden durch intermolekulare Kräfte zusammengehalten, die man sich zur Veranschaulichung am besten als „elektromagnetisch" vorstellen kann. Sie sind an den schlußleistenähnlichen Haftpunkten (Abb. 29) am intensivsten wirksam. Ganz ähnliche Verhältnisse liegen bekanntlich in der Epidermis an den Bizzozeroschen Knötchen vor. Man bedenke, welchen Scherungsdrucken die Epidermiszellen ausgesetzt sind und wie erstaunlich fest ihr Gefüge ist. Seitdem feststeht, daß die in den Epidermiszellen gelegenen Tonofibrillen *nicht* von Zelle

zu Zelle ziehen und dabei die Intercellularbrücken überspannen, sondern zellindividuelle Einrichtungen sind, die an den jeweiligen Zellgrenzen enden (ODLAND),
kann man sich als Erklärung für den intercellulären Zusammenhalt nicht mehr
auf die Annahme einer mechanischen Versteifung durch die Tonofibrillen stützen.

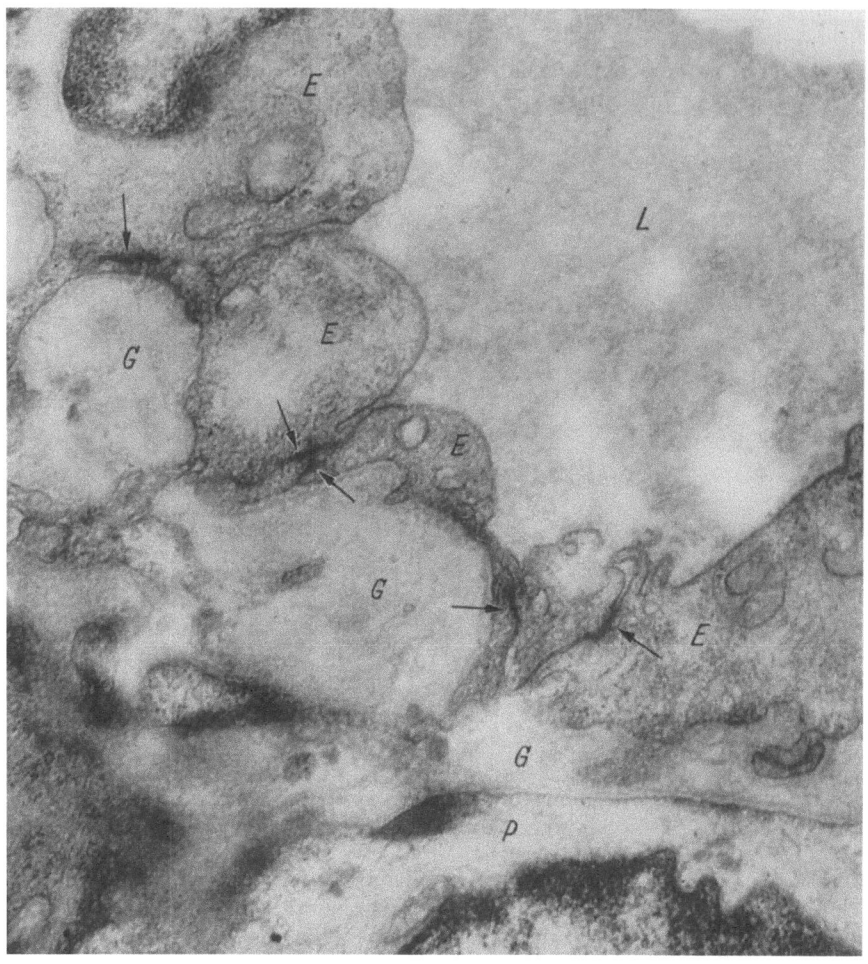

Abb. 29. Ausschnitt aus der Wand eines subpapillären Gefäßes aus normaler menschlicher Haut. → Schlußleistenähnliche Strukturverdichtungen, wahrscheinlich Orte intensiver intercellulärer Haftung. *L* Lumen, *E* Endothelzellen, *G* Grundhäutchen, *P* Pericyt mit Kernanschnitt. Methacrylat, ÜM 100, Vergrößerung: 21600:1

Vielmehr muß man auch hier jene intercellulären „elektromagnetischen" Kräfte
voraussetzen.

Zur *formalen Genese* der Erythrodiapedese ist es zweckmäßig sich vorzustellen,
daß jene Kräfte als Ausdruck einer Gefäßwandschädigung abnehmen und ähnlich
wie bei der epidermalen Acantholyse die Endothelzellränder bei entsprechendem
Gefäßinnendruck freigeben. Mit dem Austritt einer bestimmten Anzahl von
Erythrocyten erniedrigt sich der Druck soweit, daß die „elektromagnetischen"
Kräfte der Endothelzellmembranen wieder ausreichen, die Intercellularfuge zu
schließen und solange geschlossen zu halten, bis der Druck erneut über das zuträgliche Maß angestiegen ist. Erst wenn die Schädigung soweit behoben ist,

daß die intermolekularen Kräfte ihr Normalmaß wieder erreicht haben, hört die periodische Erythrodiapedese auf. Zweifellos ist an dieser Art Ventilverschluß auch das Grundhäutchen mit seinem Netz von argyrophilen Fibrillen beteiligt.

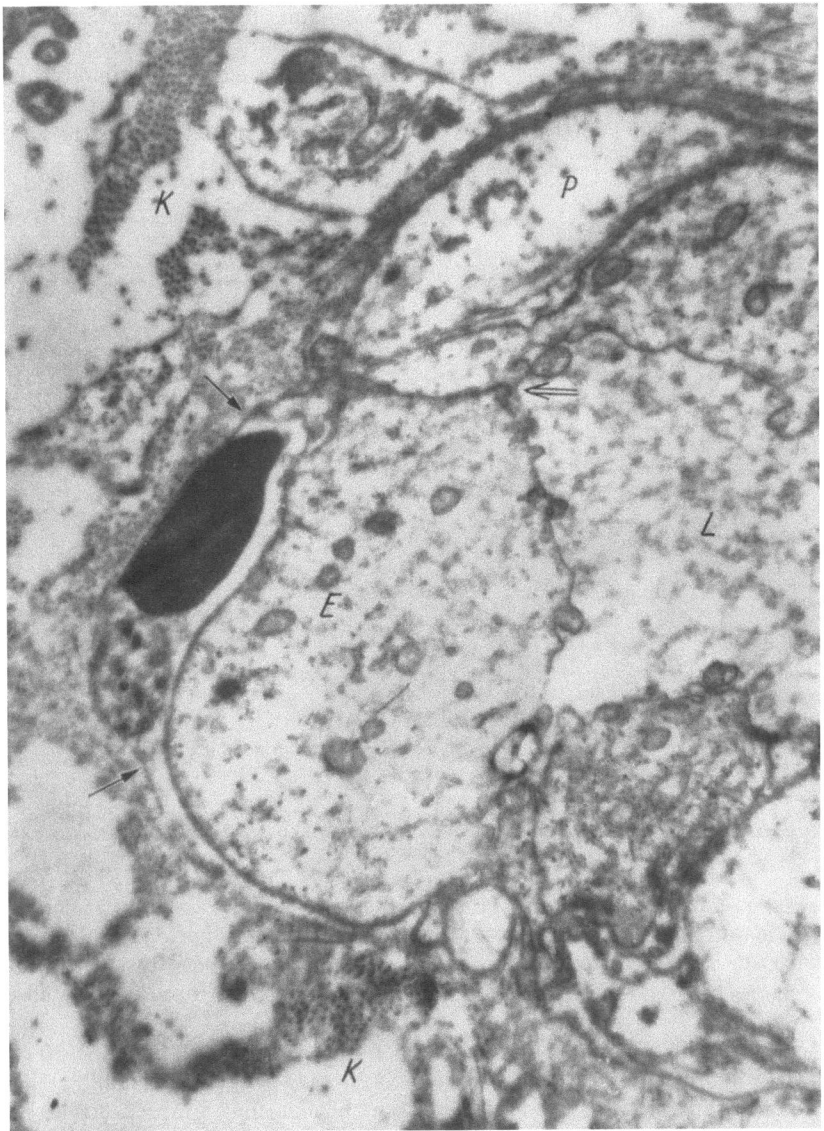

Abb. 30. Angeschnittener Erythrocyt und Thrombocyt zwischen Endothel (*E*) und Basalmembran (→). *L* Lumen, *P* Pericyt, *K* Kollagen, ⇒ Intercellularfuge. Methacrylat, EM 8, Vergrößerung: 12 500:1

Daß dieses überhaupt den austretenden Erythrocyten Widerstand entgegenzusetzen vermag, ersieht man daraus, daß gelegentlich Erythrocyten zwischen Endothel und Grundhäutchen eingekeilt angetroffen werden (Abb. 30). Die rote Blutzelle hat hier das Endothel bereits passiert, aber noch keinen Durchschlupf durch das Grundhäutchen gefunden.

Die maßgebenden Größen bei der Erythrocytendiapedese sind demnach erstens eine bestimmte Art von Gefäßwandschädigung, nach BÜCHNER eine besonders schwere, akute hypoxische Schädigung der Capillarmembranen. Daraus ergibt sich nachweislich eine Wandlockerung (LETTERER). Ob dies allein durch das Sauerstoffdefizit oder auch durch andere biochemische Mangelzustände herbeigeführt wird (WITTE), aus denen sich z.B. die Purpura senilis oder der Scorbut herleiten, ist noch unentschieden. Die zweite Größe ist ein bestimmter Druck im Gefäßinnern, der die vis a tergo für den Austrittsvorgang abgibt (Rumpel-Leede-Test, Saugglockentest; PERRY und LINDEN). Für diesen selbst ist es nicht

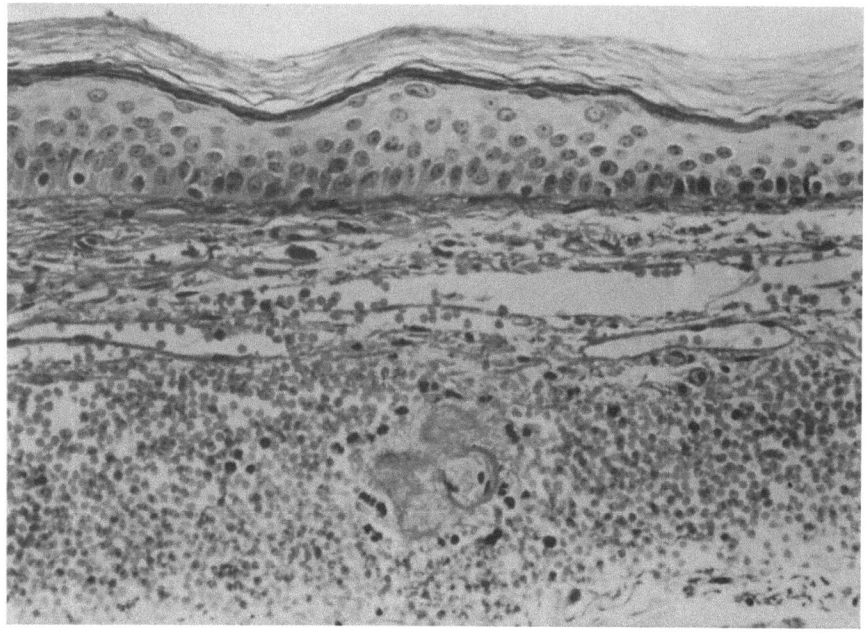

Abb. 31. Rhexisblutung bei Purpura senilis nach traumatisch (durch Kneifen) ausgelöstem Blutaustritt. Dem Defekt in der Gefäßwand ist eine Fibrinwolke vorgelagert. Das Extravasat hat die Zusammensetzung des strömenden Blutes. van Gieson

notwendig, daß die Strömung erhalten bleibt. Auch wenn eine stagnierende Blutsäule unter genügendem Druck steht, kann es in Kombination mit dem Wand-schaden zur Erythrodiapedese kommen. LANDIS konnte bei Fröschen nach Er-höhung des hydrostatischen Druckes auch Tuschepartikel durch die Gefäßwand treten sehen.

In der Regel müssen beide Faktoren zusammenwirken, um eine Erythro-diapedese in Erscheinung treten zu lassen. Es mag jedoch Grenzfälle geben, in denen die Wandschädigung allein bereits so hochgradige Formen erreicht, daß auch ohne zusätzliche Druckerhöhung bzw. nach geringfügigen mechanischen Insulten Hämorrhagien auftreten, stellenweise sogar Hämorrhagien per rhexin (z.B. Purpura senilis, Abb. 31). Andererseits werden auch durch eine plötzliche Erhöhung des intravasalen Druckes Erythrocyten durch die Gefäßwand gepreßt, ehe ein Wandschaden infolge Sauerstoffmangels eingetreten sein kann (Perthes-sche Druckstauung, subseröse Capillarblutungen nach Erstickungstod, siehe LETTERER).

Die formale Genese der Erythrodiapedese ist demnach uneinheitlich. Dies wird besonders deutlich, wenn man bedenkt, daß entzündliche Exsudate, bei

denen Liquor- und Leukodiapedese im Vordergrund stehen, keine oder nur wenige
Erythrocyten enthalten, während bei manchen Purpuraformen zwar reichlich
Erythrocyten, aber keine auffälligen Flüssigkeitsmengen oder gar weiße Blutzellen austreten. (Bei der Rhexisblutung hat das Extravasat natürlich die Zusammensetzung des strömenden Blutes.) Die Erythrodiapedese ist also nicht
immer der gesetzmäßig schwerere Grad nach der Leukodiapedese, wenn auch
zumeist diese Reihenfolge bei systematischer Abhandlung der örtlichen Kreislaufstörungen eingehalten wird. Dies beruht auf älteren Untersuchungen, in
denen die Diapedesevorgänge stets nach experimenteller Erzeugung *entzündlicher*
Störungen des Kreislaufs beobachtet wurden. So beschreibt z.B. THOMA in der
älteren Literatur, daß Erythrocyten in Form massiger Blutströme durch Stellen
der Capillarwand treten, an welcher zuvor eine größere Anzahl von Leukocyten
ausgewandert ist. Erst danach verschließt sich die Öffnung wieder. In der
neuesten Literatur bildet FLOREY elektronenmikroskopisch einen in der Gefäßwand steckenden Erythrocyten ab, der einem vorher ausgetretenen Leukocyten
folgt. Dieser Austrittsmodus mag zwar für vereinzelt ausgeschwemmte Erythrocyten im Rahmen entzündlicher Kreislaufstörungen zutreffen, wird aber wohl
kaum den reinen Purpuraformen zugrunde liegen. Die morphologische Analyse
der dabei auftretenden submikroskopischen Veränderungen der Capillarwand
steht noch aus.

Kausalgenetisch stehen nach LETTERER Stauungszustände an erster Stelle.
Aber auch nervöse und endokrine Einflüsse können lokale Erythrodiapedesen
herbeiführen. Das eindrucksvollste Beispiel stellen in dieser Hinsicht die Haut-
blutungen der Stigmatisierten dar. Die cyclisch im weiblichen Organismus
auftretenden Blutungen im Endometrium und Corpus luteum werden von
LETTERER als „orthische Erythrodiapedese" gewertet.

Von besonderer Bedeutung sind die Erythrocytenaustritte im Rahmen entzündlicher Kreislaufstörungen. Die hämorrhagische Entzündung ist unverkennbar von der Einwirkung bestimmter Gifte oder Erreger abhängig (EHRICH).
Für einige von ihnen ist die bis zur Erythrocytendiapedese gesteigerte lokale
Kreislaufstörung geradezu pathognomonisch (Milzbrand, Fleckfieber, Pilzgifte,
Benzol, Phosphor), bei anderen, insbesondere gewissen Infektionskrankheiten
gilt das Erscheinen blutiger Exantheme als signum mali ominis (schwarze Blattern,
hämorrhagischer Scharlach, hämorrhagische Varicellen, maligne Diphtherie usw.).
Häufig sind diese Hämorrhagien schon mit lichtmikroskopisch erkennbarer Alter-
ation der Endothelien verbunden (EHRICH).

In speziellem Hinblick auf das Hautorgan beanspruchen jedoch die hämorrhagischen Diathesen das größte Interesse. Die hierbei auftretenden Purpuraformen sind entweder durch Thrombocytenmangel, durch Coagulationsstörungen
oder durch Gefäßwandstörungen bedingt (BOCK). Alle drei Gruppen können,
müssen aber nicht immunoallergischer Natur sein. Während das Wesen der
Thrombocytopathien und Coagulopathien aus hämatologischer Sicht durch-
schaubar geworden ist (HEILMEYER und BEGEMANN; BIGGS und MACFARLANE;
HEILMEYER), harren die Capillaropathien noch der morphologischen und biochemischen Aufklärung. Bei ihnen sind Abartigkeiten in der Ultrastruktur der
Capillarwände zu erwarten (BÜCHNER).

Die *lichtmikroskopisch* erfaßbaren Gewebsveränderungen bei den Hämorrhagien
der Haut sind von unzweifelhaftem differentialdiagnostischen Wert, indem sie
bei bestimmten Blutungskrankheiten charakteristische Merkmalskombinationen
zeigen. Nach KALKOFF handelt es sich dabei im einzelnen um folgende Merkmale: Die Quantität der Erythrocytenaustritte, die Lokalisation der Erythrocytenaustritte, das etwaige Austreten auch anderer Blutbestandteile und die

mesenchymale Reaktion. Die Strukturveränderungen der Gefäßwand selbst entziehen sich jedoch der lichtmikroskopischen Erkennung.

Steht bei der Leukodiapedese die biologische Zweckmäßigkeit dieses Vorganges einer Klassifizierung als Durchströmungs*störung* ein wenig im Wege, so ist demgegenüber mit der Erythrodiapedese kein ersichtlicher Vorteil für das Gewebe verbunden. Sie ruft vielmehr eine komplizierte Gewebsreaktion zur Beseitigung der Folgen dieser Entgleisung auf den Plan. Nach GEDIGK bestehen drei Möglichkeiten des lokalen Blutabbaus, die alle in einer Eisenpigmentablagerung enden. Entweder werden die im Gewebe liegenden Erythrocyten oder ihre Bruchstücke direkt von Histiocyten phagocytiert und im Zellinneren zu Siderin abgebaut. Es kann aber auch schon im Gewebe zu einer Lösung des Hämoglobins von den Erythrocytenstromata kommen, das nach Diffusion in die Umgebung dann intracellulär zu typischem Eisenpigment umgewandelt wird. Schließlich ist auch ein extracellulärer Abbau des Hämoglobins unter Eisenabspaltung möglich, wobei erst das freigesetzte Eisen in die Histiocyten aufgenommen und dort gespeichert wird. In bemerkenswerter Ökonomie wird dieses in Pigmentform abgelagerte Eisen dem Stoffwechsel wieder zugeführt. Es bildet eine Fraktion des sog. Depoteisens, ist als Siderin allerdings nicht so leicht mobilisierbar wie die andere Depotfraktion, das Ferritin (GEDIGK).

Abschließend sei noch auf die schwierig deutbare Tatsache hingewiesen, daß bei manchen chronischen Purpuraformen, z.B. der thrombocytopenischen, selbst umfängliche Hämorrhagien in kurzer Frist folgenlos beseitigt werden, während bei der Purpura pigmentosa progressiva die Siderinspuren der abgelaufenen Blutungen lange Zeit am Ort liegenbleiben (GROSS, ILLIG, MACHER). Näheres über die weitläufigeren Blutungsfolgen findet sich im Abschnitt „Ablagerung und Speicherung in der Cutis".

Literatur

ALKSNE, J. F.: The passage of colloidal particles across the dermal capillary wall under the influence of histamine. Quart. J. exp. Physiol. 44, 51 (1959). — ANDREW, W., and N. V. ANDREW: Lymphocytes in the normal epidermis of the rat and of man. Anat. Rec. 104, 217 (1949). — APITZ, K.: Die intravitale Blutgerinnung. 1. Teil: Physiologische Grundlagen und Besonderheiten der intravitalen Gerinnung. Ergebn. inn. Med. Kinderheilk. 61, 54 (1941). — Die intravitale Blutgerinnung. 2. Teil: Die natürliche Blutstillung. Ergebn. inn. Med. Kinderheilk. 62, 617 (1942). — Die Bedeutung der Gerinnung und Thrombose für die Blutstillung. Virchows Arch. path. Anat. 308, 540 (1942). — Über die Ursachen der Arterienthrombose. Virchows Arch. path. Anat. 313, 28 (1944). — ARNOLD, J.: Über Diapedese. Virchows Arch. path. Anat. 58, 203 (1873). — ASCHOFF, L.: Thrombose und Sandbankbildung. Beitr. path. Anat. 52, 205 (1911). — Beiträge zur Thrombosefrage, Path.-anat. Teil. Leipzig 1912.

BARGMANN, W.: Die Morphologie der Kapillaren und des Interstitiums. In: H. BARTELHEIMER u. H. KÜCHMEISTER, Kapillaren und Interstitium, S. 3—17. Stuttgart: Georg Thieme 1955. — Über die Struktur der Blutkapillaren. Dtsch. med. Wschr. 1958, 1704. — Histologie und mikroskopische Anatomie des Menschen, Bd. II, 3. verbesserte Aufl. Stuttgart: Georg Thieme 1959. — BARGMANN, W., A. KNOPP u. TH. SCHIEBLER: Histologische, cytochemische und elektronenmikroskopische Untersuchungen am Nephron (mit Berücksichtigung der Mitochondrien). Z. Zellforsch. 42, 386 (1955). — BELLMANN, S., and J. ADAMS-RAY: Vascular reactions after experimental cold injury. A microangiographic study on rabbit ears. Angiology 7, 339 (1956). — BENNETT, H. ST.: The concepts of membrane flow and membrane vesiculation as mechanisms for active transport and ion pumping. J. biophys. biochem. Cytol. 2, Suppl. 99 (1956). — BENNETT, H. ST., J. H. LUFT and J. C. HAMPTON: Morphological classifications of vertebrate blood capillaries. Amer. J. Physiol. 196, 381 (1959). — BIGGS, R., and R. G. MACFARLANE: Human blood coagulation and its disorders, 2. Aufl. General review of blood coagulation. Oxford: Blackwell Scientific Publications 1957. — BOCK, H. E.: Die hyperergischen Gefäßerkrankungen. In: M. RATSCHOW, Angiologie, S. 622—659. Stuttgart: Georg Thieme 1959.— BOEKE, J.: Innervationsstudien. IV. Die efferente Gefäßinnervation und der sympathische Plexus. Z. mikr.-anat. Forsch. 33, 276 (1933). — Sympathischer Grundplexus contra Terminalreticulum. Acta neuroveg. (Wien) 2, 32 (1951). — BÜCHNER, F.: Allgemeine

Pathologie, 3. Aufl. München u. Berlin: Urban & Schwarzenberg 1959. — Die allgemeine Pathologie des Blutkreislaufes. In: Handbuch der allgemeinen Pathologie, Bd. V/1, S. 791—954. Berlin-Göttingen-Heidelberg: Springer 1961.

CHAMBERS, R., and B. W. ZWEIFACH: Intercellular cement and capillary permeability. Physiol. Rev. **27**, 436 (1947). — CLARA, M.: Die arteriovenösen Anastomosen: Anatomie, Biologie und Pathologie. Leipzig: Johann Ambrosius Barth 1939. — Die arterio-venösen Anastomosen, 2. Aufl. Wien: Springer 1956 — CLARK, E. R., and E. L. CLARK: Observations on living arteriovenous anastomoses as seen in transparent chambers introduced into the rabbit's ear. Amer. J. Anat. **54**, 229 (1934). — The new formation of arteriovenous anastomoses in the rabbit's ear. Amer. J. Anat. **55**, 407 (1934). — Microscopic observations on the growth of blood capillaries on the living mammal. Amer. J. Anat. **64**. 251 (1939). — COHNHEIM, J.: Vorlesungen über allgemeine Pathologie, Bd. I, 2. Aufl. Berlin: August Hirschwald 1882.

DAVIS, M. J., and J. C. LAWLER: The capillary circulation of the skin. Some normal and pathological findings. Arch. Derm. **77**, 690 (1958). — Capillary microscopy in normal and diseased human skin. In: W. MONTAGNA and R. A. ELLIS, Blood vessels and circulation, S. 79—97. Oxford-London-New York-Paris: Pergamon Press 1961. — DAVIS, M. J., and A. L. LORINCZ: An improved technic for capillary microscopy of the skin. J. invest. Derm. **28**, 283 (1957). — DELAUNAY, A.: Die leukozytäre Diapedese, ihre Faktoren und ihr Mechanismus. In: H. BARTELHEIMER u. H. KÜCHMEISTER, Kapillaren und Interstitium, S. 93—98. Stuttgart: Georg Thieme 1955. — DELAUNAY, A., J. LEBRUN, E. FOUCQUIER et HO-SHEN-WANG: Études sur la perméabilité capillaire. Action et mécanisme d'action du toluène et des corps voisins sur la perméabilité des capillaires sanguins. C. R. Soc. Biol. (Paris) **144**, 58 (1958). — DIETRICH, A.: Experimente über Thrombenbildung. Verh. dtsch. path. Ges. **15**, 372 (1912). — Thrombose, ihre Grundlagen und ihre Bedeutung. Berlin: Springer 1932. — DURWARD, A., and K. M. RUDALL: The vascularity and patterns of growth of hair follicles. In: W. MONTAGNA and R. A. ELLIS, The biology of hairgrowth. New York: Academic Press 1958. — DZIALLAS, P.: Über das Vorkommen von Klappen in kleinsten Venen beim Menschen. Z. Anat. Entwickl.-Gesch. **114**, 309 (1949).

EBERTH, R. H.: In vivo observations on the effect of cortisone on experimental tuberculosis using the rabbit ear chamber technique. Trans. 47. Ann. Meet. Nat. Tuberculosis Ass. 1951, p. 1. Zit. bei ILLIG 1961. — EBERTH, R. H., and R. W. WISSLER: In vivo observations of the effects of cortisone on the vascular reactions to large doses of horse serum using the rabbit ear chamber technique. J. Lab. clin. Med. **38**, 497 (1951). — EHRICH, W. E.: Die Entzündung. In: Handbuch der allgemeinen Pathologie, Bd. VII/1, S. 1—324. Berlin-Göttingen-Heidelberg: Springer 1956. — EHRING, F.: Über Mikroblutungen am Nagelwall. Eine vitalhistologische Studie. Habil.-Schr. Münster (Westf.) 1957. — ELZE, C.: In: H. BRAUS, Anatomie des Menschen, Bd. IV. Berlin: Springer 1940. — ENGELMANN, G.: Über das Verhalten des Blutgefäßendothels bei der Auswanderung der weißen Blutkörper. Beitr. path. Anat. **13**, 64 (1893).

FEYRTER, F.: Über die Pathologie der vegetativ nervösen Peripherie und ihre ganglionären Regulationsstätten. Wien: Wilhelm Maudrich 1951. — FLOREY, H.W.: Inflammation: Microscopical observations. Chemotaxis, phagocytosis and the formation of abscesses. In: H. FLOREY, General pathology, 3. Aufl., S. 21—39, 40—97, 98—127. London: Lloyd-Luke Ltd. 1962. — FLOREY, H. W., and L. H. GRANT: Leukocyte migration from small blood vessels stimulated with ultraviolet light: an electron-microscope study. J. Path. Bact. **82**, 13 (1961).

GANS, O.: Die allgemeine pathologische Anatomie der Haut. In: Handbuch der Haut- und Geschlechtskrankheiten, Bd. IV, Teil 3. Berlin: Springer 1932. — GEDIGK, P.: Die funktionelle Bedeutung des Eisenpigmentes. Ergebn. allg. Path. path. Anat. **38**, 1 (1958). — GLYNN, L. E., and C. A. READING: Interessante Erscheinungen in der Physiologie des Bindegewebes. 7. Coll. Ges. physiol. Chemie, Mosbach 1956, S. 54. — GOTTRON, H. A.: Kreislaufstörungen und Haemorrhagien der Haut. In: ARZT-ZIELER, Die Haut- und Geschlechtskrankheiten, Bd. II, S. 1—70. Berlin u. Wien: Urban & Schwarzenberg 1935. — GROSS, R., L. ILLIG u. E. MACHER: Kombinierte Untersuchungen haemorrhagischer Diathesen (Blutgerinnung, Kapillarfragilität, Kapillarmikroskopie, Hautbiopsie). Thrombos. Diathes. haemorrh. (Stuttg.) **1**, 55, 234 (1957). — GUSEK, W.: Neuere Erkenntnisse zur Morphologie der örtlichen Entzündung. Med. Welt (Berlin) **50**, 2665 (1960). — Elektronenoptische Untersuchungen am Zellbild des Granulationsgewebes. Dtsch.-Ital. Sympos. Pathol. 6.—7. 10. 1959, Idos. S. 35—63, Mailand.

HEILMEYER, L.: Das Blut. In: Lehrbuch der speziellen pathologischen Physiologie, 10. Aufl. Stuttgart 1960. — HEILMEYER, L., u. H. BEGEMANN: Blut und Blutkrankheiten. In: Handbuch der inneren Medizin, Bd. II, 4. Aufl. Berlin-Göttingen-Heidelberg: Springer 1951. — HERXHEIMER, A.: The autonomic innervation of the skin. In: W. MONTAGNA, Cutaneous innervation, S. 63—73. Oxford-London-New York-Paris: Pergamon Press 1960. — HIBBS, R. G., G. E. BURCH and J. H. PHILLIPS: The fine structure of the small blood vessels

of normal human dermis and subcutis. Amer. Heart J. **56**, 662 (1958). — Hille, H.: Blut-
kreislauf der Haut. Balneologisch-klimatologische Arbeitstagg 1.—4. 3. 1962. Freiburg im
Breisgau. — Hoepke, H.: Die Haut. In: Handbuch der mikroskopischen Anatomie des
Menschen, Bd. III/1. Berlin: Springer 1931. — Hoff, H. E.: Physiologic problems in peripheral vascular disease. Anesthesiology **13**, 474, 628 (1952). — Holle, G., R. Burkhardt,
S. Arndt u. M. Blödorn: Über manometrische, histochemische, histologische und phasen-
optische Befunde bei ischämischer Hypoxydose (Beitrag zur Morphogenese und zur Frage des
örtlichen Gewebstodes). Virchows Arch. path. Anat. **327**, 150 (1955). — Hueck, W.: Morphologische Pathologie. Leipzig: Georg Thieme 1937. — Hurley jr., H. J., and H. Mescon:
Cholinergic innervation of the digital arteriovenous anastomoses of human skin. A histochemical localization of cholinesterase. J. appl. Physiol. **9**, 82 (1956).

Illig, L.: Capillar,,contraktilität", Capillar,,sphincter" und ,,Zentralkanäle" (,,A.-V.
Bridges"). Klin. Wschr. **1957**, 7. — Physiologie und Pathophysiologie des Kapillarbettes.
In: M. Ratschow, Angiologie, S. 124—139. Stuttgart: Georg Thieme 1959. — Die Kapillar-
mikroskopie der Haut und Schleimhäute. In: M. Ratschow, Angiologie, S. 367—385. Stutt-
gart: Georg Thieme 1959. — Die terminale Strombahn. In: Pathologie und Klinik in Einzel-
darstellungen, Bd. X. Berlin-Göttingen-Heidelberg: Springer 1961. — Illig, L., u. H. W.
Weber: Zur Entstehung, Benennung und Einteilung der örtlichen Kreislaufstörungen. Klin.
Wschr. **36**, 183 (1958).

Jabonero, V.: Efferente Innervation der Blutgefäße. Acta neuroveg. (Wien) **14**, 16
(1956). — Mikroskopische Studien über die Morphologie und die Morphopathologie der vegetativen Innervation der menschlichen Haut. Acta neuroveg. (Wien) **18**, 67, 354 (1958). —
Jacobj, W.: Beobachtungen am peripheren Gefäßapparat unter lokaler Beeinflussung desselben durch pharmakologische Agentien. Naunyn-Schmiedeberg's Arch. exp. Path. Pharmak.
86, 49 (1920).

Kalkoff, K. W.: Hämorrhagien der Haut und ihre Bedeutung für die Differential-
diagnose von Blutungskrankheiten. In: Fortschritte der Dermatologie und Venerologie,
Bd. 4. Berlin-Göttingen-Heidelberg: Springer 1962. — Klingmüller, G.: Die Darstellung
alkalischer Phosphatase in Capillaren. Hautarzt **9**, 84 (1958). — Kramer, K., u. W. Schulze:
Die Kältedilatation der Hautgefäße. Pflügers Arch. ges. Physiol. **250**, 141 (1948). — Krogh,
A.: Anatomie und Physiologie der Capillaren, 2. Aufl. Berlin: Springer 1929. — Krogh, A.,
E. M. Landis and A. H. Turner: Movement of fluid through human capillary wall in relation
to venous pressure and to colloid osmotic pressure of blood. J. clin. Invest. **11**, 63 (1932).

Landis, E. M.: Micro-injection studies of capillary permeability: factors in production of
capillary stasis. Amer. J. Physiol. **81**, 124 (1927). — Microinjection studies of capillary permeability; effect of lack of oxygen on permeability of capillary wall to fluid and to plasma
proteins. Amer. J. Physiol. **83**, 528 (1928). — Capillary pressure and capillary permeability.
Physiol. Rev. **14**, 404 (1934). — The passage of the fluid through the capillary wall. Harvey
Lect. **32**, 70 (1937). — Lapp, H.: Elektronenmikroskopische Veränderungen an der Niere
während und nach Ischämie. Zit. bei Rotter in Angiologie, S. 169, 171. — Lazorthes, G.:
Étude critique des nerfs vasodilatateurs. Recherche sur le grand nerf pétreux superficiel et le
prétendu systeme vasodilatateur cérébral. Acta neuroveg. (Wien) **14**, 74 (1956). — Lee,
J. S., and M. B. Visscher: Microscopic studies of skin blood vessels in relation to sympathetic
nerve stimulation. Amer. J. Physiol. **190**, 37 (1957). — Letterer, E.: Allgemeine Pathologie. Stuttgart: Georg Thieme 1959. — Linzbach, A. J.: Die allgemeine Pathogenese der
Gefäßkrankheiten. In: M. Ratschow, Angiologie, S. 142—164. Stuttgart: Georg Thieme
1959. — Lutz, B. R., G. P. Fulton and R. P. Akers: White thromboembolism in the hamster check ponch after trauma, infection and neoplasia. Circulation **3**, 339 (1951).

MacCutcheon, M., W. B. Wartman and H. M. Dixon: Chemotropism of leucocytes in
vitro. Arch. Path. **17**, 607 (1934). — Macfarlane, R. G.: The reactions of the blood to
injury. Blood coagulation and haemostasis. In: H. Florey, General pathology, S. 197—215.
London: Lloyd-Luke Ltd. 1962. — The reactions of the blood to injury. Changes in the blood
cells, and the activation of fibrinolysis. In: H. Florey, General pathology, S. 216—233.
London: Lloyd-Luke Ltd. 1962. — Macher, E., u. D. Kamke: Über die Präparation funktioneller Gefäßzustände im Kaninchenmesenterium mit der Methode der Gefriertrocknung.
Z. exp. Med. **128**, 414 (1957). — Macher, E., u. W. Vogell: Elektronenmikroskopische Unter-
suchungen an Hautkapillaren. Dermatologica (Basel) **124**, 110 (1962). — Majno, G., and
G. E. Palade: Studies on inflammation. I. The effect of histamine and serotonin on vascular
permeability: An electron microscopic study. J. biophys. biochem. Cytol. **11**, 571 (1961). —
Marchesi, V. T.: The site of leucocyte emigration during inflammation. Quart. J. exp.
Physiol. **46**, 115 (1961). — Marchesi, V. T., and H. W. Florey: Electron micrographic
observations on the emigration of leucocytes. Quart. J. exp. Physiol. **45**, 343 (1960). —
Maurer, F. W.: Effects of decreased blood oxygen and increased blood carbon dioxide on
flow and composition of cervical and cardiac lymph. Amer. J. Physiol. **131**, 331 (1940/41). —
Effects of carbon monoxide anoxemia on flow and composition of cervical lymph. Amer. J.

Physiol. **133**, 170 (1941). — MENKIN, V.: On leucotaxine. Science **115**, 382 (1952). — Biochemical mechanisms in inflammation, 2. Aufl. Springfield (Ill.) 1956. — MIESCHER, G.: Betrachtungen zur Ekzemfrage. Die Bedeutung der Mikrobenbesiedlung. Arch. Derm. Syph. (Berl.) **188**, 36 (1949). — Akut entzündliche Gefäßkrankheiten und deren Auswirkung auf die Haut (Vaskuläre Allergide). Zbl. Haut- u. Geschl.-Kr. **97**, 125 (1959). — MONTAGNA, W., and R. A. ELLIS: The vascularity and innervation of human hair follicles. In: W. MONTAGNA and R. A. ELLIS, The biology of hair growth. New York: Academic Press 1958. — MOORE, D. H., and H. RUSKA: The fine structure of capillaries and small arteries. J. biophys. biochem. Cytol. **3**, 457 (1957). — MOSCHKOWITZ, E.: Relation of lymphocytic infiltration of inflammatory origin to angiogenesis. Arch. Path. **49**, 247 (1950). — MÜLLER, O.: Die Kapillaren der menschlichen Körperoberfläche in gesunden und kranken Tagen. Stuttgart: Ferdinand Enke 1922. — Die feinsten Blutgefäße des Menschen. Stuttgart: Ferdinand Enke 1939.

NAIRU, R. C.: Oedema and capillary anoxia. J. Path. **63**, 213 (1951). — NELEMANS, F. A.: Innervation of the smallest blood vessels. Amer. J. Anat. **83**, 43 (1948). — NIEBAUER, G.: Über die interstitiellen Zellen der Haut. Hautarzt **7**, 123 (1956). — NIELSEN, L.: Kapillarmikroskopische Befunde bei Erythrocyanosis crurum. Münch. med. Wschr. **76**, 198 (1929). — NORDMANN, M., u. R. BÄSSLER: Elektronenoptische Untersuchungen an Capillaren. Verh dtsch. Ges. Path. **42**, 320 (1958). — NORDMANN, M., u. A. RÜTHER: Über die Bedingungen der Leukodiapedese. Virchows Arch. path. Anat. **45**, 279 (1930).

ODLAND, G. F.: The fine structure of the interrelationship of cells in the human epidermis. J. biophys. biochem. Cytol. **4**, 529 (1958). — The fine structure of cutaneous capillaries. In: W. MONTAGNA and R. A. ELLIS, Advances in biology of skin, vol. 2: Blood vessels and circulation, S. 57—70. Oxford-London-New York-Paris: Pergamon Press 1961.

PALADE, G. E.: Fine structure of blood capillaries. (Abstract paper no 70, Proceedings of electron microscope society of America.) J. appl. Physiol. **24**, 1424 (1953). — PEASE, D. C.: Electron microscopy of the vascular bed of the kidney cortex. Anat. Rec. **121**, 701 (1955). — Fine structure of kidney seen by electron microscopy. J. Histochem. Cytochem. **3**, 295 (1955). — PERRY, D. J., and J. H. LINDEN: Studies of methods of determining capillary fragility. I. Positive pressure technic. J. invest. Derm. **19**, 35 (1952). — PETERSEN, H.: Histologie und mikroskopische Anatomie. München: J. F. Bergmann 1935.

QUICK, A. J.: A new concept of venous thrombosis. Surg. Gynec. Obstet. **91**, 296 (1950).

RECKLINGHAUSEN, F. v.: Die Lymphgefäße und ihre Beziehungen zum Bindegewebe. Berlin 1862 (zit. bei ENGELMANN). — RHODIN, J.: Electron microscopy of the glomerula capillary wall. Exp. Cell Res. 8, 572 (1955). — RICKER, G.: Bemerkungen zu der kritischen Studie FELIX MARCHANDs über den Entzündungsbegriff. Virchows Arch. path. Anat. **237**, 281 (1922). — Die Pathologie als Naturwissenschaft. Berlin: Springer 1924. — ROTTER, W.: Das morphologische Gewebssubstrat bei gestörter Durchblutung. In: M. RATSCHOW, Angiologie, S. 164—182. Stuttgart: Georg Thieme 1959. — ROTTER, W., H. LAPP u. H. ZIMMERMANN: Pathogenese und morphologisches Substrat des „akuten Nierenversagens" und seine Erholungszeit. Dtsch. med. Wschr **87**, 669 (1962).

SANDERS, A. G., H. W. FLOREY and A. Q. WELLS: The behavior of intravenously injected particles of carbon and micrococcin in normal and tuberculous tissue. Brit. J. exp. Path. **32**, 452 (1951). — SCHOEDEL, W., u. F. GROSSE-BROCKHOFF: Die Orthologie und Pathologie der Kreislauffunktion. In: Handbuch der allgemeinen Pathologie, Bd. V/1, S. 639—790. Berlin-Göttingen-Heidelberg: Springer 1961. — SEIFERT, K., u. W. GUSEK: Elektronenmikroskopische Untersuchungen bei experimenteller Lungentuberkulose des Meerschweinchens. Verh. dtsch. Ges. Path. **44**, 288 (1960). — SPALTEHOLZ, W.: Verteilung der Blutgefäße in der Haut des Menschen. Z. Anat. Entwickl.-Gesch. **1893**, 1. — Blutgefäße der Haut. In: Handbuch der Haut- und Geschlechtskrankheiten, Bd. I, S. 379. Berlin: Springer 1927. — SPECTOR, W. G.: The mediation of altered capillary permeability in acute inflammation. J. Path. **72**, 367 (1956). — Activation of a globulin system controlling capillary permeability in inflammation. J. Path. Bact. **74**, 67 (1957). — SPECTOR, W. G., and D. A. WILLOUGHBY: Capillary permeability factors, nucleosides and histamine release. J. Path. Bact. **73**, 133 (1957). — SPIER, H. W.: Allergie der Haut. In: H. A. GOTTRON u. W. SCHÖNFELD, Dermatologie und Venerologie, Bd. I/1, S. 613—704. Stuttgart: Georg Thieme 1961. — STAUBESAND, J.: Funktionelle Morphologie der Arterien, Venen und arteriovenösen Anastomosen. In: M. RATSCHOW, Angiologie, S. 23—72. Stuttgart: Georg Thieme 1959. — Experimentelle elektronenmikroskopische Untersuchungen zum Phänomen der Membranvesikulation (Pinocytose). Klin. Wschr. **1960**, 1248. — STÖHR jr., PH.: Das peripherische Nervensystem. In: Handbuch der mikroskopischen Anatomie des Menschen, Bd. IV/1. Berlin: Springer 1928. — Die mikroskopische Innervation der Blutgefäße. Ergebn. Anat. Entwickl.-Gesch. **32**, 1 (1938).

THIES, W.: Über die Morphologie des vegetativen Nervensystems in der menschlichen Haut nebst Untersuchungen über morphologische Veränderungen bei verschiedenen Hautkrankheiten. Z. Haut- u. Geschl.-Kr. **27**, 287, 330, 355 (1959); **28**, 37, 101, 185, 281 (1960). — THIES, W., u. L. F. GALENTE: Zur histochemischen Darstellung der Cholinesterasen im vegetativen Nervensystem der Haut. Hautarzt 8, 69 (1957). — THOMA, R.: Über entzündliche Störungen des Capillarkreislaufs bei Warmblütern. Virchows Arch. path. Anat. **74**, 360 (1878). — THORN, G. W., A. E. RENOLD, E. R. FROESCH and J. CRABBÉ: Pathophysiology of edema. Helv. med. Acta, Ser. A, **23**, 334 (1956).

UNNA, P. G.: Histopathologie der Hautkrankheiten. In: ORTH, Lehrbuch der speziellen pathologischen Anatomie, Erg.-Bd., Teil II. Berlin: August Hirschwald 1894.

VONWILLER, P., u. A. VANOTTI: Die Kapillarmikroskopie mit starken Vergrößerungen. In: ABDERHALDEN, Handbuch biologischer Arbeitsmethoden, Abt. V, Teil 2, S. 1529. 1932.

WAGNER, R.: Biologische Regelung und Gewebsbildung. Naturwissenschaften **44**, 97 (1957). — WEISS, J. M.: The ergastoplasm. Its fine structure and relation to protein synthesis as studied with the electron microscope in the pancreas of the swiss albino mouse. J. exp. Med. **98**, 607 (1953). — WETZEL, N. C., and Y. ZOTTERMAN: On differences in the vascular coloration of various regions of the normal human skin. Heart **13**, 357 (1926). — WITTE, S.: Über den Gefäßfaktor bei Blutungen und Blutungskrankheiten. Med. Welt (Berlin) **1960**, 918.

Das entzündliche Haut-Infiltrat

Von

Egon Macher-Freiburg i. Br.

Mit 20 Abbildungen

Vorwort

Im Wechselspiel von Reiz und Reaktion nimmt die Haut wegen ihrer trennenden (oder verbindenden) Lage zwischen Organismus und Außenwelt eine exponierte Stellung ein. Die Befähigung des Organismus, sich gewisser, von der Außenwelt her wirkender Schädlichkeiten auf dem Wege der ,,Entzündung eines Stoffwechselbrandes'' zu erwehren, wird sich an ihr besonders sinnfällig erweisen müssen. Durch Beobachtung entzündlicher Hautreaktionen erkannte die antike Medizin das Wesen der Entzündung als Pepsis innerhalb der Gewebe. Die moderne Konzeption der Entzündung als ,,parenterale Verdauung'' (RÖSSLE 1923) stellt dem biologischen Denken der alten Ärzte ein glänzendes Zeugnis aus. Auch die *Symptome* der Entzündung wurden von CELSUS aus der Beobachtung entzündlicher Hautreaktionen abgeleitet und mit lateinischer Prägnanz definiert: Rubor et tumor cum calore et dolore (s. HUECK).

Der Rahmen dieses Handbuches erlaubt nicht, am Beispiel der entzündlichen Reaktion der Haut das gesamte Entzündungsproblem zu entrollen. Einem solchen Versuch wäre auch sicherlich der Erfolg versagt angesichts so bedeutender Darstellungen der allgemeinen Pathologie der Entzündung, wie sie im jüngsten deutschen Schrifttum vorliegen (BÜCHNER, EHRICH, LETTERER). Aus solcher Einsicht zu notwendiger Beschränkung erklärt sich die Formulierung der Kapitelüberschrift ,,Das entzündliche Haut-Infiltrat''.

In diesem Abschnitt soll lediglich die *celluläre* Komponente jener tumores cum calore et dolore besprochen werden, wie sie sich bei der alltäglichen mikroskopischen Betrachtung entzündlicher Hautinfiltrate darbietet. Um den Forderungen an ein Ergänzungswerk gerecht zu werden, mußte vorzugsweise neuestes Schrifttum berücksichtigt werden, selbst auf die Gefahr hin, daß dabei Befunde zu einer zusammenhängenden Darstellung herangezogen wurden, die einer späteren Nachprüfung nicht standhalten. Wegen der Fülle der Ergebnisse war trotzdem (schon im Interesse der Lesbarkeit) eine subjektive Auswahl nicht zu vermeiden.

Die *flüssige* Komponente des entzündlichen Infiltrats als Ergebnis der Exsudation im Sinne RÖSSLEs (1944) bleibt in diesem Zusammenhang unberücksichtigt, da hierauf bereits im vorigen Kapitel ,,Die gestörte Durchströmung der Haut'' eingegangen worden ist. Die Exsudation gehört wesentlich zu jeder Entzündung und ist wohl immer dem Auftreten von Zellen vorgeordnet, wenn sie auch nicht immer davon gefolgt ist.

I. Die Infiltratzellen

Unter dem entzündlichen Infiltrat sei in diesem Abschnitt ganz unvoreingenommen jede Anreicherung von Zellen im cutanen Bindegewebe verstanden, die im Rahmen des Entzündungsgeschehens unabhängig von Stadium oder Form zustandekommt. Als Infiltratzellen sollen also nicht nur die aus den Gefäßen ausgewanderten bezeichnet, sondern auch jene gewebsständigen Zellelemente hinzugerechnet werden, die sich unter dem Einfluß des Entzündungsgeschehens umgewandelt oder neugebildet haben und häufig auch Proliferatzellen genannt werden. Die Reihenfolge ihrer Abhandlung richtet sich in erster Linie nach dem Zeitpunkt ihres Auftretens auf dem Entzündungsfeld. Aus Gründen cytologischer Systematik ist diese Ordnung jedoch nicht immer streng einzuhalten.

1. Neutrophile Granulocyten

Definition und Kennzeichen. Wünschenswerte Übereinstimmung mit der hämatologischen Nomenklatur und eindeutige Definierung lassen die Bezeichnung neutrophiler Granulocyt bevorzugen. Aus dem Zwang zur Kürze erklärt sich der häufige Gebrauch des Terminus Granulocyt, wobei aber gerade dasjenige morphologische Merkmal zum Ordnungswort erhoben wird, das bei dieser Form der granulierten Leukocyten am unscheinbarsten ist. Neutrophiler, segmentkerniger oder polynucleärer Leukocyt sind gebräuchliche Synonyma, die ebenfalls eine unmißverständliche Abgrenzung gegenüber anderen weißen Blutzellen ermöglichen. Die bloße Bezeichnung Leukocyt ist dagegen definitorisch unzureichend und sollte vermieden werden.

Den neutrophilen Granulocyten des Menschen gleichzusetzen sind die bei einigen Nagern, z.B. dem Kaninchen, vorkommenden „Pseudoeosinophilen". Diese sind von den echten Eosinophilen, über welche diese Tiere auch verfügen, histochemisch abgrenzbar (SAKUDARA, SHOJI).

Im Ausstrich- oder Tupfpräparat ist der neutrophile Granulocyt nach DITT-RICH etwa 10—14 μ groß. Der Kern ist in 2—4 scharf abgesetzte, nur durch eine schmale Brücke verbundene Segmente geteilt. Das Chromatin ist dicht und klumpig, das Cytoplasma arm an Ribonucleoproteiden. In das Cytoplasma ist eine feine, acidophile 0,1—0,3 μ große Granulation eingelagert (Abb. 1).

Histochemisch geben die neutrophilen Granulocyten eine positive PAS-Reaktion und eine an die Granula gebundene stark positive Peroxydasereaktion. Nach DITTRICH lassen sich die Granula auch mit Fettfarbstoffen darstellen. In isolierten Kaninchengranula wiesen COHN und HIRSCH Eiweiß und Phospholipide, dagegen kaum Nucleinsäuren nach. Das antimikrobielle Agens Phagocytin war zu 70—80% in den Granula enthalten. Auch saure und alkalische Phosphatasen, Nucleotidase, Ribonuclease, Desoxyribonuclease und β-Glucuronidase sind überwiegend in den Granula lokalisiert, außerdem enthalten diese fast die Hälfte des gesamten Zell-Lysocyms und Kathepsins.

Herkunft. Dem ausschließlich myeloblastären Ursprung der neutrophilen Granulocyten und damit der alleinigen Herkunft der im Gewebe angetroffenen Exemplare aus dem strömenden Blut wird heute eigentlich nur noch von BUSSE-GRAWITZ widersprochen. Hierzu hat BURKHARDT in sehr sachlicher Form Stellung genommen und die Hypothesen BUSSE-GRAWITZs wie auch die auf GRAWITZ zurückgehende „Schlummerzellentheorie" — eine Art Urzeugung aus der Grundsubstanz — abgelehnt.

FASSKE hat kürzlich die historischen Grundlagen der unterschiedlichen Ansichten sehr übersichtlich dargelegt und stellt die ortsständige Entstehung *leukocytoider* Entzündungszellen aus dem aktivierten Mesenchym als eine experimentell belegte Tatsache hin. Für die echten neutrophilen Granulocyten obiger Abgrenzung jedoch ist eine histiogene Bildung nicht nachgewiesen (s. auch GUSEK 1960). So kennzeichnet R. SCHUERMANN die von ihm beobachteten, aus reticulohistiocytären Elementen der Arterienwand entstandenen Leukocyten als oxydase*negativ*.

Mit ihrer originellen Hautfenstertechnik konnten REBUCK und CROWLEY zeigen, daß in der Initialphase der Entzündung neutrophile Granulocyten ins Entzündungsgebiet einwandern. BECKER u. Mitarb. wiesen mit der gleichen Technik nach, daß die initialen Zellformen in ihrer Morphe und Verhaltensweise (Phagocytosefähigkeit, positive Peroxydase- und Phosphatasereaktion) den Gra-

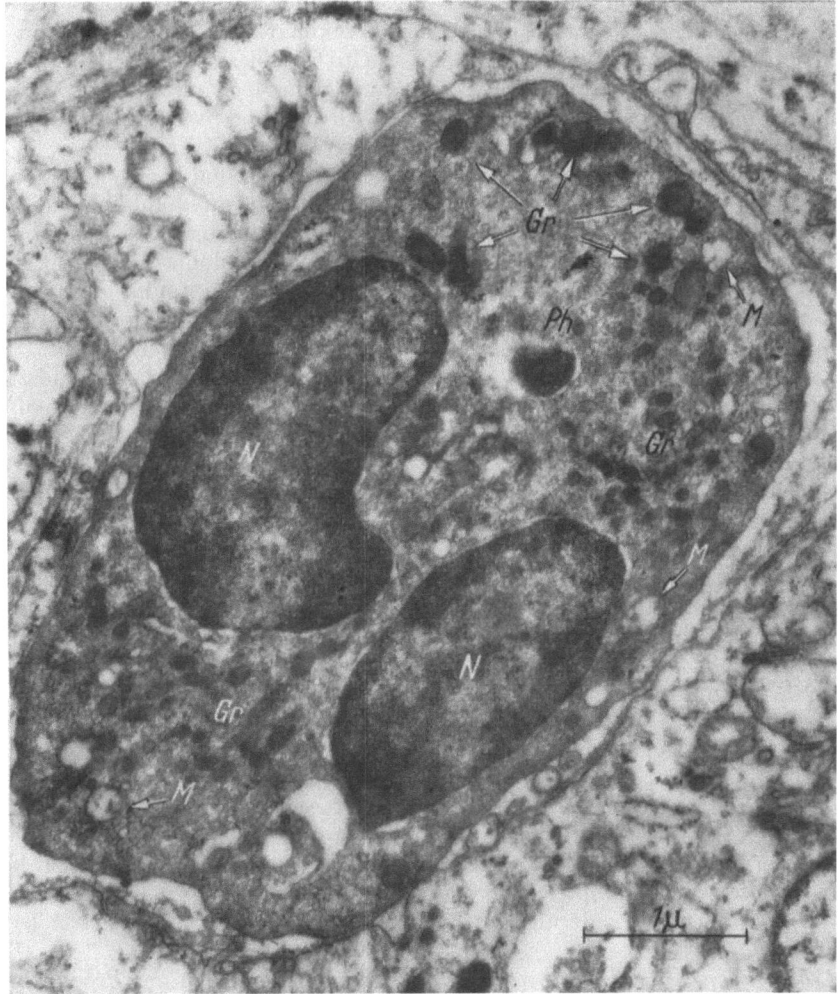

Abb. 1. Neutrophiler Granulocyt des Menschen in einer Intercellularspalte der Epidermis. *N* Nucleus, *Gr* Granula, *M* Mitochondrien, *Ph* phagocytiertes Material. Methacrylat, EM 9, Vergrößerung 22500:1

nulocyten des strömenden Blutes entsprechen. Auf die bestechenden elektronenmikroskopischen Aufnahmen von FLOREY u. GRANT vom Granulocytendurchtritt durch die Gefäßwand, die im vorigen Abschnitt bereits gewürdigt wurden, sei hier nochmals hingewiesen.

Bedeutung. Die Gegenwart neutrophiler Granulocyten im Entzündungsgebiet charakterisiert die *neutrophile Kampfphase.* In dieser lassen sich zwei wesentliche Funktionen der ins Gewebe ausgewanderten Granulocyten abgrenzen: die Aufnahme fremder corpusculärer Elemente in den Zelleib und die Freisetzung einer Anzahl lytischer Fermente. Es scheint so, als seien beide Vorgänge miteinander gekoppelt. So konnten SBARRA u. Mitarb. an Meerschweinchengranulocyten eines Peritonealexsudates nach Zugabe von Stärkepartikeln lichtmikroskopisch eine lebhafte Phagocytosefähigkeit beobachten, die mit Degranulierung des Cytoplasmas einherging. HIRSCH u. COHN machten an menschlichen Granulocyten die gleiche Feststellung nach Phagocytose von Mikroorganismen. Die Degranulierung spielte sich innerhalb von 30 min ab und war direkt von der Menge des phagocytierten Materials abhängig. Nach Aufnahme des Fremdmaterials gehen demnach die Granuloproteine und -enzyme in gelöster Form ins Cytoplasma oder seine Vacuolen über. Dem System der Granula (Lysosome) und dem Mechanismus der Degranulierung kommt offenbar die größte funktionelle Bedeutung für die Zerstörung und Auflösung der aufgenommenen Mikroorganismen zu.

Auch elektronenmikroskopisch konnte die Degranulierung beobachtet werden (POLICARD, COLLET u. PRÉGERMAIN). Mit dem progressiven Granulaschwund, der ziemlich rasch nach Eintreffen der Leukocyten im Entzündungsherd einsetzt, geht eine Volumenzunahme und stärkere Faltung des endoplasmatischen Reticulums einher. Durch Ribosomenanlagerung geht es in die ,,rauhe" Form über, d.h. es wird zum echten Ergastoplasma. Häufig treten auch sackförmige Erweiterungen des Ergastoplasmas und Auftreibungen des Golgi-Apparates auf.

Der degenerierende Granulocyt enthält Fetttropfen im Cytoplasma und zahlreiche Vacuolen. Mit der Auflösung der Zelle werden die lytischen Prozesse offenbar durch Freisetzung der Granulafermente ins Gewebe verlagert. LETTERER schätzt diese extracelluläre Proteolyse in ihrer Bedeutung für den im Gewebe ablaufenden Verdauungs- und Resorptionsprozeß noch höher ein als die intracelluläre Enzymtätigkeit.

Zur vollen Wirkung gelangen diese Granulocytenfunktionen aber erst infolge der Befähigung der Zellen, sich fortzubewegen. Die gleichen Kräfte, die im vorigen Abschnitt als Motor für die Leukodiapedese besprochen und unter dem Schlagwort Chemotaxis abgehandelt wurden, bewirken auch die Fortbewegung der Granulocyten innerhalb des Gewebes. Die Zelle zeigt dabei amöboide Beweglichkeit, indem sie sich mit hyalinen Protoplasmafortsätzen vortastet, welche erst sekundär von granuliertem Cytoplasma beströmt werden. Der Kern folgt am Schluß (DITTRICH). Die Wanderungsgeschwindigkeit ist von v. PHILIPSBORN im Quarzdeckglaspräparat bei 37,5°C gemessen worden. Die anfänglich bei 40 μ/min liegenden Werte stiegen in den ersten 5 Std noch etwas an, um dann langsam abzufallen. Wenn sich der Granulocyt gradlinig auf sein Ziel zubewegte, könnte er eine Entfernung von 1 mm in $^1/_2$ Std überwinden. Da er jedoch immer mehr oder weniger von seiner Hauptrichtung abweicht (s. MCCUTCHEON, WARTMAN u. DIXON), wird seine Wanderungsgeschwindigkeit auf 1 mm/Std geschätzt (ALLGÖWER).

Lebensdauer und Schicksal. Auf Grund von Berechnungen der Produktionsdaten unter normalen Bildungsbedingungen und nach Unterbrechung der Produktion, auf Grund von Beobachtungen nach Transfusionen sowie auf Grund von in vitro-Versuchen und Experimenten mit radioaktiven Isotopen kommen BRECHER, v. FOERSTER u. CRONKITE zu dem Schluß, daß sich die Lebensdauer der Granulocyten auf wenige Tage, nicht dagegen auf Stunden oder Minuten beläuft. Zum Beispiel zirkulierten die mit der Transfusion übertragenen Zellen trotz vermutlicher Schädigung einen ganzen Tag. Dadurch entsteht eine Diskrepanz zwischen hoher Produktion und langer Lebensdauer, die nur durch Annahme eines großen Reservoirs im Knochenmark zu erklären ist, wo reife Zellen andauernd zugrunde gehen, ohne je die Zirkulation zu erreichen. Ein solches Reservoir erklärt auch die Mobilisierung von Milliarden von Zellen innerhalb weniger Stunden. Die Verdreifachung der Granulocytenzahl im Blut bei akuten Infektionen bedeutet eine Ausschwemmung von 5×10^{10} Neutrophilen, die so schnell durch Produktions-vergrößerung gar nicht zustande kommen kann.

Die aus den Gefäßen ins Entzündungsgebiet ausgetretenen Zellen gehen dort zugrunde und werden von Makrophagen aufgenommen und abtransportiert (s. unten). Ein Wiedereintritt von Granulocyten in die Blutbahn ist nie beobachtet worden (ALGIRE).

2. Eosinophile Granulocyten

Definition und Kennzeichen. Die eosinophilen Granulocyten, meist nur Eosino-phile genannt, sind durch eine kräftige acidophile Granulation ihres Cytoplasmas ausgezeichnet, welche im Supravitalpräparat eine blaßgelbe Eigenfarbe hat (BARG-MANN u. KNOOP). Der ausgereifte Bluteosinophile beherbergt etwa 200 rundliche Granula (GROSS), die den Zelleib so dicht ausfüllen, daß vom eigentlichen Cyto-plasma kaum noch etwas zu erkennen ist. Da die Art der Granulation bei schlech-ter Färbung gelegentlich mißdeutet werden kann, hilft die typische Zweisegmen-tierung des Kernes bei der Differenzierung gegen neutrophile Granulocyten. Diese Kernform ist nach GROSS ein recht zuverlässiges und selbst unter pathologischen Verhältnissen erstaunlich konstant beibehaltenes Merkmal.

Elektronenmikroskopisch haben die Granula trotz gestaltlicher Variabilität ein charakteristisches Aussehen: sie sind häufig schiffchenförmig und bestehen aus einem kristalloiden, nach Osmiumfixierung dunklen Internum und einem helleren Externum (Abb. 2). Bei starker Auflösung erweist sich das Internum als regel-mäßig lamellär strukturierter Körper mit gekrümmter Oberfläche (BARGMANN u. KNOOP), das Externum als unregelmäßig granuliert. Angesichts so hoher Struktur ist der Gedanke an eine funktionelle Sonderleistung der eosinophilen Granula nicht abwegig. Daß sie mitochondrialen Ursprungs sind, wurde zuerst von BERNHARD u. LEPLUS vermutet und jüngst besonders von GUSEK vertreten. BRAUNSTEINER (1957) dagegen hat für eine solche Entwicklung keine Anhaltspunkte finden können.

Die Granula können die Zelle verlassen, ohne sich dabei sichtbar zu verändern. Überhaupt ist ihre hohe Resistenz gegen physikalische und chemische Einflüsse bemerkenswert. So findet man sowohl in Blut- und Knochenmarksausstrichen (GROSS), als auch in Gewebsschnitten (GUSEK) morphologisch intakte eosinophile Granula außerhalb des Zelleibes.

Histochemisch läßt sich an isolierten eosinophilen Granula des Menschen ihr Proteincharakter nachweisen (GEDIGK u. GROSS). Sie enthalten außerdem Lipide, Phospholipide und mehrere Kationen und Anionen, darunter allein 11% Eisen. Die PAS-Reaktion ist nur unregelmäßig und schwach positiv. Die bisher bekannte enzymatische Ausrüstung der Eosinophilen erstreckt sich auf Oxydasen, Per-oxydasen, Katalasen, saure und alkalische Phosphatasen, Amylase, Lipase und Trypsin (GEDIGK u. GROSS).

Die bekannten Charcot-Leydenschen Kristalle, die fast regelmäßig und darum auch diagnostisch verwertbar in eosinophilen Granulomen gefunden werden (AYRES u. SILLIPHANT), sollen sich nach neueren Untersuchungen von Kern-material und nicht, wie ursprünglich vermutet, von den eosinophilen Granula herleiten (GEDIGK u. GROSS). Sie sind somit keine Produkte lebender Zellen.

Herkunft. Die Bluteosinophilen entwickeln ihre Granula aus bläschenartigen Gebilden im Promyelocytenstadium (PEASE), wo sie praktisch nur aus dem hellen Externum bestehen. Im Myelocyten taucht das dichtere Internum auf, wodurch die Granula eine Radiärsymmetrie um eine Achse erhalten. Somit sind die *Blut*-eosinophilen auch elektronenmikroskopisch bis zu ihren medullären Vorstufen zu verfolgen.

Die Frage nach der Herkunft der *Gewebs*eosinophilen hat durch die interessanten Befunde von Gusek wieder sehr an Aktualität gewonnen. In einem künstlich

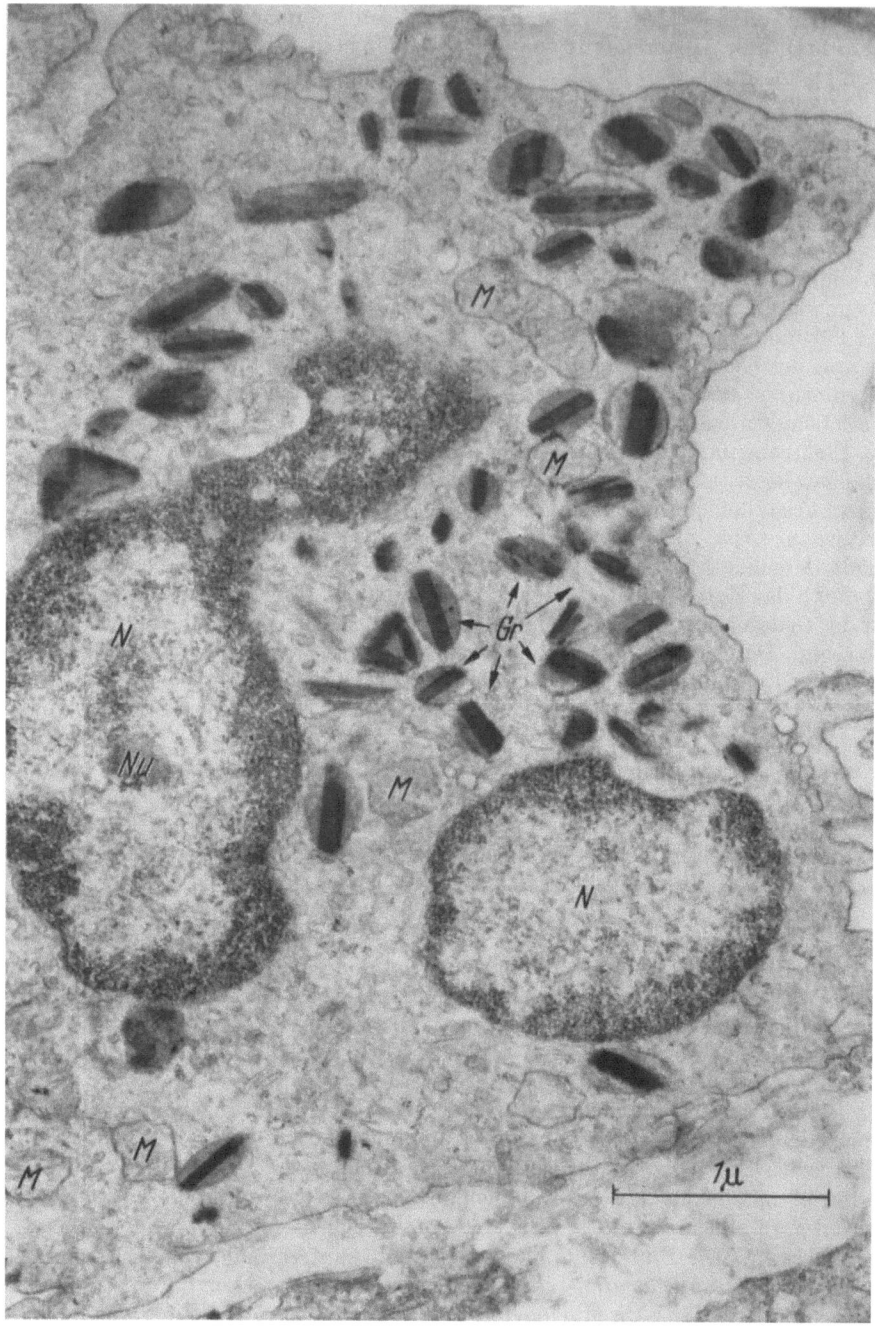

Abb. 2. Eosinophiler Granulocyt. Die Granula (*Gr*) zeigen das charakteristische kristalloide dunkle Internum und das hellere Externum. *N* Nucleus, *Nu* Nucleolus, *M* Mitochondrien. Vestopal W, Elmiskop I, Vergrößerung 30000:1. (Aufnahme von Dr. W. Vogell, Leiter des Laboratoriums für Elektronenmikroskopie der Universität Marburg a. d. Lahn)

erzeugten hyperergischen Granulom der Rattenhaut fand er Zellen, die typische eosinophile Granula mit kristalloidem Internum und hellem Externum enthielten. Er glaubt mit Bestimmtheit sagen zu können, daß solche Zellen nicht nur aus ruhenden Mesenchymzellen oder Pericyten, sondern in Übereinstimmung mit den Befunden von W. u. M. v. MÖLLENDORF sogar aus Fibrocyten und Fibroblasten entstehen können. Damit haben auch die Beobachtungen von MARCHAND und HERZOG wieder eine Bestätigung erhalten. GUSEK ist so konsequent, für seinen Bereich eine *ausschließlich* histiogene Entstehung der Eosinophilen anzunehmen und eine gleichzeitige Zuwanderung aus den Blutgefäßen gar nicht erst in Betracht zu ziehen. Für diese Ansicht führt er ins Feld, daß elektronenoptisch echte Eosinophile bereits ein normaler Bestandteil des Mesenchyms sind (was für die neutrophilen Granulocyten ja sicher nicht gilt). Deswegen können und müssen die im hyperergischen Granulom zahlreich anzutreffenden Eosinophilen mesenchymaler Abstammung sein. Andernfalls müßte man eine streng elektive Emigration von eosinophilen Blutgranulocyten annehmen, obwohl sonstige Zeichen der allgemeinen entzündlichen Exsudation völlig fehlen, und das histologische Bild außer von den Eosinophilen nur noch von Histiocyten, Makrophagen und Fibroblasten beherrscht wird. Es ist zuzugeben, daß dies bei 2—4% Eosinophilen, gemessen am Gesamtbestand an Leukocyten, schwer vorstellbar ist.

Nach dieser Ansicht wären also Bluteosinophile und Gewebseosinophile getrennter Herkunft, wenn man auch unterstellen darf, daß die jeweiligen Ursprungszellen gewissermaßen bindegewebige Blutsverwandte sind. Ob sich diese sehr pointierte Auffassung halten läßt, wird sich erweisen. Interessant ist in diesem Zusammenhang die Bemerkung von FLOREY u. GRANT, daß sie bei ihren elektronenmikroskopischen Untersuchungen an der Kaninchenohrkammer nach Erzeugung einer akuten Entzündung durch ultraviolettes Licht zwar massenhaft Granulocyten und Monocyten, aber keine Eosinophilen und Lymphocyten durch die Gefäßwände treten sahen. POLICARD, COLLET u. PRÉGERMAIN registrierten elektronenmikroskopisch zwischen Bluteosinophilen und Gewebseosinophilen insofern Unterschiede, als bei den Gewebseosinophilen das endoplasmatische Reticulum graduell stärker und deutlicher ausgebildet war. Dieser Befund paßt ebenso zur Vorstellung von GUSEK wie die Mitteilung von SCHULZ, worin sich dieser nach elektronenmikroskopischer Untersuchung für die Entstehung von Eosinophilen aus Blutcapillarwandzellen ausspricht. GODLOWSKI schließlich faßt seine Meinung über die Eosinophilengenese folgendermaßen zusammen: „Jede Zelle, deren intracelluläres Enzymsystem so verändert ist, daß sie keine Proteine mehr spalten kann, wird zum Eosinophilen."

Bedeutung. Bezüglich ihrer Funktion auf dem Entzündungsfeld werden die Eosinophilen in die lymphocytäre Heilphase eingeordnet (s. GROSS). Sie werden als Zellen des Eiweißabbaues angesehen, die wahrscheinlich eine Rolle bei allergischen Erkrankungen spielen. Vermutet wird die Verarbeitung anaphylaktischer Antigene (s. auch HEILMEYER u. BEGEMANN), möglicherweise haben sie auch etwas mit der Entgiftung des Gewebshistamins zu tun (REMY). Sie treten jedenfalls immer dann auf, wenn die Mastzellen bereits Histamin freigesetzt haben (RILEY). GROSS schließt diesen noch nicht recht durchschaubaren Fragenkomplex mit der Feststellung ab: „Nicht jede Antigen-Antikörper-Reaktion führt zur Eosinophilie — nicht jede Eosinophilie ist allergischer Genese."

Zu erwähnen ist die Phagocytosefähigkeit der Eosinophilen, wofür schon ihre Fermentausstattung spricht, sowie ihre amöboide Beweglichkeit, die allerdings mit 5,8—9,0 μ pro Minute wesentlich langsamer als die der neutrophilen Granulocyten ist (ALBRITTON). Reife Eosinophile sollen der Chemotaxis ebenso wie die Neutrophilen unterliegen (DITTRICH).

Lebensdauer und Schicksal. Die Lebensdauer der Bluteosinophilen wird in vivo auf wenige Tage geschätzt; in der Gewebekultur ist sie vielleicht etwas höher (8—10 Tage; s. GROSS). Es wird vermutet, daß sich für einen großen Teil der Eosinophilen ihr Schicksal in den eosinophilenreichen Organen Lunge, Milz und Magen-Darmtrakt erfüllt, indem ihr Kreislauf dort endet. Daß Eosinophile überhaupt aus den Gefäßen austreten können, und zwar in großer Menge, ist den Hämatologen durch den Zustand der „Schillingschen peripheren Hypeosinophilie mit positiver Eosinotaxis" geläufig (GROSS). Dabei kommt es infolge massiver Abwanderung in ein Organ, z. B. die Lunge, zu vorübergehendem merklichen Abfall der Eosinophilenzahl im Blut, da die Kapazität des Knochenmarks auf so hohen Bedarf noch nicht eingestellt ist.

Das Schicksal der von GUSEK demonstrierten histiogenen Eosinophilen ist das gleiche wie das aller aktivierter Zellen des Mesenchyms: Sie verfallen nach Vollzug ihrer Funktion der Degeneration, wobei es oft zu starker Vacuolenbildung und Ausschleusung der Granula kommt. Ob diese Granula sich dann auflösen oder bei ihrer hohen Resistenz erhalten bleiben, von Makrophagen aufgenommen werden und diese damit wiederum zu Eosinophilen stempeln, ist offensichtlich noch nicht bekannt.

3. Basophile Granulocyten und Mastzellen

Definition. Der basophile Granulocyt ist eine Zelle des strömenden Blutes, die häufig auch Blutmastzelle genannt wird. Die Mastzelle ist eine echte Gewebszelle, die darum zur Unterscheidung von den Blutbasophilen mitunter als Gewebsbasophiler bezeichnet wird (UNDRITZ; POLICARD et al.). Trotz weitgehender morphologischer Übereinstimmung und sehr ähnlicher oder gar gleicher Leistung sind jedoch die beiden Zellformen nicht identisch, sondern zumindest genetisch sicher verschieden.

Herkunft und Kennzeichen. Der basophile Granulocyt entwickelt sich im Knochenmark aus basophilen Promyelocyten; ob es einen Basophiloblasten gibt, wird noch diskutiert (UNDRITZ, BRAUNSTEINER). Elektronenoptisch ist jedoch erst für das Myelocytenstadium sichergestellt, daß die submikroskopische Struktur der basophilen Granula derjenigen reifer Zellformen entspricht (PEASE). Der Anteil der Blutbasophilen am Differentialblutbild beträgt beim Kind 0,35%, beim Erwachsenen 0,45% (FREDRICKS u. MOLONEY). Die Zelle ist unregelmäßig gestaltet und größer als die übrigen granulierten Leukocyten (GREY u. BIESELE). Die Granula sind im allgemeinen rund und haben einen Durchmesser von 0,2 bis 0,7 μ (POLICARD et al.).

Die Mastzelle entstammt dem Mesenchym. GUSEK sah sie als Capillarwand- oder freie Mesenchymzelle, mitunter sogar als Zelle fibroblastären Charakters. LINDNER stellt sich vor, daß sie nicht einheitlicher Herkunft ist, sondern eine Modulationsform mesenchymaler Zellen nach Phagocytose von Polysacchariden darstellt. Die Mastzelle ist größer als der basophile Granulocyt, ihr Kern ist eher rund als der gelappte, oft segmentierte Basophilenkern (Abb. 3). HIBBS u. Mitarb. unterscheiden zwei Typen menschlicher Mastzellen, von denen der eine vorzugsweise in der Haut und in der Subcutis vorkommt, spindelförmig ist und oft in enger räumlicher Beziehung zu den Gefäßen steht. Der zweite Zelltyp wird vorwiegend in der Magenwand angetroffen. Auf die enge Nachbarschaft zu den Gefäßen hatten 1937 schon JORPES u. Mitarb. aufmerksam gemacht.

Die Besetzung des Cytoplasmas mit Granula, (welche mit den Routinefärbungen der histologischen Technik nicht darstellbar sind), wechselt außerordentlich von Zelle zu Zelle, erst recht von Species zu Species (LINDNER). Auch ihre hervorstechendste Eigenschaft, die von PAUL EHRLICH entdeckte Metachromasie, ist an verschiedenen Granula in ganz unterschiedlicher Stärke nachweisbar (BRAUN-STEINER). Bei der zumeist angewandten Toluidinblaufärbung kommen neben hellrot bis dunkelviolett metachromasierenden Granula sogar orthochromatische vor (NIEBAUER). LENNERT u. Mitarb. (1959) führen diese unterschiedlichen histo-

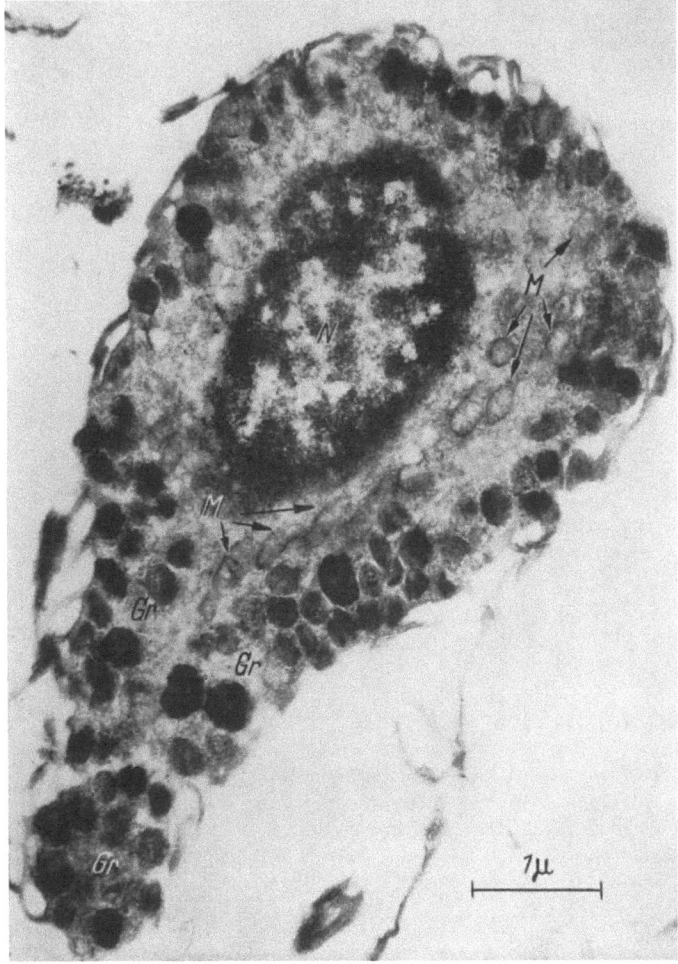

Abb. 3. Gewebsmastzelle des Menschen mit randständigen Granula (*Gr*). *N* Nucleolus, *M* Mitochondrien. Methacrylat, EM 9, Vergrößerung 17500:1

chemischen Eigenschaften auf einen differenten Sulfatierungsgrad der Mucopolysaccharide zurück. Reife Mastzellen enthalten danach ausgereifte Granula mit reichlich sulfatierten Mucopolysacchariden vom Heparintyp, unreife Zellen enthalten Granula mit wenig sulfatierten Mucopolysacchariden vom Hyaluronsäuretyp. Auch elektronenoptisch ist innerhalb ein und derselben Zelle eine bemerkenswerte Variabilität der Granula festzustellen (Abb. 4).

Bei mäßiger elektronenoptischer Auflösung ist der homogene Innenkörper teilweise von einer Doppelmembran umgeben. Bei stärkerer Auflösung ist im Innern eine feine Lamellenstruktur von großer Regelmäßigkeit zu erkennen

(Abb. 5), die an Fingerabdrücke erinnert (Stoeckenius). Pease hält es für möglich, daß dieses Lamellensystem eine Skeletstruktur darstellt, die erst nach Herauslösung einer wasserlöslichen Komponente bei der Präparation zum Vor-

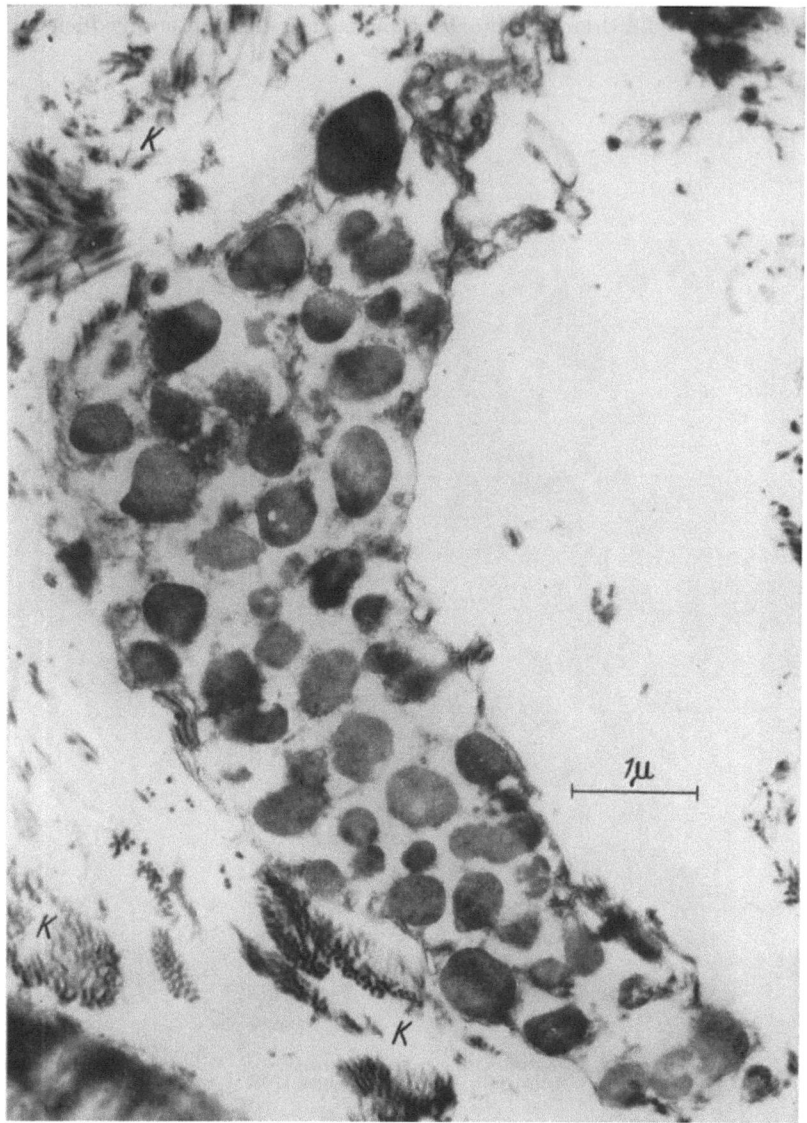

Abb. 4. Gewebsmastzelle der Ratte ohne Kernanschnitt. Polymorphie der Granula hinsichtlich Größe, Form, Elektronendichte und Struktur. *K* kollagene Fibrillen. Methacrylat, EM 9, Vergrößerung 17500:1

schein kommt. Die Metachromasie geht jedoch durch die übliche Osmiumfixation nicht verloren, wie Stoeckenius ausdrücklich bemerkt.

Braunsteiner u. Pakesch nehmen den Golgi-Apparat als Ausgangsort für die Granulabildung an. Gusek dagegen tritt mit Zollinger und Lindner für eine Entstehung aus den Mitochondrien ein, wofür vergleichende Baustein-analysen sprechen.

Signifikante Unterschiede zwischen Blutbasophilen und Mastzellen gibt es sowohl in cytochemischer als auch in submikroskopischer Hinsicht. Die Granula der basophilen Granulocyten sind peroxydasepositiv und wasserlöslich, die der Mastzellen nicht (LENNERT 1961). Aus den Blutgefäßen ins Gewebe ausgetretene

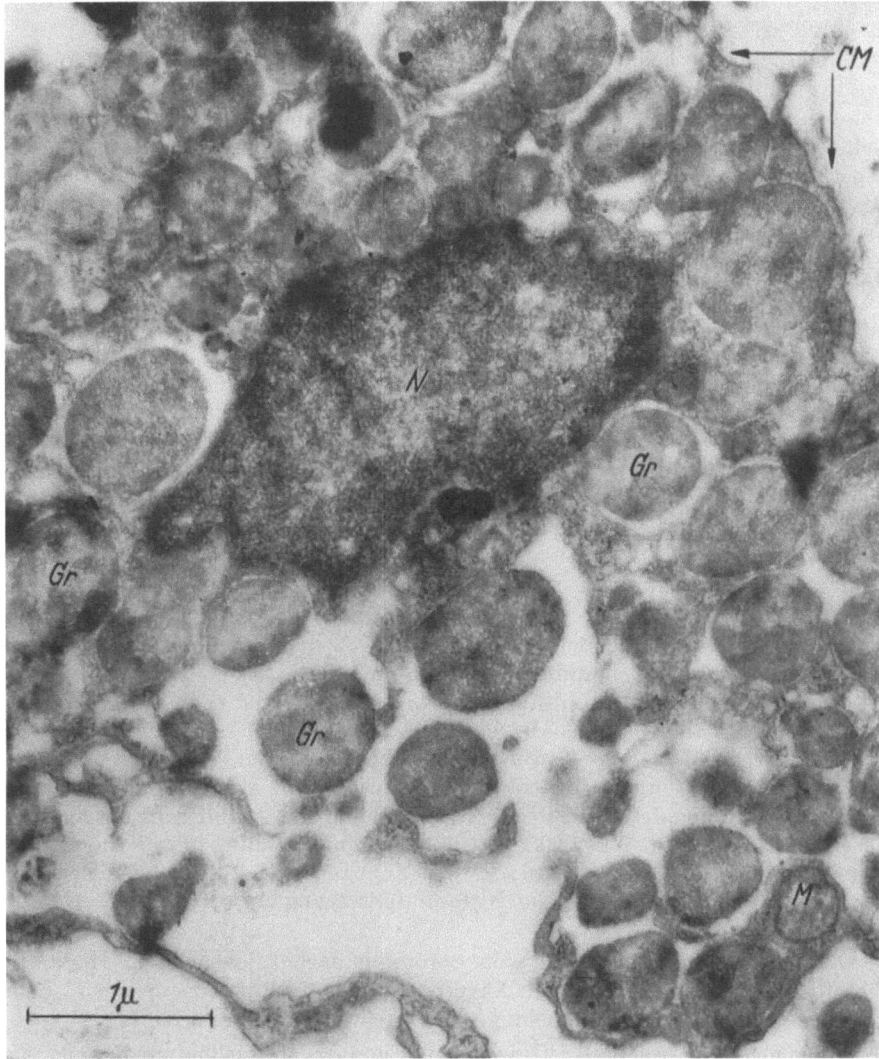

Abb. 5. „Finger print"-Struktur der Mastzellengranula. *N* Nucleus, *Gr* Granulum, *M* Mitochondrium, *CM* Zellmembran. Methacrylat, EM 9, Vergrößerung 25000:1

Basophile sind von ortsständigen Mastzellen elektronenmikroskopisch einwandfrei zu unterscheiden (POLICARD, COLLET u. PRÉGERMAIN 1959): ihr Kern ist unrund, die Granula sind rarer und oval statt rund, es fehlen intracytoplasmatische Doppelmembranen und freie RNS-Granula.

Gemeinsam ist beiden Zelltypen der Gehalt an Proteinen, Lipiden, sauren Mucopolysacchariden und PAS-positiven Substanzen (LENNERT) sowie eine besonders üppige Enzymausstattung. Einzelheiten hierüber müssen in der Spezialliteratur nachgelesen werden (RILEY, LINDNER).

31*

Bedeutung. Die funktionelle Bedeutung der Basophilen und Mastzellen beruht augenscheinlich auf der ungewöhnlich konzentrierten biochemischen Aktivität ihrer Granula. Diese muß nach den bisher vorliegenden Befunden so vielfältig sein, daß die definitive Abschätzung der Zelleistung gegenwärtig noch allzu gewagt erscheint, weil damit die Gefahr einer zu frühzeitigen Erstarrung herauf-beschworen wird (Lindner, Niebauer).

Ein erheblicher Teil der funktionellen Aktivierung scheint mit dem Phänomen der Degranulation verknüpft zu sein. Dabei kommt es offenbar physiologischer-weise zur Freisetzung der Granula ins umgebende Bindegewebe, wofür sich auch elektronenmikroskopische Indizien beibringen ließen (Stoeckenius, Gusek). Der experimentellen Forschung ist dieses Phänomen durch Entdeckung der sog. Histaminliberatoren zugänglich geworden, von denen hier wegen seiner häufigen Verwendung das Polymerkondensationsprodukt Phenylalkamin 48/80 angeführt sei. Näheres hierzu s. bei Riley 1959.

Die Vermutungen über die Mastzellenfunktion wurde 1937 durch die bedeut-same Entdeckung von Jorpes, Holmgren u. Wilander zunächst in eine sicher-lich etwas einseitige Richtung gelenkt. Diese Autoren konnten nämlich wahr-scheinlich machen, daß die Metachromasie der Granula auf der Anwesenheit von Heparin beruht. In der Folge wurden die Mastzellen daher oft Heparinocyten genannt, wovon heute unter dem Eindruck der zahlreichen anderen cytoche-mischen Daten wieder Abstand genommen wird. Gleichwohl ist die enorme phy-siologische Bedeutung nicht zu leugnen, die dem Heparin als „nahezu ubiquitärem Hemmstoff der Blutgerinnung" (Remy) und als Aktivator des Klärfaktors im Serum zukommt. Noch wichtiger wird heute die Bedeutung des Heparins für den Bindegewebsstoffwechsel im Sinne einer Stabilisierung der Grundsubstanz ein-geschätzt.

Von ebenso weitreichender Wirkung war 1952 die Mitteilung von Riley u. West, daß die Mastzellengranula Histamin enthalten. Es erscheint noch nicht restlos geklärt, ob das Histamin in der Zelle selbst gebildet oder nur gespeichert wird. In jedem Falle vermögen die darum auch Histaminocyten genannten Zellen es bei der Degranulation ins Gewebe freizusetzen, wo es am Ablauf entzündlicher und insbesondere allergischer Reaktionen mitwirkt, vor allem durch die Durch-lässigkeitssteigerung der kleinen Gefäße (Remy) und eine Aktivierung des lockeren Mesenchyms (Riley u. West 1955). Zur Histaminfreisetzung führen thermische, aktinische und chemische Reize (s. Amann). Zum Beispiel ist die erektive Reaktion bei Urticaria pigmentosa auf eine Histaminfreisetzung zurückzuführen (Braun-Falco).

Die gleichzeitige Freisetzung von Serotonin nach Injektion von Histamin-liberatoren scheint nur bei einigen Nagern, z.B. bei der Ratte, zu erfolgen. Beim Menschen soll eine solche Koppelung nicht nachweisbar sein (s. Remy).

Zwar mögen die basophilen Granulocyten und die Mastzellen nur in einer Art Vetternverwandtschaft zueinander stehen, doch erweisen sie sich häufig als eine Einheit im funktionellen Sinne. So teilten kürzlich Juhlin u. Shelley mit, daß bei einem Kälteurticariakranken auf Kälteeinwirkung sowohl die Mastzellen der Haut als auch die Blutbasophilen (in vitro) ihre Granula verloren. Von einer kompensatorischen Beziehung beider Zellarten spricht Michels, da bestimmte Species, wie z.B. die Ratte, sehr reichlich Mastzellen, dagegen kaum basophile Granulocyten besitzen, während z.B. beim Kaninchen bis zu 20% Basophile im Blut gezählt werden, dafür aber die Gewebsmastzellen sehr viel rarer sind.

Lediglich auf die *Gewebs*mastzellen erstreckt sich die Annahme Wiedmanns und Niebauers, daß diese Zellen im Rahmen ihrer „regulierenden Funktion auf das Gefäßbindegewebssystem durch Sekretion wirksamer Stoffe" Kontakt mit der neurovegetativen Peripherie aufnehmen. Dem von WIEDMANN so genannten „neurohormonalen Zellsystem" gehören auch Zellen an, die auf Grund ihrer histologischen und histochemischen Eigenschaften zu den Mastzellen zu rechnen sind. Die metachromatischen Granula sind mit Chromhämatoxylin nach GOMORI färbbar und zeigen damit ein gleichartiges Verhalten wie die neurosekretorischen Zellen des ZNS. Dies trifft zumindest für solche Mastzellen zu, die jene enge räumliche Beziehung zu den Hautgefäßen aufweisen. Die Fortsätze dieser Zellen stehen mit der vegetativen Endformation in engstem Kontakt. STACH übt zwar auf Grund eigener Untersuchungen über den gleichen Gegenstand Kritik an den Befunden von WIEDMANN u. NIEBAUER, ist aber im Endeffekt von ihrer Deutung nicht weit entfernt. Wenn man den Vorstellungen dieser Autoren folgt, liegt die Bedeutung solch inniger Beziehungen zwischen Mastzellensystem und neurovegetativer Peripherie für den Ablauf sowohl banal entzündlicher wie allergischer Reaktionen auf der Hand.

4. Monocyten und Histiocyten

Definition und Kennzeichen. Die Monocyten sind die im peripheren Blut kreisenden, die Histiocyten die im Gewebe ansässigen Vertreter einer nach morphologischen Gesichtspunkten ähnlichen, aber nicht identischen Zellreihe. Sie sind durch gemeinsame funktionelle Potenzen zu einer losen Einheit verknüpft, die sich nach überwiegender Ansicht auch auf die Genese erstreckt (s. unten). Die Monocyten können auf adäquate Reize die Gefäße verlassen und zusammen mit den Histiocyten — nunmehr auch räumlich mit ihnen vereint — eine Aktivierung erfahren, wodurch ihre Einheit hinsichtlich Form und Funktion vollkommen wird.

Die Monocyten sind mit 12—20 μ Durchmesser die größten Zellen des normalen Blutbildes (HEILMEYER und BEGEMANN). Ihre Zahl im Kubikmillimeter schwankt zwischen 100 und 800. Charakteristisch ist der gebuchtete oder gelappte Zellkern und das breite schiefergraue Plasma, das eine sehr feine azurophile Granulation enthält. Im Normalblut ist die Oxydase- und Peroxydasereaktion nur bei 1—4% aller Monocyten negativ, bei pathologischen Monocyten dagegen wesentlich häufiger (HEILMEYER und BEGEMANN). Elektronenoptisch ist das Karyoplasma des Monocyten lockerer als das anderer weißer Blutzellen. Das Cytoplasma enthält ziemlich große distinkte Mitochondrien nach Art der Lymphocytenmitochondrien. Neben sehr spärlichen Ribosomen sind homogene Granula nachweisbar, die feiner und auch weniger zahlreich als Granulocytengranula sind (BERNHARD und LEPLUS; GOODMAN, REILLY und MOORE).

Die Histiocyten sind nach der Originalbeschreibung KIYONOs rundliche Zellen, die kleiner als Fibroblasten sind, trotzdem sie stark variieren. Die Umrisse des Zelleibes sind viel schärfer begrenzt als die Umrisse des Fibroblasten. Ihr Kern ist rundlich-oval oder nierenförmig, kleiner als der der Fibroblasten und auch chromatindichter. Die Zellen liegen vereinzelt zwischen den Gefügen der kollagenen Fasern, insbesondere sind sie zahlreich in der *Adventitia der Gefäße*. Gegenüber der Oxydasereaktion verhalten sie sich nicht eindeutig: Kaninchenhistiocyten sind immer oxydasenegativ, beim Menschen ist das Verhalten sehr wechselnd. Dies soll evtl. auf die Phagocytose oxydasepositiven Materials zurückzuführen sein (BRÜCHER).

Diesen Histiocyten Aschoff-Kiyonoscher Definition sind die von GUSEK im Elektronenmikroskop untersuchten ortsständigen Stammzellen des lockeren subcutanen Bindegewebes gleichzusetzen, und zwar die unter A, B und E genannten

Formen (s. auch Abb. 6). Die „monocytoiden Histiocyten" (A) entsprechen in ihrer relativ geringen Differenzierung eigentlich ganz den Blutmonocyten. Die „ruhenden Mesenchymzellen" (B) in kleinerer und größerer Form sind durch eine mit der Größe zunehmende höhere Organisation gekennzeichnet, indem die Kernstruktur dichter wird, mittelgroße Nucleolen und breitere randständige Chromatinverdichtungen auftreten. Im Cytoplasma sind distinkt strukturierte Mitochondrien, zahlreichere RNS-Granula, reichhaltigere ergastoplasmatische Formationen und ein kleinvesiculärer Golgi-Apparat nachweisbar. Diesem Bild fügen sich — in der Regel mit etwas geringerer Differenzierung — auch die „Capillarwandzellen" (E) ein, wobei GUSEK die gleichartige Morphologie von Endothelzelle und Pericyt besonders hervorhebt. Diese letzte Feststellung können wir auf Grund eigener Untersuchungen nicht uneingeschränkt bestätigen (s. „Die

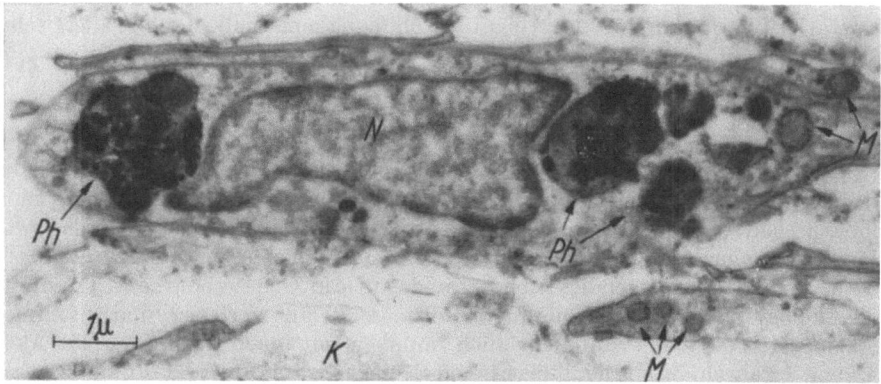

Abb. 6. Histiocyt aus menschlicher Haut. N Nucleus, Ph phagocytiertes Material, M Mitochondrien, K kollagene Fibrillen. Methacrylat, EM 9, Vergrößerung 13300:1

gestörte Druckströmung der Haut"), der Zuordnung der Pericyten zu den histiocytären Elementen KIYONOS auf Grund submikroskopischer Kriterien dagegen voll zustimmen.

Herkunft. Über die Abstammung des Blutmonocyten, der von PAPPENHEIM als das schwarze Schaf der Hämatologie bezeichnet wurde, gibt die hämatologische Literatur auch heute noch keine einhellige Auskunft. In den Lehren des Dualismus, Trialismus, moderierten Unitarismus oder überbrückten Dualismus ist seine Entwicklung in jeweils wohlbegründeter, aber letztlich nicht zwingender Weise niedergelegt. Die meisten Hämatologen sind allerdings der Auffassung, daß er die Endform einer Zellreihe darstellt, die weder mit der granulocytären noch mit der lymphocytären etwas zu tun hat. Während nach der dualistischen Auffassung NÄGELIS, die später insbesondere von ROHR vertreten wurde, aber doch ein gewisser Parallelismus zum myeloischen System besteht und gerade die Knochenmarkgenese der Monocyten als wesentlich erachtet wird, hält SCHILLING nach der von ihm formulierten trialistischen Lehre die Monocyten für ein drittes, absolut unabhängiges leukocytäres System, das sich aus dem reticuloendothelialen System ASCHOFFS ableitet und somit zum größten Teil extramedullär entsteht. Diese Ansicht teilen auch HEILMEYER und BEGEMANN. Wo SCHILLING für die Einheitlichkeit des Monocytensystems hinsichtlich seiner Genese eintritt, da begründet TISCHENDORF die Unterscheidung dreier Blutmonocytentypen, wofür sich auch ROHR ausspricht. Eine überzeugende Beweisführung ist nach dessen Ansicht aber heute weder für die reticuloendotheliale noch die myeloische Abstammung möglich. Dem Außenstehenden leuchtet der Einwand TISCHENDORFS ein, daß der jeweilige

Standpunkt letztlich davon abhängig ist, wie weit die diesbezügliche Stammzelle in die Entwicklungsreihe zurückverlegt wird.

Im Rahmen dieses Beitrages ist jedoch vor allem die Tatsache wichtig, daß weiße Blutzellen, die sich durch bestimmte morphologische Merkmale und durch die Fähigkeit zu körniger Farbstoffspeicherung von den übrigen Formen des strömenden Normalblutes unterscheiden, in das Entzündungsfeld einwandern, indem sie die Schranke der Gefäßwand überwinden (FLOREY u. GRANT). Sie gesellen sich hier den Histiocyten zu, deren Herkunft nicht ganz unproblematisch ist, wenn auch angenommen wird, daß sie sich als ortsansässige Gebilde aus sich selbst heraus erneuern. In der Haut kommen als Quelle auch die Pericyten der subpapillären Gefäße in Betracht. Diese Zellen, die von EHRICH zu den fixen Reticuloendothelien gerechnet werden, hat GRÄFF zusammen mit den Reticuloendothelien im engeren Sinne als Ortshistiocyten zusammengefaßt und den Wanderhistiocyten gegenübergestellt, worunter er die Gewebshistiocyten und die Blutmonocyten versteht.

Blutmonocyten und Gewebshistiocyten sind Teile des von ASCHOFF als funktionelle Einheit erkannten reticuloendothelialen Systems im weiteren Sinne. Nicht immer war ASCHOFF im Gegensatz zu SCHILLING auch von der genetischen Einheitlichkeit beider Zelltypen überzeugt. In der neuesten Literatur wird die Einheit des Monocyten-Histiocytensystems z. B. von BRÜCHER und OSGOOD verfochten. So sah letzterer in Blutkulturen von Kranken mit Monocytenleukämie die wachsenden Zellen lebhaft phagocytieren und zu Formen heranreifen, die von den Gewebszellen der Histiocytenreihe nicht unterscheidbar waren. REBUCK und CROWLEY stellten mit ihrer Hautfenstertechnik fest, daß sich Blutmonocyten nach der Emigration zu Makrophagen umwandeln. Bei einem Kranken mit einer echten Monocytenleukämie konnte damit auch die zahlenmäßig hohe Beteiligung der Blutmonocyten am Entzündungsprozeß besonders eindrucksvoll gezeigt werden. Nach diesen sehr interessanten Untersuchungen war der Anteil der *gewebsständigen* Histiocyten am entzündlichen Geschehen — besonders im Hinblick auf die Makrophagie — auffallend klein.

Bedeutung. Monocyten und Histiocyten lösen in der *monocytären Überwindungsphase* die Granulocyten bei der aktiven Aufnahme und Verarbeitung corpusculärer Elemente im Entzündungsgebiet ab. Bekanntlich wurden sie von METSCHNIKOFF als Makrophagen zusammengefaßt, deren Aufgabe er in der Beseitigung der Gewebstrümmer sah. Diesen stellte er die Granulocyten als Mikrophagen gegenüber, denen die Erregerphagocytose obliegen sollte. Wenn eine solche Aufgabentrennung tatsächlich sehr oft zu beobachten ist, so hängt dies allerdings in erster Linie vom verschiedenen Lebensrhythmus der Makro- und Mikrophagen, nicht aber von einer prinzipiell unterschiedlichen Phagocytosefähigkeit ab. Die Granulocyten erscheinen eben als erste auf dem Entzündungsfeld, und die ersten Fremdpartikel, die bei den üblichen mikrobiellen Entzündungen im Gewebe vorliegen, sind Bakterien. Daß sich aber Monocyten und Granulocyten auch vertreten können, hat BOCK am Beispiel der Agranulocytose mitgeteilt und SCHILLING bestätigt. Die pathologisch erniedrigten Granulocytenwerte waren dabei durch hohe Monocytenzahlen kompensiert. ROULET hat gezeigt, daß das Infiltrat bei tuberkulösen Infektionen häufig schon von Anfang an aus großen mononucleären Zellen besteht.

Die Stoffaufnahmekapazität reicht von Ionen bis zu ganzen Zellen. Elektronenmikroskopische Studien über die Bakterienphagocytose durch Makrophagen (BRAUNSTEINER, EIBL und PAKESCH) ließen für pathogene und nichtpathogene Keime zwar einen gleichartigen Aufnahmemechanismus, aber einen unterschiedlichen Ausgang des Phagocytoseaktes erkennen. Nachdem der Keim in Kontakt mit der Zellmembran gelangt war, stülpte sich diese ein (s. Abb. 7) und schnürte sich unter Erhaltung der Membran zu einer intracellulären Vacuole ab, in der das Bacterium schließlich aufgelöst wurde. Im Falle solcher „erfolgreichen" Phagocytose blieb also der Keim durch die Membran vom Zellinnern getrennt, d.h. im Grunde genommen extracellulär. Nach Phagocytose von coagulase-positiven Streptokokken und von Salmonellen kam es dagegen rasch zur Auf-lösung der Membran, zur Cytoplasmaaufhellung, zum Schwund der Organellen und schließlich unter intra-cellulärer Keimvermeh-rung zum Zelluntergang.

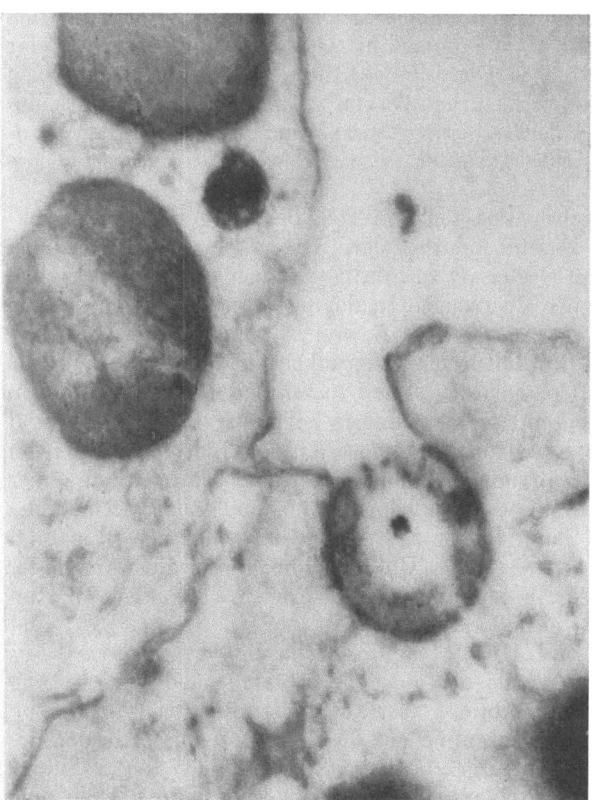

Auch unbelebte Par-tikel werden in dieser Weise in die Zelle auf-genommen, wie KARRER und Cox am Modell der Tuschephagocytose de-monstrierten. Somit fü-gen sich diese Vorgänge unmittelbar in jene Vor-stellungen ein, die BEN-NETT zur Erklärung der Pinocytose entwickelt hat. Phagocytose als Freßtätigkeit und Pino-cytose als „drinking by cells" scheinen demnach von der Zelle in absolut gleichartiger Weise be-werkstelligt zu werden. Die Bedeutung der Zell-membran für diesen Vor-gang ist nun zwar er-kannt, aber die Kräfte, die dabei im Spiele sind, bleiben auch weiterhin unklar.

Abb. 7. Colikeime werden 10 min nach Bakterienzusatz in das Zellinnere gezogen. (Aus BRAUNSTEINER, EIBL u. PAKESCH, Z. inn. Med. **1960**, 10)

Nicht immer wird durch die Auseinander-setzung zwischen Keim und Phagocyt das Dasein des einen oder des anderen beendet. GRUMBACH weist darauf hin, daß zahlreiche Keime — Brucellen, Tuberkelbakterien, Influenza-bacillen, Staphylo-, Strepto- und Pneumokokken — nach erfolgter Phagocytose nicht nur lebensfähig bleiben, sondern selbst virulent wieder ausgestoßen werden können, evtl. sogar weit von der Aufnahmestelle entfernt. Der Phagocyt bilde also mit anderen Worten ein ideales Transportmittel, das die Keime vor den natür-lichen Abwehrkräften oder der Wirkung der Chemotherapeutica schützt und damit Rezidive und Metastasierung ermöglicht.

In bezug auf die Antikörperbildung kommt den Makrophagen offenbar nur Bedeutung innerhalb der sog. adaptiven Phase zu (s. EHRICH 1956, 1961). Sie treten als erste mit *corpusculärem* Antigen in Kontakt und sollen dieses nach erfolgter Phagocytose zu „effektivem Organisator-Antigen" aufbereiten, welches dann seinerseits undifferenzierte Mesenchymzellen zu antikörperbildenden Plasmazellen induziert. Jedenfalls gilt die Annahme einer direkten Antikörperbildung in den Makrophagen heute als abwegig.

Wie bei den Granulocyten erlangen die skizzierten Zelleistungen der Monocyten und Histiocyten erst durch ihre Befähigung zu aktiver Fortbewegung ihren vollen Wirkungsgrad. Sie kriechen wie jene mittels Pseudopodienbildung vorwärts, etwas langsamer als die Granulocyten, aber dafür geradliniger auf ihr Ziel zu, das sie auf Grund chemotaktischer Kräfte finden (s. Brücher).

Das Monocyten-Histiocytensystem stellt sich somit als die zweite im Dienste der Abwehr stehende Einheit nach dem Granulocytensystem dar. Die Hauptmasse dieses umfänglichen Zellsystems befindet sich in den Geweben, aus denen es stammt und wo es seine Funktionen ausübt. Der kleinere Teil wird im strömenden Blut bereitgehalten, wodurch es rasch an Orten erhöhten Bedarfs konzentriert werden kann. Osgood schätzt das Verhältnis von gewebszelligen zu blutzelligen Elementen genau wie beim lymphocytären System auf 400:1 (!).

Lebensdauer und Schicksal. Die Lebensdauer der Monocyten wird sehr unterschiedlich auf wenige Tage bis mehrere Monate eingeschätzt (Brücher). Sicher ist, daß die ins Gewebe ausgetretenen Monocyten dort die Granulocyten, die rasch zugrunde gehen, überdauern und phagocytieren. Dies ist sowohl an Blutkulturen (Bloom 1933) als auch im Elektronenmikroskop (Gusek 1962) beobachtet worden. Ihr weiteres Schicksal im Gewebe hängt offenbar von der Natur des phagocytierten Materials ab (s. Braunsteiner, Eibl und Pakesch). Entweder gehen sie zugrunde, um nun ihrerseits von anderen Makrophagen aufgenommen zu werden, oder sie wandern in die regionären Lymphknoten ab (Ehrich 1956). Sicher ist auch, daß ein Teil der Zellen zu Fibroblasten differenziert und mit der Fibrillogenese befaßt wird. Dies hat kürzlich Gusek (1962) elektronenoptisch erweisen können, wie es auch schon aus der Beobachtung von Monocyten-Blutkulturen bekannt war (Maximow; Bloom 1933). Diese aufbauende Potenz hebt das Monocyten-Histiocytensystem deutlich vom Granulocytensystem mit seinem lediglich aggressiven Charakter ab, indem es Reparationsvorgänge einleitet, die fließend zur *lymphocytären Heilphase* hinüberführen.

5. Lymphocyten

Definition und Kennzeichen. Dem kleinen Blutlymphocyten wird die entsprechende Zelle im Gewebe oft als Lymphoidzelle oder, noch vorsichtiger ausgedrückt, als Rundzelle gegenübergestellt. Damit soll die Unsicherheit hinsichtlich der Identität beider Exemplare zum Ausdruck gebracht werden. Da aber mit Wahrscheinlichkeit das eine Mal „echte" Lymphocyten *aus dem Blut*, das andere Mal *ortsständig* entstandene lymphocytäre Zellen im entzündlichen Infiltrat vertreten sind, diese ihrer Herkunft nach verschiedenen Zellen aber mit morphologischen Routinemethoden heute noch nicht unterschieden werden können, enthält solche nomenklatorische Vorsicht mehr Präjudizierung, als es in ihrer guten Absicht liegt. Ohne deswegen die notwendige Zurückhaltung aufzugeben, werden darum in diesem Abschnitt alle Zellen mit entsprechenden Kennzeichen kurzerhand als Lymphocyten bezeichnet.

Die Lymphocyten werden entsprechend ihrem Umfang in große, mittlere und kleine eingeteilt. 80—90% aller Blutlymphocyten entfallen auf die kleinen, die beim Menschen einen Durchmesser von 8 μ haben (Yoffey). Charakteristisch ist die extrem zugunsten des Kerns verschobene Kern-Plasmarelation. Das Cytoplasma bildet nur einen schmalen Saum oder sitzt lediglich als Kappe auf einem Kernpol. Der Kern selbst ist sehr dicht, das Chromatin klumpig.

Im Elektronenmikroskop erweist sich der Lymphocyt als wenig differenzierte Zelle (Abb. 8). Im Cytoplasma finden sich vereinzelte, gut strukturierte Mitochondrien, ein wenig ausgeprägter Golgi-Apparat, einzelne freie RNS-Granula, aber kein organisiertes Ergastoplasma (Stoeckenius 1957, Braunsteiner 1959, Granboulan). Trotz bzw. wegen dieser Undifferenziertheit ist der Lymphocyt sicher von plasmocytären und monocytären Zellformen zu unterscheiden.

Die Oxydasereaktion verläuft negativ, die Fermentaktivitäten scheinen stark zu schwanken. Saure Phosphatasen sind nicht sicher, alkalische Phosphatasen

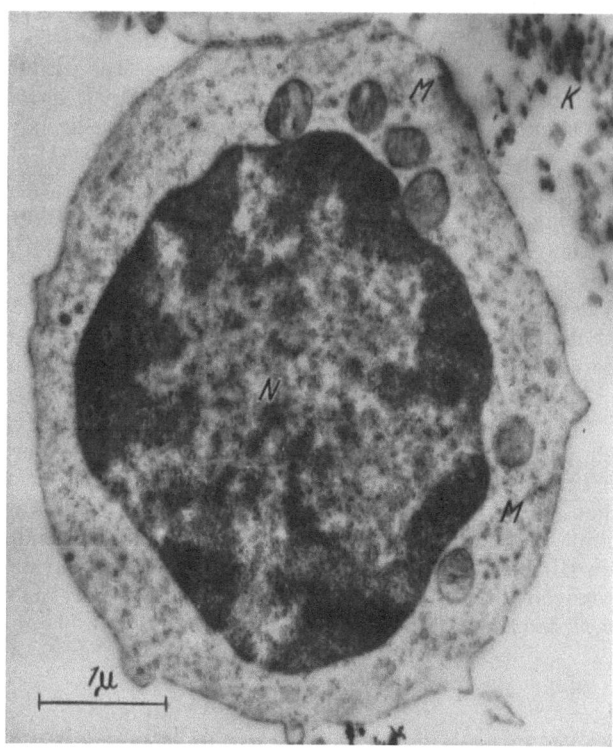

Abb. 8. Kleiner Lymphocyt im Corium des Menschen. N Nucleus, M Mitochondrien, K kollagene Fibrillen. Methacrylat, EM 9, Vergrößerung 17 500:1

sicher nicht nachweisbar. In isolierten Lymphocyten fanden sich Nuclease, Adenosinase, Kathepsin, Amylase, Lysozym und Lipase, dagegen keine Lipide oder Phospholipide (s. Braunsteiner 1959).

Herkunft. Bei den Säugern werden die Lymphocyten in den lymphatischen Organen gebildet, die hier im Gegensatz zu Fischen, Amphibien und Reptilien weitgehend, aber nicht vollständig vom myeloischen Gewebe getrennt sind (Yoffey). Dazu gehören die Lymphknoten, die Milz, das subepitheliale lymphatische Gewebe (Tonsillen, Peyersche Plaques, Appendix) und der Thymus. Die Bildung erfolgt in den Keimzentren der Lymphfollikel, in den Marksträngen der Lymphknoten und in der roten Milzpulpa (Grundmann, Lennert). Die Entwicklung geht von den großen lymphatischen Zellen, welche die Jugendformen darstellen, zu den kleinen Zellen, und nicht umgekehrt. Die kleinen Lymphocyten sind daher als ausgereifte Zellen, d.h. als physiologische Endformen anzusehen. Es hat allerdings heute wieder mehr denn je den Anschein, als sei damit für die

kleinen Lymphocyten unter besonderen pathologischen Bedingungen, d.h. bei
erhöhter funktioneller Anforderung, noch keineswegs das Ende ihrer Differen-
zierungsmöglichkeit erreicht (s. unten).

Injiziertes tritiummarkiertes Thymidin wird bei der Zellteilung, der bekanntlich eine Reduplizierung, d.h. Selbstteilung der Desoxyribonucleinsäure (DNS) vorausgeht, in den Zellkern eingebaut, wo es ohne Schaden für die Zelle bis zu ihrem
Untergang verbleibt. Mit Hilfe der Autoradiographie kann es dort qualitativ und
quantitativ nachgewiesen werden. Mit dieser Methode haben YOFFEY, EVERETT
und REINHARDT (s. auch EVERETT, REINHARDT und YOFFEY) den Entwicklungsgang der Lymphocyten verfolgt. Die zuerst markierten Zellen waren vorwiegend
große und mittlere Lymphocyten. Mit fortschreitender Zeit nahm jedoch ihre

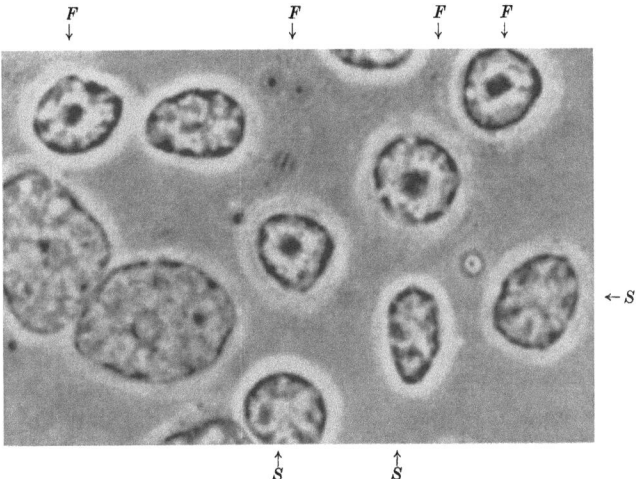

Abb. 9. Großnucleoläre Follikel-Lymphocyten (*F*) und multinucleoläre Sinuslymphocyten (*S*) sowie zwei Reticulumzellen aus einem Ratten-Lymphknoten. Quetschpräparat in 40%iger Essigsäure nach 5stündiger Fixation
in einem Alkohol (96%)-Eisessig-Gemisch 3:1, Phasenkontrast, Vergrößerung 1200fach. (Aus GRUNDMANN 1959)

Zahl ständig zugunsten der kleinen Lymphocyten ab. Da bei diesem Prozeß die
Strahlungsintensität stufenförmig abnahm, schlossen die Autoren, daß bei der
Masse der Lymphocyten die Entwicklung in acht Teilungsschritten vor sich geht;
bei einer kleineren Anzahl muß aber ein kürzerer Entstehungsmodus angenommen
werden.

GRUNDMANN hat mit morphologischen Methoden in überzeugender Weise
dargelegt, daß die Lymphocyten aus zwei verschiedenen Entwicklungsreihen
stammen. Die eine hat ihren Ursprung in den Keimzentren der Lymphfollikel,
und zwar in den von LENNERT Germinoblasten genannten Keimzentrumzellen,
womit die alte Auffassung von FLEMMING ihre Bestätigung gefunden hat. Die
Endform dieser Reihe bezeichnet GRUNDMANN als *Follikellymphocyt*, der durch
einen großnucleolären Kern und ein relativ gering granuliertes Cytoplasma ausgezeichnet ist (Abb. 9). 75% aller Blutlymphocyten gehören diesem Typ an. Vom
Thymus wird ausschließlich diese Form produziert. Die andere Reihe reift in
den Marksträngen der Lymphknoten und in der roten Milzpulpa heran. Diese sog.
Sinuslymphocyten bevölkern das strömende Blut zu 16% und sind (mit spezieller
Methodik) an ihren multinucleolären Kernen und den dicht liegenden Granula im
Cytoplasma zu erkennen, das dadurch stärker basophil wirkt. LENNERT zieht
hierfür die Bezeichnung *Pulpalymphocyt* vor. GRUNDMANN hält die Zellen der
Follikellymphopoese für die eigentlichen Lymphocyten, die Sinuslymphocyten
dagegen für Zellen, die mehr den reticulären Elementen, vielleicht im Sinne der

lymphoiden Reticulumzellen von ROHR, zuzurechnen sind. Die Bedeutung dieser
Befunde kann gar nicht hoch genug eingeschätzt werden.

Zur Frage, welcher Herkunft die *Lymphocyten im Gewebe* sind, haben Versuche
mit neuer Technik interessante Befunde erbracht. Wie schon erwähnt, haben
REBUCK und CROWLEY mit ihrer Deckglasmethode auf scarifizierter Haut sehr
exakte Angaben über das zeitliche Auftreten der einzelnen Zellformen im entzündlichen Infiltrat machen können. Der Wert dieser Untersuchungen, die mit
ihren wesentlichen Ergebnissen längst Bekanntes bestätigen, liegt vor allem darin,
daß die meisten Beobachtungen am Menschen gemacht wurden. Außerdem
gestattet die Technik, bei der die am Deckglas haftenden Zellen wie ein Blutaus-
strich behandelt und gefärbt werden, unmittelbare Vergleiche mit Blutzellen. Mit
dieser Methode stellten auch BRAUNSTEINER u. Mitarb. (1958) fest, daß etwa
8—12 Std nach Setzen der Entzündung die Lymphocyten das Gewebsbild
beherrschen. Erhielten Ratten 5mal in 6—12stündigen Abständen radioaktives
Thymidin injiziert (BRAUNSTEINER u. Mitarb. 1961), wurde damit die Markierung
von 20—30% der Blutlymphocyten erreicht. Sie enthielten jeweils 3—12 Silber-
körnchen, was auf mehrere vorausgegangene Zellteilungen schließen läßt. Nach
Anwendung der Rebuck-Methode befanden sich auf den Deckgläschen ebenfalls
20—25% markierte Zellen mit gleicher Körnchenzahl. Aus diesem Ergebnis
schlossen die Autoren, daß die lymphocytären Infiltratzellen aus den Blutgefäßen
ins Gewebe eingetreten waren. Ihre Herkunft von histiocytären Elementen war
deswegen unwahrscheinlich, weil nur sehr wenige markierte Gewebszellen nachweisbar waren, so daß sich daraus unmöglich eine derartige Zahl von markierten
Rundzellen hätte entwickeln können.

Im Gegensatz hierzu haben KOJIMA u. Mitarb. in sehr mühsamen und umfangreichen Untersuchungen festgestellt, daß sich die Rundzellen bei verschiedenen Entzündungen, insbesondere aber den mehr chronisch verlaufenden Formen,
aus Reticuloendothelien ableiten, also mit anderen Worten gewebsständig entstehen. Es ist möglich, daß sich solche anscheinend widersprechenden Ergebnisse
dadurch aufklären, daß es sich um zwei verschiedene Lymphocytenarten handelt.
Mit anderer Methodik als GRUNDMANN sprachen sich auch OTTESEN (s. unten)
sowie BRAUNSTEINER und SAILER für die Uneinheitlichkeit der Lymphocyten-
population aus. Dies ist zur Zeit eines der interessantesten und zugleich brennend-
sten Probleme der Lymphocytenforschung.

Bedeutung. Wegen der dominierenden Stellung des Kernes wurde vermutet,
daß der Lymphocyt im wesentlichen mit seinem Kern arbeitet, z.B. als Überträger von DNS. WAGNER und EHRICH stellen sich vor, daß die Lymphocyten
eine Rolle im Nucleinsäurestoffwechsel spielen und damit als Cofaktoren bei der
Antikörperbildung wirksam sind.

Eine direkte Produktion von Antikörpern in den Lymphocyten wird jedoch
von EHRICH strikt abgelehnt (1956, 1961). Dies läßt sich aber nur für die *humoralen* Antikörper, die sämtlich der Globulinfraktion der Bluteiweiße angehören,
mit solcher Entschiedenheit sagen. Wie heute allgemein bekannt ist, geht die
Bildung von Eiweiß mit bestimmten morphologischen Veränderungen in Zellkern
und Cytoplasma einher, von denen die augenfälligste die Formierung eines
Ergastoplasma ist. Da der Lymphocyt kein Ergastoplasma besitzt (im Gegensatz zur Plasmazelle), bildet er auch kein Eiweiß.

Da aber die Natur der *zellständigen* Antikörper noch ganz unbekannt ist und
mit Bestimmtheit nur gesagt werden kann, daß sie *keine* sezernierten Eiweiße
sind, ist folglich eine Antikörperbildung anderer Art in den Lymphocyten auch
nicht sicher auszuschließen. Es sprechen allerdings eine Reihe von Beobachtungen
dafür, daß die Bildung der zellständigen Antikörper in den Jugendformen der

lymphatischen Reihe erfolgt. Ganz sicher ist hingegen, daß *mit* Lymphocyten die spätreagierende Allergie auf unsensibilisierte Empfänger passiv übertragen werden kann (LANDSTEINER und CHASE). Bei Tieren gelingt dies nur mit intakten Zellen, beim Menschen kann dagegen ein spezifischer „Übertragungsfaktor" aus den Lymphocyten extrahiert werden (LAWRENCE). BRAUNSTEINER u. Mitarb. (1958) gelang die Übertragung auch mit Zellen, die nach der Rebuck-Methode gewonnen worden waren. Somit scheint diese unscheinbare, von der Hämatologie viele Jahrzehnte vernachlässigte Zelle auf diesem speziellen Gebiet der Abwehr eine überragende funktionelle Bedeutung zu haben. Über ihre Leistungen im einzelnen ist jedoch noch so gut wie nichts bekannt.

Wie die anderen weißen Blutzellen, die zu Infiltratzellen werden, sind auch die Lymphocyten zu aktiver Fortbewegung fähig. Die Bewegungsart ist insofern charakteristisch, als sie plötzlich beginnt und ebenso abrupt endet (YOFFEY). Der Zellkern geht dabei im Gegensatz zu den Granulocyten voraus, das Cytoplasma folgt als kurzer Stummelschwanz. Ist die Bewegung beendet, rundet sich die Zelle sofort wieder ab. Der kleine Thymocyt bewegt sich in der gleichen Weise.

Damit in Zusammenhang steht die Frage, ob der Lymphocyt phagocytosefähig ist. Diese Befähigung wurde ihm bisher recht einhellig abgesprochen. So berichteten z.B. noch kürzlich IZAK u. Mitarb. bei ihren in vivo-Studien über die Lipophagocytose nur von Phagocytosephänomenen in neutrophilen Granulocyten und Monocyten, nicht aber in Lymphocyten. Dagegen konnten KOSZEWSKI u. Mitarb. eine in vivo-Phagocytose menschlicher Lymphocyten einwandfrei nachweisen. Dies ist insofern von Bedeutung, als sich in jüngster Zeit wieder die Stimmen mehren, die die Umwandlungsfähigkeit der ins Gewebe ausgetretenen Lymphocyten zu anderen Zellformen, insbesondere zu Makrophagen, befürworten. Dies war ja bekanntlich von METSCHNIKOFF schon 1888 postuliert worden, der die Transformation kleiner Lymphocyten zu „großen Mononucleären" und schließlich zu echten Makrophagen beschrieb. REBUCK und CROWLEY stellten mit ihrer Technik eine rasche Umwandlung der emigrierten Lymphocyten in Makrophagen fest. Die vorher negative Peroxydasereaktion schlug dabei ins Positive um. Auch der Kern lockerte sich auf und erhielt eine Bälkchenstruktur. Diese „hypertrophierten" Lymphocyten waren stets einwandfrei von den emigrierten Blutmonocyten zu unterscheiden. Auch BRAUNSTEINER u. Mitarb. (1958) sahen mit der gleichen Methode die ausgetretenen Lymphocyten zu „Monocytoiden", „Epitheloiden" und sogar Riesenzellen hypertrophieren, wobei sie das Fehlen von Mitosen besonders hervorheben. An Kulturlymphocyten hatten vorher schon BLOOM (1928) die Umwandlung in Fibroblasten, DE BRUYN die Hypertrophie zu Makrophagen beschrieben. GRUNDMANN glaubt, daß es seine Sinuslymphocyten sind, die diese Eigenschaften der „Monocytoiden" annehmen, liegen doch ihre morphologischen Charakteristica schon in der Normalform zwischen denen der Lymphocyten und Monocyten.

Welche Kräfte aber veranlassen die Lymphocyten zur Emigration, da es sicher ist, daß sie der üblichen Chemotaxis nicht gehorchen? BURNET stellt sich in seiner neuen selektiven Immunitätstheorie vor, daß die Lymphocyten ständig die verschiedenen Gewebe nach Antigenstrukturen absuchen, auf die ihre vorgebildeten Receptoren passen. EHRICH (1955) nimmt dagegen in seiner *genetischen* Antikörperbildungstheorie an, daß sich in der Mutterzelle eine vom Antigen induzierte somatische Mutation ereignet, die auf die Tochterzellen übertragen wird. Sicherlich sind auf diesem Gebiet in naher Zukunft weitere Befunddaten zu erwarten, da nach den Worten EHRICHs mehrere Forschergruppen „mit Entschlossenheit daran arbeiten", die Natur der Lymphocyten und ihre Rolle bei der Antikörperbildung aufzuklären.

Lebensdauer und Schicksal. Die Angaben über die Lebensdauer normaler Lymphocyten schwanken zwischen einem halben Tag und 200 Tagen (s. BRECHER, v. FOERSTER und CRONKITE). Zur Beantwortung dieser Frage müssen einige Tatsachen zur Deckung gebracht werden, die sich auf den ersten Blick zu widersprechen scheinen. Sicher ist, daß beim Menschen allein über den Ductus thoracicus täglich mehr Lymphocyten ins Blut gelangen, als zu irgendeiner Zeit darin vorhanden sind. Bei der Ratte wird die Lymphocytenmenge auf diesem Wege sogar täglich 11—24mal erneuert. Dies scheint zunächst für eine sehr kurze Lebensdauer zu sprechen. Dagegen lassen Markierungsversuche mit radioaktiven Isotopen auf eine bedeutend längere Lebensdauer schließen. Auf Grund solcher Untersuchungen postulierte OTTESEN zwei verschiedene Populationen, die eine mit einer Lebensdauer von weniger als 10 Tagen, die andere mit einer solchen von 100—200 Tagen. Die langlebige Fraktion machte in zwei Experimenten 78% bzw. 89% der Gesamtpopulation aus. Die sich hieraus ergebende Diskrepanz der Befunde läßt sich dadurch beseitigen, daß ein Lymphocytenkreislauf angenommen wird, der die Zellen nach kurzem Aufenthalt in der Blutbahn wieder in die Lymphknoten und von da aus über die efferenten Lymphbahnen und den Ductus thoracicus erneut in die Blutbahn zurückführt. Dem steht aber nun wiederum die Tatsache entgegen, daß die lymphatischen Organe eine hohe Produktionskapazität besitzen, wie sich aus der Mitosehäufigkeit in den Keimzentren und der raschen Einverleibung von radioaktiven Isotopen in die DNS ergibt. Deswegen wird — wie auch bei den Granulocyten — an ein extravasculäres Reservoir gedacht.

Die Masse der Lymphocyten befindet sich in den lymphatischen Organen und im diffusen lymphatischen Gewebe der Verdauungs- und Atmungsorgane. Dort werden die Lymphocyten wahrscheinlich über Wochen oder Monate abgelagert, um über die regionären Lymphknoten oder direkt über das Blut wieder an eine andere Stelle des Organismus, evtl. auch ins Knochenmark, transportiert und dort eingebaut zu werden (GRUNDMANN). OSGOOD schätzt das Verhältnis der gewebsständigen Zellen zu den im Blute mitgeführten auf 400:1. GRUNDMANN betont, daß die Zahl der im Blut kreisenden Lymphocyten kein zuverlässiges Maß für die lymphatische Aktivität ist. Auch wenn durch eine chronische Entzündung eine gesteigerte Lymphocytenproduktion mit vermehrter Ausschwemmung ins Blut verursacht wird, gelangen die Lymphocyten in der Regel rasch in den Entzündungsherd. Aus diesen Gründen hat GRUNDMANN vom Lymphocyten als einer „Gewebszelle auf Wanderschaft" gesprochen. Die schon erwähnte Transformation der Lymphocyten in andere Zellformen ist nur eine weitere Stütze für diese Auffassung.

6. Plasmazellen

Definition und Kennzeichen. Die Plasmazelle ist eine reine Gewebszelle, die im Gegensatz zu den bisher beschriebenen Zellformen —von Ausnahmen abgesehen— nicht auf dem Blutweg ständig im Organismus kreist, um im Bedarfsfalle rasch in hoher Konzentration ins Gewebe auszuschwärmen. Das Vorkommen von „Blutplasmazellen" wird von BRAUNSTEINER (1959) auf Grund elektronenmikroskopischer Vergleichsuntersuchungen abgelehnt und so bezeichnete Zellen werden von ihm als lymphatische Reizformen angesehen.

Lichtmikroskopisch ist die Plasmazelle durch ihren exzentrisch gelegenen Kern mit der auffälligen Radspeichenstruktur gekennzeichnet, der nicht selten auch in Zweizahl innerhalb der Zelle anzutreffen ist. Dem reichlichen Cytoplasma ist eine kräftige Basophilie eigen, die auf dem hohen Gehalt an Ribonucleinsäure beruht. Diesem Umstand verdankt die Zelle auch ihre durch UNNA bekanntgewordene

Pyroninophilie. Die charakteristische paranucleäre Aufhellung im Cytoplasma entspricht dem sehr großen Golgi-Apparat (ITO u. Mitarb.).

Die Zelle ist im Gegensatz zu allen leukocytären Zellformen auffallend enzymarm: nach BRAUNSTEINER (1959) konnte bisher nur alkalische Phosphatase mit Wahrscheinlichkeit nachgewiesen werden.

Elektronenmikroskopisch zeigten 1953 BRAUNSTEINER, FELLINGER und PAKESCH als erste, daß das Plasmazellcytoplasma ungewöhnlich reich an wohl-

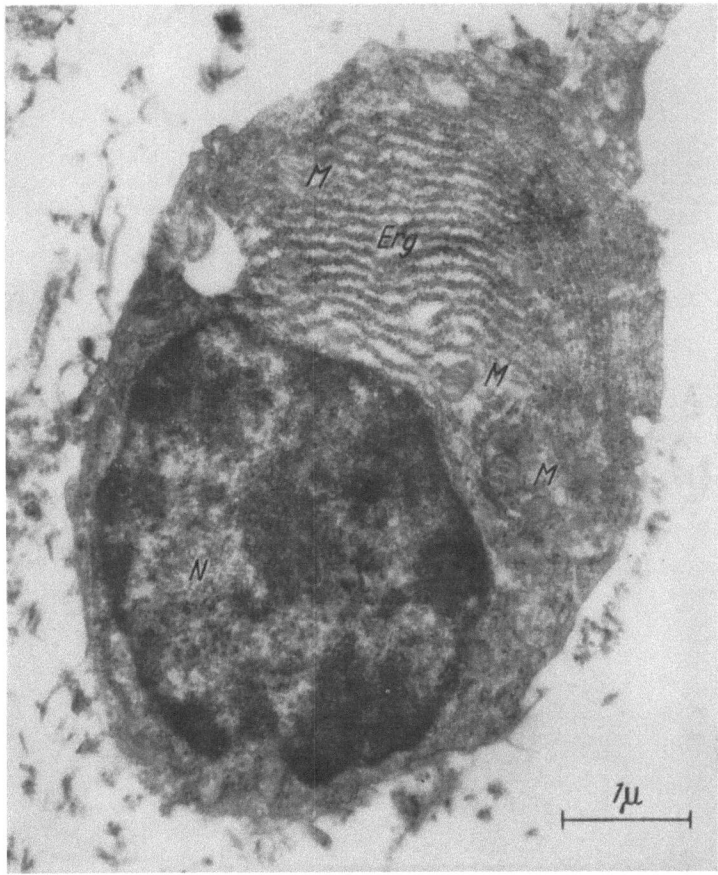

Abb. 10. Menschliche Plasmazelle. *N* Nucleus, *Erg* Ergastoplasma, *M* Mitochondrium. Methacrylat, EM 9.
Vergrößerung 17 500:1

formiertem, häufig konzentrisch um den Kern angeordneten Ergastoplasma ist (Abb. 10). Lediglich das Golgi-Feld in unmittelbarer Nachbarschaft des Kernes ist frei von ergastoplasmatischen Strukturen (STOECKENIUS 1957/58) (Abb. 11). Diese bestehen bekanntlich aus parallelisierten Lamellen, denen ziemlich regelmäßig elektronendichte Granula, die Paladeschen Granula, aufsitzen. Wegen ihres Gehalts an Ribonucleinsäure werden diese Granula auch Ribosomen genannt; sie stellen das morphologische Substrat der Plasmabasophilie dar (s. Abb. 12).

Jeweils zwei einander zugekehrte Lamellen können sich sackförmig erweitern und einen wahrscheinlich eiweißhaltigen, homogenen oder feingranulierten Inhalt umschließen. Diese Gebilde entsprechen den bekannten Cytoplasmavacuolen der

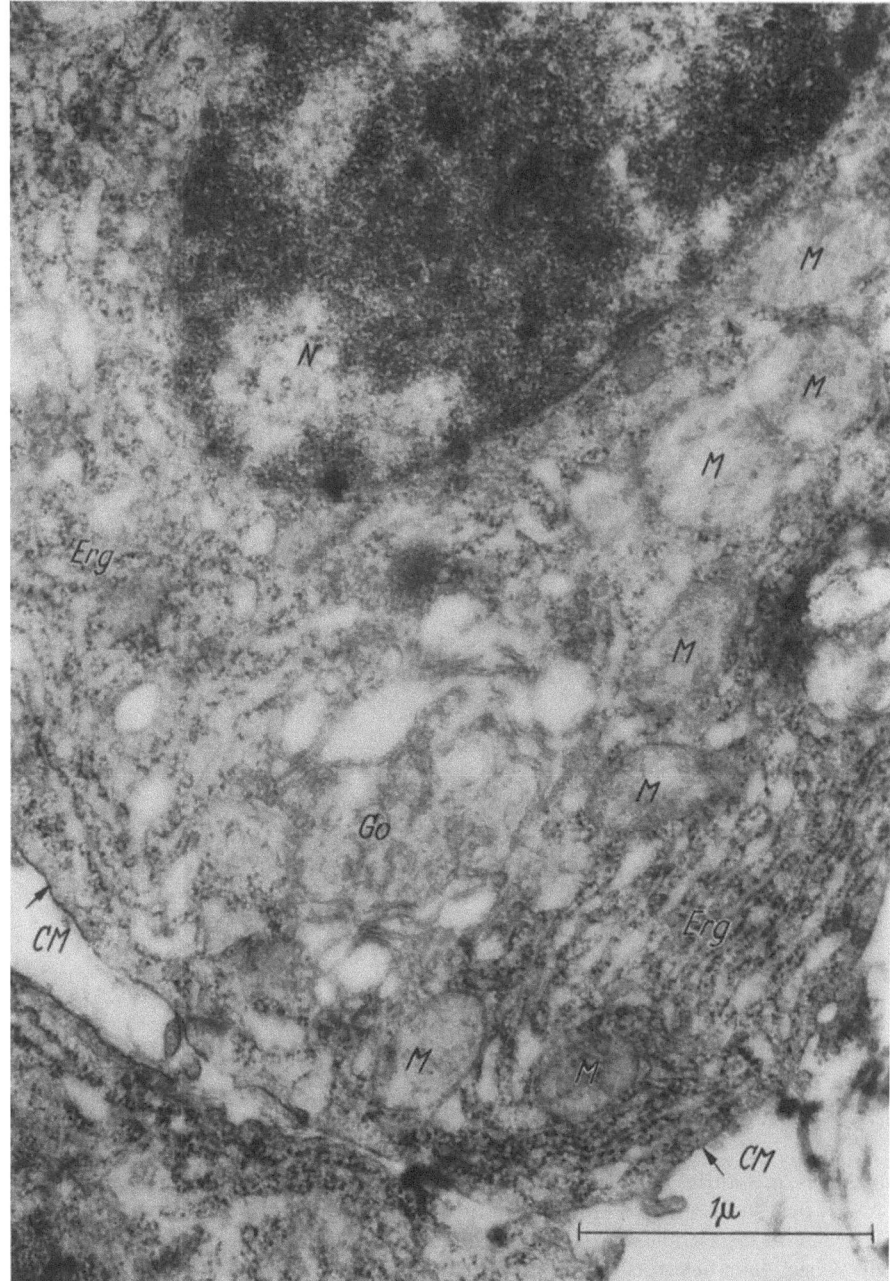

Abb. 11. Golgi-Feld (*Go*) einer menschlichen Plasmazelle. *N* Nucleus, *M* Mitochondrium, *Erg* Ergastoplasma, *CM* Zellmembran. Methacrylat, EM 9, Vergrößerung 40000:1

Plasmazellen (WELLENSIEK). In ihnen entstehen auch die Russelschen Körperchen der Lichtmikroskopie (STOECKENIUS 1957). Die Radspeichenstruktur des Zellkernes kommt durch cytoplasmatische Verbindungsbrücken zwischen Kern und Zelleib zustande, die von WELLENSIEK als Kernporen bezeichnet wurden.

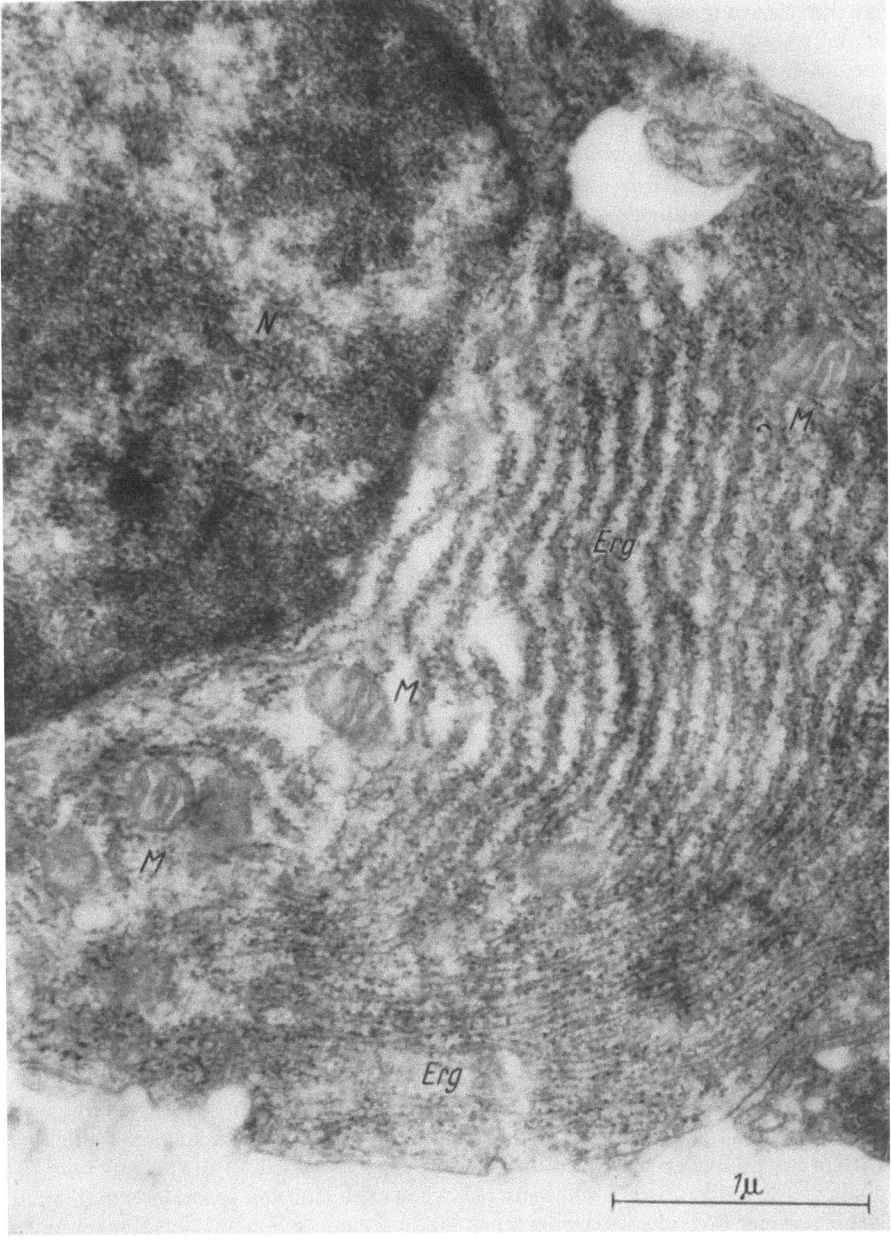

Abb. 12. Ergastoplasma (*Erg*) einer menschlichen Plasmazelle: den Schläuchen des endoplasmatischen Reticulum sitzen außen die Paladeschen Granula auf. *N* Nucleus, *M* Mitochondrium. Methacrylat, EM 9, Vergrößerung 35000:1

Herkunft. Die Existenz des hochorganisierten Ergastoplasma und seine elektronenoptische Evidenz machen die Beantwortung der Frage nach der Herkunft der Plasmazellen heute leichter als früher. So hat GUSEK (1962) auf Grund seiner umfangreichen Untersuchungen am aktivierten Mesenchym die Transformation von Gefäßwandzellen in Plasmazellen beschrieben. Selbstverständlich ist es nicht die Entwicklung ergastoplasmatischer Formationen allein, die einen solchen Schluß zuläßt. Wenn sich jedoch der Zelleib zunehmend abrundet, der Kern sich verdichtet und exzentrisch verlagert und das große Golgi-Feld erscheint, sind die morphologischen Voraussetzungen für eine einwandfreie Zelldiagnose erfüllt. v. ALBERTINI hat den gleichen Transformationsvorgang an den Capillarwandzellen im Granulationsgewebe beobachtet. Auch eigene elektronmikroskopische Erfahrungen sprechen in diesem Sinne. In der Haut sind es die Pericyten des subpapillären Gefäßnetzes, die als Quelle für Plasmazellen in Frage kommen. Doch nicht jede Ausdifferenzierung der Pericyten führt zu Plasmazellen. Manche lösen sich ab und werden zu Histiocyten, d.h. zu Makrophagen. Auch das hat GUSEK sehr überzeugend gezeigt (s. oben). Ist die Entwicklung aber einmal in diese Richtung gegangen, soll eine plasmazellige Transformation nicht mehr möglich sein (BRAUNSTEINER u. Mitarb., STOECKENIUS). Diese Ansicht deckt sich mit der von EHRICH (1961), der als besonders guter Kenner dieser Materie mit MARCHAND und HERZOG das undifferenzierte Mesenchym als das zur Weiterentwicklung fähige Zellager ansieht, von dem aus eine Differenzierung in Histiocyten *oder* Plasmazellen *oder* Lymphocyten erfolgt. Die Herkunft von Plasmazellen aus Lymphocyten wird von ihm heute — wie übrigens von den meisten Autoren — entschieden abgelehnt. Hier hat sich in den letzten zwei Jahrzehnten eine entscheidende Wendung der Meinungen vollzogen. Einer der letzten experimentellen Beiträge zu diesem Thema stammt von McGREGOR, STEINER und MOVAT (1960), die Kaninchen durch Röntgen-Ganzbestrahlungen praktisch lymphocytenfrei gemacht haben. Die Plasmazellreifung im Arthus-Phänomen wurde dadurch nicht beeinträchtigt, ob nun die Bestrahlung vor oder nach der Antigenapplikation erfolgte.

LINDNER sieht die Ursache für die Plasmazellbildung in der Polypeptidaufnahme durch die ruhende Mesenchymzelle. Für ihn ist die Plasmazelle das Endglied einer Entwicklungsreihe, wie die Mastzelle Endglied einer anderen Reihe ist, in welche die Mesenchymzelle nach Polysaccharidaufnahme gerät (s. oben).

Bedeutung. Auch in dieser Frage ist eine Einhelligkeit der Meinungen zustande gekommen, wie sie noch vor 5 Jahren kaum möglich erschien (s. EHRICH 1961). Die Plasmazellen sind die Bildner der humoralen Antikörper, die, wie erwähnt, nahezu sämtlich der γ-Globulinfraktion der Bluteiweiße angehören. Bei den verschiedenen Formen der Agammaglobulinämie fehlen Plasmazellen; Frühreaktionsallergien vom anaphylaktischen Typ kommen bei solchen Kranken nicht vor. Der Erwerb von Spätreaktionsallergien ist jedoch nicht gemindert (s. BRAUNSTEINER 1959, EHRICH 1961).

Der umgekehrte Schluß, daß alle γ-Globuline Antikörper sind, ist dagegen ebenso unzutreffend wie die Vorstellung, daß die Plasmazellen ausschließlich Antikörper produzieren. Diese ihre Zellfunktion ist nach LINDNER nur eine der möglichen Eiweißstoffwechselleistungen, wenn auch eine von besonderer allgemeinpathologischer Bedeutung. Dabei scheinen die Plasmazellen mit den Makrophagen eine Funktionseinheit zu bilden in der Art, daß corpusculäres Antigen in einer ersten adaptiven Phase von den Makrophagen immunologisch wirkungsfähig gemacht wird. Erst dieses „Organisator-Antigen" regt dann die Plasmazellen zur Bildung eines spezifischen Globulins, eben des Antikörpers, an. Für gelöstes Eiweißantigen ist dieser Umweg über das Makrophagensystem offenbar nicht notwendig (s. EHRICH 1961).

Bei Mehrfachimmunisierung fanden EHRICH, COONS sowie NOSSAL übereinstimmend, daß *eine* Plasmazelle immer nur *einen* Antikörper gegen *ein* Antigen produziert. Daraus ist zu folgern, daß mit der morphologischen Ausdifferenzierung auch eine Funktionsspezifität eintritt, die wahrscheinlich bis zum Zelluntergang beibehalten wird. Demnach haben Plasmazellen keine prospektiven Potenzen mehr.

Vergleichende Kernmessungen durch LENNERT und REMMELE führten zu dem interessanten Ergebnis, daß die Kernvolumina von Zellen mit funktionellen Aufgaben (z.B. Plasmazellen und Gewebsmastzellen) anderen Größenklassen angehören als die Kerne von Zellen, die der Regeneration des Lymphknotens dienen oder als ruhende Elemente aufzufassen sind (z.B. Germinoblasten, Lymphoblasten, Lymphocyten, Gefäßendothelien, Reticulumzellen).

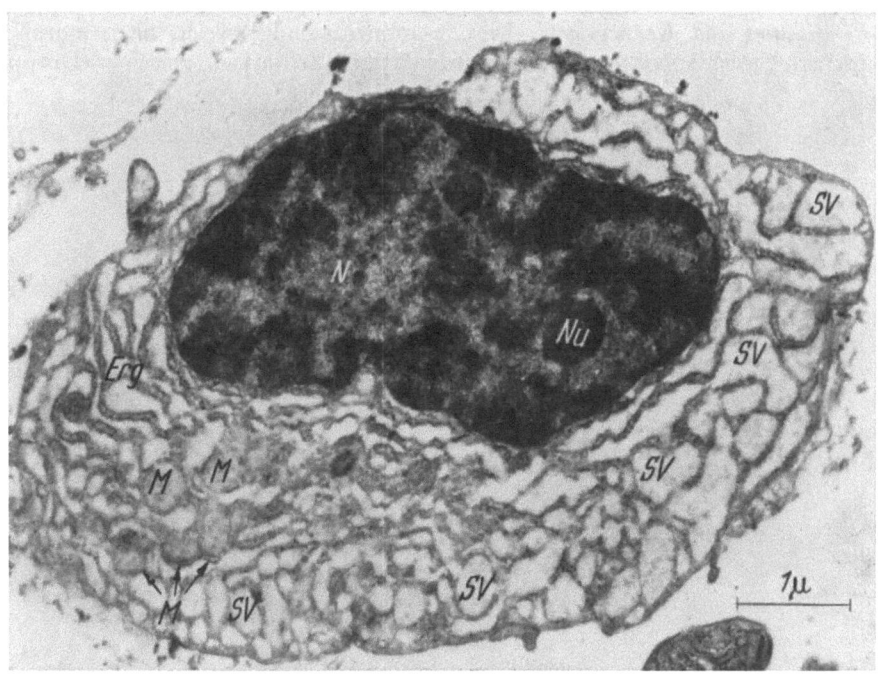

Abb. 13. Menschliche Plasmazelle, deren Ergastoplasmaschläuche zu Sekretvacuolen (*SV*) erweitert sind. *N* Nucleus, *Nu* Nucleolus, *Erg* Ergastoplasma, *M* Mitochondrien. Methacrylat, EM 9, Vergrößerung 17 500:1

Das von der Zelle gebildete Antikörperglobulin ist im Elektronenmikroskop als homogene oder feingranuläre Einlagerung in den Ergastoplasmasäcken zu erkennen (z.B. MOVAT u. WILSON). BJØRNEBOE, GORMSEN und LUNDQUIST haben durch Aufschluß von Plasmazellextrakten errechnet, daß das Antikörperprotein des Extraktes etwa 20% der Plasmazellmasse ausmacht. Dieses überraschende Ergebnis schließt nicht aus, daß die gesamte Antikörpermenge innerhalb dieser Zellen lokalisiert ist. Von hier wird der Antikörper in Form einer „Ausgießung" ins Interstitium sezerniert (CAESAR). HAMPERL (1962) hat diesen Vorgang der merokrinen Sekretion gleichgestellt. Gleichzeitig macht er auf lichtmikroskopisch sichtbare, tropfenförmige Vorwölbungen in Plasmazellen aufmerksam, die sich später abstoßen und damit an die apokrine Sekretionsart erinnern. Möglicherweise handelt es sich dabei aber bereits um Degenerationserscheinungen, wozu auch die Bildung der Russelschen Körperchen gehört.

Lebensdauer und Schicksal. BRAUNSTEINER schätzt die Lebensdauer der Plasmazellen an Hand ihres Mitoseindex, den ROHR mit $1^0/_{00}$ angibt, auf über 50 Tage. Die Fähigkeit zu mitotischer Vermehrung der volldifferenzierten Zelle

ist ein markanter Unterschied zum Lymphocyten, der bekanntlich nie in Mitose
angetroffen wird. Daneben sollen aber auch Endomitosen vorkommen.

Das Schicksal der Plasmazellen erfüllt sich im Gewebe, wobei der Zelluntergang
wie bei anderen Zellen an Kernpyknose oder Karyorrhexis, oft auch an der Entwicklung der bekannten Russelschen Körperchen kenntlich wird. STOECKENIUS
beschrieb in der roten Milzpulpa solche degenerierenden Zellen, die im Elektronenmikroskop durch ihre übergroßen Sekretvacuolen auffallen, wodurch regelrechte
Spitzentuchformen entstehen (Abb. 13).

7. Epitheloid- und Riesenzellen

Definition und Kennzeichen. Die Zusammenfassung zweier, nach morphologischen Gesichtspunkten so verschiedenartiger Zellformen zu einer Gruppe

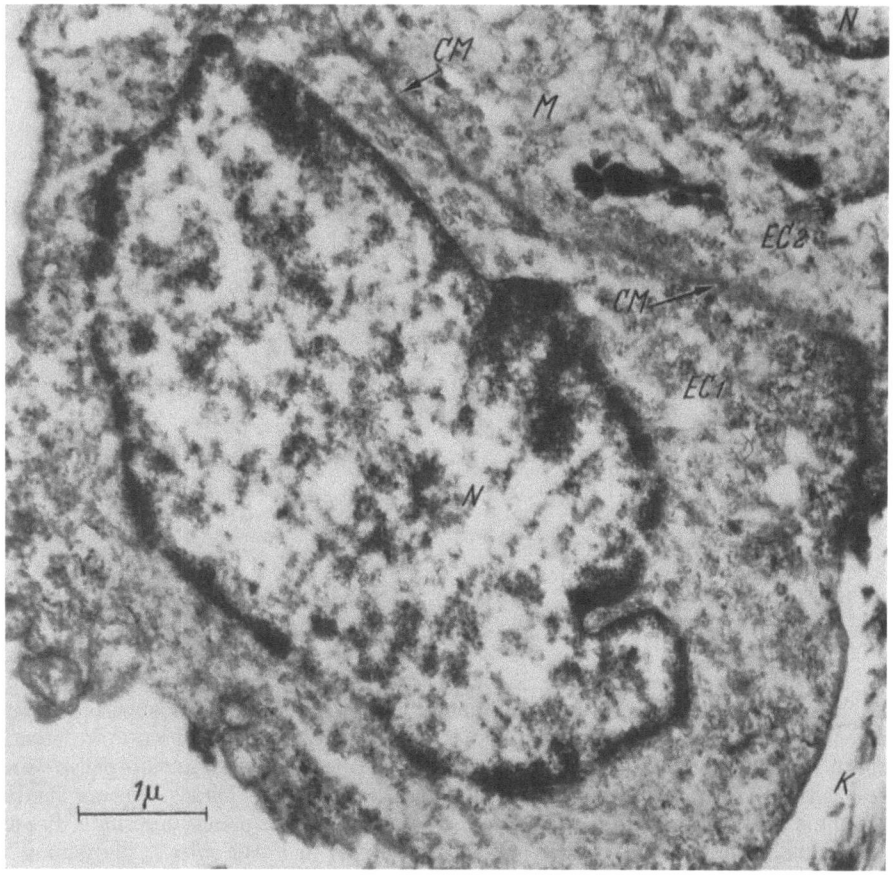

Abb. 14. Epitheloidzelle aus Lupusherd. *EC 1* Epitheloidzelle 1, *EC 2* Epitheloidzelle 2, *CM* Zellmembran,
N Nucleus, *M* Mitochondrium, *K* kollagene Fibrillen. Methacrylat, EM 9, Vergrößerung 17500:1

ergibt sich aus ihrem nahezu gesetzmäßig konformen Auftreten bei der sog.
granulomatösen Entzündung. Sie bestimmen hier als „immer wiederkehrende
Elemente" die Struktur des Granuloms (ROULET) und geben damit auch immer
wieder Veranlassung, auf die Anwesenheit spezifischer Erreger zu schließen. Es
wird zu zeigen sein, daß sie auch hinsichtlich ihrer Herkunft, Funktion und biologischen Wertigkeit zusammengehören.

Die zuerst von WAGNER so bezeichneten *Epitheloidzellen* bilden in der Regel epithelähnliche Verbände, d. h. sie geben den lockeren, mesenchymalen Verbund mit Zwischenlagerung von Fibrillen auf und rücken zu rein zelligen Komplexen zusammen. Dabei platten sie sich an den Berührungsflächen ab, was besonders elektronenmikroskopisch gut zu erkennen ist (Abb. 14).

Die Epitheloidzelle übertrifft alle bisher beschriebenen Gewebselemente hinsichtlich der Größe ihres Zelleibes. Dieser hat meist eine längere und eine kürzere Achse, seine Form ist polygonal. Der ovale Kern ist häufig gekerbt und relativ chromatinarm. In vielen Zellen scheint er durch eine zentrale Cytoplasmastruktur unter „kipfelförmiger" Verformung in die Zellperipherie gedrängt zu sein (HAM-PERL 1940). Auf diese besonders in der Eisenhämatoxylinfärbung nach HEIDEN-

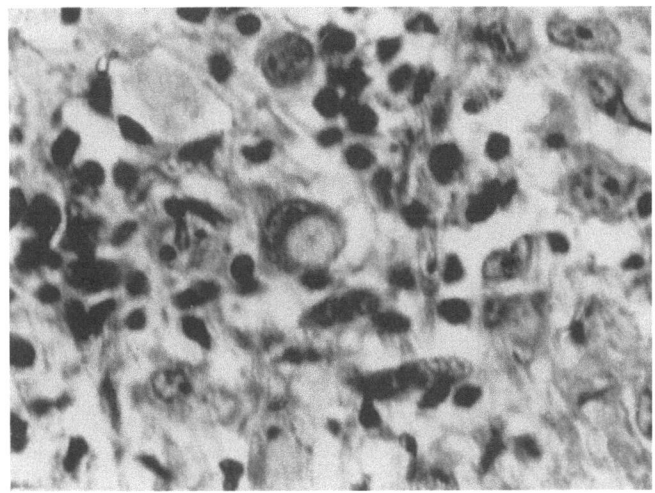

Abb. 15. Riesenzentrosphäre in Epitheloidzelle (Bildmitte). HE, Vergrößerung 720:1.
(Aus KALKOFF u. MACHER 1954)

HAIN deutlich hervortretende Struktur haben unter anderen schon WAKA-BAYASHI, HERXHEIMER u. ROTH sowie CASTRÉN aufmerksam gemacht und sie als den Zentralapparat der Zelle gedeutet. Gegenüber normalen Zellverhältnissen ist dieser in der Epitheloidzelle erheblich vergrößert (Abb. 15). Er läßt sich auch mit der Perjodsäure-Leukofuchsreaktion und der Hale-Methode gut darstellen, was auf die Anwesenheit eines Muco- oder Glykoproteids zurückgeführt wird (GEDIGK 1954).

Elektronenoptisch sind in den Epitheloidzellen die Kriterien hoher Aktivierung und Zelleistung festzustellen (GUSEK 1959, 1962). Im Cytoplasma finden sich zahlreiche, in Gruppen gelagerte, gut strukturierte Mitochondrien, klein- oder großvesiculär aufgebaute Golgi-Felder, reichlich freie RNS-Granula und häufig in Form langer Lamellen anzutreffende Ergastoplasmastrukturen. Der Zellkern weist randständige Chromatinverdichtungen oder hypertrophierte grobnetzige Nucleolen auf (Abb. 16). Durch Ausbildung eines regelrechten Vacuolensystems kann das Cytoplasma ein eigenartig wabiges Aussehen erhalten (Abb. 17).

Von einer *Riesenzelle* wird dann gesprochen, wenn ihr gesamtes Kernvolumen die für diesen Zelltyp charakteristische Regelklasse überschreitet (BASSERMANN 1960). Riesenzellen dieser Art präsentieren sich meist in der Gestalt vielkerniger Zellen. Nach LINZBACH können Langhanssche Riesenzellen bei einem Durchmesser bis zu 300 μ 1000 Kerne aufweisen. Er hebt die zwar jedermann geläufige, aber durchaus nicht selbstverständliche Tatsache hervor, daß alle Kerne praktisch von gleicher Größe sind.

Es ist üblich, zwischen Riesenzellen vom Langhanstyp und solchen vom Fremdkörpertyp zu unterscheiden. Die Enzymausrüstung beider Typen stimmt jedoch so weitgehend überein (GEDIGK u. BONTKE), daß daraus auf ihre enge genetische Verwandtschaft und ähnliche funktionelle Bedeutung geschlossen werden kann. Auch kommen beide Formen sowohl bei tuberkulösen wie bei Fremdkörpergranulomen gemeinsam vor. Einmal liegen die Kerne gemäß der klassischen Beschreibung von LANGHANS auf einer angenäherten Kugelschale in

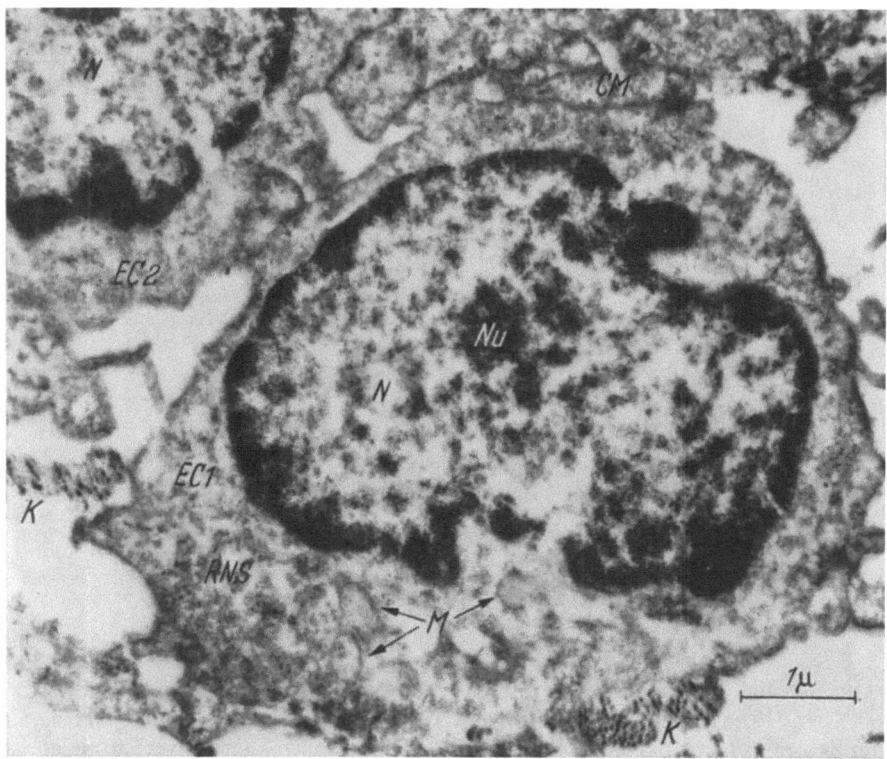

Abb. 16. Epitheloidzelle aus Lupusherd: Randpartie eines Tuberkels. Lockerer Zellkern mit randständiger Chromatinverdichtung und grobnetzigem Nucleolus (Nu). *EC 1* Epitheloidzelle 1, *EC 2* Epitheloidzelle 2, *CM* Zellmembran, *M* Mitochondrien, *N* Nucleus, *RNS* freie RNS-Granula, *K* kollagene Fibrillen. Methacrylat, EM 9, Vergrößerung 17 500:1

der Zellperipherie, weswegen sie im Schnitt in halbkreis- oder hufeisenförmiger Anordnung angetroffen werden, das andere Mal sind sie regellos oder zu Haufen gedrängt im Cytoplasma verstreut.

Es ist bemerkenswert, daß Langhanssche Riesenzellen bei ihrer Vielkernigkeit nur *einen* Zentralapparat haben, selten zwei oder mehr (ROULET). Die Riesen-zentrosphäre wird von den halbkreisförmig angeordneten Kernen umgeben, ja es scheint, als würden sie durch deren Vergrößerung erst in ihre randständige Lage gezwungen. Diese Deutung wird jedoch nicht durchweg geteilt. So hält es LINZ-BACH für unwahrscheinlich, daß die geblähte zentrale Zone den Zentralapparat verkörpert; er sieht darin nur inertes, nekrobiotisches Material. Diese Ansicht geht auf WEIGERT zurück, der als Ausdruck einer Partialverkäsung eine zentrale Koagulationsnekrose der Langhansschen Riesenzellen annahm. Für einzelne Zellen mit fermentfreiem Zentrum wird dies von GEDIGK u. BONTKE zugegeben, in der Regel jedoch bestehen zwischen den Zentralapparaten der Epitheloid- und Riesenzellen keine histochemischen Unterschiede (GEDIGK 1954).

Die Enzymausstattung der Riesenzellen entspricht vollkommen derjenigen der Epitheloidzellen (GEDIGK u. BONTKE). Diese ist so reichlich, daß auf die Be-

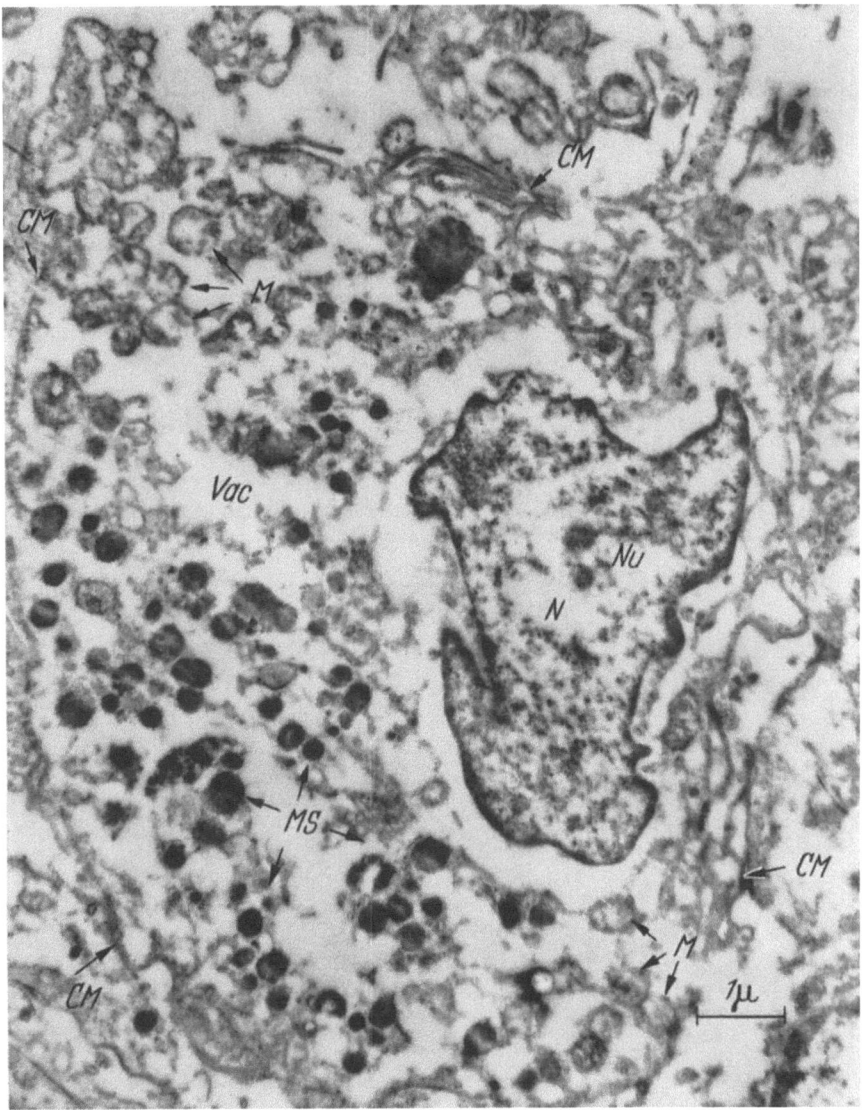

Abb. 17. Epitheloidzelle aus Boeck-Herd. Vacuolensystem (*Vac*) in Verbindung mit perinucleärem Raum. Zahlreiche Mikrosomen (*MS*). *N* Nucleus, *Nu* Nucleolus, *CM* Zellmembran, *M* Mitochondrien. Methacrylat, EM 8, Vergrößerung 11250 : 1

wältigung erheblicher Stoffwechselleistungen geschlossen werden muß. Im gleichen Sinne spricht auch die hohe Organisation von Cyto- und Karyoplasma der Riesenzellen, wie sie elektronenoptisch zu erkennen ist (GUSEK 1958, 1962, GUSEK u. NAUMANN). Auch in dieser Hinsicht gibt es zwischen Epitheloid- und Riesenzellen keine nennenswerten Unterschiede.

Anhangsweise zu erwähnen sind noch gewisse Einschlüsse in Riesenzellen, denen gelegentlich eine diagnostische Bedeutung insbesondere für den Morbus Besnier-Boeck-Schaumann nachgesagt wird. Die wichtigsten Einschlüsse sind die nach ihrem Beschreiber SCHAUMANN benannten, aber schon von VIRCHOW

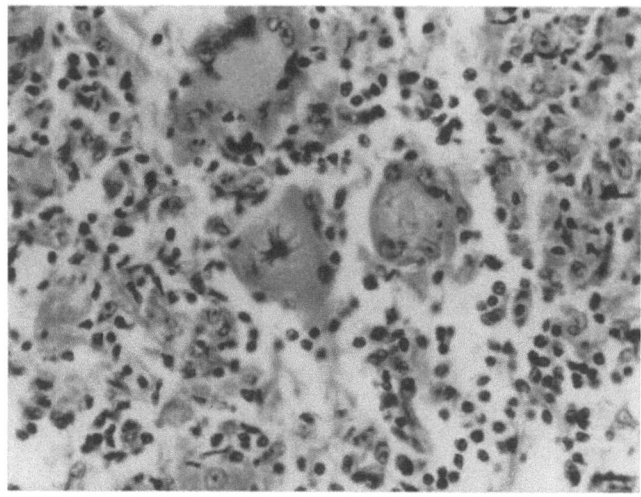

Abb. 18. Asteroidkörper in Riesenzelle. Resorcinfuchsin-van Gieson, Vergrößerung 320:1.
(Aus KALKOFF u. MACHER 1954)

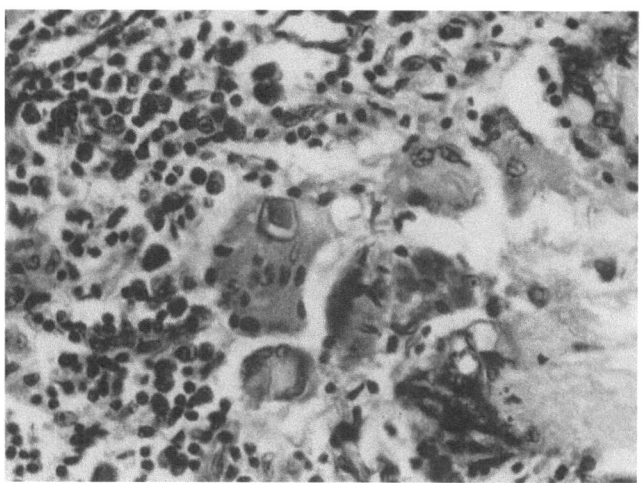

Abb. 19. Kleiner Schaumann-Körper in Fremdkörperriesenzelle. HE, Vergrößerung 320:1.
(Aus KALKOFF u. MACHER 1954)

erkannten, konzentrisch geschichteten Schaumann-Körper sowie die morphologisch ganz andersartigen Asteroidkörper (Abb. 18 u. 19).

LINZBACH hält die Schaumann-Körper für verkalkte, hyalinisierte Capillarwandreste oder Capillarthromben, die — wenn sie klein genug sind — von Riesenzellen als Fremdkörper eingeschlossen werden. Größere Exemplare werden nach seiner Deutung von mehreren Fremdkörperriesenzellen umlagert, bleiben aber extracellulär im Gewebe liegen. Für eine solche vasculäre Genese sprächen die

häufig vorkommenden eisenhaltigen Eiweißkristalle, die vielleicht hämatogener
Herkunft sind. Die Asteroidkörper, die am schönsten mit Elastica-Farbstoffen
darstellbar sind, werden von LINZBACH als Ergebnis der Phagocytose abgebauten
Elastins angesehen.

Für HUG bildet die Beobachtung, daß sämtliche Einschlußkörper nur bei
produktiver Tuberkulose und bei Morbus Boeck vorkommen, bei exsudativer
Tuberkulose dagegen völlig fehlen, den Schlüssel zum Verständnis für deren
Genese. Er sieht sie als Ergebnis einer immunbiologischen Reaktion an, was vor
ihm schon TEILUM vermutete. Die Entstehung der Asteroidkörper aus den schon
erwähnten Riesenzentrosphären lehnt er ebenso wie LINZBACH ab. Gerade dafür
jedoch spricht sich neuerdings ALTMANN aus, der die Asteroide als regressive Zellveränderungen deutet, wobei unter der Einwirkung des funktionell entfalteten
Cytozentrums zelleigenes Eiweiß und resorbierte Lipoide strahlig ausgefällt
werden. Eine zusammenfassende Übersicht über die verstreute Literatur, in der
seit mehr als einem halben Jahrhundert über Genese und Bedeutung dieser merk-
würdigen Gebilde spekuliert wird, geben KALKOFF u. MACHER. Auf Grund ihrer
eigenen Beobachtungen treten sie ebenfalls für eine Entwicklung der Asteroidkörper aus den Riesenzentrosphären ein. Eine Spezifität für den Morbus Besnier-
Boeck-Schaumann besteht allerdings nicht (LINZBACH konnte sie unter anderem in
Talkumgranulomen, MACHER bei Lupus vulgaris nachweisen), aber es bleibt
auffällig, wie häufig die Boecksche Krankheit Riesenzentrosphären und Riesenzell-
einschlüsse hervorbringt.

Herkunft. Epitheloid- und Riesenzellen sind mesenchymale Abkömmlinge.
Aus der Tatsache, daß es kaum eine mesenchymale Zellgattung gibt, die nicht als
Mutterzelle der Epitheloidzelle angesehen wurde (ROULET nennt Fibrocyten,
Gefäßwandzellen, Endothelien, Monocyten, Reticulumzellen, Histiocyten, Alveo-
larepithelien), muß man schließen, daß sich die Epitheloidzelle aus einer Form
ableitet, die wegen ihrer *relativen Indifferenz* nicht für jedermann verbindlich zu
benennen ist. Der eine Autor wird gemäß seiner nomenklatorischen Auffassung
diesen Terminus, der andere jenen bevorzugen. Glücklicherweise ist aber die
Einigkeit im Prinzipiellen, soweit sie sich auf objektive Befunde stützt, größer als
in der Terminologie. Es ist nämlich unbestritten, daß sich beide Zellformen aus
mononucleären, zur Phagocytose befähigten Mesenchymzellen entwickeln (AKA-
ZAKI u. Mitarb., GEDIGK u. BONTKE, GUSEK u.v.a.; s. ROULET), was METSCHNI-
KOFF schon 1888 vertreten hat. Gegen eine Abstammung aus den Gefäß*endothelien*
sprechen die unterschiedlichen Fermentreaktionen. So findet sich z.B. in den
Endothelzellen reichlich alkalische, aber keine saure Phosphatase; in den Phagocyten und Riesenzellen ist es gerade umgekehrt (GEDIGK u. BONTKE).

Ob die Riesenzellen *neben* den Epitheloidzellen aus den mononucleären Phagocyten hervorgehen oder ob sie die unmittelbare Weiterentwicklung der Epitheloidzellen selbst darstellen, wird unterschiedlich beantwortet. Die Riesenzellbildung
scheint aber das Epitheloidzellstadium nicht zur Voraussetzung zu haben, vielmehr muß der Reiz, der sowohl Epitheloid- als auch Riesenzellen aus dem aktivierten Mesenchym hervorgehen läßt, das gemeinsame Vorstadium beider Zellformen treffen. Dies ergibt sich nämlich aus der gemeinsamen Ausbildung von
Riesenzentrosphären und der damit wohl im Zusammenhang stehenden Unfähigkeit zur mitotischen Zellteilung. Der Teilungsimpuls wird aber nur insoweit
unterdrückt, als er die Kern- und Plasmateilung betrifft. Die vorausgehende
Centriolenteilung läuft noch ungehindert ab, so daß die vergrößerten Mikrozentren
der Riesenzellen nunmehr bis zu 40—50 Centriolen statt normalerweise zwei
enthalten können, wie MARTIN HEIDENHAIN schon 1897 gezeigt hat. ALTMANN
sieht aus dieser funktionellen Entfaltung des Cytozentrums einerseits und der

Unterdrückung der mitotischen Kernteilung andererseits für die Zelle eine Teilungsspannung erwachsen. Nach den Untersuchungen von KAGEYAMA liegt dem unter anderem auch ein Nährbodenproblem zugrunde. Er sah in der Zellkultur mehrkernige Riesenzellen um so zahlreicher entstehen, je mehr die Nährbodeneigenschaften herabgesetzt wurden.

BASSERMANN nimmt an, daß jede Riesenzelle direkt aus ihrer mesenchymalen Ursprungszelle hervorgeht und daß der Kern durch endomitotische Polyploidisierung immer mehr heranwächst, bis durch amitotische Kerndurchschnürungen die Vielkernigkeit zustande kommt. Diese Art der Kernvermehrung konnte von KAGEYAMA in der Zellkultur direkt beobachtet werden. Es ist jedoch hervorzuheben, daß sich am Beginn der Granulomentstehung die frühzeitig mobilisierten Histiocyten noch *mitotisch* teilen (s. ROULET). Gleiches gilt auch noch für die Epitheloidzellen, wie WOLFART durch autoradiographische Untersuchungen mit markierten Stoffwechselvorläufern nachweisen konnte. Die Epitheloidzelle hat noch nicht die Endphase der Zelldifferenzierung erreicht, sondern bleibt in der Lage, sich auch nach ihrer Differenzierung weiter mitotisch zu teilen. Es muß dann erst später zu jener Teilungsstörung kommen, die sich in der Riesenzellbildung kundtut.

Im Gegensatz hierzu glaubt LINZBACH, daß die Riesenzellen durch Konfluenz benachbarter, aber schon primär im Sinne eines Syncytiums cytoplasmatisch verbundener Epitheloidzellen entstehen. Nachdem jedoch die Elektronenmikroskopie die Irrealität schon so mancher Syncytien erwiesen hat, muß man dieser Vorstellung skeptisch gegenüberstehen. Für die Entstehung durch Konfluenz *ohne* primär syncytialen Verbund spricht sich WOLFART aus, da er für eine amitotische Kernteilung auf Grund des DNS-Verdoppelungsmechanismus keine Anhaltspunkte fand.

Bedeutung. Die Frage nach der funktionellen Bedeutung der Epitheloid- und Riesenzellen steht und fällt mit der Beurteilung ihrer biologischen Wertigkeit. Während sie früher — offenbar unter dem Eindruck der zitierten Weigertschen Anschauungen — als funktionell inaktive, geradezu prämorbide Gebilde angesehen wurden, sind neuerdings eine Reihe von Indizien zusammengetragen worden, die in ihnen eine hohe biologische Aktivität vermuten lassen. Es haben aber auch früher schon WALLGREN (1908, 1911) sowie dessen Schüler CASTRÉN die Ansicht vertreten, daß in der Epitheloid- und Riesenzellbildung ein Moment *progressiver* Entwicklung zum Ausdruck kommt.

Ihre hochentwickelte submikroskopische Struktur (GUSEK), ihre reichhaltige Fermentausstattung (GEDIGK u. BONTKE) sowie ihre lebhafte, geordnete amöboide Beweglichkeit (BASSERMANN) lassen die Epitheloid- und Riesenzellen als vollwertige Phagocyten erscheinen. Die Migrationsfähigkeit Langhansscher Riesenzellen ist nach BASSERMANN so groß, daß sie aus körperwarm entnommenen Gewebsstücken in der feuchten Kammer innerhalb von 2 Std auswandern und sich auf unterliegenden Objektträgern ausbreiten. In diesem vitalen Zustand können sie isoliert untersucht oder in der Zellkultur weitergezüchtet werden. Es leuchtet ein, daß eine derartige aktive Beweglichkeit ihre Phagocytoseleistung beträchtlich steigert. Elektronenmikroskopische Abbildungen von phagocytierenden Epitheloidzellen, die in „unspezifischer" Phagocytose Erythrocyten und Granulocyten, in „spezifischer" Phagocytose Tuberkelbakterien aufgenommen haben, sind 1959 von GUSEK veröffentlicht worden. Man erhält dabei auch einen Eindruck von den besonderen Abbaufähigkeiten der Epitheloidzellen.

Wer sich die Mühe nimmt, im Lichte dieser neuen Untersuchungsergebnisse noch einmal die Arbeit von METSCHNIKOFF vom Jahre 1888 durchzulesen, wird durch das Empfinden tiefer Genugtuung entschädigt werden. Was dieser geniale

Forscher mit den damaligen beschränkten Methoden vom Wesen der Phagocytose im allgemeinen und von der Rolle der tuberkulösen Riesenzellen im besonderen erkannt hat, ist bewundernswert. Eine vollkommenere Bestätigung seiner Auffassung, wie sie die moderne Forschung des letzten Jahrzehnts gebracht hat, hätte er sich nicht wünschen können.

II. Das Zellinfiltrat

Nach der Besprechung der cellulären *Elemente* der Entzündung soll nun auf die Komplexität des entzündlichen Infiltrats samt der dabei offenbar werdenden Dynamik eingegangen werden. RÖSSLE hat die Entzündung eine System-erkrankung des Mesenchyms genannt. Dies bedeutet nicht etwa, daß bei jeder Entzündung das gesamte Mesenchym gleichzeitig reagiert; eine Entzündung des ganzen Organismus gibt es nicht, sondern die Brandherde sind immer mehr oder weniger lokalisiert, selbst wenn sie in mehreren Organen zugleich entfacht sind. RÖSSLE ist vielmehr dahingehend zu verstehen, daß die Entzündung stets eine Gesamtleistung der „synergistischen Primitiveinheit des Gewebes" ist, die LET-TERER mit dem Namen Histion gekennzeichnet hat. Dazu gehören im Falle des Mesenchyms aber nicht nur die Zellen, sondern ebenso die Intercellularsubstanz, welche aus Fibrillen und Interfibrillarsubstanz besteht, und ebenso die Blut- und Lymphgefäße sowie die Nervenfasern mit ihren Endorganen. Immer nur von der „Betriebsgemeinschaft" dieser Gewebsbestandteile her (EPPINGER) ist der Begriffsinhalt der Entzündung zu verstehen und zu definieren.

Aus dieser Sicht ist selbstverständlich die dualistische Auffassung VIRCHOWs von der parenchymatösen und der interstitiellen Entzündung nicht haltbar; die heutige Pathologie lehnt überhaupt den Begriff der parenchymatösen Entzündung ab, obschon in letzter Zeit eine gewisse Annäherung an die Virchowsche Konzeption bemerkbar wird (s. DOERR). Es ist jedoch unbestritten, daß die Parenchymzelle in das entzündliche Geschehen mit hineinverwickelt wird, wie es ja bei Entzündungen der Haut an der Epidermis auch allenthalben zu beobachten ist. Im Interesse begrifflicher (und damit gedanklicher) Klarheit wäre es aber wünschenswert, Termini wie Epidermitis oder Capillaritis zu vermeiden, da sich die volle „Itis"[1] nie an einer Zelle allein, auch nicht an einem Zellverband von gleichem Bau und gleicher Leistung wie etwa der Epidermis, und auch nicht an den Gefäßen allein, sondern immer nur an der ganzen Gewebs*einheit* abspielt. Die einzelnen Teile dieser Einheit *agieren* in der ihnen innewohnenden Weise, wenn ihr Stichwort nach Wirksamwerden des entzündlichen Reizes gefallen ist, welcher von BÜCHNER als „jede ungewöhnliche energetische Schwankung im Umweltfeld oder im Eigengefüge eines Organismus" definiert wird. Ihr Agieren kann nach biologischer Gesetzlichkeit also immer nur ein *Reagieren* sein, „das Ganze" aber, wie LETTERER sich ausdrückt, *reguliert*. Diese Regulation mag im Rahmen der *normalen* mesenchymalen Gewebsleistung cum grano salis von der Primitiveinheit selbst vollbracht werden. Gemeint sind hiermit jene permanent ablaufenden regulatorischen Funktionen, die der Gesunderhaltung, d.h. der Bewahrung der „orthischen Biodynamik" des Gewebes dienen und die RÖSSLE als physiologische Entzündung bezeichnet hat. Wird jedoch das zuträgliche Maß an energetischer Schwankung überschritten, tritt auf dieser Ebene eine Dysregulation ein. Damit aber hat die Entzündung im eigentlichen Sinne, die inflammatio, die oxydative Stoffzerstörung, die parenterale Verdauung ihren Anfang genommen. Die Regulation dieses ungemein verwickelten Geschehens geht nun ganz an den

---

[1] Ursprünglich als adjektivische Endung δερματῖτις νόσος, dermatitis nosos = „häutige Krankheit" gebraucht, später Substantivierung des Adjektivs wie bei Erythematodes.

Gesamtorganismus über, da die Selbststeuerung der primitiven Gewebseinheit hierfür offensichtlich nicht mehr ausreicht.

Als Steuerungsorgan der Entzündung wollte Ricker ursprünglich das Nervensystem gesehen wissen. Es hat sich erwiesen, daß dies in der von ihm vorgedachten Weise nicht zutrifft, sondern daß es an der Steuerung nur partizipiert. Steuerungsphänomene von seiten des inkretorischen Systems (Selye, Tonutti) und im physikalisch-chemischen Bereich (Schade) weiten die organismische Regulation zu einem imponierenden Zusammenspiel von ineinander verschlungenen Regelkreisen aus. Von deren Beschaffenheit und Wirkungsweise zeichnen sich jetzt die ersten Eindrücke ab, die allerdings gerade ausreichen, um die außerordentliche Kompliziertheit dieser Systeme zu erahnen. Heilmeyer u. Kähler haben kürzlich das bisherige Wissen über diesen Gegenstand monographisch zusammengestellt.

Selbst wenn nun die örtliche entzündliche Reaktion nach Zusammenbruch der örtlichen Regulation zur Selbstzerstörung der Gewebseinheit führt, bewirkt die organismische Regulation in der Regel die Paralysierung des Reizeffektes. Teleologisch betrachtet erscheint dies wie die Aufopferung des Teiles zur Erhaltung des Ganzen. Der Plan, nach dem dies geschieht, fasziniert die medizinische Forschung seit ihrem Anbeginn. Er läuft nicht nach einem starren Schema ab, sondern läßt eine erstaunliche Anpassungsfähigkeit an den entzündlichen Reiz erkennen. Stadien und Formen der entzündlichen Reaktionen sind so variabel, daß es mühevoller Studien und größter gedanklicher Schärfe von Ärzte*generationen* bedurfte, um sie für unsere Bedürfnisse zu ordnen. Seien wir uns aber hier wie immer im allzu Zwanghaften des Unbezwungenen bewußt.

1. Das akut-entzündliche Infiltrat

Die akut-entzündliche Phase wird eindeutig von einer vasculären Symptomatik bestimmt. Die allgemeine Pathologie pflegt eine seröse, eine fibrinöse, eine eitrige und eine hämorrhagische Form der Entzündung zu unterscheiden. Alle Formen können — selbstverständlich bei ganz unterschiedlicher Ätiologie — auch in der Haut beobachtet werden.

Im Prinzip spielen sich die akut entzündlichen Ereignisse sämtlich im interstitiellen Raum ab, deren Anfänge sich der Beobachtung mit dem Mikroskop entziehen. Innerhalb der interstitiellen Flüssigkeit, die mit insgesamt 17 Litern (Letterer) im Vergleich zum Blutvolumen einen gemeinhin unterschätzten Faktor darstellt, treten im Gefolge des entzündlichen Reizes Milieuverschiebungen auf, an die der normale Stoffwechselablauf des Gewebes nicht mehr angepaßt ist. Die Verarbeitung der Stoffe macht eine entsprechende Stoffwechselsteigerung notwendig, die sich, gemessen an den erkannten Normen, bereits als „gestörte Durchströmung" zu erkennen gibt. Die Transsudation wird zur Exsudation, womit der Prozeß der parenteralen Verdauung in seiner humoralen Phase beginnt. Die fermentative Wirkung von Exsudaten wurde von Masshoff u. Mitarb. experimentell erwiesen. Hierdurch aber wird im physikalisch-chemischen Bereich eine weitere Verschiebung zum Pathologischen verursacht; die H-Ionen nehmen zu, der osmotische Druck steigt an, der O_2-Gehalt vergrößert sich. Die Stoffwechselanforderungen schnellen nun derart in die Höhe, daß sie nicht mehr zu bewältigen sind. Damit geht die Durchströmungsstörung zwangsläufig zu stärkeren Graden über, und die in gewissem Rahmen normale celluläre Diapedese weitet sich zur Leukodiapedese aus. Mit den austretenden Granulocyten erscheinen die ersten Infiltratzellen auf dem Entzündungsfeld, womit zur reinen Humoralverdauungsphase eine celluläre Komponente hinzutritt. Regelmäßig gesellt sich später den

Granulocyten noch eine lymphomonocytäre Zellgruppe hinzu. Für ihre Durchquerung des interstitiellen Raumes haben die Exsudatenzyme durch allgemeine Auflockerung und Entleimung des fibrillären Verbundes eine zweckentsprechende Vorarbeit geleistet (s. MASSHOFF u. Mitarb.). Auf der anderen Seite aber bewirkt die Vernetzung des ausgetretenen Fibrinogens im Gewebe eine Abdichtung des Entzündungsherdes. Durch Zunahme des osmotischen Quellungsdruckes infolge von vermehrter Anwesenheit von Eiweißen im Gewebe wird der Rückstrom von Flüssigkeit in die Gefäße vermindert, wodurch nun wiederum der mechanische Gewebsdruck ansteigt. Schließlich kann infolge der totalen Störung des Stoffwechselgleichgewichtes die Schrankenfunktion der Gefäßwände so weit zurückgehen, daß selbst die Kontrolle über die roten Blutkörperchen verlorengeht. Die näheren Bedingungen, der Mechanismus und die pathologische Bedeutung der hier sehr kursorisch skizzierten vasculären Austrittsphänomene wurden im Kapitel „Die gestörte Durchströmung der Haut" ausführlich erörtert, worauf hiermit zur Vermeidung von Wiederholungen verwiesen wird.

Es leuchtet ein, daß ein so heftig angefachter Stoffwechselbrand in seinen eigenen Schlacken ersticken muß, wenn infolge der Durchströmungsstörung der Nachschub an Sauerstoff zu gering wird, um die Flamme auf voller Höhe zu halten. Dem granulocytären Zellinfiltrat fließt nach Drosselung der Durchströmung nicht mehr genügend Nachschub zu, womit auch die cellulären Fermente zur Neige gehen. Aus der Kurzlebigkeit der Granulocyten erklärt sich ihr rasches Verschwinden vom Entzündungsfeld. Die akut-entzündliche Phase hat sich mit dem Unbrauchbarwerden ihres Instrumentars ihr Ende selbst gesetzt. Rasche Aktionsfähigkeit ist an raschen Verschleiß gekoppelt.

Noch bevor dieses Ende erreicht ist, hat eine Mobilisierung vordifferenzierter Zellager im Mesenchym eingesetzt. Von diesen Elementen wird nun das entzündliche Geschehen nach dem gleichen Prinzip der parenteralen Verdauung weitergetragen und je nach Beschaffenheit des entzündlichen Reizes alsbald beendet oder in milderer Glut unterhalten. Es bedarf kaum der Erwähnung, daß die Beendigung des Reaktionsablaufes in jedem Stadium möglich ist, wie auch die eine oder andere Stufe der geschilderten Reihenfolge scheinbar oder tatsächlich fehlen kann.

2. Das chronisch-entzündliche Infiltrat

Der Unterschied zur akut-entzündlichen Phase liegt in der anderen Art der Anpassung an die geforderte Stoffwechselleistung. Sie erscheint von längerer Hand vorbereitet und für längere Dauer bestimmt. Auch sie ist nicht aus dem Erscheinen dieser oder jener Zelle heraus zu begreifen, sondern wiederum nur als Gesamtleistung der in ihren Funktionen abgestimmten Gewebseinheit zu verstehen. Zellvermehrung und Gefäßneubildung sind die wichtigsten Ereignisse, die dieses Stadium charakterisieren. LETTERER weist darüber hinaus auf das Phänomen der *Umorganisation* der Gewebseinheit hin, womit erst das Gleichgewicht zwischen Forderung und Leistung wieder hergestellt wird. Durch Zellvermehrung entsteht ein neuer Zellverband, durch Einsprossung neuer Gefäße die neue Gewebseinheit, das *Granulum*. Selbstverständlich können auch innerhalb dieser neuen Betriebsgemeinschaft wieder akut-entzündliche Symptome entfacht werden, in der Regel jedoch arbeitet sie mit bedächtigerer Ökonomie, ohne daß so rasch eine Selbstzerstörung der neuerrichteten Strukturen eintritt.

Bei mikroskopischer Betrachtung stehen die cellulären Reaktionen ganz im Vordergrund. Die normalerweise so unscheinbaren Fibrocyten nehmen eine Plasmatingierung an und ihre Kerne schwellen unter Auflockerung der Struktur

mächtig an. Gleichzeitig hiermit werden bereits in frühen Stadien zarte Gitterfasern nachweisbar. Die Histiocyten entfalten sich morphologisch und funktionell
zu Makrophagen. Das Pericytenlager wird besonders im Bereich des subpapillären
Gefäßnetzes mobilisiert, wo es zur Quelle großkerniger Mononucleärer wird. Mastzellen, evtl. auch Eosinophile oder Plasmazellen, treten hinzu. Fast immer aber
wird das Bild von den in großer Zahl vorhandenen plasmaarmen Lymphocyten
beherrscht. Die Anteile hämatogener und histiogener Exemplare sind mit unseren
derzeitigen Methoden und Kenntnissen noch nicht sicher abzugrenzen. Herkunft
und Bedeutung all dieser Zellformen sind in den entsprechenden Kapiteln des
I. Abschnittes dieses Beitrages bereits besprochen worden.

Die Prädominanz der Neubildung von Zellen und Gefäßen hat dieser Form die
Bezeichnung proliferierende Entzündung eingetragen. Es darf dabei aber nicht
übersehen werden, daß dem Infiltrat auch eine beachtliche destruktive Note eigen
ist, die nicht nur zur Zerstörung des parenchymeigenen, zarten, z.T. retikulären
Bindegewebes im Papillarkörper, sondern auch zum Abbau des derben kollagenen
Stützbindegewebes im Corium führt. Man mag hieraus die zähe Wirksamkeit der
Zellverdauungsphase ersehen.

Mit dem Erlöschen des entzündlichen Reizes dezimiert sich das Zellinfiltrat in
demselben Maße, wie die neugebildeten Fibrillen durch Kollagenisation hervortreten. Je nach Ausdehnung und Lage des Infiltrats bleibt durch die parallel zur
Oberfläche orientierten Faserzüge und die senkrecht dazu verlaufenden Gefäße
die neue Gewebsstruktur mehr oder weniger deutlich und lange als Narbe erkennbar. Sie wird auch funktionell, so gut es geht, in die Organstruktur aufgenommen als
Ersatz für den unter Erhaltung des Ganzen verlorengegangenen Teil.

3. Das granulomatöse Infiltrat

Wenn bei der Umgestaltung des entzündlich reagierenden Bindegewebes zum
Granulationsgewebe die Zellproliferation derart überwiegt, daß makroskopisch
und mikroskopisch eine geschwulstmäßige Note hervortritt, wird diesem Umstand
nomenklatorisch durch Verwendung der tumorkennzeichnenden Endung „om"
Rechnung getragen. Die Erfahrung hat gelehrt, daß die Granulombildung kein
zufälliges Produkt geweblicher Reaktion ist, sondern von bestimmten Voraussetzungen abhängt. Die erste liegt in der Natur des entzündlichen Reizes begründet, die zweite in der Reaktionsfähigkeit des Organismus selbst. Es ist aber in der
Regel so, daß die Natur des entzündlichen Reizes erst jene besondere Reaktionsfähigkeit hervorruft, so daß dem entzündlichen Reiz der Primat eingeräumt
werden muß.

Aus der Erkennung solcher Abhängigkeit wurde die Berechtigung abgeleitet,
beim Antreffen eines granulomatösen Infiltrats auf eine bestimmte Reizqualität
zu schließen, die in der Hauptsache durch eine relativ kleine Gruppe belebter
Erreger repräsentiert wird. Mit der Bezeichnung eines Granuloms, eines Infiltrats,
einer Entzündung als „spezifisch" wird diese Abhängigkeit zum Ausdruck
gebracht. In vielen Fällen wird so eine Krankheitsdiagnose gestellt, ohne daß je
ein Erregernachweis geführt wird oder gar zu führen wäre. Die Auffindung einer
spezifischen Granulomstruktur wird also auch für geeignet gehalten, um daraus
die infektiöse Entstehung einer Krankheit zu folgern, für die ein Erregernachweis
noch nicht oder nicht allgemein überzeugend gelungen ist. Hierzu gehören Lymphogranulomatose und Mycosis fungoides (s. ROULET, LETTERER, APLAS, SCHEID-
EGGER). Daß die Spezifität der Granulomstruktur nur eine relative ist, bedarf bei
der Relativität der meisten biologischen Gesetzmäßigkeiten keiner besonderen
Erwähnung.

Als Prototyp des Granuloms gilt der Tuberkel. Er kommt auch in der Haut in solitärer Form mit epitheloidzelligem Zentrum, lymphocytärem Saum und einzelnen eingestreuten Langhansschen Riesenzellen oder als Konglomerattuberkel vor. Nach den autoradiographischen Untersuchungen von Wolfart besitzt der Tuberkel die Fähigkeit, aus sich selbst heraus durch Zellteilung seiner spezifischen Elemente, der Epitheloidzellen, zu wachsen. Das in anderen Organen so häufige Schicksal der zentralen Verkäsung wird in der Haut viel seltener oder in nicht so ausgeprägter Form beobachtet. Möglicherweise ist dies eine Folge günstigerer Gefäßversorgung. In der Regel aber und im Vergleich zu anderen Granulomen ist der Tuberkel gefäßarm.

Aus anderer Ursache als der Infektion mit dem Mycobacterium tuberculosis entstandene Granulome können weitgehende Ähnlichkeit mit diesem Aufbau zeigen. Die Ähnlichkeit kann so groß sein, daß mit morphologischer Methodik eine Differenzierung unmöglich ist. Trotzdem kann hier aus Gründen terminologischer Exaktheit immer nur von *tuberkuloider* Struktur gesprochen werden, da der Tuberkel nicht nur seiner Morphe wegen, sondern auch seinem Wesen nach das Specificum der Tuberkulose ist. Dem steht auch nicht die Tatsache entgegen, daß unter experimentellen Bedingungen *abgetötete* Keime, ja selbst die aus den Mikroorganismen extrahierte Phosphatidsäure genügen, um regelrechte Tuberkel zu erzeugen (Roulet).

Die Entstehung des tuberkulösen Granuloms ist offensichtlich von einer besonderen *infektallergischen* Reaktionslage des Organismus abhängig, die mit der Tuberkulinreaktion zu erfassen ist. Diese Abhängigkeit ist aber nicht in der Weise zu verstehen, daß die granulomatöse Struktur an sich Ausdruck der Infektallergie ist; zur Granulombildung ist auch der normergische Organismus fähig, wenn eine spezielle Stoffverarbeitung geleistet werden muß. Im Falle der Tuberkulose wird aber der Organismus mit geänderter Reaktionsfähigkeit in die Lage versetzt, Tuberkelbakterien rascher abzutöten und abzubauen. Erst das damit anfallende Material ruft jene besondere granulomatöse Entzündung hervor, die nunmehr *indirekt* auf den Erreger und auf die infektallergische Situation des Organismus schließen läßt (Letterer 1951). Nach Roulet kommt es zur Granulombildung immer dann, wenn lebendes oder lebloses Material angeboten wird, das vom Gewebe *zerlegt* werden kann. Es entsteht dadurch eine viel kompliziertere Gewebsreaktion als auf das Angebot von unangreifbarem Material. Insofern also die Granulombildung Ausdruck einer besonderen Verdauungsleistung des Gewebes ist, läßt sie auf einen hohen Abwehrgrad gegen bestimmte Erreger schließen. Oft wird daher der Begriff der Spezifität mehr in diesem Sinne verstanden.

4. Das Ekzeminfiltrat

Bei dem Versuch, das Ekzeminfiltrat in die vorgenommene Gruppierung einzuordnen, ergeben sich Schwierigkeiten. Sie liegen allerdings weniger in der Analyse der Dynamik als in der Deutung der Morphe. Gedacht ist hierbei in erster Linie an das allergische Kontaktekzem, dem eine Sensibilisierung vorausgeht und bei dessen Auslösung eine Reaktion nach dem Prinzip der Antigen-Antikörperreaktion in Gang kommt. Auf die spezielle Problematik dieser Allergieform einzugehen, ist hier nicht der Platz. Es sollen lediglich einige allgemein-pathologische Aspekte zur Sprache kommen, wie sie sich bei morphologischer Betrachtungsweise ergeben. Sie werden in ihrer reinen Form zwar nur beim *akuten* allergischen Kontaktekzem offenbar, finden sich aber auch bei den chronischen Verläufen und den anderen Ekzemformen wieder. Es ist daher zu vermuten, daß diesem zugegebenermaßen uneinheitlichen Komplex eben doch ein einheitliches pathogenetisches

Prinzip zugrunde liegt. Zweifellos verbirgt sich hinter der bisher so trocken behandelten, weil im Grunde so wenig dramatischen Ekzemhistopathologie noch manches Problem.

Die gesonderte Behandlung des Ekzeminfiltrats wird aber nicht nur durch die überragende Stellung gerechtfertigt, die das Ekzem in der Dermatologie einnimmt. Es ist vielmehr der Unterschied in der formalen Genese gegenüber anderen Manifestationen allergischer Reaktionsmechanismen der Haut, der dazu herausfordert. Urticaria und Äquivalente der lokalen Anaphylaxie fügen sich viel leichter in die akut-entzündliche Phase ein, mögen sie in ihrem Ablauf auch eruptiver sein. Auch bei gewissen allergischen Exanthemen, die sich dem systematischen Ordnen noch widersetzen, scheint die Lösung mehr in der Erkennung der Dynamik zu liegen. Auf den infektallergischen Hintergrund der epitheloidzelligen Granulome wurde bereits hingewiesen. Näheres hierüber gehört in die speziellen Kapitel.

Die zugleich klassischen und hochmodernen Untersuchungen MIESCHERs (vgl. dieses Handbuch Bd. II/1, S. 1—112) haben ganz wesentlich den Weg bereitet, der zwar noch nicht zum vollen Verständnis des Ekzems, wohl aber zum Begreifen seiner Sonderstellung führt. Das Ekzeminfiltrat entwickelt sich innerhalb weniger Stunden auf Grund einer *Lymphocytendiapedese*. Die ganz überwiegend lymphocytäre Infiltratbildung in so kurzer Zeit kann nach dem heutigen Wissensstand über den Wachstums- und Lebensrhythmus der Lymphocyten nicht auf einer örtlichen Bildung beruhen (s. Lymphocytenabschnitt dieses Beitrags). An ihrer Herkunft aus dem strömenden Blut ist daher — zumindest in dieser Reaktionsphase — nicht mehr länger zu zweifeln. In diesem Sinne sprechen auch die Experimente von EPSTEIN und KLIGMAN mit Organkulturen und Autotransplantaten, in denen es nur bei intakter Gefäßarchitektur zur Infiltratbildung kam. Die Lymphocyten folgen einer offensichtlichen, wenn auch noch nicht definierbaren und bewiesenen *Lymphotaxis*, auf Grund derer sie die Gefäßbahn verlassen und in die Epidermis einströmen (Abb. 20) (s. auch MIESCHER 1961, BANDMANN, MACHER). Es kann aber auch zur Entwicklung betont cutaner Reaktionsbilder wie bei der Tuberkulinreaktion kommen.

Der Lymphocytendiapedese geht eine verstärkte Liquordiapedese voraus, die sich in einer Ödematisation des Papillarkörpers, einer Auflockerung der Basalmembran und einer Erweiterung der Intercellularspalten der Epidermis äußert. Somit entspricht der in der Regel milden Akuität der klinischen Erscheinungen eine ebensolche vasculäre Symptomatik. Beim Übergang in das chronisch-entzündliche Stadium kommt es dann zur gleichen Mesenchymaktivierung wie bei jeder banalen Hautentzündung.

Das Besondere liegt zweifellos in der frühzeitigen und nahezu elektiven Emigration von Lymphocyten, welche man nach den Regeln der Entzündungslehre erst in späteren Reaktionsphasen zu sehen gewohnt ist. Die Zunahme unserer Kenntnisse über die Lymphocytenfunktionen wird dies vermutlich schon bald selbstverständlicher erscheinen lassen, als es jetzt noch ist. Bis heute wissen wir nur, daß die Lymphocyten beim allergischen Kontaktekzem Träger und Überträger des Antikörperprinzips sind. MIESCHER (1961) drückt aber bereits die Möglichkeit aus, daß sie über diese bloße Transportfunktion hinaus auch die *Reaktions*partner des Antigens im Gewebe sind. Das würde sie von den Plasmazellen, die bei den Frühreaktionsallergien den Antikörper lediglich bilden, dem Wesen nach unterscheiden. Sie wären damit quasi selbst der Antikörper.

Die Antigen-Antikörper-Reaktion scheint in der Epidermis abzulaufen und in der *basalen lymphocytären Spongiose* (MIESCHER) ihren morphologischen Ausdruck zu finden. MIESCHER sieht in diesem immer wiederkehrenden mikroskopischen Frühsymptom (s. auch BANDMANN) ein Indiz, keinen Beweis für die ekzemallergische Genese. Ob er mit dieser Formulierung zu zurückhaltend war, wird die Zukunft zeigen. LETTERER (1961) möchte dagegen einem solchen „Querschnittsbild" nicht einmal die Bedeutung eines Indiz zuerkennen, sondern lediglich dem „Längsschnittbild", d.h. dem Überblick über die gesamte Dynamik vertrauen. Das Allergische ist nach seiner Auffassung nicht aus der Morphe, sondern immer nur aus der Dynamik zu erkennen.

Gilt das aber nicht im Grunde für jedes betont dynamisch ablaufende Krankheitsgeschehen und damit für die Entzündung überhaupt? Es gibt nicht ein

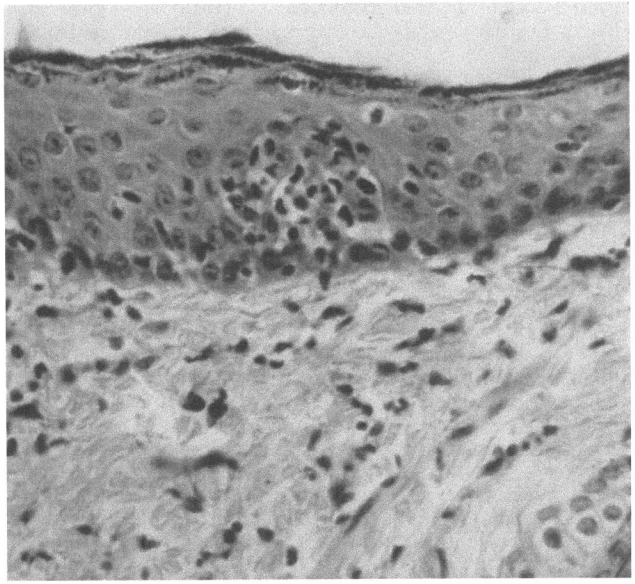

Abb. 20. Lymphocyteninfiltrat der Meerschweinchenhaut, 8 Std nach experimenteller Auslösung eines allergischen Kontaktekzems auf DNCB. In der Epidermis hat sich die charakteristische herdförmige lymphocytäre Spongiose formiert. HE, Vergrößerung 320:1

einziges Kriterium der Entzündung, das für sich allein ihre Erkennung erlaubte. Erst die genaue (in einem Jahrhundert erarbeitete) Kenntnis ihres Ablaufs gestattet heute die richtige Deutung eines momentanen Querschnittsbildes und gibt ihm Aussagewert. Die Entzündung als Gesamtleistung des Gewebes zu verstehen, ist ein besonderes Anliegen LETTERERs. In gleicher Weise ist auch die Ekzemreaktion aufzufassen. Ihr liegt eine Reaktion sämtlicher Hautgewebsbestandteile zugrunde; das gefäßführende Bindegewebe samt Nerven sowie die Epidermis sind daran beteiligt. Ob das primum movens im „Parenchym" oder im „Interstitium" liegt, wissen wir noch nicht. Die Symptomatik ist jedenfalls entzündlich, der Mechanismus allergisch. Es hat den Anschein, als habe sich auch für die Ekzemallergie die Beobachtung inzwischen so geschärft, daß neben den schon anerkannten klinisch-morphologischen Kriterien nunmehr auch solche im mikroskopischen Bereich von hohem Aussagewert erkannt werden konnten. Den Fortschritt muß nun die Aufklärung der Lymphocytenfunktionen bringen.

Literatur

AKAZAKI, K., M. KOZIMA, H. HASEGAWA, J. MURATA, K. UEGANE u. E. KODA: Über die Natur der Epitheloidzellen und der Typhuszellen. Beitr. path. Anat. (Jena) **116**, 200 (1956). — ALBERTINI, A. v.: Zur Morphologie der terminalen Strombahn im Granulationsgewebe. Schweiz. Z. allg. Path. **22**, 285 (1959). — ALBRITTON, E. C.: Standard values in blood. A. F.

Technical Report No 6039. Dayton 1951 (zit. bei Ehrich 1956). — Algire, G. H.: Persönliche Mitteilung (zit. bei Brecher, v. Foerster u. Cronkite). — Allgöwer, M.: Über die Wirkung von Heparin, polyanetholsulfosaurem Natrium (Liquoid Roche) und tribasischem Natriumcitrat auf menschliche Leukocyten in vitro. Schweiz. med. Wschr. **77**, 40 (1947). — Altmann, H.-W.: Über das Cytozentrum in Epitheloid- und Riesenzellen. Berl. Med. **11**, 27 (1960). — Amann, R.: Zur Physiologie und Biochemie der Mastzellen. Arch. klin. exp. Derm. **213**, 565 (1961). — Aplas, V.: Tierexperimentelle Untersuchungen zur Virusätiologie der Mycosis fungoides. Arch. klin. exp. Derm. **205**, 272 (1958). — Über das Wesen der Sternberg-Reedschen Riesenzelle bei der Hodgkinschen Krankheit. Arch. klin. exp. Derm. **207**, 244 (1958). — Aschoff, L.: Das reticulo-endotheliale System. Ergebn. inn. Med. Kinderheilk. **26**, 1 (1924). — Die Monocytenfrage vom anatomischen Standpunkt, besonders ihre Beziehung zum RES. Med. Welt (Berl.) **12**, 78 (1938). — Aschoff, L., u. K. Kiyono: Zur Frage der großen Mononucleären. Folia haemat. (Lpz.) **15**, 383 (1913). — Ayres, W. W., and W. M. Silliphant: Charcot-Leyden crystals in eosinophilic granulome of bone. Amer. J. clin. Path. **30**, 323 (1958).

Bandmann, H.-J.: Beitrag zur Histopathologie allergischer epicutaner Testreaktionen. Hautarzt **11**, 258, 310, 355, 393 (1960). — Bargmann, W., u. A. Knoop: Über das elektronenmikroskopische Bild des eosinophilen Granulocyten. Z. Zellforsch. **44**, 282, 692 (1956). — Bassermann, F. J.: Isolierung lebender Riesenzellen aus menschlichem Lungengewebe. Tuberk.-Arzt **14**, 84 (1960). — Zum Problem der Bildung von Riesenzellen in der menschlichen Lunge. Acta tuberc. scand. **38**, 267 (1960). — Untersuchungen an isolierten, lebenden oder lebendfixierten tuberkulösen menschlichen Riesenzellen vom Langhans-Typ. Beitr. Klin. Tuberk. **123**, 294 (1961). — Becker, Hj., Y. Kudo, H. Argenton u. H. Fischer: Cytologische Untersuchungen bei der lokalen Entzündung. Folia haemat. (Frankfurt) N.F. **5**, 91 (1961). — Bennett, H. St.: The concepts of membrane flow and membrane vesiculation as mechanisms for active transport and ion pumping. J. biophys. biochem. Cytol. **2**, Suppl. 99 (1956). — Bernhard, W., et R. Leplus: La méthode des coupes ultrafines et son application à l'étude de l'ultrastructure des cellules sanguines. Schweiz. med. Wschr. **85**, 897 (1955). — Bjørneboe, M., H. Gormsen and F. Lundquist: Further experimental studies on the role of the plasma cells as antibody producers. J. Immunol. **55**, 121 (1947). — Bloom, W.: Mammalian lymph in tissue culture. From lymphocyte to fibroblast. Arch. exp. Zellforsch. **5**, 269 (1928). — Ergebnisse der Züchtungsversuche von Blut und blutbildenden Organen. In: Handbuch der allgemeinen Hämatologie, Bd. I/2, S. 1179. Berlin u. Wien: Urban & Schwarzenberg 1933. — Bock, H. E.: Agranulocytose. Vorträge aus der praktischen Medizin, H. 18. Stuttgart: Ferdinand Enke 1946. — Braun-Falco, O.: Morphologische und pharmakologische Untersuchungen zur Frage der Histaminabgabe durch Mastzellen. Arch. Derm. Syph. (Berl.) **199**, 197 (1955). — Braunsteiner, H.: Mastzellen und basophile Leukozyten. In: H. Braunsteiner, Physiologie und Physiopathologie der weißen Blutzellen, S. 49. Stuttgart: Georg Thieme 1959. — Die Lymphozyten. In: H. Braunsteiner, Physiologie und Physiopathologie der weißen Blutzellen, S. 67. Stuttgart: Georg Thieme 1959. — Die Plasmazelle. In: H. Braunsteiner, Physiologie und Physiopathologie der weißen Blutzellen, S. 284. Stuttgart: Georg Thieme 1959. — Braunsteiner, H., M. Eibl u. F. Pakesch: Elektronenmikroskopische Beobachtungen über Bakterienphagocytose durch Makrophagen. Wien. Z. inn. Med. **41**, 373 (1960). — Braunsteiner, H., K. Fellinger and F. Pakesch: Demonstration of a cytoplasmic structure in plasma cells. Blood **8**, 916 (1953). — Braunsteiner, H., R. Höfer u. S. Sailer: Der Lymphocyt. Dtsch. med. Wschr. **86**, 721, 725, 737 (1961). — Braunsteiner, H., J. Pärtan and N. Thumb: Studies on lymphocytic functions. Blood **13**, 417 (1958). — Braunsteiner, H., u. F. Pakesch: Elektronenmikroskopische Untersuchungen der Granula menschlicher Leukozyten. Acta haemat. (Basel) **17**, 136 (1957). — Braunsteiner, H., u. S. Sailer: Über Veränderungen der Lymphozytengröße bei primär chronischer Polyarthritis und ihre Beeinflussung durch Cortison. Wien. Z. inn. Med. **40**, 1 (1959). — Brecher, G., H. v. Foerster u. E. P. Cronkite: Produktion, Ausreifung und Lebensdauer der Leukozyten. In: H. Braunsteiner, Physiologie und Physiopathologie der weißen Blutzellen, S. 188. Stuttgart: Georg Thieme 1959. — Brücher, H.: Die Monozyten. In: H. Braunsteiner, Physiologie und Physiopathologie der weißen Blutzellen, S. 96. Stuttgart: Georg Thieme 1959. — Bruyn, P. P. H. de: The motion of the migrating cells in tissue cultures of lymph nodes. Anat. Rec. **93**, 295 (1945). — Büchner, F.: Allgemeine Pathologie, 4. Aufl. München u. Berlin: Urban & Schwarzenberg 1962. — Burkhardt, L.: „Der bevorstehende Umbruch in der Entzündungslehre." Med. Klin. **56**, 1182 (1961). — Burnet, F. M.: The clonal selection theory of acquired immunity. Cambridge University Press 1959. — Busse-Grawitz, P.: Experimentelle Grundlagen einer modernen Pathologie. Basel: Benno Schwabe & Co. 1946. — Der bevorstehende Umbruch in der Entzündungslehre: ein Wendepunkt in der Medizin. Med. Klin. **55**, 2141 (1960).

Caesar, R.: Die Feinstruktur von Milz und Leber bei experimenteller Amyloidose. Z. Zellforsch. **52**, 653 (1960). — Castrén, H.: Studien über die Struktur der Fibroblasten,

Epitheloidzellen und Riesenzellen des tuberkulösen Gewebes beim Menschen. Arb. path. Inst. Helsingfors, N. F. **3**, 191 (1925). — COHN, Z. H., and J. G. HIRSCH: The isolation and properties of the specific cytoplasmic granules of rabbit polymorphonuclear leucocytes. J. exp. Med. **112**, 983 (1960). — COONS, A. H.: The cytology of antibody formation. J. cell. comp. Physiol. **52**, Suppl. 1, 55 (1958).

DITTRICH, H.: Grundlegende Funktionen der neutrophilen Granulozyten. In: H. BRAUN-STEINER, Physiologie und Physiopathologie der weißen Blutzellen, S. 121. Stuttgart: Georg Thieme 1959. — DOERR, W.: Die Pathologie Rudolf Virchows und die Medizin unserer Zeit. Dtsch. med. Wschr. **83**, 370 (1958).

EHRICH, W. E.: Die Leukozyten und ihre Entstehung. Ergebn. allg. Path. path. Anat. **29**, 1 (1934). — Das Zusammenspiel der Leukozyten und seine Störungen. Dtsch. med. Wschr. **61**, 458 (1935). — Die zellulären Bildungsstätten der Antikörper. Klin. Wschr. **33**, 315 (1955). — Die Entzündung. In: Handbuch der allgemeinen Pathologie, Bd. VII/1, S. 1. Berlin-Göttingen-Heidelberg: Springer 1956. — Eigenschaften und Bildung humoraler und zellständiger Antikörper. Arch. klin. exp. Derm. **213**, 313 (1961). — EPPINGER, H.: Die Permeabilitäts-pathologie als die Lehre vom Krankheitsbeginn. Wien: Springer 1949. — EPSTEIN, W. L., and A. M. KLIGMAN: Some factors affecting the reaction of allergic contact dermatitis. J. invest. Derm. **33**, 231 (1959). — EVERETT, N. B., W. O. REINHARDT and J. M. YOFFEY: The appearance of labeled cells in the thoracic duct lymph of the guinea pig after the administration of tritiated thymidine. Blood **15**, 82 (1960).

FASSKE, E.: Über die Herkunft der Entzündungszellen. Med. Klin. **56**, 1313 (1961). — FLEMMING, W.: Studien über Regeneration der Gewebe. Arch. mikr. Anat. **24**, 50 (1885). — FLOREY, H. W., and L. H. GRANT: Leucocyte migration from small blood vessels stimulated with ultraviolet light: An electron-microscope study. J. Path. Bact. **82**, 13 (1961). — FREDRICKS, R. E., and W. C. MOLONEY: The basophile granulocyte. Blood **14**, 571 (1959).

GEDIGK, P.: Zur Histochemie des Zentralapparates der Zelle. Virchows Arch. path. Anat. **325**, 366 (1954). — GEDIGK, P., u. E. BONTKE: Über die Enzymaktivität im Fremdkörper-granulationsgewebe. Virchows Arch. path. Anat. **330**, 538 (1957). — GEDIGK, P., u. R. GROSS: Zytochemie. In: R. GROSS, Die eosinophilen Leukozyten, s. R. GROSS. — GODLOWSKI, Z. Z.: Encymatic concept of anaphylaxis and allergy. Edinburgh 1953 (zit. bei GROSS 1959). — GOODMAN, J. R., E. B. REILLY and R. E. MOORE: Electron microscopy of formed elements of normal human blood. Blood **12**, 428 (1957). — GRÄFF, S.: Pathologisch-anatomische Beiträge zur Pathogenese des Typhus abdominalis (Eberth). Dtsch. Arch. klin. Med. **125**, 352 (1918). — GRANBOULAN, N.: Étude au microscope électronique des cellules de la lignée lymphocytaire normale. Rev. Hémat. **15**, 52 (1960). — GREY, C. E., and J. J. BIESELE: Thin-section electron microscopy of circulating white blood cells. Rev. Hémat. **10**, 283 (1955). — GROSS, R.: Die eosinophilen Leukozyten. In: H. BRAUNSTEINER, Physiologie und Physiopathologie der weißen Blutzellen, S. 1. Stuttgart: Georg Thieme 1959. — GRUMBACH, A.: Biologische Daten zur Entzündung. Schweiz. med. Wschr. **90**, 237 (1960). — GRUND-MANN, E.: Die Bildung der Lymphozyten und Plasmazellen im lymphatischen Gewebe der Ratte. Beitr. path. Anat. **119**, 217 (1958). — Experimentelle Untersuchungen über die funktionelle Cytomorphologie der lymphatischen Strukturen bei Entzündung sowie unter Cortison und DOCA. Beitr. path. Anat. **119**, 377 (1958). — Über die Unterscheidung von zwei Lymphozytentypen im Phasenkontrastmikroskop. Virchows Arch. path. Anat. **332**, 17 (1959). — Der morphologische Nachweis von zwei Lymphozytensystemen beim Menschen. Klin. Wschr. **37**, 941 (1959). — Neuere Befunde über Entstehung und Bedeutung der Lymphozyten. Dtsch. med. Wschr. **85**, 741 (1960). — GUSEK, W.: Die Feinstruktur der einkernigen Makrophagen und der mehrkernigen Riesenzellen im Fremdkörpergranulationsgewebe. Frankfurt. Z. Path. **69**, 429 (1958). — Über die Ultrastruktur und Natur der Epitheloidzellen. Frankfurt. Z. Path. **69**, 685 (1959). — Neuere Erkenntnisse zur Morphologie der örtlichen Entzündung. Med. Welt (Berl.) **1960**, 2665, 2659. — Granulierte Fibrozyten und „pseudoeosinophile Leukozyten" im faserbildenden Granulom. Verh. dtsch. Ges. Path. **44**, 326 (1960). — Elektronen-optische Untersuchungen über die Ultrastruktur von Mastzellen. Arch. klin. exp. Derm. **213**, 573 (1961). — Submikroskopische Untersuchungen zur Feinstruktur aktiver Bindegewebszellen. Stuttgart: Gustav Fischer 1962. — GUSEK, W., u. P. NAUMANN: Elektronenoptische Untersuchungen am tuberkulösen Granulationsgewebe. Verh. dtsch. Ges. Path. **43**, 254 (1959).

HAMPERL, H.: Zur Histologie der Boeckschen Krankheit. Med. Welt (Berl.) **14**, 702 (1940). — Zur Frage der Sekretion der Plasmazellen. Klin. Wschr. **40**, 1 (1962). — HEIDEN-HAIN, M.: Über die Microcentren mehrkerniger Riesenzellen sowie über die Centralkörperfrage im Allgemeinen. Morph. Arb. (Jena) **7**, 225 (1897). — HEILMEYER, L., u. H. BEGEMANN: Blut und Blutkrankheiten. In: Handbuch der inneren Medizin, Bd. II. Berlin-Göttingen-Heidelberg: Springer 1951. — HEILMEYER, L., u. H. J. KÄHLER: Die Entzündung und ihre Steuerung. Basel und Stuttgart: Benno Schwabe & Co. 1962. — HERXHEIMER, G., u. W. ROTH: Zur feineren Struktur und Genese der Epitheloidzellen und Riesenzellen des Tuberkels. Beitr. path. Anat. **61**, 1 (1916). — HERZOG, G.: Experimentelle Untersuchungen über die Einheilung von

Fremdkörpern. Beitr. path. Anat. **61**, 325 (1916). — HIBBS, R. G., G. E. BURCH and J. H. PHILLIPS: Electron-microscopic observations on the human mast cell. Amer. Heart J. **60**, 121 (1960). — HIRSCH, J. G., and Z. A. COHN: Degranulation of polymorphonuclear leucocytes following phagocytosis of microorganisms. J. exp. Med. **112**, 1005 (1960). — HUECK, W.: Morphologische Pathologie, S. 207. Leipzig: Georg Thieme 1937. — HUG, H.: Über die Einschlüsse in den Langhansschen Riesenzellen, ihre Beziehungen zur produktiven Tuberkulose und ihre genetischen Zusammenhänge. Schweiz. Z. allg. Path. **18**, 223 (1955).

ITO, T., T. TAKAHASHI u. Y. MIZUTANI: Über den Golgiapparat der Plasmazelle, mit besonderer Berücksichtigung auf das Wesen des hellen Hofes derselben. Okajimas Folia anat. jap. **16**, 303 (1938). — IZAK, G., A. DE VRIES and CL. GALEWSKI: Studies on lipophagocytosis. I. Lipophagocytosis by human white blood cells in vitro and in vivo. J. Lab. clin. Med. **55**, 564 (1960).

JORPES, J. E., H. HOLMGREN u. O. WILANDER: Über das Vorkommen von Heparin in den Gefäßwänden und in den Augen. Z. mikr.-anat. Forsch. **42**, 279 (1937). — JUHLIN, L., and W. B. SHELLEY: Role of mast cells and basophil in cold urticaria with associated systemic reactions. J. Amer. med. Ass. **177**, 371 (1961).

KAGEYAMA, R.: Die Beziehungen zwischen dem Nährmedium und der Riesenzellenbildung in Suspensionskulturen von Zellen des Fibroblastenstammes L. Z. Zellforsch. **51**, 725 (1960). — KALKOFF, K. W., u. E. MACHER: Über Riesenzentrosphären und intra- sowie extracelluläre Einschlüsse in ihrer Bedeutung für den Morbus Boeck. Hautarzt **5**, 481 (1954). — KARRER, H. E., and J. COX: Electron microscopic study of the phagocytosis process in lung. J. biophys. biochem. Cytol. **7**, 357 (1960). — KIYONO, K.: Die vitale Karminspeicherung. Ein Beitrag zur Lehre von der vitalen Färbung mit besonderer Berücksichtigung der Zelldifferenzierung im entzündeten Gewebe. Jena: Gustav Fischer 1914. — Zur Frage der histiozytären Blutzellen. Folia haemat. (Lpz.) **18**, 149 (1914). — KOJIMA, M., M. TAKAGAKI, T. WATANUKI, M. OGATA, M. KURODA and S. OOTA: Cytological studies on inflammation, especially with reference to the origin of so-called round cells in inflammatory foci. Tohoku J. exp. Med. **68**, 207 (1958). — KOSZEWSKI, B. J., C. W. EMERICK and D. R. DIENS: Studies of phagocytic activity of lymphocytes. III. Phagocytosis of intravenious india ink in human subjects. Blood **12**, 559 (1957).

LANDSTEINER, K., and M. W. CHASE: Experiments on transfer of cutaneous sensitivity to simple compounds. Proc. Soc. exp. Biol. (N.Y.) **49**, 688 (1942). — LANGHANS, TH.: Über Riesenzellen mit wandständigen Kernen in Tuberkeln und die fibröse Form des Tuberkels. Virchows Arch. path. Anat. **42**, 382 (1868). — LAWRENCE, H. S.: The transfer of hypersensitivity of the delayed type in man. In: H. S. LAWRENCE, Cellular and humoral aspects of the hypersensitive states, S. 279. New York: Hoeber-Harper 1959. — LENNERT, K.: Über die Erkennung von Keimzentrumzellen im Lymphknotenausstrich. Klin. Wschr. **35**, 1130 (1957). — Lymphknoten. Diagnostik in Schnitt und Ausstrich. A. Cytologie und Lymphadenitis. In: Handbuch der speziellen pathologischen Anatomie und Histologie, Bd. I/3/A. Berlin-Göttingen-Heidelberg: Springer 1961. — Zur pathologischen Anatomie der ,,Mastocytosen", mit einigen Bemerkungen zur Cytochemie der Mastzellen. Arch. klin. exp. Derm. **213**, 606 (1961). — LENNERT, K., K. LENNERT u. J. C. F. SCHUBERT: Zur Histochemie der Gewebsmastzelle im menschlichen Lymphknoten. Frankfurt. Z. Path. **69**, 591 (1959). — LENNERT, K., u. W. REMMELE: Karyometrische Untersuchungen an Lymphknotenzellen des Menschen. I. Germinoblasten, Lymphoblasten und Lymphozyten. Acta haemat. (Basel) **19**, 99 (1958). — Karyometrische Untersuchungen an Lymphknotenzellen des Menschen. III. Basophile Stammzellen, Plasmazellen und Gewebsmastzellen. Acta haemat. (Basel) **21**, 139 (1959). — LETTERER, E.: Allgemeine Pathologie der Tuberkulose. In: H. DEIST u. H. KRAUSS, Die Tuberkulose, ihre Erkennung und Behandlung. Stuttgart: Ferdinand Enke 1951. — Über normergische und hyperergische Entzündung. Dtsch. med. Wschr. **78**, 759 (1953). — Die allergisch-hyperergische Entzündung. In: Handbuch der allgemeinen Pathologie, Bd. VII/1, S. 497. Berlin-Göttingen-Heidelberg: Springer 1956. — Der Entzündungsbegriff im Licht alter Erkenntnis und neuer Ergebnisse. Regensburg. Jb. ärztl. Fortbild. **7**, 1 (1958). — Allgemeine Pathologie. Stuttgart: Georg Thieme 1959. — Abgrenzung des allergischen und toxischen Geschehens in morphologischer und funktioneller Sicht. Arch. klin. exp. Derm. **213**, 277 (1961). — LINDNER, J.: Die Mastzelle. Arch. klin. exp. Derm. **213**, 588 (1961). — LINZBACH, A. J.: Über die Entstehung der Riesenzellen und ihrer Einschlüsse in epitheloidzelligen Granulomen. Verh. dtsch. Ges. Path. **38**, 187 (1955). — Quantitative Biologie und Morphologie des Wachstums einschließlich Hypertrophie und Riesenzellen. In: Handbuch der allgemeinen Pathologie, Bd. VI/1, S. 180. Berlin-Göttingen-Heidelberg: Springer 1955.

MACHER, E.: Über Asteroide beim Lupus vulgaris. Dermatologica (Basel) **111**, 93 (1955). — Tierexperimentelle Studien zur Pathogenese des allergischen Kontaktekzems. Habil.-Schr. Marburg a. d. Lahn 1958. — MARCHAND, F.: Die örtlichen reaktiven Vorgänge. (Lehre von der Entzündung.) In: Handbuch der allgemeinen Pathologie, Bd. IV/1, S. 78. Leipzig: S. Hirzel 1924. — MASSHOFF, W., W. GRAUER u. H. HELLMANN: Experimentelle Untersuchungen über Transsudat und Exsudat. Virchows Arch. path. Anat. **317**, 114 (1949). —

Maximow, A.: Cultures of blood leucocytes. From lymphocyte and monocyte to connective tissue. Arch. exp. Zellforsch. 5, 169 (1928). — McCutcheon, M., W. B. Wartman and H. M. Dixon: Chemotropism of leucocytes in vitro. Arch. Path. 17, 607 (1934). — McGregor, D. D., J. W. Steiner and H. Z. Movat: Plasma cell maturation in arthus lesions of lymphocyte-depleted rabbits. Arch. Path. 70, 592 (1960). — Metschnikoff, E.: Über die phagocytäre Rolle der Tuberkelriesenzellen. Virchows Arch. path. Anat. 113, 63 (1888). — Bericht über die im Laufe des letzten Dezenniums erlangten Fortschritte in der Lehre über die Immunität bei Infektionskrankheiten, mit besonderer Berücksichtigung der Zellenlehre. Ergebn. allg. Path. path. Anat. 11 (1), 645 (1906). — Michels, N. A.: The mast cells. In: Handbook of Hematology, vol. 1, S. 232. New York: Hoeber 1938. — Miescher, G.: Abgrenzung des allergischen und toxischen Geschehens in morphologischer und funktioneller Sicht. Arch. klin. exp. Derm. 213, 297 (1961). — Ekzem. Histopathologie, Morphologie, Nosologie. In: Handbuch der Haut- und Geschlechtskrankheiten, Ergänzungswerk, Bd. II/1, S. 1. Berlin-Göttingen-Heidelberg: Springer 1962. — Möllendorf, W. v., u. M. v. Möllendorf: Das Fibrozytennetz im lockeren Bindegewebe; seine Wandlungsfähigkeit und Anteilnahme am Stoffwechsel. Z. Zellforsch. 3, 502 (1926). — Movat, H. Z., and D. R. Wilson: The fine structure of plasma cells in relation to their function. Canad. med. Ass. J. 81, 154 (1959).

Naegeli, O.: Blutkrankheiten und Blutdiagnostik. Berlin: Springer 1931. — Niebauer, G.: Der gegenwärtige Stand der Mastzellforschung. Klin. Wschr. 38, 673 (1960). — Die Bedeutung der Mastzellen innerhalb des neurovegetativen Systems. Arch. klin. exp. Derm. 213, 556 (1961). — Niebauer, G., u. A. Wiedmann: Zur Histochemie des neurovegetativen Systems der Haut. Acta neuroveg. (Wien) 18, 280 (1958). — Nossal, G. J. V.: Antibody production by single cells. Brit. J. exp. Path. 39, 544 (1958). — Antibody production by single cells. II. The difference between primary and secondary response. Brit. J. exp. Path. 40, 118 (1959). — Antibody production by single cells. III. The histology of antibody production. Brit. J. exp. Path. 40, 301 (1959).

Osgood, E. E.: Number and distribution of human hemic cells. Blood 9, 1141 (1954). — Tissue culture in the study of leucocytic function. Ann. N.Y. Acad. Sci. 59, 806 (1955). — Osgood, E. E., and M. L. Krippaehne: The gradient tissue culture method. Exp. Cell Res. 9, 116 (1955). — Ottesen, J.: On the age of human white cells in peripheral blood. Acta physiol. scand. 32, 75 (1954).

Pappenheim, A.: Zit. bei Heilmeyer u. Begemann 1951. — Pease, D. C.: Marrow cells seen with the electron microscope after ultrathin sectioning. Rev. Hémat. 10, 300 (1955). — An electron microscopic study of red bone marrow. Blood 11, 501 (1956). — Philipsborn, E. v.: Untersuchungen über die amöboiden Bewegungen der Leukozyten gesunder und kranker Menschen im Quarzdeckglaspräparat. (Geschwindigkeitsmessungen mit Hilfe eines Netzmikrometers.) Dtsch. Arch. klin. Med. 160, 323 (1928). — Policard, A., A. Collet et S. Prégermain: Étude au microscope électronique des modifications infrastructurales présentées par les polynucléaires neutrophiles dans des foyers inflammatoires aseptiques. Rev. Hémat. 14, 97 (1959). — Les cellules basophiles et eosinophiles du sang et des tissus chez le rat. Étude au microscope électronique. Rev. Hémat. 14, 278 (1959).

Rebuck, J. W., and J. H. Crowley: A method of studying leukocytic functions in vivo. Ann. N. Y. Acad. Sci. 59, 757 (1955). — Remy, D.: Die Physiologie der Mastzellen. Arch. klin. exp. Derm. 213, 545 (1961). — Ricker, G.: Die Pathologie als Naturwissenschaft. Berlin: Springer 1924. — Riley, J. F.: The mast cells, S. 182. Edinburgh and London: E. & S. Livingstone 1959. — Riley, J. F., and G. B. West: Histamine in tissue mast cells. J. Physiol. (Lond.) 117, 72 P (1952). — The presence of histamine in tissue mast cells. J. Physiol. (Lond.) 120, 528 (1953). — Tissue mast cells. Studies with a histamine-liberator of low toxicity (compound 48/80). J. Path. Bact. 69, 269 (1955). — Rössle, R.: Referat über Entzündung. Verh. dtsch. Ges. Path. 19, 18 (1923). — Über die serösen Entzündungen der Organe. Virchows Arch. path. Anat. 311, 252 (1944). — Richtlinien zum Referat Rössle: Seröse Entzündung. Zbl. allg. Path. path. Anat. 83, 51 (1945). — Rohr, K.: Das menschliche Knochenmark, S. 56. Stuttgart: Georg Thieme 1960. — Roulet, F. C.: Die infektiösen „spezifischen" Granulome. In: Handbuch der allgemeinen Pathologie, Bd. VII/1, S. 325. Berlin-Göttingen-Heidelberg: Springer 1956.

Sakudara, H.: Differentiation of eosinophil and pseudo-eosinophil cells by means of peroxidase-reaction (copper method) on the smear and in the counting chamber. Tohoku J. exp. Med. 11, 1 (1928). — Sbarra, A. J., W. A. Bardawill, W. Shirley and R. F. Gilfillan: Degranulation of guinea pig leucocytes accompanying phagocytosis. Exp. Cell. Res. 24, 609 (1961). — Schade, H.: Die Molekularpathologie der Entzündung. Dresden: Theodor Steinkopff 1935. — Schaumann, J.: Recherches sur le lupus pernio et ses relations avec les sarcoïdes cutanées et sous-cutanées. Nord. med. Ark. 49, pt. 2, 81 (1916/17). — On the nature of certain peculiar corpuscles present in tissue of lymphogranulomatosis benigna. Acta med. scand. 106, 239 (1941). — Scheidegger, S.: Zur Frage des spezifischen Granuloms. Path. et Microbiol.

(Basel) 23, 449 (1960). — SCHILLING, V.: Klinik der Retikuloendotheliosen und Monocytosen. Z. ges. inn. Med. 5, 506 (1950). — Periodisch-rezidivierende Neutropenie mit Monocytose. II. Haematologie der periodischen Neutropenie; ihre Bedeutung für die Monocytogenese und den Trialismus der Monocyten. Folia haemat. (Lpz.) 71, 1 (1953). — SCHUERMANN, R.: Sobre el origen extramedular de leucocitos. Rev. lat.-amer. Anat. pat. 2, 21 (1958). — SCHULZ, L.-CL.: Elektronenmikroskopische Untersuchungen zur extramedullären Genese eosinophiler Leukozyten im Endometrium des Rindes und der Maus. Verh. dtsch. Ges. Path. 44, 331 (1960). — SELYE, H.: Das allgemeine Adaptations-Syndrom (G.A.S.) und die Adaptations-krankheiten. Med. Welt (Berl.) 20, 1, 46, 81 (1951). — Einführung in die Lehre vom Adapta-tionssyndrom. Stuttgart: Georg Thieme 1953. — SHOJI, K.: Differentiation of eosinophil and pseudo-eosinophil leukocytes in rabbit blood by use of the oxydase-reaction. (Smear method and counting chamber method.) Tohoku J. exp. Med. 11, 6 (1928). — STACH, W.: Morphologische Beziehungen zwischen Mastzellen und vegetativer Endformation. Z. mikr.-anat. Forsch. 67, 257 (1961). — STOECKENIUS, W.: Zur Feinstruktur der Granula mensch-licher Gewebsmastzellen. Exp. Cell Res. 11, 656 (1956). — Weitere Untersuchungen am lymphatischen Gewebe. Verh. dtsch. Ges. Path. 41, 304 (1957). — Golgi-Apparat und Centriol menschlicher Plasmazellen. Frankfurt. Z. Path. 68, 404 (1957/58).

TEILUM, G.: The nature of the double-contoured and striated intracellular bodies in sar-coidosis (Boeck-Schaumann). Amer. J. Path. 25, 85 (1949). — TISCHENDORF, W.: Klinische Beiträge zur Monocytenabstammung und Unterscheidung dreier Blutmonocytentypen. Dtsch. med. Wschr. 72, 123 (1947). — TONUTTI, E.: Die Umbauvorgänge in den Transforma-tionsfeldern der Nebennierenrinde als Grundlage der Beurteilung der Nebennierenrindenarbeit. Z. mikr.-anat. Forsch. 52, 32 (1942). — Experimentelle Analyse toxinbedingter Gewebs- und Organschäden. Verh. dtsch. Ges. inn. Med. 55, 630 (1949). — Das System Hypophyse-Nebennierenrinde beim infektiös-toxischen Geschehen. Neue med. Welt 1, 111 (1950).

UNDRITZ, E.: Les cellules sanguines de l'homme et dans la série animale. Schweiz. med. Wschr. 76, 88 (1946). — UNNA, P. G.: Über Plasmazellen, insbesondere beim Lupus. Mh. prakt. Derm. 12, 296 (1891). — Die Histopathologie der Hautkrankheiten. In: J. ORTH, Lehrbuch der speziellen pathologischen Anatomie. Berlin: August Hirschwald 1894.

VIRCHOW, R.: Die histologischen Elemente, namentlich die Nerven in Adhäsionen. Verh. phys.-med. Ges. Würzb. 1, 141 (1850). — Cellularpathologie, 4. Aufl. Berlin: August Hirsch-wald 1871.

WAKABAYASHI, T.: Über feinere Struktur der tuberkulösen Riesenzellen. Virchows Arch. path. Anat. 204, 421 (1911). — WAGNER, B. M., and W. E. EHRICH: Adenosinase, adenase and xanthine oxydase of lymphoid tissue. Fed. Proc. 9, 347 (1950). — WAGNER, E.: Die Tuber-culose der Leber. Arch. Heilk. 2, 33 (1861). — WALLGREN, A.: Beitrag zur Kenntnis der Pathogenese und Histologie der experimentellen Lebertuberkulose. Zbl. allg. Path. path. Anat. 19, 497 (1908). — Beitrag zur Kenntnis der Pathogenese und Histologie der experi-mentellen Lebertuberkulose. Arb. path. Inst. Helsingfors 3, 139 (1911). — WEIGERT, C.: Zur Theorie der tuberkulösen Riesenzellen. Dtsch. med. Wschr. 11, 599 (1885). — Kritische und ergänzende Bemerkungen zur Lehre von der Coagulationsnekrose mit besonderer Berück-sichtigung der Hyalinbildung und der Umprägung geronnener Massen. Dtsch. med. Wschr. 11, 747, 780, 795, 813 (1885). — WELLENSIEK, H. J.: Zur submikroskopischen Morphologie von Plasmazellen mit Russelschen Körperchen und Eiweißkristallen. Beitr. path. Anat. 118, 173 (1957). — WIEDMANN, A.: Über das Vorkommen von „neurohormonalen" Zellen in der mensch-lichen Haut. Vorl. Mitt. Acta neuroveg. (Wien) 1, 617 (1950). — Studien über das neuro-hormonale System der menschlichen Haut. Acta neuroveg. (Wien) 3, 354 (1951). — Zur Frage der sogenannten Langerhans-Zellen der Haut. Hautarzt 3, 249 (1952). — Neuere Unter-suchungen über das neuro-vegetative System der Haut. Hautarzt 4, 125 (1953). — Gibt es eine inkretorische Funktion der Haut? Derm. Wschr. 129, 631 (1954). — WOLFART, W.: Histoautoradiographische Untersuchungen zum Stoffwechsel und zur Genese des tuberkulösen Granulationsgewebes. Habil.-Schr. Freiburg i. Br. 1962 [s. auch Klin. Wschr. 40, 1228 (1962)].

YOFFEY, J. M.: The lymphocyte problem. Nature (Lond.) 183, 76 (1959). — YOFFEY, J. M., N. B. EVERETT and W. O. REINHARDT: Labelling of cells in thoracic duct lymph of the guinea pig after tritiated thymidine. Nature (Lond.) 182, 1608 (1958).

ZOLLINGER, H. U.: Gewebsmastzellen und Heparin (Phasenmikroskopische Untersu-chungen). Experientia (Basel) 6, 384 (1950).

Pathologische Veränderungen
an Grundsubstanz, Kollagen und Elastica

Von

Otto Braun-Falco-Marburg a. d. Lahn

Mit 57 Abbildungen

Einleitung

Die vergangenen drei Dezennien seit dem ersten Erscheinen des Jadassohn-schen Handbuches für Haut- und Geschlechtskrankheiten standen ganz im Zeichen großer methodischer Fortschritte. Auch auf dem Gebiete der Morphologie und Physiologie des Hautbindegewebes haben biochemische, histochemische, enzyma-tische und elektronenoptische Untersuchungsergebnisse unsere Erkenntnisse auf das Fruchtbarste erweitert. Seit wenigen Jahren hat man sich mit den modernen Methoden auch den pathologischen Veränderungen im Hautbindegewebe zu-gewandt. So sollen im folgenden, aufbauend auf dem Beitrag von GANS über ,,Die allgemeine pathologische Anatomie der Haut'' von 1932, in diesem Abschnitt vor allem die in der Zwischenzeit unter Zuhilfenahme neuer Methoden erarbeiteten Fortschritte zur Darstellung kommen. Da noch vieles im Fluß ist, wurde den gesicherten Befunden und Vorstellungen größere Bedeutung zugemessen, Inter-pretationen, Hypothesen und Theorien dagegen nur erwähnt, soweit sie für das Verständnis pathologischer Reaktionen wichtig sind. Obwohl das Hautbinde-gewebe nicht nur aus Fasern (kollagenen, reticulären, elastischen) und mesen-chymaler Grundsubstanz besteht, sondern auch aus den für Bildung und Stoff-wechsel wichtigen cellulären Elementen und nicht zuletzt dem Gefäß- und Nerven-system, sollen im folgenden Beitrag nur die pathologischen Veränderungen an mesenchymaler Grundsubstanz und den Fasersystemen dargestellt werden. Bei der sich daraus von vornherein aufzwingenden Stoffeinteilung darf nicht ver-gessen werden, daß an vielen pathologischen Zuständen die verschiedenen Binde-gewebskomponenten simultan beteiligt sind. Daraus ergeben sich Schwierigkeiten bezüglich der Einordnung bestimmter pathologischer Veränderungen, wie bei-spielsweise des fibrinoiden Gewebsschadens oder der bindegewebigen Hyalin-bildung. Andererseits sind auch gelegentliche Überschneidungen in der Dar-stellung nicht ganz vermeidbar. Es erwies sich ferner für das Verständnis als unerläßlich, auch auf spezielle orthologische Befunde einzugehen.

I. Die allgemeine Pathologie der mesenchymalen Grundsubstanz der Haut

1. Die mesenchymale Grundsubstanz

Mit EHRICH (1952), DORFMAN (1953), SYLVEN (1956) und WASSERMANN (1956) verstehen wir unter mesenchymaler Grundsubstanz jenes zwischen Blutgefäßen, geformten Faserelementen und Zellen gelegene ungeformte plastische Material, das sich gewöhnlich in einem gelartigen Zustand befindet und sowohl funktionell als auch morphogenetisch in enger Beziehung zu Fibroblasten und Bindegewebsfasern steht. Allerdings muß man sich bewußt sein, daß bei submikroskopischer Betrachtung die strenge Unterscheidung zwischen „amorpher Grundsubstanz" und strukturierten Faserelementen nicht mehr ganz gerechtfertigt erscheint (Day 1947 u. 1952, Day und Eaves 1953, Wassermann 1956), da die Beziehungen zwischen Grundsubstanz und Faserelementen nicht nur räumlich sehr eng sind (Bondareff 1957), sondern echte chemische Bindungen zu bestehen scheinen (Jackson 1954, Loeven 1955a u. b), die nach in vitro-Studien auch bei der Bildung von Kollagenfasern bedeutsam sind (Roulet 1937, Highberger et al. 1951, Delaunay und Bazin 1957a u. b).

Für das Verständnis pathologischer Reaktionen der mesenchymalen Grundsubstanz sind Kenntnisse über ihr normales, chemisches und histochemisches Verhalten unerläßlich. *Chemisch* erweist sich die mesenchymale Grundsubstanz bekanntlich nicht etwa als eine chemisch-definierbare Substanz, sondern als ein komplex zusammengesetztes Stoffgemisch, an dessen Aufbau Blutplasmabestandteile (Plasmaproteine, neutrale Polysaccharide), Blutgruppen-Polysaccharide, saure Mucopolysaccharide und Glykoproteine (Winzler 1958), Wasser, Elektrolyte, Stoffwechselprodukte von Parenchymzellen, Stoffwechselprodukte des Bindegewebes und seiner zelligen Elemente, proteingebundene Kohlenhydrate der bindegewebigen Faserbestandteile, Mucopolysaccharid-Proteinkomplexe und lösliche Proteine (Tropokollagen, Prokollagen) (Schmitt et al. 1953) und andere zur Zeit schlecht definierbare Substanzen beteiligt sind (Dorfman 1953, Meyer 1954, Meyer et al. 1959, Meyer 1959). Die komplexe Natur der „Grundsubstanz" sich vor Augen haltend, sollte man es eigentlich vorziehen, von „Grundsubstanzen" zu sprechen, was sich allerdings nicht eingebürgert hat.

Aus dem Gesagten wird ohne weiteres verständlich, daß die chemische Zusammensetzung der Grundsubstanz weitgehenden Schwankungen unterliegt. Die beschriebenen Untersuchungsergebnisse sind von der benützten Extraktionsmethode (Meyer 1954, Snellmann 1957) und von der Art des untersuchten Gewebes abhängig. Die Zusammensetzung der mesenchymalen Grundsubstanz unterliegt Schwankungen durch die verschiedensten physiologischen (Bindegewebszellen, Vitamine, Hormone, Alter) und pathologischen Einflüsse. Vergleichsweise reichliche Mengen an Grundsubstanz enthält in der Regel junges, undifferenziertes Bindegewebe, das auch durch einen höheren Wassergehalt gekennzeichnet ist (Bensley 1934).

Bei Besprechungen über die *Chemie der mesenchymalen Grundsubstanz* (Wells 1954, Meyer 1954, Wassermann 1956, Sylven 1956, Meyer et al. 1957 und 1959) wird gewöhnlich das Hauptgewicht zumeist auf die sauren Mucopolysaccharide gelegt, da auf diesem Gebiet die Fortschritte unserer Erkenntnisse in den letzten 10 Jahren besonders stürmisch waren. Die anderen Bestandteile der Grundsubstanz (Polysaccharide, Proteine, Wasser, Elektrolyte u.a.m.) haben in erster Linie aus methodischen Gründen und wegen ihrer großen Variabilität bislang eine so intensive Bearbeitung nicht erfahren.

Unter den nicht-sulfathaltigen (Hyaluronsäure, Chondroitin) und sulfathaltigen (Chondroitinschwefelsäure vom Typ A, B und C, Keratosulfat und Heparitinsulfat) *sauren Mucopolysacchariden* des Bindegewebes spielen im Hautbindegewebe Hyaluronsäure und Chondroitinschwefelsäure vom Typ B die Hauptrolle, obwohl auch Chondroitinschwefelsäure vom Typ C in geringen Mengen vorkommen dürfte. Ob das in der Lunge und Aortenwand reichlich vorhandene Heparitin auch in größeren Hautgefäßen für deren metachromatische Reaktion verantwortlich ist, bedarf noch weiterer Klärung. Histochemische Untersuchungen lassen vermuten, daß unter pathologischen Bedingungen (Skleromyxödem) auch Keratosulfat, das etwa 50% des Totalmucopolysaccharid-Gehaltes der Cornea ausmacht und auch im Nucleus pulposus vorhanden ist (MEYER et al. 1957), in der Haut in größerer Menge anzutreffen ist (KEINING und BRAUN-FALCO 1956, BAZEX und DUPRÉ 1959). Das Verhältnis der einzelnen, wahrscheinlich gewöhnlich hochpolymeren sauren Mucopolysaccharide ist offenbar in weitem Maße altersabhängig. In embryonaler Schweinehaut ist der Gesamtgehalt an sauren Mucopolysacchariden wesentlich größer als in der Haut von erwachsenen Tieren (MEYER et al. 1957). Chondroitinschwefelsäure vom Typ B findet sich in embryonaler Haut nur in sehr geringen Mengen (LOEWI und MEYER 1958), während hauptsächlich Hyaluronsäure vorkommt. In Erwachsenen-Haut kehrt sich dieses Verhältnis um. Hier wird Chondroitinschwefelsäure vom Typ B zur Hauptkomponente (MEYER et al. 1957).

Die sauren Mucopolysaccharide Hyaluronsäure und Chondroitinschwefelsäure liegen in den Bindegeweben verschiedener Organe wie auch in der Haut nicht frei als polymere Substanzen vor, sondern zum größten Teil als *Protein-Komplexe* (MEYER 1953). Über die chemische Struktur der Protein-Komponente bestehen so gut wie keine gesicherten Vorstellungen (MEYER 1954, SYLVEN 1956). Es ist anzunehmen, daß sie aus dem Blut stammt (KLEMPERER 1955). Nach elektrophoretischen und immunologischen Untersuchungen sind die Proteinfraktionen des Blutplasmas in der Haut vorhanden. Das Plasma-Eiweiß in Kaninchenhaut beträgt etwa 25% des gesamten extravasculären Plasma-Eiweißes. Die Albuminfraktion der Haut ist identisch mit dem Serumalbumin oder davon nicht zu unterscheiden (NEUBERGER 1957).

Die Bindungen zwischen Hyaluronsäure und Eiweiß sind vergleichsweise schwach (MEYER 1953, MEYER et al. 1957) und unstabil. So ist es wohl erklärlich, daß aus Bindegeweben verschiedenster Art nur reine Hyaluronsäure extrahiert wurde, was z.B. auch für die gelatinöse Flüssigkeit Heberdenscher Knoten gilt (JACKSON 1957, JACKSON und KELLGREN 1957). Interessanterweise sind die physikalischen Eigenschaften reiner Hyaluronsäure und von Hyaluronsäure-Eiweißkomplexen vom Nabelstrang praktisch identisch (MEYER et al. 1957).

Die Bindungen zwischen Eiweiß und Chondroitinschwefelsäure sind dagegen offenbar sehr fest (JACKSON 1954, LOEVEN 1955). Die stabilen Proteinkomplexe der Chondroitinschwefelsäure bilden offenbar die interfibrillären Brücken in den Kollagenfasern (JACKSON 1954, LOEVEN 1955, MEYER et al. 1959) und haben so eine verleimende stabilisierende Funktion (PARTRIDGE 1958). Dissoziation dieser Komplexe durch fermentative Verdauung der Proteinkomponente führt zur erheblichen Reduzierung der Viscosität von Chondroitinschwefelsäure (JACKSON 1957). Auf dem gleichen Mechanismus beruht das Zusammenfallen des Kaninchenohres nach Papain-Injektion (MEYER et al. 1959). Chondroitinschwefelsäure vom Typ B scheint besonders mit reifen gröberen Kollagenfasern verbunden zu sein. Diese Untersuchungen legen die Vermutung nahe, daß Chondroitinschwefelsäure hauptsächlich in den Kollagenfasern vorkommt. Kollagen-arme Gewebe (Gelenkschmiere, Nabelschnur, embryonale Haut) enthalten wenig, Kollagenreiche (Erwachsenenhaut, hyaliner Knorpel) dagegen reichlicher Chondroitinschwefelsäure. Demnach sind die sulfonierten Polysaccharide wahrscheinlich mit der Fibrillogenese verbunden, wofür in vitro-Studien (HIGHBERGER et al. 1951, DELAUNAY und BAZIN 1957), aber auch in vivo-Studien (JACKSON 1957) sprechen. Erwähnenswert ist ferner ihre Bedeutung bei der Verkalkung und ihre Ionenaustauscherfunktion (BOYD und NEUMAN 1951).

Neben den sauren Mucopolysacchariden dürften auch *Polysaccharide anderer Natur*, die hauptsächlich Uronsäure-frei sind und entweder frei oder in

Eiweißbindung vorliegen (CONSDEN 1953, CONSDEN und BIRD 1954, BOWES et al. 1957), als Bestandteil der mesenchymalen Grundsubstanz ebenso eine Rolle spielen wie Neutralzucker, Blutgruppen-Mucopolysaccharide (MORGAN 1958) oder auch Serumglykoproteine (WINZLER 1958). Auch vergleichende histochemisch-biochemische Untersuchungsergebnisse bei Dermatosen lassen an eine Beziehung zwischen den proteingebundenen Polysacchariden des Blutserums und denjenigen der Bindegewebsgrundsubstanz denken, obwohl sie chemisch sehr verschieden sind (BRAUN-FALCO et al. 1954, WEBER et al. 1954a u. b, TAPPEINER 1955, KEINING und BRAUN-FALCO 1956, WODNIANSKY 1957, WEBER 1958), ferner auch daran, daß auch diese Substanzen in der Grundsubstanz abgelagert werden können, wofür Anhaltspunkte bei Sklerodermie (TIRSCHEK et al. 1959) und Myxodermie (Übersichten TAPPEINER 1955 und WODNIANSKY 1959) sprechen.

Über die topischen *Elektrolyt*-Konzentrationen innerhalb der interfibrillären Grundsubstanz existieren auch heute noch, abgesehen vom Sulfataustausch sulfathaltiger Mucopolysaccharide, keine genauen Vorstellungen (BOSTRÖM 1954). Hyaluronsäure, hauptsächlich aber wohl Chondroitinschwefelsäure, sind durch beachtliche Bindungseffekte für Kationen gekennzeichnet. Auf die Kationenaustauscherfähigkeit von Chondroitinschwefelsäure wurde bereits verwiesen, ebenso auf die Bedeutung bei Verkalkungsprozessen. Es dürfte sicher sein, daß Veränderungen im Elektrolytgehalt der Grundsubstanzen weitreichende Rückwirkungen auf ihre physikochemischen Eigenschaften (Hydratationsgrad, Viscosität, Partikelgröße) haben. Vielleicht beruht auch die Beeinflussung der Grundsubstanz durch die Nebennierenrinde auf derartigen Mechanismen (SYLVEN 1956). Experimentelle Untersuchungen lassen erkennen, daß Elektrolyte auch die „in vitro"-Kollagen-Faserbildung aus Kombinationen zwischen löslichem Kollagen und sauren Mucopolysacchariden beeinflussen können (BAZIN und DELAUNAY 1956).

Die mesenchymale Grundsubstanz ist ferner durch eine starke *Wasserbindungsfähigkeit* gekennzeichnet (DAY 1949, OPIE und ROTHBARD 1953). Da sulfathaltige saure Mucopolysaccharide wie Chondroitinschwefelsäure und ihre Proteinkomplexe hieran kaum oder gar nicht beteiligt sind (MEYER 1947, MEYER und RAPPORT 1951), scheint die Wasserbindungsfähigkeit offenbar zur Hauptsache eine Funktion der Hyaluronsäure darzustellen. Nach MCMASTER und PARSONS (1939 u. 1950) enthält normales Bindegewebe offenbar keine freie Flüssigkeit. Auch die Elektrolyte dürften sich in dem vom Bindegewebe gebundenen Wasser bewegen. Unter pathologischen Bedingungen kommt es jedoch im Bindegewebe zum Auftreten von freiem Wasser, so bei Entzündung und Ödem. Die Wasserbindungsfähigkeit saurer Mucopolysaccharide, besonders der Hyaluronsäure, ist abhängig vom Polymerisationsgrad und ihrer Quantität. Je höher der Polymerisationsgrad, desto geringer das Wasserbindungsvermögen. Dies zeigen besonders gut Untersuchungen am Nucleus pulposus der Zwischenwirbelscheiben (HARTMANN 1958).

2. Die Bedeutung histochemischer Untersuchungsergebnisse bei pathologischen Veränderungen der mesenchymalen Grundsubstanz der Haut

Da die mesenchymale Grundsubstanz keinen im chemischen Sinne einheitlichen Aufbau zeigt, fehlt auch eine spezifische histochemische Darstellungsmethode für *die* Grundsubstanz. Es sind immer nur einzelne Grundsubstanzbausteine einem histochemischen Nachweis zugänglich. Eine histochemische Lokalisation von Elektrolyten in der Grundsubstanz ist vorläufig unmöglich wegen der raschen Diffusion dieser Ionen und unzureichender Darstellungsmethoden. Auch die Proteinkomponente der mesenchymalen Grundsubstanz ist histochemisch normalerweise kaum darstellbar. Unter pathologischen Bedingungen ist es unmöglich, mit den bisherigen Methoden zum Proteinnachweis, die Proteinkomponente der mesenchymalen Grundsubstanz von anderen, in den interfibrillären Raum eingetretenen Eiweißkörpern zu trennen, obwohl man von den neuen immunohistochemischen Verfahren mit fluorescierenden Antikörpern (COONS und KAPLAN 1950) einen Fortschritt erwarten darf.

So beschränkt sich die histochemische Darstellungsmöglichkeit der Grundsubstanz im wesentlichen auf den Nachweis eines ihrer Hauptbestandteile, nämlich der *sauren Mucopolysaccharide*, d.h. die Histotopie saurer Mucopolysaccharide demonstriert gewissermaßen die Histotopie mesenchymaler Grundsubstanz.

Zur Darstellung saurer Mucopolysaccharide stehen eine Reihe von Methoden zur Verfügung, von denen indessen keine spezifisch ist.

1. Basophilie. Die Prüfung der Basophilie erlaubt unter bestimmten Bedingungen eine Differenzierung zwischen sulfathaltigen und sulfatfreien sauren Mucopolysacchariden (DEMPSEY et al. 1952). Erstere binden Methylenblau noch unter p_H 4 (PEARSE 1954).

2. Darstellung saurer Mucopolysaccharide durch Metachromasie. Die Metachromasie ist das Resultat einer Reaktion zwischen basischen metachromatischen Farbstoffen (Toluidinblau, Azur A) und anionischen, d.h. negativ geladenen Makromolekülen in Anwesenheit von Wasser. Die Intensität des metachromatischen Reaktionsausfalles ist hauptsächlich abhängig von der Verfügbarkeit und dem Verteilungsmuster elektronegativer Ladungen an der Oberfläche der anionischen Makromoleküle und von der Molekülgröße. Bezüglich physikochemischer Einzelheiten des Metachromasiephänomens muß auf größere Übersichten verwiesen werden (KRAMER und WINDRUM 1955, SCHUBERT und HAMERMAN 1956, KELLY 1956). Wenn die metachromatische Reaktion im Gewebsschnitt generell nur einen Hinweis auf das Vorhandensein kolloidaler (hochpolymerer) negativ geladener Polyelektrolyte liefert, so weist der positive Reaktionsausfall im Bindegewebe doch zumeist auf die Gegenwart saurer Mucopolysaccharide hin. Intensiv metachromatisch verhalten sich sulfathaltige saure Mucopolysaccharide wie Heparin und die verschiedenen Typen der Chondroitinschwefelsäure. Auch Keratosulfat, das allerdings in normaler Haut bisher nicht nachgewiesen wurde, muß seiner Struktur nach Metachromasie-gebend sein. Die metachromatische Reaktion sulfatierter saurer Mucopolysaccharide bleibt bis zu einem p_H von 3,0 und sogar noch darunter erhalten (LANDSMEER 1951). Nicht-sulfathaltige saure Mucopolysaccharide sind in gleicher Konzentration viel weniger metachromatisch als sulfathaltige (PERSSON 1953). Hyaluronsäure ist in gereinigtem Zustand erst in einer Konzentration von 1—2% metachromatisch (MEYER 1947, SYLVEN und MALMGREN 1952). Nur HAYASHI et al. (1955) fanden dagegen Hyaluronsäure bei p_H 4,1 in 0,1%iger Konzentration noch einwandfrei metachromatisch. Andererseits besteht DAVIES (1943, 1952) darauf, daß Hyaluronsäure sich überhaupt nicht metachromatisch verhält. Demgegenüber dürfte aber kein Zweifel bestehen, daß polymerisierte Hyaluronsäure Metachromasie-gebend ist, wie schließlich auch Untersuchungen an Nabelschnur (MOORE und SCHOENBERG 1957), Hahnenkamm (SZIRMAI 1956) und bei Myxodermien, d.h. besonders Hyaluronsäure-reichen Geweben, zeigen. Die Hyaluronsäure-Metachromasie verschwindet gewöhnlich unter p_H 4,0 (WEISSMANN et al. 1953).

Die *Beurteilung des Ausfalles metachromatischer Reaktionen* im Bindegewebe ist nicht immer leicht. Die Intensität der Metachromasie läßt keine quantitativen Rückschlüsse zu, da das metachromatische Verhalten durch eine Reihe von Faktoren beeinflußt wird. So ist die Metachromasie saurer Mucopolysaccharide abhängig vom Polymerisationsgrad. Hochpolymere Hyaluronsäure und vor allem auch Chondroitinschwefelsäure ist stark metachromatisch (PERSSON 1953). Unter der Einwirkung von Hodenhyaluronidase kommt es zur Depolymerisation von Hyaluronsäure und Chondroitinschwefelsäure vom Typ A und C. Proportional zur Inkubationszeit mit diesem Enzym nimmt die Intensität der metachromatischen Reaktion von Hyaluronsäure und Chondroitinschwefelsäure ab (HAYASHI et al. 1955). Auch der p_H-Wert und die Konzentration verschiedener Salze beeinflussen die Intensität der metachromatischen Reaktion (BOOIJ et al. 1953, LANDSMEER 1951). So bewirken wahrscheinlich auch Serumsalze im Bindegewebsraum eine Desaggregation hochpolymerer Hyaluronsäure mit Abfall der Intensität der metachromatischen Reaktion. Von besonderer Bedeutung bezüglich des

metachromatischen Verhaltens saurer Mucopolysaccharide ist schließlich das Ausmaß der Protein-Assoziationen. Stark mit Proteinen assoziierte saure Mucopolysaccharide weisen überhaupt keine Metachromasie auf. Durch Eieralbumin oder
Normalserum kann die Metachromasie-gebende Fähigkeit saurer Mucopolysaccharide stark gehemmt werden (Hayashi et al. 1955, Schubert und Hamerman 1956). Auch mit Proteinlösungen vorbehandelter Knorpel verhält sich nicht
mehr metachromatisch (French und Benditt 1953). Die Hemmung des metachromatischen Verhaltens saurer Mucopolysaccharide kann zustande kommen
durch salzartige Bindungen zwischen den anionischen Gruppen (SO_3H- und COO-
Gruppen) der sauren Mucopolysaccharide und kationisch wirkenden Proteinen,
durch kovalente Bindungen oder vielleicht auch durch sterische Maskierung.
Quantitative Verhältnisse sind dabei sehr bedeutungsvoll (Sylven und Malmgren
1952, Persson 1953).

Werden die Assoziationen zwischen Proteinen und sauren Mucopolysacchariden
ohne Depolymerisation letzterer gelöst (z.B. durch Abbau des Proteinanteils
infolge proteolytischer Enzymaktivität), so sind die freigesetzten sauren Mucopolysaccharide durch ihre Metachromasie histochemisch nachweisbar. Es handelt
sich also um eine *Phanerose saurer Mucopolysaccharide*, ein Zustand, der dem der
Schleimphanerose Lettereres (Letterer 1932) entspricht.

Einige Beispiele mögen das Gesagte deutlich werden lassen: Durch Eieralbumin
oder Blutserum gewissermaßen „maskierte" saure Mucopolysaccharide werden
nach Pepsinverdauung „demaskiert" und reagieren wieder metachromatisch
(Hayashi et al. 1955). Peptische Verdauung normaler Haut führt zur Freisetzung
metachromatischer Mucopolysaccharide (Follis 1951). Im Amyloid gelingt es,
durch peptische Verdauung eine metachromatische Komponente darzustellen, die
normalerweise durch Assoziation mit einem PAS-positiven Protein „maskiert" ist
(Windrum und Kramer 1957, Larsen 1958).

Es dürfte aus dem Gesagten hinreichend klar werden, daß die metachromatische Eigenschaft saurer Mucopolysaccharide sehr vielen Einflüssen
unterliegt. Ist eine Metachromasie im interfibrillären Gewebe nachweisbar, so
kann diese auf einer lokal erhöhten Konzentration an freien sauren Mucopolysacchariden, z.B. infolge vermehrter Produktion, beruhen, auf einem höheren
Polymerisationsgrad präexistenter saurer Mucopolysaccharide bei gleicher Konzentration oder auf einer Phanerose saurer Mucopolysaccharide infolge einer Freisetzung aus ihren Proteinbindungen. Auf der anderen Seite bedeutet ein fehlendes
metachromatisches Verhalten nicht immer, daß saure Mucopolysaccharide als
Grundsubstanzbausteine nicht vorhanden sind. Fehlende Metachromasie ist zu
erwarten, wenn die Schwellenkonzentration an sauren Mucopolysacchariden im
Gewebe nicht erreicht wird, wenn die Substrate depolymerisiert sind oder aber in
einer Weise mit Proteinen verknüpft sind, daß die elektronegative Ladungsdichte
an der Oberfläche der Makromoleküle für die Auslösung eines metachromatischen
Effektes zu gering ist. Es ist daher zweckmäßig, neben den metachromatischen
Verfahren simultan andere, vom Polymerisationsgrad unabhängige Methoden zum
Nachweis saurer Mucopolysaccharide (Hale-PAS-Reaktion, Alcianblau-PAS-
Reaktion) heranzuziehen, um zu einer besseren Vorstellung über die Art der
Grundsubstanz-Veränderungen zu kommen.

3. Die Eisenhydroxyd-Preußischblau-Färbung nach Hale (1946), die heute allgemein in
Kombination mit der PAS-Reaktion (Ritter und Oleson 1950) angewandt wird, hat sich
auch in der Dermatohistopathologie sehr gut bewährt (Braun-Falco 1957a, 1958a und 1959).
Diese Methode beruht auf der Bindung von Eisen durch die Sulfat- und Carboxylgruppen
saurer Mucopolysaccharide und deren Sichtbarmachung durch die Berliner-Blau-Reaktion.
Im Hautbindegewebe liefert sie gute Bilder. Die PAS-reaktiven Kollagenfasern sind von
einem schleierartig-wolkigen, Hale-positiven, interfibrillären Material umgeben, das unter

pathologischen Bedingungen erhebliche Veränderungen aufweisen kann. Die Reaktion ist unabhängig vom Polymerisationsgrad und nicht streng spezifisch (BRAUN-FALCO 1958a, GRAUMANN 1958), da auch Fettsäuren, Nucleinsäuren und Proteine eine positive Reaktion geben können (LILLIE und MOWRY 1949, PEARSE 1951, DAVIES 1952, BRADEN 1955). Sie verlangt eine histoenzymatische Identifizierung der nachgewiesenen Substanzen. Die Spezifität wird durch die von GRAUMANN (1958) angegebene Modifikation, die sich uns bewährt hat, deutlich erhöht.

4. Die Alcianblau-Methode (STEEDMAN 1950) eignet sich besonders in Kombination mit der PAS-Reaktion zum Nachweis saurer Mucopolysaccharide. Das technische Vorgehen nach RUNGE et al. (1956) hat sich uns (BRAUN-FALCO 1958a) am besten bewährt. Statt Alcianblau wurde auch der Phthalocyaninfarbstoff Astrablau empfohlen (PIOCH 1957). Die Spezifität der Reaktion ist etwa die gleiche wie die der von GRAUMANN (1958) modifizierten Hale-Technik. Sie wird weitgehend durch den p_H-Wert der Farblösung bestimmt. Auch die Art der Fixierung ist für den Reaktionsausfall von Wichtigkeit (STEIGLEDER 1958 u. 1959).

Im Gegensatz zur metachromatischen Reaktion saurer Mucopolysaccharide ist die positive Reaktion saurer Mucopolysaccharide mit der Hale-Reaktion bzw. der Alcianblau-Methode nicht so sehr von einem bestimmten Verteilungsmuster elektronegativer Ladungen und dem Polymerisationsgrad der anionischen Makromoleküle abhängig, als vielmehr von der Gesamtzahl elektronegativer Ladungen. Man wird also erwarten dürfen, daß auch in Depolymerisation begriffene saure Mucopolysaccharide, wie auch Komplexe zwischen sauren Mucopolysacchariden und Proteinen, die sich nicht (mehr) metachromatisch verhalten, durch einen positiven Reaktionsausfall topisch nachweisbar sind (BRAUN-FALCO 1957b, 1958a u. 1959).

5. Die Sulfatierungstechnik von KRAMER und WINDRUM (1953 u. 1954) dient im wesentlichen zur Darstellung neutraler kohlenhydrathaltiger Komplexe, die nach Schwefelsäurebehandlung (Veresterung) sich metachromatisch verhalten. Ob sich das gewebsattackierende Verfahren auch zur Darstellung von Hyaluronsäure (WINDRUM 1958) eignet, bleibt noch zu überprüfen.

6. Die Autoradiographie hat sich ebenfalls zur Darstellung saurer, vorwiegend sulfathaltiger Mucopolysaccharide (Chondroitinschwefelsäure, Heparin, Keratosulfat usw.) bewährt. Nach Verabreichung von S^{35}-enthaltendem Sulfat wird dieses in sulfathaltige saure Mucopolysaccharide eingebaut und ist dann autoradiographisch leicht nachweisbar. Bezüglich technischer Einzelheiten sei auf HARBERS (1958) verwiesen. Nach Untersuchungsergebnissen an der Haut besteht zwischen den genannten histochemischen Methoden und der Autoradiographie mit Radiosulfat eine gute topische Übereinstimmung (BOSTRÖM und GARDELL 1953, CURRAN und KENNEDY 1955, CURRAN 1957, VERNE und BESCOL-LIVERSAC 1957). Im Bereich der interzellulären und interfibrillären Grundsubstanz dürften die autoradiographisch faßbaren Sulfate dem Sitz der Estersulfat-Gruppen in Chondroitinschwefelsäure entsprechen. Rückschlüsse auf den Polymerisationsgrad sind indessen nicht möglich.

7. Die Perjodsäure-Schiff-Reaktion (*Periodic acid Schiff* = (PAS)-reaction) hat seit ihrer Einführung durch McMANUS (1946) eine außerordentlich breite Anwendung gefunden. Bezüglich ihres Reaktionsmechanismus und ihrer Spezifität muß auf Übersichten (McMANUS 1948, GEDIGK 1952, LISON 1953, PEARSE 1954, BRAUN-FALCO 1954b und 1957a) verwiesen werden. Obwohl man früher immer wieder annahm, daß mit der PAS-Reaktion saure Mucopolysaccharide der Grundsubstanz nachweisbar seien, ist heute sichergestellt, daß sich weder Hyaluronsäure noch die verschiedenen Chondroitinschwefelsäure-Typen PAS-reaktiv verhalten (DAVIES 1952, GLEGG et al. 1952, SZIRMAI 1956, WINDRUM 1958), worauf wir immer wieder hingewiesen haben (BRAUN-FALCO 1954b und 1957a, KEINING und BRAUN-FALCO 1956). Lediglich vom uronsäurefreien Keratosulfat, das möglicherweise beim Skleromyxödem in der Haut vorkommt (KEINING und BRAUN-FALCO 1956, BAZEX und DUPRÉ 1959), wäre von seiner chemischen Struktur her ein PAS-reaktives Verhalten zu erwarten.

Die positive PAS-Reaktion des interfibrillären Grundsubstanzmaterials kann also nicht auf polymerisierte saure Mucopolysaccharide bezogen werden. Davon abgesehen, daß Vorstufen (z.B. monosulfatiertes Heparin, Disaccharideinheiten) oder Abbauprodukte saurer Mucopolysaccharide eine positive PAS-Reaktion zeigen können, müssen nach Ausschaltung von Glykogen, das besonders bei Granuloma annulare, Necrobiosis lipoidica (HARE 1956) und Skleromyxödem (BAZEX und DUPRÉ 1959) in größeren Mengen im erkrankten Bindegewebe gefunden wird, andere, wahrscheinlich uronsäurefreie Kohlenhydrate (Glucose, Mannose, Galactose, Hexosamin) bzw. Kohlenhydrat-Proteinkomplexe, für den positiven Ausfall der PAS-Reaktion in der Grundsubstanz verantwortlich gemacht

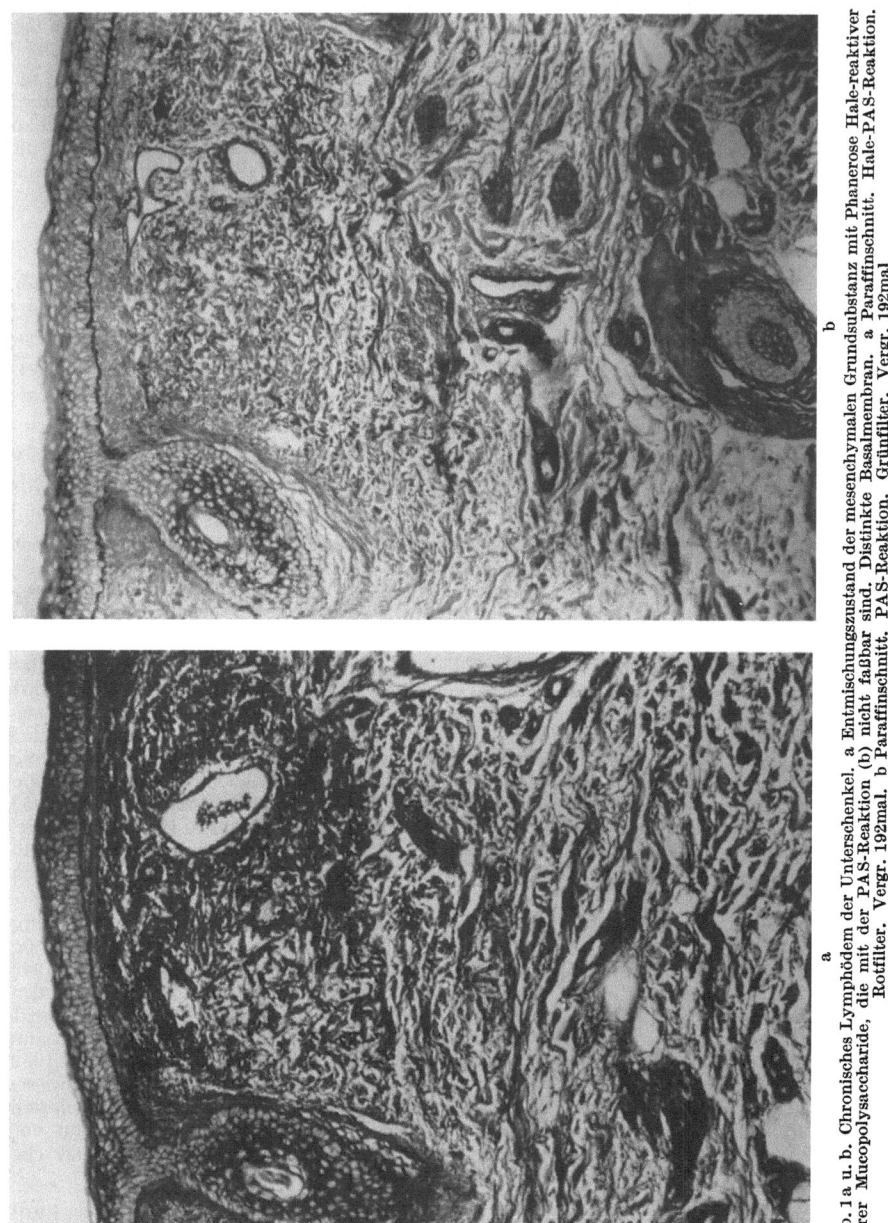

Abb. 1 a u. b. Chronisches Lymphödem der Unterschenkel. a Entmischungszustand der mesenchymalen Grundsubstanz mit Phanerose saurer Mucopolysaccharide, die mit der PAS-Reaktion (b) nicht faßbar sind. Distinkte Basalmembran. a Paraffinschnitt. Rotfilter. Vergr. 192mal. b Paraffinschnitt. PAS-Reaktion. Grünfilter. Vergr. 192mal. Hale-reaktiver Hale-PAS-Reaktion.

werden (Braun-Falco 1957a). So ist es auch verständlich, wenn zwischen der Stärke des metachromatischen oder Alcianblau- bzw. Hale-reaktiven Verhaltens und dem Grad der PAS-Reaktion keine enge Beziehung besteht (Graumann 1954, Braun-Falco 1957a) (Abb. 1). Unter pathologischen Bedingungen können in-

dessen reichlich vor allem kohlenhydrathaltige PAS-positive Substanzen im interfibrillären Raum faßbar werden, die auf Austritt von Glyko- oder Mucoproteinen
des Serums zurückgehen oder auch beim Abbau von Grundsubstanzen oder Faserelementen (Kollagen und Retikulin) frei werden (Abb. 2).

8. Da die besprochenen histochemischen Verfahren zum Nachweis von sauren Mucopolysacchariden nicht absolut spezifisch sind, werden **histoenzymatische Verfahren** zur weiteren
Identifizierung der angeführten
Substrate herangezogen. Besonders bewährt hat sich die Hyaluronidase (Übersichten bei GIBIAN
1954 u. 1955, MEYER und RAPPORT
1952, BRAUN-FALCO 1954 b). Durch
Streptokokkenhyaluronidase wird
lediglich Hyaluronsäure abgebaut,
durch Hodenhyaluronidase dagegen auch Chondroitinschwefelsäure vom Typ A (Knorpel) und
Typ C (Nabelstrang), nicht aber die
Iduronsäure-haltige Chondroitinschwefelsäure vom Typ B, die in
der Haut vorkommt. Die Interpretation der Resultate verlangt
auch bei Einhaltung optimaler
Versuchsbedingungen (pH-Wert,
Temperatur, Puffer usw.) größte
Vorsicht. Ist die Metachromasie
oder die positive Hale- bzw. Alcianblau-Reaktion nach Hyaluro-
nidase-Inkubation verschwunden,
so kann dies der Ausdruck eines
echten enzymatischen Abbaues
saurer Mucopolysaccharide sein
oder auch darauf beruhen, daß
die wasserlöslichen Substrate während der Inkubation aus dem Gewebe herausgelöst wurden oder
aber die notwendigen elektronega-
tiven Ladungen der sauren Mucopolysaccharide während des Inku-
bationsvorganges durch Enzym-
eiweiß blockiert wurden. Daher
ist zu Kontrollversuchen stets
hitzeinaktivierte Hyaluronidase zu
verwenden und nicht nur das Lö-
sungsmittel (LILLIE 1952, BRAUN-
FALCO 1957 a). Auch muß man
berücksichtigen, daß selbst hochgereinigte Hyaluronidase noch sehr
reichlich Ballaststoffe (GIBIAN

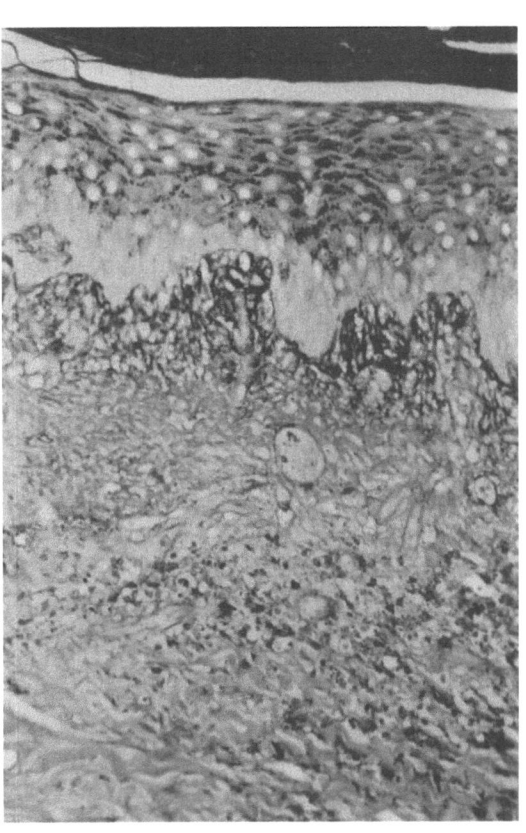

Abb. 2. Anaphylaktoide Purpura. Im subepidermalen Raum des
Str. papillare massive, streng PAS-positive Blutplasmaaustritte.
Im Str. reticulare ausgedehnte Leukocytoklasie. In den oberen
Epidermisschichten reichlich intracelluläres Glykogen. Str. basale
Glykogen-frei. Paraffinschnitt. PAS-Reaktion. Grünfilter.
Vergr. 170mal

1955) und andere Enzyme (β-Glucuronidase, proteolytische Enzyme) enthält. PAS-reaktive
Vorstufen von Hyaluronsäure bzw. Chondroitinschwefelsäure, wie sie in der Nabelschnur
vorkommen, sind durch ihre Empfindlichkeit gegenüber β-Glucuronidase zu identifizieren,
wenn durch Amylase-Verdauung Glykogen als Reaktionspartner der Perjodsäure ausgeschaltet
ist (SCHOENBERG und MOORE 1958).

3. Die Bedeutung biochemischer Untersuchungsergebnisse pathologischer Veränderungen der mesenchymalen Grundsubstanz der Haut

Biochemisch-quantitative Untersuchungen über das Verhalten der mesenchymalen Grundsubstanz des Hautbindegewebes unter pathologischen Bedingungen sind bislang spärlich. Zum großen Teil liegt dies daran, daß die

Extraktion von Hyaluronsäure, Chondroitinschwefelsäure und anderen sauren Mucopolysacchariden quantitativ ein erhebliches Ausgangsmaterial erfordert. So begnügt man sich mit dem Nachweis einzelner Bausteine (Glucuronsäure, Hexosamin, Hexosen). Wie für den Kollagengehalt eines Gewebes sein Oxyprolin-Gehalt repräsentativ ist (Neuman und Logan 1950), wurde der Hexosamingehalt für saure Mucopolysaccharide und damit für die mesenchymale Grundsubstanz als kennzeichnend erachtet und dem Quotient $\dfrac{\text{Hexosamin}}{\text{Oxyprolin}} = \dfrac{\text{Mucopolysaccharide}}{\text{Kollagen}}$ als Maßstab hormonbedingter und pathologischer Veränderungen eine große Bedeutung zugemessen (Sobel et al. 1953, Sobel und Marmorston 1954, Sobel et al. 1954, Heringa et al. 1955, Sobel und Marmorston 1956, Hartmann 1958). Nach Heringa et al. (1955) ist dieses Verhältnis in Haut und Sehnen klein (0,04—0,06), in Knorpel oder der Cornea erhöht (0,6—2,0) und für die mechanischen Eigenschaften der einzelnen Gewebe von großer Bedeutung. Wie Loeven (1955) gezeigt hat, schwellen erstere Gewebe in saurem Milieu viel stärker als diejenigen mit einem großen Gehalt an Mucopolysacchariden. Obwohl derartige Studien sicher einen Einblick in das Verhältnis von Grundsubstanz zu kollagenen Faserelementen und damit auch auf die mechanischen Eigenschaften untersuchter Bindegewebe erlauben (Hartmann 1958), darf man auf der anderen Seite solche Untersuchungsergebnisse nicht überbewerten. Seruminsudationen unter pathologischen Bedingungen führen auch zur Einschleusung Hexosamin-haltiger Glykoproteide in den interfibrillären Raum, die bei Hexosamin-Bestimmungen mit erfaßt werden. Damit aber werden Aussagen über das Verhalten der Grundsubstanz gerade unter pathologischen Bedingungen erheblich erschwert.

4. Die Bildung der mesenchymalen Grundsubstanz unter normalen und pathologischen Bedingungen

Bereits 1861 äußerte Kölliker die Ansicht, daß die Grundsubstanz wahrscheinlich von Bindegewebszellen gebildet wird, ließ aber auch die Möglichkeit einer andersartigen Entstehung offen. Auch heute noch sind die Auffassungen über diese Frage geteilt. Während Wasser und Elektrolyte sicher vom Blut stammen dürften, und zum Teil auch die zum Aufbau der Grundsubstanz notwendigen Aminosäuren, Peptide oder Proteine (s. Sylven 1956), ist wohl die Mehrzahl der Forscher heute der Ansicht, daß den Fibroblasten die Bildung der sauren Mucopolysaccharide zukommt, obwohl als weitere Quellen auch Mastzellen und das Blut diskutiert werden.

Die Auffassung, daß saure Mucopolysaccharide von *Fibroblasten* synthetisiert werden (Gersh und Catchpole 1949, Penney und Balfour 1949, Bunting 1950, Bunting und White 1950, Klemperer 1950, Meyer 1951, Grossfeld et al. 1955 u. 1957, Schoenberg und Moore 1958), gründet sich teils auf direkte, meistens auf indirekte Beobachtungen. Fetales subcutanes Bindegewebe enthält reichlich Mucopolysaccharide (Wislocki et al. 1947). Fibroblastenaktivität und gleichzeitige Anreicherung von mucopolysaccharidreicher Grundsubstanz wurde beobachtet bei der Geschlechtshautschwellung von Affen (Duran-Reynals et al. 1950), bei der Hahnenkammentwicklung (Ludwig und Boas 1950), in der Nabelschnur (Schoenberg und Moore 1958), in Granulationsgewebe (s. Wundheilung) und Fibroblasten-reichen Fibromen. Mehr direkte Anhaltspunkte liefern neuere Untersuchungen. So wurden Mucopolysaccharide in Gewebskulturen von Fibroblasten (Grossfeld et al. 1955 u. 1957) und Synovialzellen (Castor 1957) nachgewiesen. Obwohl Fibroblasten gewöhnlich keine metachromatischen Einschlüsse aufweisen, die auf intracelluläre hochpolymere saure Mucopolysaccharide hinweisen, fanden

TAYLOR und SAUNDERS (1957) intracellulär hyaluronidase-empfindliches metachromatisches Material. Auch bei Skleromyxödem (KEINING und BRAUN-FALCO
1956, STEIGLEDER 1959), bei anderen Myxodermien und bei den seltenen Myxomen
der Haut ist die Anreicherung von jungen Bindegewebszellen mit diffuser
und feingranulierter Metachromasie und metachromatischen Höfen zu beobachten, so daß man an einen Sekretionsmechanismus erinnert wird (DUNPHY
und UDUPA 1955, TAYLOR und SAUNDERS 1957). BUNTING und WHITE (1950)
dagegen konnten eine Hyaluronidaseempfindlichkeit metachromatischer Einschlüsse in Fibroblasten nicht feststellen und identifizierten die metachromatischen Substanzen mit Ribonucleinsäure auf Grund ihrer Ribonucleaseempfind-
lichkeit. CURRAN und KENNEDY (1955), UPTON und ODELL jr. (1956) konnten
autoradiographisch mittels $S^{35}O_4$ den Einbau von radioaktivem SO_4 in Cytoplasma von Fibroblasten nachweisen. Auch in den Tumorzellen von Fibrosarkomen wurde die Aufnahme großer Mengen von radioaktivem Sulfat festgestellt (CURRAN und KENNEDY 1957). Andererseits wurde bereits von TEILUM
(1946) sowie GERSH und CATCHPOLE (1949) auf PAS-positive, offenbar sekretorische Granula im Cytoplasma von Fibroblasten aufmerksam gemacht, die mit
der Grundsubstanzbildung in Beziehung stehen sollen. Die Bedeutung dieser
Befunde wurde eine Zeitlang angezweifelt (EHRICH 1956), da diese Substanzen
nicht als saure Mucopolysaccharide zu identifizieren waren. Neuere Untersuchungen zeigen allerdings, daß Fibroblasten offenbar normalerweise im Gegensatz zu Mastzellen (Heparin) nicht fertige hochpolymere saure Mucopolysaccharide
(Hyaluronsäure, Chondroitinschwefelsäure) produzieren, sondern eine Oligo-
saccharid-Vorstufe, und daß die hochpolymeren Mucopolysaccharide erst im extracellulären Raum gebildet werden (SCHOENBERG und MOORE 1957 u. 1958, WINDRUM
1958, MOORE und SCHOENBERG 1958). Diese Vorstufe ist ein nicht-sulfatiertes,
glucuronsäurehaltiges Tri- oder Tetrasaccharid, das in Fibroblasten wie auch extracellulär in jungen Nabelschnüren gefunden wird und mit Zunahme an Hyaluronsäure und Chondroitinschwefelsäure Typ C beim Älterwerden an Quantität proportional abnimmt (MOORE und SCHOENBERG 1958, SCHOENBERG und MOORE 1958).
Für die abschließende Synthese im extracellulären Raum ist Vitamin C notwendig.

Die Vermutung, daß die *Mastzellen* verantwortlich sind für die Bildung der
sauren Mucopolysaccharide und besonders von Hyaluronsäure der mesenchymalen
Grundsubstanz, geht auf ASBOE-HANSEN (1950) zurück und wurde von diesem
Autor auch noch 1954 vertreten. Die Beweisführung war indirekt und beruhte
auf Vergleichen von Mastzellenzahl mit Anreicherung metachromatischer Substanzen (ASBOE-HANSEN 1950a u. b) oder der aus dem gleichen Gewebe zu iso-
lierenden Hyaluronsäuremenge (ASBOE-HANSEN 1954), der Freisetzung von metachromatischen Substanzen aus Mastzellen bei Gewebsschädigung (WEGELIUS und
ASBOE-HANSEN 1956) oder den Veränderungen der metachromatischen Reaktion
im Cytoplasma von Mastzellen (ASBOE-HANSEN 1954). Die Isolierung von Heparin aus Mastzellen hat vermuten lassen, daß als Heparin-artiger Vorläufer
Hyaluronsäure von den Mastzellen gebildet wird (ASBOE-HANSEN 1954). WEGE-
LIUS und ASBOE-HANSEN (1956) haben die Meinung vertreten, daß die Mastzellen-
granula Vorstufen beider Polysaccharide (Heparin, Hyaluronsäure) enthalten.
Auch STEIGLEDER (1959) sah um Mastzellen Höfe saurer Mucopolysaccharide.
Bereits aus chemisch-struktureller Sicht scheint es indessen zweifelhaft, daß
zwei differente saure Mucopolysaccharide einer gleichen Stoffwechselkette ihre
Entstehung verdanken. Hyaluronsäure stellt strukturell nicht nur ein sulfatfreies
Heparin dar, sondern ist auch an einer anderen Stelle acetyliert und weist eine
differente glucuronidische Bindung auf (WEISSMANN und MEYER 1952 u. 1954).
Es ist vielmehr wahrscheinlich so, daß Mastzellen wie auch bestimmte Fibroblasten

jeweils auf die Synthese eines einzigen sauren Mucopolysaccharides spezialisiert sind. Dafür spricht auch das Fehlen von Hybriden (Meyer 1959). So wird beispielsweise Chondroitinschwefelsäure vom Typ B nie in mesenchymalen Tumoren gefunden. Die Auffassung der Mastzellen als Hyaluronsäurebildner blieb aber auch von pathologisch-anatomischer Seite nicht unwidersprochen (Taylor und Saunders 1957). Einmal ist das metachromatische Verhalten der Mastzellen nicht sicher hyaluronidasesensibel; auch besteht zwischen der Anzahl der Mastzellen und dem Gehalt an sauren Mucopolysacchariden im Bindegewebe keineswegs eine konstante Relation. So findet man beispielsweise in frischen Phasen bei Sklerodermie (Braun-Falco 1957 c u. f) oder auch bei Skleromyxödem (Keining und Braun-Falco 1956) trotz stark vermehrten Gehaltes an sauren Mucopolysacchariden in der Cutis keine augenfällige Mastzellenanreicherung, auch ist das Mastzelleninfiltrat bei Urticaria pigmentosa keineswegs von einer gesteigerten Gewebsmetachromasie begleitet. Neuerdings haben Moore und Schoenberg (1958) durch histochemische und histoenzymatische Untersuchungen recht klar gezeigt, daß in Mastzellen Hyaluronsäure-ähnliche Substanzen oder Vorstufen, wie sie in Fibroblasten gefunden wurden, nicht faßbar sind. Man muß daraus zur Zeit folgern, daß Mastzellen wahrscheinlich keine Rolle bei der Bildung von Hyaluronsäure oder Chondroitinschwefelsäure spielen.

Eine weitere, zur Zeit allerdings kaum noch diskutierte Möglichkeit ist die Abstammung der sauren Mucopolysaccharide aus dem *Blut* (Renaut 1903 u. 1903/04). Es ist sicher, daß im normalen Blutserum saure Mucopolysaccharide, wahrscheinlich teils vom Hyaluronsäure-, teils vom Chondroitinschwefelsäure-Typ vorkommen (Übersicht bei Winzler 1958). Allerdings ist ihre Menge mit etwa 6,0 mg-$^0/_{00}$ so gering, daß man sich kaum vorstellen kann, daß dies die Quelle der sauren Mucopolysaccharide der gesamten mesenchymalen Grundsubstanz darstellen soll. Die Frage, ob die erhebliche Vermehrung von Mucoproteinen und sauren Mucopolysacchariden im Serum bei Lichen myxoedematosus (Tappeiner 1955), Myxodermia circumscripta symmetrica (Wodniansky 1957), Skleromyxödem (Keining und Braun-Falco 1956) und Sklerodermie (Tirschek et al. 1959) in direkter Beziehung steht zur Grundsubstanzanreicherung in den Hautveränderungen, d.h., daß wir es hier mit Ablagerungskrankheiten zu tun haben, ist heute noch völlig offen. Aus experimentellen Untersuchungen wissen wir zwar, daß Makromoleküle (Dextran) die Gefäßmembran passieren und in den Bindegewebsraum gelangen (Lindner 1959). Neuere Untersuchungen ergaben für einen derartigen Mechanismus in vivo keinen Anhalt (Gabrilove und Ludwig 1957) und legen vielmehr nahe, daß der Serumspiegel an sauren Mucopolysacchariden durch das physiko-chemische Verhalten der Grundsubstanz (Polymerisationszustand, Hyaluronsäure-Hyaluronidase-System) beeinflußt wird. Auch die Ergebnisse von Deutsch (1957) ordnen sich gut in diese Auffassung ein. Dieser Autor fand beachtliche Konzentrationen an sauren Mucopolysacchariden (Hyaluronsäure) im Serum bei einem Patienten mit einem Reticulumzellsarkom, das sehr wahrscheinlich als Hyaluronsäurequelle angesehen werden muß.

5. Einige Faktoren, die die mesenchymale Grundsubstanz beeinflussen

Die mesenchymale Grundsubstanz zwischen Zellen und Fasersystemen ist keineswegs ein inertes Kittmaterial, sondern besitzt einen ausgesprochen plastischen Charakter und wird von den verschiedensten Faktoren beeinflußt, unter denen Fibroblasten, Stoffe aus dem Blute, Enzyme, Vitamine und Hormone besonders genannt seien.

Untersuchungen mittels radioaktiver Isotope (C^{14}, S^{35}) haben in den letzten Jahren unsere Kenntnisse über den *Stoffwechsel* der sauren, vor allem auch sulfatierten Mucopolysaccharide erheblich verbessert (Übersichten bei DORFMAN 1954 u. 1955, BOSTRÖM 1954 u. 1959, HÖRMANN 1957, HARTMANN 1958). Derartige Studien mit radiomarkiertem Sulfat, Acetat und Glucose haben nicht nur genauere Vorstellungen über die Biosynthese saurer Mucopolysaccharide erhalten lassen, sondern überhaupt erst gezeigt, daß wir es bei den sauren Mucopolysacchariden mit Substanzen zu tun haben, die einem ständigen Auf- und Abbau unterliegen, d. h. mit sehr stoffwechselaktiven Stoffen. C^{14}-haltiges Acetat wird in Hyaluronsäure etwa dreimal schneller als in Chondroitinschwefelsäure eingebaut. In Kaninchenhaut nimmt die Erneuerung der Hyaluronsäure kaum mehr als 2 Tage in Anspruch (DORFMAN 1954), während die Umsatzgeschwindigkeit der Chondroitinschwefelsäure bedeutend mehr Zeit beansprucht (BOSTRÖM und GARDELL 1953). Die Bindung von S^{35}O$_4$ durch saure sulfatierte Mucopolysaccharide scheint ein enzymatischer (cellulär kontrollierter) Prozeß zu sein (BOSTRÖM und MANSSON 1953, LAYTON 1951 zit. nach LORINCZ und STOUGHTON 1958, KODICEK und LOEWI 1955), der durch Inhibitoren und Hitzeeinwirkung zu hemmen ist. Untersuchungen des Sulfatstoffwechsels saurer sulfatierter Mucopolysaccharide mittels S^{35}O$_4$ lassen erkennen, daß der Sulfatstoffwechsel von den verschiedenen Faktoren (O$_2$, Vitaminen, Hormonen) in hohem Maße abhängig ist (DORFMAN 1954, BOSTRÖM 1954).

Über den *Mechanismus der Polymerisation* saurer Mucopolysaccharide ist praktisch nichts bekannt. Es wurde bereits darauf hingewiesen (S. 523—526), daß unsere bisherigen histochemischen Methoden auch keine feineren Angaben über den Polymerisationsgrad saurer Mucopolysaccharide zulassen. In unfixierten Präparaten findet man die mesenchymale Grundsubstanz in Form eines gleichmäßig verteilten Gels zwischen Faserelementen (BENSLEY 1934, STEIGLEDER 1958), in fixierten Präparaten dagegen werden die metachromatischen oder Alcianblau- bzw. Hale-reaktiven Substanzen teils als amorph in den interfibrillären Raum lokalisiert (ASBOE-HANSEN 1950 u. 1954, KEINING und BRAUN-FALCO 1956, TAYLOR und SAUNDERS 1957, STEINER 1957a), während andere Autoren feine Faserstrukturen beschreiben (BUNTING 1950, BUNTING und WHITE 1950, CAMPANI und REGGIANINI 1950, BRAUN-FALCO 1954b, FINDLAY und STOUGHTON 1955, STEINER 1957a, b und c). Diesem unterschiedlichen morphologischen Verhalten dürften im wesentlichen zwei differente Mechanismen zugrunde liegen. Zum Teil handelt es sich wohl um Niederschläge von Grundsubstanzmaterial auf Kollagen- bzw. Reticulumfasern (BENSLEY 1934, BUNTING und WHITE 1950, FINDLAY und STOUGHTON 1955, BRAUN-FALCO 1958a), zum Teil aber sind die erwähnten Faserstrukturen fixationsbedingte (H$_2$O-Entzug, Protein-Denaturierung) Artefakte, die abhängig sind von der Art der Gewebsvorbehandlung (BRAUN-FALCO 1958a, STEIGLEDER 1958). Ihr morphologischer Aspekt steht möglicherweise zum Polymerisationsgrad des sauren Mucopolysaccharid-Materials in Beziehung. Bekanntlich nimmt die hohe Viscosität hochpolymerisierter Mucopolysaccharide, speziell der Hyaluronsäure, unter dem polymerisierenden Hyaluronidase-Einfluß ab. Der größer werdende osmotische Druck ist Ursache der erhöhten Wasserbindung depolymerisierter Mucopolysaccharide. SCHMIDT-MATTHIESEN (1957) konnte experimentell zeigen, daß hochpolymere Hyaluronsäure bei Fixation Faserstrukturen liefert, depolymerisierte dagegen im wesentlichen unstrukturiert bleibt. Sicher kann man derartige Befunde nicht ohne weiteres übertragen und im Einzelfall bezüglich des Polymerisationsgrades der nachgewiesenen Mucopolysaccharide bindende Schlüsse ziehen. Trotzdem aber liefern sie eine Verständnisbrücke nicht nur für die metachromatischen, sondern auch für die Hale- bzw. Alcianblau-positiven Faserstrukturen im Bindegewebe bei verschiedenen Bindegewebskrankheiten (CAWLEY et al. 1956, BRAUN-FALCO 1957c, f und 1958a).

Dem Einfluß von verschiedenen *Enzymen* auf die Grundsubstanz wurde in den vergangenen Jahren größere Aufmerksamkeit zugewandt. Am besten erkannt sind die depolymerisierenden und hydrolysierenden Eigenschaften der mucolytischen *Hyaluronidase* (Übersichten: DELAUNAY und VOISIN 1950, MEYER und RAPPORT 1952, GIBIAN 1954 u. 1955, 1959, WELLS 1954). Die Hyaluronidasen sind identisch mit den Spreading-Faktoren von DURAN-REYNALS (1929, 1933 u. 1942), wie CHAIN und DUTHIE (1939) feststellen konnten. Da Zustandsänderungen, wie sie unter Hyaluronidase-Einfluß an der Grundsubstanz und vor allem an den sauren Mucopolysacchariden vorkommen, auch natürlicherweise im Gewebe zu beobachten sind, sollte kein Zweifel bestehen, daß mucolytische Enzyme vom Hyaluronidase-Typ als Produkt cellulärer Aktivität im Gewebe vorkommen. Obwohl die Zahl der Arbeiten, die sich mit dem Einfluß der Hyaluronidase *auf* die Haut unter physiologischen und pathologischen Verhältnissen (Infektion, Entzündung, allergische Reaktionen, Ekzem, Blasenbildung, Tumorwachstum usw.) beschäftigen, kaum noch zu übersehen sind (Übersichten: SIMPSON 1950, STARY und TEKMAN 1951, GIBIAN 1951, FAVILLI 1952, LECLERQ 1952, KORTING 1953, BRAUN-FALCO und WEBER 1953, BRAUN-FALCO und GEIMER 1953, BRAUN-FALCO 1954c, BALBI 1955, BRAUN-FALCO 1957b, DELMOTTE 1957), ist über die biologische Bedeutung der Hyaluronidase *in* der Haut kaum etwas bekannt. Versuche, Hyaluronidase in normaler und kranker menschlicher Haut nachzuweisen, schlugen fehl (GLICK und GRAIS 1948, PROSE und BAER 1951) und frühere Behauptungen über einen gelungenen Hyaluronidase-Nachweis in der Haut (Meyer et al. 1941, Mayer 1950) blieben bislang unbestätigt. Die depolymerisierende Wirkung auf saure Mucopolysaccharide, die sich als ,,spreading-reaction" durch die schnelle Ausbreitung von Farbstoffen wie Evans-Blau erkennen läßt, ist indessen keineswegs stets hyaluronidase-bedingt, da neben der Hyaluronidase noch viele andere Ausbreitungsfaktoren existieren, die an Bakterien, malignen Tumoren, Schlangengiften usw. beobachtet wurden (s. Wells 1954).

Auch einigen anderen Enzymen wird von verschiedenen Autoren mucolytische Wirkung zugeschrieben; dazu gehört die *Kollagenase* (Maschmann 1937), ein Enzym aus Kultur-filtraten von Clostridium Welchii. Kollagenase löst Kollagenfasern auf, obwohl die Ent-stehung freier Aminogruppen sehr gering ist (Mandl et al. 1953, zit. nach Hörmann). Auch fehlt eine Wirkung auf gereinigtes Kollagen (Gersh und Catchpole 1949). Man nimmt daher an, daß durch dieses Enzym vor allem die interfibrilläre Kittsubstanz in den Kollagenfasern angegriffen und abgebaut wird, wofür auch einige histochemische Beobachtungen zu sprechen scheinen (Gersh und Catchpole 1949, Stoughton und Lorincz 1951). Im ganzen ist der hydrolysierende Effekt von Kollagenase auf die Grundsubstanz der Haut größer als der von Hyaluronidase (Gersh und Catchpole 1949, Stoughton und Lorincz 1951). An formalin-fixierten Hautschnitten ist Kollagenase ebenfalls wirksam (Stoughton und Lorincz 1951).

Auch dem Pankreas-Enzym *Elastase* von Balo und Banga (1950) wurden bereits 1952 mucolytische Eigenschaften zugeschrieben (Hall et al. 1952). Wir wissen heute, daß die ursprüngliche Elastase zwei Enzyme enthält, von denen das eine proteolytische (Partridge und Davis 1955), das andere mucolytische Aktivität aufweist (Hall 1933). Ferner hat sich gezeigt, daß die mucolytische Komponente auch nicht einheitlich ist, sondern in min-destens drei Mucoproteinasen unterteilt werden kann (eine elastinwirksame Elastinmuco-proteinase, eine kollagenwirksame Kollagenmucoproteinase und eine serummucoprotein-wirksame Serummucoproteinase) (Banga und Balo 1957). Inwieweit diese Enzyme bei pathologischen Prozessen bedeutsam sind, ist bislang völlig ungeklärt.

Ein Chondroitinschwefelsäure-abbauendes Enzym, die *Chondroitinase*, die eng mit einer Chondroitinsulfatase vergesellschaftet ist und aus verschiedenen Fäulnisbakterien isoliert wurde (Dodgson et al. 1957), scheint auch in Hodenhyaluronidasepräparaten vorzukommen (Lillie et al. 1951). Erwähnt seien ferner *Mucoproteinasen*, die Ziff in den Leukocyten ent-zündeter Gelenke gefunden hat. Sie depolymerisieren vielleicht die Kittsubstanz über eine Spaltung von Mucopolysaccharid-Protein-Komplexen.

Eine Reihe von *Hormonen* beeinflussen die Grundsubstanz und ihre Bildung: vor allem sind es die Hormone der Hypophyse, der Schilddrüse, der Nebenniere und die Sexualhormone. Die Fülle der bekanntgewordenen Beobachtungen und experimentellen Resultate können an dieser Stelle nicht wiedergegeben werden. Zur Information sei auf die Übersichtsdarstellungen von Ragan (1951), Iversen (1954), Wells (1954), Asboe-Hansen (1954 u. 1958), Dorfman und Schiller (1958) hingewiesen. Über den exakten Mechanismus, mit dem Hormone den Stoffwechsel der Grundsubstanz beeinflussen, ist kaum etwas bekannt. Störungen in der Hormonproduktion manifestieren sich in Störungen der Grundsubstanzbildung und des Muco-polysaccharidstoffwechsels. Als sehr ausdrucksvolle Objekte zum Studium hormoneller Ein-flüsse hat sich die Sexualhaut der Affen und des Hahnenkammes erwiesen. Auffällig ist die starke Vermehrung der Grundsubstanz und die Zunahme der Wasserbindung in der Sexual-haut der Affen während des Oestrus (Duran-Reynals et al. 1950). In den reduzierten Hahnenkämmen junger kastrierter Tiere findet sich nur wenig Grundsubstanz zwischen dicht-gepackten Kollagenfasern. Dreitägige Androgenbehandlung genügt zur Umwandlung eines solchen Hahnenkammes in den eines geschlechtsreifen Tieres. Die mesenchymale Grundsub-stanz vermehrt sich enorm, wird wasserreich und intensiv Metachromasie-gebend (Szirmai 1956). Auf die cutanen Grundsubstanzveränderungen bei Myxödem und den verschiedenen Formen von Myxodermien (= lokalisierte ,,Myxödeme im Sinne der Dermatologie") — zur Begriffsbestimmung s. Keining und Braun-Falco (1956), Braun-Falco (1956a) — wird spä-ter noch einzugehen sein. Auch bei der Bildung von Granulationsgewebe sind hormonelle Einflüsse von großer Bedeutung. Desoxycorticosteron, somatotropes Hormon und Testosteron stimulieren die Fibroblastentätigkeit, fördern die Bildung von Grundsubstanz und die Fibro-genese; Cortison, ACTH und Oestradiol wirken entgegengesetzt (de Brux und du Boisses-selin 1953, Schiller und Dorfman 1957, Robertson und Sanborn 1958).

Unter den *Vitaminen*, die einen Einfluß auf die Grundsubstanz ausüben (Vitamin A, B, C, B_6 und E), ist der des Vitamin C seit den Untersuchungen von Wolbach und Howe (1926), Wolbach (1933), Wolbach und Bessey (1942) am intensivsten studiert worden. Die ver-zögerte Narbenbildung (Mazoué 1937 u. 1957, Mazoué und Randouin 1933 u. 1937) und ver-minderte Reißfestigkeit heilender Wunden (Abt et al. 1959) bei C-Avitaminosen weist bereits auf Störungen im biologischen Verhalten des Bindegewebes hin. Diese lokalisieren sich an Fibroblasten, Kollagen und Grundsubstanz.

Unter Vitamin C-Mangel zeigen die Fibroblasten degenerative Veränderungen (Wolbach 1933) mit Auftreten fetthaltiger Vacuolen (Penney und Balfour 1949, Klemperer 1950) und verminderter Phosphataseaktivität (DANIELLI, FELL und KODICEK 1945). Auch die Grundsubstanz in Granulationsgeweben wird nicht normal gebildet. Die Metachromasie ist vermindert (PENNEY und BALFOUR 1949, PERSSON 1953), der Einbau von S^{35}-markiertem Sulfat in sulfatierte saure Mucopolysaccharide (Chondroitinschwefelsäure, Keratosulfat usw.) verschiedener Gewebe ist stark reduziert (REDDI und NORSTRÖM 1954, UPTON und ODELL 1956, FRIBERG 1958a u. b). Auf der anderen Seite findet man, wenn auch nicht ganz ausnahmslos (SAKAMOTO 1959), eine Anreicherung nicht-Metachromasie-gebender PAS-positiver Mucopolysaccharide in der Grundsubstanz (PERSSON 1953, GERSH und CATCHPOLE 1949, VAN ROBERTSON und HINDS 1956). Auch der Einbau von C^{14}-Glucose wurde vermehrt gefunden (FRIBERG 1958). Diese Untersuchungen zeigen, daß unter Vitamin C-Mangel die Synthese von Chondroitinschwefelsäure stark reduziert ist; die Störung liegt offenbar in einer verminderten extracellulär vor sich gehenden Sulfatierung saurer Mucopolysaccharide (SCHOENBERG und MOORE 1958). Kurzfristige Vitamin C-Zufuhr normalisiert diese Verhältnisse (STEIN und WOLMAN 1958). Neuere Untersuchungsergebnisse scheinen darauf hinzudeuten, daß für die reduzierte Chondroitinschwefelsäuresynthese der begleitenden Inanition größere Bedeutung zukommt als dem Vitamin C-Mangel (FRIBERG 1958a, b u. c). Wahrscheinlich ist das ungenügende Glutaminsäureangebot bedeutsam. Diese Störungen sind wohl die Ursache der verminderten, vielleicht auch qualitativ veränderten Kollagenfaserbildung. In Granulationsgeweben findet man unter Vitamin C-Mangel kaum eine Vermehrung von Kollagenfasern (= verzögerte Narbenbildung), sondern im wesentlichen eine Vermehrung präkollagener argyrophiler Reticulumfasern (BUNTING und WHITE 1950, BRADFIELD und KODICEK 1951). Derartige Beobachtungen zeigen auch die Notwendigkeit der Existenz von sauren Mucopolysacchariden bei der Kollagenfaserbildung (s. auch DELAUNAY und BAZIN 1957).

6. Pathologische Veränderungen der mesenchymalen Grundsubstanz der Haut

Unsere Kenntnisse über pathologische Veränderungen der mesenchymalen Grundsubstanz bei Dermatosen und Tumoren haben in den letzten Jahren eine erhebliche Vermehrung erfahren, seitdem uns histochemische Methoden zugänglich gemacht wurden, die eine differenziertere Erfassung von Grundsubstanzbausteinen ermöglichen. Während früher nur sehr auffallende Anreicherungen von „Schleimreaktion" (Metachromasie) gebenden, gallertigen, halbflüssigen Massen zwischen aufgelockerten Faserbündeln als „schleimige Entartung" (ROULET 1937, GANS 1932), „mucoide" oder „myxomatöse" Veränderungen unter verschiedenen pathologischen Bedingungen wie Myxödem, Cutis hyperelastica, Cutis laxa (KORTING und GOTTRON 1951) und bei echten Geschwülsten (GANS 1932) beobachtet wurden, wissen wir heute, daß es bei den verschiedenartigsten pathologischen Prozessen an der Haut zu tiefgreifenden Störungen der interfibrillären Grundsubstanzen kommt, von denen die „schleimige Entartung" nur ein Extrem darstellt. Auch heute noch sind uns die zur Verfügung stehenden histochemischen Methoden zu grob, um weitgehende Schlußfolgerungen aus morphologischen Beobachtungen zu ziehen. Die exakten biochemisch-analytischen Verfahren erfordern gewöhnlich zu große Gewebsmengen und kommen daher vielfach nicht für Routineuntersuchungen in Frage. So beschränken sich unsere Beobachtungen pathologischer Reaktionen an der mesenchymalen mucinösen oder mucoiden Grundsubstanz im wesentlichen auf das Verhalten einer ihrer Hauptkomponenten, nämlich der sauren sulfatierten und nichtsulfatierten Mucopolysaccharide.

Bei den verschiedenartigsten pathologischen Prozessen an der Haut lassen sich durch das Verhalten der Metachromasie, der Hale- bzw. Alcianblau-PAS-Reaktion und der PAS-Reaktion unter Zuhilfenahme histoenzymatischer Methoden tiefgreifende quantitative und qualitative Störungen im Verhalten der mesenchymalen Grundsubstanz, d.h. in erster Linie der sauren Mucopolysaccharide, feststellen (ASBOE-HANSEN 1950, BRAUN-FALCO 1954b, 1957a u. 1958a, CACCIALANZA und BONELLI 1955, STEINER 1957a, b u. c, RODRIGUEZ-PEREZ 1958, RABBIOSI 1959). Diese werden histochemisch im wesentlichen faßbar als eine „Anreicherung" interfibrillärer saurer Mucopolysaccharide mit und ohne

Störungen im Polymerisationsgrad oder als eine Verminderung interfibrillärer Substanzen.

Es hat sich herausgestellt, daß einer „Anreicherung" saurer Mucopolysaccharide bzw. von Grundsubstanzen ganz verschiedenartige Pathomechanismen zugrunde liegen können:

1. *Eine vermehrte Bildung von Grundsubstanzen bzw. Grundsubstanzbausteinen oder eine Störung im Aufbau-Abbau-Verhältnis der interfibrillären Grundsubstanz.*

2. *Entmischungszustände in den interfibrillären Grundsubstanzen mit Phanerose vor allem saurer Mucopolysaccharide.*

3. *Anreicherung saurer mucopolysaccharidreicher mucoider Ödeme im Hautbindegewebe.*

ad 1. — Einer echten Anreicherung mesenchymaler Grundsubstanz begegnet man unter Bedingungen, wo es zur Proliferation grundsubstanzbildender Zellen kommt. So findet man in frühen Phasen der *Wundheilung* in Parallele zur Fibroblastenproliferation einen bemerkenswerten Reichtum an metachromatischen Substanzen, die als saure Mucopolysaccharide zu identifizieren sind (Bensley 1934, Sylven 1941, Penney und Balfour 1949, Campani und Reggianini 1950, Hudack und Blunt 1950, Upton und Odell jr. 1956, Taylor und Saunders 1957). Die erhöhte Aufnahme von Radiosulfat (Upton und Odell jr. 1956, Glücksmann et al. 1956) läßt vermuten, daß hauptsächlich sulfatierte Mucopolysaccharide gebildet werden. Offenbar werden von den Fibroblasten des rasch sich bildenden Granulationsgewebes zunächst schwachsaure oder neutrale (PAS-reaktive) Mucopolysaccharide als Vorstufen in den extracellulären Raum abgegeben (Windrum 1958), die erst dann einem Sulfatierungsprozeß unterliegen (Campani und Reggianini 1950, Schoenberg und Moore 1958). Diese Untersuchungsergebnisse stimmen mit der Beobachtung überein, daß das Verhältnis von Hyaluronsäure zu Chondroitinschwefelsäure mit zunehmender Kollagenfaserbildung abnimmt (Watson und Pearce 1950).

Auch biochemisch findet man in den frühen Phasen der Wundheilung als Zeichen der Anreicherung saurer Mucopolysaccharide einen starken Anstieg des Hexosamin-Gehaltes im Granulationsgewebe (Dunphy und Udupa 1955). Dunphy und Udupa bezeichnen diese erste Phase der Wundheilung als produktive oder Substratphase, in der die Bausteine für die Kollagenfaserbildung (sulfatierte saure Mucopolysaccharide, lösliche Eiweißvorstufen von Kollagen [Präkollagen, Tropokollagen, Neutralsalz-lösliches Kollagen]) bereitgestellt werden. Auch solange das Granulationsgewebe noch vorwiegend retikulären Charakter hat, findet man noch reichlich mucoide metachromatische, Hale- und Alcianblau-positive Substanzen. Mit zunehmender Differenzierung der Fasern in Kollagen und mit zunehmender Faserhäufung verschwindet die Metachromasie und das Hale- bzw. Alcianblau-positive Verhalten der angereicherten Mucopolysaccharide (Balazs und Holmgren 1950, Hudack und Blunt 1950, Dunphy und Udupa 1955, Taylor und Saunders 1957). Es ist wahrscheinlich, daß die sauren Mucopolysaccharide, vor allem sulfatierte, mit basischen Proteingruppen von Retikulin, Präkollagen und Kollagen (Jackson und Randall 1953) reagieren, d.h. die sulfatierten Verbindungen verschwinden nicht, sondern werden nur so chemisch „maskiert", daß sie einem histochemischen Nachweis nicht mehr zugänglich sind.

Die Bedeutung sulfatierter Mucopolysaccharide bei der Kollagenfaserbildung ist zwar noch nicht restlos aufgeklärt (Blix und Snellmann 1945, Wassermann 1956), es besteht aber kein Zweifel mehr darüber, daß sie in vitro (s. Delaunay und Bazin 1957) wie auch in vivo (Jackson 1957) mit der Kollagenbildung direkt in Verbindung stehen. Es hat den Anschein, daß etwa in Analogie zur Nucleinsäuresynthese das Ladungsmuster der sulfatierten Mucopolysaccharide als Matrize dient, die bei der Bildung von Kollagen die Micellen des Präkollagen orientiert (COHEN 1942, PARTRIDGE 1948, MEYER 1951, JACKSON 1953, LOEVEN 1955). Die Anwesenheit saurer Mucopolysaccharide mit reaktiven Sulfatgruppen scheint demnach für die Faserbildung von größter Wichtigkeit zu sein (STEIN und WOLMAN 1958). Bleibt wie bei Vitamin C-Mangel (S. 532) die Sulfatierung des vorwiegend extracellulären mucoiden Materials aus oder wird der Sulfatstoffwechsel künstlich gestört (WOLMAN und WOLMAN 1956), so kommt eine Kollagenbildung, d.h. die Kollagenphase der Wundheilung (DUNPHY und UDUPA 1955), nicht zustande oder wird stark verzögert. Wahrscheinlich ist dabei auch eine Störung im Aufbau von Präkollagen (Neutralsalz-, extrahierbares Kollagen) mitbeteiligt (GROSS 1959).

Den gleichen Reaktionsablauf: Fibroblastenproliferation und Reifung → *Substratphase* mit Anreicherung von sauren Mucopolysacchariden und löslichen Kollagenvorstufen → *Kollagenphase* mit Bildung von Kollagenfasern findet man auch bei anderen *Granulationsgeweben*, wo es zur reaktiven Faserbildung kommt, so z. B. bei Granulomen nach Siliciumdioxyd (SCHMIDT-MATTHIESSEN 1955), Terpentin-Granulomen (DE BRUX und DU BOISTESSELIN 1953), subcutanen Granulomen nach Implantationen von „absorbable gelatin sponge" (TAYLOR und SAUNDERS 1957, CURRI und TISCHENDORF 1959), Quarz-Granulomen (CURRAN 1953) u.a.m. — Biochemische Untersuchungen bei subcutanen Carragenin-Granulomen bestätigen die histochemischen Ergebnisse und zeigen, daß in der Substratphase sulfatierte Polysaccharide und Neutralsalz-lösliches Kollagen (als Kollagenvorstufe) angereichert sind und mit zunehmender Bildung von unlöslichem Kollagen die Konzentration an sulfatierten Polysacchariden proportional abfällt (JACKSON 1957). Dieser vielphasige Prozeß wird hormonell gesteuert (BAKER und WHITAKER 1950, HOWES et al. 1950, SPAIN et al. 1950, PIRANI et al. 1951, SHAPIRO et al. 1951, FINDLAY und HOWES 1952, TAUBENHAUS et al. 1952, CURRAN 1952, KIEF et al. 1953, DE BRUX und DU BOISTESSELIN 1953, ASBOE-HANSEN 1954, SAKABE et al. 1954, BAKER und ABRANAS 1955, VAN ROBERTSON und SANBORN 1958, KORTING 1958).

Auch *bei anderen Zuständen mit Fibroblastenaktivität* findet man reichlich saure Mucopolysaccharide, bevor es zur Kollagenbildung kommt. So enthalten frische Keloide reichlich mucoide metachromatische Substanzen (Hyaluronsäure, Chondroitinschwefelsäure) (ASBOE-HANSEN 1950, WATRIN et al. 1952, FINDLAY und STOUGHTON 1955, STEINER 1957), die natürlich auch Hale- bzw. Alcianblau-positiv sind (BRAUN-FALCO 1958a). Mit zunehmender Kollagenisierung und Zellverarmung verschwindet das mucoide interfibrilläre Material wieder weitgehend. Oft findet man bezirksweise saure Mucopolysaccharide angereichert, neben anderen mit fortgeschrittener Kollagenisierung und reduzierten, d.h. für den histochemischen Nachweis maskierten, sauren Mucopolysacchariden (Abb. 3). Glucocorticoide- oder Hyaluronidase-Effekte sind daher nur bei frischen Keloiden zu erwarten.

In gleicher Weise wird man auch die Anreicherung metachromatischer, Halebzw. Alcianblau-positiver, stellenweise auch PAS-positiver saurer Mucopolysaccharide bei verschiedenen anderen pathologischen Zuständen, die mit Fibroblastenproliferation verbunden sind, deuten dürfen. Auch hier handelt es sich um Vorgänge, die der „Substratphase" bei der Wundheilung (DUNPHY und UDUPA 1955) entsprechen und in Kollagenfaserbildung enden können. Dies gilt für Fibrome (ASBOE-HANSEN 1950b, STEINER 1957a, RABBIOSI 1959), Fibrosarkome (BUNTING 1950), Dermatofibrosarcoma protuberans (STEINER 1957a), Morbus Kaposi (STEINER 1957a), Granuloma pediculatum (ASBOE-HANSEN 1950, STEINER 1957a). Die metachromatischen Substanzen, die, teilweise interfibrillär, teils auch den argyrophilen Fasern aufliegend, beobachtet werden, sind meistens, zumindest teilweise Hodenhyaluronidase-resistent, was auch cum grano salis dahingehend zu interpretieren ist, daß neben Hyaluronsäure vor allem Chondroitinschwefelsäure vom Typ B gebildet wird.

Störungen in der Relation zwischen Aufbau und Abbau bzw. Verbrauch von Grundsubstanzmaterial, möglicherweise auch qualitative Veränderungen, sind maßgebend für die *schleimige Metamorphose des Bindegewebes* (Letterer 1959), die auch „schleimige Entartung" (Roulet 1937) oder „mucoide Degeneration" (Ehrich 1952) genannt wird. Hier findet sich statt normalen Bindegewebes ein syncytiales Raumgitter von verästelten Zellen mit spitzen Ausläufern, das aus-

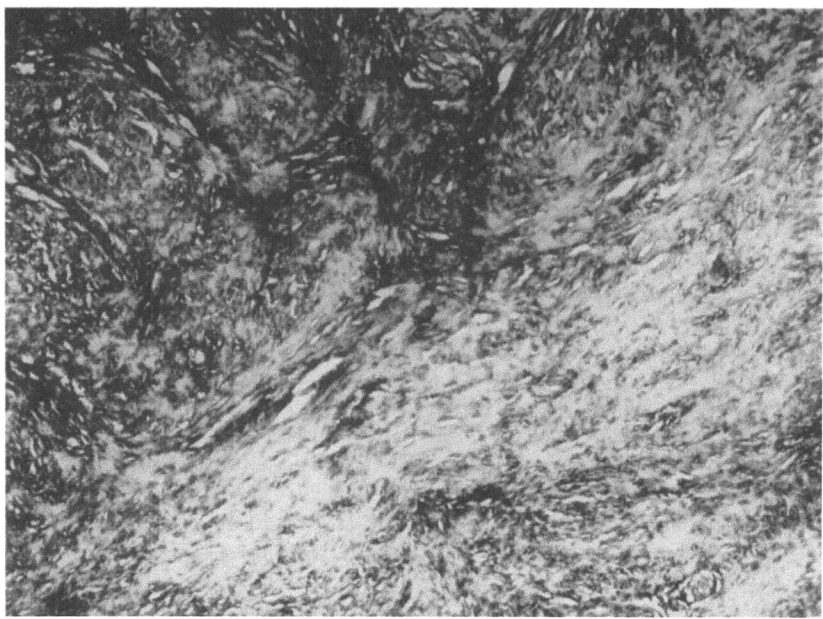

Abb. 3. Keloid. Im oberen Bildbezirk links massive Anreicherung saurer Mucopolysaccharide *(„Substratphase")* (im Bild schwarz); nach unten rechts mit zunehmender Kollagenbildung *(„Kollagenphase")* parallel gehende Verminderung dieser Substanzen. Paraffinschnitt. Hale-PAS-Reaktion. Rotfilter. Vergr. 90mal

gefüllt ist mit chromotropem, basophilem zähflüssigem Material, das eine fadenziehende Konsistenz aufweist und nach Fixierung entweder homogen-amorph, meist indessen granulär oder faserig erscheint. Das präexistente Bindegewebsfasergerüst wird durch die chromotropen Schleimsubstanzen auseinandergedrängt (Gans 1932), kann aber offenbar sekundär auch der Histiolyse anheimfallen (Letterer 1959). Ob bei der Histiolyse von Kollagen Schleim entsteht, ist nicht ganz sicher (Cawley et al. 1957), aber auch noch nicht widerlegt. Die Befunde Gottrons (1954) zeigen eindeutig, daß die Veränderungen an kollagenen und elastischen Fasern im Sinne einer Rarefizierung, Aufsplitterung und Quellung sekundär sind. In frischen Veränderungen sind die Faserelemente zunächst wohl erhalten (Tappeiner 1955). So gleicht das Bild morphologisch dem embryonalen Gewebe, insbesondere der Nabelschnur oder dem Schleimgewebe des Hahnenkammes.

Es scheint wichtig, darauf hinzuweisen, daß die Anwesenheit chromotroper Substanzen nicht für die Diagnose der schleimigen Metamorphose ausreicht, sondern der entsprechende morphologische Aspekt mit dem gelungenen Nachweis von Schleimsubstanzen zu fordern ist. Erst dann wird eine Abgrenzung gegenüber den vielen anderen pathologischen Zuständen möglich, bei denen mit den neuen histochemischen Methoden der Nachweis einer Anreicherung mucoider Substanzen zu führen ist.

Es wurde bereits betont, daß eine schleimige Metamorphose bei einer Reihe pathologischer Zustände an der Haut beobachtet werden kann. Besonders charakteristisch ist sie in der Haut bei echtem Myxödem und den verschiedenen Formen des „Myxödems im Sinne der Dermatologie" (SCHUERMANN 1938). Für letztere haben wir aus Gründen einer besseren Abgrenzung den Oberbegriff „*Myxodermien*" vorgeschlagen (KEINING und BRAUN-FALCO 1956, BRAUN-FALCO 1956). Die Bezeichnung „Mucinosen" (PALITZ und BRUNNER 1950) erscheint uns weniger glücklich, da man in Analogie zu anderen -osen (Lipoidosen, Hyalinose, Calcinose usw.) an eine Ablagerungskrankheit zu denken versucht ist.

In den letzten Jahren hat man sich dank neuer histochemischer Methoden wiederum besonders intensiv mit derartigen Hautveränderungen beschäftigt (GOTTRON und KORTING 1953, MONTGOMERY und UNDERWOOD 1953, GOTTRON 1954, TAPPEINER 1955, DE GRACIANSKY et al. 1956, EBERHARTINGER 1956, KEINING und BRAUN-FALCO 1956, BRAUN-FALCO 1956a, 1957a u. 1958a, KONRAD und WINKLER 1956, DEGOS et al. 1956, DE GRACIANSKY et al. 1957, WODNIANSKY 1957, CAWLEY et al. 1957, RIBUFFO und NAZZARO 1957, BACCAREDDA-BOY und GIACOMETTI 1959, v. ZEZSCHWITZ 1959, BAZEX und DUPRÉ 1959). Es zeigt sich, daß nicht nur das morphologisch-histologische Bild der schleimigen Metamorphose in der Haut bei den verschiedenen Myxodermien, bei primärem und sekundärem Myxödem „im Sinne der inneren Medizin" weitgehende Ähnlichkeiten aufweist, sondern daß die Schleimsubstanzen auch histochemisch grundsätzlich gleichartig aufgebaut sind. Sie bestehen, wie übrigens auch das Mucin-Material in anderen Fällen (z.B. Myxome) (NÖDL 1959), aus den gleichen Bausteinen wie die mesenchymale Grundsubstanz. Biochemisch konnten WATSON und PEARCE (1947) den Nachweis führen, daß das extracelluläre Material in den Hautveränderungen bei Myxodermia circumscripta symmetrica praetibialis aus den sauren Mucopolysacchariden Chondroitinschwefelsäure und Hyaluronsäure gemischt oder in gebundener Form mit Proteinen zusammengesetzt ist. Histologisch liefert der Nachweis mit Mucicarmin inkonstante Ergebnisse. Histochemisch handelt es sich bei den interfibrillär angereicherten Substanzen um ein komplex aufgebautes Stoffgemisch, das wie die mesenchymale Grundsubstanz aus metachromatischen, sauren, Hale- und Alcianblau-positiven Mucopolysacchariden (Hyaluronsäure, Chondroitinschwefelsäure, Keratosulfat [?]), anderen PAS-reaktiven Kohlenhydratverbindungen und Proteinen besteht (s. CAMPANI und PELLOJA 1951, KEINING und BRAUN-FALCO 1956, BRAUN-FALCO 1957, BAZEX und DUPRÉ 1959). Die Schwankungen des Ausfalles der einzelnen Reaktionen von Fall zu Fall zeigen, daß das mucinöse Material Schwankungen in seiner histochemischen Zusammensetzung aufweist (KEINING und BRAUN-FALCO 1956, BRAUN-FALCO 1957d), d.h., daß *verschiedene Mucintypen* existieren. So ist beispielsweise die PAS-Reaktivität recht unterschiedlich, ferner auch die Empfindlichkeit des mucinösen Materials gegenüber den verschiedenen Hyaluronidasen. Reichlich vorhanden scheint meistens Hyaluronsäure. Offenbar handelt es sich im übrigen nicht um ein lokales Geschehen, wie die erhöhten Mucopolysaccharidkonzentrationen in gesunder Haut zeigen (BEIERWALTES 1959). Auch Autopsiebefunde bei Lichen myxoedematosus sind in dieser Beziehung aufschlußreich (McCUISTIAN und SCHOCH 1956).

Nachdem Mucineinlagerungen im Corium beim echten primären und beim sekundären (Hypophysen-Insuffizienz) Myxödem (GABRILOVE und LUDWIG 1957, CAWLEY et al. 1957) in gleicher Weise beobachtet werden wie bei Myxodermien mit und ohne Störungen der Schilddrüsenfunktion (Hypo- bzw. Hyperthyreose), bestehen gegen alle Auffassungen, die die Bedeutung der Schilddrüse oder der Hypophyse (thyreotropes Hormon) betonen, gewisse Einwendungen. Über Einzelheiten unterrichten zusammenfassende Darstellungen von DE GRACIANSKY et al. (1955), KEINING und BRAUN-FALCO (1956), EBERHARTINGER (1956), DE GRACIANSKY et al. (1957), WODNIANSKY (1957). Auch ist die Frage, ob es sich bei vermehrten Einlagerungen von Grundsubstanz-(Mucin-)Material in das Corium nur um ein quantitatives oder aber auch um ein qualitatives Problem handelt, bislang ungeklärt.

Auffällig ist die hohe Konzentration an stark wasserbindenden, nicht sulfatierten sauren Mucopolysacchariden vom Typ der Hyaluronsäure im Mucinmaterial. Dieser Befund könnte dafür sprechen, daß die physiologische Bildungsrate der für die Kollagenbildung notwendigen sulfatierten sauren Mucopolysaccharide vom Typ der Chondroitinschwefelsäure vermindert ist und daher auch eine Kollagenfaserbildung meistens nicht zustande kommt, sondern nur eine Anreicherung nicht verwendbarer Mucopolysaccharide. Einen verminderten Sulfateinbau nach Thyroidektomie fand DZIEWIATKOWSKY (1957) im Tierversuch. Möglicherweise handelt es sich hier um einen sekundären Effekt, nachdem gezeigt werden konnte, daß im menschlichen und tierischen Serum ein Faktor vorhanden ist ("Sulfatierungsfaktor"), der offenbar für den Sulfateinbau in saure Mucopolysaccharide wichtig ist und hormonell (Hypophyse) gesteuert wird (DAUGHDAY et al. 1959).

Auch ein *verminderter Abbau von Grundsubstanz* muß erwogen werden. Dafür sprechen einmal Befunde, wo Mucineinlagerungen keineswegs mit Zellproliferation kombiniert vorkommen; ferner ist sowohl beim thyreogenen wie auch hypophysären Myxödem die Harnkonzentration an Hexosamin (als Grundsubstanzbaustein) sehr gering (WIENER et al. 1955) und steigt unter Schilddrüsenbehandlung bei gleichzeitigem Verschwinden der Mucineinlagerungen in der Haut (GABRILOVE und LUDWIG 1957) wieder signifikant (SOFFER et al. 1954, WIENER et al. 1955). Diese Befunde lassen die vermehrten Grundsubstanzeinlagerungen als das Resultat einer Verzögerung der physiologischen Grundsubstanzabbaurate erscheinen. Sollte sie bestätigt werden, so wird man in den Veränderungen der Serummucoide bei Myxödem (MANCINI et al. 1951) und auch bei Myxodermien (v. FISCHER 1949, TAPPEINER 1955, KEINING und BRAUN-FALCO 1956, WODNIANSKY 1957) eher ein Sekundärphänomen sehen und nicht etwa einen pathogenetisch für die Vermehrung der Grundsubstanz im Sinne einer Ablagerung primär bedeutsamen Faktor.

Schließlich wurde auch den bei Lichen myxoedematosus und Skleromyxödem gefundenen *Serumeiweißveränderungen* (Leberschaden?) pathogenetische Bedeutung zugemessen (v. FISCHER 1949, MONTGOMERY und UNDERWOOD 1953, TAPPEINER 1955, KEINING und BRAUN-FALCO 1956) und die Frage diskutiert (KEINING und BRAUN-FALCO 1956), ob es nicht auf dem Boden lokaler Gefäßveränderungen (GOTTRON und KORTING 1953, GOTTRON 1954) zur Einschließung pathologischer Serumproteine und Bildung pathologischer Komplexe zwischen abnormen Serumproteinen und vermehrten sauren Mucopolysacchariden kommt, die nach Ausfällung als mucinöses Material im Gewebe faßbar sind.

Wie ungenügend unsere Kenntnisse indessen auf diesem Gebiete sind, zeigen Befunde bei Skleromyxödem (BAZEX und DUPRÉ 1959), aber auch bei echten Myxomen (NÖDL 1959), wo es trotz der supponierten qualitativen Störungen zur reichlichen Kollagenfaserneubildung kommen kann.

ad 2. — Im Gegensatz zu den besprochenen Zuständen, bei denen die simultane Anreicherung von Fibroblasten und Grundsubstanzbestandteilen auf eine vermehrte Neubildung hinweist, existiert eine große Zahl von Hautprozessen, bei

denen zwar eine erhebliche Anreicherung von Grundsubstanzbestandteilen, insbesondere sauren Mucopolysacchariden durch intensiv positiven Ausfall histochemischer Reaktionen feststellbar ist, obwohl jedwede Proliferation von Bildungszellen [Fibroblasten, Mastzellen (?)] fehlt. Hier müssen andere Mechanismen
für die scheinbare Anreicherung saurer Mucopolysaccharide verantwortlich sein.
LETTERER (1932) hat zuerst darauf aufmerksam gemacht, daß diese Stoffe unter
krankhaften Störungen infolge starker Quellfähigkeit in anscheinend vermehrter
Form wieder zum Vorschein kommen können und zeigte, daß diese „Schleimphanerose" bei vielen krankhaften Prozessen im Bindegewebe anzutreffen ist.
Wie insbesondere SCHALLOCK und LINDNER (1957) zeigen konnten, liegen der
„*Phanerose saurer Mucopolysaccharide*" (BRAUN-FALCO 1959) exzessive Umbau-
prozesse in den mesenchymalen Grundsubstanzen zugrunde, die sich am besten
als „Entmischungszustände" (SCHALLOCK und LINDNER 1957) charakterisieren
lassen. Man beobachtet „Entmischungszustände" mit „Phanerose saurer Mucopolysaccharide" im Hautbindegewebe vor allem bei entzündlichen und blasenbildenden Dermatosen, ferner im Gebiet der Stromareaktion epithelialer Hauttumoren. Im wesentlichen scheint den Entmischungszuständen ein *zweiphasiger
Prozeß* zugrunde zu liegen:

    *a) Die Lösung von Bindungen zwischen Proteinen und sauren Mucopolysaccha-
riden.* Dieser Vorgang dürfte die Folge erhöhter Proteolyse (LORINCZ und
STOUGHTON 1958) in Entzündungsgebieten und in den Tumorinvasionszonen sein,
wofür auch experimentelle Untersuchungen (FOLLIS 1951, BRAUN-FALCO 1958b u.
1959, STEIGLEDER 1959) beweisende Anhaltspunkte liefern. Aber auch andere
Faktoren wie veränderte p_H-Werte, Veränderungen im Salzgehalt (SCHALLOCK und
SCHMIDT-MATTHIESEN 1956), Verschiebungen des Redox-Gleichgewichtes, Serum-
austritte, Störungen in der Gefäßpermeabilität mit Anreicherung pathologischer
Eiweißkörper dürften in der Lösung der normalen Bindungen zwischen Mucopolysacchariden und Proteinen von Bedeutung sein (SCHALLOCK und LINDNER
1957). Einen Anhalt für die Bedeutsamkeit proteolytischer Mechanismen liefern
auch histochemische Untersuchungen (BRAUN-FALCO 1956b u. 1957b u. e), die
eine pathologisch erhöhte Aktivität proteolytischer Enzyme vom Typ der Aminopeptidase bei entzündlichen Dermatosen und Tumoren in den gleichen Gewebsbezirken aufzeigen, die auch durch Entmischungszustände in der mesenchymalen
Grundsubstanz mit Phanerose saurer Mucopolysaccharide gekennzeichnet sind.
Die Folge davon besteht zunächst in einer Freisetzung der sauren Mucopolysac-
charid-Aggregate, die jetzt auf Grund ihrer sauren Gruppierungen (Sulfat- bzw.
Carboxylgruppen) histochemisch *wieder* nachweisbar werden („Phanerose saurer
Mucopolysaccharide"). Sie sind mit der Hale-Reaktion bzw. mit Alcian- oder
Astrablau „vermehrt" nachweisbar. Je nach dem Polymerisationsgrad geben sie
eine metachromatische Reaktion, während sie mit der PAS-Reaktion zunächst
nicht faßbar sind.

    *b) Die Depolymerisation saurer Mucopolysaccharide und ihr weiterer Abbau zu
Di- und Monosaccharideinheiten.* Dieser Vorgang läuft mit dem unter *a)* beschriebenen im Gewebe weitgehend parallel. Er wird ausgelöst durch entzündungs-
erregende körpereigene oder körperfremde Substanzen (Übersicht s. MEIER 1959),
unter denen vielleicht der Hyaluronidase, Kollagenase und Mucinase eine besondere Bedeutung zuzumessen ist. Auf diesem Wege werden die zunächst offenbar
noch hochpolymerisierten metachromatischen sauren Mucopolysaccharide depolymerisiert, erkennbar am Verlust der Metachromasie, erhöhter Wasseraufnahme
(Ödem) und -durchlässigkeit mit Auftreten niedermolekularer Spaltprodukte, die
mit der Hale- bzw. Alcianblau-Reaktion faßbar sind. Die zu PAS-reaktiven Disac-
charid-Einheiten depolymerisierten Substanzen können durch β-Glucuronidase

offenbar weiter gespalten werden, was insbesondere für den Abbau von Hyaluronsäure gilt (Meyer 1951). Die wasserlöslichen Abbauprodukte können in die Blutbahn gelangen und sind vielleicht verantwortlich für die erhöhten Konzentrationen an Hexosen und Hexosamin im Blutserum bei vielen entzündlichen Dermatosen und Tumoren (Weber et al. 1954, Weber 1958). Die Phanerose saurer Mucopolysaccharide liefert demnach einen Hinweis auf Entmischungszustände völlig unspezifischer Natur in der Grundsubstanz.

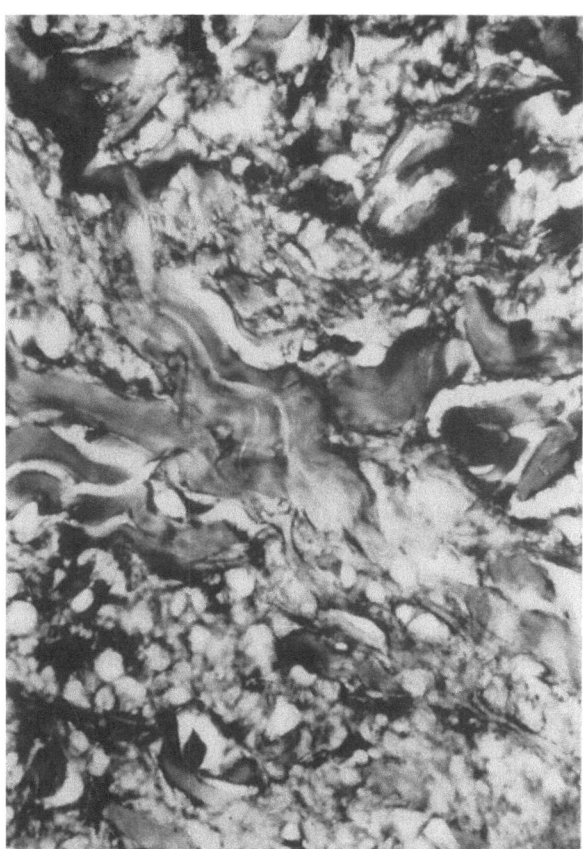

Abb. 4. Granuloma annulare. Um verquollene Kollagenfasern (Bildzentrum) starke Anreicherung tropfig oder klumpig wirkender (im Bild schwarz) saurer Mucopolysaccharide (= Phanerose saurer Mucopolysaccharide). Paraffinschnitt. Alcianblau-PAS-Reaktion. Rotfilter. Vergr. 480mal

Altshuler und Angevine (1951) haben darauf hingewiesen, daß Metachromasie-gebende saure Mucopolysaccharide häufig bei *subakuter und chronischer seröser Entzündung* vorkommen und messen ihnen auch bei der Entstehung von Fibrinoid, Hyalin und Amyloid größere Bedeutung bei. In gleicher Weise findet man auch bei entzündlichen Dermatosen im Bereich der cutanen Veränderungen eine ,,Phanerose saurer Mucopolysaccharide" als Zeichen physiko-chemischer Alterationen der mesenchymalen Grundsubstanz. Seltener sind die histofermentativ als Hyaluronsäure oder häufiger Chondroitinschwefelsäure identifizierbaren Substanzen noch in höherem Polymerisationszustand und geben β-Metachromasie. Meistens dagegen sind sie nur orthochromatisch und mit der Hale- bzw. Alcianblau-Technik faßbar, die vom Polymerisationsgrad unabhängig ist. Bezüglich einzelner Befunde bei akuter Dermatitis, Ekzem, Urticaria, Neurodermitis diffusa, Pityriasis rosea, Psoriasis, Parapsoriasis, Lichen ruber planus, Zoster, Erythema exsudativum multiforme und anderen Dermatosen muß auf Asboe-Hansen (1950b), Braun-Falco (1954b u. 1957a), Hollander et al. (1954), Pruniéras (1954), Steiner (1957c) und Rabbiosi (1959) verwiesen werden.

Entmischungszustände innerhalb der interfibrillären Grundsubstanz mit Phanerose saurer Mucopolysaccharide findet man ebenfalls bei *chronisch granulomatösen Reaktionen* an der Haut. Besonders ausgeprägt sind die Veränderungen im Bereich der Randgebiete der Infiltrationen, während zentral nicht selten die entsprechenden Reaktionen negativ (fortgeschrittener Abbau) ausfallen. Meistens sind die nachweisbaren Hyaluronidase-empfindlichen sauren Mucopolysaccharide depolymerisiert und verhalten sich nicht metachromatisch. Derartige Veränderungen findet man beispielsweise bei Lymphogranuloma malignum der Haut (STEINER 1957a), bei Mycosis fungoides (STEINER 1957a), Lupus vulgaris (STEINER 1957a), Fremdkörpergranulomen (STEINER 1957a), Boeckschem Sarkoid (STEINER 1957a), Lepra (RICHTER 1956), Lues (SCOTT et al. 1950), Granuloma annulare (Abb. 4) u.a.m.

Auch bei *blasenbildenden Dermatosen* (Epidermolysis bullosa, Dermatitis herpetiformis Duhring, Pemphigus-Gruppe), wo eine Zeitlang bei der Genese der Blasenentstehung immer wieder Störungen im Hyaluronsäure-Hyaluronidase-System vermutet wurden (Übersichten bei LANGHOF 1952, BRAUN-FALCO und GEIMER 1953, BRAUN-FALCO 1954a, BALBI 1955, GÖTZ und MEINICKE 1955, FÖLDVARI und NEKAM 1956), sind Entmischungszustände der Grundsubstanz besonders in den oberen Cutisanteilen regelmäßig zu beobachten (BRAUN-FALCO 1954b u. 1958b, SZODORAY 1955, STEINER 1957c), die sich in Form einer Phanerose

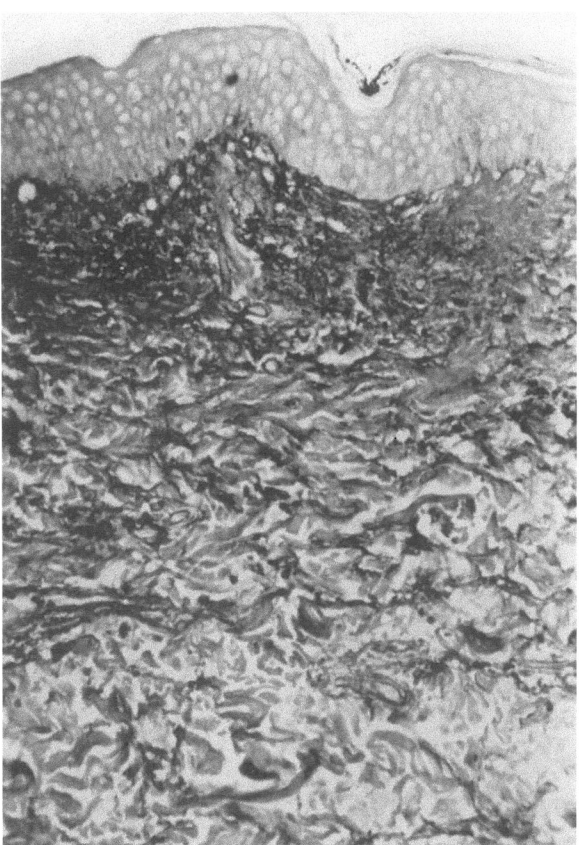

Abb. 5. Alters- oder Parapemphigus — Blasennähe. Entmischungszustand mit Phanerose saurer — im Bild schwarzer — Mucopolysaccharide in den oberen Cutisbezirken. Subepidermal multipel „Mikrobläschen". Paraffinschnitt. Hale-PAS-Reaktion. Rotfilter. Vergr. 184mal

saurer Mucopolysaccharide kenntlich machen. Meistens ist das saure Mucopolysaccharid-Material nicht (mehr) metachromatisch, da die Depolymerisierungsvorgänge zu weit fortgeschritten sind, sondern wird nur durch die Hale- bzw. Alcianblau-Technik faßbar. Bei Alterspemphigus mit subepidermaler Blasenbildung ist die Verminderung saurer Mucopolysaccharide im direkt subepidermalen Raum sehr auffallend (BRAUN-FALCO 1958b) (Abb. 5). Dieser Befund könnte ein morphologischer Hinweis für die verminderte Epidermishaftung sein, der für die Blasengenese insofern bedeutsam sein könnte, als experimentelle Untersuchungen (BRAUN-FALCO 1958b u. 1959) zeigen, daß der Trennung von Epidermis und Cutis durch proteolytische Enzyme eine Verminderung Hale- bzw. Alcianblau-positiver Substanzen vorausgeht.

Entmischungszustände erheblichen Ausmaßes findet man nicht zuletzt im Bereich der Invasionsfront von *epithelialen Tumoren*, beispielsweise beim

Keratoakanthom, bei Basaliomen (Abb. 6), besonders auch beim spinocellulären Carcinom wie autoradiographische (Boström et al. 1954) und histochemische Untersuchungen (Asboe-Hansen 1950b, Hieronymi 1954, Braun-Falco 1954b u. 1957b, Lengyel und Vertes 1956, Fanger und Barker 1957, Steiner 1957a, Andrade 1958, Schmidt-Matthiesen 1958 u. 1959) gezeigt haben, bedingt durch mucolytische und proteolytische Einflüsse (Übersicht Braun-Falco 1957b). Die Alterationen innerhalb der Tumorinvasionszonen an den mesenchymalen Grundsubstanz stellen Initialvorgänge dar (Gersh und Catchpole 1949), die den morphologisch faßbaren Veränderungen der Fasersysteme vorangehen (Braun-Falco 1957b, Schmidt-Matthiesen 1958 u. 1959). Eine Korrelation zwischen Ausmaß der Entmischungszustände und Grad der Malignität von Tumoren existiert unserer Meinung nach nicht, da man insbesondere bei spinocellulären Carcinomen und Keratoakanthomen absolut gleichartige Verhältnisse finden kann. Bei Basaliomen vom adenoiden Typ findet man gelegentlich erhöhte Metachromasie, die nichts mit Entmischung zu tun hat.

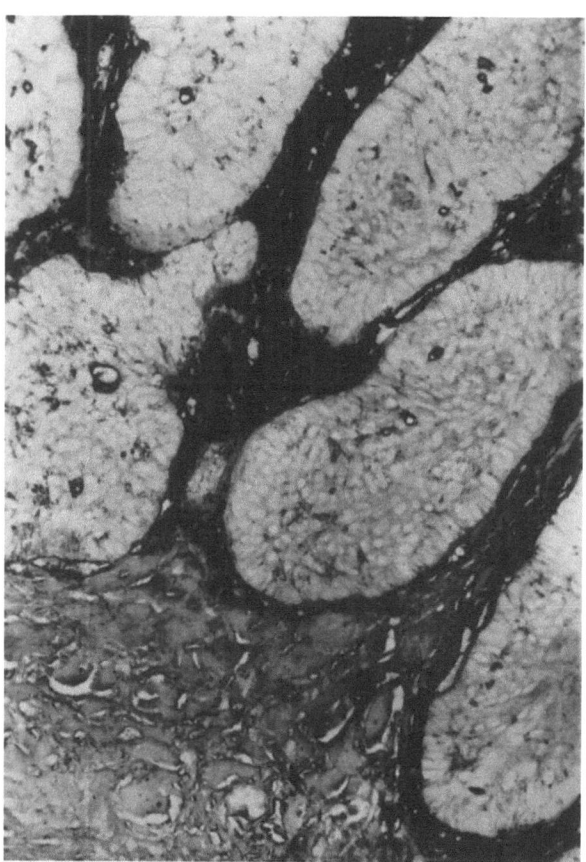

Abb. 6. Basaliom. Reichlich Metachromasie-gebende, Alcianblau-positive saure Mucopolysaccharide in der Umgebung des Tumorparenchyms. Paraffinschnitt. Alcianblau-PAS-Reaktion. Rotfilter. Vergr. 192mal

Die Beurteilung von „Anreicherung" saurer Mucopolysaccharide in der Tumorinvasionszone kann mitunter schwierig werden, da neben Abbau- und Entmischungsvorgängen durch den Proliferationsreiz anfallender Stoffe (Zelldetritus, Exsudateiweiße, Peptide, saure Mucopolysaccharide usw.) auch Mesenchymreaktionen mit Fibroblastenproliferation und echter *Neubildung* saurer Mucopolysaccharide, insbesondere Chondroitinsulfat B (Schmidt-Matthiesen 1958), simultan ablaufen, die in eine Faserneubildung münden. Abzugrenzen sind ferner *epitheliale Schleimsubstanzen*, die von Tumorzellen ins Bindegewebe sezerniert werden (z.B. Basaliome vom adenoiden Typ, Cylindrome).

ad 3. — Während bei den bisher beschriebenen Entmischungszuständen der Grundsubstanz die Phanerose saurer Mucopolysaccharide meistens von einer mehr oder minder intensiven Zellinfiltration begleitet ist, deren ursächliche Bedeutung für die Grundsubstanzveränderungen nicht zu leugnen ist, kennen wir eine Reihe von Prozessen, bei denen dies nicht der Fall ist. Hier spielen für die

Entmischungszustände zellige Einflüsse offenbar kaum eine Rolle. Es handelt sich im wesentlichen um Dermatosen, in deren Beginn sich ein an sauren Mucopolysacchariden reiches „*mucoides Ödem*" histologisch bzw. histochemisch nachweisen läßt. Das gilt für Hautveränderungen bei Erythematodes (besonders den akuten Verlaufsformen) (ASBOE-HANSEN 1950b, ALTSHULER und ANGEVINE 1951, MENEGHINI und POZZO 1953, RUBENS-DUVAL und BOLGERT 1953, LEONI und ROSETTI 1954, PRUNIÉRAS 1956, STEINER 1957b, BRAUN-FALCO 1958a), bei Dermatomyositis (BÜRKL und LEONHARTSBERGER 1951, BORDA et al. 1953, GOTTRON 1954, THIES 1957), bei Acrodermatitis chronica atrophicans Herxheimer (BRAUN-

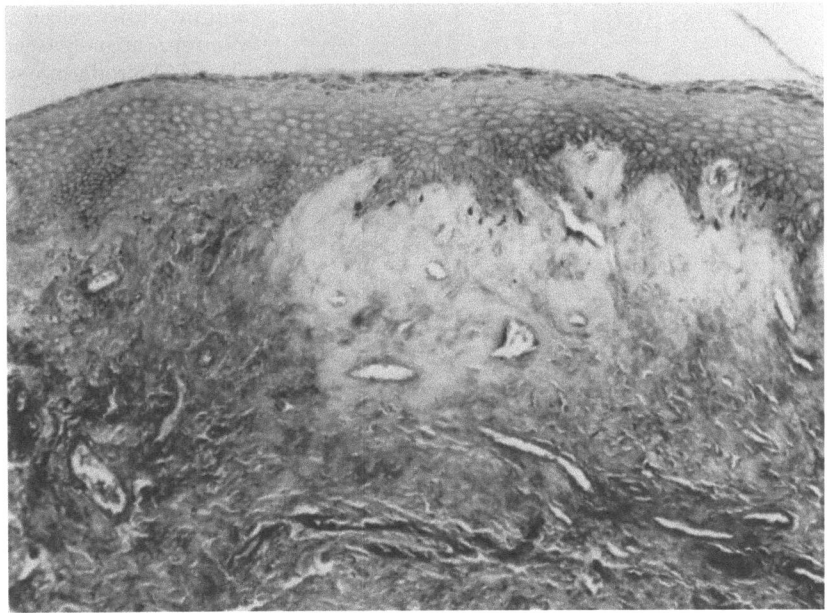

Abb. 7. Sclerodermia circumscripta. Massive Anreicherung saurer Mucopolysaccharide im Hautbindegewebe. Im Bereich des Sklerosierungsherdes völliges Fehlen saurer Mucopolysaccharide. Deutlich Alcianblau-reaktives intercelluläres Material in der Epidermis. Paraffinschnitt. Alcianblau-PAS-Reaktion. Rotfilter. Vergr. 107mal

FALCO 1958a) und ganz besonders im Beginn von Bindegewebsdermatosen, die in Sklerose enden, nämlich circumscripter und diffuser Sklerodermie (ASBOE-HANSEN 1950, MUSSO 1954, BRAUN-FALCO 1954b, 1957c u. f, 1958a, KORTING 1957, SZODORAY und TUZA 1957), Kraurosis (FISCHER und NIKOLOWSKI 1958) und Lichen sclerosus et atrophicus. Abb. 7 und 8 zeigen derartige Veränderungen bei circumscripter Sklerodermie. In den letztgenannten Zuständen geht das „mucoide Ödem" der Sklerosierung voraus und ist offenbar eine conditio sine qua non für die folgenden, ohne sichtbare Zellbeteiligung ablaufenden Kollagenisierungsvorgänge, wie BRAUN-FALCO (1957c) für Sklerodermie gezeigt hat. Mit zunehmender Kollagenisierung verschwindet das „mucoide Ödem". Daß Kollagenfaserbildung, d.h. eine sklerotische Organisation, sich oft an längere Zeit bestehende „mucoide Ödeme" anschließt, zeigen auch Beobachtungen von Dermato-Sklerose bei posterysipelatöser Elephantiasis und solche auf dem Boden chronischer Stase (Varicosis usw.).

Über die Genese „mucoider Ödeme" ist bislang nichts Sicheres bekannt. Anzunehmen sind Entmischungszustände als Folge seröser Entzündung und der damit verbundenen histiolytischen Wirkung fermentativ-aktiver Substanzen (proteolytische Enzyme) im serösen Exsudat (Altshuler und Angevine 1951, Meyer-Arendt 1953). Die Frage, ob die mucoiden Mucopolysaccharidsubstanzen, die gewöhnlich kaum metachromatisch, aber sehr gut mit der Hale- bzw. Alcianblau-Technik faßbar sind, etwa teilweise dem Blute entstammen, ist noch nicht sicher zu beantworten, da zumindest bei Sklerodermie entsprechende Untersuchungen der Blutpolysaccharide keine einheitlichen Resultate aufweisen (Weber et al. 1954a, Szabalcs und Tanko 1958, Tirschek et al. 1959).

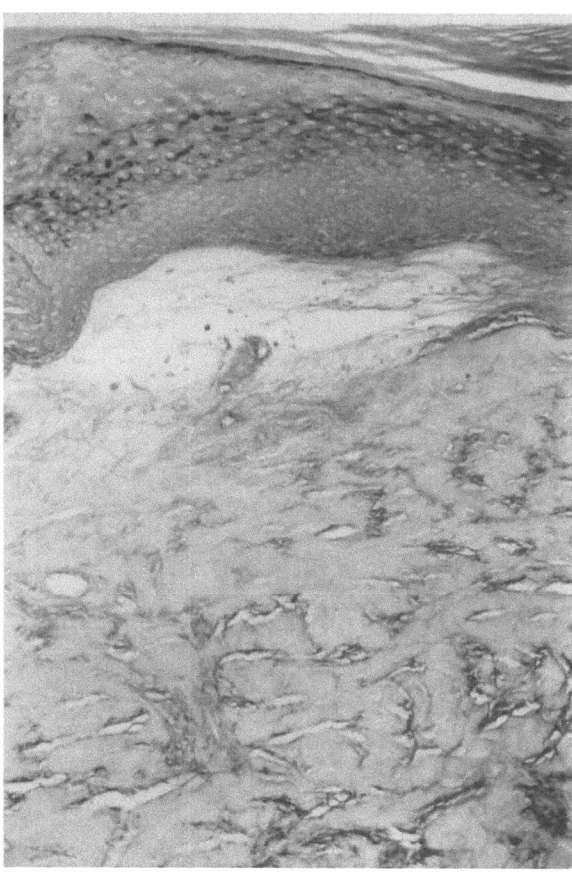

Auf eine mögliche Störung im Stoffwechsel sulfatierter Mucopolysaccharide bei Sklerodermie weisen die Ergebnisse von Denko (1956 u. 1958) hin. Ob der Ödembildung eine vermehrte Insudation von Serum oder Serumbestandteilen entspricht, ist nicht absolut sicher. Auffällig war in eigenen Untersuchungen des Inhaltes blasiger Bildungen bei einem Fall von pemphigoider Sklerodermie der im Vergleich zum Blutserum sehr geringe Gehalt dieser Flüssigkeit an Neuraminsäure. — Hingewiesen sei ferner auf das Vorkommen eines metachromatischen mucoiden Ödems, das besonders reich ist an Hyaluronsäure (erhöhte Wasserbildung) beim Scleroedema adultorum Buschke (Braun-Falco 1952, Teller und Vester 1957). Bei geeigneter Fixation findet man das Hale- bzw. Alcianblaupositive interfibrilläre Material, wie zu groben Klumpen geronnen, zwischen den gequollenen Kollagenfasern in oberen und mittleren Coriumabschnitten (Braun-Falco 1958a) (Abb. 9).

Abb. 8. Sclerodermia pemphigoides (Unterschenkel). Subepidermale Blasenbildung. Cutanes Bindegewebe im sklerotischen Stadium mit Resten saurer Mucopolysaccharide (schwarz) zwischen den verbreiterten Kollagenbündeln. Epidermis glykogenhaltig. Paraffinschnitt. Hale-PAS-Reaktion. Rotfilter. Vergr. 176mal

Diese Befunde lassen daran denken, daß das Wesen dieses Prozesses wahrscheinlich in einer Polymerisationsstörung der Makromoleküle der Grundsubstanz zu suchen ist, wobei einerseits pathologisch erhöhte Polymerisationsstufen erreicht werden, auf der anderen Seite aber gleichzeitig die dadurch frei werdende Gewebsflüssigkeit (erhöhte Polymerisation bedingt verminderte Wasserbindung) zur bekannten Schwellung der Kollagenfasern führt. Auf die antagonistischen Reaktionen zwischen Grundsubstanz und Kollagenfasern bezüglich Entquellung und Quellung hat Randerath hingewiesen (1952).

Schließlich sei an dieser Stelle an weitere Entmischungsvorgänge erinnert, die sich im bindegewebigen Stroma ekkriner Schweißdrüsen abspielen und das Bild des sog. *Schweißdrüsenödems* liefern. Die entstehenden Bilder sind die des „mucoiden Ödems" oder entsprechen einer schleimigen Metamorphose. Sie sind

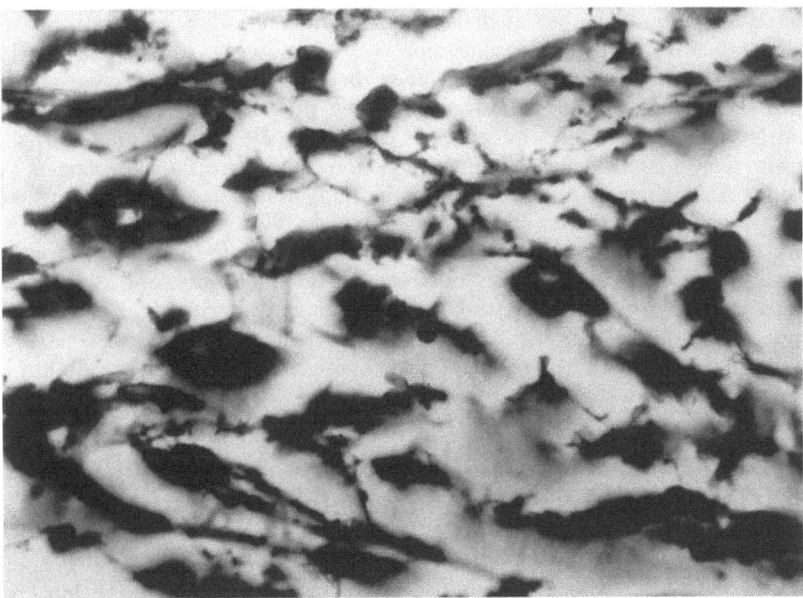

Abb. 9. Scleroedema adultorum Buschke. Zwischen quergeschnittenen Kollagenfasern, teils schlierenartig, teils geronnen wirkende Hale-reaktive Interfibrillärsubstanzen. Paraffinschnitt. Hale-PAS-Reaktion. Rotfilter. Vergr. 360mal

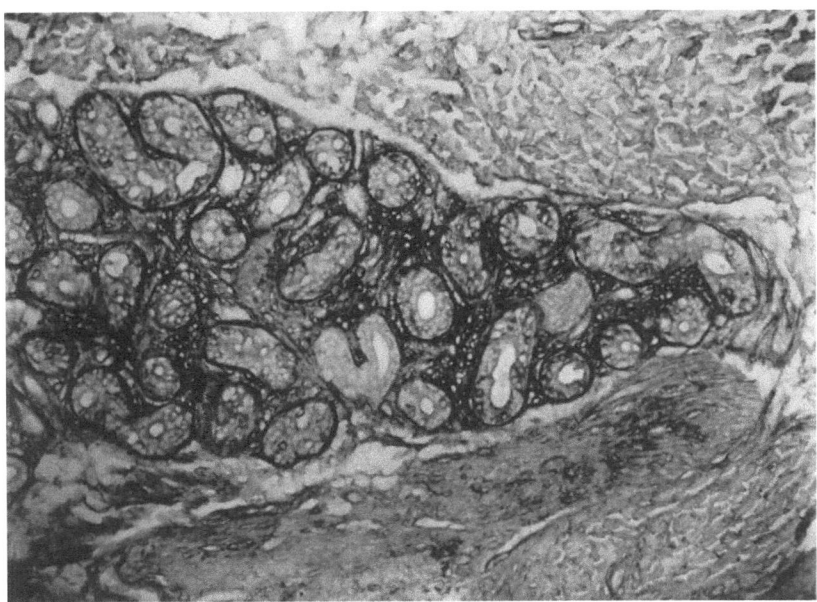

Abb. 10. Schweißdrüsenödem bei Keratoma senile. Im Schweißdrüsenfeld massive Anreicherung Hale-reaktiver (schwarz) Substanzen zwischen den ekkrinen Schweißdrüsenendstücken. Paraffinschnitt. Hale-PAS-Reaktion. Rotfilter. Vergr. 192mal

gekennzeichnet durch Sichtbarwerden großer Mengen saurer Mucopolysaccharide (Hyaluronsäure, Chondroitinschwefelsäure), die nur geringe Metachromasie liefern, aber mit der Hale- bzw. Alcianblau-Reaktion brillant darstellbar sind (Abb. 10). Vor allem in der Umgebung von Hautgeschwülsten und Hautnarben wurden sie um ekkrine Schweißdrüsen beobachtet (Randerath 1948, Keller 1953, Propst 1956), kommen aber auch im angrenzenden Bindegewebe von Schweißdrüsencysten und Schweißdrüsentumoren (Nikolowski und Gottron 1951, Richter 1957) und, wie wir gesehen haben, bei vielen Dermatosen vor. Propst, der sich besonders mit der Histochemie des mucoiden Schweißdrüsenödems beschäftigt hat, macht ebenfalls wie Randerath die Einwirkung epithelialer Produkte der Schweißdrüsen auf dem Boden von Sekretionsvorgängen (Verlegung der Ausführungsgänge) für die Erscheinungen mit der Anreicherung saurer Mucopolysaccharide verantwortlich. Gleichartige Veränderungen bei Psoriasis (Braun-Falco 1958c, Keining und Braun-Falco 1959) und anderen Dermatosen mit Acanthose und Parakeratose unterstreichen die Richtigkeit obiger Interpretation und lassen erkennen, daß den Stromaveränderungen Entmischungszustände zugrunde liegen, die auf Einwirkung des infolge keratogener Obstruktion der Schweißdrüsenausführungsgänge zurückgestauten Drüsensekretes auf das umgebende Bindegewebsstroma ausgelöst werden[1].

II. Die allgemeine Pathologie der Basalmembran (PAS-reaktiver subepidermaler Grenzstreifen)

1. Die Orthologie der Basalmembran

Gersh und Catchpole (1949) haben erstmals mit der PAS-Reaktion an der Epidermis-Cutis-Grenze entsprechend der Basalmembran einen intensiv rotgefärbten PAS-reaktiven Grenzstreifen beschrieben, der als Struktur in guter Übereinstimmung steht zu elektronenoptischen Untersuchungsresultaten (Pease 1951, Laden et al. 1955, Selby 1956), die auf das Vorhandensein einer diskreten homogenen Basalmembran in menschlicher Haut hinweisen. Mit dem normalen morphologischen Aspekt dieser PAS-reaktiven Struktur, die im 6. Lebensmonat an der Epidermis-Cutis-Grenze in Erscheinung tritt (Becker und Zimmermann 1957), haben sich insbesondere Stoughton und Wells (1950), Dupré (1952 u. 1953), Pruniéras (1954) und Braun-Falco (1954b) beschäftigt. Nach diesen Autoren imponiert der *PAS-reaktive subepidermale Grenzstreifen* (Braun-Falco 1954a) als eine glatte, bald feinwellige, arborescierende oder pseudofibrilläre Linie an der Epidermis-Cutis-Grenze. Man muß den PAS-reaktiven subepidermalen Grenzstreifen als eine organisierte Struktur ansehen, die an tierischer (Gersh und Catchpole 1949) und menschlicher (Braun-Falco 1954a u. 1955a) Haut aus *zwei Komponenten* besteht: aus einem dreidimensionalen Netzwerk von *argentophilen Reticulumfasern und einem amorphen Material*, in das die Gitterfasern eingelagert sind. Nach eigenen (Braun-Falco 1954a) Befunden und den ausgezeichneten Untersuchungen von Dick (1947) sind elastische Fasern beim Aufbau des PAS-reaktiven Grenzstreifens nicht beteiligt, obwohl von anderen Autoren auch neuerdings wieder gegenteilige Ansichten vorgetragen wurden (Winkelmann 1955, Cooper 1956 u. 1958). Über die chemische Natur der homogenen Komponente des subepidermalen Grenzstreifens bestehen noch keine völlig einheitlichen Auffassungen. Nach Dupré (1953) soll es sich um einen „Complexe lipido-glucido-protéinique" handeln, wobei der beachtliche Polysaccharidanteil

---

[1] Neuere, eigene unveröffentlichte Untersuchungen stellen indessen die oben skizzierte Pathogenese wieder in Frage.

(hauptsächlich Chondroitinsulfat B) durch die PAS-Reaktion, der kleinere Lipoid-anteil durch Sudan-Schwarz B zu identifizieren sein soll. GERSH und CATCHPOLE (1949) sowie BRAUN-FALCO (1954a u. 1955a) konnten dagegen feststellen, daß Lipoide beim Aufbau des in Rede stehenden homogenen Materials keine maß-gebende Rolle spielen. Auch die ursprünglich diskutierten sauren Mucopoly-saccharide vom Typ der Chondroitinschwefelsäure B (DUPRÉ 1952, BRAUN-FALCO 1954a) können nicht für das PAS-reaktive Verhal-ten verantwortlich gemacht werden. Abgesehen davon, daß Chondroitinschwefel-säure nicht PAS-reaktiv ist, verhält sich der subepi-dermale Grenzstreifen bei der Hale-PAS- bzw. Alcian-blau-PAS-Technik eindeu-tig PAS-reaktiv (BRAUN-FALCO 1958a, RABBIOSI 1959). Zwar kommt ge-legentlich, und ganz beson-ders unter pathologischen Bedingungen, eine Über-lagerung mit Hale- bzw. Al-cianblau-positivem Grund-substanzmaterial der Cutis vor (z.B. bei Sklerodermie im Stadium oedematosum), nach Methylierung aber er-scheint dann der subepider-male Grenzstreifen deut-lich PAS-reaktiv. Nach den histochemischen Untersu-chungen von BRAUN-FALCO (1955a) enthält die PAS-reaktive homogene Kompo-nente des subepidermalen Grenzstreifens keine sauren Mucopolysaccharide, keine

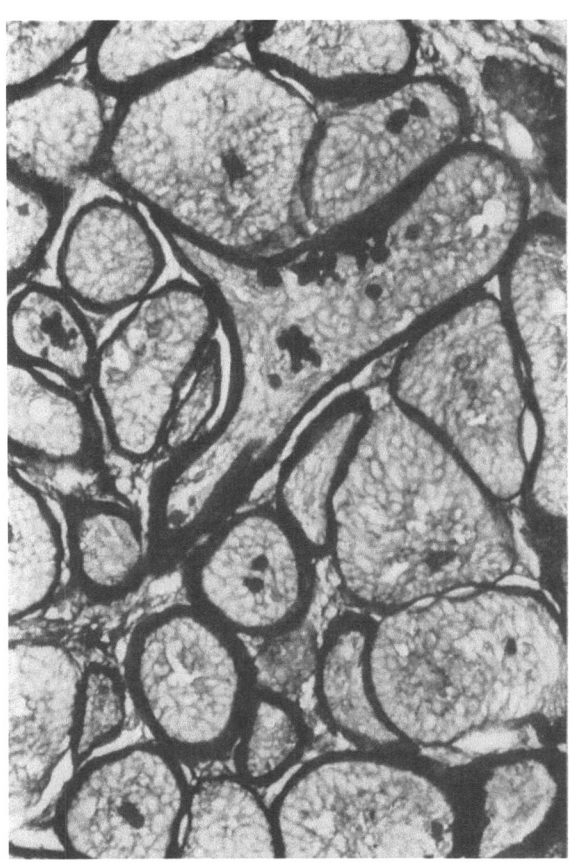

Abb. 11. Spieglerscher Tumor (Cylindrom). Um die Tumorzellstränge intensiv PAS-positive Hyalinmembranen. Auch intratumorale Hyalin-bildungen. Zwischen den Tumorzellen Hale-reaktives Material. Paraf-finschnitt. Hale-PAS-Reaktion. Rotfilter. Vergr. 225mal

histochemisch faßbaren Lipoide und gibt keine für Eiweiß charakteristischen Reaktionen. Es dürfte sich wohl um einen uronsäurefreien Polysaccharidkomplex handeln (BRAUN-FALCO 1955a u. 1957).

So ist es wohl verständlich, daß die Einwirkung von Enzymen wie Hyaluro-nidase (STOUGHTON und WELLS 1950, DUPRÉ 1952, BRAUN-FALCO 1954a u. 1955a, RODRIGUEZ-PEREZ 1958), Streptokinase (BRAUN-FALCO 1954a), Pepsin, Trypsin (BRAUN-FALCO 1955a) und Amylase (GERSH und CATCHPOLE 1949, DUPRÉ 1952, BRAUN-FALCO 1954a) nicht zu einer Auflösung der Basalmembran führt, dagegen aber solche mit einem Effekt auf Polysaccharidkomplexe auch das Polysaccharidmaterial aus dem subepidermalen Grenzstreifen entfernen. Das ist in der Tat der Fall nach Bebrütung von Hautschnitten mit Pektinase (BRAUN-FALCO 1955a) und besonders nach Einwirkung von Kollagenase (GERSH und

CATCHPOLE 1949), die nach STOUGHTON und LORINCZ (1951) die PAS-reaktiven Polysaccharidsubstanzen aus der Haut herauslöst, ohne sie zu reduzierenden Zuckern abzubauen.

Über den *Bildungs-* und *Regenerationsmechanismus der Basalmembran* bestehen noch keine exakten Vorstellungen. Im allgemeinen wird wohl seine mesenchymale Herkunft nicht bestritten. Trotzdem besteht, wie BRAUN-FALCO (1955a u. 1957) betont hat, einiger Grund zu der Annahme, daß die homogene PAS-reaktive Komponente des subepidermalen Grenzstreifens epidermaler Natur ist. So findet man bei Epithelisierungsvorgängen, z.B. am Blasenrand, bei Erythema exsudativum multiforme oft unter der sich zentralwärts vorschiebenden wenigschichtigen Epithelzunge bereits subepidermal reichlich PAS-reaktives homogenes Material, für dessen Genese eigentlich nur die Epithelzellen verantwortlich gemacht werden können (BRAUN-FALCO 1954a). Vielleicht sind auch die Befunde bei Spieglerschen Cylindromen bedeutsam, wo das hyaline, nach Art von verdickten Membranen die Tumornester umgebende Material epithelialer Herkunft ist und sogar umschriebene Hyalinablagerungen innerhalb des subepidermalen Grenzstreifens gesehen wurden (BRAUN-FALCO 1955b) (Abb. 11). Auch OCHOA et al. (1957) betonen, daß Vorhandensein oder Fehlen des PAS-reaktiven subepidermalen Grenzstreifens primär vom Arrangement und der Integrität der Basalzellen abzuhängen scheinen.

Die *physiologische Aufgabe der Basalmembran* erschöpft sich sicher nicht etwa in einer mechanischen Kittfunktion (DUPRÉ 1953, BRAUN-FALCO 1954a, PRUNIÉRAS 1954, MARTIONETTI 1955, SOMMERS 1956). Wir müssen vielmehr annehmen, daß sie für den Stoffaustausch zwischen Cutis und Epidermis von größter Bedeutung ist. Alle Stoffe müssen auf dem Wege zur Epidermis diese Struktur passieren. An den Basalmembranen der Streifenstücke der Unterkieferdrüsen von Meerschweinchen fand MÜLLER (1954) funktionell bedingte morphologische Veränderungen. Sicherlich sind auch hier enzymatische Einflüsse von Bedeutung. Allein die hohe Aktivität der Leucinaminopeptidase im Str. basale, nahe des subepidermalen Grenzstreifens (BRAUN-FALCO 1956), verdeutlicht die physiologische Aktivität dieser Zone. Man darf annehmen, daß die Permeabilität der Basalmembran ständigen Einflüssen unterliegt. Über hormonelle Einflüsse ist so gut wie nichts bekannt. Lokale Hydrocortison-Salben-Applikation ist ohne Effekt (CSERMELY und ALLEGRA 1955), andere Hormone sind in dieser Beziehung offenbar nicht geprüft. In alternder Haut, aber auch bei chronischem Druck und Zug kann sich der subepidermale Grenzstreifen verdichten (SOMMERS 1956).

2. Veränderungen der Basalmembran unter pathologischen Bedingungen

Als strukturiertes Gebilde zwischen Epidermis und Cutis unterliegt die Basalmembran unter pathologischen Bedingungen tiefgreifenden Veränderungen. Diese äußern sich in Auflösung der homogenen Komponente des PAS-reaktiven Grenzstreifens mit Freisetzung des inkorporierten Gitterfaserraumnetzes, Verdichtungen, Aufquellungen des subepidermalen Grenzstreifens, Aufsplitterung, Verklumpung und Quellung der reticulären Faserkomponente. Leider sind die uns heute zur Verfügung stehenden histochemischen Methoden nicht genügend spezifisch, um qualitative Veränderungen nachzuweisen. Dies betrifft beispielsweise die Frage nach Depolymerisierungsvorgängen innerhalb der homogenen Komponente des subepidermalen Grenzstreifens. An verschiedenen Schleimhäuten ist eine homogene, nichtfaserige Basalmembran übrigens nur sichtbar, wenn der Stoffwechsel zwischen Epithel und Bindegewebe träge ist (ALLARA 1950).

Es würde zu weit führen, sollten hier die morphologischen Veränderungen des subepidermalen Grenzstreifens bei den verschiedenen Dermatosen im einzelnen besprochen werden. Diesbezüglich muß auf größere zusammenfassende Darstellungen von STOUGHTON und WELLS (1950), BRAUN-FALCO (1954a), PRUNIÉRAS (1954), HOLLANDER et al. (1954), OCHOA et al. (1957), STEINER (1957), ACHTEN et al. (1958) und RABBIOSI (1959) verwiesen werden.

Je mehr die PAS- bzw. Hale-PAS- und Alcianblau-PAS-Reaktionen als Routinemethode zum Studium von Gewebspolysacchariden in die histologischen Laboratorien Eingang gefunden haben, um so mehr hat man es sich auch bei der Beschreibung histologischer Befunde zur Aufgabe gemacht, auf die morpho-

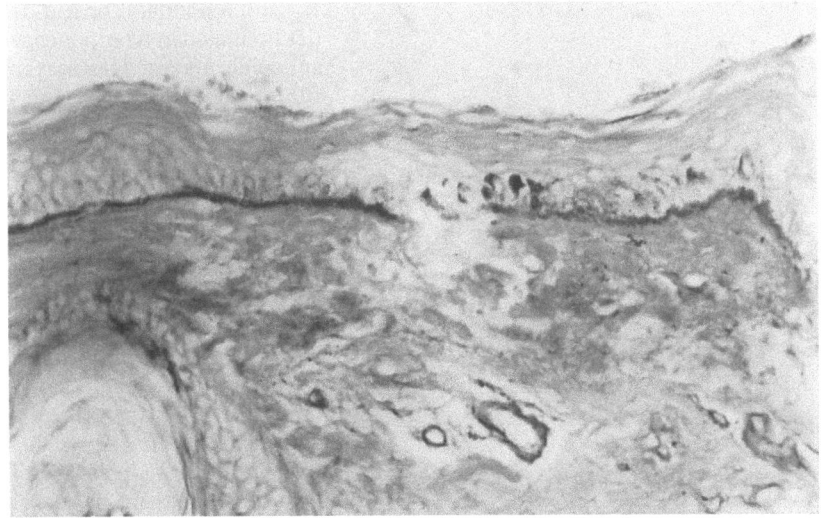

Abb. 12. Ekzem. Im Bereich spongiotischer Bläschenbildung umschriebene Auflösung des sonst normal strukturierten PAS-positiven subepidermalen Grenzstreifens. In der nächsten Umgebung Auftreten von Glykogen in den basalen Zellagen. Paraffinschnitt. PAS-Reaktion. Grünfilter. Vergr. 225mal

logischen Veränderungen des PAS-reaktiven Grenzstreifens hinzuweisen. So wurde dem morphologischen Verhalten des PAS-reaktiven Grenzstreifens von einzelnen Autoren unter anderem Aufmerksamkeit geschenkt bei Ekzem (CHARPY et al. 1953, HOLLANDER et al. 1954, BRAUN-FALCO 1954a u. b), Neurodermitis diffusa (RAPPAPORT 1955), Psoriasis (ALLEGRA 1956, BRAUN-FALCO 1958b, KEINING und BRAUN-FALCO 1959), Lepra (RICHTER 1956), Kala-Azar (MAJUMDAR 1956), Dermatomyositis (THIES 1957), Porphyria cutanea tarda (FELDAKER et al. 1955), pemphigoider Pellagra (KORTING 1958), Dermatitis herpetiformis Duhring (PRUNIÉRAS 1954, RIMBAUD und GUIBERT 1956, SCHMITZ 1956), Epidermolysis bullosa (MUSUMECI 1956), Graham-Little-Syndrom (KEINING und RATHJENS 1955), Lupus erythematodes-artiger Poikilodermie (KORTING und ADAM 1958), atrophisierender Papulosis, eosinophilem Gesichtsgranulom (STEIGLEDER und ELSCHNER 1954), Mycosis fungoides (RABBIOSI 1959) u. a. m. Die morphologischen Veränderungen sind mit Ausnahme derjenigen beim Erythematodes, auf die später noch besonders eingegangen wird, bei den verschiedenen Dermatosen ziemlich gleichförmig. BRAUN-FALCO (1954a) hat darauf hingewiesen, daß der PAS-reaktive Grenzstreifen unter zunehmend fibrillärem Aspekt zunächst mehr oder weniger seine Homogenität verliert. Dieser Verlust muß auf eine wahrscheinlich enzymatische Auflösung der die homogene Komponente des PAS-reaktiven

Grenzstreifens bildenden Polysaccharide zurückgeführt werden. Nach Auflösung des homogenen Anteils des Grenzstreifens wird das inkorporierte Gitterfasergerüst nach Art eines Phanerose-Vorganges sichtbar, wobei im Verlauf auch dieser reticuläre Faseranteil verschiedenartige pathologische Veränderungen (Aufsplitterung, Quellung, Verklumpung) aufweisen kann (Einzelheiten bei Braun-Falco 1954a und Rabbiosi 1959).

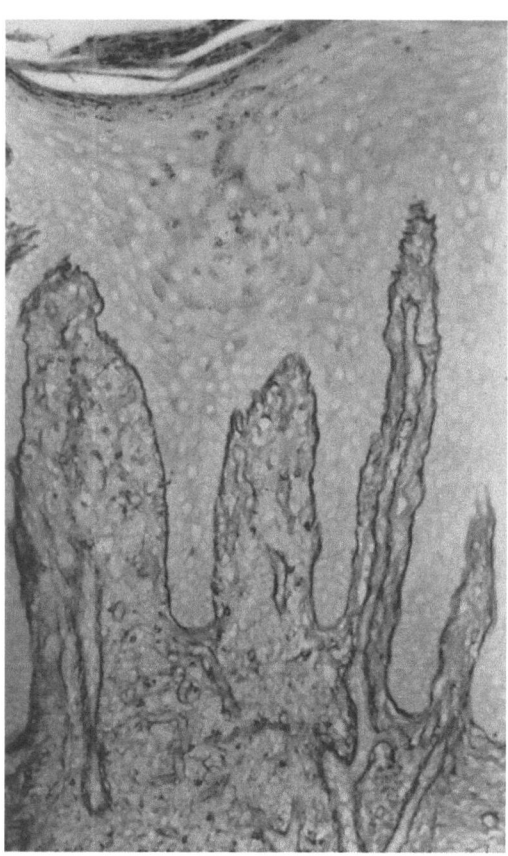

Es sind im wesentlichen zwei Faktoren, die zu einer Alteration der morphologischen Struktur und besonders zur Auflösung der homogenen Komponente des subepidermalen Grenzstreifens führen: einmal *Ödem* im subepidermalen Bereich und zum anderen das Vorhandensein eines *entzündlichen Infiltrates* (Braun-Falco 1954a, Achten und Corbusier-Ledoux 1958). Wo es zur stärkeren Ödembildung kommt oder ein subakut entzündliches Infiltrat den subepidermalen PAS-reaktiven Grenzstreifen erreicht, verschwindet zunächst die PAS-reaktive homogene Komponente unter Sichtbarwerden des PAS-reaktiven Gitterfasergeflechtes. Das zeigen die Befunde bei akuter Dermatitis oder Ekzem (Abb. 12), Erythema exsudativum multiforme, Dermatitis herpetiformis Duhring, Urticaria bullosa, Impetigo und Herpes zoster (Braun-Falco 1954a, Pruniéras 1954, Steiner 1957, Achten und Corbusier-Ledoux 1958), aber auch bei entzündlichen Derma-

Abb. 13. Psoriasis vulgaris. Deutlicher, teils in Auflösung begriffener, PAS-reaktiver Grenzstreifen. Sehr deutliches PAS-positives Verhalten der erweiterten Capillaren. PAS-positives Material in der parakeratotischen Hornschicht. Paraffinschnitt. PAS-Reaktion. Grünfilter. Vergr. 114mal

tosen, die mit der Ausbildung eines oberflächlichen entzündlichen Infiltrates einhergehen, wie Parapsoriasis, Pityriasis rosea, Psoriasis vulgaris (Braun-Falco 1954a, Steiner 1957) (Abb. 13).

Bei *chronisch-entzündlichen Dermatosen mit akanthotischer Epidermisverbreiterung* [Lichen simplex chronicus Vidal, chronisches Ekzem, lichenifiziertes Ekzem (Abb. 14), Lichen ruber planus verrucosus, inveterierte Psoriasis] ist der subepidermale Grenzstreifen nach Braun-Falco (1954a) und Steiner (1957) meistens nicht so intensiven pathologischen Veränderungen (Auflösung der homogenen Komponente mit Freisetzung des PAS-reaktiven Gitterfasergerüstes) unterworfen und erscheint meistens als distinkter, eher gering *verbreiterter* PAS-reaktiver Streifen an der Epidermis-Cutis-Grenze. Wo andererseits etwa bei Mycosis fungoides das Infiltrat die Epidermis-Cutis-Grenze erreicht, ist der PAS-reaktive Grenzstreifen reticulär aufgelöst (Abb. 15).

Bezüglich der lytischen Wirkung von Ödemen auf den PAS-reaktiven sub-epidermalen Grenzstreifen scheinen aber deutliche Unterschiede zu existieren. Dies zeigen die Befunde bei Scleroedema adultorum Buschke, den verschiedenen Myxodermien, circumscripter und diffuser Sklerodermie und auch bei Lichen sclerosus et atrophicus, wo trotz „mucoider Ödematisation" der subepidermalen Zone, die sogar zu Alcianblau- bzw. Hale-affinen Ödemauflagerungen (Imprägna-

tionen?) des PAS-reaktiven, subepidermalen Grenzstreifens führen kann, die Struktur größtenteils morphologisch völlig intakt bleibt.

Daß es hauptsächlich *dermale* pathologische Vorgänge (entzündliches Ödem, Infiltrate) sind, die für die Alteration des PAS-reaktiven Grenzstreifens verantwortlich zu machen sind, und nicht so sehr epidermale Vorgänge, wurde insbesondere von ACHTEN und CORBUSIER-LEDOUX (1958) betont. Die stärksten Effekte haben entzündlich-seröse Ödeme, was wohl auf die Anwesenheit besonders enzymatisch-aktiver Stoffe bezogen werden muß (MEYER-ARENDT 1953), die in Ödemen anderer Genese nicht enthalten sind. In der Tat findet man beispielsweise beim Pemphigus vulgaris zu Beginn der akanthotischen Blasenbildung keine faßbaren Veränderungen im morphologischen Verhalten des subepidermalen PAS-reaktiven Grenzstreifens (BRAUN-FALCO 1954a, STEINER 1957, ACHTEN und CORBUSIER-

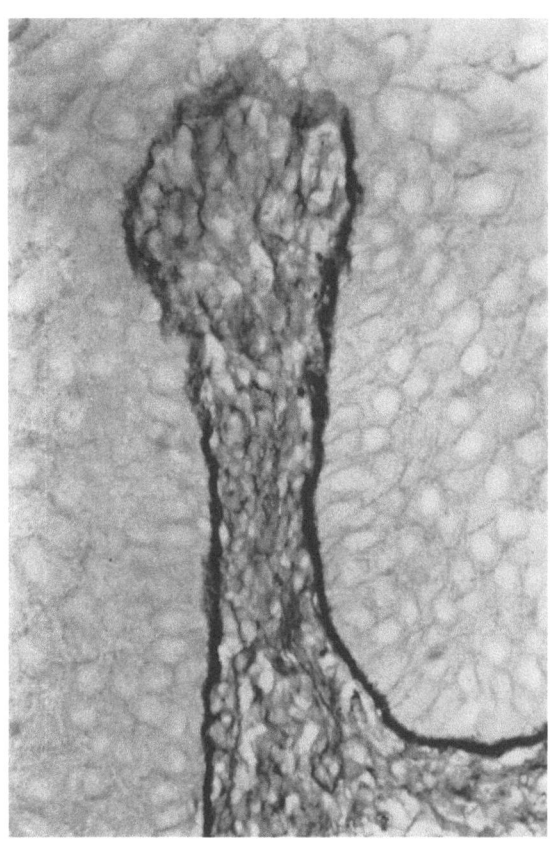

Abb. 14. Chronisches, lichenifiziertes Ekzem. Distinkter, etwas verbreiterter, homogener PAS-reaktiver Grenzstreifen mit wolkiger, teils fibrillärer Auflösung im Bereich der Papillenspitze. Paraffinschnitt. PAS-Reaktion. Grünfilter. Vergr. 405mal

LEDOUX 1958), tiefgreifende Alterationen dagegen bei Dermatosen mit subepidermaler Blasenbildung wie Alterspemphigus (BRAUN-FALCO 1958), Dermatitis herpetiformis Duhring (BRAUN-FALCO 1954a, PRUNIÉRAS 1954, STEINER 1957, ACHTEN und CORBUSIER-LEDOUX 1958), Erythema exsudativum multiforme (BRAUN-FALCO 1954a, STEINER 1957, ACHTEN und CORBUSIER-LEDOUX 1958). Wir glauben indessen, die Aussagen von ACHTEN und CORBUSIER-LEDOUX doch insofern etwas einschränken zu müssen, als auch Störungen innerhalb der Basalzellschicht für Veränderungen des subepidermalen Grenzstreifens angeschuldigt werden müssen, was indirekt wieder einen Hinweis liefert auf die Bedeutung der Basalzellen für die Bildung und Erhaltung der Basalmembran.

Morphologisch und pathogenetisch völlig abzutrennen sind die Veränderungen des PAS-reaktiven Grenzstreifens beim *Erythematodes*, vor allem seiner akuten

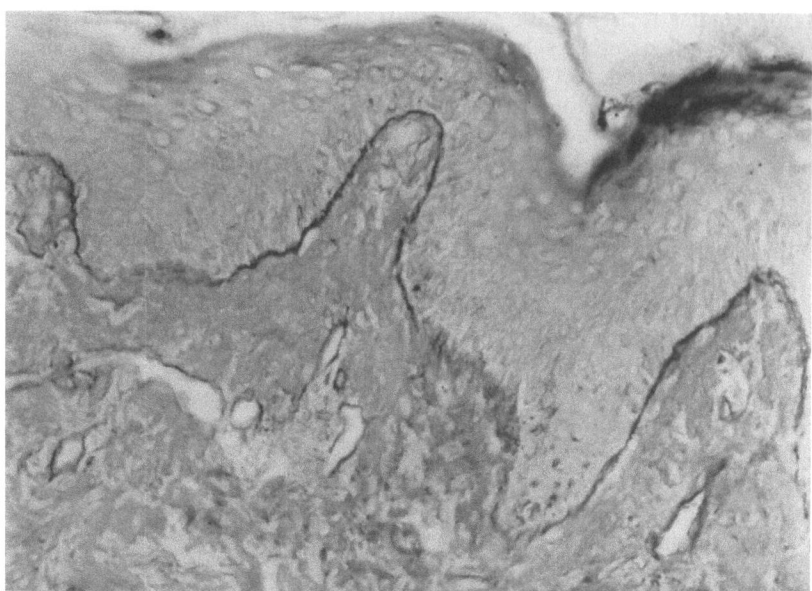

Abb. 15. Chronisches Ekzem. An mehreren Stellen, wo das entzündliche Infiltrat die Epidermis berührt, umschriebener Verlust der homogenen Komponente des PAS-positiven subepidermalen Grenzstreifens mit Sichtbarwerden des fibrillären Grundgerüstes. Paraffinschnitt. PAS-Reaktion. Grünfilter. Vergr. 256mal

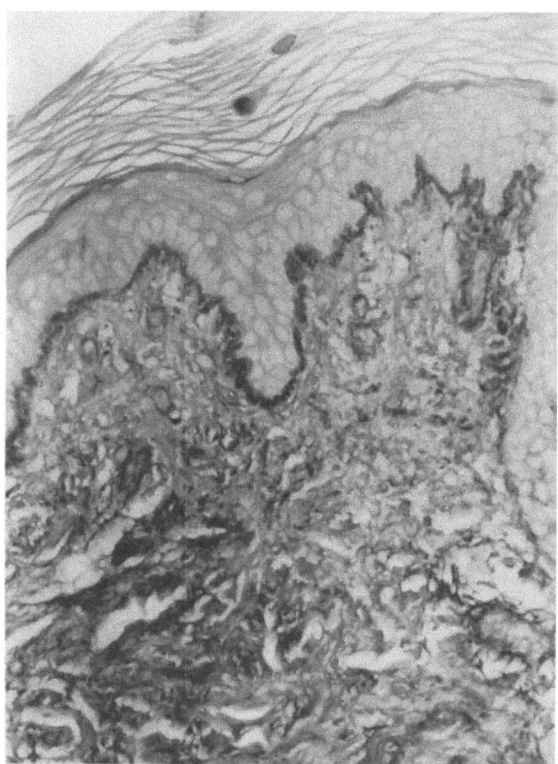

Abb. 16. Erythematodes chronicus. Stark verbreiterter, wolkiger, plissiert-wirkender PAS-reaktiver subepidermaler Grenzstreifen. Paraffinschnitt. PAS-Reaktion. Grünfilter. Vergr. 225mal

Verlaufsform. Im Gegensatz zu den oben beschriebenen nekrobiotischen Vorgängen findet man hier charakteristische Verbreiterungen des PAS-reaktiven Grenzstreifens, besonders in Follikelnähe und im oberen und mittleren Bereich der Follikel selbst (Stoughton und Wells 1950, Gans 1953, Braun-Falco 1954a u. 1957, Leoni und Rosetti 1954, Pruniéras 1956, Pruniéras und Montgomery 1956, Rabbiosi 1959). Auch die Talgdrüsen sind ziemlich regelmäßig von einer verdickten PAS-reaktiven Grenzmembran umgeben. Bei genauer Inspektion zeigt sich, daß der auf das Fünf- und Mehrfache verdickte PAS-reaktive Grenzstreifen seine Homogenität verloren hat, wobei innerhalb eines vermehrten homogenen PAS-reaktiven Materials oft

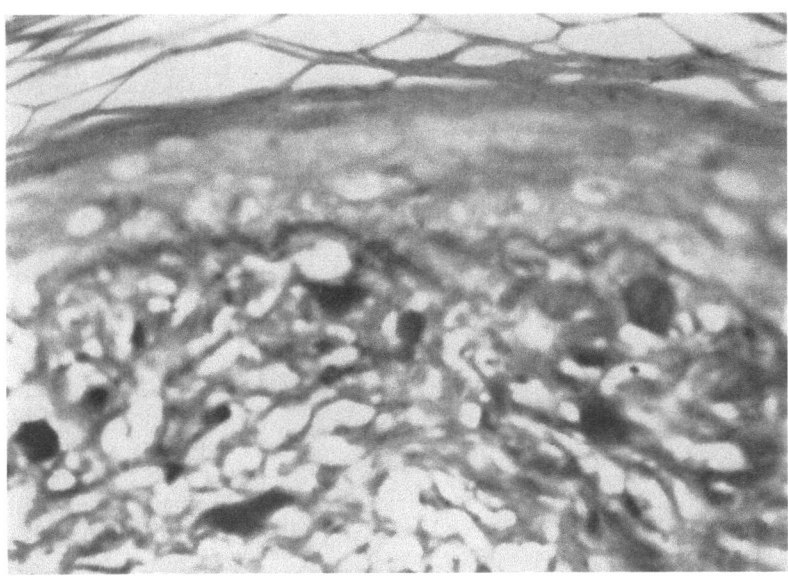

Abb. 17. Erythematodes chronicus. PAS-reaktiver subepidermaler Grenzstreifen weitgehend aufgelöst. Multiple PAS-positive Schollenbildungen im subepidermalen Raum. Paraffinschnitt. PAS-Reaktion. Grünfilter. Vergr. 520mal

deutlich gequollene grobe Faserelemente (gequollene Gitterfasern) von geschlängeltem, oft geradezu faltenartig zusammengezogenem, plissiertem Verlauf nachweisbar sind (Abb. 16). Diese Veränderungen sind wiederum im oberen Follikelbereich oft am deutlichsten. Dem initialen Quellungsvorgang des reticulären Faseranteils des PAS-reaktiven Grenzstreifens folgt im weiteren Verlauf eine weitgehende Homogenisierung mit scholligem Zerfall. In dieser Phase findet man subepidermal teils wolkig wirkende PAS-reaktive Aggregate

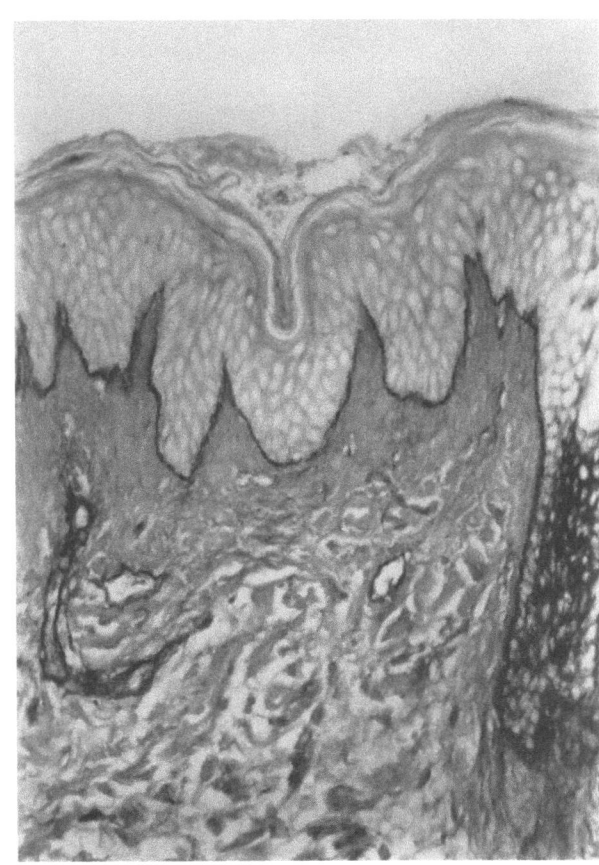

Abb. 18. Dermatomyositis. Wohl erhaltener, sehr distinkter PAS-reaktiver subepidermaler Grenzstreifen. Intensiv PAS-reaktive Gefäßwände. In der äußeren Wurzelscheide des Haarfollikels reichlich Glykogen. Paraffinschnitt. PAS-Reaktion. Grünfilter. Vergr. 225mal

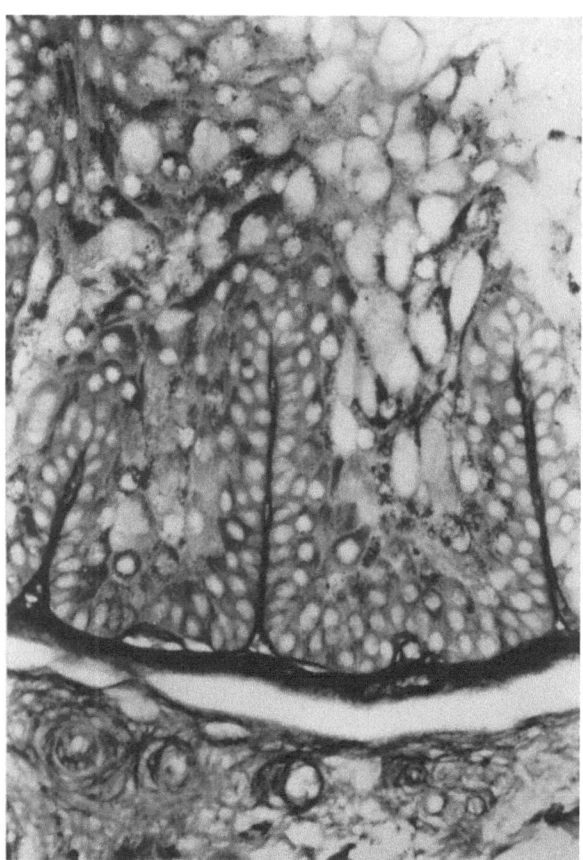

Abb. 19. Molluscum contagiosum. Gut ausgebildete PAS-positive Basalmembran um die proliferierenden Epidermisbezirke. In den zentralen Partien reichlich Glykogen. Paraffinschnitt. PAS-Reaktion. Grünfilter. Vergr. 225mal

oder vielgestaltige homogen-eosinophile, stark PAS-positive Schollenbildungen (Braun-Falco 1954a) (Abb. 17). Von Rabbiosi (1959) wurden unsere Befunde jüngst bestätigt. Nicht selten ist in den Bezirken der Destruktion des subepidermalen PAS-reaktiven Grenzstreifens eine deutliche Aktivität von Makrophagen festzustellen, die das schollige bzw. granulierte, wie Hyalin wirkende Material phagocytieren und teilweise im Verlauf einem

Abb. 20. Spinocelluläres Carcinom. PAS-positiver Grenzstreifen typischer Ausprägung fehlt. Glykogenanreicherung in den zentralen Tumorpartien. Periphere, wachsende Tumorrandzone glykogenfrei. Paraffinschnitt. PAS-Reaktion. Grünfilter. Vergr. 160mal

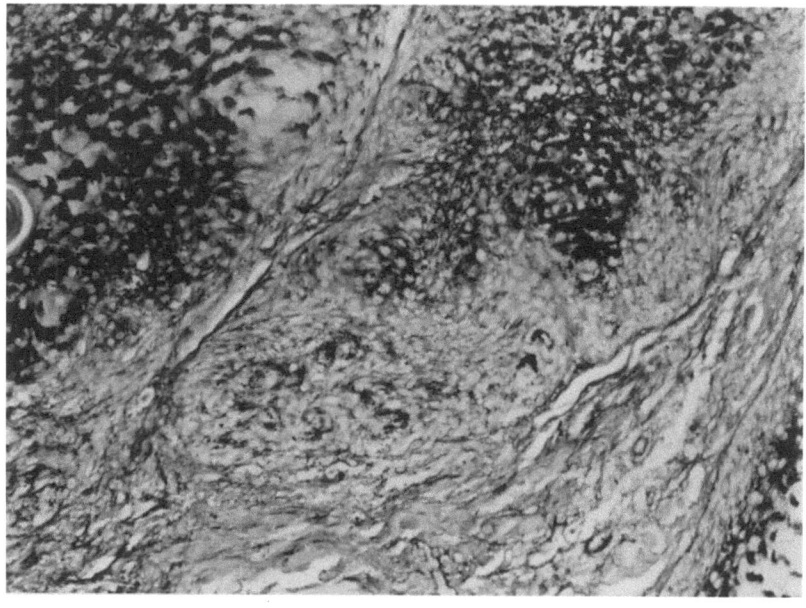

speziellen „Degenerationsprozeß" anheimfallen (PRUNIÉRAS 1956). Welche Pathomechanismen diesem völlig ungewöhnlichen Destruktionsprozeß des subepidermalen Grenzstreifens bei Erythematodes zugrunde liegen, ist noch völlig unbekannt.
In etwa Erythematodes-ähnliche wolkige Verbreiterungen der PAS-reaktiven Basalmembran fanden wir auch bei Kraurosis vulvae, während die Veränderungen
bei Dermatomyositis (Abb. 18) bei Eigenbeobachtungen nicht auffällig waren.

Besondere Bedeutung
verdient das Verhalten
der PAS-reaktiven Basal-
membran bei *malignen*
epithelialen Tumoren, speziell bei spinocellulären
Carcinomen und bei Ba-
saliomen. BRAUN-FALCO
(1954a) sowie BRETT und
BRAUN-FALCO (1955) ha-
ben zuerst darauf hinge-
wiesen, daß es immer wie-
der eindrucksvoll ist, zu
beobachten, daß ein wohl-
ausgebildeter PAS-reak-
tiver Grenzstreifen beim
spinocellulären Carcinom
und übrigens auch beim
Keratoakanthom prak-
tisch immer fehlt (Abbil-
dung 20), während er bei
umschriebenen soliden
Basaliomen an der Grenze
zwischen Tumorparen-
chym und umgebendem
Bindegewebe als wohlaus-
gebildete, teils hyalin erscheinende Membran zu
meist sehr deutlich ist
(Abb. 21 und 22). Bei in-

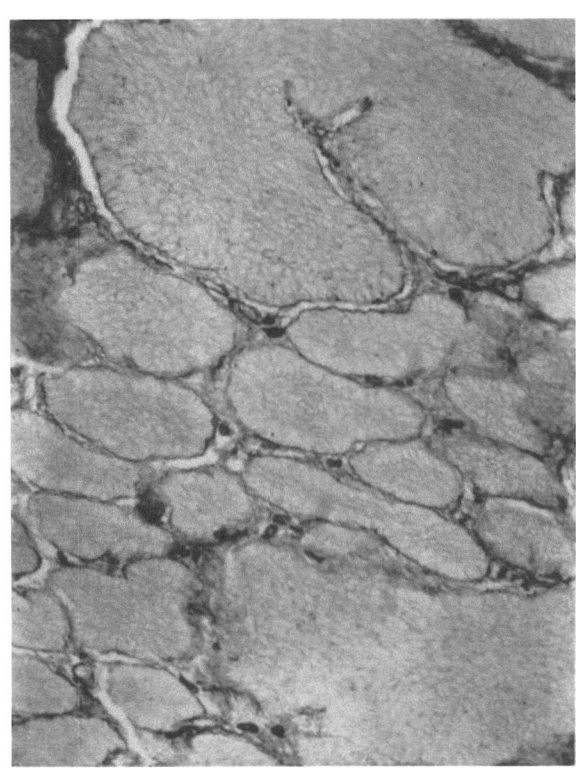

Abb. 21. Basaliom. Um die Tumorzellnester deutliche PAS-reaktive
Grenzmembran. Paraffinschnitt. PAS-Reaktion. Grünfilter. Vergr. 225mal

filtrierend wachsenden Basaliomen geht der homogene Charakter des PAS-reaktiven, Diastase-resistenten Grenzstreifens oft verloren, wobei dieser zunächst einen
mehr feinfaserigen Charakter annimmt (BRAUN-FALCO 1954a, BRETT und BRAUN-
FALCO 1955). Diese Beobachtungen wurden auch von anderen Autoren bestätigt
(OCHOA et al. 1957, GOLTZ et al. 1959, RABBIOSI 1959). Nach GOLTZ et al.
ist der PAS-reaktive Grenzstreifen auch bei fibrosierenden und sklerosierenden
Basaliomen weniger distinkt, wie auch bei Basaliomen mit Differenzierung in
stachelzelligen Elementen die PAS-reaktive Grenzstruktur ihren distinkten Charakter verliert. Beim intraduktalen Mammacarcinom wird das Fehlen der Basalmembran als erstes Zeichen beginnender Invasion gewertet (OZZELLO 1959).
Einen im Einzelfall absolut sicheren differentialdiagnostischen Wert besitzt indessen das dargestellte Verhalten des PAS-reaktiven Grenzstreifens, wie auch GOT-
TRON (1957) betonte, nicht, obwohl das unterschiedliche Verhalten zwischen spinocellulären Carcinomen und Basaliomen doch sehr auffällig ist. Diese Befunde zeigen
jedenfalls, daß nicht überall, wo ektodermales Gewebe an Bindegewebe angrenzt,
ein PAS-reaktiver Grenzstreifen als Basalmembran aufgebaut wird, sondern, daß

offenbar auch der Zelltyp bzw. der Differenzierungsgrad epithelialer Zellen von Bedeutung ist bei der Induktion einer Grenzmembran. Die spinocellulären Tumorzellen, offenbar generell stachelzellige Proliferationen, bilden keinen Reiz zur Anreicherung von homogenem PAS-reaktivem Polysaccharidmaterial in der Tumor-Mesenchym-Grenzzone. Auf der anderen Seite scheinen Basalzellen fähig zu sein, die Bildung derartiger Substanzen und damit den Aufbau einer Grenzmembran zu induzieren (Braun-Falco 1954a). Diese Beobachtungen sind dazu angetan, die anfangs angeschnittene Frage nach der möglichen epidermalen, d. h. basalzelligen Herkunft der amorphen PAS-reaktiven Komponente des PAS-reaktiven Grenzstreifens im positiven Sinne zu untermauern. So fanden wir (1954a) in kleinsten Basaliomrezidiven enorme Anreicherungen PAS-reaktiver homogener Substanzen ohne fibrilläre Komponente, die an eine Art Sekretionsprozeß denken lassen könnten. Später formierte sich ein regelrechter PAS-reaktiver Grenzstreifen. Diese Beobachtungen sind in guter Übereinstimmung mit den Vorstellungen von Ochoa et al. (1957), nach denen die Ausbildung eines PAS-reaktiven Grenzstreifens nicht nur an die Gegenwart von Basalzellen gebunden ist, sondern auch

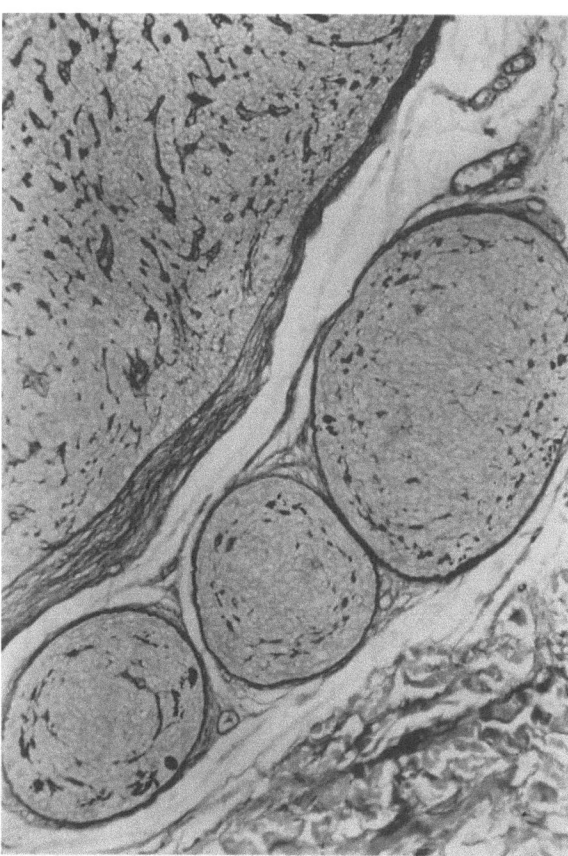

Abb. 22. Ekkrines Spiradenom. Wohl strukturierte PAS-positive Basalmembran um die Tumorzellbildungen. Intratumoral intensiv PAS-reaktives, Diastase-resistentes Bindegewebe und Gefäßmembranen. Paraffinschnitt. PAS-Reaktion. Grünfilter. Vergr. 192mal

die Art von Zell- und Kernstellung der Basalzellen das morphologische Verhalten bestimmen soll. Ein deutlicher PAS-reaktiver Grenzstreifen findet sich nach diesen Autoren immer dann, wenn eine gute pallisadenartige Parallelstellung der Basalzellen besteht.

Das beschriebene Verhalten des PAS-reaktiven Grenzstreifens bei Dermatosen und Tumoren zeigt, daß wir es hier mit einer membranartigen Struktur zu tun haben, die keineswegs eine mechanische Kittfunktion zu erfüllen hat. Vielmehr dürfte es sich um eine äußerst wichtige, in ihrer physiologischen Funktion allerdings wenig aufgeklärte Bildung handeln, der auf Grund ihrer topographischen Lage für den Epidermisstoffwechsel sehr bedeutende Faktoren zuzukommen scheinen.

III. Die allgemeine Pathologie der kollagenen Fasern

1. Einleitung

Eine wesentliche Voraussetzung für die Beurteilung und Erklärung pathologischer Veränderungen kollagener Fasern wurde in der jüngsten Vergangenheit durch die enorme Erweiterung unseres Wissens über die Ultrastruktur und die chemische Zusammensetzung normaler Kollagenfasern sowie die Fibrillogenese geschaffen. Neben der Polarisationsmikroskopie und Röntgenstrukturanalyse verdanken wir besonders der Elektronenmikroskopie, Biochemie und Histochemie den Großteil unserer Informationen über die Kollagenfaser (Übersichten: FELSHER 1954, RANDALL 1954, RAMACHANDRAN und KARTHA 1955, ROUILLER 1956, WASSERMANN 1956a, BRAUN-FALCO 1957a, DELAUNAY und BAZIN 1957, HÖRMANN 1957, HARTMANN 1958 u. 1959, ENGSTRÖM und FINEAN 1958, KUHNKE 1958). Man hat eben angefangen, die neuen Erkenntnisse auf pathologische Veränderungen zu übertragen.

2. Das elektronenmikroskopische Verhalten der Kollagenfibrillen unter pathologischen Bedingungen

Wie die elektronenmikroskopische Untersuchung zeigt, bestehen auch die in der Haut zwischen 20—40 μ im Diameter messenden Kollagen*fasern* (ENGSTRÖM und FINEAN 1958) aus Fibrillen. Diese wiederum bestehen aus Filamenten oder *Elementarfibrillen*, die aus *Protofibrillen* aufgebaut werden (GRASSMANN 1955). Die Protofibrillen, die aus zwei bis drei Polypeptidketten bestehen, sind allerdings nicht mehr elektronenmikroskopisch sichtbar zu machen. Die Kenntnis über die Struktur der Kollagenfibrille geht auf die ersten Beobachtungen durch SCHMITT et al. (1942) und WOLPERS (1943) zurück. Im Erwachsenenalter schwanken die Fibrillendicken an Ultraschallpräparaten zwischen 30 und 100 mμ (LINKE 1955). In elektronenmikroskopischer Dimension sind die Kollagenfibrillen durch eine regelmäßige Querstreifung gekennzeichnet, die eine Periode von 400—1000 Å mit einem scharfen Maximum von 640 Å aufweist (Näheres bei WASSERMANN 1956), das für alle Typen von Kollagenfibrillen charakteristisch ist. Die Hauptquerstreifung besteht aus einem etwas dickeren kontrastreicheren

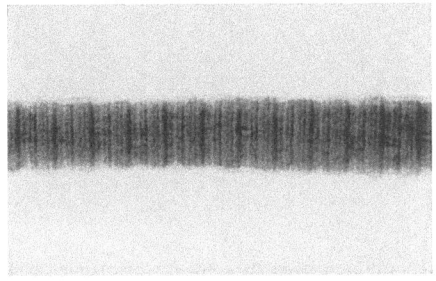

Abb. 23 a. Normale Kollagenfibrille, hoch unterteilte Querstreifung zeigend. Ges. Vergr. 1:100000 (Präparat von Dr. K. KÜHN, Eduard-Zintl-Institut Darmstadt)

D-Teil und einem dünneren H-Teil (WOLPERS 1943 u. 1948). Das gilt auch für kollagene Fibrillen der Haut (GROSS und SCHMITT 1948, GALE 1951, BAHR 1951, TUNBRIDGE et al. 1952, LINDEN et al. 1955, LINKE 1955 u.a.m.). Nach BEAR (1952) bestehen die dunklen D-Teile aus Anhäufungen von Aminosäuren mit langen geknäulten Seitenketten, die zum Teil polare Gruppen tragen, während sich die hellen H-Teile mehr aus Aminosäuren mit kurzen Seitenketten zusammensetzen. Diese Theorie hat nach den heutigen Kenntnissen die größte Wahrscheinlichkeit auf Richtigkeit (KÜHN 1958). Durch vorherige Behandlung des Gewebes mit Phosphorwolframsäure oder basischen Chromsalzlösungen läßt sich in den Hauptperioden der Kollagenfibrille eine hochunterteilte Querstreifung mit 13—14 dunklen Querstreifen sichtbar machen (NEMETSCHEK et al. 1955, KÜHN et al. 1956 u. 1958) (Abb. 23a), mit deren Zustandekommen sich KÜHN (1958) besonders eingehend beschäftigt hat. Die Frage, ob die Querstreifung lediglich ein Oberflächenphänomen darstellt oder ob es sich um den Ausdruck einer scheibchenförmigen Ausdehnung handelt (Wolpers 1948), ist noch nicht sicher entschieden. Daß die Kollagenfibrillen Röhrenstrukturen haben sollen (Kennedy 1955), wird generell abgelehnt (Bahr 1956), obwohl auch nach den neuen Untersuchungen von Kuhnke (1957, 1958a) die elektronenoptisch sichtbare Querstreifung nur der äußersten Fibrillenschicht entspricht, während das Fibrillen-

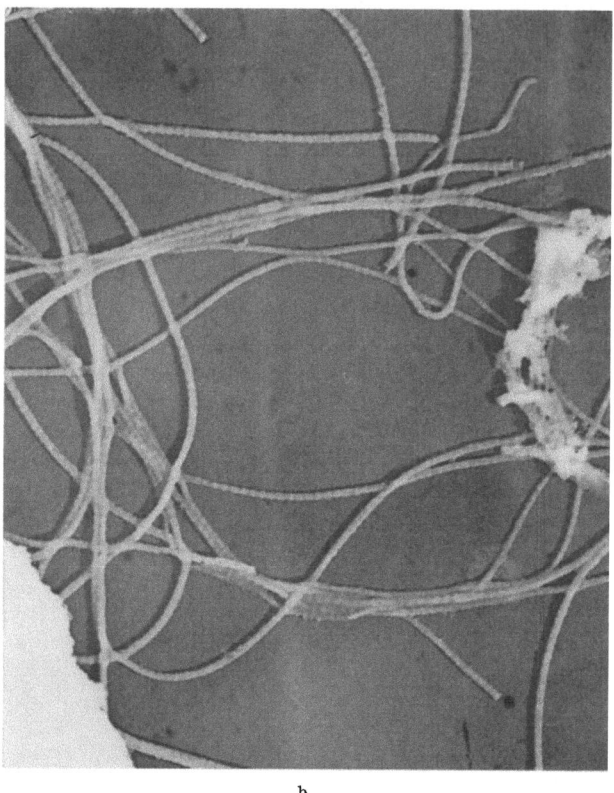

b

Abb. 23 b u. c. Reticuläre Fibrillen aus Inguinallymphknoten eines 30jährigen Mannes. Ges. Vergr. 1:30000
(Präparat von Prof. Dr. W. Schwarz, Forschungsabteilung für Elektronenmikroskopie, Berlin-Dahlem).
b Bedampft mit Palladium. c Versilbert nach Gomori

innere aus einem aus dünnen Filamenten (Elementarfibrillen) aufgebauten dreidimensionalen Maschenwerk mit vorwiegender Orientierung in Richtung der Fibrillenachse bestehen soll, das in eine unstrukturierte „Füllsubstanz" eingelagert ist. Auch konnte unter experimentellen Bedingungen ein Austritt von Fibrilleninhalt aus der Fibrille festgestellt werden (Kuhnke 1958a). Besonders von Interesse war die Feststellung, daß sich die kollagene und reticuläre Fibrille in formalin- und osmiumfixiertem Zustand hinsichtlich der typischen Querstreifung völlig gleichen (Gross und Schmitt 1948, v. Herrath und Dettmer 1951, Wassermann 1951). Höchstens durch ihre geringere Dicke (30—45 mμ nach v. Herrath und Dettmer) unterscheiden sie sich morphologisch von reifen kollagenen Fibrillen (Abb. 23 b und c). Aus dieser Sicht wird das reticuläre Bindegewebe mit Recht als präkollagenes Gewebe bezeichnet, das demnach nur eine weniger differenzierte Form des kollagenen Gewebes darstellt (Schwarz 1955, 1957).

Wenn also die Fibrillen kollagener und reticulärer Fasern die gleichen sind, kann nur das Verhalten der Kittsubstanzen für die unterschiedliche Färbung (Argyrophilie der reticulären Fasern) verantwortlich sein, wie WASSERMANN 1956 betont hat. In der Tat brachten hier die von v. HERRATH und DETTMER 1951 durchgeführten Untersuchungen einen Fortschritt dieses Wissens. Diese Autoren konnten zeigen, daß nach vorheriger Versilberung die kollagenen Fibrillen durch eine periodische Innenversilberung (Einlagerung feiner Silberpartikel in das Innere der D-Teile), die reticulären Fibrillen durch eine wesentlich

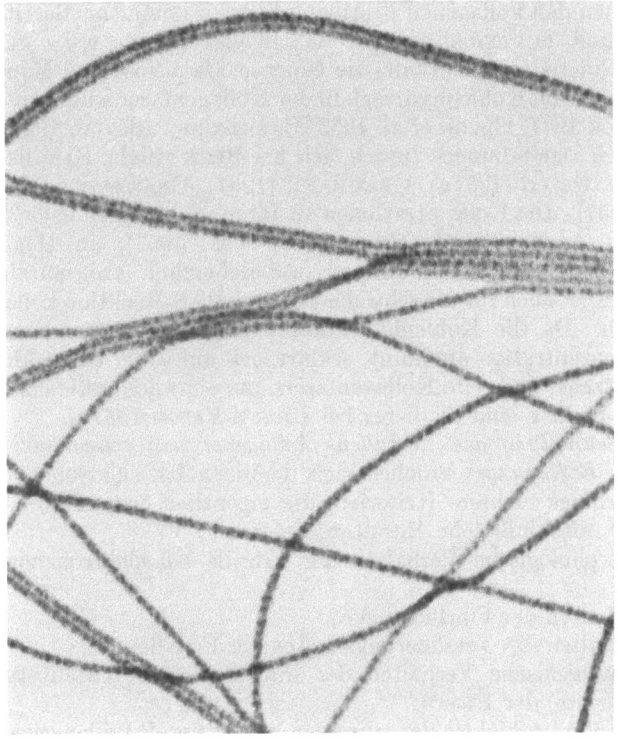

Abb. 23 c

gröbere Außenversilberung gekennzeichnet sind. Nach DETTMER et al. (1951) lagern die dünnen Fibrillen in versilberten Präparaten das Silber vorwiegend an der Oberfläche ab. Durch eine kombinierte Perjodsäure-Silbertetramin-Technik konnte wahrscheinlich gemacht werden (DETTMER und SCHWARZ 1954), daß die Versilberung von reaktionsfähigen Kohlenhydratgruppen der Kittsubstanz abhängt. So scheinen die verschiedenen Reifungsperioden, die nach DETTMER et al. (1951) „kontinuierlich von Retikulin bzw. Präkollagen zum Kollagen führen", mit Veränderungen der Kittsubstanz verknüpft zu sein.

Bei Anwendung der Versilberungsmethode nach GOMORI und der gleichartige Ergebnisse liefernden histochemischen Perjodsäure-Silbertetramin-Technik kann man feststellen, daß die Differenzierung der Kollagenfibrillen verschiedene typische Phasen durchläuft (PAHLKE 1954, LINKE 1955). Die jüngsten Fibrillen zeigen eine völlig unregelmäßige Außenversilberung, die während der Entwicklung unter gleichzeitiger Dickenzunahme in eine für die reticuläre Fibrille typische regelmäßige Außenversilberung und schließlich in die für die reife Kollagenfibrille typische periodische Innenversilberung übergeht. Mit dieser Entwicklung nimmt der Gehalt an interfibrillärer Kittsubstanz in der Kollagenfaser ab, während das Maximum der Fibrillendicke zunimmt. Es ist sicher, daß die zwischen den Fibrillen gelegene Kittsubstanz keineswegs nur Kittfunktionen zu erfüllen hat, sondern von eminenter Wichtigkeit ist beim Prozeß der Differenzierung der Faser (SCHWARZ 1957). Ihre qualitativen und wohl auch quantitativen Veränderungen während der Faserdifferenzierung sind auch für den unterschiedlichen Versilberungsmodus der Fibrille maßgebend (SCHWARZ 1957).

In den letzten Jahren hat man versucht, der *chemischen Natur der Kittsubstanzen* zwischen den kollagenen Fibrillen näher zu kommen. Bereits 1935 haben GRASSMANN und SCHLEICH gezeigt, daß Kollagen eine stets gleichbleibende Kohlenhydratkomponente enthält, die Glucose, Galaktose und Mannose enthält. Die Anwesenheit von Kohlenhydraten in der Kollagenfaser wurde später weiterhin bestätigt (BEEK 1941, GLEGG et al. 1953, BANGLE und ALFORD 1954, Moss 1955). Übersichtartige Darstellungen finden sich bei BEEK (1941), BANGLE und ALFORD (1954), BRAUN-FALCO (1957a), GRAUMANN (1957), GRASSMANN et al. (1957) und HÖRMANN (1957). Die Konzentrationen an Hexosen betragen 0,45—0,50 Gew.-% (BANGLE und ALFORD 1954, GRASSMANN et al. 1957), an Hexosamin etwa 0,2 Gew.-% (HÖRMANN 1957). Dieser wahrscheinlich uronsäurefreie Kohlenhydratkomplex ist auch für die schwach-positive PAS-Reaktion kollagener Fasern verantwortlich. Da die Kohlenhydratkomponente mit zunehmender Differenzierung an Konzentration abnimmt, erklärt sich auf diese Weise hinreichend die bekannte Tatsache, daß reife Kollagenfasern nur schwach, reticuläre Fasern aber intensiv PAS-reaktiv sind (Näheres bei BRAUN-FALCO 1957a).

Für die *Beurteilung des Verhaltens kollagener und reticulärer Fasern unter pathologischen Bedingungen* ergeben sich demnach bei elektronenoptischer Darstellung neuerdings mehrere Kriterien, die eigentlich erst zusammengenommen einigermaßen aufschlußreiche Resultate liefern:

1. Das morphologische Verhalten der Fibrille bei elektronenoptischer Darstellung;

2. das Verhalten der Fibrillendicke;

3. das Verhalten des Versilberungsmodus der Fibrillen;

4. das histochemische Verhalten der interfibrillären Kittsubstanz (Kohlenhydratkomponente) der Fasern.

Die Widerstandsfähigkeit der einzelnen kollagenen Fibrillen gegenüber pathologischen Einflüssen ist überraschend groß. GALE fand 1951 bei ausgedehnten Studien an erkrankten Geweben keine signifikanten strukturellen Veränderungen an den kollagenen Mikrofibrillen. 1953 hat GANS in seinem Bindegewebs-Referat die Frage aufgeworfen, ob die kollagene Fibrille überhaupt ,,erkranken'' kann. Bei dem heutigen Stand der Dinge ist sicher, daß die Veränderungen im Bereich der interfibrillären Kittsubstanzen von weit größerer Bedeutung bei den verschiedenen pathologischen Reaktionen an der Kollagenfaser sind. Alle primären Schädigungen durch pathologische Milieueinflüsse (Ionenmilieu, p_H-Änderungen, Enzyme, Quellungs- und Entquellungszustände) sind zunächst an den interfibrillären kohlenhydrathaltigen Kittsubstanzen und der interfibrillären Grundsubstanz zu erwarten (Übersicht RANDERATH 1952). In diesem Sinne sprechen auch Röntgenfeinstrukturuntersuchungen (HARTMANN et al. 1957, HARTMANN 1958 u. 1959). Die Quellung kollagener Fasern in Wasser oder Neutralsalzlösung führt beispielsweise nicht zu einer Veränderung des Faserdiagramms; erst durch massive Einwirkungen, die zu einer Zerstörung bzw. Auflösung der interfibrillären Kittsubstanz in der Kollagenfaser Veranlassung geben, wird die Voraussetzung zu einer Affektion der kollagenen Fibrillen geschaffen. So geht die typische axiale Querstreifung der Kollagenfibrille unter chemischer Einwirkung von Wasserstoffperoxyd oder Bariumchlorid rasch und *irreversibel* verloren (WOLPERS 1950). Dasselbe gilt von *Hitzeeinwirkungen* (WOLPERS 1950) auf kollagene Fasern, wo es über Schwellung der kollagenen Fibrillen zur Schrumpfung mit auffälliger Verkürzung der axialen Periodik und schließlich zum völligen Zerfall kommt (LELLI 1952, ISHIMOTO 1955 b). Auch im Bereich von *Verbrennungen* der Haut findet man tiefgehende Veränderungen an den kollagenen Fibrillen (Unregelmäßigkeit der Periodizität mit Auftreten von Granula; Schwellung und völlige Degeneration 2 Tage nach der Verbrennung), obwohl die regenerativen Vorgänge allem Anschein nach bereits wieder sehr frühzeitig einsetzen (ISHIMOTO 1955 b). Nach intensiver *UV*-Bestrahlung kommt es im Tierversuch (Kaninchen) innerhalb von 24 Std zur Schwellung der Fibrillen, unvollkommenem Verschwinden der Achsenperiodizität und Aufsplitterung in feine Fibrillenelemente. Dieser Vorgang kann in wenigen Tagen zum kompletten Verlust der fibrilleneigenen Periodizität führen, ist aber von einer raschen Regeneration (bis zum 5. Tag) gefolgt (ISHIMOTO 1956 a). Gleichartige Veränderungen fand ISHIMOTO (1956 a) auch nach lokaler *Radium*-bestrahlung, allerdings erstreckte sich hier der Destruktionsprozeß an den kollagenen Fibrillen über wesentlich größere Zeiträume. Bezüglich der Veränderungen der Kollagenfibrillen durch *Röntgen*bestrahlung sei auf die Untersuchungen von NEMETSCHEK et al. (1954) und HOFMANN et al. (1952) (zit. nach NEMETSCHEK et al. 1955) verwiesen, die zeigen konnten, daß auch durch die Elektronenbestrahlung im Elektronenmikroskop ein körniger Zerfall der kollagenen Fibrillen eintreten kann. Auch durch *Ultraschall* können schwere irreversible Schädigungen an der kollagenen Fibrille gesetzt werden, die zu Zerfall in feine Filamente, schließlich in „Taktoide" (= kleine Fibrillenbruchstücke mit beiderseits zugespitzten Enden) mit noch erhaltener Querstreifung und letztlich in einen völlig körnigen Zerfall münden (WASSERMANN 1956 b). Die Einwirkung von *Säuren* führt dagegen zunächst zu *reversiblen* Veränderungen (WOLPERS 1950). Es kommt rasch zur Säurequellung mit gleichzeitiger Verkürzung jedes Querstreifungssegmentes; die Querstreifung vereinfacht sich und zeigt sich nur noch in Form einheitlich verschmälerter D-Teile. Langfristige Säurequellung geht mit Verlust der Querstreifungsperiodik einher, die aber nach Neutralisation wieder auftritt. Aus diesen Untersuchungen geht auch hervor, daß Verlust der Querstreifung kollagener Fibrillen einer vorsichtigen Interpretation bedarf und nicht etwa mit Fibrillen-Nekrose identifiziert werden kann. Essigsäure-Quellung und übrigens auch Hyaluronidase-Exposition können indessen bei langfristiger Einwirkung zum völligen Abbau führen, der dem nach Ultraschall (s. oben) gleich ist. Dies scheint nach WASSERMANN (1956 b), der sich besonders intensiv mit der Frage des morphologischen Verhaltens der Kollagenfibrillen unter Einwirkung verdünnter Säuren und Laugen beschäftigt hat, die Annahme zu rechtfertigen, daß die Filamente (Protofibrillen) ebenso durch kohlenhydrathaltige Kittsubstanzen verkittet sind wie die Fibrillen zu kollagenen Fasern (Übersicht bei RANDERATH 1952). Hingewiesen sei ferner auf die Beobachtungen von KUHNKE (1958 b), die besonders schön zeigen, daß unter Einfluß von warmem Wasser und in verdünnten Säuren der Lösungsvorgang von den Fibrillenenden her, wo die Fibrille gewissermaßen eröffnet ist, seinen Ausgang nimmt. Im Verlauf treten auch Lösungsorte im Fibrillenverlauf auf, aus denen hernienartig Fibrilleninhalt austritt. Dies soll dafür sprechen, daß die 640 Å-Periodik kollagener Fibrillen offenbar nur eine vorwiegend periphere ringartige Struktur darstellt (KUHNKE 1958 a).

Daß natives Kollagen gegenüber *Trypsin* sehr widerstandsfähig ist und erst verdaubar wird, wenn die Kollagenfasern der Nekrobiose anheimgefallen sind oder auf eine Länge von unter 1 mm zerkleinert werden, ist seit langem bekannt. So wurde Trypsin auch schon

frühzeitig benutzt, um Kollagenpräparationen für die elektronenoptische Untersuchung auf-
zuhellen und die Kollagenfibrillen von anhaftendem Grundsubstanzmaterial zu befreien.
Tunbridge et al. (1952) stellten fest, daß Trypsin normale kollagene Fibrillen menschlicher
Haut nicht angreift, wohl aber pathologisch veränderte bei seniler Elastosis. Demgegenüber
aber konnte Keech (1954a) zeigen, daß Trypsin in Abhängigkeit von der benutzten Konzentration zu erheblichen qualitativen Veränderungen der Kollagenfibrillen führt. Die Veränderungen ähneln denen nach Kollagenase-Bebrütung und zeigen sich als umschriebene
Einengungen im Bereich der Fibrillen, Auftreten kurzer, an beiden Enden zugespitzter Fi-
brillenendstücke (= „Taktoide") und Aufspaltung der Fibrillenenden in zahlreiche sub-
fibrilläre Filamente. Diese Alterationen sind allerdings wahrscheinlich auf Enzym-Verun-
reinigungen zurückzuführen, die Kollagenfibrillen zu schädigen in der Lage sind. Auch das
Alter der Kollagenfibrillen spielt bei derartigen Untersuchungen eine nicht geringe Rolle, da
junge Kollagenfibrillen zunächst trypsinverdaulich sind, im Laufe der Alterung — offenbar
als Zeichen ihrer Differenzierung und Reifung — trypsinresistent werden (Hegemann et al.
1950).

Pepsin greift im Gegensatz zu Trypsin die Kollagenfibrillen der Haut nicht nur hauptsächlich von den Enden her, sondern im ganzen von allen Seiten an, führt zur Bildung vieler
„Taktoide" und schließlich zum Zerfall der Fibrillen unter Entstehung reichlicher, elektronenoptisch amorpher Substanzen (Tunbridge et al. 1952, Kajikawa und Sumita 1953). Nach
Bahr (1951) soll der aggressive Effekt von Pepsin vor allen Dingen dadurch zustande kommen,
daß dieses Enzym sich in seiner Wirkung vor allem auf die interfibrilläre Kittsubstanz richtet.
Da unter pathologischen Bedingungen mit Wirksamwerden der verschiedensten proteolytischen und mucolytischen Enzyme zu rechnen ist, wie zahlreiche neuere Studien gezeigt
haben, scheint es sinnvoll zu sein, an dieser Stelle kurz auf das Verhalten kollagener Fibrillen
unter der Einwirkung einiger weiterer Enzyme einzugehen. Für eine derartige Auffassung
sprechen auch die Beobachtungen über den Einfluß von *Hyaluronidase* auf die Kollagenfibrille. Kurzfristige Hyaluronidase-Behandlung läßt die Kollagenfibrille unbeschädigt. Auf
Grund ihres depolymerisierenden Effektes auf die umgebenden sauren Mucopolysaccharide
wird sie sogar zur verbesserten Darstellung von elektronenoptischen Kollagenzupfpräparaten
benutzt (Lelli und Marotta 1952). Im Gegensatz zu den Beobachtungen von Lelli und
Marotta konnte später (Kajikawa und Sumita 1953, Wassermann 1956b, Kuhnke 1958b)
festgestellt werden, daß langfristige (24 Std bis 4 Tage) Hyaluronidase-Einwirkung die
typische Struktur der normalen Kollagenfibrille vernichtet, wobei der Auflösungsprozeß sich
an der ganzen Fibrille abspielt. Nach Kuhnke (1958b) lösen sich geradezu „häutige" Struk-
turbestandteile von der Oberfläche der kollagenen Fibrille ab. Derartige Befunde unterstreichen die Bedeutung des mucopolysaccharidreichen Kittsubstanzmaterials zwischen den
Fibrillen und im Bereich der Fibrillenrandzone als eine Art Schutzmaterial für die Fibrillen.
Sie sind allerdings nicht von allen Autoren erhoben worden. So konnte Pahlke (1954) nach
langfristiger Hyaluronidase-Einwirkung auf unfixiertes Bindegewebe (foetale menschliche
Achillessehne) keinen Einfluß auf die Versilberungsintensität der Kollagenfibrillen feststellen.
Auch Kühn et al. (1956) vermißten eine Beeinflussung der periodischen Silberablagerung
kollagener Fibrillen unter Hyaluronidase. Hingewiesen sei ferner darauf, daß unter Hyaluronidase bei zumindest bis zu 4stündiger Bebrütungszeit offenbar die Kohlenhydratkomponente kollagener Fasern histochemisch (PAS-Reaktion) kaum faßbar vermindert wird
(Braun-Falco 1954 u. 1959), worauf auch die Ergebnisse anderer Autoren hinweisen
(Korting et al. 1959b). Vielleicht haben bei den widerspruchsvoll erscheinenden Ergebnissen bisher Alter und Reifungsgrad der Kollagenfasern nicht genügend Berücksichtigung
gefunden.

Auch *Kollagenase* hat einen tiefgreifenden Effekt auf das elektronenoptische Verhalten der
kollagenen Fibrille (Gross 1953, Keech 1954a u. 1955). Gewöhnlich kommt es zur Auf-
trennung der Faserbündel, die einzelnen Fibrillen zeigen umschriebene Einengungen ihrer
Werte, Zuspitzung ihrer Fibrillenenden und Zerfall in „Taktoide" (Abb. 24). Häufig ist die
typische 640 Å-Periodik in eine 210 Å-Periodik im Bereich verschmälerter Fibrillenabschnitte
geändert. Schwellung der Fibrillen fehlt. Andere Destruktionsmechanismen liefern breite, sehr
dichte Kollagenbündel, die wie von „Motten zerfressen" aussehen oder aber es kommt zu scholligem Zerfall der Fibrillen (Keech 1955). Biochemische Untersuchungen (Keech 1954b u. c)
zeigen, daß die Kollagenase-Hydrolyse von Hautkollagen mit zunehmendem Alter abnimmt.
Weitere Untersuchungen (Keech 1955 u. 1959) haben ergeben, daß der Kollagenase-Effekt
auch bei elektronenoptischer Untersuchung nicht nur altersabhängig ist, sondern daß auch
Hautkollagen gegenüber Kollagenase bei verschiedenen Krankheiten (z. B. Sklerodermie) eine
unterschiedliche Empfindlichkeit besitzt. Dadurch hat die Prüfung der Kollagenase-Empfind-
lichkeit von Hautkollagen bei Dermatosen eine praktische Bedeutung erlangt.

Die nur kurz skizzierten Befunde sollen verdeutlichen, daß enzymatische
Faktoren, Änderungen der Salz- und p_H-Konzentration wohl auch unter patho-

logischen Bedingungen zu Änderungen des elektronenoptischen Aspektes der Kollagenfibrillen führen können, obwohl man sich bewußt bleiben muß, daß in erster Linie die kohlenhydrathaltige interfibrilläre Kittsubstanz Angriffspunkt pathologischer Einflüsse sein dürfte. Die Folge derartiger Störungen wird

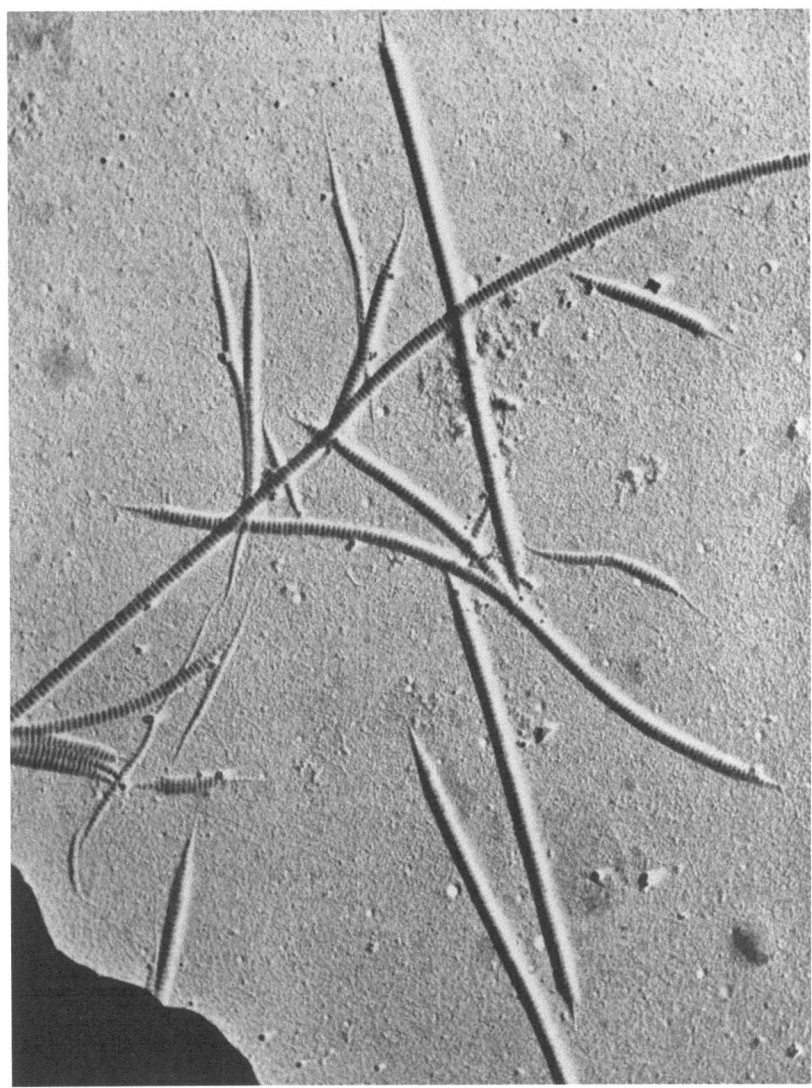

Abb. 24. Unbehandelte Erwachsenenhaut nach 18stündiger Kollagenase-Inkubation. Zahlreiche kurze Kollagen fibrillen mit beiderseits zugespitzten Enden („Taktoide"). [KEECH, M. K.: Anat. Rec. **119**, 139 (1954)]

elektronenoptisch oft als Anreicherung amorphen Materials, wie weiter unten beschrieben, zwischen den Fibrillen gesehen. Seine Zusammensetzung ist natürlich elektronenoptisch nicht erfaßbar und kann sehr unterschiedlicher Natur sein (Grundsubstanz, freigesetzte interfibrilläre Kittsubstanz, homogene Abbau-produkte kollagener Fibrillen usw.).

Bei allen Untersuchungen über das morphologische Verhalten kollagener Fibrillen unter pathologischen Bedingungen ist die natürliche Differenzierung

36*

kollagener Fasern mit zunehmendem Alter zu berücksichtigen. Die Differenzierungsgeschwindigkeit kollagener Fibrillen ist abhängig von ihren Gewebsorten.   Die *Differenzierungsgeschwindigkeit* kollagener Fasern der Sklera (Schwarz 1953a u. b) oder der Achillessehne (Pahlke 1954, Propst und Ratzenhofer 1955) ist eine wesentlich andere als die kollagener Hautfibrillen (Linke 1955). Nach Linke (1955) ist die Differenzierung der Kollagenfibrillen der Haut bereits intrauterin praktisch abgeschlossen. Die Verteilungskurve der Fibrillendicken hat im 2. Lebensjahr das für das Erwachsenenalter charakteristische Maximum bei 60 mμ erreicht (Tabelle 1). Die bekannte Querstreifungsperiode („fingerprint") beträgt im Mittel 640—650 Å. Auch die für reife kollagene Fibrillen bei Versilberung typische periodische Einlagerung der Silberteilchen in die D-Teile findet man bereits bei Feten von 33,4 cm Gesamtlänge. Da mit der Differenzierung kollagener Fibrillen eine Abnahme der interfibrillären Kittsubstanz verbunden ist, findet diese größtenteils ebenfalls bereits während des intrauterinen Lebens statt. Erst in höherem Alter (über 6.—7. Lebensdezennium) nimmt die Fibrillendicke wiederum ab, die Versilberung wird ungleichmäßig und die amorphe Kittsubstanz nimmt zu, ist aber bemerkenswert grobschollig (Linke 1955). Offenbar beruht dieses Dünnerwerden auf einem Abbauvorgang mit Ablösung von Skleroproteidteilchen von der Fibrillenoberfläche und Übergang in das begleitende amorphe Kittmaterial.

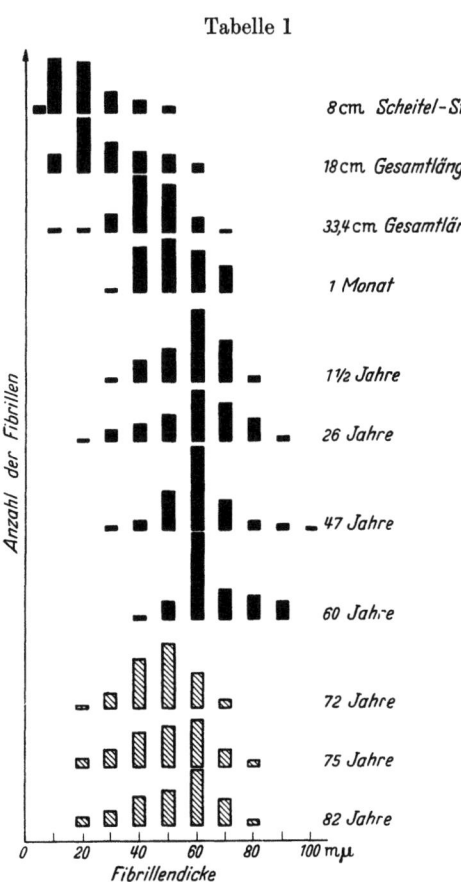

Tabelle 1

Einen Hinweis, daß auch während des Lebens Differenzierungsvorgänge an der kollagenen Fibrille der Haut stattfinden, liefern interessante Untersuchungen von Keech (1954b u. 1955). Danach ist die Kollagenase-Hydrolyse von menschlichem Hautkollagen bei Erwachsenen wesentlich geringer und langsamer als bei Kindern und Jugendlichen, und auch der elektronenoptisch faßbare Abbaumechanismus zeigt altersbedingte qualitative Schwankungen.

Eines der auffallendsten Ergebnisse der ersten elektronenoptischen Untersuchungen war durchweg die Feststellung, daß die kollagenen Fibrillen gegenüber *Krankheitseinflüssen* eine, was ihren morphologischen Aspekt angeht, außerordentlich beachtliche Widerstandsfähigkeit aufweisen (Propst 1956 u. 1957). Meistens wird die typische regelmäßige Strukturperiode der kollagenen Fibrillen als völlig normal angegeben. So fand Propst an kollagenen Fibrillen in *Granulationsgeweben* oder im *Stroma von Carcinomen* keinen Unterschied gegenüber normalen Fibrillen. Nach Ishimoto (1955a) sind die Kollagenfibrillen, von gelegentlichem Verlust der Querstreifungsperiode bei Pityriasis rubra pilaris abgesehen, völlig normal. Definitive Alterationen an den cutanen Kollagenfibrillen fehlten auch bei Alopecia areata (WILSON et al. 1955). Leider fehlen bei den meisten Untersuchungen Prüfungen der Fibrillendicke, des Verhaltens des Versilberungs- modus und der Kollagenase-Affinität, so daß derartige Ergebnisse nicht absolut beweisend sind. Jedenfalls scheint kurzfristiges *Stauungsödem* (KAJIKAWA u. SUMITA 1953) ohne erkennbare Folgen für kollagene Fibrillen der Subcutis zu sein. Intracutane *Acetylcholin*injektionen führen ebenfalls nicht zu elektronenmikro- skopisch faßbaren Alterationen (ISHIMOTO 1956c). In *Histamin*-induziertem Haut- ödem dagegen stellen sich in Abhängigkeit von der gewählten Histaminkonzen- tration deutliche Schädigungen an den kollagenen Fibrillen ein, die erst nach etwa 7 Tagen wieder normalen Verhältnissen Platz machen. Bei höheren Konzentra- tionen kommt es rasch zum körnigen Zerfall kollagener Fibrillen, bei geringer Histaminkonzentration erschöpfen sich die Veränderungen in geringfügiger Schwellung der Fibrillen. Schwellung und Abflachung mit stellenweise körnigem Zerfall kollagener Fibrillen wurden auch tierexperimentell im Bereich staphylo- gener *Entzündungs*herde mit Pustulation beobachtet (ISHIMOTO 1956b). Die Restitution erfolgte unter Auftreten zahlreicher Mikrofibrillen (7. Tag post in- jectionem) und schließlich normaler, zunächst kurzer Fibrillen. Auch die *lokal- allergische Reaktion* des Arthus-Phänomens geht im Tierversuch mit Veränderungen in der Feinstruktur der kollagenen Fibrillen einher (RICH et al. 1953, KAJIKAWA und SUMITA 1953). Auffällig ist die Anreicherung an amorphem Material im interfibrillären Raum und am 4.—5. Tage das Auftreten zahlreicher Fibrillen mit einer Querstreifungsperiode von 270 Å, die der von Fibrin entspricht. Affizierte Kollagenfibrillen verlieren ihre axiale Strukturperiode und sind gekennzeichnet durch unregelmäßige Konturen, Schwellung und Fragmentation (RICH et al. 1953). Bei Betrachtung dieser Veränderungen ergeben sich vielleicht gewisse Analogien zum morphologischen Verhalten kollagener Fasern unter Kollagenase bzw. Trypsin, die auch beim Arthus-Phänomen an das Wirksamwerden muco- und proteolytischer Enzyme denken lassen. Von besonderer Bedeutung sind die zitierten Befunde auch insoweit, als sie zeigen, daß die Abbauprodukte kollagener Fibrillen zu Strukturen führen, die keinerlei Ähnlichkeiten mehr mit der normalen kollagenen Fibrille aufweisen und daher gegebenenfalls schwierig zu interpretieren sind. Vielleicht liefern sie auch eine Verständnisbrücke für die „*schleimige Metamorphose*" kollagener Fasern.

Bei *nekrobiotischen Vorgängen* erweist sich die kollagene Fibrille als äußerst widerstandsfähig. RATZENHOFER und PROPST (1956) fanden bei 2—6 Wochen alten ischämischen Sehnen-Nekrosen kaum nennenswerte Veränderungen. Neben enormen Mengen von amorphem Detritus erwiesen sich die kollagenen Fibrillen als wohlerhalten mit normaler Strukturperiodik von 650 Å und nur geringen Unterschieden der Fibrillendicke (150 gegen 130 mμ). Die einzige wesentliche Abweichung bestand in einer Änderung des Versilberungsmodus. Die kollagenen Fibrillen verhielten sich nämlich wie Präkollagen bzw. wie reticuläre Fibrillen und zeigten dementsprechend eine unregelmäßige Außenversilberung statt der für reifes Kollagen typischen periodischen Innenversilberung. Dies entspricht histo- logischen Befunden, nach denen nekrotisches Sehnengewebe zum Teil argyrophil ist, was ja auch von Kollagenfasern bei anderen pathologischen Prozessen (gum- möse Nekrose [SCHOSNIG 1932]), unspezifischen Entzündungen (SCHOSNIG 1932, HERINGA 1933) u.a.m. gilt. Wahrscheinlich sind die Veränderungen des Ver- silberungsmodus auf quantitativ-qualitative Abweichungen der interfibrillären Kittsubstanzen zu beziehen (RATZENHOFER und PROPST 1956), während die eigent- liche Fibrille nicht wesentlich alteriert wird.

Eine umfassende elektronmikroskopische Untersuchung über das Verhalten der Fibrille bei *tuberkulöser Nekrose* verdanken wir Propst und Ratzenhofer (1957). Hier ist selbstverständlich durch Restitutionsvorgänge mit extracellulärer Neubildung von Fibrillen aus käsig-nekrotischem Material die Beurteilung besonders schwierig. Die Fibrillen im Zentrum der Nekrose gehen fließend in die umgebende Nekrose über. Sie sind verdünnt und haben in charakteristischer Weise den für die reticuläre Fibrillen bzw. Präkollagen typischen Versilberungsmodus. Zerfallende Fibrillen, wie sie von Wolpers (1950) beim Kaninchen-Myxom, aber auch bei tuberkulöser Nekrose von Bassermann (1957) gesehen wurden, fehlten. Hier war es zur Auflösung kollagener Fasern in schleimig-fetzigen Massen gekommen, d.h. zu einem echten schleimigen Zerfall.

Mit besonderem Interesse hat man sich in den letzten Jahren dem elektronenmikroskopischen *Verhalten kollagener Fibrillen in der Haut bei pathologischen Zuständen* zugewandt, bei denen Veränderungen im Hautbindegewebe im Mittelpunkt der Erkrankung stehen. Selbstverständlich betreffen die pathologischen Veränderungen nicht nur die kollagenen Fasern, sondern auch meistens in gleicher Weise die mesenchymale Grundsubstanz. Hier soll indessen den kollagenen Fibrillen die Hauptaufmerksamkeit gewidmet werden, obwohl wir uns bewußt sind, daß dadurch eine gewisse Einseitigkeit der Betrachtung nicht vermieden werden kann.

Elektronenmikroskopische Untersuchungen des Bindegewebes bei *lichtexponierter altersatrophischer Haut* stammen von Tunbridge et al. (1952) sowie Teller, Vester und Pohl (1957) und Teller (1957a). Wie Linke (1955) in der Haut alter Menschen, konnten auch Teller et al. (1957) in seniler lichtexponierter Haut (Handrücken eines 83jährigen Mannes) eine signifikante Abnahme der durchschnittlichen Fibrillendicke der kollagenen Fibrillen feststellen. Im Gegensatz zu der für normale Erwachsenenhaut typischen periodischen Versilberung der Fibrillen in ihren D-Teilen fand sich in altersatrophischer bedeckter und unbedeckter Haut vorwiegend eine ungeordnete Außenversilberung, wie sie für Präkollagen bzw. reticuläre Fibrillen charakteristisch ist. Auffällig war ferner die auch histochemisch faßbare Anreicherung homogenen Materials (interfibrilläre Kittsubstanz), das eine deutliche Neigung zur fibrillären Adhärenz erkennen ließ. Der Gehalt an „Taktoiden", die nach Banfield (1952) für fibrilläre Neubildung sprechen, war in altersatrophischer lichtexponierter Haut nicht vermehrt. Die Befunde entsprechen weitgehend denen von Linke (1955) an alten Menschen erhobenen und lassen das vermehrte amorphe Kittmaterial als Resultat eines Abbaues von Skleroproteinen von den Fibrillen denken.

Die elektronenmikroskopischen Veränderungen atrophischer Haut bei *Acrodermatitis chronica atrophicans* Herxheimer liefern übrigens sehr ähnliche Bilder (Teller 1957b): Signifikante Abnahme der durchschnittlichen Fibrillendicke bei normaler Strukturperiodik, unperiodische Außenversilberung der Fibrillen, vermehrt interfibrilläres Kittmaterial. Hinzu tritt die Neigung zur Frakturierung der oft scharfbogig verlaufenden Fibrillen in kleine Bruchstücke und das Auftreten perlenkettenartiger Filamente, die denen normaler Kollagenfibrillen unter Kollagenase-Einwirkung (Keech 1955) ähneln. Auch hier spricht das Fehlen vermehrter „Taktoide" gegen die Interpretation der verdünnten Fibrillen als neugebildete Elemente. Schwellungszustände wurden nicht beobachtet.

Bei *Scleroedema adultorum* Buschke konnten von Teller und Vester (1957) gleichartige Befunde erhoben werden: Gegenüber gleichaltrigen Kontrollen signifikante Zunahme dünnerer Kollagenfibrillen, vorwiegend mit aperiodischer Außenversilberung, zahlreiche kleinfraktionierte, scharfbogig verlaufende Fibrillen, reichlich interfibrilläre Kittsubstanz mit perlenkettenartigen zarten Filamenten, prozentualer Anteil von ,,Taktoiden" mit 2,5% unter der Norm. Der Grund für die Verminderung der durchschnittlichen Fibrillendicke ist bisher nicht bekannt. Man dürfte nicht fehlgehen in der Annahme, daß sie eine Folge pathologischer Veränderungen des interfibrillären Kittmaterials (z. B. Verlust amorpher Kittsubstanzen aus den Maschen-Filamenten [KUHNKE 1958b]) darstellt, wofür gerade bei Scleroedema adultorum Buschke histochemische Untersuchungen (BRAUN-FALCO 1952 u. 1958, TELLER und VESTER 1957) sprechen könnten. Auch das pathologische Verhalten der kollagenen Fibrillen bei Versilberung ist sicher nicht nur ein Zeichen direkter Fibrillenschädigung, sondern wohl nur bedingt durch die Entmischungszustände der interfibrillären Grundsubstanz, die zum Niederschlag auf die Fibrillen kommt und das normale Eindringen der Silberkeime bis zu den Reaktionsorten verhindert. So können auch die Fibrillen in mesenchymalem adsorptivem Hyalin durch eine unperiodische Versilberung gekennzeichnet sein (PROPST und RATZENHOFER 1955).

Besonders charakteristische Veränderungen erwartete man bei *Sklerodermie*. So ist es kein Zufall, daß gerade bei dieser ,,Kollagenose" dem elektronenmikroskopischen Verhalten der Kollagenfibrillen besondere Aufmerksamkeit gewidmet wurde. Die ersten Untersuchungsergebnisse an Zupfpräparaten waren insofern ein wenig enttäuschend, als sie keine wesentlichen Veränderungen der periodisch aufgebauten Struktureinheit der Kollagenfibrillen ergaben. Die kollagenen Fibrillen verhielten sich bei *progressiver Sklerodermie* im wesentlichen normal (BAHR et al. 1951, KAPESSER, zit. nach GANS 1953, REED et al. 1953, JANSEN 1953, BAHR 1956). Lediglich bei keloidartiger bzw. knotiger circumscripter Sklerodermie konnten SEVILLE (1951a u. b) und KORTING (1954) anscheinend eine Verdünnung der kollagenen Fibrillen und eine an den Fibrillenenden einsetzende Desintegration (SEVILLE 1951b) feststellen. Die von SIRSAT (1956) beobachteten schweren morphologischen Alterationen der Fibrillen (Fragmentation, komplette Auflösung mit Übergang in amorphes Material) bei circumscripter Sklerodermie blieben bislang unbestätigt. Der Eindruck häufigeren Vorkommens dünnerer Fibrillen (s. auch KORTING et al. 1959a) wurde jüngst auch durch die ausgedehnten Untersuchungen von KEECH (1959) bestätigt. Sowohl bei circumscripter, vor allem aber bei progressiver Sklerodermie ergab sich eine höhere Proportion an dünneren Fibrillen, die besonders deutlich nach Formalin-Fixierung wurde. Ob die vermehrten dünneren Fibrillen ähnlich wie bei Altersatrophie, Scleroedema adultorum Buschke oder Acrodermatitis chronica atrophicans auf einen Desintegrationsprozeß zu beziehen sind oder aber den Ausdruck einer extracellulären Fibrillen-Neubildung darstellen, wie von MUSSO (1954) und BRAUN-FALCO (1957b) erwogen wird, ist bislang elektronenoptisch nicht definitiv geklärt. Für neugebildete Fibrillen typische Strukturen mit zugespitzten Enden sind nach KEECH (1954c) jedenfalls zahlenmäßig nicht vermehrt nachweisbar. Man muß aber darauf hinweisen, daß bei all diesen Untersuchungen in viel zu geringem Ausmaß die Phase der jeweiligen Erkrankung berücksichtigt wird. So hat BRAUN-FALCO (1957b) gezeigt, daß sich das elektronenoptisch bei Sklerodermie stark vermehrte faßbare amorphe Grundsubstanzmaterial (SEVILLE 1951b u. 1952, REED et al. 1953, KEECH 1959) nur in der sog. Produktionsphase findet, während später mit zunehmender Sklerosierung ein weitgehender Schwund (= sog. Schwundphase) dieser Substanzen feststellbar ist. Merkwürdigerweise bleibt trotz der massiven Veränderungen der mesenchymalen Grundsubstanz bei Sklerodermie, zumindest bei progressiver Sklerodermie, der Versilberungsmodus der Kollagenfibrillen in den betroffenen Hautanteilen qualitativ und quantitativ unverändert, wie KORTING et al. (1959b) mittels der Perjodsäure-Silberurotropin-Methode zeigen konnten

(Abb. 25a und b). Ob die verzögerte Kollagenase-Hydrolyse sklerodermatischer Haut (Keech 1959) nur auf Veränderungen der mesenchymalen Grundsubstanz zu beziehen ist oder ob nicht doch bislang nicht aufdeckbare qualitative oder quantitative Störungen innerhalb der interfibrillären Kittsubstanzen bestehen,

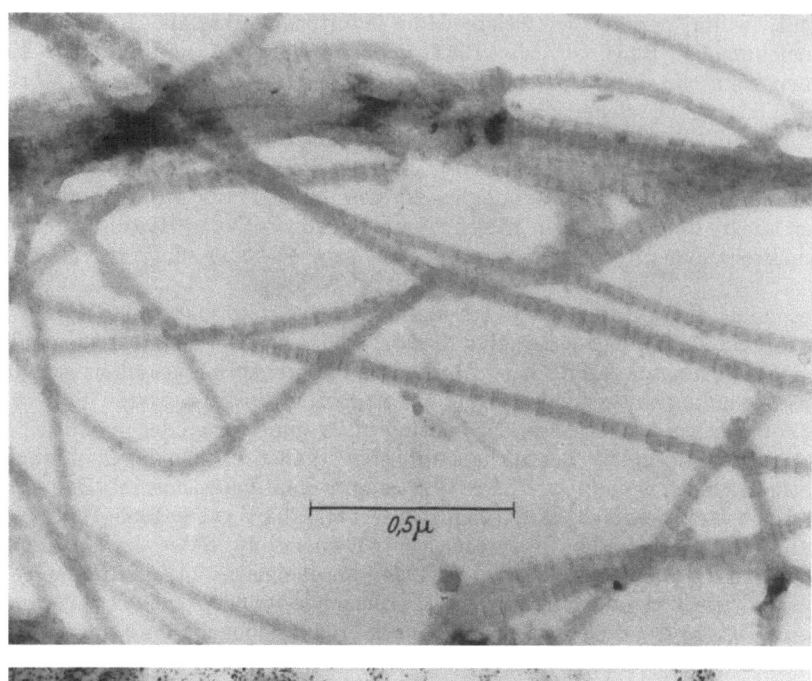

a

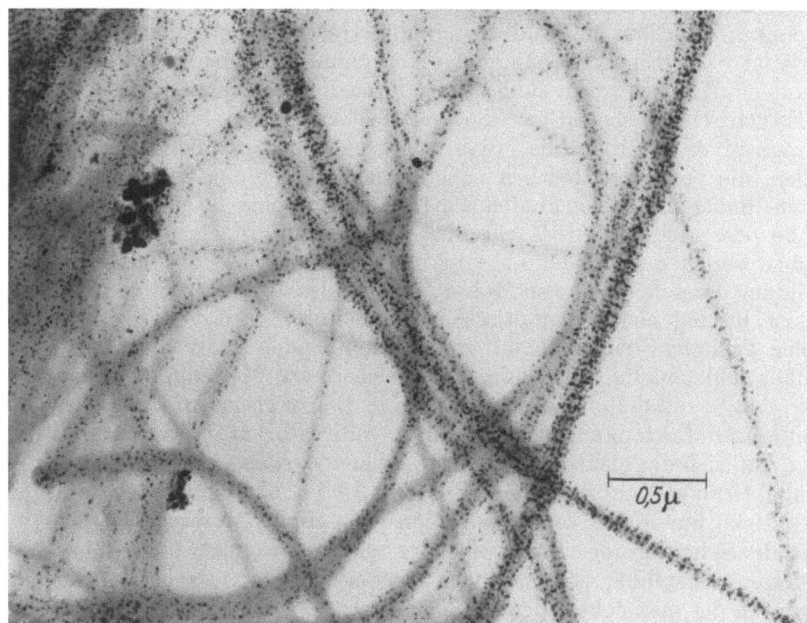

b

Abb. 25a u. b. Kollagenfibrillen aus einem stark indurierten Bauchhautbezirk bei progressiver Sklerodermie.
a Mit Phosphor-Wolframsäure behandelt (elektr.-opt. Vergr. 24100:1). Hoch unterteilte Querstreifung. b Nach Perjodat-Silberurotropin-Behandlung (elektr.-opt. Vergr. 12800:1). Periodische Silbereinlagerung. Beachtlich die Häufigkeit dünner Fasern. [Korting, G. W., H. Holzmann u. K. Kühn: Arch. klin. exp. Derm. **209**, 66 (1959)]

scheint zur Zeit noch nicht völlig geklärt (HARTMANN 1959) und ist auch röntgen-
strukturellen Untersuchungsergebnissen (MACHER und BREHLER 1958) nicht endgültig zu entnehmen. Vielleicht wird man aus ultradünnen Hautschnitten die Verhältnisse besser beurteilen können als an den bislang untersuchten Zupfpräparaten.
Zusammenfassend ergibt sich aber, daß die Veränderungen an den Kollagenfibrillen bei Sklerodermie keineswegs krankheitsspezifisch sind.

Das gilt auch für andere in die Gruppe der ,,Kollagenosen'' einbezogenen
Dermatosen. So konnten bislang beim akuten *Erythematodes*, abgesehen von
gelegentlicher Schwellung einzelner Kollagenfibrillen (ISHIMOTO 1955a), keine
wesentlichen Abweichungen im morphologischen Verhalten festgestellt werden
(BAHR 1951, BAHR et al. 1951, GALE 1951, ISHIMOTO 1955a), besonders auch keine
Veränderungen der Querstreifungsperiode. Über das Verhalten der Fibrillen bei
Versilberung fehlen noch entsprechende Untersuchungen, ebenfalls exakte Dicke-
messungen. Fibrillen mit zugespitzten Enden sind nicht vermehrt (KEECH 1954c).

Auch bei *Dermatomyositis* sind die kollagenen Fibrillen strukturell normal,
wenn auch eine erhebliche Schwankung der einzelnen Fibrillendicke nach KEECH
(1959) bemerkenswert ist. Die für Sklerodermie typische Anreicherung amorphen
Materials fehlt, ebenso eine Vermehrung von Fibrillen mit beiderseits zugespitzten
Enden. Auffällig ist indessen die Beobachtung von KEECH (1954b u. c), daß trotz
der im wesentlichen normalen elektronenmikroskopischen Struktur das kollagene
Gewebe von normalen und besonders von kranken Hautpartien sich weitgehend
resistent gegenüber Kollagenase verhält.

*Insgesamt liefern die bisherigen Untersuchungen im Grunde keine beweisenden
Argumente für eine Einordnung der in Rede stehenden Dermatosen in die Gruppe der
,,Kollagenosen'', sondern weisen eher darauf hin, daß sich die pathologischen Altera-
tionen primär an der interfibrillären Kittsubstanz und der mesenchymalen Grund-
substanz abspielen und höchstens sekundär zu einer Mitbeteiligung der kollagenen
Fibrillen Veranlassung geben.*

Auch bei *Ehlers-Danlos-Syndrom* konnte JANSEN (1954 u. 1955) im Gegensatz
zu TUNBRIDGE et al. (1952) elektronenoptisch eine Vermehrung elastischer Elemente nicht feststellen. Die Kollagenfibrillen zeigten eine normale Periodizität
(640 Å) und eine normale Breite. Bei dieser Dermatose liegt nach den über-
zeugenden Untersuchungen von JANSEN die Störung in einer mangelhaften Bündelung der Fibrillen zu regelrechten Fasern, d.h. dem sich an die Fibrillogenese
anschließenden Prozeß, bei dem die Struktur der interfibrillären Kittsubstanz von
entscheidender Bedeutung ist. Junge Fibrillen enthalten reichlich, ältere weniger
Kittsubstanz. Mit dem Alter der Fibrillen nimmt ihre Dicke zu und ihre Packung
(HARTMANN 1958) wird dichter. Beim Ehlers-Danlos-Syndrom ist diese Entwicklung
gestört, die Packung und Verflechtung der Fibrillen bleibt ungenügend, wahrscheinlich auf dem Boden einer pathologischen Vermehrung (KATZ und STEINER
1955) oder Abbauverzögerung der interfibrillären Kittsubstanzen. Selbst beim
Werner-Syndrom mit seiner sklerodermieähnlichen Hautatrophie konnten völlig normale Kollagenfibrillen in befallenen Hautarealen aufgefunden werden (TUNBRIDGE
et al. 1952, REED et al. 1953), obwohl diese oft von massenhaft angereichertem,
teils granulärem, teils amorphem, Trypsin-löslichem Material völlig verdeckt sein
können. Ähnliche Bilder erhält man nach Pepsin-Einwirkung (TUNBRIDGE et al.
1952), langfristiger Kochsalzlösung-Inkubation oder Hitzeeinwirkung auf normales
Corium (KEECH und REED 1957) unter bestimmten Bedingungen. Ob es sich
bei dem homogenen bzw. granulösen Material um homogene Kittsubstanz oder
um zerfallene Kollagenfibrillen handelt, ist elektronenoptisch kaum sicherzustellen.

Elektronenoptische Untersuchungen bei *blasenbildenden Dermatosen* zur
Aufklärung des Blasenbildungsmechanismus wurden bislang nicht häufig

durchgeführt. Bei Pemphigus vulgaris finden sich keine morphologischen Veränderungen der kollagenen Fibrillen (Everall und Reed 1953). Demgegenüber
fanden sich bei *Dermatitis herpetiformis Duhring* sowohl in gesunder Haut wie in
den Bezirken subepidermaler Blasenbildung deutliche Abweichungen von der
Norm (reichlich amorphes Material, unförmige Kollagenfibrillen mit aufgesplitterten Enden [Everall und Reed 1953, Everall 1954]), die an einen proteolytischen Abbau denken lassen können. Auch diese Veränderungen sind indessen
wohl unspezifischer Natur.

Die *Bedeutung der Gegenwart von Kollagenfibrillen mit zugespitzten Enden*
(Abb. 24) wurde zunächst von Banfield (1952) herausgestellt. Banfield fand
derartige Fibrillen vermehrt in embryonalem menschlichem Gewebe und mesenchymalen Neoplasmen und konnte zeigen (Banfield 1955), daß es beispielsweise
beim Übergang von Granulations- in Narbengewebe im Verlauf des Kollagen-
reifungsprozesses zur progressiven Zunahme von Länge und Dicke der Fibrillen
kommt, wie auch andere Autoren festgestellt haben. Da in Geweben von Erwachsenen dagegen solche Fibrillen mit zugespitzten Enden nicht aufzufinden
waren, schloß Banfield, daß diese immer dort zu finden sind, wo Kollagenfibrillen aktiv neugebildet werden. Interessanterweise wurden solche Fibrillen
auch in der Nabelschnur (Ratte) gefunden (Randall et al. 1952) und auch nach
Präcipitation von Kollagen aus saurer Lösung (Noda und Wykoff 1951). Inzwischen hat sich allerdings gezeigt, daß die Rate von Kollagenfibrillen mit zugespitzten Enden wohl *nicht* als morphologisches Kriterium der Fibrillenneu-
bildung angesehen werden darf. Da die Kollagenreifung in der Haut bereits sehr
frühzeitig abgeschlossen ist, wird man das beobachtete Fehlen einer altersbedingten Differenz (Keech 1954c) verstehen. Aber auch unter pathologischen
Bedingungen verschiedenster Natur fanden sich bezüglich der Anzahl von Fibrillen
mit zugespitzten Enden in der Haut praktisch keine Änderungen (Keech 1954c).
Nachdem von Keech (1954b) Fibrillen mit beiderseits zugespitzten Enden, „Taktoide" — möglicherweise die kleineren Baueinheiten der Kollagenfibrillen (Keech
1955) —, auch unter Einwirkung von Kollagenase oder Trypsin (Keech 1954b)
beim Abbauprozeß von menschlichem Hautkollagen entstehen können (Abb. 24),
wird man im Falle ihrer Anreicherung nicht einseitig ein Produkt fibrillärer
Neubildung sehen können, ohne weitere Kriterien (z.B. Fibroblastenaktivität)
geprüft zu haben.

Fassen wir die bisherigen Untersuchungsergebnisse zusammen, so ist zu sagen,
daß die kollagene Fibrille eine außerordentlich widerstandsfähige Kollagenstruktur-
einheit darstellt. Änderungen in der typischen „fingerprint"-artigen Querstreifungsperiode sind selten und lediglich bei völligem Zerfall und starker Quellung
der Kollagenfibrille zu erwarten. Änderungen der durchschnittlichen Fibrillendicke werden unter pathologischen Bedingungen häufiger beobachtet. Abgesehen
davon, daß bei derartigen Feststellungen die „Normalbefunde" gleicher Hautareale, gleichen Alters und gleicher Umweltsverhältnisse (z.B. lichtexponierte
Haut) genügend berücksichtigt werden müssen, ist die Interpretation derartiger
Befunde oft nur im Zusammenhang mit lichtmikroskopischen Untersuchungen
möglich. Gegenüber der Norm vermehrte Kollagenfibrillen mit verminderter
Dicke können auf Degenerationsprozesse, aber auch auf junge Kollagenfasern
deuten. Die Erhöhung des prozentualen Gehaltes an Fibrillen mit zugespitzten
Enden ist kein Kriterium für Kollagenneubildung, sondern kann auch ein Zeichen
beginnenden Kollagenfibrillenzerfalls sein. Veränderungen des Versilberungsmodus sonst elektronenoptisch normaler Kollagenfibrillen sind von besonderer
Bedeutung und wahrscheinlich auf Veränderungen der interfibrillären Kittsub-

stanz zu beziehen. Sie entsprechen den bekannten lichtoptischen Befunden über das Auftreten argyrophiler Fasern in granulomatösen und entzündlichen Hautprozessen, die nicht nur auf eine Neubildung reticulärer Fasern, sondern wohl auch auf Umwandlungsprozesse präexistenter Kollagenfasern zu beziehen sind. Insgesamt weisen die bisherigen Befunde darauf hin, daß den interfibrillären Kittsubstanzen und der mesenchymalen Grundsubstanz unter den verschiedensten pathologischen Bedingungen, die zu Veränderungen der Kollagenfasern führen, eine primäre Bedeutung zukommt.

3. Das histochemische Verhalten der Kollagenfasern unter pathologischen Bedingungen

Seit der Einführung der PAS-Reaktion zum Nachweis von 1,2-Glykolgruppen hat diese Methode allein oder in Verbindung mit Methoden zum Nachweis saurer Mucopolysaccharide (Hale-PAS-Reaktion, Alcianblau- bzw. Astrablau-PAS-Reaktion) immer mehr als Routine-Verfahren zum Nachweis von Polysacchariden in die Histopathologie Eingang gefunden. Auch zur Beurteilung der Kohlenhydratkomponente kollagener und reticulärer Fasern unter normalen und pathologischen Bedingungen hat man die PAS-Reaktion in einer kaum übersehbaren Zahl von Arbeiten herangezogen. Einschränkend ist allerdings zu sagen, daß eine beachtliche Unsicherheit bezüglich der Gültigkeit der einzelnen Beobachtungen durch unterschiedliche Techniken bedingt sein kann (BRAUN-FALCO 1957a, GRAUMANN 1957). Auf Grund ihres unterschiedlich hohen Kohlenhydratgehaltes (BRAUN-FALCO 1957a, GRAUMANN 1957, HÖRMANN 1957) reagieren normale Kollagenfasern schwach-, Reticulumfasern dagegen stark-positiv. Das intensiv PAS-positive Verhalten von reticulären Fasern ist so charakteristisch, daß die PAS-Reaktion neben den Versilberungstechniken zu ihrer Darstellung als Methode der Wahl gelten kann. Beide Methoden sind von Kohlenhydratkomplexen in den Fasern (interfibrilläre Kittsubstanzen) abhängig. Bezüglich des chemischen und histochemischen Verhaltens der Kohlenhydratkomponente sei auf die Übersichten von BRAUN-FALCO (1957a), GRAUMANN (1957) und HÖRMANN (1957) verwiesen.

Der unterschiedliche Kohlenhydratgehalt von Reticulum- und Kollagenfasern dürfte auch nach entsprechenden elektronenoptischen Untersuchungen für ihren unterschiedlichen Versilberungsmodus mitverantwortlich sein. Daß das schwach PAS-positive Verhalten von Kollagenfasern nicht nur ein quantitatives Problem darstellen muß, zeigen experimentelle Enzymstudien.

So kann unter Kollagenase-Einfluß die PAS-Reaktivität von Kollagen verstärkt werden (GERSH und CATCHPOLE 1949), bei längerer Inkubation in Aceton-fixierten Hautschnitten völlig verloren gehen (STOUGHTON und LORINCZ 1951). Auch nach Pektinase-Behandlung fanden GLEGG et al. (1954) und LEBLOND et al. (1957) die PAS-Reaktion kollagener Fasern verstärkt positiv.

Nach Art der PAS-reaktiven Kohlenhydratkomponente in kollagenen und reticulären Fasern ist ein Einfluß von Hyaluronidase nicht zu erwarten (GROSS 1950, BRAUN-FALCO 1954 u. 1959). Die von TELKKÄ und KULONEN (1954) beobachtete progressive Reduktion der PAS-Reaktivität kollagener Fasern unter Testis-Hyaluronidase dürfte nicht spezifisch sein, da dieser Effekt auch mit Aqua dest. oder physiologischer Kochsalzlösung bei längeren Behandlungszeiten zu sehen ist (BRAUN-FALCO 1959), abgesehen davon, daß es sich bei Hyaluronidasen gewöhnlich keineswegs um hochgereinigte Präparate handelt.

Diese Beobachtungen mögen als Hinweis genügen, daß die schwache oder sogar fehlende PAS-Reaktivität von Kollagenfasern nicht in jedem Falle mit einem Fehlen saurer Mucopolysaccharid-freier Polysaccharide zu identifizieren ist, sondern daß offenbar chemische Bindungen zu einer Maskierung reaktiver (1,2-Glykol-)Gruppen Veranlassung geben können.

Daß darüber hinaus auch histochemische Anhaltspunkte existieren, die für ein unterschiedliches qualitatives Verhalten der Kohlenhydratkomponente in Kollagen- und Retikulin-Fasern sprechen, zeigt beispielsweise die Sulfatierung. Im Gegensatz zu reticulären Fasern ist Kollagen nach vorheriger Sulfatierung nicht metachromatisch (Windrum et al. 1955).

Die Schwierigkeiten exakter Interpretationen des Verhaltens der PAS-reaktiven Kohlenhydratkomponente in Kollagen- und Retikulinfasern erhöht sich noch unter pathologischen Bedingungen. Auf Grund ihrer freien, größtenteils

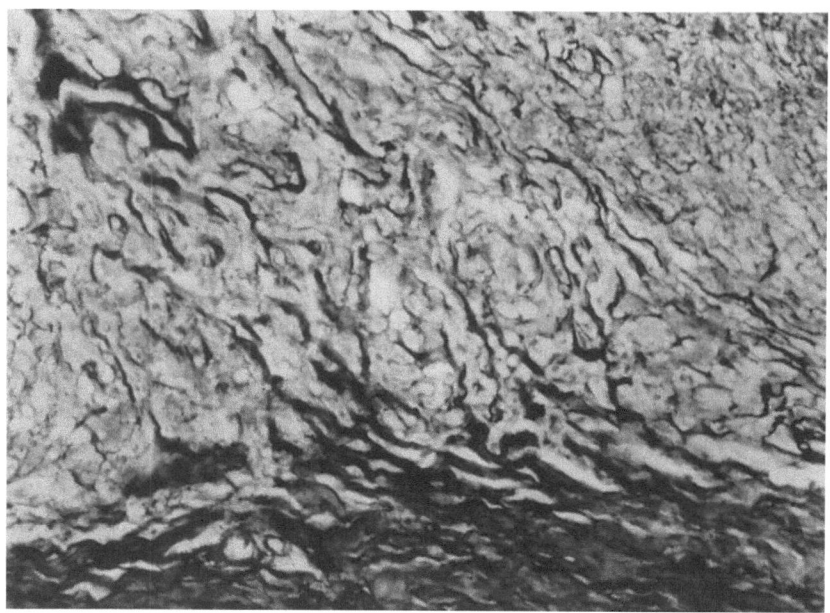

Abb. 26. Lupus vulgaris. Stark PAS-positive, teilweise im Abbau befindliche Kollagenfasern im Randbezirk des spezifischen Infiltrates. Paraffinschnitt. PAS-Reaktion. Grünfilter. Vergr. 272mal

indessen proteingebundenen Kohlenhydratverbindungen (Übersicht bei Jorpes und Yamashima 1956) verhalten sich Blutplasma, Blutserum, Fibrin, schließlich auch pathologische Produkte wie etwa Fibrinoid, Hyalin streng PAS-positiv. So ist es zu verstehen, daß Imprägnierungen von Kollagenfasern mit PAS-reaktiven Substanzen zu erheblichen Änderungen der kollageneigenen PAS-Reaktivität Veranlassung geben können, die nur sekundärer Natur sind (Abb. 26). Schließlich ist auch die Intensität der PAS-Reaktion kollagener Fasern vom Reifungsgrad der Fasern abhängig, wie besonders elektronenoptische Untersuchungen gezeigt haben. Ferner muß man bedenken, daß bei der Auflösung von Fasern kollagenes Material in die amorphe Kittsubstanz übergehen kann (Wassermann 1956b), wobei auch PAS-reaktive Kohlenhydrate freigesetzt werden. Bedenkt man schließlich, daß die PAS-Reaktion als solche auch α-Aminosäuren und möglicherweise auch $C = C$-Doppelbindungen darstellt, so kommt man notwendigerweise zu der Erkenntnis, daß sich *aus den Beobachtungen über Variationen des PAS-reaktiven Verhaltens von Kollagenfasern weitreichende Schlußfolgerungen nicht ziehen lassen.* Eine verdienstvolle Zusammenfassung vieler Untersuchungsergebnisse verdanken wir Steiner (1957a, b u. c), obwohl die Interpretationen teilweise etwas zu weitgehend sind.

Generell ist erwähnenswert, daß *junge Kollagenfasern in der Haut stärker PAS-reaktiv sind als reife ältere Kollagenfasern*. Das gilt sowohl für die Verhältnisse der Säuglingshaut, wo das gesamte Kollagensystem stärker PAS-reaktiv ist, als auch für pathologische Verhältnisse, wo es zur Kollagenfaserneubildung kommt. So reagieren bei Keloiden (FINDLAY und STOUGHTON 1955, DUCOUR-TIOUX und CIVATTE 1956, WORINGER und ZIMMER 1958), Fibromen (KOGOJ 1957), Dermatofibrosarcoma protuberans (DE BRUX und GODECHOT 1956, STEINER 1957a) junge Kollagenfasern intensiv positiv, während ältere sich nur schwach-positiv verhalten. Man hat den Eindruck, daß die Intensität des PAS-positiven Verhaltens abnimmt, wenn es zum Zusammenschluß feiner Kollagenfasern zu gröberen Faserbündeln kommt. Vergleichende Prüfungen mit Versilberungsmethoden (STEINER 1957a u. c) lassen erkennen, daß der Reifungsprozeß offenbar so verläuft, daß die jungen (Prä-)Kollagenfasern zunächst argyrophil und streng PAS-reaktiv sind, dann die Argyrophilie verlorengeht, während die deutliche PAS-Reaktivität noch zunächst besteht und nach Bündelung schließlich auch die starke PAS-Posivität sich verliert. Ähnliche Beobachtungen kann man auch bei Dermatosen erheben, wo es zur Fibrosierung oder Sklerosierung kommt. Allerdings scheinen auch Ausnahmen zu existieren. So erwiesen sich uns in einem Fall die Faserelemente eines Neurofibroms (Morbus Recklinghausen) sämtlich nur sehr schwach PAS-positiv, ebenso in einem Fall von Dermatofibrosarcoma protuberans (s. auch DE BRUX und GODECHOT 1956).

Die *intensive PAS-Reaktion ist erwartungsgemäß charakteristisch für argyrophile Reticulum-Fasern*, die nach unseren heutigen Vorstellungen mit Präkollagenfasern identisch sind, wie ja auch elektronenoptische Untersuchungen deutlich machen (ANGEVINE 1951, LILLIE 1952, ROBB-SMITH 1952, WYKOFF 1952, SCHALLOCK 1954). Sie wurde von vielen Untersuchern herausgestellt (LILLIE 1947, LHOTKA und DAVENPORT 1950, BRAUN-FALCO 1954, STEINER 1957a, DE BRUX 1957) und neben der Argyrophilie als wesentliches Unterscheidungsmerkmal zur Abtrennung von Kollagenfasern angesehen (ROBB-SMITH 1952). So ist es verständlich, daß auch unter pathologischen Bedingungen, wo es zur Ausbildung von argyrophilen Reticulumfasern kommt (WAY 1947), diese cum grano salis auch durch ihre intensive PAS-Positivität gekennzeichnet sind. Dies gilt nicht nur für das neugebildete Gitterfasergeflecht bei Retikulosen (LINDNER und MEYER 1956), sondern auch für die Reticulumfasern in den Infiltraten bei Mycosis fungoides, Morbus Hodgkin, Sarkoidosis, Xanthomatosen, Fremdkörpergranulomen, Morbus Kaposi, chronischem Ekzem, Lichen ruber planus, Psoriasis, Dermatitis herpetiformis Duhring u. a. m. (Übersicht bei STEINER 1957a u. b), ebenso in der Invasionszone maligner epithelialer Tumoren, aber auch um Papillome (BRAUN-FALCO 1954, STEINER 1957a).

Dem *Verhalten des präexistenten Kollagens bezüglich der PAS-Affinität unter pathologischen Verhältnissen hat man große Aufmerksamkeit gewidmet*. Auch hier sind die mitgeteilten Resultate nicht einheitlich und nur mit Vorsicht zu interpretieren. Überraschenderweise sind die Veränderungen an den kollagenen Fasern im Gegensatz zu denjenigen der Grundsubstanz bei vielen Bindegewebskrankheiten der Haut im Sinne PAUTRIERs nur recht gering. Das gilt beispielsweise für die verschiedenen *Sklerodermie-Formen*, wo im Gegensatz zu den Untersuchungsergebnissen von KAMINSKY (1953) und SIRSAT (1956) keine charakteristischen Veränderungen der PAS-Reaktivität kollagener Fasern feststellbar sind (STOUGHTON und WELLS 1950, BRAUN-FALCO 1954 u. 1957b, O'LEARY et al. 1957, KOGOJ 1957, KORTING 1958). Vielleicht sind die Kollagenfasern zu Beginn der ödematösen Phase geringfügig stärker PAS-reaktiv (Imprägnierung mit Kohlenhydrat-[PAS+] reichem Ödem?), wesentlicher ist allerdings die deutliche

Verminderung der PAS-Intensität der dicht zusammengedrängten, auch homogeni-
sierter erscheinenden Kollagenfasern im sklerotischen Stadium (Braun-Falco
1957 b), offenbar der Ausdruck einer Verminderung der Polysaccharidkomponente
der Kollagenfasern. Elektronenoptisch war diese bei progressiver Sklerodermie
allerdings nicht faßbar (Korting et al. 1959 a). Auch bei *Acrodermatitis chronica
atrophicans Herxheimer* (Kogoj 1957, Braun-Falco 1958) und *Scleroedema adultorum Buschke* (Braun-Falco 1958) sind die Veränderungen der PAS-Reaktivität
der Kollagenfasern nicht auffällig, obwohl bei der letztgenannten Dermatose von
Teller und Vester (1957) eine erhöhte PAS-Affinität der Faserelemente des
Coriums betont wird. Bei den verschiedenen *Erythematodes*-Formen sind, abgesehen von PAS-positiven Insudationen von Serum-Glykoproteiden und den
PAS-positiven fibrinoiden Degenerationen, bei akuter Verlaufsform im übrigen
die Veränderungen des Kohlenhydratanteils der Kollagenfasern wenig eindrucksvoll (Rubens-Duval und Bolgert 1953, de Graciansky et al. 1956, Dupont
et al. 1957) und stehen in keinem Verhältnis zu den Alterationen der mesenchymalen Grundsubstanz. Wir sahen — wie Kogoj (1957) — gelegentlich bei chronischem Erythematodes in den mittleren Coriumanteilen ein stärker PAS-positives Verhalten kollagener Fasern (Braun-Falco 1958). Vielleicht handelt es sich
dabei um einen Inhibitionseffekt glykoproteidhaltiger Substanzen, den wir auch
für die stark-positive PAS-Reaktion kollagener Fasern — besonders in Gefäßnähe bei *Periarteriitis nodosa* (Kogoj 1957) — anschuldigen möchten. Bei
Dermatomyositis sind bedeutsame Veränderungen wiederum nicht faßbar (Dupont
et al. 1957); wir hatten den Eindruck einer Verstärkung der PAS-Reaktion in den
oberen Coriumlagen.

Diese Befunde liefern also ebenfalls keine Hinweise für die Berechtigung des
modernen ,,Kollagenose"-Begriffes. Auf die Darstellung des Verhaltens der
PAS-Affinität kollagener Fasern bei einzelnen Hautkrankheiten, wie bei blasenbildenden und entzündlichen Dermatosen, sei hier verzichtet, da sich neue Gesichtspunkte nicht ergaben, die dargestellten Befunde vielmehr erkennen lassen,
daß die PAS-Reaktion zum Studium von Veränderungen im Kohlenhydratgehalt
von Kollagenfasern nur bedingt geeignet ist.

4. Die Verfettung kollagener Fasern

Nicht selten kommt es im Verlauf katabiotischer Vorgänge zur Verfettung
kollagener Fasern, wobei sich im Bereich der betroffenen Kollagenfasern sudanophile Lipoide in tropfig-körniger oder diffuser Form nachweisen lassen. Am
bekanntesten sind derartige Veränderungen in der Dermatopathologie bei Necrobiosis lipoidica (Boldt 1939, Oppenheim und Urbach 1942, Ellis und Kirby-
Smith 1942, Degos 1949, Hare 1955, Knoth und Füller 1955, Nanta et al.
1958) im Bereich der nekrobiotischen Kollagenbezirke (Abb. 27), obwohl auch
Fettimbibitionen bei hyaliner Umwandlung von Kollagenfasern und auch bei
Sklerose vorkommen. Auf die Fettimbibitionen der Faserelemente in den oberen
Coriumzonen lichtexponierter Altershaut haben wir auf S. 608 und 625 hingewiesen.

Sicher handelt es sich bei der Verfettung kollagener Fasern um ein *sekundäres
Phänomen*, das sich an degenerative Kollagenveränderungen anschließt, wie insbesondere Beobachtungen bei Necrobiosis lipoidica gezeigt haben (Gottron
1938). Von dieser Dermatose ist nämlich bekannt (Sachs 1950), daß in den
nekrobiotischen Kollagenbezirken Fettinfiltrationen sehr wohl fehlen können,
was ja neben anderen Gründen dazu geführt hat, in der Granulomatosis disciformis chronica et progressiva (Miescher) eine Necrobiosis lipoidica ohne Fetteinlagerungen zu sehen (Lever 1958). Andererseits kann man auch gelegentlich

Fettsubstanzen in den gewöhnlich fettfreien Kollagen-Degenerationsbezirken bei Granuloma annulare finden (HARE 1955).

Was den Ursprung dieser Fettsubstanzen angeht, scheint die Vermutung wenig wahrscheinlich, daß die degenerativen Veränderungen an den Kollagen-

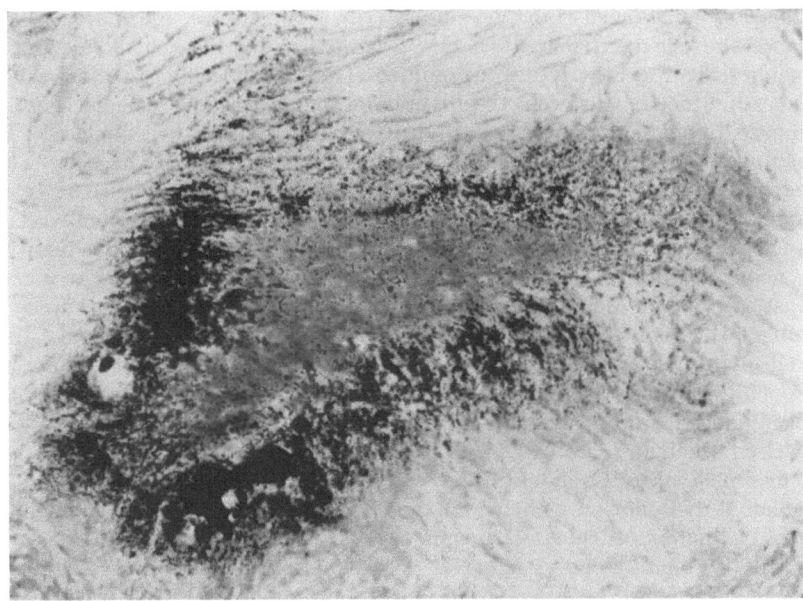

Abb. 27. Necrobiosis lipoidica diabeticorum. Im Bereich des Nekrobiose-Herdes in der Cutis massive Anreicherung sudanophiler Fettsubstanzen. Gefrierschnitt. Sudan-Schwarz B. Vergr. 128mal

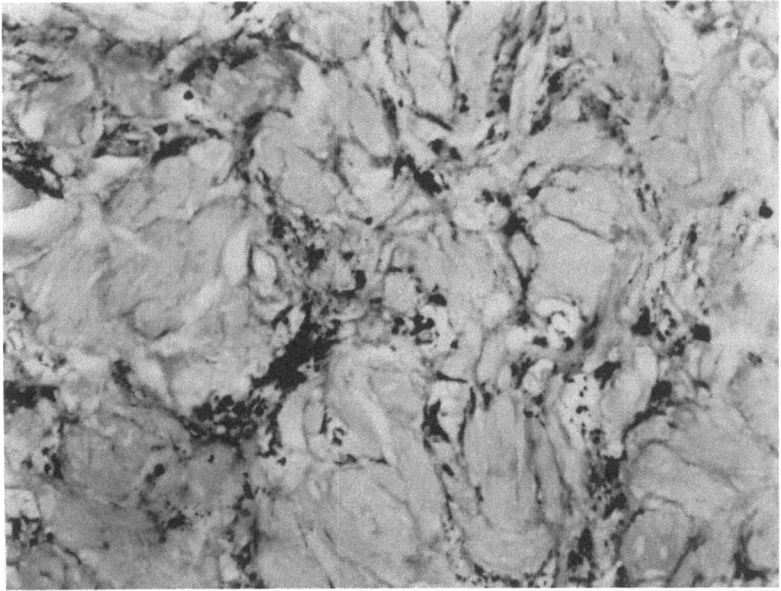

Abb. 28. Granuloma annulare. Massive körnige, teils schollenartige Saliva-sensible Glykogeneinlagerungen zwischen den gequollenen, nur schwach PAS-reaktiven Kollagenfasern. Paraffinschnitt. PAS-Reaktion. Grünfilter. Vergr. 520mal

fasern allein als Quelle für die Fetteinlagerungen verantwortlich zu machen sind. *Da Kollagenfasern Lipoide nicht enthalten, existiert für die Annahme einer Fettphanerose kein begründeter Anhalt.*

Man muß vielmehr annehmen, daß die histochemisch nachweisbaren, in ihrer chemischen Zusammensetzung offenbar weitgehenden Schwankungen unterliegenden Fettsubstanzen (Lipoide, Cholesterin, Neutralfette, Plasmalogen) Blutplasmabestandteile darstellen, die nach *Insudation* in den Bereichen degenerativer Kollagenbezirke zur Präcipitation kommen (Letterer 1959). In diesem Sinne sprechen die meist schweren Gefäßveränderungen, wie sie beispielsweise bei Necrobiosis lipoidica nachweisbar sind (Gottron 1938), aber auch die Fetteinlagerungen in Bezirken hyaliner Degeneration kollagener Fasern. Da es andererseits unter den verschiedensten pathologischen Bedingungen zur Insudation von Blutplasmabestandteilen kommt, ohne daß Verfettungen der Kollagenfasern nachweisbar sind, d.h. Insudation lipoidhaltiger Substanzen aus dem Blutserum noch nicht mit histochemisch nachweisbarer Fettablagerung zu identifizieren ist, ergibt sich die Frage, ob neben Gefäßalterationen ganz bestimmte Veränderungen der Kollagenfaser für eine Faserverfettung zu fordern sind. In der Tat weiß man, daß es gerade bei Necrobiosis lipoidica und Granuloma annulare im Bereich der degenerativen Kollagenbezirke zum Inerscheinungtreten größerer Glykogenmengen kommt (Hare 1955), die auf spezielle Stoffwechselstörungen hinzuweisen scheinen (Abb. 28). Auffällig sind ferner die Entmischungszustände in der mesenchymalen Grundsubstanz, wie sie besonders gut mit der Hale- bzw. Alcianblau-PAS-Reaktion sichtbar zu machen sind. Möglicherweise bilden die dadurch bedingten Milieu-Änderungen (Änderung des p_H-Wertes, Freisetzung saurer sulfatierter Mucopolysaccharide, Enzymeffekte) die Voraussetzungen zu einer Präcipitation der insudierten Serum-Lipoproteide mit Freisetzung der physiologischerweise eiweißgebundenen und damit zunächst dem histochemischen Nachweis entzogenen Lipoide, die dann erst sekundär histochemisch faßbar sind (Pruniéras 1956 u. 1957). Rein morphologisch spricht für einen derartigen Pathomechanismus die Tatsache, daß die Lipoideinlagerungen auch unabhängig von den Kollagenfasern im entsprechenden Bindegewebsbezirk anzutreffen sind.

5. Reticuläre Fasern unter pathologischen Bedingungen

In normaler Haut findet man argyrophile Reticulum- oder Gitterfasern vor allem im Bereich der subepidermalen Zone und um die Hautanhangsgebilde (Laguesse 1919, Homma 1922, Hoepke 1924, Plenk 1927), wo sie beim Aufbau der Basalmembranen beteiligt sind (s. Braun-Falco 1954), ferner aber auch, wenngleich in geringerem Ausmaß, als feine versilberbare pericapilläre Fasernetze (s. auch Tritsch 1957). Auf Grund ihres hohen Kohlenhydratgehaltes verhalten sie sich gewöhnlich intensiv PAS-positiv (Übersichten s. Braun-Falco 1957a, Graumann 1957). Allerdings kann die Intensität der PAS-Positivität argyrophiler Fasern unter pathologischen Bedingungen weitgehende Schwankungen aufweisen. So verhalten sich beispielsweise die wohldifferenzierten argyrophilen Reticulumfasern bei Sarkomen und Pseudosarkomen der Haut PAS-negativ, was von de Brux und Godechot (1956) als diagnostisch wichtiges Symptom zur Abgrenzung gegen andere fibromatöse Neoplasmen hervorgehoben wurde. Bezüglich des elektronenoptischen Verhaltens sei auf S. 559 verwiesen.

Unter den verschiedensten pathologischen Bedingungen wurde das Auftreten argyrophiler Fasern beschrieben (s. Roulet 1937, Szodoray 1938, Way 1947, Percival et al. 1949, Wolfram 1949, Knoth 1957, Steiner 1957a, b u. c, Frühwald und Höfer 1957). Argyrophile Fasern, allerdings von gröberer Struktur, findet man in den meist recht zellarmen Partien seniler Elastosis (PERCIVAL et al. 1949, FERREIRA-MARQUES und VAN UDEN 1950, GILLMANN et al. 1955, STEINER 1957b). Auch in den degenerativen Bezirken bei Kolloid-Milium findet man reichlich argyrophile Fasern (WAY 1947, PERCIVAL et al. 1949), ebenfalls bei

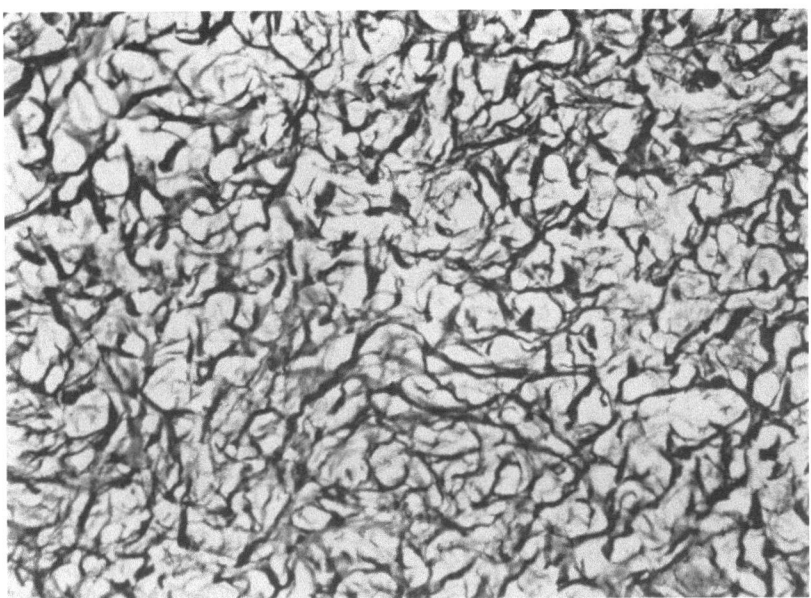

Abb. 29. Histiocytom mit ziemlich dichtem, dickfaserigem argyrophilem Fasernetz. Paraffinschnitt, Gomori-Versilberung. Grünfilter. Vergr. 360mal

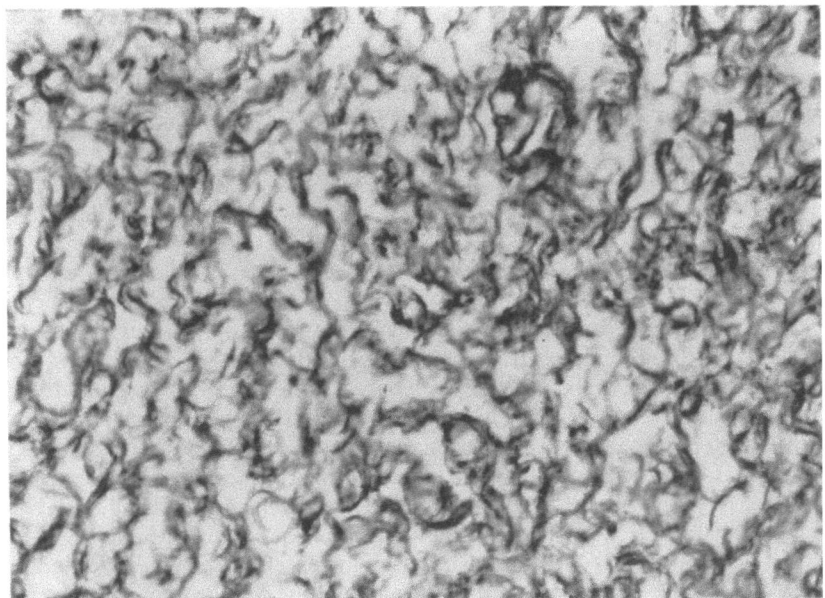

Abb. 30. Neurofibromatose (Recklinghausensche Krankheit). Stark gewellte, kurze, praktisch PAS-negative, streng argyrophile Fasern innerhalb eines Neurofibroms. Paraffinschnitt. Gomori-Versilberung. Grünfilter. Vergr. 700mal

Pseudoxanthoma elasticum (Fisher et al. 1958). Bei Prozessen, wo sich das pathologische Geschehen auf die Epidermis konzentriert (Keratoma palmare et plantare, Keratosis follicularis, Ichthyosis vulgaris, Molluscum contagiosum) oder nur relativ geringfügige Veränderungen im dermalen Gewebe bestehen (Pityriasis rosea), fehlen gewöhnlich pathologische Anreicherungen argyrophiler Fasern (Way 1947). Auch reife Fibrome, Hautnarben (Percival et al. 1949) und Keloide enthalten keine Reticulumfasern (Steiner 1957a), während sie andererseits im zellreichen Bindegewebe des Hämangioms (v. Albertini 1955), bei unreifen Fibromen, Histiocytomen, Sarcoma idiopathicum multiplex Kaposi, Dermatofibrosarcoma protuberans (Steiner 1957a), Lymphosarkom (Way 1947) in mehr oder minder reichlicher Ausbildung durch Versilberung oder ihre PAS-Positivität nachweisbar sind (Abb. 29 und 30). Im Bereich pathologischer Einlagerungen (Amyloidose, Myxodermien) fehlen sie gewöhnlich (Way 1947). Auffällig ist mitunter der Reichtum an argyrophilen Fasern in der Invasionszone maligner epithelialer Tumoren oder in der Nachbarschaft von Präcancerosen (Knoth 1957).

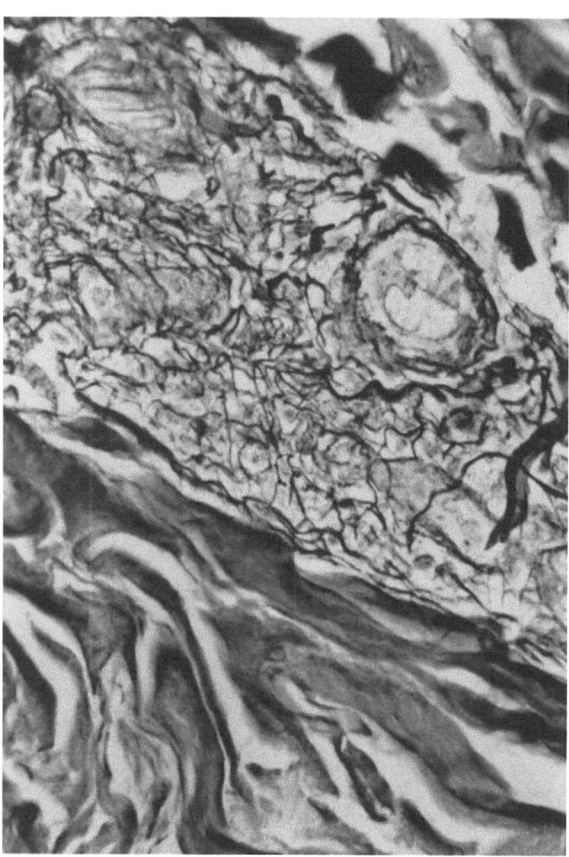

Abb. 31. Sclerodermia circumscripta. Im Bereich eines perivasculären entzündlichen Infiltrates argyrophile Fasern. Paraffinschnitt. Gomori-Versilberung. Grünfilter. Vergr. 420mal

Daß es im Bereich eines entzündlichen Zellinfiltrates in der Cutis zum Auftreten versilberbarer Fasern kommen kann, ist zur Genüge bekannt (Abb. 31 und 32). Roulet (1937) hat vor Jahren unter Herausstellung der Heringaschen Arbeiten diesem Verhalten der Bindegewebsfibrillen besondere Aufmerksamkeit gewidmet. Nachweisbar sind argyrophile Fasern in den entzündlichen Infiltraten (Steiner 1957c) bei den verschiedenen Formen chronischer Ekzeme, bei Psoriasis, besonders bei Lichen ruber planus, chronischen Erythrodermien (Frühwald und Höfer 1957), ferner auch z.B. bei Dermatitis herpetiformis Duhring oder Herpes zoster. Akut-eitrige Dermatosen sind in ihren leukocytenreichen cutanen Infiltraten meist frei von argyrophilen Faserelementen. Auch bei Vorherrschen lymphoider Elemente finden sich im allgemeinen nur wenige versilberbare Faserelemente (Knoth 1957), wie Befunde bei Lymphadenosis cutis benigna oder „lymphocytic infiltration of the skin" zeigen. Andererseits sieht man gewöhnlich

argyrophile Fasern in größerem Ausmaß bei Hautveränderungen, die feingeweb-
lich einen histiocytär-makrophagischen oder epitheloidzelligen Charakter aufweisen, so bei chronischen Erythrodermien (FRÜHWALD und HÖFER 1957), Haut-
tuberkulosen, Boeckschem Sarkoid, Pemphigus vegetans, Syphilis, Mycosis fungoides, Lymphogranulom malignum, Xanthomatosen, Fremdkörpergranulomen
usw. und schließlich bei reaktiven oder neoplastischen Proliferationen reticulo-
histiocytärer Elemente, die
gewöhnlich von den pe-
rivasculären Indifferenz-
zonen (pluripotente Ad-
ventitialzellen) ihren Ausgang nehmen (KNOTH
1957), d.h. bei den ver-
schiedenen Retikulose-
Formen (Übersicht bei
TRITSCH 1957) (Abb. 33,
34). Aus der bisherigen
Darstellung wird bereits
zur Genüge deutlich, daß
dem Nachweis argyrophi-
ler Fasern in Infiltraten
*weder eine diagnostische
noch* — und das gilt ins-
besondere in bezug auf die
Retikulose-Diagnose —
*eine gewichtige differential-
diagnostische Bedeutung*
zukommen kann (KNOTH
1957, FRÜHWALD und
HÖFER 1957, THIES 1957).
Insbesondere wird die
Diagnose von Retikulo-
sen nicht von vornherein
durch den Gitterfasernach-
weis erleichtert (KNOTH
1957), da argyrophile Fa-
sern in ganz unreifen Re-
ticulumzellsarkomen der
Haut sehr wohl fehlen
können (GERTLER 1952

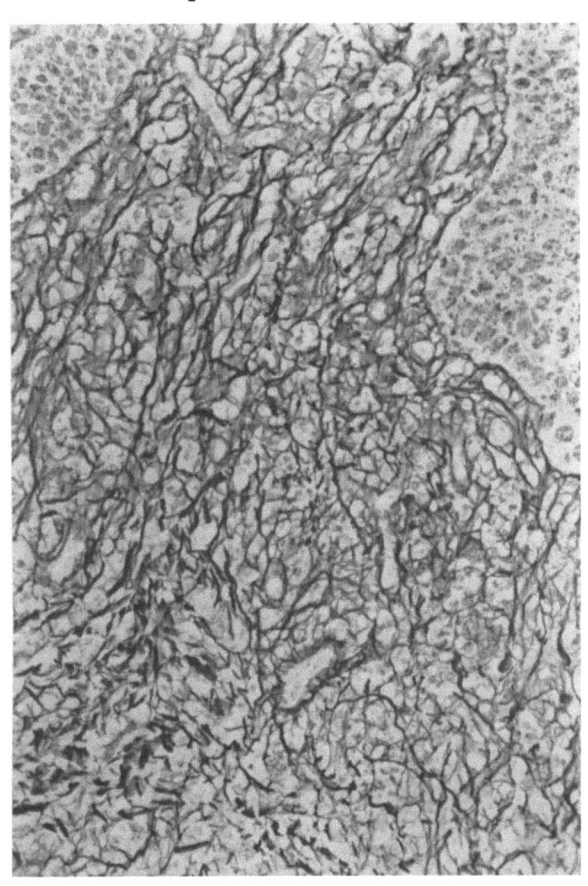

Abb. 32. Pemphigus vegetans. Dichtes Netz argyrophiler Fasern im
Bereich des entzündlichen Infiltrates im Str. papillare. Paraffinschnitt.
Gomori-Versilberung. Grünfilter. Vergr. 210mal

und 1956, GANS und STEIGLEDER 1957b, STEIGLEDER und HUNSCHA 1958).
Generell fehlen elastische Fasern (PERCIVAL et al. 1949) *in den Bezirken, wo es
zum Auftreten argyrophiler Fasern gekommen ist.*
    Während dem morphologischen Verhalten der argyrophilen Fasern unter den
verschiedensten pathologischen Bedingungen an der Haut, wie aus den obengenannten Übersichten deutlich wird, immer wieder Aufmerksamkeit geschenkt
wurde, hat man sich dermatologischerseits mit der Morphogenese der in Rede
stehenden Fasern weniger intensiv beschäftigt. Ohne näher auf die Fibrogenese
eingehen zu wollen, lassen bereits die Beobachtungen über das Auftreten argyrophiler Fasern in degenerativen Bindegewebsveränderungen (senile Elastosis, Kolloidmilium), banal-entzündlichen Infiltraten einerseits und reticulo-histiocytär-
proliferativen Veränderungen andererseits die Vermutung einer unterschiedlichen

Natur und auch Genese dieser versilberbaren Faserelemente aufkommen. Vielleicht unterstützen rein morphologische Befunde bereits diese Vermutungen. Reticulo-histiocytäre, histiocytär-makrophagische und epitheloidzellige Proliferationen sind gewöhnlich durch ein recht feinverzweigtes argyrophiles Fasernetz gekennzeichnet, während die versilberbaren Fasern, z. B. bei seniler Elastosis oder in banal-entzündlichen Infiltraten, oft gröber und kurzfaseriger sind und eine feine Verzweigung vermissen lassen.

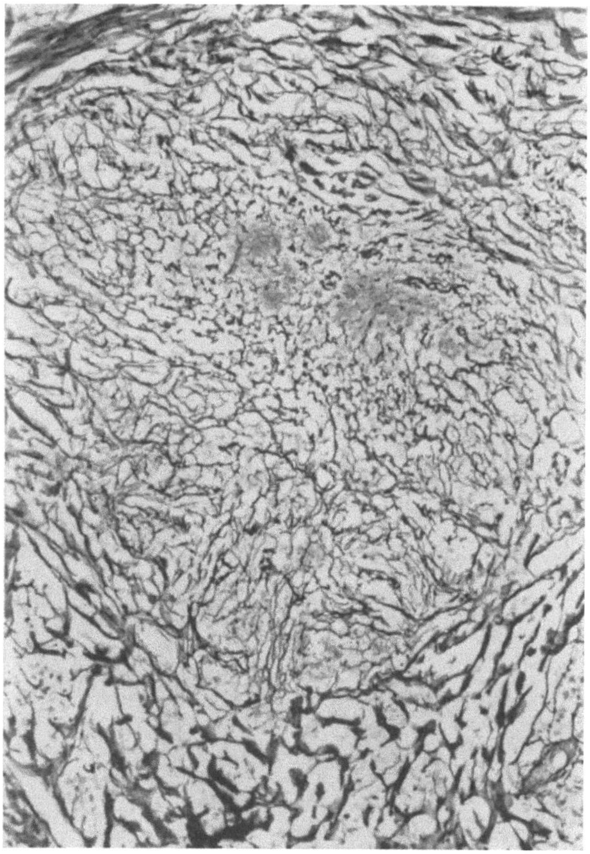

Beziehungen zwischen argyrophilen Fasern und elastischen Fasern, dergestalt, daß diese eine Hyperplasie elastischen Gewebes mit Rückverwandlung in einen argyrophilen Zustand unter Verlust der Elastica-typischen Färbeeigenschaften darstellen sollen, werden heute generell abgelehnt. Vergleichende Untersuchungen bei entzündlichen und degenerativen Dermatosen haben keine Beziehung zwischen Vorhandensein oder Fehlen von elastischen Fasern und dem von argyrophilen Fasern aufdecken können (Percival et al. 1949). Festzuhalten sind trotzdem Befunde, daß feine argyrophile Fasern, wie beispielsweise beim Histiocytom oder bei dermalen Naevuszell-Naevi auch mit Elastica-Farbstoffen anzufärben sein können. Die Beobachtungen über das Verhalten argyrophiler Fasern bei Proliferation von Reticulumzellen oder Fibroblasten in histiocytären oder epitheloiden Infiltraten deuten auf eine *Neubildung* hin. Die Feinheit der Fasern, die Abwesenheit kollagener Strukturen in den Infiltraten, die typische Verzweigung der Fasern in netziger Form, ihre intensive PAS-Positivität dienen als Argumente gegen ihre Identität mit Kollagen und sind in guter Übereinstimmung mit Präkollagen. Dabei kann die Möglichkeit nicht ausgeschlossen werden, daß die Neubildung des argyrophilen Fasernetzwerkes von den gleichen präexistenten Strukturen im Bereich der perivasculären, an pluripotenten Adventitialzellen reichen Indifferenzzonen ihren Anfang nehmen. — Neben einer echten Neubildung argyrophiler Fasern können diese aber auch das *Resultat einer Umwandlung kollagener Fasern* darstellen. Bereits 1937 hat Roulet zu dieser Frage unter Hinweis auf die Heringaschen Arbeiten aus-

Abb. 33. Necrobiosis lipoidica. Argryophiles Fasergeflecht um zentrale Nekrose, randwärts grobfaserige Kollagenfasern. Paraffinschnitt. Gomori-Versilberung. Grünfilter. Vergr. 200mal

führlich Stellung genommen. Einmal wurde festgestellt, daß die argyrophilen pericapillären Fasernetze kontinuierlich in das System der kollagenen Fasern übergehen und daß an den Stellen, wo ein Zellinfiltrat in der Cutis liegt, die Kollagenfasern beim Durchkreuzen sich aufsplittern und argyrophil werden. Diese Eigenschaft der kollagenen Fasern ist recht verbreitet und kann in den verschiedenartigsten, von Zellinfiltraten durchsetzten Geweben beobachtet werden (ROULET 1937). Eine ganze Reihe elektronenoptischer Untersuchungsergebnisse weisen insofern in gleiche Richtung, als bei nekrobiotischen Zuständen, aber auch bei entzündlichen (Acrodermatitis chronica atrophicans),

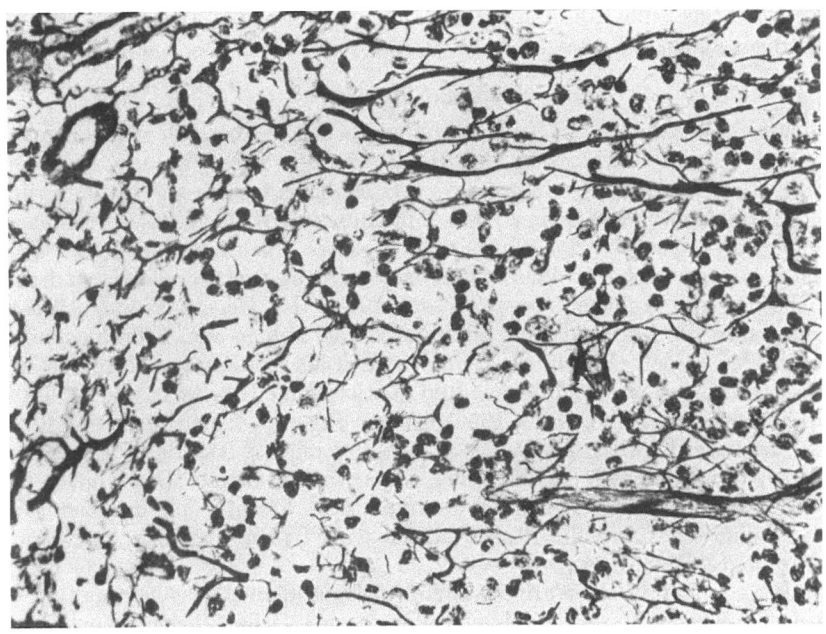

Abb. 34. Lympho-Retikulose. Spärlich wirkendes, größtenteils kurzfaseriges argyrophiles Fasernetz innerhalb des cutanen Infiltrates. Paraffinschnitt. Gomori-Versilberung. Grünfilter. Vergr. 600mal

als oft einzige Veränderung an kollagenen Fibrillen eine Änderung des Versilberungsmodus in den für Reticulumfasern typischen mit periodischer Außenversilberung festgestellt wurde. Diese Untersuchungsergebnisse scheinen dafür zu sprechen, daß das Auftreten argyrophiler Fasern nicht nur mit ihrer Neubildung identifiziert werden kann, sondern sehr wohl das Produkt eines Umwandlungsprozesses darstellen kann. Gewöhnlich sind die durch Umwandlung aus Kollagen entstandenen argyrophilen Fasern nicht so fein, auch nicht so verzweigt wie neugebildete und lassen nicht selten Unterschiede im Versilberungsmodus erkennen. Auch ihre PAS-Positivität kann weitgehend reduziert sein. Wahrscheinlich spielen für die Argyrophilie derartiger Fasern neben zunehmender Verdünnung der kollagenen Faserbündel (ROULET 1937) auch Veränderungen im Bereich der umgebenden mesenchymalen Grundsubstanz eine Rolle, als möglicherweise der Niederschlag von Grundsubstanzbestandteilen im Verlauf von Entmischungszuständen auf die in entzündlichen Infiltraten aufgesplitterten Kollagenfasern für die Argyrophilie der Fasern und die unperiodische Außenversilberung der Fibrillen maßgebend ist. Nach DELAUNAY und BAZIN (1957) werden kollagene Fasern der Rattenschwanzsehne wie Reticulumfasern argyrophil, wenn man sie mit einem Film von Hyaluronsäure, Fibrinogen oder Serumproteinen bedeckt. Ferner verschwindet die Argyrophilie reticulärer Fasern nicht nur unter Pankreasenzymeinwirkung oder wiederholter Waschung mit Wasser oder Kochsalzlösung, sondern sie ist wieder herzustellen, wenn man die Fasern anschließend wieder mit einem Hyaluronsäurefilm bedeckt.

Diese Untersuchungen lassen vermuten, daß es *verschiedene Formen von argyrophilen Fasern* gibt: einmal neugebildete argyrophile Reticulumfasern, die allgemein mit präkollagenen Fasern identifiziert werden, zum anderen aber auch solche, die ein Umwandlungsprodukt reifer kollagener Fasern darstellen.

Auf die immunologischen Eigenschaften von Retikulin, die besonders in der Nierenpathologie eine Rolle zu spielen scheinen (Milazzo 1957), sei hier nicht näher eingegangen.

6. Die Sklerose

Die Sklerose kann als ein Endzustand angesehen werden, der klinisch gekennzeichnet ist durch Verhärtung des Bindegewebes. Diese ist die Folge einer Störung des normalen Verhältnisses von Kollagenfasern zu mesenchymaler Grundsubstanz auf dem Boden einer Zunahme von Kollagenfasern (Kollagenisierung), die gegenüber der Norm eine dichtere Packung aufweisen. Histologisch präsentiert sich die Sklerose demnach als eine gegenüber der Norm dichtere Anreicherung von Kollagenfasern (Rössle 1943). Im Gegensatz zur zellreichen Fibrose gehört die Verminderung oder das völlige Fehlen von Fibroblasten zum Wesen der Sklerose. Obwohl die Sklerose auch als Endzustand fibroblastischer Prozesse (z.B. Narben oder Fibrome und Histiocytome [De Brux und Godechot 1956]) beobachtet wird (Ehrich 1952), ist der Sklerose-Begriff doch seit Rössle (1933), was auch Roulet (1937) betont, auf diejenigen Zustände zu beschränken, bei denen die Bindegewebsneubildung ohne vorhergehende Granulation bzw. fibroblastische Aktivität zustande kommt. Dies besagt, daß der zur Bindegewebsneubildung führende Prozeß nicht „echt" (fibroblastisch) ist, sondern offenbar *acellulärer Natur*.

Im Bereich von Sklerosen findet sich histologisch eine Anreicherung und Verdichtung kollagener Faserbündel mit allen fasertypischen färberischen Charakteristika. Die Kohlenhydratkomponente dieser Fasern ist, wenn eine zusätzliche Hyalinisierung fehlt, nach Beobachtungen bei Sklerodermie im allgemeinen gegenüber der Norm eher vermindert, soweit die Ergebnisse mit der PAS-Reaktion eine derartige Aussage zulassen (Abb. 35). Auch die interfibrilläre Grundsubstanz ist in Endphasen sklerotischer Prozesse weitgehend reduziert. Metachromasie fehlt, Hale- bzw. Alcianblau-reaktive saure Mucopolysaccharide, die normalerweise die Kollagenfasern im Corium schleierartig umgeben (Cawley et al. 1957, Braun-Falco 1958, Steigleder 1959), sind quantitativ bis auf wenige Reste geschwunden.

Sklerosen sind symptomatische Folgeerscheinungen bei völlig verschiedenen Krankheitsprozessen. Sie sind entweder das Resultat lokalbeschränkter pathologischer Veränderungen oder zeigen eine Neigung zur systematischen Ausbildung, wie das Beispiel der diffusen Sklerodermie eindrücklich zeigt. Ob im letzten Falle die „Skleropathie" (Emmrich 1959) eine „charakteristische skleropathische Reaktionslage", d.h. eine generalisierte Stoffwechselstörung zur Voraussetzung hat oder ob doch mehr lokale Veränderungen auch hier maßgebend sind, ist letzten Endes noch nicht entschieden.

Die *Pathogenese* der Sklerose ist noch nicht völlig geklärt, obwohl zahlreiche Untersuchungsergebnisse uns dem Verständnis dieses Vorganges näher gebracht haben. Es ist wahrscheinlich, daß für die Sklerose celluläre Elemente nicht bedeutsam sind. Besonders die Hautbefunde bei Sklerodermie (BRAUN-FALCO 1957b), aber auch etwa bei Lichen sclerosus et atrophicus oder bei Sklerosen bei Acrodermatitis chronica atrophicans (HAUSER 1958) zeigen dies eindrücklich und sind eine gute Bestätigung von Untersuchungsergebnissen an anderen Organen, auf die ROULET (1937) ausführlich hingewiesen hat.

Die Rekonstituierung von Kollagenfibrillen in vitro ohne Anwesenheit von Zellen durch ansteigenden p_H oder Ionenstärke aus sauren Lösungen dieses Proteins ist bereits seit langem bekannt (HU-ZELLA 1932, NAGEOTTE 1927). Verwiesen sei auch auf die grundlegenden Versuche von DOLJAN-SKI und ROULET (1933), die zeigen, daß auch eine verstärkte Plasma-Insudation zusammen mit besonderen lokalen Terrainverhältnissen für eine acelluläre Kolla-genbildung bedeutsam sind. Überraschend wa-ren die Untersuchungs-ergebnisse zahlreicher Autoren (s. GROSS 1956 sowie DELAUNAY und BAZIN 1957), nach denen die rekonstituierten Fi-brillen elektronenoptisch genau die gleiche präzise morphologische Struk-tur aufweisen wie natür-liche Kollagenfibrillen (640 Å-Periodik und die detaillierte Feinstruk-tur). Weitere Untersu-chungen der letzten Jahre (Übersicht bei DELAUNAY und BAZIN 1957), besonders auch

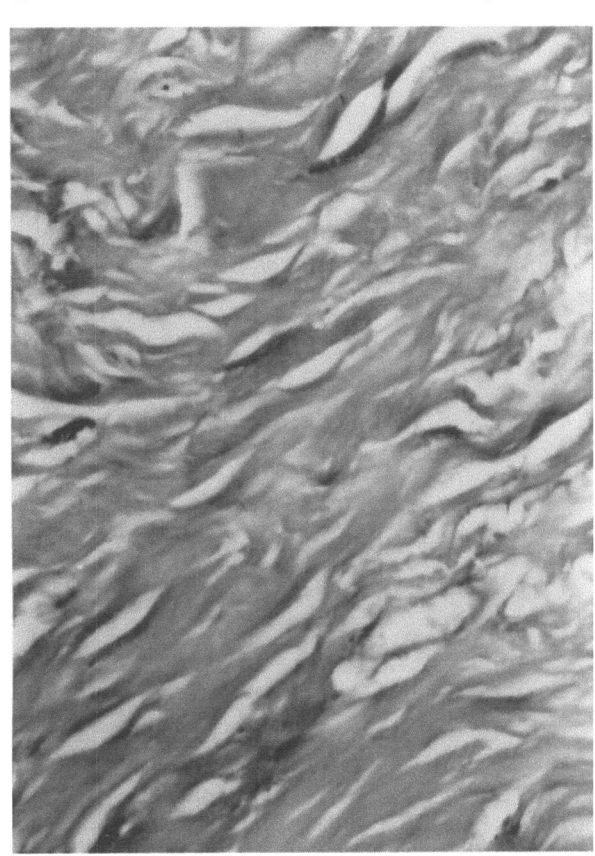

Abb. 35. Granuloma pediculatum (Randgebiet). Zellarme Sklerose. Die dichtgepackten Kollagenbündel sind schwach PAS-positiv. Paraffinschnitt. PAS-Reaktion. Grünfilter. Vergr. 480mal

die verdienstvollen Arbeiten von DELAUNAY und BAZIN sowie HIGHBERGER et al. (1951), haben gezeigt, daß in vitro aus gelöstem Kollagen bzw. Präkollagen durch Zugabe von sauren Mucopolysacchariden (Hyaluronsäure, Chondroitinschwefel-säure, Heparin), Glykoproteinen (z.B. menschliches Serummucoid α_1), Nuclein-säuren und ihren Derivaten (z. B. Adenosinphosphorsäure), verschiedenen Pro-teinen (Fibrinogen, Ovalbumin, Thrombin), Proteinasen, Kohlenhydraten und Bakterientoxinen Fibrillen ausgefällt werden können, die in unterschiedlicher Quantität die typische 640 Å-Periodik aufweisen oder aber eine unter patholo-gischen Bedingungen beim Menschen bisher nicht beobachtete atypische Periodik (s. auch HARTMANN 1958). Selbstverständlich muß man sich bewußt bleiben, daß es sich um in vitro-Versuche handelt. Trotzdem aber wird deutlich, daß das acelluläre Präcipitieren von Kollagenfibrillen aus gelösten Vorstufen offenbar ein

Vorgang ist, der eine relativ geringe Spezifität besitzt, wohl aber beeinflußt wird von Konzentrationsverhältnissen der Substrate, dem p_H an der Präcipitationsstelle, dem Ionenmilieu und Stoffwechselvorgängen.

Betrachtet man angesichts dieser hochinteressanten Untersuchungsergebnisse die Genese der Sklerose aus rein morphologisch-histologischer Sicht, so scheinen für diesen acellulären Vorgang im wesentlichen zwei Faktoren von besonderer Bedeutung zu sein: 1. *Das Vorhandensein saurer Mucopolysaccharide* und 2. *eiweißreiches Ödem*. Beide Faktoren sind hinsichtlich des Gewichtes ihrer Bedeutung nicht sicher gegeneinander abzuwägen.

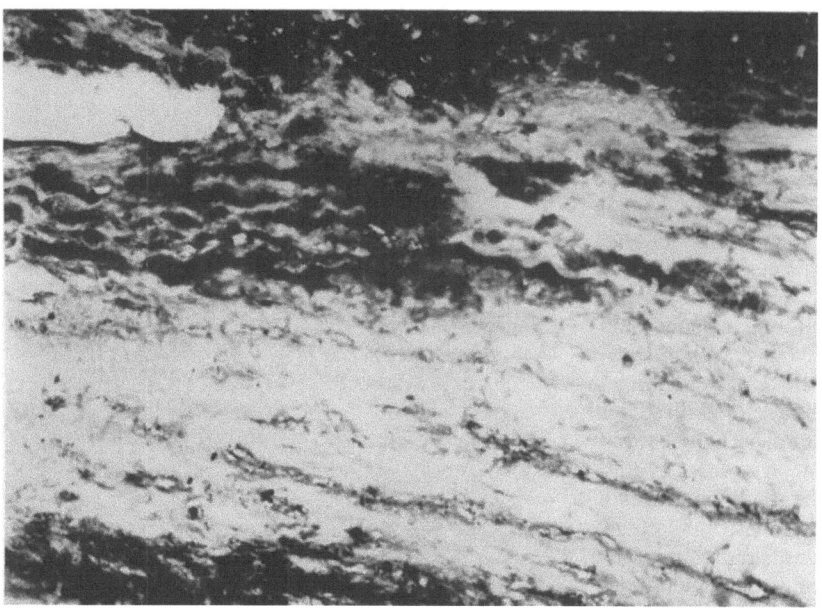

Abb. 36. Sklerhypofascie (hypodermale Sklerodermie). Massive Anreicherung saurer Mucopolysaccharide, die mit Ausbildung der Sklerose (Kollagenisierung) im Zentrum völlig verschwinden. Paraffinschnitt. Hale-PAS-Reaktion. Rotfilter. Vergr. 240mal

Mit großer Regelmäßigkeit geht die Anwesenheit eines „mucoiden Ödems" der Sklerosierung voraus. Dies gilt sowohl für die verschiedenen Phasen der Sklerodermie, wie auch für die Akrodermatitis chronica atrophicans, Narben, Fibrome und die sog. Stauungsdermatosen an Unterschenkeln (Proppe und Nückel 1957). Insofern besteht bis auf die fehlende fibroblastische Aktivität eine gewisse Ähnlichkeit zur normalen Wundheilung (Dunphy und Udupa 1955), wo der Phase der Kollagenneubildung („Kollagenphase") eine Phase der Bereitstellung der Bausteine („Substratphase") vorangeht. Mit der Sklerosierung, d.h. der Kollagenpräcipitation, werden saure Mucopolysaccharide, die gewissermaßen eine Matrixfunktion bei der Fibrillogenese besitzen, verbraucht. Besonders bei Sklerodermie ist zu beobachten, wie die „produktive Phase" mit Anreicherung saurer Mucopolysaccharide mit zunehmender Sklerosierung in die „Schwundphase" (Braun-Falco 1957b) übergeht, wo die dichtgepackten Kollagenfasern ohne nennenswerte Hale- bzw. Alcianblau-positive Mucopolysaccharide eng aneinanderliegen (Abb. 36). Die Kollagenbildung scheint mit einem Verbrauch an sauren Mucopolysacchariden verknüpft zu sein.

Allerdings ist doch zu bedenken, daß bei anderen Dermatosen, wo es ebenfalls zu einer enormen Anreicherung von sauren Mucopolysacchariden kommt, wie etwa bei Psoriasis (Keining und Braun-Falco 1959), eine Sklerosierung nicht beobachtet wird. Das gleiche gilt übrigens für die verschiedenen Myxodermien, obwohl unter bestimmten Bedingungen die Sklerosierungstendenz wiederum das Krankheitsbild bestimmen kann, wie vom Skleromyxödem her bekannt ist. Diese Beobachtungen zeigen, daß die Pathogenese der Sklerosierung nicht allein mit dem quantitativen Verhalten der mesenchymalen Grundsubstanz (= saure Mucopolysaccharide) in Zusammenhang steht. Sicher sind auch qualitative Veränderungen, die mit unseren heutigen histochemischen Methoden noch nicht faßbar sind, von Wichtigkeit. Inwieweit ferner quantitative Verhältnisse an gelösten Kollagenvorstufen für die Skleroseentstehung maßgebend sind, ist ebenfalls noch zu untersuchen.

Wesentlich scheinen hingegen für den Sklerosierungsprozeß offenbar normale und pathologische (Hyperglobulinämie z.B. bei diffuser Sklerodermie) eiweißreiche Verbindungen des Blutplasmas zu sein, wie die Untersuchungen RÖSSLEs (1933) bei „seröser Hepatitis" bereits ergeben haben. In diesem Sinne sprechen auch die Verhältnisse bei Stauungsdermatosen mit ihrer Anschoppung von Plasma im Bindegewebe auf dem Boden gesteigerter Gefäßpermeabilität. Damit ergibt sich zwanglos die Bedeutung von Störungen der terminalen Blutbahn für die Skleroseentstehung. Auch andere Eiweiße scheinen eine acelluläre Fibrillenentstehung induzieren zu können, wie die Fibrillenentstehung innerhalb tuberkulöser und syphilitischer Nekrosen aus dem nekrotischen Detritus zeigen (PROPST und RATZENHOFER 1957) oder der Ausgang eines fibrinoiden Gewebsschadens in Sklerose (BUSANNY-CASPARI 1954 u. 1957). Sicher sind auch die oben erwähnten anderen Faktoren wie pH-Verhältnis und Ionenmilieu (ENGHUSEN 1957) beim Sklerosierungsprozeß zweifelsohne bedeutsam, wenn auch ihre exakte Bewertung noch Schwierigkeiten bereitet.

7. Die bindegewebige Hyalinbildung

Wie die Sklerose ist auch die bindegewebige Hyalinbildung als ein Endzustand degenerativer Bindegewebsveränderungen anzusehen, der lichtmikroskopisch unter völliger Aufhebung der normalen bindegewebigen Faserstruktur zur Umwandlung in dicke homogene Züge und schließlich zur Entstehung stark lichtbrechender, durchscheinender homogen erscheinender Massen Veranlassung gibt (Abb. 37). Das bindegewebige Hyalin ist färberisch gegenüber Amyloid gekennzeichnet durch seine fehlende Anfärbbarkeit mit Kongorot, seine Affinität zu sauren Farbstoffen (Fuchsin oder Eosin), seine positive Fibrinreaktion und seine zum Teil schwarze Anfärbung mit Eisenhämatoxylin (ZACHAREVSKAJA 1954, GANS und STEIGLEDER 1955). Mit der intensiv-positiven PAS-Reaktion kommt wohl eine Polysaccharidkomponente zur Darstellung. Auffällig ist bei dem Bindegewebshyalin der mehr oder minder reichliche Gehalt an Lipoiden (RATZENHOFER und SCHAUENSTEIN 1951), der übrigens auch für die cutanen Hyalineinlagerungen bei der Hyalinosis cutis et mucosae als charakteristisch anzusehen ist (s. TAPPEINER und WODNIANSKY 1959). Möglicherweise ist zunehmender Lipoidgehalt ein Zeichen des „Alterns" hyalinisierten Gewebes (MÜLLER 1936).

Bindegewebige Hyalinbildung ist ein häufig gesehenes und beschriebenes Vorkommnis. Erwähnt seien Hyalinbildungen in wucherndem Granulationsgewebe, in entzündlichen und nichtentzündlichen Narben, hyaline Degeneration bei Kraurosis penis (FISCHER und NIKOLOWSKI 1958), Lichen sclerosus et atrophicus, bei sklerosierenden Zuständen wie beispielsweise bei der pseudosklerodermieformen maculösen Atrophie (NÖDL 1950), bei Necrobiosis lipoidica, ferner in gewucherten mesenchymalen Fasergeweben und im Bereich der Stromareaktion von epithelialen Tumoren.

Bei dem hier in Rede stehenden Bindegewebshyalin handelt es sich nach den wertvollen Untersuchungen von MÜLLER (1936) um „Adsorptions"-Hyalin, das seine Entstehung einer adsorptiven Bindung von globulinartigen Plasmaeiweißen an kollagenes Bindegewebe verdankt. In der Tat zeigt sich, daß sich in dem bei gewöhnlichem Licht völlig homogen erscheinenden Hyalin bei polarisations-optischer Betrachtung doppelbrechende Faserzüge nachweisen lassen, wie auch

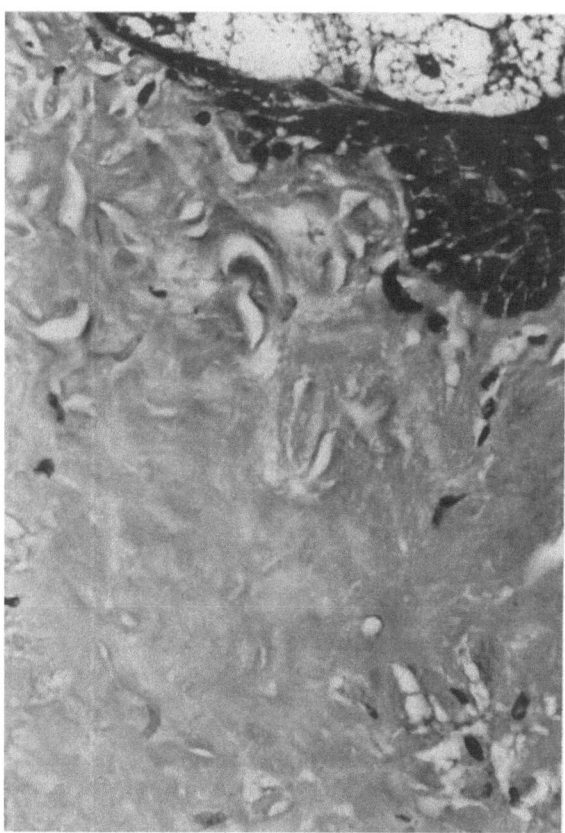

bei Versilberung sehr reich-lich versilberbare Fasern (ROULET 1937), so z. B. auch bei Hyalinosis cutis et mu-cosae (WEYHBRECHT und KORTING 1954) oder hya-linisierten Bindegewebszo-nen bei Talkumgranulo-men (RÖSSLE 1951), nach-weisbar sind.

Durch Verdauungsver-suche, chemisch (MÜL-LER 1936), ferner auch UV- und röntgenspektro-graphisch (RATZENHOFER und SCHAUENSTEIN 1951, SCHAUENSTEIN und RUMPF 1952), und schließlich auch elektronenoptisch (PROPST und RATZENHOFER 1955, PROPST 1957), lassen sich im bindegewebigen Hyalin zwei Komponenten von-einander abgrenzen: einmal eine *fibrilläre Komponente*. PROPST und RATZENHOFER (1955) haben, teils unter Zuhilfenahme von Tryp-sinbehandlung zur Entfer-nung der maskierenden Zwischensubstanzen, diese Fibrillen untersucht, die

Abb. 37. Bindegewebige Hyalinbildung mit weitgehender Homogeni-sierung. Paraffinschnitt. Hämatoxylin-Eosin. Grünfilter. Vergr. 400mal

die normale Struktur von Kollagenfibrillen aufweisen (PROPST 1957) und auch im Hinblick auf ihren Versilberungsmodus den Kollagenfibrillen „sehr ähnlich" sind (PROPST und RATZENHOFER 1955). Auch aus der Faserdoppelbrechung, den Quellungseigenschaften, der Trypsinresistenz und schließlich dem Absorptions-spektrum des Hyalins wird die kollagene Natur der Faserkomponente deutlich (SCHAUENSTEIN und RUMPF 1952). Die zweite *globulare Komponente* ist homo-gener Natur und maskiert als Zwischensubstanz die fibrillären Elemente. Nach MÜLLER soll die nicht-kollagene Eiweißkomponente sich vorwiegend aus Globu-linen zusammensetzen. SCHAUENSTEIN und RUMPF (1952) fanden, daß die in dem von ihnen untersuchten Hyalin etwa 25% ausmachende globulare Komponente mit Trypsin abdaubar ist, sich teilweise in verdünnten Säuren und Laugen löst und neben SH-Gruppen beträchtliche Mengen an den aromatischen Aminosäuren Tyrosin und Tryptophan in einem für Globuline charakteristischen Verhältnis enthält. Auch nach den UV-spektrographischen Untersuchungen von MEYER-

ARENDT (1955) sind faßbare qualitative Unterschiede zwischen den Eiweißen des Blutserums und den im Bindegewebe abgelagerten und präcipitierten Eiweißmassen nicht feststellbar. Nach LETTERER et al. (1955) handelt es sich um Proteingemische. Man kann demnach mit großer Sicherheit die Richtigkeit der früheren Müllerschen Untersuchungsergebnisse annehmen.

Von Bedeutung ist die Feststellung von RATZENHOFER und SCHAUENSTEIN (1951), daß zwischen den verschiedenen Hyalinen (Oberflächenhyalin seröser Häute, Gewebshyalin usw.), abgesehen von sekundären Verfettungen und Verkalkungen, weder färberisch noch UV-spektrographisch wesentliche Unterschiede existieren. Die nicht faserige Komponente des bindegewebigen Hyalins, die ihre homogene Beschaffenheit bei lichtoptischer Betrachtung bedingt, ist wahrscheinlich ein bei den verschiedenen Hyalinarten qualitativ und quantitativ schwankender Eiweißkörper mit Globulincharakter, der möglicherweise auch Fibrin enthält (RATZENHOFER und SCHAUENSTEIN 1951, EHRICH 1952/53).

Die *Pathogenese* der bindegewebigen Hyalinbildung entspricht auch heute noch (RATZENHOFER und SCHAUENSTEIN 1951) den Vorstellungen von MÜLLER (1936) im Sinne der adsorptiven Hyalinbildung. MÜLLER konnte feststellen, daß angesäuerte Bindegewebsfasern nach Eintauchen in Blutplasma zu hyalinartigen Bändern aufquellen. Dem Prozeß der Hyalinbildung geht demnach eine Insudation von flüssigen globulären Eiweißbestandteilen aus dem interfibrillären Gewebsraum voraus. RATZENHOFER und SCHAUENSTEIN (1951) konnten diesen initialen Prozeß als „Ödempfützen" bei Mastopathia chronica und im Stroma von Carcinomen (MAHNERT 1951) besonders eindrucksvoll verfolgen. Werden die ausgetretenen flüssigen Eiweißstoffe nicht resorbiert, so kommt es zur Präcipitation, wobei entweder eine homogene Ausfüllung erfolgt oder aber nach Art eines Polymerisationsvorganges aus globularen Proteinen durch Micellen- bzw. Fibrillenbildung faserige Strukturen entstehen (RATZENHOFER und SCHAUENSTEIN 1951). Präcipitationszentren sind die präexistenten Bindegewebsfasern. Ähnlich dürfte übrigens auch die Pathogenese der hyalinen Membranen bei Spieglerschen Tumoren verstanden werden müssen. Es ist somit wahrscheinlich, daß die feinen argyrophilen Fasern in hyalinisierten Bindegewebsbezirken nicht nur „dekollagenisierten" Kollagenfasern (WEYHBRECHT und KORTING 1954) entsprechen, sondern neugebildeten makromolekularen Faserstrukturen präcipitierter Eiweißkörper, die mit zunehmender „Alterung" zahlreicher werden. In gleicher Weise läßt sich als fortschreitende Faserbildung auch der Übergang vom Fibrinoid zum Hyalin deuten, worauf BUSANNY-CASPARI (1954) hingewiesen hat.

Die einzelnen Faktoren der bindegewebigen Hyalinbildung unter pathologischen Bedingungen sind sicher nicht sämtlich bekannt, auch dürfte von Fall zu Fall das Gewicht ihrer Bedeutung unterschiedlich sein. Als Voraussetzung für die Insudation von globulären Eiweißkörpern im Gewebe hat man lokale (NÖDL 1950, RATZENHOFER und SCHAUENSTEIN 1951, FISCHER und NIKOLOWSKI 1958) und wie bei der Hyalinosis cutis et mucosae mehr generalisierte *Störungen der Endstrombahn mit abnormer Gefäßwanddurchlässigkeit* (LUNDT 1949, WEYHBRECHT und KORTING 1954) verantwortlich gemacht. In diesem Sinne spricht auch die Neigung zur hyalinen Degeneration bei sog. Stauungsdermatosen am Unterschenkel. Pathologische Veränderungen der Serumeiweißkörper können bei den meisten örtlichen Hyalinbildungen nicht verantwortlich sein, da sie fehlen. Andererseits kann man nicht umhin, ihnen eine besondere Bedeutung beizumessen. Dies gilt besonders für die Hyalinosis cutis et mucosae (Verminderung der Albumine bei Erhöhung vorwiegend der polysaccharidreichen α- und γ-Globuline) (Lit. bei TAPPEINER und WODNIANSKY 1959) und die progressive Hyalinose in den Granulomen bei Boeckschem Sarkoid (Albumin-Verminderung bei Globulin-, vor allem bei γ-Globulin-Vermehrung) (Uehlinger 1955). Letztere wird als Ausdruck einer *allergischen* mesenchymalen Reaktion mit Ausfällung von Antikörper-eiweißen gedeutet.

Ob auch sauren Mucopolysacchariden der mesenchymalen Grundsubstanz bei der Hyalinbildung als sauer-reagierendem Reaktionspartner der insudierten neutralen bzw. basischen Eiweißkörper globulinartigen Charakters eine wesentliche Bedeutung zukommt, ist nicht sicher. Zwar findet man in der Randzone von bindegewebigen Hyalinbildungen häufiger metachromatische oder nicht-metachromatische Alcian- bzw. Hale-positive Mucopolysaccharide, die in den Zentren hyaliner Degenerationen fehlen, angereichert. Dabei kann es sich aber sehr wohl um einen unspezifischen Begleitvorgang handeln, der, durch proteoly-tische Enzymwirkungen ausgelöst, zur Phanerose saurer Mucopolysaccharide führt, zumal auch in allen entzündlichen Veränderungen gleichartige Befunde zu erheben sind, ohne daß es zur Hyalinbildung kommt. Ob für die Freisetzung saurer Mucopolysaccharide auch die Degeneration elastischer Fasern in den hyalini-sierten Gewebsbezirken verantwortlich ist, wie Taylor (1953) auf Grund seiner Untersuchungen an Aorten vermutet, ist für Hautveränderungen ebenfalls noch nicht bewiesen. Möglicherweise spielen derartige Phanerose-Vorgänge doch eine Rolle, zumal die lokale pathologische Gewebsansäuerung (Schade 1923) und die damit verbundene Quellung kollagener Fasern seit den Untersuchungen von Müller (1936) immer wieder als wesentlicher Faktor für die Hyalinbildung hervorgestellt wurde. *Zusammenfassend kann demnach im bindegewebigen Hyalin eine pathologische Neukombination von Bindegewebsanteilen und gewisser Kompo-nenten des Blutes gesehen werden.*

8. Der fibrinoide Gewebsschaden

Seitdem Neumann 1880 den Begriff „Fibrinoid" für bestimmte histopatho-logische Veränderungen in Bindegewebe und Blutgefäßen eingeführt hat, ist die Diskussion über die Natur, Pathogenese und Bedeutung des fibrinoiden Gewebs-schadens (Busanny-Caspari 1954) nicht zum Abschluß gekommen. Die An-sichten darüber gehen, wie bereits die Begriffe „fibrinoide Degeneration", „fibri-noide Verquellung", „fibrinoide Nekrose", „fibrinoide Metamorphose", „inter-stitielle fibrinöse Entzündung" zeigen, besonders auch in pathogenetischer Hin-sicht so weit auseinander, daß es, ohne sich ins Uferlose zu verlieren, kaum mög-lich ist, eine allen Ansichten gerecht werdende Darstellung zu geben. Besondere Schwierigkeiten bezüglich der exakten Natur des Fibrinoids ergeben sich vor allem dadurch, daß es sich dabei nicht wie beim Hyalin und Amyloid um einen endgül-tigen Zustand handelt, sondern nur um „*ein Stadium* eines mannigfaltigen geweb-lichen Vorganges" (Bredt 1941). Insbesondere Busanny-Caspari (1954, 1955 u. 1957) hat darauf hingewiesen, daß Fibrinoid auch bei gleicher Lokalisation und Entstehungsweise von Fall zu Fall unterschiedliche morphologisch-histochemische Aspekte liefern kann, die allein alterungsbedingt sind. Weitere Schwierigkeiten ergeben sich bei Vergleichen von Fibrinoid aus verschiedenen Geweben ab-weichender Entstehungsursachen (Busanny-Caspari 1957). Verwiesen sei in diesem Zusammenhang auf die Untersuchungen von Wolman und Laufer (1956) sowie von Montgomery und Muirhead (1957) über die Existenz verschiedener Fibrinoid-Typen, die mit aller Deutlichkeit zeigen, daß eine einheitliche fibrinoide Substanz nicht existiert, sondern mit einer ganzen Reihe fibrinoider Substanzen unterschiedlicher chemischer Natur zu rechnen ist, was auch von Klemperer (1953) und de Brux (1958a) betont wird.

Die fibrinoide Degeneration oder besser den fibrinoiden Gewebsschaden (BUSANNY-CASPARI 1954) findet man unter den verschiedensten pathologischen Bedingungen des mesenchymalen Bindegewebes in Bindegeweben und Blutgefäßen (ALTSHULER und ANGEVINE 1949). Im Bindegewebe werden derartige Veränderungen unter den verschiedensten Bedingungen beobachtet, so beim Rheumatismus (KLINGE 1933, BUSANNY-CASPARI 1959), Rheumatismus nodosus (BENNETT et al. 1940, HUNT und BLANCHARD 1951, GLYNN und LOEWI 1952, ZIFF et al. 1953, MOVAT 1957, RUITER 1959), seltener bei akutem Erythematodes (in der Haut) (McCREIGHT und MONTGOMERY 1950, KLEMPERER et al. 1942, KLEMPERER 1950, STORCK 1957), aber auch an der Basis von Magengeschwüren (ASKANAZY 1921, ALTSHULER und ANGEVINE 1949) oder bei bestimmten Veränderungen von Placenta und Decidua (ALTSHULER und ANGEVINE 1949, BUSANNY-CASPARI 1952). Vorwiegend in den Blutgefäßen beobachtete man fibrinoide Gewebsschäden bei rheumatischen Herz- und Gefäßerkrankungen (s. BUSANNY-CASPARI 1959), bei akutem Erythematodes (KLEMPERER et al. 1942, KLEMPERER 1950, McCREIGHT und MONTGOMERY 1950, GANS 1953), bei Periarteriitis nodosa (ZEEK et al. 1948, KLEMPERER 1950, BRUNSON und DAVIS 1955, DUPONT et al. 1957, DELARUE et al. 1957), maligner Hypertonie (KIMMELSTIEL und WILSON 1936, MONTGOMERY und MUIRHEAD 1953, SOUSTEK 1956), bei Eklampsie (HERTIG 1945, ZEEK und ASSALI 1950, McKAY et al. 1953), generalisiertem Shwartzman-Phänomen (BRUNSON et al. 1955b), bei Darmbrand (BROCKHAUS 1953) und thrombotischer thrombocytopenischer Purpura (FISHER und CREED 1955, MUIRHEAD 1956) und Diabetes mellitus (KOSS 1952).

Unter dem Eindruck des fibrinoiden Gewebsschadens im Bindegewebe als zentraler initialer pathologischer Reaktionsform bei klinisch und ätiologisch völlig verschiedenen Krankheiten kam KLEMPERER (1950 u. 1955) mit seinen Mitarbeitern (1942) zur Aufstellung des Begriffes der Kollagenkrankheiten (Kollagenosen), unter dem Krankheiten wie Serumkrankheit, akuter Erythematodes, Sclerodermia diffusa, Polyarthritis, Periarteriitis nodosa, Dermatomyositis, Erythema exsudativum multiforme u. a. auf Grund ihrer gemeinsamen morphologischen Merkmale zusammengefaßt wurden (Übersichten bei CRIEP 1949, GANS 1953, FUJIMAKI 1955, BUNIM und BLACK 1957, Les Collagénoses, Masson 1957, Journées dermatologiques de Strasbourg 1957). In den folgenden Jahren hat die Klempererische Konzeption sich aber in verschiedenster Hinsicht eine teilweise harte Kritik gefallen lassen müssen (GANS 1953, Les Collagénoses, Masson 1957, Journées dermatologiques de Strasbourg 1957), auf die in diesem Zusammenhang allerdings nicht einzugehen ist.

Morphologisch ist der fibrinoide Gewebsschaden gekennzeichnet durch den Niederschlag einer wachsartig-homogenen, eosinophilen, optisch aktiven, stark lichtbrechenden Substanz mit den färberischen Eigenschaften von Serumfibrin im Bindegewebe. Die präexistenten Kollagenfasern sind entweder nur gequollen („fibrinoide Verquellung") oder degeneriert („fibrinoide Degeneration") bzw. in Fragmente oder granulär zerfallen („fibrinoide Nekrose"), wobei allerdings elektronenoptisch Fibrillenveränderungen bisher nicht nachgewiesen wurden (WOLPERS 1950, GALE 1951, GROSS 1950, KAJIKAWA und SUMITA 1953). Das färberische, optische und histochemische Verhalten der stark lichtbrechenden Massen ist in weitem Maße alterungsabhängig (BUSANNY-CASPARI 1954). Sie sind gewöhnlich stark eosinophil, intensiv lichtbrechend und PAS-positiv. Die optische Anisotropie nimmt mit zunehmender Alterung und Dichte zu (BUSANNY-CASPARI 1957). Im Gegensatz zu Kollagen färbt sich Fibrinoid nach v. GIESON gelb, frisches Fibrinoid läßt sich auch mit Fibrinfärbungen gut darstellen. Fibrinoid selbst verhält sich nicht metachromatisch, obwohl in seiner Umgebung

Metachromasie beobachtet wird (Altshuler und Angevine 1949). Mit Versilberung lassen sich in frischem Fibrinoid reichlich Silberfasern erkennen, die allerdings keine reticulären Faserelemente darstellen, da sie durch Trypsin und andere proteolytische Enzyme abdaubar sind (Busanny-Caspari 1954, 1957 u. 1959). Später fehlen sie zugunsten einer diffusen Braun-Schwarzfärbung. Mit Trypsin läßt sich nach Busanny-Caspari Fibrinoid um so schneller auflösen, je frischer die Veränderungen sind, wobei die Kollagenfasern erhalten bleiben, was besagt, daß letztere nicht sehr weitgehend verändert sein können.

Auch mit dem durch Streptokinase aktivierten fibrinolytischen Enzymsystem des menschlichen Serums läßt sich bei frischen fibrinoiden Zustandsbildern im Bindegewebe das Eiweißmaterial abdauen, das dem Substrat die typischen fibrinoiden Eigenschaften verleiht, d.h. seine wachsartige Beschaffenheit, optische Aktivität, Eosinophilie und Argyrophilie (Busanny-Caspari 1955). Mit zunehmender Alterung verliert Fibrinoid zusehends seinen Fibrincharakter und damit auch seine Affinität gegenüber proteolytischen Enzymen und geht offenbar in eine hyalin- bzw. kollagenähnliche Substanz über (Busanny-Caspari 1954 u. 1957, Geiler 1959). Bezüglich des histochemisch faßbaren Aminosäurebestandes steht das Fibrinoid rheumatischer Gewebsschäden dem Fibrin näher als Kollagen (Busanny-Caspari 1957). Bei primär chronischer Polyarthritis fand Ziff et al. (1953) in Fibrinoid die kollagencharakteristische Aminosäure Oxyprolin nicht. Bezüglich histochemischer und optischer Einzelheiten von Fibrinoid und Fibrin sei auf Klemperer (1953), Jobst (1954), Altshuler und Angevine (1954), Wolman und Laufer (1956), Movat und More (1957) und Busanny-Caspari (1957) verwiesen.

Die Kontroverse über die *Morphogenese* des fibrinoiden Gewebsschadens ist auch heute noch nicht endgültig beigelegt, da wirklich bindende Aussagen über das Wesen des Fibrinoids trotz aller analytischen Arbeiten noch immer fehlen und die an einem bestimmten Untersuchungsmaterial gewonnenen Ergebnisse keine Verallgemeinerungen zulassen, ganz abgesehen davon, daß teilweise sogar noch eine einheitliche Bestimmung des Fibrinoid-Begriffes aussteht. Beobachtet man die verschiedenen Ansichten über die Morphogenese des fibrinoiden Gewebsschadens, so stehen sich im wesentlichen zwei Hauptauffassungen gegenüber: 1. Der fibrinoide Gewebsschaden als Folge von (degenerativen) Veränderungen des präexistenten Gewebes; 2. der fibrinoide Gewebsschaden als Resultat einer Durchtränkung und Umwandlung des Bindegewebes durch Blutbestandteile.

Die bereits von Neumann (1880, 1896 u. 1918) ausgesprochene Meinung, das Wesen der in Rede stehenden pathologischen Veränderung bestehe in einer Alteration der *kollagenen Fasern*, die eine Fibrin-charakteristische Färbbarkeit annehmen sollen, hat auch später viele Anhänger gefunden (Bahrmann 1937, Wu 1937, v. Albertini 1943, Glynn und Loewi 1952). Gegen diese Auffassung sind indessen viele Einwendungen möglich, unter denen nur angedeutet seien: Fehlende elektronenoptische Veränderungen an der Kollagenfibrille im fibrinoiden Gewebsschaden, fehlender Oxyprolingehalt im Fibrinoid aus Läsionen bei Polyarthritis (s. weiter oben), anderes polarisationsoptisches Verhalten (Jobst 1954), weitgehend normal erhaltene Kollagenfasern nach proteolytischer Entfernung des Fibrinoids (Busanny-Caspari 1954, 1955 u. 1957), Erhaltenbleiben von Fibrinoid nach Auflösung von Kollagen mittels Kollagenase (Fawns und Landells 1954) u.a.m. Auf die Bedeutung der *intercellulären Grundsubstanz* bei der Morphogenese des fibrinoiden Gewebsschadens hat Klinge (1929, 1930 u. 1933) als erster hingewiesen und im Fibrinoid das Ergebnis einer Quellung und chemischen Veränderung der die Fibrillen verbindenden Kittsubstanz gesehen. Auch Klemperer et al. (1941) dachten zunächst daran, daß die Fibrinoidbildung in der Grundsubstanz ihren

Anfang nimmt. Auf Grund synoptischer Befunde zwischen metachromatischen sauren Mucopolysacchariden und Fibrinoid glaubten ALTSHULER und ANGEVINE (1949) im Fibrinoid das Produkt einer Präcipitation von sauren Mucopolysacchariden mit einem basisch reagierenden Protein sehen zu können. Abgesehen davon, daß die Phanerose saurer Metachromasie-gebender Mucopolysaccharide ein völlig unspezifischer Vorgang ist, der außerordentlich häufig ist, haben MOVAT und MORE (1957) gezeigt, daß die Anreicherung saurer Mucopolysaccharide keineswegs der Fibrinoidentstehung vorausgehen muß, sondern sogar das Gegenteil der Fall sein kann. Möglicherweise spielen auch hier alterungsbedingte Änderungen eine Rolle (BUSANNY-CASPARI 1957). Bei der Entstehung fibrinoider Gewebsschäden an Blutgefäßen wird neuerdings diskutiert, daß das Fibrinoid hauptsächlich *geschädigter glatter Media-Muskulatur entstammt* (BOOTH et al. 1956, MUIRHEAD et al. 1957), wobei insbesondere auf die Lipoideinschlüsse verschiedenster Natur verwiesen wird. Letztere können allerdings auch genauso dem Blutserum entstammen (MCKAY et al. 1959).

Zahlreiche Autoren haben die Meinung vertreten, daß für den fibrinoiden Gewebsschaden die *Durchtränkung des Bindegewebes* mit Substanzen, die der Blutflüssigkeit entstammen, verantwortlich zu machen ist. Auf Grund von histochemischen Untersuchungen bei akutem Erythematodes wurde daran gedacht, die Fibrinoidbildung mit dem Abbau von Nucleoproteiden (DNS) in Zusammenhang zu bringen (KLEMPERER et al. 1950, KLEMPERER 1950, 1953 u. 1955, GUEFT et al. 1954). Durch die sorgfältige Studie von TEILUM und POULSEN (1957) bei akutem Erythematodes scheint es indessen mehr als fraglich geworden zu sein, daß die Fibrinoid-Bildung und das eosinophile hyaline Material der „wire loops" in der Niere Abbauprodukte von DNS darstellen oder auf Grund einer speziellen Störung des DNS-Stoffwechsels gebildet werden.

Neuere Untersuchungsergebnisse scheinen immer mehr die ursprüngliche Auffassung von MARCHAND (1896) zu bestätigen, daß das Fibrinoid in fibrinoiden Gewebsschäden im wesentlichen aus *Exsudatfibrin* besteht, d.h., daß wir es mit Stoffen zu tun haben, die aus dem Blut stammen und in das Bindegewebe eingedrungen sind (v. ALBERTINI 1943, WOLPERS 1950, MEYER 1950, BROCKHAUS 1953, BRUNSON et al. 1955a u. b, BRUNSON und DAVIS 1955, BUSANNY-CASPARI 1957, MOVAT und MORE 1957, MOVAT 1957, DE BRUX 1958a, b u. c). Auch immunohistochemische Untersuchungen haben den Fibringehalt des Fibrinoids mit wirksamer Fibrinantigenität erwiesen (GITLIN et al. 1957, MCKAY et al. 1959); Fibrinoid stellt aber keinesfalls ein reines Umwandlungsprodukt von Fibrinogen in Fibrin dar. Immunohistochemisch zeigte sich (GITLIN und CRAIG 1957), daß vor allem Fibringerinnsel, die bei Albumin- und Glutathion-Anwesenheit entstehen, eine positive Fibrinreaktion geben. Offenbar sind auch α- und γ-Globuline wesentliche Bestandteile der Gefäß- und Bindegewebsschäden (DE BRUX 1958a). Besonders die Veränderungen bei Rheumatismus, akutem Erythematodes und Periarteriitis nodosa sind besonders reich an γ-Globulinen (MELLORS und ORTEGA 1956, MELLORS et al. 1957, VAZQUEZ und DIXON 1957), während das fibrinoide Material in Blutgefäßen bei generalisiertem Shwartzman-Phänomen und thrombotischer thrombocytopenischer Purpura in der Hauptsache aus Fibrinogen zu bestehen scheint (VASQUEZ und DIXON 1958). Die bei der Fibrinoid-Bildung bei akutem Erythematodes, Sclerodermia diffusa und Dermatomyositis beteiligten γ-Globuline scheinen Antikörpereigenschaften in Form einer reaktiven Affinität zu Nucleoproteiden, wahrscheinlich Desoxyribonucleoproteiden, zu besitzen (BARDAWILL et al. 1958). Auch aus den zuletzt besprochenen Untersuchungsergebnissen wird hinreichend deutlich, daß nicht nur eine, sondern mehrere Formen von „Fibrinoid" existieren (BUSANNY-CASPARI 1957, DE BRUX 1958). Die chemische Zusammensetzung und damit auch das färberische Verhalten scheint demnach abhängig zu sein (Busanny-Caspari 1957, de Brux (1958):

1. vom Alterungsprozeß des fibrinoiden Gewebsschadens,

2. vom Orte seiner Entstehung (extra- oder intravasculär),

3. von genügender Albumin- und Glutathionkonzentration während der Umwandlung von Fibrinogen zu Fibrin,

4. von seinem Gehalt an α- und besonders an abnormen γ-Globulinen.

Es ist einleuchtend, daß angesichts der aus den Untersuchungen der letzten Jahre deutlich werdenden Auffassung, daß Fibrinoid keineswegs eine einheitliche Substanz ist, auch die Frage nach der *Bedeutung* des fibrinoiden Gewebsschadens auf einer neuen Ebene zu diskutieren sein wird. Nachdem von Klinge (1933) der fibrinoide Gewebsschaden bei Rheumatismus als maßgebendes morphologisches Kriterium eines allergischen Zustandes des Organismus herausgestellt wurde, war es naheliegend, auch andere Krankheiten als allergisch anzusehen, die solche Bindegewebsveränderungen aufwiesen. Dementsprechend sah Klinge auch Thrombangiitis obliterans, Dermatomyositis, Periarteriitis nodosa und andere als allergische Krankheiten an. Von Masugi und Yä-Shu (1938) wurde auch die Sklerodermie mit einbezogen. Demgegenüber hat insbesondere Klemperer (1950 u. 1955) unter Hinweis auf fibrinoide Veränderungen bei Ulcus pepticum, Hypertonie u.a.m. darauf hingewiesen, daß der fibrinoide Gewebsschaden keineswegs Ausdruck einer hyperergischen Reaktionslage sein muß. Neuerdings scheinen trotz zahlreicher anderer Theorien (Brody und Bellin 1937, Selye 1932, Gil 1951, Ehrich 1952, Lee 1956) einige Beobachtungen dafür zu sprechen, daß bei Rheumatismus, akutem Erythematodes, Sclerodermia diffusa und Dermatomyositis, wahrscheinlich auch bei Serumkrankheit, der fibrinoide Gewebsschaden Ausdruck eines allergisch-hyperergischen Zustandes des Organismus darstellt. In diesem Sinne spricht nicht nur die auffällige Anreicherung der abnormen γ-Globuline in der fibrinoiden Masse der fibrinoiden Gewebsschäden bei den genannten Krankheiten (Vazquez und Dixon 1958), sondern auch experimentelle Untersuchungen mittels fluorescierender Antikörper-Technik (Bardawill et al. 1958a), die zeigen, daß diese im Blut der Erkrankten vermehrten γ-Globuline Antikörpercharakter haben, die gegen Nucleoproteine gerichtet sind. Sollten diese vorläufigen Untersuchungen bestätigt werden (Bardawill 1958b, de Brux 1958c), wofür zahlreiche Befunde sprechen (de Brux 1958a, b u. c), würden die sog. Kollagenkrankheiten wieder in den Rahmen immuno-allergischer Krankheiten zurückkehren (de Brux 1958a).

9. Knorpel- und Knochenbildung im Hautbindegewebe

Recht gering sind die Fortschritte unserer Erkenntnisse über den Pathomechanismus von Verknorpelungs- und Verknöcherungsvorgängen in der Haut. So sei, um weitgehende Wiederholungen zu vermeiden, auf die Beiträge von Gans (1932) und von Naegeli (1932) verwiesen.

Knochenbildung in der Haut kommt primär als heterotopische Knochenbildung vor. Hier entwickelt sich Knochen, ohne daß faßbare andere Hautveränderungen vorangegangen wären. Als Resultat heterotopischer Knochenbildung, hervorgegangen aus versprengten embryonalen oder postfetal verlagerten osteogenen Keimen, werden vielfach die seltenen echten Osteome angesehen, die oft in Vielzahl in der Haut auftreten und auch Faserknorpel enthalten können (Hopkins 1928, Musger 1936, Dietrich 1940, Pirilä 1941, Tijdens und Ruiter 1949, Vero et al. 1945, Franke 1956). Ob es sich allerdings wirklich um eine echte heterotope Knochenbildung im geschilderten Sinne handelt, ist schwierig zu entscheiden, was auch von GANS und STEIGLEDER (1957) betont wurde. Man muß jedenfalls immer noch erwägen, ob nicht doch Traumen oder geringfügige entzündliche Hautveränderungen bei entsprechender Bereitschaft des Bindegewebes zu Milieustörungen innerhalb der bindegewebigen Grundsubstanzen Veranlassung geben, die den Ausgangspunkt für eine eigentlich metaplastische Knochenbildung darstellen.

Wesentlich häufiger ist die metaplastische, mit MUSGER besser die indirekt sekundäre oder indirekt metaplastische Knochenbildung in der Haut, die sich an andere pathologische Veränderungen anschließt. Wie GANS, NAEGELI und MUSGER ausführlich dargestellt haben, kann Knochenbildung in Narbengeweben, in entzündlichen und granulomatösen Veränderungen, bei Sklerodermie, bei varicösem Symptomenkomplex, im Bereich von Nekrosen — besonders des Fettgewebes —, thrombotischen Kalkablagerungen oder Hämorrhagien beobachtet werden. Metaplastische Knochenbildung in multiplen Herden wurde nach Acne vulgaris gesehen (LEIDER 1948, BRÜCK 1955, TAPPEINER 1957). Knochenbildung durch Bindegewebe auf dem Boden vorangegangener dystrophischer Verkalkung wurde bei vielen Tumoren (Epithéliome calcifiée Malherbe, Lipomen, Lymphangiomen, Dermoidcysten, Follikelretentionscysten, branchioge

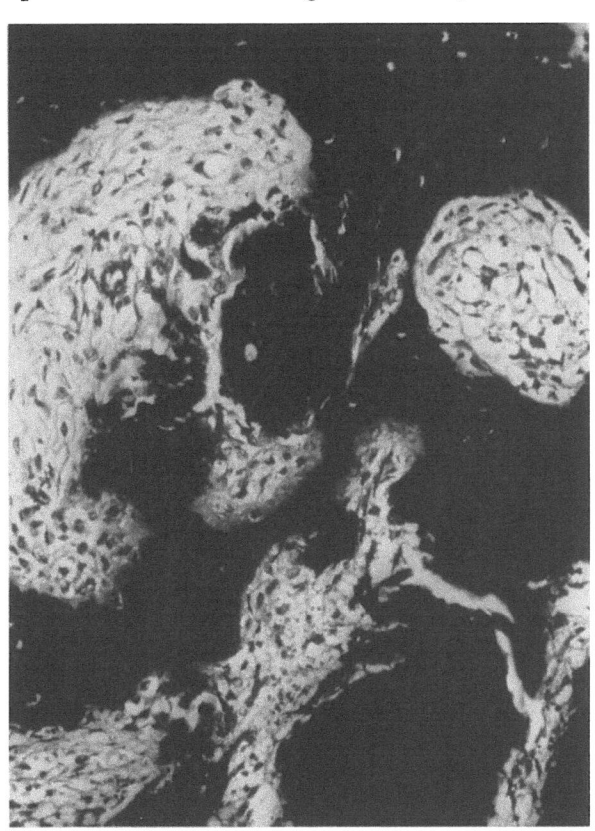

Abb. 38. Ossifizierendes Epitheliom. Metaplastische Knochenbildung. Unregelmäßig geformte Knochensubstanz umgibt knochenmarkähnliche Räume. Paraffinschnitt. Azanfärbung. Vergr. 100mal

nen Dermoiden, Epitheliomen) beschrieben (Abb. 38). Histogenetisch verdankt die sekundär-metaplastische Verknöcherung in der Haut ihre Entstehung einer unmittelbaren Knochenbildung aus dem Bindegewebe (Bindegewebsknochen), während eine solche über knorpelige Vorstufen (Ersatzknochen), sog. chondrometaplastische Verknöcherung nach MUSGER offenbar nicht vorkommt (s. aber STRASSBERG 1911), obwohl Knorpel und Knochen nebeneinander, z.B. in Osteomen, gesehen wurden (VERO et al. 1945). Dabei lockert sich das präexistente Bindegewebe auf, es entsteht ein zellen- und gefäßreiches Bindegewebe, dessen Zellen an Kern- und Cytoplasmagröße zunehmen (Osteoblasten), während gleichzeitig eine von feinen anisotropen Fibrillen durchsetzte, zunehmend homogen werdende Grundsubstanz auftritt, die streng PAS-positiv reagiert und sich in typischer Weise bei Azanfärbung blau anfärbt. Dieser Osteoidbildung folgt die schrittweise vor sich gehende Überführung in — bei Azanfärbung tiefrote — Knochensubstanz, in der die zu Osteocyten umgewandelten Osteoblasten liegen (Abb. 39). Durch Konfluieren getrennter Ossifikationsbezirke entstehen zunehmend größere Knochengebilde mit lamellärer, polarisationsoptisch gut beobachtbarer Schichtung. Die umschlossenen Hohlräume werden teils zu gefäßhaltigen Haversschen Kanälen, teils auch richtigen Markräumen, die mit unterschiedlich hochdifferenziertem Knochenmark gefüllt sind (Musger 1936). Schon frühzeitig können sich den Anbau-Vorgängen auch Abbau-Prozesse unter Auftreten von Osteoclasten zugesellen. Im Bereich des Knochenanbaues findet man diese nicht nur von Osteoblasten umsäumt, sondern auch von einer Art — bei Azanfärbung tiefblauen — schmalen Osteoidsaum umgeben. Osteoidbildung ist übrigens bei verkalkten Epitheliomen nicht nur im Stroma, sondern auch in den epithelialen Anteilen beschrieben worden (s. Gans 1932). Man findet die osteoiden Einlagerungen stets zunächst zwischen den epithelialen Zellen, teils netzartig konfluierend. Schließlich findet man noch einzelne Epithelzellen innerhalb eines Osteoidbezirkes, während die meisten bereits der Resorption anheimgefallen sind.

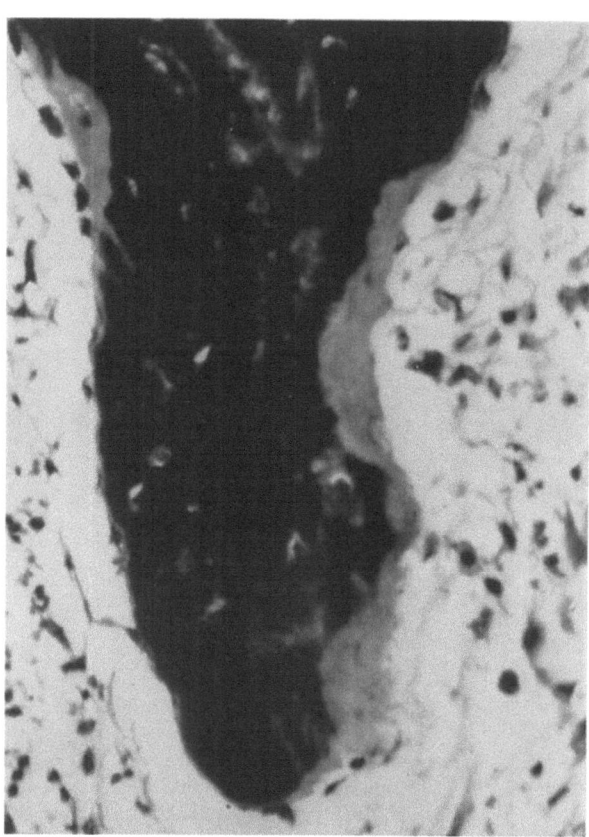

Abb. 39. Ossifizierendes Epithelium. Metaplastische Knochenbildung. Knochensubstanz intensiv schwarz (im Gewebsschnitt rot), randständiges Osteoid grau (im Original blau) gefärbt. Stellenweise am Osteoid angelagerte Osteoblasten. Paraffinschnitt. Azanfärbung. Vergr. 400mal

Der *Pathomechanismus* der metaplastischen Knochenbildung ist letztlich noch immer ungeklärt (Bridges 1959). Sicher ist, daß eine ganz bestimmte Stoffwechsellage am Entstehungsort Voraussetzung ist. Wahrscheinlich sind es eine Reihe verschiedener Milieufaktoren, die eine Knochenbildung, d.h. die Differenzierung von Bindegewebszellen in Osteoblasten, induzieren können. Musger (1936) hat die einzelnen Faktoren (mechanische Faktoren, Zug, Druck, traumatische Schädigungen, Kalkangebot, Enzymwirkungen) eingehend gewürdigt. Daß die dystrophische Verkalkung keine unbedingte Voraussetzung für die Knochenbildung ist, zeigen viele Beobachtungen. Musger glaubte daher, Knochenbildung ohne und mit vorangegangener Verkalkung unterscheiden zu können. Obwohl die Knochenbildung in Bezirken dystrophischer Verkalkung und bei Fettnekrosen (Freisetzung von Kalkseifen) offenbar leichter auftritt, besagt dies nicht, daß der

histochemisch nicht faßbare Calcium-Salzgehalt in loco nicht doch für die metaplastische Knochenbildung ausreicht. Die Musgersche „Knochenbildung ohne
vorhergehende Verkalkung" bedarf also einer Einschränkung. Wesentlich ist
andererseits die Tatsache, daß die dystrophischen Kalkdepots vor der Knochenbildung durch besonders differenzierte Zellen eines vascularisierenden Bindegewebes zunächst abgebaut werden und erst dann an der gleichen Stelle Knochen
produziert wird (GANS 1932). Da histochemische Enzymuntersuchungen (Phosphatasen, Esterasen usw.) bei metaplastischer Knochenbildung in der Haut nicht
vorliegen, kann über die Bedeutung enzymatischer Faktoren nichts ausgesagt
werden, obwohl man wahrscheinlich Befunde wie bei normaler Knochenbildung
(PUTSCHAR 1960) erwarten darf, da die metaplastische mit der embryonalen Ossifi-
kation vieles morphologisch gemeinsam hat (MUSGER 1936). Experimentelle Untersuchungen (BRIDGES 1959) zeigen, daß besonders Übergangsepithelien einen starken
Ossifikationsreiz ausüben. Als bemerkenswerter Faktor für die metaplastische Knochenbildung sei abschließend auf die mesenchymale Grundsubstanz aufmerksam
gemacht. Vor allem Osteoid, aber auch reifer Knochen besteht in seinem organischen Teil aus Kollagenfibrillen und von HAWK und GIES (1901) erstmals isoliertem Osseomucoid, das wahrscheinlich saure (Chondroitinschwefelsäure) und
neutrale Mucopolysaccharide enthält (Übersicht bei SCHÜTTE 1956, PUTSCHAR
1960). Diese organische Mucopolysaccharidkomponente ist um entkalkte Knochen auch histochemisch durch die PAS-Reaktion und das metachromatische Verhalten (McLEAN und URIST 1955) faßbar. Wir haben es hier mit Stoffen zu tun,
die auch in der Grundsubstanz der Haut und nicht zuletzt auch im Knorpel
(s. SCHÜTTE 1956) vorhanden sind. Die Frage, warum normalerweise die mesenchymale Grundsubstanz der Haut und des Knorpels nicht sichtbar mineralisiert,
wohl aber diejenigen des Knochens (Osteoid), ist bislang ungeklärt. Hier tangiert
das Problem der Verkalkung.

Für die Entstehung und Verkalkungsbereitschaft des Osteoids dürften saure
Mucopolysaccharide und ihr Polymerisationsgrad eine wesentliche Rolle spielen
(McLEAN und URIST 1955). Den „Entmischungszuständen" innerhalb der Grundsubstanz, die sich bei allen Zuständen, wo es zur metaplastischen Knochenbildung
kommt, nachweisen lassen, scheint demnach ebenfalls als einer Komponente neben
enzymatischen Faktoren (NISHIYAMA 1953) eine nicht zu vernachlässigende Bedeutung zuzukommen für Osteoidbildung und nachfolgende Verkalkung. In der
Tat zeigen histochemische Untersuchungsergebnisse (VOTI 1949), daß bei experimentell erzeugter metaplastisch-heterotoper Knochenbildung zunächst die Metachromasie des reaktiven Bindegewebes zunahm, um mit fortschreitender Knochenbildung sich wieder zu vermindern.

IV. Die allgemeine Pathologie der elastischen Faser

1. Einleitung

Im Gegensatz zu der Fülle neuer Erkenntnisse über Struktur und chemisches
Verhalten von Kollagen und mesenchymaler Grundsubstanz unter normalen und
pathologischen Bedingungen sind unsere diesbezüglichen Vorstellungen über die
elastische Faser vergleichsweise keineswegs so abgerundet. So ist es nicht verwunderlich, daß auch die Beobachtungen über pathologische Veränderungen der
relastischen Fasern vornehmlich morphologisch-beschreibender Natur sind, während das Wissen um die Pathogenese teilweise noch sehr gering ist. Eine Reihe
von Faktoren dürfte dafür anzuschulden sein.

a) Die Schwierigkeiten bei der Deutung histologischer Verfahren am pathologischen Substrat

Es ist wohl bekannt, daß man mit Resorcin-Fuchsin, Orcein, Aldehydfuchsin und anderen geeigneten Farbstoffen elastische Fasern in normaler Haut selektiv zur Darstellung bringen kann. Fasern, die sich mit den genannten Farbstoffen nicht anfärben, werden nicht für elastische Fasern gehalten. Die Frage aber, ob die unter pathologischen Bedingungen, wie beispielsweise bei seniler bzw. aktinischer Elastosis oder Pseudomilium colloidale mit Elasticafarbstoffen anfärbbaren Fasern wirklich als echte elastische Elemente angesehen werden dürfen, hat seit Unna (1894) immer wieder zu Meinungsverschiedenheiten Veranlassung gegeben. Andererseits ist darauf hinzuweisen, daß sich elastische Fasern in embryonaler Haut trotz ihrer hohen Lichtbrechung und der typischen netzartigen Struktur zunächst noch nicht anfärben lassen (Dempsey und Lansing 1954). Daß sich nach artifizieller Vorbehandlung (Blockierung polarer Gruppen) auch Kollagenfasern mit Elasticafarbstoffen darstellen lassen, wurde jüngst gezeigt (Burton et al. 1955, Braun-Falco 1956a, Fullmer und Lillie 1956 u. 1957). Andererseits gelingt es durch geeignete Oxydationsvorbehandlung, viele feine elastische Fasern darzustellen, die gewöhnlich nicht angefärbt werden (Lansing 1952). Dies ist besonders nach KMnO$_4$-Oxydation bei nachfolgender Aldehydfuchsinfärbung der Fall (Braun-Falco und Rathjens 1955).

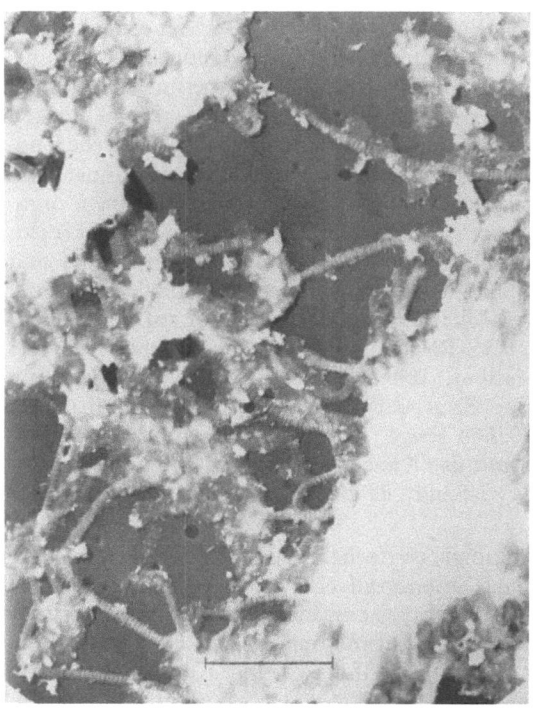

Abb. 40a—c. a Ausgangsmaterial von einem 9 Jahre alten Kind. Kollagen gemischt mit amorphem Material. [Keech, M. K.: Ann. rheum. Dis. **17**, 23 (1958)]

Diese wenigen Beispiele mögen genügen, um aufzuzeigen, welche Schwierigkeiten bereits durch die histologischen Färbeverfahren bedingt sind, abgesehen davon, daß auch der Färbungsmechanismus trotz fortschreitender Erkenntnisse noch immer viele ungeklärte Probleme in sich birgt (Braun-Falco 1956a u. 1957, Graumann 1957, Harms 1957). Sicher wird die Spezifität von Elastica-Färbemethoden durch die zusätzliche Anwendung von Elastase (Baló und Banga 1950, Banga 1951), natürlich in gereinigter Form (Banga 1952, Rosenthal und Lansing 1956), wesentlich erhöht (Schwarz und Dettmer 1953, Findlay 1954). Aber auch hier ist einschränkend zu erwähnen, daß offenbar auch modifiziertes Kollagen Elastase-empfindlich ist. So wird beispielsweise auch hitzekontrahiertes Kollagen durch Elastase rasch und restlos aufgelöst (Banga 1953).

b) Die Unklarheiten in der Beziehung zwischen Kollagen und Elastin

Bereits 1894 vermutete UNNA, daß zwischen Kollagen und Elastin ein ganzes Spektrum von Übergangsstufen mit verschiedenen färberischen Eigenschaften besteht. Unter pathologischen Bedingungen fand er diese Degenerationsprodukte von Kollagen und Elastin, die als Collacin, Collastin und Elacin bekannt sind. Immer wieder wurde die Existenz derartiger Übergangs- bzw. Degenerations-produkte stark angezweifelt, da biochemisch in der Amino-säurezusammensetzung zwischen Kollagen und Elastin ein erheblicher Unterschied besteht. Neuere Beobach-tungen scheinen zu zeigen, daß *in vitro* eine Umwand-lung von Kollagen in „Ela-stin" anscheinend möglich ist. BURTON et al. (1955) beobachteten, daß isoliertes Kollagen, aber auch Kollagen in Hautschnitten, nach Be-handlung mit alkalischem Boratpuffer oder Natrium-perjodat insofern Elastica-ähnlich wird, als diese Fasern sowohl histologisch mit HARTs Modifikation der Weigert-Färbung darstellbar werden und elektronenoptisch Ela-stica-ähnliche, sich verzwei-gende strukturlose Fibrillen neben reichlich amorphem Material bilden. Auch in der Extraktlösung waren Pro-teine enthalten, deren Oxy-prolingehalt höher ist als der von Kollagen. Diese Unter-suchungen wurden durch imponierende elektronen-optische in-vitro-Detailstu-dien weiter ausgebaut (HALL,

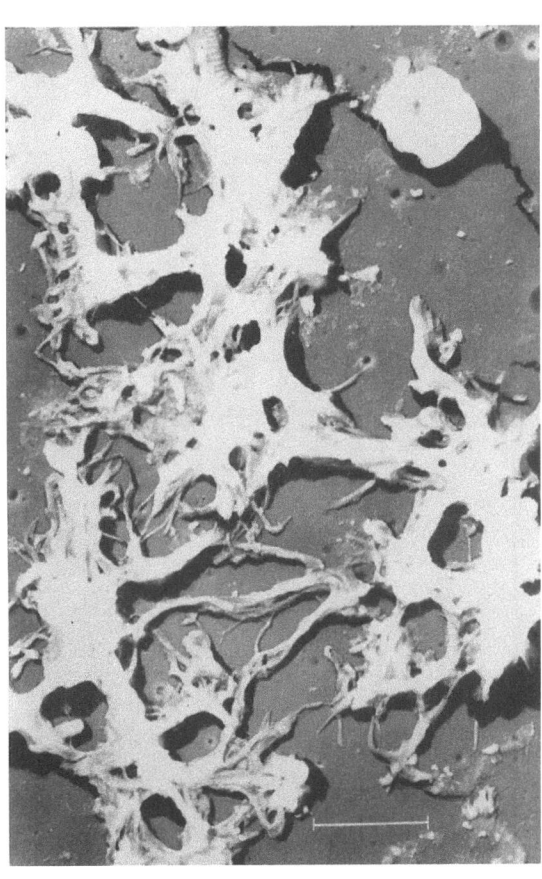

Abb. 40 b. Substrat wie a. Nach Inkubation in Boratpuffer (pH 8,8) für 24 Std bei 37°. Umwandlung in „Elastin-Netzwerk". [KEECH, M. K.: Ann. rheum. Dis. **17**, 23 (1958)]

KEECH et al. 1955, KEECH et al. 1956, KEECH und REED 1957), die zeigen, daß eine Reihe von Zwischenstufen zwischen Kollagen und „Elastin" bestehen und daß Kollagen in vitro durch die verschiedenartigsten chemischen und enzymatischen Reaktionen in „Elastin" umgewandelt werden kann (Abb. 40). Indessen konnten beispielsweise BANGA, BALÓ und SZABÓ (1956a) feststellen, daß mit Boratpuffer und Natrium-Metaperjodat behandelte Kollagenfasern nicht als identisch mit Elastin zu betrachten sind.

Noch größere Ähnlichkeit mit Elastin weist ein in-vitro-Umwandlungs-produkt von Kollagenfasern auf, nämlich Metakollagen. Die ungarische Forscher-gruppe fand, daß aus der Kollagenfaser während des Vorganges thermohydraler oder chemischer Faserkontraktion und nachfolgender Fasererschlaffung ein

Mucopolysaccharid und ein lösliches Prokollagen-ähnliches (Orekhovich et al. 1948) Protein in Lösung geht (Banga 1954, Banga et al. 1956a, 1956b). Die zurückbleibende Faser wurde als Metakollagen bezeichnet. Sie hat mit Elastin sehr viele Eigenschaften gemeinsam: Elastizität in Wasser, Ansteigen der Doppelbrechung in Lipoidlösungsmitteln, Verdaubarkeit mit Elastase, ähnliche elektronenoptische Struktur, keine Schwellung in verdünnter organischer Säure, Anfärbbarkeit mit

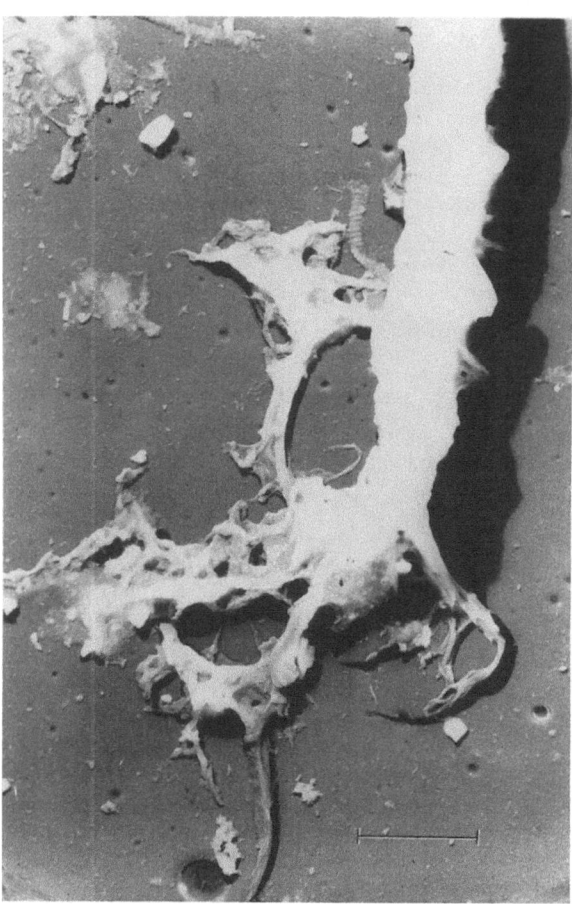

Resorcin-Fuchsin u. a. m. Trotzdem ist Metakollagen noch nicht identisch mit Elastin, da es offenbar, abgesehen von der fehlenden Lipoidkomponente, eine andere Mucoproteinkomponente besitzt. Sowohl elastische wie auch Kollagenfasern besitzen je zwei verschiedene Mucoproteinbzw. Mucopolysaccharidkomponenten. Eine davon wird von Banga et al. (1956a—c) als Hüllenmucoid bezeichnet. Das Hüllenmucoid von Kollagen enthält Chondroitinsulfat, welches die Auflösung durch Elastase verhindert (Banga 1953), aber hydrolysiert wird durch Hyaluronidase, während das Hüllenmucoid von Elastin durch Elastomucase — Bestandteil der Elastase — abgebaut wird. Metakollagen demgegenüber enthält kein Hüllenmucoid.

Abb. 40 c. Substrat wie a mit Umwandlungsstruktur nach Inkubation in Phthalat-Puffer (pH 5,0) für 3 Std bei 37°. Umwandlung in ein langes dichtes Bündel, das sich wie „Elastin" verhält. [Keech, M. K.: Ann. rheum. Dis. 17, 23 (1958)]

So attraktiv diese Untersuchungen sind und wertvoll in bezug auf das Verständnis vieler pathologischer Zustände, muß man sich aber doch vor Augen halten, daß es sich um in-vitro-Untersuchungen mit teilweise drastischen Maßnahmen handelt. Auch an kritischen Stimmen hat es nicht gefehlt. Partridge (1958) verlangt mehr chemische Beweise. Um die für Elastin typische Aminosäuren-Verteilung zu erreichen, muß man rein vorstellungsmäßig eine Zerschlagung des Kollagenmoleküls in sehr kleine Peptide erwarten mit Zurückhaltung von Prolin und Entfernung von Oxyprolin. Auch scheint bisher noch nicht überprüft zu sein, ob sich die Elastinähnlichen Umwandlungsprodukte wie normale Elastica (Fasern und Membran) resistent gegenüber einer Hydrolyse über 30—45 min in heißer 0,1 n NaOH-Lösung verhalten.

c) Unklarheiten über die Morphogenese elastischer Fasern

Diese Frage wurde von WASSERMANN (1929 und 1956) ausführlich dargestellt. Von der Auffassung, daß elastische Fasern durch spezielle Zellen, sog. Elastoblasten, gebildet werden (LOISEL 1897, KROMPECHER 1927 und 1930), ist man eigentlich ganz abgekommen. Nachdem bekannt ist, daß Fibroblasten nicht die Kollagenfaser als solche bilden, sondern nur die Bauelemente liefern, und die endgültige Bildung der Faser in der Grundsubstanz stattfindet (WASSERMANN 1956), besteht eigentlich keine ernste Argumentation mehr, warum nicht auch elastische Fasern unter bestimmten lokalen Bedingungen einem ähnlichen Bildungsmechanismus ihre Entstehung verdanken sollen. Dafür spricht nicht zuletzt auch die Tatsache, daß Kollagen und elastische Fasern sich stets eng nebeneinander finden. Immerhin ist es auffallend, daß elastische Fasern nur in Gewebekulturen solcher Gewebe entstehen, die sie auch normalerweise enthalten (BLOOM 1929). Für eine celluläre Beteiligung bei der Entstehung und Regeneration elastischer Fasern gibt es eine Reihe von Beobachtungen, von denen hier diejenigen von BALÓ bei Kaninchen-Arteriosklerose genannt seien (BALÓ 1938 und 1939), ferner diejenigen von HASS (1939). Andererseits existieren eine Reihe von Anhaltspunkten, die eine Entstehung durch Umwandlung von Kollagen zu Elastin vermuten lassen. HALL et al. (1955) sind der Meinung, daß Elastin einmal aus chemischen Zwischenstufen im Kollagen*aufbau* und andererseits aus Teilprodukten (Partialhydrolyse?) im Verlauf degenerativer Vorgänge am Kollagen aufgebaut werden könnte. Für eine derartige Entstehungsmöglichkeit könnten die oben erwähnten in-vitro-Transformationsversuche sprechen, ferner die relative Zunahme von elastischen Elementen zugunsten von Kollagen im Alter in lichtexponierter Altershaut, in der Lunge (AMPRINO und CERESE 1937) oder auch im Myokard (MILLER und PERKINS 1927), als Anpassungsvorgang an gestörte mechanische Kräfte bei der kindlichen Endokard-Fibroelastose (BLACK-SCHAFFER 1957) und unter artifiziell-experimentellen Bedingungen (BROCKMANN 1950). Andere Beobachtungen weisen wiederum auf eine Bildung der elastischen Fasern während der Kollagenfaserbildung hin. So entstehen elastische Fasern nur dort, wo auch Kollagenfasern vorhanden sind. Kollagen scheint demnach ein Prärequisit für die Elasticabildung zu sein (ROBB-SMITH 1954). Von der Embryonalentwicklung (LYNCH 1934) und der Wundheilung (GILLMAN und PENN 1956) her ist bekannt, daß die Bildung elastischer Fasern später erfolgt als die der Kollagenfasern. Auch das wie Elastica sich anfärbende Material in den oberen Cutisschichten bei lichtexponierter Altershaut nach Dermabrasion wird zunächst wieder durch junges Reticulum und Kollagen ersetzt (AYRES et al. 1959). Allerdings darf nicht unerwähnt bleiben, daß unter bestimmten Bedingungen trotz enormer Kollagenbildung elastische Fasern nie neugebildet werden (Fibrome, Dupuytrensche Kontraktur, Keloid u. a.).

Saure Mucopolysaccharide scheinen auch bei der Neubildung von elastischen Fasern bedeutsam, wie aus der gleichzeitigen Anwesenheit von Metachromasiegebenden Substanzen deutlich wird (ROBB-SMITH 1952/53). Auch bei Elastica-Verdauung mit Elastase werden sie freigesetzt (BALÓ et al. 1954). Besonders an arteriellen Gefäßen wurden die Beziehungen zu sauren Mucopolysacchariden untersucht. Es scheint, daß insbesondere Hyaluronsäure mit der Neubildung elastischer Fasern in Beziehung steht (MOORE und SCHOENBERG 1959). Die aufgezeigten Probleme harren der Lösung mittels elektronenmikroskopischer und biochemischer Methoden.

d) Unklarheiten über das chemische und histochemische Verhalten elastischer Fasern

Die Auffassungen über die chemische Natur der elastischen Fasern (LANSING 1952, DEMPSEY und LANSING 1954, ENGSTRÖM und FINEAN 1958, JACKSON 1959) sind auch heute noch nicht einheitlich. Dies hat nicht zuletzt seinen Grund in den verschiedenen Aufbereitungsmethoden, vor allem aber in der sehr engen räumlichen Beziehung elastischer Fasern zu kollagenen Fasern. Elastische Fasern sind sehr viel resistenter gegenüber saurer oder alkalischer Hydrolyse als Kollagen. Nach der Definition von LANSING (1952) bleibt Elastin übrig, wenn alles andere verdaut ist. Zur Abtrennung anderer Faserbestandteile hat sich wohl die Lowry-sche Methode (1941) (0,1 n NaOH-Hydrolyse bei 98° für 45 min) von entfettetem Gewebe am meisten bewährt (DEMPSEY und LANSING 1954, BRAUN-FALCO u. SALFELD 1957a, LANSING 1959). Das resultierende Elastin-Material hat alle färberischen und physikalischen Eigenschaften elastischer Fasern (DEMPSEY und LANSING 1954, LANSING 1959). Man sollte bei allen analytischen Studien dieses Aufbereitungsverfahren wählen, um vergleichende Resultate zu erreichen und, solange keine bessere Definition möglich ist, *nur in der oben angegebenen Weise NaOH-resistentes Material als Elastin interpretieren.*

Eine weitere Schwierigkeit liegt darin, daß die chemische Zusammensetzung der elastischen Faser im Zusammenhang mit der Species und bei einer Species in Abhängigkeit von der Lokalisation und dem Alter ganz beachtliche Schwankungen aufweist (LANSING et al. 1951). So werden beispielsweise bei Laboratoriumsnagetieren präformierte Aldehyde in elastischen Fasern und Membranen gefunden (LILLIE 1952, DEMPSEY et al. 1952), die in normalen menschlichen elastischen Fasern nicht sicher vorzukommen scheinen, wohl aber bei seniler Elastosis gefunden wurden (BRAUN-FALCO 1956b).

Wie später noch gezeigt wird, sind auch elastische Fasern nach dem gleichen Prinzip aufgebaut wie andere Fasersysteme (Kollagen, Retikulin), d. h. sie bestehen ebenfalls aus Mikrofibrillen und einer amorphen Matrix. Letztere ist wohl für die färberischen Eigenschaften elastischer Fasern hauptsächlich bedeutungsvoll (BAHR und HUHN 1952, SCHWARZ und DETTMER 1953). Außerordentlich groß sind die Gegensätze über die Frage, ob dieses Matrixmaterial Mucoproteinnatur hat. Von DEMPSEY und LANSING (1954) sowie 1959 von LANSING wird das rundweg abgelehnt und der Nachweis von Kohlenhydraten auf Verunreinigung mit Grundsubstanz oder Kollagen bezogen. Demgegenüber ist festzuhalten, daß elastische Fasern sich, wenn auch nur schwach, PAS-reaktiv verhalten. Weitere Erkenntnisse verdanken wir der Entdeckung eines elastolytischen Enzyms aus dem Pankreas, der Elastase (BALÓ und BANGA 1949 und 1950). Dieses Enzym besitzt eine mucolytische und proteolytische Komponente (BANGA und BALÓ 1956; Näheres über den Elastase-Effekt s. bei BRAUN-FALCO 1957, GRAUMANN 1957). Durch Elastase werden aus elastischen Fasern (Aorta) beachtliche Polysaccharidmengen (10—12%) freigesetzt (BANGA und SCHULER 1953). HALL et al. (1952) fanden, daß neben Polysacchariden auch Sulfat frei wird. Diese Untersuchungen zeigen, daß beim Aufbau der amorphen Matrix elastischer Fasern saure Mucopolysaccharide von wesentlicher Bedeutung sind, wahrscheinlich in Bindung an Proteine (Elastomucin), offenbar als stabilisierende Bindesubstanz (HALL et al. 1952) zwischen den linear aggregierten Proteinketten. BALÓ et al. (1954) konnten in histologischen Studien zeigen, daß mit der Elastase-Elastolyse (Lig. nuchae) die Freisetzung Metachromasie-gebender Substanzen verbunden ist.

Diese Untersuchungsergebnisse liefern das Verständnis für das Vorhandensein saurer Mucopolysaccharide bei degenerativen Veränderungen an elastischen Fasern und Membranen (Arteriosklerose) und lassen dieses als Phanerose infolge einer Dissoziation innerhalb der amorphen Matrix elastischer Fasern deuten. Der Widerspruch zu den zitierten Untersuchungsergebnissen von LANSING et al. (1952) könnte durch Untersuchungen geklärt werden, ob auch in Elastin, das durch

NaOH-Hydrolyse gewonnen wird, diese Mucoidsubstanzen während Elastase-Einwirkung freiwerden.

Über ein weiteres chemisches Untersuchungsresultat bestehen zwar keine gegensätzlichen Ansichten, es ist aber äußerst wichtig für das Verständnis bestimmter pathologischer Elastica-Veränderungen. Es handelt sich um die *Lipoid*komponente elastischer Fasern. Wir haben bereits an anderer Stelle (BRAUN-FALCO und SALFELD 1956b, BRAUN-FALCO 1957) darauf hingewiesen, daß sich elastische Fasern mit einer Reihe von histochemischen Methoden zum Nachweis von Fettsubstanzen anfärben. Auch von DEMPSEY und LANSING (1954) wurde dies hervorgehoben. Dieser Lipoidanteil widersteht der NaOH-Hydrolyse zur Elasticagewinnung, wird aber aus den elastischen Fasern während der enzymatischen Elastolyse durch Elastase freigesetzt, auch durch Einwirkung von Oxalsäure (LANSING 1952). Er scheint fest mit Proteinen verknüpft zu sein. Während LANSING (1952) hauptsächlich Sphingolipoide nachweisen konnte, sind nach den sorgfältigen Untersuchungen von LABELLA (1957, 1958) mehrere Bestandteile beteiligt: 1. Eine Schiff-positive, proteingebundene, ungesättigte Fettsäuren enthaltende Komponente von etwa 0,5% Trockengewicht (Lig. nuchae vom Rind); 2. nicht-extrahierbares Plasmalogen; 3. ein Cerebrosid. Ob diese Substanzen bei der Elastogenese bedeutsam sind, ist nicht untersucht. Von Interesse sind allerdings in diesem Zusammenhang die Studien von HASS (1939), nach denen elastische Fasern als fibrilläre Membranen im lipoid-wäßrigen Gewebszwischenraum gebildet werden, was auch mit den Beobachtungen von MONTGOMERY (1943/44) an heilenden Lungenwunden übereinstimmt. Man darf vermuten, daß diese Substanzen mit der Aufrechterhaltung der elastischen Fasern auf das engste verknüpft sind und kann sich vorstellen, daß Störungen in der normalen Zusammensetzung dieser Lipoidkomponente sich auf die physikochemischen Eigenschaften elastischer Fasern auswirken. Auch erklärt sich auf diese Weise das bereits lange bekannte positive Verhalten elastischer Fasern gegenüber der Plasmalreaktion (Plasmalogen), Osmiumsäure und Nilblausulfat (ungesättigte Fettsäuren).

e) Die Schwierigkeiten bei der Materialgewinnung für elektronenmikroskopische Untersuchungen

Erstens hat die elastische Faser in vivo keine charakteristische Ultrastruktur, sondern imponiert meistens als eine weitgehend amorphe Faser (Abb. 41), die ihre Erkennung im Elektronenmikroskop manchmal sehr schwierig gestaltet (LANSING 1959). Zweitens sind selbst in elastischen Geweben (Aorta, Lig. nuchae) mit den elastischen Fasern und Membranen auch Kollagenfibrillen regelmäßig sehr eng verknüpft (SCHWARZ und DETTMER 1953, HALL et al. 1955, POLICARD et al. 1955), ja sie können sogar in die amorphe Substanz der elastischen Fasern eindringen (DEMPSEY und LANSING 1954, KAWASE 1959). Wie schwierig die Interpretation von Befunden sein kann, geht aus der Tatsache hervor, daß DETTMER (1952) und SCHWARZ und DETTMER (1953) selbst bei Bearbeitung elastischer Gewebe (Aorta) zunächst glaubten, die in die amorphe Matrix eingebetteten elastischen Fibrillen hätten die für kollagene Fibrillen typischen Querstreifungsperioden. Bei Nachuntersuchungen mit neuer Methodik konnte DETTMER (1956) indessen zeigen, daß ursprünglich „die an der Oberfläche einer elastischen Faser liegenden, mit dem Elastin verwobenen Kollagenfibrillen zu den elastischen Fasern" gerechnet worden waren. Sehr viel schwieriger sind erst entsprechende Untersuchungen an Geweben mit weniger reichlichem Gehalt an elastischen Fasern wie der Haut unter normalen, aber erst recht unter pathologischen Bedingungen.

Über die *Ultrastruktur elastischer Fasern* sind seit den ersten Untersuchungen von Wolpers (1944) heute kaum noch gröbere Diskrepanzen zu finden. Die im Elektronenmikroskop amorph wirkende elastische Faser (Policard et al. 1955) besteht, wie man nach geeigneter Vorbehandlung sehen kann, aus reichlich amorphem Matrixmaterial und Fibrillen (Wolpers 1944, Gross 1949), die keinerlei Querstreifungsperiode erkennen lassen (Franchi und de Robertis 1951, Bahr 1951, Lansing et al. 1952, Hall et al. 1955, Dettmer 1956, Kawase 1959). Über die Anordnung der Fibrillen, wie sie nach enzymatischer Auflösung der amorphen Matrix sichtbar sind, werden allerdings auch heute noch verschiedene

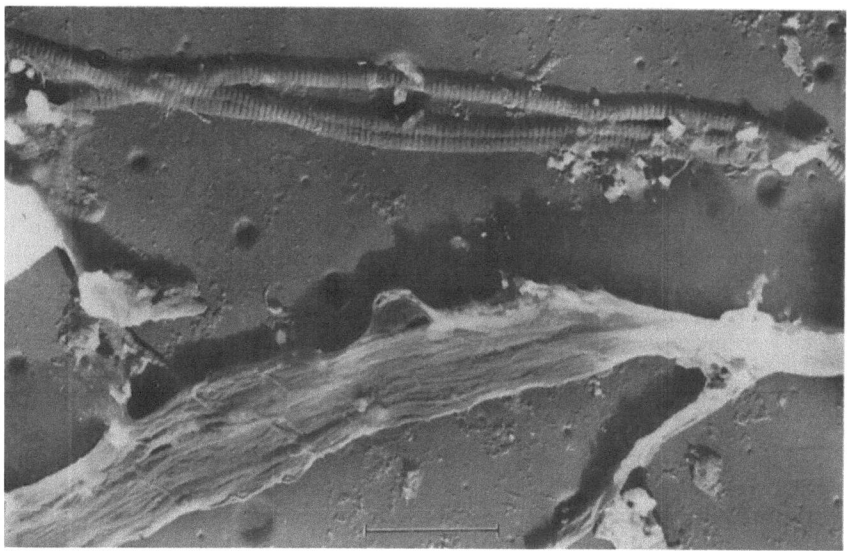

Abb. 41. Typische Kollagenfibrillen (oben) und filamentartige elastische Faser (unten) aus normaler Bauchhaut eines 36jährigen Erwachsenen. [Keech, M. K.: J. Geront. **10**, 388 (1955)]

Ansichten geäußert (Dempsey und Lansing 1954, Hall et al. 1955, Wassermann 1956, Dettmer 1956), was nicht zuletzt auch der verschiedenen Gewebsaufbereitung zuzuschreiben sein dürfte oder davon abhängt, ob elastische Membranen (z.B. Aorta) oder elastische Fasern untersucht werden. In der Haut scheint die elastische Faser aus kordelartig umeinandergedrehten Mikrofibrillen ohne Innenstruktur zu bestehen, die in eine amorphe Matrix (Tunbridge et al. 1952, Linden et al. 1955) eingebettet liegen. Ob die Fibrillen sich zunächst zu Strängen bündeln und erst dann zwei oder mehrere Stränge kordelartig gedreht in der Matrix liegen, ist für die Haut bislang nicht näher untersucht (s. auch Kawase 1959). Nach den Untersuchungen von Bahr (1951) (Peritenonium des Rattenschwanzes) haben die elastischen Fibrillen einen Durchmesser von 80 Å, gebündelt in der Elastinfibrille einen solchen von 350 Å. Mehrere Elastinfibrillen zu Strängen von 800—1200 Å zusammengefaßt, bilden die elastischen Fasern. Ähnliche Angaben stammen von Kawase (1959).

Die sich aus der kurzgefaßten Darstellung ableitenden Schwierigkeiten bei elektronenmikroskopischen Untersuchungen an normalen und vor allem pathologisch veränderten elastischen Fasern liegen auf der Hand. Einmal wirken die elastischen Fasern ohne Vorbehandlung größtenteils nur amorph, können also bei entsprechender Schnittführung mit mesenchymaler Grundsubstanz verwechselt werden, zum zweiten werden bei genügender Inkubationszeit auch die elastischen

Mikrofibrillen durch Elastase abgebaut. Damit dürfte auch die Zeitdauer von Enzymbebrütungen insbesondere bei degenerativ veränderten Fasern eine große Rolle spielen.

Im Hinblick auf morphologische Veränderungen elastischer Fasern (Aufsplitterung, Quellung, Fragmentierung usw.) scheinen morphologisch-elektronenoptische Beobachtungen über den Effekt der Elastase-Elastolyse bedeutsam. Die breiten bandartigen elastischen Fasern des Lig. nuchae werden zu Beginn der Elastolyse kompakter, um dann von Quereinrissen durchbrochen zu werden und schließlich unregelmäßig schollig zu zerfallen und sich aufzulösen (BALÓ et al. 1954). Nach den Untersuchungen von LANSING et al. (1952) werden durch die Auflösung der interfibrillären Matrix zunächst die elastischen Fasern in ihre fibrillären Elemente längs aufgesplittert und erst dann folgt die Fragmentierung — elastische Fasern der Haut scheinen zuerst anzuschwellen, bevor sie fragmentieren (PASTINSKY 1951) — und Auflösung der Mikrofibrillen. Ähnliche Befunde erhob auch KAWASE (1959).

2. Die Regeneration elastischer Fasern, ihr Verhalten im Alter und unter pathologischen Bedingungen

In diesem Abschnitt soll es nicht so sehr die Aufgabe sein, die beschränkten pathomorphologischen Reaktionen elastischer Fasern bei den verschiedenen Dermatosen darzustellen, da diese Befunde bereits für die einzelnen Prozesse in aller Ausführlichkeit in JADASSOHNs Handbuch der Haut- und Geschlechtskrankheiten und der Histopathologie der Haut von GANS und STEIGLEDER zu finden sind. Vielmehr sollen betont diejenigen Prozesse an elastischen Fasern herausgestellt werden, bei denen die in den letzten Jahren gewonnenen Erkenntnisse einen Fortschritt bedeuten.

a) Die Regeneration elastischer Fasern

Bezüglich der Regeneration elastischer Fasern in heilenden Wunden hat auch heute noch die Darstellung von GANS in JADASSOHNs Handbuch der Haut- und Geschlechtskrankheiten (1932) ihre volle Gültigkeit. Wie bei der ontogenetischen Entwicklung (LYNCH 1934, TELKKÄ 1955, MARZINKEVICH 1956) erscheinen auch in heilenden Wunden elastische Fasern erst relativ spät, d.h. eigentlich erst gegen den Abschluß der Neubildung kollagener Fasern und meist nur sehr rudimentär (ARZT 1913). Wird dieser Zustand im Ablauf der Wundheilung schnell erreicht, so bilden sich auch die elastischen Fasern schneller aus (GANS 1932). Kommt es dagegen zur Ausbildung eines entzündlichen Granulationsgewebes, so ist mit der Neubildung elastischer Fasern kaum oder erst nach Jahren zu rechnen. Neuere ausgedehnte Untersuchungen über das Verhalten der elastischen Fasern in heilenden Incisionswunden und in Wunden nach Entfernung von Thiersch-Läppchen verdanken wir GILLMAN und PENN (1956). Während generell angenommen wird, daß elastische Fasern frühestens nach 15 Tagen, aber meist erst nach wesentlich längerer Zeit neu gebildet werden, fanden GILLMAN und PENN (1956) in genähten Incisionswunden (Oberschenkel, Bauch) selbst nach Jahren keine Neubildung elastischer Fasern. In unkompliziert heilenden Hautwunden nach Entnahme von Thiersch-Läppchen wurden neue elastische Fasern erst 2—8 Jahre post excisionem festgestellt, was im Gegensatz steht zu den Beobachtungen von CONVERSE und ROBB-SMITH (1944) sowie BISHOP (1945), die die ersten feinen elastischen Fasern stellenweise bereits nach etwa 5 bzw. noch nicht 7 Wochen nachweisen konnten. Auch nach Abrasion der Haut mit der rotierenden Fräse stellen sich elastische Fasern erst als letztes Bindegewebselement ein und erscheinen als feinste Fasern frühestens nach 2—3 Monaten auch nur in ungenügender Zahl, offenbar auch ohne den subepidermalen Elasticaplexus aufzubauen (Ayres et al. 1959). In narbigen Endzuständen nach granulomatösen Entzündungen fehlt ebenfalls meistens die Regeneration elastischer Fasern, wie bereits Jores 1900 festgestellt hat. Auch Unna (1894) war dieser Ansicht, betonte aber, daß Elacin und selten elastische Fasern in Hautnarben neu gebildet werden dürften. Nicht immer ist die Neubildung elastischer Fasern nicht unmöglich, wie Gans und Steigleder (1955) bezüglich der Lupusnarbe betonen.

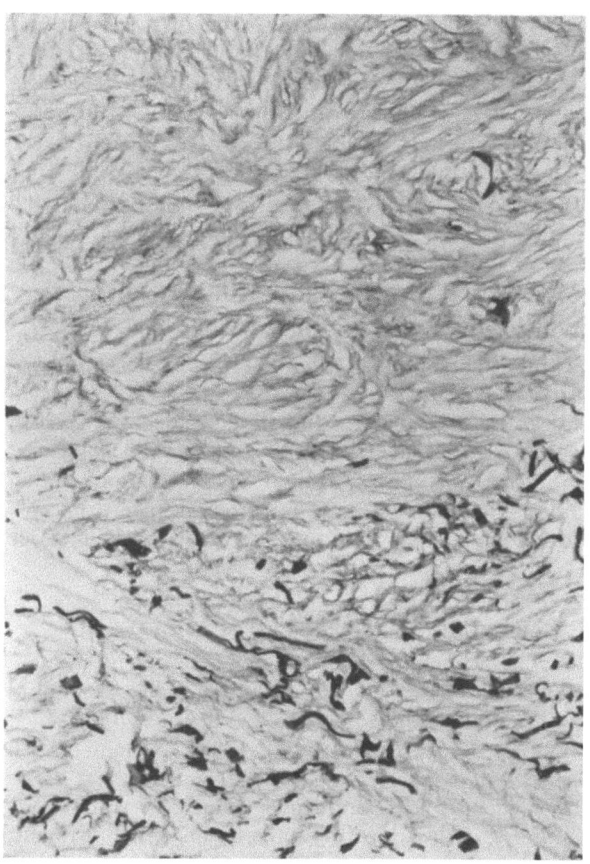

Abb. 42. Dermatofibrom. Im Tumorbereich fehlen elastische Fasern, randweise wirken sie fraktioniert. Paraffinschnitt. KMnO$_4$-Aldehydfuchsin-Reaktion. Grünfilter. Vergr. 240mal

Für die früher ausgesprochene Vermutung, daß das neue elastische Gewebe stets von dem alten ausgeht, fehlen exakte Beweise. Über die Entstehung der elastischen Fasern herrscht, wie wir oben bereits erwähnt haben, noch immer keine Einmütigkeit. Wenig spricht für einen Entstehungsmechanismus auf dem Wege eines vorangehenden Kollagenabbaues, da man keine Kollagendegenerationsprodukte histologisch oder histochemisch fassen kann. Die Hypothese einer direkten Elastinsynthese aus den Bauelementen fibroblastischer Aktivität erscheint attraktiver (Hall et al. 1955). In einem gewissen Gegensatz dazu stehen allerdings Beobachtungen, wie etwa die herdweise Neubildung elastischer Fasern in Herden von progressiver Sklerodermie (Gans und Steigleder 1955, O'Leary, Montgomery und Ragsdale jr. 1957), die Neubildung elastischer Fasern bei seröser Myokarditis (Rössle 1934) oder ihr Fehlen bei Dermatofibromen (Abb. 42).

b) Die Veränderungen der elastischen Fasern in bedeckter Altershaut

Das Verhalten elastischer Fasern in alternder Haut ändert sich sowohl quantitativ, wie auch morphologisch und färberisch. Der Grad der Veränderungen wird weniger vom Geschlecht (Lindholm 1931) — elastische Fasern sind bei Frauen zahlreicher als bei Männern — als von äußeren Faktoren bestimmt, unter denen die Witterungs- und vor allem Lichteinflüsse die Hauptrolle spielen (White 1910,

Kissmeyer und With 1922, Vohwinkel 1931), wie Untersuchungen an Negern (durch Pigment-geschütztes Hautbindegewebe) zeigen (Lund und Sommerville 1957). Rein altersbedingte Veränderungen der elastischen Fasern sind daher nur an normalerweise bedeckter Haut zu finden, während an witterungs- bzw. licht-exponierter Haut von Gesicht, Hals und Händen Veränderungen hinzutreten, die heute wohl allgemein als senile, besser als „aktinische" Elastosis bezeichnet werden.

An bedeckten Hautregionen sind elastische Fasern in der Kindheit reichlicher vorhanden als im Erwachsenenalter und bei Frauen reichlicher als bei Männern (Lindholm 1931). Die Abnahme an elastischen Fasern in der bedeckten Haut älterer Menschen ist histologisch nach den Untersuchungen von Ma und Cowdry (1950) recht eindrucksvoll, nicht aber nach den Befunden von Hill und Mont-gomery (1940). Auch dürften regionäre Differenzen zu beachten sein (Dick 1947). Um genaue quantitative Anhaltspunkte zu gewinnen, sollte man von gleichen bedeckten Hautstellen bei verschiedensten Altersstufen Material entnehmen und quantitativ-chemische Elastinbestimmungen mit der Methode von Lowry (1941) durchführen.

Morphologisch fanden Hill und Montgomery (1940) keinen Anhalt für Alters-veränderungen an elastischen Fasern in bedeckt getragenen Hautstellen, was auch von Ströbel (1948) bis auf eine im Alter zunehmende Parallelisierung und Faser-längsstreckung bestätigt wird. Demgegenüber dürften in höherem Alter die elastischen Fasern des subepidermalen Plexus immer mehr an Zahl abnehmen, dünner werden und eine Neigung zur Aufsplitterung zeigen, während die breiteren Fasern im Str. reticulare entweder sich verdünnen (Ma et al. 1950) oder dicker wer-den und eine Neigung zur lokalen Aggregation erkennen lassen (Dick 1947). Daß derartige Schätzungen mikroskopischer Elastica-Veränderungen nicht frei von subjektiven Täuschungsmöglichkeiten sind, bedarf keiner Betonung (Wells 1954). Wichtig ist die Feststellung, daß in bedeckten Hautanteilen nie jene ausgeprägten Zustände von Elastosis gesehen werden, wie sie für die licht- und witterungs-exponierte Altershaut so typisch sind. Trotzdem aber findet man auch an den elastischen Fasern in bedeckter Haut mit zunehmendem Alter tinktorielle Unter-schiede, die den Beginn degenerativer Veränderungen anzeigen. Dazu rechnet eine zunehmende Basophilie (Elacin), eine größere Affinität für Alcianblau oder Eisen in der Hale-PAS-Reaktion und PAS-reaktives Verhalten, sowie schließlich eine erhöhte Sudanophilie. Allerdings sind die Reaktionsausfälle keineswegs regelmäßig und wechseln auch innerhalb eines Hautschnittes von Bezirk zu Bezirk. Sie zeigen aber, daß offenbar innerhalb der amorphen Matrix der ela-stischen Fasern altersbedingte degenerative *Entmischungsvorgänge* ablaufen, die zur Freisetzung von Lipoiden, Polysacchariden und sauren Mucopolysacchariden führen und die denjenigen bei künstlicher Elastolyse ähnlich sind.

c) Dystrophische Elastosen

Unter diesem Begriff möchten wir paraplastische Stoffwechselstörungen in der Haut verstehen, die zu einer Anreicherung von Fasern oder auch homogen erscheinenden „kolloiden" Substanzen führen, die sich wie normale elastische Fasern mit Elastica-Farbstoffen darstellen lassen, aber histochemisch faßbare Abweichungen aufweisen. Die Frage nach der Natur der Stoffwechselstörungen soll bewußt nicht gestellt werden, da hierüber so gut wie nichts bekannt ist. Wie aus der folgenden Darstellung deutlich wird, bestehen hinsichtlich der Qualität der Veränderungen bei den einzelnen Prozessen teilweise erhebliche Überein-stimmungen. Den dystrophischen Elastosen möchten wir die senile oder aktinische

Elastose, dystrophische Elastosen bei Dermatosen, das Pseudoxanthoma elasticum und mit Einschränkung auch das Kolloidmilium bei Erwachsenen zuordnen.

α) Die senile oder aktinische Elastose

Völlig im Gegensatz zu den geringfügigen Veränderungen an den elastischen Fasern im Bereich bedeckter Hautareale stehen die Vorgänge, die in witterungs- und lichtexponierten unbedeckten Körperpartien (Gesicht, Hals, Handrücken) in Abhängigkeit von der Expositionszeit (Alter) (Lund und Sommerville 1957) zu einem zunehmenden Umbau der bindegewebigen Coriumanteile führen und uns als senile Elastosis oder degenerative Atrophie (Gans) bekannt sind. Neuerdings wurde die treffende Bezeichnung „Aktinische Elastosis" empfohlen (Lund und Sommerville 1957). Diese Veränderungen haben viele Untersucher in den letzten 30 Jahren immer wieder fasziniert (Ohno 1925, Pasqualino 1928, Weidman 1931, Ejiri 1936, 1937a, 1937b, Percival et al. 1949, Stoughton und Wells 1950, Tunbridge et al. 1952, Findlay 1954, Gillmann et al. 1955, Winer 1955, Braun-Falco 1956b, Steiner 1957, Braun-Falco und Salfeld 1957a, b, c, Yokota 1957, Lansing 1959).

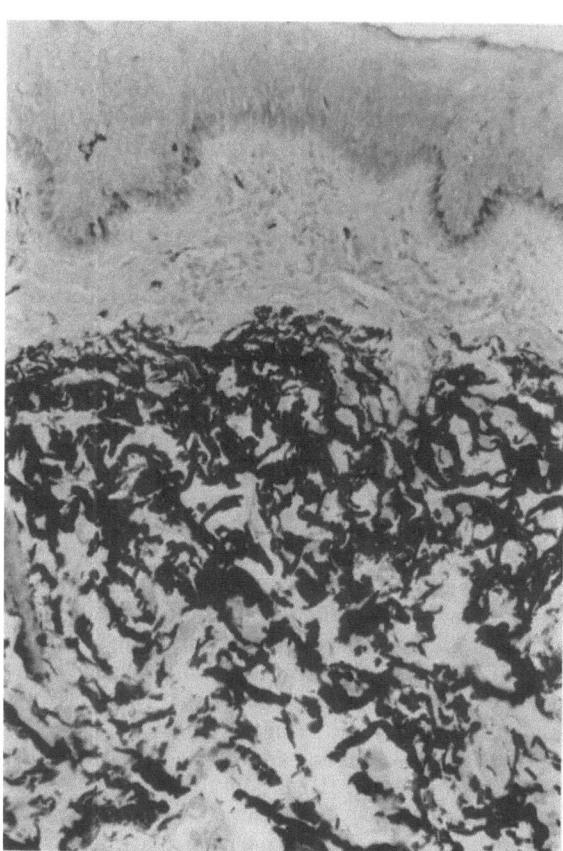

Abb. 43. Senile Elastosis mäßigen Grades. Subepidermaler Raum praktisch frei von elastischen Fasern. Paraffinschnitt. KMnO₄-Aldehyd-Fuchsin-Reaktion. Grünfilter. Vergr. 160mal

Die morphologischen Veränderungen beginnen oft zunächst mit einer zunehmenden Auflösung des subepidermalen Elastica-Plexus. Von der Epidermis durch einen deutlichen elasticafreien Bindegewebsstreifen getrennt, findet man die aktinische Elastosis als unterschiedlich ausgeprägte Anreicherung von runden, teils auch mehr membranartigen, ohne Ordnung verlaufenden, stark lichtbrechenden Fasern, die im Verlauf einem dystrophischen Degenerationsprozeß (Fragmentierung, Aufquellung, Verklumpung) mit Übergang zu geschwollenen und homogenen oder grobschollig en Massen („Kolloid") anheimfallen (Abb. 43 und 44). Der Übergang von Faserelementen, die sich wie Elastica anfärben, in die Elasticafarbstoffe weniger intensiv aufnehmenden „Kolloid"-Bildungen ist seit den Untersuchungen von Kreibich (1921) nicht zu bezweifeln. Die gesamten, Faserstruktur aufweisenden oder „kolloiden" Massen sind basophil (Elacin) und färben sich intensiv mit Elastica-Farbstoffen wie saurem Orcein, Resorcin-Fuchsin und ganz besonders Aldehyd-Fuchsin, weswegen die Bezeichnung ,,Elastosis" zweifellos am Platze ist. Andererseits ist die Kontroverse über die Natur und Genese dieses Fasermaterials seit den grundlegenden Arbeiten von UNNA (1894, 1913) nicht zum Abschluß gekommen.

Was die *Natur* der Fasern angeht, so ist zu sagen, daß eigentlich alle histologischen und histochemischen Untersuchungsergebnisse für eine sehr enge Beziehung zwischen normalen elastischen Fasern und den wie elastische Fasern sich anfärbenden Strukturelementen bei aktinischer Elastosis sprechen, worauf auch BRAUN-FALCO (1956b) hingewiesen hat. Den Einwand, daß viele Färbungen zwar für Elastica charakteristisch, nicht aber spezifisch sind, versuchten wir durch biochemische Untersuchungen aus dem Wege zu räumen. Nach LANSING (1952) bleibt Elastin nach Hydrolyse aller anderen Gewebsbestandteile durch verdünnte Säuren und Laugen übrig. Derartige quantitative und qualitative Elastinbestimmungen in der Haut zeigen, daß sich das wie elastische Fasern anfärbende Fasermaterial bei seniler Elastosis wie Elastica verhält (BRAUN-FALCO und SALFELD 1957a, b, c, BRAUN-FALCO 1957). Damit scheint klargestellt, daß dieses wie elastische Fasern sich verhaltende Ma-

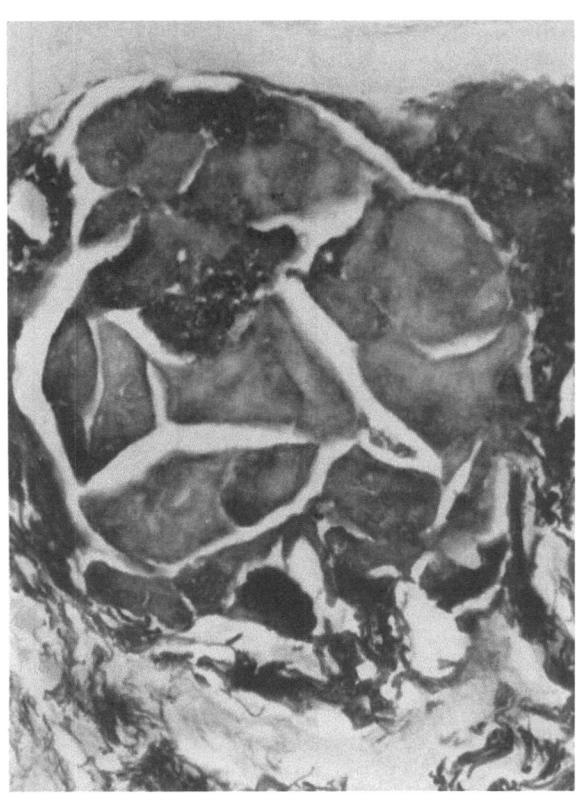

Abb. 44. Senile Elastosis mit Kolloidmilium-artiger Bildung. Paraffinschnitt. KMnO$_4$-Aldehydfuchsin-Reaktion. Grünfilter. Vergr. 160mal

terial auch biochemisch als solches angesprochen werden muß. Ganz abgesehen davon, daß sich dieses Material auch histoenzymatisch wie Elastica verhält und in kurzer Zeit durch Elastase abdaubar ist (FINDLAY 1954, BRAUN-FALCO 1956b, LANSING 1959), scheinen große Unterschiede im Verhalten gegenüber Elastase zwischen den Veränderungen im subepidermalen Plexus und im reticulären Plexus zu bestehen (YOKOTA 1957, KAWASE 1959), die auch auf eine unterschiedliche chemische Zusammensetzung hinweisen.

Trotzdem deuten eine Reihe von Untersuchungsbefunden darauf hin, daß das Gewebsmaterial bei aktinischer Elastosis gegenüber normaler Elastica als Ausdruck dystrophischer Veränderungen doch sichere Abweichungen besitzt (Tabelle 2). Es ist reicher an Lipoiden (KREIBICH 1921, OHNO 1925, WEIDMAN 1931, MONTGOMERY 1945, PERCIVAL et al. 1949, BRAUN-FALCO 1956b), reich an neutralen und sauren Mucopolysacchariden bzw. Mucoiden (STOUGHTON 1950,

Tabelle 2. *Histochemisches Verhalten von kollagenen und elastischen Fasern sowie seniler Elastosis.* [Nach BRAUN-FALCO, O.: Derm. Wschr. **134**, 1021 (1956)]

Methode	Kollagen	Elastin	Senile Elastosis	
			vermehrte, gequollene Fasern	homogenes, kolloides Material
Basophilie	pH 4,5—5,0	pH 5,5—6,0	pH 3,5—4,0	pH 3,5—4,0
Polarisationsoptische Untersuchung.	anisotrop	isotrop	isotrop	isotrop
Desgleichen und Elastase-verdauung	anisotrop	—	—	nach enzymat. Abbau des elastisch färbbaren Materials starke Anisotropie von freigelegtem Kollagen in den Arealen der senilen Elastosis
Hämatoxylin-Eosin . . .	eosinophil	eosinophil	basophil	basophil
Resorcin-Fuchsin (RF) . .	∅	++	+++	+−+++
Aldehyd-Fuchsin (AF) . .	∅	++	+++	+−+++
KMnO₄-AF	∅	++	+++	+++
Phloroglucin-Fuchsin . .	∅	+(+)	++(+)	++(+)
Verdünnte Säuren . . ⎱ Verdünnte Laugen . . ⎰	Quellung++	keine faßbare Quellung	keine faßbare Quellung	keine faßbare Quellung
Sudan III und IV . . . Lipide: dunkelorange Neutralfett: rötlich orange	∅	+ orange	+/++ dunkelorange	+/++ dunkelorange
Sudan-Schwarz B . . . . Glyko- und Phospholipide intensiv schwarz	∅	+	++	++
Pyriden 24 Std. — Sudan-Schwarz B	∅	∅/+	∅/+	∅/+
Nilblausulfat . . . . . . Neutralfette rot; Fett-säuren, Glykolipide und Phospholipide blau	∅	++(blau)	++ (blau)	++ (blau)
Baker's saures Hämatein . Phospholipide	∅	∅	∅/+	∅/+
Methode nach SCHULTZ . . Cholesterin	∅	∅	∅	∅
Methode nach FISCHLER . Fettsäuren	∅	∅	∅	∅
Plasmalreaktion	∅	(+)	+	+ (nicht regelmäßig)
Perameisensäure-Schiff-Reaktion (PFAS) . . . Phospholipide und Cerebroside	∅	∅	∅/+	∅/+
Bromierung-PFAS . . .	∅	∅	∅	∅
Schiffsches Reagens a) .	∅	∅	∅	∅ (Paraffin-einbettung)
b) .	∅	(+)	(+)	(+) (Gefrierschnitt)
Toluidinblau	∅/+	∅/+	++ ortho-chromatisch	++ orthochromatisch

Tabelle 2 (Fortsetzung)

Methode	Kollagen	Elastica	Senile Elastosis	
			vermehrte, gequollene Fasern	homogenes, kolloides Material
Gentianaviolett	∅	+	+/++	+/++
PAS-Reaktion	+	+	+	+
Pyridin(24)-PAS	+	+	+	+
Bromierung-PAS	+	+	+	+
Acetylierung-PAS	∅	∅	∅	∅
Acetylierung — KOH-Verseifung — PAS . . .	+/++	+/++	+/++	+/++
Hale-PAS-Reaktion . . .	schwach PAS-reaktive Fasern umgeben von Hale-positivem Material	nicht sicher zu beurteilen	elast. Hale-pos. Fasern, gelegentlich mit PAS-reaktivem Zentrum	intensiv Hale-positives Material, stellenweise stark PAS-positiv
Acetylierung-Hale-PAS .	+ (Hale-pos.)	+ (Hale-pos.)	++ (Hale-pos.)	++ (Hale-pos.)
Methylierung-Hale-PAS .	+ (PAS-pos.)	+ (PAS-pos.)	+ (PAS-pos.)	+ (PAS-pos.)
Alcianblau	+	+	++	++
Elastase				
3 Std KMnO$_4$-Aldehydfuchsin	a) ∅	++	++(+)	++(+)
	b) ∅	++	+(+)	+(+)
8 Std KMnO$_4$-Aldehydfuchsin	a) ∅	++	+(+)	+
	b) ∅	+	+	(+)
24 Std KMnO$_4$-Aldehydfuchsin	a) ∅	(+)	(+)	∅
	b) ∅	∅	∅	∅

a) Formalinfixierte Schnitte.
b) Gefrierschnitte.

FINDLAY 1954, GILLMANN et al. 1955, WINER 1955, BRAUN-FALCO 1956b, STEINER 1957b) und an Substanzen, die auch mit Mucinfarbstoffen nachweisbar sind (WINER 1955). Für die Differenzen im Ausfall der Reaktionen dürften, wohl auch für die Basophilie (Elacin), saure Mucopolysaccharide anzuschuldigen sein, die GILLMANN et al. (1955) veranlaßt haben, von anomalen, „pseudoelastischen" Fasern zu sprechen. Die Frage, ob die Anreicherung von Mucoiden und Lipoiden in den zur Rede stehenden Gewebselementen das Resultat einer Infiltration, eines degenerativen Vorganges mit resultierender Phanerose darstellt, ist zwar noch nicht endgültig entschieden. Alles spricht aber dafür, daß es sich um eine Phanerose handelt, die mit dem Vorgang der Elastolyse verknüpft ist (FINDLAY 1954, BRAUN-FALCO 1956b), zumal auch bei Elastase-Bebrütung normaler elastischer Fasern Lipoide und Mucopolysaccharide freigesetzt werden (YOKOTA 1957). Möglicherweise sind diese Vorgänge auch die Ursache allerdings sehr seltener Fremdkörperreaktionen (Abb. 57).

Die *Genese* der senilen Elastosis ist noch immer unerschlossen. Für „Kollagendegeneration" sprechende elektronenoptische Befunde (TUNBRIDGE et al. 1952, TELLER und VESTER 1957) verlangen eine besonders zurückhaltende Interpretation, da elastisches Gewebe meist völlig amorph erscheint und daher schwer zu identifizieren sein kann (LANSING 1959), ferner auch wegen seiner engen Verbindung mit kollagenen Fibrillen (DEMPSEY und LANSING 1954, HALL et al. 1955, DETTMER 1956, POLICARD 1955 u. 1957, KAWASE 1959). Eine Reihe vorher referierter in vitro-Studien, ferner die Untersuchungen von VERZÁR (1957) legen eine Entstehung aus Kollagenfasern nahe. Im ganzen dürfte diese Frage mit der Frage nach der Entstehung normaler elastischer Fasern in der Haut zu identifizieren sein.

Von einigen Autoren wird die aktinische Elastosis als ein wichtiger Faktor bei der Entstehung von Carcinomen angesehen (Gillmann et al. 1955, Gillmann und Penn 1956). Gegen diese Auffassung sprechen die Untersuchungen von Ayres et al. (1959), der zeigen konnte, daß senile Elastosis nach Abfräsen durch normales Kollagen ersetzt wird und auch in diesen Bezirken nach 8 Monaten bis zu 4 Jahren sich wieder neue aktinische Keratosen entwickelten.

β) Degenerative Elastosen bei anderen Dermatosen

Nicht nur in sonst normaler, lichtexponierter Altershaut können die unter α) beschriebenen Anreicherungen dystrophisch veränderter, basophiler, elastischer Fasern, nach Gillmann et al. (1955) „pseudoelastische" Fasern oder auch „elastisch degenerierte" Kollagenfasern, gefunden werden, sondern auch bei einer Reihe von anderen Gelegenheiten, wie Gans und Steigleder (1955) betonen. Hingewiesen sei auf gleichartige Befunde in traumatischen Narben (Juliusberg 1902, Kissmeyer 1922, Ohno 1925, Winer 1955), Narben nach Verbrennungen (Kissmeyer 1922, Gillman et al. 1955), Skrophuloderm-Narben (Friedmann 1921), in Keloiden (Ohno 1925, Gans und Steigleder 1955, Winer 1955), in narbigen Endzuständen nach Granulationsprozessen (Juliusberg 1902) wie Lues, Lepra, Skrophuloderm, Boecksches Sarkoid, selten in Lupusnarben (Kreibich 1921, Kissmeyer 1922, Ohno 1925, Iljina 1927) (Abb. 45). Degenerative Elastose bei chronischer Radiodermitis, wie sie als besonders typisch

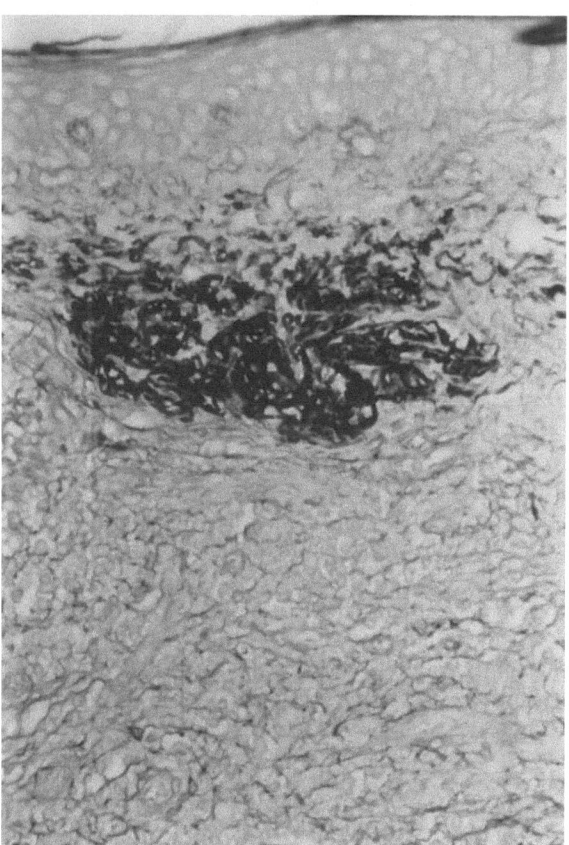

Abb. 45. Lupus vulgaris faciei. Auflösung der präexistenten elastischen Fasern im Bereich des spezifischen Infiltrates, das allerdings zarte, an Gitterfasern erinnernde, sich positiv anfärbende Strukturen erkennen läßt. Umschriebene Elastose im oberen Corium. Paraffinschnitt. KMnO₄-Aldehydfuchsin-Reaktion. Grünfilter. Vergr. 176mal

von Gillmann et al. (1955) hervorgehoben wurde, ist nach Gans und Steigleder (1955) indessen nicht so gewöhnlich. Auch beim chronischen Erythematodes wird die degenerative Elastose häufig gesehen (Kyrle 1909, Arzt 1913, Ohno 1925, Weidman 1931), obwohl sie nicht Erythematodes-spezifisch

ist, wie man früher teilweise annahm. Erwähnt sei das Vorkommen bei Porphyrie (FELDAKER und MONTGOMERY 1955) oder auch bei Pellagra (KORTING
1958), ferner auch bei Tumoren, besonders bei senilen Keratosen, Carcinomen und
Basaliomen (OHNO 1925, GANS und STEIGLEDER 1955, GILLMANN et al. 1955). In
den meisten Fällen lokalisieren sich die genannten Prozesse bzw. Restzustände in
witterungsexponierten Hautarealen, *so daß es sich im Grunde um nichts anderes
als eine aktinische Elastose handelt.* So sind auch bezüglich morphologischer und
histochemischer Befunde keine Differenzen zu erwarten. Lediglich GILLMANN und
PENN (1956) glauben auf Grund ihrer Untersuchungen an heilenden Incisionswunden und heilenden Wunden nach Entnahme von Thiersch-Läppchen an
bedeckten Körperstellen, daß frühzeitig (4—48 Tage) das traumatisierte Kollagen
im Str. reticulare chemisch-morphologischen Veränderungen unterworfen ist,
die dazu führen, daß sich diese Fasern mit allen Elastica-Farbstoffen anfärben
lassen („pseudoelastische Fasern"). MA (1949) konnte bei Mäusen im Anschluß
an Methylcholanthren-Pinselungen vor der epidermalen Carcinogenese eine deutliche Vermehrung elastischer Fasern über einen begrenzten Zeitraum feststellen.
Diese Fasern verhielten sich auch biochemisch (LOWRYs Methode) wie echte
elastische Fasern. Auch ORR (1949) machte derartige Beobachtungen. Sie zeigen,
daß unter bestimmten Stoffwechselbedingungen Elastosen doch relativ rasch
entstehen können und warnen eigentlich davor, alle derartigen Veränderungen
nur als Folge lokaler externer Einflüsse (Licht, Wärme, Witterung) zu sehen,
zumal ja auch an inneren Organen wie Gallenblase (RIOPELLE 1949), in der Lunge
älterer Menschen (LANSING 1959) ein erheblicher Zuwachs an elastischen Fasern
unter dem Bilde einer dystrophischen Elastose zu beobachten sein kann. Ob hier
Störungen im Gleichgewicht von Elastase und Substrat eine Rolle spielen, was
vor allem in bezug auf die Arteriosklerose von eminenter Bedeutung wäre (BALÓ
1953, SAXL 1957), ist bislang unbewiesen.

Histologisch und histochemisch verhält sich das wie elastische Fasern sich
anfärbende Material wie die konvolutartigen Fasern und die kolloiden Schollen
bei aktinischer Elastosis. Auch hier ist die dystrophische Elastosis meist nur
bezirksweise vorhanden. Lipoidreichtum und Mucoidreichtum sind stellenweise
zu beobachten, Verkalkung fehlt.

γ) Pseudoxanthoma elasticum als dystrophische Elastose

Auf Grund des histologischen Bildes und des färberischen Verhaltens der
befallenen Bindegewebsfasern gegenüber den verschiedenen Elasticafarbstoffen
wurde bereits früher von den meisten Autoren an der Auffassung festgehalten, daß
es sich bei diesem Prozeß um eine dystrophische Systemkrankheit des elastischen
Gewebes, eine dystrophische System-Elastose handelt (GANS 1925, FREUDEN-
THAL 1932, URBACH und WOLFRAM 1938, SCHUPPENER und MEITINGER-STOBBE
1955), während neuerdings die Frage ventiliert wird, ob die Grundstörung beim
Pseudoxanthoma elasticum sich am Kollagen abspielt (MCKUSICK 1956).

Färberisch und histochemisch sind dabei die Veränderungen an den sich mit
Elastica-Farbstoffen anfärbenden segmentierten oder granulierten, U- und
J-förmig gebogenen, gespaltenen und zerrissenen (Elastoklasis und Elastorhexis),
herdförmig in den tieferen Coriumlagen angereicherten Faserelementen (Abb. 46)
teils den degenerativen Veränderungen ähnlich, die man bei seniler Elastosis
antrifft, andererseits bestehen doch auch deutliche Differenzen.

In den erkrankten Bezirken sind die elastisch färbbaren Gewebselemente durch
Basophilie gekennzeichnet und verhalten sich wie Elacin. Die Basophilie (SHAFFER

39*

1957, Teller 1957) ist gelegentlich in den erkrankten Faserelementen nur streckenweise vorhanden (Gans 1955). Die für Basophilie und positive Hale- bzw. Alcianblau-Reaktion (Abb. 47) verantwortlichen sauren (Mucopolysac- charid-)Substanzen sind wohl auch für das orthochromatische (Steiner 1957), stellenweise auch metachromatische (Teller 1957) Verhalten verantwortlich. Auffällig ist ferner die deutliche PAS-positive Reaktion (Findlay 1954, Wo- ringer 1954, Steiner 1957, Teller 1957).

Mit Elastase lassen sich die wie Elastica färbbaren Gewebselemente wie normale elastische Fasern rasch abdauen (Findlay 1954, Moran 1958), wobei

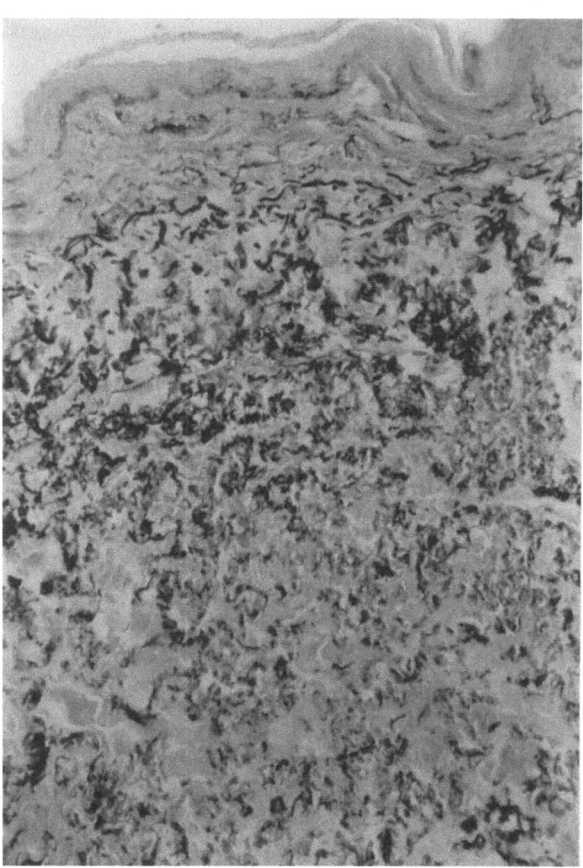

im Verlauf der Elastolyse alle morphologischen Pha- sen durchlaufen werden (transversale Segmentie- rung, Auftreibung, granu- läre und fibrilläre Dege- neration mit zunehmen- dem Verlust der Affinität für Elasticafarbstoffe), die für eine normale Elasto- lyse charakteristisch sind (Findlay 1954, Moran 1958).

Wie schwierig die In- terpretation der elektro- nenoptischen Befunde ist, zeigen auch die Diskre- panzen bezüglich der Na- tur der in Rede stehen- den Fasern. 1952 meinten Tunbridge et al., daß die einzige Strukturab- weichung in einer an- scheinenden Verhärtung kollagener Mikrofibrillen bestehe, während elasti- sches Fasermaterial nicht zu finden war. Auch Tel- ler und Vester (1957) fanden in keinem Präpa- rat elastisches Material,

Abb. 46a u. b. Pseudoxanthoma elasticum. a Typische Veränderungen mit Elastoklasis und Elastorhexis. Paraffinschnitt. KMnO₄-Aldehyd- fuchsin-Reaktion. Grünfilter. Vergr. 120mal

wiesen aber auf die Ver- änderungen der Dicke der kollagenen Mikrofibrillen

hin und auf Veränderungen im Versilberungsmodus. Demgegenüber wird von Kennedy (1957) nachdrücklich festgestellt, daß in keinem der zahlreichen Präparate irgendein Anhalt für eine Veränderung oder Degeneration der kolla- genen Fasern zu finden war, während sich deutlich faßbare Veränderungen an den elastischen Fasern nachweisen ließen. Durch die Untersuchungen von Loria et al. (1957) und ferner diejenigen von Moran und Lansing (1958) sowie Fisher et al. (1958) scheint sichergestellt, daß es sich bei dem elastisch färbbaren Material in der Tat um typische elastische Fasern handelt, in denen Niederschläge von Fremdsubstanzen in reichlichem Maße zu finden sind (Loria et al. 1957).

Die Gesamtheit der mitgeteilten Befunde bestätigt so sehr schön die Studien früherer Autoren. Vielleicht sollte man versuchen, mittels der Lowryschen Methode auch den quantitativen Nachweis zu führen, daß das erkrankte Gewebe wirklich elastisches Gewebe ist.

Bereits die beschriebenen Färbeverfahren und histochemischen Reaktionen zeigen, daß diese elastischen Fasern nicht völlig normal sind, sondern dystrophische Veränderungen aufweisen, die gewisse Gemeinsamkeiten mit denen bei aktinischer Elastose haben und in etwa den „pseudoelastischen Fasern" von GILLMANN (1955) entsprechen. Auffällig gegenüber der aktinischen Elastose sind zwei Besonderheiten. Einmal ist offenbar eine „*fettige Degeneration*" der elastischen Fasern bei Pseudoxanthoma elasticum ein recht seltenes Vorkommnis. GANS und STEIGLEDER (1955), auch McKUSICK (1956) erwähnen es nicht. Demgegenüber fand bereits BALZER (1884) Fett, OHNO (1925a) später sudanophile Lipoide und optisch nicht aktive Fettsäuren. Auch elektronenoptisch scheint gelegentlich Verdacht auf Fettmaterial zu bestehen (TUNBRIDGE 1957). Andererseits gehören die für Pseudoxanthoma elasticum charakteristischen *Kalkniederschläge* (Abb. 46b) nicht zum Bilde der aktinischen Elastose. Hier handelt es sich um einen recht bemerkenswerten Unterschied zum allgemeinen Verhalten elastischer Fasern, die mit zunehmendem Alter und im Verlauf degenerativer Veränderungen

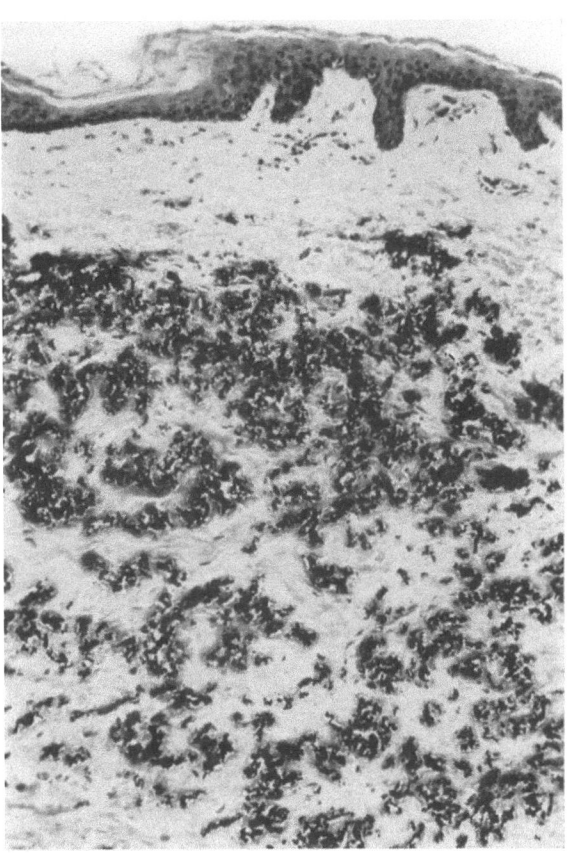

Abb. 46b. Massive Kalkniederschläge im Bereich der veränderten elastischen Fasern. Paraffinschnitt. v. Kossasche Färbung. Grünfilter. Vergr. 120mal

eine zunehmende Mineralisation (hauptsächlich Calcium) zeigen (DEMPSEY und LANSING 1954). Die bereits früh bekanntgewordene Neigung zur Kalkinkrustation der erkrankten Fasern (FREUDENTHAL 1932) wurde immer wieder bestätigt (FINNERUD und NOMLAND 1937, SAIPT 1953, LORIA et al. 1957, MORAN und LANSING 1958). LOBITZ und OSTERBERG (1950) fanden bei Pseudoxanthoma elasticum den 5—6fachen Gehalt an Calcium im Vergleich mit normaler Haut. Dieser Befund ist um so bemerkenswerter, als Calciumniederschläge im Kollagen ohne vorausgehende Verfettung, wie es gewöhnlich bei Pseudoxanthoma elasticum der Fall ist, bei anderen Prozessen praktisch nie beobachtet werden.

Bezüglich der *Genese* sei auf das unter seniler Elastosis Gesagte verwiesen. Die histochemischen Befunde (vermehrt saure Mucopolysaccharide und Mucoide) legen eine Dissoziation im amorphen Anteil der elastischen Fasern nahe. Das Freiwerden dieser Substanzen dürfte auch für die Calciumaffinität heranzuziehen sein. Ob diese Störungen die Folge eines elastolytischen Vorganges sind oder aber Zeichen einer qualitativ anomalen Struktur neugebildeter elastischer Fasern, ist unentschieden. An letztere Möglichkeit ist besonders im Hinblick auf die vorher erwähnten Transformationsstudien von Kollagen zu Elastin zu denken. Dadurch

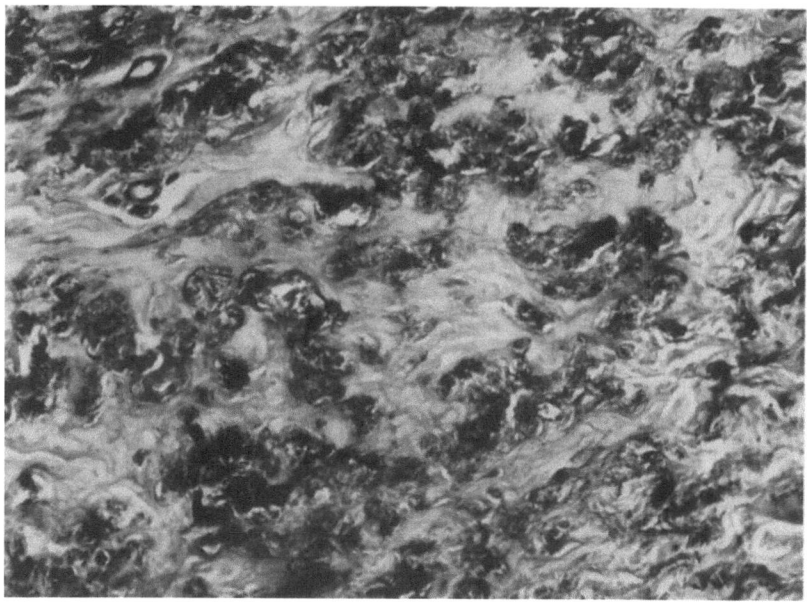

Abb. 47. Pseudoxanthoma elasticum. Die veränderten elastischen Fasern sind sehr reich an Hale-reaktiven sauren Mucopolysacchariden. Paraffinschnitt. Hale-PAS-Reaktion. Vergr. 250mal

könnte auch für die Anreicherung der elastischen Fasern bei dieser Krankheit eine Verständnisbrücke gefunden werden.

Nur erwähnen möchte ich an dieser Stelle, daß die *elastischen Typen des Bindegewebsnaevus* gelegentlich einige an Pseudoxanthoma elasticum erinnernde Ähnlichkeit zeigen hinsichtlich ihres histologischen Bildes. Bezüglich Einzelheiten muß auf Blaich (1947), Prakken (1952), Gans und Steigleder (1955), Loewenthal (1957) und auf de Graciansky und Leclerq (1960) verwiesen werden, zumal über die Art der Störungen (veränderte Elasticabildung, dystrophische Veränderungen) keine fundierteren Vorstellungen herrschen (Prakken 1952).

Ungeklärt in ihrer Genese sind auch die intrapapillären Elastica-Anhäufungen, wie sie von Miescher (1955) als *Elastoma intrapapillare verruciforme* beschrieben wurden. Miescher deutet sie nicht als dystrophisches Produkt. Auffälligerweise beschrieb gleichartige Veränderungen Schuppli (1957) in einem Fall von typischem Pseudoxanthoma elasticum.

δ) Kolloidmilium als dystrophische Elastose

Unter der Bezeichnung „Kolloidmilium" verstehen wir bekanntlich eine Dermatose, die durch Einlagerung einer homogenen strukturlosen Substanz in den oberen Bindegewebslagen gekennzeichnet ist. Das kolloide Material ist, abgesehen von seiner abweichenden Färbung nach v. GIESON, nicht spezifisch anfärbbar. Seine Natur und Entstehungsweise ist auch heute noch ungeklärt. Einige Autoren bestehen auf der Entstehung aufgrund degenerativer Veränderungen am Kollagen (PRAKKEN 1951), andere auf seiner Entstehung von elastischem Gewebe (FERREIRA-MARQUES 1950/51). PERCIVAL und DUTHIE (1948) geben zu bedenken, daß es sich vielleicht um einen Infiltrations- bzw. Präcipitationsvorgang, ähnlich wie bei Amyloidose, handelt, während GANS und STEIGLEDER (1955) darauf hinweisen, daß es sich nicht um eine einheitliche Substanz, sondern möglicherweise um ein Degenerationsprodukt aus Kollagen und Elastin handelt. Möglicherweise bestehen auch von Fall zu Fall Unterschiede in der Natur der kolloiden Massen und ihrer Genese. Dies scheint besonders möglich zwischen der juvenilen und senilen Form (PERCIVAL und DUTHIE 1948). Bei der letztgenannten Form lokalisieren sich die kolloiden Veränderungen in die Bezirke ausgeprägter aktinischer Elastose und lassen den Eindruck entstehen, daß sie sich auf dem Boden dieser dystrophischen Elastosis entwickelt haben. Dazu gehören auch die von FERREIRA-MARQUES und VAN UDEN (1950/51) so eingehend besprochenen Fälle, die die Autoren bewogen haben, dem Prozeß die Bezeichnung „Elastosis colloidalis conglomerata" zu geben. In der Tat kann man in derartigen Fällen eine Umbildung der Faserelemente der senilen Elastosis in Kolloid einwandfrei beobachten und findet auch in „Kolloid"-Herden Reste elastischer Fasern. Auffällig ist ferner das Vorhandensein saurer Mucopolysaccharide (Hale-PAS-Reaktion, Alcianblau), PAS-positiver (FINDLAY 1954, WINER 1955), sich wie Mucin färbender (WINER 1955) Substanzen in den kolloiden Bezirken, ferner die Tatsache, daß das Material einer Elastase-Verdauung (FINDLAY 1954) zugänglich ist. Auffällig ist weiterhin, daß das „Kolloid" in Wasser, Alkohol, Aceton, Äther, Essigsäure und auch in NaOH weitgehend unlöslich ist (JAGER 1925, PERCIVAL und DUTHIE 1948) und ferner offenbar keine größeren Kohlenhydratmengen (?) enthält (juvenile Form!). ZOON et al. (1955) weisen auf Grund chromatographischer Untersuchungen auf die Gleichheit des Aminosäurespektrums mit dem von Blutserum hin und meinen wie TOSTI (1953), daß das Kolloid in der Hauptsache aus präcipitierten Serumproteinen entsteht. Abnormitäten in der Serumelektrophorese wurden aber nicht gefunden (ALLISON und ALLISON jr. 1957). Sehr bemerkenswert ist indessen bei den qualitativen Untersuchungen von ZOON et al. (1955) das Fehlen von Oxyprolin im „Kolloid", da damit das Oxyprolin-reiche Kollagen als am Degenerationsprodukt beteiligt mit Sicherheit ausscheidet. Elastin ist demgegenüber bezeichnenderweise ausgesprochen arm bzw. frei von dieser Aminosäure (DEMPSEY und LANSING 1954). Auch elektronenmikroskopische Untersuchungen haben eine endgültige Klärung bisher nicht gebracht. In den Präparaten finden sich kollagene Mikrofibrillen neben granulären und homogenen Elementen. Letztere wurden von PIREDDA (1958) als amorphe Grundsubstanz gedeutet, könnten aber ebensogut Elastin darstellen.

Auch die Genese des Kolloidmiliums ist bisher nicht aufgeklärt. Bei aller Zurückhaltung kann man die Vorstellung nicht von der Hand weisen, daß bei der senilen Form eine Bildung aus den Veränderungen der aktinischen Elastosis möglich ist, womit bei diesen Fällen das Kolloidmilium als Endzustand einer dystrophischen Elastosis angesehen werden müßte.

d) Das Verhalten elastischer Fasern im Verlauf von Ödem und Entzündungen

Elastische Fasern gehören, wie dargestellt wurde, zu den schwerlöslichen Geweben. Sie besitzen eine große Widerstandsfähigkeit gegenüber eiweißlösenden

Prozeduren, sind resistent gegenüber einer Hydrolyse mit verdünnten Säuren und Basen und gegenüber p_H-Wert-Schwankungen (Baló und Banga 1949). So ist es unschwer zu verstehen, daß sie im Ablauf der verschiedensten entzündlich-ödematösen Prozesse einer Auflösung gegenüber oft ziemlich resistent sind. Für die Auflösung elastischer Fasern muß man enzymatische Vorgänge fordern, die zur Mucolyse von Elastomucin und einer Proteolyse der inneren und äußeren Proteinphase der elastischen Fibrillen (Hall 1957) führen und damit zum Abbau

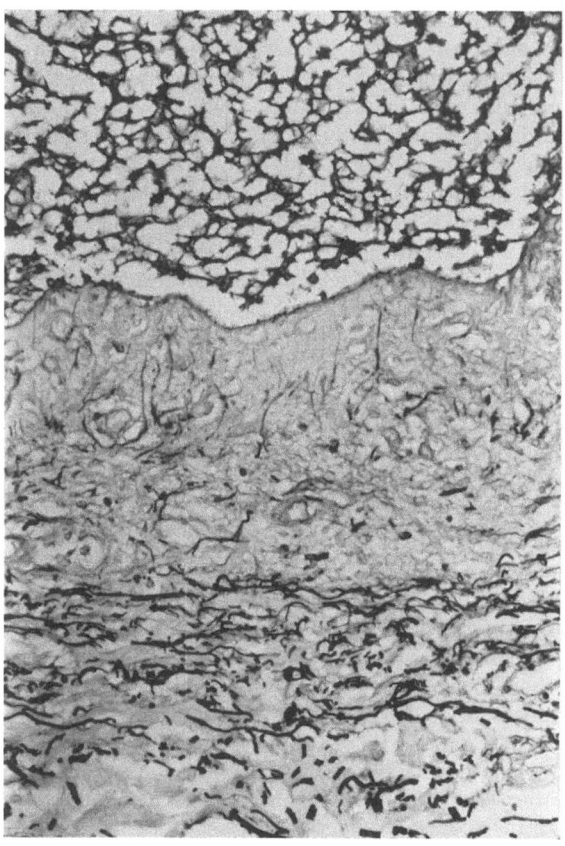

elastischer Fasern. Die experimentellen Untersuchungen über die morphologischen Veränderungen unter Elastolyse mittels Elastase (S. 600—603) haben unser Verständnis dafür erhöht, warum Fragmentierungen, Aufquellungen und feinfibrilläre Aufsplitterungen häufige morphologisch faßbare Reaktionsformen sich auflösender Elasticafasern darstellen.

Nach dem Vorhergesagten ist mit Recht anzunehmen, daß die elastischen Fasern gegenüber *Ödemen* wenig empfindlich sind. Dies gilt sicher von kurzfristig bestehenden Ödemen, während andererseits prolongierte Ödeme nicht ohne Effekt auf elastische Fasern bleiben. Elasticaveränderungen sind im Hinblick auf quantitative und qualitative Veränderungen nicht so sehr von der Art des Ödems (entzündlich, nicht entzündlich) abhängig, als von seiner Dauer. Akutes Ödem einer kurzfristigen Urticaria ist meist ohne

Abb. 48. Alters- oder Parapemphigus. Rarefizierung der Elastica im oberen Cutisbereich des Blasengrundes. Geronnenes Blasenserum färbt sich wie Elastica. Paraffinschnitt. $KMnO_4$-Aldehydfuchsin-Reaktion. Grünfilter. Vergr. 300mal.

Folge für die elastischen Fasern. Auch chronisches Lymphödem führt nicht zu nennenswerten Elasticaveränderungen (Steiner 1957a und c), wenn man von einer leichten Trennung der Fasern absieht (Dick 1947). Bei länger bestehenden kardialen oder renalen Ödemen kommt es jedoch zur Fragmentierung und gelegentlich zur Aufsplitterung der elastischen Fasern besonders im Bereich des Str. reticulare. Auch bei Ekzem und Dermatitis ist während der Phase des entzündlichen Ödems die Elastica kaum verändert und fragmentiert und atrophiert erst dann, wenn sie mit dem entzündlichen Infiltrat in Berührung kommt. Das Ödem im Papillarkörper bei Dermatitis herpetiformis Duhring und Pemphigus vulgaris ist von vergleichsweise geringem Effekt auf die Struktur der elastischen Fasern. Immerhin verliert das feine subepidermale Fasernetz gelegentlich bald seine

Anfärbbarkeit (Abb. 48) (GANS und STEIGLEDER 1955), wobei noch offensteht, ob es sich lediglich um einen Verlust der Färbbarkeit handelt oder um einen echten Schwund elastischer Fasern. Das gleiche gilt vom ödematösen Stadium bei Acrodermatitis chronica atrophicans in infiltratfreien Bezirken, wo allerdings die elastischen Fasern offenbar bereits früh regressive Schädigungen aufweisen.

Eine Neubildung elastischer Fasern in Bezirken mit entzündlichem Ödem scheint zumindest sehr selten. Daß sie indessen vorkommen kann, zeigt die Elastose des Myokards im Ablauf seröser Myokarditis, wo die Wände der Capillaren selbst zwischen dem Herzmuskel sich mit feinen elastischen Fasern ausstatten (RÖSSLE 1934), aber auch Beobachtungen bei Sklerodermie (REICH 1950).

Ein häufiger Befund bei cutanem Ödem ist ferner, daß der subepidermale Elasticaplexus viel tiefer liegt als normal, da er offenbar durch die sich dort anreichernde Gewebsflüssigkeit von der Zone der Basalmembran abgedrängt wird, ein Phänomen, das man auch in frühen Phasen beim Erythematodes chronicus beobachten kann.

Entzündliche Ödeme auf infektiöser Basis, wie z.B. beim Erysipel, affizieren elastische Fasern offenbar schwerer. Bereits frühzeitig verlieren die feinen Fasern ihre Anfärbbarkeit und sind später kaum noch nachweisbar (GANS und STEIG-

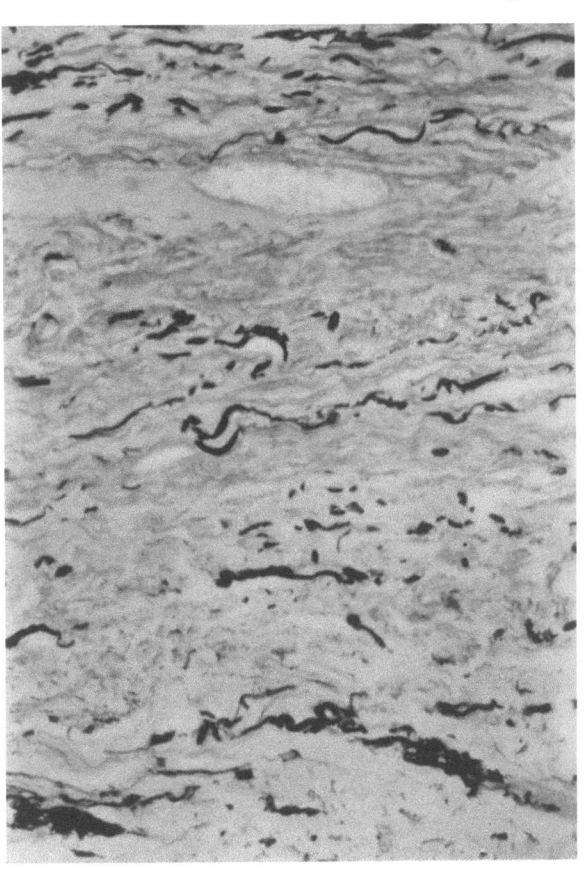

Abb. 49. Sclerodermia circumscripta mit Rarefizierung und degenerativen Veränderungen elastischer Fasern. Paraffinschnitt. KMnO$_4$-Aldehydfuchsin-Reaktion. Grünfilter. Vergr. 300mal

LEDER 1955). Ob dieses Fehlen der Anfärbbarkeit einem echten Auflösungsprozeß entspricht oder auf chemischen Bindungen mit anderen freigesetzten Substanzen (Proteinen, Mucopolysacchariden) beruht („Entelastinisierung"), ist bisher allerdings nicht geklärt.

Auch durch *mucoide Ödeme* und *Mucinansammlungen* erleiden die elastischen Fasern im allgemeinen zunächst nur unwesentliche Veränderungen. Hier dürfte ebenfalls der Zeitfaktor bedeutsam sein. So ist es verständlich, daß beim Scleroedema adultorum Buschke, beim Scleroedema oedematosum neonatorum, auch beim Myxödem und den verschiedenen Formen von Myxodermien (zum Begriff s. BRAUN-FALCO 1956c) morphologische und färberische Veränderungen an den elastischen Fasern frühzeitig nicht bedeutsam sind, abgesehen von einer häufigen Basophilie (Auflagerung mucoider Substanzen?) und Quellung. Daß in ausgeprägten Fällen sich allerdings degenerative Alterationen einstellen, zeigten z.B. für das Myxoedema circumscriptum tuberosum die Befunde von Gottron und Korting (1953). Auch bei den verschiedenen Sklerodermieformen ist in der ödematösen Anfangsphase das elastische Fasersystem noch intakt (Musso 1954), bald stellen sich aber die bekannten Veränderungen ein, die von Gans und Steigleder (1955), aber auch von Reich (1950), Winer (1955) und

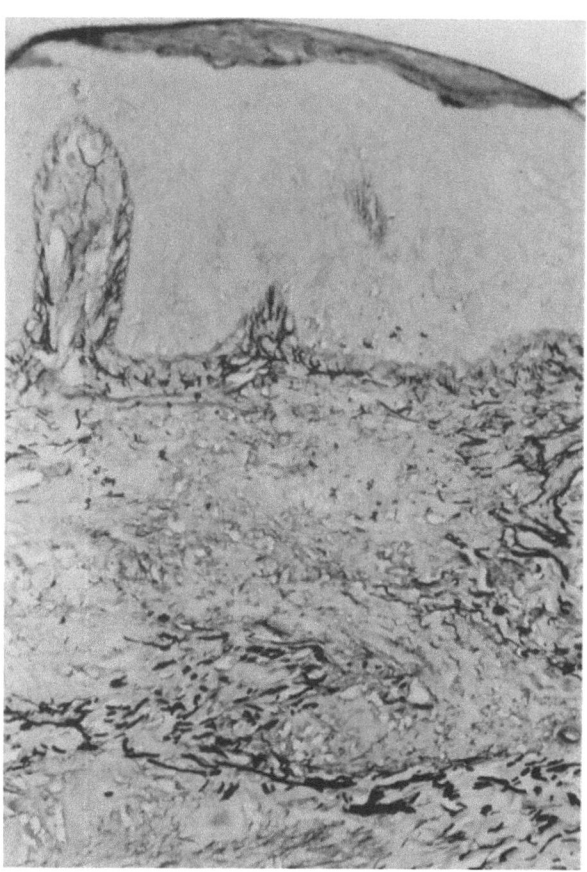

O'Leary et al. (1957) in jüngster Zeit wieder eingehend dargestellt wurden (Abb. 49). Daß es im Verlaufe der später einsetzenden Elastica-Desintegration zu phanerotischem Auftreten von Mucopolysacchariden kommen kann, wurde insbesondere von Korting (1954) herausgestellt. Das gleiche gilt wohl auch für den Lichen sclerosus et atrophicus (Montgomery und Hill 1940, Hauser 1958). Allerdings muß darauf hingewiesen werden, daß natürlich an den Stellen, wo sich entzündliche Infiltrate ausbilden, das elastische Gewebe meist völlig der Histiolyse anheimfällt.

Die Bedeutung Eiweiß- und Mucopolysaccharidreicher Ödeme in ihrer Beziehung zum anscheinenden oder scheinbaren Schwund elastischer Fasern und Änderung ihrer färberischen Eigenschaf-

Abb. 50. Lupus vulgaris. Auflösung elastischer Fasern innerhalb des spezifischen Infiltrates. Paraffinschnitt. KMnO₄-Aldehydfuchsin-Reaktion. Grünfilter. Vergr. 176mal

ten ist bisher wenig untersucht worden, obwohl leicht vorstellbar ist, daß derartige Veränderungen nicht nur immer Elastolyse bedeuten, sondern auch durch Imprägnation oder adsorptive Anlagerungen möglich sind. Tinktoriell frühzeitigste Veränderung ist die Basophilie der elastischen Fasern (d.h. Elacin-Bildung). Fischer und Nikolowski (1958) haben bei der Untersuchung von elf Fällen von Kraurosis penis auf dieses Problem aufmerksam gemacht. Derartige Vorgänge dürften auch für die Elastica-Degeneration und Entelastinisierung im Verlauf der Hyalinosis cutis et mucosae (Urbach und Wiethe 1929, Braun und Weyhbrecht 1952, Ungar und Katzenellenbogen 1957) bedeutsam sein, worauf von Weyhbrecht und Korting (1954) hingewiesen wurde. Dabei bleibt die Frage immer noch offen, ob nicht degenerativ verändertes elastisches Gewebe einen die Hyalin-Ablagerung begünstigenden Faktor darstellt. Dies um so mehr, als TAYLOR (1955) überzeugend gezeigt hat, daß dem Hyalinisierungsvorgang in der Aorta elastolytische Prozesse mit Freisetzung von großen Mengen saurer Mucopolysaccharide und auch Lipoiden vorausgehen. Auch bezüglich der Haut-Muskel-Amyloidose (GOTTRON 1932) und der Amyloidosis cutis nodularis atrophicans diabetica wurde von GOTTRON (1950) bereits auf derartige Mechanismen ausführlich eingegangen.

Durch den Ablauf *entzündlicher Vorgänge* werden bekanntlich die elastischen Fasern der Haut stark in Mitleidenschaft gezogen (OHNO 1925b, HASS 1939, PERCIVAL et al. 1949, STEINER 1957a u. c). Im allgemeinen zeigen die elastischen Fasern dem histiolytischen Effekt der Entzündungsprodukte (proteolytische, mucolytische, elastolytische [?] Enzyme) größeren Widerstand als die kollagenen Fasern (GANS und STEIGLEDER 1955, OHNO 1925b). So ist es wohl auch zu verstehen, daß bei *akut* verlaufenden eitrigen Entzündungen der Haut, wie z.B. beim Furunkel, vor der völligen nekrotischen Einschmelzung des Gewebes das elastische Fasernetzwerk noch sehr deutlich sichtbar in Erscheinung tritt, während die Kollagenfasern bereits aufgelöst sind. Im übrigen aber gehen die elastischen Fasern innerhalb exsudativ-entzündlicher Infil-

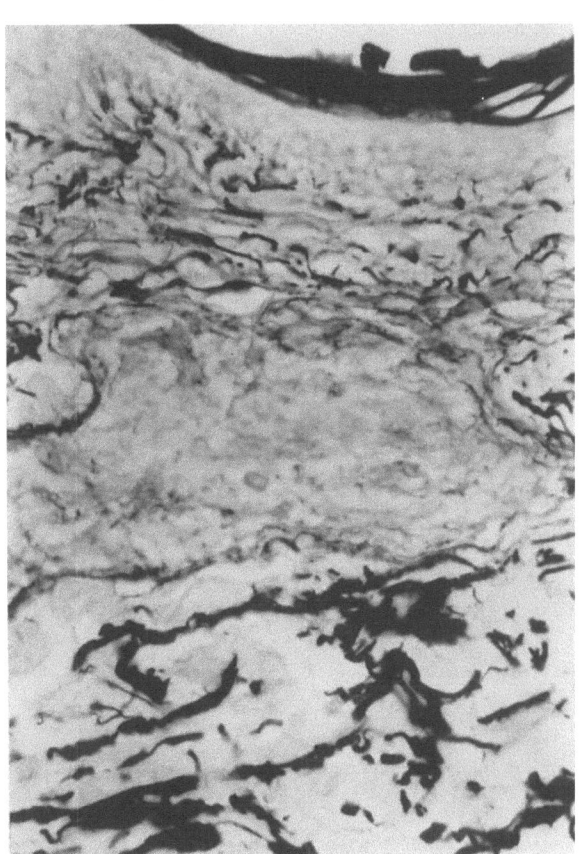

Abb. 51. Boecksches Sarkoid. Verlust der Elastica innerhalb eines Epitheloidzellengranuloms. Paraffinschnitt. KMnO$_4$-Aldehydfuchsin-Reaktion. Grünfilter. Vergr. 340mal

trate verschiedenster Art (Erysipel, Phlegmonen) größtenteils zugrunde, wobei Verquellung, Aufsplitterung in feine Fäserchen, Fragmentierung Degenerationsformen auf dem Wege der völligen Auflösung darstellen. Der Schwund elastischer Fasern im Bereich eitriger Entzündungen muß hauptsächlich auf die entzündliche Leukocyteninfiltration bezogen werden. So wird auch verständlich, daß bei exsudativen Dermatosen mit Leukocyteninfiltration die elastischen Fasern weitgehend schwinden, während sie bei exsudativen Prozessen ohne Leukocyteninfiltration meist mehr oder weniger erhalten bleiben, wie an den histologischen Befunden zwischen Acrodermatitis chronica atrophicans und Sklerodermie besonders deutlich wird (REICH 1950).

Es ist ferner nicht verwunderlich, daß man den schwersten Grad der Elastica-Degeneration neben eitrigen entzündlichen Dermatosen bei *chronischen* proliferativ-

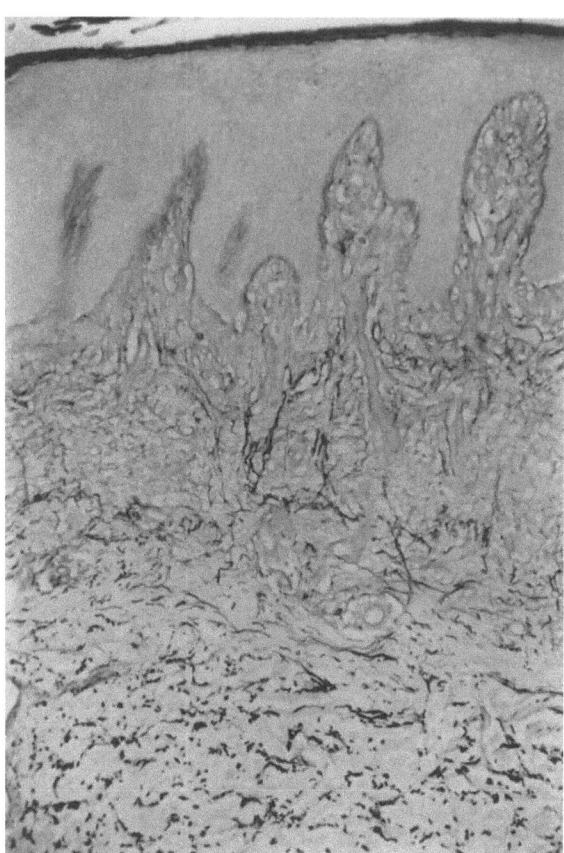

Abb. 52. Mycosis fungoides. Weitgehende Auflösung elastischer Fasern
im Bereich der granulomatösen Veränderungen im oberen Corium. Paraffinschnitt.   KMnO$_4$-Aldehydfuchsin-
Reaktion. Grünfilter. Vergr. 192mal

entzündlichen Dermatosen
finden kann. Entzündliche
celluläre Proliferation, wie
wir ihr bei Lichen ruber
planus, Lichen nitidus, sekundären Erythrodermien,
chronischem Erythemato-
des oder in der Stroma-
reaktion um maligne epi-
theliale Tumoren begeg-
nen, um nur einige Sach-
lagen zu nennen, sind
begleitet vom Untergang
elastischer Fasern inner-
halb der entzündlichen Infiltrate (Arzt 1913) Hass
1939, Percival et al. 1949,
Gans und Steigleder
1955). Auch die Entwick-

Abb. 53. Lympho-Retikulose. Innerhalb des neoplastischen, von den ad-
ventitiellen Indifferenzzonen ausgehenden Infiltrates völlige Auflösung
der präexistenten elastischen Fasern.
Paraffinschnitt.   KMnO$_4$-Aldehyd-
fuchsin-Reaktion. Grünfilter. Vergr.
225mal

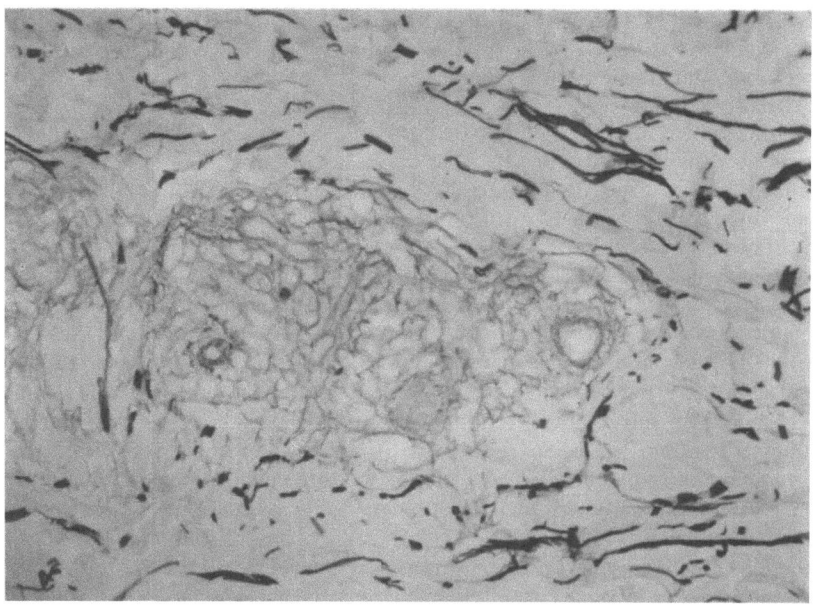

lung eines spezifischen Granulationsgewebes führt zu rascher und ausgedehnter Zerstörung elastischer Fasern, wie die Befunde bei den verschiedenen Haut-tuberkuloseformen (Abb. 45 und 50) und beim Boeckschen Sarkoid (Abb. 51,

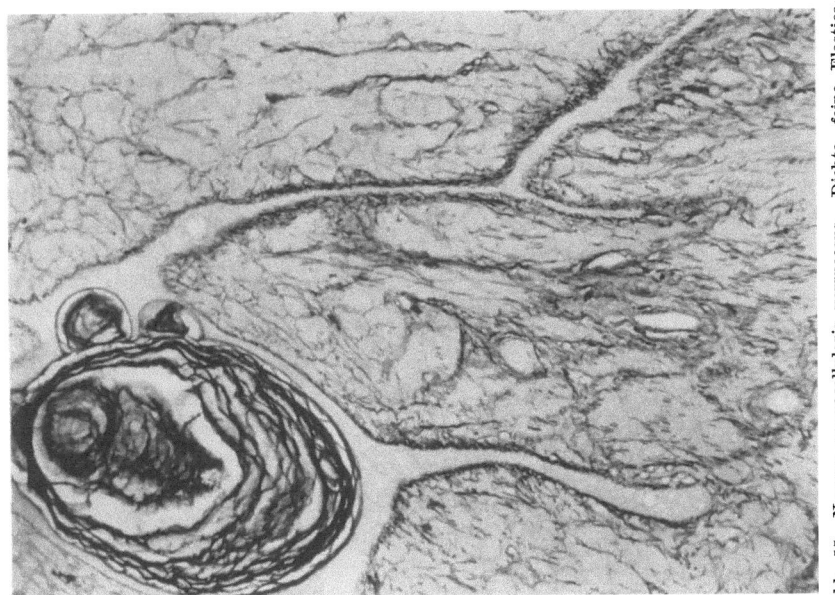

Abb. 55. Naevus naevocellularis verrucosus. Dichte, feine Elastica-Geflechte und kleinere und kleine Naevuszellkomplexe. Paraffinschnitt. KMnO₄-Aldehydfuchsin-Reaktion. Grünfilter. Vergr. 144mal

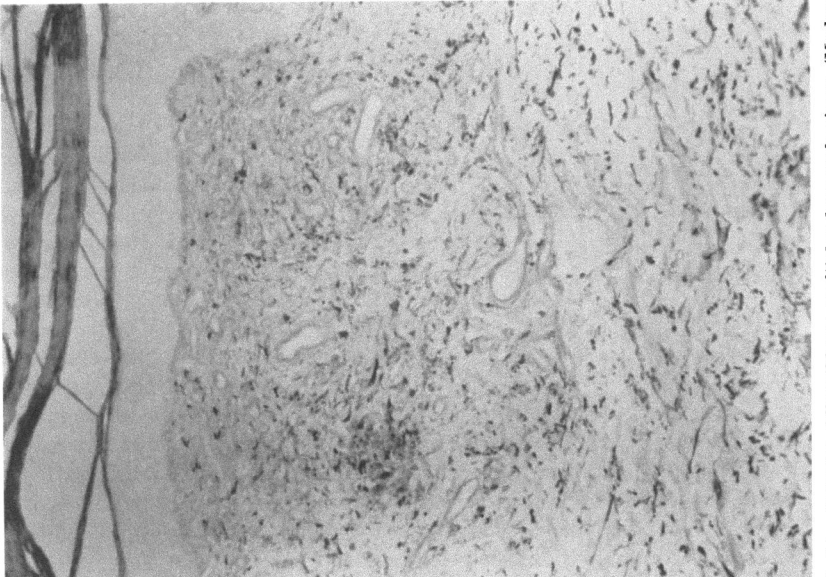

Abb. 54. Sarcoma idiopathicum multiplex haemorrhagicum (Morbus Kaposi) mit Reduktion und Kleinfrakturierung der cutanen elastischen Fasern. Paraffinschnitt. KMnO₄-Aldehydfuchsin-Reaktion. Grünfilter. Vergr. 152mal

zeigen. Nach DEMPSEY und LANSING (1954) ähnelt der Zerfall elastischer Fasern bei Tuberkulose (Aufsplitterung, Fragmentierung, granulärer Zerfall) und das morphologische Verhalten dem der elastischen Fasern unter Elastase-Einfluß. Bei der gummösen Lues geht diese Elastica innerhalb der erreichten Nekrosezone völlig zugrunde, während sie sich in den Randgebieten schalenartig um die Infiltrate ordnet (Gans und Steigleder 1955). Auch in den granulomatösen Bezirken bei Frambösie (White 1910) und Blastomykose fehlen elastische Fasern praktisch stets.

Auffällig ist gelegentlich am Rande gut abgegrenzter Infiltrate eine herdweise Anreicherung elastischer, oft basophiler Faserkonvolute, offenbar das Resultat einer Verdrängung durch das sich ausdehnende entzündliche Infiltrat. Besonders beim Lupus vulgaris, aber auch beim Boeckschen Sarkoid kann man die Veränderungen gut beobachten, auf die schon Arzt (1913) hingewiesen hat.

Auch innerhalb *neoplastischer, proliferativer Zellinfiltrate* [Leukämie, Retikulosen, Lymphogranulomatosis maligna (Sternberg-Paltauf), Mycosis fungoides] fallen die präexistenten elastischen Fasern der Verquellung, Fragmentierung, Aufsplitterung und Lysis anheim (Abb. 52, 53 und 54), wobei Basophilie (Elacin) und Verfettung wohl als Zeichen der Phanerose im Verlauf des elastolytischen Prozesses angesehen werden dürften. Die Frage nach dem Mechanismus der Elastolyse ist bisher unbeantwortet geblieben. Denkbar ist ein direkter enzymatisch-elastolytischer Effekt der die Zellinfiltrate aufbauenden

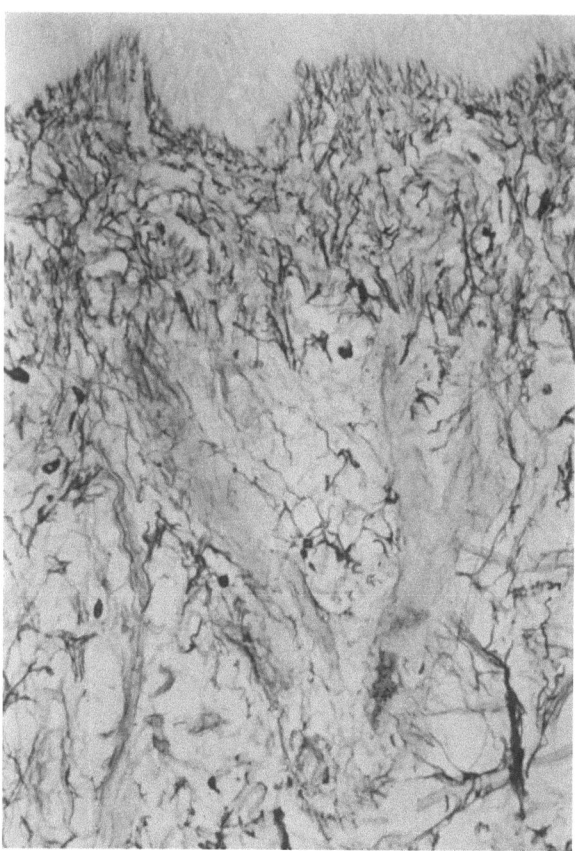

Abb. 56. Cutis laxa. In der ganzen Cutis feine, gewellt verlaufende, in den oberen Zonen dichtere elastische Fasern nach Art derjenigen des subepidermalen Elasticaplexus. Paraffinschnitt. KMnO₄-Aldehydfuchsin-Reaktion. Grünfilter. Vergr. 210mal

Zellelemente (dazu s. Ehrich 1956), aber auch ein indirektes Wirksamwerden von Enzymen oder Substanzen, die im Verlauf der entzündlich-infiltrativen Reaktion im Bindegewebe freigesetzt werden. Auffällig ist ferner, daß die elastolytischen Vorgänge in denjenigen granulomatösen Veränderungen am stärksten sind, in denen reichlich argyrophile Reticulumfasern nachweisbar sind. Besonders Percival et al. (1949) haben sich mit der Frage beschäftigt, ob etwa die Anreicherung argyrophiler Gitterfasern in Beziehung zum präexistenten Elastica-Netzwerk steht. Sie konnten an reichlichem Entzündungs-Material (granulomatöse Entzündungen, Reticulumzellhyperplasien) keine sichere Beziehung zwischen Vorhandensein des einen Fasertyps und Vorhandensein oder Fehlen des anderen Fasertyps feststellen. Steiner (1957c) verfügt über gleichartige Beobachtungen. — Auffallend ist im übrigen immer wieder die *Neubildung elastischer Fasern* um Naevuszellhaufen bei dermalen Naevuszellnaevi (Abb. 55).

e) Verkalkung elastischer Fasern

Die Affinität elastischer Fasern für Calcium ist seit langer Zeit bekannt, wie bereits NAEGELI und FREUDENTHAL im Jadassohnschen Handbuch für Haut- und Geschlechtskrankheiten 1932 betont haben. Generell haben alternde und dystrophische elastische Fasern eine größere Neigung zur Verkalkung als junge bzw. normale elastische Fasern. So ist beispielsweise die Verkalkung des elastischen Gewebes in der Aorten-Media in erster Linie eine Funktion des Alters, wenngleich sie durch zusätzliche mechanische Faktoren (Hypertonie) begünstigt wird. Nach LANSING (1959) ist die Elastica der Aorten-Media bei Geburt Calcium-frei, enthält um das 20. Lebensjahr 0,2% Calcium (auf entfettetes Trockengewicht berechnet). Mit zunehmendem Alter steigt dieser Wert auf etwa 5% an. Daß die geschädigte oder dystrophische Elastica besonders affin für Calcium ist, zeigen eine Reihe von Befunden. Besonders bekannt sind Kalkeinlagerungen bei Pseudoxanthoma elasticum (FRIEDMANN 1921, OHNO 1925a, FINNERUD und NOMLAND 1937, LOBITZ und OSTERBERG 1950, LORIA et al. 1957, MORAN und LANSING 1958) (Abb. 46b). DAVIS und WARREN (1933) beschrieben Verkalkung der Elastica der Haut bei Diabetes.

JADASSOHN (1910) hat hervorgehoben, daß auch bei einzelnen Hautverkalkungen (z.B. in der Subcutis) die Beziehung zu den elastischen Fasern besonders bemerkenswert ist. Zu erwähnen ist ferner das Vorkommen Calcium-inkrustierter elastischer Faserbruchstücke innerhalb von Riesenzellen in entzündlichen Granulomen (Lues, Lepra, Boecksches Sarkoid, Sarkoid Darier-Roussy, Arteriitis temporalis), was wohl zuerst von SSUDAKEWITSCH (1889), UNNA (1894) und RONA (1900) herausgestellt wurde (s. auch WELTI 1931 und NAEGELI 1932). Auch bei den verschiedenen Formen der Calcinose ist die bevorzugte Affinität des Kalkes für elastische Fasern zu erkennen (GANS und STEIGLEDER 1955). Man vermutet, daß den Kalkablagerungen dystrophische Veränderungen an den elastischen Fasern vorausgehen.

Von HASS (1956), dem wir eine eingehende Darstellung des Wesens der pathologischen Verkalkung verdanken, wird die besondere Affinität elastischer Fasern zur Calciumaufnahme bei metastatischer Verkalkung, speziell des elastischen Gewebes der Alveolenwände der Lunge, betont, die unabhängig ist von der Ursache (D-Hypervitaminose, Hyperparathyreoidismus usw.). Daß metastatische Calciumablagerungen offenbar auch in anscheinend normalen elastischen Fasern möglich sind, zeigen die experimentellen Untersuchungen von KATASE (1914) und LEARNER (1929).

Was die *Natur der in den elastischen Fasern abgelagerten Calciumsalze* angeht, so scheint es sich meistens um Calciumphosphat zu handeln, wie die Untersuchungen bei Pseudoxanthoma elasticum (WELTI 1931, FINNERUD und NOMLAND 1937) und Arteriosklerose zeigen. LANSING (1952) fand junge arterielle Elastica Phosphor-frei, alte dagegen sehr reich an Phosphor und vermutet eine Ablagerung in Apatit-Kristall-Form. Er stellte ferner fest, daß alte elastische Fasern (Arterien) im Gegensatz zu jungen reichlicher Asparagin- und Glutaminsäure enthalten und vermutet eine primäre Bindung von Calcium an diese Aminosäuren; das gebundene Calcium könnte sich mit einer Phosphatgruppe binden, die sich ihrerseits wieder mit einem Calciumion bindet und so zum Aufbau einer Apatitkette führt. Wie bereits JADASSOHN (1910) herausgestellt hat, wird durch die Calciumablagerung die Anfärbbarkeit der elastischen Fasern mit Elastica-Färbemethoden nicht gestört. Auch nach Entkalkung bleiben die charakteristischen tinktoriellen Reaktionen erhalten, so auch die Basophilie degenerativ veränderter Fasern, die demnach sicher nicht auf die Gegenwart von Calcium zurückzuführen ist (Lansing 1952).

Über den *Ort der Niederschläge in den elastischen Fasern* bestehen noch keine endgültigen Vorstellungen. Die Kontroverse, ob es sich um eine Inkrustation nach Art eines Präcipitationsvorganges auf die Außenfläche elastischer Fasern handelt oder aber um eine Imprägnation mit Calciumablagerungen innerhalb der Fasern, ist vorläufig dahin entschieden, daß beides stattfindet (Lansing 1952), wie auch aus den elektronenmikroskopischen Abbildungen von Loria et al. (1957) verkalkter elastischer Fasern bei Pseudoxanthoma elasticum deutlich wird.

Auch die Kenntnisse über den *Mechanismus der Verkalkung elastischer Fasern* sind noch unvollkommen. Wie die Beobachtungen bei metastatischer Calcinose zeigen, ist in manchen Fällen eine übergeordnete Mineralstoffwechselstörung mit Salzanreicherung im Serum für die Calciumablagerung in elastischen Fasern bedeutungsvoll. Abgesehen davon aber scheinen für die Verkalkung elastischer Fasern in der Haut hauptsächlich physikochemische Änderungen in den elastischen Fasern Voraussetzung zu sein. Die bisher faßbaren Schädigungen elastischer Fasern kennzeichnen sich im wesentlichen durch Basophilie (Elacin), intensivere PAS-Reaktion und positive Hale- bzw. Alcianblau-Reaktion als Zeichen einer Störung innerhalb der amorphen Faser-Matrix, ferner im Auftreten von sudanophilen Fettsubstanzen und schließlich bezüglich alternder Aorten-Media in Form der analytisch gesicherten Änderung im Aminosäurespektrum. Sämtliche Stoffgruppen haben infolge des stattfindenden elastolytischen Dissoziationsprozesses und der sich daran anknüpfenden Phanerose offenbar mehr reaktive Gruppen zur Verfügung und werden im Zusammenhang mit der Calciumbildung diskutiert. Dempsey und Lansing (1954) glauben, daß die geänderte Aminosäurenzusammensetzung für die Calcium- und (Phosphat-)Bindung bedeutsam ist. Die früher allgemein vertretene Auffassung, daß die Kalkablagerungen durch Bildung von Kalkseifen zu Fettsubstanzen in Beziehung stünden (s. Naegeli 1932), d.h., daß eine Verfettung der Verkalkung vorausgeht (s. Jadassohn 1910), wird heute weitgehend abgelehnt (Raubitschek 1955). Gegen eine derartige Calciumbindung sprechen wohl auch die Befunde bei Pseudoxanthoma elasticum, wo Fettsubstanzen innerhalb der veränderten elastischen Fasern nur selten nachweisbar sind, ferner auch die Befunde bei aktinischer Elastosis, wo trotz reichlichen Fettgehaltes der sich wie Elastica verhaltenden Fasern, Kalkablagerungen durch Mikroincineration nicht nachweisbar sind (Lansing 1959). Möglicherweise stellt das schwefelhaltige saure Mucopolysaccharid der amorphen Matrix elastischer Fasern den lokalen Faktor für die Verkalkung dar. Wie Raubitschek (1955) betont, sind immer dort, wo unter physiologischen (Dentin, Knochen) oder pathologischen Bedingungen Verkalkung auftritt, schwefelhaltige Mucopolysaccharide nachweisbar. Auch autoradiographische Studien mit radioaktivem Ca[45] zeigten nach Injektion des Isotops eine auffällige Übereinstimmung mit der Lokalisation von Sulfomucopolysacchariden auf (Bélanger 1957). Man könnte in Analogie dazu vermuten, daß beim Abbau elastischer Fasern freiwerdende saure Mucopolysaccharide die Matrix für die Calciumniederschläge darstellen. Aber auch diese Vermutungen sind bisher unbewiesen, wobei wiederum die aktinische Elastosis und andere Prozesse, die zur Elacinbildung neigen, aufzuführen sind, bei denen trotz der supponierten Störungen der elastischen Hüllenmucoide eine faßbare Calciumanreicherung in der Regel nicht statthat.

Raubitschek (1955) konnte in eindrucksvollen Experimenten nicht nur den Nachweis führen, daß in vitro geschädigte normale Elastica (Arterien) leicht verkalkt werden kann, sondern auch zeigen, daß die künstliche Mineralisation unabhängig ist von der Konzentration der angebotenen organischen Calciumsalzlösungen; sie ist allein abhängig von der Verkalkbarkeit des geschädigten Gewebes, d.h. von einer Gewebseigenheit.

f) Verfettung („fettige Degeneration") elastischer Fasern

Angesichts der biochemischen Befunde von DEMPSEY und LANSING (1954), besonders aber von LABELLA (1954), ist wohl nicht mehr daran zu zweifeln, daß Cerebroside bzw. Sphingomyeline, ungesättigte Fettsäuren und Plasmologen normale Elasticabestandteile darstellen. Sie scheinen normalerweise größtenteils „maskiert" in Bindung an Proteine in der elastischen Faser vorzuliegen und für ihre Stabilität bedeutsam zu sein. Diese Fettsubstanzen sind wohl für die Osmiophilie und Sudanophilie verantwortlich und ebenfalls für die schwach positive Reaktion mit Nilblausulfat, der Bakerschen Phospholipoidreaktion und Plasmalreaktion (BRAUN-FALCO 1956 b). Unter pathologischen Bedingungen wurden besonders bei der aktinischen Elastose, aber auch bei anderen dystrophischen Elastosen ziemlich regelmäßig größere sudanophile Lipoidmengen in den veränderten basophilen Elasticafasern (Elacin) und den amorph erscheinenden „Kolloid"-Massen nachgewiesen (KREIBICH 1921, OHNO 1925a, WEIDMAN 1931, MONTGOMERY 1945, PERCIVAL et al. 1949, BRAUN-FALCO 1956 b). Die ursprüngliche Beschreibung durch KREIBICH (1921) hat auch heute noch ihre Gültigkeit. Besonders eindrucksvoll sind bei Verwendung von Sudanschwarz die Myriaden feinster, nicht doppelbrechender Fetttröpfchen innerhalb der konvolutartigen gewundenen aufgequollenen Fasern bei aktinischer Elastose. Von PERCIVAL et al. (1949) wurden sie besonders schön abgebildet. Auch innerhalb der „Kolloid"-Schollen sind oft reichlich Fettsubstanzen nachweisbar, die zu größeren Tropfenbildungen zusammenfließen können (KREIBICH 1921, WEIDMAN 1931). Offensichtlich erhöht sich mit Zunahme der dystrophischen Vorgänge das Auftreten von Fettsubstanzen, wenn auch gelegentlich immer wieder Gewebsbezirke ausgespart bleiben können. Histochemisch handelt es sich dabei um die gleichen Substanzen, die auch in normalen Elastica-Fasern in geringen Quantitäten faßbar sind (BRAUN-FALCO 1956b), nämlich um Fettsäuren, Plasmalogen, Phospholipoide(?) und Cerebroside. Auch bei anderen Affektionen elastischer Fasern wurden Lipoid- und Fettsäure-Auf- bzw.-Einlagerungen festgestellt, so z.B. bei Striae (WEIDMAN 1931) und ferner, wenn auch nicht regelmäßig, bei Pseudoxanthoma elasticum (OHNO 1925a).

Bislang war die Frage offen, ob es sich pathogenetisch um das Resultat einer Fettinfiltration von außen oder um eine Fettphanerose, d.h. um einen Dissoziationsprozeß handelt, der mit einer Freisetzung von Fettsubstanzen aus ihren sie maskierenden Bindungen verbunden ist. Die meisten Argumente sprechen dafür, daß das letztere der Fall ist. Einmal geben die auftretenden Fettsubstanzen die gleiche histochemische Reaktion wie — wenn auch in geringerer Intensität — normale elastische Fasern. Ferner werden auch bei Elastase-Elastolyse elastischer Fasern (LANSING 1952) und durch Extraktion (LABELLA 1957) Fettsubstanzen aus elastischen Fasern freigesetzt, die die gleichen histochemischen Reaktionen aufweisen. Gerade in diesem Verhalten der Fettsubstanzen kann man sozusagen einen Beweis dafür sehen, daß es sich bei der dystrophischen Elastose um pathologische Veränderungen an elastischen Fasern handelt, da Kollagen bekanntlich fettfrei ist und auch in Altershaut keine Fetteinlagerungen zeigt.

Die fettige Entartung in elastischen Fasern ist demnach ein Zeichen einer chemischen Dissoziation, die sich wahrscheinlich im *Elastomucinanteil* abspielt und zu einer Freisetzung präexistenter Fettsubstanzen führt. Auffällig ist, daß die betroffenen Fasern meist ebenfalls gekennzeichnet sind durch einen erhöhten Gehalt an basophilen Substanzen (Elacin), die histochemisch als saure Mucopolysaccharide und damit als Elastomucinbestandteil identifiziert werden können. Das gleichzeitige Freiwerden von Fettsubstanzen („lipoide Degeneration") und Mucopolysacchariden („mucoide Degeneration") im Verlauf dystrophisch-degenerativer Veränderungen elastischer Fasern, ist den Befunden bei Elastase-Elastolyse überraschend analog und deutet auf enge Relationen zwischen diesen Stoffgruppen in der normalen elastischen Faser hin (Braun-Falco 1956 b). Überall dort, wo elastische Fasern aufgelöst werden, kann man mit Basophilie und Fettphanerose rechnen.

g) Elastische Fasern als Fremdkörper

Während wir über die Antigen-Eigenschaften elastischer Fasern bislang keine begründeten Vorstellungen besitzen, ist das Phänomen der Verdauung und Phagocytose elastischer Fasern in Riesenzellen wohl bekannt. Zahlreiche Beobachtungen haben gezeigt, daß geschädigte elastische Fasern oder Membranen „körperfremd" geworden sind und — wegen ihrer schweren Auflösbarkeit durch die „humorale Selbstreinigung des Organismus" (Hamperl 1953) — von Fremdkörperriesenzellen aufgenommen und verdaut werden. Dieser Prozeß wurde auch als Elasticodiairese bezeichnet (Becker 1954). Derartige Beobachtungen gehen auf Ssudakewitsch zurück, der 1889 dieses Phänomen beim Lupus vulgaris wahrgenommen hat. Vor allem sind es granulomatöse Prozesse, in deren Verlauf innerhalb der Infiltrate liegende elastische Faserbruchstücke von Fremdkörperriesenzellen eingeschlossen werden. Zu nennen sind besonders das Boecksche Sarkoid (Gans und Steigleder 1955), unter tuberkulösen Prozessen (Jadassohn 1910, Welti 1931, Gans und Steigleder 1955, Kodousek 1955) vor allem Lupus vulgaris (Macher 1955), ferner Sarkoid Darier-Roussy (Becker 1954), weiterhin Lues (Jadassohn 1910, Kodousek 1955), Lepra (Jadassohn 1910, Gans und Steigleder 1955, Welti 1931), aber auch unspezifische Granulationsgewebe (Hamperl 1953, Kodousek 1955). Besonders eindrucksvoll sind die Fremdkörperriesenzell-Reaktionen auch im Ablauf granulomatöser Gefäßprozesse, wobei nach Gewebsuntergang die Reste des elastischen Gerüstes phagocytiert und abgebaut werden. Gleichartige Vorgänge bei Arteriitis temporalis (Hamperl 1953, Kodousek 1955) haben ihr die Bezeichnung „Riesenzellenarteriitis" eingetragen (Gilmour 1941), eine Bezeichnung, die auch aus anderen Gründen der ersteren vorzuziehen ist. Aber auch bei tuberkulöser Arteriitis, rheumatischen Venenveränderungen (Hamperl 1953) und Periarteriitis nodosa cutanea (Knoth und Meyerhöfer 1959) verfügen wir über analoge Befunde. Merkwürdig ist indessen, daß Fremdkörperreaktionen bei seniler Elastosis offenbar nur ganz selten vorkommen.

Morphologisch ist bemerkenswert, daß es sich bei den von Riesenzellen umschlossenen elastischen Fasern in granulomatösen Prozessen in der Haut gewöhnlich um gröbere Faserelemente oder um die Reste elastischer Gefäßmembranen handelt, was darauf hindeutet, daß feinere Fasern ohne Ausbildung von Fremdkörperriesenzellen aufgelöst werden (Hamperl 1953). Auffällig ist auch die Lagerung der Riesenzellen zur elastischen Faser beim Phagocytose-Vorgang. Knoth und Meyerhöfer (1959) haben die Beobachtungen anderer Autoren (Hamperl 1953, Becker 1954, Kodousek 1955) noch einmal präzisiert und festgestellt, daß der Phagocytose-Vorgang mit der Hinwendung des größten Cytoplasmavolumens der Riesenzelle beginnt, d.h. daß die Riesenzelle ihren Kernkreis zur Richtung auf die elastischen Faser- oder Membranbruchstücke hin offen hat.

Es ist anzunehmen, daß die elastischen Faserbruchstücke, die im Granulationsgewebe liegen und der intracellulären Verdauung anheimfallen, bereits vor ihrer
Phagocytose mehr oder weniger geschädigt sind. Dafür sprechen auch Beobachtungen, wo es in primär nicht granulomatösen Prozessen mit Erkrankung
elastischer Fasern später zu Fremdkörperreaktionen mit Elasticodiairese in
Riesenzellen kommt. Dies gilt vor allem vom Pseudoxanthoma elasticum (WELTI
1931, TOMINAGA et al. 1934, HASS 1939, ORMSBY und MONTGOMERY 1954).
WELTI (1931) sah in Riesenzellen bei der letztgenannten Dermatose nicht nur
Elastica-Bruchstücke und -Körnchen, sondern auch „asteroide Einschlüsse". Wir

konnten bei einem Fall von aktinischer
Elastose ebenfalls die gleichen, für diesen
Prozeß höchst ungewöhnlichen Feststellungen machen: Um die Elastose-
herde hatte sich, von Gefäßen ausgehend,
eine tuberkuloid-granulomatöse Reaktion entwickelt mit zahlreichen Fremd-
körper-Riesenzellen an der Grenze zu
den Elastica-Veränderungen (Abb. 57).
Diese Beobachtungen lassen erkennen,
daß nicht nur innerhalb granulomatöser
Veränderungen mit eingeschlossenen degenerativ veränderten Elastica-Bruch-
stücken Elasticodiairese vorkommen
kann, sondern daß primäre Veränderungen an elastischen Fasern die Ausbildung
von Riesenzellen bzw. einer riesenzell-
haltigen tuberkuloiden Fremdkörperreaktion unter bestimmten, nicht näher
präzisierbaren Bedingungen induzieren
können. Ob es ganz spezielle Abweichungen in der chemischen Zusammensetzung oder den physikochemischen
Eigenschaften der elastischen Fasern sind,
die einen derartigen Abbaumodus auslösen, ist unbekannt. Man muß sich auch

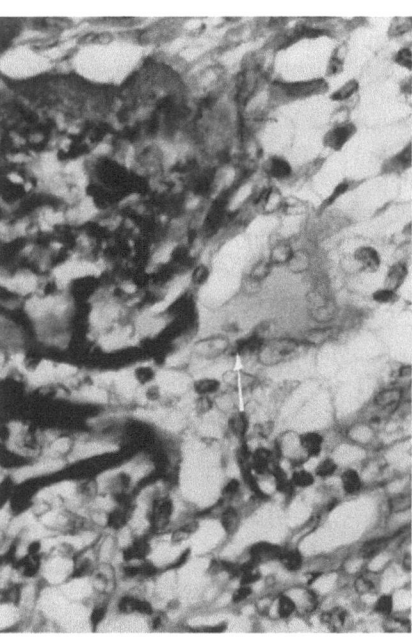

Abb. 57. Senile Elastosis mit Fremdkörpergranu-
lom. Einschluß eines Elastica-Bruchstückes in einer
Fremdkörperriesenzelle. Paraffinschnitt. $KMnO_4$-
Aldehydfuchsin-Reaktion. Grünfilter. Vergr. 720mal

vor Augen halten, daß dieser Modus des phagocytotischen Elastica-Abbaues der
ungewöhnliche ist. Möglicherweise sind es bestimmte Stoffgruppen, die bei der
Desintegration der elastischen Fasern frei werden (saure Mucopolysaccharide, Cere-
broside oder Fettsäuren) und die für die besondere Reaktionsform maßgeblich sind.
    Der Ablauf der Elasticodiairese in Riesenzellen ist unterschiedlicher Natur.
Zunächst sind die phagocytierten Elastica-Bruchstücke noch gut mit Elastica-
Farbstoffen darstellbar. Nicht selten sind sie mit Calcium oder Eisen inkrustiert
(RONA 1900, KERL 1919). Die Faserbruchstücke können intracellulär in kleinste
Körnchen zerfallen, die immer noch durch ihre typische Färbung zu erkennen
sind. Gewöhnlich verlieren aber die elastischen Faserbruchstücke im weiteren
Verlauf des intracellulären Verdauungsvorganges ihre Anfärbbarkeit, während
gleichzeitig eine Verdauungsvacuole feststellbar ist. Das Endergebnis ist völlige
Resorption, möglicherweise die Bildung von Schaumann-Körperchen oder kri-
stallinen Einschlüssen („asteroid inclusion bodies") (Näheres s. bei BECKER 1954
und LINZBACH 1955).
    Bei der Diskussion der Genese von *Schaumann-Körperchen* (Übersicht bei
KALKOFF und MACHER 1954) wird hin und wieder darauf hingewiesen, daß sich

die Zentren der geschichteten Körperchen oft mit Elastica-Farbstoffen darstellen lassen (Schaumann 1941) und die Frage ventiliert, ob es sich um Abbauprodukte elastischer Fasern handelt, die die zelleigenen Substanzen präcipitieren (Teilum 1948 u. 1949, Engle 1951a u. b). Allerdings gibt es auch völlig andere Auffassungen, wie von Linzbach (1955) herausgestellt wird.

Das *Auftreten kristalliner asteroider Einschlüsse* im Ablauf des intracellulären Verdauungsvorganges elastischer Faserbruchstücke in Riesenzellen ist schon seit sieben Jahrzehnten bekannt. Bereits von den ersten Beobachtern wurde teilweise minutiös der Übergang elastischer Fasern in die kristallinen Bildungen beschrieben (Ssudakewitsch 1889, Rona 1900, Schum 1912). Auch neuere Untersuchungen legen die Entstehung dieser oft selektiv mit Elasticafarbstoffen, am besten mit Orcein, färbbaren Einschlüsse als elastische Fasern nahe (Welti 1931, Leitner 1950, Becker 1954), obwohl diese Ansicht noch nicht allgemein geteilt wird (Übersichten bei Kalkoff und Macher 1954 sowie Linzbach 1955). Nach Linzbach (1955) handelt es sich bei intracellulären Astern um strahlenartige „Traubesche Niederschlagsmembranen" aus Elastin, die offenbar erst nach vorausgehendem Abbau elastischer Fasern in den Riesenzellen entstehen. Nachdem von Kodousek (1955) histochemisch gezeigt werden konnte, daß die intracelluläre Elastolyse insofern mit der künstlichen Elastase-Elastolyse Analogien aufweist, als auch hier PAS-reaktive Substanzen und saure Mucopolysaccharide (Hale-positives bzw. metachromatisches Verhalten phagocytierter elastischer Fasern) beim Abbau der phagocytierten elastischen Fasern freiwerden, besteht rein theoretisch die Möglichkeit, daß die kristallinen Einschlüsse auf umgewandeltes Elastinmucin (Hall et al. 1952) zu beziehen sind, zumal die färberischen Eigenschaften elastischer Fasern von dieser Elasticakomponente bestimmt werden.

Literatur

I. Die allgemeine Pathologie der mesenchymalen Grundsubstanz der Haut

Abt, A. F., S. v. Schucking and J. H. Roe: Connective tissue studies. I. Relation of dietary and tissue levels of ascorbic acid to the healing of surgically induced wounds in Guinea pigs. Bull. Johns Hopk. Hosp. 104, 163 (1959). — Altshuler, Č. H., and D. M. Angevine: Acid mucopolysaccharide in degenerative disease of connective tissue, with special reference to serous inflammation. Amer. J. Path. 27, 41 (1951). — Andrade, R.: Histologische und histochemische Untersuchungen über einen besonderen Fall von intraepidermalem Epitheliom. Derm. Wschr. 137, 120 (1958). — Asboe-Hansen, G.: (a) The origin of synovial mucin, Ehrlich's mast cell — a secretory element of the connective tissue. Ann. rheum. Dis. 9, 149 (1950). — (b) A survey of the normal and pathological occurrence of mucinous substances and mast cells in the dermal connective tissue in man. Acta derm.-venereol. (Stockh.) 30, 338 (1950). — (a) The mast cell. Internat. Rev. Cytol. 3, 399 (1954). — (b) Hormonal effects on connective tissue, in: Connective tissue. Transact. of the 5th Conf. 1954, herausgeg. Ch. Ragan. New York: J. Macy jr. Found. 1954, S. 123. — Hormonal effects on connective tissue. Physiol. Rev. 38, 446 (1958). — Asboe-Hansen, G., and O. Wegelius: Histamine and mast cells. Acta physiol. scand. 37, 350 (1956).

Baccaredda-Boy, A., e C. Giacometti: Mixodermia circoscritta pretibiale. Minerva derm. 34, 3 (1959). — Baker, B. L., and G. D. Abranas: The physiology of connective tissue. Ann. Rev. Physiol. 17, 61 (1955). — Baker, B. L., and W. L. Whitaker: Interferences with wound healing by the local action of adrenocortical steroides. Endocrinology 46, 544 (1950). — Balazs, A., and H. Holmgren: The basic dye-uptake and the presence of a growth inhibiting substance in the healing tissue of skin wounds. Exp. Cell Res. 1, 206 (1950). — Balbi, E.: Jaluronidasi e cute. Minerva derm. 30, Atti della Sides, Suppl. 12, 610 (1955). — Baló, J., and I. Banga: The elastolytic activity of pancreatic extracts. Biochem. J. 46, 384 (1950). — Banga, I., and J. Baló: The structure and chemical composition of connective tissue. In: Connective tissue, herausgeg. unter der Leitung von R. E. Tunbridge durch M. Keech, J. F. Delafresnaye u. G. C. Wood, S. 254. Oxford: Blackwell scientific publications 1957. — Batex, A., et A. Dupré: Mucinose papuleuse du type scléro-mixoedème de Arndt-Gottron. Minerva derm. 34, 85 (1959). — Bazin, S., et A. Delaunay: Modifications apportés in vitro à des combinaisons collagène-mucopolysaccharides par des sels divers. C. R. Acad. Sci. (Paris) **243**, 1942 (1956). — BEIERWALTES, W. H., and A. J. BOLLET: Mucopolysaccharide content of skin in patients with pretibial myxedema. J. clin. Invest. **38**, 945 (1959). — BENSLEY, S. H.: On the presence, properties and distribution of the intercellular ground substance of close connective tissue. Anat. Rec. **60**, 93 (1934). — BLIX, G., and O. SNELLMANN: On chondroitin sulfuric acid and hyaluronic acid. Arkiv Kemi Min. Geol. A **19**, 1 (1945). — BONDAREFF, W.: Submicroscopic morphology of connective tissue ground substance with particular regard to fibrillogenesis and ageing. Gerontologia (Basel) **1**, 222 (1957). — BOOIJ, H. L., F. A. DEIER-KAUF and M. HEGNAUER-VOGELENZANG: Colloid chemical aspects of metachromasia. II. Metachromatic staining of lipid fraction from beef brains. Acta physiol. pharmacol. neerl. **3**, 113 (1953). — BORDA, J. M., J. ABULAFIA y S. G. STRINGA: Dermatomiositis: estudio histopatologico y consideraciones sobre su ubicacion en el grupo de las enfermedades difusas del colageno. Arch. argent. Derm. **3**, 199 (1953). — BOSTRÖM, H.: On the sulphate exchange of sulphomucopolysaccharides. In: Connective tissue in health and disease, herausgeg. v. G. ASBOE-HANSEN, S. 97. Copenhagen: E. Munksgaard 1954. — Einige Aspekte zum Metabolismus der Mucopolysaccharide. Symposion über Struktur und Stoffwechsel des Bindegewebes, 16. u. 17. 10. 1959 Münster. — BOSTRÖM, H., U. FRIBERG, E. ODEBLAD and N. RINGERTZ: Uptake of labelled sulphate by experimental skin tumours in the rat and the mouse. Acta path. microbiol. scand. **35**, 1 (1954). — BOSTRÖM, H., and S. GARDELL: Uptake of sulphates in mucopolysaccharides esterified with sulfuric acid in the skin of adult rats after intraperitoneal injection of S³⁵-labelled Sodium sulphate. Acta chem. scand. **7**, 216 (1953). — BOSTRÖM, H., and B. MANSSON: Acta chem. scand. **7**, 1014 (1953). Zit. nach A. L. LORINCZ and R. B. STOUGHTON, Metabolic processes of skin. Physiol. Rev. **38**, 481 (1958). — BOWES, J. H., R. G. ELLIOTT and J. A. MOSS: The composition of some proteinfractions isolated from bovine skin. In: Connective tissue, herausgeg. unter der Leitung von R. E. TUNBRIDGE durch M. KEECH, J. F. DELAFRESNAYE u. G. C. WOOD, S. 264. Oxford: Blackwell scientific publicatoins 1957. — BOYD, E. S., and W. F. NEUMAN: The surface chemistry of bone. V. The ion-binding properties of cartilage. J. biol. Chem. **193**, 243 (1951). — BRADEN, A. W.: The reaction of isolated mucopolysaccharides to several histochemical tests. Stain Technol. **30**, 19 (1955). — BRADFIELD, J. R. G., and E. KODICEK: Abnormal mucopolysaccharide and „precollagen" in Vitamin C deficient skin wounds. Biochem. J. **49**, 27 (1951). — BRAUN-FALCO, O.: Neues zur Histopathologie des Scleroedema adultorum Buschke. Derm. Wschr. **125**, 409 (1952). — (a) Der Heparintoleranztest in vitro und in vivo bei verschiedenen Dermatosen. Hautarzt **5**, 25 (1954). — (b) Histochemische und morphologische Studien an normaler und pathologisch veränderter Haut. Arch. Derm. Syph. (Berl.) **198**, 111 (1954). — (c) Über die Bedeutung der Hyaluronidase für das Ekzem. Derm. Wschr. **130**, 1079 (1954). — (a) Zum Formenkreis der Myxodermien. Derm. Wschr. **133**, 540 (1956). — (b) Histochemische Aminopeptidase-Darstellung in normaler Haut, bei Psoriasis, Dermatitis, Basaliom, spinozellulärem Karzinom und Molluscum sebaceum. Derm. Wschr. **134**, 1341 (1956). — (a) Histochemie des Bindegewebes. Arch. klin. exp. Derm. **206**, 319 (1957). — (b) Beitrag zum Verhalten der Grundsubstanz bei malignen epithelialen Tumoren. Derm. Wschr. **135**, 417 (1957). — (c) Über das Verhalten der interfibrillären Grundsubstanz bei Sklerodermie. Derm. Wschr. **136**, 1085 (1957). — (d) L'Histochimie des Myxodermies. Bull. Soc. franç. Derm. Syph. **64**, 600 (1957). — (e) Über die Histotopographie der Aminopeptidase bei Hauttumoren. Klin. Wschr. **35**, 50 (1957). — (f) Disk.-Bemerkung. Bull. Soc. franç. Derm. Syph. **64**, 592 (1957). — (a) Über Untersuchungen des Hautbindegewebes mit der Hale-PAS-Reaktion (RITTER und OLESON) unter normalen Bedingungen und bei Erkrankungen des Hautbindegewebes. Acta histochem. (Jena) **5**, 10 (1958). — (b) Histochemische Befunde bei Pemphigus mit subepidermaler Blasenbildung, gleichzeitig ein Beitrag zur Pathogenese subepidermaler Blasenbildung. 24. Dtsch. Dermatologen-Kongr., Düsseldorf 1958. Arch. klin. exp. Derm. **211**, 213 (1960). — (c) Histochemistry of Psoriasis. Ann. N.Y. Acad. Sci. **73**, 936 (1958). — Zur Frage der Phanerose saurer Mucopolysaccharide im Hautbindegewebe. Derm. Wschr. **139**, 129 (1959). — BRAUN-FALCO, O., u. R. GEIMER: (b) Über den Einfluß von Hyaluronidase und Heparin auf experimentell erzeugte Hautblasen. Arch. Derm. Syph. (Berl.) **197**, 42 (1953). — BRAUN-FALCO, O., u. G. WEBER: (a) Der Einfluß der Hyaluronidase auf entzündliche Vorgänge der Haut. Hautarzt **4**, 164 (1953). — BRAUN-FALCO, O., G. WEBER u. G. THAESLER: (d) Zur Frage des Verhaltens proteingebundener Polysaccharide im Serum bei Dermatosen. I. Teil: Methodik. Arch. Derm. Syph. (Berl.) **198**, 585 (1954). — BRUX, J. DE, et R. DU BOISTESSELIN: Modifications histologiques et histochimiques du tissu conjonctif sous l'influence de différentes actions hormonales. Presse méd. **1953**, 600. — BÜRKL, W., u. F. LEONHARTSBERGER: Histochemische Untersuchungen poikilodermatischer Veränderungen. Wien. klin. Wschr. **63**, 647 (1951). — BUNTING, H.: Distribution of acid mucopolysaccharides in mammalian tissues as revealed by histochemical methods. Ann. N.Y. Acad. Sci. **52**, 977 (1950). — BUNTING, H., and R. F. WHITE: Histochemical studies of skin wounds in normal and in scorbutic Guinea pigs. Arch. Path. **49**, 590 (1950).

Caccialanza, P., e M. Bonelli: Mucopolisaccaridi, mucoproteine e glicoproteine in dermatologia. G. ital. Derm. **96**, 293 (1955). — Campani, M., e M. Pelloja: Ricerche cliniche, sperimentale e istochimiche sul significato del mixedema localizzato (pretibiale) nel Morbo Basedow. Chirurgia (Milano) **6**, 341 (1951). — Campani, M., and O. Reggianini: Observations in the experimental animal on the nature of the metachromatic ground substance in granulation tissue. J. Path. Bact. **62**, 563 (1950). — Castor, C. W.: Production of mucopolysaccharides by synovial cells in a simplified tissue culture medium. Proc. Soc. exp. Biol. (N.Y.) **94**, 51 (1957). — Cawley, E. P., Ch. H. Lupton jr., C. E. Wheeler and J. F. A. McManus: Examination of normal and myxoedematous skin. J. invest. Derm. **76**, 537 (1957). — Cawley, E. P., J. F. A. McManus, Ch. H. Lupton jr. and C. E. Wheeler: An examination of skin from patients with collagen disease utilizing the continued alcianblue-periodic acid-Schiff stain. J. invest. Derm. **27**, 389 (1956). — Chain, E., and E. S. A. Duthie: A mucolytic enzyme in testis extracts. Nature (Lond.) **144**, 977 (1939). — Cohen, S. S.: The isolation and crystallization of plant viruses and other protein macromolecules by means of hydrophilic colloides. J. biol. Chem. **144**, 353 (1942). — Consden, R.: Observations on the composition of human subcutaneous tissue. In: Nature and structure of collagen (J. T. Randall Editors), p. 196. New York: Academic Press 1953. — Consden, R., and R. Bird: The carbohydrates of connective tissue. Nature (Lond.) **173**, 996 (1954). — Coons, A. H., and M. H. Kaplan: Localization of antigen in tissue cells: Improvements in a method for detection of antigen by means of fluorescent antibody. J. exp. Med. **91**, 1 (1950). — Curran, R. C.: The effect of cortisone on the reaction of the mouse peritoneum to Quartz. Brit. J. exp. Path. **33**, 82 (1952). — Observations on the formation of collagen in Quartz lesions. J. Path. Bact. **66**, 271 (1953). — The elaboration of mucopolysaccharides by vascular endothelium. J. Path. Bact. **74**, 347 (1957). — Curran, R. C., and J. S. Kennedy: (a) The distribution of sulfated mucopolysaccharides in the mouse. J. Path. Bact. **70**, 449 (1955). — (b) Utilization of sulphate by fibroblasts in the Quartz focus. Nature (Lond.) **175**, 435 (1955). — On the uptake of sulphate in fibrosarcomas. J. Path. Bact. **74**, 347 (1957). — Curri, S. B., u. F. Tischendorf: Die Bedeutung der Hyaluronsäure für die Differenzierung der Mesenchymzelle. Naturwissenschaften **46**, 147 (1959).

Danielli, J. F., H. B. Fell and E. Kodicek: Enzyms of healing wounds. II. The effect of different degrees of Vitamin C deficiency on phosphatase activity in experimental wounds in Guinea pig. Brit. J. exp. Path. **26**, 367 (1945). — Daughday, W. H., W. D. Salmon jr. and F. Alexander: Sulfation factor activity of sera from patients with pituitary disorders. J. clin. Endocr. **19**, 743 (1959). — Davies, D. V.: Staining reactions of normal synovial membrane with special reference to origin of synovial mucin. J. Anat. (Lond.) **77**, 160 (1943). — Specificity of staining methods for mucopolysaccharides of the hyaluronic acid type. (a) Stain Technol. **27**, 16 (1952). — (b) Stain Technol. **27**, 65 (1952). — Day, T. D.: Membranous nature of interstitial connective tissue. Lancet 1947 II, 945. — The mode of reaction of interstitial connective tissue with water. J. Physiol. (Lond.) **109**, 380 (1949). — The permeability of interstitial connective tissue and the nature of the interfibrillary substance. J. Physiol. (Lond.) **117**, 1 (1952). — Day, T. D., and G. Eaves: Electron microscope observations of the ground substance of interstitial connective tissue. Biochim. biophys. Acta (Amst.) **10**, 203 (1953). — Degos, R., E. Rivalier, R. Rabut, J. Civatte et F. Cottenot: Lichen myxoedémateux (Mucinose papuleuse). Bull. Soc. franç. Derm. Syph. **63**, 9 (1956). — Delaunay, A., et S. Bazin: (a) Combinations in vitro collagène-mucopolysaccharides et modifications apportées à ces combinations pour des sels et des polyosides bactériens. In: Connective tissue, herausgeg. unter der Leitung von R. E. Tunbridge durch M. Keech, J. F. Delafresnaye u. G. C. Wood, S. 105. Oxford: Blackwell Scientific Publ. 1957. — (b) Etude biologique et pathologique du collagène. In: Les collagénoses, S. 41. Paris: Masson & Cie. 1957. — Delaunay, A., et G. Voisin: Les hyaluronidases et leurs propriétés biologiques. Presse méd. **58**, 20 (1950). — Delmotte, A.: Intervention de facteurs microbiens et sériques sur la substance fondamentale du derme. Bull. Soc. franç. Derm. Syph. **64**, 578 (1957). — Dempsey, E. W., H. Bunting, M. Singer and G. B. Wislocki: Anat. Rec. **113**, 197 (1952). Zit. nach O. Braun-Falco, Histochemie des Bindegewebes. Arch. klin. exp. Derm. **206**, 319 (1957). — Denko, C.: Disk.-Bemerkung zu J. invest. Derm. **27**, 393 (1956). — Denko, C., and R. B. Stoughton: Arthr. and Rheum. **1**, 77 (1958). Zit. nach A. L. Lorincz u. R. B. Stoughton. — Deutsch, H. F.: Some properties of a human serum hyaluronic acid. J. biol. Chem. **224**, 767 (1957). — Dodgson, K. S., A. G. Loyd u. B. Spencer: Biochem. J. **65**, 137 (1957). Zit. nach H. Hörmann. — Dorfman, A.: The effects of adrenal hormones on connective tissue. Ann. N. Y. Acad. Sci. **56**, 698 (1953). — Metabolism of the mucopolysaccharides of connective tissue. In: Connective tissue in health and disease, herausgeg. v. G. Asboe-Hansen, S. 81. Copenhagen: E. Munksgaard 1954. — Metabolism of the mucopolysaccharides of the connective tissue. Pharmacol. Rev. **7**, 1 (1955). — Dorfman, A., and S. Schiller: Effects of hormones on the metabolism of acid mucopolysaccharides of connective tissue. Recent Progr. Hormone Res. **14**, 427 (1958). — Dunphy, J. E., and K. N. Udupa: Chemical and histochemical sequences in the normal healing of wounds. New Engl. J. Med. 253, 847 (1955). — DURAN-REYNALS, F.: The effect of extracts of certain organs from normal and immunized animals of the infecting power of vaccine virus. J. exp. Med. 50, 327 (1929). — Studies on a certain spreading factor existing in bacteria and its significance for bacterial invasivness. J. exp. Med. 58, 161 (1933). — Tissue permeability and the spreading factors in infection. Bact. Rev. 6, 197 (1942). — DURAN-REYNALS, F., H. BUNTING and G. VAN WAGENEN: Studies on the skin of macaca mulatta. Ann. N.Y. Acad. Sci. 52, 1006 (1950). — DZIEWIATKOWSKY, D. D.: Synthesis of sulfomucopolysaccharides in thyroid-ectomized rats. J. exp. Med. 105, 69 (1957).

EBERHARTINGER, C.: Ein Fall von Myxoedema circumscriptum symmetricum crurum. Wien. med. Wschr. 106, 449 (1956). — EHRICH, W. E.: Nature of collagen diseases. Amer. Heart J. 43, 121 (1952). — Die Entzündung. In: Handbuch der allgemeinen Pathologie, Bd. VII, Teil 1, S. 18. Berlin-Göttingen-Heidelberg: Springer 1956.

FANGER, H., and B. E. BARKER: Histochemical studies of some keratotic and proliferating skin lesions. Arch. Path. 64, 143 (1957). — FAVILLI, G.: Probleme der Mucopolysaccharide des Bindegewebes, der Schleimsubstanzen und ihrer spezifischen Enzyme. Wien. klin. Wschr. 64, 405 (1952). — FINDLAY jr., C. W., and E. L. HOWES: The combined effect of cortisone and partial protein depletion of wound healing. New Engl. J. Med. 246, 597 (1952). — FINDLAY, G. F., and R. B. STOUGHTON: Spontaneous keloid with unusual histologic features. Arch. Derm. 71, 599 (1955). — FISCHER, F. v.: Beitrag zur Klinik und Pathogenese des Myxoedema tuberosum. Dermatologica (Basel) 98, 270 (1949). — FISCHER, H., u. W. NIKO-LOWSKI: Kollagenes und reticulo-histiocytäres Gewebe bei Kraurosis penis. Arch. klin. exp. Derm. 205, 605 (1958). — FÖLDVARI, F., u. L. NEKAM jr.: Die Rolle des Hyaluronsäure-Hyaluronidase-Gleichgewichtes in der Pathogenese einzelner bullöser Erkrankungen. Arch. klin. exp. Derm. 203, 433 (1956). — FOLLIS, R. H.: Effect of proteolytic enzyms and fixation on metachromasia at skin collagen. Proc. Soc. exp. Biol. (N.Y.) 76, 272 (1951). — FRENCH, J. E., and E. P. BENDITT: The histochemistry of connective tissue. II. The effect of proteins on the selective staining of mucopolysaccharides by basic dyes. J. Histochem. Cytochem. 1, 321 (1953). — FREUND, F.: Österreichische Dermat. Ges. vom 26. 9. 1957. Ref. Z. Haut- u. Geschl.-Kr. 24, 276 (1958). — FRIBERG, U.: (a) Role of inanition in the reduced synthesis of chondroitinsulfuric acid in Guinea pig rib cartilage in Vitamin C deficiency. Ark. Kemi (Stockh.) 12, 501 (1958). — (b) Uptake of radiosulfate and radiophosphate in various tissues of normal and Vitamin C deficient Guinea pigs. Ark. Kemi (Stockh.) 12, 481 (1958). — (c) Influence of starvation and Vitamin C deficiency on the synthesis of chondroitinsulfuric acid in Guinea pigs. Stockholm: A. B. Bennel & Co. 1958.

GABRILOVE, J. L., and A. W. LUDWIG: The histogenesis of myxedema. J. clin. Endocr. 27, 925 (1957). — GANS, O.: Die allgemeine pathologische Anatomie der Haut. In: Handbuch der Haut- und Geschlechtskrankheiten, herausgeg. von J. JADASSOHN, Bd. IV, Teil 3, S. 17. Berlin: Springer 1932. — GEDIGK, P.: Histochemische Darstellung von Kohlenhydraten. Klin. Wschr. 1952, 1057. — GERSH, I., and H. R. CATCHPOLE: The organization of ground substance and basement membrane and its significance in tissue injury, disease and growth. Amer. J. Anat. 85, 457 (1949). — GIBIAN, H.: Das Hyaluronsäure-Hyaluronidase-System. Ergebn. Enzymforsch. 13, 1 (1954). — Beitrag des Chemikers zur Struktur und Funktionsaufklärung der mesenchymalen Grundsubstanz mit besonderer Bezugnahme auf die Hyaluronidase und ihre Substrate. In: Kapillaren und Interstitium, herausgeg. von H. BARTHEL-HEIMER u. H. KÜCHENMEISTER, S. 107. Stuttgart: Georg Thieme 1955. — Mucopolysaccharide und Mucopolysaccharidasen. In: Einzeldarstellungen aus dem Gesamtgebiet der Biochemie, herausgeg. von O. HOFFMANN-OSTENHOF, Bd. IV. Wien: Franz Deuticke 1959. — GLEGG, R. E., Y. CLERMONT and C. P. LEBLOND: The use of lead Tetraacetate, Benzidine, O-Diani-zidine and a „Film Test" in investigating the periodic-acid-Schiff technic. Stain Technol. 27, 277 (1952). — GLICK, D., and M. L. GRAIS: Concerning the alleged occurrence of hyaluronidase in skin (letter to editor). Arch. Biochem. 18, 511 (1948). — GLÜCKSMANN, A., A. HOWARD and S. R. PELC: The uptake of radioactive sulfate by cells, fibers and ground substance of mature and developing connective tissue in the adult mouse. J. Anat. (Lond.) 90, 478 (1956). — GÖTZ, H., u. K. MEINICKE: Zur Klinik und Therapie der Epidermolysis bullosa et albo-papuloidea Pasini. Derm. Wschr. 131, 481 (1955). — GOTTRON, H. A.: (a) Zur Dermato-myositis nebst Bemerkungen zur Poikilodermie. Derm. Wschr. 130, 923 (1954). — (b) Sklero-myxödem (eine eigenartige Erscheinungsform von Myxothesaurodermie). Arch. Derm. Syph. (Berl.) 199, 71 (1954). — GOTTRON, H. A., u. G. W. KORTING: Zur Pathogenese des Myxoedema circumscriptum tuberosum. Arch. Derm. Syph. (Berl.) 195, 625 (1953). — GRACI-ANSKY, P. DE, S. BOULLE, M. BOULLE et M. GUTKOW: Lichen myoedémateux. Sem. Hôp. Paris 33, No 5, 1 (1955) — GRACIANSKY, P. DE, J. HEWITT, S. BOULLE et R. LECLERQ: Éruption papuleuse du dos en cours d'un lupus érythémateux. Altérations de la substance fondamentale. Ann. Derm. Syph. (Paris) 83, 636 (1956). — GRACIANSKY, P. DE, R. LECLERQ et A. JOU-ÉNOU: Myxoedème circonscrit prétibiale. Sem. Hôp. Paris 33, No 5, 1 (1957). — GRAUMANN, W.:

Die histochemische Perjodatreaktion der Reticulin- und Kollagenfasern. Acta histochem. (Jena) 1, 116 (1954). — Vergleichende Untersuchungen zur Frage der Spezifität verschiedener Modifikationen der Polysaccharid-Eisenreaktion. Acta histochem. (Jena) 5, 49 (1958). — Graumann, W., u. W. Clauss: Weitere Untersuchungen zur Spezifität der histochemischen Polysaccharid-Eisenreaktion. Acta histochem. (Jena) 6, 1 (1958). — Gross, J.: Studies on the formation of collagen. IV. Effect of Vitamin C deficiency on the neutral salt extractible collagen of skin. J. exp. Med. 109, 557 (1959). — Grossfeld, H., L. Meyer and G. Godman: Differentiation of fibroblasts in tissue culture as determined by mucopolysaccharide production. Proc. Soc. exp. Biol. (N.Y.) 88, 31 (1955). — Mucopolysaccharide production in tissue culture. J. biophys. biochem. Cytol. 3, 391 (1957).

Hale, C. W.: Histochemical demonstration of acid polysaccharides in animal tissues. Nature (Lond.) 157, 802 (1946). — Hall, D. A.: Studies on the complex nature of the elastinelastase-system. Biochem. J. 55, XXXV (1953). — Hall, D. A., R. Reed and R. E. Tunbridge: Structure of elastic tissue. Nature (Lond.) 170, 264 (1952). — Harbers, E.: Autoradiographie als histochemisches Untersuchungsverfahren. In: Handbuch der Histochemie, Bd. I, Teil 1, S. 400, herausgeg. von W. Graumann u. K. Neumann. Stuttgart: Gustav Fischer 1958. — Hare, P. J.: Necrobiosis lipoidica. Brit. J. Derm. 67, 365 (1958). — Hartmann, F.: Neuere Ergebnisse der Bindegewebsforschung. Z. Rheumaforsch. 17, 445 (1958). — Hayashi, H., T. Funaki, K. Udaka and Y. Kato: (a) Studies on acid mucopolysaccharides of the ground substance of connective tissue (Report I). Mie med. J. 4, (Suppl. 2) 143 (1955). — Hayashi, H., K. Udaka, T. Funaki and T. Inoue: (b) Studies on acid mucopolysaccharides of the ground substance of connective tissue (Report II). Mie med. J. 4, (Suppl. 2) 159 (1955). — Heringa, G. G., D. B. Kroon, J. H. C. Ruyter and G. Smits: Facts and ideas concerning the mucopolysaccharides of connective tissue. Proc. 3rd european Rheumatol. Congr. La Haye 1955, S. 103. — Hieronymi, G.: Über Vorkommen und Verteilung saurer Mucopolysaccharide in Geschwülsten. Frankfurt. Z. Path. 65, 409 (1954). — Highberger, J. H., J. Gross and F. O. Schmitt: The interaction of mucoprotein with soluble collagen. An electron microscope study. Proc. nat. Acad. Sci. (Wash.) 37, 286 (1951). — Hörmann, H.: Die Kohlenhydrate des Bindegewebes. Beitr. Silikose-Forsch. Sonderb. 2, 619 (1957). — Hollander, A., S. C. Sommers and A. E. Grimwade: Histochemical and ultraviolet microscopic studies of chronic dermatoses and the corium membrane. J. invest. Derm. 22, 335 (1954). — Howes, E. L., C. M. Plotz, J. W. Blunt and C. Ragan: Retardation of wound healing by cortisone. Surgery 28, 177 (1950). — Hudack, S. S., and J. W. Blunt: Basic processes in healing. Amer. J. Surg. 80, 680 (1950).

Iversen, K.: Hormonal influence on connective tissue. In: Connective tissue in health and disease, herausgeg. von G. Asboe-Hansen, S. 130. Copenhagen: E. Munksgaard 1954.

Jackson, D. S.: Chondroitin sulphuric acid as a factor in the stability of tendon. Biochem. J. 54, 638 (1953). — The nature of collagen sulphate linkages in tendon. Biochem. J. 56, 699 (1954). — (a) Disk.-Bemerkungen zu Meyer-Hoffman-Linker 1957. — (b) The formation and breakdown of connective tissue. In: Connective tissue, herausgeg. unter der Leitung von R. E. Tunbridge durch M. Keech, J. F. Delafresnaye u. G. C. Wood, S. 62. Oxford: Blackwell Scientific Publ. 1957. — Jackson, D. S., and J. H. Kellgren: Hyaluronic acid in Heberden's nodes. Ann. rheum. Dis. 16, 238 (1957). — Jackson, S. F., and J. T. Randall: The reconstruction of collagen fibrils from solution. In: Nature and structure of collagen. herausgeg. von J. T. Randall, S. 181. London: Butterworth's Scientific Publ. 1953.

Keining, E., u. O. Braun-Falco: Zur Klinik und Pathogenese des Skleromyxoedems. Acta derm.-venereol. (Stockh.) 36, 37 (1956). — Veränderungen der mesenchymalen Grundsubstanz bei Psoriasis. Minerva derm. 34, 238 (1959). — Keller, G.: Über Ödem ekkriner Schweißdrüsen. Frankfurt. Z. Path. 63, 447 (1953). — Kelly, J. W.: The metachromatic reaction. In: Protoplasmatologia, herausgeg. von L. v. Heilbrunn u. F. Weber, Bd. II, D 2, S. 1. Wien: Springer 1956. — Kief, H., W. Knothe u. M. v. Velsen-Zerweck: Über den Einfluß synthetischer Corticosteroide auf den Ablauf der Wundheilung. Ärztl. Forsch. 7, 534 (1953). — Klemperer, P.: The concept of collagen diseases. Amer. J. Path. 26, 505 (1950). — The significance of the intermediate substances of the connective tissue in human disease. Harvey Lect., Ser. XLII, 100, 1955. — Kodicek, B., and G. Loewi: Proc. roy. Soc. B 144, 100 (1955). Zit. nach Hörmann 1957. — Kölliker, A.: Neue Untersuchungen über die Entwicklung des Bindegewebes. Verh. phys.-med. Ges. Würzb. 2, 141 (1861). — Konrad, J., u. A. Winkler: Skleromyxödem (Arndt-Gottron). Arch. klin. exp. Derm. 202, 254 (1956). — Korting, G. W.: Mucopolysaccharidstoffwechsel im Rahmen der Dermatologie. Hautarzt 4, 493 (1953). — Disk.-Bemerkung zu Bull. Soc. franç. Derm. Syph. 64, 592 (1957). — Der gegenwärtige Erfahrungsstand der allgemeinen und lokalen Corticoid-Therapie von Dermatosen. Medizinische 1958, 969. — Korting, G. W., u. E. Gottron: Cutis laxa. Arch. Derm. Syph. (Berl.) 193, 14 (1951). — Kramer, H., and G. M. Windrum: Metachromasia after treating tissue sections with sulfuric acid. J. clin. Path. 6, 239 (1953). — Sulphation technique in histochemistry with special reference to metachromasia. J. Histochem. Cytochem. **2**, 196 (1954). — The metachromatic staining reaction. J. Histochem. Cytochem. **3**, 227 (1955).

LANDSMEER, J. M. F.: Some colloid chemical aspects of metachromasia influence of pH and salts on metachromatic phenomena evoked by toluidine blue in animal tissue. Acta physiol. pharmacol. neerl. **2**, 112 (1951). — LANGHOF, H.: Zur Epidermolysis bullosa. Derm. Wschr. **126**, 764 (1952). — LARSEN, B.: Metachromasia inhibiting components in amyloid. J. Histochem. Cytochem. **6**, 181 (1958). — LAYTON, L. L.: Cancer (Philad.) **4**, 198 (1951). Zit. nach A. L. LORINCZ u. R. B. STOUGHTON, Specific metabolic processes of skin. Physiol. Rev. **38**, 481 (1958). — LECLERQ, R.: Les hyaluronidases en dermatologie. Ann. Derm. Syph. (Paris) **79**, 264 (1952). — LENGYEL, J., u. B. VERTES: Hyaluronsäure-Untersuchungen an lokalen Myxoedemen und im Stroma der Hautkrebse. Dermatologica (Basel) **113**, 219 (1956). — LEONI, A., e C. ROSETTI: Osservazioni istochimiche sulle alterazioni del Glucidi nell'eritema-tode cronico sia su cute sede di lesione che su apparantemente sana. Minerva derm. **29**, 252 (1954). — LETTERER, E.: Über epitheliale und mesodermale Schleimbildung in ihrer Be-ziehung zur schleimigen Metamorphose und schleimigen Degeneration. Ein Beitrag zur Ortho-logie und Pathologie des Mesenchyms. Leipzig: S. Hirzel 1932. — Allgemeine Pathologie, S. 220. Stuttgart: Georg Thieme 1959. — LILLIE, R. D.: Connective tissue staining. In: Connective tissue. Transact. 3rd Conf., 14.—15. 2. 1952, herausgeg. v. CH. RAGAN, S. 29—30. New York: J. Macy jr. Foundation 1952. — LILLIE, R. D., E. W. EMMART and A. M. LASKEY: Chondromucinase from bovine testis and chondromucin of umbilical cord. Arch. Path. **52**, 363 (1951). — LILLIE, R. D., and R. W. MOWRY: Biochemical studies on absorption of iron by tissue sections. Bull. int. Ass. med. Mus. **30**, 91 (1949). — LINDNER, J.: Stoffwechsel des Dextrans aus der Sicht der Pathologen. Anaesthesist **8**, 55 (1959). — LISON, L.: Histochimie et cytochimie animale: principes et méthodes. Paris: Gauthiers Villars 1953. — LOEVEN, W. A.: (a) The binding collagen-mucopolysaccharide in connective tissue. Acta anat. (Basel) **24**, 217 (1955). — (b) The nature of the complex binding between collagen and mucopolysac-charide in connective tissue. Acta physiol. pharmacol. neerl. **4**, 243 (1955). — LOEWI, G., and K. MEYER: The acid mucopolysaccharides of embryonic skin. Biochim. biophys. Acta (Amst.) **27**, 453 (1958). — LORINCZ, A. L., and R. B. STOUGHTON: Specific metabolic processes of skin. Physiol. Rev. **38**, 481 (1958). — LUDWIG, A. W., and N. F. BOAS: The effect of testosterone on the connective tissue of the comb of the cockerel. Endocrinology **46**, 291 (1950).

MANCINI, R. E., J. C. GASBERI y F. A. DE LA BALZE: Mucoproteines de tejido conectivo de la piel y de la sangre en el mixedema humano. Rev. Soc. argent. Biol. **27**, 285 (1951). — MANDL, I., J. D. McLENNAN and E. C. HOWES: J. clin. Invest. **32**, 1323 (1953). Zit. nach HÖRMANN 1957. — MASCHMANN, E.: Über Bakterienproteasen. II. Biochem. Z. **294**, 1 (1937). — MAYER, R. L.: Hyaluronidase and inflammation on the skin. Ann. N.Y. Acad. Sci. **53**, 1041 (1950). — MAZOUÉ, H.: Étude histologique de développement de granulomes expérimentaux chez les cobayes scorbutiques. Arch. Anat. micr. Morph. exp. **33**, 129 (1937). — Action de l'acide ascorbique sur la formation des fibres conjonctives. C. R. Soc. Biol. (Paris) **126**, 991 (1957). — MAZOUÉ, H., et L. RANDOUIN: Les réactions du tissue conjonctif au niveau de lésions expérimentales chez des cobayes présentant du scorbu aigu ou du scorbut chronique. Ann. Physiol. Physicochim. biol. **13**, 1057 (1933). — Scorbut chronique et réactions du tissu conjonctif au niveau de lesions expérimentales. C. R. Soc. Biol. (Paris) **125**, 47 (1937). — McCUISTIAN, C. H., and E. P. SCHOCH: Autopsy findings in Lichen myxedematosus. Arch. Derm. **74**, 259 (1956). — McMANUS, J. F. A.: Histological demonstration of mucin after periodic acid. Nature (Lond.) **158**, 202 (1946). — Histological and histochemical uses of periodic acid. Stain Technol. **23**, 99 (1948). — McMASTER, P. D., and R. J. PARSONS: Physiological conditions existing in connective tissue. I. The method of interstitial spread of vital dyes. J. exp. Med. **69**, 247 (1939). — The movement of substances and the state of fluid in the intradermal tissue. Ann. N.Y. Acad. Sci. **52**, 992 (1950). — MEIER, R.: Biochemische Kausal-zusammenhänge des Entzündungsvorganges. In: Medizinische Grundlagenforschung, her-ausgeg. von K. FR. BAUER, S. 385. Stuttgart: Georg Thieme 1959. — MENEGHINI, C. L., e G. POZZO: Osservazioni istochimiche sulle alterazioni dei mucopolisaccaridi in un gruppo di mesenchimopatie cutanee. Minerva derm. **28**, 329 (1953). — MEYER, K.: Biological signi-ficance of hyaluronic acid and hyaluronidase. Physiol. Rev. **27**, 335 (1947). — In: Connective tissues. Transact. 1st Conf., S. 32. New York: J. Macy jr. Foundation 1951. — Hyaluronic acid, chondroitin sulphates and their protein-complexes. Faraday Soc. Discuss. No 13, 271 (1953). — The chemistry of the ground substances of connective tissue. In: Connective tissue in health and disease, herausgeg. v. G. ASBOE-HANSEN, S. 54. Copenhagen: E. Munksgaard 1954. — Struktur und Biologie der Polysaccharidsulfate im Bindegewebe. Symposion über Struktur und Stoffwechsel des Bindegewebes, 16. u. 17. 10. 1959 Münster, S. 12, herausgeg. von W. H. HAUSS u. H. LOSSE. Stuttgart: Georg Thieme 1960. — MEYER, K., E. CHAFFEE, G. L. HOBBY and M. H. DAWSON: Hyaluronidases of bacterial and animal origin. J. exp. Med. **73**, 309 (1941). — MEYER, K., P. HOFFMAN and A. LINKER: The acid mucopolysaccharides of connec-tive tissue. In: Connective tissue, herausgeg. unter der Leitung von R. E. TUNBRIDGE durch

M. Keech, J. F. Delafresnaye u. G. C. Wood, S. 86. Oxford: Blackwell Scientific Publ. 1957. — Chemistry of ground substances. In: Connective tissue, thrombosis and atherosclerosis, herausgeg. von I. H. Page, S. 181. New York: Academic Press 1959. — Meyer, K., A. Linker and M. M. Rapport: The production of monosaccharides from hyaluronic acid by β-Glucuronidase. J. biol. Chem. 192, 275 (1951). — Meyer, K., and M. M. Rapport: Mucopolysaccharides of ground substance of connective tissue. Science 113, 596 (1951). — Hyaluronidases. In: Advances in enzymology, Bd. 13, S. 199. 1952. — Meyer-Arendt, J.: Über den Ablauf der serösen Entzündung. Virchows Arch. path. Anat. 323, 951 (1953). — Montgomery, H., and L. J. Underwood: Lichen myxedematosus (Differentiation from cutaneous myxedemas or mucoid states. J. invest. Derm. 20, 213, 235 (1953). — Moore, R. D., and M. D. Schoenberg: Studies on connective tissue. I. The polysaccharides of the human umbilical cord. Arch. Path. 64, 39 (1957). — Studies on connective tissue. IV. The mast cell and its relation to the ground substance polysaccharides of the umbilical cord. Lab. Invest. 7, 418 (1958). — Morgan, W. T. J.: Mucopolysaccharides associated with blood group specifity. In: Ciba Foundation Symposion on the chemistry and biology of mucopolysaccharides, herausgeg. von G. E. W. Wolstenholme u. M. O'Connor, S. 200. London: J. A. Churchill Ltd. 1958. — Musso, L. A.: A contribution to the pathogenesis of the changes in the collagen-ground substance equilibrium in morphea (Scleroderma). Brit. J. Derm. 66, 377 (1954).

Neuman, R. E., and M. A. Logan: The determination of collagen and elastin in tissues. J. biol. Chem. 186, 549 (1950). — Nikolowski, W., u. E. Gottron: Scheinbar schleimige und schleimige Veränderungen in der Umgebung von Schweißdrüsen, Schweißdrüsencysten und Schweißdrüsentumoren. Arch. Derm. Syph. (Berl.) 192, 439 (1951). — Nödl, F.: Myxome. Demonstration anläßlich der 3. Zusammenkunft der Verigg für Dermatohistopathologie am 17. 10. 1959 in Münster (Westf.).

Opie, E. L., and M. B. Rothbard: Water exchange of collagenous tissues and gelatine. J. exp. Med. 97, 409 (1953).

Palitz, L. L., and M. J. Brunner: The mucinoses. A classification with histochemical studies on the nature of mucin. J. invest. Derm. 14, 159 (1950). — Partridge, S. M.: The chemistry of connective tissues: I. The state of combination of chondroitin sulphate in cartilage. Biochem. J. 43, 387 (1948). — Partridge, S. M., and H. F. Davis: The chemistry of connective tissues. 3. Composition of the soluble proteins derived from elastin. Biochem. J. 61, 21 (1955). — The presence in cartilage of a complex containing chondroitin sulphate combined with a non-collagenous protein. In: Ciba Foundation Symposion on the chemistry and biology of mucopolysaccharides, herausgeg. von G. E. W. Wolstenholme u. M. O'Connor, S. 93. London: J. A. Churchill Ltd. 1958. — Pearse, A. G. E.: A review of modern methods in histochemistry. J. clin. Path. 4, 1 (1951). — Histochemistry. London: J. A. Churchill Ltd. 1954. — Penney, J. R., and B. M. Balfour: The effect of Vitamin C on mucopolysaccharide production in wound healing. J. Path. Bact. 61, 171 (1949). — Persson, B. H.: Studies on connective tissue ground substance: Histochemical features of ground substance mucopolysaccharides; organization of ground substance in ascorbic acid deficiency and its modification by action of cortisone. Acta Soc. Med. upsalien. (Suppl. 2) 58, 3 (1953). — Pioch, W.: Darstellung saurer Mucopolysaccharide mit dem Kupferphthalocyaninfarbstoff Astrablau. Virchows Arch. path. Anat. 330, 337 (1957). — Pirani, C. L., C. Strepto and K. Sutherland: Desoxycorticosterone acetate and wound healing. J. exp. Med. 93, 217 (1951). — Propst, A.: Über das Schweißdrüsenödem. Ein Beitrag zur Pathologie des Bindegewebes. Frankfurt. Z. Path. 67, 432 (1956). — Prose, P. H., and R. L. Baer: Assay of hyaluronidase in various dermatoses. J. invest. Derm. 16, 169 (1951). — Pruniéras, M.: Aspects histologiques de la membrane basale de l'épiderme dans l'eczéma et dans la dermatite de Duhring-Brocq. Presse méd. 62, 307 (1954). — Histologie des manifestations cutanées du lupus érythémateux systématisé. Presse méd. 64, 772 (1956).

Rabbiosi, G.: Istochimica dei mucopolisaccaridi del derma. Minerva derm. 34, 421 (1959). — Ragan, Ch.: Effect of ACTH and cortisone on connective tissue. In: Connective tissues, Transact. of the 1st Conf. 1950, herausgeg. von Ch. Ragan, S. 137. New York: J. Macy jr. Foundation 1951. — Randerath, E.: Über Veränderungen der Schweißdrüsen in der Umgebung von Hauttumoren. Frankfurt. Z. Path. 59, 30 (1948). — Das Bindegewebe. Verh. Dtsch. Orthop. Ges. 39. Kongr. 1952, S. 12—28. — Reddi, K. K., and A. Norström: Influence of Vitamin C on the utilization of sulphate labelled with sulphur-35 in the synthesis of chondroitin sulphate of the costal cartilage of the Guinea pig. Nature (Lond.) 173, 1232 (1954). — Renaut, J.: C. R. Soc. Biol. (Paris) 55, 1620 (1903). — Sur la tramule du tissu conjonctif. Arch. Anat. micr. Morph. exp. 6, 1 (1903/04). — Ribuffo, A., e P. Nazzaro: Mixedema pretibiale circoscritto. Dermatologia (Napoli) 8, 134 (1957). — Richter, R.: Bemerkungen zur Histologie der Leprareaktion nach Conteben. Derm. Wschr. 134, 1071 (1956). — Histologische Studien bei einem papillomatös wachsenden Schweißdrüsencarcinom. Arch. klin. exp. Derm. 204, 262 (1957). — Ritter, H. B., and J. J. Oleson: Combined histochemical staining of acid mucopolysaccharides and 1,2 glycol groupings in paraffin sections of rat tissues. Amer. J. Path. 26, 639 (1950). — Robertson, W. van B., and H. Hinds: Polysaccharide formation in repair tissue during ascorbic acid deficiency. J. biol. Chem. **221**, 791 (1956). — ROBERTSON, W. VAN B., and E. C. SANBORN: Hormonal effects on collagen formation in granulomas. Endocrinology **63**, 250 (1958). — RODRIGUEZ-PEREZ, A. P.: Los mucopolisacaridos cutaneos en circunstancias normales y patologicas. Act. dermo-sifiliogr. (Madr.) **49**, 571 (1958). — ROULET, F.: Über das Verhalten der Bindegewebsfasern unter normalen und pathologischen Bedingungen. Ergebn. Path. **32**, 1—47 (1937). — RUBENS-DUVAL, A., et M. BOLGERT: Remarques sur l'Histochimie du Lupus érythémateux. VIII. Congr. des Dermatol. et Syph. Nancy-Vittel 29.—31. 5. 1953. Nancy: Thomas 1953 (Communications et discussions). — RUNGE, H., H. EBNER u. W. LINDENSCHMITT: Vorzüge der kombinierten Alcianblau-Perjodsäure-Schiff-Reaktion für die gynäkologische Histopathologie. Dtsch. med. Wschr. **81**, 1525 (1956).

SAKABE, H., T. OHI, K. TATAI and K. TATAI: Effect of steroid hormones on the silica-induced granulation tissue in rat. Jap. J. med. Sci. Biol. **7**, 49 (1954). — SAKAMOTO, Y.: Histochemical studies on the healing of experimental wounds in rats and Guinea pigs. III. Histochemical studies of alkaline phosphatase and polysaccharides in healing process of experimental wounds in Vitamin C deficient Guinea pigs. J. Osaka Univ. dent. Soc. **4**, 689 (1959). — SCHALLOCK, G., u. H. LINDNER: Beitrag zur Frage der Entmischungszustände in den Grundsubstanzen des Bindegewebes. Medizinische **1**, 12 (1957). — SCHALLOCK, G., u. H. SCHMIDT-MATTHIESEN: Experimentelle Untersuchungen über die Viskositätsänderungen der Grundsubstanz. Verh. dtsch. Ges. Path. **40**, 168 (1956). — SCHILLER, S., and A. DORFMAN: The metabolism of mucopolysaccharides in animals: the effect of cortisone and hydrocortisone on rat skin. Endocrinology **60**, 376 (1957). — SCHMIDT-MATTHIESEN, H.: Siliciumdioxyd und die reaktive Entstehung von Bindegewebe. Virchows Arch. path. Anat. **327**, 419 (1955). — Ein Beitrag zur Bewertung der histochemischen Nachweismethoden für saure Mucopolysaccharide. Acta histochem. (Jena) **4**, 102 (1957). — Fixierungsartefakte an Mucopolysacchariden und ihre Abhängigkeit vom Polymerisationsgrad. Acta histochem. (Jena) Suppl. 1, 132 (1958). — Die Mesenchymreaktionen während des Karzinomwachstums, ihre Erfassung, Systematik und klinische Bewertung. In: Krebsforschung und Krebsbekämpfung, Bd. II, herausgeg. v. H. MARTIUS. Sonderband zur Strahlentherapie **37**, 296 (1958). — Das Kollumkarzinom und sein Bindegewebe. Z. Geburtsh. Gynäk. **151**, 155 (1958). — Die Bedeutung des Bindegewebes für das Karzinomwachstum, für Prognose und Therapie. Krebsarzt **14**, 162 (1959). — SCHMITT, F. O., J. GROSS and J. H. HIGHBERGER: A new particle type in certain connective tissue extracts. Proc. nat. Acad. Sci. (Wash.) **39**, 459 (1953). — SCHOENBERG, M. D., and R. D. MOORE: Studies on connective tissue: II. Histochemical differences in the connective tissue polysaccharides of the mature and unmature human umbilical cord. Arch. Path. **64**, 167 (1957). — Studies on connective tissue: III. Enzymatic studies on the formation and nature of the carbohydrate intermediate of the connective tissue polysaccharides in the human umbilical cord. Arch. Path. **65**, 115 (1958). — SCHUBERT, M., and D. HAMERMAN: Metachromasia: chemical theory and histochemical use. J. Histochem. Cytochem. **4**, 159 (1956). — SCHUERMANN, H.: Über Hauterscheinungen mit Beziehung zu Myxödem und Basedow'scher Krankheit. Arch. Derm. Syph. (Berl.) **176**, 544 (1938). — SCOTT, V., G. J. DAMMIN and C. DROEGMULLER: Hyaluronidase and experimental syphilis. Metachromasia in syphilitic orchitis and its relationship to hyaluronic acid. Amer. J. Syph. **34**, 501 (1950). — SHAPIRO, R., B. TAYLOR and M. TAUBENHAUS: Local effects of cortisone on granulation tissue and the role of denervation and Ischemia. Proc. Soc. exp. Biol. (N.Y.) **76**, 854 (1951). — SIMPSON, W. L.: Mucolytic enzyms and invasions by carcinomas. Ann. N.Y. Acad. Sci. **52**, 1125 (1950). — SNELLMANN, O.: Evaluation of extraction methods for acid tissue polysaccharides. In: Connective tissue, herausgeg. unter der Leitung von R. E. TUNBRIDGE durch M. KEECH, J. F. DELAFRESNAYE u. G. C. WOOD, S. 97. Oxford: Blackwell Scientific Publ. 1957. — SOBEL, H., and J. MARMORSTON: The effect of cortisone on the collagen and Hexosamine content of the skin and femurs of one year old rats. Endocrinology **55**, 21 (1954). — The possible role of the gel-fiber ratio of connective tissue in ageing process. J. Geront. **11**, 2 (1956). — SOBEL, H., J. MARMORSTON and F. J. MOORE: Collagen and Hexosamine content of femurs of rats. Proc. Soc. exp. Biol. (N.Y.) **87**, 346 (1954). — SOBEL, H., H. A. ZUTRAUEN and J. MARMORSTON: The collagen and Hexosamine content of the skin of normal and experimentally treated rats. Arch. Biochem. Biophys. **46**, 221 (1953). — SOFFER, L. J., A. IANNACCONE, R. WINER, S. I. GRIBOFF and J. EISENBERG: Body fluids and electrolyte balance in myxedema. Acta endocr. (Kbh.) **17**, 418 (1954). — SPAIN, D. M., N. MOLOMUT and A. HABER: The effect of cortisone on the formation of granulation tissue in mice. Amer. J. Path. **26**, 710 (1950). — STARY, Z., u. S. TEKMAN: Über die klinische und pathologische Bedeutung der Hyaluronidasen. Münch. med. Wschr. **93**, 1511, 1547 (1951). — STEEDMAN, H. F.: Alcian blue 8 G.S.: a new stain for mucin. Quart. J. micr. Sci. **91**, 477 (1950). — STEIGLEDER, G. K.: Zum Verhalten der Grundsubstanz, der Basalmembran und der Schweißdrüsen in der menschlichen Haut, zugleich eine Bemerkung zum Phänomen der Glykogenflucht. Klin. Wschr. **36**, 389 (1958). — Neue Befunde zur Phanerose der Grundsubstanz in der Cutis. Dermatologica (Basel) **118**, 154 (1959). — STEIN, O., and M. WOLMAN: A histochemical study of wound healing in scorbutic Guinea pigs. Brit. J. exp. Path. **39**, 417 (1958). — A histochemical study of wound healing in scorbutic Guinea pigs. Brit. J. exp. Derm. **39**, 418 (1958). — STEINER, K.: (a) Mucoid substances and cutaneous connective tissue in dermatoses: I. Mucoid collagen fibers in dermal granulations, tumors and other infiltrations. J. invest. Derm. **28**, 387 (1957).— (b) Mucoid substances and cutaneous connective tissue in dermatoses. II. Mucoid alterations in degenerative and congenital dermatoses. J. invest. Derm. **28**, 403 (1957). — (c) Mucoid substances and cutaneous connective tissue in dermatoses. III. Cutaneous mucopolysaccharides in inflammation of the skin. J. invest. Derm. **28**, 419 (1957). — STOUGHTON, R. B., and A. L. LORINCZ: The action of collagenase on skin and the anticollagenase factor in human serum. J. invest. Derm. **16**, 43 (1951). — SYLVEN, B.: Über das Vorkommen von hochmolekularen Esterschwefelsäuren im Granulationsgewebe und bei der Epithelregeneration. Acta chir. scand. **86**, Suppl. 66 (1941). — The ground substance of connective tissue and cartilage. In: The biochemistry and physiology of bone, herausgeg. von G. H. BOURNE, S. 53. New York: Academic Press Publ. 1956. — SYLVEN, B., and H. MALMGREN: On the alleged metachromasia of hyaluronic acid. Lab. Invest. **1**, 413 (1952). — SZABALCS, M., and B. TANKO: Determinations of hexosamine in the sera of patients with scleroderma. Kisérl. Orvostud. **10**, 212 (1958). Zit. Derm. a. Venereol. **13**, 429 (1959). — SZIRMAI, J. A.: Studies on the connective tissue of the cock combe: I. Histochemical observations on the ground substance. J. Histochem. Cytochem. **4**, 96 (1956). — Studies on the connective tissue of the cock comb: II. Effect of androgens. Proc. Soc. exp. Biol. (N.Y.) **93**, 92 (1956). — SZODORAY, L.: Adatok a hyaluronsav-hyaluronidase összefüggesekhez pemphigusban es dermatitis herpetiformis Duhringban. Börgyögy vener. Szle **9**, 44 (1955). — SZODORAY, L., and K. TUZA: Data on the histochemistry of sclerodermatous changes in the connective tissue. XI. Internat. Dermatol. Kongr. 31. 7. —6. 8. 1957 Stockholm.

TAPPEINER, J.: Zur Pathogenese des Lichen myxoedematosus (Mucinosis papulosa cutis). Arch. klin. exp. Derm. **201**, 160 (1955). — TAPPEINER, J., u. P. WODNIANSKY: Hauterkrankungen durch Einlagerungen körpereigener Substanzen. In: Dermatologie und Venerologie, herausgeg. von H. A. GOTTRON u. W. SCHÖNFELD, Bd. III, Teil 2, S. 1115. Stuttgart: Georg Thieme 1959. — TAUBENHAUS, M., M. JACOBSON, J. V. MARTIN and R. LEVINE: Parallel inhibition of granulation tissue by cortisone, hydrocortisone, dibenamine and banthine (R). Proc. Soc. exp. Biol. (N.Y.) **84**, 646 (1953). — TAUBENHAUS, M., B. TAYLOR and J. V. MORTON: Hormonal interaction of the regulation of granulation tissue formation. Endocrinology **51**, 183 (1952). — TAYLOR, H. E., and A. M. SAUNDERS: The association of metachromatic ground substance with fibroblastic activity in granulation tissue. Amer. J. Path. **33**, 525 (1957). — TEILUM, G.: Pathogenetic studies on Lupus erythematosus disseminatus and related diseases. Acta med. scand. **123**, 126 (1946). — TELLER, H., u. G. VESTER: Elektronenmikroskopische Untersuchungsergebnisse an der Intercellularsubstanz des Coriums beim Scleroedema adultorum Buschke. Z. Haut- u. Geschl.-Kr. **23**, 142 (1957). — THIES, W.: Beitrag zur Frage Dermatomyositis und Neoplasma. Derm. Wschr. **135**, 292 (1957). — TIRSCHEK, H., P. WODNIANSKY, W. AUERSWALD u. W. DOLESCHEL: Das Verhalten des „sauren Mukoproteins" im Blutserum bei zirkumskripter und diffuser Sklerodermie. Derm. Wschr. **140**, 840 (1959).

UPTON, A. C., and T. T. ODELL jr.: Utilization of S^{35}-labelled sulfate in scorbutic Guinea pigs: uptake in healing wounds, megacaryocytes and blood platelets. Arch. Path. **62**, 194 (1956).

VERNE, J., et J. BESCOL-LIVERSAC: La substance fondamentale des tissus conjonctifs. Ann. Histochim. **2**, 239 (1957).

WASSERMANN, F.: The intercellular components of connective tissue: origin, structure and interrelationship of fibers and ground substance. In: Ergebnisse der Anatomie und Entwicklungsgeschichte, herausgeg. von C. ELZE u. E. SCHARRER, Bd. 35, S. 240. Berlin-Göttingen-Heidelberg: Springer 1956. — WATRIN, J., A. MERAND et J. BEUREY: Le mucicarmin de Mayer est-il un réactif histo-chimique des maladies du collagène? Bull. Soc. franç. Derm. Syph. **59**, 401 (1952). — WATSON, E. M., and R. H. PEARCE: The mucopolysaccharide content of the skin in localized (pretibial) myxedema. Amer. J. clin. Path. **17**, 507 (1947). — The cutaneous mucopolysaccharides in localized (pretibial) myxedema. Ann. N.Y. Acad. Sci. **52**, 1004 (1950). — WEBER, G.: Habil.-Schrift, Vergleichende Untersuchungen über das quantitative Verhalten proteingebundener Kohlenhydrate im Blutserum bei Dermatosen. Acta derm.-venereol. (Stockh.) **38**, Suppl. 38 (1958). — WEBER, G., O. BRAUN-FALCO u. G. THAESLER: (a) Zur Frage des Verhaltens proteingebundener Polysaccharide im Serum bei Dermatosen. II. Teil: Klinisch-experimentelle Ergebnisse. Arch. Derm. Syph. (Berl.) **198**, 634 (1954). — (b) Über das Verhalten proteingebundener Polysaccharide im Serum bei Dermatosen. Derm. Wschr. **129**, 561 (1954). — WEGELIUS, O., and G. ASBOE-HANSEN: Mast cells and tissue water. Exp. Cell Res. **11**, 437 (1956). — WEISSMANN, B., and K. MEYER: Structure of hyaluronic acid: the glucuronic linkage. J. Amer. chem. Soc. **74**, 4729 (1952). — The structure of hyalobiuronic acid and hyaluronic acid from umbilical cord. J. Amer. chem. Soc. **76**, 1753 (1954). — WEISSMANN, B., M. M. RAPPORT, A. LINKER and K. MEYER: Isolation of the aldobionic acid of umbilical cord hyaluronic acid. J. biol. Chem. **205**, 205 (1953). — WELLS, G. C.: Connective tissue ground substance. In: ST. ROTHMAN, Physiology and biochemistry of the skin, S. 418. Chicago: University of Chicago Press 1954. — WIENER, R., A. IANNACCONE, J. EISENBERG, S. I. GRIBOFF, A. W. LUDWIG and L. J. SOFFER: Influence of hormone therapy on body fluids, electrolyte balance and mucopolysaccharides in myxedema. J. clin. Endocr. **15**, 1131 (1955). — WINDRUM, G. M.: (a) The histochemical demonstration of hyaluronic acid. Arch. Path. **65**, 513 (1958). — (b) Sulfation technics in the histologic study of granulation tissue. Lab. Invest. **7**, 9 (1958). — WINDRUM, G. M., and H. KRAMER: Some observations on the histochemical reactions of amyloid. Arch. Path. **63**, 373 (1957). — WINZLER, R. J.: Glycoproteins of plasma, in: Ciba foundation symposion on the chemistry and biology of mucopolysaccharides, herausgeg. von G. E. W. WOLSTENHOLME u. M. O'CONNOR, S. 245. London: J. A. Churchill Ltd. 1958. — WISLOCKI, G. B., H. BUNTING and E. W. DEMPSEY: Metachromasia in mammalian tissue and its relationship to mucopolysaccharides. Amer. J. Anat. **81**, 1 (1947). — WODNIANSKY, P.: Über die Ätiologie und Pathogenese des Myxoedema circumscriptum praetibiale symmetricum. Arch. klin. exp. Derm. **205**, 22 (1957). — WOLBACH, S. B.: Controlled formation of collagen and reticulum. Study of source of intercellular substance in recovery from experimental scorbutus. Amer. J. Path. Suppl. **9**, 689 (1933). — WOLBACH, S. B., and O. A. BESSEY: Tissue changes in vitamin deficiencies. Physiol. Rev. **22**, 233 (1942). — WOLBACH, S. B., and P. R. HOWE: Intercellular substances in experimental scorbutus. Arch. Path. **1**, 1 (1926). — WOLMAN, M., and B. WOLMAN: Effect of polysaccharides on the formation of granulations tissue. Arch. Path. **62**, 74 (1956).

ZEZSCHWITZ, K. A. v.: Beitrag zum Problem des Lichen myxoedematosus. Arch. klin. exp. Derm. **208**, 301 (1959). — ZIFF, M., TH. KANTOR, E. BIEN and A. SMITH: Studies on the composition of the fibrinoid material of the subcutaneous nodule of rheumatoid arthritis. J. clin. Invest. **32**, 1253 (1953).

II. Die allgemeine Pathologie der Basalmembran

ACHTEN, G., et M. CORBUSIER-LEDOUX: Contribution à l'étude histologique de la membrane basale dans les dermatoses bulleuses. Arch. belges Derm. **14**, 290 (1958). — ALLARA, E.: Il problema delle membrane basali. Arch. ital. Anat. Embriol. **55**, 163 (1950). — ALLEGRA, F.: Comportamento dei mucopolisaccaridi nella psoriasi. Arch. ital. Derm. **28**, 36 (1956).

BECKER, S. W., and A. A. ZIMMERMANN: Development of the basement membrane in human skin. J. invest. Derm. **28**, 195 (1957). — BRAUN-FALCO, O.: (a) Histochemische und morphologische Studien an normaler und pathologisch veränderter Haut. Arch. Derm. Syph. (Berl.) **198**, 111 (1954). — (b) Über die Bedeutung der Hyaluronidase für das Ekzem. Derm. Wschr. **130**, 1079 (1954). — (a) Weitere histochemische Untersuchungen an homogenen Anteil des subepidermalen Grenzstreifens normaler menschlicher Haut. Arch. klin. exp. Derm. **201**, 521 (1955). — (b) Histochemische Untersuchungen zur Charakterisierung des Hyalins von Spiegler'schen Tumoren. Arch. klin. exp. Derm. **202**, 56 (1955). — Histochemische Aminopeptidase-Darstellung in normaler Haut, bei Psoriasis, Dermatitis, Basaliom und Molluscum sebaceum. Derm. Wschr. **134**, 1341 (1956). — Histochemie des Bindegewebes. Arch. klin. exp. Derm. **206**, 319 (1957). — (a) Über Untersuchungen des Hautbindegewebes mit der Hale-PAS-Reaktion (RITTER u. OLESON) unter normalen Bedingungen und bei Erkrankungen des Hautbindegewebes. Acta histochem. (Jena) **5**, 10 (1958). — (b) The histochemistry of psoriasis. Ann. N.Y. Acad. Sci. **73**, 911 (1958). — Histochemische Befunde bei Pemphigus mit subepidermaler Blasenbildung, gleichzeitig ein Beitrag zur Pathogenese subepidermaler Blasenbildung. Vortrag XXIV. Tagg Dtsch. Derm. Ges. 10.—13. 9. 1958, Düsseldorf, Arch. klin. exp. Derm. **211**, 213 (1960). — BRETT, R., u. O. BRAUN-FALCO: Beitrag zur Differenzierung von Tumoren. Arch. klin. exp. Derm. **200**, 515 (1955).

CHARPY, J., A. STAHL et P. Y. CASTELAIN: Étude histologique et chronologique de la constitution de la lésion de l'eczéma. Sem. Hôp. Paris **1953**, 2624. — COOPER, J. H.: The basement membrane-elastica system of the dermo-epidermal junction. Nature (Lond.) **178**, 643 (1956). — Microanatomical and histochemical observations on the dermal-epidermal junction. Arch. Derm. **77**, 18 (1958). — CSERMELY, E., e F. ALLEGRA: Osservazioni istochimiche sul comportamento della membrana basale in cute pretsattata con pomata all'idrocortisone. Minerva derm. **30**, Suppl. 2, 149 (1955).

DICK, J. C.: Observations on the elastic tissue of the skin with a note on the reticular layer at the junction of the dermis and epidermis. J. Anat. (Lond.) **81**, 201 (1947). — DUPRÉ, A.: Étude histochimique des glucides de la peau humaine. Thèse Toulouse 1952. — Études histochimiques de la peau humaine. I. La jonction dermo-épidermique. Ann. Derm. Syph. (Paris) **80**, 263 (1953).

FELDAKER, M., H. MONTGOMERY and L. A. BRUNSTING: Histopathology of porphyria cutanea tarda. J. invest. Derm. **24**, 131 (1955).

GANS, O.: Die Pathologie des Bindegewebes mit besonderer Berücksichtigung der Haut. Hautarzt **4**, 399 (1953). — GERSH, I., and H. R. CATCHPOLE: The organization of ground substance and basement membrane and its significance in tissue injury, disease and growth. Amer. J. Anat. **85**, 457 (1949). — GOLTZ, R. W., R. M. FUSARO and J. JARVIS: The carbohydrates in basal cell epitheliomas. A histochemical study. J. invest. Derm. **32**, 629 (1959). — GOTTRON, H. A.: Karzinomentwicklung in der Haut. Dtsch. med. Wschr. **82**, 761, 802 (1957).

HOLLANDER, A., S. C. SOMMERS and A. E. GRIMWADE: Histochemical and ultraviolet microscopic studies of chronic dermatoses and the corium membrane. J. invest. Derm. **22**, 335 (1954).

KEINING, E., u. O. BRAUN-FALCO: Veränderungen der mesenchymalen Grundsubstanz bei Psoriasis. Minerva derm. **34**, 238 (1959). — KEINING, E., u. B. RATHJENS: Versuch einer Abgrenzung des Graham-Little-Syndroms. Derm. Wschr. **132**, 1016 (1955). — KORTING, G. W.: Pemphigoide Pellagra mit Hautnervenveränderungen. Arch. klin. exp. Derm. **208**, 81 (1958). — KORTING, G. W., u. W. ADAM: Eine seltene Poikilodermie-Form: Lupus erythematodes-artige Hautveränderungen bei Minderwuchs. Arch. klin. exp. Derm. **207**, 508 (1958).

LADEN, E. L., I. LINDEN and J. O. ERICKSON: Study of normal skin with the electron microscope. Arch. Derm. **71**, 219 (1955). — LADEN, E. L., I. LINDEN, J. O. ERICKSON and D. ARMEN: Electron microscopic study of epidermal basal cells and epidermal dermal junction. J. invest. Derm. **21**, 37 (1953). — LEONI, A., e B. ROSETTI: Osservazioni istochimiche sulle alterazioni dei glucidi nell'eritematode cronico sia su cute sede di lesione che su cute apparentemente sana. Minerva derm. **29**, 252 (1954).

MAJUMDAR, T. D.: Über histopathologische Veränderungen der Haut nach Kalar-Azar. Arch. klin. exp. Derm. **203**, 483 (1956). — MARTIONETTI, L.: Membrana basale. Minerva derm. **30**, Suppl. 4, 91 (1955). — MEYER-ARENDT, J.: Über den Ablauf der serösen Entzündung. Virchows Arch. path. Anat. **323**, 351 (1953). — MIDANA, A., e G. ZINA: Papulosi atrofizzante di Degos a decorso benigno. Minerva derm. **32**, 291 (1957). — MÜLLER, G.: Histotopochemisch nachweisbare funktionelle Veränderungen der Basalmembran. Acta histochem. (Jena) **1**, 166 (1954). — MUSUMECI, V.: Ricerche istologiche e sperimentali sul mecanismo formativo della bolla nell'epidermoliso bollosa. Minerva derm. **31**, 194 (1956).

OCHOA, P. C., O. D. SMITH and M. SWERDLOW: The dermal-epidermal junction. Arch. Derm. **75**, 70 (1957). — OZZELLO, L.: The behaviour of basement membranes in intraductal carcinoma of the breast. Amer. J. Path. **35**, 887 (1959).

PEASE, D. C.: Electron microscopy of human skin. Amer. J. Anat. **89**, 469 (1951). — PIREDDA, A.: Le alterazioni ultrastrutturali nello pseudo milio colloide. G. ital. Derm. **99**, 496 (1958). — PRUNIÉRAS, M.: Aspects histologiques de la membrane basale de l'épiderme dans l'eczéma et dans la dermatite de Duhring-Brocq. Presse méd. **62**, 307 (1954). — Histologie des manifestations cutanées du lupus érythémateux systématisé. Presse méd. **64**, 772 (1956). — PRUNIÉRAS, M., and H. MONTGOMERY: Histopathology of cutaneous lesions in systemic lupus erythematosus. Arch. Derm. **74**, 177 (1956).

RABBIOSI, G.: Istochimica dei mucopolisacaridi del derma. Minerva derm. **34**, 421 (1959). — RAPPAPORT, B. Z.: Studies in atopic dermatitis. I. Connective tissue changes and their alterations following treatment with corticotropin and adrenocortical hormones. Arch. Path. **60**, 1 (1955). — RICHTER, R.: Bemerkungen zur Histologie der Leprareaktion nach Conteben. Derm. Wschr. **134**, 1071 (1956). — RIMBAUD, P., et H. L. GUIBERT: La dermatite de Duhring-Brocq. Remarques cliniques et histologiques. Ann. Derm. Syph. (Paris) **83**, 241 (1956). — RODRIGUEZ-PEREZ, A. P.: Los mucopolisacaridos cutaneos en circumstancias normales y patologicas. Act. dermosifiliogr. (Madr.) **49**, 571 (1958).

SCHMITZ: Dermatitis herpetiformis Duhring bullosa (Falldemonstration). Zbl. Haut-u. Geschl.-Kr. **97**, 319 (1956). — SELBY, C. C.: The fine structure of human epidermis as revealed by the electron microscope. J. Soc. Cosmetic Chemists **7**, 584 (1956). — SOMMERS, G. C.: Basement membranes, ground substance and lymphocytic aggregates in aging organs. J. Geront. **11**, 251 (1956). — STEIGLEDER, G. K., u. H. ELSCHNER: Zur Diagnose des Granuloma faciale eosinophilicum. Derm. Wschr. **130**, 875 (1954). — STEINER, K.: Mucoid substances and cutaneous connective tissue in dermatoses. III. Cutaneous mucopolysaccharides in inflammation of the skin. J. invest. Derm. **28**, 419 (1957). — STOUGHTON, R. B., and A. L. LORINCZ: The action of collagenase on skin and the anti-collagenase factor in human serum. J. invest. Derm. **16**, 43 (1951). — STOUGHTON, R. B., and G. C. WELLS: Histochemical study of polysaccharides in normal and diseased skin. J. invest. Derm. **14**, 37 (1950).

THIES, W.: Beitrag zur Frage Dermatomyositis und Neoplasma. Derm. Wschr. **135**, 293 (1957).

WINKELMANN, R. K.: The dermal-epidermal junction. A study of those structures with special affinity for the silver ion. Arch. Derm. **72**, 570 (1955).

III. Die allgemeine Pathologie der kollagenen Fasern

ALBERTINI, A. v.: Zum Begriff der fibrinoiden Degeneration. Schweiz. Z. Path. **6**, 417 (1943). — Histologische Geschwulstdiagnostik. Stuttgart: Georg Thieme 1955. — ALT-

SHULER, C. H., and D. M. ANGEVINE: Histochemical studies on the pathogenesis of fibrinoid. Amer. J. Path. **25**, 1061 (1949). — The pathology of connective tissue. In: Connective tissue in health and disease, herausgeg. von G. ASBOE-HANSEN, S. 178. Copenhagen: E. Munksgaard 1954. — AMANO, S.: Development, structure and pathology of the connective tissue fibers. The XIV. Jap. Med. Congr., Part II, p. 323. — ANGEVINE, D. M.: Structure and function of normal connective tissue. In: Connective tissues. Transact. of the 1st Conf. 24.—25. 4. New York, herausgeg. von CH. RAGAN, p. 13. New York: Josiah Macy jr. Found. 1951. — ASKANAZY, M.: Über Bau und Entstehung des chronischen Magengeschwürs, sowie Soorpilzbefunde in ihm. Virchows Arch. path. Anat. **234**, 111 (1921).

BAHR, G. F.: Ergebnisse elektronenmikroskopischer Untersuchungen des kollagenen und elastischen Gewebes. Arch. Derm. Syph. (Berl.) **193**, 518 (1951). — Elektronenoptische Untersuchungen bei Sklerodermie. Ärztl. Forsch. **10**, 255 (1956). — BAHR, G. F., H. SCHUERMANN u. G. GRECELIUS: Elektronenmikroskopische Untersuchungen bei progressiver Sklerodermie, Lupus erythematodes acutus (und Akrodermatitis chronica atrophicans). Hautarzt **2**, 513 (1951). — BAHRMANN, E.: Über die fibrinoide Degeneration des Bindegewebes. Virchows Arch. path. Anat. **300**, 342 (1937). — BAIRATI, A.: Über die submikroskopische Struktur des Kollagens. I. Strukturperiode der Kollagenfibrillen. Sci. med. ital. (dtsch. Ausg.) **4**, 593—651 (1956). — BANFIELD, W. G.: Occurrence of tapered collagen fibrils from human sources with observations on mesenchymal neoplasmas. Proc. Soc. exp. Biol. (N.Y.) **81**, 658 (1952). — Width and length of collagen fibrils during the development of human skin in granulation tissue and in the skin of adult animals. J. Geront. **10**, 13 (1955). — BANGLE jr., R., and W. C. ALFORD: The chemical basis of the periodic acid Schiff reaction of collagen fibers with reference to periodate consumption by collagen and by insulin. J. Histochem. Cytochem. **2**, 62 (1954). — BARDAWILL, W. A., B. L. TOY and N. GALINS: (b) Hypersensitivity to histone induced experimentally in rabbits (Preliminary communication). Lancet **1958I** (7026), 888. — BARDAWILL, W. A., B. L. TOY, N. GALINS and T. B. BAYLES: (a) Disseminated Lupus erythematosus, scleroderma and dermatomyositis as manifestations of sensitization to DNA-Protein. I. An immunohistochemical approach. Amer. J. Path. **34**, 607 (1958). — BASSERMANN, F. J.: Elektronenoptische Untersuchungen zur Ultrastruktur der tuberkulösen Nekrose. II. Die Ultrastruktur der käsigen Matrix und der nekrogenen Formenreste. Beitr. Klin. Tuberk. **117**, 484 (1957). — BEAR, R. S.: The structure of collagen fibrils. Advanc. Protein Chem. **7**, 69 (1952). — BEEK, J.: The carbohydrate content of collagen. J. Research Nat. Bur. Standards **27**, 507 (1941). — BENNETT, G. A., J. W. ZELLER and W. BAUER: Subcutaneous nodules of rheumatoid arthritis and rheumatic fever: a pathologic study. Arch. Path. **30**, 70 (1940). — BOLDT, A.: Zur Kenntnis der Necrobiosis lipoidica diabeticorum. Arch. Derm. **179**, 74 (1939). — BOOTH, E., E. E. MUIRHEAD and P. O'B. MONTGOMERY: The „fibrinoid" of renal cortical necrosis due to the Shwartzman reaction: evidence for its origin from smooth muscle. Arch. Path. **61**, 169 (1956). — BRAUN-FALCO, O.: Neueres zur Histopathologie des Skleroedema adultorum Buschke. Derm. Wschr. **125**, 469 (1952). — Histochemische und morphologische Studien an normaler und pathologisch veränderter Haut. Arch. Derm. Syph. (Berl.) **198**, 111 (1954). — (a) Histochemie des Bindegewebes. Arch. klin. exp. Derm. **206**, 319 (1957). — (b) Über das Verhalten der interfibrillären Grundsubstanz bei Sklerodermie. Derm. Wschr. **136**, 1085 (1957). — Über Untersuchungen des Hautbindegewebes mit der Hale-PAS-Reaktion (RITTER und OLESON) unter normalen Bedingungen und bei Erkrankungen des Hautbindegewebes. Acta histochem. (Jena) **5**, 10 (1958). — Zur Frage der Phanerose saurer Mucopolysaccharide im Hautbindegewebe. Derm. Wschr. **139**, 129 (1959). — BREDT, H.: Entzündung und Sklerose der Lungenschlagader. Ein Beitrag zur Kenntnis des Begriffes und der Erscheinungsformen der Endarteriitis und Arteriosklerose. Virchows Arch. path. Anat. **308**, 60 (1941). — BRIDGES, J. B.: Experimental heterotopic ossification. Int. Rev. Cytol. **8**, 253 (1959). — BROCKHAUS, L.: Beitrag zur Frage der sog. fibrinoiden Degeneration. Virchows Arch. path. Anat. **324**, 338 (1953). — BRODY, J., and D. E. BELLIN: Calcinosis with scleroderma. Arch. Derm. **36**, 85 (1937). — BRÜCK, V. C.: Case of Osteoma multiplex cutis. Acta derm.-venereol. (Stockh.) **35**, 90 (1955). — BRUNSON, J. G., and R. L. DAVIS: Systemic fibrinoid diseases: similarity to experimental lesions in rabbits. Arch. Path. **60**, 593 (1955). — BRUNSON, J. G., C. N. GAMBLE and L. THOMAS: (a) Morphologic changes in rabbits following the intravenous administration of meningococcal toxin: I. The effect produced in young and in mature animals by a simple injection. Amer. J. Path. **31**, 489 (1955). — BRUNSON, J. G., L. THOMAS and C. N. GAMBLE: (b) Morphologic changes in rabbits following the intravenous administration of meningococcal toxin: II. Two appropriately spaced injections; the role of fibrinoid in the generalized Shwartzman reaction. Amer. J. Path. **31**, 655 (1955). — BRUX, J. DE: Disk.-Bemerkung in Journées Dermatologiques de Strasbourg 1957. Bull. Soc. franç. Derm. Syph. **64**, 593 (1957). — (a) Constitution et valeur immunologique de la substance fibrinoide. Presse méd. **66**, 220 (1958). — (b) Thromboses et exsudations fibrinoides dans l'histogénèse des prétendues maladies du collagène. Presse méd. **66**, 289 (1958). — (c) Rôle des constituants globuliniques du fibrinoide dans l'histogénèse et la classification des prétendues maladies du collagène. Presse méd. **66**, 662 (1958). — Brux, J. de, et R. Godechot: Fibromes et pseudo-sarcomes cutanés. Presse méd. **64**, 1937 (1956). — Bunim, J. J., and R. L. Black: Connective tissue (collagen) diseases. Ann. Rev. Med. **8**, 389 (1957). — Busanny-Caspari, W.: Zur Morphogenese des Fibrinoids in Placenta und Decidua. Virchows Arch. path. Anat. **322**, 452 (1952). — Der fibrinoide Gewebsschaden. Untersuchungen zur Morphogenese und Pathogenese. Habil.-Schr. Mainz 1954. — Histoenzymatische Untersuchungen am fibrinoiden Gewebsschaden. Verh. dtsch. Ges. Path. **38**, 179 (1955). — Fibrin und Fibrinoid. Acta histochem. (Jena) **4**, 304 (1957). — Pathologische Anatomie der rheumatischen Herz- und Gefäßerkrankungen. Medizinische **1959**, 2021.

Cawley, E. P., C. H. Lupton jr., E. W. Clayton and J. F. A. McManus: Examination of normal and myxedematous skin. Arch. Derm. **76**, 537 (1957). — *Les Collagènoses:* Paris: Masson & Cie. 1957. — *Connective tissue*, herausgeg. von R. E. Tunbridge, M. Keech, J. F. Delafresnaye u. G. C. Wood. Oxford: Blackwell Scientific Publ. 1957. — Criep, L. H.: Collagen disease: its relation to hypersensitiveness. J. Allergy **20**, 116 (1949).

Degos, R.: Dyslipoidoses cutanées du type Oppenheim-Urbach (Necrobiosis lipoidica diabeticorum). Sem. Hôp. Paris **25**, 2137 (1949). — Delarue, J., J. Mignot et J. Civatte: Le concept des „maladies du collagène". In: Les Collagénoses, S. 1. Paris: Masson & Cie. 1957. — Delaunay, A., et S. Bazin: Étude biologique et pathologique du collagène. In: Les Collagénoses, S. 41. Paris: Masson & Cie. 1957. — Dettmer, N., I. Neckel u. H. Ruska: Elektronenmikroskopische Befunde an versilberten kollagenen Fibrillen. Z. wiss. Mikr. **60**, 290 (1951). — Dettmer, N., u. W. Schwarz: Die qualitative elektronenmikroskopische Darstellung von Stoffen mit der Gruppe CHOH—CHOH. Ein Beitrag zur Elektronenfärbung. Z. wiss. Mikr. **61**, 423 (1954). — Dietrich, C.: Osteomatous cutis. Arch. Derm. **41**, 562 (1940). — Doljanski, L., u. F. Roulet: Studien über die Entstehung der Bindegewebsfibrille. Virchows Arch. path. Anat. **291**, 260 (1933). — Ducourtioux, M., et J. Civatte: Étude anatomopathologique des chéloides. Sem. Hôp. Paris **32**, 1 (1956). — Dunphy, J. E., and K. N. Udupa: Chemical and histochemical sequences in the normal healing of wounds. New Engl. J. Med. **253**, 847 (1955). — Dupont, A., C. Fievez et P. van Caneghem: Les collagénoses en dermatologie. In: Les collagénoses, S. 107. Paris: Masson & Cie. 1957.

Ehrich, W.: Nature of collagen diseases. Amer. Heart J. **43**, 121 (1952). — Ehrich, W. E.: Über das Wesen der Lipoidnephrose. Zbl. allg. Path. path. Anat. **89**, 354 (1952/53). — Ellis, F. A., and H. Kirby-Smith: Necrobiosis lipoidica and granuloma annulare. Arch. Derm. **45**, 40 (1942). — Emmrich, R.: Chronische Krankheiten des Bindegewebes. Leipzig 1959. — Enghusen, E.: Über Retikulin, Kollagen und die Interzellularsubstanz des Bindegewebes. Acta anat. (Basel) **31**, 46 (1957). — Engström, A., and J. B. Finean: Biological ultrastructure, S. 150. New York: Academic Press 1958. — Everall, J.: A clinical and follow-up study of 53 cases of Dermatitis herpetiformis with electron microscopical examination of one case. Acta derm.-venereol. (Stockh.) **34**, 259 (1954). — Everall, J., and R. Reed: A preliminary electron microscope study of Dermatitis herpetiformis and Pemphigus vulgaris. Brit. J. Derm. **65**, 432 (1953).

Fawns, H. T., and J. W. Landells: Histochemical studies of rheumatic conditions. II. The nodule of rheumatoid arthritis. Ann. rheum. Dis. **13**, 28 (1954). — Felsher, Z.: Collagen, reticulin and elastin. In: St. Rothman, Physiology and biochemistry of the skin, S. 391. Chicago: University of Chicago Press 1954. — Ferreira-Marques, J., u. N. van Uden: Die Elastosis colloidalis conglomerata. Ein Beitrag zur Kenntnis des Kolloidmiliums im allgemeinen, seiner Histogenese im besonderen und zugleich zur Pathologie des elastischen Gewebes. Arch. Derm. Syph. (Berl.) **192**, 2 (1950). — Findlay, G. F., and R. B. Stoughton: Spontaneous keloid with unusual histologic features. Arch. Derm. **71**, 599 (1955). — Fischer, H., u. W. Nikolowski: Kollagenes und reticulo-histiocytäres Gewebe bei Kraurosis penis. Arch. klin. exp. Derm. **205**, 605 (1958). — Fisher, E. R., and D. L. Creed: Thrombotic thrombocytopenic purpura. Report of a case with discussion of its tinctorial features. Amer. J. clin. Path. **25**, 620 (1955). — Fisher, E. R., G. P. Rodman and A. I. Lansing: Identification of the anatomic defect in Pseudoxanthoma elasticum. Amer. J. Path. **34**, 977 (1958). — Franke, H.: Beitrag zum Krankheitsbild der Osteosis cutis circumscripta. Hautarzt **7**, 270 (1956). — Frühwald, R., u. W. Höfer: Argyrophile Fasern bei Hautkrankheiten (speziell bei Erythrodermie). Arch. klin. exp. Derm. **205**, 79 (1957). — Fujimaki, S.: Pathology of collagen disease. Acta med. biol. (Niigata) **3**, 209 (1955).

Gale, J. A.: Electronmicroscope studies of collagen from normal and diseased tissues. Amer. J. Path. **27**, 455 (1951). — Gans, O.: Die allgemeine pathologische Anatomie der Haut. In: Handbuch der Haut- und Geschlechtskrankheiten, herausgeg. von J. Jadassohn, Bd. IV, Teil 3, S. 1. Berlin: Springer 1932. — Die Pathologie des Bindegewebes mit besonderer Berücksichtigung der Haut. Hautarzt **4**, 399 (1953). — Gans, O., u. G. K. Steigleder: Histologie der Hautkrankheiten, Bd. I. Berlin-Göttingen-Heidelberg: Springer 1955. — Histologie der Hautkrankheiten, 2. Aufl., Bd. II. Berlin-Göttingen-Heidelberg: Springer 1957. — Geiler, G.: Morphologie und Pathogenese des rheumatischen Gewebsschadens. Dtsch. med. Wschr. **84**,

2259 (1959). — GERSH, I., and H. R. CATCHPOLE: The organization of ground substance and basement membrane and its significance in tissue injury, disease and growth. Amer. J. Anat. 85, 457 (1949). — GERTLER, W.: Reticulosarkomatose mit Stammzellenleukämie. Derm. Wschr. 1952, 518. — Praefungoides Stadium der Mycosis fungoides unter den Erscheinungsbildern der Brocq'schen Krankheit, der Pityriasis lichenoides und des seborrhoischen Ekzems. Sitzungsbericht. Derm. Wschr. 1956, 814. — GIL, R. J.: Clinical study of visceral lesions and endocrine disturbances in eight cases of diffuse scleroderma. Ann. intern. Med. 34, 862 (1951). — GILLMANN, TH., J. PENN, D. BRONKS and M. ROUX: Abnormal elastic fibers. Arch. Path. 59, 733 (1955). — GITLIN, D., and J. M. CRAIG: Variations in the staining characteristics of human fibrin. Amer. J. Path. 33, 267 (1957). — GITLIN, D., J. M. CRAIG and C. A. JANEWAY: Studies on the nature of fibrinoid in the collagen diseases. Amer. J. Path. 33, 55 (1957). — GLEGG, R. E., P. EIDINGER and C. P. LEBLOND: Some carbohydrate components of reticular fibers. Science 118, 614 (1953). — Presence of carbohydrates distinct from acid mucopolysaccharides in connective tissues. Science 120, 839 (1954). — GLYNN, L. E., and G. LOEWI: Fibrinoid necrosis in rheumatic fever. J. Path. Bact. 64, 329 (1952). — GOTTRON, H. A.: Zur Kenntnis und Pathogenese der Dermatitis atrophicans lipoides diabetica bzw. Necrobiosis lipoidea diabeticorum. Med. Klin. 1938, 145, 190. — GRACIANSKY, P. DE, J. HEWITT, S. BOULLE et R. LECLERQ: Éruption papuleuse du dos au cours d'un lupus érythémateux. Altérations de la substance fondamentale. Ann. Derm. Syph. (Paris) 83, 636 (1956). — GRASSMANN, W.: Unsere heutige Kenntnis des Kollagens. Leder 6, 241 (1955). — GRASSMANN, W., K. KÜHN, H. HÖRMANN, K. WOLF and H. ENDRES: Electron microscope and chemical studies of the carbohydrate groups of collagen. In: Connective tissue, herausgeg. von R. E. TUNBRIDGE, M. KEECH, J. F. DELAFRESNAYE u. G. C. WOOD, S. 157. Oxford: Blackwell Scientific Publ. 1957. — GRASSMANN, W., u. H. SCHLEICH: Über den Kohlenhydratgehalt des Kollagens. II. Mitteilung: Zur Kenntnis des Kollagens. Biochem. Z. 277, 230 (1935). — GRAUMANN, W.: Kohlenhydrathistochemie der Bindegewebsfasern. Acta histochem. (Jena) 3, 226 (1957). — GROSS, J.: A study of certain connective tissue constituents with the electron microscope. Ann. N.Y. Acad. Sci. 52, 964 (1950). — Evaluation of structural and chemical changes in connective tissue. Ann. N.Y. Acad. Sci. 56, 674 (1953). — GROSS, J., and F. O. SCHMITT: Structure of human skin collagen as studied with the electron microscope. J. exp. Med. 88, 555 (1948). — GUEFT, B., and A. LAUFER: Further cytochemical studies in systemic Lupus erythematosus. Arch. Path. 57, 201 (1954).

HARE, P. J.: Necrobiosis lipoidica. Brit. J. Derm. 67, 365 (1955). — HARTMANN, F.: Neuere Ergebnisse der Bindegewebsforschung. Z. Rheumaforsch. 17, 445 (1958). — Bindegewebsveränderungen bei pathologischen Zuständen. Symposion über Struktur und Stoffwechsel des Bindegewebes, 16. u. 17. 10. 1959. Münster, herausgeg. v. W. H. HAUSS u. H. LOSSE, S. 53. Stuttgart: Georg Thieme 1960. — HARTMANN, F., G. GATTOW u. R. FRICKE: Untersuchungen über die Struktur und Funktion des Bindegewebes. 4. Mitteilung: Röntgenstrukturuntersuchungen an der Rattenschwanzsehne unter normalen und pathologischen Bedingungen. Z. Rheumaforsch. 16, 243 (1957). — HAUSER, W.: Atrophien. In: Dermatologie und Venerologie, herausgeg. v. H. A. GOTTRON u. W. SCHÖNFELD, Bd. II, Teil 2, S. 832. Stuttgart: Georg Thieme 1958. — HAWK, P. B., and W. J. GIES: Chemical studies of osseomucoid with determinations on the heat of combustion of some connective tissue glucoproteids. Amer. J. Physiol. 5, 387 (1901). — HEGEMANN, G., I. NICKELL u. F. TISCHLER: Beobachtungen über den Wechsel in der Doppelbrechfähigkeit und der Trypsinresistenz kollagener Fasern beim Altern von Narbengewebe. Klin. Wschr. 28, 363 (1950). — HERINGA, G. C.: Retikulin und Kollagen. Z. mikr.-anat. Forsch. 34, 459 (1933). — HERRATH, E. v., u. N. DETTMER: Elektronenmikroskopische Untersuchungen an Gitterfasern. Z. wiss. Mikr. 60, 282 (1951). — HERTIG, A. T.: Vascular pathology in the hypertensive albuminurie toxemias of pregnancy. Clinics 4, 602 (1945). — HIGHBERGER, J. H., J. GROSS and F. O. SCHMITT: The interaction of mucoprotein with soluble collagen: an electron microscope study. Proc. nat. Acad. Sci. (Wash.) 37, 286 (1951). — HOEPKE, H.: Epithelfasern und Basalmembranen. Anat. Anz. 58, Erg.-Heft (1924). — HÖRMANN, H.: Die Kohlenhydrate des Bindegewebes. Beitr. Silikose-Forsch. Sonderbd. 2, 619 (1957). — HOFMANN, U., TH. NEMETSCHEK u. W. GRASSMANN: Über die Querstreifung von Kollagenfibrillen und ihre Veränderung im Elektronenmikroskop. Z. Naturforsch. 7b, 509 (1952). Zit. nach NEMETSCHEK et al. 1955. — HOMMA, H.: Über Gitterfasern in normaler menschlicher Haut. Wien. klin. Wschr. 35, 7 (1922). — HOPKINS, J. G.: Multiple miliary osteomas of the skin. Arch. Derm. 18, 706 (1928). — HUNT, T. E., and A. J. BLANCHARD: Rheumatoid nodules, a study in their pathogenesis and the effects of Cortisone and ACTH. Ann. rheum. Dis. 10, 337 (1951). — HUZELLA, T.: Die zwischenzellige Organisation auf der Grundlage der Interzellulartheorie und der Interzellularpathologie. Jena: Gustav Fischer 1941.

ISHIMOTO, Y.: (a) Studies on the collagen fibre of the skin. Report I: Electron microscopical observation of the collagen fibre of the skin from the healthy adults, fetus and patients with cutaneous diseases. Jap. J. Derm. 65, 237 (1955). — (b) Studies on the collagen fiber of the skin. Report II: Study on the effect of heat on the collagen fiber by means of electron microscopy. Jap. J. Derm. **65**, 521 (1955). — (a) Studies on the collagen fiber of the skin. Report 3: Electron microscopical study of the collagen fiber of the skin exposed to ultra-violet and radium radiation. Jap. J. Derm. **66**, 199 (1956). — (b) Studies on the collagen fiber of the skin. Report 4: Electronmicroscopical findings of the collagen fiber in the purulent inflammatory lesions. Jap. J. Derm. **66**, 636 (1956). — (c) Studies on the collagen fiber of the skin. Report 5: On the electron-microscopical findings of the collagen fiber in the intra-cutaneously injected place of histamine. Tokushima J. exp. Med. **3**, 65 (1956).

JANSEN, L. H.: Sklerodermie. Ned. T. Geneesk **1953**, 2996. — Studie van het bind-weefsel naar aanleiding van de ziekte van Ehlers en Danlos. Arch. belges Derm. **10**, 251 (1954). — The structure of the connective tissue, an explanation of the symptoms of the Ehlers-Danlos-Syndrome. Dermatologica (Basel) **110**, 108 (1955). — JOBST, K.: Beiträge zur submikroskopischen Struktur der fibrinoiden Degeneration. Acta morph. Acad. Sci. hung. **4**, 333 (1954). — JORPES, E., u. I. YAMASHIMA: Die Mucopolysaccharide und Glykoproteide des Bindegewebes. In: Chemie und Stoffwechsel von Binde- und Knochengewebe, S. 25. Berlin-Göttingen-Heidelberg: Springer 1956. — *Journées dermatologiques de Strasbourg* 18. u. 19. 5. 1957. Bull. Soc. franç. Derm. Syph. **64**, 495—657 (1957).

KAJIKAWA, K., and Y. SUMITA: Electron microscopic studies on the connective tissue. Report I: The structure of the normal loose connective tissue fiber and its formation. Acta path. jap. **3**, 66 (1953). — Electron microscopic studies on the connective tissue. Report II: The connective tissue fiber under various pathological conditions. Acta path. jap. **3**, 75 (1953). — KAMINSKY, A., R. E. MANCINI y P. J. BOSQ: Estudio histoquimico de la esclerodermia. Arch. argent. Derm. **3**, 529 (1953). — KAPESSER: Zit. nach O. GANS. Hautarzt **4**, 399 (1953). — KATZ, I., and K. STEINER: Ehlers-Danlos-Syndrome with ectopic bone formation. Radiology **65**, 352 (1955). — KEECH, M. K.: (a) The effect of collagenase and trypsin on collagen. An electron microscopic study. Anat. Rec. **119**, 139 (1954). — (b) The effect of collagenase on human skin collagen, Comparison of different age-groups and of cases with and without „collagen disease". Yale J. Biol. Med. **26**, 295 (1954). — (c) The percentage of tapered fibril ends in skin collagen from cases with and without „collagen disease". Yale J. Biol. Med. **26**, 527 (1954). — Human skin collagen from different age groups before and after collagenase digestion. Ann. rheum. Dis. **14**, 19 (1955). — The effect of collagenase on the fixed and unfixed skin lesions of morphea: an electron-microscope study. J. Path. Bact. **77**, 351 (1959). — KEECH, M. K., and R. REED: Electron microscopic study of the effect of prolonged heat and ultraviolet light on human epidermis from different age groups. Ann. rheum. Dis. **16**, 198 (1957). — KEINING, E., u. O. BRAUN-FALCO: Veränderung der mesenchymalen Grundsub-stanz bei Psoriasis. Minerva derm. **34**, 238 (1959). — KENNEDY, J. J.: Tubular structure of collagen fibrils. Science **121**, 673 (1955). — KIMMELSTIEL, P., and C. WILSON: Benign and malignant hypertension and nephrosclerosis: a clinical and pathological study. Amer. J. Path. **12**, 45 (1936). — KLEMPERER, P.: The concept of collagen diseases. Amer. J. Path. **26**, 505 (1950). — Über fibrinoide Substanzen. Wien. klin. Wschr. **65**, 713 (1953). — Der Begriff der Kollagenkrankheiten. Wien. klin. Wschr. **67**, 337 (1955). — KLEMPERER, P., B. GUEFT, S. L. LEE, C. LEUCHTENBERGER and A. W. POLLISTER: Cytochemical changes of acute Lupus erythematosus. Arch. Path. **49**, 503 (1950). — KLEMPERER, P., A. D. POLLACK and G. BAEHR: Pathology of disseminated Lupus erythematosus. Arch. Path. **32**, 569 (1941). — Diffuse collagen disease. J. Amer. med. Ass. **119**, 331 (1942). — KLINGE, F.: Die Eiweißüberempfind-lichkeit (Gewebsanaphylaxie) der Gelenke. Experimentelle pathologisch-anatomische Studie zur Pathogenese des Gelenkrheumatismus. Beitr. path. Anat. **83**, 185 (1929). — Das Gewebs-bild des fieberhaften Rheumatismus. I. Mitt.: Das rheumatische Frühinfiltrat (akut dege-nerativ-entzündliches Stadium). Virchows Arch. path. Anat. **278**, 438 (1930). — Der Rheuma-tismus; pathologisch-anatomische und experimentell-pathologische Tatsachen und ihre Aus-wertung für das ärztliche Rheumaproblem. Ergebn. allg. Path. path. Anat. **27**, 1 (1933). — KNOTH, W.: Die diagnostische Bedeutung des Gitterfasernachweises bei Dermatosen. Arch. klin. exp. Derm. **206**, 774 (1957). — KNOTH, W., u. H. FÜLLER: Zur Patho- und Histogenese der Necrobiosis lipoidica „diabeticorum". Arch. Derm. Syph. (Berl.) **199**, 109 (1955). — KOGOJ, F.: La conception des maladies du collagène. Bull. Soc. franç Derm. Syph. **64**, 581 (1957). — KORTING, G. W.: Über keloidartige Sklerodermie nebst Bemerkungen über das etagenmäßig differente Verhalten von einigen sklerodermischen Krankheitszuständen. Arch. Derm. Syph. (Berl.) **198**, 306 (1954). — Sklerodermie und sklerodermieähnliche Erkrankungen. In: Dermatologie und Venerologie, herausgeg. von H. A. GOTTRON u. W. SCHÖNFELD, S. 887. Stuttgart: Georg Thieme 1958. — KORTING, G. W., H. HOLZMANN u. K. KÜHN: (a) Elek-tronenmikroskopische Untersuchungen über das Verhalten der Perjodat-empfindlichen Sub-stanzen der Kollagenfibrillen bei der progressiven Sklerodermie. Arch. klin. exp. Derm. **209**, 66 (1959). — (b) Die Lokalreaktion auf Hyaluronidase, Prednisolon und Resochin in der Cutis und Subcutis der Ratte. Arch. klin. exp. Derm. **209**, 279 (1959). — KOSS, L. G.: Hyaline material with staining reaction of fibrinoid in renal lesions in Diabetes mellitus. Arch. Path.

54, 528 (1952). — Kühn, K.: Über die Ausbildung einer hochunterteilten Querstreifung des Kollagens nach Gerben mit Phosphorwolframsäure und basischen Chromsalzen. Leder **9**, 217 (1958). — Kühn, K., W. Grassmann u. U. Hofmann: Die elektronenmikroskopische „Anfärbung" des Kollagens und die Ausbildung einer hochunterteilten Querstreifung. Z. Naturforsch. **13**b, 154 (1958). — Kühn, K., U. Hofmann u. W. Grassmann: Querstreifung und Perjodat-Silberurotropin-Reaktion bei verschiedenen Kollagenarten. Z. Naturforsch. **11**b, 581 (1956). — Kuhnke, E.: Die interfibrilläre Maschenstruktur des Kollagens. Naturwissenschaften **44**, 509 (1957). — (a) Neuere Ergebnisse zum Feinbau der kollagenen Fibrille. Z. Rheumaforsch. **17**, 259 (1958). — (b) Destruktionsformen der Kollagenfibrille. Ärztl. Forsch. **12**, 471 (1958).

Laguesse, E.: Sur la membrane vitrée basale sous-épidermique. C. R. Soc. Biol. (Paris) **82** (1919). — Leblond, C. P., R. E. Glegg and D. Eidinger: Presence of carbohydrates with free 1,2-Glycol groups in sites stained by the periodic acid-Schiff technique. J. Histochem. Cytochem. **5**, 445 (1957). — Lee, S. L.: Laboratory studies in systemic Lupus erythematosus. Arch. Derm. **73**, 313 (1956). — Leider, M.: Osteoma cutis. Arch. Derm. **58**, 168 (1948). — Lelli, G.: Algunas modificaciones quimicas del colageno vistas al microscopio electronico. J. méd. (Buenos Aires) **5**, 397 (1952). — Lelli, G., u. U. Marotta: Beiträge zum Studium der Ultrastruktur der Kollagenfibrillen im Elektronenmikroskop. Kollagen und Hyaluronidase. (Erste Beobachtungen.) Z. wiss. Mikr. **60**, 359 (1952). — Letterer, E.: Allgemeine Pathologie des Bindegewebes (unter Einschluß der sog. Kollagenosen). Dtsch. Int. Kongr. Wiesbaden 1959. Verh. dtsch. Ges. inn. Med. 65. Kongr. 1959, 9. — Letterer, E., W. Gerock u. G. Schneider: Vergleichende Untersuchungen über den Aminosäurebestand von Serum-Eiweiß, Leber-Eiweiß, Amyloid, Hyalin und Kollagen. Virchows Arch. path. Anat. **327**, 327 (1955). — Lever, W. F.: Histopathologie der Haut, S. 271. Stuttgart: Gustav Fischer 1958. — Lhotka, J. F., and H. R. Davenport: Staining similarity of Foot's and HIO₄-Schiff technics. Stain technol. **25**, 129 (1950). — Lillie, R. D.: Reticulum staining with Schiff reagent after oxidation with acidified sodium perjodate. J. Lab. clin. Med. **32**, 910 (1947). — Connective tissue staining. In: Connective tissues. Transact. of the 3rd Conf. 14.—15. 2. 1952, herausgeg. von Ch. Ragan, S. 11. New York: Josiah Macy jr. Found. 1952. — Linden, H. I., E. Laden, J. O. Erickson and D. Armen: Electron microscopic study of normal skin collagen and elastic fibers. J. invest. Derm. **24**, 83 (1955). — Lindner, H., u. R. Meyer: Zum Problem der Reticulosarcomatosen. Arch. klin. exp. Derm. **203**, 409 (1956). — Linke, K. W.: Elektronenmikroskopische Untersuchung über die Differenzierung der Intercellularsubstanz der menschlichen Lederhaut. Z. Zellforsch. **42**, 331 (1955). — Lundt, V.: Beitrag zur Kenntnis der Hyalinosis cutis et mucosae. Arch. Derm. Syph. (Berl.) **188**, 128 (1949).

Macher, E., u. B. Brehler: Röntgeninterferenzuntersuchungen bei Sclerodermia diffusa und circumscripta. Hautarzt **9**, 409 (1958). — Mahnert, A.: Das Mammacarcinom ein Modell des Krebsgeschehens. Untersuchungen im Rahmen einer Arbeitsgemeinschaft (Mahnert, Moser, Ratzenhofer). Die Erkrankung des Mesenchyms, eine Grundlage der Krebsentwicklung. Wien. med. Wschr. **1951**, 677. — Marchand, F.: Zur Kenntnis der fibrinösen Exsudation bei Entzündungen. Virchows Arch. path. Anat. **145**, 279 (1896). — Masugi, M., u. Yä-Shu: Die diffuse Sklerodermie und ihre Gefäßveränderung. Virchows Arch. path. Anat. **302**, 39 (1938). — McCreight, W. G., and H. Montgomery: Cutaneous changes in lupus erythematosus. Arch. Derm. **61**, 1 (1950). — McKay, D. G., D. Gitlin and J. M. Craig: Immunochemical demonstration of fibrin in the generalized Shwartzman reaction. Arch. Path. **67**, 270 (1959). — McKay, D. G., S. J. Merill, A. E. Weiner, A. T. Hertig and D. E. Reid: The pathologic anatomy of eclampsiam bilateral renal cortical necrosis, pituitary necrosis and other acute fatal complications of pregnancy and its possible relationship to the generalized Shwartzman phenomenon. Amer. J. Obstet. Gynec. **66**, 507 (1953). — McLean, F. C., and M. R. Urist: Bone. Chicago: University of Chicago Press 1955. — Mellors, R. C., and L. G. Ortega: Analytical pathology: III. New observations on the pathogenesis of glomerulonephritis, lipid nephrosis, periarteritis nodosa and secondary amyloidosis in man. Amer. J. Path. **32**, 455 (1956). — Mellors, R. C., L. G. Ortega and H. R. Holman: Role of Gamma Globulins in the pathogenesis of renal lesions in systemic lupus erythematosus and chronic membranous Glomerulonephritis with an observation on the Lupus erythematosus cell reaction. J. exp. Med. **106**, 191 (1957). — Meyer, W. W.: Interstitielle fibrinöse Entzündungen im Formenkreis dysorischer Vorgänge. Klin. Wschr. **28**, 697 (1950). — Meyer-Arendt, J.: Ultraviolett-Studien an pathologischen Eiweißkörpern. Virchows Arch. path. Anat. **326**, 676 (1955). — Milazzo, S. C.: A study of the immunological properties of reticulin. J. Path. Bact. **73**, 527 (1957). — Montgomery, P. O'B., and E. E. Muirhead: Similarité between the lesions in human malignant hypertension and in the hypertensive state of the nephrectomized dog. Amer. J. Path. **29**, 1147 (1953). — A differentiation of certain types of fibrinoid and hyalin. Amer. J. Path. **23**, 285 (1957). — Moss, J. A.: The carbohydrate of collagen. Biochem. J. **61**, 151 (1955). — Movat, H. Z.: Über das Fibrinoid im Subkutanknoten bei chronischem Rheumatismus nodosus. Virchows Arch. path. Anat. **330**, 425 (1957).

Movat, H. Z., and R. H. More: The nature and origine of fibrinoid. Amer. J. clin. Path. 28, 331 (1957). — Müller, E.: Untersuchungen über Wesen und Entstehungsbedingungen bindegewebigen Hyalins. Beitr. path. Anat. 97, 41 (1936). — Muirhead, E. E.: Vascular lesions of thrombotic thrombocytopenia (Moschcowitz's disease) following bilateral nephrectomy of the dog. Sth. med. J. (Bgham, Ala.) 49, 330 (1956). — Muirhead, E. E., É. Booth and P. O'B. Montgomery: Derivation of certain forms of „Fibrinoid" from smooth muscle. Arch. Path. 63, 213 (1957). — Musger, A.: Knochenbildung in der Haut. Acta derm.-venereol. (Stockh.) 16, 1 (1936). — Musso, L. A.: A contribution to the pathogenesis of the changes in the collagen-ground substance equilibrium in morphoea (Scleroderma). Brit. J. Derm. 66, 377 (1954).

Naegeli, O.: Kalkablagerungen in der Haut. In: Handbuch der Haut- und Geschlechtskrankheiten, herausgeg. von J. Jadassohn, Bd. IV, Teil 3, S. 358. Berlin: Springer 1932. — Nageotte, J.: Action des sels neutres sur la formation du caillot artificiel de collagène. C. R. Soc. Biol. (Paris) 96, 828 (1927). — Nanta, A., A. Bazex and A. Dupré: Necrobiosis lipoidica. Brit. J. Derm. 70, 340 (1958). — Nemetschek, Th.: Unterteilte Querstreifung von Kollagen nach Behandlung mit Kaliumpermanganat. Naturwissenschaften 44, 623 (1957). — Nemetschek, Th., W. Grassmann u. U. Hofmann: Veränderungen des Kollagens durch Röntgenbestrahlung. Naturwissenschaften 41, 371 (1954). — Über die hochunterteilte Querstreifung des Kollagens. Z. Naturforsch. 10 b, 61 (1955). — Neumann, E.: Die Picrocarminfärbung und ihre Anwendung auf die Entzündungslehre. Arch. mikr. Anat. 25, 130 (1880). — Zur Kenntnis der fibrinoiden Degeneration des Bindegewebes bei Entzündungen. Virchows Arch. path. Anat. 144, 201 (1896). — Zur Verständigung über Fragen der Entzündungslehre. Beitr. path. Anat. 64, 1 (1918). — Nishiyama, Y.: Histochemical studies on pathologic calcification. Keio J. Med. 2, 59 (1953). — Noda, H., and R. W. G. Wykoff: The electron microscopy of reprecipitated collagen. Biochim. biophys. Acta (Amst.) 7, 494 (1951). — Nödl, F.: Zur Histo-Pathogenese der pseudosklerodermiformen maculösen Atrophie. Derm. Wschr. 1950, 385.

O'Leary, P. A., H. Montgomery and W. E. Ragsdale jr.: Dermatohistopathology of various types of scleroderma. Arch. Derm. 75, 78 (1957). — Oppenheim, M., and E. Urbach: Dermatitis atrophicans lipoides diabetica, Necrobiosis lipoidica diabeticorum. Arch. Derm. 45, 154 (1942).

Pahlke, G.: Elektronenmikroskopische Untersuchungen an der Interzellularsubstanz des menschlichen Sehnengewebes. Z. Zellforsch. 39, 421 (1954). — Percival, G. H., P. W. Hannay and D. A. Duthie: Fibrous changes in the dermis with special reference to senile elastosis. Brit. J. Derm. 61, 269 (1949). — Pirilä, P.: Genuine cutaneous Osteoma: case report. Acta derm.-venereol. (Stockh.) 22, 360 (1941). — Plenk, H.: Über argyrophile Fasern (Gitterfasern) und ihre Bildungszellen. Erg. Anat. 27, 302 (1927). — Proppe, A., u. M. Nückel: Über Unterschenkelverschwielung, zugleich eine Stellungnahme zu Nobl's varikösem Symptomenkomplex und zu Milians's Atrophie blanche. Hautarzt 8, 346 (1957). — Propst, A.: Zur Pathologie des Bindegewebes. Münch. med. Wschr. 98, 70 (1956). — Zur Pathologie der Fasern und der Grundsubstanz des Bindegewebes. Wien. klin. Wschr. 1957, 787. — Propst, A., u. M. Ratzenhofer: Zum Verhalten der Sehnenfibrillen während der Entwicklung, im höchsten Alter und unter pathologischen Bedingungen; über die Fibrillen im mesenchymalen Hyalin. Z. wiss. Mikr. 62, 183 (1955). — Elektronenmikroskopische Fibrillenstudien bei tuberkulöser Nekrose. Beitr. path. Anat. 118, 228 (1957). — Pruniéras, M.: Étude sur les graisses du tissu conjonctif dermique en dehors des lipoidoses. Rev. lyon. Med. 5, 917 (1956). — Études sur les graisses de la peau normale et pathologique. Sem. Hôp. Paris 33, No 5, 1 (1957). — Putschar, W. G. J.: General pathology of the musculo-skeletal system. In: Handbuch der allgemeinen Pathologie, herausgeg. von F. Büchner, E. Letterer und F. Roulet, Bd. III, Teil 2, S. 363. Berlin-Göttingen-Heidelberg: Springer 1960.

Ramachandran, G. N., and G. Kartha: Structure of collagen. Nature (Lond.) 176, 593 (1955). — Randall, J. T.: Observations on the collagen system. Nature (Lond.) 174, 853 (1954). — Randall, J. T., R. D. B. Fraser, S. F. Jackson, A. V. W. Martin and A. C. T. North: Aspects of collagen structure. Nature (Lond.) 169, 1029 (1952). — Randerath, E.: Das Bindegewebe. Verh. Dtsch. Orthopäd. Ges. 39. Kongr. Heidelberg, 1952, S. 12. — Ratzenhofer, M., u. A. Propst: Histologische und elektronenmikroskopische Untersuchung der Sehnennekrose. Virchows Arch. path. Anat. 328, 624 (1956). — Ratzenhofer, M., u. E. Schauenstein: Zur Struktur von Präkollagen, Kollagen und Hyalin nebst Bemerkungen über die Hyalinentstehung in verschiedenen Organen und in Karzinomen. Verh. Dtsch. Ges. Path., 35. Tagg, 1951, S. 233. — Reed, R., R. H. Seville and R. N. Tattersall: Werner's Syndrome. Brit. J. Derm. 65, 165 (1953). — Rich, A. R., A. Voisin and F. B. Bang: Electronmicroscopic studies of the alteration of collagen fibrils in the Arthus phenomenon. Bull. Johns Hopk. Hosp. 92, 222 (1953). — Robb-Smith, A. H. T.: The nature of reticulin. In: Connective tissues. Transact. of the 3rd Conf. 14.—15. 2. 1952, herausgeg. von Ch. Ragan, S. 92. New York: Josiah Macy jr. Found. 1952. — Rössle, R.: Über die Veränderungen der

Leber bei Basedowscher Krankheit und ihre Bedeutung für die Entstehung anderer Organsklerosen. Virchows Arch. path. Anat. **291**, 1 (1933). — Über die serösen Entzündungen der Organe. Virchows Arch. path. Anat. **311**, 252 (1943). — Schädigungen der Gewebe durch Talk. Dtsch. med. Wschr. **1951**, 394. — ROUILLER, CH.: Collagen fibers of connective tissue. In: The biochemistry and physiology of bone, herausgeg. von G. H. BOURNE, S. 107. New York: Academic Press 1956. — ROULET, F.: Über das Verhalten der Bindegewebsfasern unter normalen und pathologischen Bedingungen. Ergebn. allg. Path. path. Anat. **32**, 1 (1937). — RUBENS-DUVAL, A., et M. BOLGERT: Remarques sur l'Histochimie du lupus érythémateux. VIII. Congr. des Dermatol. et Syph., Nancy-Vittel 29.—31. 5. 1953. Communications et discussions. Nancy: Thomas 1953. — RUITER, M.: Histologische Untersuchungen von Noduli rheumatici bei einem Fall von sog. atypischem (malignen) primär-chronischem Rheuma. Hautarzt **10**, 298 (1959).

SACHS, P.: Disk.-Bemerkung. Arch. Derm. **61**, 130 (1950). — SCHADE, H.: Die physiologische Chemie in der inneren Medizin. Dresden u. Leipzig: Theodor Steinkopff 1923. — SCHALLOCK, G.: Neuere Untersuchungen über kollagenes und lympho-retikuläres Gewebe in der Haut. Arch. Derm. Syph. (Berl.) **198**, 567 (1954). — SCHAUENSTEIN, E., u. G. RUMPF: Physikochemische Befunde an bindegewebigem Hyalin. Z. Biol. **105**, 117 (1952). — SCHMITT, F. O., C. E. HALL and M. A. JAKUS: Electron microscope investigations of the structure of collagen. J. cell. comp. Physiol. **20**, 31 (1942). — SCHOSNIG, F.: Das Gewebsbild des fieberhaften Rheumatismus. 8. Mitt.: Das Verhalten der Fasern des kollagenen Bindegewebes bei Rheumatismus und anderen Entzündungen. Virchows Arch. path. Anat. **286**, 291 (1932). — SCHÜTTE, E.: Stoffwechsel des Knochengewebes. In: Chemie und Stoffwechsel von Binde- und Knochengewebe, S. 77. Berlin-Göttingen-Heidelberg: Springer 1956. — SCHWARZ, W.: (a) Elektronenmikroskopische Untersuchungen über den Aufbau der Sklera und der Cornea des Menschen. Z. Zellforsch. **38**, 26 (1953). — (b) Elektronenmikroskopische Untersuchungen über die Differenzierung der Cornea- und Sklerafibrillen des Menschen. Z. Zellforsch. **38**, 78 (1953). — Die Zwischensubstanz des Bindegewebes. In: Kapillaren und Interstitium, herausgeg. von H. BARTELHEIMER u. H. KÜCHENMEISTER, S. 29. Stuttgart: Georg Thieme 1955. — Morphology and differentiation of the connective tissue fibers. In: Connective tissue, herausgeg. unter der Leitung von R. E. TUNBRIDGE, durch M. KEECH, J. F. DELAFRESNAYE u. G. C. WOOD, S. 144. Oxford: Blackwell Scientific Publ. 1957. — SELYE, H.: A condition simulating scleroderma in rats injected with parathyroid hormone. J. Amer. med. Ass. **99**, 108 (1932). — SEVILLE, R. H.: (a) Progressive symmetrical sclerodermia with sclerodermatous nodules. Brit. J. Derm. **63**, 407 (1951). — (b) Progressive symmetrical sclerodermia with sclerodermatous nodules. Proc. roy. Soc. Med. **44**, 573 (1951). — Sclerodermia, dermatomyositis (with electron-micrographs). Brit. J. Derm. **64**, 467 (1952). — SIRSAT, S. M.: Electron microscopic and histochemical study of scleroderma, a case report. Indian J. med. Sci. **10**, 386 (1956). — SOUSTEK, Z.: Morphologie der Quellungsnekrose (sogenannte fibrinoide Nekrose) der fibrinösen Durchtränkung und der fibrinoiden Infiltration der Arteriolen. Zbl. allg. Path. path. Anat. **95**, 509 (1956). — STEIGLEDER, G. K.: Neue Befunde zur Phanerose der Grundsubstanz in der Cutis. Dermatologica (Basel) **118**, 154 (1959). — STEIGLEDER, G. K., u. H. G. HUNSCHA: Die Retikulosarkomatosen der Haut. Arch. klin. exp. Derm. **205**, 435 (1958). — STEINER, K.: (a) Mucoid substances and cutaneous connective tissue in dermatoses: I. Mucoid collagen fibres in dermal granulations, tumors and other infiltrations. J. invest. Derm. **28**, 387 (1957). — (b) Mucoid substances and cutaneous connective tissue in dermatoses: II. Mucoid alterations in degenerative and congenital dermatoses. J. invest. Derm. **28**, 403 (1957). — (c) Mucoid substances and cutaneous connective tissue in dermatoses: III. Cutaneous mucopolysaccharides in inflammation of the skin. J. invest. Derm. **28**, 419 (1957). — STORCK, H.: Über Klinik, Pathogenese und Therapie des Lupus erythematodes. Schweiz. med. Wschr. **87**, 1057 (1957). — STOUGHTON, R. B., and A. L. LORINCZ: The action of collagenase on skin and the anticollagenase factor in human serum. J. invest. Derm. **16**, 43 (1951). — STOUGHTON, R. B., and C. G. WELLS: A histochemical study on polysaccharides in normal and diseased skin. J. invest. Derm. **14**, 37 (1950). — STRASSBERG, M.: Über heterotope Knochenbildungen in der Haut. Virchows Arch. path. Anat. **203**, 131 (1911). — SZODORAY, L.: Gitterfasern und ihre Bedeutung bei verschiedenen Hautprozessen. Margy. orv. Arch. **39**, 98 (1938). Ref. Zbl. Haut- u. Geschl.-Kr. **59**, 564 (1938).

TAPPEINER, J.: Osteosis cutis multiplex des Gesichtes nach Acne vulgaris. Arch. klin. exp. Derm. **206**, 819 (1957). — TAPPEINER, J., u. P. WODNIANSKY: Hauterkrankungen durch Einlagerungen körpereigener Substanzen. In: Dermatologie und Venerologie, herausgeg. von H. A. GOTTRON u. W. SCHÖNFELD, Bd. III, Teil 2, S. 1115. Stuttgart: Georg Thieme 1959. — TAYLOR, H. E.: Role of mucopolysaccharides in pathogenesis of intimal fibrosis and atherosclerosis of human aorta. Amer. J. Path. **29**, 871 (1953). — TEILUM, G., and H. E. POULSEN: Disseminated Lupus erythematosus. Arch. Path. **64**, 414 (1957). — TELKKÄ, A., and E. KULONEN: On the effect of acid extraction and hyaluronidase treatment of collagen on its standard stainings. Acta path. microbiol. scand. **35**, 469 (1954). — TELLER, H.: (a) Elektronenmikroskopische Untersuchungsergebnisse an der Intercellularsubstanz des Coriums bei Alters-atrophie, 38. Tagg Nordwestdtsch. Derm. Ges. 15. u. 16. 9. 1956 in Rostock-Heiligendamm. Ref. Derm. Wschr. **135**, 467 (1957). — (b) Elektronenmikroskopische Untersuchungen des Bindegewebes bei Hautatrophie. Arch. klin. exp. Derm. **206**, 730 (1957). — Teller, H., u. G. Vester: Elektronenmikroskopische Untersuchungsergebnisse an der Intercellularsubstanz des Coriums beim Skleroedema adultorum (Buschke). Z. Haut- u. Geschl.-Kr. **23**, 142 (1957). — Teller, H., G. Vester u. L. Pohl: Elektronenmikroskopische Untersuchungs-ergebnisse an der Intercellularsubstanz des Coriums bei Altersatrophie. Z. Haut- u. Geschl.-Kr. **22**, 67 (1957). — Thies, W.: Disk.-Bemerkung 23. Tagg Dtsch. Dermat. Ges. 24.—27. 5. 1956 Wien. Arch. klin. exp. Derm. **206**, 751 (1957). — Tijdens, E. F., u. M. Ruiter: Über „Osteosis cutis". Acta derm.-venereol. (Stockh.) **29**, 140 (1949). — Tritsch, H.: Über Ge-schwülste und geschwulstartige Krankheiten mit Ausgang vom reticulären Bindegewebe der Haut. Hautarzt 8, 1, 49 (1957). — Tunbridge, R. E., R. N. Tattersall, D. A. Hall, W. T. Astbury and R. Reed: The fibrous structure of normal and abnormal human skin. Clin. Sci. **11**, 315 (1952).

Uehlinger, E.: Die pathologische Anatomie des Morbus Boeck. Beitr. Klin. Tuberk. **114**, 17 (1955).

Vazquez, J. J., and F. J. Dixon: Immunohistochemical study of lesions in rheumatic fever, systemic lupus erythematosus and rheumatoid arthritis. Lab. Invest. **6**, 205 (1957). — Immunohistochemical analysis of lesions associated with „fibrinoid change". Arch. Path. **66**, 504 (1958). — Vero, F., G. F. Machacek and F. H. Bartlett: Disseminated congenital osteomas of the skin with subsequent development of myositis ossificans: case in an infant. J. Amer. med. Ass. **129**, 728 (1945). — Voti, P. L.: Funzione degli esteri solforici ad alto peso moleculare nell'ossificazione eteropatica. Ann. ital. Chir. **26**, 494 (1949).

Wassermann, F.: Electron microscopic study of the submicroscopic network of fibrils as a component of connective tissue. Anat. Rec. **111**, 145 (1951). — (a) The intercellular com-ponents of connective tissue: origin, structure and interrelationship of fibers and ground sub-stance. In: Ergebnisse der Anatomie und Entwicklungsgeschichte, Bd. 35, S. 241, herausgeg. v. C. Elze u. E. Scharrer, Berlin-Göttingen-Heidelberg: Springer 1956. — (b) In: Chemie und Stoffwechsel von Binde- und Knochengewebe, S. 1. 7. Colloquium d. Ges. f. physiol. Chemie, Mosbach, 12.—14. 4. 1956. Berlin-Göttingen-Heidelberg: Springer 1956. — Way, S.: Reticulum, or lattice, fibers. Arch. Derm. **55**, 478 (1947). — Weyhbrecht, H., u. G. W. Korting: Zur Pathogenese der Hyalinosis cutis et mucosae. Arch. Derm. Syph. (Berl.) **197**, 459 (1954). — Wilson, R. A., J. L. Danto, S. Maddin and I. Knight: Electron microscopy of collagen fibrils during cortisone therapy of Alopecia totalis (technical problems). J. invest. Derm. **25**, 175 (1955). — Windrum, G. M., P. W. Kent and J. E. Eastoe: The constitution of human renal reticulin. Brit. J. exp. Path. **36**, 49 (1955). — Wolfram, S.: Über den Nachweis von Reti-culumfasern im Granulationsgewebe der Mycosis fungoides. Wien. klin. Wschr. **1949**, 931. — Wolman, M., and A. Laufer: Study of different „Fibrinoids" by histochemical means. Proc. Soc. exp. Biol. (N.Y.) **92**, 325 (1956). — Wolpers, C.: Kollagenstreifung und Grundsubstanz. Klin. Wschr. **1943**, 624. — Das Scheiben- und das Lamellenstadium der Kollagenquerstreifung. Molekül. Chem. **2**, 37 (1948). — Elektronenmikroskopische Untersuchungen bei der Degenera-tion kollagener Fasern. Verh. dtsch. Ges. Path. **33**, 57 (1950). — Woringer, Fr., u. J. Zim-mer: Untersuchungen über das Keloidgewebe. Hautarzt **9**, 341 (1958). — Wu, T. T.: Über Fibrinoidbildung der Haut nach unspezifischer Gewebsschädigung bei der Ratte. Virchows Arch. path. Anat. **300**, 373 (1937). — Wykoff, R. W. G.: The fine structure of connective tissue. In: Connective tissues. Transact. of the 3rd Conf. 14.—15. 2. 1952, herausgeg. von Ch. Ragan, S. 38. Oxford: Josiah Macy jr. Foundation 1952.

Zacharevskaja, M. A.: Über Unterscheidungsmerkmale des Amyloids und Hyalins und einige färberische Eigenschaften der Zellen. Arkh. Pat. **13**, 62 (1951). Zit. Ber. allg. spez. Path. **11**, 129 (1954). — Zeek, P. M., and N. S. Assali: Vascular changes in the decidua asso-ciated with eclamptogenic toxemia of pregnancy. Amer. J. clin. Path. **20**, 1099 (1950). — Zeek, P. M., C. C. Smith and J. C. Weeter: Studies on Periarteriitis nodosa. III. The diffe-rentiation between the vascular lesions of Periarteriitis nodosa and of hypersensitivity. Amer. J. Path. **24**, 889 (1948). — Ziff, M., Th. Kantor, E. Bien and A. Smith: Studies on the composition of the fibrinoid material of the subcutaneous nodule of rheumatoid arthritis. J. clin. Invest. **32**, 1253 (1953).

IV. Die allgemeine Pathologie der elastischen Faser

Allison, J. R., and J. R. Allison jr.: Colloid milium. Arch. Derm. **76**, 218 (1957). — Amprino, R., e F. Cerese: Transformazioni nella struttura del polmone nel periodo postnatale e senile. Arch. ital. Anat. Embriol. **38**, 428 (1937). — Arzt, L.: Zur Pathologie des elastischen Gewebes der Haut. Arch. Derm. Syph. (Berl.) **118**, 465 (1913) — Ayres III S., J W. Wil-son and R. Luikart II.: Dermal changes following abrasion. Arch. Derm. **79**, 553 (1959).

BAHR, G F : Ergebnisse elektronenmikroskopischer Untersuchungen des kollagenen und elastischen Gewebes. Arch. Derm. Syph. (Berl.) **193**, 518 (1951). — BAHR, G. F., u. K. H. HUHN: Über den Einfluß der Kittsubstanzen bei der Färbung des kollagenen und elastischen Gewebes. Arch Derm. Syph. (Berl.) **194**, 400 (1952). — BALÓ, J.: Die mit Ammoniumhydroxydvergiftung erzeugbare experimentelle Arteriosklerose. Frankfurt. Z. Path. **52**, 205 (1938). — Die Wirkung des Thyroxins auf die Arterien. Beitr. path. Anat. **102**, 341 (1939). — BALÓ, J., u. I. BANGA: Die Zerstörung der elastischen Fasern der Gefäßwand. Schweiz. Z. Path. **12**, 350 (1949). — The elastolytic activity of pancreatic extracts. Biochem. J. **46**, 384 (1950). — Change in the elastase content of the human pancreas in relation to arteriosclerosis. Acta physiol. Acad. Sci. hung. **4**, 187 (1953). — BALÓ, J., I. BANGA u. D. SCHULER: Vergleichende Untersuchungen über die Elastolyse der Gefäßwand und des Lig. nuchae in histologischen Schnitten. Acta morph. Acad. Sci. hung. **4**, 141 (1954). — BALZER: Recherches sur les caractères anatomiques du xanthélasma. Arch. Physiol. **4**, 65 (1884). — BANGA, I.: The mechanism of the enzymic solution of elastin. Z. Vitamin-, Hormon- und Fermentforsch. **4**, 49 (1951). — Isolation and crystallization of elastase from cattle pancreas. Acta physiol. Acad. Sci. hung. **3**, 317 (1952). — Thermal contraction of collagen and its dissolution with elastase. Nature (Lond.) **172**, 1099 (1953). — On the structure of collagen fibre. Acta morph. Acad. Sci. hung., Suppl. **4**, 33 (1954). — BANGA, I., and J. BALÓ: Elastomucoproteinase and collagenmucoproteinase, the mucolytic enzymes of the pancreas. Nature (Lond.) **178**, 310 (1956). — BANGA, I., J. BALÓ and D. SZABÓ: (a) Metacollagen as the apparent elastin. J. Geront. **11**, 242 (1956). — (b) The procollagen as a component of collagen fibres. Acta physiol. Acad. Sci. hung. **9**, 61 (1956). — (c) Submicroscopic structure of collagen fibres. Their contraction and relaxation. Acta morph. Acad. Sci. hung. **6**, 391 (1956). — BANGA, I., and D. SCHULER: Contributions to the structure of elastin, with special reference to the action of elastase. Acta physiol. Acad. Sci. hung. **4**, 13 (1953). — BECKER, V.: Die Elasticadiairese in Fremdkörperriesenzellen. Virchows Arch. path. Anat. **325**, 397 (1954). — BÉLANGER, L. F.: The entry of Ca[45] into the skin and other soft tissues of the rat, an autoradiographic and spodographic study. J. Histochem. Cytochem. **5**, 65 (1957). — BISHOP, G. H.: Regeneration after experimental removal of skin in man. Amer. J. Anat. **76**, 153 (1945). — BLACK-SCHAFFER, B.: Infantile endocardial fibroelastosis. Arch. Path. **63**, 281 (1957). — BLAICH, W.: Zur Histo- und Pathogenese der Bindegewebsnaevi. Derm. Wschr. **119**, 133 (1947). — BLOOM, W.: Studies on fibers in tissue culture. II. The development of elastic fibers in culture of embryonic heart and aorta. Arch. exp. Zellforsch. **9**, 6 (1929). Zit. nach WASSERMANN 1956. — BRAUN, W., u. H. WEYHBRECHT: Beitrag zur Klinik und Pathogenese der Hyalinosis cutis et mucosae (Lipoidproteinose [Wiethe-Urbach]). Arch. Derm. Syph.(Berl.) **194**, 538 (1952). — BRAUN-FALCO, O.: (a) Zur Frage des Mechanismus der Resorcin-Fuchsin- und Aldehyd-Fuchsin-Färbung elastischer Fasern. Arch. klin. exp. Derm. **203**, 256 (1956). — (b) Über das Wesen der senilen Elastosis. Derm. Wschr. **134**, 1021 (1956). — (c) Zum Formenkreis der Myxodermien. Derm Wschr. **133**, 540 (1956). — Histochemie des Bindegewebes. Arch. klin. exp. Derm. **206**, 319 (1957). — BRAUN-FALCO, O., u. B. RATHJENS: Die Affinität cutaner Gewebsanteile für Schiff'sches Reagens und Aldehyd-Fuchsin nach verschiedenartiger Oxydation. Hautarzt **6**, 169 (1955). — BRAUN-FALCO, O., u. K. SALFELD: (a) Untersuchungen zum Wesen der senilen Elastosis. I. Mitt. Derm. Wschr. **135**, 369 (1957). — (b) Weitere Untersuchungen zum Wesen der senilen Elastosis. II. Mitt. Derm. Wschr. **135**, 374 (1957). — (c) Examens biochimiques et histochimiques de l'élastose sénile. Bull. Soc. franç. Derm. Syph. **64**, 587 (1957). — BROCKMANN, A. W.: Ein Beitrag zur Entstehung elastischer Elemente. Nach Untersuchungen an Autotransplantaten. Z. mikr.-anat. Forsch. **55**, 411 (1950). — BURTON, D., D. A. HALL, M. K. KEECH, R. REED, H. SAXL, R. E. TUNBRIDGE and M. J. WOOD: Apparent transformation of collagen fibrils into „elastin". Nature (Lond.) **176**, 966 (1955).

CONVERSE, J. M., and A. H. T. ROBB-SMITH: Ann. Surg. **120**, 873 (1944). Zit. nach GILLMAN u. PENN 1956.

DAVIS, A. H., and S. WARREN: Calcification of the skin in diabetes mellitus. Arch. Path. **16**, 852 (1933). Zit. nach HASS 1939. — DEMPSEY, E. W., and A. I. LANSING: Elastic tissue. In: Int. Rev. Cytol. **3**, 437 (1954). — DEMPSEY, E. W., J. D. VIAL, R. V. LUCAS jr. and A. I. LANSING: Characterization of the reaction between orcein and the elastic fibers of the Ligamentum nuchae of the horse. Anat. Rec. **113**, 197 (1952). — DETTMER, N.: Elektronenmikroskopische Untersuchungen der elastischen Fasern im Flügelband der Taube und ihre Beziehung zum übrigen Bindegewebe. Z. Zellforsch. **37**, 89 (1952). — Elektronenmikroskopische Untersuchungen am elastischen Fasersystem des Ligamentum nuchae. Z. Zellforsch. **45**, 265 (1956). — DICK, J. C.: Observations on the elastic tissue of the skin with a note on the reticular layer at the junction of the dermis and epidermis. J. Anat. (Lond.) **81**, 201 (1947).

EHRICH, W. E.: Die Entzündung. In: Handbuch der allgemeinen Pathologie, herausgeg. v. F. BÜCHNER, E. LETTERER u. F. ROULET, Bd. VII, Teil 1, S. 1. Berlin-Göttingen-Heidelberg: Springer 1956. — EJIRI, I.: Studien über die Histologie der menschlichen Haut. II.Mitt.:

Über die Alters- und Geschlechtsverschiedenheiten der elastischen Fasern der Haut. Jap. J. Derm. **40**, 216 (1936). — Studien über die Histologie der menschlichen Haut. III. Mitt.: Über die regionären und Altersunterschiede der verschiedenen Hautelemente mit besonderer Berücksichtigung der Altersveränderung der elastischen Fasern. Jap. J. Derm. **41**, 8 (1937). — Studien über die Histologie der menschlichen Haut. IV. Mitt.: Über das Wesen der Altersveränderung der Haut. Jap. J. Derm. **41**, 64 (1937). — ENGLE jr., R. L.: (a) Giant cell foreign body reaction to non-cholesterol lipid plate crystals. Amer. J. Path. **27**, 317 (1951). — (b) The association of iron-containing crystals with Schaumann-bodies in the giant cells of granulomas of sarcoid type. Amer. J. Path. **27**, 1023 (1951). — ENGSTRÖM, Á., and J. B. FINEAN: Biological ultrastructure, S. 163. New York: Academic Press 1958.

FELDAKER, M., H. MONTGOMERY and L. A. BRUNSTING: Histopathology of Porphyria cutanea tarda. Arch. Derm. **24**, 131 (1955). — FERREIRA-MARQUES, J., u. N. VAN UDEN: Die Elastosis colloidalis conglomerata. Arch. Derm. Syph. (Berl.) **192**, 1 (1950/51). — FINDLAY, G. H.: On elastase and the elastic dystrophies of the skin. Brit. J. Derm. **66**, 16 (1954). — FINNERUD, C. W., and R. NOMLAND: Pseudoxanthoma elasticum: Proof of calcification of elastic tissue; occurence with and without angioid sticks in the retina. Arch. Derm. **35**, 653 (1937). — FISCHER, H., u. W. NIKOLOWSKI: Kollagenes und reticulo-histiocytäres Gewebe bei Kraurosis penis. Arch. klin. exp. Derm. **205**, 605 (1958). — FISHER, E. R., G. P. RODMAN and A. I. LANSING: Identification of the anatomic defect in pseudoxanthoma elasticum. Amer. J. Path. **34**, 977 (1958). — FRANCHI, C. M., and E. DE ROBERTIS: Electronmicroscope observations on elastic fibers. Proc. Soc. exp. Biol. (N.Y.) **76**, 515 (1951). — FREUDENTHAL, W.: Pseudoxanthoma elasticum (Darier). In: Handbuch der Haut- und Geschlechtskrankheiten, herausgeg. v. J. JADASSOHN, Bd IV, Teil 3, S. 474, 475. Berlin: Springer 1932. — FRIEDMANN, M.: Über „Brücken" und „fibromatoide" Bildungen in Skrofulodermnarben. Arch. Derm. Syph. (Berl.) **134**, 80 (1921). — Ein Beitrag zur Kenntnis des Pseudoxanthoma elasticum (Darier). Arch. Derm. Syph. (Berl.) **134**, 151 (1921). — FULLMER, H. M., and R. D. LILLIE: Some aspects of the mechanism of orcein staining. J. Histochem. Cytochem. **4**, 64 (1956). — The staining of collagen with elastic tissue stains. J. Histochem. Cytochem. **5**, 11 (1957).

GANS, O.: Histologie der Hautkrankheiten, I. Aufl. Berlin: Springer 1925. — Die allgemeine pathologische Anatomie der Haut. In: Handbuch der Haut- und Geschlechtskrankheiten, herausgeg. v. J. JADASSOHN, Bd. IV, Teil 3, S. 155, 159. Berlin: Springer 1932. — GANS, O., u. G. K. STEIGLEDER: Histologie der Hautkrankheiten, II. Aufl. Berlin-Göttingen-Heidelberg: Springer 1955. — GILLMANN, T., and J. PENN: Studies on the repair of cutaneous wounds. Med. Proc. **2**, No 3, Suppl. 121 (1956). — GILLMANN, T., J. PENN, D. BRONKS and M. ROUX: Abnormal elastic fibers. Arch. Path. **59**, 733 (1955). — Possible significance of abnormal dermal collagen and of epidermal regeneration in the pathogenesis of skin cancers. Brit. J. Cancer **9**, 272 (1955). — GILMOUR, J. R.: Giant cell chronic arteritis. J. Path. Bact. **53**, 263 (1941). — GOTTRON, H. A.: Systematisierte Haut-Muskel-Amyloidose unter dem Bilde eines Skleroedema amyloidosum. Arch. Derm. Syph. (Berl.) **166**, 584 (1932). — Amyloidosis cutis nodularis atrophicans diabetica. Dtsch. med. Wschr. **1950**, 19. — GOTTRON, H. A., u. G. W. KORTING: Zur Pathogenese des Myxoedema circumscriptum tuberosum. Arch. Derm. Syph. (Berl.) **195**, 625 (1953). — GRACIANSKY, P. DE, et R. LECLERCQ: Le „naevus elasticus" en tumeurs disséminées. Ann. Derm. Syph. (Paris) **87**, 5 (1960). — GRAUMANN, W.: Kohlenhydrathistochemie der Bindegewebsfasern. Acta histochem. (Jena) **3**, 226 (1957). — GROSS, J.: The structure of elastic tissue as studied with the electron microscope. J. exp. Med. **89**, 699 (1949).

HALL, D. A.: Chemical and enzymatic studies on elastin. In: Connective tissue, herausgeg. unter der Leitung von R. E. TUNBRIDGE durch M. K. KEECH, J. F. DELAFRESNAYE u. G. C. WOOD. Oxford: Blackwell Scientific Publ. 1957. — HALL, D. A., M. K. KEECH, R. REED, H. SAXL, R. E. TUNBRIDGE and M. J. WOOD: Collagen and elastin in connective tissue. J. Geront. **10**, 388 (1955). — HALL, D. A., R. REED and R. E. TUNBRIDGE: Structure of elastic tissue. Nature (Lond.) **170**, 264 (1952). — Electronmicroscope studies of elastic tissue. Exper. Cell Res. **8**, 35 (1955). — HAMPERL, H.: Elastische Fasern als Fremdkörper, Bemerkungen zur sogenannten Arteriitis temporalis. Virchows Arch. path. Anat. **323**, 591 (1953). — HARMS, H.: Eine moderne Deutung der Elastikafärbung. Acta histochem. (Jena) **4**, 314 (1957). — HASS, G. M.: Membrane formation at lipoid-aqueous interfaces in tissues. Arch. Path. **27**, 15 (1939). — Elastic tissue. Arch. Path. **27**, 334, 583 (1939). — Pathological calcification. In: The biochemistry and physiology of bone, herausgeg. von G. H. BOURNE, S. 767. New York: Academic Press 1956. — HAUSER, W.: Zur nosologischen Stellung des Lichen sclerosus et atrophicus. Arch. klin. exp. Derm. **208**, 44 (1958). — HILL, W. R., and H. MONTGOMERY: Regional changes caused by age in the normal skin. J. invest. Derm. **3**, 231 (1940).

ILJINA, A.: Über eigenartige Veränderungen des elastischen Gewebes der Haut. Venerol. i dermat. **4**, 158 (1927).

JACKSON, D. S.: Chemistry of the fibrous elements of connective tissue. In: Connective tissue, thrombosis and atherosclerosis, herausgeg. v. I. H. PAGE, S. 67. New York: Academic Press 1959. — JADASSOHN, J.: Über „Kalkmetastasen" in der Haut. Arch. Derm. Syph. (Berl.) **100**, 317 (1910). — JAGER, T.: So-called colloid degeneration of the skin. Arch. Derm. **12**, 629 (1925). — JORES, L.: Über die Regeneration des elastischen Gewebes. Verh. dtsch. path. Ges. **3**, 1 (1900). — JULIUSBERG, F.: Über „colloide Degeneration" der Haut, speziell in Granulations- und Narbenherden. Arch. Derm. Syph. (Berl.) **61**, 2 (1902).

KALKOFF, K. W., u. E. MACHER: Über Riesenzentrosphären und intra- sowie extracelluläre Einschlüsse in ihrer Bedeutung für den Morbus Boeck. Hautarzt **5**, 481 (1954). — KATASE, A.: Experimentelle Verkalkung am gesunden Tier. Beitr. path. Anat. **57**, 516 (1914). — KAWASE, O.: Some electronmicroscopical studies on the connective tissue. An approach to the basis of the constitutional pathology. Bull. Res. Inst. Diath. Med. (Kumamoto Univ.) **9**, Suppl. (1959). — KEECH, M. K., and R. REED: Enzymatic elucidation of the relationship between collagen and elastin: an electronmicroscopic study. Ann. rheum. Dis. **16**, 35 (1957). — KEECH, M. K., R. REED and M. J. WOOD: Further observations on the transformation of collagen fibrils into „Elastin": an electronmicroscopic study. J. Path. Bact. **71**, 477 (1956). — KENNEDY, C. B.: Disk.-Bemerkungen zu SHAFFER, COPELAN u. BEERMAN 1957. — KERL, W.: Beiträge zur Kenntnis der Verkalkungen der Haut. Arch. Derm. Syph. (Berl.) **126**, 172 (1919). — KISSMEYER, A., and C. WITH: Clinical and morphological studies on the pathological changes in the elastic tissues of the skin. Brit. J. Derm. **34**, 174 (1922). — KNOTH, W., u. W. MEYERHÖFER: Beitrag zum Formenkreis der Periarteriitis nodosa und zur Bewertung der Riesenzellen bei Gefäßerkrankungen. Dermatologica (Basel) **119**, 1 (1959). — KODOUSEK, R.: Beitrag zur Histochemie der elastolytischen Vorgänge in Elastogranulomen. Schweiz. Z. Path. **18**, 93 (1955). — KORTING, G. W.: Pemphigoide Pellagra mit Hautnervenveränderungen. Arch. klin. exp. Derm. **208**, 81 (1958). — KREIBICH, C.: Ein Beitrag zum Chemismus der entzündlichen Gefäßwand. Arch. Derm. Syph. (Berl.) **114**, 585 (1913). — Über Bindegewebsdegeneration. Arch. Derm. Syph. (Berl.) **130**, 535 (1921/). — KROMPECHER, ST.: Die Entwicklung der elastischen Elemente der Arterienwand. Z. Anat. Entwickl.-Gesch. **85**, 704 (1927). — Die Entwicklung der elastischen Fasern des Bindegewebes. Verh. d. Anat. Ges. III. Internat. Kongr. Amsterdam 1930. Anat. Anz. **71**, Erg.-H. 49 (1931). — KYRLE, J.: Über einen Fall von Lupus erythematodes in Gemeinschaft mit Lupus vulgaris, Beitrag zur Histologie des Lupus erythematosus. Arch. Derm. Syph. (Berl.) **94**, 309 (1909).

LABELLA, F. S.: Elastin, a metabolytically active Lipoprotein. Nature (Lond.) **180**, 1360 (1957). — Characterization of Schiff-positive substances in elastic fibers. J. Histochem. Cytochem. **6**, 260 (1958). — LANSING, A. I.: Chemical morphology of elastic fibers, Transact. 2nd Conf. Connective tissue, S. 45. New York: S. Macy jr. Foundation 1952. — Elastic tissue in atherosclerosis. In: Connective tissue thrombosis and atherosclerosis, herausgeg. v. I. H. PAGE, S. 167. New York: Academic Press 1959. — LANSING, A. I., E. ROBERTS, G. B. RAMASARMA, T. B. ROSENTHAL and M. ALEX: Changes with age in amino acid composition of arterial elastin. Proc. Soc. exp. Biol. (N.Y.) **76**, 714 (1951). — LANSING, A. I., T. B. ROSENTHAL, M. ALEX and E. W. DEMPSEY: The structure and chemical characterization of elastic fibers as revealed by elastase and by electron microscopy. Anat. Rec. **114**, 555 (1952). — LEARNER, A.: Calcium deposition in tissues of dogs and mice by the acid of parathormone. J. Lab. clin. Med. **14**, 921 (1929). — LEITNER, S. J.: Boeck's Sarkoidosis. Tubercle (Edinb.) **31**, 174 (1950). — LILLIE, R. D.: Staining of connective tissue. Arch. Path. **54**, 220 (1952). — LINDEN, H. I., E. LADEN, J. O. ERICKSON and D. ARMEN: Electron microscopic study of normal skin collagen and elastic fibers. J. invest. Derm. **24**, 83 (1955). — LINDHOLM, E.: Über die Schwankungen in der Verteilung der elastischen Fasern in der menschlichen Haut, als Beitrag zur Konstitutionspathologie. Frankfurt. Z. Path. **42**, 394 (1931). — LINZBACH, A. J.: Quantitative Biologie und Morphologie des Wachstums einschließlich Hypertrophie und Riesenzellen. In: Handbuch der allgemeinen Pathologie, herausgeg. v. F. BÜCHNER, E. LETTERER u. F. ROULET, Bd. VI, Teil 1, S. 180. Berlin-Göttingen-Heidelberg: Springer 1955. — Über die Entstehung der Riesenzellen und ihrer Einschlüsse in epitheloiden Granulomen. Verh. Dtsch. Ges. Path. **38**. Tagg 1955, S. 187. — LOBITZ jr., W. C., and A. E. OSTERBERG: Pseudoxanthoma elasticum: Micro-Incineration. J. invest. Derm. **15**, 297 (1950). — LOEWENTHAL, L. J. A.: Connective tissue naevi and collagénome eruptif. Dermatologica (Basel) **114**, 82 (1957). — LOISEL, G.: Formation et evolution des éléments du tissue élastique. J. Anat. (Paris) **33**, 129 (1897). — LORIA, P. R., C. B. KENNEDY, J. A. FREEMAN and V. M. HENINGTON: Pseudoxanthoma elasticum (Grönblad-Strandberg-Syndrome). Arch. Derm. **76**, 609 (1957). — LOWRY, O. H., D. R. GILLIGAN and E. M. KATESKY: The determination of collagen and elastin in tissue with results obtained in various normal tissue from different species. J. biol. Chem. **139**, 795 (1941). — LUND, H. Z., and R. L. SOMMERVILLE: Basophilic degeneration of the cutis. Amer. J. clin. Path. **27**, 183 (1957). — LYNCH, F. W.: Elastic tissue in fetal skin. Arch. Derm. **29**, 57 (1934).

Ma, K.: Morphological and chemical investigation of dermal, elastic and collagenic tissue during epidermal carcinogenesis. Cancer Res. 9, 481 (1949). — Ma, K., and E. V. Cowdry: Ageing of elastic tissue in human skin. J. Geront. 5, 203 (1950). — Macher, E.: Über Asteroide beim Lupus vulgaris. Dermatologica (Basel) 111, 93 (1955). — Marzinkevich, L. D.: Development and age-variations in the elastic stoma of the skin in mammals. Dokl. Akad. Nauk SSSR 111, 1105 (1956). Ref. Ber. allg. spez. Path. 35, 173 (1957). — McKusick, V. A.: Heritable disorders of connective tissue. St. Louis: C. V. Mosby Comp. 1956. — Miescher, G.: Elastoma intrapapillare perforans verruciforme. Dermatologica (Basel) 110, 254 (1955). — Miller, W. S., and O. C. Perkins: Elastic tissue of the heart in advancing age. Amer. J. Anat. 39, 205 (1927). — Montgomery, G. L.: Healing of experimental wounds of lung. Brit. J. Surg. 31, 292 (1943/44). — Montgomery, H., and W. R. Hill: Lichen sclerosus et atrophicus. Arch. Derm. 42, 775 (1940). — Montgomery, P. O'B.: A characterization of basophilic degeneration of collagen by histochemical and microspectroscopic procedures. J. invest. Derm. 24, 107 (1945). — Moore, R. D., and M. D. Schoenberg: The relations of mucopolysaccharides of vessel walls to elastic fibres and endothelial cells. J. Path. Bact. 77, 163 (1959). — Moran, T. J., and A. I. Lansing: Studies on the nature of the abnormal fibers in Pseudoxanthoma elasticum. Arch. Path. 65, 688 (1958). — Musso, L. A.: A contribution to the pathogenesis of the changes in the collagen groundsubstance equilibrium in morphea (Scleroderma). Brit. J. Derm. 66, 377 (1954).

Naegeli, O.: Kalkablagerungen. In: Handbuch der Haut- und Geschlechtskrankheiten, herausgeg. v. J. Jadassohn, Bd. IV, Teil 3, S. 358. Berlin: Springer 1932.

Ohno, T.: (a) Über Pseudoxanthoma elasticum und dessen Histologie. Arch. Derm. Syph. (Berl.) 149, 420 (1925). — (b) Pathologisch-histologische Studien über die elastischen Fasern der menschlichen Haut. Arch. Derm. Syph. (Berl.) 149, 487 (1925). — O'Leary, P. A., H. Montgomery and W. E. Ragsdale jr.: Dermato-histopathology of various types of scleroderma. Arch. Derm. 75, 78 (1957). — Orekhovich, V. N., A. A. Tustanovskij, K. D. Orekhovich u. N. E. Plotnikova: Biokhimiya 13, 55 (1948). — Ormsby, O. S., and H. Montgomery: Diseases of the skin, 8. Aufl., S. 747. Philadelphia: Lea & Febiger 1954. — Orr, J. W.: The changes antecedent to tumor formation during the treatment of mouse skin with carcinogenic hydrocarbons. J. Path. Bact. 49, 481 (1949).

Partridge, S. M.: In: Recent advances in gelatin and glue research, herausgeg. v. G. Stainsby, S. 255. New York: Pergamon Press 1958. — Pasqualino, G.: Il connettivo del derma nelle varietà dell'uomo. Ric. Morfol. 7, 327 (1928). — Pastinsky, I., u. I. Racz: Die Wirkung von Elastase auf das elastische Fasersystem der Haut. Börgyögy vener. Szle 27, 104 (1951). Ref. Zbl. Haut- u. Geschl.-Kr. 82, 237 (1953). — Percival, G. H., and D. A. Duthie: Notes on a case of colloid pseudomilium. Brit. J. Derm. 60, 399 (1948). — Percival, G. H., P. W. Hannay and D. A. Duthie: Fibrous changes in the dermis with special reference to senile elastosis. Brit. J. Derm. 61, 269 (1949). — Piredda, A.: Le alterazioni ultrastrutturali nello pseudo milio colloide. G. ital. Derm. 99, 496 (1958). — Policard, A.: Disk.-Bemerkungen zu Bull. Soc. franç. Derm. Syph. 64, 593 (1957). — Policard, A., A. Collet, L. Giltaire-Ralyte, C. Heuet et C. Desfosset: Recherches au microscope électronique sur les fibres élastiques du poumon. Bull. Micr. appl., Sér. II, 4, 139 (1955). — Prakken, J. R.: Colloid and senile degeneration of the skin. Acta derm.-venereol. (Stockh.) 31, 713 (1951). — Connective tissue naevi. Brit. J. Derm. 64, 87 (1952).

Raubitschek, H. V.: Zur Histochemie der Gefäßwand-Elastica. Beitr. path. Anat. 115, 423 (1955). — Reich, H.: Mikroskopische Untersuchungen bei diffuser (progressiver) Sklerodermie, circumscripter Sklerodermie und sklerodermieähnlichen Veränderungen bei Acrodermatitis chronica atrophicans. 21. Tagg Dtsch. Dermat. Ges. Heidelberg 1949. Arch. Derm. Syph. (Berl.) 191, 505 (1950). — Riopelle, J. L.: New elastic fibers formed in the wall of the gallbladder in disease of the gallbladder: pathologic clinical and roentgenologic data concerning a hitherto neglected lesion. Arch. Path. 48, 55 (1949). — Robb-Smith, A. H. T.: The functional significance of connective tissue. Lect. sci. BasisMed. 2, 77 (1952/53). — Normal morphology and morphogenesis of connective tissue. In: Connective tissue in health and disease, herausgeg. v. G. Asboe-Hansen, S. 29. Copenhagen: E. Munksgaard 1954. — Rössle: Über wenig beachtete Formen der Entzündung von Parenchym und ihre Beziehung zu Organsklerosen. Verh. dtsch. path. Ges., Erg.-H. zu 60, 152 (1934). — Rona, P.: Über das Verhalten der elastischen Fasern in Riesenzellen. Beitr. path. Anat. 27, 349 (1900). — Rosenthal, T. B., and A. I. Lansing: Isolation and assay of elastase from pancreatin. Anat. Rec. 124, 356 (1956) Abstr.

Saipt, O.: Zur Histologie des Pseudoxanthoma elasticum. Derm. Wschr. 128, 1071 (1953). — Saxl, H.: The physiological significance of the reaction between elastin and elastomucase in relation to the production of „Clearing factors". Gerontologia (Basel) 1, 142 (1957). — Schaumann, J.: On the nature of certain peculiar corpuscles present in tissue of lymphogranulomatosis benigna. Acta med. scand. 106, 239 (1941). — Schum, H.: Bildung von Fremdkörperriesenzellen um degenerierte elastische Fasern. Virchows Arch. path. Anat. 208,

446 (1912). — SCHUPPENER, H. J., u. E. MEITINGER-STOBBE: Systematisierte Elastorhexis. Dtsch. med. Wschr. 80, 1723 (1955). — SCHUPPLI, R.: Über einen ungewöhnlichen Fall von Pseudoxanthoma elasticum. Dermatologica (Basel) 115, 382 (1957). — SCHWARZ, W., u. N. DETTMER: Elektronenmikroskopische Untersuchung des elastischen Gewebes in der Media der menschlichen Aorta. Virchows Arch. path. Anat. 323, 243 (1953). — SHAFFER, B., H. W. COPELAN and H. BEERMAN: Pseudoxanthoma elasticum. Arch. Derm. 76, 622 (1957). — SSUDAKEWITSCH, J.: Riesenzellen und elastische Fasern. Virchows Arch. path. Anat. 115, 264 (1889). — STEINER, K.: (a) Mucoid substances and cutaneous connective tissue in dermatoses. I. Mucoid collagen fibers in dermal granulations, tumors and other infiltrations. J. invest. Derm. 28, 387 (1957). — (b) Mucoid substances and cutaneous connective tissue in dermatoses. II. Mucoid alterations in degenerative and congenital dermatoses. J. invest. Derm. 28, 403 (1957). — (c) Mucoid substances and cutaneous connective tissue in dermatoses. III. Cutaneous mucopolysaccharides in inflammation of the skin. J. invest. Derm. 28, 419 (1957). — STOUGHTON, R. B., and G. C. WELLS: A histochemical study of polysaccharides in normal and diseased skin. J. invest. Derm. 14, 37 (1950). — STRÖBEL, H.: Die Gewebsveränderungen der Haut im Verlaufe des Lebens. Arch. Derm. Syph. (Berl.) 186, 639 (1948).

TAYLOR, H. E.: The role of mucopolysaccharides in the pathogenesis of intimal fibrosis and atherosclerosis of the human aorta. Amer. J. Path. 29, 871 (1955). — TEILUM, G.: Allergic hypoglobulinosis and hyalinosis (Paraamyloidosis) in the reticulo-endothelial system in Boeck's Sarcoid and other conditions. Amer. J. Path. 24, 389 (1948). — The nature of the double-contured and stratified intracellular bodies in sarcoidosis (Boeck-Schaumann). Amer. J. Path. 25, 85 (1949). — TELKKÄ, A.: On the prenatal histogenesis of elastic tissue in the wall of human intercostal artery. Ann. Acad. Sci. fenn. A 5, 44, 1 (1955). Ref. Ber. allg. spez. Path. 29, 233 (1955). — TELLER, H., u. G. VESTER: Elektronenmikroskopische Untersuchungsergebnisse an der kollagenen Intercellularsubstanz des Coriums beim Pseudoxanthoma elasticum. Derm. Wschr. 136, 1373 (1957). — TELLER, H., G. VESTER u. L. POHL: Elektronenmikroskopische Untersuchungsergebnisse an der Interzellularsubstanz des Coriums bei Altersatrophie. Z. Haut- u. Geschl.-Kr. 22, 67 (1957). — TOMINAGA, B., S. HARADA and T. HASHIMOTO: A case of Pseudoxanthoma elasticum with tuberculoid granulation tissue. Jap. J. Derm. 36, 79 (1934). Ref. Arch. Derm. 30, 864 (1934). — TOSTI, A.: Pseudo milio colloide familiare. Ann. ital. Derm. Sif. 8, 161 (1953). — TUNBRIDGE, R. E.: Heberden ovation 1956, The connective tissue. Ann. rheum. Dis. 16, 6 (1957). — TUNBRIDGE, R. E., R. N. TATTERSALL, D. A. HALL, W. T. ASTBURY and R. REED: The fibrous structure of normal and abnormal human skin. Clin. Sci. 11, 315 (1952).

UNGAR, H., and I. KATZENELLENBOGEN: Hyalinosis of the skin and mucous membranes (Urbach-Wiethe's lipoid-proteinosis). Arch. Path. 63, 65 (1957). — UNNA, P. G.: (a) Histopathologie der Haut. Berlin 1894. — (b) Mh. prakt. Derm. 19, 397 (1894). — Biochemie der Haut. Jena: Gustav Fischer 1913. — URBACH, E., u. C. WIETHE: Lipoidosis cutis et mucosae. Virchows Arch. path. Anat. 273, 285 (1929). — URBACH, E., u. S. WOLFRAM: Über Veränderungen des elastischen Gewebes bei einem autoptisch untersuchten Falle von Grönblad-Strandberg'schem Syndrom. Arch. Derm. Syph. (Berl.) 176, 167 (1938).

VERZÁR, F.: The ageing of connective tissue. Gerontologia (Basel) 1, 363 (1957). — VOHWINKEL, K. H.: Über Alterserscheinungen des Hautbindegewebes und über die sogenannte „Elastica mimica" bei verschiedenen Rassen. Derm. Z. 62, 95 (1931).

WASSERMANN, F.: Wachstum und Vermehrung der lebendigen Masse. In: Handbuch der mikroskopischen Anatomie, herausgeg. v. W. v. MÖLLENDORFF, Bd. I, Teil 2, S. 643. Berlin-Göttingen-Heidelberg: Springer 1929. — The intercellular components of connective tissue: origin, structure and interrelationship of fibres and groundsubstance. In: Ergebnisse der Anatomie und Entwicklungsgeschichte, herausgeg. v. C. ELZE u. E. SCHARRER, Bd. 35, S. 240. Berlin-Göttingen-Heidelberg: Springer 1956. — WEIDMAN, F. D.: The pathology of the yellowing dermatoses. Arch. Derm. 24, 954 (1931). — WELLS, G. C.: Senile changes of the skin in man. J. Amer. Geriat. Soc. 2, 535 (1954). — WELTI, H. M.: Pseudoxanthoma elasticum (Darier) in Verbindung mit einer tuberculoiden Granulationsbildung. Arch. Derm. Syph. (Berl.) 163, 427 (1931). — WEYHBRECHT, H., u. G. W. KORTING: Zur Pathogenese der Hyalinosis cutis et mucosae. Arch. Derm. Syph. (Berl.) 197, 459 (1954). — WHITE, C. J.: The elastic tissue of the skin. J. cutan. Dis. 28, 163 (1910). — WINER, C. H.: Elastic fibers in unusual dermatoses. Arch. Derm. 71, 338 (1955). — WOLPERS, C.: Zur elektronenmikroskopischen Darstellung elastischer Gewebselemente. Klin. Wschr. 23, 169 (1944). — WORINGER, F.: Sur deux aspects histo-pathologiques différents du pseudoxanthoma élastique. Bull. Soc. franç. Derm. Syph. 61, 80 (1954).

YOKOTA, H.: Histochemical and electronmicroscopical studies on elastic fibers. IV. Histochemical observation of human senile skin after elastase, testicular hyaluronidase, α-amylase, collagenase and trypsin treatment. Kumamoto med. J. 10, 208 (1957).

ZOON, J. J., C. H. JANSEN and A. HOVENKAMP: The nature of colloid milium. Brit. J. Derm. 67, 212 (1955). Abgeschlossen Anfang 1960

Veränderungen an den nicht-epithelialen Anhangsgebilden der Haut

Von

R. Andrade-Mexico-New York

Mit 17 Abbildungen

Bevor wir die Pathologie der glatten Muskulatur der Haut, eines so wenig untersuchten und so unzusammenhängend beschriebenen Adnexes behandeln, erscheint es richtig, eine kurze Übersicht über die Terminologie und über die Struktur und Funktion dieser Muskulatur zu geben, obwohl diese im ersten Teil dieses Bandes noch einmal behandelt werden. Ohne eine solche Übersicht kann nämlich die Pathologie der glatten Muskeln nicht verstanden werden.

Die glatte Muskulatur läßt sich in zwei Gruppen unterteilen:

1. eine *epithelialen* Ursprungs (myoepitheliale Zellen, Zellen in der Umgebung des Sekretionsteils bestimmter Drüsen, wie Brustdrüsen, Schweißdrüsen, Tränendrüsen und Speicheldrüsen; Irismuskulatur);

2. eine *bindegewebigen* Ursprungs in den *inneren Organen* (Mittelteil der Speiseröhre bis zum inneren Sphincter ani; die mit den Därmen verbundenen Drüsenkanäle; von der Luftröhre bis zu den Alveolarkanälen; Harnröhren und Samenleiter; Milzkapsel und -trabekel, Blutgefäße und große Lymphgefäße) und in der *Haut* (Musculi arrectores pilorum, Muscularis sexualis, Musculi cutis diagonales) (MAXIMOW und BLOOM, EVANS 1926, HÄGGQVIST 1931, 1956, FISCHER, HOEPKE, WALLS).

Eine Darstellung der nicht-epithelialen Anhangsgebilde der Haut ist damit praktisch auf a) die *Musculi arrectores pilorum* (Musculus arrector pili, EYLANDT 1850; Musculus pressor sebi, HESSE 1877; Haarbalgmuskel, DIESING 1883; Musculus frigoris, HÄGGQVIST 1913/14), die den größten Teil der Muskulatur der Haut bilden (F. PINKUS) und eine bedeutende Muskelausrüstung darstellen (DARIER, CIVATTE, FLANDIN und TZANCK), und b) die *glatte Oberflächenmuskulatur* beschränkt (s. HOEPKE, HORSTMANN 1957, 1961, SCHROEDER, STIEVE). Diese letztere ist in zwei Gruppen eingeteilt: 1. die *Muscularis sexualis*, die sich in der Cutis bestimmter Körperzonen findet, wie Brustwarze, Warzenhof, Achselhöhle, Scrotum, Penis (Glans und Praeputium), Labia majora (UNNA 1883), Perianal- und Circumanalregionen, und 2. die *Musculi cutis diagonales*, die sehr variabel nur in begrenzten Zonen auftreten (wie Streckseite der Extremitäten, Wange, Kopfhaut, Stirn), besonders an den Stellen, wo sich reichlich elastische Fasern finden. In diese Gruppe gehören möglicherweise auch die von manchen Autoren erwähnten sog. „versprengten Keime". Die Handflächen, Fußsohlen, Fußränder und Fußrückenränder und die nicht behaarten Teile der Hände haben keine glatte Muskulatur (Literatur bei HOEPKE).

Bestimmte Strukturen der Cutis, an denen das Muskelelement beteiligt ist, wie Glomus, Sperrgefäße, Gefäßwände, gehören zum Gefäßsystem der Haut und sind in anderen Kapiteln dieses Handbuches behandelt (s. auch MASSON 1924,

1935, Barré und Masson, Nödl 1956, 1957a, b, Conti 1953, 1958, Martini und Staubesand, Stout und Murray, Murray und Stout). Die myoepithelialen Zellen gehören nicht in den Rahmen dieser Abhandlung, sondern sind in den Kapiteln erläutert, die sich mit den Schweißdrüsen beschäftigen (s. auch Dabelow; Montagna u. Mitarb., Yasuda, Aoki und Montagna; Ellis und Montagna, Aoki; Parakkal, Montagna und Ellis).

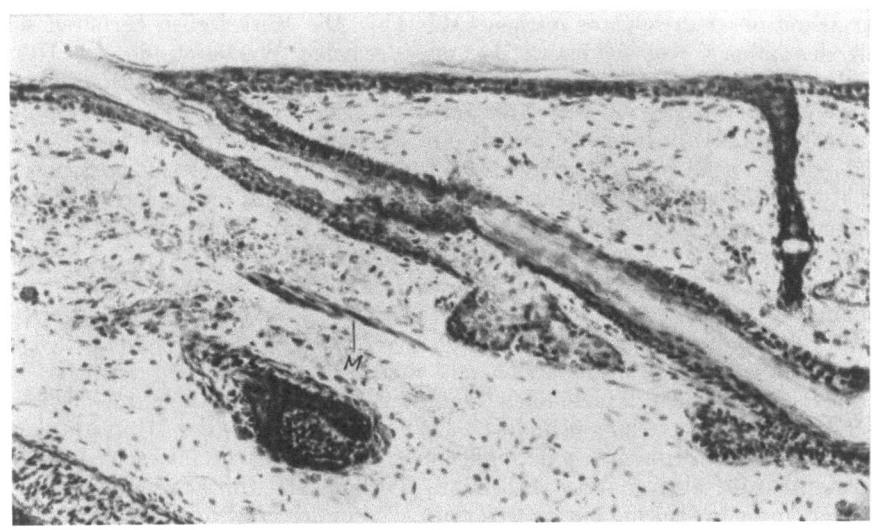

a

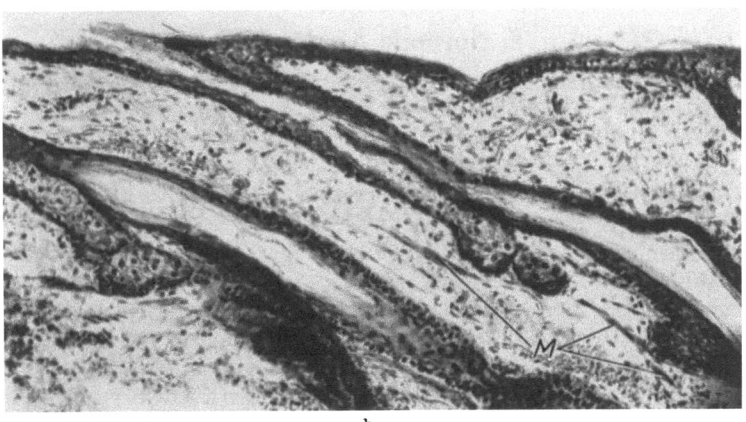

b

Abb. 1a u. b. Arrectormuskel (m) in der Kopfhaut des menschlichen Fötus. a Hämat.-Eosin, 135mal; b Hämat.-Eosin, 108mal. (Aus H. Pinkus 1958)

I. Anatomie

1. Embryologie

Die *mesodermalen Zellen*[1] zwischen den Rudimenten des Haarbalges und der Talgdrüse werden als die *Anlage des Arrectormuskels* angesehen (Stöhr 1903/04). Die ersten Anzeichen des Arrectormuskels finden sich in einer verstärkt meta-

---

[1] Zu den Begriffen Mesoderm und Mesenchym s. auch Beitrag von Starck in diesem Band und Seite 688.

chromatischen Zone im undifferenzierten Mesenchym in einigem Abstand vom Haarfollikel und im allgemeinen in Höhe der Talgdrüse (PINKUS 1958). Die Kerne der mesodermalen Zellen erhalten im Laufe der embryonalen Entwicklung eine kettenförmige Anordnung und eine deutlich längliche Form. Dieser feine Zell-strang zieht sich zur Epidermis hin und beinahe parallel zum Haarfollikel in die Tiefe (Abb. 1a) und erreicht im allgemeinen die Spitze des Haarbalges. In man-chen Fällen können einige feine Zellketten jedoch über den Haarbalg hinaus bis zur Wand des Haarfollikels reichen (Abb. 1b). Die Muskelzellen berühren sich mit den jungen Kollagenfasern der mesodermalen Wurzelscheide des Haar-follikels. Die *elastischen Fasern*, die die Sehne an den beiden Muskelenden bilden, treten erst gleichzeitig mit denen der Cutis auf (PINKUS 1958). Die Zone um den Muskel herum bleibt für lange Zeit die am stärksten metachromatische der Cutis und enthält reichlich PAS-positive Grundsubstanz (PINKUS 1958). *Glykogen* tritt im Cytoplasma der glatten Muskelzellen erst später auf, augenscheinlich auch später als in der gestreiften Muskulatur (PINKUS 1958). SERRI, MONTAGNA und MESCON finden in 3—6 Monate alten menschlichen Föten Glykogen schon vor der Befestigung des Muskels am Haarbalg und auffallend reichliches Glykogenvor-kommen in der den Muskel umgebenden Cutis. Die *Amylophosphorylase-Aktivität* („eine für die metabolische Umwandlung von Kohlenhydraten unumgängliche Katalisierungsreaktion") entspricht mit einigen Ausnahmen den reichen Gly-kogenvorkommen der Haarfollikel-Talgdrüsen-Einheiten, der apokrinen Drüsen und der in der Entwicklung befindlichen Arrectormuskeln (SERRI, MONTAGNA und MESCON). Die genannten Autoren finden keine Konzentrationsunterschiede dieser Substanzen im aktiven oder ruhenden Haarfollikel. Im Gegensatz zu den Arrectormuskeln sind die *myoepithelialen Zellen* in der embryonalen Phase nicht erkennbar (MONTAGNA 1962a).

2. Normale Anatomie

Größe und Anzahl der Mm. arrectores pilorum des Menschen sind je nach der Körperzone verschieden (KANAIZUKA). In der *Kopfhaut* z.B. sind sie stark ent-wickelt, im Haarfollikel der *Achselhöhle* dagegen schwach (F. PINKUS). Die Haar-follikel des *Kinns*, der *Augenbrauen, Lider, Nase* und *Vibrissen* haben keine Mm. arrectores pilorum (UNNA 1883, HOEPKE), obwohl es auch von dieser Regel Ausnahmen gibt (F. PINKUS, KANAIZUKA). Nach F. PINKUS haben die Vellus-haare Arrectormuskeln, MONTAGNA (1962a) hingegen findet keine. In manchen Fällen berühren die Mm. arrectores pilorum weder das Stratum papillare noch den Haarbalg, sondern setzen an einer *Talgdrüse* oder zwischen den Alveolen der Talgdrüse an (HOEPKE). Zeitweise finden sich vereinzelte Muskelfaserbündel, die am Haarschaft entlang bis zur Papille nach unten verlaufen (ORO) oder andere, die quer verlaufen und sich zwischen den Kollagenfaserbündeln verlieren (F. PIN-KUS). In manchen Fällen dehnen sich solche isolierte Muskelbündel bis zu den Schweißdrüsen aus (F. PINKUS).

Die *Muskelansatzstelle* am Haarbalg liegt bei Neugeborenen je nach dem Kör-perteil verschieden hoch (KOIBUCHI). Der *Haut-Haarwurzel-Winkel* ist in der Regel an den Extremitäten am größten. (Vorderarme 52°53′ plus minus 3°31,5′, dann folgt der Rumpf; auf dem Kopf ist dieser Winkel am kleinsten, Scheitel 31°32′ plus minus 3°28,1′ beim Neugeborenen, KOIBUCHI; s. auch OKAJIMA und ITO, OKAJIMA und KANAIZUKA 1929a, b, OKAJIMA und KOIBUCHI, OKAJIMA und ONOZAWA, OKAJIMA und YAMADA 1933a, b.)

Wie in der gestreiften Muskulatur und im Herzmuskel, aber im Gegensatz zum epithelialen Gewebe, sind die *Kontraktionselemente* der glatten Muskulatur mit einer bestimmten Menge Bindegewebe kombiniert (WALLS). Die Disposition der Muskelfasern in feinen Bündeln wird in den Arrectormuskeln besonders deutlich (WALLS). Zwischen diesen Bündeln, wie auch in den glatten Muskeln anderer Zonen, bildet sich ein lockeres Bindegewebe, das Fibroblasten, Histiocyten, Kollagenfasern und elastische Fasern enthält und ein Gefäß- und Nervennetz. Die elastischen Fasern setzen sich an beiden Enden zusammen mit den übrigen Bindegewebsfasern in die umgebende Cutis fort und dienen als Sehnenansätze („myoelastic tissue"; s. UNNA 1883, HOEPKE; MAXIMOW und BLOOM, WALLS, NAGEL 1931, 1956, HÄGGQVIST u.a.). Jede Muskelzelle oder -faser ist von einem feinen Reticulumfasernetz umgeben (Gitterfasern), das sich mit dem Bindegewebe fortsetzt, welches die einzelnen Muskelbündel voneinander trennt. Bei den Muskelzellen und -fasern der glatten Muskulatur handelt es sich um längliche, spindelförmige kontraktionsfähige Zellen mit ausgefaserten, teils gegabelten Enden. Der längliche, oben und unten abgerundete Kern, der im allgemeinen 15—20 μ (plus minus 2—3 μ) mißt, findet sich meist in der Zellmitte, die am breitesten ist. In gefärbten Schnitten erscheinen die Kerne auf Grund der Kontraktion der Fibrillen meist verdreht, auch korkenzieherförmig.

Die Mehrzahl der Zellen ist zwischen 50 μ und 250 μ lang und hat einen Maximaldurchmesser von 5—10 μ, aber längere und kürzere Zellen kommen vor (WALLS, HÄGGQVIST). Im graviden Uterus findet man gelegentlich Zellängen von 500 μ, in den Blutgefäßen solche von 20 μ. Die kurzen Zellen der Hautmuskeln sind verhältnismäßig dick und haben kurze ellipsenförmige Kerne (WALLS). Die Breite eines M. arrector pili beträgt zwischen 45 μ und 220 μ (KÖLLIKER). Im allgemeinen hat der M. arrector pili 2—5 Zipfel, die sich mit einer elastischen Sehne fortsetzen und an der Basis des Papillarkörpers der Cutis ansetzen (HOEPKE).

Im Querschnitt erscheinen die Muskelbündel rund oder oval. In manchen Fällen liegen zwei oder drei Bündel zusammen, von nur wenig Bindegewebe getrennt (F. PINKUS).

Im *Sarkoplasma*, d.h. dem wasserreichsten Teil des Cytoplasmas der Muskelzellen, finden sich Myofilamente mit weniger als 1 μ Durchmesser. Diese Myofilamente sind anisotrop und besitzen keine Querstreifung (WALLS, EVANS 1926).

Hämatoxylin-Eosin färbt die Arrectormuskeln rosarot. Die bündelartige, schräge Anordnung dieser Muskelzellen unterscheidet sie deutlich vom Kollagen. Manche Bi- und Trichromfärbungen erleichtern die Untersuchung der Muskeln, weil die Muskulatur in anderer Farbe als das umgebende Bindegewebe dargestellt wird.

Die *vergleichende Anatomie* hat sich eingehend mit der *glatten Oberflächenmuskulatur* der Tiere und mit der glatten Muskulatur der inneren Organe des Menschen beschäftigt. Unter dem Elektronenmikroskop zeigen die glatten Muskelzellen der Blase, des Uterus und der Gallenblase der Maus Myofilamente, Kerne, ein endoplasmatisches Reticulum, Mitochondrien, einen Golgi-Apparat, ein Centrosom und pynocytische Bläschen. Nach diesen Untersuchungen handelt es sich bei der glatten Muskulatur nicht um ein *Syncytium* (Abb. 2). Vielmehr sind die einzelnen Zellen durch das Cytolemm voneinander getrennt. Das Cytolemm besteht aus einer undurchsichtigen Basalmembran, einem Zwischenraum und einer dichten Plasmamembran, ähnlich dem Sarkolemm der gestreiften Muskulatur (CAESAR, EDWARDS und RUSKA; beim menschlichen Appendix, YAMAMOTO; im Hühnermagen, CHOI).

MARK und THAEMERT (1959) haben Cytoplasmalücken zwischen den einzelnen Zellen beschrieben („anastomotic intercellular bridges", THAEMERT 1959) (Abb. 3). Die Myofilamente reichen nicht von einer Zelle zur anderen (MARK). BERGMAN spricht von Intercellularbrücken, sieht aber keinen Beweis für eine „cytoplasmatische oder myofibrilläre Kontinuität" auf Grund der innerhalb der

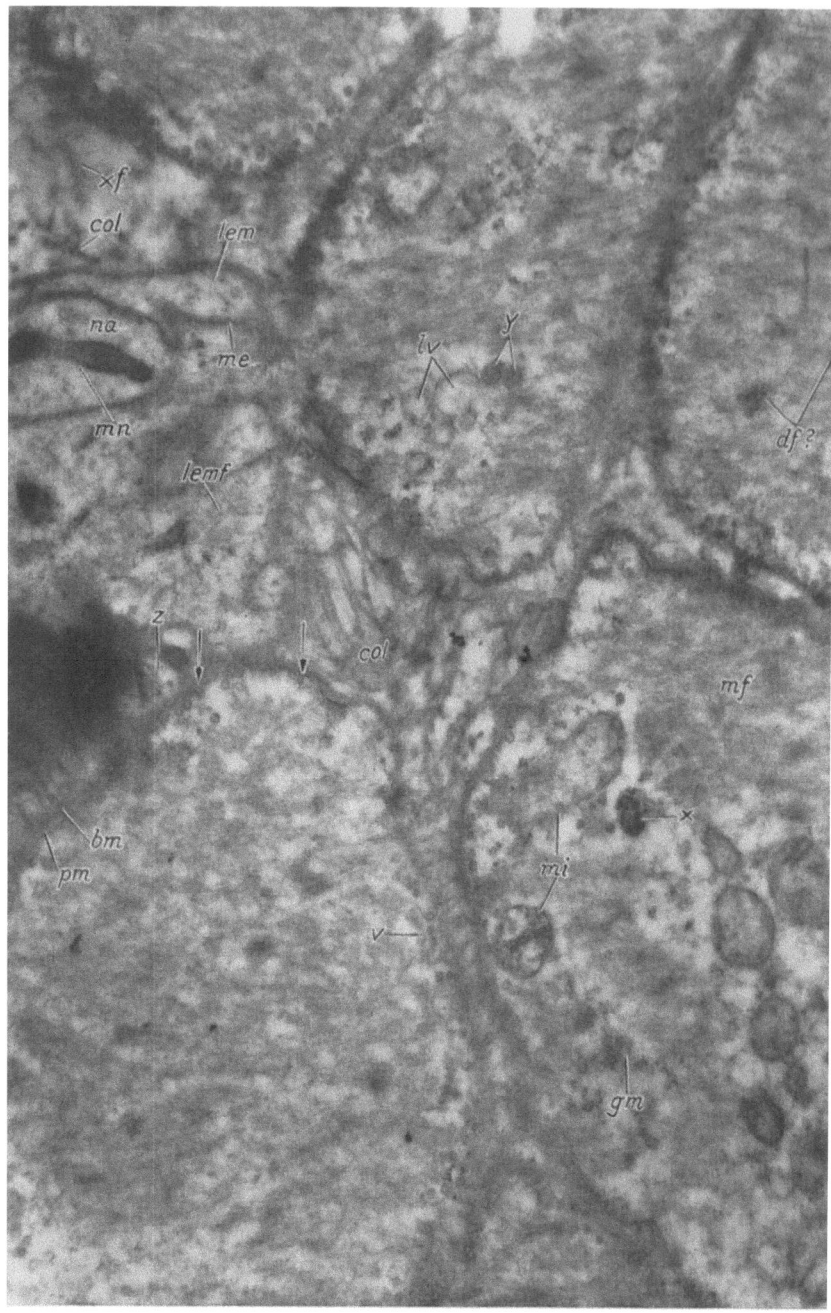

Abb. 2. Vergrößerung der Muskelzellen des menschlichen M. arrector pili (Kopfhaut). Myofibrillen (*mf*) und Zell-teile ohne Fibrillen sind sichtbar. Die letzten enthalten Mitochondrien (*mi*) und granuläres Material (*gm*) (mög-licherweise quergeschnittene Myofibrillen). Die Grundmembran (*bm*) und die Plasmamembran (*pm*) sind dar-gestellt. Zahlreiche pynocytische Bläschen (*v*) sind sichtbar, die sich durch Einscheidung bilden (s. Pfeile). Im Lemnoblast findet sich fibröses Material (*lemf*), ebenso, wahrscheinlich extracellulär, bei *xf*. — *x*, *y* und *z* Er-klärung bei Charles; *na* Nervaxon; *mn* Mitochondrien im Nervaxon; *me* Mesaxon; *lv* große Vacuolen; *col* Kollagen. Keine Intercellularbrücken. 25500mal. [Aus A. Charles, J. invest. Derm. **35**, 27—30 (1962)]

Zellbrücken bestehenden Membranen, die die Zellen begrenzen. Solche cytoplasmatische oder andere Intercellularbrücken sind möglicherweise bei Leitung

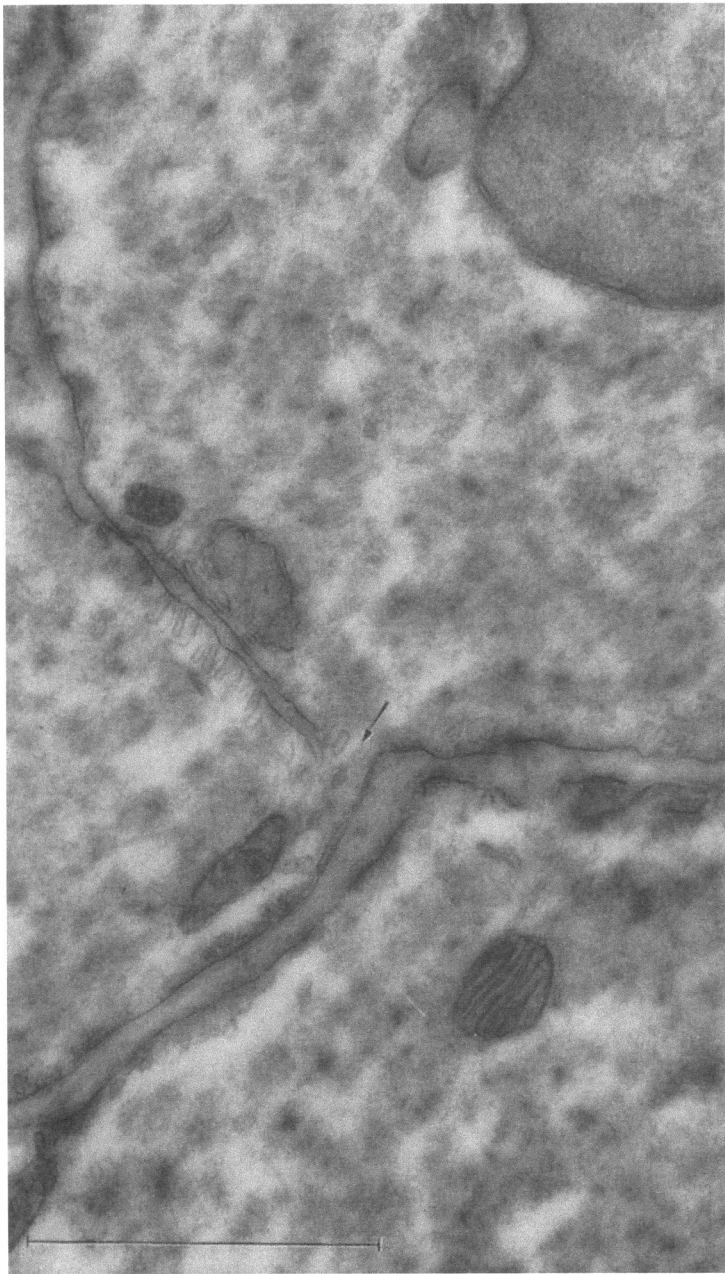

Abb. 3. Teile glatter Muskelzellen des Pylorus-Anteils der Magenwand der Ratte. Querschnitt. Pfeil zeigt eine
anastomosierende Intercellularbrücke. 60 000mal. (Photo von J. C. THAEMERT 1959)

von Aktionsströmen von Zelle zu Zelle von Bedeutung (BERGMAN, THAEMERT
1958, 1959, CHOI).

Die Anatomie der *Mm. arrectores pilorum* scheint lediglich von CHARLES (Abb. 2) unter dem Elektronenmikroskop untersucht worden zu sein. Dieser Autor bestätigt beim Menschen die elektronenoptischen Ergebnisse von MARK und CAESAR, EDWARDS und RUSKA gewonnen in anderen Organen.

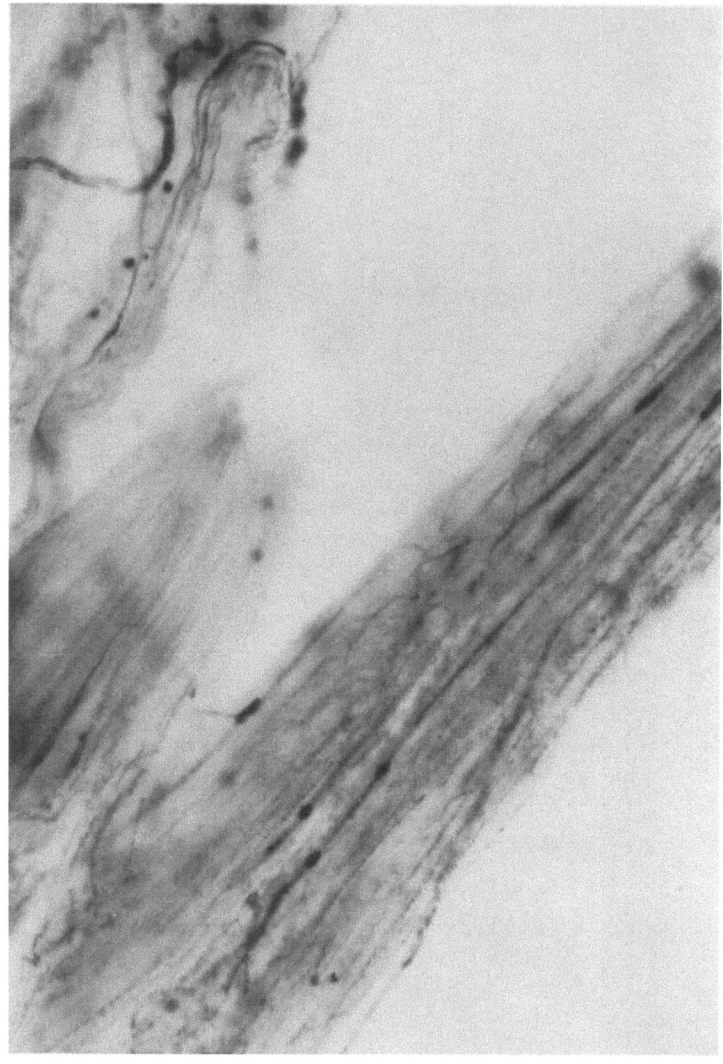

Abb. 4. Ein Musculus arrector pili in der Haut der Brust beim Menschen. Beachte die myelinfreien Nervenfasern in den glatten Muskelzellen. 500mal. (Photo von MILLER, RALSTON und KASAHARA, in: Advances in Biology of the Skin, vol. I. New York: Pergamon Press 1960)

Alle diese Untersuchungen unter dem Elektronenmikroskop haben zwar wesentlich zu unserer Kenntnis der Intercellularstrukturen beigetragen, aber das Wesen und die Bedeutung des Syncytiums noch nicht klären können, falls es ein solches — nach diesen Untersuchungen mit dem Elektronenmikroskop — im eigentlichen Sinne gibt (s. HEIDENHAIN, HOEPKE, HORSTMANN 1957, HÄGGQVIST 1931, 1956, PROSSER).

Die Innervation der Arrectormuskeln besteht aus Nervenfasern ohne Myelinscheide (Abb. 4), die sich gelegentlich mit den ebenfalls nicht-myelinierten Fasern des perifollikulären Netzes verbinden (STÖHR 1957, MONTAGNA 1960a). Sowohl adrenergische (ROTHMAN, HERXHEIMER, MONTAGNA 1960, 1962a) wie auch cholinergische (WINKELMANN; MUSTAKALLIO, LEVONEN und NIEMI) Fasern sind als Innervatoren der glatten Muskelbündel der Haut beschrieben worden. Diese Fasern scheinen ein Netz zwischen den Muskelfasern zu bilden und keine besondere Endstruktur in der Art der Endplatte der gestreiften Muskulatur zu besitzen (WINKELMANN, JABONERO 1953, 1957).

Bei elektronenoptischen Untersuchungen der Nerven der glatten Muskulatur der Blase der Maus stellten CAESAR, EDWARDS und RUSKA Kontaktzonen ohne Beteiligung der Basalmembran zwischen den Plasmamembranen des Axon und des Muskels fest, die im allgemeinen durch einen Zwischenraum von etwa 20 μ getrennt sind. Die Autoren sehen diese Kontaktzonen als eine Synapse zwischen den autonomen Nerven und den glatten Muskelzellen an. Es ist noch nicht bekannt, ob multiple Kontakte zwischen Axon und Oberfläche einer Muskelzelle möglich sind (weitere Einzelheiten zu diesem Problem bei YAMAMOTO, THAEMERT 1963).

Die Mm. arrectores pilorum haben einige *histochemische* Befunde mit den myoepithelialen Zellen gemeinsam, in anderen hingegen weichen sie von ihnen ab (MONTAGNA 1962a). Sie enthalten beim Menschen reichlich *Glykogen* und zeigen eine besonders intensive *Phosphorylaseaktivität* (BRAUN-FALCO). Ferner finden sich Monoaminooxydaseaktivität und starke Esterasenaktivität einschließlich Pseudocholinesterasen- und einer spezifischen Cholinesterasenaktivität (MONTAGNA 1960, 1962a, HELLMANN, BRAUN-FALCO; MUSTAKALLIO, LEVONEN und NIEMI). Die spezifische Cholinesterasenaktivität ist besonders intensiv im glatten Haarmuskel (THIES und GALENTE). Beim Nachweis von Sulfhydrylgruppen reagieren die Arrectormuskeln stark (MONTAGNA 1962a).

Die *Meerschweinchen* und die *Kaninchen* haben sehr feine Arrectormuskeln. Bei der *Katze* und beim *Hund* sind die Mm. arrectores pilorum auf dem Rücken und am Schwanz besonders stark ausgeprägt (LOVELL und GETTY, SCHWARTZMAN und ORKIN), wie die Mm. arrectores pilorum der Säugetiere anscheinend im allgemeinen im Schwanz gut entwickelt sind (MONTAGNA 1962a). OKAJIMA und KANAIZUKA (1929a) stellten fest, daß die Affe (Macacus cyclopis) doppelt soviel Mm. arrectores pilorum in der *Kopfhaut* hat wie in der Rückenhaut, und in der Vorderarmhaut etwa die Hälfte der Mm. arrectores pilorum der Rückenhaut. Nach diesen Autoren hat die *Katze* ebenfalls die meisten Haarbalgmuskeln in der Kopfhaut, während sich beim *Hund* und beim *Kaninchen* die größte Menge dieser Muskeln in der *Rückenhaut* findet. Bei allen untersuchten Tierarten hat die Vorderbeinhaut von den drei Körperteilen die wenigsten Haarbalgmuskeln (über die Morphologie der Mm. arrectores pilorum s. OKAJIMA und KANAIZUKA 1929b).

In verschiedenen Arbeiten über die Haut der *Affen* (MONTAGNA 1962b, MONTAGNA und ELLIS 1959, 1960, MONTAGNA, YASUDA und ELLIS 1961a, b, MONTAGNA und YUN 1962a, b, c, ELLIS und MONTAGNA; PARAKKAL, MONTAGNA und ELLIS; YASUDA, AOKI und MONTAGNA, STRAUS) ist das Vorkommen von Arrectormuskeln kurz verzeichnet. Bei den niederen Affenarten sind die Mm. arrectores pilorum entweder schwach entwickelt, mit Ausnahme der des Schwanzes, oder fehlen (MONTAGNA und ELLIS 1960, YASUDA, AOKI und MONTAGNA, MONTAGNA, YASUDA und ELLIS, MONTAGNA und YUN 1962a, c, MONTAGNA 1962b). Beim Gorilla sind die Mm. arrectores pilorum gut entwickelt (STRAUS; ELLIS und MONTAGNA). *Succinodehydrogenasen*-Aktivität ist in der Muskelzelle in parallel verlaufenden Reihen von Körnchen lokalisiert. Es besteht eine intensive *Phosphorylasen*-, dagegen nur eine schwache *Esterasenaktivität* (ELLIS und MONTAGNA).

In den Arrectormuskeln der Haut des Rattenembryos und der ausgewachsenen Ratte ist eine *Esterasen*- und *Monoaminooxidasenaktivität* beschrieben worden (HASHIMOTO, OGAWA und LEVER 1963a, b).

3. Physiologie

Die Molekularstruktur und die Funktion der glatten Muskulatur lassen sich am besten im Vergleich mit dem Verhalten der quergestreiften Muskulatur darstellen und erfassen (Csapo). In der gestreiften Muskulatur besteht der Kontraktionsmechanismus im Übereinandergleiten zweier Filamente, eines starken Myosinfilaments und eines dünnen Actynfilaments (Huxley; Huxley und Hanson). Ein ähnlicher Mechanismus ist auch für die glatte Muskulatur erwogen worden (Hanson und Lowy, Haguenau, Csapo, Shoenberg).

Die vergleichende Physiologie der Muskelaktivität macht die Unzulänglichkeit der üblichen Einteilung in quergestreifte, Herz- und glatte Muskulatur deutlich (Prosser). Nach diesem Autor lassen sich außer diesen drei grundlegenden zahlreiche andere Muskeltypen nachweisen.

Durch die Kontraktion beteiligen sich die glatten Muskeln am Transport des Organinhaltes bzw. des Inhaltes von Ausführungsgängen und Blutgefäßen (Maximow und Bloom). Die *Funktion* der *Arrectormuskeln* und der *Oberflächenmuskulatur* der Haut hingegen ist nicht eindeutig (Kanaizuka). Zahlenmäßig entsprechen die Arrectormuskeln der Anzahl der Haarfollikel, außer in bestimmten Haarzonen, in denen sich keine Mm. arrectores pilorum finden (s. S. 654), ohne daß für dieses Phänomen eine Erklärung bekannt ist. Wir wissen nicht, warum sich die Haare in manchen Zonen, in denen die Mm. arrectores pilorum vorhanden sind, nicht aufrichten (Kopfhaut). Bei den Tieren (z. B. Katze und Hund) verursachen die Haarbalgmuskeln ein Sträuben des Fells bei Furcht und Gereiztheit (Schwartzman und Orkin, Montagna 1962a).

Augenscheinlich spielen das *ausgedehnte Nervennetz* um das Haar herum und die *Innervation des Musculus arrector pili* bei der Sensitivität der Haut eine Rolle. Tatsächlich finden sich in den Haarzonen weniger oberflächliche Nervenenden in der Cutis als in der unbehaarten Haut (Winkelmann). Die Innervation des Haarfollikels ist den *Tastempfindungen* genau angepaßt. Der Haarschaft wirkt als Hebel und verstärkt den Effekt schwacher mechanischer Reize (Montagna 1962a). Auf Grund ihrer Funktion und ihrer reichen Innervation können die Mm. arrectores pilorum auch bei der Übertragung der Tastwahrnehmung dienen.

Es ist heute nicht mehr wahrscheinlich, daß die Hauptfunktion des Arrectormuskels in der *Talgaustreibung* liegt (pressor sebi, Hesse 1877). Der M. arrector pili ist an diesem Vorgang wahrscheinlich nicht beteiligt (Montagna 1962a, Kligman und Shelley, Pontén).

Es ist nicht ausgeschlossen, daß die Arrectormuskeln im Kontraktionszustand, mittels nervöser Einwirkung auf die Blutgefäße der Haut, an der *Temperaturregelung* des Körpers beteiligt sind (Unna 1883, Vignolo-Lutati 1901, Ormsby und Montgomery, Nagel). Wie die anderen Funktionen der Haut und der vasomotorische Reflex, so stellt sich auch die pilomotorische Funktion nach Hautlappenübertragungen und vollen Transplantationen wieder ein (Löfgren; Kredel und Phemister).

F. Pinkus hält es für wahrscheinlich, daß die Mm. arrectores pilorum infolge ihres Ansatzes in der superfiziellen Cutis an der Vertiefung und Erhaltung der *Hautfalten*, wenn auch nicht an deren Entstehung, beteiligt sind.

Auch die Funktion der glatten Oberflächenmuskeln ist mangelhaft definiert, mit Ausnahme der der Mamille, des Scrotums und vielleicht der Labia majora (Hoepke).

Über die Wirkung *chemischer Produkte* auf die glatte Muskulatur liegt eine umfangreiche Literatur vor (s. Csapo, Thesleff, Fischer).

4. Hypertrophie und Regeneration

Walls erörtert drei Hypothesen zur Erklärung der Hypertrophie der glatten Muskulatur (gravider Uterus, verdickte und gewundene Arterien bei Hypertension): 1. eine Vergrößerung der Zellen, 2. eine Wucherung auf Grund von Zellteilungen und 3. eine Differenzierung von undifferenzierten Bindegewebszellen (s. weiter WILLIS 1962). Diese Hypothesen lassen sich auch auf die Entstehung der Leiomyome und Leiomyosarkome der inneren Organe anwenden (s. SKAN-DALAKIS und GRAY). Nach WILLIS (1962) ist die gestreifte Muskulatur möglicherweise durch eine Metaplasie der glatten Muskulatur entstanden.

Große Wunden der Darm- und Magenwand heilen im allgemeinen durch Vernarbung. Eine bestimmte Regenerationsfähigkeit muß jedoch auch vorhanden sein, denn in der Nähe solcher Wunden lassen sich *Mitosen* der glatten Muskelzellen beobachten (MAXIMOW und BLOOM, WILLIS 1962). Es ist nicht erwiesen, ob die *Fibroblasten* des ausgewachsenen Organismus glatte Muskelzellen hervorbringen können, jedoch wird erwogen, daß diese sich beim Erwachsenen aus perivasculären Zellen bilden (MAXIMOW und BLOOM, WILLIS 1962, CLARK und CLARK, CLARK, CLARK und WILLIAMS, NICHOLSON). Die glatten Muskelzellen sind anscheinend an der Fibrogenese bei der Arteriosklerose beteiligt und stammen vielleicht in diesem Falle von endothelialen Zellen ab (HAUST, MORE und MOVAT). Man hat ferner in den glatten Muskelzellen der Arterienwände, der Appendixwand, des nicht graviden hypertrophischen Uterus und uteriner Leiomyome Mitosen feststellen können (HARTZ und HUGENHOLTZ, HARTZ). Nach HARTZ bleiben die Myofibrillen der glatten Muskelzelle während der Zellteilung unversehrt erhalten. Bei der Regeneration von Haaren in Narben nach die ganze Haut durchtrennenden Wunden (Kaninchen) sollen sich keine Mm. arrectores pilorum gebildet haben (BILLINGHAM).

Bis heute ist nichts über die *Stadien der Regeneration* des verletzten oder zerstörten M. arrector pili bekannt, im besonderen über evtl. Veränderungen des Arrectormuskels nach starkem Ziehen an den Haaren oder nach Ausreißen der Haare. Es wäre aufschlußreich, die Veränderungen dieser Muskeln nach Durchtrennung mit einer feinen Klinge zu untersuchen, wie das bei den Schweißdrüsengängen durchgeführt worden ist (LOBITZ, HOLYOKE und BROPHY). Eine weitere wertvolle Studie wäre die schon von HOEPKE vorgeschlagene Untersuchung der Veränderungen der Mm. arrectores pilorum im Laufe des physiologischen „Haarcyclus".

Sollten sich beim Erwachsenen neue Haare bilden (Literatur s. in den entsprechenden Kapiteln dieses Handbuches), besteht vielleicht auch die Möglichkeit einer Neubildung des M. arrector pili.

5. Altersveränderungen

Auch über die Altersveränderungen der glatten Muskulatur wissen wir wenig. Die Untersuchungen HÄGGQVISTs (1931, 1956) am normalen Appendix von Patienten zwischen 8 und 74 Jahren ergaben keinerlei altersbedingte Veränderungen. HÄGGQVIST nimmt an, daß dies auf die beim Menschen rudimentäre Bedeutung des Appendix zurückzuführen sein könnte und regt eine Untersuchung der glatten Muskulatur in Organen an, die eine wichtige Muskelfunktion erfüllen. HORNSTEIN, WÜSTENFELD u. ZIELER stellten Altersveränderungen in der Größe der Kerne der glatten Muskelzellen des Scrotums fest und bringen sie mit hormonalen Einflüssen in Verbindung. In den Arbeiten, die sich mit Altersveränderungen im allgemeinen und der Haut im besonderen befassen (JADASSOHN, COOPER, BIRREN, ELLIS, WAGNER, RUBINSTEIN), finden sich keinerlei Hinweise. Möglicherweise sind die Veränderungen der Mm. arrectores pilorum bei Atrophien und Altersveränderungen teilweise für die Erschlaffung der Haut verantwortlich. ITO, TSUCHIYA und IWASHIGE haben festgestellt, daß die myoepithelialen Zellen im Alter anschwellen und außerdem vacuolisiert und mit Lipiden und Pigment angefüllt erscheinen. Dies ist jedoch nicht immer der Fall (Montagna 1962a). Literaturhinweise über postmortale Veränderungen der glatten Muskulatur fehlen gleichfalls (s. Bendall).

II. Pathologie

Die Mm. arrectores pilorum sowie die übrige glatte Muskulatur der Haut sind offenbar stets nur im Vergleich zu den über andere Organe und an Versuchstieren gewonnenen Erkenntnissen untersucht worden und so bei der Erforschung der Funktion des Hautorgans zu kurz gekommen. Sie sind, wie auch andere glatte Muskeln der inneren Organe, hauptsächlich pharmakodynamisch von Interesse gewesen (Bourne, Fischer). Seit Unna (1894) und Vignolo-Lutati (1901, 1903, 1905) finden sich in der Literatur nur sporadische Hinweise auf Veränderungen der glatten Muskulatur im Zuge pathologischer Veränderungen der Haut. Lediglich das *Leiomyom* und das seltenere, in manchen Fällen noch umstrittene *Leiomyosarkom* bilden dabei eine Ausnahme.

1. Tumoren

a) Leiomyom

Alle Muskeln der Haut, einschließlich der der Gefäße, können sich an der Bildung von Leiomyomen beteiligen. Sogar die myoepithelialen Zellen sind vielleicht nicht ausgeschlossen (Kretzmer, Lieber, Dietel, Woringer 1936, Senter, Saalfeld und Saalfeld, Gans und Steigleder). Wir wollen hier auf eine ins einzelne gehende Klassifizierung und Erörterung der Pathogenese der Leiomyome der Haut verzichten (s. dazu Lieber, Saalfeld und Saalfeld, Nödl 1960, Woringer 1936, Degos, Ormsby; Ormsby und Montgomery, Duperrat, Jansen; Abulafia und Grinspan u.a.). Die Leiomyome der Haut lassen sich in zwei große Gruppen unterteilen: in *multiple* und in *solitäre* Leiomyome. Die im allgemeinen kleinen, *multiplen* Leiomyome treten entweder in einer begrenzten Körperzone (oder einem Dermatom) auf (sog. Naevus leiomyomatosus systematicus, Woringer 1959, Nödl 1960), mit anderen Naevi (wie Adnexnaevus, blauer Naevus, Stokes, Stout 1937, Gans und Steigleder, Radermecker und Bogaert, Masson 1956, Pinkus 1959) oder erscheinen *symmetrisch* (Ruding) oder *disseminiert* (Eruptionstypus). In einigen Fällen können sie außerordentlich weit verteilt sein (sog. Myomatosis cutis miliaris; ein Fall mit über 5000 Tumoren, Sonck). Die Leiomyome sind schmerzhaft.

Die *solitären* Leiomyome können die Größe eines Apfels oder einer Faust erreichen (Woringer 1936, Stout 1937, Jansen; Stout und Hill). Sie treten hauptsächlich am Scrotum, den Labia majora, an der Brust, am Perineum, dem Mons pubis und den unteren Extremitäten auf und sind in manchen Fällen asymptomatisch (Duperrat). *Subcutane* solitäre Leiomyome kommen ebenfalls vor. Die sog. „Leiomyomatoses sous-cutanées évolutives" bilden eine separate Gruppe (Duperrat).

Nödl (1960) berichtet über Fälle familiärer Häufung von Leiomyomen der Haut assoziiert mit Leiomyomen der inneren Organe. Kongenitale Leiomyome sind verhältnismäßig selten (Nödl 1960). Von den inneren Organen werden der Uterus und der gastro-intestinale Trakt am häufigsten befallen. Im tiefen subcutanen Gewebe, im Bereich der Orbita, des großen Ligaments, der retroperitonealen Gewebe, der Mesenteria, des Mediastinum, der Nieren, der Ovarien, der Eileiter und der Prostata sind sie selten (s. Stout 1938, Zunge; Stout 1953, Willis 1953, Skandalakis und Gray, Anderson; Roussy, Leroux und Oberling).

Tumoren der glatten Muskulatur sind auch bei Säugetieren und Vertebraten beschrieben worden, sowohl in der Haut (Löwe, Katzenfisch), wie in anderen Organen (s. SKANDALAKIS und GRAY, WILLIS 1953).

Die Leiomyome der Haut sind anscheinend nicht häufig.

LIEBER stellte bis 1913 77 Fälle zusammen, ORMSBY verzeichnet 1925 44 Fälle multipler Leiomyome in der Weltliteratur, STOUT bis 1937 132 Fälle multipler Leiomyome und 85 Fälle solitärer Leiomyome. STOUT (1937) beschreibt 15 Fälle aus eigener Beobachtung und hält die solitären Leiomyome für häufiger als die multiplen. ABULAFIA und GRINSPAN verzeichnen 14 Fälle, davon 10 solitäre, 4 multiple. MACOTELA RUIZ verzeichnet von den 18 Fällen von Prof. R. DEGOS, Saint-Louis, Paris, 10 multiple Leiomyome und 8 solitäre, davon 3 Angiomyome und 1 dartoisches Leiomyom. MONTGOMERY und WINKELMANN 33 Fälle: 23 Leiomyome der Haut, 8 Angiomyome, 1 dartoisches Leiomyom, 1 Leiomyosarkom; PINKUS

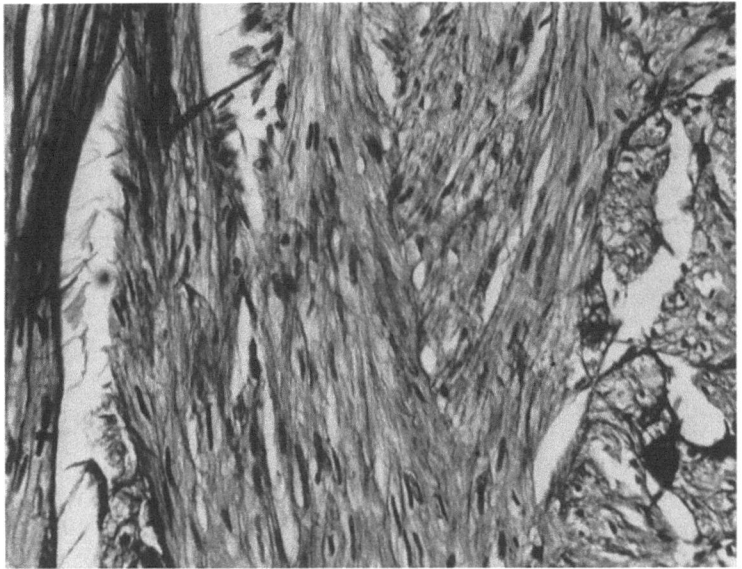

Abb. 5. Leiomyoma cutis. In verschiedener Richtung angeschnittene Muskelbündel. Die Muskelzelle zeigt Myofibrillen. van Gieson, 245mal. (Aus MONTGOMERY und WINKELMANN 1959)

(1959) konnte 24 Fälle selbst beobachten (Verhältnis etwa 1:1000 Präparate), davon 16 Leiomyome der Haut, 3 Angiomyome, 5 atypische Leiomyome. Die Skin and Cancer Klinik, New York, verzeichnet 32 Leiomyome zwischen 1932 und 1962 (ebenfalls etwa einer auf 1000 Patienten).

Die *cutanen* Leiomyome sind oft nicht scharf begrenzt. Die periphere Infiltration zwischen den benachbarten Kollagenbündeln erreicht nach oben den Papillarkörper und nach unten den oberen Teil des subcutanen Gewebes.

Die *subcutanen* Leiomyome sind scharf umgrenzt und oft eingekapselt. Ihre Struktur erinnert an die des Angiomyoms.

Die Leiomyome werden von unregelmäßig verlaufenden, miteinander verfilzten Bündeln glatter Muskelzellen gebildet (Abb. 5). In manchen Fällen sind die Kerne parallel in gleicher Höhe angeordnet und erscheinen daher in Palisadenstellung (STOUT 1949, 1953, PERDRUP). Die Anordnung der Reticulumfasern um die Muskelzellen unterscheidet sich kaum von der des normalen Muskels (MONTGOMERY und WINKELMANN, v. ALBERTINI, EVANS 1956) (Abb. 6). Das elastische Gewebe ist in manchen Fällen deutlich darstellbar und läuft den Muskelzellen parallel (DIETEL, PINKUS 1959), in anderen Fällen ist es auf einige Fasern reduziert oder auch verdrängt (ORMSBY; MONTGOMERY und WINKELMANN, WORINGER 1936, STOUT 1937, JANSEN; JANSEN und DRIESSEN, ABULAFIA und

GRINSPAN, NÖDL 1960 u. a.) und kann sich dann, je nach dem Alter der Geschwulst weiter verringern und endlich verschwinden (DIETEL; GANS und STEIGLEDER). Die stark veränderlichen Befunde an Kollagenbündeln und Gefäßen führen zu den verschiedenen histologischen Eindrücken: Fibromyom, Myofibrom, Angiomyofibrom (DIETEL; GANS und STEIGLEDER). Die *Angiomyofibrome* teilen sich je nach ihren verschiedenen Komponenten auf in einen *leiomyomatösen Typ, Myo-*

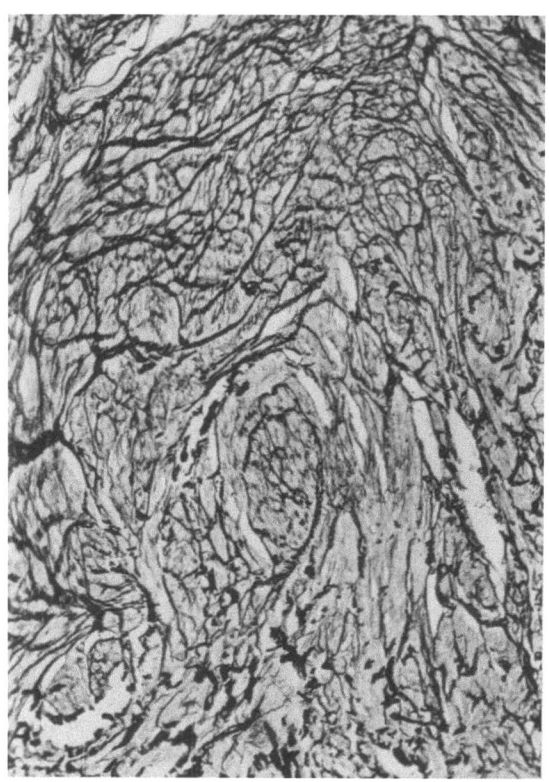

Abb. 6. Leiomyoma cutis. Die Reticulumfaserdarstellung zeigt die gleichmäßig verteilten Arrectormuskeln, umgeben von gleichmäßig angeordneten Reticulumfasern (schwarz). 180mal. (Photo aus MONTGOMERY und WINKELMANN 1959)

phleboangiom, Myoarterioangiom und einen *Mischtyp* (SCHUMACHER, NÖDL 1960). Die Verwandtschaft dieser Angiomyofibrome mit den Glomustumoren ist in Erwägung gezogen worden (EKESTRÖM), ebenso die Möglichkeit, daß sie von den arterio-venösen Anastomosen ihren Ausgang nehmen (MASSON 1956, SCHUMACHER, LAPP).

An den Leiomyomen der inneren Organe (z. B. des Uterus) sind *Degenerationserscheinungen* wie Ödeme, myxomatöse Degeneration, Nekrobiose, Calciumablagerungen, anscheinend nicht ungewöhnlich (ROUSSY, LEROUX und OBERLING; WILLIS 1953, STOUT 1953, v. ALBERTINI, MASSON 1956). In den Leiomyomen der *Haut* sollen diese Degenerationserscheinungen nur in außergewöhnlichen Fällen auftreten (STOUT 1937, JANSEN, NÖDL 1960 u. a.). In manchen Fällen ist ein perivasculäres, entzündliches Infiltrat um die Geschwulst zu erkennen (WORINGER 1936, STOUT 1937, DIETEL, JANSEN, NÖDL 1960, GANS und STEIGLEDER, JANSEN und DRIESSEN u. a.).

Die glatten Muskelzellen des Leiomyoms ähneln den normalen Zellen, sind aber teilweise länger und breiter. In manchen Zellen finden sich keine Fibrillen (STOUT 1953) und das Cytoplasma erscheint vacuolisiert (NÖDL 1960). Die Kerne sind spindelförmig, zylindrisch oder stäbchenförmig. Es kommen auch Riesenkerne, Kerneinschnürungen und teilweise Kerntrümmer vor (NÖDL 1941, 1960, DIETEL), aber dieser Polymorphismus ist anscheinend selten (WORINGER 1936, STOUT und HILL). Mitosen finden sich nur ganz ausnahmsweise (DIETEL, GANS und STEIGLEDER, STOUT 1953, STOUT und HILL, NÖDL 1960). HARTZ und HUGENHOLTZ berichten von Mitosen bei 63% von 90 uterinen Leiomyomen, und bei 21% dieser Fälle ließen sich die Mitosen leicht und in größerer Zahl auffinden.

Die besonders reiche Innervation der Leiomyome ist viel diskutiert worden (STOUT 1937, 1953, NÖDL 1953a, b, GRZYBOWSKI, ORMEA 1950, 1951, MUSTAKALLIO,

LEVONEN und NIEMI), um ihre Kontraktion und den durch äußere Einwirkung (Kälte, Reiben) hervorgerufenen Schmerz zu erklären. Andere Autoren verneinen eine stärkere Innervation der Leiomyome (MONTGOMERY und WINKELMANN, JANSEN und DRIESSEN) (Abb. 7). Mit Hilfe verschiedener Medikamente läßt sich die Kontraktion verhindern und damit der Schmerz (spontan oder provoziert) (WOSYKA; HALTER und HORNEMANN). Diese Tatsache bestätigt die Ansicht

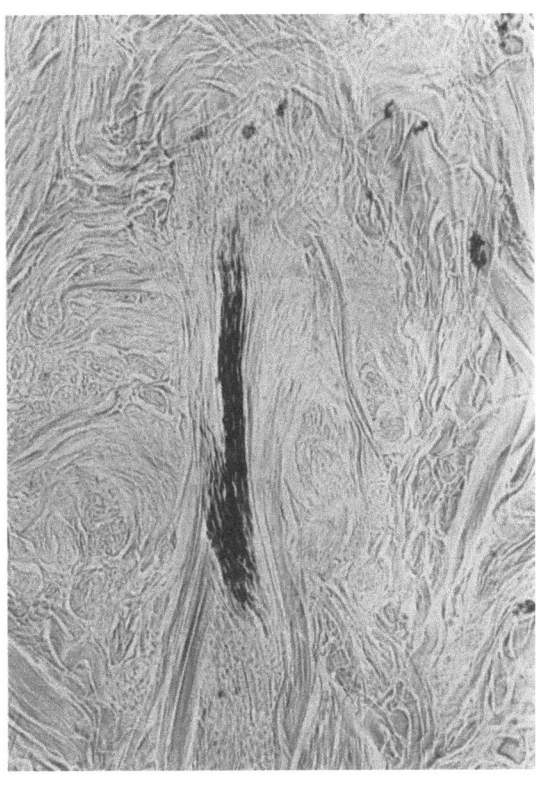

JADASSOHNs über die wesentliche Bedeutung der Kontraktion bei der Schmerzempfindlichkeit der Leiomyome. Möglicherweise hängt die Schmerzempfindlichkeit auch mit dem vollständigen Fehlen unspezifischer Cholinesterase in den Leiomyomen zusammen (MUSTAKALLIO, LEVONEN und NIEMI). In den Muskelzellen der Angiomyome ist eine unspezifische Esteraseaktivität beschrieben worden (STEIGLEDER und SCHULTIS). Es ist denkbar, daß bei den schmerzlosen Leiomyomen sensible Elemente in den Nervengeflechten fehlen (HALTER und HORNEMANN).

Bei den *Angiomyomen* konnten keine Neurofibrillen nachgewiesen werden (EKESTRÖM, SCHUMACHER; SAUNDERS und FITZPATRICK). WINKELMANN und MONTGOMERY fanden im Innern der Angiomyome lediglich präexistente, zusammengedrängte Nervenfasern.

Die Leiomyome enthalten *Glykogen*. Die Verteilung der

Abb. 7. Leiomyoma cutis. Von der Geschwulst der glatten Muskulatur zusammengepreßte Nervenfasern (schwarz). Der Tumor war schmerzhaft. Spezial-Nervenfärbung. 120mal. (Photo aus MONTGOMERY und WINKELMANN 1959)

spezifischen *Cholinesterasen-* und *Monoaminooxydasenaktivität* entspricht der der Arrectormuskeln. Weitere histochemische Untersuchungen sind noch durchzuführen (SKANDALAKIS und GRAY).

Über den Zusammenhang zwischen dem Schmerz bei Kontraktion bei den Leiomyomen des *Uterus* und des *Gastrointestinal-Trakts* und der Stärke der Innervation ist nichts bekannt (SKANDALAKIS und GRAY).

b) Leiomyosarkom

Bösartige Geschwülste der glatten Muskulatur sind äußerst selten, außer im Uterus, im großen Ligament und im Gastrointestinal-Trakt (STOUT 1953, STOUT und HILL, SKANDALAKIS und GRAY, ROUSSY, LEROUX und OBERLING, WILLIS 1962b). Bösartige Tumoren der glatten Muskulatur der *Haut* sind noch seltener, vielleicht auf Grund ihres unterschiedlichen Wachstums und ihres je nach ihrer Lokalisation verschiedenen klinischen Verhaltens (STOUT und HILL, SCHLAMMA-

DINGER, KILGOUR). PACK und ARIEL halten alle Tumoren der Mm. arrectores pilorum für gutartig, während andere Autoren die *Möglichkeit* bösartiger Geschwülste der cutanen glatten Muskulatur einräumen (WORINGER 1936, ALLEN, WILLIS 1953, ORMSBY und MONTGOMERY, MONTGOMERY u. WINKELMANN [Abb. 8]; SAALFELD und SAALFELD). DIETEL fand in der Literatur bis 1932 nur einen einzigen Fall von wahrscheinlicher Entartung. Nach STOUT (1953) und WORINGER (1959) ist eine sichere bösartige Degeneration eines Leiomyoms der Cutis nicht bekannt. In der Literatur finden sich einige Leiomyome, bei denen die Möglichkeit eines Leiomyosarkoms offengelassen wurde (DUPONT und BROSENS, NÖDL 1941, 1960, STOUT 1953, WILLIS 1953, 1961).

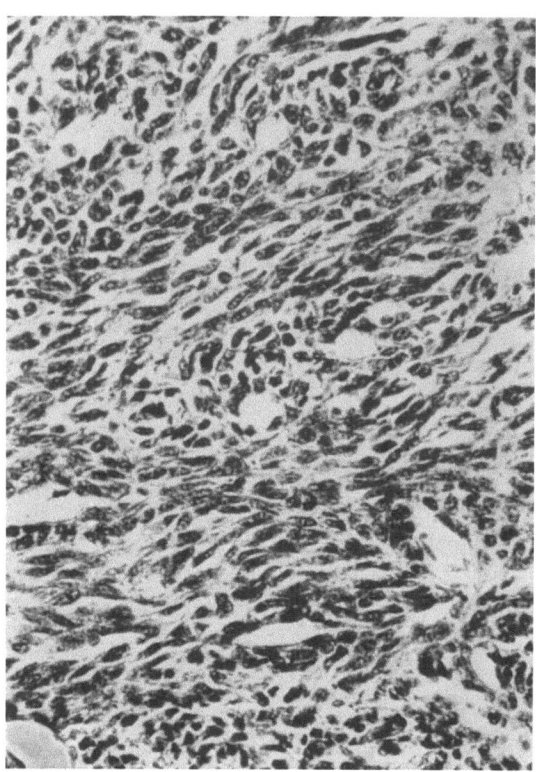

Abb. 8.   Schmerzhaftes Leiomyosarkom, rechter Oberschenkel, 1 Jahr bestehend, ♀, 32 Jahre.   Beachte die Desorganisation der Zellen und die unreifen Zellen.   Hämat.-Eosin, 340mal. (Aus MONTGOMERY und WINKELMANN 1959)

STOUT und HILL verzeichneten *35 Leiomyosarkome* (2,3 %) in einer Zusammenstellung aller primären, bösartigen Tumoren der Haut und Subcutis (insgesamt 1567 Fälle) des Chirurgisch-Pathologischen Laboratoriums der Columbia-Universität, New York (bis 1956), ausschließlich der Tumoren in Lymphknoten und von epithelialen Elementen. Das Leiomyosarkom stand bezüglich der Häufigkeit an 10. Stelle von den 19 verschiedenen histologischen Einheiten, in die die Autoren die gesamten bösartigen Tumoren einteilen. In der gleichen Zeitspanne wurden 170 *Leiomyome* der Haut und Subcutis verzeichnet. Im allgemeinen haben die Leiomyosarkome einen Durchmesser von mehr als 2,5 cm und sind größer als die Leiomyome; dies ist jedoch nicht immer der Fall (STOUT und HILL). Im Gegensatz zu den Leiomyomen entwickeln sich die Leiomyosarkome meistens in der *Subcutis* und können von dort aus in die Cutis einwachsen. Bei 19 der beschriebenen 35 Fälle entwickelten sich Metastasen. Die Lungen waren immer betroffen. 4 der 19 Fälle zeigten Metastasen in den regionären Lymphdrüsen. 4 Patienten mit Lungenmetastasen hatten gleichzeitig ausgedehnte Metastasen in den Viscera, den Knochen, der Dura und der Haut. 20 von 33 Patienten zeigten lokale Rezidive. Einige der 11 Patienten ohne Rezidive starben an Metastasen.

ABULAFIA und GRINSPAN verzeichnen unter 14 Leiomyomen der Haut ein Leiomyosarkom, das sich auf einem Leiomyom des Scrotums entwickelte. DAOUD und MASCARO berichten über ein Leiomyosarkom auf einem Leiomyom der Arrectormuskeln, und LEVACK und DICK beschreiben zwei Leiomyosarkome der Haut mit regionalen Lymphknotenmetastasen. Einer der Fälle von LEVACK und DICK könnte als *Rhabdomyosarkom* angesehen werden (MONTGOMERY und WINKELMANN).

Histologisch zeigt das Leiomyosarkom längliche, spindelförmige oder bandförmige Zellen, mit verfilzten Bündeln gerader Reticulumfasern, die oft eine ähnliche

Anordnung wie in den normalen Muskeln und in den Leiomyomen aufweisen (Stout und Hill). In den meisten dieser Tumoren sind die Zellen wie auch die Kerne etwas größer als in den normalen glatten Muskelzellen. Riesenzellen mit einem oder mehreren monströsen Kernen kommen nur gelegentlich vor. Die Myofibrillen der Zellen sind ohne geeignete Fixation unter Umständen schlecht nachweisbar (Stout 1953). Die Kerne erscheinen oft abgerundeter (Stout 1953), größer und chromatinreicher als die der Fibroblasten und haben voluminösere Nucleolen (Favre und Josserand). Sowohl im Leiomyom als im Leiomyosarkom kommen Kerne vor, die in Reihen, durch freie Zwischenräume getrennt, angeordnet sind, ähnlich dem Bilde des Schwannoms (Stout 1953, Stout und Hill, Evans 1956, Perdrup; Gottron und Nikolowski).

Nach Evans (1920) weisen folgende Befunde auf eine maligne Degeneration hin: 1. Größeres Volumen der Tumorzellen im Vergleich zu normalen Muskelzellen und denen gutartiger Geschwülste; 2. kürzere, klumpigere Zellen mit ovaleren, abgerundeten und „vesiculären" Kernen; 3. Unregelmäßigkeiten in Zellform und -größe und unregelmäßige Zellanordnung; 4. schwache Zelldifferenzierung; 5. ungleichmäßige Kernfärbung; 6. ungewöhnliche Zellen mit einzelnen oder multiplen hyperchromatischen Kernen; 7. typische und atypische, insbesondere multipolare Mitosen; 8. Verminderung oder Fehlen der Stromafasern zwischen den Zellen; 9. dünne oder fehlende Blutgefäßwände.

Manche Autoren (Golden und Stout, v. Albertini, Masson 1956, Evans 1956) sehen die Zellen mit hyperchromatischen und multiplen Kernen eher als degenerativ denn als bösartig an. Die Anzahl der Mitosen in einer gut oder schwach differenzierten Geschwulst der glatten Muskulatur ist für die Beurteilung der Malignität von großer Bedeutung (Evans 1920, Stout 1953, Willis 1953, Stout und Hill, Ackerman und Stout, Masson 1956).

Wenn sich nach Untersuchung von mehr als 50 mikroskopischen Feldern unter starker Vergrößerung (Zeiss-Mikroskop mit 10fachem Ocular und 20fachem apochromatischem Objektiv) keine Mitosen nachweisen lassen, ist die Möglichkeit eines Leiomyosarkoms sehr gering (Stout und Hill). Nach Ansicht einiger Autoren zeigen eine oder mehr Mitosen auf je 5 Felder beinahe sicher eine bösartige Geschwulst an, und eine oder mehr Mitosen in jedem Feld bedeuten ein sicher malignes Wachstum. Zwischen diesen Werten ist die Malignität schwer zu beurteilen. 4 von 9 Leiomyosarkomen mit je einer Mitose auf 10 Felder ergaben Metastasen, und gleichzeitig zeigten 6 von 32 gutartigen Leiomyomen die gleiche Mitosenrate (Stout und Hill).

Nach Stout (1953) zeigen auch infiltrierendes Wachstum und Hämorrhagien (mit oder ohne Nekrose) oft eine maligne Degeneration an. Im Gegensatz zu einigen Leiomyosarkomen des Uterus und des Gastrointestinal-Trakts weisen die Leiomyosarkome der Haut und Subcutis jedoch nur selten Nekrosen oder Hämorrhagien auf (Stout und Hill).

Manche Geschwülste führen trotz ihrer offensichtlichen histologischen Bösartigkeit nicht zu Metastasen (Skandalakis und Gray). Sehr selten haben jedoch gut differenzierte Leiomyome (Uterus, Magen) ohne nachweisbare Mitosen Metastasen gebildet (Roussy, Leroux und Oberling; Stout 1953, Willis 1953, Ackerman und Stout, Jacquin, Skandalakis und Gray, Nödl 1960). Möglicherweise sind bei solchen Fällen stärker entdifferenzierte Areale der Geschwulst der Untersuchung entgangen (Stout 1953, Willis 1953).

In manchen Fällen ist das Leiomyosarkom so wenig differenziert, daß sich die Differenzierung von einem Fibrosarkom als unmöglich erweist (Roussy, Leroux und Oberling, Gottron und Nikolowski, Favre und Josserand, Stout 1947). In diesen wenig differenzierten Leiomyosarkomen kann jedoch unter Umständen ein markanter Zellpolymorphismus auftreten, der an die Sarkome der gestreiften Muskulatur erinnert (Masson 1956; Fall von Levack und Dick). Diese polymorphen und sogar monströsen Zellen sind als Abweichung von einer allen Sarkomen der Muskulatur gemeinsamen Struktur anzusehen (Masson 1956; s. auch Steigleder in diesem Handbuchband S. 695).

Akers und Prazak beschreiben ein Leiomyosarkom mit Hautmetastasen. Subcutane und innere Leiomyosarkome konnten experimentell hervorgerufen werden (Skandalakis und Gray).

Bangle und Penner erwähnen *Glykogenvorkommen* in den Leiomyosarkomen.

Aus dem Vorhergehenden ist ersichtlich, auf welche Schwierigkeiten die Diagnose und Prognose dieser Sarkome stößt. Hier wie auch beim Krebs im allgemeinen erwächst die Problematik aus dem Mangel eines spezifischen histologischen *Kriteriums der Malignität* (s. auch meinen anderen Beitrag über die Präcancerosen in diesem Bande sowie das Kapitel von Steigleder über die neoplastisch wuchernde Bindegewebszelle).

2. Dermatosen und Hauttumoren

Rein erfahrungsgemäß wissen wir, daß die Mm. arrectores pilorum krankhaften Veränderungen der Haut am längsten widerstehen, die verschiedenen Stufen der Degeneration sind jedoch unbekannt. Die histologischen Beschreibungen der verschiedenen Krankheitsbilder enthalten bestenfalls eine Feststellung des Schwundes oder der Konservierung der Musculi arrectores pilorum. Sehr oft sind die Muskeln nicht einmal erwähnt. Wir wollen in diesem Abschnitt nur die Dermatosen und Tumoren zusammenstellen, in denen die Arrectormuskeln in irgendeiner Form untersucht und erwähnt worden sind.

a) Erhaltung der Arrectormuskeln

Erhalten waren die Arrectormuskeln bei Pseudopelade Brocqs (Sabouraud; Degos, Rabut, Duperrat und Leclerc, Gans und Steigleder, Friederich, Lever), Alopecia totalis (F. Pinkus), Alopecia mucinosa, Aplasia cutis congenita, Aplasia circumscripta des behaarten Kopfes (Friederich), Sclerodermia circumscripta (Gans und Steigleder, Korting 1958), Sycosis coccogenes (Gans und Steigleder). — Im Haarfollikelnaevus entsprechen die Erhaltung (Döring, Nödl 1960) oder der Schwund (Prinz; Hyman und Clayman, Fessler; Wiesners Fall bei Gans und Steigleder) dem Differenzierungsgrad der Haarfollikel. Dies trifft unter Umständen auch auf die sog. *Talgdrüsennaevi* zu, bei denen die Arrectormuskeln zuweilen fehlen oder atrophisch sind (Gans und Steigleder). — In den *epithelialen Cysten* sind die Arrectormuskeln erhalten und verdrängt, in der *Sebocystomatosis* gut erhalten und stark entwickelt (Gans und Steigleder). Ferner finden sie sich in den cutanen *Dermoidcysten* (Eliascheff) und in Dermoiden der Ovarien (Nicholson). In den *branchiogenen Dermoiden* finden sich höchstens zarte Muskelfasern (Poirier und Retterer, Lejars). — Scheinbar bleiben die Mm. arrectores pilorum auch in den *Basaliomen* erhalten (s. S. 675). Gans und Steigleder fanden glatte Muskelbündel auch in einem apokrinen Adenom; dieser Tumor ist in dem Kapitel über die Allgemeine Pathologie der epithelialen Anhangsgebilde auf S. 200 abgebildet. — Bei der *Keratosis follicularis spinulosa* (Gans und Steigleder) sind die Arrectormuskeln erhalten, können aber in manchen Fällen teilweise atrophisch sein.

b) Atrophie der Arrectormuskeln
α) In Dermatosen mit einer atrophischen Phase

Bei Dermatitis atrophicans chronica idiopathica (Pick-Herxheimer) tritt die Atrophie der Arrectormuskeln nicht immer auf (Gans und Steigleder, Petges

1936 a). Im Zusammenhang mit dieser Erkrankung sind auch myomartige Cutis-tumoren beschrieben worden (SMILOVICI, KORTING 1959). — Das Ulerythema acneiforme gehört zum Lupus erythematosus und zeigt zu Beginn eher eine Hyper-trophie der Arrectormuskeln (GANS und STEIGLEDER), später eine Atrophie. PAUTRIER und DISS finden Atrophie auch bei der Anetodermie.

β) Bei angeborenem Haarmangel

Atrophie fand man bei angeborenem Haarmangel mit und ohne Dysplasie der übrigen Ektodermabkömmlinge (FRIEDERICH). Es sind jedoch Fälle von Hypo-trichia (Atrichia) congenita mit *Hyperplasie* der Arrectormuskeln beschrieben worden (KRAUS, WAELSCH).

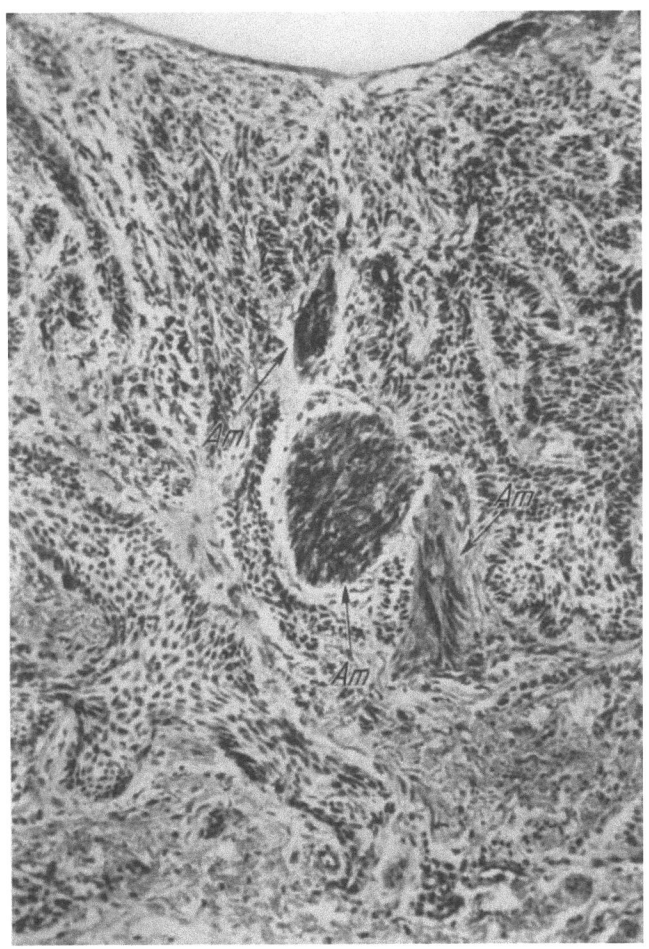

a

Abb. 9a—c. Kompression und Aufspaltung der Arrectormuskeln. a Basaliom. MASSON'S Trichromblau, 100mal. b Neurofibrom. Hämat.-Eosin, 100mal. c Intradermaler Pigmentzellennaevus. MASSON'S Trichromblau, 250mal

γ) Bei Druckatrophie

Durch mechanischen Druck: 1. infolge *langsamwachsender Tumoren der Dermis und Subcutis* (Abb. 9). Die Arrectormuskeln werden verdrängt, krümmen sich, erscheinen dünner, dissoziiert und können schließlich vollständig verschwinden

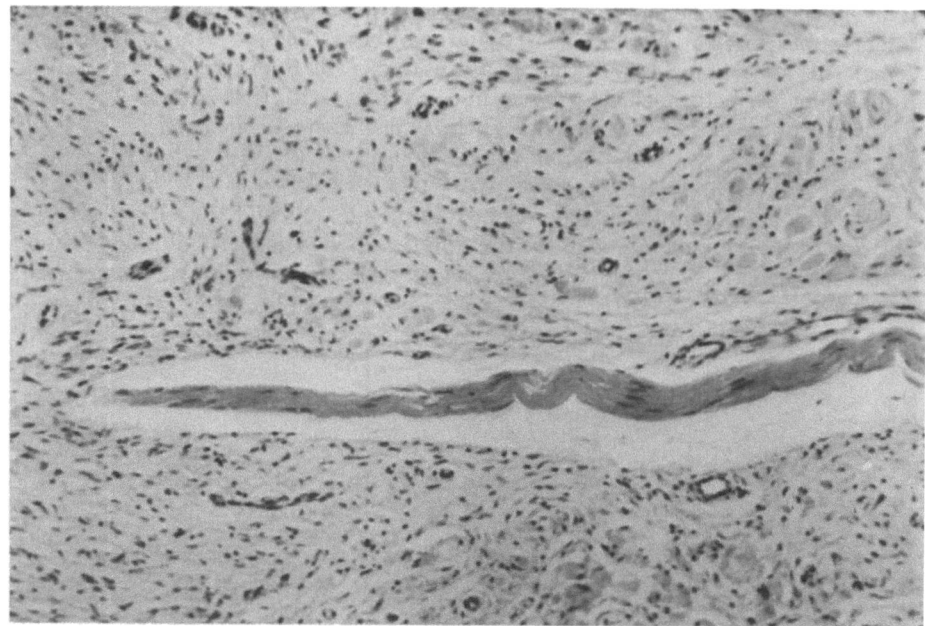

Abb. 9 b

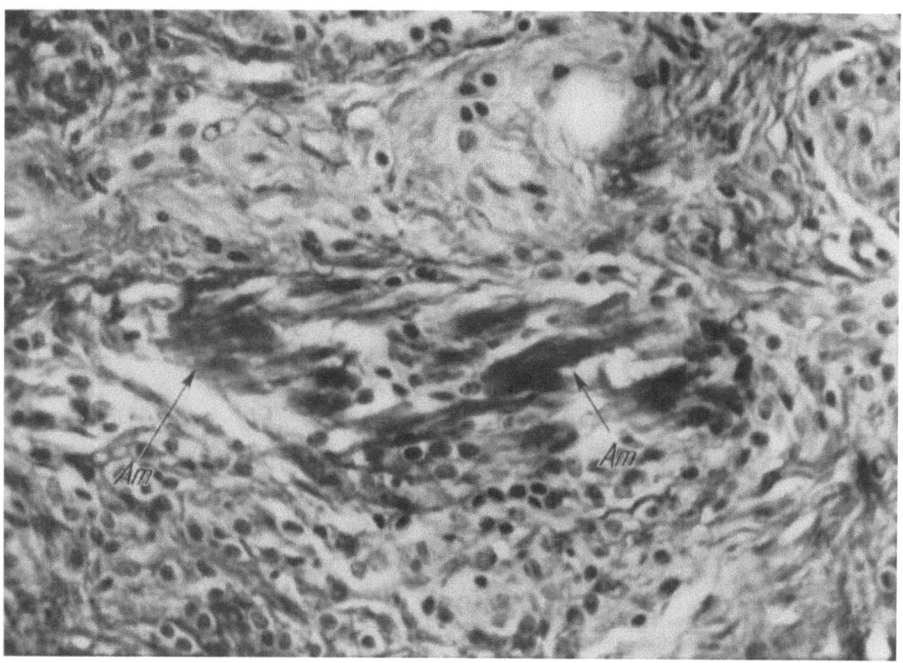

Abb. 9 c

(Gans und Steigleder), wie z. B. im Pigmentzellennaevus, im Neurofibrom, im sog. Granularzellenmyoblastom, im Keloid (Ormsby und Montgomery), im Fibrom, im Histiocytom und anderen. Im Pigmentzellennaevus und im Neurofibrom ist das Wachstum in der tieferen Cutis möglicherweise auf eine Beteiligung der Schwannschen Zellen der Muskelnervennetze am Wucherungsvorgang zurück-

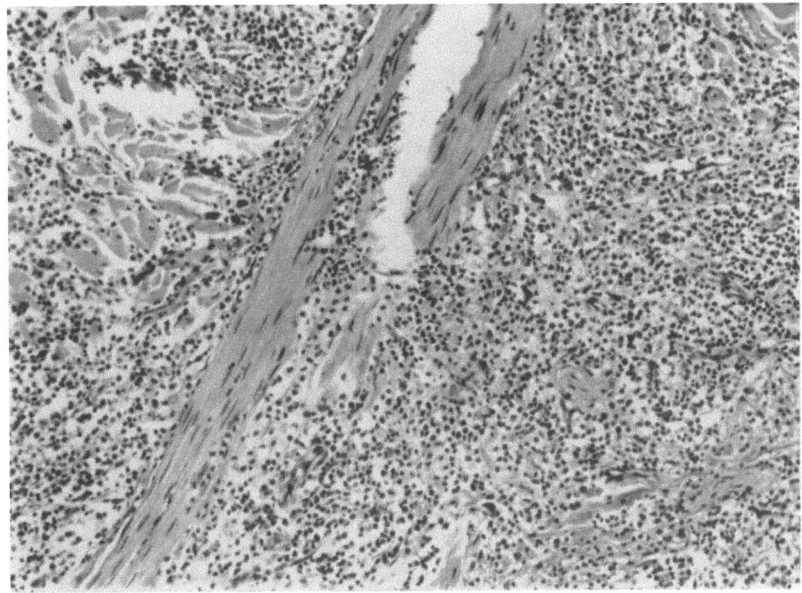

Abb. 10. Makroglobulinämische reticuläre Hyperplasie. Infiltrat vom Ellenbogen mit Einwachsen in Musculi arrectores. Hämat.-Eosin. 140mal. (Aus GOTTRON, KORTING u. NIKOLOWSKI)

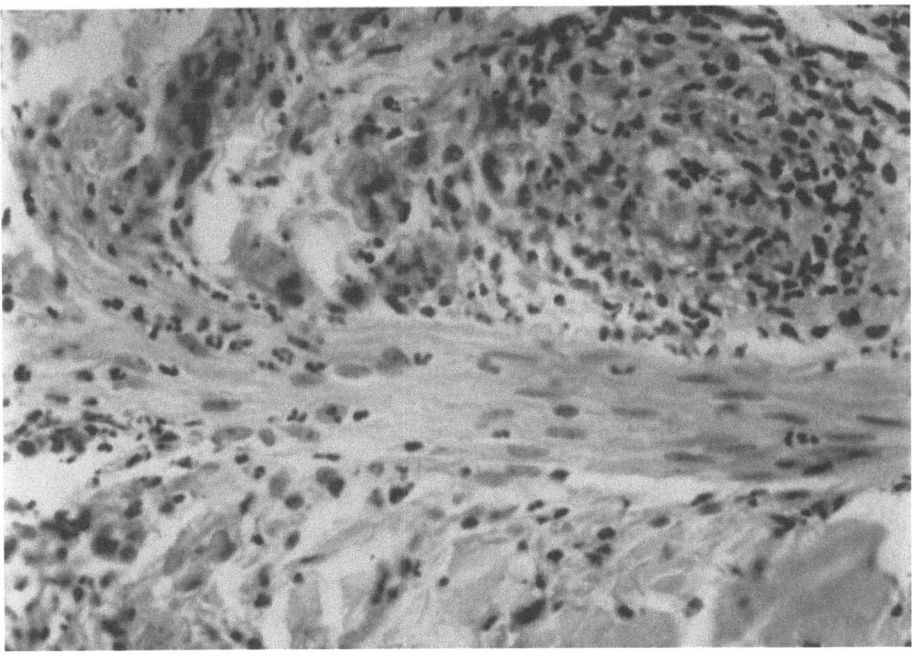

a

Abb. 11a—c. Ödem und Aufspaltung des Arrectormuskels. a „Allergische" Vaskulitis, Trisyndrom von GOU-GEROT. Der M. arrector pili liegt an der Peripherie eines alterierten Gefäßes. Mehrkernige Leukocyten sind zwischen den Muskelzellen sichtbar. (Präparat Nr. 5451, Prof. Dr. R. DEGOS, Paris.) Hämat.-Eosin. 250mal. b Toxisches Exanthem, Hämat.-Eosin, 400mal. c Insektenstich, Hämat.-Eosin, 250mal

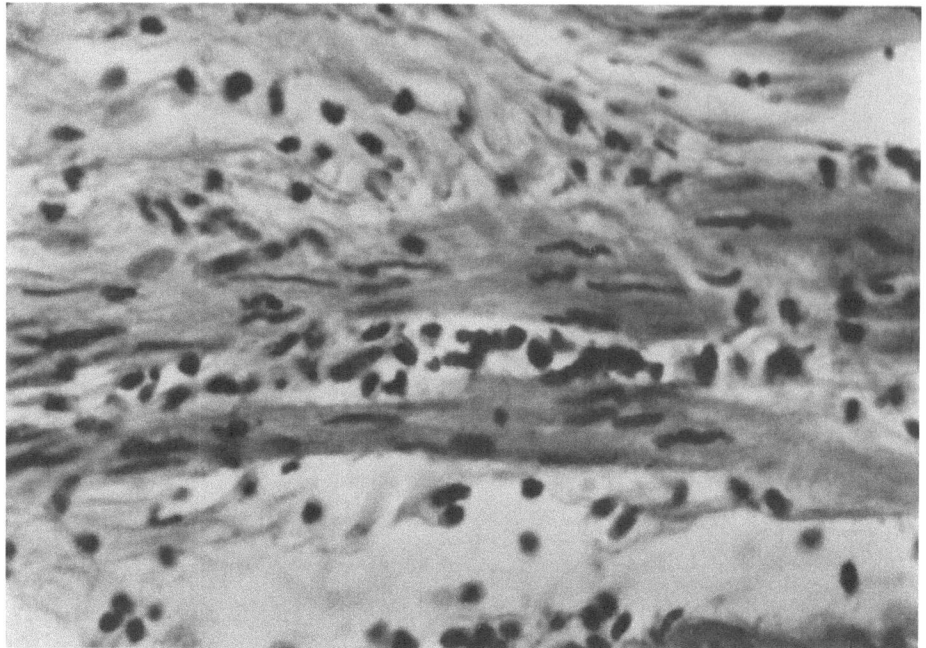

Abb. 11 b

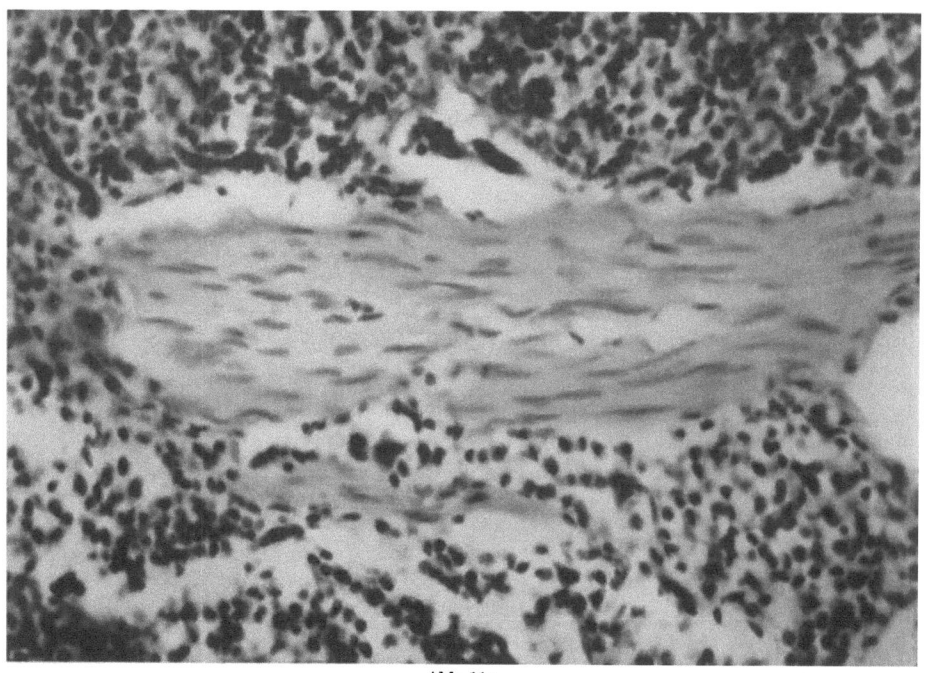

Abb. 11 c

zuführen. Im Neurinom können Arrectormuskeln dissoziiert vorhanden sein und zur Bildung einer „Gänsehaut" beitragen (Nödl 1958). Im Granularzellen- myoblastom waren glatte Muskelfasern vorhanden, doch konnte kein sicherer

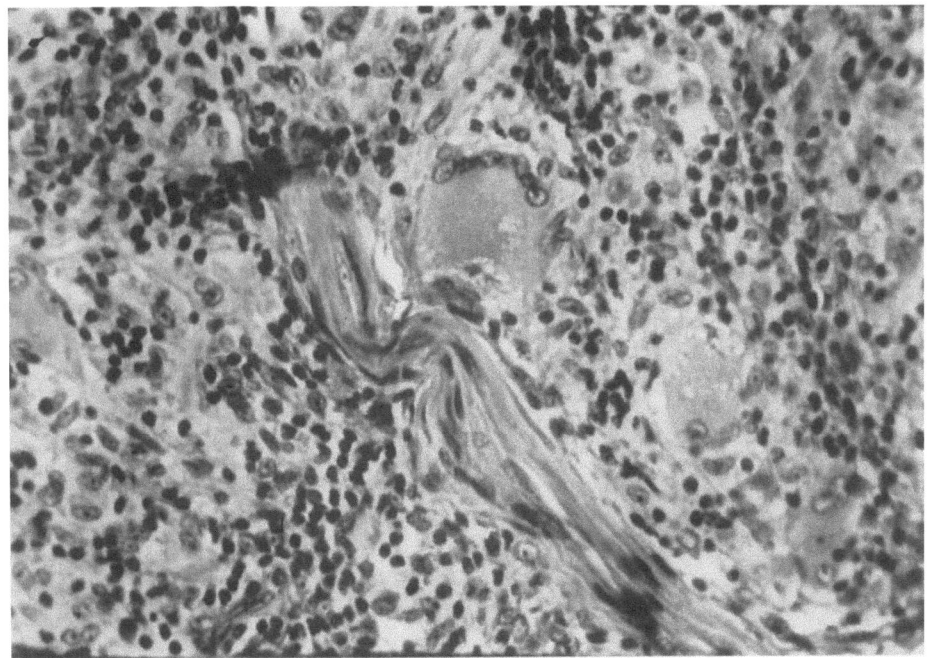

a

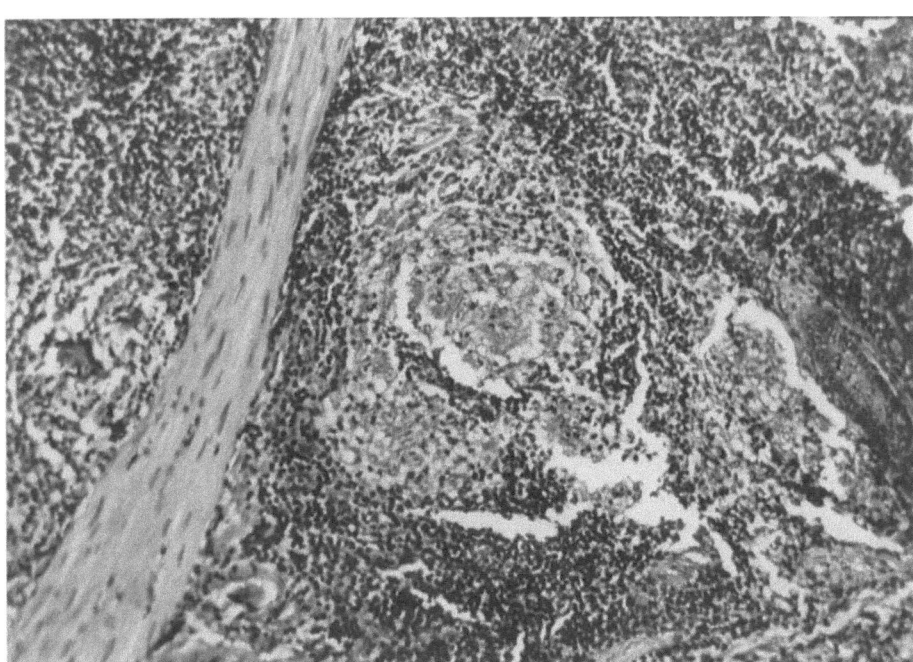

b

Abb. 12a—c. Kompression, Aufspaltung und Verdrehung des Arrectormuskels durch das entzündliche Infiltrat. a Sarkoidosis Boeck, Hautknötchen. Hämat.-Eosin, 250mal. (Präparat Nr. 214776 des Armed Forces Institute of Pathology, Washington, D.C.) b Tuberculosis cutis luposa. Einige mononucleäre Zellen sind zwischen den Muskelzellen sichtbar. Hämat.-Eosin, 100mal. (Präparat Nr. 121165 des Armed Forces Institute of Pathology, Washington, D. C.) c Cutane Leishmaniose. (Präparat Nr. 151662 des Armed Forces Institute of Pathology, Washington, D.C.) Hämat.-Eosin, 250mal

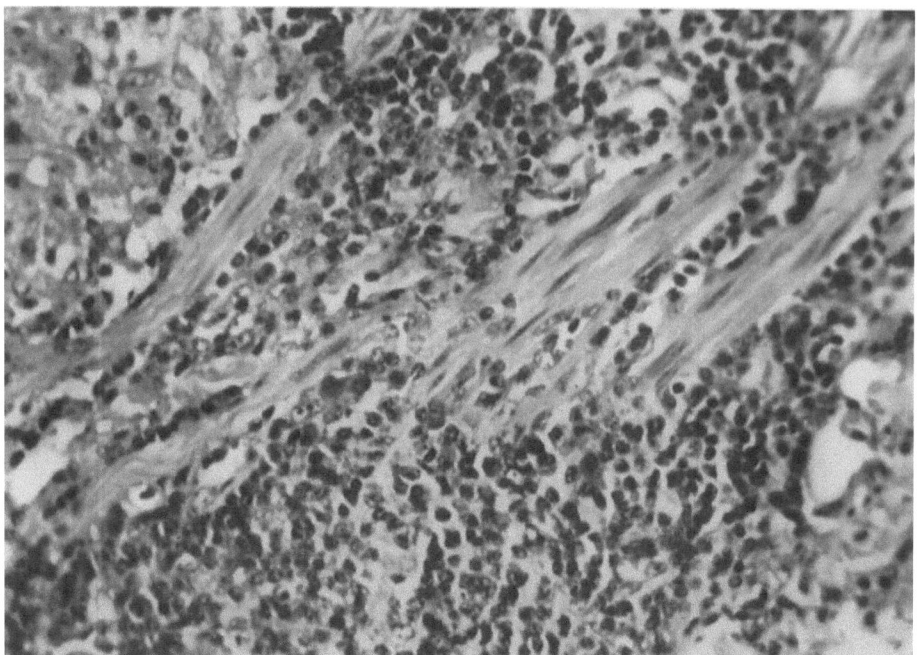

Abb. 12 c

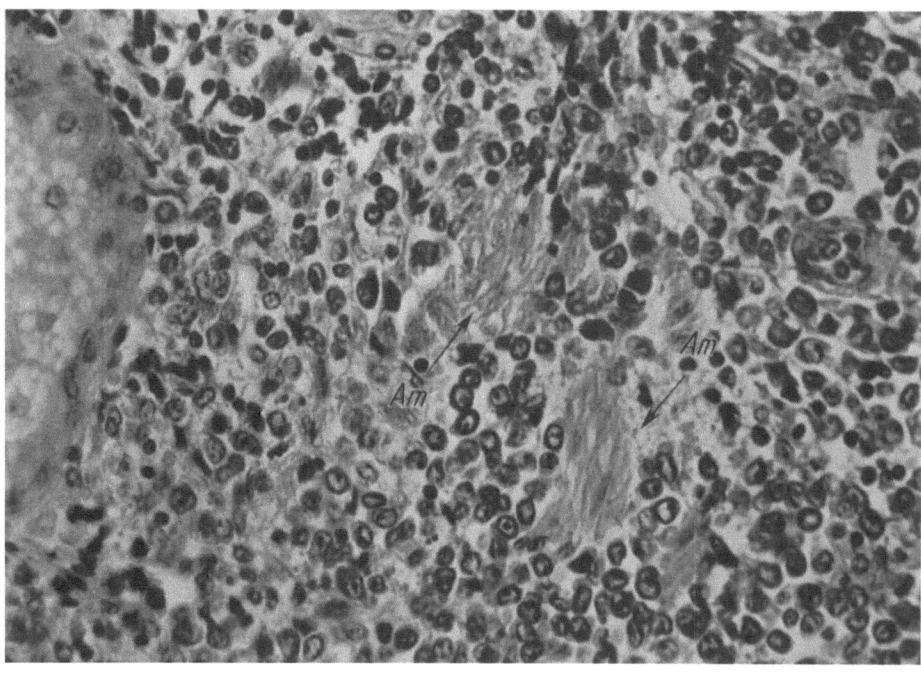

a

Abb. 13 a u. b. Aufspaltung und Kompression der Arrectormuskeln durch das Zellinfiltrat. a Myelogene Leukämie, ♂, 42 Jahre. Hämat.-Eosin, 250mal. (Präparat Nr. 661 713 des Armed Forces Institute of Pathology, Washington, D.C.) b Lymphocytäre Leukämie. Hämat.-Eosin, 100mal. (Präparat Nr. 497 161 des Armed Forces Institute of Pathology, Washington, D.C.) Einige Zellen am Rande der Mm. arrectores pilorum und zwischen den Muskelzellen

Übergang zwischen den glatten Muskelzellen und den Tumorzellen festgestellt werden (BANGLE). 2. Im *Dermatofibrosarkom Darier-Ferrand-Hoffmann* können die Arrectormuskeln dem atrophischen Prozeß lange Zeit Widerstand leisten, bevor sie zuletzt verschwinden (DARIER, GENTELE; GANS und STEIGLEDER). 3. im

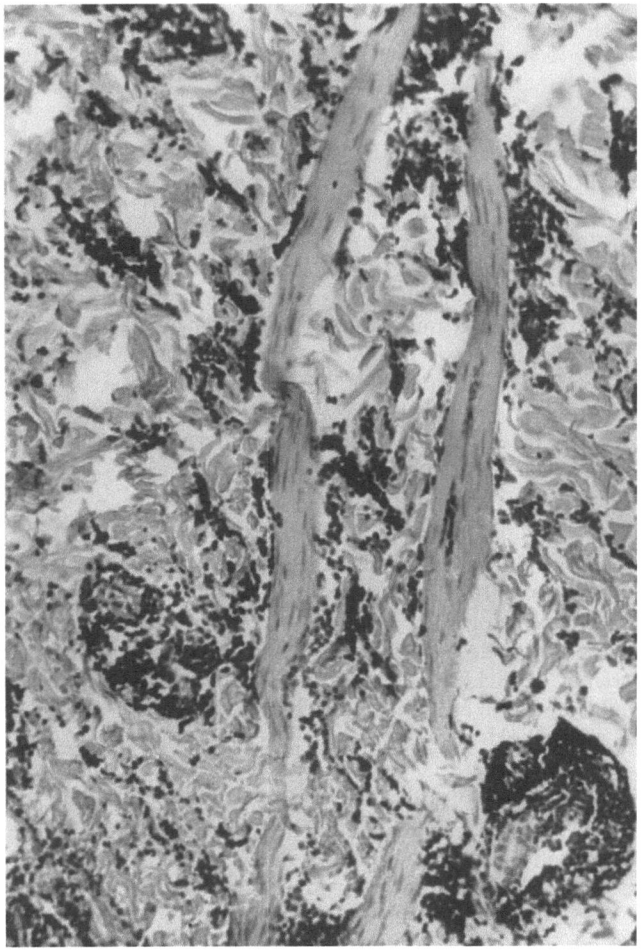

Abb. 13 b

Stroma der bösartigen Tumoren. In den *Stachelzellencarcinomen* (FAVRE, JOSSE-RAND und MARTIN) und *malignen Melanomen* sind die Mm. arrectores pilorum selten auffindbar. Im *Basaliom* hingegen, in dem doch die gleichen Kompressions- und Dissoziierungsfaktoren wirksam sein sollten wie beim Stachelzellencarcinom und malignen Melanom, bleiben die Arrectormuskeln anscheinend erhalten und nehmen manchmal sogar an Volumen zu. Die Wucherung einer organoiden Ge- schwulst wie des Basalioms spielt sich offenbar völlig außerhalb der in das normale Kollagen eingebetteten Arrectormuskeln ab. Es bleibt zu untersuchen, ob die Mm. arrectores pilorum in den Fällen, in denen sie vermehrt und vergrößert erscheinen, nicht am Aufbau dieser organoiden Geschwulst beteiligt sind. Die Beteiligung der glatten Muskulatur der Haut am *Kaposi-Sarkom* konnte nicht bestätigt werden (GANS und STEIGLEDER, KREN), obwohl diese Teilnahme neuerdings wieder behauptet wurde. 4. in allen *entzündlichen Prozessen*, in denen das intensive entzündliche Infiltrat die Arrectormuskeln dissoziiert und komprimiert, wie z.B. in *toxico-allergischen Prozessen*, in *Granulomatosen* im allgemeinen, in der *makroglobulinämischen reticulären Hyperplasie* (Gottron, Korting und Nikolowski) (s. Abb. 10) und *Lymphadenosis benigna cutis* (Bäfverstedt), im *Lymphosarkom, Reticulosarkom* usw. (Abb. 11, 12, 13). In diesen Fällen erscheint die Kompression jedoch wesentlich schwächer als bei den vorgenannten Tumoren.

c) Hypertrophie der Arrectormuskeln

findet sich bei der Ichthyosis vulgaris (Unna), der Cutis hyperelastica (Petges und Lecoulant), dem Lichen planus (Gans und Steigleder), dem Lichen ruber acuminatus (Gans und Steigleder), zu Beginn des Ulerythema acneiforme (Gans und Steigleder), bei der Perniosis follicularis (als Ausdruck der dauernden, maximalen Beanspruchung), bei der Cutis anserina perpetua (Zelger und Hochleitner), bei der Dermatitis chronica atrophica progressiva (Pick-Herxheimer), in der Erythem-Phase (Gans und Steigleder) und der Alopecia areata (Friederich). Bei der Elephantiasis beobachtet man gelegentlich *myomartige* Bilder (Vignolo-Lutati 1901, Rindfleisch). Hypertrophie der Arrectormuskeln findet sich gleichfalls in einigen großen „*weichen Fibromen*" (Nödl 1960). In den *Bindegewebsnaevi* ist die Beteiligung der Arrectormuskeln diskutiert worden (Gutmann; Gans und Steigleder).

d) Hyperplasie der Arrectormuskeln

Eine Hyperplasie findet man bei der Pityriasis rubra pilaris (Devergie) (Unna 1894, Vignolo-Lutati 1901, Gans und Steigleder, Grüneberg), der Keratosis suprafollicularis alba et rubra (Le Moine, Audry, Unna 1894). Giovannini und Gans konnten allerdings diese Hyperplasie nicht bestätigen. Ferner sieht man sie bei der Hypotrichia (Atrichia) congenita (Kraus, Waelsch), der Poikilodermia vascularis atrophicans mit Vermehrung der Kerne (Flehme). Gans konnte diesen Befund jedoch nicht erheben.

e) Andere Veränderungen der Arrectormuskeln

Ein intracelluläres und intercelluläres *Ödem* findet sich bei der *Dermatomyositis*, begleitet von partiellem Schwund der Myofibrillen und deutlichem entzündlichen Infiltrat um die Arrectormuskeln (Duverne; Duverne, Bonnayme und Mounier, Gans und Steigleder, Schuermann und Hornstein). Ein *intercelluläres Ödem* besteht beim *systemischen Lupus erythematodes* (Abb. 14) und wird von Petges und Lecoulant bei der *Cutis laxa* beschrieben. Bei sekundären und idiopathischen *hyperlipidämischen Xanthomen* beschreiben Fischer und Nikolowski eine mehr oder weniger intensive Zunahme und Auflockerung des interfibrillären Bindegewebes (s. Abb. 15a). Schaumzellen finden sich nur in den peripheren Anteilen und gehen offenbar vom perimuskulären Bindegewebe aus. Im fortgeschrittenen Stadium zeigt sich bei zunehmender Kernarmut eine vacuoläre („schaumige") Aufquellung der Muskelzellquerschnitte (Abb. 15b). Fette ließen sich jedoch histochemisch nicht nachweisen (Fischer und Nikolowski).

In der *aktinischen Haut* (Cutis rhomboidalis usw.) ist eine *hyaline Degeneration* mit granulöser Trübung, Chromatolyse und spiralförmige Verformung der Kerne vorhanden (Unna 1894, Vignolo-Lutati 1905, Gans und Steigleder, Petges und Lecoulant). Die Arrectormuskeln sind von Zonen mit elastotischer Degeneration des Bindegewebes umgeben.

Bei der *Alopecia senilis* zeigt sich eine *Verbreiterung* der Arrectormuskeln, deren Fasern vereinzelt eine feine, körnige Trübung infolge fettiger Degeneration aufweisen (GANS und STEIGLEDER, ORMSBY und MONTGOMERY). Bei diesen Veränderungen spielt der aktinische Faktor möglicherweise eine Rolle. Man kann sich hier die Frage stellen, ob diese Veränderungen nicht mit den Altersveränderungen der myoepithelialen Zellen zusammenhängen (s. S. 661) (s. hierzu ITO, TSUCHIYA und IWASHIGE).

Die *hyaline Degeneration* tritt ferner in der *chronischen Röntgenhaut* auf (GANS und STEIGLEDER, ORMSBY und MONTGOMERY). Bei *akuter* Röntgenhaut sind die

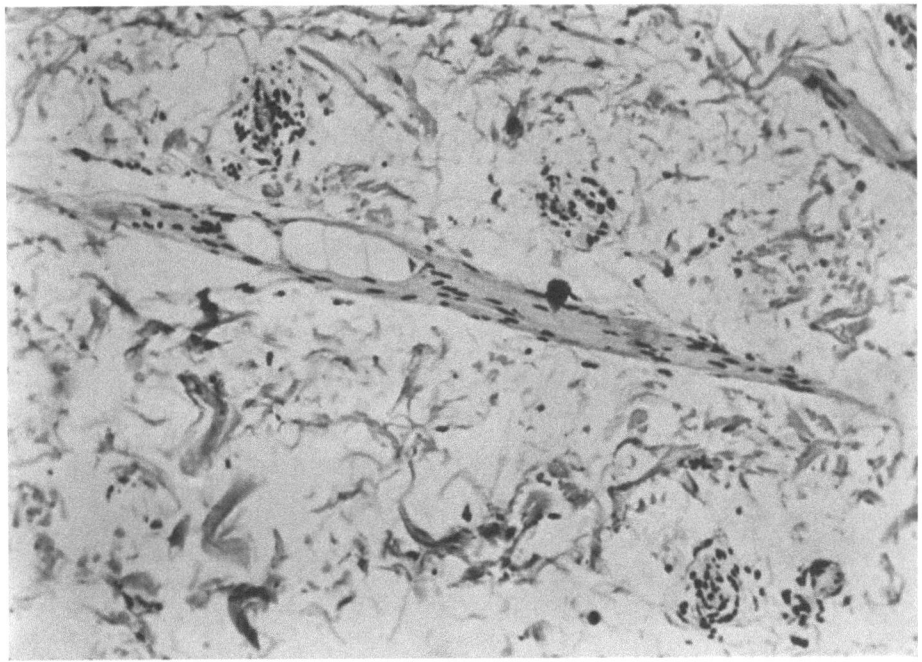

Abb. 14. Systemischer Lupus erythematodes. Perimuskuläres Ödem und Vacuolenbildung in den Muskelzellen. ♀, 56 Jahre. Hämat.-Eosin, 100mal

Mm. arrectores pilorum nur wenig beeinflußt. Die hierzu erforderlichen Strahlenmengen führen zur Nekrose (GANS und STEIGLEDER). Ein Untergang der Muskeln war als Wirkung von *Atombomben* zu beobachten (LIEBOW, WARREN und DE COURSEY). Zonen der haarlosen Kopfhaut eines Atombombenopfers (25jähriger Mann, etwa 1 km entfernt), dessen Tod 47 Tage nach der Explosion eintrat, zeigten allerdings keine Veränderungen der Arrectormuskeln (Patient aus der Kollektion des Armed Forces Institute of Pathology, Washington, D.C.).

Beim *Granuloma annulare* und in der *Necrobiosis lipoidica* sind die Arrectormuskeln von der Degeneration erfaßt (Abb. 16).

Im *Angiokeratoma corporis diffusum* lassen sich Vacuolen (PITTELKOW, KIERLAND und MONTGOMERY) und *Lipoidablagerungen* in den Muskelzellen nachweisen (RUITER, LEVER 1961).

Die Muskelfasern in der *senilen* und *präsenilen Haut* zeigen *spiralförmige Kerne*, die jedoch auch als Fixationsartefakt beobachtet werden (VIGNOLO-LUTATI 1905), ebenso bei *chronischen, hämorrhagischen Dermatosen* (Purpura annularis telangiectodes Majocchi, Purpura pigmentaria progressiva Schamberg, ,,Dermatite lichenoide purpurique et pigmentée" Gougerot-Blum), begleitet von scheinbarem Ödem der Muskeln (GANS und STEIGLEDER). Die gleichen Kern-

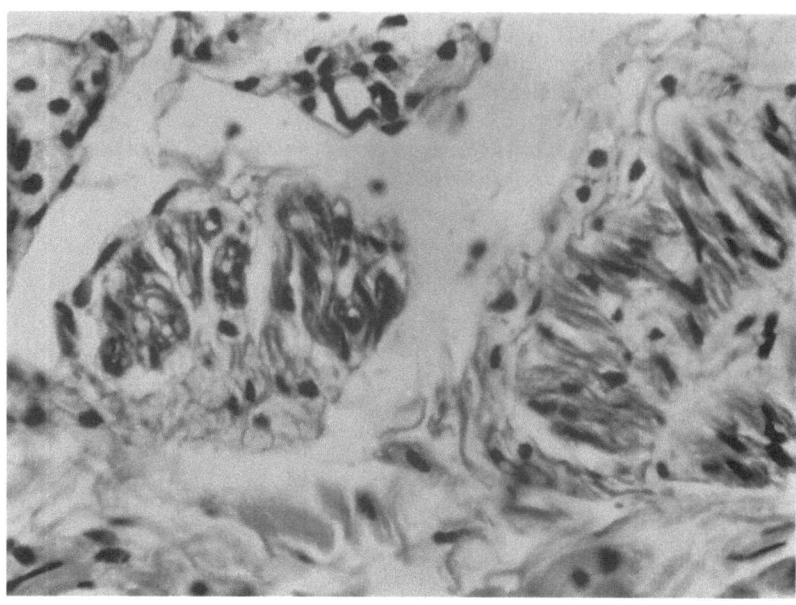

a

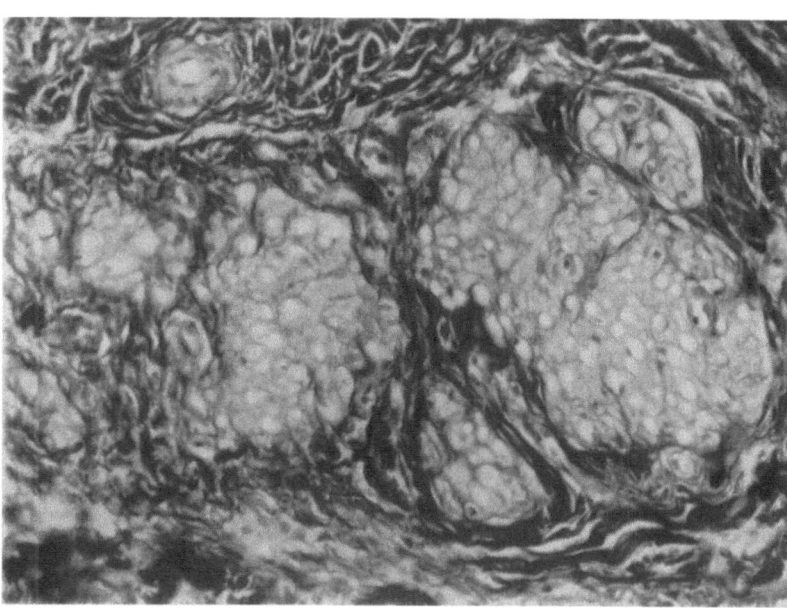

b

Abb. 15a u. b. Degenerative Veränderungen an den Arrectormuskeln a bei sekundärer Hypercholesterinämie. Hämat.-Eosin, 480mal. b bei essentieller Hyperlipämie. van Gieson, 256mal. (Aus FISCHER und NIKOLOWSKI 1960)

erscheinungen finden sich nach *elektrischer Einwirkung* (ZELGER und HOCHLEIT-NER) und bei verschiedenen anderen Erkrankungen, sogar in der *normalen* Haut (s. S. 655).

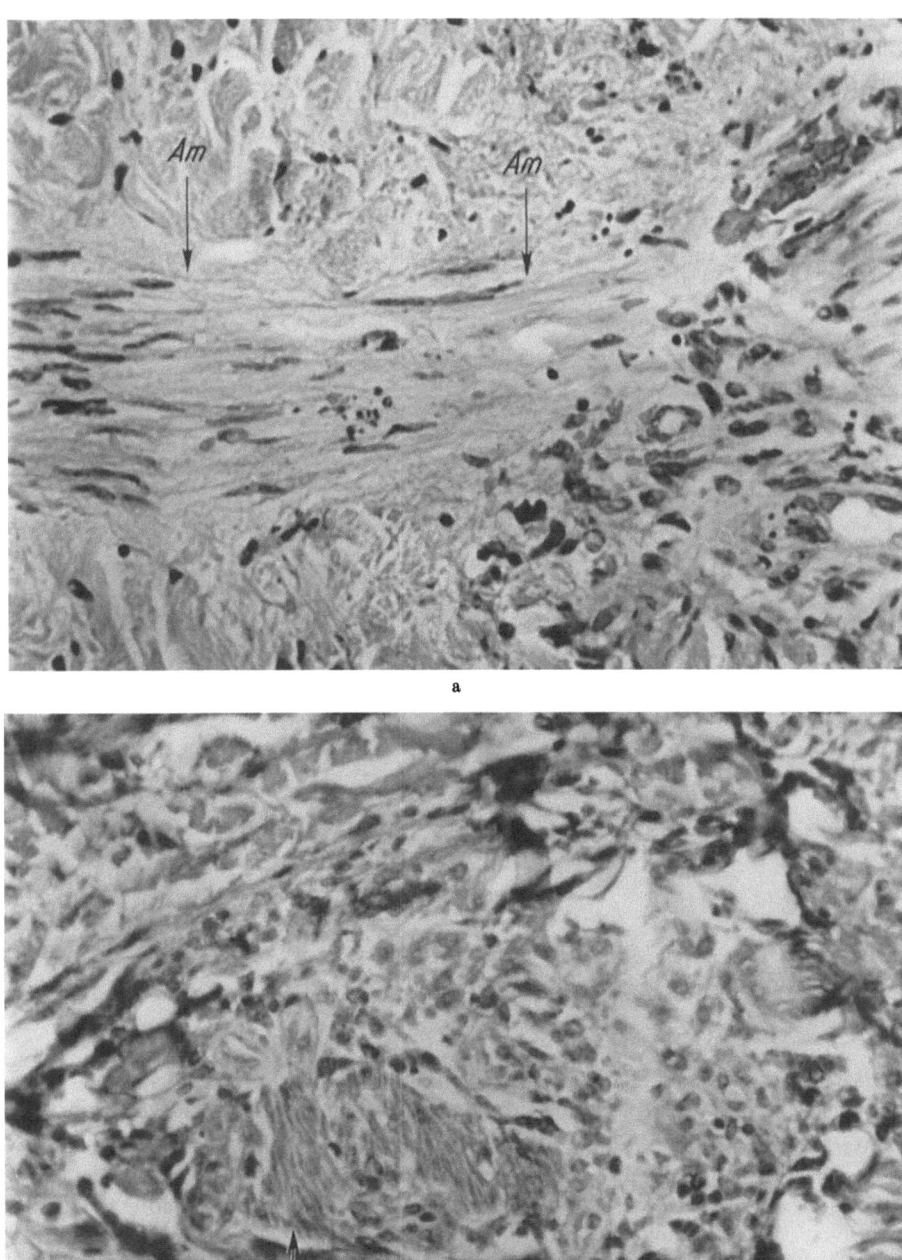

a

b

Abb. 16a u. b. Von der Nekrobiose und von der Infiltration betroffener M. arrector pili. a Granuloma annulare. Hämat.-Eosin, 100mal. b Necrobiosis lipoidica. MASSONS Trichromblau, 250mal

Bei der *Argyria* ist ein feinkörniger Silber-Niederschlag in den Hautmuskelfasern beschrieben worden (HABERMANN, LEVER; ORMSBY und MONTGOMERY).

Die Gegenwart von Bacillen zwischen den Fasern der Mm. arrectores pilorum bei der *Lepra lepromatosa* (BABES, KLINGMÜLLER u.a.) (Abb. 17) hat PORTUGAL und NEVES zu der Annahme geführt, daß die Bacillen in den Arrectormuskeln weniger auf die Therapie ansprechen und daher auch bei lange behandelten und sonst bacillenfreien Kranken zurückbleiben. Die Bacillen in den Mm. arrectores pilorum erschienen den genannten Autoren seltener in Form von Granula als an anderen Stellen. Bei der undifferenzierbaren Lepra und bei tuberkuloiden Formen wurden sehr selten Bacillen in den Arrectormuskeln gefunden. Auf diese Weise lassen sich die Rezidive bei scheinbar geheilten Patienten erklären.

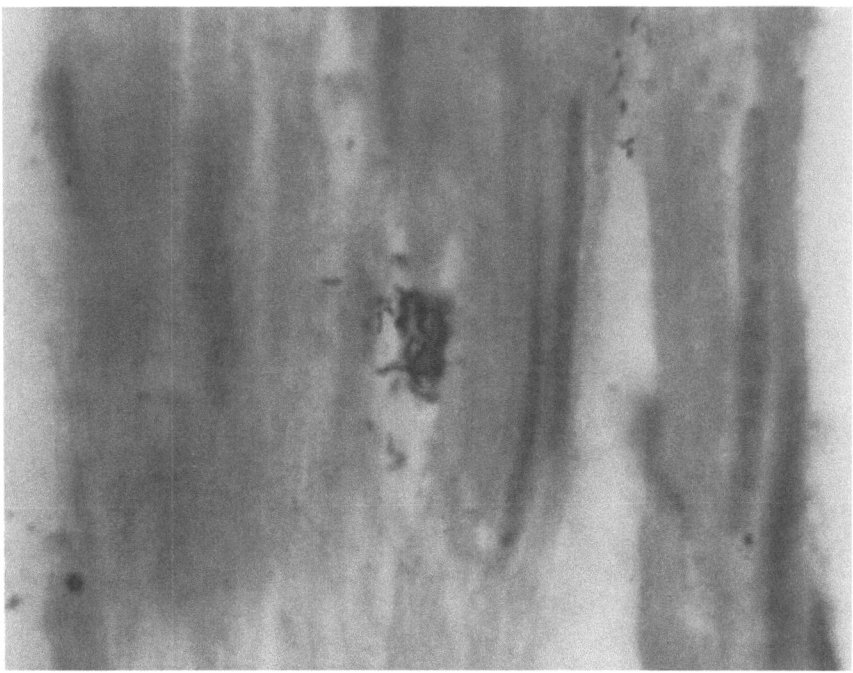

Abb. 17. Lepra lepromatosa. M. arrector pili mit Bacillen. Ölimmersion. (Photo von Herrn Prof. Dr. H. PORTUGAL, Rio de Janeiro)

Bei der *Syphilis*, und zwar dem Pemphigus syphiliticus neonatorum, sind Spirochäten in den Arrectormuskeln gefunden worden (GANS und STEIGLEDER).

Wir haben Gelegenheit gehabt, bei verschiedenen Dermatosen die Mm. arrectores pilorum in Routinepräparaten zu untersuchen. Nach unserer Beobachtung erhält sich der M. arrector pili auch inmitten des dichtesten entzündlichen Infiltrats oder von Zellwucherungen, die ihn durch Dissoziierung der Muskelbündel zerstören könnten. Anscheinend degeneriert die Muskelzelle selbst unter solchen Umständen nicht. Man könnte sagen, daß sie den Auswirkungen von Kräften ausgesetzt ist, die sie wohl verdrängen, aber nicht zerstören. Bei bestimmten Dermatosen haben wir allerdings Veränderungen feststellen können, so bei der Necrobiosis lipoidica, beim Granuloma annulare, in aktinisch veränderter Haut. Alle diese Beobachtungen müssen jedoch an Serienschnitten überprüft werden, da sich z.B. die *Hypertrophie* und *Hyperplasie* der Arrectormuskeln ohne eine vergleichende Übersicht über dieAnatomie der gesamten Region schwer beurteilen lassen.

Literatur

ABULAFIA, J., y D. GRINSPAN: Leiomiomas de la piel. Arch. argent. Derm. **6**, Nr 1, 1—46 (1956). — ACKERMAN, L. V., and A. P. STOUT: Leiomyosarcoma of arm. J.Miss. med.Ass. **44**, 592—594 (1947). — AKERS, W. A., and G. PRAZAK: Leiomyosarcoma, metastatic to scalp from primary in retroperitoneal area. Report of a case. Arch. Derm. **81**, 953—957 (1960). — ALBERTINI, A. v.: Histologische Geschwulstdiagnostik. Stuttgart: Georg Thieme 1955. — ALLEN, A.C.: The skin. In: W. A. D. ANDERSON, S. 1130—1188. — ANDERSON, W. A. D.: Pathology, 3rd edit. St. Louis/Mo.: C. V. Mosby Comp. 1957. — AOKI, T.: The skin of primates. IX. Observations on the functional activity of the sweat glands in the Nycticebus coucang and Perodicticus potto. J. invest. Derm. **39**, 115—122 (1962). — AUDRY: Zit. nach GIOVANNINI.

BABES, U.: Die Lepra. Wien: Alfred Hölder 1901. — BÄFVERSTEDT, B.: Über Lymph-adenosis benigna cutis. Acta derm.-venereol. (Stockh.) **24**, Suppl. 11, 1—202 (1944). — BANGLE, R.: The occurrence and distribution of glycogen in hemangioma, dermatofibro-sarcoma protuberans, hemangiopericytoma, and Kaposi's sarcoma. Amer. J. Path. **28**, 1027—1032 (1952). — BARRÉ, J.-A., et P.MASSON: Étude anatomo-clinique de certaines tu-meurs sous-unguéales douloureuses (tumeurs du glomus neuro-myo-artériel des extrémités). Soc. franç. Derm. Syph. (Paris), Juli 1924. — BENDALL, J. R.: Post mortem changes in muscle. In: BOURNE, vol. III, p. 227—274. — BERGMAN, R. A.: Intercellular bridges in smooth muscle. Bull. Johns Hopk. Hosp. **102**, 195—202 (1958). — BILLINGHAM, R. E.: A recon-sideration of the phenomenon of hair neogenesis with particular reference to the healing of cutaneous wounds in adult mammals. In: MONTAGNA and ELLIS, The biology of hair growth, p. 451—465. New York: Academic Press 1958. — BIRREN, E. J.: Handbook of aging and the individual. Chicago: Chicago University Press 1959. — BOURNE, G. H.: The structure and function of muscle, 3 vols. New York: Academic Press 1960. — BRAUN-FALCO, O.: Histo-chemie der Haut. In: GOTTRON u. SCHOENFELD, Dermatologie und Venerologie, Bd. I/1, S. 366—472. Stuttgart: Georg Thieme 1961.

CAESAR, R., G. EDWARDS and H. RUSKA: Architecture and nerve supply of mammalian smooth muscle tissue. J. biophys. biochem. Cytol. **3**, 867—878 (1957). — CHARLES, A.: Electron microscopic observations of the arrector pili muscle of the human scalp. J. invest. Derm. **35**, No 1, 27—30 (1962) (Lit.). — CHOI, K. J.: Fine structure of the smooth muscle of the chicken's gizzard; Fifth International Congress for Electron Microscopy. New York: Academic Press 1962. — CIVATTE, A.: Pathologie générale cutanée. In: Nouvelle pratique dermatologique, vol. I, p. 106. Paris: Masson & Cie. 1936. — CLARK, E. R., and E. L. CLARK: Microscopic observations on the extra-endothelial cells of living mammalian blood vessels. Amer. J. Anat. **66**, 1—49 (1940). — CLARK, E. R., E. L. CLARK and L. G. WILLIAMS: Micro-scopic observations in the living rabbit of the new growth of nerves and the establishment of nerve controlled contractions of newly formed arterioles. Amer. J. Anat. **55**, 47—78 (1934). — CONTI, G.: Über das Vorkommen von Sperrvorrichtungen in Arterien mit spezieller Berück-sichtigung der „gestielten Polster". Acta anat. (Basel) **18**, 234—255 (1953). — Sur la morpho-logie des anastomoses artério-veineuses et des dispositifs régulateurs du courant sanguin. Symposium sur les interactions artérioveineuses, Paris 1957. Ann. Anat. path. **3**, No 1, 5—32 (1958). — COOPER, K.: Ageing of the skin. In: E. V. COWDRY, Problems of ageing, 3rd edit. Baltimore: Williams & Wilkins Company 1952. — CSAPO, A.: Molecular structure and function of smooth muscle. In: G. H. BOURNE, vol. I, p. 229—264.

DABELOW, A.: Die Milchdrüse. In: Handbuch der mikroskopischen Anatomie des Men-schen, Bd. III/3, S. 277—488. Berlin-Göttingen-Heidelberg: Springer 1957. — DAOUD, R., et J. M. MASCARO: Leiomyosarcome primitif de la peau. Rapport d'un cas personnel. Bull. Soc. franç. Derm. Syph. **69**, 526—533 (1962). — DARIER, J.: Zit. nach FAVRE, JOSSERAND et MARTIN. — DARIER, J., A. CIVATTE, C. FLANDIN et A. TZANCK: Anatomie de la peau. In: Nouvelle pratique dermatologique, vol. I, p. 31—363. Paris: Masson & Cie. 1936. — DEGOS, R.: Dermatologie. Paris: Flammarion 1953. — DEGOS, R., R. RABUT, B. DUPERRAT et R. LECLERC: L'état pseudo-péladique. Réflexions à propos de cent cas d'alopécies cicatri-cielles, d'apparence primitive du type pseudo-péladique. Ann. Derm. Syph. (Paris) **81**, 5—23 (1954). — DIESING: 1883, zit. nach HOEPKE. — DIETEL, F.: Pathologische Anatomie und Histologie. In: JADASSOHNS Handbuch der Haut- und Geschlechtskrankheiten, Bd. 12/2, S. 196—218. Berlin: Springer 1932. — DÖRING, H.: Mitteilungen über einen Haarnaevus. Derm. Wschr. **133**, 399—402 (1956). — DUPERRAT, B.: Leiomyomes. In: Précis de Dermato-logie, p. 740. Paris: Masson & Cie. 1959. — DUPONT, AD., et H. BROSENS: Leio-myo-sarcome cutané? Arch. belges Derm. **12**, 180—183 (1956). — DUVERNE, J.: Dermatomyosite du type Wagner-Unverricht, avec aspect initial du lupus érythémateux, associé à un cancer gastrique latent. J. Méd. Lyon 565 (1955). — DUVERNE, J., R. BONNAYME et R. MOUNIER: Dermato-myosite du type Petges-Jacobi et cancer génital. J. Méd. Lyon 601—605 (1954).

EKESTRÖM, S.: Comparison between glomus tumor and angioleiomyoma. Acta path. microbiol. scand. **27**, 86—93 (1950). — ELIASCHEFF, O.: Kystes. In: Nouvelle pratique dermatologique, vol. VI, p. 527—554. Paris: Masson & Cie. 1936. — ELLIS, R. A.: Ageing of the human male scalp. In: MONTAGNA und ELLIS, Biology of hair growth, p. 469—485. New York: Academic Press 1958. — ELLIS, R. A., and W. MONTAGNA: The skin of primates. VI. The skin of the gorilla (Gorilla gorilla). Amer. J. phys. Anthrop. **20**, 79—93 (1962). — EVANS, C. L.: The physiology of plain muscle. Physiol. Rev. **6**, 358—398 (1926). — EVANS, N.: Malignant myomata and related tumors of the uterus. Report of 72 cases. Surg. Gynec. Obstet. **30**, 225—239 (1920). — EVANS, R. W.: Histological appearances of tumors, with a consideration of their histogenesis and certain aspects of their clinical features and behaviour. 773 S. Edinburgh: E. S. Livingstone 1956. — EYLANDT: 1850, zit. nach HOEPKE.

FAVRE, M., et A. JOSSERAND: Tumeurs malignes conjonctives de la peau. Sarcomes cutanés. In: Nouvelle pratique dermatologique, vol. VI, p. 787—857. Paris: Masson & Cie. 1936. — FAVRE, M., A. JOSSERAND et J. F. MARTIN: Tumeurs malignes cutanées. I. Tumeurs cutanées épithéliales. In: Nouvelle pratique dermatologique, vol. VI, p. 693—786. Paris: Masson & Cie. 1936. — FESSLER, A.: Angeborene Haargeschwülste. Arch. Derm. Syph. (Berl.) **146**, 411—414 (1924). — FISCHER, E.: Vertebrate smooth muscle. Physiol. Rev. **24**, 467—490 (1944). — FISCHER, H., u. W. NIKOLOWSKI: Zur formalen Genese der hyperlipidämischen Xanthome. Arch. klin. exp. Derm. **210**, 141—175 (1960). — FLEHME, E.: Über einen Fall von Poikilodermia atrophicans vascularis (Jacobi). Arch. Derm. Syph. (Berl.) **135**, 156—160 (1921). — FRIEDERICH, H. C.: Erkrankungen der Haare und des Haarbodens beim Menschen. In: GOTTRON u. SCHOENFELD, Dermatologie und Venerologie, Bd. III/2, S. 799—909. Stuttgart: Georg Thieme 1960.

GANS, O., u. G. K. STEIGLEDER: Die Histologie der Hautkrankheiten, Bd. I und II. Berlin-Göttingen-Heidelberg: Springer 1955/57. — GENTELE, H.: Malignant fibroblastic tumor of the skin. Acta derm.-venereol. (Stockh.) **31**, Suppl. 27, 180 S. (1951). — GIOVANNINI, S.: Zur Histologie der Keratosis pilaris. Arch. Derm. Syph. (Berl.) **63**, 163—212 (1902). — GOLDEN, T., and A. P. STOUT: Smooth muscle tumors of the gastro-intestinal tract and retroperitoneal tissues. Surg. Gynec. Obstet. **73**, 784—810 (1941). — GOTTRON, H. A., G. W. KORTING u. W. NIKOLOWSKI: Die makroglobulinämische retikuläre Hyperplasie der Haut. Arch. klin. exp. Derm. **210**, 176—201 (1960). — GOTTRON, H. A., u. W. NIKOLOWSKI: Sarkom der Haut. In: GOTTRON u. SCHOENFELD, Dermatologie und Venerologie, Bd. IV, S. 407—500. Stuttgart: Georg Thieme 1960. — GRÜNEBERG, T.: Erythemato-squamöse Dermatosen. In: GOTTRON u. SCHOENFELD, Dermatologie und Venerologie, Bd. II/1, S. 472—513. Stuttgart: Georg Thieme 1958. — GRZYBOWSKI, M.: Contribution à l'étude de l'histologie des myomes cutanés. Ann. Derm. Syph. (Paris), Sér. VII, No 4, 852—869 (1933). — GUTMANN, C.: Zur Frage der Bindegewebsnaevi. Derm. Z. **47**, 26—42 (1926).

HABERMANN, R.: Über Argyria cutis nach Silbersalvarsan und den Wert der Leuchtbildmethode E. HOFFMANNs für ihren Nachweis. Derm. Z. **40**, 65—80 (1924). — HÄGGQVIST, G.: Histophysiologische Studien über die Temperatursinne der Haut des Menschen. Anat. Anz. **45**, 46—63 (1913/14). — Die Gewebe: Gewebe und Systeme der Muskulatur. In: Handbuch der mikroskopischen Anatomie des Menschen, Bd. II/3, S. 1—48. Berlin: Springer 1931; Bd. II/4. Berlin-Göttingen-Heidelberg: Springer 1956. — HAGUENAU, F.: Les myofilaments de la cellule myoépithéliale. C. R. Acad. Sci. (Paris) **249**, 182—184 (1959). — HALTER, K., u. M. HORNEMANN: Zur Genese der Schmerzempfindung in Dermatoleiomyomen. Z. Haut- u. Geschl.-Kr. **12**, 243—251 (1952). — HANSON, J., and L. LOWY: Structure and function of the contractile apparatus in the muscles of invertebrate animals. In: BOURNE, vol. I, p. 265. — HARTZ, P. H.: Proliferation of muscle cells in the myometrium of the nonpregnant uterus. Arch. Path. **39**, 323—324 (1945). — HARTZ, P. H., and M. J. HUGENHOLTZ: Mitotic activity in uterine leiomyomas. Amer. J. clin. Path. **12**, 523—524 (1942). — HASHIMOTO, K., K. OGAWA and W. F. LEVER: Histochemical studies of the skin. III. The activity of the cholinesterases during embryonic development of the skin in rat. J. invest. Derm. **40**, 15—26 (1963a). — Histochemical studies of the skin. IV. The activity of monoamine oxydase during embryonic development of the skin in rat. J. invest. Derm. **41**, 81—90 (1963b). — HAUST, M. D., R. H. MORE and H. Z. MOVAT: The role of smooth muscle cells in the fibrogenesis of arteriosclerosis. Amer. J. Path. **37**, 377—389 (1960). — HEIDENHAIN, M.: Plasma und Zelle. Handbuch der Anatomie des Menschen. Jena: Gustav Fischer 1911. — HELLMANN, K.: Cholinesterase and amine oxidase in the skin: a histochemical investigation. J. Physiol. (Lond.) **129**, 454—463 (1955). — HERXHEIMER, A.: The autonomic innervation of the skin. In: W. MONTAGNA, Advances in biology of skin. New York: Pergamon Press 1960. — HESSE: 1877, zit. nach HOEPKE. — HOEPKE, H.: Die Haut. In: Handbuch der mikroskopischen Anatomie des Menschen, Bd. III/1, S. 1—116. Berlin: Springer 1927. — HORNSTEIN, O., E. WÜSTENFELD u. L. ZIELER: Variationsstatistische Untersuchungen über die Kerngröße glatter Muskelzellen der Tunica Dartos in Abhängigkeit vom Lebensalter. Arch. klin. exp. Derm. **208**, 380—394 (1959). — HORSTMANN, E.: Die Haut. In: Handbuch der mikroskopischen Anatomie des Menschen, Erg.-Werk, Bd. III/3, S. 1—276. Berlin-Göttingen-Heidelberg: Springer 1957. — Anatomie der Haut und ihrer Anhangsorgane. In: GOTTRON u. SCHOENFELD, Dermatologie und Venerologie, Bd. I/1. Stuttgart: Georg Thieme 1961. — HUXLEY, H. E.: Muscle cells. In: BRACHET and MIRSKY, The cell, vol. IV, p. 365—481. New York: Academic Press 1960. — HUXLEY, H. E., and J. HANSON: The molecular basis of contraction in cross-striated muscles. In: BOURNE, vol. I, p. 183. — HYMAN, A. B., and S. J. CLAYMAN: Hair-follicle nevus. Report of a case and review of the literature concerning this lesion and some related conditions. Arch. Derm. 75, 678—694 (1957).

ITO, T., K. TSUCHIYA u. K. IWASHIGE: Zytologische und histologische Untersuchungen über die apokrinen Achselschweißdrüsen von gesunden Menschen höheren Alters. Arch. anat. Japon. 2, 279—287 (1953). Zit. nach MONTAGNA 1962a.

JABONERO, V.: Der anatomische Aufbau des peripheren neurovegetativen Systems. Acta neuroveg. (Wien), Suppl. 4, 159 S. (1953). — Mikroskopische Studien über die Morphologie und die Morphopathologie der vegetativen Innervation der menschlichen Haut. Acta neuroveg. (Wien) 18, 67—168 (1957). — JACQUIN, P.: A propos du sarcome et myome malin de l'utérus. Gynéc. et Obstét. 3, 90—III (1921). — JADASSOHN, J.: Hautkrankheiten. In: SCHWALBE, Lehrbuch der Greisenkrankheiten. EPSTEIN-SCHWALBES Handbuch, S. 755—836. 1909. — JANSEN, L. H.: Leiomyoma cutis. Acta derm.-venereol. (Stockh.) 32, 40—50 (1952). — JANSEN, L. H., and F. M. L. DRIESSEN: Leiomyoma cutis. Brit. J. Derm. 70, 446—451 (1958).

KANAIZUKA, Z.: Beiträge zur Morphologie des musculus arrector pili. Folia anat. jap. 4, 141—169 (1926). — KILGOUR, CL. S.: Cutaneous Leiomyosarcoma. Brit. J. plast. Surg. 8, 144—146 (1955). — KLIGMAN, A. M., and W. B. SHELLEY: An investigation of the biology of the human sebaceous gland. J. invest. Derm. 30, 99—125 (1958). — KLINGMÜLLER, V.: Die Lepra. In: Handbuch der Haut- und Geschlechtskrankheiten, Bd. X/2. Berlin: Springer 1930. — KÖLLIKER: 1889, zit. nach HOEPKE. — KOIBUCHI, S.: Der Haut-Haarwurzel-Winkel, die Haarwurzellänge und die Ansatzhöhe des Haarbalgmuskels am Haarbalg bei dem japanischen Neugeborenen. Folia anat. jap. 10, 541—561 (1932). — KORTING, G. W.: Sklerodermie und sklerodermieähnliche Erkrankungen. In: GOTTRON und SCHOENFELD, Dermatologie und Venerologie, Bd. II/2, S. 886—956. Stuttgart: Georg Thieme 1958. — Über Phlebomyome im Bereiche einer Akrodermatitis chronica atrophicans. Arch. klin. exp. Derm. 208, 592—600 (1959). — KRAUS, A.: Beiträge zur Kenntnis der Alopecia congenita familiaris. Arch. Derm. Syph. (Berl.) 66, 369—386 (1903). — KREDEL, F. E., and D. B. PHEMISTER: Recovery of sympathetic nerve function in skin transplants. Arch. Neurol. Psychiat. (Chic.) 42, 403 (1939). — KREN, O.: Sarcoma idiopathicum haemorrhagicum Kaposi. In: Handbuch der Haut- und Geschlechtskrankheiten, Bd. XII/3. Berlin: Springer 1933. — KRETZMER, E.: Ein Beitrag zur Kenntnis der multiplen Dermatomyome. Arch. Derm. Syph. (Berl.) 107, 379—385 (1911).

LAPP, H.: Über das Angiomyom der Haut. Oberhess. Ges. f. Natur- u. Heilkunde, Sitzg Gießen, 13. II. 1955. Münch. med. Wschr. 1955, 1751. — LEJARS: Zit. nach GANS und STEIGLEDER, Bd. II, S. 326. — LE MOINE: Zit. nach GANS und STEIGLEDER, Bd. I, S. 68. — LEVACK, D., and A. DICK: Cutaneous Leiomyosarcoma with lymphatic spread. A report of 2 cases. Glasg. med. J. 36, 337—342 (1955). — LEVER, W. F.: Histopathology of the skin, third edit. Philadelphia and Montreal: J. B. Lippincott Co. 1961. — LIEBER: Über die Myome der Haut. Beitr. path. Anat. 60, 449—484 (1915). — LIEBOW, A. A., S. WARREN and E. DE COURSEY: Pathology of atomic bomb casualties. Amer. J. Path. 25, 853—1027 (1949). — LOBITZ, W. C., J. B. HOLYOKE and D. BROPHY: Response of the human eccrine sweat duct to dermal injury. J. invest. Derm. 26, 247—262 (1956). — LÖFGREN, L.: Recovery of nervous functions in skin transplants with special reference to sympathetic functions. Acta chir. scand. 102, 229 (1952). — LOVELL, J. E., and R. GETTY: The hair follicles, epidermis, dermis and skin glands of the dog. Amer. J. vet. Res. 18, 873—885 (1957).

MACOTELA RUIZ, E.: Les leiomyomes cutanés. Ann. Derm. Syph. (Paris) 90, 289—296 (1963).— MARK, J. S. T.: An electron microscope study of uterine smooth muscle. Anat. Rec. 125, 473—494 (1956). — MARTINI, G. A., and J. STAUBESAND: The morphology of vascular spiders in the skin of patients with liver disease. Virchows Arch. path. Anat. 324, 147 (1953). — MASSON, P.: Le glomus neuro-myo-artériel des régions tactiles et ses tumeurs. Lyon chir. mai-juin (1924). — Les glomus cutanés de l'homme. Réunion dermatologique de Strasbourg, 7 juillet 1935. — Tumeurs humaines. Paris: Masson & Cie. 1956. — MAXIMOW, A. A., and W. BLOOM: A textbook of histology, 7th edit. Philadelphia: W. B. Saunders Company 1957.— MILLER, M. R., H. J. RALSTON and M. KASAHARA: The pattern of cutaneous innervation of the human hand, foot and breast. In: MONTAGNA, Advances in biology of the skin, vol. I, p. 1—47. New York: Pergamon Press 1960. — MONTAGNA, W.: Cholinesterases in the cutaneous nerves of man. In: Advances in biology of the skin, p. 74—87 New York: Pergamon Press 1960. — The structure and function of skin, 2nd edit. New York: Academic Press 1962a. — The skin of lemurs. Ann. N.Y. Acad. Sci. 102, 109—209 (1962b). — MONTAGNA,

W., and R. A. Ellis: The skin of primates. I. The skin of the potto (Perodicticus potto). Amer. J. phys. Anthrop. 17, 137—162 (1959). — The skin of primates. II. The skin of the slender loris (Loris tardigradus). Amer. J. phys. Anthrop. 18, 19—43 (1960). — Montagna, W., K. Yasuda and R. A. Ellis: The skin of primates. III. The skin of the slow loris (Nycticebus coucang). Amer. J. phys. Anthrop. 19, 1—22 (1961a). — The skin of primates. V. The skin of the black lemur (Lemur macaco). Amer. J. phys. Anthrop. 19, 115—130 (1961b).— Montagna, W., and J. S. Yun: The skin of primates. VII. The skin of the great bushbaby (Galago crassicaudatus). Amer. J. phys. Anthrop. 20, 149—166 (1962a). — The skin of primates. VIII. The skin of the Anubis baboon (Papio doguera). Amer. J. phys. Anthrop. 20, 131—142 (1962b). — The skin of primates. X. The skin of the ring-tailed lemur (Lemur catta). Amer. J. phys. Anthrop. 20, 95—118 (1962c). — Montgomery, H., and R. K. Winkelmann: Smooth muscle tumors of the skin. Arch. Derm. 79, 32—41 (1959). — Murray, M. R., and A. P. Stout: Glomus tumor; investigation of its distribution and behavior and identity of its "epithelioid" cell. Amer. J. Path. 18, 183—203 (1942). — Mustakallio, K. K., E. Levonen and M. Niemi: Histochemical studies on cutaneous leiomyomatoses. I. Innervation of normal arrector pili muscles and pilomyomas. Brit. J. Derm. 75, 60—70 (1963).

Nagel, A.: Die Bedeutung elastisch muskulöser Systeme für die Ausbildung von Schutzeinrichtungen. Nova Acta Leopoldina (Halle) 14, 102—142 (1945). — Neves, R. Garrido: Sôbre a presença do mycobacterium leprae no músculo eretor do pêlo (unveröffentlichte Arbeit aus dem Instituto de Leprología, Rio de Janeiro). — Nicholson, G. W. de P.: Studies on tumor formation. 637 S. London: Butterworth & Co. 1950. — Nödl, F.: Solitäres großknotiges Myom der Haut. Arch. Derm. Syph. (Berl.) 181, 584—592 (1941). — Das sensorische und das trophische Zellsystem der menschlichen Epidermis. Acta neuroveg. (Wien) 7, 265—277 (1953a). — Multiple Leiomyome der Haut, ein neurocutanes Syndrom. Hautarzt 4, 365—371 (1953b). — Über Glomustumoren. Arch. klin. exp. Derm. 203, 369—393 (1956). — Anastomosen und Sperrgefäße bei Hauterkrankungen. Z. Haut- u. Geschl.-Kr. 22, 297—303 (1957a). — Zur Histopathogenese der Teleangiectasia haemorrhagica hereditaria Rendu Osler. Arch. klin. exp. Derm. 204, 213—235 (1957b). — Multiple reine Neurinome der Haut. Arch. klin. exp. Derm. 207, 291—301 (1958). — Gutartige Neubildungen der Haut. In: Gottron u. Schoenfeld, Dermatologie und Venerologie, Bd. IV, S. 205. Stuttgart: Georg Thieme 1960.

Oberste-Lehn, H.: Variations and modifications of the hair-arrangement patterns. XII. Intern. Congr. of Dermat. Washington D.C. 1962. Excerpta med. (Amst.), No 52, 99 (1962). — Okajima, K., u. T. Ito: Über die Haar-Arrektor-Winkel bei der japanischen Frau. Folia anat. jap. 11, 99—101 (1933). — Okajima, K., u. Z. Kanaizuka: Quantitative Untersuchung des Haarbalgmuskels bei den Säugetieren. Folia anat. jap. 7, 185—202 (1929a). — Die Morphologie des Haarbalgmuskels bei den Säugetieren. Folia anat. jap. 7, 445—456 (1929b). — Okajima, K., u. S. Koibuchi: Über die Haar-Arrektor-Winkel beim japanischen Neugeborenen. Folia anat. jap. 10, 525—535 (1932). — Okajima, K., u. T. Onozawa: Über die Haar-Arrektor-Winkel beim Ainu. Folia anat. jap. 10, 537—539 (1932). — Okajima, K., u. K. Yamada: Über die Haar-Arrektor-Winkel beim japanischen Erwachsenen. Folia anat. jap. 11, 85—93 (1933a). — Über die Haar-Arrektor-Winkel beim Deutschen. Folia anat. jap. 11, 95—97 (1933b). — Ormea, F.: On the problem of the relations between the innervation of the sweat-glands and of other organs of the human skin. Dermatologica (Basel) 101, 157—166 (1950). — Zur Histopathologie der Hautmyome. Z. Haut- u. Geschl.-Kr. 11, 317—327 (1951). — Ormsby, O. S.: Leiomyome cutis. Arch. Derm. Syph. (Chic.) 11, 466—480 (1925). — Ormsby, O. S., and H. Montgomery: Diseases of the skin, 6th edit. Philadelphia: Lea & Febiger 1954. — Oro, M.: Singolare decorso dei muscoli arrectores pilorum. Gazz. int. med.-prat. 5. Zit. nach F. Pinkus.

Pack, G. T., and I. M. Ariel: Tumors of the soft somatic tissues. A clinical treatise. 820 S. New York: Hoeber-Harper 1958. — Parakkal, P., W. Montagna and R. A. Ellis: The skin of primates. XI. The skin of the white-browed gibbon (Hylobates hoolock). Anat. Rec. 143, 169—178 (1962). — Pautrier, L.-M., et Diss: Zit. nach Petges 1936b. — Pelagatti, M.: Die Hautsarkomatose. Mh. prakt. Derm. 35, 249—260 (1902). — Penner, D. W.: Spontaneous regression of a case of myosarcoma. Cancer (Philad.) 6, 776 (1953). — Perdrup, A.: Multiple cutaneous leiomyoma. Acta derm.-venereol. (Stockh.) 36, 219—222 (1956). — Petges, G.: Dermatite chronique atrophiante. In: Nouvelle pratique dermatologique, vol. VI, p. 69—94. Paris: Masson & Cie. 1936a. — Anétodermie. Dermatite atrophiante maculeuse. In: Nouvelle pratique dermatologique, vol. VI, p. 95—113. Paris: Masson & Cie. 1936b. — Petges, G., et P. Lecoulant: Atrophies cicatricielles de la peau. In: Nouvelle pratique dermatologique, vol. VI, p. 166—313. Paris: Masson & Cie. 1936. — Pinkus, F.: Normale Anatomie der Haut. In: Handbuch der Haut- und Geschlechtskrankheiten, Bd. I/1. Berlin: Springer 1927. — Pinkus, H.: Embriology of the hair. In: Montagna and Ellis, The biology of hair growth. New York: Academic Press 1958. — Discussion. In: MONTGOMERY and WINKELMANN 1959. — PITTELKOW, R. B., R. R. KIERLAND and H. MONTGOMERY: Angiokeratoma corporis diffusum. Arch. Derm. **72**, 556—561 (1955). — POIRIER, u. RETTERER: Zit. nach GANS und STEIGLEDER, Bd. II, S. 326. — PONTÉN, B.: Grafted skin. Observations on innervation and other qualities. Acta chir. scand., Suppl. **257**, 1—78 (1960). — PORTUGAL, H.: Persönliche Mitteilung. — PRINZ, F.: Kurze Mitteilung über einen Haarfollikelnaevus. Arch. Derm. Syph. (Berl.) **193**, 513—517 (1951). — PROSSER, C.L.: Comparative physiology of activation of muscles with particular attention to smooth muscles. In: BOURNE, vol. II, p. 387—434.

RADERMECKER, J., et L. VAN BOGAERT: Sur la leiomyomatose douloureuse à disposition systématisée naevique (Contribution à l'étude des dysplasies mesodermiques congénitales). Dermatologica (Basel) **83**, 201—214 (1941). — RINDFLEISCH: Zit. nach GANS und STEIGLEDER, Bd. II, S. 182. — ROTHMAN, S.: Physiology and biochemistry of the skin, 2nd edit. Chicago: Chicago Univ. Press 1955. — ROUSSY, G., R. LEROUX et CH. OBERLING: Précis d'anatomie pathologique, 3e édit. Paris: Masson & Cie. 1950. — RUBINSTEIN, L. J.: Aging changes in muscle. In: BOURNE, vol. III, p. 209—226. — RUDING, J.: Dermatomyoma protuberans et multiplex symmetricum. Dermatologica (Basel) **79**, 290 (1939). — RUITER, M.: Histologic investigation of the skin in angiokeratoma corporis diffusum in particular regard to the associated disturbance of phosphatid metabolism. Dermatologica (Basel) **109**, 273—286 (1954).

SAALFELD, E., u. V. SAALFELD: Klinik der gutartigen Tumoren. Die Hautmyome. In: JADASSOHNs Handbuch der Haut- und Geschlechtskrankheiten, Bd. 12/2, S. 55—64. Berlin: Springer 1932. — SABOURAUD, R.: Diagnostic et traitement des affections du cuir chevelu. Paris: Masson & Cie. 1932. — SAUNDERS, T. S., and T. B. FITZPATRICK: Cutaneous Leiomyoma. Arch. Derm. **74**, 389—392 (1956). — SCHLAMMADINGER, J.: Leiomyosarcoma cutis mit Acanthosis nigricans vergesellschaftet. Derm. Wschr. **99**, 1257 (1934). — SCHRÖDER, R.: Weibliche Genitalorgane. In: v. MÖLLENDORFFs Handbuch der mikroskopischen Anatomie des Menschen, Bd. VII/1, S. 329—556. Berlin: Springer 1930. — SCHUERMANN, H., u. O. HORNSTEIN: Dermatomyositis. In: GOTTRON u. SCHOENFELD, Dermatologie und Venerologie, Bd. II/1, S. 543—580. Stuttgart: Georg Thieme 1958. — SCHUMACHER, H.: Glomustumor und Angiomyom der Haut. Frankfurt. Z. Path. **66**, 90—112 (1955). — SCHWARTZMAN, R. M., and M. ORKIN: A comparative study of skin diseases of dog and man. 365 S. Springfield/Ill.: Ch. C. Thomas 1962.— SENTER, W. J.: Evidence on the origin of leiomyomata of the skin obtained by pharmacological studies. Clin. Sci. **7**, 29—33 (1948). — SERRI, F., W. MONTAGNA and H. MESCON: Studies of the skin of the fetus and the child. II. Glycogen and amylophosphorylase in the skin of the fetus. J. invest. Derm. **39**, No 3, 199—217 (1962). — SHOENBERG, C. F.: Some electron microscopic observations on the contraction mechanism in vertebrate smooth muscle. 5th Intern. Congr. of Electron Microscopy, vol. II, p. M 8, Philadelphia 1962. — SKANDALAKIS, J. E., and S. W. GRAY: Smooth muscle tumors of the alimentary tract. Springfield/Ill.: Ch. C. Thomas 1962. — SMILOVICI, J.: Über Cutismyome und Keloidbildung im Bereiche einer Akrodermatitis chronica atrophicans. Arch. Derm. Syph. (Berl.) **124**, 76 (1917). — SONCK, C. E.: Myomatosis cutis miliaris. Acta derm.-venereol. (Stockh.) **31**, 297—303 (1951). — STEIGLEDER, G. K., u. K. SCHULTIS: Die Bedeutung des Nachweises unspezifischer Esterasen in Bindegewebszellen der Haut. Arch. klin. exp. Derm. **204**, 448—456 (1957). — STIEVE, H.: Männliche Geschlechtsorgane. In: v. MÖLLENDORFFs Handbuch der mikroskopischen Anatomie des Menschen, Bd. VII/2/2, S. 284—388. Berlin: Springer 1930. — STÖHR, P.: Entwicklungsgeschichte des menschlichen Wollhaares. Anat. H. **23**, 1—66 (1903/04). — STÖHR jr., PH.: Vegetative Innervation der Haut. In: Handbuch der mikroskopischen Anatomie des Menschen, Bd. IV/5, S. 513—523. Berlin-Göttingen-Heidelberg: Springer 1957. — STOKES, J. H.: Nevus pilaris with hyperplasia of nonstriated muscles. Arch. Derm. Syph. (Chic.) **7**, 479—481 (1923). — STOUT, A. P.: Solitary cutaneous and subcutaneous leiomyoma. Amer. J. Cancer **29**, 435—469 (1937). — Sarcomas of the soft parts. J. Miss. med. Ass. **44**, 329—334 (1947). — Leiomyoma of the oral cavity. Amer. J. Cancer **34**, 31—36 (1938). — Tumors of the peripheral nervous system. In: Atlas of tumor pathology, sect. II, fasc. 6, Washington 1949. Armed Forces Institute of Pathology. — Tumors of the soft tissues. In: Atlas of tumor pathology, sect. II, fasc. 5, Washington 1953. Armed Forces Institute of Pathology. — STOUT, A.P., and W.T. HILL: Leiomyosarcoma of the superficial soft tissues. Cancer (Philad.) **11**, 844—854 (1958). — STOUT, A. P., and M.R. MURRAY: Hemangiopericytoma, a vascular tumor featuring Zimmermann's pericytes. Ann. Surg. **116**, 26—33 (1942). — STRAUS, W. L.: The microscopic anatomy of the skin of the gorilla. In: Anatomy of the gorilla, S. 213—226. New York: Columbia University Press 1950.

THAEMERT, J. C.: Further evidence for the presence of „intercellular bridges" between smooth muscle cells. Anat. Rec. **130**, 465 (1958). — Intercellular bridges as protoplasmic anastomoses between smooth muscle cells. J. biophys. biochem. Cytol. **6**, No 1, 67—70 (1959). — The ultrastructure and disposition of vesiculated nerve processes in smooth muscle. J. Cell Biol. **16**, 361—377 (1963). — THESLEFF, S.: Effects of drugs on smooth and striated muscle. In: BOURNE, vol. III, p. 1—30. — THIES, W., u. L. F. GALENTE: Zur histochemischen Darstellung der Cholinesterase im vegetativen Nervensystem. Spezifische Cholinesterase. Hautarzt 8, 69—75 (1957).

UNNA, P. G.: Entwicklungsgeschichte und Anatomie der Haut. In: H. v. ZIEMSSENs Handbuch der Hautkrankheiten, erste Hälfte, S. 3—114. Leipzig 1883. — Die Histopathologie der Hautkrankheiten, 8. Aufl. Berlin 1894.

VIGNOLO-LUTATI, C.: Experimentelle Beiträge zur Pathologie der glatten Muskulatur der Haut. Arch. Derm. Syph. (Berl.) 57, 323—362 (1901). — Neuer klinisch-experimenteller Beitrag zur Pathologie der glatten Muskelfasern der Haut. Arch. Derm. Syph. (Berl.) 66, 323—335 (1903). — Die glatte Muskulatur in den senilen und präsenilen Atrophien. Arch. Derm. Syph. (Berl.) 74, 213—230 (1905).

WAELSCH, L.: Zit. nach GANS und STEIGLEDER, Bd. I, S. 197. — WAGNER, G.: Altersveränderungen der Haut. Altersdermatosen. In: GOTTRON u. SCHOENFELD, Dermatologie und Venerologie, Bd. IV, S. 756—830. Stuttgart: Georg Thieme 1960. — WALLS, E. W.: The microanatomy of muscle. In: BOURNE, vol. I, p. 21—61. — WILLIS, R. A.: Pathology of tumours, 2nd edit. London: Butterworth 1953. — The principles of pathology including bacteriology, 2nd edit. London: Butterworth 1961. — The Borderland of embryology and pathology, 2nd edit. London: Butterworth 1962 a. — The pathology of the tumors of children; Pathological Monographs. Springfield/Ill.: Ch. C. Thomas 1962 b. — WINKELMANN, R. K.: Nerve endings in normal and pathologic skin. Amer. Lecture Series. Springfield/Ill.: Ch. C. Thomas 1960. — WORINGER, FR.: Myomes. In: Nouvelle pratique dermatologique, vol. VI, p. 605—610. Paris: Masson & Cie. 1936. — Tumeurs conjonctives malignes. In: Encyclopédie médico-chirurgicale, vol. III, fasc. 12740 A 10, p. 1—8. Paris 1959. — WOSYKA, H.: Leiomyoblastoma cutis multiplex in segmentärer Anordnung. Derm. Wschr. 1934, 99, 1110—1112.

YAMAMOTO, T.: Electron microscope investigation on the relationship between the smooth muscle cell of the processus vermiformis and the autonomic peripheral nerves. Acta neuroveg. (Wien) 21, 406—425 (1960).

ZELGER, J., u. H. HOCHLEITNER: Thermische und elektrische Schädigungen der Haut. In: GOTTRON u. SCHOENFELD, Dermatologie und Venerologie, Bd. III/1, S. 1—83. Stuttgart: Georg Thieme 1960.

Neoplastisch wuchernde Zellen der Cutis und Subcutis

Von

Gerd Klaus Steigleder-Frankfurt a. Main

Mit 20 Abbildungen, davon 1 farbige

Vorbemerkung

Das folgende Kapitel bringt einige allgemeine pathologische Gesichtspunkte über Tumoren und Tumor-artige Erkrankungen, im besonderen systemisch auftretende, die von den Bindegewebszellen in der Haut ausgehen. Es wird versucht, damit eine Diskussionsgrundlage zu schaffen, um die Mißverständnisse zu überwinden, die sich aus der uneinheitlichen Benennung von Bindegewebszellen und ihren neoplastischen Abarten ergeben. Wir werden uns bemühen, eine Brücke von den dermatologischen Befunden zu der Lehre der Pathologen, der Anatomen und der Embryologen zu schlagen. Das Kapitel wird dadurch begrenzt, daß ein Grundriß der pathologischen Veränderungen des Lymphknotens von LENNERT in diesem Bande gegeben wird. HAUSER wird auf das Verhalten der Bindegewebszellen im Ausstrich eingehen, und schließlich werden die Tumoren an anderer Stelle noch einmal besprochen, im besonderen die Retikulosen von HERZBERG. Ferner ist auf die ausführlichere Darstellung der hier oft nur andeutungsweise erwähnten Krankheitsbilder aus der Sicht des Dermatologen von GOTTRON (1960), von GOTTRON und NIKOLOWSKI (1960) und von BLUEFARB sowie aus der Sicht des Pathologen von ROTTER und BÜNGELER (1955) und von LENNERT (1961, 1963) zu verweisen.

1. Definition des Bindegewebes

Es ist am einfachsten, zunächst den Begriff Epithelgewebe zu definieren und die Eigenschaften des Bindegewebes im Gegensatz zu dem ersten herauszustellen.

BARGMANN (1956) gibt für das Epithel folgende Definition: Geschlossene Zellverbände, deren Elemente nicht durch nennenswerte Mengen von Intercellularsubstanz voneinander getrennt werden, sondern sich mit ihren Oberflächen berühren, bezeichnet man als Epithelgewebe. Eine allgemeingültige *funktionell* begründete Definition des Epithelbegriffs kann nicht gegeben werden. Definitionsgemäß wären die Endothelien der Capillaren und Lymphbahnen der Haut als Epithelien anzusehen. Die Geschwülste, die sich von diesen Zellen herleiten, werden aber traditionsgemäß dem Bindegewebe zugerechnet. Wir werden im folgenden auch dieser Tradition folgen. Das Bindegewebe ist also im Gegensatz zum Epithelgewebe dadurch gekennzeichnet, daß es sich hier meist nicht um geschlossene Zellverbände handelt, die sich mit ihren Oberflächen berühren. Ferner sind die Zellen häufig durch große Mengen einer intercellulären Substanz getrennt. Diese beiden Eigenschaften schließen nicht aus, daß die Bindegewebszellen durch Fortsätze des Cytoplasmas über weite Strecken in Kontakt miteinander stehen (s. Abb. 7 und Abb. 8). Durch Schwund der Zwischensubstanz liegen Bindegewebszellen in wenig differenzierten Bindegewebstumoren (Reticulumzellsarkome) unmittelbar aneinander, erfüllen also die Definition des Epithelgewebes. Im Fettgewebe liegt das Fett intracellulär. Die Bindegewebszellen stoßen also aneinander und sind im Grunde nicht durch eine „Zwischen"-substanz getrennt.

Die Bezeichnung Bindegewebe oder Stützgewebe ist irreführend, weil die so bezeichneten Gewebe nicht nur rein statische Aufgaben haben, sondern wichtige Aufgaben im intermediären Stoffwechsel, bei der Wärmeregulation, bei der Abwehr von Schädlichkeiten sehr verschiedener Natur und bei der Regeneration von Geweben (Bargmann 1956). Das cutane Bindegewebe steht zwischen dem lockeren und dem straffen Bindegewebe. Durch seine große Flächenausdehnung spielt es eine wichtige Rolle im intermediären Stoffwechsel, besonders für den Ionenhaushalt des Organismus (Schade 1920). Die Definition des Bindegewebes ist demnach in einer völlig eindeutigen Form nicht zu geben, sondern im wesentlichen von der Tradition bestimmt. So werden die Zellen des Blutes wegen ihrer embryonalen Herkunft dem Bindegewebe zugezählt.

2. Beziehung des Bindegewebes zu den Keimblättern

Es kann also eine wirklich für alle Anteile des Bindegewebes gültige Definition nicht gegeben werden, ohne daß bestimmte Zellen ausgeschlossen sind, die bisher dem Stützgewebe zugerechnet werden. Es lag daher nahe, das Bindegewebe insgesamt als die Zellen zu bezeichnen, die embryologisch von dem Mesoderm herstammen. Zwar leitet sich das Bindegewebe beim Menschen überwiegend von dem mittleren Keimblatt (Mesoderm) her, doch gibt es davon Ausnahmen. Im Kopfbereich beteiligt sich die ektodermale Ganglienleiste am Aufbau bindegewebiger Strukturen, einschließlich Knochen- und Knorpelbildung (Starck 1955, s. auch in diesem Bande, Bargmann 1959, S. 85). Starck betont, daß dem „Keimblattbegriff über das rein Deskriptive hinaus keinerlei Bedeutung für die Determination der Gewebe und Organe zukommt" (Starck 1955, S. 117). Gewebsverpflanzungen zeigen, daß „Zellen unter bestimmten Umgebungseinflüssen etwas ganz anderes aus sich hervorgehen lassen, als unter normalen Umständen entstanden wäre". Der Keimblattbegriff im Sinne einer Leistungsspezifität ist nach Starck nicht haltbar (S. 117). „Mesenchym ist nicht Mesoderm", sondern ein primitives Bindegewebe mit Intercellularflüssigkeit, das aus verschiedenen Quellen, auch aus dem Ektoderm, entstehen kann (Starck 1955, S. 118). Nach Starck ist der Begriff „Mesenchym" genetisch nicht faßbar. Jedenfalls ist das Mesenchym der Mutterboden sämtlicher später auftretender Stützgewebe (Bargmann 1959, S. 85).

Einteilung der Stützgewebe (modifiziert nach Bargmann 1959, S. 85):

I. Ungeformtes Stützgewebe

1. Mesenchym
2. Gallertiges Bindegewebe
3. Reticuläres Bindegewebe
4. Fettgewebe
5. Lockeres Bindegewebe
6. Straffes Bindegewebe

II. Geformtes Stützgewebe

1. Sehnengewebe, elastisches Gewebe
2. Knorpelgewebe
3. Chordagewebe
4. Knochengewebe

In den Tumoren des cutanen Bindegewebes findet man Differenzierungen, die die genannten Arten des Stützgewebes nachahmen. Überdies werden unter pathologischen Bedingungen Zellen in der Haut ausgebildet, welche den Zellen des Blutes nahestehen. Nanta und nach ihm zahlreiche andere Dermatologen bezeichneten Krankheitsbilder, bei denen derartige Zellen in der Haut ausgebildet werden, als Hämatodermien; sie schlossen in diese Gruppe von Krankheiten, aber auch mit Sicherheit rein entzündliche Veränderungen ein. GOTTRON (1959/60) schlug deshalb die Bezeichnung *Dermatoleukohämoblastosen* vor, die sich allerdings noch nicht durchgesetzt hat.

3. Das Vorkommen pluripotenter Zellen in der Cutis

Das Vorkommen pluripotenter Zellen in der Cutis würde das Auftreten von Geschwülsten und geschwulstähnlichen Neubildungen in der Cutis mit so mannig-

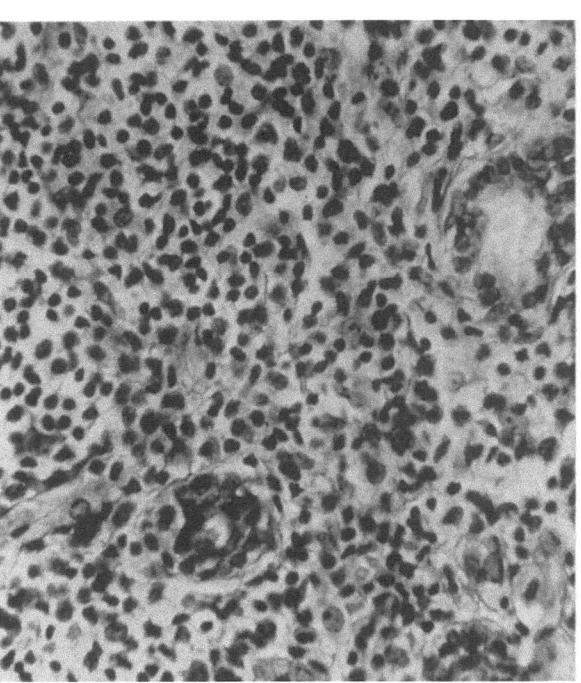

facher Differenzierung erklären. Es bietet sich damit die bekannte Hypothese von MAXIMOW (1926) an, daß über den gesamten Organismus des Erwachsenen unauffällige, nicht phagocytierende Zellen mit der Pluripotenz der ursprünglichen Mesenchymzelle verstreut seien. MAXIMOW hat in einer nachgelassenen Arbeit (1929) selbst nicht mehr an dieser Ansicht in vollem Umfang festgehalten. Wie PFUHL (1932) zitiert, lehnte MAXIMOW es ab, daß die „Polyblasten" von den Gefäßwandzellen hergeleitet werden. „Was die verschiedenen Verfasser unter dieser Benennung verstehen, ist nicht klar und wird in vielen Fällen, besonders in Arbeiten klinischen Ursprungs, auch für den Verfasser selbst nicht ganz ein-

Abb. 1. Infiltrat bei Reticulosarkomatose. Man erkennt die verschiedenen Formen der Histiocyten mit den blaßgefärbten chromatinarmen Kernen und deutlichem Nucleolus. Daneben andere Zellen, die nach dem Eindruck in der schwachen Vergrößerung Lymphocyten sein könnten. Fixation 5% Formol, Hämat.-Eosin, Vergr. 180mal. (Aus STEIGLEDER und HUNSCHA 1958)

leuchtend gewesen sein." MAXIMOW übt Kritik an Bezeichnungen wie Perithel, adventitielle Zellmäntel, perivasculäre reticuläre Zellverbände, Reticuloendothel, Pericyten und andere und bemerkt, daß „alle diese Zellen sich unter der Einwirkung des entzündlichen Reizes aus ihren Verbänden lösen und sich rasch mitotisch oder sogar amitotisch teilen und eine Anzahl von mannigfaltigsten freien Zellen vom Lymphocyten bis zum Monocyten und weiter bis zum Polyblasten hervorbringen". In dieser letzten Arbeit nimmt MAXIMOW (1929) an, daß die „Polyblasten" von den zufällig vorhandenen ruhenden Wanderzellen und zum viel größeren Teil aus eingewanderten Monocyten und Lymphocyten stammen. Diese Auffassung entspricht seiner bereits 1907 aufgestellten Hypothese, der Lymphocyt sei eine undifferenzierte Blutzelle, aus der sich auch im erwachsenen Organismus Zellen aus der Reihe der roten und weißen Blutkörperchen bilden könnten. Dieser Vorstellung wurde entschieden widersprochen. MAXIMOWs Schüler, vor allem Bloom und Lang, hielten und halten daran fest. Sie versuchten die Ansicht Maximows durch Experimente zu unterbauen.

Rebuck und Crowley (1955, 1960) erodierten die Epidermis und fingen die austretenden Blutzellen auf Deckgläschen auf. Sie glaubten aus ihren Befunden schließen zu dürfen, daß sich Lymphocyten in Makrophagen umwandeln, und daß dieser Prozeß nach 12—14 Std seinen Höhepunkt erreicht. Wiedermann, Thumb, Pärtan und Braunsteiner (1957) kamen zum gleichen Resultat. Barth (1958) sieht in den ausgetretenen Zellen lymphoide Makrophagen, die von den genannten Autoren als Lymphocyten bezeichnet wurden. In diesem Sinne spricht auch, daß segmentkernige Leukocyten in das Entzündungsfeld einwandern und von diesen Makrophagen phagocytiert werden. Rebuck u. Mitarb. (1960) wollen die Umwandlung von Lymphocyten zu Makrophagen auch an lebenden Zellen beobachtet haben. Es bleibt aber weiterhin die Frage zu beantworten, ob wirklich der Lymphocyt die Ausgangszelle gewesen ist (s. auch Becker u. Mitarb. 1961). Auf die lymphocytoide Reticulumzelle und den entsprechenden Makrophagen wird auf S. 696 noch eingegangen werden müssen. Neue Untersuchungen von Lennert (zusammen mit seinen Mitarbeitern Leder und Schomerus) zeigten keinen Anhaltspunkt dafür, daß sich Makrophagen aus Lymphocyten entwickeln. Eingehende Studien der Nucleolen der mit der Deckglasmethode von Rebuck gewonnenen Zellen sprechen dafür, daß die einkernigen Zellen der akuten Entzündung einer Zellgruppe angehören und sich nicht von verschiedenartigen Stammzellen herleiten (Leder und Schomerus).

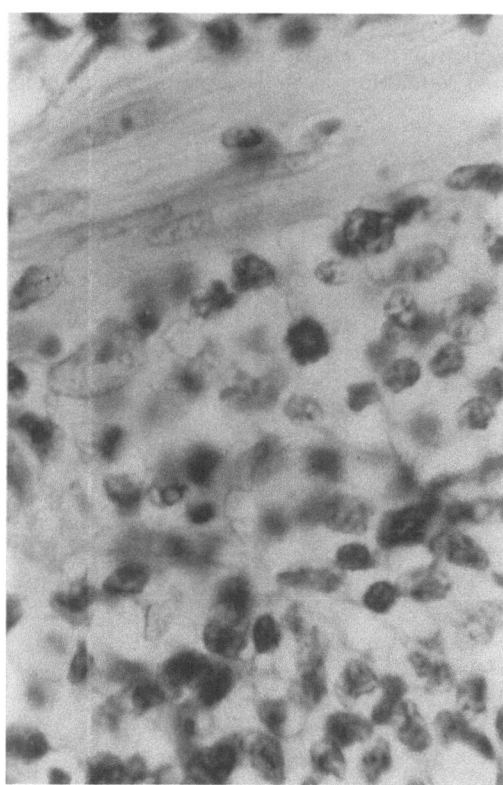

Abb. 2. Der gleiche Fall, das gleiche Präparat wie Abb. 1 in stärkerer Vergrößerung (Ölimmersion, 1250mal). Man erkennt jetzt sehr deutlich die Polymorphie der Kerne und daß es sich auch bei den im vorigen Präparat als Lymphocyten anzusehenden Zellen nicht um solche, sondern lymphoide Histiocyten handelt. Am oberen Bildrand Zellen der glatten Muskulatur, darunter Mitose

Im Gegensatz zu Pfuhl sieht Robb-Smith (1938, 1944) die Pluripotenz bestimmter in das Bindegewebe eingestreuter Zellen im Sinne von Maximow als eine wertvolle Arbeitshypothese an und betrachtet die Ansichten von Pullinger (1932), die von dieser Hypothese ausgehen, als einen Fortschritt. Aber auch diese Autorin kommt zu dem Schluß, daß der Begriff Reticuloendotheliose zur morphologischen Klassifikation wenig geeignet sei und schlägt den Namen Retikulose oder Retikulosis vor, den erstmals Letterer 1924 zur Bezeichnung des bekannten Falles von aleukämischer Retikulose verwandt hat.

Dieser Pat. wird heute als einer der ersten Fälle jenes Syndroms angesehen, das man später als Abt-Letterer-Siwe-Syndrom bezeichnete. Nun wird dieses Krankheitsbild von verschiedenen Autoren mit Gottron (1942) der Hand-Schüller-Christianschen Krankheit zugerechnet und damit als Speicherungsretikulogranulomatose angesehen.

Rump-Wendel hat die uns erreichbaren Veröffentlichungen von Abt-Letterer-Siwe-Syndrom sowie eigene Fälle nach ihrem cytologischen Bild analysiert und

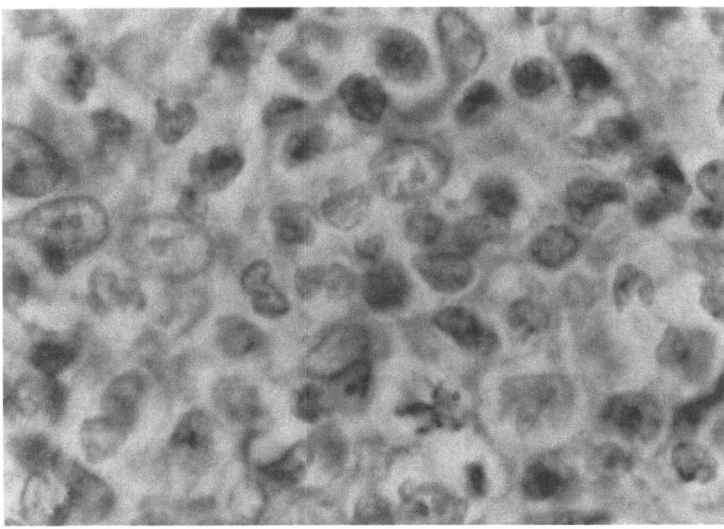

Abb. 3. Reticulosarkomatose. Beachte die unterschiedlichen Formen und die unterschiedliche Größe der gewucherten Zellen. Atypische Mitose. Das Krankheitsbild begann mit den klinischen und histologischen Veränderungen einer Alopecia mucinosa (s. S. 264, 265). 1200mal, Oberarm, Streckseite, ♂, 64 Jahre, Färbung Hämatoxylin-Eosin, Fixation Formol

den anerkannt blastomatösen Veränderungen, die von den gleichen Zellen ausgehen, nämlich den Reticulumzellsarkomen, gegenübergestellt. Eine scharfe Abgrenzung der Zelltypen bei beiden Erkrankungen voneinander erscheint nicht möglich (s. Abbildung 3, 4).

Trotz der ähnlichen cytologischen Befunde verlaufen diese Speicherungsretikulogranulomatosen und die systematisierten Bindegewebswucherungen im Sinne bösartiger Tumoren verschieden. Diese Tatsache ist nicht überraschend. Isomorphie bedeutet nicht ohne weiteres Isogenie und Isogenie bedeutet nicht

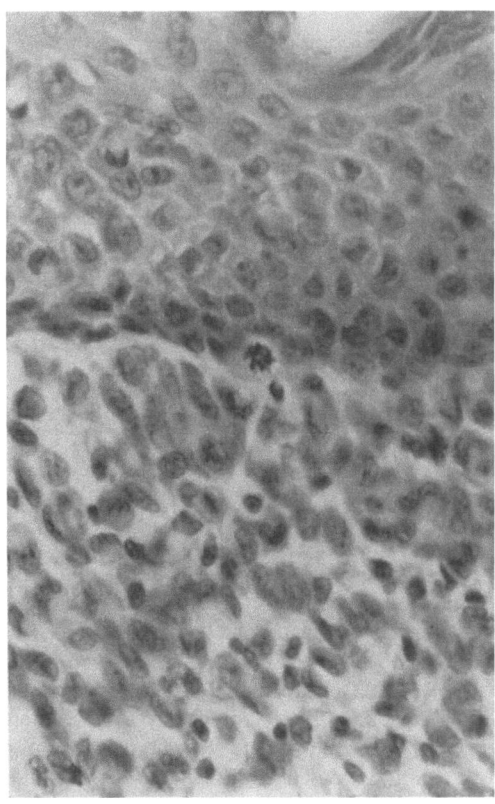

Abb. 4. Infiltrat in vollentwickelter Effloreszenz bei einem als Letterer-Siwe-Syndrom aufgefaßten Krankheitsfall. Auch hier leitet sich die Infiltratzelle von Reticulumzellen her. Beachte die Zellpolymorphie und den Übergang zu Zellen mit langgestrecktem schmalem oder Lymphocyten-artigem Kern. Mitose an der Epidermis-Cutisgrenze (Hämat.-Eosin, Fixation 5% Formol, Vergr. 750mal, 18 Monate altes Kind). Vergleiche die Struktur der Zellen des Infiltrates mit der der Zellen in den vorausgehenden Abbildungen

ohne weiteres Isomorphie (Rotter und Büngeler 1955, S. 765). Diese von zahlreichen Untersuchern, so von Gans und von Letterer, hervorgehobene Tatsache macht einen großen Teil widersprechender Annahmen gegenstandslos. Überdies ist die prospektive Potenz sehr vieler Zellen im Organismus größer als die prospektive Bedeutung (Näheres s. Starck 1955); anders ausgedrückt: Die Zellen nutzen nur einen Teil der ihnen innewohnenden Fähigkeiten aus. Oft ist es die Umgebung, die ihnen eine Entwicklung in einer bestimmten Richtung aufzwingt. Unter diesem Aspekt sind die Bindegewebszellen der Haut weniger pluripotent als man gemeinhin annimmt: In Tumoren entwickeln sie sich meist nur in einer Richtung. Leider ist über der Frage nach der Entwicklungspotenz die Suche nach der Ursache einer schrankenlosen, bis heute nicht aufzuhaltenden Vermehrung der Bindegewebszellen zurückgestellt worden.

4. Das Reticuloendotheliale System und sein Äquivalent in der Haut

Das Reticuloendotheliale System ist eine funktionelle Konzeption, die leider vielfach ohne die nötigen Einschränkungen — gegen den Willen ihres Schöpfers Aschoff — auf morphologische Verhältnisse übertragen wurde. So kam es zu einer großen Zahl von Mißverständnissen, die anscheinend nicht mehr behoben werden können.

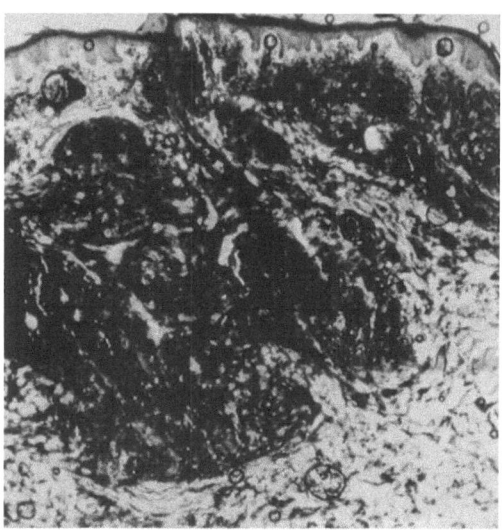

Aschoff (1924) beginnt seinen zusammenfassenden Bericht über das Reticuloendotheliale System mit folgender Bemerkung: Wenn er sich auf den rein morphologischen Befund an seinen Versuchstieren beschränke, sei das Ergebnis für den Leser sehr dürftig. Wenn man aber das Funktionelle hinzunehme, so werde die Aufgabe, einen zusammenfassenden Bericht zu erstatten, unlösbar. In sein System bezieht Aschoff die Endothelien, die Fibrocyten, die Reticulumzellen der Milzpulpa, die der Rindenknötchen der Markstränge, der Lymphknoten und des sonstigen lymphatischen Gewebes, die „Reticuloendothelien" der Lymphsinus der Lymphknoten und der Blutsinus der Milz, die Capillaren der Leberläppchen, des Knochenmarks, der Nebennierenrinde und der Hypophyse, die Histiocyten, die Splenocyten und die farbstoffspeichernden „Monocyten" ein.

Abb. 5. Das gleiche Material wie Abbildung 3, Nachweis der Aktivität der unspezifischen Esterasen (Azofarbstoffkuppelungsreaktion nach Nachlas und Seligman, s. Steigleder und Löffler 1956). 30mal, unfixierte Kryostatschnitte

Inzwischen ist als erwiesen anzusehen, daß die Reticuloendothelien bestimmter Organe, im besonderen die Kupfferschen Sternzellen, die auskleidenden Zellen der Blutsinus der Milz und des Lymphknotens, nichts anderes sind als Reticulumzellen (Fresen 1954a). Daher erscheint auch die Bezeichnung Retothelsarkom überholt (s. S. 693). Zahlreiche Autoren sprechen mit der Schule von Ferrata und Cazal von einem Reticulohistiocytären System (Rohr 1949, Roulet 1954). Damit wird den Histiocyten eine entscheidende Rolle in diesem System zuerkannt. In der Haut sind demnach diese Zellen wesentliche Träger des Systems. Das Kennzeichen dieser Zellen ist die Fähigkeit zur Phagocytose (s. S. 704).

Es sei jedoch an einige kritische Bemerkungen von LUBARSCH (1925) erinnert.
LUBARSCH sieht in der Isolierung von Zellen und in der Aufnahme einer Phagocytose Eigenschaften, die nicht dazu dienen können, Zellen von anderen abzugrenzen. Ganz verschiedenartige Zellen sind in der Lage, sich loszulösen und zu
phagocytieren (so z.B. in der Haut akantholytische Epithelzellen, die Melanin
aufnehmen).

Nach LUBARSCH sind die Phagocyten keine besondere Klasse von Zellen. Es
handelt sich seiner Ansicht nach um ,,Tätigkeitszustände aus besonderen An-
lässen``, die natürlich für bestimmte Zellen an bestimmten Orten häufiger zustande
kämen als für andere. Es gäbe keine Zellart, mit Ausnahme der Ganglienzellen

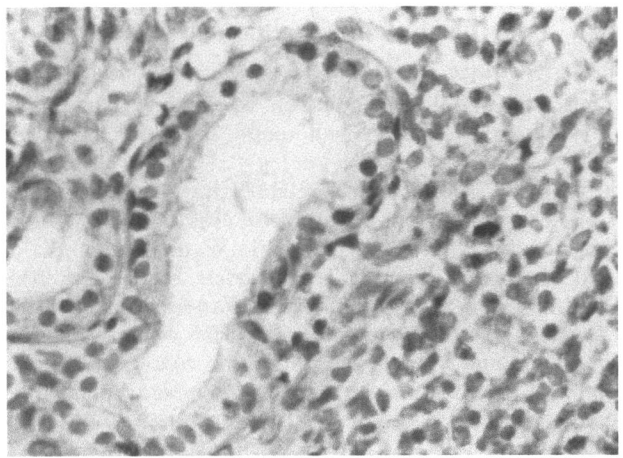

Abb. 6. Schweißdrüsenendstücke im Infiltrat einer Reticulosarkomatose. Die Infiltratzellen bestehen fast aus-
schließlich aus Zellen der histiocytären Reihe. Im Lumen der Schweißdrüsen sieht man Material sich von den
Zellen ablösen. Zum Teil erinnert das Bild an eine apokrine Sekretion (♀, 86 J,. rechter Oberarm, Hämat.-Eosin,
Vergr. etwa 520mal)

und Knochenkörperchen, die nicht gelegentlich als Phagocyten auftreten könnten.
Folgerichtig stellte er die obligaten Phagocyten den fakultativen gegenüber.
THOMAS (1938) und CHÈVREMONT (1942) stützen die Annahme von LUBARSCH
(s. S. 695). Die gelegentliche Aufnahme einer Phagocytose unter extremen Bedingungen unterscheidet sich jedoch von der Phagocytose als einer der Zelle ständig
gegebenen Fähigkeit. Man muß zwischen professionellen und Amateur-Phagocyten
unterscheiden.

Die Histiocyten sind also Repräsentanten des Reticulohistiocytären Systems
in der Haut. Wie wir noch im nächsten Kapitel sehen werden, sind nach der
Ansicht mancher Autoren die Histiocyten zugleich die Reticulumzellen der Haut
überhaupt. Die Bezeichnung ,,reticulohistiocytär`` würde damit zum Pleonasmus.

Mit speziellen Methoden kann man zeigen, daß Histiocyten, also speichernde
Zellen, nicht isoliert in der Haut liegen, sondern mit anderen Zellen Kontakt haben,
die als Fibroblasten oder Fibrocyten anzusehen sind. Es handelt sich daher bei
den Reticulumzellen der Haut um einen Formenkreis von Zellen, zu dem Histiocyten, Fibroblasten und Fibrocyten gehören. Von diesen Zellen nehmen offenbar
eine große Zahl von Geschwülsten und geschwulstartigen Erkrankungen ihren
Ausgang. Um diese in allgemein pathologischer Sicht deuten zu können, müssen
wir uns zunächst mit der Nomenklatur, der Herkunft und der Morphe der Histiocyten befassen.

Neben den Histiocyten werden in der Haut kleinere Zellen als Reticulumzellen
bezeichnet, denen nach Ansicht erfahrener Untersucher wie GOTTRON (persön-

liche Mitteilung) besondere Potenzen zukommen. Im Gegensatz dazu sollen die Histiocyten eine möglicherweise bereits potentiell einseitig festgelegte Endform sein.

Wie noch auszuführen sein wird, erscheint nach anderen Untersuchern der Histiocyt in verschiedener Gestalt. Die jüngeren Formen sehen den Lymphocyten ähnlich (s. S. 696). Es ist also nicht notwendig, anzunehmen, daß außer den Histiocyten noch andere Reticulumzellen in der Haut vorhanden sind. Ob das Vorkommen von zwei Formen der Reticulumzellwucherung, nämlich kleinzelliger und großzelliger, im Lymphknoten (Lennert 1961, 1963) für das Vorliegen von zwei Typen von Reticulumzellen in der Haut herangezogen werden darf, erscheint weiterer Studien wert.

5. Die Reticulumzellen der Haut

(Histiocytärer Formenkreis, System Histiocyt-Fibroblast-Fibrocyt)

Wie wir im vorigen Kapitel gesehen haben, ist die mit Sicherheit zum Reticuloendothelialen System von Aschoff gehörende Zelle der normalen Haut der Histiocyt.

Metschnikoff (1892, 1901, 1905) bezeichnet ihn als Makrophagen, Ranvier (1890d, 1900) als Clasmatocyten, Marchand (1899, 1902) als Adventitiazelle (s. unten), Maximow (1902, 1906) als ruhende Wanderzelle. Mit dieser letzten Bezeichnung will Maximow eine der wichtigsten Eigenschaften hervorheben, nämlich die Verwandtschaft zu den amöboiden Wanderzellen. Erst eine Irritation mobilisiert diese Zellen. Sie runden sich mehr oder weniger ab, sie verwandeln sich morphologisch zu den ,,Polyblasten" im Sinne von Maximow (s. S. 689) und durch Wachstum und Phagocytose schließlich zu den Makrophagen (Pfuhl 1932).

Der Name Adventitiazelle (Marchand, Herzog) wäre nur dann berechtigt, wenn diese Zellen ausschließlich in Gefäßnähe gefunden würden (Maximow 1927), was aber nicht der Fall ist.

Entzündliche Infiltrate, im besonderen solche lymphoreticulären Aufbaus, bilden sich zwar in der Haut nach eigenen Befunden fast ausschließlich um die Gefäße, im besonderen um die Gefäße des Stratum subpapillare unter Aussparung der Papillen, ferner um die Gefäße des Haarfollikels. Andererseits erkennt man mit speziellen Methoden, wie z.B. der Darstellung der Aminopeptidasenaktivität, daß Zellen des histiocytären Formenkreises noch in weitem Abstand von den Gefäßen, zuweilen in der gesamten Cutis, aktiviert sind. Dabei handelt es sich um ortsständige, den Fasern zugeordnete, nicht um eingewanderte Zellen. Sie bilden ein Zellnetz, indem sie mit Cytoplasmaausläufern aneinanderstoßen, obwohl die Kerne der Zellen weit voneinander getrennt sind. Die aktivierten Zellen sind allerdings meist einem bestimmten ,,Gefäßbaum" zugeordnet.

Ranvier wählte für die Makrophagen die Bezeichnung Clasmatocyt im Hinblick auf die Eigenschaft dieser Zellen, kleine runde Plasmateilchen abzuschnüren. Maximow (1927) glaubt, es handele sich um einen Artefakt, da die Abschnürung in Gewebekulturen vermißt wurde. Pfuhl (1932) erwähnt jedoch auf S. 36 seiner Arbeit ausdrücklich, daß sich gelegentlich Pseudopodien von den Clasmatocyten abschnüren, die dann als kleine Plasmaklümpchen neben der Zelle liegen. Dieser Vorgang ist nach Pfuhl wahrscheinlich von Ranvier als Clasmatose (Abspaltung) beschrieben worden.

Die von Aschoff, Landau und Kiyono eingeführte Benennung Histiocyt ist nach Pfuhl allgemeiner als die Bezeichnung Clasmatocyt oder ruhende Wanderzelle. Gräff stellt nach Aschoff (1924) die Reticuloendothelien im engeren Sinne, also die Reticulumzellen von Milzpulpa, Rindenknötchen und Marksträngen der Lymphknoten und die Reticuloendothelien der Lymphsinus der Lymphknoten, der Blutsinus der Milz und der Capillaren der Leberläppchen usw. als Ortshistiocyten den Wanderhistiocyten gegenüber. Aschoff (1924, S. 39) hebt hervor, daß selbst die in seinem System in einer Untergruppe zusammengefaßten Elemente *durchaus nicht völlig gleich sein müssen.* *Man darf deshalb auch in der Haut nicht annehmen, daß alle Zellen, die morphologisch und funktionell als Histiocyten anzusprechen sind, die gleichen Eigenschaften und Potenzen besitzen.* So lassen sich dem Nervensystem zugeordnete Zellen im Sinne von WIEDMANN und NIEBAUER nur mit Hilfe spezieller Verfahren und nur unter besonderen Bedingungen abgrenzen. Im Knochenmark hat MAXIMOW (1927) die Histiocyten den Reticulumzellen gleichgesetzt: diese verhielten sich bei Tieren wie typische Histiocyten. Viele von ihnen finde man schon unter physiologischen Bedingungen aus dem Verbande des Reticulums gelöst als histiocytäre Makrophagen (S. 696). Auch in der Haut ist bei entsprechender Methodik zu erkennen, daß Bindegewebszellen (Histiocyten oder Fibroblasten) sich mit Plasmaausläufern berühren und möglicherweise zusammenhängen (s. Abb. 1 und Abb. 2). BARGMANN erwähnt, daß die Reticulumzellen im Verlaufe der Stoffaufnahme zu mitunter beachtlicher Größe anschwellen. Sie werden abgerundet und in die Intercellularräume abgegeben, die sie dann als Histiocyten und Makrophagen amöboid durchwandern (BARGMANN). Reticulumzellen sind durch die Aufnahmebereitschaft für Lipide ausgezeichnet. Nach Ansicht zahlreicher Untersucher ist der Histiocyt eine Funktionsform des Fibrocyten (BARGMANN). CHÈVREMONT (1942) nimmt sogar an, daß Muskelzellen und andere hochspezialisierte Elemente sich in Histiocyten-ähnliche Zellen umzuwandeln vermögen und daß die Histiocyten demzufolge gar nicht als ein besonderer Zellstamm angesehen werden dürfen. POLICARD (1957) hält die Umformung des Histiocyten in den Fibroblasten für die häufigste Weiterentwicklung des Histiocyten überhaupt. Die den entzündlichen Prozessen folgende Fibrose ist nach seiner Ansicht das Resultat einer solchen Transformation.

Die Beobachtungen bei bindegewebigen Hauttumoren bestätigen die enge Beziehung zwischen Histiocyten, Fibroblasten und Fibrocyten. Zellen mit den Eigenschaften dieser Elemente kommen in Sarkomen und in gutartigen Tumoren, wie den Fibromen und Histiocytomen, nebeneinander vor. Besonders deutlich erkennt man ein derartiges Zellgemisch im Dermatofibrosarkom (GOTTRON 1952, GOTTRON und NIKOLOWSKI 1961, GANS und STEIGLEDER 1957).

Der Histiocyt ist durch eine besondere Vielgestaltigkeit ausgezeichnet (POLICARD). Daher ist es sehr schwierig, die exakte Größe eines Histiocyten zu bestimmen.

Nach PFUHL (1932) ist der Rauminhalt der Clasmatocyten (Histiocyten) nur scheinbar verschieden. Je nach dem Funktionszustand wechselt die Dicke. Die der Kugelform sich nähernde Zelle erscheint von der Fläche her gesehen kleiner als eine stark abgeflachte Zelle, auch wenn in Wirklichkeit kein Größenunterschied vorhanden ist. Die dickere Zelle wird gleichzeitig stärker gefärbt. Nach seiner Ansicht gehören wahrscheinlich unter normalen Verhältnissen alle Clasmatocyten der gleichen Größenklasse an. Seine Untersuchungen führen ihn auch zu dem Schluß, daß im Gegensatz zu der Ansicht von MAXIMOW (1927) Clasmatocyten (Histiocyten) und Fibrocyten gleich große Kerne haben. Zu beachten ist auch die Angabe PFUHLs, daß direkte Messungen sich nicht ausführen lassen, da die Kernform zu wechselnd ist und ohne genaue Kenntnisse des dritten Durchmessers Größenberechnungen zwecklos seien. Man befindet sich also bei der Haut in einer wesentlich ungünstigeren Situation als beim Lymphknoten (s. bei POPKES 1955, LENNERT und REMMELE 1958, 1959; s. auch Beitrag LENNERT in diesem Band).

Jüngere Formen der Histiocyten haben nach POLICARD *etwa die Größe roter Blutkörperchen oder Lymphocyten,* mit einem Durchmesser von 7—8 μ. Ausgestreckte Formen nehmen dagegen eine Größe von 25—30 μ an. Der Kern soll rund oder oval sein und mehr oder weniger exzentrisch liegen. Er soll zwischen 6 und 7 μ groß sein und einen klar umschriebenen großen Nucleolus besitzen. Nach Policard und anderen Autoren enthält das Cytoplasma Mitochondrien und zahlreiche Arten von Granulationen und Vacuolen. Histochemische Untersuchungen ergaben, daß das Cytoplasma mehr oder weniger reichlich Ribonucleinsäure bzw. Ribo-

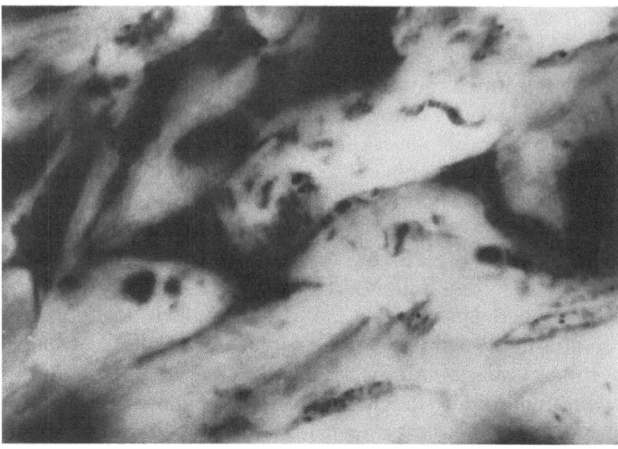

Abb. 7. Nachweis unspezifischer Esterasen in einem Histiocytom. Man sieht, wie von den intensiv gefärbten Zellen feine Ausläufer ausgehen und die Zellen auch über weitere Abstände durch diese verbunden sind. In einem Ausläufer feine Granula erkennbar (in der Mitte des Bildes). In einzelnen Zellen erkennt man, daß der Kern ausgespart ist (Vergr. etwa 960mal)

nucleoproteine enthält. Die Zellgrenzen können scharf abgesetzt sein, sie können aber auch unscharf werden. Es wurde bereits der Befund von Pfuhl erwähnt, daß Kern und Plasma je nach der Form und Dicke der Histiocyten mehr oder weniger intensiv angefärbt sind. Die Vielgestaltigkeit und die Lagerung der Zellen in verschiedener Richtung im Gewebe bedingen, daß sie im histologischen Präparat in ganz verschiedener Richtung geschnitten vorliegen können und demzufolge sich auch unterschiedlich färben. Es ist nach dem eben Gesagten ohne weiteres verständlich, daß kleine Formen der Histiocyten durch große vorgetäuscht werden können, wenn diese langgestreckt sind und senkrecht zur Längsachse geschnitten werden. Selbst Maximow und Bloom (1943, S. 97) kommen, wie viele andere Untersucher (Lit.

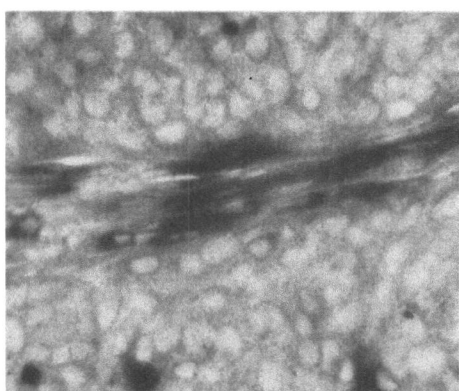

Abb. 8. Zwischen den Tumorzapfen eines Basалioms liegen Fibroblasten und Fibrocyten in einem schmalen Bindegewebsseptum, die eine ungewöhnlich starke Anfärbung beim Nachweis unspezifischer Esterasen (Azofarbstoffkuppelungsreaktion) zeigen. Vergr. 320mal.
(Aus Steigleder und Löffler 1956)

s. Rotter und Büngeler 1955, Lennert 1960), zu dem Schluß, daß Makrophagen nicht vollständig von „lymphoiden Zellen" unterschieden werden können.

Die Struktur und die Lagerung der Zellen zueinander erkennt man im Nativschnitt weit besser als im fixierten Zustand (Degos, Ossipovski, Civatte und Touraine 1957). Sogar noch nach Fixation aber vor der Einbettung stellen die Infiltrate nicht eine willkürliche Anhäufung von Einzelzellen dar, sondern liegen in einem Verband zusammen, Cytoplasma an Cytoplasma. Die Histiocyten bzw.

Fibroblasten bilden ein Maschennetz, in das weitere Zellen eingefügt sind (STEIG-
LEDER und HUNSCHA 1958).

Zusammengefaßt handelt es sich bei den reticulo-histiocytären Elementen der
Haut möglicherweise um sehr unterschiedlich geformte Zellen *eines* Typs, also um
eine Zellpolymorphie. Man versteht darunter einen besonderen Formenreichtum
eines einzigen Zelltyps (STEIGLEDER und HUNSCHA).

Die Entscheidung, ob ein Infiltrat polymorph ist, d.h. sich aus verschiedenen
Zellen wie Plasmazellen, Lymphocyten, Segmentkernigen und anderen aufbaut
oder nur polymorph erscheint, ist nicht leicht. Hier bringen Studien bei starker
Vergrößerung, im besonderen unter Zuhilfenahme der Ölimmersion nach sorg-
fältiger Fixierung und polychromer Färbung, oft überraschende Befunde. Die

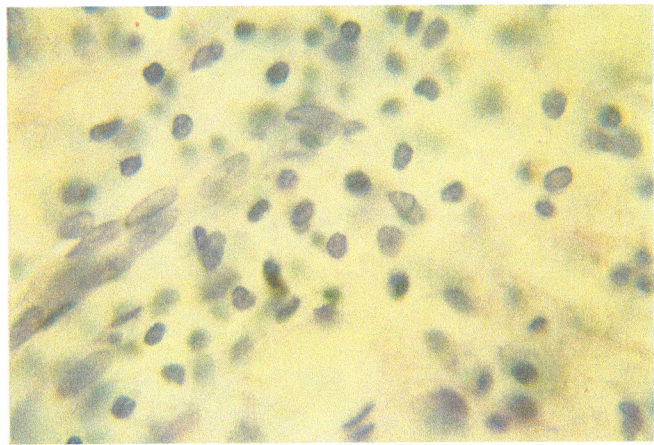

Abb. 9. Unter dem Bilde der Parapsoriasis en plaques beginnende Wucherung von Reticulumzellen. Lymphoreticuläres Infiltrat um Capillare. Fixation 10% Formol, Giemsa. ♂, 58 Jahre, Rücken. Vergr. 800mal.
Beachte die Übergänge zwischen lymphoiden und histiocytären Bindegewebszellen

Hämatoxylin-Eosin-Färbung täuscht zuweilen ein monomorphes Infiltrat vor.
Andererseits bezeichnen andere Autoren, so z.B. BURCKHARDT-ZELLWEGER
(1954), ein aus verschiedenen Zelltypen bestehendes Infiltrat dann als monomorph,
wenn es einen einförmigen Eindruck macht (Abb. 1, 2, 3, 9).

6. Die maligne Entartung der Zellen des histiocytären Formenkreises

Wie unterscheidet sich nun die Tumorzelle, und vor allem diejenige mit der Tendenz zu bösartigem Wachstum, von der normalen?

CASTRÉN (1926) kommt auf Grund seiner Studien an Fibromen, Fibrosarkomen, Spindelzellsarkomen und polymorphzelligen Sarkomen zu dem Schluß,
daß die Morphe der Tumorzellen an die der Fibroblasten anknüpft. Die größte
Ähnlichkeit bestehe zwischen diesen und den spindelförmigen Geschwulstzellen.
Die größere Schwankung bezüglich der Größe, der Form, des Chromatingehalts
der Kerne, der Dimension der Nucleolen sowie Unterschiede in den feineren Zellstrukturen, besonders im Bau des Mikrozentrums, trennten die Tumorzellen von
den normalen Bauelementen. Andererseits ist der Wert dieser Unterscheidungsmerkmale sehr eingeschränkt, denn die Verwandlungsfähigkeit ist charakteristisch
für Histiocyten (POLICARD 1957). Tumoren mit sehr einheitlichem Zellaufbau
und Abrundung von Kern und Plasma sind verdächtig, daß es sich nicht um
Retikulosen, Reticulosarkomatosen oder Reticulumzell-Sarkome im eigentlichen

Sinne, sondern um ein Lymphosarkom, eine Lymphadenose oder eine andere Leukose mit isoliertem Befall der Haut oder unter Mitbeteiligung der Haut handelt. Andererseits werden die Lymphosarkome von manchen Autoren als Untergruppe der Reticulumzell-Sarkome betrachtet. Ein erheblicher Anteil der unter dem Namen Lymphosarkom beschriebenen Tumoren sind im Sinne anderer Autoren Reticulumzell-Sarkome (RÖSSLE 1939). Jedenfalls darf nur dann eine maligne Entartung von Reticulumzellen mit Sicherheit angenommen werden, wenn Kern und Plasma zahlreicher Zellen so außerhalb der Norm liegen, daß kein Zweifel bestehen kann. Oft läßt sich das histologische Bild nur im Verein mit den klinischen Befunden deuten.

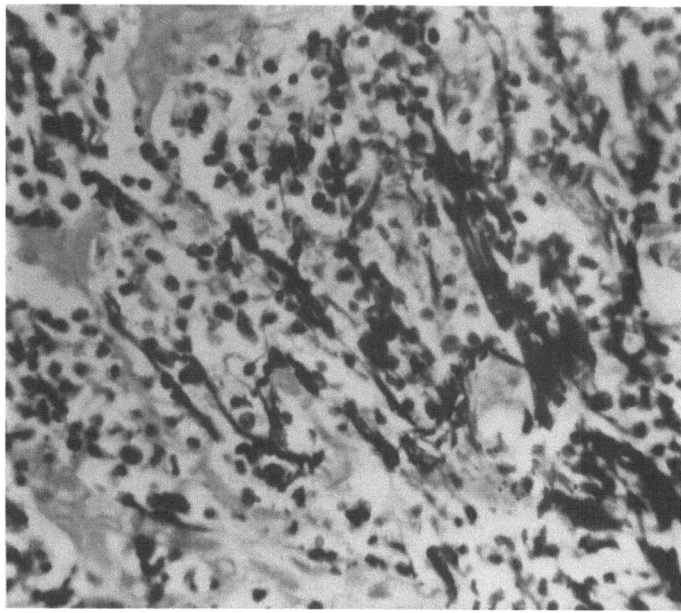

Abb. 10. Eigentümlich degenerierte Bindegewebszellen am Rande eines Infiltrates bei Mycosis fungoides. Eine ähnliche Degeneration findet man auch gelegentlich beim Lupus erythematodes integumentalis (chronicus). Wahrscheinlich sind degenerierte Reticulumzellen so langgestreckt, daß sie Fibroblasten nachahmen. Hämat.-Eosin, etwa 520mal

Es ist erstaunlich, welche Variationen dieser Zellen schon bei entzündlichen Dermatosen anzutreffen sind (s. REHTIJÄRVI). Mitosen findet man auch bei gutartigen Prozessen in Bindegewebszellen (GOTTRON 1952). Postmortal kommt es überdies, ähnlich wie von dem blutbildenden Knochenmark bekannt (LENNERT 1952), zu erheblichen Veränderungen an den Bindegewebszellen der Haut. Sie neigen bereits während des Lebens zu Degeneration und Untergang. Ähnlich wie beim Lupus erythematodes chronicus sieht man in den Infiltraten bei Reticulosarkomatosen bzw. verwandten Krankheitsbildern degenerierte Zellen mit langgestreckten, oft sägeblattähnlich veränderten Kernen (Abb. 10). Zur Differenzierung pathologischer Bindegewebszellen ist daher eine sorgfältige Fixation frischen Gewebes nötig (PFUHL 1932, STEIGLEDER 1960).

Stellt man die Beschreibung der Cytologie von normalen und pathologischen Bindegewebszellen durch verschiedene Autoren einander gegenüber (STEIGLEDER und HUNSCHA 1958), fallen die erheblichen Differenzen auf. Diese Differenzen beruhen aber nur zum Teil auf echten Unterschieden, zumeist hingegen auf der unterschiedlichen Bewertung von Zellmerkmalen durch den Autor, ferner auf einer unterschiedlichen Fixation und auf der ganz verschiedenen Färbetechnik (pH-

Zahl), die oft nicht einmal angegeben sind. Meist wird die pathologische Reti-culumzelle in der Haut als große Zelle mit bläschenartigem Kern bewertet, mit sehr deutlicher Kernmembran. Der bläschenartige Kern erklärt sich aus einer Armut an Inhalt pro Volumeneinheit (Schwellung?). Im Kern ist mindestens ein großer Nucleolus und oft eine Reihe von Chromatinstückchen enthalten. Daneben werden dann kleinere Zellen mit relativ chromatinreichen Kernen und einem stärker basophilen Protoplasma erwähnt. Ferner sieht man Übergangsformen zwischen den beiden Zelltypen. Man lese die Charakteristika der Reticulumzellen der Haut bzw. der Histiocyten (s. im vorigen Kapitel) daraufhin noch einmal nach, und man wird erkennen, daß die eben angeführten Unterschiede nur relativ und möglicher-weise beide Zelltypen lediglich Varianten ein und derselben Zelle sind. Die Zell-form als solche hat daher nur eine beschränkte diagnostische Bedeutung. Anderer-seits halten wir es für notwendig und angebracht, die Art der Zellwucherung soweit nur möglich festzulegen, im besonderen, ob es sich um Proliferationen von Zellen handelt, die zur lymphocytären Reihe gehören oder zur retikulären.

Der Dermatologe ist sich durch die Arbeiten von GOTTRON der Tatsache erneut bewußt geworden, daß aus der Art der cellulären Wucherung, im besonderen ihrer Differenzierung bzw. Entdifferenzierung sowie ihrem Verhalten gegenüber dem um-gebenden Gewebe, wichtige Rückschlüsse auf die Prognose gezogen werden können. In diesem Sinne sprechen auch die Ergebnisse von Kernmessungen bei Proliferation solcher Zellen (REHTIJÄRVI 1963). Unter einem solchen Aspekt erscheint die Unterteilung der malignen Reticulumzellwucherung in Reticulosarkomatose und Retikulose sinnvoll, falls Übereinstimmung besteht, daß mit der letzten nicht hyperplastische Prozesse und irreversible Wucherungen zugleich gemeint sind. Bei beiden Arten der Zellvermehrung gilt es jedoch, wie von GOTTRON bei der Histologie des Granuloma anulare gefordert, das Gesamtbild nicht über den Einzelheiten aus dem Auge zu verlieren.

Zum Vergleich wurden von STEIGLEDER und HUNSCHA (1958) in Tabellen verschiedene Zelltypen des Bindegewebes nach der Beschreibung einzelner Autoren gegenübergestellt, und zwar vor allem nach LENNERT (1953) für den Lymph-knoten, nach BARGMANN und nach BLOOM und MAXIMOW für den normalen Organismus und nach LEVER (1954) für pathologische Zustände der Haut ent-sprechend der Einteilung von GALL und MALLORY (1942) (s. Tabelle 1).

Tabelle 1. *Vergleich der verschiedenen Zelltypen nach der Beschreibung einzelner Autoren* (Aus STEIGLEDER und HUNSCHA 1958)

Zellname	Indifferente Reti-culumzelle	LENNERT Retothelzelle (ROULET, RÖSSLE, FRESEN)	Makrolymphocyt
Zellgröße	kleinste Zelle des Ge-rüstes		relativ groß, 15—20 μ
Plasmamenge Plasmaform		breit	schmal scheinbar ohne syncytia-len Verband
Plasmafarbe		meist deutlich eosinophil	tief basophil
Kerngröße	klein	wesentlich größer als bei der indifferenten Reti-culumzelle	groß
Kernform	oft etwas gefaltet, längsoval	z. T. plump oval, z. T. tief eingekerbte oder gefal-tete Membran	bläschenförmig (Giemsa), plump oval, leicht ge-kerbt oder gedellt
Chromatin	mäßiger Chromatin-gehalt	fein, staubförmig verteilt	locker, verschieden große Brocken im hellen Kern
Nucleolen	1—2	1—2, mittelgroß	1—2, groß

Tabelle 1 (Fortsetzung)

Synonyme		Histiocyt oder Makrophag = aus dem Verband gelöste Retothelzelle	Lymphoblast, indiff. Endothelzelle, jugendl. Rundzelle	
Besonderes	keine oder geringe Gitterfaserbildung und Speicherung	Gitterfaserbildung, Speicherung, Phagocytose		
Bloom und Maximow				
Zellname	Undifferentiated mesenchymal cell	Fibroblast	Histiocyte	
Zellgröße	oft kleiner als Fibroblast		wechselnd	
Plasmamenge Plasmaform		lang, flach, spindelförmig, speerförmige Fortsätze	flach, rund, oval, spindelförmig, teilweise verzweigte Ausläufer homogen dunkel	
Kerngröße		groß	kleiner als beim Fibroblasten	
Kernform		oval	unregelmäßig, oval und nierenförmig	
Chromatin		staubförmige Chromatinpartikel, sehr zarte, teilweise leicht gefaltete Kernmembran	starke, leicht gefältelte Kernmembran, Chromatinpartikel gröber als beim Fibroblasten, dunkel	
Nucleolen		1 oder mehrere, groß	nicht groß	
Synonyme			fixed Macrophage, Clasmatocyte, resting Wandering cell	
Besonderes	sieht aus wie Fibroblast, entlang den Gefäßen gelegen. Bildung neuer Zelltypen bei Stimulis. Wohl dieselben Eigenschaften wie primitive reticulum cell	Zelle hochdifferenziert, keine anderen freien Zellen aus ihr. Gut mit HE-Fe., kaum mit HE darstellbar. In Ruhe selten Einschlüsse. Mit Neutralrot gefärbte Vacuolen	elektive Speicherung elektronegativer Substanzen, gewöhnlich kleine neutralrot gefärbte Vacuolen. Bei Stimulanz als freie Form, nie amöboid	
Bargmann				
Zellname	Fibrocyt	Histiocyt oder Makrophag	Basophile Rundzellen gr. Lymphocyt	Monocyt
Zellgröße			$15\,\mu$	$12\text{—}20\,\mu$
Plasmamenge Plasmaform	spindelförmig, membran- oder spießförmige Fortsätze	unregelmäßig geformt, abgeflacht	kugelig	
Plasmafarbe	glasig	schwach basophil	basophil	basophil
Kerngröße Kernform	groß meist oval oder nierenförmig	klein	groß oft nierenförmig	rund, nierenförmig, gelappt,
Chromatin	sehr zart	dichter strukturiert als beim Fibrocyten	locker	
Nucleolen	1 oder mehrere			

Tabelle 1 (Fortsetzung)

Synonyme		Clasmatocyt	
Besonderes	gelegentlich Fetttröpf-chen und Vacuolen enthaltend, feinkör-nige Speicherung saurer Vitalfarbstoffe	Phygocytose, Plasma oft netzig strukturiert, meist körnige Ein-schlüsse, selten Vacu-olen oder Fettein-schlüsse; Zelle liegt im Intercellularraum	Makrophag dem Histio-cyten ähnlich, Oxydase-positiv

LEVER

Zellname	stem cell	reticulum cell	lymphoblast
Zellgröße		kleiner als stem cell, größer als reife reticular cell (Histiocyt)	
Plasmamenge	groß, reichlich		schmal, daher Kerne eng beisammen
Plasmaform	einzeln und im Verband	unregelmäßig begrenzt, wie amöboid	
Plasmafarbe	blaß	eosinophil	
Kerngröße	groß, 2—4mal lympho-cytengroß		groß, größer als Lympho-cytenkerne
Kernform	rund	rund, oval, nierenförmig	rund oder leicht gedellt, uniformer als stem cell und reticulum cell
Chromatin	zart staubförmig	mäßig dicht, Kern blaß, bläschenförmig, scharfe basophile Kernmem-bran	ziemlich gleichmäßig ver-teilt, weniger verklumpt als beim Lymphocyten, Kern bläschenartig selten
Nucleolen	1, gelegentlich mehr, groß, dunkel		
Synonyme		immature reticular cell	
Besonderes	Zu unreif für die Gitter-faserbildung, zahl-reiche typische und atypische Mitosen	spärliche Gitterfaser-bildung, mäßig Mitosen	gelegentlich Gitterfaser-bildung, gewöhnlich zahlreiche Mitosen

Die *Stammzelle* ist nach den letzten Autoren als undifferenzierte Zelle mesen-chymalen Ursprungs nicht von undifferenzierten blutbildenden Zellen zu unter-scheiden. Sie würde also der Stammzelle des deutschen Schrifttums entsprechen, doch besitzen Zellen gleichen Aussehens nicht notwendig gleiche Potenzen. Die Stammzelle ist morphologisch nicht von Zellen abgrenzbar, die von MAXIMOW und seinen Schülern bei der von diesen Autoren postulierten Umbildung von Lymphocyten zum Makrophagen beschrieben worden sind (s. S. 689). Es erhebt sich hier, wie bereits erwähnt, aber die Frage, ob es sich um echte Lymphocyten oder aber um lymphoid aussehende Makrophagen bzw. Histiocyten gehandelt hat (s. S. 690). GOWANS (1959), LENNERT (1960) u. a. kommen nach einem Rück-blick über die Literatur zu dem Schluß, daß ein Beweis für die Umbildung bis heute aussteht (s. S. 696).

WILSON (1954) beschreibt die Stammzellen oder „plast cells" als große Elemente mit einem Durchmesser von 15—30 μ und mit einem im Verhältnis zum Plasma großen Kern. Das Cytoplasma besteht nur aus einem schmalen, schwach gefärbten Saum um den Kern. Zahlreiche gut abgegrenzte Kernkörperchen sind vorhanden. Das Chromatin des Kernes ist außerordentlich fein verteilt und färbt sich schwächer als das relativ grobe Chromatin einer mehr reifen Zelle. WILSON nimmt an, daß diese Elemente sich zu Lymphocyten, Granulo-cyten, Monocyten und Plasmazellen weiterentwickeln können, er sieht darin sogar eine Hilfe für die Diagnose. Auf diese Fragen wird im folgenden noch eingegangen (s. S. 709). Neoplasma-artige Veränderungen, in denen dieser Zelltyp reichlich vorhanden ist, sollten nach Wilson als „plast-cell"-Sarkom bezeichnet werden.

Während Wilson annimmt, daß im Knochenmark und Blut Monocyten und Histiocyten leicht zu unterscheiden seien, gibt er zu, daß es in der Haut sehr schwierig ist. Bei malignen Wucherungen der Histiocyten werde immer die gesunde Ursprungszelle imitiert.

Nach Flarer (1948) werden dieselben Zellen von den einen als reticulo-endotheliale, von den anderen als monocytoide, lymphocytoide, histiolymphoide bezeichnet. Diese Namen zeigen jedoch, daß die einzelnen Autoren solche Zellen mit den Lymphocyten nicht identifiziert haben.

Es ist zu hoffen, daß die systematische Durchführung von Ausstrichen aus dem erkrankten Gewebe uns weiterhilft, wie dies vor allem von Flarer (1928,

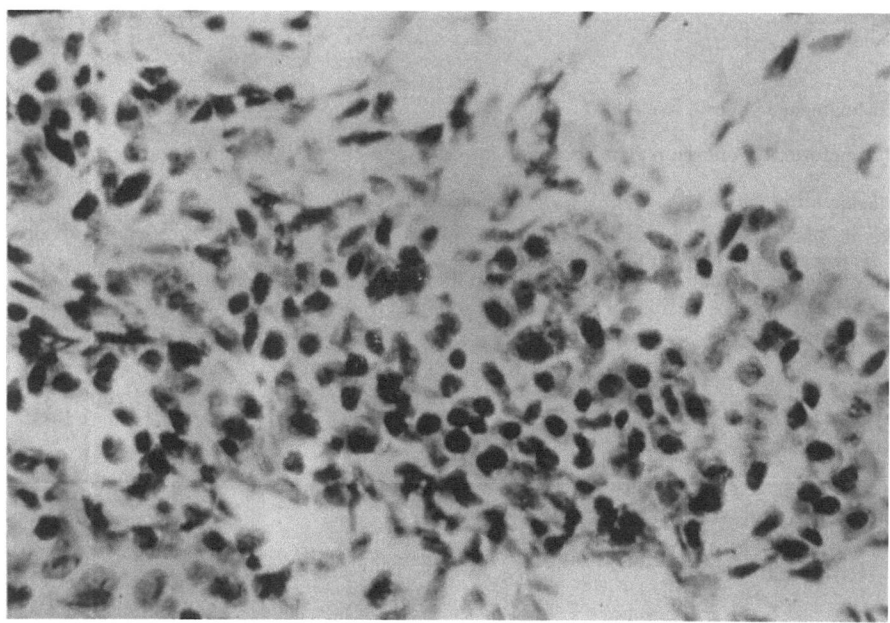

Abb. 11. Lymphogranulomatosis Paltauf-Sternberg, die unter dem klinischen Bild einer Tbc. cutis miliaris faciei begann und rasch einen sarkomatösen Verlauf mit tödlichem Ausgang nahm (54 Jahre, ♀). Mit Alkohol fixierter Kryostatschnitt, gefärbt mit Toluidinblau, pH 7,0, etwa 200mal

1933), von Cottini (1937), Tzanck u. Mitarb. (1948), Wilson (1954), Getz, Pease und Montgomery (1956), Degos, Ossipovski, Civatte und Touraine (1957) u.a. empfohlen wurde. Cottini unterscheidet in Gewebsausstrichen von Krankheitsbildern, die er als Mycosis fungoides bezeichnet, die aber auch als Retikulose oder Reticulosarkomatosen aufgefaßt werden könnten, im Ausstrich zwischen typischen Zellen wie Lymphocyten, Monocyten, eosinophilen Leukocyten und Plasmazellen und anormalen Monocyten. Unter den atypischen mono-nucleären Zellen fand er Zellen, die im Äußeren den *Hämohistioblasten* im Sinne von Ferrata entsprechen, einem sehr umstrittenen Zelltyp (s. Rohr 1949). Undritz (1946) sieht in ihnen Artefakte an ganz verschiedenen Zelltypen.

Diese Zellen dürften in Cottinis Fällen mit denen identisch sein, die andere als Stammzellen oder völlig unreife Reticulumzellen bezeichnet haben. Außerdem ist mit dem Vorkommen anderer Varianten der Reticulumzelle zu rechnen, wie der Hodgkin-Zelle. Diese ist stets einkernig, kann aber eine erhebliche Größe erreichen. Sie ist bezeichnend für die Lymphogranulomatose, kommt aber auch bei anderen Erkrankungen vor. Nach Angaben von Lennert (1953) liegt die

Hodgkin-Zelle zunächst in syncytialem Verband. In der Giemsa-Färbung hat sie ein mehr oder weniger stark basophiles Protoplasma, das bei losgelösten Zellen deutlicher basophil ist als bei denen, die im Verband liegen. Die Kerne sind annähernd zentral gelegen, polymorph, d.h. rund, eckig, oval, gekerbt und noch anders gestaltet. Sie enthalten unregelmäßig verteilte Chromatinbrocken und besitzen eine Reihe (bis zu sechs) Riesennucleolen. Die losgelöste Hodgkin-Zelle soll eine pathologische Variante der Makrolymphocyten des normalen Lymphknotens sein. Die Reed-Sternberg-Zelle dagegen ist mehrkernig, Übergangsformen zu der Hodgkin-Zelle kommen vor. Nur selten finden sich diese Riesenzellen im reticulären Verband. In der Giemsa-Färbung sind sie gegenüber Lymphocyten und Plasma-

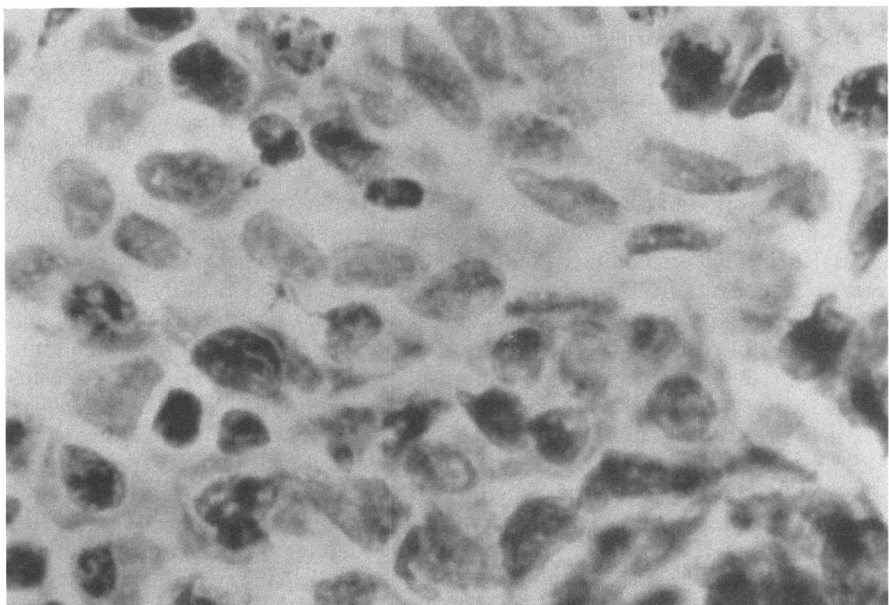

Abb. 12. Infiltrat von der gleichen Patientin wie Abb. 11, bei 1200facher Vergrößerung. Beachte die Polymorphie der Kerne und ihre unterschiedliche Anfärbbarkeit. Auch das Cytoplasma verhält sich sehr unterschiedlich

zellen nur schwach angefärbt, das Plasma ist nur leicht basophil. Der Kern enthält nur wenig Chromatin. Doch kommen gelegentlich auch Zellen mit starker Basophilie des Plasmas vor. Eine andere hier zu erwähnende Zelle ist die sog. Granulomzelle von KLIMA, die wahrscheinlich mit der Hodgkin-Zelle identisch ist (Näheres s. STEIGLEDER und HUNSCHA 1958).

Die Reticulumzellsarkome weisen verschiedene Reifegrade ihrer Zellen auf, worauf OBERLING (1934) und DE OLIVEIRA (1937) ihre Einteilung gründen. Bei der unreifsten Form, die dem Stammzell-Lymphom von GALL und MALLORY (1942) entspricht, erinnert das Gewebe an Lymphknoten vor dem 6. Monat der embryonalen Entwicklung. Die Zellen haben reichlich blasses amphophiles (GALL und MALLORY 1942) Protoplasma und große, runde, nierenförmige oder ovale Kerne. Diese sind wenig angefärbt, haben ein feinverteiltes Chromatin, meist eines, selten mehrere große Kernkörperchen und eine stark basophile Kernmembran. Dadurch sieht der Kern bläschenartig aus. Die Zellen liegen aneinander, Reticulumfasern werden noch nicht ausgebildet! Mit zunehmender Reife erinnern die Zellen an die Reticulumzellen des Lymphknotens, es werden jetzt mit Silber imprägnierbare Fasern gefunden. Die weitere Entwicklung geht nach DE OLI-VEIRA über Formen, in denen die Zellen mehr oder weniger zu Fibroblasten differenziert werden. Den Endpunkt stellen Sarkome mit Ausbildung kollagener Fasern dar (s. auch Tabelle S. 707).

Bei den Tumoren der Haut ergibt sich eine Verbindung vom Fibrom über das Histiocytom über das Dermatofibrosarcoma protuberans mit einem gemischten Aufbau aus speichernden histiocytären und fibrocytären Elementen zu den Fibrosarkomen und von dort zu den Reticulumzellsarkomen verschiedenen Reifegrades, wobei bei den letzten Zellen verschiedene Entwicklungsstadien *nebeneinander vorkommen.* Oberling (1934) unterscheidet in seiner Einteilung noch eine dritte Kategorie, bei der die Mutterzellen eine Entwicklung in Richtung der Endothelien oder der Zellen der myeloischen oder der lymphatischen Reihe vollzogen haben

Ob eine solche Entwicklung in der Haut von einer Zelle aus wirklich möglich ist, und ob es sich in der Haut um dieselbe Ausgangszelle handelt, wie in anderen, im besonderen den leukopoetischen Organen, ist eine Grundfrage.

Begleitretikulosen und begleitende entzündliche Infiltrate

Eine Antwort wird sehr erschwert, weil es bei den neoplastischen Wucherungen oder, wie es Roulet ausdrückt, den ausgesprochen blastomatösen Wucherungen, zu Begleitretikulosen kommen kann, die von verschiedenen Autoren erwähnt werden (Hittmair, Rohr, Gottron u.a.). Ferner verwischen Infiltrate das Bild, bei denen es sich um reaktive Entzündungen handeln könnte. Steigleder und Hunscha erinnern daran, daß es auch um infiltrierende Carcinomzellen zu einer starken entzündlichen Reaktion kommt, die von manchen als eine Abwehrreaktion oder, anders ausgedrückt, als eine Überempfindlichkeitsreaktion gegenüber der Geschwulst aufgefaßt wird. Diese entzündliche Reaktion drückt sich häufig in dem Aufbau eines regelrechten Entzündungswalls aus Histiocyten und ihren Abkömmlingen sowie aus Zellen des Blutes aus. Niemand wird aber diese entzündlichen Zellen von den Carcinomzellen herleiten. Andererseits wird eine solche entzündliche Reaktion von dem Tumor induziert. Bestimmte Tumoren induzieren ein Granulom bestimmten Aufbaus: Um den Naevus syringoadenomatosus papilliferus z.B., also einer gutartigen Geschwulst der epithelialen Anhangsgebilde, findet man meist ein Infiltrat aus Plasmazellen, um Basaliome eine histiocytär-fibroblastische Reaktion. Es ist nicht einzusehen, warum sich nicht auch um die entarteten Bindegewebszellen eine derartige Reaktion einstellen sollte. Die Zellen eines reaktiven Infiltrates sind also nicht notwendig von den Tumorzellen herzuleiten. Offenbar ergeben sich bei Frühformen der Lymphogranulomatosis Paltauf-Sternberg (M. Hodgkin) ähnliche Probleme und die gleiche Schwierigkeit, diese Gewebsbilder von entzündlichen ähnlichen Veränderungen abzutrennen (Lennert 1958).

7. Differenzierung der Reticulumzellen in funktioneller Hinsicht

a) Fähigkeit zur Phagocytose

Eine der charakteristischen Eigenschaften der Histiocyten ist die Phagocytose. Diese Fähigkeit berechtigt die Aufnahme der Histiocyten in das Reticuloendotheliale System (s. S. 692). Phagocytose bedeutet die Aufnahme von außerhalb der Zelle gelegenen Stoffen in das Zellinnere. Der Nachweis von Substanzen, wie Fetten, in der Zelle berechtigt nicht ohne weiteres zur Annahme einer Phagocytose. Es bestehen drei Möglichkeiten, wie es zu dem Sichtbarwerden von Substanzen in der Zelle kommt:

1. Können diese Stoffe in der Zelle vermehrt gebildet werden.

2. Können Substanzen aus der Bindung an andere Körper befreit und dadurch darstellbar werden. Dieses Phänomen bezeichnet man als Phanerose. Es kommt im besonderen bei Fetten vor, die dem üblichen Nachweis entgehen, solange sie an Eiweiße gebunden sind. Eine Phanerose ist ferner charakteristisch für Mucopolysaccharide. Bei dem Nachweis von Sulfhydrilgruppen ist zu beachten, daß diese Gruppen besonders labil sind und sich zu Disulfidbindungen vereinigen können.

3. Können Substanzen von außen in den Zelleib aufgenommen werden.

Nur im letzten Falle handelt es sich um eine Phagocytose. Leider sind die beiden ersten Phänomene mit dem letzten verwechselt worden. Nur wenige Autoren haben die Speicherungsfähigkeit der Zellen bei den neoplastischen Wucherungen der Bindegewebszellen der Haut untersucht. Andererseits hat man aus der bloßen Nachweisbarkeit von körpereigenen Substanzen in den Zellen bestimmter Tumoren auf deren Fähigkeit zur Phagocytose geschlossen.

Der histochemische Nachweis von Fetten in dem Cytoplasma der Bindegewebszelle ist bei der Abt-Letterer-Siweschen Krankheit studiert worden (GOTTRON 1942; weitere Lit. s. entsprechende Kapitel dieses Handbuches und RUMP-WENDEL 1955). Nur in einem kleinen Teil der Fälle ließ sich mit den gebräuchlichen Färbemethoden, meist Scharlachrot oder Sudan III gelöst in hochprozentigem Alkohol, Fett in den wuchernden Bindegewebszellen nachweisen. Obwohl dieses Krankheitsbild in Beziehung zu dem Hand-Schüller-Christian-Syndrom gesetzt wird, sind nur einige Autoren der Frage des Fettnachweises nachgegangen. Auch bei anderen Erkrankungen mit Wucherung der reticulären Zellen, wie der Mycosis fungoides, haben nur wenige Forscher sich mit der Frage des Auftretens von Fetten in den Bindegewebszellen beschäftigt, so WINER 1947, WEIDMAN (Diskussionsbemerkung zu WINER), SPREMOLLA 1922, STEIGLEDER und LAUCKNER 1959.

STEIGLEDER und LAUCKNER (1959) konnten einen Pat. beobachten, der klinisch das Bild einer Mycosis fungoides bot und histologisch als Reticulosarkomatose im Sinne von GANS und STEIGLEDER angesprochen wurde. Andere Autoren würden diesen Fall als Retikulose, Reticulohistiocytose oder sog. Reticulosarkomatose im Sinne von GOTTRON bezeichnet haben. In der Haut dieses Patienten konnte der Übergang der üblichen histiocytären Elemente zu Schaumzellen mit Speicherung doppelbrechender Lipide beobachtet werden. In diesem Falle hatte also die histiocytäre Zelle trotz Abweichungen vom Normalen diese Funktion behalten. Warum es zu der Speicherung kam, ließ sich nicht entscheiden. Die Blutfettwerte waren nicht erhöht, lediglich das Gesamtcholesterin und das veresterte Cholesterin lagen geringfügig über der oberen Grenze des Normalen. Gleichzeitig bestand bei dem Patienten ein Carcinom der Harnblase, an dem er kurze Zeit nach der Beobachtung ad exitum kam. Die inneren Organe waren von der histiocytären Zellwucherung nicht erfaßt.

Möglicherweise können Histiocyten in der Haut bezüglich der Fettspeicherung verschieden differenziert sein. So finden wir beim Histiocytom häufiger doppelbrechende Fette im Plasma, selbst Übergänge zum Xanthom sind beschrieben. Diese Art von Fetten findet sich dagegen nicht bei den sog. Reticulohistiocytomen, obwohl auch hier im Plasma der Zellen Fette auftreten (LYELL und CARR 1959).

Andererseits war das Verhalten der Plasmalreaktion bei Xanthomen verschiedener Genese einheitlich (BRAUN-FALCO und BRAUN-FALCO 1957). GANS und STEIGLEDER (1957) fanden in den Zellen des Histiocytoms eine positive Plasmalreaktion. Bei reticulären Zellwucherungen neoplastischer Natur waren die Zellen ebenfalls nicht sicher von normalen verschieden.

Das Sichtbarwerden von Fetten verschiedener Art in den Bindegewebszellen, die Phanerose, ist ein Symptom, in dem sich sehr verschiedenartige Vorgänge ausdrücken, darunter rein degenerative. Zum Beispiel ist beim vollentwickelten Xanthomknoten die Aufnahme von Isotopen gering, was auf eine darniederliegende Stoffwechselfunktion schließen läßt (LEONHARDI 1957).

b) Verhalten der Enzymaktivität in Bindegewebszellen

Die sehr deutliche Aktivität verschiedener Enzyme ist in Histiocyten histo-chemisch nachweisbar, so verschiedener Esterasen und der Leucinaminopeptidasen (Lit. s. Gedigk und Bontke 1957, Steigleder und Löffler 1956, Steigleder und Schultis 1957, Wells 1957, Pearse 1960, Braunsteiner 1962, Blum 1962, Steigleder, Kudicke und Kamei 1962, 1963 und zahlreiche andere). Doch geben solche Untersuchungen lediglich Hinweise auf die Genese, gestatten aber keine sichere Differenzierung einzelner Zellen, da pathologische Zellen sich nicht not-wendig wie ihre normalen Verwandten verhalten müssen, ja es oft mit Sicherheit nicht tun (Blum 1962, Steigleder, Kamei u. Kudicke 1963).

Hoffmann, Rottino und Stern hatten 1951 versucht, mittels der Nadi-Reaktion auf Cytochromoxydase Zellen der lymphatischen und myeloischen Reihe unter normalen und pathologischen Bedingungen zu trennen, jedoch ohne sicheres Ergebnis. Entsprechendes hat man mit anderen Methoden versucht.

Der Nachweis der Aktivität unspezifischer Esterasen sowie der Leucinamino-peptidasen bei Wucherungen reticulärer Zellen in der Haut erlaubte nach unserer eigenen Erfahrung nicht, bösartiges und benignes Wachstum zu unterscheiden.

Mit zunehmender Verfettung nimmt im Xanthomknoten die Aktivität der unspezifischen Esterasen und der Leucinaminopeptidasen ab. Hier liegt demnach ein Beispiel unterschiedlichen Verhaltens von Zellen einer Herkunft vor. Es müssen daher erst weitere Untersuchungen klären, ob überhaupt und mit welchen histo-chemischen V erfahren *in der Haut* reticuläre Zellen von myeloischen und lympho-cytären *unter pathologischen Bedingungen* abgegrenzt werden können.

c) Differenzierung mit Faserbildung
α) Reticulumfasern

Eine wichtige Eigenschaft der Reticulumzellen ist ihre Fähigkeit, Reticulum-fasern auszubilden. Doch ist die Bedeutung des Vorkommens solcher silberim-prägnierbarer Fasern für die Differentialdiagnose überschätzt worden:

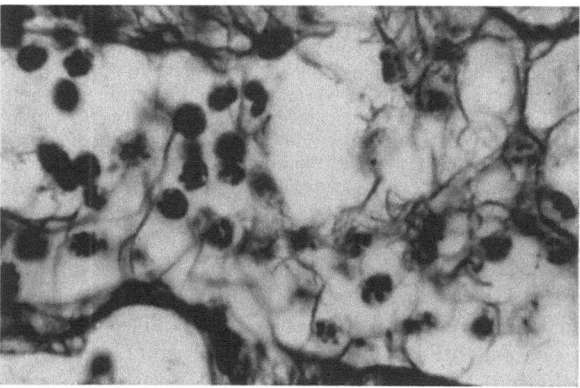

Bereits in älteren Ar-beiten finden sich war-nende Hinweise, so in der ersten Auflage der Histo-logie von Gans. Es ist sehr schwierig, zwischen der Neubildung der Reti-culumfasern und der An-lagerung von Zellen an bereits vorgebildete Fa-sern zu unterscheiden (s. auch Szodoray 1938, Knoth 1957). In gut-artigen Granulomen, an

Abb. 13. Reticulumzellsarkom. Die Bindegewebszellen sitzen neugebilde-ten Gitterfasern auf, wie „die Kätzchen auf den Weiden". ♀, 72 J., Nabel, Fixation 5% Formol, Versilberung nach Gomori, Vergr. 1000mal

deren Aufbau Histiocyten beteiligt sind, wie den Epitheloidzellknötchen (s. auch Joest und Emshoff 1912, Fresen 1950, Nettleship und Nettleship 1956, Nagai 1956), findet man ein Netz solcher Fasern ausgebildet. Nach Früh-wald und Hofer (1957) sind sie bei allen länger bestehenden Erythrodermien im Infiltrat vermehrt zu finden, also gerade bei Erkrankungen, bei denen es darauf ankommt, die sog. Systemerkrankungen der histiocytären und blutbildenden

Zellen auszuschließen. Andererseits werden bei Retikulosen und Reticulumzellsarkomen nicht immer neue Gitterfasern ausgebildet. Die Infiltrate können die
präformierten Fasernetze so zersplittern, daß eine Faserneubildung vorgetäuscht
wird (GRIEDER). Nach diesem Autor werden in primären Reticulumzellsarkomen
nur selten neue Fasern gebildet. In der undifferenzierten Form des Reticulum-
zellsarkoms fehlt die Faserbildung völlig (s. S. 703). In mehr differenzierten
kommen Abschnitte mit Faserbildung neben solchen ohne Reticulumfasern vor
(s. S. 703). Möglicherweise sind feine silberimprägnierbare Fasern von denjenigen
Reticulumfasern zu unterscheiden, die eine Vorstufe der Kollagenfasern darstellen (ROBB-SMITH 1957).

In dem noch ungeformten Ausgangsgewebe der Hämangiome werden Reticulumfasern ausgebildet (DUPERRAT 1938, v. ALBERTINI 1955, GANS und STEIG-
LEDER 1957). Dieser Befund ist im Hinblick auf die Natur der Zellen, die die
Bildung solcher Fasern induzieren können, ihrer Potenzen und ihrer Herkunft
nach zu wenig gewürdigt worden. Es sei daran erinnert, daß MARCHAND und
später vor allem HERZOG (1923) pluripotente, mesenchymale Bindegewebszellen
in Geweben von Gefäßwandzellen herleiteten (s. S. 694). Es lassen sich so zwar
vielleicht Krankheitsbilder wie KAPOSIS Angioreticulomatose verstehen. Andererseits zeigt die Entwicklung von dem undifferenzierten reticulären Bindegewebe
zur ausgebildeten Capillare in Hämangiomen, daß trotz gleichen Aussehens wie
andere Reticulumzellen diese Elemente wahrscheinlich bereits auf eine bestimmte
Entwicklung festgelegt waren.

Mit Silber imprägnierbare Fasern kommen demnach in der normalen Haut, bei
chronischen entzündlichen Prozessen und in gutartigen ebenso wie in bösartigen
Tumoren vor. In Reticulumzellsarkomen sind sie ein Anzeichen für die Ausdifferenzierung von Zellen. Zwischen neugebildeten und präexistenten Retikulin-
fasern ist allerdings sehr schwer zu unterscheiden.

β) Kollagenfasern

BRODERS, HARGRAVE und MEYERDING (1939) unterscheiden zwei Typen des
Fibrosarkoms: 1. das faserbildende Sarkom und 2. das Spindelzellsarkom. Beide
Gruppen werden je nach Reifegrad unterteilt, Übergänge kommen vor. Das
faserbildende (fibrogenic) Sarkom besteht aus sehr verschieden großen Zellen, die
durch Kollagenbündel voneinander getrennt sind. Die Zellen sind in sehr verschiedener Weise differenziert. Manche Sarkome erinnern an ein Fibrom (s. S. 708),
andere Tumoren sind nur wenig differenziert. Die Kerne sind oval, etwas gelappt
oder spindelförmig. Der basophile Kerninhalt bildet ein feines Netzwerk. Eines
oder mehrere Kernkörperchen sind vorhanden, die sich basophil anfärben. Größen-
schwankungen von Zellen und Kernen, Zunahme der Mitosen, wechselnder
Chromatingehalt, Schwund des Kollagens sprechen für eine besondere Malignität.
Das Vorhandensein des Kollagens ist ein Anzeichen für relative Benignität. Das
Bild des Spindelzellensarkoms ist so bekannt (s. WINKLER 1933, GANS und STEIG-
LEDER 1957, GOTTRON und NIKOLOWSKI 1960), daß wir hier nicht näher darauf
einzugehen haben. Die Intercellularsubstanz ist äußerst spärlich. Das Rundzell-
sarkom und das Riesenzellsarkom sind wahrscheinlich wenig differenzierte
Varianten anderer Sarkomformen (s. S. 723). BRODERS, HARGRAVE und MEYER-
DING lassen offen, ob das Myxosarkom eine Variante des Fibroms oder des Lipo-
sarkoms ist (s. S. 725).

GOTTRON und NIKOLOWSKI bezweifeln, ob ein echtes Myxosarkom in der Haut
vorkommt. Wahrscheinlich handelt es sich bei den wenigen unter diesem Namen
beschriebenen Fällen lediglich um eine myxomatöse Degeneration in einem Sarkom
anderer Bauart (s. auch S. 708). Das perivasculär angeordnete Fibrosarkom ist

nach Ansicht von Broders u. Mitarb. identisch mit den Peritheliomen im Sinne von Borrman, Zeit und Ewing.

E. Hoffmann setzte das Dermatofibrosarcoma protuberans in Beziehung zu dem fibroblastischen Sarkom von Borst (Winkler), das dem „fibrogenic sarcoma" von Broders u. Mitarb. entspricht.

Das Dermatofibrosarcoma protuberans ist einer derjenigen Tumoren, der an der Grenze zwischen den malignen und benignen Tumoren steht und gelegentlich sehr verschiedene Zellarten und Differenzierungen aufweist. Man findet alle Übergänge vom Fibrom zum Histiocytom und auch Schleimbildung mit stern-artigen Zellen in diesen Tumoren (s. J. Jadassohn, Diskussion zu Jessner 1928 und auch Costa 1946). Davon zu unterscheiden ist die Metachromasie neu-gebildeten kollagenen Bindegewebes. Diese Vielgestaltigkeit des Dermatofibro-sarkoms erschwert die Diagnose. Es ist daher nicht überraschend, daß einige Autoren diesen Tumor als gutartig ansehen und den Fibromen zurechnen, wie Woringer. Andere dagegen glauben, daß die Dermatofibrome gelegentlich Metastasen machen. Offenbar hängt es weitgehend vom Untersucher ab, welche Tumoren schon und welche noch als Dermatofibrosarcoma protuberans bezeichnet werden. Darier und Ferrand (1924) weisen auf die Ähnlichkeit des Gewebs-bildes der von ihnen beschriebenen Tumoren mit einer umschriebenen Sklerodermie hin! Bereits beim Fibrom und erst recht beim Histiocytom ergibt sich die Schwie-rigkeit, zwischen Histiocytomen, die ein Sarkom imitieren, und Sarkomen, die ein Histiocytom nachahmen, zu unterscheiden (Bloodgood 1914, E. Epstein 1949, Dupont 1939, Letterer 1959, Gottron und Nikolowski 1960 u.a.).

Das Erhaltenbleiben eines Streifens normalen Bindegewebes zwischen der Epidermis und Infiltraten aus wuchernden Bindegewebszellen darf in seiner Be-deutung nicht überschätzt werden: Dieses Symptom findet man bei Infiltraten verschiedener Art. Es ist wahrscheinlich dadurch bedingt, daß viele Infiltrate von den Präcapillaren ausgehen. Überdies besitzt das Bindegewebe unmittelbar unter der Epidermis und um die Anhangsgebilde eine gewisse Selbständigkeit, wie man bei histochemischen Versuchen und auch bei dem Studium der Cutis unter pathologischen Bedingungen beobachten kann (Montagna 1962, Steig-leder, Kudicke und Kamei, Steigleder, Nicklas und Kamei 1962).

d) Vorkommen von Substanzen in Bindegewebszellen, die eine positive Perjodsäure-Leukofuchsin-Reaktion geben

Histiocyten enthalten öfters PAS-positive Granula oder Körner, die sich gelegentlich auch mit der Hale-Reaktion oder Alcianblau darstellen lassen (Lit. s. Gedigk und Pioch 1956, Gedigk 1958). Man findet solches Material bei der Sarkoidosis (Kalkoff und Holtz 1962) und ebenso in Fremdkörpergranulomen (Gedigk 1958, Raab und Steigleder 1961). Im Gegensatz zu der Annahme früherer Autoren (Teilum) besteht kein wesentlicher Unterschied zwischen dem Vorkommen solchen Materials in den Histiocyten und ihren Abkömmlingen bei gutartigen und bei bösartigen Veränderungen (s. auch Jackson). In Plasmazellen ist das Auftreten von PAS-positivem Material wohl bekannt, und zwar bei benignen wie malignen Prozessen (s. z.B. Gottron 1960, Röckl, Borchers und Schröpl, Raab und Steigleder 1961).

Unter diesem Aspekt erscheint die Zurückhaltung von Orfanos und Stüttgen bei der Deutung von unter dem Elektronenmikroskop darstellbaren Einschlüssen in Zellen der Mycosis fungoides berechtigt. Auch das Verhalten des umgebenden Bindegewebes erlaubt keine sicheren Schlüsse (Lindner und Meyer 1956).

8. Die Umwandlung reticulärer Elemente zu Zellen der myeloischen, erythroblastischen und lymphatischen Reihe

Es besteht auch heute noch keine Einigkeit, ob für die verschiedenen Zellen des peripheren Blutes beim Erwachsenen noch eine gemeinsame Stammzelle angenommen werden darf, oder ob sich jeder Zelltyp von einer zwar gleich aussehenden, aber schon differenzierten Zelle ableitet. Mit den uns zur Verfügung stehenden Verfahren läßt sich ein Beweis für die Richtigkeit der einen oder anderen Auffassung nicht führen. APITZ (1939, 1940a) zählt in Anlehnung an die Auffassung von RÖSSLE die Möglichkeiten auf, die sich bei pathologischen Veränderungen des reticulären Gewebes für die Blutbildung ergeben: Aus einer undifferenzierten Blutzelle bilden sich alle Blutzellen über eine gemeinsame Stammzelle, den Hämocytoblasten, der demnach mit dem Polyblasten MAXIMOWS, nach Ansicht mancher auch mit der Ferrata-Zelle, identisch wäre (s. S. 689 und S. 702). Als andere Möglichkeit bleibt offen, daß sich die Blutzellen aus einer bereits in einer Richtung festgelegten Stammzelle entwickeln. Nach RÖSSLE treffen aber beide Annahmen nicht zu. Er sieht in der Reticulumzelle des Lymphknotens eine Belegzelle des lymphatischen Systems, die selber nicht zur Bildung von Blutzellen außer Monocyten befähigt ist. In den hämatopoetischen Organen bestehe ein Nebeneinander von Reticulumzellen und Elementen der Hämatopoese. Werden beide Systeme von der gleichen Schädigung betroffen, kombinieren sich gelegentlich die pathologischen Prozesse beider Systeme, und es kommt so zu Gewebsbildern, die an eine Pluripotenz der Reticulumzelle glauben lassen. Auf die Begleitretikulosen und die gleichzeitige Bildung entzündlicher Infiltrate zusammen mit Tumoren des Bindegewebes haben wir hingewiesen.

Auffallenderweise finden sich unter den zahlreichen in den letzten Jahren beschriebenen Wucherungen reticulärer Zellen der Haut keine, bei denen eine gleichzeitige Ausbildung von Histiocyten bzw. Monocyten, Lymphocyten und Granulocyten aus einer Stammzelle bewiesen wäre. Auch GOTTRON und NIKOLOWSKI (1960) weisen auf „das seltene Vorkommen einer hämatopoetischen Tendenz bei den nicht seltenen Retothelsarkomen (Reticulumzellsarkomen)" (s. S. 689 und S. 704) hin. Diese Autoren schreiben aber dann daß damit nicht ohne weiteres abgelehnt würde, daß das nicht maligne, d.h. das nicht entdifferenzierte reticuläre Gewebe sich lymphoblastisch differenzieren kann. Nach FRESEN (1953) gibt es „Polyblastosen", bei denen Zellen der myeloischen lymphatischen, monocytären und erythroblastischen Reihe gleichzeitig ausgebildet werden. CAZAL nannte diese Formen *Leukose dysarchique*. Nach FRESEN (1953b) ist in allen Geweben mit einer Erythroblastose zu rechnen, die reticuläre (histiocytäre) Zellen enthalten. DI GUGLIELMO, HEILMEYER und SCHÖNER, FISCHER und ALBRECHT, sowie BELISARIO, McGOVERN und DAWSON haben über derartige Fälle berichtet (Lit. s. bei FRESEN und bei ROTTER und BÜNGELER). Im Rahmen der Dermoleukohämoblastosen (GOTTRON) (s. S. 689) ist eine Ausbildung spezifischer Herde in der Haut möglich, und zwar sowohl in der myeloischen, lymphatischen und erythroblastischen Richtung. Auch in scheinbar normaler Haut kommen bei Leukämien, vorwiegend im Fettgewebe, spezifische Infiltrate vor (TRUBOWITZ und SIMS 1962). Vielleicht handelt es sich dabei nicht immer um Metastasen vom Körperinnern (GATES 1938, BLUEFARB 1960). Eine Pluripotenz von Bindegewebszellen (s. S. 689) ist damit noch nicht gegeben. Sie wäre nur dann anzunehmen, wenn die Ausbildung von Monocyten, Granulocyten, Erythrocyten und Lymphocyten aus einer Zelle nachgewiesen wäre. Die Plasmazellen und die Mastzellen dagegen sind legitime Abkömmlinge der Reticulumzellen (s. S. 717 und S. 718). Zu berücksichtigen sind bei Retikulosen ferner anämische Zustände verschiedener Genese, die zwar bereits seit Anfang des Jahrhunderts wiederholt beschrieben sind, jetzt aber erst systematisch erfaßt werden, nachdem die Lebensdauer der Erythrocyten bestimmt werden kann (Bowdler und Prankerd). Zu prüfen bleibt weiterhin, ob es sich bei früher als neoplastisch gedeuteter Erythropoese nicht um eine Wiederaufnahme der Ausbildung roter Blutkörperchen im Sinne eines Kompensationsphänomen gehandelt hat, etwa im Rahmen des umstrittenen Krankheitsbildes der sog. „Osteomyelosklerose". Die letzte wird allerdings auch von manchen als eine Leukämie besonders undifferenzierter Zellen angesehen, die in der Lage seien, recht verschiedenartige Zellen, darunter Erythroblasten, zu produzieren (Osteomyeloretikulose).

Die polymorphe Gruppe der Lymphome des amerikanischen Schrifttums, also Mycosis fungoides (s. S. 716) und die Lymphogranulomatose Paltauf-Sternberg (M. Hodgkin), sind hier nicht einzuschließen, denn bei diesen Erkrankungen entwickeln sich Reticulumzellen und ihre pathologischen Varianten in einem entzündlichen Infiltrat. Eine Herkunft dieses Infiltrates aus den Reticulumzellen ist nicht bewiesen und muß auch nicht notwendig angenommen werden (s. S. 704).

Ist die Bildung von Lymphocyten aus Reticulumzellen möglich und umgekehrt, können sich Reticulumzellen aus Lymphocyten bilden? Endgültig läßt sich diese Frage weder bejahen noch ablehnen. Nach Rohr ist der Lymphocyt Endstufe einer Entwicklung. Die Annahme einer Histiocytenentstehung aus Lymphocyten ist die Folge einer Verkennung lymphocytenartiger Histiocyten als Lymphocyten. Während 1960 Lennert noch eine zurückhaltende Stellung zu dieser Frage einnahm, lehnt er heute auf Grund seiner inzwischen durchgeführten Untersuchungen eine Entstehung von Histiocyten aus Lymphocyten ab. Nach seiner Ansicht (persönliche Mitteilung und Leder und Lennert und Leder und Schomerus) haben die Makrophagen mit den Lymphocyten nichts zu tun. Erschwert wird die Lösung des Problems dadurch, daß wir auch beim Menschen nach Grundmann (1959) mit dem Vorkommen von mindestens zwei Lymphocytentypen rechnen müssen (s. auch Tompkins 1959).

Rössle (1939) gibt folgendes Schema für die Einteilung von Tumoren, die als Hämoblastosen bezeichnet werden können. Hittmair (1942), der das Schema

Tabelle 2. *Schema der Hämoblastosen nach* Rössle (1939)

Mutterzelle	Undifferenzierte Mesenchymzelle			
	Erythroblast	Myeloblast	Lymphoblast	Reticulumzelle
Lokalisierte, gutartige Neubildungen	Erythrocytom	Myelom (Leukocytom)	Lymphom (Lymphocytom)	Retotheliom
Systemartige, gutartige Neubildungen	— Erythroblastose	multiples Myelom	Lymphadenosis	Reticulosis (Retotheliosis)
Lokale, bösartige Neubildungen	Erythroblastisches Sarkom (Leber)	Myelosarkom	Lymphosarkom	Retothelsarkom
Systemartige bösartige Neubildungen	?	Myelosarkomatose	Lymphosarkomatose	Reticulosarkomatose
Leukämische Neubildungen	Polycythämie	myeloische Leukämie	lymphatische Leukämie	„Monocytenleukämie"

gleichfalls übernimmt, bemerkt in einer Fußnote, daß die gutartigen Neubildungen dieser Einteilung nur auf dem Papier stünden, da die freien Blutzellen keinen festen Verband bilden. Das Lymphocytom der Haut dürfte meines Erachtens dem

Lymphom von RÖSSLE nicht gleichzusetzen sein, da bei dem ersten ein Teil der Lymphocyten sich bei näherem Studium als die schon erwähnten lymphocytenartigen Histiocyten erweist und es mir fraglich erscheint, ob überhaupt immer wirkliche Lymphocyten ausgebildet werden. Jedenfalls bestehen diese Granulome nicht aus einer reinen Ansammlung von Lymphocyten, sondern sind dem Lymphknoten in seinem Bau angenähert. Sie sind daher auch als Lymphadenoma bzw. Lymphadenosis cutis benigna bezeichnet worden. Dem Retotheliom Rössler dürfte in der Haut das Histiocytom entsprechen. Besonders hervorgehoben sei, daß die Reticulosis von RÖSSLE als systemartige gutartige Neubildung bezeichnet wird, was andere Autoren, so FRESEN (1953), KLEMPERER (1954), LENNERT und ELSCHNER (1959), LENNERT (1960), BRÜCHER (1962) ablehnen. Die Definition der Reticulosarkomatose im Sinne von RÖSSLE ist derjenigen von GANS und STEIGLEDER identisch.

9. Hämoblastosen im engeren Sinne, d. h. unter Ausschluß reticulärer Zellwucherungen

Nachdem die reticulären Zellwucherungen, besonders in Europa, häufig beobachtet werden, besteht die Gefahr, daß Bindegewebszellwucherungen anderer Genese als Retikulosen verkannt werden.

Eine Bearbeitung myeloischer Zellen in der Haut mit modernen histochemischen Verfahren steht aus. Meist trifft wohl die Angabe von TRUBOWITZ und SIMS zu, daß der betreffende Zelltyp nicht mit Sicherheit bestimmt werden konnte. Nur eine besonders sorgfältige Aufarbeitung des Gewebes zusammen mit standardisierten Färbungen, im besonderen mit der Giemsa- und der Pappenheim-Methode, erlaubt einen Vergleich. Auf die eingeschränkte Bedeutung der Darstellung der Reticulumfasern wurde hingewiesen. Eine große Hilfe ist der Gewebsausstrich, da durch ihn ein Vergleich mit den Zellen in Knochenmark und Blut möglich ist. Allerdings ist auch hier die Interpretation nicht leicht und von der Einstellung des Untersuchers abhängig. Die Zusammenarbeit mit dem Hämatologen und mit dem Pathologen sollte selbstverständlich sein.

Für den Unitarier, d. h. denjenigen, der auch beim Erwachsenen alle Blutzellen von einer Stammzelle ausgehen läßt, ist die Klassifizierung weniger bedeutungsvoll. Für die Jünger MAXIMOWS—und die Mehrzahl der amerikanischen Untersucher ist hier offenbar einzuschließen — ist es möglich, die Hämoblastosen unter dem Oberbegriff Lymphom bzw. Hämoblastom neben die Retikulosen zu stellen. Sosehr wir eine Vereinfachung begrüßen, halten wir ein solches Vorgehen nicht für ratsam. Eingangs haben wir darauf hingewiesen, daß die Reticulumzelle, wie sie unter pathologischen Bedingungen auftritt, auch Abkömmling bzw. Vorstufe ganz verschiedenartiger Bindegewebszellen sein könnte. So wandeln sich auch Muskelzellen in der Kultur entsprechend den Reticulumzellen um (CHÈVREMONT, POLICARD). Die Gefäße entwickeln sich aus einem reticulären Gewebe, das noch im Angiom anzutreffen ist (s. S. 720). Wir müssen demnach damit rechnen, daß sich unter dem Bilde der neoplastischen Wucherung von Reticulumzellen in der Haut Tumoren verbergen, die von sehr verschiedenartigen Bindegewebsstrukturen ausgehen. ROUKKULA (1959) zählt die Haut zu den Organen, in denen erfahrungsgemäß das undifferenzierte Sarkom überwiegt.

Leider wissen wir noch wenig über die Herkunft und die Funktion der *Eosinophilen* im Gewebe (BRAUNSTEINER 1962), GOTTRON bezeichnet Krankheitsbilder, die er ursprünglich eosinophile Retikulose benannte, jetzt als eosinophile reticuläre Hyperplasie (1960, S. 568). Damit gewinnen die Gewebseosinophilen wieder an Interesse, auf die von MACHER in diesem Bande (s. S. 478) hingewiesen wurde und mit denen sich schon Gans (1932) auseinandergesetzt hatte. Gottron sieht nach persönlicher Mitteilung eine Herkunft der eosinophilen Leukocyten in der Haut von Reticulumzellen als gegeben an.

10. Lymphadenosis und Lymphosarkom

Einiger besonderer Hinweise bedarf es zur lymphadenoiden Reaktion in der Haut über die Bemerkungen hinaus, die bereits bei Besprechung der Reticulumzellwucherung nötig waren.

Die lymphadenoide Infiltratbildung ist eine häufige und ätiologisch nicht einheitlich bedingte Reaktion der Cutis (s. Bäfverstedt, Knoth 1960, Steigleder 1960, 1961; Cramer 1962, Röckl u. Mitarb. 1962). Sie besteht in einer perivasculären Ansammlung von Lymphocyten in einem Netz von Reticulumzellen. Keimzentren im Sinne der Lymphadenosis benigna cutis werden nur selten ausgebildet, sind aber häufig angedeutet. Das Verhältnis der Lymphocyten zu den Reticulumzellen ist wechselnd. Infiltrate scheinbar rein lymphocytären Aufbaus sind bei Betrachtung unter starker Vergrößerung vorwiegend aus Reticulumzellen zusammengesetzt. Die Deutung ist letztlich willkürlich, denn wieder erhebt sich die Frage, was ist eine lymphoide Reticulumzelle und was ein Lymphoblast oder ein Lymphocyt? Noch einmal sei auf die Unverläßlichkeit histochemischer Nachweise hingewiesen: Zellen eindeutig histiocytärer Herkunft wechseln in der Haut in ihrer enzymatischen Aktivität. Diese darf daher nur unter besonderen Bedingungen bei der Differentialdiagnose gewertet werden. Arzneimittelexantheme besitzen häufig Infiltrate lymphadenoiden Aufbaus. Ein lymphadenoides Infiltrat ist eine Reaktionsform bei intracutanen Testen, so z.B. auch mit Nickelsalzen und Chromaten (Epstein 1956). Auch der Beginn einer positiven Tuberkulinreaktion und eines positiven Kveim-Testes ist eine derartige Reaktion (Näheres s. Steigleder, Silva und Nelson 1961). Für den chronischen Erythematodes sind solche Infiltrate charakteristisch. Sie kennzeichnen auch Insektenstiche. Die Übertragungsversuche von Paschoud (1958) lehren, daß das übertragbare Lymphocytom ebenfalls mit einem „plasmo-lympho-reticulären Granulom" beginnt, ehe sich Keimzentren zusammen mit „rein lymphocytären" Infiltraten entwickeln. Die Lymphocytic Infiltration von Jessner und Kanof ist ätiologisch unklar (Näheres s. Cabré und Steigleder 1961). Eigene noch unveröffentlichte Beobachtungen lassen vermuten, daß es sich, wenigstens teilweise, um Arzneimittelexantheme handelt.

Eine sichere Abgrenzung zwischen der Lymphadenosis cutis benigna und der Lymphadenosis im Sinne einer lymphatischen Hämatodermie ist aus dem Gewebsbild nicht möglich. Schließt man mit Bäfverstedt (1960) auch atypische Krankheitsbilder in die Lymphadenosis benigna ein, ist rein morphologisch auch die Gruppe der Reticulumzellwucherungen abzugrenzen, sobald das Keimzentrum aus unregelmäßig wuchernden Reticulumzellen besteht. Bäfverstedt erkennt allerdings nur den Fall von Gertler (1955) als eine maligne Transformation an und verweist mit Recht darauf, daß eine Infiltratbildung der Haut im Sinne der Lymphadenosis, auch unter Ausbildung von Keimzentren, um maligne Tumoren vorkommt. Für die Abtrennung der Lymphadenose von dem metastasierenden Lymphosarkom, der Lymphosarkomatose und der Lymphadenose mit sekundärem Lymphosarkom gelten ähnliche Gesichtspunkte wie bei den reticulären Wucherungen aufgeführt (Einzelheiten s. Rotter und Büngeler sowie die entsprechenden Kapitel in diesem Handbuch). Die vorgenannten Autoren verweisen darauf, daß die Unitarier in die Diagnose Lymphosarkom alle Veränderungen einschließen, „welche sich im Bereich des lymphatischen Systems aus der primitiven

Mesenchymzelle entwickeln". Die „Polyphytelisten", im besonderen die Anhänger RÖSSLES, erkennen Übergänge zwischen dem Lymphosarkom und dem Reticulumzellsarkom nicht an. In einem Einzelfall kann die Entscheidung (s. voriges Kapitel und am Anfang dieses Kapitels) nicht möglich sein, doch sollte man eine Einordnung in jedem Falle versuchen. Um Verwechslungen zu vermeiden, wird der Ausdruck Lymphocytosarkom von manchen Autoren gebraucht, so auch teilweise von GOTTRON und NIKOLOWSKI (1960). Doch handelt es sich bei diesen Tumoren nicht um Geschwülste reifer Lymphocyten sondern deren Vorstufen.

Abschließend sei kurz auf die in ihrer Beziehung zu den neoplastischen Wucherungen noch nicht näher eingeordneten Lymphoretikulosen mit Makroglobulinämie hingewiesen (GOTTRON, KORTING und NIKOLOWSKI 1960, RÖCKL, BORCHERS und SCHRÖPL 1962). Die Abtrennung der verschiedenen Arten pathologischer Eiweiße ist nicht einfach (s. STRISOWER und GALLETO 1962 tabellarische Übersicht, und LEINBROCK 1958). Verschiedene Krankheitsbilder mit lymphoreticulärer Zellproliferation sind mit dem Auftreten pathologischer Eiweiße in Blut und Urin verbunden (s. S. 718). Andererseits ist bei der Waldenströmschen Makroglobulinämie nicht entschieden, ob die in ihrer Natur ebenfalls umstrittenen Zellproliferationen (Lymphocyten? lymphoide Reticulumzellen?) Ursache oder Folge des Auftretens der pathologischen Eiweißkörper sind.

11. Gleichzeitig multiples Auftreten von Bindegewebszellwucherungen

Unter dem systemischen Auftreten von Bindegewebszellwucherungen versteht man das gleichzeitige Auftreten von multiplen Veränderungen in gleichen oder wesensverwandten Geweben. Niemals ist ein ganzes System, d.h. also etwa alle Zellen oder alle Abschnitte des Reticulohistiocytären Systems, nachweisbar verändert (FRESEN, ROULET). Wahrscheinlich ist ein solches Vorkommnis mit dem Leben unvereinbar. Das Auftreten soll bei der systemartigen Ausbreitung autochthon sein, d.h. die Veränderungen sollen sich von Anfang an auf Grund der lokalen Gegebenheiten, ausgehend von dem ortsständigen Gewebe, entwickelt haben. An anderer Stelle wird mit Hinweis auf die Genese der Carcinome und ihrer Metastasen gezeigt, daß eine Ausbreitung von Tumorzellen auf dem Blutwege offenbar häufiger als früher angenommen erfolgt, ohne daß diese Zellverschleppung faßbar wird. Beim malignen Melanom täuscht die rasche Entwicklung zahlreicher Metastasen in der Haut, oft jahrelang nach Entfernung des Primärtumors, eine primär multiple Entstehung vor. Dieses Phänomen hat zu Mißverständnissen Anlaß gegeben und zu einer ähnlichen Interpretation einer systematisierten Entstehung von Melanomen geführt wie bei den Bindegewebszellwucherungen. Es wird weiterer Beweise bedürfen, ob die Leukosen und dieverwandten Bindegewebszellwucherungen primär multiple sind oder sich gleichzeitig — möglicherweise abhängig von immunologischen Vorgängen — aus bereits eingeschwemmten malignen Zellen entwickeln (s. S. 716).

Die, vielleicht nur scheinbar, systematisiert auftretenden Veränderungen werden von fast allen Untersuchern in gleicher Weise eingeteilt, wenn auch unter Verwendung verschiedener Namen.

Bei den Reticulumzellwucherungen werden einmal lokalisierte und generalisierte unterschieden. Manche Autoren, so SÉZARY, ROTTER und BÜNGELER, ROBB-SMITH, sprechen von Retikulosen auch bei generalisierten gutartigen Proliferationen von Reticulumzellen, während andere, so FRESEN (1953) und LENNERT (1961), glauben, daß „nur die malignen Neoplasien reticulärer Zellen und ihrer Funktionsformen die Bezeichnung Retikulose verdienen". LENNERT erkennt an, daß diese Autoren „sich damit in bewußten Gegensatz zu ROBB-SMITH (1947) und

anderer Fachkenner stellen, die unter dem Begriff Retikulose zahlreiche heterogene Erkrankungen der blutbildenden Organe zusammenfassen". Leider wird es
kaum möglich sein, eine einheitliche Verwendung des Begriffes Retikulose zu
erreichen. Auch der Kompromiß des Zusatzes maligne zu dem Wort Retikulose
zur Abgrenzung der „malignen Neoplasien" oder der ausgesprochen blastomatösen
Retikulosen ist nicht möglich, weil von anderer Seite die Reticulosarkomatosen
als Réticulose maligne bezeichnet werden (DEGOS, OSSIPOVSKI und TOURAINE
1957). GANS und STEIGLEDER haben deshalb vorgeschlagen, weniger das Gewebsbild als den Gesamtverlauf zugrunde zu legen und alle neoplastischen, scheinbar
primär multiplen und zum Tode führenden Reticulumzellwucherungen als Reticulosarkomatosen zu bezeichnen. Nach NEISSER (1883) war bereits im vorigen
Jahrhundert die Mycosis fungoides Sarkomatose genannt worden. Offenbar ist
dieser Begriff damals in einem anderen Sinne gebraucht worden als später von
KUNDRAT und STERNBERG, der unter Sarkomatosen primär multiple Neubildungen verstand, die sich durch größere morphologische Differenzen gegenüber
den Hämatodermien (atypische Zellformen!) sowie die Kombination mit infiltrierenden geschwulstartigen aggressiven Wucherungen in den verschiedenen
Organen, darunter der Haut, auszeichnen (BORST 1911). Auf das Sarkoid von
SPIEGLER und FENDT zurückzugehen, erscheint uns nicht ratsam, denn unter
diesem Namen sind sehr unterschiedliche Veränderungen beschrieben worden.
Nach BÄFVERSTEDT (1943, 1953) entsprechen nicht zehn der später unter diesem
Namen veröffentlichten Fälle der ursprünglichen Beschreibung.
    Die Reticulumzellwucherungen knüpfen, wenigstens scheinbar, in der Haut
ähnlich wie im Lymphknoten nach den Worten von AHLSTRÖM an das präexi-
stierende Reticulum an und erwecken hierdurch den Eindruck, die Reticulumzellen
seien in loco zu Geschwulstzellen transformiert worden (zit. nach ROULET).
Führen Übergänge von den Retikulosen zu den Reticulosarkomatosen? Nach den
Worten von ROULET findet man bereits bei reinen Retikulosen umschriebene
Wucherungen mit ausgesprochen aggressiven Tendenzen. Umgekehrt führt nicht
selten eine Reticulosarkomatose zu einer generalisierten Reticulumzellwucherung
im Sinne einer Retikulose (ROULET, GOTTRON 1960 u.a.). Ob man diese Wucherung als eine Begleitretikulose oder als Metastasierung ansieht, ist eine Frage
der Interpretation, was ROULET anerkennt. Nach GOTTRON (1950, 1952) sind die
Mischfälle die Regel und reine Fälle der einen oder anderen Seite bei generalisiertem Betroffensein die Ausnahme. Andererseits ist es nach STERNBERG „unmöglich", die Leukosarkomatosen als Leukämien anzusehen, die aus unbekannten
Gründen sarkomatös gewuchert seien. Vielmehr handle es sich umgekehrt um
Lymphosarkome, die zu leukämoiden, nicht leukämischen, Organveränderungen
im Organismus geführt hätten (s. auch APITZ 1937, S. 62/63). ARZT und FUHS
(1929) räumen ein, daß myeloische Zellen in der Haut gelegentlich destruierend
wachsen und so sarkomatösen Charakter annehmen. Trotz dieser Sarkom-
Ähnlichkeit sind die genannten Autoren aber nicht bereit, diese Veränderungen
Sarkomen gleichzusetzen. Ähnliche Überlegungen haben GOTTRON (1950, 1960)
dazu geführt, die Reticulosarkomatosen in dem eben angeführten Sinne als „sogenannte" zu bezeichnen, da er eine endgültige Entscheidung nicht für möglich
hält, ob es sich um eine Proliferation, eine Hyperplasie oder um ein echtes Geschwulstwachstum handelt. GOTTRON erwähnt zwar in seinen Arbeiten ausdrücklich, daß die Infiltrate bei den sog. Reticulosarkomatosen lokal aggressiv
sind, im besonderen auch gegen kollagenes Gewebe, gegen Fett und Drüsen.
GOTTRON bezeichnet die Metastasen von Reticulumzellsarkomen, also Einzel-
tumoren, die entsprechend etwa den Carcinomen metastasieren, als Retothel-
sarkomatosen. Ein solches Vorgehen kann zu Mißverständnissen führen. Die

Bezeichnung Retothelsarkom statt Reticulumzellsarkom hat nicht in der ganzen Welt Anerkennung gefunden und erschwert die Verständigung. Sie wird deshalb von uns in diesem Kapitel nicht gebraucht. KALKOFF (1955) betont, wie schwer es ist, zwischen Metastase und systematisierter Ausbreitung bei diesen Geschwülsten zu unterscheiden. Die Ausführungen an anderer Stelle, so z.B. über die Ausbreitung der Plasmocytome (s. unten), unterstreichen diese Ansicht. Es sei auch ausdrücklich erwähnt, daß primäres multiples Auftreten von Carcinomen nach Ansicht mancher Autoren nicht selten ist. Nach CAMERON, LITTON und LYON (1961) fand SLAUGHTER bereits 1944 1868 solcher Fälle in der Literatur. Andererseits darf man die Bedeutung des Anliegens GOTTRONs nicht unterschätzen, scharf zwischen primär multiplen Wucherungen und Primärtumor mit Metastasen zu unterscheiden, denn die konsequente Verfolgung der Ursachen beider Prozesse mag uns vielleicht zur Ursache des Krebswachstums überhaupt führen. Bezeichnet man aber die Reticulosarkomatosen als Tumoren, müßte man konsequenterweise die Leukosen einschließlich den Hämatodermien, der Lymphogranulomatosis Paltauf-Sternberg und der Mycosis fungoides ebenfalls als Tumoren anerkennen. Namhafte Untersucher, wie HEILMEYER, vertreten diese Ansicht auch heute, die von APITZ verfochten wurde. ROTTER und BÜNGELER haben alle Punkte, die für und wider diese Ansicht sprechen, in vorbildlicher Weise dargelegt. Sie kommen zu dem Schluß, daß die Anerkennung der Leukosen als Tumoren bisher nicht genügend fundiert sei. Die Auseinandersetzung führt letztlich auf die Interpretation des Tumorbegriffes, die in allgemeingültiger Form nicht gegeben werden kann. Nach ROULET werden die zahlreichen Fragezeichen, die wir bei der Besprechung dieser Erkrankungen bisher machen müssen, einmal abgeschafft werden (S. 126), und zwar auf Grund ,,systematischer histochemisch gerichteter, hämatologischer und histologischer Untersuchungen. Bis dahin müssen wir uns begnügen, genau zu beschreiben, ohne uns zu sehr in Spekulationen einzulassen''.

Die Zusammenfassung der neoplastisch wuchernden Erkrankungen der Reticulumzellen mit tödlichem Ausgang — unter Ausschluß der Speicherungsretikulosen im eigentlichen Sinne — als Reticulosarkomatosen durch GANS und STEIGLEDER sollte keine Spekulation sein, sondern die Diskussion erleichtern. Es sollte erreicht werden, daß die Untersucher zu einer neuen, nicht durch die Streitigkeiten über Nomenklatur belasteten Einteilung gelangten. Die Zusammenfassung sollte nichts präjudizieren. Verlangt wurde lediglich, daß die Natur der wuchernden Zellen als Reticulumzellen soweit als möglich sichergestellt sei. Bei diesem Versuch wird die Schwierigkeit sich einstellen, lymphocytäre Wucherungen abzugrenzen, auf die bereits mehrfach hingewiesen wurde. Eine vereinfachte Terminologie hätte es ermöglicht, sich stärker den Ursachen der Erkrankung zuzuwenden. Hier sind im besonderen zwei Fragen offen: 1. schließen sich die neoplastischen Wucherungen der Reticulumzellen in der Haut an Grundkrankheiten an? Berichte eines gemeinsamen Auftretens, z.B. mit der Psoriasis, mehren sich in den letzten Jahren (s. DEGOS u. Mitarb.). 2. Ist die primär multiple Absiedlung nicht doch eine Täuschung? APITZ (1940) beobachtete bei dem vielknotigen Plasmocytom im Knochenmark eine diffuse Markinfiltration. Kommen die Patienten in diesem Stadium durch ein anderes Leiden ad exitum, ist eine diffuse Durchsetzung des Markes vorhanden, es fehlen aber Tumorknoten. Tumoren entstehen demnach in solchen Fällen auf Grund einer diffusen Markdurchsetzung, indem sich die Geschwulstzellen an vielen Orten zu Gewebsverbänden zusammenschließen, makroskopisch sichtbar werden und auch röntgenologisch nachweisbar sind. Die Tumoren erscheinen nach den Worten von APITZ (1940) gleichaltrig und gleichwertig und sind doch nicht aus multiplen Geschwulstkeimen, sondern aus den Zellen einer diffusen Markdurchsetzung hervorgegangen. Andererseits schließt eine echte multizentrische und systemartige Entstehung nicht aus, daß es sich bei einem solchen Prozeß um ein Neoplasma handelt.

Die Mahnung Gottrons sei noch einmal wiederholt, scharf zwischen einer Sarkomatose mit leukämischem Infiltrat und Leukämie zu unterscheiden. Wir sind nicht sicher, ob nicht bei den reticulären Zellwucherungen ein Übergang vielleicht doch vorkommt aber selten ist, vielleicht auch Reticulosarkomatosen mit reticulärem Infiltrat sehr viel häufiger als „reine Retikulosen" sind. Es wäre dann ein Übergang vorgetäuscht. Ferner muß der Anteil von Speicherungsretikulosen bei den Retikulosen bei Erwachsenen beachtet werden. Möglicherweise war der Fall von Steigleder und Lauckner mit erheblicher Fettspeicherung eine noch nicht abgegrenzte Speicherungsretikulose.

12. Ausschwemmung von Bindegewebszellen aus der Haut in das Blut

Die Ausschwemmung von Zellen aus der Haut in das Blut ist ein allgemeines Phänomen, das nicht nur bei systematisierten Bindegewebszellwucherungen vorkommt, sondern auch bei Carcinomen beobachtet wird. Die modernen Untersucher sind sich darüber einig, daß die Ausschwemmung als solche ein Symptom, aber nicht eine Conditio sine qua non bei Hämoblastosen und reticulären Gewebswucherungen ist (s. z.B. die Kasuistik von Tritsch). In der Blutbahn ist der Histiocyt wesentlich uniformer als im Gewebe (Herbut und Miller), damit nähert er sich der Morphologie des Monocyten an. Diese Tatsache berechtigt jedoch noch nicht, beide Zellarten zu identifizieren (s. Aschoff, Pfuhl, Rohr u.a.). Die reichliche Einschwemmung von Histiocyten und ihren pathologischen Varianten in die Blutbahn führt zu einem Blutbild, das eine Monocytenleukämie nachahmt, aber auch von den Anhängern der unitarischen Hämatogenese von der letzten unterschieden wird. Am besten geschähe diese Trennung durch die Bezeichnung Histiocytenleukämie für die erste (Näheres s. Schilling 1950, Rohr 1949, Belding, Daland und Parker 1955, Gottron 1960). Eine derartige Einschwemmung ist kein Beweis, daß die Haut wieder eine embryonale blutbildende Funktion aufnimmt. Die frühzeitige Einschwemmung von Carcinomzellen in das Blut (Peckholz und Böhm und zahlreiche andere, Lit. s. auch Steigleder 1963) soll meist nicht zur Metastasenbildung führen, sondern die Zellen sollen untergehen. Unter diesem Aspekt wird die simultane autochthone Entstehung von Hämatodermie-Herden und malignen Wucherungen der Reticulumzellen erneut überprüft werden müssen. Es könnte nämlich bereits eine Einschwemmung von Bindegewebszellen eingetreten sein, ehe klinische Veränderungen sichtbar werden. Wir verweisen auf den Befund von Trubowitz und Sims, daß sich bei Hämatodermien häufig entsprechende Infiltrate in Cutis und Subcutis histologisch in klinisch unveränderter Haut nachweisen lassen! Das Auftreten von Bindegewebszellen in der Blutbahn mit PAS-positiven Granula und die Ausbildung und Ausschwemmung von Riesenzellen des Bindegewebes erscheint uns auch nicht Grund genug, ein neues Syndrom zu beschreiben (Sezary-Syndrom, s. Taswell und Winkelmann 1961).

13. Die Einordnung der Mycosis fungoides

Bereits der bekannte erste unter diesem Namen beschriebene Fall (Alibert 1832) war verschieden von dem Krankheitsbild, das man heute als „klassische Mycosis fungoides" bezeichnen würde. Nach dem klinischen Bild könnte es sich um eine Reticulosarkomatose gehandelt haben, denn bei dem Patienten von Alibert traten Knoten in der Haut auf, ohne daß anscheinend die Oberhaut wesentlich verändert war. Es ist nicht einmal sicher, ob der von ALIBERT beschriebene Kranke nicht einem ganz wesensverschiedenen Krankheitsbild zugehört (STEIGLEDER und LAUCKNER 1959). Bereits die im vorigen Jahrhundert unter dem Namen Mycosis fungoides beschriebenen Fälle sind offensichtlich sehr unterschiedlich gewesen und werden auch von den Beobachtern entsprechend verschieden gewertet. Immer wird aber anerkannt, daß es sich um eine Bindegewebszellwucherung handelt, sei es im Sinne fibroblastischer Elemente, sei es im Sinne einer lymphadenoiden Differenzierung. TILBURY FOX sprach 1873 von einem Fibroma fungoides, andere Autoren klassifizierten die Mycosis fungoides als Sarkomatosis (NEISSER 1883). Seit der Interpretation von KEIM (1924, 1929) wird in den Vereinigten Staaten die Mycosis fungoides zu den Lymphoblastomen gerechnet. WAYSON und WEIDMAN (1936) hielten die Auffassung KEIMS für nicht genügend begründet und sprachen daher von sog. cutanen Lymphoblastomen. FRASER (1925) sah in der Mycosis fungoides ein Neoplasma und schlug vor, die Mycosis fungoides als Reticulumzellsarkom zu bezeichnen! Diese Ansicht nehmen 1951 HERZBERG und ÜBERSCHÄR wieder auf. GOTTRON (1953) wendet ein, daß es sich bei den Patienten der eben erwähnten Autoren um Reticulosarkomatosen gehandelt hat, die unter dem Bilde der Mycosis fungoides verlaufen sind. WINER (1947) bezeichnet die Mycosis fungoides als eine Dysplasie der Reticulumzellen, der zugleich benigne und maligne Züge zu eigen sind. FRESEN sieht zwar die Mycosis fungoides als Granulom an (1955), betont aber das ausgesprochen reticulär-histiocytär bestimmte Gewebsbild der Infiltrate (1953). In vielen Fällen war die Diagnose Mycosis fungoides eine Verlegenheitsdiagnose. Retikulosen, Reticulosarkomatosen und auch Lymphadenosen (lymphatische Hämoblastosen) sind in diesem Krankheitsbild aufgegangen. Besonders die atypischen Fälle sind mit großer Wahrscheinlichkeit anderen Krankheitsbildern zuzuordnen (s. z.B. die Patienten von BERGGREEN 1939). Vielleicht stellt ein Teil der Mycosis fungoides-Fälle das Bindeglied zwischen der diffusen reticulären Infiltration der Haut im Sinne der Leukosen (bzw. Dermatoleukohämoblastosen) zu den Reticulumzellsarkomatosen dar. Hält man an dem Krankheitsbild der Mycosis fungoides fest, ist dieses im Gegensatz zu den Wucherungen der Reticulumzellen selten geblieben. Zu achten ist auf eine Polymorphie der Infiltrate: Diese müssen aus verschiedenen Zelltypen zusammengesetzt sein, eine Polymorphie einer Zellart ist kein polymorphes Infiltrat (s. STEIGLEDER und HUNSCHA). REHTIJÄRVI (1963) bestätigt auf Grund von Größenmessungen an den Zellkernen die Angabe zahlreicher Autoren, daß sich bei als Mycosis fungoides aufgefaßten Krankheitsbildern die größten Kerne und zugleich die größten Schwankungen in der Kerngröße von allen Erkrankungen dieser Gruppe vorfinden. In der Tat sieht man gelegentlich einkernige Riesenzellen ungewöhnlicher Größe.

Gegen die Auffassung der Mycosis fungoides als Neoplasma wird die Rückbildungsfähigkeit der Infiltrate angeführt. Doch soll auch eine Rückbildung maligner Tumoren vorkommen; andererseits findet man in den Infiltraten der „Mycosis fungoides" oft erhebliche degenerative Veränderungen, möglicherweise bedingt durch Durchblutungsstörungen (STEIGLEDER und LAUCKNER 1958), wie man sie auch bei Hämatoblastosen beobachtet. Im Grunde handelt es sich bei der Zuordnung der Mycosis fungoides zu den Granulomen oder Tumoren um die gleiche Fragestellung, wie bei der Lymphogranulomatose PALTAUF-STERNBERG (M. HODGKIN).

14. Differenzierung der Reticulumzellen zu Plasmazellen

Eigene Untersuchungen haben LENNERT (1960) davon überzeugt, daß die Plasmazellen in der Regel aus Reticulumzellen entstehen (s. auch LINDNER 1961).

Dabei bestehen nach Lennert zwei Möglichkeiten: Kleine Reticulumzellen wandeln sich ohne Zwischenzellen in Plasmazellen um. Dann ist nach Lennert die Plasmazelle nichts anderes als eine besondere Erscheinungsform der Reticulumzelle! Die andere Entstehungsweise führt über Vorstufen der Plasmazelle. Der Ansicht von Lennert entspricht die Erfahrung, daß in der Haut Zellen in reticulären Infiltraten nicht selten Plasmazellen oder ihre Vorstufen nachahmen (Winer 1947, Eder 1953, Klüken und Preu 1952, Wuketich und Siegmund 1961). Gelegentlich wandeln sich Infiltrate streckenweise völlig in Richtung

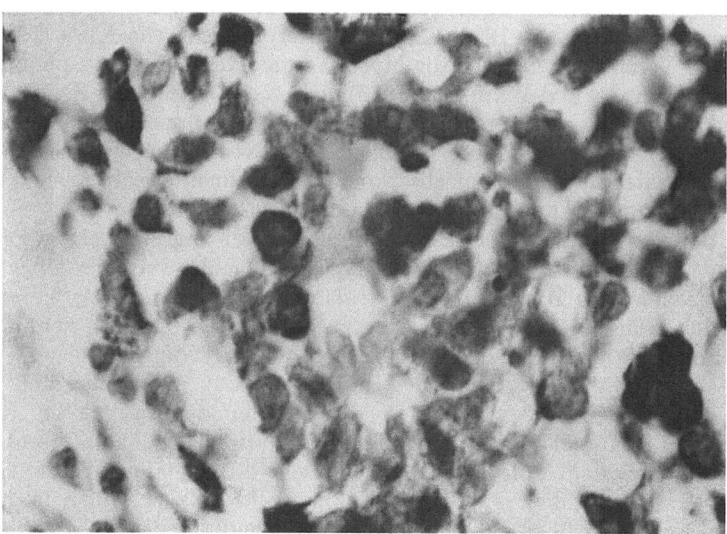

Abb. 14. Urticaria pigmentosa, großknotige Mastocytose einseitig an einer unteren Extremität, vor 3 Jahren erstmals bemerkt. Ausschnitt aus einem Knoten: Beachte die unterschiedlich großen Mastzellen, untermischt mit einigen Plasmazellen um kleines Gefäß. 1200mal. Oberschenkel, Streckseite, ♂, 32 Jahre, Färbung Giemsa, Fixation Formol

der Plasmazellen um (Steigleder und Lauckner 1959). Die Plasmocytome werden von manchen Autoren den Reticulumzellsarkomen zugerechnet. Nach Fresen (1953a) sind Plasmocytome reticulogene Plasmazellgeschwülste unterschiedlicher Reife. Das primär extramedullär lokalisierte Plasmacytom wird demzufolge von den ortsständigen Reticulumzellen abgeleitet (Masshoff 1949, Fresen 1953a). Doch sind die Reticulumzellen nicht alle einheitlicher Natur, dementsprechend lassen auch die Plasmazellen funktionelle Unterschiede erkennen (Fahey 1962). Abnorme Eiweiße treten im Blut und im Urin nicht nur bei Plasmazellwucherungen auf, sondern auch bei anderen Erkrankungen mit systematisierter Wucherung von Bindegewebszellen (Leinbrock 1958, 1959; Owen und Got 1960, s. auch Gottron und Nikolowski 1960), ja gelegentlich bei völlig andersartigen Prozessen (Owen und Got), so daß ihrem Auftreten, aber auch ihrem Fehlen, nur eine begrenzte Bedeutung zukommt.

15. Mastzellwucherungen in der Haut

Nach Rohr (1949) sind die Gewebsmastzellen den Histiocyten wahrscheinlich nahe verwandt und leiten sich teilweise von diesen her (s. auch Lindner 1961, Lennert 1962, Remy 1962). Nach Bargmann (1956) differenzieren sich die ersten Mastzellen aus dem embryonalen Bindegewebe und teilen sich später mitotisch. Auf die umstrittene Frage der Herkunft der Mastzellen soll hier nicht näher eingegangen werden. Bei Urticaria pigmentosa treten zwei Typen von Mastzellen auf: einmal Zellen mit schaumigem Plasma, die bestimmten Naevuszellen ähnlich sehen (unreife Vorstufen?), zum andern solche, welche in der Form die Histiocyten imitieren. Unter pathologischen Bedingungen sind die Mastzellen, wie andere Zellen auch, deformiert. In der normalen Haut sind Mastzellen reichlich vorhanden, so in der Nähe von Haarfollikeln und um die Endstücke der ekkrinen Schweißdrüsen (s. STEIGLEDER, KUDICKE und KAMEI 1962). Ob alle Zellen mit metachromatischen Granula, die sich bei der Neubildung von Bindegewebsfasern finden, Mastzellen im engeren Sinne darstellen, erscheint uns zweifelhaft. Wahrscheinlich handelt es sich teilweise um Fibroblasten, in denen unter besonderen funktionellen Bedingungen metachromatische Granula vorkommen (s. dazu

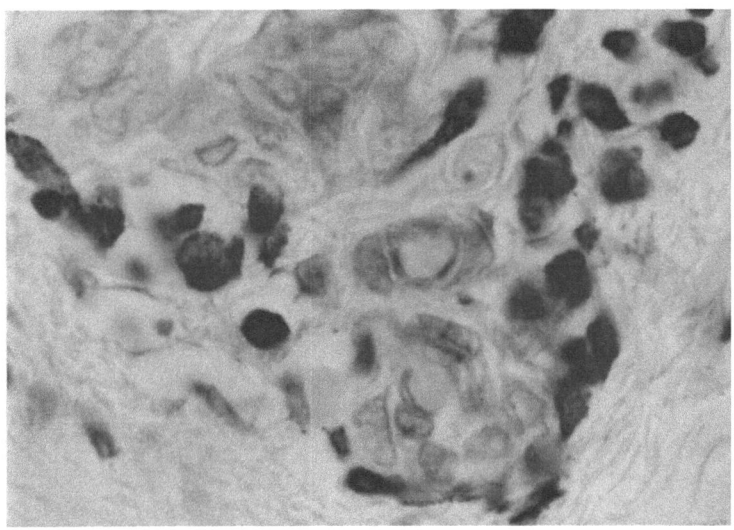

Abb. 15. Das gleiche Material wie vorige Abbildung, Rand des Knotens. Mastzellen sind um ein kleines Gefäß mit gewucherten Wandzellen angeordnet, wie vorige Abbildung. Färbung mit Toluidinblau bei verschiedenem pH nach LENNERT und SCHUBERT spricht für reife Mastzellen

PENNEY und BALFOUR 1944, BUNTING und WHITE 1950, CHARPY und STAHL 1952, JACKSON 1956, LINDNER 1961 und SZWEDA u. Mitarb. 1962). Andererseits gibt es offenbar eine direkte Beziehung zwischen den Zellen des histiocytären Formenkreises und den Mastzellen, denn bei essentiell retikulären Wucherungen, wie der Mycosis fungoides, wurden Reticulumzellen anscheinend zu Mastzellen differenziert (THIERS, FAYOLLE und MOREL 1962).

Andererseits haben unter pathologischen Bedingungen die Mastzellen die Verhaltensweise anderer selbständiger Bindegewebszellen mit tumorartiger und diffuser universeller Ausbreitung. LENNERT (1960) betont den Unterschied zwischen Gewebs- und Blutmastzelle. Er sieht die Mastzellenreticulose als die Hämoblastose der Gewebsmastzellen an.

Nach Befunden von ASBOE-HANSEN gibt es wahrscheinlich Mastzellen mit fibroblastenartigem Aussehen, im besonderen nach der Zellteilung.

Nach BEARE (1958) ist es bisher nicht möglich, zu entscheiden, ob die verschiedenen Formen der Mastzellwucherung als eine Erkrankung des Reticulohistiocytären Systems angesehen werden dürfen, obwohl diese Annahme naheliegt. Nach DEGOS (1953) wurde bereits Anfang dieses Jahrhunderts von GRAHAM LITTLE (1905) und auch von BIZZOZERO (1910) eine Beziehung zwischen der Urticaria pigmentosa und den Hämoblastosen erwogen. Einer der ersten Fälle mit systematischer Ausbreitung wurde von TOURAINE, SOLENTE und RENAULT 1933 beschrieben. Besondere Aufmerksamkeit wird man dem morphologischen elektronenoptischen und histochemischen Verhalten der Mastzellen schenken müssen (Braun-Falco und Jung 1961, Johnson und Helwig 1961, Lindner 1961, Lennert 1961). Der Gehalt metachromatischer Granula allein reicht zur Klassifizierung von Zellen nicht aus. Beachtenswert ist die von Schubert (1956) entdeckte unterschiedliche Anfärbbarkeit der Mastzellgranula bei verschiedenem Reifegrad der Zelle (s. auch Lennert und Schubert 1959 und Lennert 1962).

Die Anfärbbarkeit der Mastzellen hängt allerdings nach eigenen unveröffentlichten Befunden von der Vorbehandlung ab: Mit Alkohol fixierte Kryostatschnitte ließen bei pH 2,0 im Gegensatz zu in Paraffin eingebettetem Formalin-fixiertem Material nur in Ausnahmefällen eine Anfärbung reifer Mastzellen erkennen, diese waren in den Kryostatschnitten dagegen deutlich bei pH 4,0 mit Toluidinblau gefärbt.

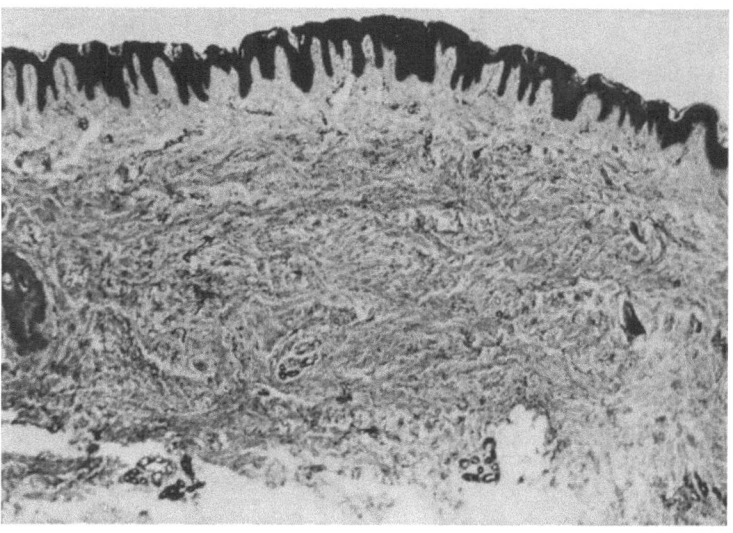

Abb. 16. Urticaria pigmentosa, 2 Jahre alter Herd bei 3 Jahre altem Jungen. Klinische Diagnose: Naevoxanthoendotheliom. Es bestehen klinisch typische Tumoren im Sinne der Urticaria pigmentosa. Vorkommen flüchtiger Erytheme. Fibromatös umgewandelter Herd mit reichlich Mastzellen. Toluidinblau, pH 7,0, Fixation Formol, etwa 30mal

Eine Abrundung der Zellen ist nicht ohne weiteres als Unreife zu deuten, da auch die Mastzellen sehr polymorph sein können (Johnson und Helwig 1961). Schließlich ist eine Verfettung der Mastzellen möglich (s. Gottron 1960, Szweda u. Mitarb. 1962), was nicht überrascht, da Mucopolysaccharide mit Lipoiden und Eiweißen Komplexverbindungen eingehen. Definiert man mit Lennert (1963, S. 84) die Retikulose als „eine maligne systematisierte Neoplasie der reticulo-histiocytären Zellen einschließlich ihrer Funktionsformen", wird man die Urticaria pigmentosa nicht schlechthin als Retikulose bezeichnen dürfen, sondern diese besser Mastocytose (Lennert 1961) benennen und davon bösartige Wucherungen als Mastocytosarkom oder bei systematisiertem Auftreten als Mastzellenretikulose ausnehmen.

16. Geschwülste, die von den Gefäßen ausgehen oder die Tendenz zur Gefäßbildung haben

Im Rahmen dieser allgemein-pathologischen Betrachtung ist eine ins einzelne gehende Übersicht über die Gefäßgeschwülste nicht möglich, da sonst an dieser Stelle noch einmal gesagt werden müßte, was an anderer Stelle eingehend ausgeführt werden wird (s. die entsprechenden Beiträge in den anderen Bänden).

Es wurde bereits erwähnt, daß die entartete Bindegewebszelle ihrem embroynalen Ausgangsgewebe wieder ähnlich wird. Sie verliert damit die Kennzeichen, die eine Einordnung gestatten. Gefäßgeschwülste sind nur so lange als solche diagnostizierbar, als die Tendenz zur Gefäßbildung erkennbar ist. An anderer Stelle (s. S. 707) hatten wir erwähnt, daß das Angiom sich in einem Zellverband entwickelt, der ein Reticulum ausbildet. Die Tendenz zur Angiombildung bleibt offenbar in der Haut erhalten, denn die senilen Angiome sind nach den Befunden von SCHNYDER und KELLER (1954) Angioblastome mit echter Gefäßsprossung. Wie immer das Granuloma teleangiectaticum aufgefaßt wird, sein histologischer Bau beweist die Auslösbarkeit einer Gefäßwucherung mit allen Kennzeichen einer Neubildung während des ganzen Lebens. Um so überraschender ist die geringe Tendenz von

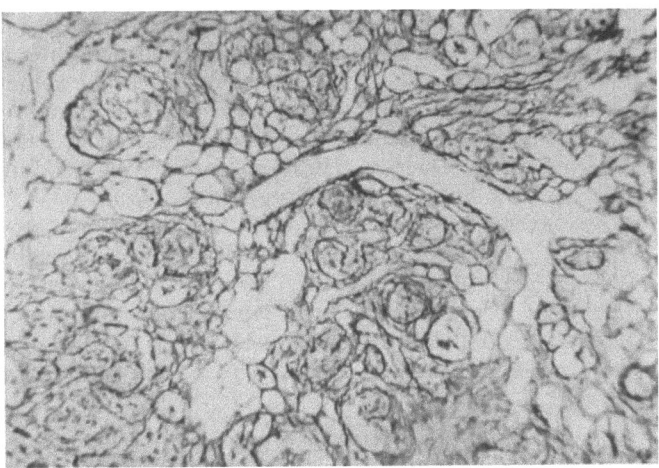

Abb. 17. Silberimprägnierbare Fasern im Haemangioma simplex. Angioplastisches Reticulom von ALBERTINI (♂, Oberarmstreckseite, 2¹/₂ Monate). Fixation 10% Formol, Silberimprägnation nach GOMORI. Beachte die noch vorhandenen zahlreichen imprägnierten Fasern zwischen den schon ausgebildeten Capillaren (Vergr. 800mal)

Sarkomen der Haut, Gefäße auszubilden, worauf auch GOTTRON und NIKOLOWSKI (1960) hinweisen. Mit Recht warnen GOTTRON und NIKOLOWSKI, die Umschließung der Gefäße des Stroma durch Sarkomzellen als Gefäßneubildung zu verkennen. Bei den Sarkomen besteht offenbar eine enge Beziehung zwischen Vascularisation und Malignität (LAGERGREEN, LINDBOM und SÖDERBERG 1960). v. ALBERTINI bezeichnet das Haemangioma simplex als angioblastisches Reticulom. Auch in späterem Lebensalter findet man in angiomatösen Tumoren die „reticuläre" Komponente neben der eigentlichen Gefäßbildung. So kommt neben dem Histiocytom ein sklerosierendes Angiom im eigentlichen Sinne vor, bei dem neben den Kennzeichen des Fibroms und Histiocytoms offenbar eine Gefäßneubildung vorliegt. Von hier führt ein Übergang zu dem sog. Hämangiopericytom im Sinne von STOUT. v. ALBERTINI betont den Reticulumzellcharakter der Pericyten, deren Reticulumfasern sich durch Silberimprägnation darstellen lassen. Zum anderen werden Strukturen ausgebildet, die an glatte Muskelzellen und an die eigentümlichen Zellen der Glomustumoren erinnern. Bei der Angiomatosis Kaposi (s. NÖDL 1950) haben wir die den „neoplastischen" Retikulosen entsprechende systematisierte Form der Gefäßwucherung, wiederum mit der angioplastischen und der reticulär fibrocytären Tendenz (Angioreticulomatose, s. DUPONT 1951). Allerdings werden von einigen Untersuchern die reticulären Elemente als Abkömmlinge der Gefäßwandmuskulatur angesehen (SHMERLING 1956).

Bezeichnenderweise wurden in einer eigenen Beobachtung Hauttumoren als Histiocytome verkannt, die dem Verlauf nach maligne, von namhaften Pathologen als Hämangioendotheliom bezeichnet wurden. So stellt sich auch uns die Frage, ob nicht die maligne Geschwulst der gefäßbildenden Zellen in der Haut in den Reticulumzellsarkomen aufgeht, zumal in der Haut undifferenzierte Sarkome vorherrschen (ROUKULA 1959). Wir haben den Eindruck, daß von Tumoren bei Reticulosarkomatose gelegentlich Gefäße ausgebildet werden, die jedoch auch als Gewebsspalten gedeutet werden könnten, in denen sich homogenes Material ansammelt. v. ALBERTINI sieht in dem Hämangioendotheliom anderer Autoren ein Reticulosarcoma angioplasticum (v. ALBERTINI 1955, S. 381). Vielleicht sind Kombinationen mit anderen Tumoren lediglich Differenzierungen der Binde-gewebszelle innerhalb eines Tumors in verschiedener Richtung, so daß ein Tumor zum höher differenzierten Mesenchymoma im Sinne von STOUT wird, d.h. einem Tumor, in dem verschiedene Arten von Bindegewebe nebeneinander ausgebildet werden (s. ANDERSEN und PERRIN 1959). Besondere Beachtung sollte der Frage geschenkt werden, ob es cytologische und histochemische Kriterien gibt, die es erlauben, den Gefäßneubildungen zugeordnete Bindegewebszellen (Gefäßreticulum-zellen) von anderen zu unterscheiden. Offenbar werden von Gefäßtumoren aus Zellen auch gelegentlich in die Blutbahn abgegeben (s. dazu z.B. v. ALBERTINI). Der Morbus Kaposi erweist sich auch insofern als Angioreticulomatose (s. S. 721), als er kombiniert mit anderen systemischen Erkrankungen reticulärer Zellen, auch mit Befall der inneren Organe, auftritt (TEMIME u. Mitarb. 1961, SHMERLING 1956). Andererseits sei nicht verkannt, daß manche Tumoren des Gefäßsystems von sarkomatösen Charakter sich nahezu ausschließlich unter Neubildung von capillären Gefäßen ausbreiten (s. dazu BOLCK 1952, SUURMOND 1958).

17. Wucherungen der glatten Muskulatur in der Haut

Die Myome der Haut werden von den Muskeln des Haarbalges und der Gefäß-wände sowie anderen glatten Muskelzügen der Haut hergeleitet. Die Ausbildung einzelner muskulärer Faserzüge in Tumoren ist oft schwer nachzuweisen und wird leicht übersehen. Im besonderen ist die Abgrenzung von muskulären Strukturen gegenüber nervösen oft nicht leicht und auch nicht immer mit Hilfe von Spezial-färbungen vorzunehmen. Die in der Cutis gelegenen Leiomyome sind reich an Nervenfasern (s. NÖDL 1961). Bereits am Aufbau des einfachen Myoms sind Binde-gewebsfasern und Gefäßneubildungen beteiligt, so daß es sich eigentlich um hoch-differenzierte Mesenchymome im Sinne von STOUT (s. ANDERSEN u. PERRIN) handelt, also um Tumoren, die eine Differenzierung von Bindegewebszellen in verschiedener Richtung erkennen lassen. Überdies fehlt einem Teil der Myome die scharfe Abgrenzung gegen die Umgebung. Nach NÖDL ist eine Kernpoly-morphie auch Geschwülsten mit nachweisbar gutartigem Verlauf eigen. Die Myomzellen sind spindelig, seltener zylindrisch und haben stäbchenförmige Kerne. Riesenkerne, Kerneinschnürungen und Kerntrümmer lassen sich nachweisen (GANS u. STEIGLEDER 1957, NÖDL 1961, s. auch ANDRADE in diesem Bande). Sehr charakteristisch ist das Vorkommen von Vacuolen in manchen Zellen, ohne daß man daraus bereits auf eine Beziehung zu den Granularzellmyo-blastomen schließen dürfte. Die letzten sind wahrscheinlich neurogene Tumoren, die deshalb nicht in diesem Zusammenhang besprochen werden. Die Tendenz zur Vacuolenbildung, besonders um den Kern, trägt auch zu der Schwierigkeit bei, Myosarkome von Liposarkomen abzugrenzen. In der Haut sind Myosarkome Seltenheiten (MONTGOMERY und WINKELMANN 1959). Eher ist mit dem Auf-treten von Metastasen von Myosarkomen in die Haut zu rechnen (AKERS und

PRAZAK 1960). Die Charakteristika des Muskeltumors sind nach Formalin-
fixation wenig deutlich. Fixation mit BOUINs oder ZENKERs Fixationsgemisch
bringt die Myofibrillen besser zur Geltung. Auch im Myosarkom haben die langgestreckten Zellen die Tendenz, sich zu verflechten. Dadurch erinnern diese

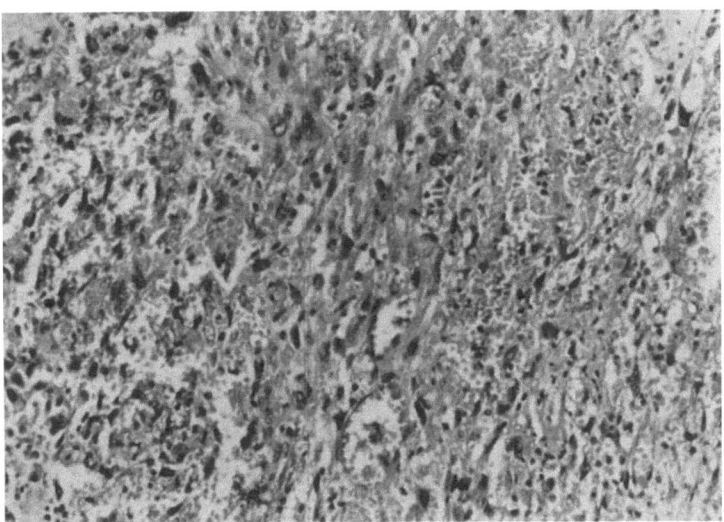

Abb. 18. Polymorphkerniges Sarkom, möglicherweise Myosarkom, Metastase in der Haut des Unterschenkels,
35 Jahre, ♂. Hämatoxylin-Eosin, 210mal. Beachte die erheblichen Hämorrhagien und den Gefäßreichtum, ferner
die enge Beziehung zwischen Gefäßen und Tumor

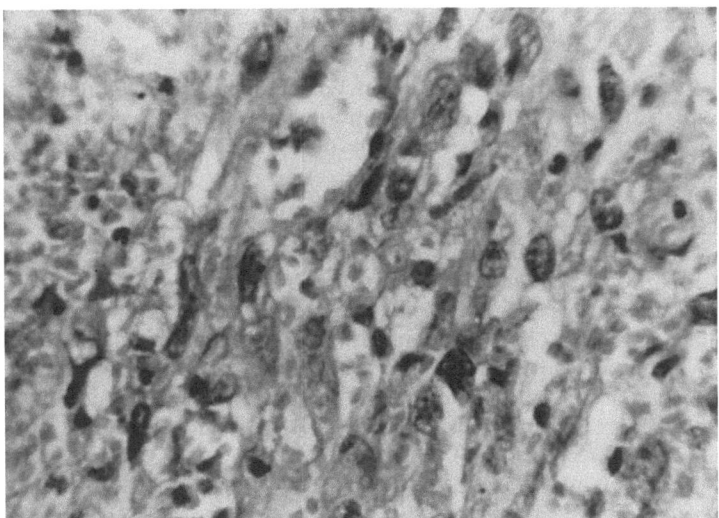

Abb. 19. Das gleiche Präparat, Vergr. 500mal. Beachte das schaumige Cytoplasma, links Capillaren

Tumoren an Fibrosarkome oder Neurosarkome. Palisadenstellung und die gelegentlich reihenförmige Anordnung der Kerne lassen an Tumoren denken, die
dem Nervensystem zuzuordnen sind (STOUT 1953, STOUT und HILL 1958, AKERS
und PRAZAK, s. Abb. 3 der letzten Autoren). Die große Variabilität der
Muskelzellen in Leiomyomen und der unscharfe Übergang in das umgebende

Gewebe erlaubt es oft selbst histologisch nicht, Metastasen der Leiomyosarkome von Leiomyomen zu unterscheiden. Hier bestimmt dann der Verlauf die Diagnose. Auch die Metastasen anderer Tumoren sind in Ausnahmefällen so hoch differenziert, daß sie auf Grund rein histologischer Kriterien als gutartig angesehen werden müssen. Von manchen Autoren wird der Zahl der Mitosen bei dem Leiomyosarkom eine besonders große Bedeutung zur Bestimmung der Malignität zugemessen: Wenn sich in fünf Feldern bei starker Vergrößerung im Durchschnitt

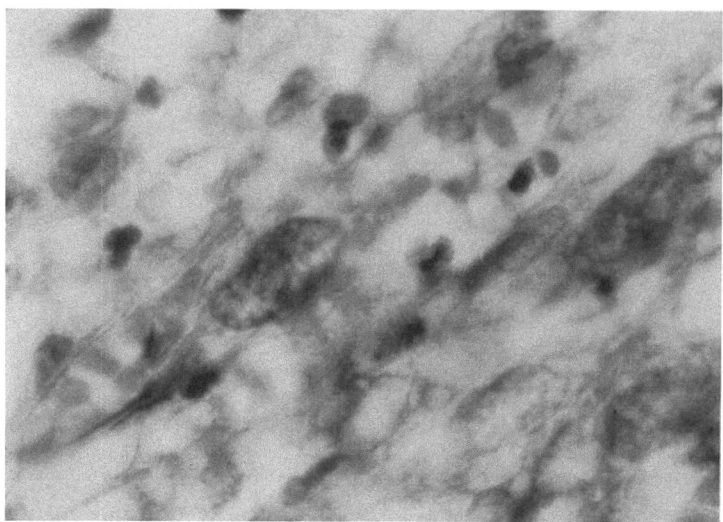

Abb. 20. Das gleiche Präparat, Vergr. 1200mal. Beachte die enge Beziehung der Tumorzelle (Zentrum links) mit schaumigem Cytoplasma zu einer Capillare

mehr als eine Mitose findet, spricht deren Vorkommen für einen malignen Tumor (AKERS und PRAZAK 1960). Auch die Tumoren der glatten Muskeln enthalten mit Silber imprägnierbare Fasern, und zwar parallel zur Längsachse der Zellen.

18. Geschwülste des Fettgewebes

Im Unterhautfettgewebe kommen sowohl Lipome als auch Hibernome, also Tumoren des braunen Fettgewebes, vor. Beim Liposarkom handelt es sich um eine zellreich-polymorphe bis reticuläre Zellwucherung (v. ALBERTINI). In diesem Tumor sollen Zellkomplexe vorkommen, die ein Hibernom nachahmen, vielleicht weil beide Fettarten von einer gemeinsamen, aber vom primitiven Mesenchym bereits verschiedenen Stammzelle ausgehen (STOUT 1944). Auch von dem braunen Fett leiten sich bösartige Tumoren ab (Näheres s. BRINES und JOHNSON 1949, GROSS und WOOD 1953, LENNERT 1949, SUTHERLAND, CALAHAN und CAMPBELL 1952, KAUFFMANN und STOUT 1959, ENTERLINE u. Mitarb. 1960 u.a.). Sind Fettzellen entdifferenziert, lassen sie sich besonders schwer einordnen. Manche Sarkome sind von den einen als Liposarkome, von den anderen als Myosarkome angesehen worden (s. S. 722).

Um die Tumoren des Fettgewebes zu verstehen, sind einige Vorbemerkungen nötig. Die Potenzen des Fettgewebes sind unterschätzt aber auch überschätzt worden. Seine relativ eintönige Reaktion auf Schädigungen ist wahrscheinlich nicht in seiner „eingeschränkten Möglichkeit zur Reizantwort" zu sehen. Das Fettgewebe wird vielmehr immer von dem gleichen Reiz getroffen: nämlich freigewordenem und nicht mehr stabilisiertem Fett (Fehlen der Antioxydantien), das, jetzt ranzig, als Entzündungsreiz wirkt (STEIGLEDER 1961).

Nach WASSERMANN besteht das Fettgewebe aus reticulo-endothelialen Zellen und wird als Primitivorgan angelegt. GOLDNER (1936) spricht von einer histiocytären Abstammung der Fettzellen. Innerhalb der Subcutis werden vor und auch noch unmittelbar nach der Geburt weiße, in frühen embryonalen Stadien auch rote Blutkörperchen ausgebildet (WEISS 1932, POPOFF und POPOFF 1958). Bei der Geburt ist das Fettgewebe noch nicht voll entwickelt. Möglicherweise handelt es sich bei der Ausbildung von Blutkörperchen nicht um eine Funktion der prospektiven Fettzellen. Vielmehr nehmen den Capillaren zugeordnete Zellen an der Hämatopoese teil (POPOFF und POPOFF 1958).

Im Fettgewebe werden silberimprägnierbare Fasern ausgebildet, die eine besondere funktionelle Bedeutung haben (LAUBINGER 1938). Es ist keinesfalls erwiesen, daß evtl. Funktionen, die vielleicht im Embryonalstadium vorhanden sind, von den ausgebildeten Fettzellen wieder übernommen werden können. Vielmehr sind die reinen Fettzellen in der Haut sehr wahrscheinlich als hochdifferenziert anzusehen, so daß sie nicht mehr in den ursprünglichen Zustand der Histiocyten zurückkehren können (HOFFMANN, MICHELSON 1950). Da überdies im Fettgewebe neben den Fettzellen Histiocyten vorkommen, lassen sich die histiocytären Elemente in Granulomen von diesen herleiten und sind nicht notwendig auf Fettzellen zurückzuführen. Über das Gefäßsystem vermögen die Zellen des Blutes ebenso in das Fettgewebe einzuwandern, wie in andere Abschnitte der Haut. Es gilt damit all das, was bereits für die Cutis ausgeführt wurde. Möglicherweise ist das Fettgewebe in den verschiedenen Lokalisationen, im besonderen im Knochenmark, nicht gleichwertig (WERTHEIMER 1958). Im Knochenmark sprechen nämlich zahlreiche Befunde dafür, daß die Fettzellen ihr Fett abgeben und, wenigstens morphologisch, zu ihrem embryonalen Status zurückkehren. Auffallend ist die offenbar zahlreichen Liposarkomen innewohnende Tendenz zur Schleimbildung, sei es nun als schleimige Degeneration oder als eine echte partielle Differenzierung im Sinne eines Myxosarkoms (ENTERLINE, CULBERSON, ROCHLIN und BRADY 1960). Bemerkenswert ist auch die Beobachtung von KAUFFMANN und STOUT (1959), daß sich bei Kindern auch histologisch sehr undifferenziert erscheinende Liposarkome benigne verhielten, ja in dem Material von KAUFFMANN und STOUT nur ein Liposarkom Metastasen setzte.

19. Ausbildung von Bindegewebe durch dem Nervensystem zugeordnete Zellen

Den Nerven der Haut sind Bindegewebszellen zugeordnet. Andererseits sind auch von der Neuralleiste herstammende Zellen in der Lage, Zwischensubstanzen auszubilden, wie das Verhalten der Zellen der Pigmentzellnaevi und besonders auch der blauen Naevi nahelegt. Es ist darin kein Widerspruch gegen ihre Herkunft von der Neuralleiste zu sehen. Die Glia entstammt nämlich auch der Neuralleiste und vermag Bindegewebe auszubilden (STARCK (1955).

Andererseits sind um die cutanen Zellnester der Pigmentzellennaevi reichlich Zellen mit metachromatischen Granula, wahrscheinlich Mastzellen, vorhanden, die vielleicht die Neubildung des Bindegewebes induzieren.

Cutane Nervenstränge besitzen in ihren Hüllen Zellen, die der Glia verwandt, wahrscheinlich in der Lage sind, Bindegewebe auszubilden:

Die Herkunft der Zellen des Endo- und Perineuriums ist nicht gesichert, sie sind möglicherweise einfach Abkömmlinge des Bindegewebes. Es ist demnach verständlich, daß sich in Tumoren des cutanen Nervensystems Bindegewebsstrukturen entwickeln können und bei maligner Umwandlung der Tumor gelegentlich einem Sarkom ähnlich sieht (vgl. dazu die Ausführungen von GOTTRON 1952 und von GOTTRON und NIKOLOWSKI 1960 über die sog. Recklinghausen-Sarkome). Auch die Zugehörigkeit von Spindelzell und Fibrosarkomen der Haut zum Nervensystem, wurde behauptet. Eine solche Annahme trifft aber, wenn überhaupt, sicher nur in seltenen Fällen zu (STEWART und COPELAND 1931. BRODERS HARGRAVE und MEYERDING 1939, STOUT 1948, GENTELE 1951 u.a.).

Schluß

Zusammenfassend müssen wir anerkennen, daß es im Bindegewebe noch schwieriger ist, eine zum Tode führende Proliferation von einer gutartigen Vermehrung der Zellen abzugrenzen als im Epithelgewebe. Unter besonderen Bedingungen wird durch gutartige Infiltrate, wie die Noduläre Fasciitis (Culberson und Enterline 1960, Kay 1960, Price, Silliphant und Shuman 1961) oder eigenartige Bindegewebsproliferationen nach Röntgenbestrahlung (Rachmaninoff, McDonald und Cook 1961), ein Sarkom täuschend nachgeahmt. Bestimmte Medikamente, wie die Hydantoine, rufen Veränderungen der Haut hervor, die gelegentlich selbst dem Spezialisten nicht gestatten, eine Systemerkrankung sicher auszuschließen (Saltzstein und Ackerman 1959, Jonsson 1961, Recant und Hartroft 1962, Lennert 1963). Umgekehrt haben wir genügend Beispiele angeführt, daß maligne Wucherungen als benigne verkannt wurden. Die komplizierte Nomenklatur spiegelt den komplizierten Sachverhalt und die weiten

Tabelle 3. *Einteilung der prämalignen und malignen Veränderungen der Haut*

	Epitheliom-Gruppe	Melanom-Gruppe	Sarkom-Gruppe
Präcancerosen	lokal: senile Lentigo Keratosen (Aktinische, Chemische, Alters-), Cheilitiden systemisch: M. Bowen?	Prämaligne Melanose	lokal: ? systemisch: Parapsoriasis en plaques (Neurofibromatosis v. Recklinghausen?)
Relativ gutartige Tumoren	lokal: oberflächliches Basaliom Basaliom bestimmte Stachelzellcarcinome systemisch: multiple Basaliome? (naevoide)	Superficielles Melanom?	lokal: Dermatofibrosarcoma protuberans Hämangiopericytom systemisch: Mycosis fungoides Hodgkinsche Krankheit Chronische Leukosen und verwandte Erkrankungen, wie Retikulosen, Angiosarkomatose (Kaposi)
Maligne Tumoren	Stachelzellcarcinom (Plattenepithelcarcinom) Adnexcarcinom	Melanom	lokal: Sarkome verschiedener Bauart systemisch: Reticulosarkomatosen und verwandte Erkrankungen

Möglichkeiten der Interpretation wider. Wir haben deshalb davon abgesehen, uns zu einer Einteilung der Tumoren in lokalisiert und generalisiert wuchernde Bindegewebszellen zu bekennen, etwa zu der von Gottron oder von Lennert. Bedenkt man, daß die Bindegewebszellen sich in einem noch größeren Status der Unbeständigkeit und des Wechsels befinden als das Epithel und daß selbst Fremdkörper bestimmter Konfiguration im Experiment Sarkome hervorrufen (Nothdurft 1955, Mohr und Nothdurft 1958), überrascht die Seltenheit derartiger Wucherungen in der Haut im Vergleich mit den Carcinomen. Andererseits zeigt unsere Tabelle die auffallend große Zahl von Krankheitsbildern mit systemischer Wucherung der Bindegewebszellen im Vergleich zur Epitheliom- und Melanom-gruppe. Berücksichtigt man die Seltenheit von Hautsarkomen im Vergleich zu der großen Zahl systemischer Veränderungen, wird der Unterschied zwischen Binde-gewebszellwucherung und Wucherungen in der Melanom- und Epitheliomgruppe noch auffälliger.

Literatur[1]

ALBERTINI, A. v.: Histologische Geschwulstdiagnostik. Stuttgart: Georg Thieme 1955. — ALIBERT, J. L.: Monographie de dermatoses, 2. Aufl. Paris: G. Baillière 1835. — ANDERSEN, D. H., and E. V. PERRIN: Soft tissue tumors. Pediat. Clin. N. Amer. **6**, 543—555 (1959). — APITZ, K.: Die Leukämien als Neubildungen. Virchows Arch. path. Anat. **299**, 1—69 (1937). — Über eine leukämische Lymphoreticulose (Kombination lymphatischer Leukämie mit leukämi-scher Reticulose). Virchows Arch. path. Anat. **304**, 65—78 (1939). — Die neuen Anschauungen vom Plasmocytom des Knochenmarkes, dem sog. multizentrischen Myelom. Klin. Wschr. **19**, 1025—1029 (1940a). — Allgemeine Pathologie der menschlichen Leukämien. Ergebn. allg. Path. path. Anat. **35**, 1—104 (1940b). — ARZT, L., u. H. FUHS: Hauterkrankungen bei Leukosen und Leukoblastomen sowie verwandten Zuständen. In: Handbuch der Haut- und Geschlechts-Krankheiten (JADASSOHN), Bd. VIII, 1/1. Berlin: Springer 1929. — ASBOE-HANSEN, G.: Dermatologic Aspects of Mast Cell Activity Dermatologica (Basel) **128**, 51—67 (1964). — ASCHOFF, L.: Das reticuloendotheliale System. Ergebn. inn. Med. Kinderheilk. **26**, 1—118 (1924). — AUST, I.: Über die sog. Mycosis-Zelle der Mycosis fungoides. Inaug.-Diss. Würzburg 1953.

BACCAREDDA, A.: Reticulohistiocytosis cutanea hyperplastica benigna cum melanodermia. Beitrag zum Studium der peripheren Reticulohistiocytosen. Arch. Derm. **179**, 209—256 (1939). — BÄFVERSTEDT, B.: Über Lymphadenosis benigna cutis. Acta derm. venereol. (Stockh.) **24**, Suppl. XI (1943). — Lymphadenosis benigna cutis, a symptom of malignant tumors. Acta derm. venereol. (Stockh.) **33**, 171—180 (1953). — Lymphadenosis benigna cutis, its nature, course and prognosis. Acta derm. venereol. (Stockh.) **40**, 10—18 (1960). — BARG-MANN, W.: Histologie und mikroskopische Anatomie des Menschen, 2. verb. Aufl. Stuttgart: Georg Thieme 1956 u. 1959. — BARTH, H.: Über die Zellelemente des entzündlichen Exsudates, ihre quantitativen Änderungen im Entzündungsablauf und ihre Herkunft. Diss. Frankfurt a. M. 1958. — BEARE, M.: Urticaria pigmentosa and allied disorders. Brit. J. Derm. **70**, 418—425 (1958). — BECKER, H., Y. KUDO, H. ARGENTON u. H. FISCHER: Cytologische Untersuchungen bei der lokalen Entzündung. Folia haemat. (Stuttg.) N. F. **5**, 91—138 (1961). — BELDING, H.W., G. A. DALAND and F. PARKER: Histiocytic and monocytic leukemia. Cancer (Philad.) **8**, 237—252 (1955). — BELISARIO, J. C., V. J. McGOVERN and I. E. DAWSON: Erythraemic myelosis. Aust. J. Derm. **4**, 191—198 (1958). — BERGGREEN, P.: Verlaufsweisen der Mycosis fungoides (unter besonderer Berücksichtigung der Atypien). Arch. Derm. Syph. (Berl.) **178**, 501—549 (1939). — BEZECNY, R.: Dermatofibrosarcomatosis protuberans et progrediens (Dermato-fibrosarkoma protuberans E. Hoffmann). Arch. Derm. Syph. (Berl.) **162**, 782—791 (1931). — BLOODGOOD, J. C.: Diagnosis and treatment of borderline pathologic lesions. Surg. Gynec. Obstet. 18, 19—34 (1914). — BLOOM, W.: Über die Verwandlung der Lymphocyten der Lymphe des Ductus thoracicus des Kaninchens in Polyblasten (Makrophagen) in Gewebskulturen. Zbl. allg. Path. path. Anat. **39**, 3 (1927). — Mammalian lymph in tissue culture, from lymphocyte to fibroblast. Arch. exp. Zellforsch. **5**, 269—307 (1928). — The origin and nature of the monocyte. Fol. haemat. (Stuttg.) **37**, 1—62 (1928). — Transformation of lymphocytes into granulocytes in vitro. Anat. Rec. **69**, 99—121 (1937). — BLUEFARB, S.M.: Kaposi's sarkoma, multiple idiopathic hemorrhagic sarcoma. Springfield (Ill.): Ch. C. Thomas 1957. — Cutaneous mani-festations of the malignant lymphomas. Springfield (Ill.): Ch. C. Thomas 1959. — Leukemia cutis. Springfield (Ill.): Ch. C. Thomas 1960. — BLUM, K. U.: Enzymbestimmungen bei hämatologischen Erkrankungen. Internist (Berl.) **3**, 112—115 (1962). — BOLCK, F.: Die Endotheliome. Leipzig: Georg Thieme 1952. — BOLGERT, M., et M. LE SOURD: Urticaire pigmentaire avec altérations hematologiques discrètes. Bull. Soc. franç. Derm. Syph. **56**, 353—354 (1949). — BORST, M.: In L. ASCHOFF, Allgemeine Pathologische Anatomie, 2. Aufl., S. 698. Jena: Gustav Fischer 1911. — BOWDLER, A. J., and T. A. J. PRANKERD: Anaemia in the reticulosis. Brit. med. J. **1962** I., 1169—1175. — BRAUN-FALCO, O., u. F. BRAUN FALCO: Zum Syndrom Diabetes insipidus und disseminierte Xanthome. Z. Laryng. Rhinol. **36**, 378—387 (1957). — BRAUN-FALCO, O., u. J. JUNG: Über klinische und experimentelle Beobachtungen bei einem Fall von diffuser Haut-Mastocytose. Arch. klin. exp. Derm. **213**, 639—650 (1961). — BRAUNSTEINER, H.: Funktion der Leukocyten. Internist (Berl.) **3**, 89—95 (1962). — BREMY, P.: Die Gewebsmastzellen im menschlichen Knochenmark. Inaug.-Diss. Zürich 1950. — BRINES,

---

[1] Im Rahmen der allgemein-pathologischen Darstellung wurde vorwiegend auf zusammen-fassende Arbeiten verwiesen. Weitere Literaturangaben s. GANS und STEIGLEDER 1955, 1957 und die entsprechenden Kapitel in diesem Handbuch.

O. A., and M. H. Johnson: Hibernoma, a special fatty tumor. Amer. J. Path. 25, 467—476 (1949). — Broders, A. C., R. Hargrave and H. W. Meyerding: Pathological features of soft tissue fibrosarkoma, with special reference to the grading of its malignancy. Surg. Gynec. Obstet. 69 II, 267—280 (1939). — Brücher, H.: Systematik der Retikulosen. Internist (Berl.) 3, 95—103 (1962). — Büchner, F.: Spezielle Pathologie. München u. Berlin: Urban & Schwarzenberg 1955. — Bunting, H., and R. F. White: Histochemical studies of skin wounds in normal and scorbutic guinea pigs. Arch. Path. 49, 590—600 (1950). — Burckhardt-Zellweger, V. E.: Zur Kenntnis der Hautreticulosen. Dermatologica (Basel) 109, 370 (1954).

Cabré, J., u. G. K. Steigleder: Das Krankheitsbild der Lymphocytären Infiltration (Lymphocytic Infiltration) im Sinne von Jessner und Kanof. Arch. klin. exp. Derm. 212, 525—549 (1961). — Cameron, J. M., A. Litton and D. S. Lyon: Primary carcinoma multiplex. J. clin. Path. 14, 574—577 (1961). — Castrén, H.: Über die Struktur der Zellen der Bindegewebsgeschwülste beim Menschen. Arb. path. Inst. Univ. Helsingfors, N. F. 4, H 3/4, 240—318 (1926). — Cazal, P.: La réticulose histiomonocytaire. Paris: Masson & Cie. 1946. — Charpy, J., et A. Stahl: Contribution à l'étude de la transformation histiocytaire des fibroblastes du derme de l'homme. Ann. Derm. Syph. (Paris) 79, 257—263 (1952). — Chèvremont, M.: Recherches sur l'origine, la distribution, les caractères cytologiques et les propriétés biologiques des histiocytes et de macrophages par la méthode de la culture des tissues. Arch. Biol. (Liège) 53, 281—492 (1942). — Costa, O. G.: Progressive recurrent dermatofibroma (Darrier Ferrand). Arch. Derm. 54, 432 —454 (1956). — Cottini, J. B.: Aspects hématologiques et histopathologiques de trois cas de mycosis fongoide. Ann. Derm. Syph. (Paris) 7e Sér. VII, 8,15—44 (1937). — Cramer, H. J.: Gibt es ein chronisch persistierendes, lymphoreticuläres Erythema anulare centrifugum (Darier)? Derm. Wschr. 146, 289—299 (1962). — Crosti, A.: Mycosis fongoide et réticulo-histicytomes cutanés malin. Ann. Derm. Syph. (Paris) 78, 576—578 (1951). — Culberson, J. D., and H. T. Enterline: Pseudosarcomatous fasciitis, distinctive clinical pathological entity, report of 5 cases. Ann. Surg. 151, 253—240 (1960). — Cutler, E. C., and R. E. Gross: Neurofibroma and neurofibrosarcoma of peripheral nerves, unassociated with Recklinghausen disease a report of twenty five cases. Arch. Surg. 33, 733—779 (1936).

Darier, J.: Dermatofibrom progr. et rec. ou fibrosarcomes de la peau. Ann. Derm. Syph. (Paris) 5, 545—562 (1942). Ref. Zbl. Haut- u. Geschl.-Kr. 16, 338 (1925). — Un nouveau cas de fibrosarcome de la peau, opéré et guéri. Bull. Soc. franc. Derm. Syph. 33, 32—36 (1926). Ref. Zbl. Haut- u. Geschl.-Kr. 20, 789 (1926). — Darier, J., et M. Ferrand: Dermatofibrom de la paroi abdominale. Bull. Soc. franç. Derm. Syph. 2, 63—64 (1924). Ref. Zbl. Haut- u. Geschl.-Kr. 17, 537 (1925). — Degos, R.: Dermatologie. Paris: Flammarion 1953. — Degos, R., B. Ossipovski, J. Civatte et R. Touraine: Réticuloses cutanées (Réticuloses histiomonocytaires). Ann. Derm. Syph. (Paris) 84, 125—152 (1957). — Duperrat, R. B.: Études des angiomes tumeurs évolutines. Thése Paris 1938. — Dupont, A.: Histiocytomes malins de la peau, des gaines tendineuses et des aponeuroses. Bull. Ass. franç. Cancer 28, 456—472 (1939). — L'angio-réticulomatose cutanée, Thése de Université catolique de Louvain Gembloux 1951.

Eder, M.: Zur Frage der Kombination von Myelom und Reticulum-Sarkom bzw. Reticulose. Schweiz. Z. Path. 16, 155—164 (1953). — Enterline, H. T., J. D. Culberson, D. B. Rochlin and L. W. Brady: Liposarcoma, a clinical and pathological study of 53 cases. Cancer (Philad.) 13, 932—950 (1960). — Epstein, E.: Sarcoma involving the skin. Arch. Derm. 60, 1130—1139 (1949). — Epstein, S.: Contactdermatitis due to nickel and chromate: observations on dermal delayed (tuberculin-type) sensitivity. Arch. Derm. 73, 236—255 (1956).

Fahey, Y. L.: Evidence for heterogeneity of plasma cells: studies of proteins produced by plasma cell tumors in inbred mice. Ann. N.Y. Acad. Sci. 101, 1—326 (1962). — Feldaker, M., R. R. Kierland and H. Montgomery: Cutaneous lymphoblastoma, report of two unusual cases of reticulum cell sarcoma with emphasis on cutaneous touch smears. Arch. Derm. 70, 583—589 (1954). — Fendt, H.: Beiträge zur Kenntnis der sog. sarcoiden Geschwülste der Haut. Arch. Derm. Syph. (Berl.) 53, 213—242 (1900). — Ferrata, A.: Le Emopatie. Milano: Soc. Ed. Libr. 1935. — Ferrata, A., e E. Storti: Le malattie del Sangue. Milano: Soc. Ed. Libr. 1946. — Fischer, L., u. U. Albrecht: Erythroleukämie (di Guglielmo) bei einem 13½jährigen Jungen. Dtsch. med. Wschr. 82, 1610—1615 (1957). — Flarer, F. (1928): Zit. nach Cottini 1937. — Quadri di participazione cutanea alla patologia del sistema reticulo-endotheliale, Pubbl. in onore Umberto Mantegazza, p. 93—156 (1933). Ref. Zbl. Haut- u. Geschl.-Kr. 48, 11 (1934). — Das Hautbild der Histioleukämie. Arch. Derm. Syph. (Berl.) 186, 32—53 (1948). — Réticuloses systématiques. Proc. 11th Internat. Congr. Dermat. 1957. Acta derm.-venereol. (Stockh.) 2, 73—87 (1957). — Fraser, F. J.: Mycosis fungoides, its relation to leukemia and lymphosarcoma. Arch. Derm. 12, 814—828 (1925). — Fresen, O.: Studien zum Ablauf der tuberkulösen Entzündung. Beitr. Klin. Tuberk. 103, 104—106 (1950). — Die Pathomorphologie des rethotelialen Systems. Verh. Dtsch. Ges. Path. 37. Tgg. 1953(a), S. 26—85. — Die retothelialen Hämoblastosen. Virchows Arch. path. Anat. 323,

312—350 (1953b). — Bemerkungen zur Granulomnatur der Mycosis fungoides. Hautarzt 6, 111—115 (1955). — Zur pathologischen Anatomie und Nosologie der Lymphogranulomatose. Ergebn. inn. Med. Kinderheilk. 9, 57—70 (1958). — FRÜHWALD, R., u. W. HOFER: Argyrophile Fasern bei Hautkrankheiten (speziell Erythrodermie). Arch. klin. exp. Derm. 205, 79—92 (1957).

GALL, E. A., and T. B. MALLORY: Malignant lymphoma, a clinico-pathologic survey of 618 cases. Arch. Path. 18, 381—415 (1942) (Lit.). — GANS, O., and G. K. STEIGLEDER: Skin diseases with malignant growth of juvenile connective tissue cells. Excerpta med. (Amst.), Sect. XIII 10, 139—141 (1956) (Lit.). — Histologie der Hautkrankheiten, 2. Aufl., Bd. 2. Berlin-Göttingen-Heidelberg: Springer 1957. — GATES, O.: Cutaneous tumors in leukemia and lymphoma. Arch. Derm. 37, 1015—1030 (1938). — GEDIGK, P.: Die funktionelle Bedeutung des Eisenpigmentes. Ergebn. allg. Path. path. Anat. 38, 1—45 (1958). — GEDIGK, P., u. E. BONTKE: Über die Enzymaktivität im Fremdkörpergranulationsgewebe. Virchows Arch. path. Anat. 330, 538—568 (1957). — GEDIGK, P., u. W. PIOCH: Über die Bildung von organischen Substanzen in Siliciumdioxydgranulomen. Virchows Arch. path. Anat. 328, 513—535 (1956). — GENTELE, H.: Malignant fibroblastic tumors of the skin. Acta derm. venereol. (Stockh.) 31, Suppl. 27 (1951) (Lit.) — GERTLER, W.: Retikulosarkomatöse Umwandlung tumorartiger Lymphocytome. Derm. Wschr. 132, 1035—1042 (1955). — GETZ, K., G. L. PEASE and H. MONTGOMERY: Evaluation of cutaneous smears in lymphoblastomas of the skin. Arch. Derm. 74, 86—91 (1956). — GOLDNER, J.: Histiocytäre Abstammung der Fettzellen. Z. Zellforsch. 24, 312—319 (1936). — GOTTRON, H. A.: Schüller-Christiansche Krankheit unter besonderer Berücksichtigung der Hautveränderungen. Arch. Derm. Syph. (Berl.) 182, 691—731 (1942). — Sogenannte Reticulosarkomatose der Haut. Hautarzt 2, 42 (1951). Ref. d. 67. Tgg d. Rhein.-Westf. Dermatologen-Vergg. 6./7. Mai 1950. — Sarkom der Haut. Hautarzt 4, 1—11, 49—59 (1953). — Eosinophile Reticulose. Derm. Wschr. 1956, 1108—1109. — Retikulosen der Haut. In: GOTTRON-SCHÖNFELD, Dermatologie und Venerologie, Bd. IV, S. 501. Stuttgart: Georg Thieme 1960. — Dermoleucohaemoblastosen. Regensburg. Jb. ärztl. Fortbild. 8, 1—11 (1959/60). — Granuloma anulare. In: Dermatologie und Venerologie, Bd. V/1. Stuttgart: Georg Thieme 1963. — GOTTRON, H. A., G. W. KORTING u. W. NIKOLOWSKI: Die makroglobulinämische retikuläre Hyperplasie der Haut. Arch. klin. exp. Derm. 210, 176—210 (1960). — GOTTRON, H. A., u. W. NIKOLOWSKI: Sarkom der Haut. In: GOTTRON-SCHÖNFELD, Dermatologie und Venerologie, Bd. IV, S. 407. Stuttgart: Georg Thieme 1960. — GOWANS, J. L.: The life-history of lymphocytes. Brit. med. Bull. 15, 50—53 (1959). — GRIEDER, H. A.: Über die Beziehungen zwischen Retikulose und Retothelsarkom. Virchows Arch. path. Anat. 328, 442—468 (1956). — GROSS, S., and C. WOOD: Hibernoma. Cancer (N.Y.) 6, 159—163 (1953). — GROSSFELD, H., K. MEYER and G. GODMAN: Differentiation of fibroblasts in tissue culture as determined by mucopolysaccharide production. Proc. Soc. exp. Biol. (N.Y.) 88, 31—35 (1955). — GRUNDMANN, E.: Weitere Untersuchungen über die Lymphocytenbildung. Verh. dtsch. Ges. Path. 42, 211—215 (1959).

HALTER, K.: Zur Problematik des Dermatofibrosarkoma protuberans (E. HOFFMANN). Hautarzt 1, 133—134 (1950). — HARDIN, E. B., W. N. VALENTINE, J. H. FOLETTE and J. S. LAWRENCE: Esterase and lipase activity of leucocytes and erythrocytes in health and disease. Amer. J. med. Sci. 229, 397—405 (1955). — HELLMANN, T.: Lymphgefäße, Lymphknötchen und Lymphknoten. In: Handbuch der Mikroskopischen Anatomie des Menschen, hrsg. von W. VON MÖLLENDORFF,, Bd. VI,1. Berlin: Springer 1930. — HERBUT, P. A., and F. R. MILLER: Histopathology of monocytic leukemia. Amer. J. Path. 23, 93—108 (1947). — HERZBERG, J. J., u. K. H. ÜBERSCHÄR: Die Mycosis fungoides als neoplastische Erkrankung des erweiterten reticuloendothelialen Systems. Derm. Wschr. 1951, 316—328. — HERZOG, G.: Über die Bedeutung der Gefäßwandzellen in der Pathologie. Klin. Wschr. 2, 684—689, 730—736 (1923). — HITTMAIR, A.: Die Monocytenleukämie und die leukämischen Reticuloendotheliosen. Folia haemat. (Lpz.) 66, 1—40 (1942) (Lit.). — HOFFMANN, A.: Die Entwicklung des Fettgewebes beim Menschen. Z. mikr.-anat. Forsch. 56, 415—449 (1950/51). — HOFFMANN, E.: Über das knollentreibende Fibrosarkom der Haut (Dermatofibrosarkoma protuberans). Derm. Z. 43, 1—28 (1925). — HOFFMANN, G. T., A. ROTTINO and K. G. STERN: Demonstration by the Nadi reaction of cytochrome oxidase activity in cells of the lymphoid and myeloid series obtained from normal individuals and patients suffering from Hodgkin's and other diseases. Blood 6, 1051—1055 (1951).

JACKSON, S. F.: Cytoplasmic granules in fibrogenic cells. Nature (Lond.) 175, 39—40 (1955). — JADASSOHN, J.: Discussion zu JESSNER, M., Dermatofibromes progressives et récidivants (Dermatofibrosarcoma protuberans). Zbl. Haut- u. Geschl.-Kr. 27, 246 (1928). — JOEST, O., u. E. EMSHOFF: Studien über die Histogenese des Lymphdrüsentuberkels und die Frühstadien der Lymphdrüsentuberkulose. Virchows Arch. path. Anat. 210, 188—247 (1912). — JOHNSON, W. C., and E. B. HELWIG: Solitary mastocytosis (urticaria pigmentosa). Arch. Derm. 84, 806—815 (1961). — JONSSON, M.: Mesantoinreaction simulerande infektiossjukdom. Nord. Med. 65, 408—410 (1961).

KALKOFF, K. W.: Retikulumzellsarkomatose mit unilokulärer Hautbeteiligung. Hautarzt 6, 109—118 (1955). — KAUFFMANN, S. L., and A. P. STOUT: Lipoblastic tumors in children. Cancer (Philad.) 12, 912—925 (1959). — KAY, S.: Subcutaneous pseudosarcomatous fibromatosis, report of four cases. Amer. J. clin. Path. 33, 433—438 (1960). — KEIM, H. L.: Universal leukemia cutis. Arch. Derm. 10, 579—598 (1924). — The lymphoblastomas, their interrelationships. Arch. Derm. 19, 532—592 (1929). — KLEMPERER, P.: Reticuloendotheliosis. Bull. N.Y. Acad. Med. 30, 526—538 (1954). — KLIMA, R.: Grundlage für eine Neuordnung der Hämatologie zellulärer Reaktionen im lymphatischen Apparat. Wien. Z. inn. Med. 33, 125—135 (1952). — KLÜKEN, N., u. U. PREU: Zur Histomorphologie einer Retikulose mit besonderer Beteiligung der Haut. Beitr. path. Anat. 112, 470—480 (1952). — KNOTH, W.: Die diagnostische Bedeutung des Gitterfasernachweises bei Dermatosen. Arch. klin. exp. Derm. 206, 744—751 (1957). — Über die Entstehung von Lymphfollikeln bei chronischer Hautentzündung. Derm. Wschr. 142, 1269—1275 (1960). — KNOTH, W., u. S. BETHGE: Über besondere Veränderungen der Hautgefäße bei lymphatischer und myeloischer Leukämie. Derm. Wschr. 137, 561—569 (1958). — KUNDRAT, H.: Über Lympho-Sarkomatosis. Wien. klin. Wschr. 6, 211—213 (1893).

LAGERGREEN, C., Å. LINDBOM and G. SÖDERBERG: Vascularization of fibromatous and fibrosarcomatous tumors, histopathologic microangiographic and angiographic studies. Acta radiol. (Stockh.) 53, 1—16 (1960). — LANG, F. J.: Experimentelle Untersuchungen über die Histogenese der extramedullären Myelopoese. Z. mikr-anat. Forsch. 4, 417 (1926). Siehe auch Arch. Path. Lab. Med. 1, 41 (1926). — LAPIÈRE, S.: Quelques cas de réticuloses cutanées histio-monocytaires lentement évolutives et de réticulomatoses. Bull. Soc. franç. Derm. Syph. 64, 21—29 (1957). — LAUBINGER, W.: Über den systemartigen Zusammenhang der Gitterfasern in den Fettorganen und seine funktionelle Bedeutung. J. Morph. mikr. Anat. 81, 230—244 (1938). — LAUCKNER, H. G.: Inaug.-Diss. Frankfurt a. M. 1959. — LEDER, L. D., u. K. LENNERT: Diskussionsbeitrag zum Vortrage von H. BRAUNSTEINER, Zytochemische Untersuchungen an der Rebuck'schen Hautfenstermethode, in: Zyto- und Histochemie in der Haematologie. 9. Freiburger Symposion. Berlin-Göttingen-Heidelberg: Springer 1963. — LEDER, L. D., u. H. SCHOMERUS: Nucleolenuntersuchungen zur Genese der Makrophagen an Hautfensterpräparaten. Klin. Wschr. 41, 87—90 (1963). — LEINBROCK, A.: Das Plasmocytom und seine pathologischen Hautveränderungen. Hautarzt 9, 249—259 (1958). — Reticulosen der Haut. Akt. Probl. Derm. 1, 382—411 (1959). — LENNERT, K.: Über ein lipoplastisches Sarkom des Mediastinums, zugleich ein Beitrag zur Kenntnis der bösartigen Fettgewebsgeschwülste. Frankfurt. Z. Path. 61, 78—91 (1949). — Zur Praxis der pathologisch anatomischen Knochenmarksuntersuchung. Frankfurt. Z. Path. 63, 267—299 (1952). — Histologische Studien zur Lymphogranulomatose. I. Die Cytologie der Lymphogranulomzellen. Frankfurt. Z. Path. 64, 209—234 (1953). — Die Frühveränderungen der Lymphogranulomatose. Frankfurt. Z. Path. 69, 103—122 (1958). — Über Morphologie, Funktion und maligne Neoplasien der Lymphocyten. Z. Haut- u. Geschl.-Kr. 28, 389—406 (1960). — Zur pathologischen Anatomie der „Mastocytosen", mit einigen Bemerkungen zur Cytochemie der Mastzellen. Arch. klin. exp. Derm. 213, 606—624 (1961). — Zur pathologischen Anatomie von Urticaria pigmentosa und Mastzellenreticulose. Klin. Wschr. 40, 61—67 (1962). — Lymphknoten, Cytologie und Lymphadenitis. In: Handbuch der speziellen pathologischen Anatomie und Histologie, (LUBARSCH-HENKE), Bd. I/3, A. Berlin-Göttingen-Heidelberg: Springer 1961. — Pathologie der Halslymphknoten. Arch. Ohr.-, Nas.- u. Kehlk.-heilk. 182, 1—124 (1963). — LENNERT, K., u. H. ELSCHNER: Zur Kenntnis der lipomelanotischen Reticulohistiocytose. Frankfurt. Z. Path. 65, 559—577 (1954). — LENNERT, K., u. W. REMMELE: Karyometrische Untersuchungen am Lymphknoten. — Zellen des Menschen. I.—III. Mitt. Acta haemat. (Basel) 19, 99—113 (1958); 20, 301—317 (1958); 21, 139—156 (1959). — LENNERT, K., u. J. C. F. SCHUBERT: Untersuchungen über die sauren Mucopolysaccharide der Gewebsmastzellen im menschlichen Knochenmark. Frankfurt. Z. Path. 69, 579—590 (1959). — LEONHARDI, G.: Fettstoffwechseluntersuchungen bei Xanthomatosen. Arch. klin. exp. Derm. 206, 582—585 (1957). — LETTERER, E.: Aleukämische Retikulose. Frankf. Z. Path. 30, 377—394 (1924). — LEVER, W. F.: Histopathology of the skin, 2nd Ed. Philadelphia: J. B. Lippincott Company 1954. — LINDNER, H., u. R. MEYER: Zum Problem der Reticulosarcomatosen. Arch. klin. exp. Derm. 203, 409—432 (1956). — LINDNER, J.: Die Mastzelle. Arch. klin. exp. Derm. 213, 588—606 (1961). — LÖFFLER, H., u. J. C. F. SCHUBERT: Zum histochemischen Nachweis von Esterasen in Zellen des Blutes. Klin. Wschr. 37, 563—564 (1959). — LUBARSCH, O.: Über Phagocytose und Phagocyten. Klin. Wschr. 4, 1248—1250 (1925). — LYELL, A., and A. J. CARR: Lipoid Dermato-arthritis (Reticulohistiocytosis). Brit. J. Derm. 71, 12—21 (1959).

MADSEN, A.: De l'epithelioma basocellulaire superficiel. Act. derm. venereol. (Stockh.), Suppl. 7, 1—161 (1941). — The histogenesis of superficial basal-cell-epitheliomas. Arch. Derm. 72, 29—30 (1955). — MARCHAND, F. (1899 u. 1920): Zit. nach MAXIMOW 1927. — MASSHOFF, W.: Isoliertes extramedulläres Plasmocytom. Dtsch. med. Wschr. 1947, 489. — MAXImow, A.: Experimentelle Untersuchungen über entzündliche Neubildung von Bindegewebe. Beitr. path. Anat., Suppl. 5, (1902). — Über die Zellformen des lockeren Bindegewebes. Arch. mikr. Anat. 67, 680 (1906). — Über undifferenzierte Blutzellen und mesenchymale Keimlager im erwachsenen Organismus. Klin. Wschr. 5, 2193—2199 (1926). — Bindegewebe und blutbildende Gewebe. In: Handbuch der Mikroskopischen Anatomie des Menschen, Bd. II,1, hrsg. von W. v. MÖLLENDORFF. Berlin:Springer 1927. — Über die Histiogenese der entzündlichen Reaktion mit Nachprüfung der v.Möllendorffschen Trypanblauversuche. Beitr. path. Anat. 82, 1—23 (1929). — MAXIMOW, A., and W. BLOOM: A textbook of histology. Philadelphia u. London: W. B. Saunders Company 1943. 4. Aufl. — METSCHNIKOFF (1892 u. 1901): Zit. nach MAXIMOW 1927. — MICHELSON, H. E.: A consideration of some diseases of the subcutaneous fat. Arch. Derm. 75, 633—641 (1957). — MOHR, H. J., u. H. NOTHDURFT: Bindegewebskapseln um subcutan eingeheilte Fremdkörper und ihre Entartung zu Sarkomen. Klin. Wschr. 3, 493—494 (1958). — MONTGOMERY, H., and R. K. WINKELMANN: Smooth-muscle tumors of the skin. Arch. Derm. 79, 32—41 (1959). — MURPHY, J. C., and H. MONTGOMERY: Psoriasis and mycosis fungoides occuring in the same patient, both conditions proved histologically. J. invest. Derm. 11, 245—252 (1948). — MUSGER, A.: Zum Problem der Reticulosen in dermatologischer Sicht. Hautarzt 7, 466—473 (1956).

NAGAI, K.: Experimentelle Studien über die Histogenese des Tuberkels im Lymphknoten-Frankfurt. Z. Path. 67, 293—307 (1956). — NANTA, A.: Dermatoses en rapport avec les troubles de l'appareil hématopoétique (hematodermies). Nouvelle pratiqu. dermatolog. (hrsg. von DARIER, CIVATTE, FLANDIN u. TZANCK), Bd. V, S. 521 ff. Paris: Masson & Cie. 1936. — Les Hématodermies fibreuses. Ann. Derm. Syph. (Paris) 86, 121—123 (1959). — NEISSER, A.: Granuloma fungoides. In: Die chronischen Infektionskrankheiten der Haut, S. 720 ff. In: Handbuch der speziellen Pathologie und Therapie, Handbuch der Hautkrankheiten, hrsg. von v. ZIEMSSEN, 1. Hälfte. Leipzig: Vogel 1883. — NETTLESHIP, A., and M. NETTLESHIP: Finding of silver positive reticulum in early human tubercles. Science 123, 505—506 (1956). — NÖDL, F.: Zur Histogenese der Angiomatosis Kaposi. Derm. Wschr. 121, 247—250 (1950). — Gutartige Neubildungen der Haut. In: GOTTRON-SCHÖNFELD, Dermatologie und Venerologie, Bd. IV, S. 205. Stuttgart: Georg Thieme 1955. — NOTHDURFT, H.: Über die Sarkomauslösung durch Fremdkörperimplantation bei Ratten in Abhängigkeit von der Form des Implantates. Naturwissenschaften 42, 106 (1955).

OBERLING, CH.: A propos des réticuloses. Bull. Soc. franç. Derm. Syph. 6, 1267—1273 (1934). — OLIVEIRA, G. DE: Über die Stellung der Retothelsarkome im System der Lymphdrüsengeschwülste. Virchows Arch. path. Anat. 298, 464—514 (1937). — ORFANOS, C., u. G. STÜTTGEN: Elektronenmikroskopische Beobachtungen bei der Mycosis fungoides. Nachweis von cytoplasmatischen Zelleinschlüssen. Arch. klin. exp. Derm. 215, 438—460 (1962/63). OWEN, J. A., and C. GOT: Biologic significance of anomalous serum and urinary proteins of myelomatosis, lymphoma and other conditions. J. clin. Path. 13, 58—68 (1960).

PECKHOLZ, I., u. W. BÖHM: Geschwulstzellen in Leichenblut. Dtsch. med. Wschr. 83, 1486—1488 (1958). — PENNEY, I. R., and B. M. BALFOUR: The effect of vitamin C on mucopolysaccharide production in wound healing. J. Path. Bact. 61, 171—178 (1949). — PFLEGER, L., u. J .TAPPEINER: Das Hypereosinophilie-Syndrom mit spezifischen Hautveränderungen. Arch. klin. exp. Derm. 208, 98—115 (1959a). — Zur Kenntnis der systematisierten Endotheliomatose der cutanen Blutgefäße (Retikuloendotheliose?). Hautarzt 10, 359—363 (1959b). — PFUHL, W.: Die Zellen des normalen lockeren Bindegewebes, unter besonderer Berücksichtigung der Clasmatocyten. Z. mikr.-anat. Forsch. 31, 18—107 (1932). — Die Aufräumung zugrunde gegangener Fettzellen durch Histiocyten im Trypanblauentzündungsherd. Arch. Anat. Entwickl.-Gesch. 110, 533—567 (1940). — PINKUS, H.: The problem of multicentricity in skin cancer. Bull .Wayne St. Univ. Coll. Med. (July 1957). — POLICARD, A.: The morphology of the reticulo-histiocytic cell. In: Physiopathology of the reticuloendothelial system, hrsg. von HALPERN u. Mitarb. Springfield (Ill.): Ch. C. Thomas 1957. — POPKES, B.: Über Größe und Polymorphie der Zellkerne bei Lymphadenose und Lymphosarkom. Frankfurt. Z. Path. 66, 252—267 (1955). — POPOFF, L., et N. POPOFF: L'hemopoese cutanée au cours de la vie intra-utérine. Ann. Derm. Syph. (Paris) 85, 157—167 (1958). — PRICE, E. B., W. M. SILLIPHANT and R. SHUMAN: Nodular fasciitis, a clinicopathologic analysis of 65 cases. Amer. J. clin. Path. 35, 122—136 (1961). — PULLINGER, B. D.: Rose research on lymphadenoma, S. 117. Bristol: Wright 1932.

RAAB, W., u. G. K. STEIGLEDER: Fehldiagnosen bei Horncysten. Arch. klin. exp. Derm. 212, 606—615 (1961). — RACHMANINOFF, N., J. R. McDONALD and J. C. COOK: Sarcoma-like tumors of the skin following irradiation. Amer. J. clin. Path. 36, 427—437 (1961). — RANVIER, L. (1890, 1900): Zit. nach Maximow 1927. — REBUCK, J. W., C. B. BAYD and J. M. RIDDLE: Skin-windows and the action of the reticuloendothelial system in man. Ann. N.Y. Acad. Sci. 88, 30—42 (1960). — REBUCK, J.W., and J. H. CROWLEY: A method of studying leucocytic functions in vivo. Ann. N.Y. Acad. Sci. 59, 757—805 (1955). — RECANT, L., and W. S. HARTROFT (Herausgeber): Clinicopathologic conference, lymphoma or drug eruption occuring during hydantoin therapy for epilepsy. Amer. J. Med. **32**, 286—297 (1962). — Rehtijärvi, K.: Reticular network and karyometric properties of lymphomas of the skin. Acta derm.-venereol. (Stockh.) **43**, Suppl 53 (1963). — Reich, H.: Das Haemangiopericytom. Arch. klin. exp. Derm. **202**, 390—397 (1956). — Remy, D.: Gewebsmastzellen und Mastzellen-Retikulose (Funktionelle Cytologie und Klinik). Ergebn. innere Med. Kinderheilk. N.F. **17**, 133—189 (1962). — Robb-Smith, A. H. T.: Reticulosis and reticulosarcoma, a histological classification. J. Path. Bact. **47**, 457—480 (1938). — The reticular tissue and the skin. Brit. J. Derm. **56**, 151—176 (1944). — What is reticulin? In: Connective tissue sympos., hrsg. von Turnbridge et al. Oxford u. Paris: Blackwell 1957. — Röckl, H., H. Borchers u. F. Schröpl: Lymphoretikulose der Haut mit Makroglobulinaemie als Sonderform der Makroglobulinaemie Waldenström? Hautarzt **13**, 491—499 (1962). — Rössle, R.: Das Retothelsarkom der Lymphdrüsen, seine Formen und Verwandtschaften. Beitr. path. Anat. **103**, 385—415 (1939). — Rohr, K.: Das menschliche Knochenmark. Stuttgart: Georg Thieme 1959. — Rotter, W., u. W. Büngeler: Blut und blutbildende Organe. In: E. Kaufmann u. M. Staemmler, Lehrbuch der speziellen pathologischen Anatomie, S. 413ff. Berlin: W. de Gruyter & Co. 1955. — Roukkula, M.: Sarcoma; incidence and results of treatment. Ann. Chir. Gynaec. Fenn. **48**, Suppl. 91 (1959). — Roulet, F. C.: Die ausgesprochenen blastomatösen Retikulosen. Verh. Dtsch. Ges. Path. 37. Tgg 1953, S. 105—127. — Rump-Wendel, R.: Zur Morphologie der wuchernden Bindegewebszelle beim Letterer-Siweschen Syndrom. Inaug.-Diss. Frankfurt a. M. 1955.

Sagher, F., E. Liban, H. Unger and S. Schorr: Urticaria pigmentosa with bone involvement. J. invest. Derm. **27**, 355—368 (1956). — Saltzstein, S. L., and L. V. Ackerman: Lymphadenopathy induced by anticonvulsant drugs and mimicking clinically and pathologically malignant lymphomas. Cancer (Philad.) **12**, 164—182 (1959). — Schade, H.: Aus dem Gebiet der Erkrankungen des Bindegewebes. In: Die physikalische Chemie in der Inneren Medizin, S. 357—387. Dresden u. Leipzig: Theodor Steinkopff 1920. — Schilling, V.: Klinik der Retikuloendotheliosen und Monocytosen. Z. ges. inn. Med. **5**, 506—520 (1950) (Lit.). — Schnitzer, A.: Untersuchungen zum Wirkmechanismus der Lymphocyten. Dermatologica (Basel) **116**, 275—282 (1958). — Schnyder, U. W., u. R. Keller: Zur Klinik und Histologie der Angiome. III. Mitt. Zur Histologie und Pathogenese der senilen Angiome. Arch. Derm. Syph. (Berl.) **198**, 333—342 (1954). — Schubert, J. C. F.: Differenzierungsmethode metachromatischer Zellen nach ihrem Säuregrad. Experientia (Basel) **12**, 346—347 (1956). — Sézary, A.: Pathologie générale des reticuloses cutanées. Bull. Soc. franç. Derm. Syph. **42**, 710—714 (1941). — Shmerling, D. H.: Ein Fall von Sarcoma idiopathicum multiplex haemorrhagicum (Morbus Kaposi). Schweiz. Z. allg. Path **19**, 162—183 (1956). — Sjögren, G.: Case of eosinophilic granuloma. Acta derm.-venereol. (Stockh.) **35**, 78—80 (1955). — Spremolla, G.: Sulla istopatologica della micosi fungoide. G. ital. Mal. vener. **63**, 990—1002 (1922). — Starck, D.: Embryologie. Stuttgart: Georg Thieme 1955. — Steigleder, G. K.: Die Histotopochemie der Enzyme in der Haut. In: Biochemie und Histochemie der Enzyme der Haut von G. Leonhardi u. G. K. Steigleder. Akt. Probl. Derm. **1**, 84—106 (1959). — Die Struktur der Haut als Grundlage ihrer Leistung und Erkrankung. In: Handbuch der allgemeinen Pathologie, hrsg. von Büchner, Letterer u. Roulet, Bd III, 2, S. 539. Berlin-Göttingen-Heidelberg: Springer 1960. — Grundsätzliches zur histologischen Technik in der Dermatologie. In: Gottron-Schönfeld, Dermatologie und Venerologie, Bd. I. Stuttgart: Georg Thieme 1961. — Allgemeine Pathologie der Haut. In: Gottron-Schönfeld, Dermatologie und Venerologie. Stuttgart: Georg Thieme 1961. — Die Präcancerosen in moderner Sicht. Hautarzt **14**, 87—94 (1963). — Steigleder, G. K., u. H. G. Hunscha: Die Reticulosarkomatosen der Haut. Arch. klin. exp. Derm. **205**, 435—464 (1958). — Steigleder, G. K., u. H. G. Lauckner: Ungewöhnliche klinische und histologische Veränderungen bei Retikulosarcomatosen unter dem Bilde der Mycosis fungoides. Arch. klin. exp. Derm. **209**, 327—339 (1959). — Steigleder, G. K., u. H. Löffler: Zum histochemischen Nachweis unspezifischer Esterasen und Lipasen. Arch. klin. exp. Derm. **203**, 41—60 (1956). — Steigleder, G. K., u. K. Schultis: Die Bedeutung des Nachweises unspezifischer Esterasen in Bindegewebszellen der Haut. Arch. klin. exp. Derm. **205**, 196—211 (1957a). — Histochemie der Esterasen der Haut. Arch. klin. exp. Derm. **205**, 196—211 (1957b). — Steigleder, G. K., A. Silva and C. T. Nelson: Histopathology of the KVEIM-Test. Arch. Derm. **84**, 828—834 (1961). — Sternberg, C.: Blutkrankheiten. In:Handbuch spezielle pathologische Anatomie und Histologie, hrsg. von F. Henke u. O. Lubarsch, Bd. I, I, 1. Berlin: Springer 1926. — Stewart, F. W., and M. M. Copeland: Neurogenic sarcoma. Amer. J. Cancer. **13**, 1235—1320 (1931). — Stout, A. P.: Liposarcoma the tumor of lipoblasts. Ann. Surg. **119**, 86—107 (1944). — Fibrosarcoma. Cancer (N.Y.) **1**, 30—63 (1948) (Lit.). — Tumors of soft tissues. Atlas of tumor pathology, Sect. II, Fasc. 5. Washington, D.C.: Armed forces Inst. Pathology 1953. — Stout, A.P., and W. T. Hill: Leiomyosarcoma of superficial soft tissues. Cancer (Philad.) **11**, 844—854 (1958). — Strisower, E. H., and A. T. Galleto: Waldenström's Macroglobulinemia. Amer. J. Med. **32**, 304—322 (1962). — Sutherland, J. C., W. P. Callahan and G. L. CAMPBELL: Hibernoma, a tumor of brown fat. Cancer (Philad.) **5**, 364—368 (1952).— SUURMOND, D.: Haemangioendothelioma (angioplastic sarcoma). Brit. J. Derm. **70**, 132—138 (1958). — SZWEDA, J. A., J. P. ABRAHAM, G. FINE, R. K. NIXON and C. E. RUPE: Systemic mast cell disease, a review and report of three cases. Amer. J. Med. **32**, 227—239 (1962). — SZODORAY, L.: Gitterfaserstrukturen und ihre Bedeutung bei verschiedenen Hautprozessen. Magy. orv. Arch. **39**, 98—104 (1938). Ref. Zbl. Haut- u. Geschl.-Kr. **59**, 564 (1938).

TASWELL, H. F., and R. K. WINKELMANN: Sézary syndrome, a malignant reticulemic erythroderma. J. Amer. med. Ass. **177**, 465—472 (1961). — TEMIME, P., A. STAHL and BERARD-BADIER: The visceral lesions of Kaposi' disease. Brit. J. Derm. **73**, 303—309 (1961). — THIERS, H., J. FAYOLLE et P. MOREL: Mycosis fungoide avec polyadenopathies de formule cytologique mastocytaire. Bull. Soc. franc. Derm. Syph. **69**, 578 (1962). — THOMAS, J. A.: Recherches sur les transformations la multiplication et la spécificité des cellules hors de l'organisme. Ann. Sci. natur. Zool. Biol. **1**, 209—572 (1938). — TILBURY-FOX: Diseases of the skin, 2. ed., S. 432. New York 1873. — TOMPKINS, E. H.: Small lymphocytes with atypical nuclei in the lymphoid tissues of normal animals. Anat. Rec. **135**, 61—73 (1959). — TOURAINE, A., G. SOLENTE and P. RENAULT: Urticaire pigmentaire avec reaction splenique et myelemique. Bull. Soc. franç. Derm. Syph. **40**, 1691 (1933). — TRITSCH, H.: Über Geschwülste und Geschwulstartige Krankheiten mit Ausgang vom retikulären Bindegewebe der Haut. Hautarzt 8, 1—4, 49—54 (1957) (Lit.). — TRUBOWITZ, S., and C. F. SIMS: Subcutaneous fat in leukemia and lymphoma. Arch. Derm. **86**, 520—524 (1962). — TZANCK, A., BOURGEOIS-GAVARDIN et R. ARON-BRUNETIÈRE: Le cytodiagnostic immédiat en dermatologie. Ann. Derm. Syph. (Paris) 8, 205—218 (1948).

UNDRITZ, E.: Die nicht zur Blutkörperchenbildung gehörenden Zellen intravitaler Knochenmarkspunktate nebst Auszählungsschema für Myelogramme. Schweiz. med. Wschr. **76**, 333—337 (1946).

WACHSTEIN, M., u. G. WOLF: The histochemical demonstration of esterase activity in human blood and bone marrow smears. J. Histochem. Cytochem. **6**, 457 (1958). — WASSERMANN, F.: Die histologischen Grundlagen der Fettspeicherung. Z. Kreisl.-Forsch. **23**, 665—687 (1931) (Lit.). — WAYSON, J. T., and F. D. WEIDMAN: Aleukemic reticulosis, an additional member of the so-called cutaneous lymphoblastomas. Arch. Derm. **34**, 755—796 (1936). — WEISS, F.: Histologische Untersuchungen an der Haut von debilen Neugeborenen, eutrophischen und ernährungsgestörten Säuglingen unter besonderer Berücksichtigung ihres bindegewebigen und fettspeichernden Anteils sowie der klinischen Zusammenhänge. Jb. Kinderheilk. **135**, 184—206, 272—307 (1932). — WELLS, G. C.: Esterases in cutaneous granulomata. Brit. J. Derm. **69**, 415—427 (1957). — WERTHEIMER, E.: Fettspeicherung und Fettmobilisierung. Münch. med. Wschr. **31**, 1153—1160 (1958). — WIEDERMANN, G., N. THUMB, J. PÄRTAN u. H. BRAUNSTEINER: Zur Funktion der Lymphocyten. Trans. 6th Congr. Europ. Soc. Haemat., vol. 2, p. 1026—1029. Basel u. New York: S. Karger 1958. — WILSON, G. T.: Cutaneous smears: a diagnostic aid in certain malignant lesions of the skin. J. invest. Derm. **22**, 173—187 (1954). — WINER, L. H.: Mycosis fungoides, benign and malignant reticulum cell dysplasia. Arch. Derm. **56**, 480—498 (1947). — WINKLER, K.: Sarkome. In: Handbuch der Haut- und Geschlechtskrankheiten (JADASSOHN), Bd. XII/3, S. 720ff. Berlin: Springer 1933. — WORINGER, FR.: Tumeurs conjonctives bénignes, Nouvell. pratiqu. Dermatolog. (hrsg. von DARIER, CIVATTE, FLANDIN u. TZANCK), vol. VI, p. 555ff. Paris: Masson & Cie. 1936. — WUKETICH, ST., u. G. SIEGMUND: Multiples Plasmocytom mit Übergang in riesenzelliges Retikulosarkom. Wien. klin. Wschr. **73**, 474 (1961).

Veränderungen
am nervösen Substrat der Haut einschließlich
an den pigmentbildenden Zellen

Von

F. Nödl-Göttingen

Mit 39 Abbildungen

Einleitung

Jede Abhandlung über die Pathologie des peripheren Nervengewebes ist durch die unterschiedliche Beurteilung des ungestörten Baues seiner präterminalen und terminalen vegetativen Abschnitte belastet. Da aber erst die genaue Kenntnis der normalen Strukturen mit ihren örtlichen und altersbedingten Abwandlungen eine sichere Abgrenzung krankhafter Veränderungen ermöglicht, können unsere Ausführungen nur ein vorläufiger Bericht sein, der unter anderem auch durch die Ergebnisse elektronenoptischer Untersuchungen manche Korrektur erfahren wird. So ist bekannt, daß der lichtoptisch ermittelte, syncytiale Zusammenhang des peripheren Nervengewebes und der ihm zugeordneten Zellen den tatsächlichen Gegebenheiten nicht entspricht (GANSLER u. a.). Trotzdem sind bei den besagten Elementen auf Grund der kulturellen (HU u. Mitarb.) und histochemischen Untersuchungen (NIEBAUER u. WIEDMANN) wie der durch Silberimprägnierung erhobenen Befunde nicht nur gemeinsame physiologische, sondern auch pathologische Reaktionen zu erwarten.

Es gibt viele und unterschiedliche Gründe dafür, daß eine Annäherung der Standpunkte in der Beurteilung der normalen und folglich auch der pathologischen Strukturen des peripheren vegetativen Nervengewebes bisher nicht zustande kam. So gehen schon die Meinungen über die Leistungsfähigkeit der verschiedenen Darstellungsmethoden erheblich auseinander, wobei den einzelnen Modifikationen mit den mehrfach abgewandelten, vorbereitenden Maßnahmen und dem Zustand, in dem sich das Gewebe zur Zeit der Entnahme befand, eine wechselnde Bedeutung beigemessen wird. Nach WIEDMANN soll es für die Wiedergabe des peripheren Nerven gleichgültig sein, ob das Hautstück in Allgemeinnarkose oder Lokalanaesthesie excidiert wurde. JOHN hebt hervor, daß ein auf ein Minimum herabgesetzter Stoffaustausch die Imprägnierung begünstigt, während nach KREUTZBERG sogar Stoffwechselprodukte des erkrankten nichtnervösen Gewebes die Darstellbarkeit beeinflussen. Auch eine dichte Leukocyteninfiltration könne unter Umständen mit der Abgabe imprägnierungsfeindlicher Stoffe einhergehen (HAFERKAMP). Schon im Hinblick auf diese Angaben scheint es unmöglich, experimentell gezüchtetes mit bioptisch gewonnenem Gewebe, den Gehalt und die Beschaffenheit der Nerven betreffend, miteinander zu vergleichen. Da aber auch der Ort der Excision, wie manche Untersucher meinen, für die histologische Wiedergabe der peripheren Nerven von Bedeutung ist und unter Umständen Veränderungen derselben vortäuscht, fehlen strenggenommen die wesentlichen Voraussetzungen für einen Vergleich, wodurch die Aussage über Nervenveränderungen bei bestimmten Krankheiten unsicher wird. Darüber hinaus werden auch die mit derselben Methode erzielten Imprägnierungen von manchen Untersuchern unterschiedlich beurteilt, abgesehen davon, daß man die dargestellten Formationen je nach schulmäßiger Auffassung zu deuten und zu benennen pflegt (STÖHR, HERZOG, JABONERO, FEYRTER u. a.).

Im Hinblick auf die objektiven Schwierigkeiten der histologischen Darstellung der normalen Endausbreitungen des vegetativen Nervengewebes ist beim Vorliegen eines von der Norm abweichenden Befundes ganz besonders sorgfältig zu erwägen, ob dieser überhaupt Ausdruck einer Krankheit und nicht nur eine Folge des Versagens der ohnehin schwierigen Methode, der vorbereitenden Maßnahmen oder der besonderen Beschaffenheit des entnommenen Gewebsstückes ist (gute Imprägnierung bei erhöhtem, mangelhafte bei herabgesetztem Erregungszustand — FEYRTER). Dasselbe gilt für die Nichtdarstellbarkeit mit Silber, aus der weder auf das primäre Fehlen noch auf den sekundären Schwund des vegetativen nervösen Endnetzes geschlossen werden darf (FEYRTER).

Um die erwähnten Schwierigkeiten zu überwinden und die Grenzen des normalen Gestaltwandels der peripheren Nerven besser zu erfassen, ist eine ständig sich mehrende Zahl von Untersuchern (FEYRTER, WIEDMANN, NIEBAUER, JABONERO, THIES, RICHTER, SZENTÁGOTHAI, NÖDL u.a.) dazu übergegangen, die Beurteilung des Nervengewebes auf verschiedene, einander ergänzende Färbemethoden aufzubauen. Aber auch dann ist noch zu beachten, daß eine von der Regel abweichende Struktur nicht zwangsläufig Ausdruck einer irreversiblen Funktionsstörung sein muß, wie umgekehrt eine abwegige Funktion sehr wahrscheinlich gar nicht immer mit histologischen Methoden zu erfassen sein dürfte. Ganz besonders betrifft das die vegetativen nervösen Endformationen, deren Gehalt an Vacuolen, argyrophilen Granula und fadenförmigen Bestandteilen schon in Abhängigkeit von der jeweiligen Funktion einem starken Wechsel unterliegt (JABONERO), als dessen Äquivalent auch die elektronenoptisch hervortretende, wechselnde Bänderung der Nervenfasern anzusehen ist (WIEDMANN). Daraus wird verständlich, daß es nicht einmal dem Erfahrenen immer möglich sein wird, das morphologische Substrat einer, mitunter bis zur Grenze des Normalen gesteigerten Funktion von einer Erkrankung abzugrenzen, wobei zu bemerken ist, daß ein Teil sicher pathologischer Strukturumformungen noch rückbildungsfähig sein dürfte.

Um nun trotz der im Vorangegangenen keineswegs vollständig aufgeführten Hindernisse einen Einblick in die pathologischen Strukturen des peripheren Nervengewebes der Haut zu vermitteln, mußten wir mehrfach spezielle und auch an anderen Organen erhobene Befunde zum Vergleich heranziehen. Dabei wird zu beachten sein, daß die jeweiligen Ergebnisse sehr oft nicht nur mit unterschiedlichen Methoden erzielt, sondern auch von Autoren interpretiert wurden, deren Auffassungen vom normalen Bau der vegetativen nervösen Peripherie erheblich voneinander abweichen. Um Fehldeutungen unsererseits nach Möglichkeit auszuschließen, haben wir auf die Einbeziehung von Untersuchungsergebnissen, die uns in Text und Bild widerspruchsvoll erschienen, verzichtet.

Die Gliederung der Veränderungen in vier Hauptabschnitte haben wir trotz ihrer Anfechtbarkeit gewählt, weil sie einen breiteren Raum für spätere nicht zu vermeidende Umordnungen bietet. Die Zweiteilung in proliferative und degenerative Reaktionen hielten wir deshalb nicht für zweckmäßig, weil in ihr wohl die Eintönigkeit der Veränderungen, aber nicht die vielfachen Abstufungen und Kombinationen zum Ausdruck kommen. Ob es überhaupt krankheitsspezifische Veränderungen der vegetativen nervösen Formationen gibt, wird aber erst die Zukunft lehren.

Die Pathologie der pigmentbildenden Zellen, deren neurogene Herkunft und enge lagemäßige wie funktionelle Beziehung besonders zu den vegetativen nervösen Endformationen weitgehend anerkannt ist, wird soweit möglich eingefügt oder anhangsweise besprochen. Auch hier sind die bisher erarbeiteten histologischen Befunde durch Darstellungsschwierigkeiten, wenn auch nicht in dem Ausmaß wie beim Nervengewebe, belastet, und einer einheitlichen Beurteilung der krankhaften Veränderungen dieses Zellsystems stehen die unterschiedlichen Ansichten über ihre Herkunft, ihre strukturelle Organisation (Niebauer, Odland), die Art und den Ort der Melaninbereitung (Meirowsky, Braunsteiner u. Mitarb.) und das noch immer nicht ausreichende Vergleichsmaterial im Wege. Wie beim Nervengewebe begegnen wir bei den Pigmentzellen einer gewissen Eintönigkeit im Ausdruck der pathologischen Reaktionen trotz vielfältiger Ursachen, so daß funktionelle von krankhaften und rückbildungsfähige von bleibenden Veränderungen nicht immer mit der notwendigen Sicherheit abgegrenzt werden können. Die pathologischen Reaktionen der interkalären Zellen und der peripheren Neurosekretion werden im Zusammenhang mit den Pigmentzellen abgehandelt (Wiedmann, Niebauer).

I. Die degenerativen Veränderungen

Nach Durchtrennung eines peripheren Nerven von neuronalem Bau verfällt der distale Abschnitt der sekundären Wallerschen Degeneration, die an einzelnen Nervenfasern erst nach 14 Tagen hervortreten kann. Wenn es sich um keine vollständige Unterbrechung oder teilweise rückbildungsfähige Veränderungen handelt, zeigen dementsprechend auch nicht alle Fasern innerhalb eines Nervenstämmchens Degenerationszeichen (Herpes zoster — Ebert). Neben einer Schädigung der Ganglienzellen kann die unmittelbare Einwirkung von Entzündungsstoffen, Toxinen oder Blutungen zur Entartung führen, die unter bestimmten Voraussetzungen als sog. mucoide Degeneration (hypertrophische Neuritis, Paramyloidose—Krücke 1939, 1942, J. da Silva Horta) ohne Bildung von Fettkörnchenzellen abläuft. Die gleiche Krankheitsnoxe kann demnach am Ganglion, am peripheren Nervenstämmchen oder an seinen Endorganen und Endverzweigungen allein angreifen und bewirkt dann die Degeneration der entsprechenden Abschnitte (Lepra — Lowell, Puchol u. Perez). Den Untergang der Achsenzylinder begleitet in der Regel eine lebhafte mitotische Vermehrung der Schwannschen Zellen, die allen Veränderungen weit vorausgehen kann und schließlich zur Bildung der sog. Hanken-Büngnerschen Bänder führt (Clara, Szentágothai).

1. Cerebrospinale und gemischte Nerven mit ihren Endorganen

Die Degeneration *markhaltiger Nervenfasern* kann am Achsenzylinder zuerst nur in erhöhter Silberaffinität Ausdruck finden, während die zugehörige Markscheide bereits fortgeschrittene Auflösungserscheinungen zeigt. Später kombinieren sich dornenförmige Auswüchse und eckige Einkerbungen der Achsenzylinder mit der Markscheidendegeneration in verschiedener Weise.

Bei der *Skleroneuropathie* (Zülch) werden die größeren peripheren Nerven von kollagenen Schwarten um das perineurale Bindegewebe eingemauert. Bei längerem Bestand kommt es zur Demyelinisierung und Druckatrophie der Axone. Die Veränderungen werden wie bei der mucoiden Degeneration (Krücke) von einer Störung der Gefäßwandpermeabilität eingeleitet, die zum Auftreten von metachromatischen Substanzen im Epineurium führt. Das anliegende kollagene Bindegewebe des Perineuriums soll als Organisator die Jahresringen ähnliche Verschwartung bewirken. Diese eigenartige Degenerationsform, bei der die Wucherung Schwannscher Zellen fehlt, wurde bei der progressiven Sklerodermie beobachtet (Zülch). Ihre Bedeutung für die in der Haut über den eigentlichen Krankheitsbezirk hinausreichenden Veränderungen an präterminalen und terminalen Nerven (Thies) ist noch zu überprüfen.

Bei der *experimentellen Durchschneidung cerebrospinaler* peripherer *Nerven* setzen die Degenerationsvorgänge am 3. Tag ein (Jalowy) und dauern etwa

60 Tage. Der plötzliche Verlust regulierender nervöser Impulse soll sich nur anfangs auswirken und bald durch humorale Einflüsse ersetzt werden. WERMEL u. BOROWSKAJA bringen die Größenzunahme der Kerne im Stratum germinativum der operierten Katzenpfote, die sie in der Zeit vom 6.—10. bzw. 15. Tag beobachtet haben, damit in Verbindung.

Die *sensiblen Endkörperchen* formen sich nach Nervendurchschneidung in Geflechte aus Hanken-Büngnerschen Bändern um (LAWRENTJEW 1926), die den Grundstock für die anfangs überschießende Reinnervation mit dem zeitweiligen Auftreten neuer Endkörperchen bilden (BOEKE, DIJKSTRA). Die Reinnervation ist nach 9 Monaten abgeschlossen (JALOWY). Bei der Regeneration vertreten zuerst strukturell einfachere Formen die mehr differenzierten. Auch bei mehrmaliger Durchschneidung soll sich der Regenerationsprozeß nicht erschöpfen, nur scheint die Differenzierungsfähigkeit geringer zu werden, da typische Formen viel später als vorher erscheinen. Die Wiederherstellung inkapsulierter Endkörperchen geht beim Menschen in Abhängigkeit vom Körperbereich, und zwar an der Fingerspitze besser und vollkommener als an anderen Stellen vonstatten (NASAROW). Fraglich ist, ob es immer nur zur Reinnervation oder auch zur Neubildung von Endkörperchen kommt. Nach SASYBIN werden nur einfache, subepitheliale Knäuel oder andere unvollkommene nervöse Strukturen ausgebildet. WEDDELL u. SINCLAIR (1953) haben in Narben eine Änderung, Vereinfachung und zahlenmäßige Verringerung der die Schmerzempfindung vermittelnden sensorischen Netze beobachtet. Inkapsulierte Endkörperchen fehlen schon normalerweise in der behaarten Haut. Bei alleiniger Läsion der Epidermis sollen die feinstverzweigten, sensorischen Nervenfasern innerhalb von 48 Std regenerieren (ARTHUR u. SHELLEY). Manchmal ist aber die Destruktion sensibler Endorgane nur eine Begleiterscheinung der Bindegewebsdegeneration (HERMANN u. STÜTTGEN).

2. Vegetative Nerven und ihre Endformationen nach experimenteller Durchschneidung

Die *Degeneration vegetativer Nervenfasern*, ganz besonders der präterminalen und terminalen Abschnitte, wird unterschiedlich beurteilt. Auch *Durchschneidungsversuche*, die weniger zur Erforschung der regressiven Veränderungen als der normalen gestaltlichen Beziehungen der postganglionären Fasern zum vegetativ nervösen Endnetz angestellt wurden, haben keine endgültige Klärung gebracht, zumal überdies die Degeneration nach Durchschneidung anders als bei Krankheiten ablaufen soll (STÖHR). Das sog. vegetative Terminalreticulum sei auch auf Grund seines syncytialen Baues durch weitgehende Selbständigkeit ausgezeichnet; es habe die Möglichkeit, neue Bahnen zu entwickeln und würde im Durchschneidungsexperiment überhaupt nicht degenerieren (BOEKE, STÖHR).

DE CASTRO und andere Autoren (zit. bei JABONERO) haben dagegen die ersten Degenerationszeichen an vegetativen Nervenfasern 24 Std nach der experimentellen Läsion ermittelt, während die Erregungsleitung noch bis zu 48 Std erhalten blieb. Ende des 3. Tages waren alle Nervenfasern degeneriert. JABONERO hält die regressiv veränderten Elemente nur für postganglionäre Axone, die mitunter einem Strang der vegetativen Endformationen dicht anliegen und eine Einheit beider vortäuschen. Er fand 2—21 Tage nach Entfernung des betreffenden Ganglions die entsprechenden vegetativen Nervennetze praktisch unverändert. NELEMANS u. DOGTEROM sind wie er der Ansicht, daß nur die efferenten Fasern degenerieren, die ohne Zwischenschaltung einer syncytialen Endformation zu den Erfolgszellen führen. Im gleichen Experiment beobachtete BULLON eine teilweise Degeneration parasympathischer und sympathischer Fasern. Wie die Vorunter-

sucher (Lawrentjew, de Castro) stellte er nach 24 Std eine größere Silberaffinität fest, der nach 72 Std die granuläre Entartung der Achsenzylinder und
der sog. protoplasmatischen Fasern Jaboneros folgte, so daß in der letzten Phase
die glatte Muskulatur „mit stark versilberten Körnchen besät" war (Bullon u.
Stiefel). Die Schwannschen Zellen degenerierten nicht und blieben bei der Entartung der Achsenzylinder als Röhrenwand bestehen. Bei der Deutung der Ergeb-

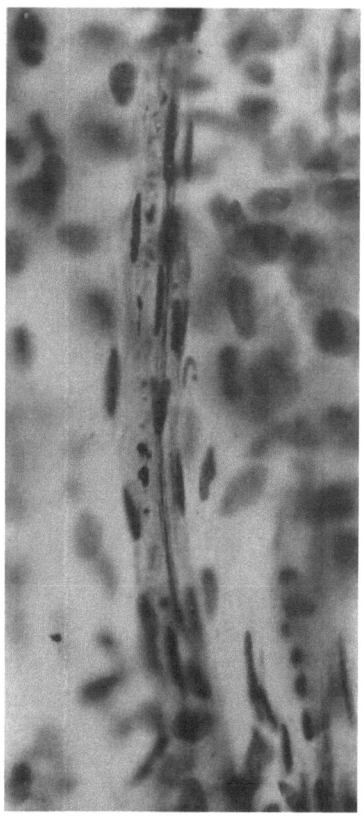 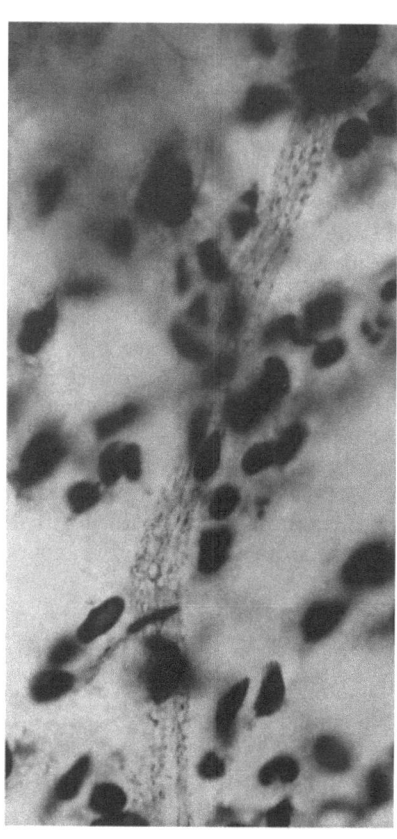

Abb. 1. Regressiv veränderte postganglionäre Nervenfasern 3 Tage nach Entfernung des Gangl. cervic.
sup. (Kaninchenhaut). [Aus Jabonero, Acta
neuroveg. (Wien) 18, 102]

Abb. 2. Normal strukturierte vegetative Endformationen
3 Tage nach Entfernung des Gangl. cervic. sup. (Kaninchenhaut). [Aus Jabonero, Acta neuroveg. (Wien) 18,
103]

nisse von Durchschneidungsexperimenten ist außerdem zu berücksichtigen, daß
es sich bei unveränderten Nervenfasern im Grundplexus um die Ausläufer intra-
muraler, also nicht geschädigter Ganglienzellen oder parasympathischer Fasern
handeln kann (Sabussow u. Ssuslikow). Zu ähnlichen Ergebnissen wie Lawrentjew, de Castro und andere Autoren kommt auch Szentágothai (1957) an Hand
von Silberimprägnierungen und histochemischen Darstellungen. Die sekundäre
Degeneration nach Durchschneidung beweist seines Erachtens, daß im „peripheren
Syncytium aus Schwannschen Zellen" die Endverzweigungen der zuführenden
Nerven einen Plexus bilden, wobei sie jedoch ihre Individualität als Zellausläufer
beibehalten. Im biologischen Modellversuch nahmen die Fortsätze sympathischer
Ganglienzellen beim Einwachsen in Büngnersche Bänder eines durchschnittenen
peripheren Nervenstammes die Struktur der vegetativen Endformation an.

Diese zum Teil sehr gegensätzlichen Auffassungen über die experimentelle Degeneration peripherer vegetativer Nervenfasern, die hier an Hand einiger Beispiele dargelegt wurden, erklären auch die vielfach ganz erheblich voneinander abweichende Deutung pathologischer Strukturen, die im Krankheitsablauf am Nervengewebe in Erscheinung treten.

3. Postmortale Veränderungen

Die *postmortalen Veränderungen* der peripheren Nervenfasern sind nicht als gewöhnliche Degeneration, sondern als Stufen des vollständigen Verfalles anzusehen (JABONERO). In der Haut der Hände und Füße Neugeborener wird nach 24—36 Std noch keine Veränderung, 5—7 Tage nach dem Tod aber ein erheblicher Strukturverlust der vegetativen Endformationen beobachtet. Die Anordnung der Stränge ist dann meist nur noch angedeutet, Randbegrenzung und Vacuolen fehlen fast überall. An Stelle der Neurofibrillen finden sich zuletzt nur noch linear gereihte oder unregelmäßig verstreute grobe Körner. Die postmortale Widerstandsfähigkeit der einzelnen Bestandteile des peripheren Nervengewebes soll unterschiedlich sein. Mitochondrien werden früher autolytisch als Neurofibrillen (SZENTÁGOTHAI). Bemerkenswert ist, daß kurz nach dem Tod (etwa 30 min) die Adrenalinreaktion stärker als normalerweise ausfällt (DROZ).

4. Degenerationsformen der vegetativen Nervenfasern und ihrer Endausbreitungen

Mit der *Gliederung der degenerativen Veränderungen* der peripheren *vegetativen Nervenfasern* und ihren Endausbreitungen haben sich bisher nur FEYRTER und JABONERO eingehender befaßt. FEYRTER unterscheidet die *vacuoläre, lipoidige* und *lipoproteidige, glykogenige* und die *schleimige* Degeneration, soweit gleichzeitig eine wesentliche Änderung des Bauplanes vorliegt. Nur die grobe Vacuolisierung, bei der es sich sowohl in der Silberimprägnierung wie in Plasmadarstellungen um das Äquivalentbild eines vor der Fixierung bestehenden abwegigen Zustandes handelt, ist seines Erachtens als Entartung zu betrachten. Sie soll auf einer der hydropischen Degeneration entsprechenden Störung der Wasseraufnahme bzw. Wasserabgabe beruhen oder die Folge einer mit Wasseraufnahme einhergehenden Quellung bzw. netzigen Fällung der Lipoproteide sein. Dieser Entmischungsvorgang im Plasma lasse tropfige bzw. körnige Gebilde entstehen, die in der Thioninweinsteinsäure-Einschlußfärbung als rhodiochrome oder erythrochrome Lipoide und Lipoproteide (chromotrope granuläre Entartung) in Erscheinung treten. Den aufgeführten Degenerationsformen begegnet man bei der akuten und chronischen Entzündung, bei Neubildungen und ohne ersichtlichen Grund.

JABONERO, der sich früher einer Einteilung bediente, die in den Grundzügen mit der von FEYRTER zu vergleichen war, gliedert nun die Degeneration in die *trübe Entartung* bzw. *Schwellung* mit der *skizzenhaften* und *granulären* oder *tropfigen* Degeneration, die *vacuoläre Entartung*, *Gerinnungsvorgänge*, *Schrumpfungsvorgänge*, *Verflüssigungsprozesse* und *Korrosionserscheinungen*. Eine isolierte Fibrillenerkrankung gibt es seines Erachtens in den vegetativen Endformationen nicht; entsprechende Befunde sollen Fehldeutungen auf Grund mangelhafter Imprägnierung sein. Vor der Annahme einer pathologischen Veränderung sei zu beachten, daß der Formenreichtum des ungestörten „distalen nervösen Syncytiums" zwischen normalen und pathologischen Strukturen fließende Übergänge entstehen läßt, die im Einzelfall das Urteil erschweren. So ist der Beginn der trüben Plasmaentartung von der physiologischen Trübung als Ausdruck einer verstärkten Lebenstätigkeit oft nicht zu unterscheiden. Gleichermaßen ist eine

Vermehrung der Vacuolen so lange noch nicht als pathologisch anzusehen, wie
normale Beziehungen zu den danebenliegenden argyrophilen Granulationen und
Fibrillen, ganz besonders zwischen letzteren und den Polkappen fortbestehen, und
zwar nicht einmal dann, wenn sie in eindeutig krankhaft veränderten Gewebsbezirken angetroffen werden. Eine vacuoläre Entartung, die auch durch vermehrte Plasmaargyrophilie vorgetäuscht werden kann, stellt sich nur als Folge
eines schweren, wahrscheinlich irreversiblen Schadens ein.

Bei der echten *vacuolären Degeneration* sind nach Jabonero die Vacuolen
sowohl vermehrt wie in Form, Größe, Färbbarkeit und ihren Beziehungen zu den

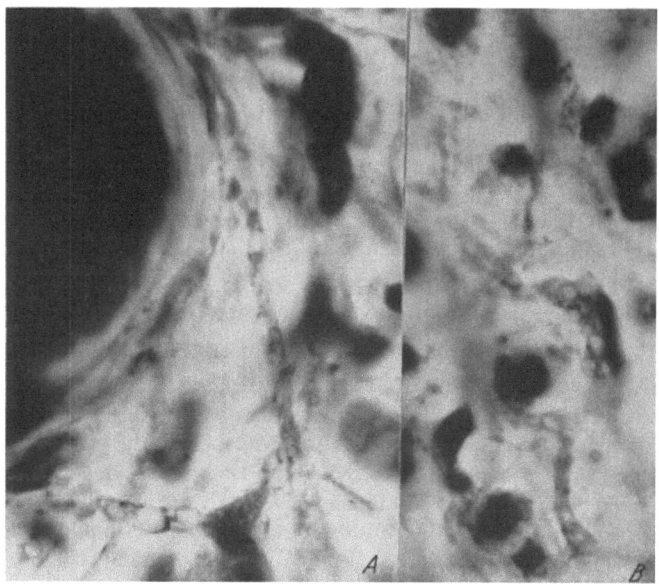

Abb. 3 A u. B. Vacuoläre Entartung. [Aus Jabonero, Acta neuroveg. (Wien) 18, 365]

Neurofibrillen verändert. Eine pathologische Vermehrung ohne Störung der
anderen Strukturen der vegetativen Endformation soll es überhaupt nicht geben.
Die mehr rundlichen oder polygonalen krankhaften Vacuolen haben überdies
unscharfe Konturen, sie sind auch wesentlich größer oder kleiner als ihr normales
Vorbild. Das Auftreten kleinster abwegiger Formen bezeichnet er als *mikro-
vacuoläre* Entartung. Die vacuoläre Degeneration kann mit Gerinnungsvorgängen
des Plasmas einhergehen. Die Kerne bleiben dabei, wie es scheint, vorerst unverändert. Ob bei der pathologischen Vacuolisierung die vermehrte Flüssigkeitsansammlung innerhalb der Stränge des Syncytiums immer an erster Stelle steht,
ist nicht mit Sicherheit zu entscheiden.

Bei der *trüben Entartung bzw. Schwellung* verliert das Plasma seine Durchsichtigkeit und ist nicht nur dunkler, sondern auch wie gekörnt bzw. bestäubt.
Die Vacuolen sind mitunter angeschwollen und undeutlich. Die argyrophilen
Granula sind gequollen, blasser und scheinen daher zu fehlen. Wie beim physiologisch krümeligen, stark argyrophilen Plasma sind auch hier die anderen Strukturen, besonders die feinsten Fibrillen, verdeckt. Leichte Schädigungsgrade sind
reversibel. Die trübe Schwellung beruht wahrscheinlich auf Flüssigkeitsvermehrung im Syncytium, trotzdem sollen Kaliberschwankungen gerade dieser
Degenerationsform nicht eigen sein.

Die *skizzenhafte Degeneration* ist eine besondere und sehr häufige Abart der trüben Schwellung. Die Umrisse der Stränge, das Neuroplasma und die argyrophilen Granula sind schwach imprägniert, daher unscharf, Vacuolen finden sich reichlich. Die neurofibrilläre Differenzierung ist auch hier durch das getrübte Plasma verdeckt.

Die *granuläre oder tropfige Degeneration* ist durch das Auftreten von außergewöhnlich vielen, meist stark gefärbten, unregelmäßig verteilten Granulationen gekennzeichnet. Die Veränderungen beziehen sich nicht nur auf die Zahl, die Verteilung und die Silberaffinität, sondern auch auf Gestalt und Größe. Sie

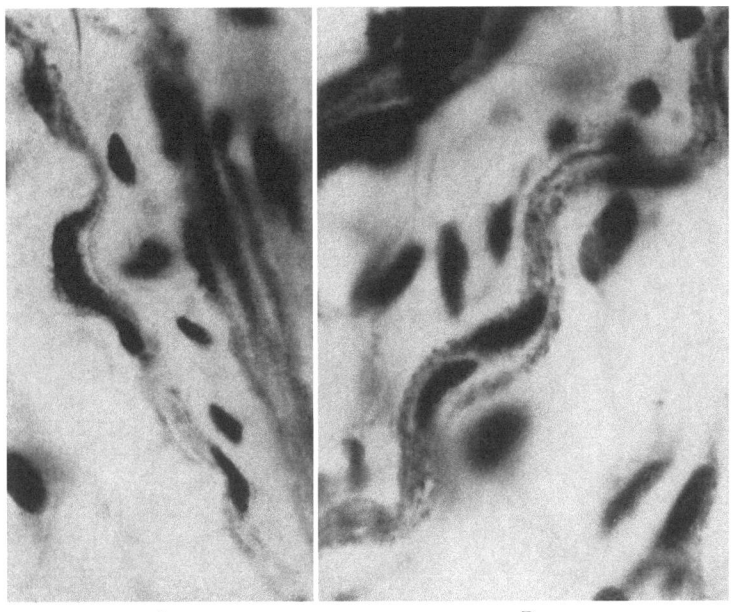

A   B

Abb. 4A u. B. Trübe Entartung. [Aus JABONERO, Acta neuroveg. (Wien) 18, 357]

müssen nicht unbedingt mit dem körnigen Zerfall der feinen Neurofibrillen einhergehen. Dem Vorgang liegt eine Entmischung des Plasmas zugrunde, die meist reversibel ist.

Gerinnungsvorgänge können im Endsyncytium streckenweise durch homogene intensive Silberimprägnierung hervortreten. Homogenisierung und Schwellung führen zum Verlust aller anderen Strukturen, die wie die ganze Endformation schwer geschädigt sind.

Schrumpfungsvorgänge gehen mit wechselnd starker Plasmatrübung einher, wobei die Neurofibrillen noch sichtbar, aber unregelmäßig geschwollen sind. Die Vacuolen sind nicht vermehrt, manchmal aber vergrößert. Auffallend ist die starke Windung der unregelmäßig konturierten Stränge. Bei stärkerer Schädigung kommt es zum vollständigen Strukturverlust und zum Zerfall in vermehrt argyrophile Fragmente, die noch lange liegenbleiben. Die Schädigung soll auf einer chemischen Veränderung der Intercellularsubstanz des Bindegewebes beruhen. Dies ist wohl auch der Grund dafür, daß man Schrumpfungsvorgänge vornehmlich beim chronischen Ödem und bei Bindegewebssklerosen antrifft.

Verflüssigungsprozesse stellen sich bei eitriger Einschmelzung vornehmlich im Rahmen der akuten Entzündung ein.

Korrosionserscheinungen entstehen unter dem direkten Einfluß von Tumorzellen. Die zuletzt genannten Vorgänge laufen rasch ab und sind verständlicherweise irreversibel.

Die *zur Degeneration* des distalen nervösen Syncytiums *führenden Schädigungen*
beruhen nach Jabonero ganz allgemein auf der toxischen Imbibition des Gewebes. Als Folge der Durchtränkung des Neuroplasmas kommt es anfangs nur zu
geringfügigen Umformungen, wie einer leichten Impastierung der Strukturen.
Der wechselseitige Einfluß der
störenden Gewebsflüssigkeit auf
die Stränge des Syncytiums und

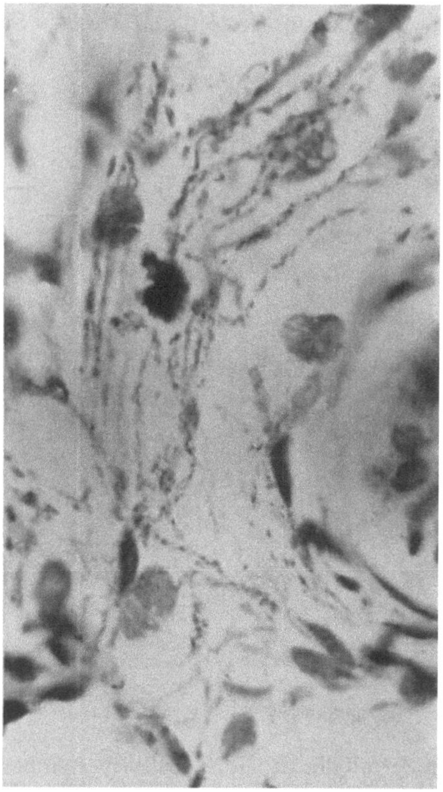

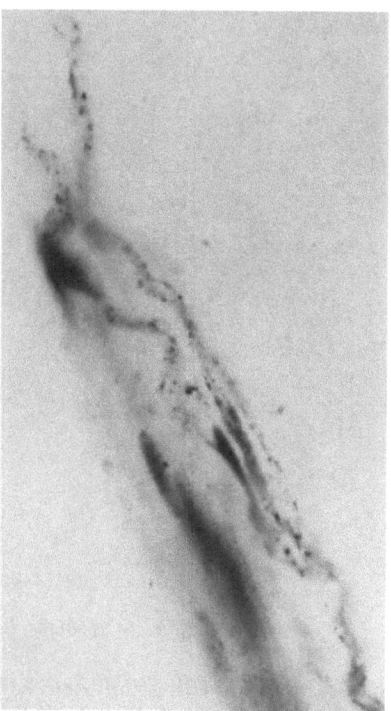

Abb. 5. Skizzenhafte Degeneration. [Aus Jabonero, Acta
neuroveg. (Wien) **18**, 372]

Abb. 6. Tropfige Entartung. [Aus Jabonero, Acta
neuroveg. (Wien) **18**, 359]

die Einwirkung der von diesem auf normale Impulse postganglionärer Fasern
hin freigesetzten Überträgersubstanz führen zu einem circulus vitiosus, in
dessen Ablauf sich allmählich immer stärker ausgeprägte Veränderungen
und eine ständig zunehmende Einengung der normalen Funktionen einstellen.
Dabei ist zu beachten, daß eine Formveränderung des distalen nervösen Syncytiums nicht unbedingt mit einem Funktionsausfall einhergehen muß, sondern
auch Ausdruck seiner pathologischen Tätigkeit sein kann. Nicht die Anwesenheit
der labilen Neurofibrillen ist für die Funktion entscheidend, sondern die in einem
gewissen vitalen Zustand erhaltene Achsenfasersubstanz — trotz ihrer strukturellen Desintegration (Holobut u. Jalowy, Jabonero). Andererseits ist aus
dieser These zu folgern, daß Krankheiten, trotz primärer Alteration der vegetativen nervösen Endformationen, anfangs ohne histologisch faßbare Strukturumformungen einhergehen und deren Anteilnahme am Krankheitsprozeß verbergen können.

Den von JABONERO eingehend beschriebenen Strukturumformungen lassen sich die von anderen Untersuchern in speziellen Krankheitsfällen geschilderten Veränderungen nur selten ohne Vorbehalt an die Seite stellen. Erschwert wird der Vergleich auch durch die von JABONERO immer wieder hervorgehobenen technisch-methodischen Vorbehalte. Eine verringerte Imprägnierbarkeit, die über mehrere Zwischenstufen zum Zerfall des Terminalreticulums führt (STÖHR, ORMEA), wobei zuletzt kettenartig aneinander gereihte grobe oder feine argyrophile Granula den früheren Verlauf anzeigen, könnte z. B. sowohl der skizzenhaften wie der granulären Degeneration entsprechen. Die mit einer Verarmung an Neurofibrillen einhergehenden, in Hautnarben beobachteten Veränderungen (SARTER) werden zum Teil ähnlich denen geschildert, die bei multipler Sklerose neben einer Hyperaktivität der interkalären Zellen, allerdings mit einer anderen Methode, ermittelt wurden (LASSMANN u. LOEB). Auch wenn

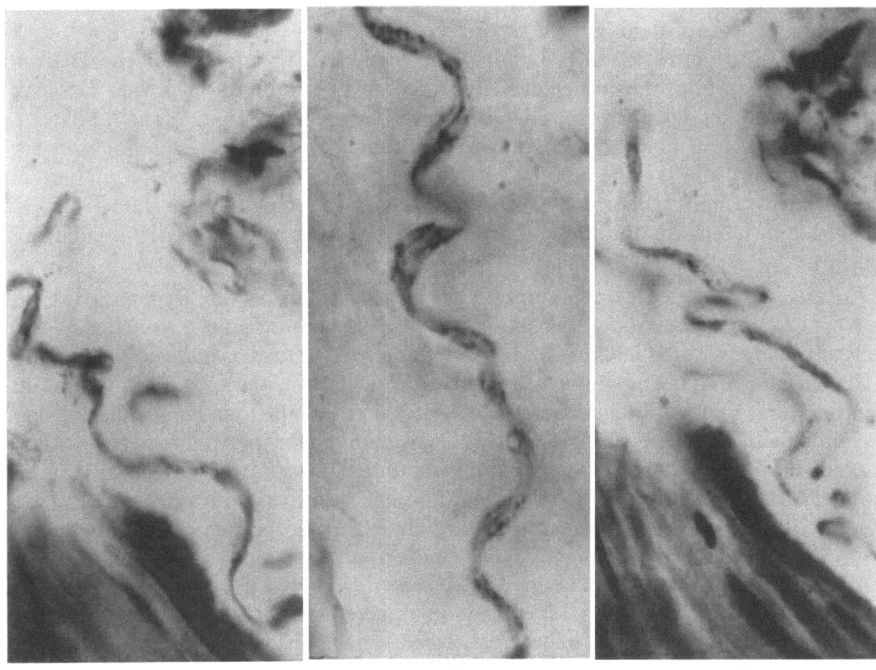

A   B   C

Abb. 7 A—C. Schrumpfungserscheinungen [Aus JABONERO, Acta neuroveg. (Wien) **18**, 366]

beidemale das Corium merklich verändert ist, darf man nicht auf identische Degenerationsformen schließen, zumal eine narbenähnliche Beschaffenheit des Bindegewebes (sklerodermiformes Basaliom, Lupus vulgaris, Lupus erythematodes) nicht zwangsläufig mit einer Alteration aller darin liegenden Nervenfasern verbunden ist (ORMEA). Während es an größeren gemischten Nervenstämmchen und einzelnen sensiblen Nervenfasern zu Kaliberschwankungen, Aufquellungen, abnormer Vacuolisierung und Silberaffinität und schließlich zum körnigen Zerfall kommt (JOHN, JABONERO, HAFERKAMP, MIDANA u. ORMEA, NÖDL), sind die vegetativen Endformationen unter Umständen auch nach Jahren noch im stark geschädigten Hautbindegewebe stellenweise erhalten (JOHN). Ähnlich werden deformierte, pyknotische oder ungewöhnlich gestreckte Kerne im Gegensatz zu JABONERO von anderen Autoren auch bei der vacuoligen Degeneration beschrieben, und zwar sowohl bei reversiblen (Alopecia areata — GOHLKE u. HOLTSCHMIDT, ROMANENKO, THIES) wie bei irreversiblen (Glatzenhaut — KNOCHE) Prozessen. Im ersten Fall ist auch die abgeschwächte oder geschwundene Dopareaktion in der Haarwurzel rückbildungsfähig (WORINGER u. THÉE), während sich bei irreversiblen Degenerationen, so auch in der degenerierten Altershaut, die Melanocyten in geringerer Dichte als in mittleren Lebensjahren finden (SZABÓ). Diese Differenzen, die einer zwanglosen Einordnung der an präterminalen und terminalen vegetativen Nerven beschriebenen Veränderungen entgegenstehen, dürften vermutlich erst dann auszuschalten sein, wenn sich alle Untersucher gleicher Darstellungsmethoden und einer einheitlichen Nomenklatur bedienen.

Im Vergleich mit anderen Geweben oder den sensiblen Fasern und Endorganen zeichnen sich die *vegetativen Nerven* durch eine wesentlich *höhere Resistenz*

gegenüber bekannten (Röntgen-) oder unbekannten Noxen und deren Folge-
zuständen aus (Stöhr). Diese Widerstandsfähigkeit soll besonders von der Gefäß-
funktion abhängig sein (John), wofür auch die stärkere Alteration der Nerven-
geflechte des Follikels als der Gefäße nach Quarzlampenbestrahlung spricht
(Kasakov). Das Vorhandensein einer röhrenförmigen, kernhaltigen, lemmo-
blastischen Hülle soll dabei eine Rolle spielen, da solche Nervenfasern trotz der
Lagerung in nekrotischen oder pseudonekrotischen Gewebsbezirken mitunter
jegliche Strukturveränderung vermissen lassen (Jabonero). Die tierexperimentell ermittelte Widerstandsfähigkeit der großen, mit Schwannschen Zellen
und Vasa nervorum versehenen Nervenstämmchen gegenüber Röntgenstrahlen
ist in diesem Zusammenhang zu erwähnen (Linder). Nach besonders schwerer
Alteration (Röntgenreaktion 3. Grades) soll aber dem proliferativen Reizzustand
mit der Vermehrung Schwannscher Kerne eine irreversible und schwere Destruktion einschließlich der präterminalen und terminalen Nervennetze folgen (Midana
u. Ormea). Durch derartige Insulte werden auch die meisten Melanocyten zerstört, während die verbleibenden durch besondere Größe, Endknöpfchen an
den Dendriten und Hyperaktivität auffallen. In einer einfachen Narbe sind sie
dagegen spindelförmig und in gleichförmiger Verteilung achsenparallel angeordnet
(Szabó).

In vielen Fällen ist es aber unmöglich festzustellen, ob die Degeneration des
Nervengewebes primär oder sekundär ist und überhaupt eine wesentliche Rolle
im Krankheitsablauf spielt. Ganz besonders dann, wenn sich dicht nebeneinander
pathologische und normalgeformte Nervennetze finden, ohne daß eine Übereinstimmung mit den Veränderungen der zugehörigen Gefäße, der Hautanhänge oder
des einfachen Bindegewebes besteht. Das Primat der peripheren vegetativen
Nervenfasern, vor allem seiner Endaufzweigung in der Pathogenese, wird daher
vielfach offenbleiben, wenn nicht deren alleinige Alteration darauf hinweist (progressive Sklerodermie — John u. Ormea, Thies). Bei der Beurteilung degenerativer Veränderungen der vegetativen Endformationen soll aber auch berücksichtigt werden, daß die physiologische Destruktion wie die pathologische vonstatten geht (Ormea). Nur extreme quantitative Abweichungen sind daher als
pathologisch anzusehen, und beim Hervortreten neuer Elemente muß es sich nicht
immer um einen degenerativen Verfall, sondern kann es sich auch um einen Funktionswechsel mit physiologischem Ersatz handeln.

II. Die entzündlichen Veränderungen

Die aus markhaltigen und marklosen Fasern zusammengesetzten und mit
periendoneuralen Bindegewebsscheiden ausgestatteten Nervenstämmchen zeigen
bei der Entzündung verständlicherweise andere Strukturveränderungen als die
präterminalen und terminalen vegetativen Fasern. Gemeinsam ist beiden eine
gewisse Widerstandsfähigkeit gegenüber den Schädlichkeiten der Entzündung,
was oben auch für die Degeneration vermerkt wurde. Nach Stöhr scheinen sich
bei gewöhnlichen Entzündungsprozessen besonders die vegetativen Nervenfasern
im veränderten Gewebe „geradezu wohlzufühlen" und lassen sich daher mitunter
noch innerhalb einer fibrinoiden Nekrose imprägnieren.

Während die Resistenz des peripheren Nervengewebes gegenüber Entzündungsstoffen von vielen Untersuchern hervorgehoben wird, sind nicht alle der Ansicht,
daß neuromartige Wucherungen der Schwannschen Kerne und Achsenzylinder
gewöhnliche oder bestimmte Formen der Entzündung kennzeichnen. Weitgehende Übereinstimmung besteht darin, daß die Veränderungen des Nerven-

gewebes, einschließlich die der vegetativen Endformationen, bei der Entzündung in der Hauptsache degenerativer Natur sind. Nach JABONERO gilt das auch für die chronische Entzündung, das chronische Ödem und die Bindegewebsfibrose.

1. Cerebrospinale bzw. gemischte Nerven

Die größeren *gemischten Nervenstämmchen* der Haut können innerhalb von entzündlichen Infiltraten liegen, ohne daß mit Hilfe der üblichen Färbemethoden, unter Umständen nicht einmal mittels Silberimprägnierung (Mycosis fungoides — KREUTZBERG), mehr als eine mäßige Auflockerung ihrer Hüllen erfaßt wird. Auch

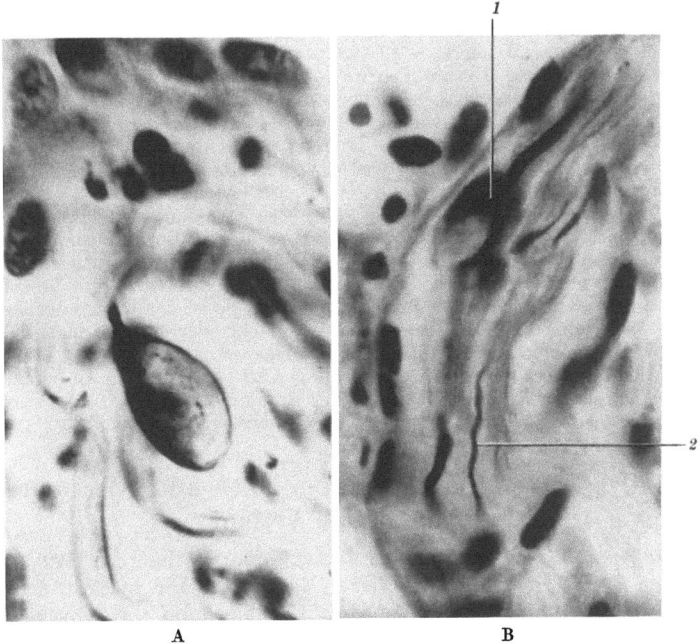

Abb. 8A u. B. Gröbere Nervenfasern aus leprösem Infiltrat der Haut mit unförmiger Anschwellung (A) und Kaliberschwankung (B). *1* Bakterienhaltige (?) Schaumzelle (?), *2* korkzieherartige Windung einer Nervenfaser. [Aus JABONERO, Arch. Derm. Syph. (Berl.) 195, 454]

eine schüttere Zelleinwanderung wird nicht regelmäßig beobachtet. Zu klären bleibt, ob die Infiltration des Perineuriums mittlerer und kleinerer Nervenstämmchen durch Lymphocyten, Histiocyten und Plasmazellen mit vergrößerten, den Rand der Nervenfasern überragenden Kernen (Melkersson-Rosenthal-Syndrom — HORNSTEIN), nur bestimmten Formen oder besonderen Stadien der exsudativ-granulierenden Entzündung eigen ist. Im dichteren Granulationsgewebe kommt es aber bei längerem Bestand auch an größeren gemischten Nervenstämmchen zur Deformierung der Markscheiden, was man ohne besondere Färbungen feststellen kann. Schwere Veränderungen stellen sich, von oben erwähnten Ausnahmen abgesehen, in der Regel erst bei der Einschmelzung des Infiltrates ein (HAFERKAMP).

Auch bei spezifischen Entzündungen (Lepra) finden sich an größeren Nervenstämmchen in erster Linie Degenerationszeichen (Wallersche Degeneration). Die durch Silberimprägnierung erhobenen Befunde sollen uncharakteristisch sein, da man ihnen in gleicher Weise bei anderen entzündlichen Prozessen begegnet (JABONERO u. HERMANN). Unter den großen Nervenstämmchen sind auch hier die dichtinfiltrierten und in stärkster Ausprägung die markhaltigen Fasern verändert. In gelungenen Silberdarstellungen werden in den Schwannschen Zellen unterschiedlich große argyrophile Granula und Vacuolen, die sich nach außen vorwölben, sichtbar. Die Achsenzylinder schwanken im Kaliber und zeigen verstärkte Argyrophilie, unförmige Auftreibungen, dornenähnliche Vorsprünge oder eckige bzw. rundliche Einbuchtungen. Stellenweise fasern sie sich in immer feiner werdende Elemente auf und sehen dann wie zerzupft aus, an anderen Stellen sind sie verklumpt, fragmentiert oder geschwunden, wodurch Büngnersche Bänder vorgetäuscht werden können. Soweit Achsenzylinder erhalten bleiben, sind sie korkenzieherartig gewunden oder steilwinkelig gebogen (JABONERO u. HERMANN).

Schon die initiale Defibrillierung und verstärkte Silberaffinität, der die spiralige und stacheldrahtähnliche Deformierung, Demyelinisierung und Fragmentierung folgen, sind sehr wahrscheinlich unspezifisch, da man sie bei Entzündungen unterschiedlicher Genese antrifft (Pellagra, Bleivergiftung, Beriberi — ROSENTOUL). Sie wurden sowohl mittels der supravitalen Methylenblaufärbung (Ekzem, Psoriasis — SZODORAY), wie mit verschiedenen Silberimprägnierungsmethoden (Psoriasis — SELISSKIJ u. ŠIMANOVIČ) erfaßt. In gleicher Weise waren in der Einschlußfärbung nativer und mit saurem Ehrlichschem Hämatoxylin gefärbter Gefrierschnitte die markhaltigen Fasern größerer Nervenbündel zum Teil unregelmäßig tingiert, aufgetrieben und enthielten im Bereich von entzündlichen Infiltraten grobe Granula und Vacuolen (Lepra leprosa — RICHTER).

Diese Befunde sprechen dafür, daß die genannten Strukturbesonderheiten eher auf die Entzündungsnoxe als auf die Darstellungsmethode zurückzuführen sind und keineswegs nur Prozesse mikrobieller Natur oder einer anderen spezifischen Genese kennzeichnen. Zu klären bleibt allerdings, ob nicht Besonderheiten im Ablauf oder die Bevorzugung bestimmter Organellen für bestimmte Krankheiten charakteristisch sind. So ist das Fehlen der Vater-Paccinischen wie der Meißnerschen Tastkörperchen und die mehr oder weniger deutlich ausgeprägte Degeneration des sensiblen Nervennetzes an den Haaren vorerst bei der Lepra besonders aufgefallen. Auch wird bei weiteren Untersuchungen zu beachten sein, ob Unterschiede, die im Verfall des peripheren Nervengewebes bei der Entzündung hervortreten, von der Durchblutung und damit von der Stoffwechsellage des Gewebes abhängig sind.

2. Vegetative Nerven, ihre Endformationen und interkaläre Zellen beim akuten Verlauf

Die *akute Entzündung* kann nach FEYRTER zum Verlust der Argyrophilie und zum körnigen Zerfall der Neurofibrillen in den peripheren *vegetativen Nerven*, wie deren Ausläufern, führen. In nativen, mit Ehrlichschem Hämatoxylin gefärbten Gefrierschnitten sollen am Endnetz und den interkalären Zellen die hellere Tönung, Anschwellung und gekörnte Beschaffenheit auffallen, eine der trüben Schwellung entsprechende Veränderung. Im Gegensatz zur ersten Entzündungsphase kommt das vegetative Nervengewebe später mit Zunahme des Exsudates besser zur Darstellung (HAFERKAMP). Außerdem lasse gerade die Entzündung, und zwar die akute wie die chronische, erkennen, daß die Beziehungen zwischen den vegetativen Nervenfasern und den Bindegewebszellen nicht unabänderlich sind (STÖHR). Letztere könnten sich unter Umständen in das nervöse Endnetz einfügen und an der Ausarbeitung von Neurofibrillen beteiligen (RIEGELE, zit. nach FEYRTER). Nicht durch Einsprossung, sondern durch Differenzierung in loco würden vegetative Nervenfasern entstehen, wobei interkaläre Zellen und gewöhnliche Bindegewebszellen als Leitbahn dienen (STÖHR). Die neugebildeten Nervenfasern sollen erst sekundär durch feinste Fäserchen mit den alten in Verbindung treten. Umgekehrt bliebe die Kontinuität des Endnetzes erhalten, auch wenn sich kernhaltige plasmatische Elemente herauslösen (AKKERINGA, zit. nach FEYRTER). Im Gegensatz dazu wird von anderer Seite berichtet, daß im Granulationsgewebe von Operationswunden erst vom 40. Tag ab kurze Nervenfasern auftreten, die nicht in loco entstehen, sondern mit jungen Gefäßen aus der Umgebung einwachsen (ZIMMERMANN u. Mitarb.). Aus den zuerst erwähnten Umbauvorgängen werde verständlich, daß die von der Entzündung betroffenen, aber nicht untergegangenen nervösen Elemente einen vorübergehenden oder dauernden Wandel ihrer Leistung erfahren können (FEYRTER).

Nach JABONEROS Angaben, die HERMANN vollinhaltlich wiedergibt, findet man bei der akuten Entzündung in der ersten Phase, die unter Umständen von langer Dauer sein kann, normale und fast normale vegetative Endformationen vor. Inwieweit solche Abschnitte des nervösen Endnetzes, die inmitten eines entzündlichen Exsudates liegen, auch eine normale Funktion ausüben, bleibt allerdings offen. Die Alteration des dista-len nervösen Syncytiums, zu der es verständlicherweise schließ-lich doch kommt, soll sich auf dessen neurosekretorische Tä-tigkeit auswirken, sie verändern und zur lokalen Gefäßerweite-rung führen.

Eindeutig faßbare *Struktur-abweichungen* stellen sich nach JABONERO erst später ein und kommen je nach Schädigungs-grad in der Trübung des Neuro-plasmas, der sog. skizzenhaften Degeneration, der granulären oder tropfigen Entartung, der Vermehrung und Vergrößerung der Vacuolen besonders bei der Tuberkulose oder der Schrump-fung mit Hyalinisierung bzw. dem Verfall der Stränge des Endnetzes bei eitriger Ein-schmelzung des Infiltrates zum Ausdruck. Veränderte nervöse Endformationen finden sich nicht nur innerhalb des zelligen Infiltrates, sondern auch in grö-ßerer Entfernung davon. Wenn die regressiven Veränderungen erst eingesetzt haben, laufen sie rasch ab, und auch morpholo-gisch intakte Elemente dürften dann kaum noch einer normalen

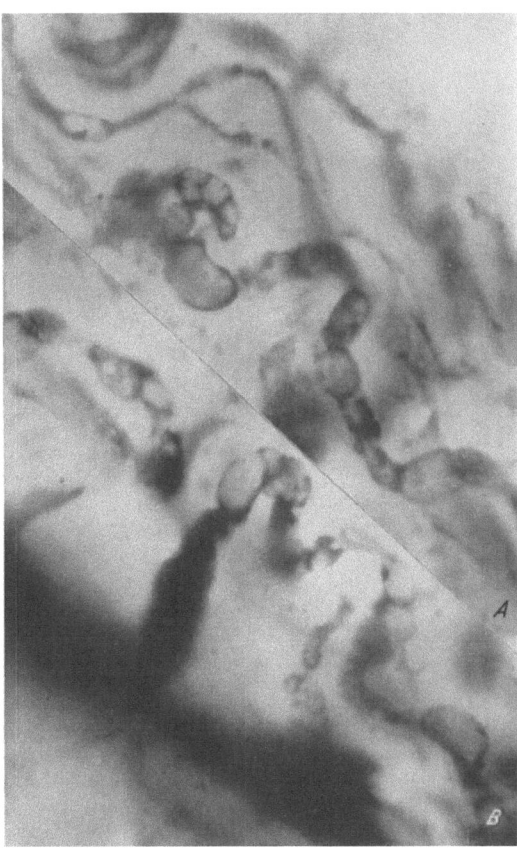

Abb. 9 A u. B. Vacuoläre Entartung der vegetativen Endformation bei Tuberkulose. [Aus JABONERO, Acta neuroveg. (Wien)18, 363]

Funktion fähig sein. Das von RIEGELE beschriebene Eindringen der Leukocyten in das Scheidenplasmodium hat JABONERO niemals beobachtet.

Die akute Entzündung führt demnach entweder rasch zur Zerstörung der vege-tativen Endformationen oder zum Bild der „konservierten nervösen Stränge", die funktionslos sind und deren längeres Erhaltenbleiben lediglich den Resistenzgrad dieser Strukturen anzeigt. Bei besonders raschem Ablauf der Entzündung mit entsprechender Ausbreitung des Infiltrates kann das in seiner Struktur, nicht aber in seiner allgemeinen Form veränderte nervöse Syncytium im Gegensatz zu anderen Elementen dieser Region erhalten bleiben.

Zur *Entstehung der* aufgeführten *Veränderungen* ist zu bemerken, daß JABO-NERO, wie vor ihm in ähnlicher Weise LAWRENTJEW u. FILATOWA, die Ansicht vertritt, daß es sich um die Folgen einer Toxineinwirkung handelt, die weit über

das Areal der spezifischen oder unspezifischen entzündlichen Infiltration hinausreicht und an allen im betroffenen Gewebsbezirk liegenden nervösen Formationen
gestaltlich faßbare Schäden von unterschiedlicher Deutlichkeit setzt.

In Abhängigkeit vom *Entzündungsreiz* zeigen die *Melanocyten* in den zugehörigen Epidermisabschnitten meist nur eine verstärkte Dopaoxydase- und
Tyrosinaseaktivität, die sich auch in Größe und Form der Zellen wie in der Den-
dritenzahl widerspiegelt (Hu u. Mitarb. 1956). Seltener findet sich außerdem eine

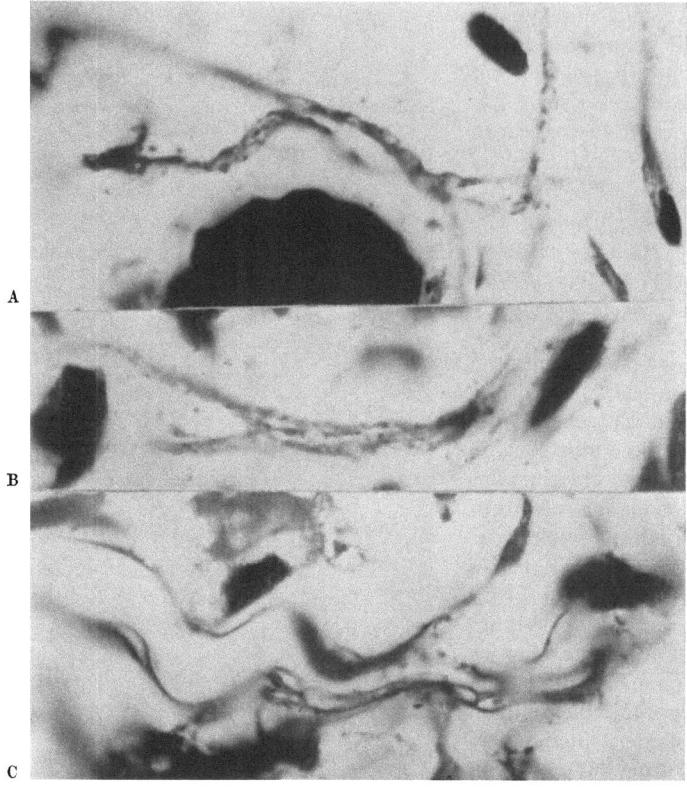

Abb. 10 A—C. Schrumpfungsphänomen bei chronischer Entzündung. [Aus Jabonero, Acta neuroveg. (Wien)
18, 369]

geringe zahlenmäßige Vermehrung der Melanocyten selbst (Staricco u. Pinkus
1957). Mitunter liegt eine Blockierung des Pigmenttransportes der Abgabe
oder/und Aufnahme vor, und erst beim Abklingen der akuten Entzündungsphase
treten in den Basalzellen wieder Melaningranula auf (Ota). Besonders starke
Entzündungsreize führen zur Degeneration, bei der die biologische und genetische
Sonderstellung der Melanocyten im Epidermisverband nicht mehr in Erscheinung
tritt (Kropp, Hu, Staricco, Pinkus u. Fosnaugh, A. A. Zimmermann). Das
Auftreten von melaninspeichernden, dopanegativen Zellen im Corium dürfte in
erster Linie vom Schädigungsgrad abhängen (Miescher 1922, Doornink), da
man es bei den verschiedensten Entzündungen beobachtet hat.

Differentialdiagnostisch sind hierbei physiologische Pigmentverschiebungen, wie die Reduktion und Aufhellung der Melaningranula in den Epidermiszellen (Miescher 1940), das
Auftreten von cutanen Melanophagen im Alter, beim Haarwechsel und beim Ergrauen
(Miescher 1922) zu berücksichtigen, auch wenn man der Ansicht ist, daß mesodermale Zellen
gleichfalls Melanin bilden können (Meirowsky). Immer bleibt zu prüfen, ob einer epidermalen

Pigmentinsuffizienz im Rahmen der Entzündung eine Alteration des ganzen Melanocyten oder seiner an die Mitochondrien gebundenen Enzymsysteme zugrunde liegt (FITZPATRICK u. LERNER 1954; RUBIN u. BECKER). Noch nicht ausreichend geklärt ist das Auftreten extracellulärer Melaningranula in Epidermis oder Cutis, soweit es sich nicht um eine besonders umfangreiche Melanoblastomaussaat oder eine auf Nieren- (THIERS u. Mitarb.) oder Leberinsuffizienz (GISINGER u. NEUMAYR) beruhende Retention melaninverwandter Indolkörper handelt.

3. Vegetative Nerven, ihre Endformationen und interkaläre Zellen beim chronischen Verlauf

Die *chronische Entzündung* ist nach FEYRTER durch Wucherungsvorgänge am vegetativ-nervösen *Endnetz* und seinen interkalären Zellen gekennzeichnet. Er vergleicht die Befunde am Nervengewebe mit der Hyperplasie des Capillarnetzes und seiner Adventitialzellen bei der Entzündung. Plasmatische wie fibrilläre Anteile des nervösen Endnetzes seien dabei aber nicht immer in gleicher Weise betroffen, und auch das übliche Gewebsbild der chronischen Entzündung wäre keine unbedingte Voraussetzung für die von ihm ermittelte neurale Hyperplasie. Viel häufiger stehe klinisch wie histologisch die vegetativ-nervöse Störung im Vordergrund (neurogene Appendicitis, Ulcus ventriculi). Sehr oft soll auch die Wucherung des Endnetzes mit einer Eosinophilie der Örtlichkeit verbunden sein. Ebenso ist noch nicht entschieden, ob die zum Teil umschriebenen knötchenförmigen Gebilde in der Form winziger Neurome schon zu den geschwulstähnlichen Hyperplasien gehören. Aufzuklären bleibt ihr Schicksal und ihre Beziehung zum Bestand des Granulationsgewebes, bei dessen Entfaltung auch von HAFERKAMP ein hyperplastisches, wenngleich zum großen Teil degenerativ verändertes Endnetz gefunden wurde.

In Übereinstimmung mit den Angaben FEYRTERs stehen die bei der Mycosis fungoides (KREUTZBERG), beim Morbus Fox-Fordyce, der Neurodermitis, der ersten und zweiten Stufe der Röntgenreaktion (ORMEA u. MIDANA) und der Chondrodermatitis chronica nodularis helicis (WORINGER u. ZOON) erhobenen Befunde. Auch die Veränderungen der Prurigo nodularis und des Lichen ruber planus, die wir bei den Hyperplasien abhandeln, sind damit vereinbar. In vielen Fällen werden aber nach Abklingen der Entzündung auch die Reizphänomene am Nervengewebe der Haut durch einen physiologischen Destruktionsprozeß zum Schwinden gebracht (MIDANA u. ORMEA).

JABONERO (1954) hat im Gegensatz zu FEYRTER und anderen Autoren bei der gewöhnlichen chronischen Entzündung in der Regel keine Proliferationsvorgänge am distalen nervösen Syncytium gefunden, ausgenommen einige seltene Hautkrankheiten bzw. Fälle von reparatorischer Entzündung bestimmter Organe. Sehr häufig hat er dagegen im Granulationsgewebe oder in spezifischen Granulationen ein distales nervöses Syncytium ohne die geringsten Anzeichen von Proliferation beobachtet. Bei der chronischen Entzündung sind allerdings neben geringfügigen und manchmal schwer darstellbaren, eine Reihe sicherer pathologischer Veränderungen anzutreffen, die anfangs das Plasma, bald aber die Gesamtheit der Stränge einschließlich der Fibrillen umfassen. Es handelt sich um die trübe Entartung mit zahlenmäßiger Vermehrung der argyrophilen Granula und Vergrößerung der Varicositäten, die skizzenhafte oder die vacuoläre Degeneration. Der ursächliche Zusammenhang mit der Entzündung darf aber nur dann angenommen werden, wenn eine aufeinanderfolgende Reihe entsprechender Veränderungen aufzufinden ist. Diese zum Teil reversiblen Strukturumformungen gehen mit einer qualitativ und quantitativ veränderten Tätigkeit des distalen nervösen Syncytiums einher (JABONERO 1954). Gegenüber toxischen Einflüssen der Infiltratzellen soll die Resistenz der vegetativen Endformationen manchmal geringer als bei den benachbarten sensiblen Fasern und Organellen sein, die nur Reizphänomene aufweisen (Mycosis fungoides — KREUTZBERG).

An den *interkalären Zellen* wurden wie am Endnetz bei der chronischen Entzündung Proliferations-, Degenerations- und Restitutionsvorgänge wahrgenommen (Acrodermatitis chronica atrophicans — WIEDMANN). Bei manchen Formen (chronisches Ekzem) fanden sich reichlich metachromatische, rote (histaminergische) nh-Zellen, die nach entsprechenden therapeutischen Eingriffen (LargactilPhenergan-Behandlung — WIEDMANN) degranuliert waren. Manche Untersucher nehmen an, daß die Entwicklung besonders langer und breiter Fortsätze, die Vacuolisierung des Plasmas und die Delibrierung der Granula aus den interkalären Zellen als Reizphänomen ein bestimmtes Entzündungsstadium kennzeichnen

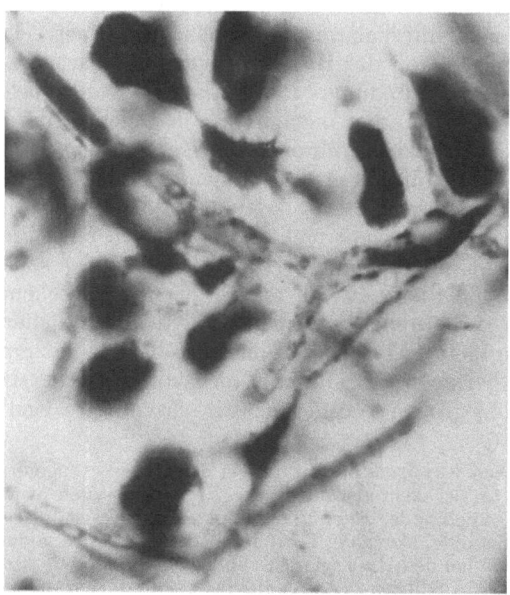

(LASSMANN u. LOEB). Die Vermehrung der interkalären Zellen ohne Proliferation des lediglich mit Zeichen besonderer Aktivität ausgestatteten Endnetzes wird als Ausdruck eines Reizzustandes des neurovegetativen Systems gedeutet (progressive Sklerodermie — THIES).

Die *Langerhans-Zellen*, als interkaläre Zellen der Epidermis aufgefaßt, können sich frühzeitig an den Entzündungsvorgängen beteiligen (Lepra leprosa — RICHTER). Ihre Alteration ist aber nicht mit dem Verlust der Empfindung des hellen Schmerzes verbunden und stimmt mit den Veränderungen der cutanen interkalären Elemente überein, mit denen sie, wie manche glauben, eine neurohormonale Funktionseinheit bilden. Sie können entweder vermehrt sein und

Abb. 11. Trübe Entartung bei chronischer Entzündung
[Aus JABONERO, Acta neuroveg. 18, 359]

Merkmale einer gesteigerten Funktion aufweisen (Tuberkulose) oder durch ihre Resistenz im Vergleich zum in Nekrose befindlichen Nachbargewebe (Lues) auffallen (RICHTER). Letzten Endes ist ihre Natur wie ihre Funktion im gesunden und im entzündlich veränderten Gewebe noch nicht .ausreichend geklärt (JABONERO 1959). Melanocyten und aurophile Langerhans-Zellen verhalten sich nach Stimulierung durch Entzündungsreize (UV-, Röntgen- oder Thorium-X-Bestrahlung) gegensätzlich (FAN, SCHOENFELD u. HUNTER).

4. Vegetative Nerven, ihre Endformationen und interkaläre Zellen beim chronischen Ödem

Beim *chronischen Ödem* werden nach JABONERO (1951) die Stränge des *distalen nervösen Syncytiums* sekundär und im unterschiedlichen Umfang deformiert. Mit der Veränderung des Bindegewebes dürfte auch die chemische Übertragung der Impulse durch den von JABONERO angenommenen Mediatstoff gestört sein. Kennzeichnend für das chronische Ödem ist die Zunahme der Krümmung der Stränge des Syncytiums und die wechselnd starke Plasmatrübung bei anfangs noch sichtbaren Neurofibrillen. Mitunter sind die Konturen der Stränge durch Vacuolen von abweiger Größe und Lagerung verändert. In der Hauptsache

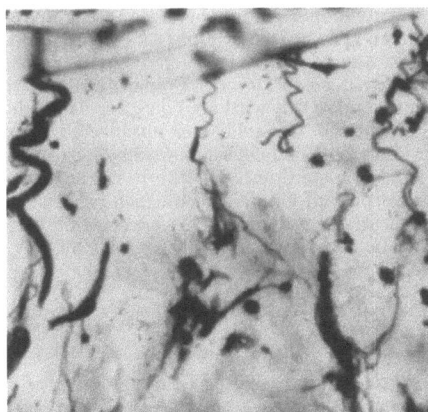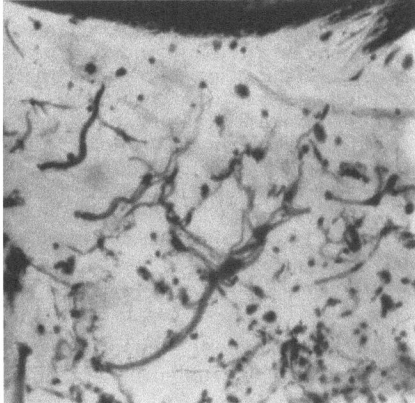

Abb. 12. Ungewöhnliche Krümmung der vegetativen Endformationen von wechselndem Kaliber und Argyrophilie in der subepidermalen ödematösen Zone bei Lichen sclerosus et atrophicans. [Aus THIES, Z. Haut- u. Geschl.-Kr. 28, 44]

handelt es sich also um Schrumpfungsvorgänge. Trotzdem bleibt die Anordnung der Endformationen anfangs bzw. bei leichterem Schädigungsgrad erhalten, und

erst bei Einwirkung stärkerer Noxen in größeren Gewebsbezirken kommt es zur Fragmentation der Stränge, deren Kerne pyknotisch, eingeschnürt oder zerfallen sind. Die verbleibenden Reste des distalen nervösen Syncytiums imprägnieren sich besonders stark.

Bis zu den schweren Veränderungen werden mehrere *Zwischenstufen* durchlaufen. Das Neuroplasma ist zuerst teils blaß, teils tiefdunkel und zu Tröpfchen oder Körnchen von unterschiedlicher Form und Zahl verdichtet. Auch die Vacuolen wechseln in Zahl, Größe und Beschaffenheit, wobei ihr Inneres manchmal stark gefärbt und ihre Membran infolge Flüssigkeitsabgabe eingezogen oder durch den Flüssigkeitsinnendruck stark gedehnt ist. Sind sie aufgebrochen, so entsteht eine unregelmäßige Oberfläche der Stränge. Die Neurofibrillen, die in der ersten Phase nicht verändert sind, zeigen Strukturabweichungen erst mit der Destruktion des ganzen Syncytiums. Die Ruptur der Anastomosen zwischen den Neurofibrillen wird als Folge der Imbition und der Druckerhöhung im Plasma aufgefaßt.

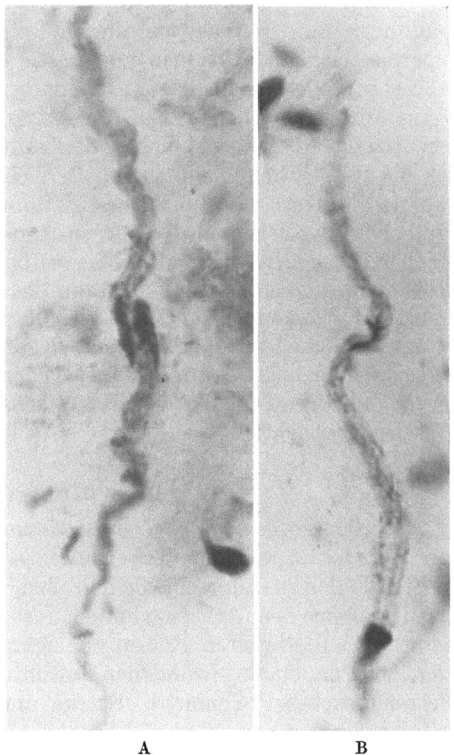

A   B

Abb. 13 A u. B. Veränderte vegetative Endformationen in pseudonekrotischen Herden des Cornealrandes (Röntgenglaukom) [Aus JABONERO, Acta neuroveg. (Wien) 13, 35]

Um reversible Veränderungen dieser Art scheint es sich beim Lichen sclerosus (THIES), um schwerste Schädigung der nervösen Endformationen, deren Reste in der pseudonekrotischen Zone neben Plasmarückständen und Kerntrümmern liegen, beim Röntgenglaukom (Jabonero), im späten Stadium der Kraurosis vulvae (Wilbrand u. Gohlke), der Balanitis xerotica obliterans (Hermann u. Stüttgen) und in besonderen Fällen von Lichen sclerosus (Zierz u. Kantner) zu handeln. Der frühzeitige Pigmentschwund in der Epidermis, und zwar in Abschnitten, in denen das Bindegewebe noch unverändert ist, wird als Folge des darniederliegenden Stoffwechsels gedeutet (Wilbrand u. Gohlke). Ob auch hier nur der Pigmenttransport in die Epidermiszellen blockiert ist oder auch die Melanocyten bzw. ihre Tyrosinaseaktivität geschädigt sind, bleibt zu klären. Der im Initialstadium beobachtete reiche Gehalt an Nervenfasern (Wilbrand u. Gohlke) könnte sowohl auf einer reizbedingten echten Vermehrung, wie auf einer leichteren Darstellbarkeit der in der untersuchten Körperregion ohnehin zahlreichen Nervenstämmchen beruhen, wofür auch spätere Beobachtungen sprechen.

III. Hyperplasien

Wird ein peripherer Nerv durchschnitten, so entsteht am zentralen Stumpf eine neuromartige Wucherung, wenn der Ausgleich durch Einwachsen in den regenerierenden distalen Abschnitt unterbleibt. Diese Reaktionsweise macht das Auftreten von Hyperplasien im Ablauf verschiedener Krankheiten, die vergleichbare Schäden am Nervengewebe setzen, verständlich, wobei neuromatöse Bildungen ein an der Grenze zum Geschwulstwachstum stehendes mögliches Übermaß darstellen. Ursächlich sind die unterschiedlichsten direkten und indirekten Einwirkungen, wie Quetschung, Durchtrennung, Verbrühung, Erfrierung, Intoxikation und sehr wahrscheinlich auch bestimmte Formen von chronischer Entzündung bzw. deren Schadstoffe in Betracht zu ziehen. In der Abhängigkeit hyperplastischer Reaktionen von bestimmten Reizen ist wohl auch begründet, daß es in der Regel nicht zum Übergang in unbeschränktes Wachstum kommt. Wenn aber gestaltliche Beziehungen zu echten Geschwülsten im Gewebsbild hervortreten, dann ermöglichen bestimmte Merkmale die Abgrenzung. So soll sich die Hyperplasie nicht nur im Bereich des Endnetzes im wesentlichen an den Bau des Mutterbodens bzw. an bestimmte Formationen halten und über ein Capillar- und Nervennetz von wechselnder Vollendung verfügen (Feyrter). In gleicher Weise sei der netzförmige Aufbau des ungestörten, peripheren Nervengewebes im „geschlossenen" Knoten des Amputationsneuroms nur verschleiert, ebenso im Rankenneurom, dem gleichfalls racemöse, netzige Nervenplexus von unterschiedlichem Kaliber zugrunde liegen (Feyrter). Wie bei den Geschwülsten soll man manchmal bei den Hyperplasien als Begleiterscheinung ein vermutlich nervös induziertes überschießendes Wachstum des bodenständigen nichtnervösen Gewebes beobachten.

1. Gemischte Nervenstämmchen

An größeren *gemischten Nervenstämmchen* kommt es durch die Reizwirkung von Entzündungsstoffen (Tuberkulose — Filatowa u. Lawrentjew 1932) in leichten Fällen zu unterschiedlich großen, unregelmäßig angeordneten, spindeligen Verdickungen der Achsenzylinder aus zerfransten Neurofibrillen („effilochement"), nach stärkeren Reizen zur Spiralenbildung und kurzen, dornenartigen oder längeren, stark gewundenen, mitunter verflochtenen, seitlichen Auswüchsen (Perroncitosches Phänomen). Starke und anhaltende Reize werden von einem Teil der Nervenfasern aber nicht mehr mit hyperplastischen Reaktionen, sondern mit Wallerscher Degeneration beantwortet, so daß beide dicht nebeneinander vorkommen können (Stöhr). Im Vergleich zur schwer regressiv veränderten Umgebung sind aber auch hier wieder die Nervenfasern außerordentlich resistent. Die Entzündungsreize wirken sich zum Teil bis weit in die gesunde Umgebung aus, wo eine beträchtliche Vermehrung der Schwannschen Kerne und Achsenzylinder hervortreten kann (Stöhr).

Auch „nichtentzündliche" stoffliche Reize scheinen Hyperplasien an kleinen und mittleren Nervenstämmchen auszulösen (malignes Carcinoid — SCHUER-MANN u. HORNSTEIN), plumpspindelige Auftreibungen mit wirbeligen Anhäufungen von Schwannschen Kernen und Aufsplitterung markloser Nervenfasern. Die Zellen des benachbarten Bindegewebes wuchern zum Teil mit, und im Oberflächen-epithel fallen zahlreiche „cellules claires" auf. Da gleichzeitig eine Acanthose besteht, ist neben dem reizbedingten Sichtbarwerden neuraler Elemente zu erwägen, ob es sich bei diesen cellules claires vielleicht nur um das Prophase-stadium gewöhnlicher epidermaler Elemente handelt (WATZKA), eine Möglichkeit, die man beim Vorhandensein heller Zellen immer mitberücksichtigen sollte.

2. Neuromartige Hyperplasien des gesamten Hautnervengewebes und der interkalären Zellen

Als Folge entzündlicher Reize bei einer bestimmten, möglicherweise hormonal-bedingten Reaktionslage, kommt es zu einer besonderen Form von *neuromartigen Hyperplasien*, an denen sich nicht nur *Nervenstämmchen aller Kaliber* mit den Schwannschen Zellen, sondern auch die neurogenen Nebenzellen (interkaläre Zellen) beteiligen (Prurigo nodularis —

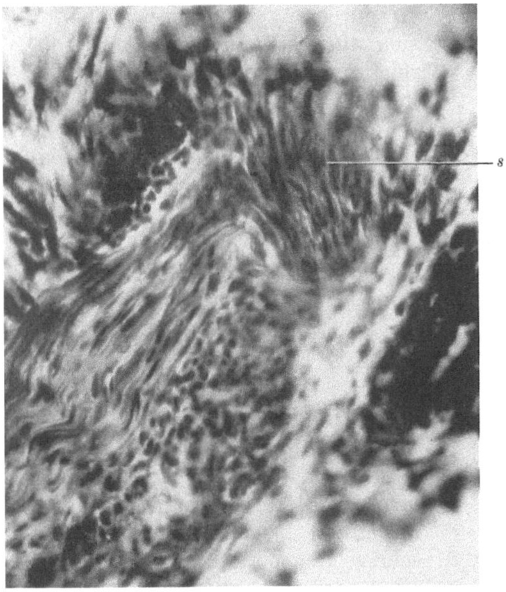

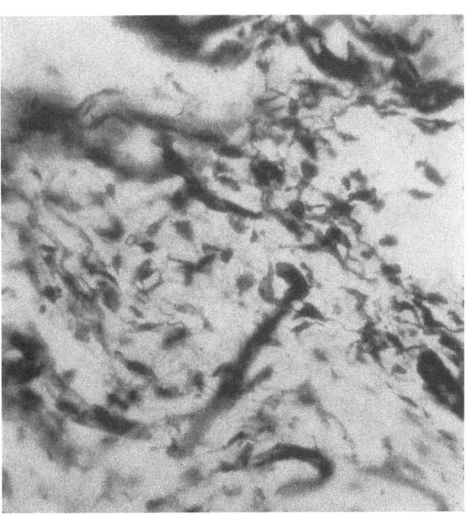

Abb. 14. Größere Nervenbündel mit erheblicher Ver-mehrung der Schwannschen Zellen (*s* Schwannsche Kerne) im mittleren Corium bei Prurigo nodularis. (Aus THIES, Arch. klin. exp. Derm. **201**, 546)

Abb. 15. Anhäufung von nervösen Endformationen unterschiedlichen Kalibers mit großen ovalen Kernen in der unmittelbaren infiltratfreien Nachbarschaft eines typischen Lichen ruber-Knötchens. (Aus THIES, Z. Haut- u. Geschl.-Kr. **28**, 103)

PAUTRIER 1934). Die umschriebenen Bildungen werden mit Amputationsneuromen verglichen, zumal sie an Nervenfasern entstehen, die durch starkes Kratzen mehr oder weniger vollständig rupturiert wurden (PAUTRIER). Ob diese mechanische Schädigung allein die Wucherung auslöst oder die Einwirkung bestimmter Stoffe bei einer besonderen örtlichen oder allgemeinen Disposition außerdem nötig ist, bleibt zu klären. Wie dem auch sei, die Reizwirkung von Stoffen in umschrie-benen Arealen ist bei hyperplastischen Veränderungen an peripheren Nerven-fasern auch bei einem im Endausgang degenerativen Prozeß zu beachten (Glomustumor?).

Die Abhängigkeit der Hyperplasie von besonderen, im Krankheitsablauf veränderlichen Voraussetzungen erklärt ihren Gestaltwandel (Dupont u. Aupaix), so auch den Untergang der zahlenmäßig vermehrten Nervenfasern (Jaeger, Dela-

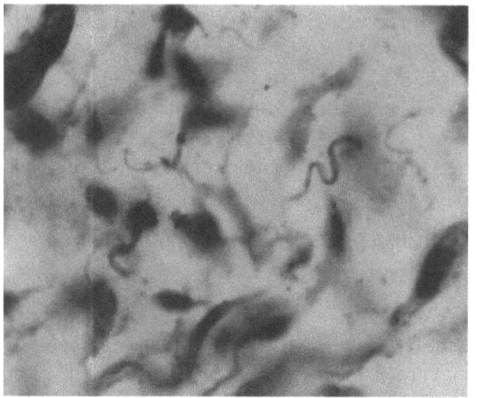
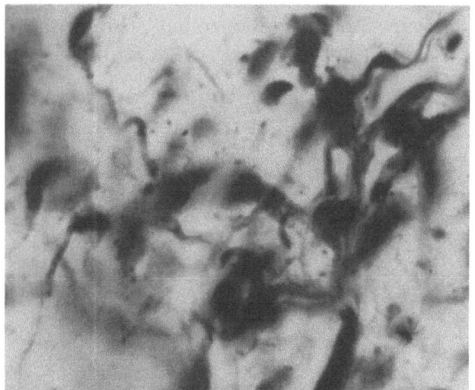
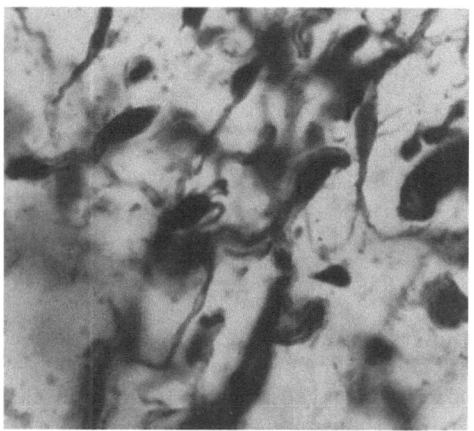

crétaz u. Chapuis) bei unveränderter Anhäufung Schwannscher Zellen (Prurigo nodularis — Perez u. Maruri). Die dichte Verwebung einer faserig-zelligen Hyperplasie kann den Eindruck erwecken, daß es sich um Stämmchen markhaltiger, cerebrospinaler Fasern handelt (Pautrier), während in Wirklichkeit marklose, netzigverbundene, daher vegetative Endformationen und interstitielle Zellen vorliegen (Thies). Die auf den Entzündungsverlauf besonders abgestimmten Hyperplasien scheinen sich auch auf deren engeren Bereich zu beschränken (Thies) und mit ihrem Abklingen zu verschwinden (Dupont u. Aupaix).

Die Hyperplasie gemischter Nervenstämmchen und der Schwannschen Zellen wie der Endformationen und interstitiellen (interkalären) Zellen soll mitunter bis zur „hemmungslos gewucherten" Fibrillenmasse (Ormea) gesteigert sein (Lichen ruber — Pautrier u. Diss, Ormea). Die wegen ihres Aussehens mit sog. Knötchenfasern verglichenen Einzelelemente werden wie diese von manchen als hinfälliges Produkt einer atypischen Regeneration aufgefaßt. Die hyperplastischen vegetativen Endformationen bilden dabei ein engmaschiges Netz, das mit zunehmender Dichte auch vermehrt granuläre und skizzenhafte Degeneration zeigt (Thies). Später kann die nervöse Hyperplasie durch eine Wucherung von histiocytären Elementen mit argyrophilen Granula, deren Natur umstritten ist, überdeckt werden (Ormea). Manche halten die anfangs auch in der Basalschicht, später nur noch im Corium liegenden Zellen für veränderte Merkel-Ranviersche Tastzellen (Pautrier u. Diss), die zu den Langerhans-Zellen enge Beziehungen haben sollen. Für die zumindest zeitweilige Einbeziehung der epider-

Abb. 16. Stärkere Vergrößerung eines Ausschnittes der vorangehenden Abbildung. (Aus Thies, Z. Haut- u. Geschl.-Kr. 28, 103)

malen Anteile der vegetativen nervösen Peripherie in den Prozeß spricht auch die Blockierung des Pigmenttransportes von den großen und stark verzweigten Melanocyten zu den Basalzellen (STARICCO u. PINKUS). Die genaue Unterscheidung aller im Corium gewucherten Zellen wird aber durch die enge Verwebung der faserigen und zelligen Elemente, unter denen auch Übergangsformen zu den Schwannschen Zellen zu finden sind (PAUTRIER u. DISS), verhindert. Mitunter ähneln die Zellhaufen Büngnerschen Bändern. Daneben finden sich organoide, tastkörperchenähnliche Gebilde, die mit cerebrospinalen Nerven zusammenhängen (ORMEA, THIES).

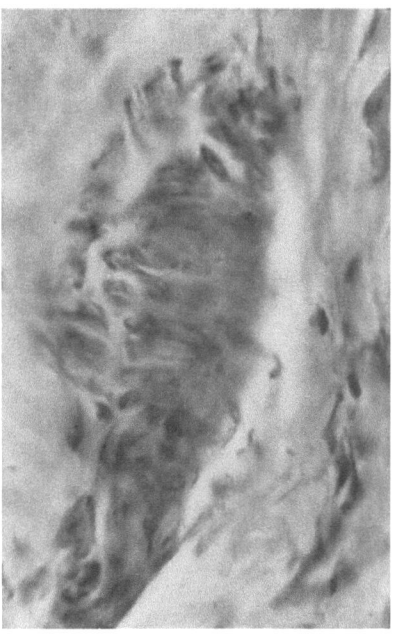

Abb. 17. Endkörperchenähnliche Wucherung eines aus marklosen Fäserchen bestehenden Nerven. (Aus THIES, Z. Haut- u. Geschl.-Kr. 28, 107)

Die zuletzt beschriebene hyperplastische Reaktion des peripheren Nervengewebes der Haut ist beim *Lichen ruber planus* in großer Übereinstimmung von mehreren Untersuchern ermittelt und wiederholt mit den Veränderungen der Appendicitis neuromatosa verglichen worden. Sie soll Ausdruck des Reizzustandes sein, in dem sich das gesamte vegetative Nervensystem befindet, da man proliferative Veränderungen nicht nur in der kranken, sondern auch in klinisch erscheinungsfreier Haut (ORMEA, THIES) und an den Ganglienzellen festgestellt hat (MIDANA, ORMEA u. MURTULLA). Manche sind der Ansicht, daß es im vegetativen Nervensystem überhaupt keine regionären Erkrankungen, sondern immer nur Gesamtalterationen und Gesamtreaktionen gibt (CORONINI u. Mitarb.). Das Wesen solcher Erkrankungen ist, zumindest die Haut betreffend, aber immer noch undurchsichtig.

3. Organoide und einfache Hyperplasien

Organoide Hyperplasien, die in terminalen Bereichen auftreten, ahmen mitunter die motorische Endplatte oder sensorische Receptoren nach (STÖHR). Im Bereich des vegetativen Nervengewebes hat man solche Bildungen in der Haut bei verschiedenen, zum Teil noch ungeklärten und häufig mit Gefäßveränderungen einhergehenden Krankheiten (Angiomatosis Kaposi — PAUTRIER u. DISS, NÖDL) beobachtet. An sensiblen Fasern waren sie mit glomusartigen Gefäßwucherungen und einer erheblichen Vermehrung der interkalären Zellen, die Merkmale einer gesteigerten Funktion aufwiesen, vergesellschaftet (Erfrierung — LASSMANN u. FUCHSIG). Amputationsneuromartige (Clavus — PIRINGER-KUCHINKA) oder *einfachere*, nicht organoide *Formen* fanden sich mitunter neben gewöhnlichen Capillarwucherungen (Neuroangiosis cruris haemosiderotica — SZODORAY u. SÓVÁRY). Aber auch bei Prozessen von granulomatöser Natur (Mycosis fungoides — KREUTZBERG), seltener ohne besondere Veränderungen des Grundgewebes, kann man knäuel- bzw. bäumchenartigen Gebilden, die wie sensible Endorgane aussehen oder mehr ungeordnet, bizarr gestaltet und von Kernanhäufungen umgeben sind, begegnen. Nicht nur die abwegige Gestalt mit den Zeichen des gestörten und zwecklosen Wachstums, sondern auch die teils verwaschene, teils zu starke Imprägnierung des Fibrillensystems und die abnorme Vacuolisierung machen es wahrscheinlich, daß solchen Bildungen keine vollwertige Leistung zukommt.

Die organoiden Hyperplasien werden teils als neurovegetative Regulatoren, die der Steuerung der Durchblutung dienen (NÖDL 1950), teils als reizbedingte Wucherungen sensibler Nervenfasern aufgefaßt. Receptoren vom Bau sensibler Endkörperchen spielen schon normalerweise bei der örtlichen Blutdruckregulation eine Rolle (juxtavasculäre, büschelförmige oder lamelläre Formationen im Larynx — Jabonero 1958). Gerade in den oberflächlichen Bindegewebslagen der Haut fällt der enge Zusammenhang zwischen sensiblen Endorganen und vegetativen Nervennetzen besonders auf (Stöhr) und macht damit die Histopathogenese solcher Hyperplasien noch undurchsichtiger.

Einfache funktionslose *Hyperplasien* fanden sich auch in Hauttransplantaten (Sasybin). Beim Einwachsen der Nervenfasern aus dem empfangenden Teil können im Transplantat Überschußbildungen in der Form ungeordneter Netze mit rekurrenten Fasern und traubigen oder andersartigen Formationen entstehen. Im

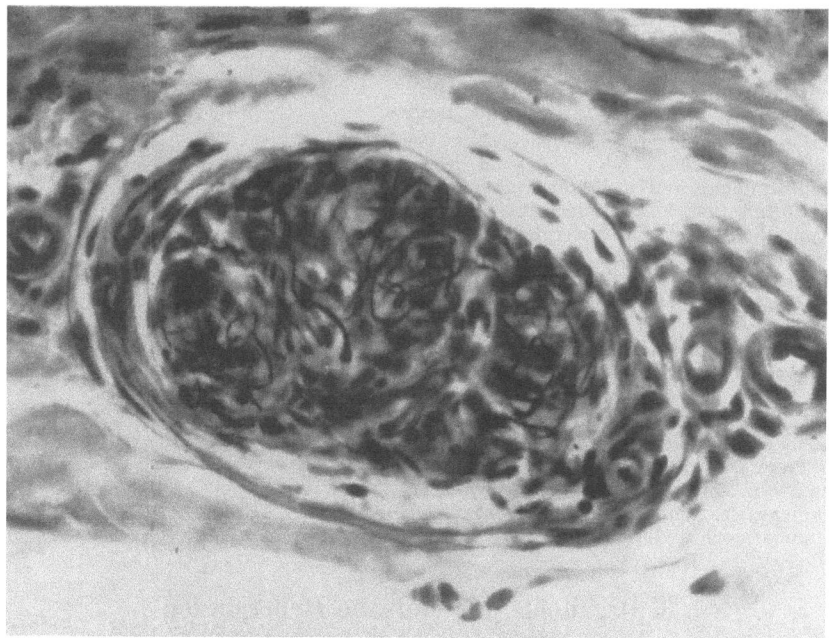

Abb. 18. Organoide tastkörperchenartige Hyperplasie

übrigen werden aber Transplantate, wie das Tierexperiment zeigt, im Sinne ihrer Herkunft und nicht im Sinne der neuen Umgebung innerviert (Dijkstra). Ob sich die nervösen Strukturen später an die neue Umgebung anpassen, ist noch nicht gesichert. Auch in aseptischen Wunden, in denen sich die Nervenregeneration rascher als bei der Entzündung vollzieht, sollen Hyperplasien vorkommen (Nasarow), deren Vorstufen die Wachstumskeulen der regenerierenden Nervenfasern frischer Hautnarben sind (Sasybin). In der neugebildeten Epidermis werden vom 15.—20. Tag der Wundheilung an mitunter sog. Epithelneurome beobachtet. Eine einfache Vermehrung der Nervenfasern wurde in 7—12 Jahre alten Verbrennungsnarben und im Stroma mancher Basaliome (John, Ormea, Nödl) angetroffen. Besonders die zuletzterwähnte Beobachtung ist umstritten, obwohl Carcinomextrakte nervöse Wucherungen hervorrufen können (Scharf)[1].

Hyperplasien können unter anderem auch durch das Wegfallen oder anlagemäßige Fehlen zentralnervöser Impulse ausgelöst werden. So deutet man rankenneuromartige Wucherungen beim Megacolon, das auch zum Melkersson-Rosenthal-

---

[1] Nachtrag bei der Korrektur: Nödl, F.: Arch. Derm. Syph. (Berl.) **214**, 337 (1962). — Acta neuroveg. (Wien) **24**, 82 (1963).

Syndrom Beziehungen haben soll (SCHUERMANN), als Versuch der präganglionären Nervenfasern, eine wirkungsfähige Endigung aufzubauen, da das Fehlen der intramuralen Ganglienzellen die normale synaptische Verbindung verhindert (JABONERO 1956).

4. Zur Hyperplasie des Nervengewebes im Geschwulststroma

Nervöse Hyperplasien im Stroma epithelialer und fibroepithelialer Neubildungen in mehr oder weniger deutlicher Ausprägung (CAILLIAU, JOHN, ORMEA, NÖDL[1],

RAMEL u. PIDOUX) werden zum Teil nur auf erhalten gebliebene Nerven zurückgeführt oder als eine Folge ihrer leichteren Darstellbarkeit in solchen Bereichen aufgefaßt (ZIMMERMANN). Die Faservermehrungen, an denen sich sensible und vegetative Nerven beteiligen (JOHN), sollen vornehmlich in den Papillen und am subepithelialen Plexus auffallen (OCHOTERENA). Über ein zusammenhängendes tumoreigenes Nervennetz wird nur selten berichtet (OERTEL). Die Weiterausbreitung des Tumors führt später zur Desintegration der Nervenfasern (OCHOTERENA). Andere Autoren haben im Bereich von Neoplasmen an vegetativen Fasern immer nur Korrosionserscheinungen und nur an cerebrospinalen Nerven proliferativ-regenerative Vorgänge beobachtet (JABONERO). Vereinzelt wird über Fehlregenerate neben degenerativen Veränderun-

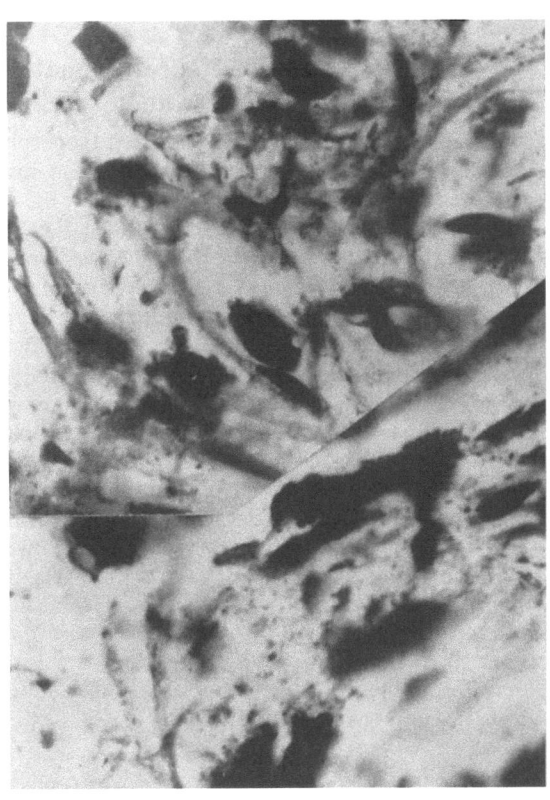

Abb. 19. Korrosionserscheinung bei Hautkrebs.
[Aus JABONERO, Acta neuroveg. (Wien) **18**, 379]

gen berichtet (COUTELLE). Soweit Wucherungen gesichtet wurden, hat man sie als Ausdruck des Reizzustandes, in dem sich das örtliche Nervengewebe befindet, gedeutet (JOHN). Das Nebeneinanderbestehen von Nervengewebe und Tumorzellen zeige, daß sich beide nicht grundsätzlich ausschließen (PIDOUX) und daß sich die Nervenfasern der Tumorausbreitung gegenüber eine Zeitlang indifferent verhielten, bis sie letzten Endes aber doch zerstört würden (WINKELMANN).

Hyperplastische dendritische *Melanocyten* liegen mitunter unmittelbar neben *epithelialen Tumorzellen*; in Basaliomen finden sie sich etwa in einem Drittel aller Fälle (BECKER). Meist werden sie von Melanophorenanhäufung im Stroma begleitet (STREITMANN). Grobe Melaninkörner sollen von zerfallenen intratumoralen Melanocyten herrühren (MADSEN). In Verrucae seborrhoicae und benignen Melanoepitheliomen BLOCHS (CASAZZA) deckt erst die Versilberung den

[1] Siehe Fußnote S. 756.

ungewöhnlich reichen Melanocytengehalt auf. Zur Hyperplasie der Melanocyten kommt es sehr oft in Neubildungen, die mit Pigmentierungsstörungen einhergehen (Xeroderma pigmentosum), aber nur selten in (anaplastischen) Plattenepithel-carcinomen (Bezecny, Masshoff). Auch Hautmetastasen nichtmelanotischer Tumoren können gelegentlich Melanocyten und Langerhans-Zellen in auffallender Zahl enthalten (Bezecny 1931). Die Melanocytenvermehrung wird auf die Reiz-wirkung der Tumorzellen bezogen (Kamide), ohne daß es bisher möglich war, hieraus auch auf besondere Eigenschaften solcher Neubildungen zu schließen (Kawamura, Terada, Kamide u. Taniguchi).

5. Die vasculäre Neurofibromatose (Feyrter-Reubi) und verwandte Veränderungen

Die engen Beziehungen der nervösen Hyperplasie zur chronischen Entzündung einerseits und zu den echten Geschwülsten andererseits kommen auch in der *vasculären Neurofibromatose* zum Ausdruck, bei der es sich nach Feyrter um die Neurofibromatose der Gefäße selbst, nach Reubi jedoch nur um eine eigenartige Gefäßerkrankung bei der Neurofibromatose handelt. Die Veränderungen bestehen in einer wechselnd ausgeprägten Wucherung des nervösen Gewebes bzw. seiner Beizellen, die mit einer nervös induzierten Hyperplasie des anliegenden nicht-nervösen Gewebes einhergeht. Ihr Erscheinungsbild ist vielfältig, je nach stär-kerem oder schwächerem Hervortreten des nervösen oder nichtnervösen Anteils bzw. der Beizellen (Feyrter). Ihr Vorkommen in der Nähe von Neuromen könnte für die Neuentstehung von gleichartigen Tumoren ursächliche Bedeutung haben oder Ausdruck eines beigeordneten geschwulstartigen Vorganges sein (Feyrter). Die vasculäre Neurofibromatose der Capillaren mit entzündlichem Einschlag wurde auch in der Haut (Granuloma eosinophilicum faciei — Linde-mayr u. Santler) beobachtet. Über eine abwegige Kreislaufregulation soll sie die Bildung von Lipomen (Hornstein) auslösen. Auch bei bestimmten gemein-samen Wucherungen des Nerven- und Muskelgewebes (Grzybowski, Ormea, Nicolau u. Balus) soll die vasculäre Neurofibromatose im weiteren Sinn nach Feyrter in der Histogenese eine Rolle spielen (Nödl). Wie im gewöhnlichen Neurofibrom der Haut steht auch hier im Endausgang die Wucherung des nicht-nervösen Gewebes im Vordergrund.

Anhang

Die Hyperplasie des Nervengewebes beim Glomustumor ist noch umstritten. Während viele Untersucher eine Vermehrung der Nervenfasern annehmen (Knoth, Thies u. Gloggen-gieser, Nödl u.a.), wobei die meisten keine plasmatischen Kontakte zu den epitheloiden Zellen ermittelt haben, wird diese von Jabonero unter Hinweis auf die Reichhaltigkeit des Nervengewebes im Bereich normaler arteriovenöser Anastomosen in Abrede gestellt. Gestalt-liche Besonderheiten des Endnetzes werden von anderen als Folge des erschöpften Überschuß-wachstums aufgefaßt. Der größere Teil der hyperplastischen Nervenfasern wird allmählich durch das mucoid-hyalin degenerierte Zwischengewebe verdeckt. Das gleichzeitige Vor-kommen von endkörperchenartigen Bildungen ist ebensowenig geklärt, wie die Vergesell-schaftung der umstrittenen Nervenfaserhyperplasie mit der Vermehrung der genetisch noch ungeklärten, zum Teil argyrophilen (Gay Prieto) sog. epitheloiden Gefäßwandzellen (Stau-besand).

IV. Die Geschwulstbildung

An der geschwulstigen Wucherung des peripheren Nervengewebes beteiligen sich in der Haut in erster Linie die Nervenfasern, ihre Scheiden und binde-gewebigen Hüllen, die sensorischen und vegetativen Endgeflechte und die sog.

Beizellen, während die Ganglienzellen seltener in den Prozeß einbezogen werden. Sowohl fallweise wie im Laufe der Entwicklung findet man diese Elemente nicht nur in wechselnder Menge, sondern auch in unterschiedlicher Reife vor, wodurch das Gewebsbild vielfach abgewandelt wird. Das Urteil, ob eine echte Geschwulst, eine geschwulstartige Fehlbildung oder eine Hyperplasie vorliegt, wird durch das Mitwuchern des nichtnervösen Gewebes oft noch erschwert. So überdeckt im Neurofibrom das reichentfaltete Bindegewebe die ursprüngliche Wucherung der cerebrospinalen und vegetativen Nerven mit ihren Endformationen (JOHN u. ORMEA, THIES) in der Weiterentwicklung fast vollständig. Nur der Verlauf der Nervenfasern am Übergang zum Tumor und ihre Reste innerhalb desselben lassen eine Zeitlang noch erkennen, daß sie das Ausmaß und die Entwicklungsrichtung der Neubildung bestimmen (THIES). Schließlich verdrängt aber das gewucherte endoneurale Bindegewebe, möglicherweise unter Mitbeteiligung interkalärer Zellen (FEYRTER), nicht allein die noch vorhandenen Nervenfasern, sondern ersetzt auch das bodenständige Bindegewebe in bestimmtem Umfang. Mit zunehmender Entfernung vom zentralen Nervensystem herrscht die Bindegewebsvermehrung immer mehr vor, und die engen Beziehungen, die zwischen den Neurinomen und den Neurofibromen bestehen, werden daher vor allem bei den peripheren Geschwülsten verschleiert (SCHMINCKE). Im Endzustand ist daher nicht mehr zu erkennen, daß die Veränderungen von einer frühembryonalen, keimplasmatischen Entwicklungsstörung ausgehen, die wegen der Einbeziehung des vegetativen Nervengewebes in den Neurogliocyten HELDS bzw. den Neurocyten KOHNS verlegt wird (THIES).

1. Marklose und markhaltige Nervenfasern

Die geschwulstige Wucherung von *marklosen oder markhaltigen Nervenfasern* führt in der Regel zu knotigen Gebilden, die einen mit eigenen Nervennetzen versehenen unvollkommenen Gefäßbaum besitzen, der ihre Ernährung zumindest zeitweise gewährleistet. Als auffälligstes Merkmal gilt nach FEYRTER die Abkehr des Geschwulstgewebes von der nervösen Strombahn, insbesondere vom vegetativen nervösen Endnetz, das man auf weite Strecken als geordnete Einrichtung vermißt. Wenn es in einer auch sonst bei Capillaren und größeren Blutgefäßen üblichen Anordnung angetroffen wird, bliebe offen, ob es eine vollgültige oder nur eine eingeschränkte Funktion ausübt. Die Knotenbildung ist im fibrillären Neurom das Ergebnis der zunehmend dichteren Verflechtung der im Übermaß ausgebildeten Faserbündel. Vermehrtes Längenwachstum allein führt dagegen zu stark gewundenen, mitunter endkörperchenähnlichen Gebilden mit ödematösen oder myxomatösen Scheiden (Rankenneurom) oder einfachen, regeneratorischen Überschußwucherungen, die gleichfalls mit Schleifenbildung, strahliger Verzweigung oder tastkörperchenähnlichen Formationen einhergehen können (Amputationsneurom).

Bei den *jüngsten Geschwulstelementen* handelt es sich um flachwellige Fäden, zum Teil mit seitlichen, bogigen oder dichotomisch angeordneten Aussprossungen. Ihre Randbegrenzung ist unscharf, das homogene bzw. feinkörnige Plasma färbt sich in der Silberimprägnierung dunkel bräunlichrot und zeigt keine besondere Strukturierung. In den überwiegend längsovalen, manchmal zugespitzten Kernen ist das etwas bröckelige Chromatin gleichförmig verteilt. Häufig sieht man ein oder zwei Nucleolen, obgleich die Kerne meist dunkler als die der benachbarten Histiocyten sind. Viele von ihnen sind in der Mitte eingekerbt, was den Beginn einer direkten Teilung anzuzeigen scheint, nach deren Vollendung zwei einseitig abgeflachte Kerne dicht nebeneinander in einer Faser liegen. In den kleinsten

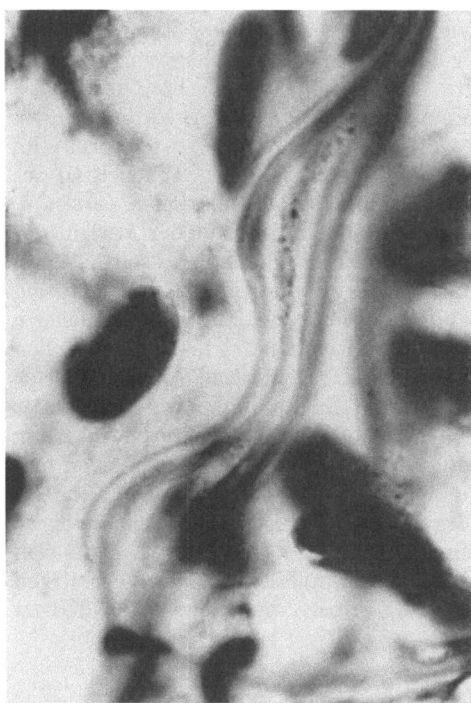

Abb. 20. Silbercarbonatmethode nach Jabonero (1200mal, Öl-Imm.). Unscharf begrenzte stellenweise grobe gekörnte junge Geschwulstfäden (Neurom bei Xeroderma pigmentosum)

Bündeln aus wellig parallel laufenden Fasern sind die Kerne oft schräg nebeneinander angeordnet.

Im Weiterwachsen treten in den Fasern, wahrscheinlich als Ausdruck der *Reifung*, einzelne größere Granula von wechselnder Silberaffinität für sich oder mit der fibrillären bzw. vacuolären Differenzierung des Neuroplasmas hervor. Endoplasmatische Strukturen werden manchmal schon bei isoliert verlaufenden Geschwulstfäden beobachtet, können aber andererseits bei lockerer Bündelung noch fehlen. Die weiterdifferenzierten Elemente haben eine deutlichere Randbegrenzung, sind meist zu mehreren parallel nebeneinander angeordnet und können dann, wenn sie gemeinsam von Bindegewebe eingesäumt werden, markhaltige Nervenstämmchen nachahmen. Dieser Täuschung kann man auch bei isolierten Geschwulstfäden erliegen, soweit dieselben eine feine gitterfaserige Hülle besitzen, die aber erst dann auffällt, wenn sie von dem mit großen ovalen Kernen versehenen axialen Geschwulstfaden abgehoben ist. In manchen dieser „geblähten" Fasern, die vielleicht den sog. Hohlfasern Jaboneros entsprechen, ist der dunkle Achsenfaden, mitunter aber auch die mit kleinen, schlanken Kernen versehene Gitterfaserhülle

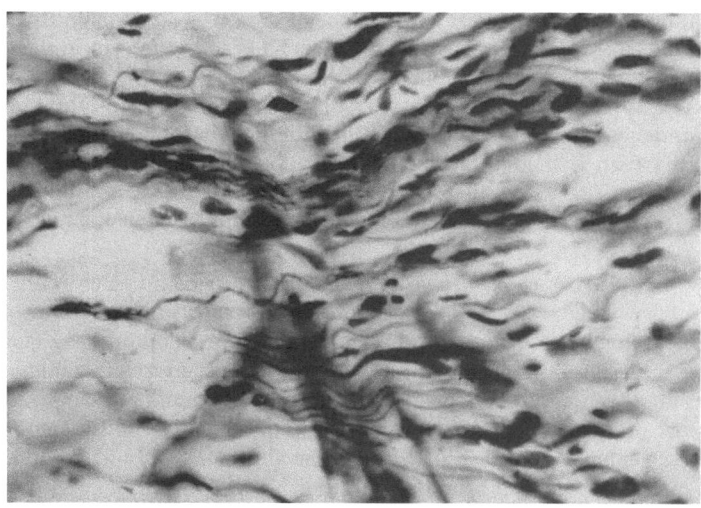

Abb. 21. Silbercarbonatmethode nach Jabonero (360mal). Parallel flachwellig angeordnete Geschwulstfäden, zum Teil mit Innenstrukturen der vegetativen Endformation

korkenzieherartig gewunden. Die Schlängelung und die zu mehreren dicht nebeneinanderliegenden Kerne lassen auf ein besonders lebhaftes Wachstum dieser Elemente schließen, die man auch in erster Linie in Proliferationszonen antrifft. Auch ein mehr oder weniger geschlossener Geschwulstknoten kann immer noch Fasern von unterschiedlicher Struktur und Entwicklungsreife enthalten. Meist trifft man allerdings weiterdifferenzierte und zu dickeren Bündeln vereinigte Geschwulstfasern vor allem in dichteren, älteren Abschnitten einer Neubildung an, was für eine mit der Reifung zunehmende Verflechtung der einzelnen Elemente spricht.

Regressive Veränderungen, die sich später einstellen, kommen in Kerndeformierung, Strukturverlust der Fasern und einer groben, erythrochromen Körnelung in der Thioninweinsteinsäure - Einschlußfärbung zum Ausdruck (chromotrope granuläre Entartung nach FEYRTER). An die Stelle der untergehenden Geschwulstfasern treten oft Fettzellen oder einfaches Bindegewebe, wobei nicht immer zu entscheiden ist, ob dieser Umbau auf neurogener Induktion beruht oder ob es sich um eine einfache Vernarbung handelt.

Die Unterscheidung der jungen Geschwulstfäden vom normalen, formenreichen, distalen nervösen Syncytium kann besonders dann schwierig sein, wenn es sich um überwiegend plasmatische oder in der „normalen Tätigkeitsphase" (vermehrte Argyrophilie des Neuroplasmas — JABONERO) befindliche Abschnitte handelt. Der wirre Verlauf und die beziehungslose Anordnung ermöglichen aber meist die Abgrenzung, auch wenn eindeutig pathologische Innenstrukturen fehlen.

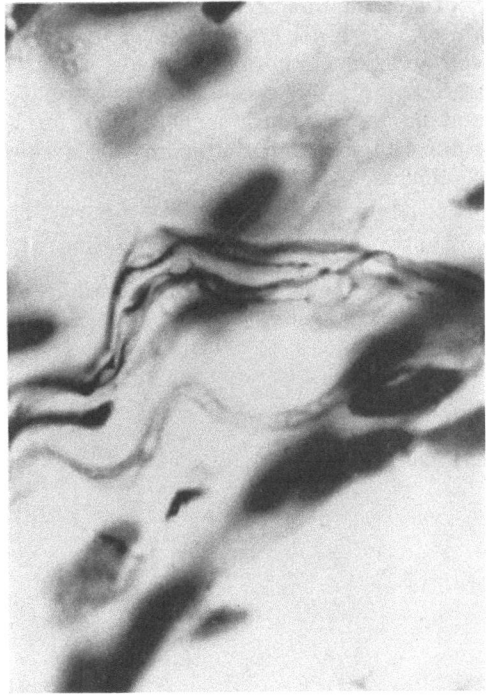

Abb. 22. Silbercarbonatmethode nach JABONERO (1200mal Öl-Imm.). Geschwulstfäden mit vacuolärer Degeneration

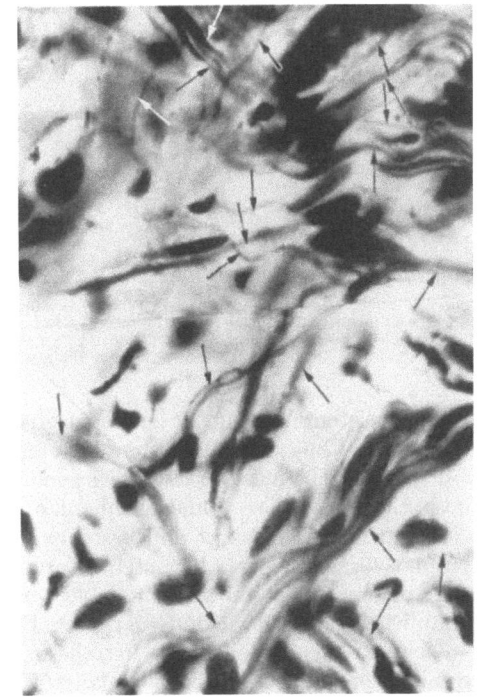

Abb. 23. Silbercarbonatmethode nach JABONERO (480mal). Vielgestaltige meist ungeordnete Geschwulstfasern von unterschiedlicher Reife

Die noch undifferenzierten, fadenförmigen Elemente werden von manchen Untersuchern als gewuchertes Schwannsches Leitplasmodium (Lemmoblasten), von anderen als unreife neuroide, einer vielseitigeren Entwicklung fähige Vorstufen aufgefaßt. Bemerkenswert ist, daß sie nicht nur in fibrillären Neuromen und im Neuronaevus, sondern auch im sog. Myoblastenmyom (s. später) vorkommen und damit die neurogene Herkunft (Feyrter) der zuletzt genannten Neubildung stützen.

2. Ganglienzellen und ihre Vorstufen

Neben Neubildungen, die ausschließlich aus marklosen und markhaltigen Nervenfasern bestehen, kommen auch in der Körperdecke Geschwülste vor, die

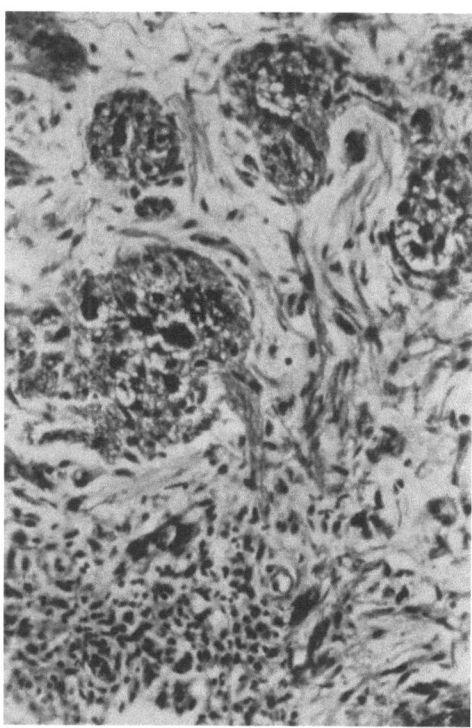

Abb. 24. Silbercarbonatmethode nach Jabonero (225mal). Ganglienzellen unterschiedlicher Reife in enger Verwebung mit gewucherten Nervenfasern. Keimzentrum mit lymphocytenähnlichen Elementen nahe dem unteren Bildrand

außerdem in wechselnder Menge Ganglienzellen von unterschiedlicher Entwicklungsreife enthalten. Eine *geschwulstige Wucherung von Ganglienzellen*, ohne daß gleichzeitig Nervenfasern vermehrt sind, wurde aber bisher nicht ermittelt. Die innige Verwebung dieser Elemente ist durch zahlreiche Beobachtungen aus der allgemeinen Pathologie gesichert, ohne daß es bisher gelungen ist, ihre gegenseitigen Beziehungen eindeutig zu klären. Die Annahme, daß die Nervenfasern ein Produkt der meist zahlenmäßig zurücktretenden, im Lauf der Tumorbildung aber doch sehr zahlreichen, wenn auch frühzeitig degenerierenden Ganglienzellen sind, läßt sich histologisch nicht stützen; wahrscheinlich ist, daß die Neurofibrillen in den Syncytien der gewucherten Schwannschen Zellen entstehen. Über die Herkunft der fast immer unvollkommen entwickelten Ganglienzellen bzw. ihrer Vorstufen, der Neuroblasten, besteht noch weniger Klarheit. Unter anderem wurde auch eine mesodermale Genese erörtert (Stöhr 1955).

Die meisten Untersucher leiten das gewucherte nervöse Gewebe insgesamt von besonderen *Keimzentren* ab, Herden lymphocytenähnlicher Rundzellen, die sich von den echten, meist perivasal liegenden Lymphocyten durch größere Kerne unterscheiden. Diese Rundzellenhaufen sind entweder dicht und monomorph oder sie sind aufgelockert und bestehen aus kleineren und größeren, nicht mehr lymphocytenähnlichen Elementen. Nervöse Keimzentren von wechselndem Aufbau kommen dicht nebeneinander vor, und zahlreiche Übergangsformen veranschaulichen den Entwicklungsgang der Einzelelemente. Die am weitesten differenzierten Zellen liegen in der Peripherie. Nicht nur bei den unreifen Vorstufen (Sympathogonien) und den Übergangsformen (Sympathoblasten), sondern auch bei den fertigen Ganglienzellen (Sympathocyten) vermissen wir hier in der Regel die normalen Strukturen. Fast immer haben die Zellen nur stummelartige Fortsätze, keine oder mangelhaft ausgebildete Endofibrillen und abartige Nissl-Schollen. Dem pathologischen Nissl-Bild kommt aber wegen seiner schon normalerweise anzutreffenden Wandelbarkeit keine entscheidende Bedeutung zu.

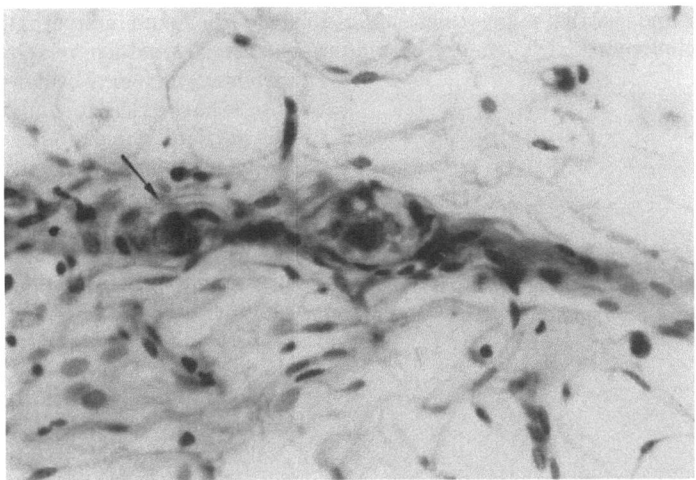

Abb. 25. H-E-Gefrierschnitt (360mal). Sympathogonien und mehrkernige Ganglienzelle innerhalb eines isolierten dünnen Nervenfaserbündels

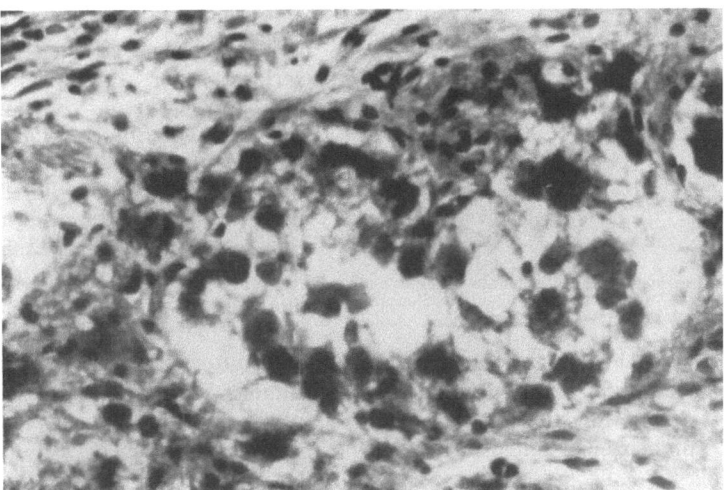

Abb. 26. H-E-Gefrierschnitt (360mal). Spinnennetzartig angeordnetes Neuroplasma einer Sympathoblasten-anhäufung

Erst im Verein mit Kernanomalien und Plasmadegeneration, die man schon bei den Vorstufen wahrnehmen kann, ist es Ausdruck der Hinfälligkeit des Geschwulstgewebes.

Zwischen Nervenfasern und *Ganglienzellen* bestehen schon im Sympathoblastenstadium enge *Beziehungen*, und zwar sowohl in den Keimzentren (STÖHR) wie in der Geschwulstfasermasse, in die einzeln oder gehäuft unterschiedlich gereifte Ganglienzellen eingestreut sind. Die Ansammlung einer größeren Zahl

von Zellen führt mitunter zu spindelförmigen, einem Ganglion ähnlichen Anschwellungen der Faserstränge. Als Vorstufen davon sind Kernanhäufungen
aufzufassen, die sich schon in dünnen Bündeln finden und nur unmerklich von
ihren Nachbarn unterscheiden. Diese mehr runden Kerne mit reichlichem, gleichförmig verteiltem Chromatin liegen mit den abgeflachten Seiten noch dicht
nebeneinander, während die längsovalen, helleren Schwannschen Kerne in größeren
Abständen und parallel angeordnet sind. Mit der Größenzunahme erhalten diese
Ganglienzellenvorstufen körniges, basophiles Plasma, das zu den verschwommen

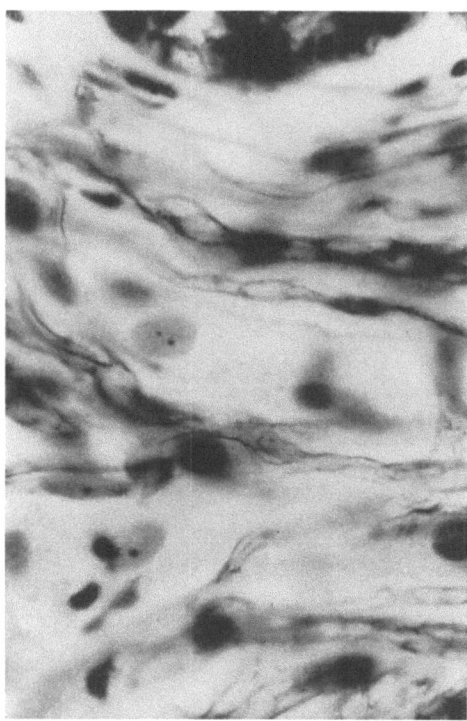

Abb. 27. Silbercarbonatmethode nach Jabonero (900mal).
Blasig-wachsartige Geschwulstfasern im Ganglioneurom

gezeichneten Neurofibrillen daneben
keine scharfe Grenze hat, während
sich in den zunehmend helleren,
bläschenförmigen Kernen ein Nucleolus abzeichnet. Form und Lagerung der Kerne lassen auch in diesem
Stadium auf direkte Teilung schließen, zumal Mitosen niemals beobachtet werden.

Die Ganglienzellenbildung innerhalb der organoiden Anschwellungen
der Neuromfaserbündel kann mit
der fortschreitenden Auflösung aller
Fibrillen einhergehen, so daß schließlich die unterschiedlich gereiften
Zellen in einem von Vacuolen durchsetzten, spinnennetzähnlichen, plasmatischen Netz liegen. In diesem
Entwicklungsgang findet sowohl die
Herkunft der Nervenzellen vom
Neuroepithel (vgl. K. F. Bauer,
Abb. 21) wie die Neigung zum
organoiden Wachstum gewerblichen
Ausdruck, was durch die Hinfälligkeit des Geschwulstgewebes früher
oder später wieder verwischt wird.
Bei längerer, ungestörter Entfaltung
erhalten die ganglionähnlichen Bildungen eine eigene Bindegewebs-
hülle, und die mehrkernigen Ganglienzellen sind mitunter von Hüllzellen umgeben.
Ihre Fortsätze sind aber immer nur kurze Stummel, während Kerne und Plasma
zumindest unauffällige Formenabweichungen aufweisen. Durchwegs normal strukturierte Ganglienzellen sollen in keiner Phase der geschwulstigen Entfaltung zur
Ausbildung kommen (Stöhr).

Die *regressiven Veränderungen*, die früher oder später an den Zellen von unterschiedlicher Entwicklungsreife hervortreten, bestehen in Plasmavacuolen und
klumpigen Nissl-Schollen. Die Kerne sind ebenfalls von Vacuolen durchsetzt,
geschwollen, später pyknotisch und schließlich fragmentiert. Das Endstadium
ist ein mehr oder weniger weit fortgeschrittener allgemeiner Strukturverlust. Als
hyaline Reste untergegangener Ganglienzellen und/oder deren Fortsätzen gelten
die sog. „Herringkörper" (Stöhr). Auch die benachbarten, geschwulstig gewucherten Nervenfasern zeigen Strukturabweichungen, in denen ihre Hinfälligkeit
deutlich wird. Ein Teil der Fasern kann eigenartig blasig aufgequollen und
wachsartig beschaffen sein, eine Veränderung, die nicht auf Varicositätenbildung

durch die Formolfixierung beruht (STÖHR). Häufig besteht ein perineurales Ödem, oder das Perineurium ist in ein hyalines, glänzendes Band umgewandelt.

3. Schwannsche Zellen und ihre Vorstufen

Die *Wucherung von Schwannschen Zellen*, besonders *ihrer Vorstufen*, führt zu unreiferen Strukturen. Nach VEROCAY sind die Schwannschen Zellen „mehr als Glia", und die Identifizierung der zartfaserigen Neurinome mit den aus starren, scharf konturierten Fäden aufgebauten Gliomen sei abzulehnen (SCHERER). Gliaähnlichkeit zeigten nur myxomatös reticuläre Neurinomabschnitte.

Die geschwulstige Entfaltung der Schwannschen Zellen führt auch in der Haut zu plumpspindeligen Strängen oder Knäueln aus stark gewundenen und parallel geschichteten, kernhaltigen Fasern. Der syncytiale Bau, die besondere Feinfaserigkeit, das färberische Verhalten und die sog. rhythmischen Strukturen verleihen diesen Gebilden ein äußerst charakteristisches Gepräge. Der Wechsel zwischen apolar-netziger und polar-faseriger Anordnung besteht, wie es scheint, in der Haut nicht, da bislang nur von der zuletzt genannten Wuchsform berichtet wurde.

Der Nachweis von *Keimzentren* mit Neuroblasten spricht dafür, daß der Neurinommatrix theoretisch die Fähigkeit zur Ganglienzellbildung zugesprochen werden muß (ANTONI bei SCHERER). Die Entwicklung von Neurinomzellen am Rande solcher Keimzentren stützt die Annahme einer bipotentiellen Differenzierung. Echte Lymphocyteninfiltrate, die man nicht mit Keimzentren verwechseln darf,

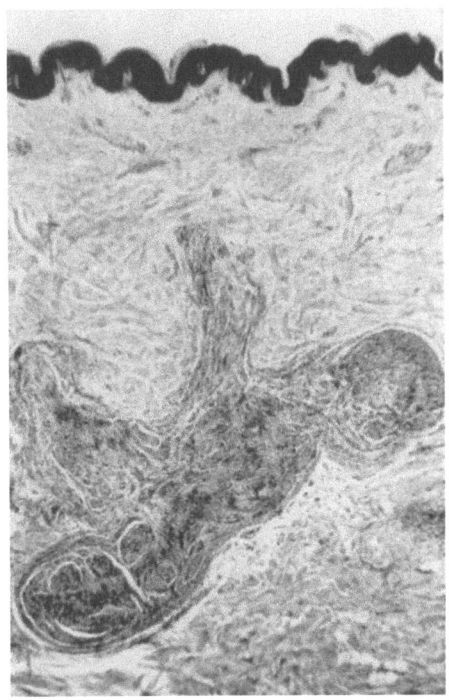

Abb. 28. H-E-Gefrierschnitt (20mal). Plumpspindelige Neurinomstränge mit Palisadenstellung der Kerne

trifft man vornehmlich im Bereich von regressiv verändertem Geschwulstgewebe oder in der Nachbarschaft von erkrankten Gefäßen an.

Die Neurinomfasern werden fast allgemein als unreifes, nervöses *Differenzierungs*produkt der Schwannschen Zellen aufgefaßt. Nach VEROCAY handelt es sich um den Versuch einer Neurofibrillenbildung, andere Autoren setzen sie unreifen Neurofibrillen gleich (SCHERER). Von den Fibromfasern unterscheiden sie sich durch die Feinheit, den Verlauf in gewellten Zügen, die Neigung zur Wirbelbildung und das Fehlen der Anordnung in Balken. Infolge der starken Windung und Durchflechtung entstehen längere, zum Teil winkelige Kernbänder bzw. Palisaden. Durch die aufeinanderfolgenden kernfreien und kernhaltigen Faserabschnitte kommen die bekannten rhythmischen Strukturen zustande. In den stäbchenförmigen oder ovalen Kernen ist das grobe Chromatin locker verteilt. Sie liegen in den gebündelten Fasern häufig parallel nebeneinander, wobei im polarfaserigen Neurinom Typ A nach ANTONI regelmäßige Formen vorherrschen, soweit es sich nicht um regressiv veränderte Geschwulstknoten handelt. Diese

fallen aber nicht nur durch die oft sarkomatös anmutende degenerative Kernpolymorphie, sondern auch durch den teilweisen Verlust der Chromotropie auf,
was solchen Arealen in der Thioninweinsteinsäure-Einschlußfärbung nach FEYR-
TER ein scheckiges Aussehen verleiht. Mitunter trifft man auch beim polarfaserigen Typ dichtgehäufte, vielgestaltige, manchmal tiefeingeschnürte Kerne
und Riesenkerne an. Dem in der Haut bisher nicht beobachteten reticulären
Typ sind an sich gestaltlich variable Zellen und Kerne eigen.

Die *rhythmischen Strukturen*
oder Palisaden des polarfaserigen
Typs, die im Hinblick auf ähnliche

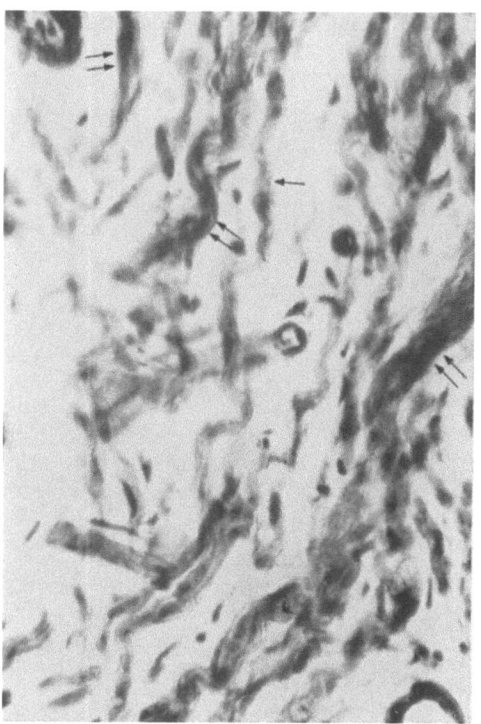

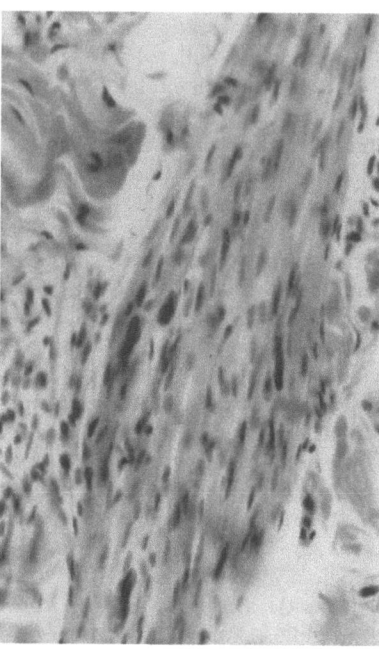

Abb. 29. Silbercarbonatmethode nach JABONERO (360mal).
Lockeres neuromähnliches Geflecht gewundener „heller"
Neurinomfasern

Abb. 30. H-E-Gefrierschnitt (225mal). Einzelne
dunkle große Neurinomkerne innerhalb
M. arrector

Formationen in nichtnervösen Neubildungen mit rhythmisch ablaufenden Wachs-
tumsvorgängen erklärt wurden, deutet MASSON als organoide Bildungen. Seines
Erachtens handelt es sich um den mehr oder weniger gelungenen Versuch, Meißner-
sche Tastkörperchen nachzubilden, was gleichfalls die Abkunft der Neurinomfasern von den Schwannschen Zellen bestätigt. Mitunter finden sich solche Gebilde
in auffallend großer Zahl (Tastkörperchenneurinom).

Zwischen den zu Strängen oder Knäueln gehäuften Neurinomfasern soll sich
ein feines Netz präkollagener Fibrillen ausspannen (SCHERER), das von manchen
als Produkt der Schwannschen Zellen und daher als „ektodermales Kollagen" im
Sinne MASSONs angesehen wird. Diese Deutung lehnen andere Untersucher unter
Hinweis auf die Markbildung als Hauptfunktion der Schwannschen Zellen ab
(KRÜCKE 1942). Einzelne markhaltige oder marklose Nervenfasern, seltener ein
racemöses, kernreiches Stämmchen, können sich sowohl in den geschlossenen wie
in den lockeren Geflechten finden. Letzteren fehlt die wirbelige Anordnung, und
sie bestehen zum Teil aus korkenzieherartig gewundenen, schwach oxyphilen,
kernreichen, breiten, syncytialen Fäden. Vereinzelt begegnet man hier auch

dünnen, fadenförmigen Elementen, die den plasmatischen Geschwulstfäden des Neuroms sehr ähnlich sind. In der Silberimprägnierung ist zu erkennen, daß bei den die fibrilläre Differenzierung fehlt. In der Thioninweinsteinsäure-Einschlußfärbung nach FEYRTER sind die breiten, hellen Fäden gelborange oder schwach rhodiochrom getönt, während die anderen Neurinomfasern eine erythrochrome Körnelung auf rhodiochromem Grund zeigen.

Die *Ausbreitung* der Neurinom-fäden erfolgt in Corium und Subcutis entweder ohne ersichtliche Beziehung zum Grundgewebe durch seitliche

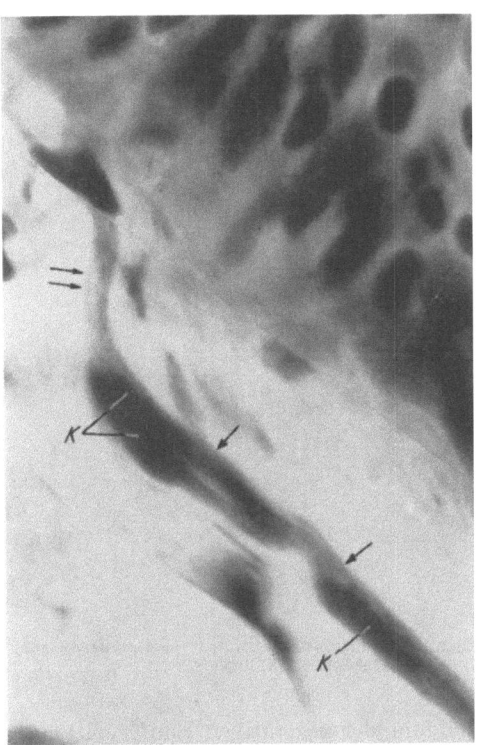

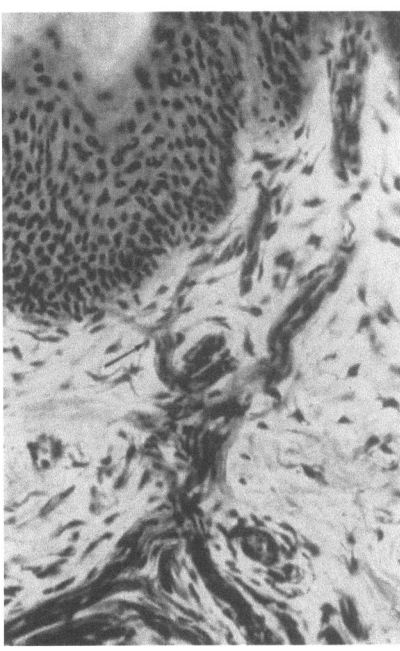

Abb. 31. Silbercarbonatmethode nach JABONERO (1200mal). Photomontage. Neurinombefall des Endplasmodium

Abb. 32. Silbercarbonatmethode nach JABONERO (225mal). Neurinomgrenze an winkeliger Ver-zweigungsstelle des präterminalen Nervennetzes

Aussprossung oder entlang von präformierten Nerven. Die Interstitien der Schweißdrüsen werden ebenso wie die glatten Muskeln durchsetzt, und im Hämalaun-Eosinschnitt fallen anfangs nur vereinzelte größere rundovale Kerne auf, die auch chromatinreicher als die stäbchenförmigen Kerne der Muskelfasern sind. Unregelmäßige Formen und Riesenkerne treten erst später in Erscheinung. Neurinomatöse Abschnitte, die im Hämalaun-Eosinschnitt noch nicht sicher ab-zugrenzen sind, heben sich aber in der Thioninweinsteinsäure-Einschlußfärbung durch ihre Chromotropie von den hellblauen Muskelzellen ab.

Ob und in welcher Form bei der Weiterausbreitung *Beziehungen* zwischen den Neurinomfäden und dem *vegetativen Endnetz* bestehen, ist noch ungeklärt. Beim Vorwachsen im Corium scheinen die Geschwulstfäden die präformierten Nerven-stämmchen durch parallel laufende plasmatische Achsenfäden mit schräg neben-einander gestaffelten Kernen zu überdecken oder zu ersetzen. Ob präexistente Schwannsche Zellen an der neurinomatösen Umformung teilnehmen, wobei durch direkte Teilung zuerst Kernbänder, später plasmatische Achsenfäden entstehen, war in eigenen Beobachtungen nicht zu entscheiden.

Es fiel auf, daß die neurinomatösen Veränderungen sehr oft an den winkeligen Verzweigungsstellen endeten, und zwar sowohl im Bereich der präterminalen Neurofibrillenbündel wie der vegetativen Endformationen. Letztere zeigten in der anschließenden Strecke verstärkte Vacuolisierung, Verbreiterung und Kernvermehrung; Veränderungen, die sowohl präblastomatös wie Ausdruck eines unspezifischen Reizzustandes auf Grund der unmittelbaren Nachbarschaft der Geschwulstfäden sein könnten. Die Frage, ob das Endnetz den Neurinomfäden nur als Wachstumsbahn dient oder ob eine neurinomatöse Umformung stattfindet, ist auch deshalb von Interesse, weil nach JABONERO das distale nervöse Syncytium eine neuroide Formation, aber kein Verband aus Schwannschen Zellen

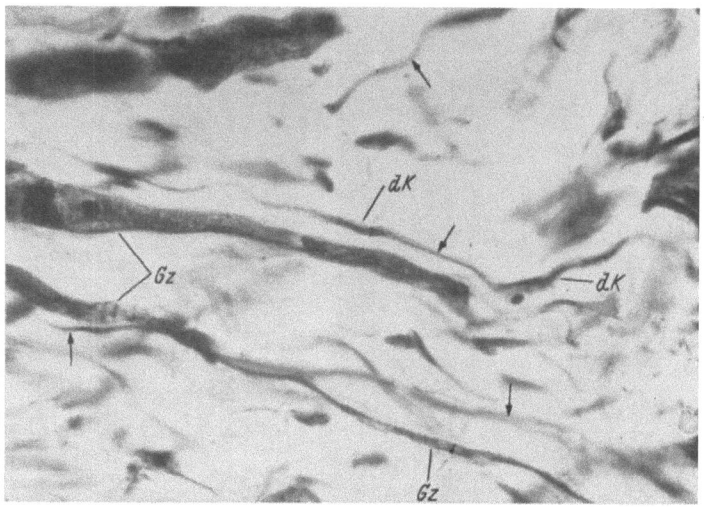

Abb. 33. Silbercarbonatmethode nach JABONERO (360mal). Beziehungen der gekörnten Geschwulstzellen (*Gz*) zum Endplasmodium, in dem mehrfach Doppelkerne (*dK*) liegen

sein soll. Bei einer neurinomatösen Umbildung der vegetativen Endformationen müßte man demzufolge annehmen, daß nicht Schwannsche Zellen, sondern eine polyvalentere Vorstufe die Geschwulstmatrix bilden. Aus welchem Grund die Knotenpunkte, die nach JABONERO keine verschiedenartigen Bezirke innerhalb des distalen nervösen Syncytiums trennen, so oft als Grenze der Neurinomausbreitung auffallen, ist aber unklar.

Undifferenzierte Vorstufen der Schwannschen Zellen, die nicht fähig sind, Neuriten auszubilden, sollen nach KYRLE den sog. unausgereiften Hautneuromen zugrunde liegen. Bei den Geschwulstelementen handelt es sich um gestreckte oder schwachwellige plasmatische Fasern mit parallel gelagerten, stäbchenförmigen, hellen Kernen. Gebündelt sehen viele von ihnen im Querschnitt gequollen aus, und die halbmondförmigen Kerne liegen an den undeutlich ausgeprägten Zellgrenzen. Die gebündelten Fasern verflechten sich zu knotigen Gewächsen von wechselndem Umfang, die entweder von einer kapselartigen Bindegewebsverdichtung eingehüllt werden oder infiltrierend in die Umgebung vorwachsen. In den Geschwulstknoten tritt ein Nervenstämmchen ein, das sich im Innern aufsplittert. Die Zugehörigkeit dieser Tumorzellen zum Nervengewebe wurde aus den obengenannten Merkmalen, der gelben Tönung der Fasern in der van Gieson-Färbung und der Markscheidendarstellung bzw. aus der örtlichen Beziehung zu dem einstrahlenden markhaltigen Nervenstämmchen erschlossen (KYRLE, MATRAS).

Die Thioninweinsteinsäure-Einschlußfärbung nach FEYRTER und die Silber-imprägnierung, mittels der die nervöse Natur der gewucherten Elemente zu erhärten wäre, stehen noch aus.

4. Unreife faserige bzw. fadenförmige gekörnte Elemente

Die Herkunft vom Nervengewebe ist bei *fadenförmigen Elementen*, die *mit* ihrer Ausbreitung eine *Anschwellung und körnige Umwandlung des Plasmas* erfahren, gleichfalls noch weiter zu festigen. Zuerst hat FEYRTER auf ihre nervöse Natur hingewiesen, nachdem sie vorher, wie auch noch heute, von manchen Untersuchern von Muskelzellen abgeleitet und als geschlossene Geschwülste Myoblastenmyome genannt werden. Die Einschlußfärbung von frisch in Formalin fixiertem Gewebe in Thioninweinsteinsäure und Kresylechtviolettweinsteinsäure zeigt aber, daß quergestreifte Muskelfasern bei ihrer granulären Entartung nicht nur rhodiochrom, wie die gekörnten Geschwulstfäden, sondern auch cyanochrom sind. Neben dem Gehalt an chromotropen Lipoiden und Lipoproteiden im Thioninschnitt spricht der gleichfalls von FEYRTER erstmalig gelieferte Nachweis von intraplasmatischen Neurofibrillen für ihre nervöse Natur. Diese Gewebsmerkmale veranlaßten FEYRTER, die Myoblastenmyome den Sternberg-Prieselschen Tumoren der Neurohypophyse bzw. den gekörntzelligen Gewächsen des Darmtraktes an die Seite zu stellen und sie granuläre Neurome zu nennen.

Die *nervöse Herkunft* der *gekörnten Geschwulstfäden* wurde später und ohne Kenntnis der Untersuchungen FEYRTERs von FUST u. CUSTER und anderen Autoren angenommen, die das örtliche Zusammentreffen mit besonderen Veränderungen am Nervengewebe und die racemöse Umformung präformierter, später durch die Neubildung erdrückter Nervenstämmchen gleichfalls ermittelten. Das Vorkommen intraneuraler Granularzellen (BANGLE) und die Befunde RATZENHOFERs, der überdies einen Reizzustand des Nervengewebes der ganzen Örtlichkeit, einschließlich der zugeordneten Zellen, in der darüber liegenden Epidermis (chromotrope cellules claires) feststellte, sind geeignet, diese Annahme zu untermauern.

Die Vermutung, daß an der Geschwulstbildung nicht nur die fadenförmigen, gekörnten Elemente, die mit den Remakschen Fasern verglichen werden sollen, sondern auch *neurogene Beizellen* (interkaläre Zellen) teilnehmen (FEYRTER), blieb nicht ohne Einwand, da die interkalären Zellen genetisch und funktionell sehr unterschiedlich beurteilt werden (WIEDMANN, JABONERO, THIES).

Zu klären ist auch noch, ob die körnige Beschaffenheit des Cytoplasmas der fadenförmigen Elemente Ausdruck einer abwegigen Zelleistung oder ein Degenerationszeichen ist, da es sich dann auch um eine ungewöhnlich langsam fortschreitende Hyperplasie und granuläre Degeneration nervöser oder beigeordneter Zellen handeln könnte. Der klinische Verlauf wie die histologischen Veränderungen sind mit dieser Annahme vereinbar (NÖDL).

5. Verschiedene Erscheinungsformen der Naevuszelle

Der Gestaltwandel der aus der Crista neuralis ausgewanderten Zellen offenbart sich ganz besonders bei der *Naevuszellenbildung*. Er reicht vom äußerlich unauffälligen Melanocyten (Melanodendrocyt, dendritischer Melanoblast) bis zum formvariablen Bauelement des malignen Melanoblastoms. Aber schon im gewöhnlichen Naevus können Abwandlungen in Größe, Form und Melaningehalt der Zellen bei wechselnder Beteiligung einfacher oder organoider nervöser Strukturen ein mannigfaltiges Gewebsbild hervorbringen. Den einfachen Pigmentnaevi, den Naevi spili, liegen Elemente zugrunde, die sich durch erhöhte Fermentaktivität

(Becker u. Mitarb.) vom normalen Melanocyten unterscheiden. Damit nehmen die Naevi spili eine Mittelstellung zwischen den Lentigines und den Epheliden ein, von denen letztere nicht nur stärker tyrosinaseaktive, sondern auch größere und reicher verzweigte Melanocyten aufweisen (Breathnach 1957, 1958). Es sind demnach nicht nur Neubildungen, die aus charakteristischen epitheloiden Naevuszellen bestehen, sondern auch die Lentigines, die mitunter Naevuszellen enthalten (Jaeger), ebenso die Naevi spili und letzten Endes die Epheliden (Gans u. Steigleder) als Naevi aufzufassen.

Von den zelligen Naevi, bei denen dopa-positive Melanocyten auch noch im Stratum spinosum vorkommen (Szábo 1959), führen fließende *Übergänge* zu den Geschwülsten des Nervengewebes, wie die gleichzeitige Bildung endkörperchenartiger oder neurinomatöser Formationen zeigt. Zwischen einem solchen Neuronaevus und dem gewöhnlichen melanocytären, fusiformen oder epitheloidzelligen Naevus bestehen verständlicherweise enge gestaltliche Beziehungen, die besonders dann deutlich werden, wenn im blauen Naevus neben den cutanen Melanoblasten auch epitheloide Naevuszellen auftreten (Dupont 1958). Der Neuronaevus „bleu" (Masson 1947, 1950) weist in größerem Umfang als üblich gewucherte Nervenstämmchen auf und nähert sich hierin wieder den einfachen Gewächsen des Nervengewebes. Mitunter ist die Herkunft von der gemeinsamen nervösen Matrix auch noch bei der malignen Entartung in der Palisadenstellung der Kerne oder Rosettenbildung im Melanoblastom zu erkennen (Bimes).

Neben *Strukturbesonderheiten* wurde die *Färbbarkeit* der Naevuszellen herangezogen, um ihre Beziehungen zu den Schwannschen Zellen (Masson), den Nervenfasern und ihren Scheiden (Soldan, John) oder zum Neuroendothel (Feyrter) zu belegen. Besondere Bedeutung hat dabei die Fähigkeit der verschiedenen Naevuszellen, neben oder an Stelle von Melanin auch noch andere Stoffe im Cytoplasma auszuarbeiten. Hier ist vor allem die Chromotropie in der Weinsteinsäure-Einschlußfärbung nach Feyrter zu nennen, die vornehmlich an den sog. Randreifen dermaler Naevuszellen hervortritt. Ganz besonders fällt sie aber an den neuroiden Naevusformationen, den faserig-blätterigen Naevuskörperchen (lames foliacées) Massons auf. Auch die 15—20 μ großen Zellen des kindlichen Blasenzellennaevus (Brunck), die sich sowohl innerhalb der Epidermis wie im Corium finden, sind durch die Einlagerung von chromotropen Lipoiden und Lipoproteiden in das feinschaumige Plasma gekennzeichnet. Es ist daher wahrscheinlicher, daß sie neurogener (Brunck) und nicht, wie früher angenommen, epidermaler Herkunft (Miescher) sind.

Daß die *chromotropen Substanzen* keine Degenerationsprodukte sind, zeigt die Kernform wie die uniforme Gestalt der nur in der Größe schwankenden Blasenzellen und ihre insgesamt ungestörten Strukturen. Eher ist zu vermuten, daß ihr Auftreten die Folge einer auf Kosten anderer Funktionen, z. B. der Pigmentbildung, besonders ausgeprägten Zelleistung ist. Mitosen fehlen nicht nur in den Blasenzellen, sondern in allen Naevuszellen, solange es sich nicht um juvenile, prämaligne oder maligne Wucherungen handelt. Der spontane Untergang von in Lymphknoten abgesiedelten Blasenzellen spricht auch nicht gegen die Naevusnatur, da hierin wie beim gewöhnlichen Naevus zum Ausdruck kommt, daß Bestand und Wachstum in besonderem Maße stofflichen, hormonalen (ACTH-Provokation — Goldman) oder lokalen (Röntgen-Provokation — Nödl, Gertler u. Gartmann) Einflüssen unterliegen. Diese Beziehungen bleiben auch bei maligner Entartung erhalten, wie der rapide Verlauf des Melanoblastoms in der Gravidität zeigt.

Die *chromotropen Lipoide* und *Lipoproteide* als Randreifen oder in diffuser Verteilung im wabigen Plasma, mitunter neben tropfigem oder kristallinem Fett, körnigem Melanin und Lipomelanin, bestätigen nach Feyrter, daß die Naevuszellen Abkömmlinge der periendoneuralen Häutchenzelle sind. Die Renautsche Krausen- oder Blasenzelle im sog. Randsinus des Endoneuriums sei ihr Vorbild. Ihre Fähigkeit zur Faserbildung, die im normalen peripheren Nerven zum streifigen oder blätterigen Renautschen Körperchen führt, fände sich beim Naevus in der Bildung der Naevuskörperchen (lames foliacées) MASSONs wieder. Das Neuroendothel als Bestandteil eines Zellsystems, dessen epidermale Ausläufer die cellules claires MASSONs seien, die den Melanoblasten KREIBICHs, den Bläschenzellen KROMEYERs und den Epithelfaser-Mutterzellen FRIEBOES' gleichgesetzt werden, solle man deshalb als die Matrix der Zellwucherung betrachten, die je nach Örtlichkeit in ihrer Erscheinungsform innerhalb bestimmter Grenzen wechselt. Die von FEYRTER angenommene Zugehörigkeit des Neuroendothels zu einem ektodermalen Zellsystem läßt sich mit der Auffassung MASSONs dann in Einklang bringen, wenn man die perineurale Gitterfaserhülle, das Plenk-Laidlawsche argyro-

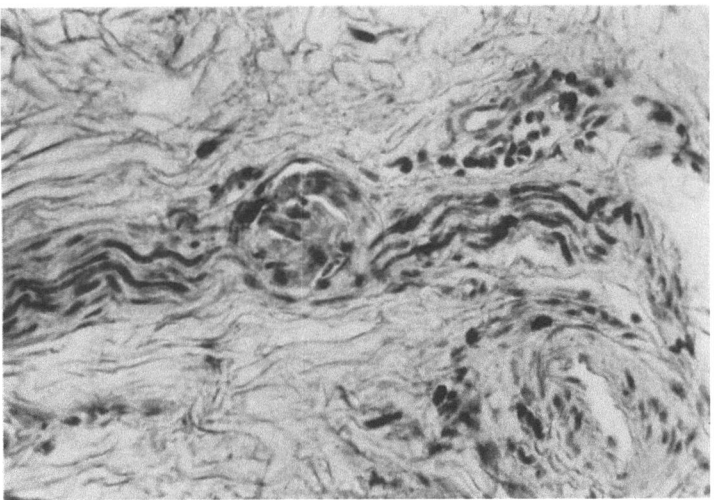

Abb. 34. Thioninweinsteinsäure-Einschlußfärbung nach FEYRTER (225mal). Racemöses Bündel markhaltiger und markloser Nervenfasern dicht am Rand eines zelligen Naevus

phile Netzwerk, von den Schwannschen Zellen, also vom Ektoderm herleitet, was nicht allseits anerkannt wird (KRÜCKE).

Neben oder an Stelle von chromotropen Lipoiden und Lipoproteiden wird von den Naevuszellen Melanin gebildet. Der *Melaningehalt* scheint in manchen Fällen chromotrope Substanzen auszuschließen und umgekehrt; nach eigenen Beobachtungen in den myoblastoiden Elementen des juvenilen Melanoms. In gewöhnlichen epitheloiden Naevuszellen nehmen der Melaningehalt, die positive Dopareaktion, ebenso die tropfigen und kristallinen Fette tiefenwärts im Corium ab. Das Pigment der meist bipolaren, langspindeligen, seltener dendritischen und melanocytenähnlichen (DUPONT 1958) Zellen des blauen Naevus ist trotz tiefcutaner Lagerung dopapositiv und tyrosinaseaktiv (FITZPATRICK u. SZÁBO 1959). Gelegentlich wurde im blauen Naevus die Speicherung größerer Lipoidmengen beobachtet (FISCHER 1929). Die Zellen des blauen Naevus werden als auf der Wanderung zur Epidermis „liegengebliebene" Melanoblasten aufgefaßt, die ihre Pigmentfunktion bewahrt haben (MIESCHER, FODOR). Auch die Übergangsformen zur gewöhnlichen epitheloiden Naevuszelle und zur Schwannschen Zelle können im Neuronaevus „bleu" pigmentiert sein (MASSON 1947, 1950). Hier ist daran zu erinnern, daß auch im gewöhnlichen Zellnaevus die perineurale Pigmenthülle der Hautnerven meist deutlicher als normalerweise ausgeprägt ist (KAWAMURA).

Von einigen Untersuchern werden die zum Teil pigmentfreien, mitunter fibromartigen (LAUSECKER 1952) cutanen Melanoblasten, auch die des blauen Naevus, vom Mesoderm hergeleitet (MEIROWSKY u. Mitarb.). Der Melaningehalt sei kein Beweis für die neurogene Genese,

da die Pigmentgranula aus der Kernsubstanz auch von vielen anderen Zellen gebildet (Meirowsky), mitunter auch nur phagocytiert würden (Bezecny 1931). Diese Befunde reichen
unseres Erachtens nicht aus, die oben dargelegten histogenetischen Beziehungen zu entkräften,
zumal schon normalerweise zwischen dem vegetativen Endnetz und den Melanocyten plasmatischer Kontakt besteht (Thies).

Die *Pigmentbildung* als besonderes Merkmal der Naevuszellen bleibt auch
bei der *malignen Entartung* erhalten.   Die Tyrosinaseaktivität ist beim
achromischen Melanoblastom gleichfalls gesteigert (Fitzpatrick u. Mitarb. 1954).
Eine herdförmig ungewöhnlich starke und grobe Pigmentierung (Gottron u.

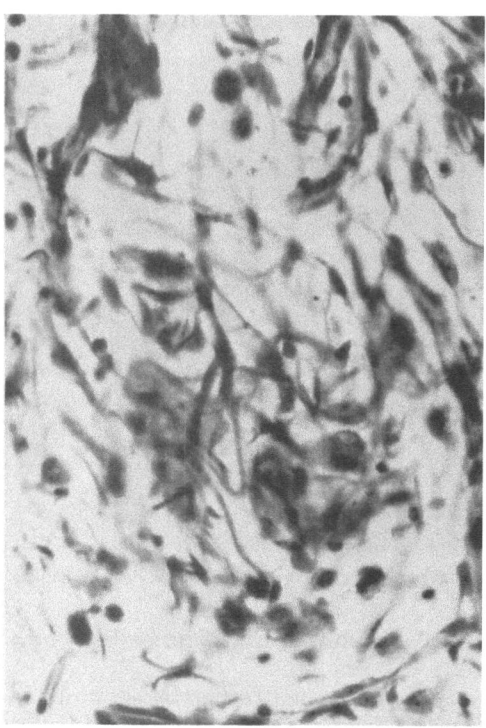

Abb. 35. Silbercarbonatmethode nach Jabonero (360mal).
Wirres Geflecht kaum differenzierter Geschwulstfasern im
Neuronaevus

Nikolowski) ist den zum Teil
dendritischen, aber polymorphen
Zellen des seltenen und oft zu Un-
recht diagnostizierten (Dorsey u.
Montgomery 1954) malignen Melanoblastoms cutanen Ursprungs
(mélanome   mesenchymateux)
eigen.   Die Abhängigkeit der
Pigmentbildung in der Naevus- wie
in der Melanoblastomzelle von der
Lagebeziehung   zur   Epidermis
kommt auch in der Repigmentierung von in die Haut abgesiedelten,
pigment freien Melanomzellen beim
Kontakt mit der Oberhaut zum
Ausdruck (Botha u. Lennox). Wie
bei der Induktion der metastasen-
ähnlichen Grenznaevi von überwiegend malignem Gepräge in der
Umgebung eines Melanoms (Allen
u. Spitz, Gertler) scheinen neben
stofflichen Einflüssen solche nervöser Natur mit im Spiel zu sein,
was im Hinblick auf die Hyperplasie des nervösen wie des nichtnervösen bodenständigen Gewebes
im Bereich eines Naevus und
anderer neurogener Gewächse verständlich wäre.

Von der wiederkehrend wahrnehmbaren Anwesenheit bestimmter Stoffe im
Cytoplasma der verschieden gestalteten Naevuszellen abgesehen, stützt die *Ausbildung nervöser oder neuroider Strukturen* ihre neurogene Herkunft. Hier sind vor
allem die Naevuskörperchen, die „lames foliacées" Massons, zu nennen, die man
besonders oft in Geschwülstchen der Kopfhaut, der Achselhöhlen und der Becken-
region antrifft (Voss). Ihre einfachste Form leitet zu dem blätterigen Randreifen
der gewöhnlichen Naevuszellen über, während die am weitesten entwickelten
normalen Meißnerschen Tastkörperchen gleichen. Sie sind auch mit dem vegetativen Endnetz eng verflochten (Roth) und waren Anlaß, die Naevi im Hinblick
auf die Tastflecke der Amphibien und Reptilien als „tactile tumor" zu bezeichnen
(Laidlaw u. Murray 1935). Welche Art von Naevi entsteht, soll vom Zeitpunkt
der Entwicklungsstörung der zur Epidermis wandernden neuralen Zellen abhängen; vor Erreichen der Epidermis entstünden Naevi vom Typ Schwannom,
nachher zellige Naevi (Becker 1934). Ähnlich ist auch nach Masson der Naevus
das Ergebnis der Verbindung einer oberflächlichen, melanoblastischen mit einer

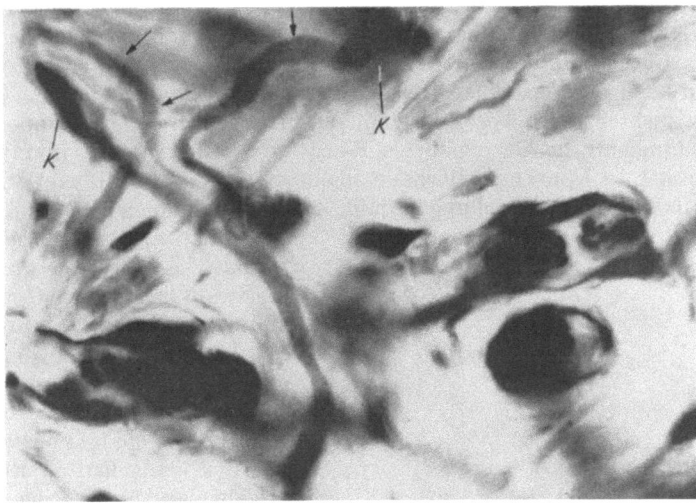

Abb. 36. Silbercarbonatmethode nach JABONERO (900mal). Schlingenbildung undifferenzierter Geschwulstfasern nahe einer Gefäßwand (*K* auffallend große Kerne)

tiefen, neuromatösen Anlage, wobei sich erstere nicht in allen Fällen und erst durch die Segregation manifestiert.

Den nervösen Strukturen besonderer Prägung an die Seite zu stellen sind die *racemösen Nervenstämmchen*, die wohl im Neuronaevus besonders reichlich sind, aber auch in gewöhnlichen zelligen Naevi fast regelmäßig vorkommen. Sie finden sich meist in tiefen cutanen, mehr faserigen Naevusabschnitten und fallen daher in Routinefärbungen, vom reichen Gehalt an Schwannschen Zellen abgesehen (MIESCHER u. ALBERTINI 1936), nicht immer sofort auf. In den Zonen darüber, in denen im gewöhnlichen Naevus die Zellen zuerst säulenförmig und subepidermal in Nestern angeordnet sind, finden sich auch im reinen Neuronaevus meist nur noch dünne Nervenästchen, deren Natur erst durch Silberimprägnierung sicher zu erfassen ist. Ihre letzten Ausläufer, feine Neurofibrillen, können die einzelne Naevuszelle mit einem körbchenartigen Geflecht umgeben (JOHN).

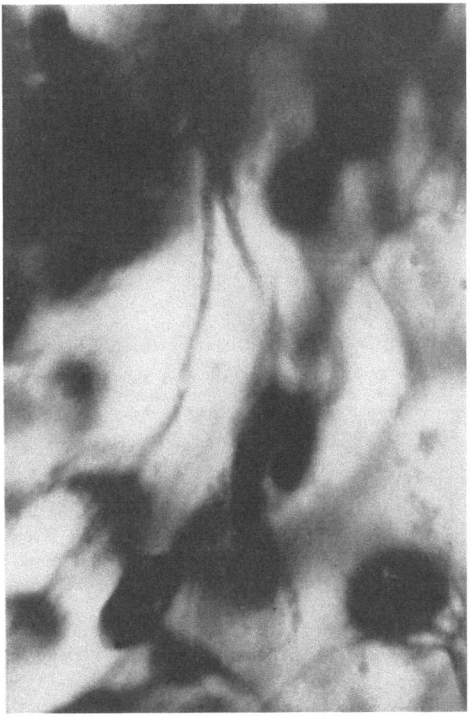

Abb. 37. Silbercarbonatmethode nach JABONERO (1200mal). Nur vereinzelt vacuolig differenzierte Geschwulstfasern in rasch gewachsenem Neuronaevus

In gelungenen Silberdarstellungen finden sich im Neuronaevus in ungeahnter *Reichhaltigkeit* und meist auch in dichter Verflechtung *Nervenfasern* jeglichen

Kalibers. Die dünnsten, fadenförmigen Elemente unter ihnen zeigen wirren, beziehungslosen Verlauf, Kaliberschwankungen, fast homogenes, feinkörniges oder unauffällig fibrillär differenziertes, tiefbraunrotes Plasma mit vereinzelten Vacuolen und wenigen spindeligen Kernen, die weit voneinander liegen. Größeren Kernen in dichter Folge begegnet man in stark verschlungenen und breiteren Fasern, Bildungen, die an vegetative Receptoren erinnern (vgl. juxtavasculäre Endkörperchen — Jabonero, Mechano-chemo-Receptoren — Lierse). Sie finden sich, ohne daß eine Lagebeziehung auffällt, mitunter aber auch neben einem Gefäß

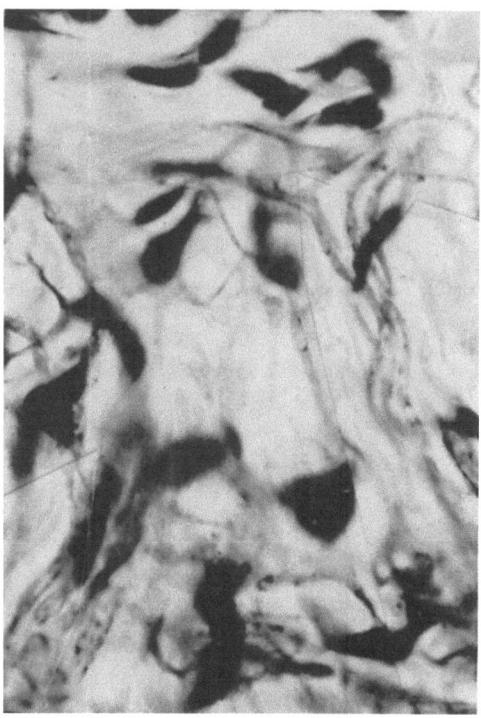

möglicherweise als Produkt des formativen Reizes, den das innervierte auf das nervöse Gewebe auszuüben vermag (Stöhr). Die Wucherung von faserigem Nervengewebe kann im Neuronaevus fast so stark wie in einem fibrillären Neurom ausgeprägt sein, wenn man von der mangelhaften Bündelung absieht, an deren Stelle die Bildung von Geflechten tritt.

In manchen *Neuronaevi* finden sich neben den fadenförmigen Elementen, deren nervöse Natur außer Zweifel steht, runde ein- oder mehrkernige Zellen, die gewöhnlichen Naevuszellen gleichen, nur daß sie in der Silberimprägnierung kürzere oder längere, angedeutet faserige Zellfortsätze erkennen lassen. Sie scheinen nicht nur das gestaltliche Bindeglied zwischen der zelligen und der faserigen Naevusform zu sein, sondern auch eine Art Vorstufe der tastkörperchenähnlichen Gebilde, die nach Masson (1951) aus besonders angeordneten und mit Fortsätzen ausgestatteten Naevuszellen hervorgehen.

Solche Zellen haben wir vor allem in rasch wachsenden Neuronaevi gefunden, wobei außerdem auffiel, daß insgesamt körnig plasmatisch bzw. undeutlich fibrillär strukturierte Geschwulstfasern mit vereinzelten Vacuolen vorherrschten. In ruhenden Neuronaevi hingegen war das dichtverflochtene Fasernetz nicht nur mehr geordnet, sondern auch in größerem Umfang differenziert, wie die normalgestalteten und mit regelrechten Poklappen versehenen Vacuolen zeigten. Die Abhängigkeit der Reifung des gewucherten Nervengewebes von der Wachstumsgeschwindigkeit, die unter Umständen nur in umschriebenen Arealen eines Naevus hervortritt, konnten wir in ähnlicher Weise im Neurom (Xeroderma pigmentosum) beobachten.

Abb. 38. Silbercarbonatmethode nach Jabonero (900mal). Vacuolig differenzierte Endformationen in langsam wachsendem Neuronaevus

Anhang: Veränderungen der Langerhans-Zellen und der sog. Stalagmocyten

Die Natur der *Langerhans-Zellen*, die von Bezecny auch Langerhanssche Körperchen genannt wurden, da er sie für vorzeitig abgestorbene Epithelzellen hielt, ihre Bedeutung als intraepidermale Ausläufer eines Netzwerkes, dem außerdem die Dendriten- und die nh-Zellen angehören (Wiedmann), und ihre Beziehungen zum vegetativen und cerebrospinalen Nervenendnetz sind noch umstritten. Von den früheren Annahmen (Literatur bei: Bezecny, Miescher u. Schaaf, Ferreira-

MARQUES) wurde die, daß es sich um in Abstoßung begriffene, dopanegative, pigmentfreie, aurophile, dendritische Melanocyten (MASSON) handelt, in den letzten Jahren von namhaften Untersuchern (BECKER, FITZPATRICK u. MONTGOMERY 1952, MEDAWAR u. BILLINGHAM, HORSTMANN) wieder aufgenommen bzw. untermauert, während sich andere für ihre rein nervöse Natur aussprachen (MIESCHER u. SCHAAF, SZYMONOWICZ, JALOWY, NISHIHARA, NÖDL).

Aus welchem Grund Langerhans-Zellen, deren Plasma *chromotrope Lipoide* und *Lipoproteide* enthält, so selten und auch immer nur im Bereich myoneuraler oder neuromatöser Wucherungen (sog. Myoblastenmyom — RATZENHOFER, Leiomyom — NÖDL) gefunden werden, ist unklar. Diese chromotropen Langerhans-Zellen waren zum Teil schon in der Basalschicht vorhanden, wo bislang nur bei manchen Vitiligoformen oxydasefreie und pigmentlose dendritische Zellen, die man für veränderte Melanocyten hält, beobachtet wurden (MASSON, JARRETT u. SZÁBO). Wenn man aber die Langerhans-Zellen auch in den oberen Epidermis-

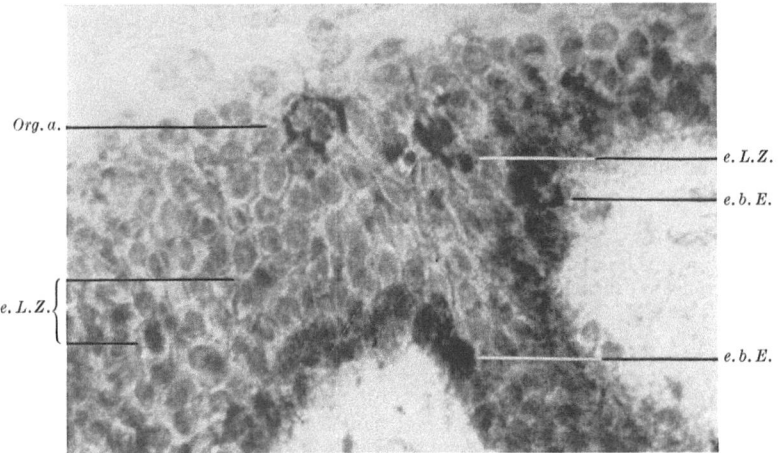

Abb. 39. Thioninweinsteinsäure-Einschlußfärbung nach FEYRTER (450mal). Erythrochrome Langerhanszellen (*e.L.Z.*) mit Organum ansiforme (*Org.a.*) neben erythrochromen basilaren Elementen (*e.b.E.*).

lagen als lebensfähige Elemente ansieht, wofür auch die gelegentliche Mitosenbildung spricht (PINKUS, BILLINGHAM u. MEDAWAR), könnte es sich bei der chromotropen Erscheinungsform und vielleicht auch bei manchen basalen „hellen Zellen" um eine besondere amelanotische Lebensphase der Melanocyten handeln (HORSTMANN).

Nach NISHIHARA sollen die Langerhans-Zellen auch in der Epidermis des Naevus pigmentosus stärker hervortreten. KLEIN u. MISSRIEGLER haben sie mittels einer vitalen Silberimprägnierung im Condyloma acuminatum, in pigmentierten Warzen, Dermoidcysten und Carcinomen dargestellt, wobei sie mit zunehmender Atypie der Epithelwucherung die Regelmäßigkeit ihrer Lage und Orientierung vermißten. Auch JOHN fand sie in silberimprägnierten Schnitten von Condyloma acuminatum, in denen das Stroma trotz gelungener Darstellung bemerkenswerterweise frei von Nerven war.

Eine besondere Zellform, die bisher fast nur in pathologischer Haut gesehen wurde, sind die *Stalagmocyten* JOHNs. Vermehrt und in fleckförmiger Anordnung über die Epidermis verteilt, hat sie dieser in Bielschowsky-Gros-Präparaten junger wachsender Naevi, vor allem beim Suttonschen Naevus, beim Carcinom, im Condyloma acuminatum, bei Epidermolysis bullosa, in Verbrennungsnarben und beim Mamillenekzem, nicht aber in normaler Haut dargestellt. Sie sollen weder mit den dendritischen Melanocyten noch mit den Langerhans-Zellen etwas zu tun haben. In akanthotischer Epidermis gehäuft, fallen sie durch den hellen Plasmaleib und den langen basalgerichteten, mitunter gedrehten Fortsatz auf.

Das homogene oder schollig-körnige Plasma in den sekretschlauchähnlichen Zell-ausläufern soll ihre stoffliche Funktion ausweisen, während die Intercellular-brücken belegen, daß sie aus Retezellen hervorgehen. Nach JOHN sind sie das morphologische Substrat der Esophylaxie HOFFMANNs, und ihr Auftreten sei Ausdruck der „funktionellen Gewebsunruhe".

JAEGER, der die Stalagmocyten gleichfalls beim Naevus, aber auch in Verrucae vulgares fand, hält sie für Kunstprodukte. ORMEA u. DEPAOLI sahen sie bei Alopecia areata und progressiver Sklerodermie und deuten sie als modifizierte Stachelzellen, ähnlich LOEB, der sie kürzlich mittels der Silbercarbonatmethode nach JABONERO im Papillom und Nodulus cutaneus darstellte. THIES hat sie mit derselben Methode erstmalig auch in normaler Haut, und zwar der Brustwarze, gesichtet; er hält sie für Stachelzellen, bei denen die Herxheimerschen Spiralen mitimprägniert sind. Die von JOHN vermutete sekretorische Funktion, der im Rahmen der Naevusbildung eine besondere Bedeutung zukäme, lehnen aber alle Nachuntersucher ab.

Literatur

ALLEN, A.C., and S. SPITZ: Malignant melanoma. Cancer (Philad.) 6, 1 (1953). — ARTHUR, R. P., and W. B. SHELLEY: The innervation of human epidermis. J. invest. Derm. 32, 397 (1959).

BANGLE jr., R.: A morphological and histochemical study of the granular-cell myoblastoma. Cancer (Philad.) 5, 950 (1952). — An early granular-cell myoblastoma confined within a small peripheral myelinated nerve. Cancer (Philad.) 6, 790 (1953). — BAUER, K. F.: Organisation des Nervengewebes und Neurencytiumtheorie. München u. Berlin: Urban & Schwarzenberg 1953. — BAZEX, A., et A. DUPRÉ: Neuromes myéliniques muqueux à localisation centrofaciale et laryngée. Ann. Derm. Syph. (Paris) 85, 613 (1958). — BECKER jr., S. W.: Origin an nature of pigment nevi (Schwannomas). Arch. Derm. Syph. (Chic.) 30, 779 (1934). — BECKER jr., S. W., TH. B. FITZPATRICK and H. MONTGOMERY: Human melanogenesis: Cytology and histology of pigment cells (Melanodendrocytes). Arch. Derm. Syph. (Chic.) 65, 511 (1952). — BEZECNY, R.: Neue Darstellungsart der Langerhans'schen Zelle. Arch. Derm. Syph. (Berl.) 162, 792 (1930). — Beitrag zur Frage der Langerhans-Zelle. Arch. Derm. Syph. (Berl.) 164, 116 (1931a). — Über Melanoblasten in Hautmetastasen eines Brustkrebses. Arch. Derm. Syph. (Berl.) 164, 310 (1931b). — Beitrag zur Frage des blauen Naevus. Arch. Derm. Syph. (Berl.) 164, 314 (1931c). — Über das Vorkommen von Langerhanszellen im Hautcarcinom. Med. Klin. 1933I, 746. — Die Langerhanssche Zelle. Arch. Derm. Syph. (Berl.) 169, 544 (1934). — BILLINGHAM, R. E., and P. B. MEDAWAR: A study of the branched cells of the mammalian epidermis with special reference to the fate of their division products. Philos. Trans. roy. Soc. Lond. B 237, 151 (1953). — BÎMES, C.: Histopathologie des naevo-carcinomes cutanée-muqueux. Bull. Ass. franç. Cancer 40, 481 (1953). — BOEKE, J.: Innervationsstudien. IV. Die efferente Gefäßinnervation und der sympathische Plexus im Bindegewebe. Z. mikr.-anat. Forsch. 33, 275 (1933). — Innervationsstudien. VI. Der sympathische Grundplexus in seinen Beziehungen zu den Drüsen. Z. mikr.-anat. Forsch. 35, 551 (1934). — Die periphere Endausbreitung des sympathischen Systems. Nova Acta Leopoldina, Halle 1935, 209. — BOTHA, M. C., and B. LENNOX: Re-pigmentation of amelanotic metastases of malignant melanoma by contact with epidermis. J. Path. Bact. 67, 99 (1954). — BRAUNSTEINER, H., F. MLCZOCH u. F. PAKESCH: Elektronenmikroskopische Untersuchungen über die Struktur von intrazellulärem Melanin beim Melanoblastom. Klin. Wschr. 36, 262 (1958). — BREATHNACH, A. S.: Beobachtungen über die Tyrosinaseaktivität in den Melanocyten von sommersprossiger menschlicher Haut. J. invest. Derm. 30, 153 (1958a). — Melanocyte pattern of an area of freckled epidermis coverning a stretched scar. J. invest. Derm. 31, 237 (1958b). — BRUNCK, J.: Über einen metastasierenden, aber klinisch gutartig verlaufenden Naevus mit blasig entarteten Naevuszellen und über deren Genese. Arch. Derm. Syph. (Berl.) 196, 170 (1953). — Über den kindlichen Blasenzellnaevus. Arch. Derm. Syph. (Berl.) 205, 49 (1957/58). — BULLON-RAMIREZ, A.: Experimentelle Studien über die Innervation der kleinen Blutgefäße. Acta neuroveg. (Wien) 14, 133 (1956). — BULLON, A., u. E. STIEFEL: Über die efferente Innervation der glatten Muskulatur. Acta neuroveg. (Wien) 12, 375 (1955).

CAILLIAU, F.: Tumeurs cutanées et système nerveux. Ann. et Bull. Derm. 8, 129 (1944/45). — CASAZZA, R.: Über das Blochsche benigne Melanoepitheliom. Arch. Derm. Syph. (Berl.) 173, 61 (1936). — CLARA, M.: Die arteriovenösen Anastomosen. Wien: Springer 1956; s. dort weitere Lit. — Das Nervensystem des Menschen. Leipzig: Johann Ambrosius Barth 1953. —

Wo steht die Morphologie der neurovegetativen Peripherie ? Acta neuroveg. (Wien), Suppl. **6** (1954). — CORONINI, C., W. KOVAC, G. LASSMANN, J. SMEREKER u. H. THALER: Klinik und pathologische Anatomie eines Falles von beiderseitiger Sympathektomie nach Smithwick wegen Hochdruckes. Acta neuroveg. (Wien) **16**, 343 (1957). — COUTELLE, C.: Über Nervenausbreitung in experimentellen Mäusekarzinomen. Arch. Geschwulstforsch. **9**, 225 (1956).

DIJKSTRA, C.: Die De- und Regeneration der sensiblen Endkörperchen des Entenschnabels nach Durchschneidung des Nerven, nach Fortnahme der ganzen Haut und nach Transplantation des Hautstückchens. Z. mikr.-anat. Forsch. **34**, 75 (1933). — DOORNINK, F. J.: Über Incontinentia pigmenti und über die Siemens-Bloch'sche Pigmentdermatose. Dermatologica (Basel) **102**, 63 (1951). — DORSEY, C. S., and H. MONTGOMERY: Blue nevus and its distinction from mongolian spot and the nevus of Ota. J. invest. Derm. **22**, 225 (1954). — DROZ, B.: Eine histochemische Methode zur Darstellung der vegetativen Innervation der Haut. Acta neuroveg. (Wien) **18**, 311 (1958). — DUPONT, AD.: Naevi bleus, tumeurs nerveuses. Arch. belges Derm. **14**, 433 (1958). — DUPONT, AD., et M. AUPAIX: Les alterations des nerfs dans la lichenification circonscrite nodulaire chronique. Arch. belges Derm. **14**, 448 (1958). — DUPONT, AD., M. AUPAIX et R. LELOUP: Résultats de l'application de la technique de Van Campenhout aux tumeurs cutanées d'origine nerveuse ou comportant une composante nerveuse. Arch. belges Derm. **14**, 403 (1958).

EBERT, M. H.: Histologic changes in sensory nerves of the skin in Herpes zoster. Arch. Derm. Syph. (Chic.) **60**, 641 (1949).

FAN, J., and R. HUNTER: Langerhanscells and the modified technic of gold impregnation by Ferreira-Marques. J. invest. Derm. **31**, 115 (1958). — FAN, J., R. J. SCHOENFELD and R. HUNTER: A study of the epidermal cells with special reference to their relationship to the cells of Langerhans. J. invest. Derm. **32**, 445 (1959). — FERREIRA-MARQUES, J.: Systema sensitivum intra-epidermicum. Arch. Derm. Syph. (Berl.) **193**, 191 (1951); s. dort weitere Lit. — FEYRTER, F.: Über den Naevus. Virchows Arch. path. Anat. **301**, 417 (1938). — Über Neurome und Neurofibromatose nach Untersuchungen am menschlichen Magendarmschlauch. Wien: Wilhelm Maudrich 1948; s. dort weitere Lit. — Über die vasculäre Neurofibromatose nach Untersuchungen am menschlichen Magen-Darmschlauch. Virchows Arch. path. Anat. **317**, 221 (1949). — Über den Bauplan der nervösen Peripherie. Virchows Arch. path. Anat. **318**, 1 (1950). — Über die Pathologie der vegetativen nervösen Peripherie und ihrer ganglionären Regulationsstätten. Wien: Wilhelm Maudrich 1951; s. dort weitere Lit. — Über die granularen Neurome (sog. Myoblastenmyome). Virchows Arch. path. Anat. **322**, 66 (1952a); s. dort weitere Lit. — Die normale und pathologische Anatomie der vegetativen nervösen Peripherie unter besonderer Berücksichtigung der intercalären Elemente (Boeke). Acta neuroveg. (Wien) **4**, 167 (1952b). — Über die peripheren endokrinen (parakrinen) Drüsen des Menschen, 2. Aufl. Wien: Wilhelm Maudrich 1953; s. dort weitere Lit. — FILATOWA, A. G., u. B. J. LAWRENTJEW: Über die pathologische Histologie der Nerven und Ganglien bei Kehlkopf- und Lungentuberkulose. Virchows Arch. path. Anat. **286**, 1 (1932). — FISCHER, E.: Zur Histologie des „Blauen Naevus". Derm. Wschr. **1929** II, 1755. — FISHER, E. R.: Malignant blue nevus. Arch. Derm. Syph. (Chic.) **74**, 227 (1956). — FITZPATRICK, T. B.: Zur Rolle der Tyrosinase bei der Säugetiermelanogenese. Hautarzt **10**, 520 (1959). — FITZPATRICK, T. B., and A. KUKITA: A histochemical autoradiographic method for demonstration of tyrosinase in human melanocytes, nevi and malignant melanoma. J. invest. Derm. **26**, 173 (1956). — FITZPATRICK, T. B., A. B. LERNER and CH. GRUPPER: La tyrosinase dans les cellules pigmentaires normales et pathologiques de la peau. La détection par la méthode histochemique et biochemique. Bull. Soc. franç. Derm. Syph. **61**, 33 (1954). — FITZPATRICK, T. B., and G. SZABÓ: The melanocyte: Cytology and cytochemistry. J. invest. Derm. **32**, 197 (1959/II). — FODOR, M.: Versuch zum Nachweis dermaler Melanoblasten in weißen menschlichen Feten. Z. mikr.-anat. Forsch. **64**, 417 (1958). — FUST, J. A., and R. PH. CUSTER: On the neurogenesis of so-called granular cell myoblastoma. Amer. J. clin. Path. **19**, 522 (1949).

GANS, O., u. G. K. STEIGLEDER: Histologie der Hautkrankheiten, 2. Aufl., Teil II. Berlin-Göttingen-Heidelberg: Springer 1957. — GANSLER, H.: Beitrag zur elektronenmikroskopischen Histologie der Haut. Acta neuroveg. (Wien) **18**, 320 (1958). — GAY PRIETO, J.: Contribution à l'étude des terminaisons nerveuses dans les tumeurs glomiques de P. Masson. Bull. Soc. franç. Derm. Syph. **42**, 1254 (1935). — GERTLER, W., u. H. GARTMANN: Zur Behandlung des Melanoms und seiner Vorstufen. Derm. Wschr. **136**, 1109 (1957). — Die Bedeutung des Traumas für die Entstehung des Melanoms. Berufsdermatosen **7**, 239 (1959). — GISINGER, E., u. A. NEUMAYR: Zur Frage der Hautpigmentierung bei Leberzirrhosen und Hämochromatosen. Wien. Z. inn. Med. **36**, 107 (1955). — GOHLKE, H., u. J. HOLTSCHMIDT: Neurohistologische Studien bei Alopecia areata. Arch. Derm. Syph. (Berl.) **191**, 527 (1950). — GOTTRON, H. A., u. W. NIKOLOWSKI: Melanosarkom der Haut. Arch. Derm. Syph. (Berl.) **194**, 519 (1952). — GRZYBOWSKI, M.: Contribution à l'étude de l'histologie des myomes cutanées. Ann. Derm. Syph. (Paris) **7** (4), 852 (1933).

HAFERKAMP, O.: Beobachtungen am vegetativen Nervensystem des Rectum. Acta neuroveg. (Wien) 8, 466 (1954). — Neurohistologische Befunde beim Pylorospasmus des Säuglings. Virchows Arch. path. Anat. 328, 239 (1956a). — Die Regeneration des vegetativen Nervensystems im Granulationsgewebe. Virchows Arch. path. Anat. 328, 249 (1956b). — Eine neue Färbung zur Darstellung der cytoplasmatischen Formationen im Bindegewebe und der nervösen Peripherie. Acta neuroveg. (Wien) 19, 138 (1958). — HERMANN, H.: Über die feinere Innervation der menschlichen Haut nebst einigen Bemerkungen über die Veränderungen des intradermalen Nervensystems bei der akuten und bei der chronischen Entzündung beim chronischen Ödem. Z. Haut- u. Geschl.-Kr. 15, 169, 215 (1953). — Der Formenkreis der pathologischen Veränderungen des nervösen Terminalreticulums mit besonderer Berücksichtigung des nervösen Endnetzes der menschlichen Haut. Arch. Derm. Syph. (Berl.) 198, 482 (1954a). — Neurohistologische Beobachtungen an der menschlichen Haut beim Pemphigus vulgaris. Z. Haut- u. Geschl.-Kr. 16, 1 (1954b). — HERMANN, H., u. G. STÜTTGEN: Über die Histogenese atrophischer Vorgänge am phimotischen Praeputium des Menschen. Arch. Derm. Syph. (Berl.) 198, 601 (1954c). — HERZOG, E.: Die Pathologie der peripheren vegetativen Ganglien. Verh. dtsch. path. Ges. 34, 52 (1950). — Bedeutung und Kritik des nervösen vegetativen Terminalretikulums (Stöhr). Acta neuroveg. (Wien) 10, 110 (1954). — HOLOBUT, H., u. B. JALOWY: Die Degeneration und Regeneration des peripheren motorischen Nervensystems auf einer morphologisch-funktionellen Grundlage. Z. Zellforsch. 25, 541 (1937). — HORNSTEIN, O.: Klinische und histologische Untersuchungen über „Cheilitis granulomatosa" (Miescher) bzw. Melkersson-Rosenthal-Syndrom. Hautarzt 6, 433 (1955). — Über vasculäre Neurofibromatose. Arch. Derm. Syph. (Berl.) 204, 74 (1957). — HORSTMANN, E.: In: Handbuch der mikroskopischen Anatomie des Menschen, Bd. III/1, Haut- und Sinnesorgane, Teil 3. Berlin-Göttingen-Heidelberg: Springer 1957. — HU, F. R., J. STARICCO, H. PINKUS and R. P. FOSNAUGH: Human melanocytes in tissue culture. J. invest. Derm. 28, 15 (1957/I).

JABONERO, V.: Études sur la morphologie des cellules interstitielles du système neurovégétatif périphérique. Biol. lat. (Milano) 4, 323 (1951). — Der anatomische Aufbau des peripheren neurovegetativen Systems. Wien: Springer 1953a. — Innervation efférente du sein humain. Acta neuroveg. (Wien) 6, 243 (1953b). — Die anatomischen Grundlagen der peripheren Neurosekretion. Acta neuroveg. (Wien), Suppl. 6, 159 (1954); s. dort weitere Lit. — Études sur le système neurovégétatif périphérique. Acta neuroveg. (Wien) 10, 136 (1954). — Neurohistologische Beobachtungen an den menschlichen Augenhäuten beim Röntgenglaucoma. Acta neuroveg. (Wien) 13, 18 (1955). — Studien über die Synapsen des peripheren vegetativen Nervensystems. Z. mikr.-anat. Forsch. 62, 407 (1956a). — Efferente Innervation der Blutgefäße. Acta neuroveg. (Wien) 14, 16 (1956b). — Mikroskopische Studien über die Morphologie und die Morphopathologie der vegetativen Innervation der menschlichen Haut. I. u. II. Acta neuroveg. (Wien) 18, 67, 354 (1958); s. dort weitere Lit. — Die plexiforme Synapse auf Distanz und die Bedeutung der sogenannten interkalären Zellen. Acta neuroveg. (Wien) 19, 276 (1959); s. dort weitere Lit. — JABONERO, V., u. H. HERMANN: Neurohistologische Beobachtung an der menschlichen Haut bei der Lepra. Arch. Derm. Syph. (Berl.) 195, 447 (1953). — JADASSOHN, W., A. FRANCESCHETTI und M. GOLAY: Quelques observations cliniques concernant la pigmentation du derme. Dermatologica (Basel) 108, 225 (1954). — JAEGER, H.: Recherches histologique sur les naevi cellulaires et pigmentaires, à l'aide de l'imprégnation argentique. Dermatologica (Basel) 92, 165 (1946). — JAEGER, H., J. DELACRÉTAZ et H. CHAPUIS: Clinique dermatologique Universitaire Lausanne 15. Prurigo nodularis (Hyde). Dermatologica (Basel) 110, 378 (1955). — JALOWY, B.: De- und Regeneration der Nervenendigungen in der Fingerbeere des Affen. Z. Zellforsch. 23, 84 (1936). — JARRETT, A., and G. SZABÓ: The pathological varieties of Vitiligo and their response to the treatment with meladinine. Brit. J. Derm. 68, 313 (1956). — JOHN, F.: Studien zur Histogenese der Naevi. Arch. Derm. Syph. (Berl.) 178, 607 (1939). — Über Carcinom und Nervensystem der Haut. Arch. Derm. Syph. (Berl.) 180, 293 (1940). — Zur mikroskopischen Anatomie der Gefäße und Schweißdrüsennerven in der menschlichen Haut. Z. Zellforsch. 30, 297 (1940). — Zur vegetativen Innervation der Talgdrüsen. Arch. Derm. Syph. (Berl.) 182, 402 (1942). — Zur vegetativen Nervenversorgung der menschlichen Epidermis. Arch. Derm. Syph. (Berl.) 185, 341 (1944). — Röntgenspätschäden der Haut und nervöses Terminalretikulum. Strahlentherapie 76, 271 (1947). — Sklerodermie und vegetatives Terminalretikulum. Arch. Derm. Syph. (Berl.) 188, 374 (1949). — Querschnitt durch neurohistologische Ergebnisse an der gesunden und kranken Haut des Menschen. Arch. Derm. Syph. (Berl.) 191, 515 (1950). — Die Stalagmocyten der menschlichen Epidermis. Z. Zellforsch. 36, 79 (1951). — Netz und Geflecht im vegetativen Nervensystem der Haut. Acta neuroveg. (Wien) 18, 41 (1958). — Zum Problem der Stalagmocyten der menschlichen Epidermis. Acta neuroveg. (Wien) 18, 222 (1958). — JOHN, F., u. F. ORMEA: Zur Histogenese des Morbus Recklinghausen der Haut. Arch. Derm. Syph. (Berl.) 192, 478 (1951a). — Über pathologische Veränderungen vegetativer Ganglien bei Dermatosen. Hautarzt 2, 14 (1951b). — JORDAN, P.: Tastkörperartige Bildungen in einem zelligen Naevus der behaarten Kopfhaut. Arch. Derm. Syph. (Berl.) **169**, 105 (1934).

KAMIDE, J.: On the dopa-findings in normal skin, pigment cell nevus, Malpighian proliferation with hyperpigmentation and Recklinghausen spot. Jap. J. Derm. **64**, 125 (1954). — KAWAMURA, T.: Über die Herkunft der Naevuszellen und die genetische Verwandtschaft zwischen Pigmentzellnaevus, blauem Naevus und Recklinghausenscher Phakomatose. Hautarzt **7**, 7 (1956). — Über die menschliche Haarscheibe unter besonderer Berücksichtigung ihrer Innervation und subepidermalen, perineuralen Pigmenthülle. Hautarzt **5**, 106 (1954). — KAWAMURA, T., M. TERADA, J. KAMIDE and K. TANIGUCHI: On the benign non-nevoid melanoepithelioma of the skin (Bloch) and allied conditions. Jap. J. Derm. **61**, 313 (1951). — KITAMURA, K., S. AKAMATSI u. K. HIROKAWA: Eine besondere Form der Akropigmentation. Hautarzt **4**, 152 (1953). — KLEIN, B. M., u. A. MISSRIEGLER: Langerhanssche Zellen in gut- und bösartigen Neoplasmen. Arch. Derm. Syph. (Berl.) **171**, 280 (1935). — Langerhanssche Zellen im lebenden Gewebe dargestellt. Arch. Derm. Syph. (Berl.) **173**, 252 (1936). — KNOCHE, H.: Über die feinere Innervation der Arteria uterina des Menschen. Z. Zellforsch. **37**, 205 (1952). — Degenerative Veränderungen des vegetativen Nervensystems in der Glatzenhaut. Arch. Derm. Syph. (Berl.) **197**, 505 (1953/54). — Beitrag zum Bau der neurovegetativen Endformation. Z. mikr.-anat. Forsch. **64**, 110 (1958). — KNOTH, W.: Zur Morphologie der Glomustumoren unter besonderer Berücksichtigung der argyrophilen Strukturelemente. Acta neuroveg. (Wien) **8**, 480 (1954). — KNOTH, W., A. TAUPITZ u. H. ZIMMERMANN: Vergleichende neurohistologische Untersuchungen an Gewebskulturen und menschlichen Granulationsgeweben. Acta neuroveg. (Wien) **12**, 365 (1955). — KOHN, A.: Ektodermale Natur der Schwannschen Zellen und Randzellen peripherer Ganglienzellen. Anat. Anz. **30**, 154 (1907). — KASAKOV, V. J.: Pathological changes of skin nerves under the influence of ultra violett irradiations of varying intensity. Vestn. Derm. Vener. **32**, 24 (1958). Ref. Zbl. Haut- u. Geschl.-Kr. **103**, 10 (1959). — KREIBICH, C.: Die Hautnerven. A. Die Langerhans-Zelle (L.Z.). Arch. Derm. Syph. (Berl.) **154**, 329 (1928). — KREUTZBERG, B.: Über das Verhalten des peripheren Nervensystems in der Haut bei Mycosis fungoides. Arch. Derm. Syph. (Berl.) **205**, 34 (1957). — KROPP, P. J.: Examination of the epidermis by the strip method. IV. J. invest. Derm. **29**, 217 (1957). — KRÜCKE, W.: Die mucoide Degeneration der peripheren Nerven. Virchows Arch. path. Anat. **304**, 442 (1939). — Ödem und seröse Entzündung im peripheren Nerven. Virchows Arch. path. Anat. **308**, 1 (1942).

LAIDLAW, G. F., and M. R. MURRAY: Melanoma studies. III. Amer. J. Path. **9**, 827 (1933). — Addenda to a theory of pigmented moles (Mieschers paper). Amer. J. Path. **10**, 319 (1934). — LASSMANN, L., u. P. FUCHSIG: Histologische Untersuchungen an der Haut des Fußrückens nach lange zurückliegenden Erfrierungen. Acta neuroveg. (Wien) **14**, 49 (1956). — LASSMANN, L., u. L. LOEB: Über histologische Veränderungen der Haut bei der multiplen Sklerose unter besonderer Berücksichtigung der nervösen Endformationen und der bindegewebigen interkalären Zellen. Dermatologica (Basel) **116**, 259 (1958). — LAUSECKER, H.: Melanom der Cutis. Hautarzt **3**, 38 (1952). — Melanosarcom der Hohlhand. Hautarzt **4**, 81 (1953). — LAWRENTJEW, B. J., u. A. J. BOROWSKAJA: Die Degeneration der postganglionären Fasern des autonomen Nervensystems und deren Endigungen. Z. Zellforsch. **23**, 761 (1936). — LIERSE, W.: Über das Vorkommen von Nervenendkörperchen in der Cervix uteri des Menschen. Z. mikr.-anat. Forsch. **64**, 677 (1958). — LINDEMAYR, W., u. R. SANTLER: Über zwei Fälle von eosinophilem Granulom. Hautarzt **6**, 306 (1955). — LINDER, E.: Über das funktionelle und morphologische Verhalten peripherer Nerven längere Zeit nach Bestrahlung. Fortschr. Röntgenstr. **90**, 618 (1959). — LOEB, L.: Das periphere vegetative Nervensystem. Akt. Probl. Derm. **1**, 150 (1959a); s. dort weitere Lit. — Über eine besondere Zellart in der Epidermis. Dermatologica (Basel) **118**, 252 (1959b). — LOWELL, L. A., J. R. PUCHOL y A. P. R. PEREZ: Aportacion al conocimiento histopatologico sistema nervioso periferico en la lepra. Int. J. Leprosy **16**, 459 (1948). Ref. Zbl. Haut- u. Geschl.-Kr. **75**, 134 (1950/51).

MADSEN, A.: De l'épithélioma basocellulaire superficiel. Acta derm.-venereol. (Stockh.) **22**, Suppl. VII (1941). — MASSHOFF, W.: Plattenepithelkarzinom der Haut mit pigmentierten Dendritenzellen. Zbl. allg. Path. path. Anat. **93**, 511 (1955). — MASSON, P.: Mélanoblastes et cellules de Langerhans. Bull. Soc. franç. Derm. Syph. **42**, 1112 (1935a). — Les glomus cutanées de l'homme. Bull. Soc. franç. Derm. Syph. **42**, 1174 (1935b). — Névrome myélinique dermique associé à un naevus bleu. Schweiz. med. Wschr. **1947**, 1154. — Neuro-nevi-„bleu". Arch. De Vecchi Anat. pat. **14**, 1 (1950). — My conception of cellular nevi. Cancer (Philad.) **4**, 9 (1951). — MATRAS, A.: Zur Kenntnis der multiplen, unausgereiften Neurome der Haut. Arch. Derm. Syph. (Berl.) **161**, 53 (1930). — MEIROWSKY, E., u. L. W. FREEMAN: Kontroverse über den Ursprung des melanotischen Pigmentes. Hautarzt **2**, 201 (1951); s. dort weitere Lit. — MEYLING, H. A.: Das periphere Nervennetz und sein Zusammenhang mit den ortho- und parasympathischen Nervenfasern. Acta neuroveg. (Wien), Suppl. **6**, 35 (1954). — MIDANA, A., u. F. ORMEA: Sui rapporti neurohistologici tra neurodermite e malattia di Fox Fordyce. Il osifilogr. **25**, Suppl. 584 (1951). Ref. Zbl. Haut- u. Geschl.-Kr. **82**, 285 (1953). —

Reaktionsweisen des vegetativen Nervensystems der Haut auf Röntgenschäden und andere Noxen. Hautarzt **9**, 360 (1958). — Midana, A., F. Ormea e G. Murtulla: Sui rapporti patogeneci tra Lichen ruber planus pemphigoides e catena gangliare simpatica. Minerva derm. **30**, 11 (1955). Ref. Zbl. Haut- u. Geschl.-Kr. **91**, 398 (1955). — Miescher, G.: Die Chromatophoren in der Haut des Menschen. Ihr Wesen und die Herkunft ihres Pigmentes. Arch. Derm. Syph. (Berl.) **139**, 313 (1922). — Umwandlung von Naevuszellen in Talgdrüsenzellen? Arch. Derm. Syph. (Berl.) **171**, 119 (1935). — Strahlenphysiologie der Haut. Arch. Derm. Syph. (Berl.) **180**, 238 (1940). — Miescher, G., u. A. v. Albertini: Histologie de 100 cas de naevi pigmentaires d'après les methodes de Masson. Bull. Soc. franç. Derm. Syph. **42**, 1265 (1935). — Miescher, G., L. Häberlin u. L. Guggenheim: Über fleckförmige Alterspigmentierung. Arch. Derm. Syph. (Berl.) **174**, 105 (1936). — Miescher, G., u. F. Schaaf: La question des cellules de Langerhans. Bull. Soc. franç. Derm. Syph. **42**, 1101 (1935).

Nelemans, F. A., u. J. Dogterom: Structure and function of the peripheral autonomic nervous system. Acta neuroveg. (Wien), Suppl. **6**, 101 (1955). — Nicolau, St. Gh., u. L. Balus: Consideratii per marginea a patru cazuri de miom cutanat dureros. Derm.-Vener. (Buc.) **3**, 99 (1958). Ref. Zbl. Haut- u. Geschl.-Kr. **102**, 200 (1958/59). — Niebauer, G.: Über die interstitiellen Zellen der Haut. Hautarzt **7**, 123 (1956). — Zur Histochemie des neurovegetativen Systems der Haut. II. Acta neuroveg. (Wien) **18**, 297 (1958). Symposion Wien 30. 5.—1. 6. 1957. — Niebauer, G., u. A. Wiedmann: Zur Histochemie des neurovegetativen Systems der Haut. I. Acta neuroveg. (Wien) **18**, 280 (1958). Symposion Wien 30. 5.—1. 6. 1957. — Nishihara, K.: Studies on the nature of the Langerhans' cells and finding of the Langerhans' staining method on the naevus pigmentosus and others. Jap. J. Derm. **63**, 284 (1953). — Nishiura, M., N. Harada and T. Imaeda: Electron microscopic study of the ultrathin sections of leprous peripheral nerves. Acta neuroveg. (Wien) **18**, 411 (1958). Symposion Wien 30. 5.—1. 6. 1957. — Nödl, F.: Zur Histogenese der Angiomatosis Kaposi. Arch. Derm. Syph. (Berl.) **190**, 373 (1950). — Über neurogene Nebenzellen in der menschlichen Haut. Acta neuroveg. (Wien) **2**, 205 (1951). — Das sensorische und das trophische Zellsystem der menschlichen Epidermis. Acta neuroveg. (Wien) **7**, 263 (1953a). — Das Geschwulstlager im radioresistenten Basaliom. Strahlentherapie, Sonderbd. **29**, 165 (1953b). — Multiple Leiomyome der Haut, ein neurocutanes Syndrom. Hautarzt **4**, 365 (1953c). — Über echte Neurome bei Xeroderma pigmentosum. Arch. Derm. Syph. (Berl.) **201**, 277 (1955). — Multiple Ganglioneurome. Arch. Derm. Syph. (Berl.) **207**, 46 (1958a). — Multiple reine Neurinome der Haut. Arch. Derm. Syph. (Berl.) **207**, 291 (1958b). — Zur Histopathogenese der sogenannten Myoblastenmyome. Arch. Derm. Syph. (Berl.) **207**, 397 (1958c). — Spezielle Pathologie des neurovegetativen Systems der Haut. Acta neuroveg. (Wien) **18**, 424 (1958d). Symposion Wien 30. 5.—1. 6. 1957.

Ochoterena, J.: Innervation einiger menschlicher Epitheliome. An. Inst. Biol. (Méx.) **6**, 175 (1935). Ref. Zbl. Haut- u. Geschl.-Kr. **54**, 107 (1937). — Odland, G. F.: Fine structure of the interrelationship of cells in the human epidermis. J. biophys. biochem. Cytol. **4**, 529 (1958). — Oertel, H.: Zur Innervation der Geschwülste. Virchows Arch. path. Anat. **292**, 249 (1934). — Ormea, F.: Betrachtungen zur nervösen Versorgung der menschlichen Haut. Hautarzt **1**, 226 (1950). — Lichen ruber planus-Studien. I. Arch. Derm. Syph. (Berl.) **196**, 88 (1953). — Lichen ruber planus-Studien. II. Arch. Derm. Syph. (Berl.) **198**, 435 (1954). — Über die spezielle Pathologie des neurovegetativen Systems der Haut. Acta neuroveg. (Wien) **18**, 445 (1958). Symposion Wien 30. 5.—1. 6. 1957; s. dort weitere Lit. — Ormea, F., e M. Depaoli: Un nuovo tipo di cellule epidermiche? Gli stalagmociti di John. Minerva derm. **26**, 122 (1951). Ref. Zbl. Haut- u. Geschl.-Kr. **85**, 123 (1953). — Ota, J.: Histological studies on epidermal melanin distribution in various inflammatory skin diseases. Jap. J. Derm. **68**, 1012 u. Abstr. 187 (1958).

Pautrier, L. M.: Le nevrome de la lichenification circonscrite nodulaire chronique. Ann. Derm. Syph. (Paris) **7**, 897 (1934). — Pautrier, L. M., et A. Diss: Sur la constation d'une lésion nerveuse profonde avec infiltrat tuberculoide péri-nerveux dans un cas de dermatite chronique atrophicante (Herxheimer-Pick). Bull. Soc. franç. Derm. Syph. **34**, 309 (1927). — Perez, R. M., et A. Maruri: Polynévrite cutanée nodulaire, chronique allergique. Ann. Derm. Syph. (Paris) **8** (9), 623 (1949). — Pidoux, J.: Innervation d'un cancer spinocellulaire. Dermatologica (Basel) **83**, 90 (1941). — Piringer-Kuchinka, A.: Zur Kenntnis des Clavus. Verh. dtsch. Ges. Path. **43**, 288 (1959).

Ramel, E., et J. Pidoux: Étude histologique de l'innervation des verrues vulgaires. Dermatologica (Basel) **83**, 102 (1941). — Ratzenhofer, M.: Granuläre falsche Neurome (sog. Myoblastenmyome) und sekundäre invasive Wucherung des Deckepithels. Virchows Arch. path. Anat. **320**, 138 (1951). — Reubi, F.: Les vaisseaux et les glandes endocrines dans la neurofibromatose. Schweiz. Z. Path. **7**, 168 (1944). — Richter, R.: Über die Brauchbarkeit der Einschlußfärbung nativer Gefrierschnitte in Ehrlich's saurem Hämatoxylin nach Feyrter zur Darstellung der Nervenelemente der Haut. Z. Haut- u. Geschl.-Kr. **18**, 33 (1956a). — Studien zur Neurohistologie der nervösen vegetativen Peripherie der Haut bei verschiedenen

chronischen infektiösen Granulomen mit besonderer Berücksichtigung der Langerhansschen
Zellen. I.—IV. Arch. Derm. Syph. (Berl.) **202**, 466, 496, 509, 518 (1956 b). — Die Innervation
der Epidermis und Cutis. Acta neuroveg. (Wien) **18**, 1 (1958). Symposion Wien 30. 5.—1. 6.
1957. — RIEDER, W.: Klinik und Pathologie der Raynaud'schen Erkrankung, zugleich ein
Beitrag zur Frage der Capillarfunktion und der Autonomie der peripheren Gefäßnetze.
Langenbecks Arch. klin. Chir. **159**, 1 (1930). — ROMANENKO, G. F.: Veränderungen im
Receptorapparat der Haut bei Alopecia areata. Vestn. Vener. Derm. **1953**, 7. Ref. Zbl. Haut-
u. Geschl.-Kr. **87**, 65 (1954). — ROSENTOUL, M.: Changes in skin nerves at Pellagra. Acta
derm.-venereol. (Stockh.) **15**, 495 (1934). — ROTH, G.: Nervöse Versorgung der Naevus-
körperchen und Auftreten von vegetativen Nervenendnetzen in Naevusschnitten. Arch.
Derm. Syph. (Berl.) **183**, 148 (1942/43). — RUBIN, L., and S. W. BECKER: Pigmentation in the
Bloch-Sulzberger syndrome (Incontinentia pigmenti). Arch. Derm. Syph. (Chic.) **74**, 263
(1956).

SABUSSOW, G. H., u. G. SSUSLIKOW: Experimentell-morphologische Analyse der autonomen Innervation der Gallenblase von Säugetieren. Z. Anat. Entwickl.-Gesch. **106**, 739
(1937). — SARTER, J.: Beitrag zur normalen und pathologischen Histologie der Endausbreitung des vegetativen Nervensystems. Acta anat. (Basel) **30**, 681 (1957). — SASYBIN, N.:
Über die Regeneration der Nervenfasern im mehrschichtigen Plattenepithel. Z. mikr.-anat.
Forsch. **22**, 1 (1930). — Über die Innervation der Pigmentzellen bei Säugetieren. Z. Zellforsch.
20, 476 (1934). — SCHAAF, F.: Eine Methode zur sicheren Darstellung der „Langerhansschen
Zellen" in der Epidermis des Menschen, in Meerschweinchen- und Katzenpfote. Arch. Derm.
Syph. (Berl.) **176**, 535 (1938). — SCHERER, H.-J.: Untersuchungen über den geweblichen Aufbau der Geschwülste des peripheren Nervensystems. Virchows Arch. path. Anat. **292**, 479
(1934). — SCHMINCKE, A.: Recklinghausensche Krankheit. In: Handbuch der speziellen
pathologischen Anatomie und Histologie, Teil 4. Berlin-Göttingen-Heidelberg: Springer
1956. — SCHUERMANN, H., u. O. HORNSTEIN: Über Mundschleimhautveränderungen bei
maligner intestinaler Karzinoidose. Dermatologica (Basel) **115**, 641 (1957). — SELISSKIJ, A. B.,
u. A. J. ŠIMANOVIČ: Die Hautnerven und die Langerhansschen Zellen bei Psoriasis. Vestn.
Vener. Derm. **1954**, 32. Ref. Zbl. Haut- u. Geschl.-Kr. **89**, 316 (1954). — SILVA HORTA, J. DA:
Pathologische Anatomie der portugiesischen Paramyloidfälle mit besonderer Bevorzugung
des peripheren Nervensystems. Acta neuroveg. (Wien) **12**, 105 (1955). — STARICCO, R. J.,
and H. PINKUS: Quantitative and qualitative data on the pigmentcells of adult human
epidermis. J. invest. Derm. **28**, 33 (1957). — STAUBESAND, J.: Zur Morphologie der arterio-
venösen Anastomosen, „Kapillaren und Interstitium". Stuttgart: Georg Thieme 1955. —
STÖHR, PH.: Zusammenfassende Ergebnisse über die Endigungsweise des vegetativen Nervensystems. Acta neuroveg. (Wien) **10**, 21 (1955 a). — Studien zur Degeneration und Regeneration des vegetativen Nervengewebes an Hand eines Grenzstrangtumors. Z. Anat. Entwickl.-
Gesch. **118**, 186 (1955 b). — Handbuch der mikroskopischen Anatomie des Menschen, Ergänzg
zu Bd. IV/1, Teil 5, Nervensystem. Berlin-Göttingen-Heidelberg: Springer 1957; s. dort
weitere Lit. — STREITMANN, B.: Zur Klinik der pigmentierten Epitheliome. Z. Haut- u.
Geschl.-Kr. **26**, 279 (1959). — SZYMONOWICZ, W.: Über die Langerhansschen Zellen in den
Sinushaaren. Bull. int. Acad. pol. Sci., Cl. math. et nat. SBII 7, 179 (1934). Ref. Zbl. Haut-
u. Geschl.-Kr. **51**, 331 (1935). — SZABÓ, G.: Quantitative histological investigations on the
melanocyte system of the human epidermis. Pigm. Cell Biol. **1959**, 99. New York: Acad.
Press Inc. — SZENTÁGOTHAI, J.: Einige Bemerkungen zur Struktur der peripheren Endausbreitung vegetativer Nerven. Acta neuroveg. (Wien) **15**, 417 (1957); s. dort weitere Lit. —
SZODORAY, L., J. NAGY, E. SÓVÁRY u. K. TUZA: Nervenveränderungen in der psoriatischen
Papel. Acta morph. (Budapest) **4**, 507 (1954). — SZODORAY, L., et E. SÓVÁRY: Contribution
à l'étude de l'histologie de la neurangiosis cruris haemosiderosa. Acta med. (Budapest) **6**, 107
(1954).

THIERS, H., P. P. RAVAULT, D. COLOMB et E. LEJEUNE: La mélanodermie brightique.
Ann. Derm. Syph. (Paris) **85**, 267 (1958). — THIES, W.: Beitrag zur Histogenese der Reckling-
hausenschen Neurofibromatose der Haut unter besonderer Berücksichtigung des vegetativen
Nervensystems. Arch. Derm. Syph. (Berl.) **198**, 619 (1954). — Neurohistologische Studie zur
Differentialdiagnose der Prurigo nodularis Hyde und anderer Formen umschriebener Lichenifi-
kation. Arch. Derm. Syph. (Berl.) **201**, 539 (1955). — Über die Morphologie des vegetativen
Nervensystems in der menschlichen Haut nebst Untersuchungen über neuropathologische
Veränderungen bei verschiedenen Hautkrankheiten. I.—VII. Z. Haut- u. Geschl.-Kr. **27**,
287, 330, 355 (1959/60); **28**, 37, 101, 185, 281; s. dort weitere Lit. — THIES, W., u. L. F. GA-
LENTE: Zur histochemischen Darstellung der Cholinesterasen im vegetativen Nervensystem
der Haut. Hautarzt **8**, 69 (1957). — THIES, W., u. W. GLOGGENGIESER: Zur Frage der Nerven-
beteiligung am Aufbau der Glomustumoren. Arch. Derm. Syph. (Berl.) **197**, 1 (1953).

VOSS, CL.: Zum Naevusproblem. Arch. Derm. Syph. (Berl.) **194**, 30 (1952).

WALTER, P.: Über das Auftreten von Vakuolen in peripheren vegetativen Nervenfasern
bei nativer Einschlußfärbung. Acta neuroveg. (Wien) **15**, 215 (1957). — WATZKA, M.: Kri-

tische Betrachtungen zum System der „Hellen Zellen". Verh. Anat. Ges. Marburg, 50. Versammlg 16.—18. 4. 1952. — Weddell, G., and D. C. Sinclair: The anatomy of pain sensibility. Acta neuroveg. (Wien) **7**, 135 (1953). — Wiedmann, A.: Über das Vorkommen von „neurohormonalen" Zellen in der menschlichen Haut. Acta neuroveg. (Wien) **1**, 617 (1950). — Studien über das neurohormonale System der menschlichen Haut. Acta neuroveg. (Wien) **3**, 354 (1951). — Zur Frage der sogenannten Langerhans-Zellen der Haut. Hautarzt **3**, 249 (1952). — Neuere Untersuchungen über das neuro-vegetative System der Haut. Hautarzt **4**, 125 (1953). — Gibt es eine inkretorische Funktion der Haut? Derm. Wschr. **129**, 631 (1954). — Der derzeitige Stand unserer Untersuchungen über das vegetative System der Haut. Arch. Derm. Syph. (Berl.) **200**, 314 (1955). — Wiedmann, A., u. G. Niebauer: Zur Histochemie des neurovegetativen Systems der Haut. I. Acta neuroveg. (Wien) **18**. Symposion Wien 30. 5.—1. 6. 1957. — Die Beeinflussung der chronischen ekzematösen Reaktion durch die Neurosekretion der Haut. Hautarzt **10**, 16 (1959). — Wilbrand, U., u. H. Gohlke: Zur Pathogenese der Kraurosis vulvae. Arch. Gynäk. **182**, 686 (1953). — Wilke, G.: Elektronenmikroskopische Befunde am Nervensystem. Fortschr. Neurol. Psychiat. **27**, 557 (1959). — Winkelmann, R.: Cutaneous nerves in relation to epithelial tumors. J. invest. Derm. **27**, 273 (1956). — Woringer, Fr., et R. Thée: Étude de la pigmentation dans les aires péladiques. Presse méd. **1935** II, 1652. — Woringer, Fr., et J. J. Zoon: Note préliminaire sur l'abondance anormale de filets nerveux dans le nodule douloureux de l'oreille. Bull. Soc. franç. Derm. Syph. **45**, 668 (1938).

Zierz, P., u. M. Kantner: Neurohistologische Veränderungen beim Lichen sclerosus atrophicans. Derm. Wschr. **138**, 1145 (1958). — Zimmermann, A. A.: Die Entwicklung der Hautfarbe beim Neger vor der Geburt. Mitt. Thurgau Naturf. Ges. 1955. — Zimmermann, H.: Weitere neuromorphologische Untersuchungen an Geschwülsten. Verh. Dtsch. Ges. Path. 35. Tagg, Hannover 11.—14. 3. 1951. — Innervationsstudien an wachsendem Gewebe. Medizinische **1958**, 683. — Zülch, K. J.: Über die Skleroneuropathie, die Mitbeteiligung der peripheren Nerven bei der allgemeinen progressiven Sklerodermie. Dtsch. Z. Nervenheilk. **179**, 1 (1959).

Abgeschlossen am 31. 3. 1960

Die Cytodiagnostik in der Dermatologie

Von

Walter Hauser-Bonn

Mit 29 Abbildungen

A. Allgemeines und Historisches über die Cytodiagnostik

Während sich die Histologie mit dem strukturellen Gewebsaufbau befaßt, versucht die Cytologie die typischen Merkmale der Einzelzelle herauszustellen und diagnostisch zu verwerten. Dabei hat die Cytodiagnostik ihren Ausgang genommen von der Untersuchung exfolierter Zellen im Sputum, im Urin, in den verschiedenen Ergüssen in Körperhöhlen, im Vaginalsekret usw. (sog. Exfoliativcytologie) vornehmlich zum Zwecke der Tumor- und insbesondere Carcinomdiagnostik. Dieses Verfahren ist damit aber eng an die Klinik gebunden und das im einzelnen verwertete Zellmaterial ist einer histologischen Untersuchung nicht zugänglich, so daß man dabei zwangsläufig auf die Ausstrichsdiagnostik angewiesen ist. Die ersten Anfänge der Exfoliativcytologie gehen bis auf JOHANNES MÜLLER („Über den feineren Bau und die Formen der krankhaften Geschwülste" 1838), DONNÉ (1845), WALSHE (1846) und vor allem VIRCHOW zurück, wobei im wesentlichen VIRCHOWS Cellularpathologie (1847) ausschlaggebend und richtungweisend gewesen sein dürfte. Trotzdem sind es nur einzelne Forscher, die sich in der Folge zeit mit cytologischen Studien befaßten, was seinen Grund in der gewaltigen Entwicklung gehabt haben dürfte, die die Histologie von diesem Zeitpunkt an genommen hatte.

Bereits WALSHE (1843) untersuchte kleine Gewebsfragmente, die bei malignen Tumoren des Respirationstraktes expektoriert wurden. BEALE (1860) gab einen der frühesten Berichte über Studien desquamierter Zellen zur Carcinomdiagnostik (Tumorzellen im Sputum bei Pharynxcarcinom), HAMPELN (1876 und 1887), BETSCHARD (1894) u.a. sahen bereits maligne Zellen in Ausstrichen von frischem Sputum bei Lungencarcinomen. Frühzeitig wurden auch bereits Höhlenergüsse auf Tumorzellen untersucht. DONALDSON (1853) hat wohl als erster diesen Nachweis erbracht. LUECKE und KLEBS (1867) fanden Tumorzellen in Ausstrichen von Ascites bei malignen Ovarialtumoren. QUINCKE (1875 und 1882) hat diese Methode für die Untersuchung von Trans- und Exsudaten auf Carcinomzellen verwendet. Mit SANDERS (1864) wurde die mikroskopische Untersuchung des Urins auf Tumorzellen begründet, eine Methode, die FERGUSON für die Diagnostik des Blasencarcinoms allgemein empfahl. WIDAL und RAVAUT (1900) gaben eine cytologische Einteilung der Pleuraexsudate, NAUNYN (1903) die Einordnung der Cytologie in den klinischen Gesamtbefund. Die Exfoliativcytologie des Vaginalsekrets hat erst in den letzten Jahrzehnten zunehmend an Bedeutung gewonnen. Die ersten Untersuchungen über celluläre Veränderungen im Vaginalsekret während des Cyclus stammen aber bereits von POUCHET (1847). 1923 haben STOCKARD und

Papanicolaou ihre ersten Untersuchungen über Cyclusveränderungen im Vaginalsekret vorgenommen und 1943 wurden von Papanicolaou und Traut Untersuchungsergebnisse zur Diagnostik des Uteruscarcinoms aus dem Vaginalsekret veröffentlicht. Während die Exfoliativcytologie mit ihren Anfängen bis zur Mitte des letzten Jahrhunderts zurückreicht, sind Organpunktionen und ihre cytologische Verwertung erst nach der Jahrhundertwende vorgenommen worden. 1905 erfolgte durch Hagashihava die erste Milzpunktion, 1914 die Punktion der Lymphknoten durch G. R. Ward, später durch Guthrie (1921), ferner Forkner (1927) und wurde allgemein als brauchbare Methode erst mit der Monographie von Pavlovsky (1934) anerkannt. In den Zwanzigerjahren wurden die technischen Voraussetzungen für die intravitale Knochenmarksuntersuchung geschaffen. C. Seyfarth (1922) hat die Trepanation platter Knochen (vor allem Sternum), Arinkin (1929) die Punktion des Knochenmarks eingeführt. Erst 1939 folgte erstmalig die Punktion der Leber (Patterson).

In der Dermatologie ist die Cytologie erst jüngsten Datums. Grundlegend sind dabei die cytologischen Arbeiten von Tzanck gewesen, insbesondere die Mitteilung des nach ihm benannten Tests im Blasengrundausstrich bei Pemphigus chronicus vulgaris (1947) und die Entdeckung der LE-Zelle durch Hargraves, Morton und Richmond (1948). Diese Untersuchungen sind in zweierlei Hinsicht von ausschlaggebender Bedeutung geworden. Einmal stellen sie cytologische Ergebnisse dar, die für die Diagnostik, Prognose und Erforschung der Pathogenese der betreffenden Krankheiten von großer Wichtigkeit sind. Andererseits ist mit diesen Untersuchungen die Cytologie in der Dermatologie aktuell geworden, wie die Vielzahl der Literatur gerade über das LE-Zellen-Phänomen zeigt. Im Gegensatz hierzu ist die Zahl cytodiagnostischer Arbeiten über andere Probleme noch relativ gering. Es seien hier genannt jene von Cottini über die Mycosis fungoides (1937), Baccaredda (1938) als ältere Arbeiten, Tzanck (Le Cytodiagnostic immédiat en Dermatologie 1948), Zoon und Mali, Winer sowie Tzanck und Melki (unter anderem bei Morbus Paget), ferner Blank und Burgoon und im deutschen Schrifttum Kemper, Hauser sowie Steigleder, die sich besonders mit dem sog. Tzanck-Phänomen befaßten. Auch Untersuchungen vom Sternalmark sind bei Hautkrankheiten vorgenommen worden, worauf später noch näher eingegangen werden soll.

B. Möglichkeiten und Bedeutung cytodiagnostischer Verfahren in der Dermatologie

Das Hautorgan ist gegenüber anderen Organen ohne Beschwerden für den Kranken den verschiedensten diagnostischen Verfahren, vor allem auch der Cytodiagnostik, leicht zugänglich. Um so mehr muß es Verwunderung erwecken, daß die Cytologie in der Dermatologie erst neuerdings an Bedeutung gewinnt. Dies dürfte seine Erklärung in der verhältnismäßig leichten Gewinnung von Gewebsmaterial zur histologischen Untersuchung haben, während die Gewebsentnahme an inneren Organen vielfach mit einem größeren Eingriff oder einem bestimmten, schwierigen instrumentellen Verfahren verbunden ist. Weiterhin ist im allgemeinen nur die Gewinnung von Zellmaterial aus den obersten Haut- oder Schleimhautschichten möglich, was im Falle der Tumordiagnostik gelegentlich unzureichend sein kann (bei ulcerierten Tumoren führt gerade aber diese Entnahmeart zu sehr zellreichen Präparaten). Bei *bläschen- und blasenbildenden Dermatosen* gelingt zwanglos die Gewinnung von Zellen aus der Schicht des Hautorgans, in der der Prozeß seinen Anfang genommen hat und liefert gegebenenfalls ein diagnostisch verwertbares Material (s. Pemphigus chronicus vulgaris, Herpes zoster, Herpes simplex, Varicellen). Von Bedeutung kann aber auch die *Punktion von Geschwülsten* und dergleichen am Hautorgan oder von solchen, die unmittelbar unter diesem liegen, sein. Hier ist besonders die *Lymphknotenpunktion* zu nennen, die außer für die *Diagnostik maligner lymphogener* oder *entzündlich-granulomatöser Prozesse* (z. B. Scrophuloderm) *auch bei bestimmten entzündlichen Dermatosen* (z. B. Acrodermatitis chronica atrophicans, Urticaria pigmentosa) über die Mitbeteiligung des lymphatischen Systems an dem Krankheitsgeschehen einen gewissen Aufschluß zu geben vermag. Schließlich ist es für die Dermatologen auch wichtig, *hämatologische Cytologie* (des Blutes und des Knochenmarkes) zu treiben. Die Bedeutung derselben wird klar für Hautaffektionen *bei den verschiedensten Systemkrankheiten, Leukosen, Lymphadenosen, bei der Urticaria pigmentosa (Mastocytose)*, aber auch im Hinblick auf reaktive Knochenmarksveränderungen *bei entzündlichen Dermatosen*, wie bei der bereits erwähnten Acrodermatitis chronica atrophicans. In den Vordergrund des Interesses ist die *cytodiagnostische Untersuchung von Knochenmark* und peripheren Blutes aber vor allem *beim Lupus erythematodes visceralis* gelangt, darüber hinaus aber auch die Cytodiagnostik der verschiedensten *Organexsudate* (Pleuritis, Perikarditis, ferner auch Liquor und Urin). Nicht zu vergessen sind Randgebiete wie *cytologische Untersuchungen der ableitenden Harnwege, der Urethra, Prostata (Carcinomdiagnostik!)* usw. Neuerdings ist auch eine *orale Cytodiagnostik* in Analogie zur vaginalen entwickelt worden, wobei sich an der Schleimhaut der Mundhöhle cyclische Epithelveränderungen nachweisen lassen.

C. Spezielle Cytologie bei Hautkrankheiten
I. Cytologie bullöser und vesiculöser Dermatosen
1. Ausstrichtechnik

Diese ist bei Blasen und Bläschen sehr einfach und für den Kranken in keiner Weise belästigend. Sie hat den großen Vorteil gegenüber einer histologischen Untersuchung, daß sie an beliebig vielen Efflorescenzen und wiederholt vorgenommen werden kann. Sie bietet weiter den Vorteil einer exakten Untersuchung morphologischer Veränderungen an der Einzelzelle. Die Untersuchung des Blasen- oder Bläscheninhaltes ist im allgemeinen, vor allem bei frischen Erscheinungen, wenig aufschlußreich, so daß ihr keine praktische Bedeutung in cytologischer Hinsicht zukommt. Wichtig ist hingegen die Untersuchung des Blasen- oder Bläschen*grundes*, da einmal aus den dort vorgefundenen Zellen ein Rückschluß auf die Lokalisation der Efflorescenz möglich ist neben etwaiger für das vorliegende Krankheitsbild typischer Zellmerkmale. Es wird technisch dabei so vorgegangen, daß mit einem Skalpell die Decke der Bulla oder Vesicula seitlich eröffnet, die Blasen- oder Bläschendecke zurückgeschlagen und der Flüssigkeitsinhalt mit einem Mulltupfer abgesaugt oder weggewischt wird. Nun sind die Zellen des Blasen- bzw. Bläschenbodens der unmittelbaren Entnahme zugänglich. Diese geschieht wiederum mit einem Skalpell, mit dem man vorsichtig und ohne daß eine Blutung erzeugt wird, über den Blasen- oder Bläschengrund schabt. Ausstreichen der am Skalpell mitgenommenen Zellen auf Objektträger und Färbung nach MAY-GRÜNWALD-GIEMSA oder WRIGHT nach vorhergehender Lufttrocknung der Ausstriche sind technisch denkbar einfache Maßnahmen, die zur Herstellung brauchbarer cytologischer Präparate vollauf genügen. Spezialfärbungen sind dabei für rein diagnostische Zwecke im allgemeinen überflüssig.

2. Cytologische Untersuchung (Blasengrundausstriche)
bei verschiedenen bullösen Dermatosen („Tzanck-Test")

Unter einer Blase wird ein flüssigkeitsgefüllter Hohlraum oder eine umschriebene Spaltbildung verstanden, die sich — mit Ausnahme von Pemphigus chronicus vulgaris und Senear-Usher-Syndrom (intraepidermaler Sitz) — zwischen Epidermis und Corium befindet. Die Blase ist demnach in der Regel subepidermal lokalisiert. Cytologisch läßt sich dies in Blasengrundausstrichen grundsätzlich verfolgen. Bei der subepidermalen Blase finden sich keine epidermalen Zellen, die andererseits bei intraepidermalem Sitz reichlich vorhanden sind. Die Frage nach dem Blasensitz beim Pemphigus chronicus vulgaris wurde in der Literatur nicht immer einheitlich beantwortet, so daß die Möglichkeit, die die Cytologie für die Kontrolle an einer Vielzahl von Effloreszenzen bei Kranken mit Pemphigus chronicus vulgaris bietet, gegenüber einer evtl. nur einmaligen histologischen Untersuchung klar zutage treten. Historisch ist es von Interesse, daß bereits Auspitz 1881 wohl als erster auf den intraepidermalen Blasensitz beim Pemphigus chronicus vulgaris hingewiesen hat und auch bereits die Entstehung dieser Blase durch den Mechanismus, den wir *Akantholyse* nennen, betonte. Unter Akantholyse wird bekanntlich die Auflösung des Epithelzellenverbandes im Str. Malpighii verstanden. Die Zellen erleiden degenerative Veränderungen und verlieren ihre Intercellularbrücken, Alterationen, die cytologisch eingehend studiert werden können und die im folgenden zu besprechen sind. Tzanck und Civatte haben 1936 diese Auffassung bezüglich der akantholytischen Blasenbildung beim Pemphigus chronicus vulgaris erneut aufgegriffen und ihre Richtigkeit durch entsprechende Untersuchungen belegt.

Histologische Untersuchungen, wie jene von Brennan und Montgomery, sprechen in gleichem Sinne. Unter 45 Kranken eines Krankengutes über 30 Jahre, bei denen die Diagnose Pemphigus chronicus vulgaris vor Jahren gestellt und gleichzeitig eine histologische Untersuchung vorgenommen worden war, konnte rückblickend nur bei 25 die Diagnose bestätigt werden. Diese Kranken waren mit Ausnahme von erst kurzfristig beobachteten 5 Patienten durchwegs im Verlauf von 2 Jahren an einem Pemphigus chronicus vulgaris gestorben. Bei diesen 25 Kranken war histologisch eine akantholytische Blasenbildung nachgewiesen worden. Bei den übrigen 20 Kranken bestand histologisch keine akantholytische sondern eine subepidermale Blase. Die Kranken waren mit Ausnahme von 5, die an anderweitigen Krankheiten im Verlauf von 6—14 Jahren nach der gestellten Diagnose Pemphigus chronicus vulgaris ad exitum kamen, nicht gestorben. Diese Feststellungen allein sprechen schon für die Richtigkeit der Auffassung, daß beim Pemphigus chronicus vulgaris eine intraepidermale Blase vorliegt. — Die Frage nach dem Blasensitz beim Pemphigus chronicus vulgaris und auch bei anderen bullösen Dermatosen, insbesondere aus differentialdiagnostischen Gründen bei der *Dermatitis herpetiformis Duhring*, ist neuerdings durch die cytologischen Untersuchungsmethoden, die von Tzanck erstmalig angewandt wurden, auf eine breitere Basis, als sie allein histologische Untersuchungen bieten, gestellt worden. Hierzu kommt noch, daß sich bei diesbezüglichen Blasengrunduntersuchungen beim Pemphigus chronicus vulgaris bestimmte, für diesen weitgehend typische Veränderungen an einzelnen Zellen vorfinden, die auch im eigenen Krankengut von klinisch und histologisch und durch den Verlauf gesicherten Pemphigus chronicus vulgaris stets in frischen Blasen anzutreffen waren. Mit Hilfe dieses sog. Tzanck-Tests konnten wir nicht nur bei typischem Pemphigus chronicus vulgaris, sondern vor allem auch bei beginnenden umschriebenen Formen, vornehmlich auch bei (zunächst) isoliertem Befall von Mundschleimhaut oder Genitale die

Diagnose stellen bzw. sichern. Man sieht im Blasengrundausstrich bzw. in Abstrichen von speckigen Durchfeuchtungen der Schleimhäute (Mund, Vagina) (Abb. 1) zahlreiche dicht, aber lose nebeneinander liegende Zellen der Stachelzellschicht der Epidermis. Der Zellverband ist also dabei bereits in Auflösung begriffen. Die Zellkerne sind vergrößert, die Kern-Plasmarelation zugunsten der Nuclei verschoben; typisch sind weiterhin ein perinucleärer Hof bzw. eine intensive basophile Tönung der Randzone des Plasmas sowie häufig Vacuolisierungen des Protoplasmarandes und evtl. auch des Kernes. Die Kernkörperchen sind

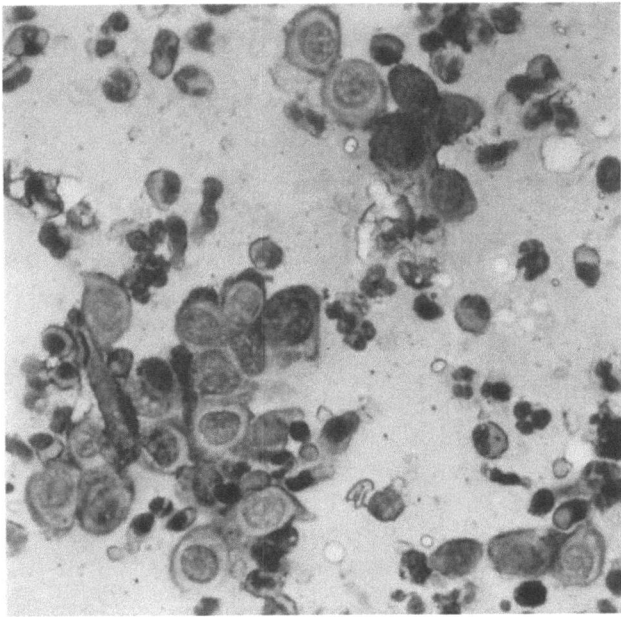

Abb. 1. Positiver sog. „Tzanck-Test" bei Pemphigus chronicus vulgaris (Mundschleimhautveränderungen). In Haufen lose nebeneinanderliegende Malpighi-Zellen mit aufgetriebenen Kernen und intensiv basophiler Anfärbung der Randzonen des Cytoplasmas

vielfach deutlich sichtbar und vergrößert. Entzündliche Elemente wie Leukocyten und Eosinophilie finden sich in frischen Effloreszenzen nur ganz vereinzelt oder fehlen. Sind solche vorhanden, so können diese als Kriterium für das fortgeschrittene Alter der Blase gewertet werden (wobei gleichzeitig damit die Anzahl der alterierten Malpighi-Zellen abnimmt). Grundsätzlich sind für die cytodiagnostische Untersuchung nur die frischen, wenige Stunden bis 1 oder 2 Tage alten Blasen verwertbar. Klinisch läßt sich eine alte Blase auch an dem vielfach in ihr recht bald auftretenden Hypopyon erkennen. Diese Blasen sind für die Cytodiagnose eines Pemphigus chronicus vulgaris nicht mehr verwertbar. Inwieweit die cytologischen Veränderungen im Blasengrundausstrich beim Pemphigus chronicus vulgaris für diesen allein typisch sind, ist eine Frage, die noch im Flusse ist. STEIGLEDER konnte vereinzelte Zellen mit ähnlichen Merkmalen, wie sie sich beim Pemphigus chronicus vulgaris finden, auch bei Pyodermien nachweisen. Wir selbst sahen sie einmal in Blasen auf Acrodermatitis chronica atrophicans am Unterschenkel und des weiteren bei ätiologisch unklaren, rezidivierenden bullösen Veränderungen am Unterschenkel (fragliches toxisches Exanthem). Bei beiden Kranken kam es nach bisher zweijähriger Kontrolle nicht mehr zum Auftreten von Blaseneruptionen. Ungeachtet dieser Einzelfälle kommt dem Tzanck-Test für die Diagnostik des Pemphigus chronicus vulgaris eine hohe Bedeutung zu: Er findet sich offenbar grundsätzlich dann, wenn ein Pemphigus chronicus vulgaris vorliegt, so daß dieser cytologische Befund im Rahmen des Gesamtkrankheitsbildes von ausschlaggebender diagnostischer Bedeutung ist vor allem in Abgrenzung zur Dermatitis herpetiformis Duhring, bei der er infolge des subepidermalen Blasensitzes grundsätzlich fehlt. In Wirklichkeit liegen allerdings die Dinge nicht so einfach. Auch bei ganz frischen Blasen einer Dermatitis herpetiformis Duhring kommt es zu einer Bildung akantholytischer Zellen von der Blasendecke aus, die in den Blaseninhalt abgegeben werden. Diese

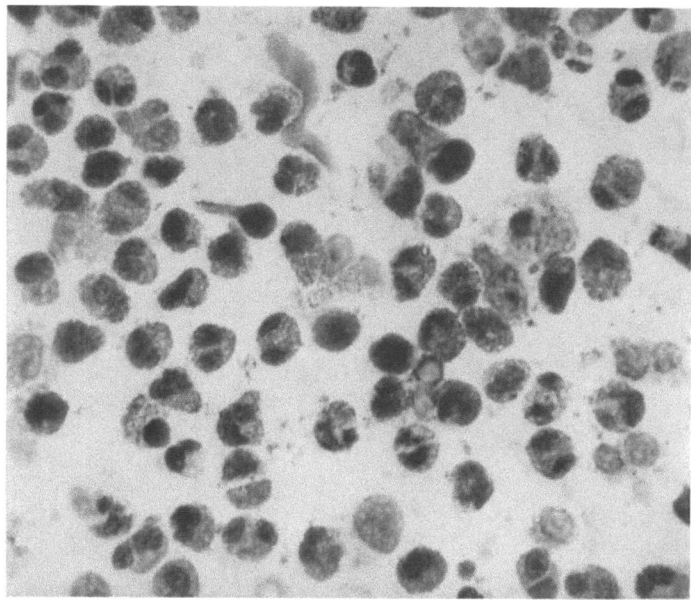

Abb. 2. Blasengrundausstrich bei Dermatitis herpetiformis Duhring. Neben einzelnen Lymphocyten und Histiocyten auffallend reichlich Eosinophile. Keine Epithelien

finden sich bei subtiler Technik aber praktisch nicht in Blasengrundausstrichen. Gewisse ähnliche Zellstrukturen sieht man allerdings auch bei den vesiculösen, virusbedingten Dermatosen, worauf noch einzugehen sein wird. Es finden sich aber im Gegensatz zu diesen beim Pemphigus chronicus vulgaris wiederum nicht oder nur sehr vereinzelt mehrkernige epidermale Riesenzellen, die bei ersteren ganz im Vordergrund stehen.

Während im Blasengrundausstrich bei Pemphigus chronicus vulgaris sich ein für dieses Krankheitsbild typischer cytologischer Befund ergibt (positiver Tzanck-Test), der in bestimmten morphologischen Veränderungen an den Malpighi-Zellen seinen Ausdruck findet, fehlt bei den übrigen bullösen Dermatosen ein für diese spezifisches cytologisches Substrat, was verständlich ist im Hinblick auf die subepidermale Blasenbildung bei diesen Dermatosen. Der Blasengrund besteht dabei aus der obersten Coriumgrenzpartie und es zeigen sich in den Blasengrundausstrichen jeweils nur dem Corium zugehörige Zellen unter zahlreichen, durch die betreffende Dermatose bedingten entzündlichen Elementen. Allerdings kann aber der Charakter der Entzündung entsprechend der einzelnen Dermatose recht unterschiedlich und bis zu einem gewissen Grad für diese typisch, wenn auch nicht spezifisch sein. So imponiert bei der Dermatitis herpetiformis Duhring cytologisch der häufig besonders starke Reichtum der eosinophilen Zellen (bis 95%

nach WINER und LIPSCHUETZ und nach eigener Beobachtung) neben polymorphkernigen Leukocyten, einzelnen Histiocyten und Lymphocyten (Abb. 2). Epitheliale Elemente fehlen fast stets, oder wenn solche beim Abstreichen des Blasengrundes von der Randpartie mit in den Ausstrich gelangt sind, dann zeigen diese
Epithelien normale Beschaffenheit. Es muß aber betont werden, daß in eigenen
Untersuchungen ganz frischer bullöser Efflorescenzen Histiocyten und Lymphocyten das Bild beherrschten, während zusätzlich oder vorwiegend eosinophile
Zellen sich stets allein bei älteren Blasen fanden. Bei anderweitigen bullösen
Dermatosen, beim Lichen ruber pemphigoides, Erythema exsudativum multi-

forme, bullösen Arzneimittelexan-
themen, cutaner Porphyrie ist das
cytologische Bild des Blasengrund-
ausstriches unseres Erachtens uncharakteristisch. In frischen Efflorescenzen fehlen Leukocyten und
man sieht Histiocyten und vereinzelte Lymphocyten. Epithelien
fehlen oder es finden sich zumindest
keine vom Typ der sog. Tzanck-
Zellen. Der Befund aus Blasen von
Epidermolysis bullosa hereditaria
ist ähnlich, nur fällt dabei die geringe
Zahl der aus dem Corium stammenden Zellen auf. In Blasengrundausstrichen von Senear-Usher-Syndrom (Abb. 3) haben wir wiederholt
vereinzelte Tzanck-positive Zellen
neben solchen mit diffus verteilter
feiner Plasmagranulierung gesehen.
Nicht alle epithelialen Zellen zeigten
die dafür typischen Veränderungen.
Ähnliches gilt der Literatur nach für

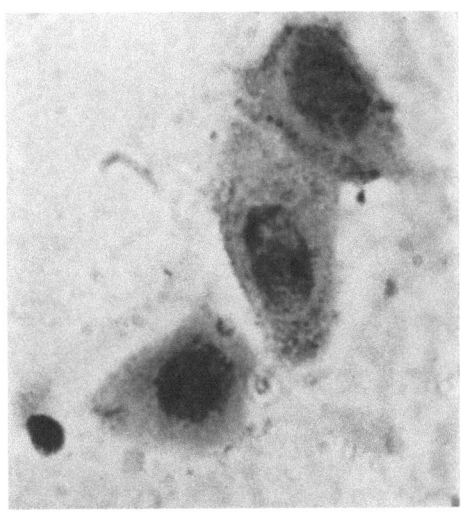

Abb. 3. Blasengrundausstrich bei Senear-Usher-Syndrom.
Die Zellen sind zum Teil abgeflacht (Sitz der Blase in
obersten Epidermisschichten!), die Kerne sind groß, die
Randpartie des Cytoplasmas zeigt teilweise stärkere
(körnige) Farbkondensation

den benignen familiären Pemphigus Gougerot-Hailey-Hailey und für die Dariersche
Krankheit. Von ELLIS wird die Frage aufgeworfen, ob es sich bei den „pre corps
ronds" des Morbus Gougerot-Hailey-Hailey um sog. Tzanck-Zellen handelt oder
ob sich diese beiden nicht voneinander differenzieren lassen.

3. Cytologische Untersuchungen bei vesiculösen Dermatosen

Unter den bläschenbildenden Hautkrankheiten sind jene aus der Gruppe der
virusbedingten Dermatosen, Herpes simplex, Herpes zoster und Varicellen durch
bestimmte Veränderungen an den Malpighi-Zellen charakterisiert. Anders verhalten sich die Bläschen bei Ekzemen verschiedener Genese, bei Kontaktekzem,
seborrhoisch-mikrobischem Ekzem und sog. id-Reaktionen.

a) Virusbedingte vesiculöse Dermatosen

Herpes simplex, Herpes zoster und Varicellen können hinsichtlich der Cytologie der Bläschengrundausstriche gemeinsam abgehandelt werden, da sich bei den
genannten drei Viruskrankheiten die gleichen Zellveränderungen finden. Diese
sind ungemein charakteristisch, so daß schon bei größerem Trockensystem die
Diagnose gestellt werden kann (allerdings nur in dem Sinne, daß das vorliegende
Bläschen einem der drei Viruskrankheiten angehören muß). Charakteristisch sind

vielkernige epitheliale Riesenzellen, wobei die Kerne fast die ganze Zelle einnehmen und durch einen vielfach vorhandenen schmalen perinucleären Hof von
dem intensiv basophil angefärbten Plasmarandsaum getrennt wird. Die Zellen
liegen meist isoliert, d.h. sie sind aus ihrem epithelialen Verband gelöst. Einkernige Zellen mit großem Nucleus gleichen häufig der sog. Tzanck-Zelle. Die
cellulären Veränderungen unterscheiden sich von jenen beim Pemphigus chronicus
vulgaris eigentlich nur durch die bevorzugte Bildung mehrkerniger Riesenzellen
(Abb. 4). Die cytologischen Ähnlichkeiten zwischen Herpes simplex — Herpes
zoster — Varicellen und Pemphigus chronicus vulgaris gestatten nicht ohne
weiteres Rückschlüsse auf eine evtl. Virusätiologie des Pemphigus chronicus vulgaris. Immerhin, sollte sich

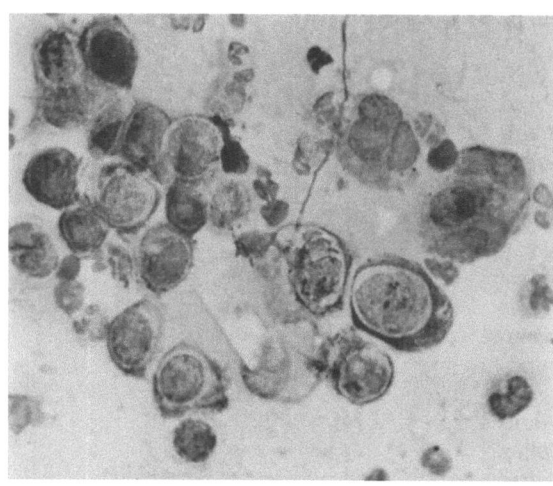

Abb. 4. Riesenzellen, zum Teil mehrkernig in Bläschenausstrich von
Herpes zoster. Ein Teil der Zellen zeigt intensiv basophile Cyto-
plasmarandzonen, ähnlich jenen bei Pemphigus chronicus vulgaris

die Virusätiologie des Pemphigus chronicus vulgaris
bestätigen, so würden die
cytologischen Veränderun-
gen aus den dargelegten
Gründen sehr gut zu einer
solchen Auffassung passen.
Andererseits kann aber
nicht verschwiegen werden,
daß sich auch im Cantharidenblaseninhalt degene-
rierende Epithelien nach-
weisen lassen, die große
Ähnlichkeit mit der Tzanck-
Zelle zeigen (Steigleder),
ohne aber morphologisch
mit dieser wohl überein-
zustimmen. Es ist ihnen
eine auffallende Regel-
mäßigkeit der Kerne eigen,

wie sie eben gerade für die Tzanck-Zelle nicht typisch ist. Es fehlen die Vacuolisierung und die stärkere Basophilie der Plasmarandzone. Für die Tzanck-Zellen
sind morphologisch durchaus typisch gewisse Zellalterationen, wie sie bei den
Tumorzellen anzutreffen sind. Die praktische Bedeutung der Cytodiagnostik wird
verständlich bei Vorliegen eines abortiven Herpes zoster oder eines Herpes zoster
generalisatus mit nur einzelnen verstreuten Bläschen oder beim Eczema herpeti-
catum, die cytologisch verifiziert werden können.

b) Ekzemgruppe

Im Gegensatz zu den recht eindrucksvollen morphologischen Veränderungen
epithelialer Zellen in den bullösen Effloreszenzen von Pemphigus chronicus vulgaris oder in den Grundausstrichen von Bläschen von Herpes zoster, Herpes
simplex oder Varicellen werden solche bei dem Ekzembläschen vermißt. Dies mag
Anlaß gewesen sein, daß bislang auch nur vereinzelt entsprechende Untersuchungen vorgenommen wurden (Nexmand, Baer und Meyer-Yanowitz,
Fischer). Eigenen Untersuchungen zufolge dürfte auch die Cytologie des Ekzembläschens für die Unterscheidung verschiedener Ekzemformen von Bedeutung sein.
Dies findet seine Stütze auch in den umfangreichen histologischen Untersuchungen,
die über die Entwicklung des Ekzembläschens vorliegen (Bloch, Jadassohn,
Darier, Brunn, Miescher, Civatte u.a.). Nach Miescher liegt beim allergischen
Ekzem eine lymphocytäre Spongiose vor, während eine bevorzugte Beteiligung

polynucleärer Leukocyten für einen toxischen Prozeß spricht. Solche Ekzeme, bei denen der Eigenflora eine wesentliche pathogenetische Bedeutung zukommt, weisen lymphocytäre Spongiosa mit Einwanderung von neutrophilen Granulocyten neben epidermalen Zellschädigungen auf. Dies geht hervor aus den experimentellen Untersuchungen von ROBERT, MIESCHER, STORCK sowie RÖCKL, die durch Bakterien- oder Bouillonkulturfiltrate solche Ekzemformen hervorrufen konnten. Offenbar gehen hier allergische neben toxischen Reaktionsmechanismen miteinander einher, was seinen Ausdruck findet in lymphocytärer Spongiose, Leukocyteneinwanderung und epithelialer Zellschädigung.

Die Untersuchungen von CHASE, SCHMID, LAWRENCE, WESSLÉN u.a. lassen den Schluß zu, daß den Lymphocyten bei allergischen Prozessen offenbar eine wesentliche, wenn auch im einzelnen noch nicht näher geklärte Rolle zukommt. BAER, SERRI u. KIRMAN u.a. denken dabei an Antigenbildner oder -überträger, SCHNITZER an eine Trägerfunktion nucleoproteidspaltender Fermente der Lymphocyten. FREY und WENK haben in tierexperimentellen Untersuchungen gezeigt, daß bei Kontaktekzemen Antikörper in den regionalen Lymphonodi produziert werden. Durch operative Entfernung dieser Lymphknoten konnte die Entwicklung eines Kontaktekzems verhindert werden. Auch hieraus könnte gegebenenfalls eine Bedeutung der Lymphocyten bei Sensibilisierungsvorgängen abgeleitet werden. Aus der Gesamtheit dieser Untersuchungen scheint aber den Lymphocyten in der Spongiose von Ekzem eine Bedeutung im Ablauf eines allergischen Geschehens zuzukommen. Diesen histologischen Forschungsergebnissen zufolge müßten sich auch bei cytologischer Untersuchung der Bläschen verschiedener Ekzemformen unterschiedliche cytologische Bilder zeigen. Bei Kontaktekzemen mit ihrer ausgesprochenen lymphocytären Spongiose wären bevorzugt lymphocytäre Bilder, bei jenen Ekzemformen, bei denen zusätzlich toxische Momente von Bedeutung sind, sind neben den lymphocytären Elementen zusätzlich polymorphkernige Granulocyten zu erwarten. Eine Bestätigung dieser Vermutung scheinen die Untersuchungen von NEXMAND sowie von BAER und MEYER-YANOWITZ und schließlich von FISCHER zu geben. NEXMAND hatte den Bläscheninhalt von 18 Läppchentestreaktionen untersucht. Neun derselben waren durch bekannte, ekzematogene Substanzen hervorgerufen worden, die restlichen durch eine ammoniakalische Quecksilberverbindung (Phenylmercuritriäthanolammoniumacetat), die vorwiegend toxische Reaktionen gibt. Die ekzematösen Reaktionen zeigten ein Überwiegen mononucleärer Zellen (kleine und große Lymphocyten, Monocyten, Übergangsformen). Klinisch und anamnestisch handelte es sich um Kontaktekzeme. Die toxischen Reaktionen auf die ammoniakalische Quecksilberverbindung waren cytologisch charakterisiert durch ein Vorherrschen neutrophiler Granulocyten, was allerdings auch bei einer ekzematösen Läppchentestprobe der Fall war. Nach NEXMAND kommt der verwendeten Quecksilberverbindung neben einem ekzematogenen auch ein toxischer Effekt zu. Ein ähnliches Verhalten konnte NEXMAND in Untersuchungen mit Nitrogensenfgas zeigen. In den erhaltenen ekzematogenen Reaktionen herrschten die mononucleären Zellen, in den toxischen, bullösen Formen die polymorphkernigen Leukocyten vor. Von BAER und MEYER-YANOWITZ wurden diese Untersuchungen bestätigt. Die von FISCHER 1953 an der Würzburger Universitätshautklinik durchgeführten diesbezüglichen Untersuchungen zeigten einen lymphomonocytoiden Bläscheninhalt bei Kontaktekzemen im Gegensatz zu einem Überwiegen neutrophiler Leukocyten bei seborrhoisch-mikrobischen Ekzemen.

Es ist klar, daß bei Bestehen solcher cytologischer Unterschiede bei den verschiedenen Ekzemformen hiermit eine Methode zur differentialdiagnostischen Unterscheidung derselben gegeben ist. Dies gilt nicht allein für die Unterscheidung der klinischen Bilder als solche, sondern vor allem auch für die Beurteilung der epicutanen Testreaktionen. Es müßten demnach solche positiven Testergebnisse, denen ein echter Sensibilisierungsvorgang zugrunde liegt, von jenen, die durch toxische Momente bedingt sind bzw. die im Sinne eines Köbner-Effektes beim Vorliegen eines seborrhoisch-mikrobischen Ekzems aufzufassen wären, abzutrennen sein. In eigenen Untersuchungen wurde diesem Problem nachgegangen und das diesbezügliche Krankengut im Verlauf mehrerer Jahre überprüft. Über die Ergebnisse sei im folgenden näher berichtet. Zur technischen Seite dieser Untersuchungen ist zu betonen, daß möglichst frische Ekzembläschen verwendet wurden bzw. bei den Epicutan-Testreaktionen die Untersuchungen nach 24 Std, in den meisten Fällen aber nach 48 Std vorgenommen wurden. Es wurde grundsätzlich nicht der Bläscheninhalt untersucht, sondern der Bläschengrund. Diese letztere Methode hat den Vorteil, zellreichere Präparate zu gewinnen und darüber hinaus Zellen, die nur wenige oder keine sekundäre Veränderungen im Gegensatz zu jenen im Bläscheninhalt zeigen.

Die Untersuchung anamnestisch sowie klinisch eindeutiger und durch Epicutan-Test verifizierter *Kontaktekzeme* zeigten in den eigenen Untersuchungen stets ein Vorherrschen der lymphomonocytoiden Zellen in den Bläschengrundausstrichen (86,7%). Im einzelnen handelte es sich um Kontaktekzeme auf Lärchenholz, D 25-Antimykoticum, Novocain, Quecksilberpräcipitat - Salbe, Jodex, Jod, Ilon-Absceß-Salbe, saure Dauerwellenflüssigkeit und Lackfarbe. Bei den Untersuchungen von Kontaktekzemen durch Fischer fanden sich im Bläscheninhalt 73,5% lymphomonocytoide Zellen. Bei sog. gereiztem seborrhoisch-mikrobischem Ekzem konnte cytologisch in den Ekzembläschen nur eine Minderzahl an lymphomonocytoiden Zellen (14,4%) gegenüber den neutrophilen Granulocyten (85,6%) festgestellt werden. In frischen vesiculösen Veränderungen bei seborrhoisch-mikrobischem Ekzem ergab sich ein Durchschnittswert an neutrophilen Granulocyten von 68,8% gegenüber durchschnittlich 31,2% lymphomonocytoiden Zellen.

Größere Untersuchungsreihen an Epicutan-Testreaktionen auf verschiedenste bekannte sensibilisierende Substanzen liegen bislang nicht vor.

Über eigene diesbezügliche Untersuchungen wurde an anderer Stelle bereits berichtet. Es wurden dabei solche erythematös-vesiculösen Hautläppchenproben untersucht, bei denen im Hinblick auf Anamnese und klinisches Bild mit hoher Wahrscheinlichkeit vermutet werden konnte, daß sie das Ergebnis einer spezifischen Überempfindlichkeitsreaktion waren (z.B. Reaktionen auf Terpentinöl bei Malern, positive Epicutan-Testreaktionen auf Chromverbindungen bei Maurern oder Bauarbeitern u. dgl. m.). Es ergab sich in dem Bläscheninhalt solcher Epicutan-Testreaktionen stets ein erhebliches Überwiegen der lymphomonocytoiden Zellen (durchschnittlich 77,8%) gegenüber den neutrophilen Granulocyten (22,2%) (Abb. 5).

Insgesamt wurden Testreaktionen an 31 Patienten mit anamnestisch und klinisch eindeutigen Kontaktekzemen untersucht. Im einzelnen handelte es sich um folgende, das jeweilige Kontaktekzem auslösende Noxe:

Berufsnoxen. Chrom (bei 3 Maurern bzw. Bauarbeitern, 1 Tüncher, 1 Heizer und 1 Arbeiter in einem Gußwerk); Kunstharzlack (Tüncher); Nitrolack (Tüncher); Ölfarbe (Tüncher); Terpentinöl (bei einer Putzfrau, einer Hausfrau, 2 Tünchern); Terpentinersatz (1 Hausfrau, 3 Tüncher).

Therapeutische Noxen. Anaesthesin (3 Patienten); Neomycin (nach Anwendung von Decortin-H-comp-Salbe); Jodkali (2 Patienten); Novocain (eine Beobachtung); Pellidol (2 Patientinnen mit Ulcus cruris); Rivanolzinkpaste (2 Patientinnen mit Kontaktekzemen nach Rivanolanwendung).

Anderweitige Sensibilisierungen. Lorbeeröl (sog. Hutbandkontaktekzem); Nickel (Strumpfhalterkontaktekzem).

Die Analyse zahlreicher erythematös-vesiculöser Epicutan-Testreaktionen, die cytologisch charakterisiert waren durch ein Vorherrschen neutrophiler Granulocyten und eine Minderzahl lymphomonocytoider Zellen ergab in fast allen Fällen, daß die betreffenden Substanzen, die zu einer „positiven" Epicutan-Testreaktion dieser Art geführt hatten, zu dem vorliegenden ekzematösen Geschehen nicht in Beziehung standen (Abb. 6). Im einzelnen handelte es sich um Reaktionen auf Anaesthesin, Jodkali (bei einer Krankenschwester mit Stauungsdermatose, einem 20jährigen Bauhilfsarbeiter, bei einer Hausfrau), Novocain, Pellidol (bei 3 Patienten mit Ulcera cruris, davon 2 als Ausdruck einer Stauungs-

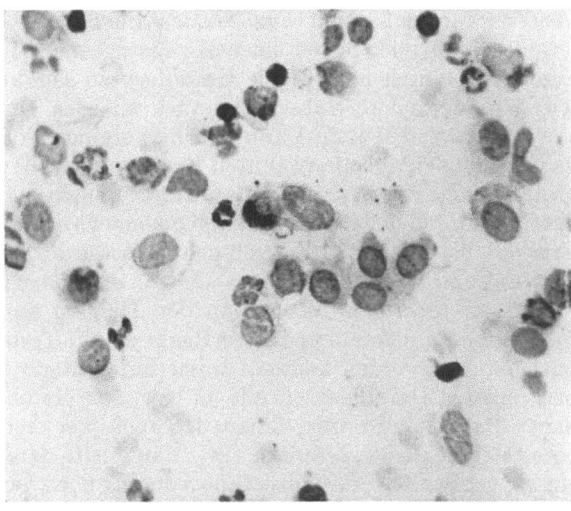

Abb. 5. Epicutantest bei Kontaktekzem. Überwiegen der lymphomonocytoiden Zellen

dermatose und bei einer Beobachtung auf dem Boden einer Acrodermatitis chronica atrophicans), Perubalsam (bei 20jährigem Bauhilfsarbeiter), Prontalbin, ferner

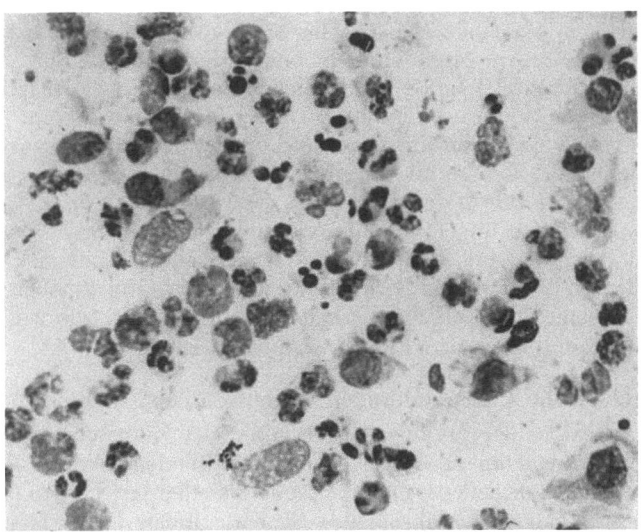

Abb. 6. „Positive" Epicutantestreaktion mit Überwiegen der neutrophilen Leukocyten als Ausdruck einer erhöhten unspezifischen Reizbarkeit des Hautorgans (im Sinne eines Köbner-Effektes)

„Wellfix" (15jähriger Friseurlehrling), Terpentinöl und Terpentinersatz (bei einem Schreiner). Ein Teil der betreffenden Kranken war mit den erwähnten Substanzen, die zu positiven Epicutan-Testreaktionen geführt hatten, überhaupt nicht in

Berührung gekommen (z. B. der erwähnte 20jährige Bauhilfsarbeiter, der positive Reaktionen auf Perubalsam und Jodkali zeigte). Bei anderen wiederum konnte eine Berührung mit den betreffenden Substanzen nicht ausgeschlossen werden. Dies war sogar anzunehmen beispielsweise bei jenen Patienten, die positive Reaktionen auf Pellidol zeigten und bei denen Unterschenkelgeschwüre vorlagen. Im Hinblick aber darauf, daß auch bullöse Reaktionen auf Pellidol bekannt sind, kann gegebenenfalls hier neben einer ekzematogenen Wirkung auch eine toxische (die cytologisch durch neutrophile Granulocyten sich auszeichnet) vermutet werden, wie dies für andere Substanzen auch aus den Untersuchungen von Nexmand sowie Baer und Meyer-Yanowitz hervorging. Von besonderem Interesse dürfte das Ergebnis der oben erwähnten Reaktion von „Wellfix" sein. In den Bläschengrundausstrichen dieses Epicutan-Testes fanden sich 71,6% neutrophile Granulocyten, während der Rest aus lymphomonocytoiden Zellen bestand. Die 15jährige Friseuse, bei der diese Reaktion gefunden wurde, arbeitete erst seit 6 Monaten als Friseuse und wies klinisch nur wenige, scharf begrenzte Entzeme eines seborrhoisch-mikrobischen Ekzems an den Händen auf. Das gleiche gilt für jenen Schreiner, bei dem eine positive Reaktion auf Terpentinöl und Terpentin-Ersatz nachgewiesen werden konnte. Immerhin bewegte sich hier die Vermehrung der neutrophilen Granulocyten mit 54 bzw. 59% in einem verhältnismäßig bescheidenen Rahmen. Darüber hinaus lag auch hier erst ein kurzer Umgang mit den getesteten beiden Substanzen vor. Man dürfte daraus wohl ableiten können, daß ein nennenswerter Sensibilisierungsvorgang noch nicht stattgefunden hat und daß die toxische Wirkung der Substanzen für die positiven Reaktionen noch ausschlaggebend waren. Erfahrungsgemäß kommt es zur Sensibilisierung gegen bestimmte Noxen meist erst nach längerem Umgang mit denselben, und man könnte aus dem cytologischen Ergebnis der erwähnten Epicutan-Testreaktionen vielleicht ableiten, daß es sich in Übereinstimmung mit den klinischen Bildern (seborrhoisch-mikroskopisches Ekzem) auch bei den entsprechenden Epicutan-Testproben weniger um einen spezifischen Sensibilisierungsprozeß, als um eine unspezifische Reaktion im Sinne eines Köbner-Effektes handelte.

Cytologisch differente Befunde beim gleichen Patienten, wie beispielsweise bei dem oben erwähnten 20jährigen Bauhilfsarbeiter, der einerseits eine vorwiegend lymphomonocytoide Reaktion auf Chromate und andererseits bevorzugt leukocytäre Reaktionen auf Jodkali und Perubalsam (mit denen er der Anamnese nach offensichtlich nie in Berührung kam) aufwies, sind wohl so zu deuten, daß es sich bei der ersteren Reaktion um einen echten Sensibilisierungsvorgang (hier beruflich bedingt durch Umgang mit Zement) handelt und andererseits bei den beiden übrigen Reaktionen (Jodkali und Perubalsam) um gleichzeitig daneben bestehende Reaktionen bei einer erhöhten Reizbarkeit des Hautorgans, wie wir sie kennen beim seborrhoisch-mikrobischen Ekzem (Köbner-Effekt).

c) Cytologische Untersuchungen vesiculöser sog. id-Reaktionen

Die sog. id-Reaktionen (Mykide, Pyodermide oder Mikrobide) sind Ausdruck eines Sensibilisierungsvorganges gegen die betreffenden Erreger bzw. deren Toxine. Sie stellen exanthematisch auftretende Streuherde von dem betreffenden Focus (Mykose, Pyodermie, mikrobielles Ekzem, „innerer" Focus) durch Ausschwemmung von Herdstoffen dar. Sie sind Ausdruck eines hochgradig allergisch-hyperergischen Geschehens. Vielfach kommt es zu exsudativen papulo-vesiculösen Reaktionen (insbesondere in den Interdigitalräumen und an den Hohlhänden), so daß eine cytologische Untersuchung möglich ist.

Wie eigene Untersuchungen zeigten, sind diese id-Reaktionen charakterisiert durch lympho-monocytoide Zellen bei gleichzeitigem völligem Fehlen neutrophiler

Granulocyten in den frischen Veränderungen (Abb. 7). Dagegen wurden in einem Teil der Bläschengrundausstriche in einem geringen Prozentsatz (1,1%) eosinophile oder basophile Granulocyten neben den lympho-monocytoiden Zellen beobachtet. Bei den von insgesamt 18 Patienten untersuchten id-Reaktionen handelte es sich 11mal um eine Epidermophytie, 4mal um eine ekzematoide Pyodermie als Primärherd, und bei 3 Kranken konnte ein Focus besonders auch am Integument nicht festgestellt werden.

Das cytologische Bild der id-Reaktionen ist durch das vollständige Fehlen der neutrophilen Granulocyten ungemein charakteristisch und kann differentialdiagnostisch sehr gut erfaßt werden.

Die Untersuchungen an Bläschengrundausstrichen von Ekzemen und auch von id-Reaktionen zeigen, daß offensichtlich bevorzugt allergisch-hyperergische Vorgänge durch lympho-monocytoide Zellen charakterisiert sind (id-Reaktionen und Kontaktekzeme) und daß andererseits neutrophile Granulocyten Ausdruck eines toxischen Geschehens sind, wie dies bereits aus histologischen Untersuchungen zahlreicher Autoren hervorgeht. Ein Vorherrschen neutrophiler Granulocyten im Bläschengrundausstrich findet sich daher neben toxischen Reaktionen auch bei seborrhoisch-mikrobischen Ekzemen.

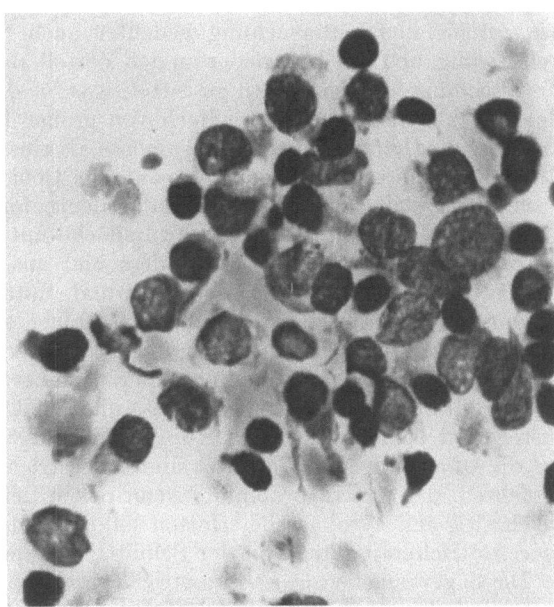

Abb. 7. Cytologisches Bild einer vesiculösen id-Reaktion. Es finden sich keine neutrophilen Leukocyten. Das Bild wird beherrscht von lympho-monocytoiden Zellen

Für die diagnostische Erfassung insbesondere von Kontaktekzemreaktionen dürfte das Vorherrschen lympho-monocytoider Zellen einen eindeutigen Beweis darstellen. Umgekehrt wird man in der Beurteilung bevorzugt leukocytärer Reaktionen zurückhaltend sein müssen, vor allem dann, wenn über das Alter der untersuchten Bläschen nichts Näheres bekannt ist.

II. Cytodiagnostik von Tumoren und Retikulosen der Haut

Die Cytodiagnostik ist in der inneren Medizin (Lymphknoten, Leber, Milz, Knochenmarkpunktion, Tupfsondenuntersuchung des Oesophagus und Magens usw.) und in der Gynäkologie (Carcinomdiagnostik aus dem Vaginalsekret) entwickelt worden, wobei das Bedürfnis des Klinikers maßgeblich war, ohne größeren operativen Eingriff eine Schnell- und Frühdiagnose stellen zu können. In den erwähnten beiden Fachgebieten hat die Cytodiagnostik ihren berechtigten Platz bekommen. Sie ist für die Klärung von Krankheiten des hämatopoetischen oder lymphatischen Systems nicht mehr wegzudenken. Auch die Cytodiagnostik von Tumoren innerer Organe ist mehr und mehr ausgearbeitet worden (TISCHENDORF, HENNING, MOHR u. a.). Im Gegensatz hierzu hat die cytologische Tumordiagnostik in der Dermatologie bislang noch wenig Anerkennung gefunden. Dies mag seine Ursache darin haben, daß das Hautorgan eine Probeexcision und histologische Untersuchung im allgemeinen ohne große Schwierigkeiten gestattet. Trotzdem sollte auf die cytologische Untersuchung nicht grundsätzlich verzichtet werden, erlaubt sie doch ein genaues Studium der einzelnen Zellelemente und damit vielfach neben der Histologie eine genauere Klärung bzw. nosologische Zuordnung des betreffenden Tumors. Darüber hinaus aber bedeutet die cytologische Untersuchung überhaupt ein Verfahren, das durch die technische Einfachheit und den geringen notwendigen laboratoriumsmäßigen Aufwand imponiert, genügt doch im allgemeinen eine einfache Blutbildfärbung (nach Pappenheim oder Wright). Die cytologische Untersuchung bedeutet auch für den Patienten kaum eine Belästigung, und dies hat wiederum den Vorteil, daß der Kranke eine wiederholte Untersuchung im allgemeinen gestattet, was für den Ablauf und die Beurteilung eines Krankheitsgeschehens vielfach von großer Bedeutung ist. Damit erweist sich aber die Cytodiagnostik von Tumoren als eine Methode der Praxis. Sie setzt allerdings entsprechende Kenntnisse auf dem Gebiet der Cytomorphologie voraus. Verblüffend einfach ist auch die Materialentnahme. So genügt bei ulcerierten Tumoren die Reinigung der Geschwürsfläche mit Hilfe eines in physiologischer Kochsalzlösung getauchten Mulltupfers und anschließend das Abschaben von Tumorzellverbänden vom Geschwürsgrund mittels eines Skalpells. Das so gewonnene Zellmaterial wird auf Objektträger ausgestrichen und nach Lufttrocknung gefärbt. Sind die Tumoren nicht ulceriert, so ist eine Punktion derselben, wie sie von der Lymphknotenpunktion her bekannt ist, erforderlich. Man erlangt mit einer gut ziehenden Spritze und nicht zu dicker Kanüle in der Regel ausreichend Tumorgewebe, das in die Kanüle aufgesogen und anschließend kräftig auf die Objektträger ausgespritzt und ausgestrichen werden muß. Ein weiteres Verfahren, das in Frage kommt, wenn neben der histologischen Untersuchung gleichzeitig eine cytologische erfolgen soll, besteht in der Anfertigung von Tupf- oder Abstrichpräparaten von der Schnittfläche des Probeexcisates.

Die so gewonnenen Gewebsausstriche gestatten eine Beurteilung nur an Hand cytomorphologischer Malignitätskriterien, wobei es wesentlich ist, daß die Ausstriche zellreich sind. Die Einzelzelle selbst läßt keine Merkmale erkennen, die mit Sicherheit auf ihre Malignität hinweisen würden, was bereits Borst (1934) betont hat. Weiterhin mangelt es der Cytodiagnostik an der Möglichkeit, ein infiltrierendes Wachstum zu erkennen, wie das histologisch der Fall sein kann (aber nicht immer sein muß, wie beispielsweise beim präinvasiven Carcinom). Die der cytologischen Untersuchung zur Verfügung stehenden Tumorkriterien sind zahlenmäßig geringer, als es beim histologischen Verfahren der Fall ist, ein gradueller, aber kein prinzipieller Unterschied (Hartmann 1955). Die Tumorausstriche sind infolge einer erhöhten Desquamationstendenz maligner Tumoren besonders zellreich (Coman 1944; Degos und Ossipowski 1957; Hartmann 1955). Die wesentlichsten Malignitätskriterien finden aber ihren Ausdruck an Veränderungen am Kern und den Kernkörperchen. Letztere sind vielfach vergrößert und in Mehrzahl vorhanden. Von Streicher und Sandkühler (1953) und Bitschin (1953) wird eine Kernplasmarelation über 0,33 als pathologisch angesehen. Das gleiche gilt für Kerne, die 20 μ Durchmesser überschreiten, worauf Castelain und Castelain (1951) hingewiesen haben. Die Tumorzelle zeigt häufig eine Verschiebung der Kernkörperchen-Kernrelation zugunsten des Nucleolus. Beträgt jene Relation im allgemeinen 0,17, so werden bei Tumoren Werte von über 0,28 gesehen (Streicher und Sandkühler). An weiteren Kernmerkmalen sind zu erwähnen Anisonucleose, bizarre Kernformen, Irregularitäten des Chromatingerüstes, das grobschollig, breitbalkig oder verklumpt sein kann, Hyperchromasie der Kerne und der Kernmembran und die bereits erwähnte Vielzahl von intensiv basophilen, auch bei Mitosen sichtbar bleibenden Nucleolen. Die echte Zellpolymorphie, die ein Geschwulstkriterium darstellt, darf nicht mit der sog. Pseudopolymorphie,

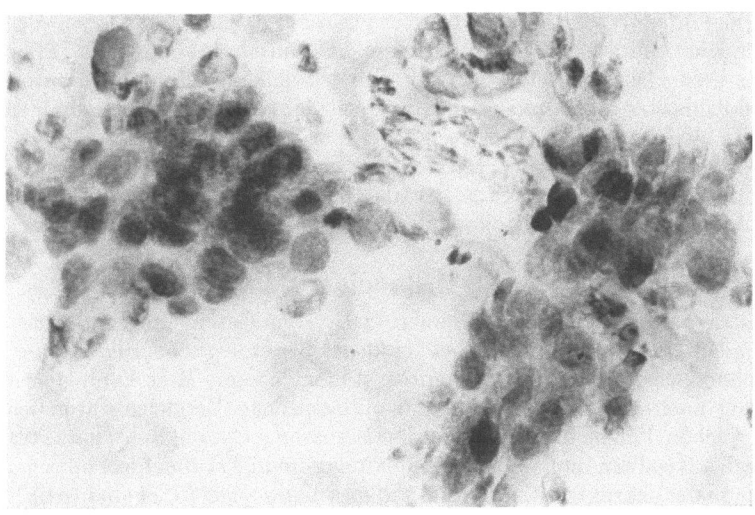

a

bei der es sich um unterschiedlich große Zellen verschiedener Herkunft handelt, verwechselt werden. Die verschiedenen Tumorkriterien können gleichzeitig in großer Zahl vorliegen, sie sind aber nicht immer konstant und sind vor allem nicht als eindeutig spezifisch zu betrachten. ANDRÉ und DREYFUS (1955) haben darauf hingewiesen, daß erst das Zusammentreffen einer bestimmten größeren Zahl verschiedener wesentlicher Malignitätskriterien die Diagnose gestattet.

In diesem Zusammenhang sei auf die experimentellen Untersuchungen mit Gewebszüchtungen an Fibroblastenkulturen von Meerschweinchen durch KNOTH aufmerksam gemacht. Dabei zeigten sich in der Peripherie des Wachstumshofes der Kulturen Zellen, die sich durch Kernpolymorphie, durch Nucleolen- und Mitosenvermehrung auszeichneten (was durch erhöhten Stoffwechsel verursacht gedeutet wurde), ohne daß es zu einer cancerogenen

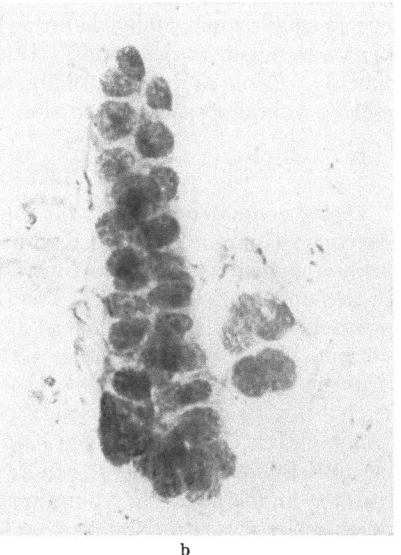

b

Abb. 8 a u. b. Abstrich von einem ulcerierten Basaliom. Monomorphe Zellhaufen in Traubenform (a) oder Palisadenstellung (b)

Entartung kam. KNOTH weist weiterhin an Hand einer Beobachtung eines Granuloma teleangiectaticum mit partiell sarkomatösem Zellbild darauf hin, daß eine alleinige cytologische Betrachtungsweise wohl zur Diagnose eines malignen Tumors geführt haben würde. Solche Beobachtungen dürften Anlaß sein, in der Beurteilung cytologischer Präparate mit äußerster Kritik vorzugehen.

Es darf aber andererseits auch nicht übersehen werden, daß es zahlreiche cytologische Befunde gibt, die ein derartiges Maß an Wahrscheinlichkeit besitzen, daß
sie fast einer histologischen Diagnose gleichkommen (zitiert nach Hartmann).
Dies gilt zweifellos für eine ganze Reihe von Tumoren des Hautorgans. Man wird
die Methode der Cytodiagnostik bei Tumoren zumindest aber als ein Verfahren
zur schnellen klinischen Orientierung und Einschränkung der Differentialdiagnose heranziehen können. Im Sinne einer solchen Suchmethode hat sich uns
die Cytodiagnostik im Rahmen der Klinik seit Jahren als sehr vorteilhaft und insbesondere auch zeitsparend erwiesen.

Die im folgenden gegebene Darstellung der Cytologie verschiedener Tumoren
und Retikulosen des Hautorgans hat als Grundlage neben den verhältnismäßig
noch spärlichen Literaturmitteilungen vor allem die eigene Erfahrung der letzten
Jahre.

1. Basaliom

Ausstrichpräparate von Basaliomen (z.B. vom Geschwürsgrund eines Ulcus
rodens oder Ulcus terebrans) geben eindeutige cytologische Bilder, die in der
Regel ohne Schwierigkeit die Diagnose stellen lassen. Man kann der eigenen
Erfahrung nach an histologischen und cytologischen Vergleichsuntersuchungen
sich in solchen Fällen die Probeexcision ersparen. Cytologisch charakteristisch
sind für das Basaliom monomorphe Zellhaufen, die in Traubenform oder gelegentlich auch in der charakteristischen Palisadenstellung angeordnet sind (Abb. 8a, b).
Bemerkenswerterweise fehlen die typischen Malignitätskriterien eines Tumors.
Die Zellen sind dicht in- oder aneinander gelagert, sie enthalten große, intensiv
basophile, regelmäßige Kerne und einen schmalen, hellen Plasmasaum, der
gegebenenfalls auch fehlen kann. Die Nucleolen sind nicht sichtbar, eine Ver-
hornungstendenz wird vermißt. Die Größe der Kerne bewegt sich zwischen 10
und 15 μ (Zoon und Mali 1950), aber auch spindelförmige Zellen oder heller
gefärbte voluminöse Elemente sind nicht ungewöhnlich.

2. Plattenepithelcarcinom

Dieser echte Krebs zeigt die typischen cytologischen Charakteristiken eines
bösartigen Tumors: Zell- und Kernpolymorphie, z.T. Mehrkernigkeit, Chromatin-
verklumpungen, vergrößerte und auch vermehrte Nucleolen, häufig atypische
Mitosen und dergleichen mehr. Das Chromatin der Kerne kann vielfach homogen,
verwaschen sein. Das Plasma ist im allgemeinen reichlich vorhanden und verhältnismäßig scharf begrenzt. Grobe Granulierungen fehlen, aber Vacuolisierungen werden gelegentlich beobachtet. Im Gegensatz zur Haufenbildung der
Zellen beim Basaliom finden sich beim Plattenepithelkrebs die Zellen in loser
Streuung. Das Cytoplasma zeigt häufig eine lackartige, azurblaue Tingierung oder
eine rötlich feine Granulierung in den Randzonen als Ausdruck der Verhornung.
Mitunter finden sich sehr voluminöse Zellelemente, die mehr oder weniger eine
homogenisierte Masse darstellen und einen bereits pyknotisch gewordenen Kern
besitzen können. Tzanck deutete solche Formen als Degeneration der Zelle und
weniger als echte Keratinisationsvorgänge. Auf Zellen von geringerer Größe, die
aneinandergepreßt sein können, die aber noch ein verhältnismäßig reichliches
Cytoplasma und großen Kern besitzen, hat Tzanck aufmerksam gemacht. Die
eigenen Erfahrungen bezüglich der Cytodiagnostik von Plattenepithelcarcinomen
wurden gesammelt an einem großen Krankengut, das sich vor allem zusammen-
setzte aus ulcerierten Unterlippencarcinomen bzw. Plattenepithelcarcinomen, die
auf Landsmannshaut entstanden waren, sowie mehreren Peniscarcinomen, die
sich auf einer Kraurosis penis mit Leukoplakie entwickelt hatten. Die cyto-

logischen Präparate wurden dabei in der Regel durch Abstriche von dem gereinigten Geschwürsgrund des Carcinoms gewonnen (Abb. 9).

Von besonderer praktischer Bedeutung ist die cytologische Untersuchung von Punktaten regionaler Lymphknotenmetastasen eines Plattenepithelcarcinoms, erspart sie doch eine vielfach umständliche Excision. Durch die Feststellung ortsfremder — epithelialer — Elemente muß auf das Vorliegen einer Carcinommetastase geschlossen werden. Hinzu kommen dann die verschiedensten Malignitätszeichen, die eben besprochen wurden. Finden sich neben diesen Tumorzellen auch noch solche des lymphatischen Apparates (was aber nicht immer der Fall ist), dann wird eindeutig klar, daß die Punktion eines Lymphknotens mit Metastasierung stattgefunden hat. Es ist aber wichtig, darauf hinzuweisen, daß das Fehlen von Tumorzellen bei einer Lymphknotenpunktion nicht grundsätzlich das Vorliegen einer Metastase ausschließt, kommen doch die Tumorzellen zunächst in die Randsinus, von denen gegebenenfalls aber bei der Punktion kein Material gewonnen wird.

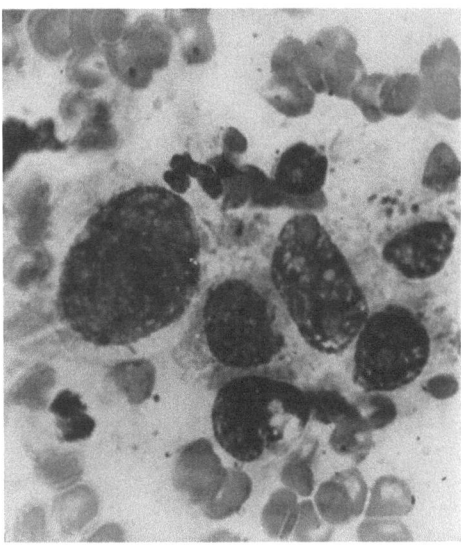

Abb. 9. Zellpolymorphie bei Plattenepithelcarcinom (gewonnen durch Ulcusabstrich von einem Cancroid)

3. Intermediäres Epitheliom

Bei diesem liegt auch cytologisch eine Mittelstellung zwischen Plattenepithelcarcinom und Basaliom vor. Zeigen die Tumorzellen einerseits eine deutliche Basophilie, wie wir sie beim Basaliom vorliegen haben, so ist andererseits reichlich Cytoplasma vorhanden und die Zellen sind ähnlich wie beim Plattenepithelcarcinom mehr verstreut und isoliert liegend. Andererseits fehlen Zeichen einer Verhornung. Weiterhin sieht man aber eine Polymorphie der Kerne, die unregelmäßig gestaltet sind und die vielfach Unterschiede in ihrer Größe aufweisen können, gegebenenfalls um das Vier- bis Fünffache der anderen Zellelemente. Die Nucleolen sind deutlich zu erkennen. Ausgesprochen monströse Kerne und atypische Mitosen bzw. Nucleolen sollen aber im Gegensatz zum Plattenepithelcarcinom fehlen (TZANCK u. Mitarb. 1951).

4. Das maligne Melanom

Das maligne Melanom stellt einen jener bösartigen Tumoren dar, die in der Regel sehr gut auch allein cytologisch diagnostiziert werden können. Handelt es sich um melanotische Tumoren, dann zeigt sich schon beim Ausspritzen des Punktionsmaterials auf die Objektträger ein schwärzlichgrauer Farbton, der recht typisch ist. Im einzelnen finden sich in den Ausstrichen maligne entartete Naevuszellen, im allgemeinen in recht großer Anzahl und vielfach in großen Haufen gelagert, wobei die einzelnen Tumorzellen jedoch voneinander selbst sehr wohl isoliert sind (Abb. 10a, b). Die einzelne Tumorzelle ist charakterisiert durch eine gute Begrenzung des Cytoplasmas, das reichlich vorhanden ist und das einen großen Kern, gelegentlich auch zwei und mehr Kerne umschließt. Das Chromatinnetz ist vielfach streifig, kraftlinienartig-wirbelig angeordnet. Auffallend sind Größe und Zahl der Nucleolen. Wie bereits betont, ist das Melanin, wenn vorhanden, ein wertvolles Hilfsmittel sowohl bei makroskopischer Betrachtung der

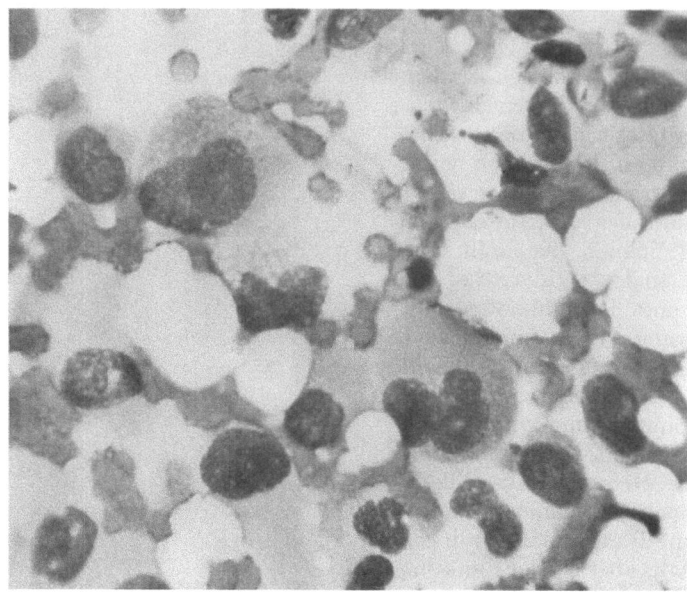

a

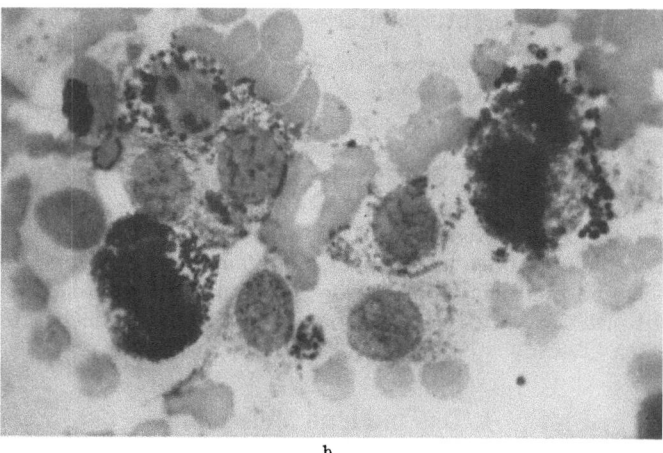

b

Abb. 10a u. b. Malignes Melanom mit amelanotischen (a) und melanotischen (b) polymorphen und teilweise mehrkernigen Tumorzellen. Beide Präparate wurden durch Punktion von Lymphknotenmetastasen gewonnen

Ausstriche wie auch für die Beurteilung der einzelnen Zellen. Für den Kenner dürfte eine Verwechslung mit melaninhaltigen Makrophagen kaum in Frage kommen, zeichnen sich diese doch aus durch ein großes pigmentbeladenes Cytoplasma und einen kleinen regelmäßigen Kern. Solche pigmentführende Makrophagen finden sich nicht selten bei Basaliomen, so daß neben der klinischen Differentialdiagnose zwischen malignem Melanom und pigmentiertem Basaliom

auch eine solche cytologisch gegeben ist. In histologisch-cytologischen Vergleichsuntersuchungen von 30 malignen Melanomen konnte Tzanck stets einwandfrei
die Diagnose cytologisch stellen, was für die Brauchbarkeit der Cytologie gerade
in der Erkennung des malignen Melanoms spricht. Wir können diese Sicherheit
auf Grund der eigenen Untersuchungen vor allem auch von Punktatausstrichen
aus regionalen Lymphknotenmetastasen beim malignen Melanom bestätigen.

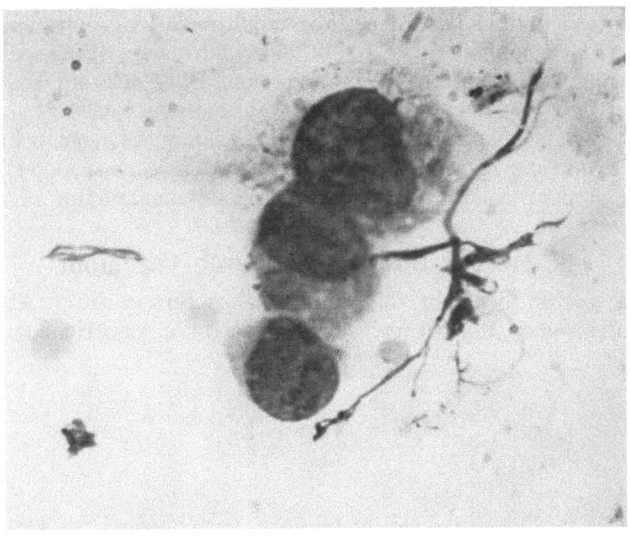

a

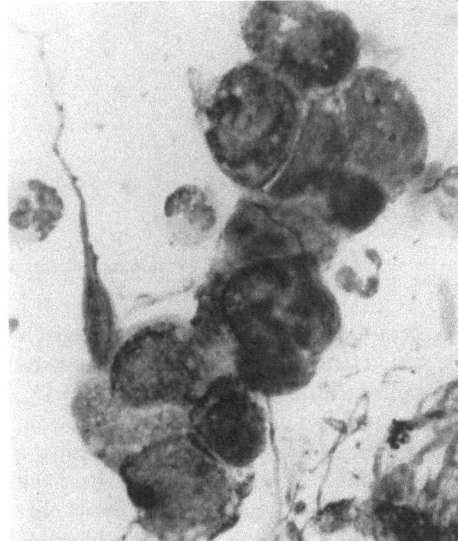

b

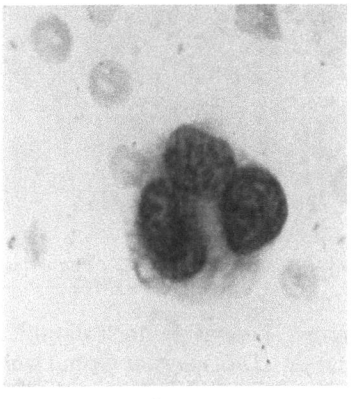

c

Abb. 11a—c. Monströse Zellelemente bei Morbus
Paget der Mamma (Abstrichpräparate). Die
Pagetzellen zeichnen sich durch große dunkle
Kerne und weites, auffallend schwach anfärbbares
Cytoplasma aus (a, b). Gegebenenfalls werden
mehrkernige Riesenzellen beobachtet (c)

5. Morbus Paget

Die Cytodiagnostik scheint auch beim Morbus Paget für den Kliniker eine
brauchbare Methode für eine Schnelldiagnose zu sein. Entsprechende Untersuchungen sind bekannt geworden von Tzanck und Melki (1953) und von Haber

(1954). Das zu untersuchende Gewebsmaterial ist leicht zugänglich und man gewinnt der eigenen Erfahrung nach zellreiche Ausstriche. Charakteristisch sind cytologisch — wie auch histologisch — die großen, gegebenenfalls monströsen Paget-Zellen (Abb. 11a—c) mit einem vielfach vacuolisierten, im übrigen stets sehr reichlichen Cytoplasma und einem mehr oder weniger unregelmäßig gestalteten, tief basophilen Kern (oder Mehrkernigkeit). Das Chromatin ist dicht und kann in unregelmäßigen Haufen verteilt sein. Es steht im Gegensatz zu dem auffallend blassen und vielfach schaumig anmutenden Cytoplasma. Die hyperchromatischen Kerne können die Größe einer normalen Stachelzelle erreichen. Differentialdiagnostisch muß vom cytologischen Bilde her ein Epitheliom vom intermediären Typ ausgeschlossen werden, während eine Verwechslung mit einem typischen Plattenepithelcarcinom oder einem Basaliom weniger in Frage kommt. Der eigenen Erfahrung nach (drei Beobachtungen an Morbus Paget) scheinen die einzelnen Zellen mehr isoliert vorzukommen und seltener gehäuft anzutreffen sein.

6. Morbus Bowen und Bowen-Carcinom

Es dürfte verständlich sein, daß beim Morbus Bowen durch Abschaben von Zellen an den einzelnen Herden nur wenig verwertbare Ausstriche zu erzielen sein

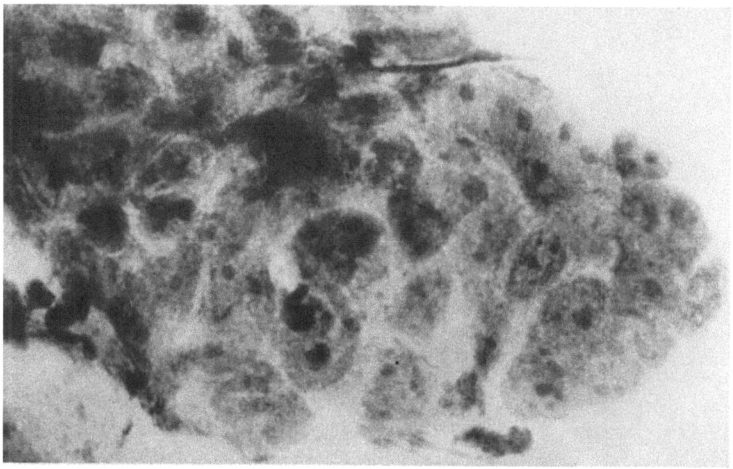

Abb. 12. Punktionspräparat einer Hautmetastase eines Bowencarcinoms. Auffallend ist der Malignitätscharakter der Zellen (Polymorphismus, unterschiedlich große Nucleolen, Kernverklumpungen)

werden, kommt es doch darauf an, dyskeratotische Zellelemente cytologisch zu erfassen. Dies mag der Grund wohl dafür sein, daß auch in der Literatur nur wenige diesbezügliche Angaben vorliegen. So berichten SIDI und DOBKÉVITCH 1947, die solche Ausstrichpräparate durch Abschaben von den einzelnen Herden gewonnen hatten, daß sie große, isolierte epitheliale Zellen mit hellem Cytoplasma und unregelmäßigen, aber großen Kernen und zahlreichen Nucleolen beobachtet hätten. Weiterhin haben COSTE und PIQUET 1948 über eine ähnliche Beobachtung Mitteilung gegeben. In beiden Fällen konnte die Diagnose jedoch nicht gestellt, sondern allein ein Basaliom ausgeschlossen werden. Eigene Untersuchungen an *Bowen-Carcinomen, einschließlich deren Metastasen* (Punktions- und Tupfpräparate von Probeexcisaten), ergaben Ausstriche, in denen reichlich, z.T. in Haufen liegende Zellelemente zu sehen waren, die durch die Mannigfaltigkeit von Malignitätszeichen eines bösartigen epithelialen Tumors imponierten. Unterschiedliche Zell- und Kerngrößen und auffallend deutliche Nucleolen in Vielzahl sowie Mehrkernigkeit, bzw. große, unregelmäßig gestaltete und basophil tingierte Kerne und Kernverklumpungen ließen einen bösartigen, epithelialen Tumor diagnostizieren (Abb. 12).

7. Sarkome der Haut

Die diesbezügliche Literatur ist wenig umfangreich. Immerhin teilte 1954 WILSON cytologische Untersuchungen an drei Beobachtungen von Hautsarkomen mit, einem Retothelsarkom, einem Lymphosarkom vom Lymphoblasten- und einem vom Lymphocytentyp. Das *Retothelsarkom* war cytologisch charakterisiert durch große Zellen mit einem reichlichen hellblauen Cytoplasma, durch große Kerne mit lockerem Chromatingerüst, ähnlich wie wir es kennen bei reifen Reticulumzellen. Die Bedeutung der Cytologie neben der histologischen Untersuchung wird unterstrichen bei einer Beobachtung eines *Lymphosarkoms vom Lymphoblastentyp*, bei dem histologisch die Infiltratzellen kaum zu differenzieren waren, während in entsprechenden Tupfpräparaten von dem Probeexcisat die nicht alterierten Zellen sehr wohl zu beurteilen waren. Es konnten dabei die verschiedenen Entwicklungsstadien verfolgt werden, von solchen Zellen, die sich in Mitosen befanden über große Zellen mit großen Kernen und zartem, blaßgefärbtem Chromatin sowie zahlreichen bläschenförmigen Nucleoli bis zu ausgereifteren Elementen und schließlich bis zu kleinen ausgereiften Lymphocyten. WILSON betont, daß allein unter Heranziehung der Cytologie neben der Histologie die Diagnose geklärt werden konnte. Er berichtet weiter über ein *Lymphosarkom vom Lymphocytentyp*. Auch hier konnte histologisch allein im Bereich des Coriums ein diffuses Zellinfiltrat festgestellt werden, das im wesentlichen aus Lymphocyten bestand, zwischen denen sich größere Zellelemente befanden, die bei cytologischer Untersuchung aber als in Richtung Stammzelle weisende unreife Formen erkannt wurden, während die übrigen Zellen kleine und große Lymphocyten darstellten. Histologische und cytologische Vergleichsuntersuchungen von GETZ, PAESE und MONTGOMERY (1956) an drei Retothel- und zwei Lymphosarkomen zeigen andererseits auf, wie schwierig eine alleinige cytologische Diagnosestellung sein kann. Unter den drei Retothelsarkomen konnte allein einmal die Diagnose cytologisch gestellt werden. In den Ausstrichen der beiden anderen Fälle wurden nur unreife mononucleäre Zellen erkannt. Bei einem Lymphosarkom wurde der Verdacht auf Lymphoblastom gestellt, bei der zweiten Beobachtung fanden sich unreife fragile mononucleäre Zellen. Diese Untersuchungen zeigen, daß gegebenenfalls die Cytologie allein nicht zur Diagnose eines Sarkoms ausreicht, daß andererseits aber sie eine sehr eindrucksvolle notwendige Ergänzung der histologischen Untersuchung sein kann, durch die es erst möglich ist, den Tumor genauer zu differenzieren (WILSON).

Auch bei den Sarkomen haben wir wie bei anderen Tumorzellen die bekannten Malignitätskriterien. Im Gegensatz zu Carcinomen kann aber der Gesamtaspekt ein gleichmäßiger, monomorpher sein und die Zellpolymorphie nicht so eindrucksvoll in Erscheinung treten, wie dies bei den Krebsen der Fall ist (TISCHENDORF). HEILMEYER und BEGEMANN (1955) wiederum betonen, daß die Sarkomzelle „noch bösartiger als die Carcinomzelle wirke". Die cytologischen Ausstriche sind in der Regel zellreich und lassen gegebenenfalls einen syncytialen Charakter erkennen. Vielfach sind die Nucleoli groß und vermehrt und häufig findet sich eine Neigung zur Riesenzellbildung, die neben kleinen Zellen vorliegen kann (Abb. 13). Die Kernformen können beispielsweise beim Retothelsarkom recht unterschiedlich sein. Runde oder ovale Kerne oder eingebuchtete Formen werden beobachtet, dann Mehrkernigkeit und, wie bereits betont, Nucleolen. Das Cytoplasma ist umfangreich, blaßgrau und vielfach unscharf in die Umgebung übergehend. Beim Lymphosarkom wiederum ist die Gesamtstruktur wesentlich gleichförmiger und es besteht keine Polymorphie im Sinne, wie sie beim Retothelsarkom gegeben ist. Die im eigenen Krankengut beobachteten Retothelsarkome waren zum Teil solche vom Riesenzelltyp mit bemerkenswert weitem Cytoplasma, das unscharf begrenzt oder zerfließend war. Hin und wieder fanden sich auch Vacuolisierungen oder kleine rötliche Granula.

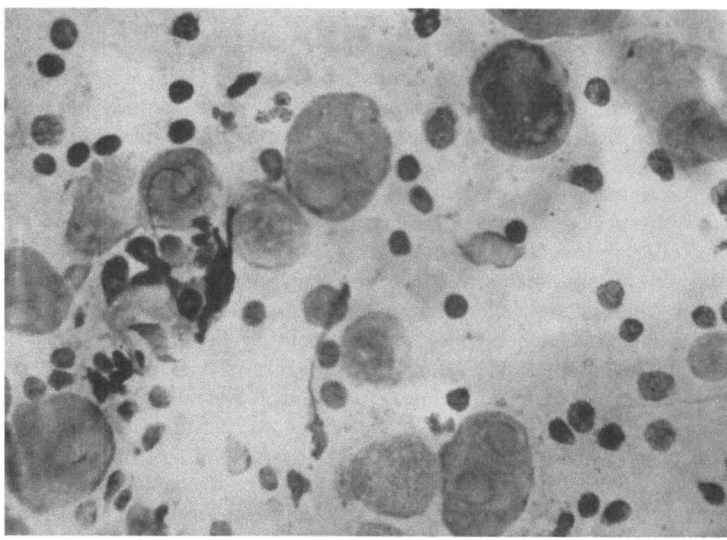

Abb. 13.   Retothelsarkom mit Riesenzellbildungen und bemerkenswert großen Nucleolen; daneben vielfach kleine Tumorzellen

8. Retikulosen der Haut

Bezüglich cytologischer Untersuchungen an sog. reinen, primären Retikulosen der Haut liegen nur ganz vereinzelt Untersuchungen vor. So von Montgomery und Watkins (1937), die bei einer Beobachtung von Monocyten-Leukämie in Abstrichen entsprechender Hautveränderungen gleichartig pathologische Zellen, wie sie im peripheren Blut nachgewiesen wurden, feststellen konnten. Tritsch und Kiessling (1956) teilten cytologische Befunde mit, die sie in Schabepräparaten von ulcerösen Hautveränderungen wie auch in Tupfpräparaten excidierter Lymphknoten bei primärer Retikulose der Haut beobachten konnten. Sie sahen in dichten Verbänden liegende, gleichförmige Zellen von 14 μ Durchmesser mit einem blaßblauen, mittelbreiten Cytoplasma, das keine Granulierungen — in den Hautherden aber Vacuolisierungen — und vielfach exzentrisch gelegene rundliche Kerne mit 1—2 Nucleoli zeigte.

Bei *sog. Reticulosarkomatose* (Gottron) haben die gleichen Autoren cytologische Befunde von Lymphknotenpunktaten beschrieben. Sie sahen in den Ausstrichen 15 μ große Zellen mit einem feinwabigen, hin und wieder auch vacuolisierten, hellblauen Cytoplasma und runden, fein strukturierten Kernen und hin und wieder blassen Nucleolen (Retikulosezellen). Cytologische Befunde von extramedullären Plasmocytomen der Haut, die verschiedentlich beschrieben wurden (Duvoire u. Mitarb., Kin, Snapper, Bluefarb, Leinbrock), liegen in der Literatur offenbar nicht vor. Es gibt allein diesbezügliche Mitteilungen von Lymphknotenbefall beim Plasmocytom (Tischendorf). Bei sog. granulomatösen

Retikulosen (Lymphogranulomatose Paltauf-Sternberg und Mycosis fungoides) sind jedoch diesbezügliche Untersuchungen entsprechender Hautveränderungen bekannt geworden.

a) Lymphogranulomatose Paltauf-Sternberg

Spezifische Hautveränderungen bei Lymphogranulomatose Paltauf-Sternberg wurden 1954 von WILSON cytologisch untersucht. Er fand typische Sternbergsche Riesenzellen der verschiedensten Entwicklungsphasen, womit die Spezifität der betreffenden Hautveränderungen erwiesen wurde. Die Cytologie ist mehr und mehr die Methode der Wahl bei der Untersuchung entsprechend befallener Lymphknoten geworden. Sie bietet den Vorteil der Serien- und Wiederholungspunktion

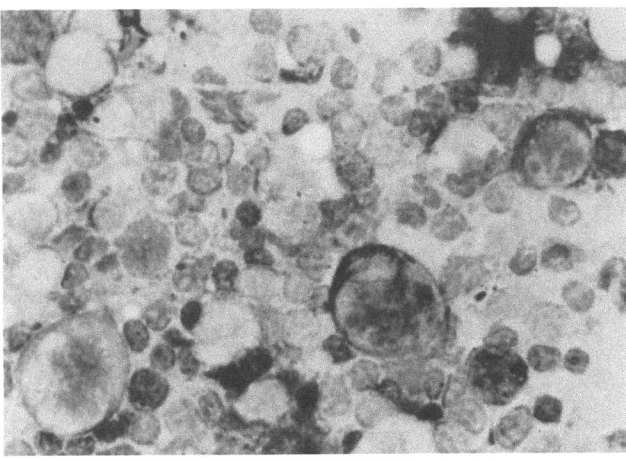

Abb. 14. Mehrkernige Sternbergsche Riesenzellen bei Lymphogranulomatose Paltauf-Sternberg (Lymphknotenpunktat)

im Gegensatz zu der für die Histologie notwendigen Lymphknotenexstirpation, die nicht beliebig wiederholt werden kann. Die Cytologie soll nach TISCHENDORF vielfach der histologischen Untersuchung, vor allem in Frühstadien bei der Lymphogranulomatose, überlegen sein. Wenn auch bei den allerfrühesten Veränderungen im Sinne einer lymphatischen Hyperplasie cytologisch die Diagnose nicht zu stellen ist, so gilt dies in gleicher Weise für die histologische Untersuchung. Man kann aber dann an anderen verdächtigen Lymphonodi die Punktion wieder holen, ohne daß dies für den Patienten wie die operative Entfernung eines Lymphknotens einen wesentlichen Eingriff bedeutet. Die cytologische Diagnose steht und fällt mit dem Auffinden von sog. Hodgkin-Zellen und insbesondere von Sternbergschen Riesenzellen. Bei diesen handelt es sich um sehr große Zellelemente mit einem basophilen, vielfach auch vacuolisierten, aber nicht granulierten Cytoplasma, das in der Regel scharf begrenzt ist, gelegentlich aber auch unscharf in die Umgebung ausläuft. Die Kerne, die in der Mehrzahl vorhanden sind (bei Einkernigkeit spricht man von sog. Hodgkin-Zelle), sind vielfach unterschiedlich groß und können sich überlagern (Abb. 14). Sie zeigen ein zartes Chromatingerüst und einen vielfach tiefblauen Nucleolus, der nur bei ganz unreifen Formen fehlt (NEUMANN und FEIGEN). Im eigenen Krankengut haben wir wiederholt bei zunächst unklarem Pruritus durch Punktion entsprechender Lymphonodi die Diagnose Lymphogranulomatose stellen und damit die Ursache des vorliegenden Pruritus klären können.

b) Mycosis fungoides

Cottini (1937) hat in einer ausführlichen Arbeit über cytologische Untersuchungen bei Mycosis fungoides sowohl an Haut- wie an Lymphknotenveränderungen an Hand von drei Beobachtungen Mitteilung gemacht. Weitere cytologische Befunde, insbesondere auch die für die Diagnosestellung wichtige Mykosiszelle, wurden von Winer (1947), Zoon und Mali (1950) sowie Swiller, Feldman und Morrison (1953), ferner Wilson (1954) beschrieben. Swiller u. Mitarb. haben auch Mykosiszellen im Sternalmark beobachten können. Bei dieser handelt es sich um sehr große Zellelemente (30—40 μ) mit einem oder zwei rundlichen, ovalen oder auch unregelmäßig gestalteten und in der Regel exzentrisch

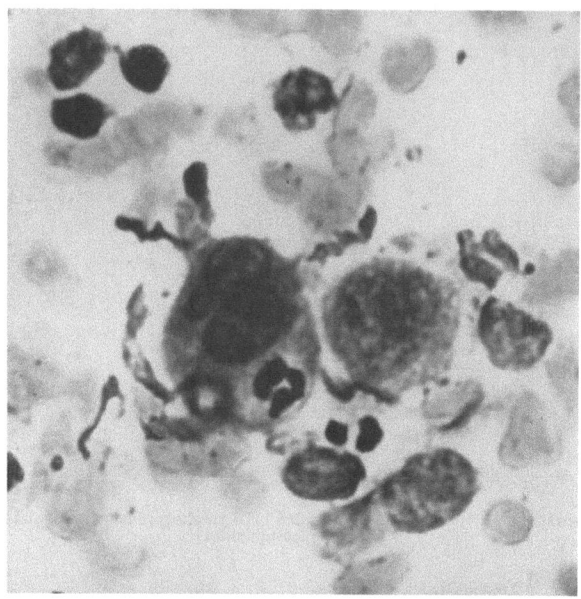

Abb. 15. Sog. Mycosis-Zellen, die durch Größe, den vielfach exzentrisch gelegenen, dunklen Kern (eventuell Mehrkernigkeit) auffallen

gelegenen dunklen Kernen, die vielfach keine Nucleolen aufweisen. Lever glaubt, daß diese Zelle sich von den Stammzellen ableitet und Pautrier sieht in der Mykosiszelle eine unreife pathologische reticuläre Zelle, die in ihrer Entwicklung zur Sternbergschen Riesenzelle auf halbem Wege stehengeblieben ist. Finden sich in den cytologischen Ausstrichen keine Mykosiszellen, so geben zumindest polymorphgeformte Histiocyten und unreife Reticulumzellen mit großen Kernen und hellen bläschenförmigen Nucleoli einen Hinweis darauf, daß ein malignes Infiltrat reticulärer Herkunft vorliegt. Untersuchungen von Getz u. Mitarb. haben aber gezeigt, wie schwierig die cytologische Diagnose der Mycosis fungoides sein kann. So fanden sie in Abstrichen von Hautveränderungen von 11 Beobachtungen an Mycosis fungoides 4mal keine unreifen Zellformen, bei weiteren 4 Beobachtungen lagen unreife, fragile mononucleäre Zellen vor und weiterhin einmal reticuläre, vielkernige Zellen und bei 2 Beobachtungen des Tumorstadiums typische, ausgeprägte maligne Zellen vom „Sternberg-Typ". Im eigenen Krankengut konnten wir bisher bei 10 Kranken mit Mycosis fungoides des II. und III. Stadiums cytologische Untersuchungen an Hautinfiltraten bzw. Tumoren vornehmen und in einem Teil der Fälle auch deutlich vergrößerte regionale Lymphknoten untersuchen. Während bei einem Teil der letzteren sich das Bild einer lymphatischen

Hyperplasie zeigte, fanden sich auch solche mit einem offensichtlich spezifischen Substrat. Dieses war ebenso wie bei den Veränderungen an der Haut charakterisiert durch unterschiedlich große reticuläre Elemente mit Verschiebung der Kernplasmarelation zugunsten der Kerne, mit unregelmäßig großen Nucleolen und mit gelegentlich auffallend vielen Mitosen. Es fanden sich daneben Lymphocyten und Histiocyten, die zum Teil auch Speicherungsvorgänge zeigen, Fibrocyten und in unterschiedlicher Häufung eosinophile Granulocyten. Wiederholt wurden von

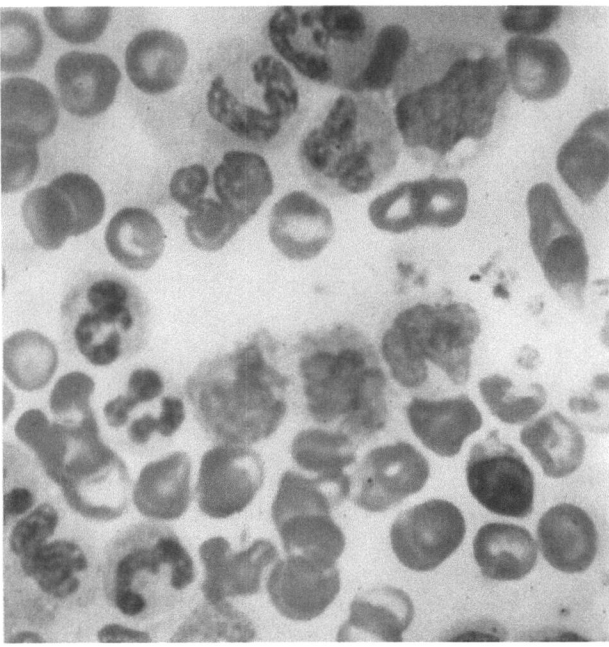

Abb. 16. Einschwemmung monocytoider reticulärer Zellen im peripheren Blut bei Mycosis fungoides

uns auch sog. Mykosiszellen beobachtet, die, wenn vorhanden, die Diagnose Mycosis fungoides auf Grund des cytologischen Befundes stellen lassen (Abb. 15). Im peripheren Blut können terminal gelegentlich Einschwemmungen reticulärer Zellen beobachtet werden (Abb. 16).

c) Sog. lipomelanotische Retikulose

Die lipomelanotische Retikulose ist charakterisiert durch eine reticuläre Hyperplasie regionaler Lymphknoten mit Speicherungsvorgängen im Sinne einer sekundär entzündlichen-resorptiven Reaktion, die gegeben ist bei verschiedenen, zum Teil erythrodermischen Hautleiden (PAUTRIER und WORINGER). Es handelt sich demnach um einen hyperplastischen Vorgang und nicht um eine Retikulose im strengen Sinne der Definition des Begriffes. Die Ausstriche von Lymphknotenpunktaten sind charakterisiert durch eine Reticulumzellhyperplasie. Malignitätskriterien fehlen, insbesondere finden sich kein Zellpolymorphismus und keine „Sternbergisation der Reticulumzelle" (SCHNYDER und SCHIRREN). Bei der Beurteilung diesbezüglicher cytologischer Ausstriche ist auf die Gleichförmigkeit der Zellen zu achten, die verhältnismäßig groß sind und ein blasses, unscharf begrenztes Cytoplasma aufweisen. Die Kerne können groß und verhältnismäßig blaß sein, die Kernmembran ist scharf begrenzt, gelegentlich gelappt oder eingekerbt. Die Zellen erreichen nie die Größe der Sternbergzellen, wie auch Mitosen oder Riesenzellbildungen fehlen oder nur ganz vereinzelt vorkommen. Zu achten ist weiterhin auf Lipoid- und Melanineinschlüsse, die intracellulär liegen. Letztere

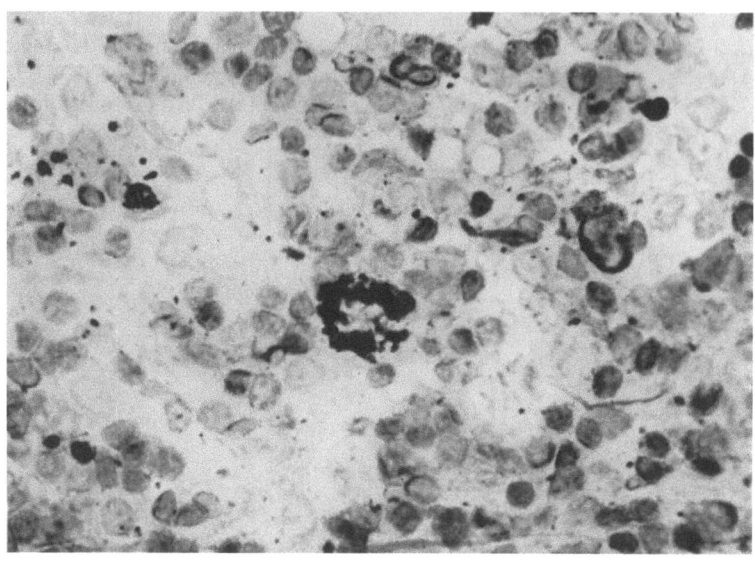

a

haben wir stets, erstere nur in einzelnen Fällen beobachten können. Neben den beschriebenen reticulären Zellformen finden sich dann noch Eosinophile, aber auch Plasmazellen und Gewebsmast-zellen, die vielfach vermehrt in dem Lymphknoten vorliegen. Hin und wieder sieht man auch neutrophile Leukocyten, die aus den Sinus her-rühren. Beim Vorliegen eines wie eben geschilderten typischen cytologischen Bildes kann man sich unserer eigenen Erfahrung nach an bisher fünf Be-obachtungen offensichtlich die Lymph-knotenexstirpation und histologische Untersuchung ersparen (Abb. 17a, b).

d) Speicherkrankheit (sog. Speicherretikulosen)

Aus dem cytologischen Nachweis von sog. Schaumzellen ergibt sich der Ver-dacht auf das Vorliegen einer Speicher-krankheit, ohne daß eine weitere Ein-engung der Differentialdiagnose möglich ist. Solche Untersuchungen sind mit-

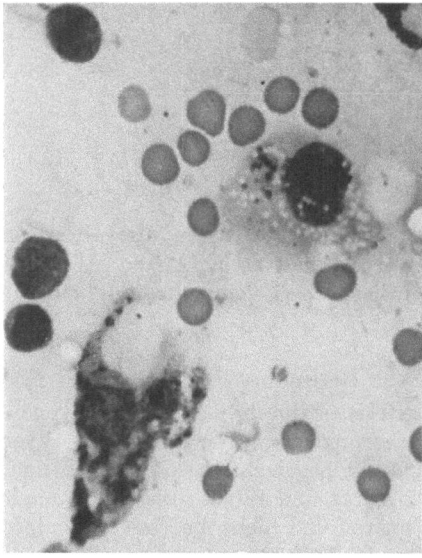

b

Abb. 17a u. b.   Lymphknotenpunktat bei sog. lipo-melanotischer Reticulose. In der Übersichtsaufnahme (a) imponiert die Gleichförmigkeit der Zellen, die blaß gefärbt sind. Deutlich erkennbar sind Melaninein-schlüsse. In b sieht man neben solchen auch Lipoideinschlüsse im Cytoplasma

geteilt worden von Zach, der bei Lipoid-Granulomatose (Morbus Hand-Schüller-Christian) entsprechende Lymphknotenschwellungen punktierte. Diese Schaum-zellen zeigen ein weites Protoplasma (40—46 μ), das stark vacuolisiert ist. Dabei werden die Vacuolen durch Konfluieren peripherwärts größer, während sie am kleinsten um den zentral gelegenen Kern sind. Die einzelnen Vacuolen werden

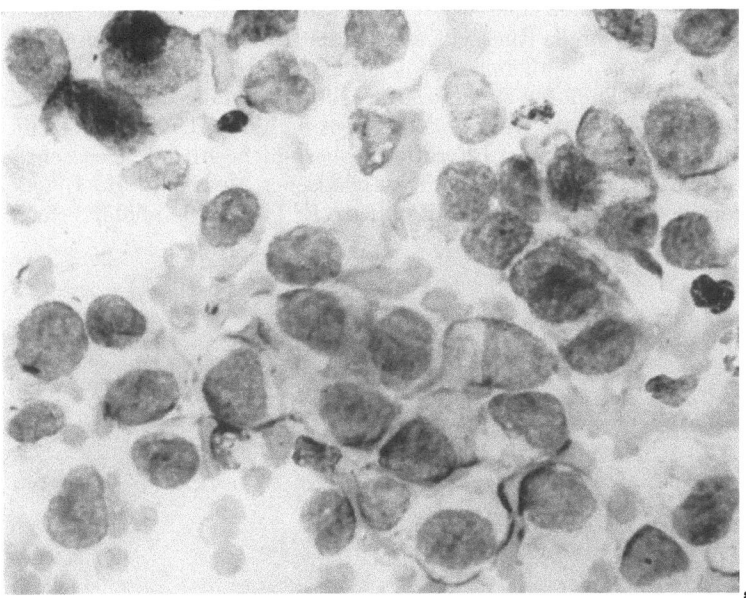

durch Protoplasmasepten scharf gegeneinander abgegrenzt. Das Cytoplasma ist unscharf begrenzt, an anderen Zellen finden sich dann gegebenenfalls Reticulumzellen und Lymphocyten, so daß Bilder eines Mikrogranuloms entstehen (ZACH). Eigene Untersuchungen bei Abt-Letterer-Siwe-Krankheit zeigten in großer Anzahl jugendliche Reticulumzellen. Neuerdings liegt eine entsprechende Mitteilung auch vor von GOLDMAN, CABE und SAVYER, die die Bedeutung der Cytologie für die Diagnosestellung der Abt-Letterer-Siweschen Krankheit unterstreichen. Die Materialentnahme wurde auch bei ihnen durch Abschaben von entsprechenden Hautveränderungen durchgeführt.

9. Metastatische Tumoren an der Haut

Auf regionale Lymphknotenmetastasen bei Plattenepithelcarcinomen, beim malignen Melanom usw. wurde bereits eingegangen. Hier sei nun die

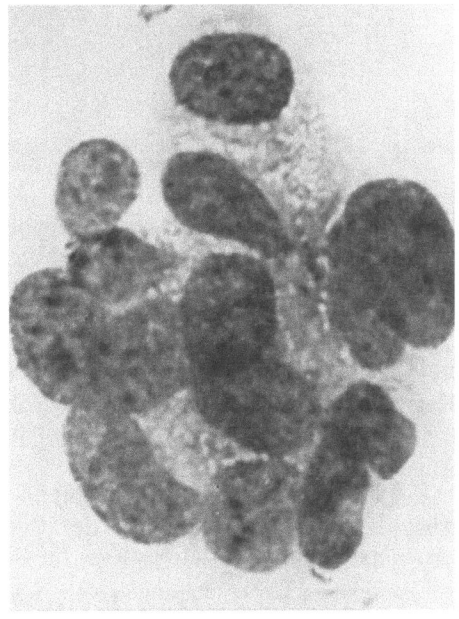

Abb. 18a u. b. Hautmetastase eines Mamma-Carcinoms. Wenig ausgeprägter Zellpolymorphismus, jedoch große Kerne, die Anisochromie (a) und gegebenenfalls reichliche Vacuolisierung des Cytoplasmas zeigen (b)

Rede von Hautmetastasen von Primärtumoren an inneren Organen. Die Beurteilung solcher Metastasen bezüglich der Frage nach dem Sitz des Primärtumors kann histologisch große Schwierigkeiten machen. Aus diesem Grund sollte zusätzlich stets auch ein Tupfpräparat von dem Probeexcisat vorgenommen werden, da hierdurch in manchen Fällen eine bessere Beurteilung der Zellcharakteristiken möglich ist und so gegebenenfalls Rückschlüsse auf die Herkunft des betreffenden Tumors möglich sind. Was die alleinige cytologische Untersuchung anlangt, so kann bei solchen malignen Tumoren zumindest im Hinblick auf das ortsfremde Zellmaterial die Diagnose ,,Metastase eines *organfremden* malignen Tumors'' gestellt werden. Verschiedentlich liegen in der Literatur diesbezügliche Mitteilungen vor; so konnte Wilson auf Grund entsprechender cytologischer Merkmale die Diagnose einer Adenocarcinommetastase der Haut stellen. Er fand in den entsprechenden Aus-

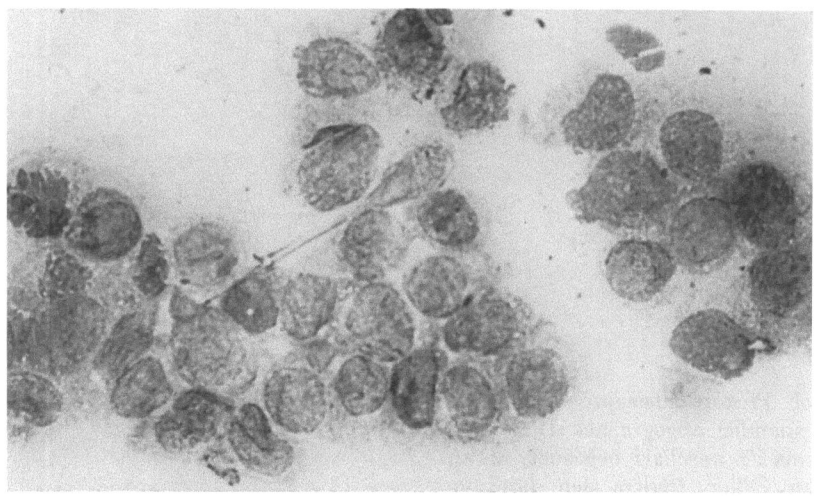

Abb. 19. Seminom-Hautmetastase. Großkernige, unscharf begrenzte Zellen mit lockerem und grobbalkigem Chromatin und vereinzelten Nucleolen liegen in dichtem Verband

strichen unreife Zellen mit einem vacuolisierten Cytoplasma um große Kerne, die Nucleolen enthielten. Mit Hilfe der Mucicarminfärbung konnten in den Vacuolen Schleimsubstanzen nachgewiesen werden.

Im eigenen Krankengut haben wir wiederholt cytologisch *Mammacarcinommetastasen* diagnostizieren können. Sie sind charakterisiert durch in lockerem Verband liegende große Zellen, die ein blasses Cytoplasma und auffallend große Kerne mit teilweise monströsen Nucleolen zeigen.

Der Zellpolymorphismus ist verhältnismäßig gering ausgeprägt, aber die Anisochromie der Kerne und die Verschiebung der Kernplasmarelation und besonders große Nucleolen wiesen auf die Malignität der Zellhaufen hin (Abb. 18a). Ausgedehnte Vacuolisierungen des Cytoplasmas werden gerade bei Mammacarcinomen und deren Metastasen (in Sekretionsphase?) beobachtet (Abb. 18b).

In eigenen Untersuchungen von *Seminom-Metastasen* der Haut konnten wir großkernige Zellen mit einem unscharf begrenzten Cytoplasma sehen. Das Chromatin war verhältnismäßig locker und grobbalkig, die Nucleolen von hellblauer Farbe und scharf abgegrenzt. Die Kerne erwiesen sich als rundlich bis unregelmäßig konfiguriert und das Cytoplasma war gelegentlich vacuolisiert. Die Zellen lagen in auffallend dichtem Verband (Abb. 19).

Cytologisch ungemein charakteristisch sind *Hautmetastasen eines Hypernephroms*, wie wir Gelegenheit hatten, zu beobachten. Sie zeichnen sich aus durch ein hellblaues, leicht zerfließliches und vielfach an Schaumzellen erinnerndes Cytoplasma. Die Kerne sind exzentrisch gelegen, das Chromatin kurzbalkig, feinkörnig oder engmaschig und scharf begrenzt. Vielfach finden sich große blaue Nucleoli (Abb. 20).

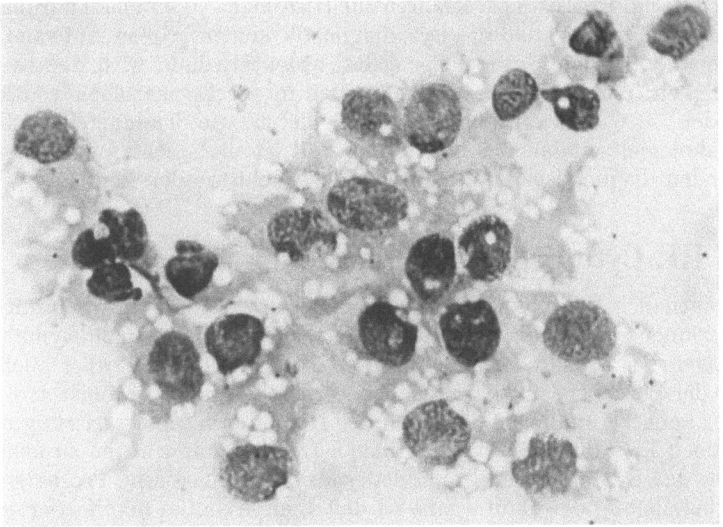

Abb. 20. Hautmetastase eines Hypernephroms. Charakteristisch sind exzentrisch gelegene Kerne mit engmaschigem Chromatingerüst und einem hellblauen, zerfließlichen, stark vacuolisierten Cytoplasma (vielfach auch syncytielle Verbände)

10. Bedeutung und Grenzen der Cytodiagnostik bei Tumoren und Retikulosen der Haut

Die Cytodiagnostik von Tumoren und Retikulosen der Haut ist bislang noch ein Stiefkind der Dermatologie. Die Ursache dafür — leichte Zugänglichkeit am Hautorgan für eine Probeexcision und damit histologische Untersuchung usw. — wurde bereits besprochen. Andererseits wurde auch auf die Bedeutung cytodiagnostischer Untersuchung als Ergänzungsmethode für die Histologie hingewiesen. Vor allem WILSON hat dies an Hand verschiedener Fälle von Sarkomen zeigen können. Erst die Cytodiagnostik konnte dabei eine genauere, nosologische Einordnung der betreffenden Sarkome ermöglichen, was histologisch allein nicht durchführbar war. Aber auch eine alleinige cytologische Untersuchung ist in vielen Fällen in der Lage, die Diagnose zu klären. Unsere Erfahrung steht damit in Übereinstimmung mit TZANCK u. Mitarb., CASTELAIN und CASTELAIN u.a., die darauf hingewiesen haben, daß beim Basaliom, beim Plattenepithelcarcinom (nach TZANCK auch beim intermediären Epitheliom) und vor allem auch beim malignen Melanom eine cytologische Untersuchung allein genügen kann. Das gleiche gilt unseren Beobachtungen nach für den Morbus Paget, für Metastasen eines Adenocarcinoms in Sekretionsphase, eines Hypernephroms und viele andere Tumoren mehr. Es gilt dies auch für jene Retikulosen, die durch markante Zellformen (Sternbergsche Riesenzellen, Mykosiszelle usw.) charakterisiert sind. Es ist dies in eigenen Beobachtungen wiederum nicht sicher möglich gewesen beim Seminom, dessen cytologische Merkmale im wesentlichen denen eines Carcinoms entsprechen. Aber abgesehen von der exakten Zuordnung des betreffenden Tumors dürfte die Diagnose eines malignen Tumors zumindest ganz allgemein cytologisch zu stellen sein, was von eminenter praktischer Bedeutung ist. Wenn man von der Cytodiagnostik nicht mehr verlangt als sie geben kann, d.h. wenn man sie praktisch anwendet bei den besprochenen Tumoren und bei jenen Formen von Retikulosen, die durch markante Zellformen charakterisiert sind, dann stellt auch die Cytologie eine sehr brauchbare Methode dar, vielfach als Methode für sich allein oder als ein Ergänzungsverfahren zur Histologie. Wenn man darüber hinaus noch in Betracht zieht, daß die Cytodiagnostik keinen großen Aufwand für den Patienten und für den Untersucher selbst bedeutet, dann wird daraus klar die Notwendigkeit, dieses Verfahren gerade auch in der Dermatologie routinemäßig anzuwenden, so wie dies in anderen Fachgebieten, wie der inneren Medizin und der Gynäkologie, seit langem bereits der Fall ist und nicht mehr aus den anzuwendenden diagnostischen Verfahren weggedacht werden kann.

III. Cytodiagnostik hautnaher Lymphknoten

Die hautnahen Lymphknoten werden bei sehr vielen Dermatosen mitbeteiligt oder sie können selbständig erkranken. So kennen wir regionale Lymphknotenschwellungen bei Erythrodermien (primäre, d.h. Retikulosen, aber auch sekundäre), bei der Lues, bei der Tularämie, bei der Acrodermatitis chronica atrophicans, dann aber auch bei malignen Tumoren der Haut durch Metastasierung usw. An selbständigen Erkrankungen der hautnahen Lymphknoten wären zu nennen beispielsweise das Lymphknotenskrophuloderm und neoplastische Prozesse, die sich ohne Mitbeteiligung des Hautorgans an den Lymphknoten manifestieren.

Im Anschluß an die Abhandlung der Cytologie der Tumoren und Retikulosen der Haut, wobei die metastatischen Lymphknotenaffektionen bereits besprochen wurden, sei nun zunächst auf die primären Tumoren und Retikulosen der hautnahen Lymphonodi eingegangen. Bei den primären Tumoren der Lymphknoten handelt es sich um Sarkome, wobei diese vom lymphatischen oder reticulären Gewebe ausgehen. Man unterscheidet hierbei ein Lymphoblasten- und ein Lymphocytosarkom sowie das Retothelsarkom.

1. Lymphoblastensarkom

Dieses ist cytologisch charakterisiert durch Lymphoblasten mit Malignitätszeichen. Vielfach sind die Zellen nacktkernig oder sie haben einen schmalen Cytoplasmasaum, sind abgerundet oder liegen frei. Die Kerne sind intensiv blau gefärbt, das Chromatin ist unregelmäßig verteilt und „durchlöchert". Die Kerne, in Ein- oder Mehrzahl vorhanden, sind rundlich, gelappt oder eingebuchtet, die Nucleolen groß und gegebenenfalls multipel. Mitosen sind zahlreich. Vielfach liegen allein monströse Zellformen vor, ohne daß Differenzierungen zu den lymphocytären Formen zu erkennen sind, so daß in diesen Fällen der Charakter der Lymphoblasten nur schwer zu erkennen ist. Die Diagnose kann aber nur gestellt werden auf Grund der großen Anzahl unreifer Lymphocyten, die als Lymphoblasten bezeichnet werden müssen, worauf Ultmann u. Mitarb. (1958) hinwiesen. Die von diesen Autoren beschriebenen Fälle zeigten Zellen, bei denen die Kern-Plasma-Relation zugunsten der Kerne verschoben war, die ein blaues und granuliertes Cytoplasma mit einem perinucleären Hof aufwiesen, bei denen die Kerne rund oder irregulär gestaltet waren und ein gestipptes Chromatin mit einem bis drei Nucleolen zeigten. Ähnliche Fälle sind von Streicher und Sandkühler als polymorphes Lymphosarkom beschrieben worden, wobei ebenfalls die Ähnlichkeit der Zellen mit Lymphoblasten verschiedener Größen betont wird. Mehrkernigkeit, häufige Mitosen und Riesenzellbildungen werden von ihnen hervorgehoben.

2. Lymphocytosarkom

Bei diesem wird der Ausstrich beherrscht von reifen Lymphocyten neben wenigen Lymphoblasten. Während beim Lymphoblastensarkom mit seinen monströsen, vielfach sehr undifferenzierten Zellformen der Malignitätscharakter leicht zu erkennen ist, aber gegebenenfalls die Zellarten schwer zu differenzieren sind, ist letzteres beim Lymphocytosarkom leicht, die Erkennung des Sarkomcharakters aber schwierig. Eine Abgrenzung gegenüber der lymphatischen Hyperplasie können die wenig typischen Bilder des Lymphocytosarkoms vielfach kaum möglich machen (MALLARMÉ 1955). Das Chromatin kann etwas mehr geklumpt sein, wie bei einer chronischen Lymphadenitis, worauf ULTMANN u. Mitarb. an Hand von zwei diesbezüglichen Fällen hinweisen. Die differentialdiagnostischen Schwierigkeiten werden auch von TISCHENDORF hervorgehoben, der zur Abgrenzung gegenüber der lymphatischen Hyperplasie auf das Vorhandensein zahlreicher Nucleolen in den nacktkernigen Zellen, die auf den Tumorcharakter hindeuten, aufmerksam macht. Erheblich können die differentialdiagnostischen Schwierigkeiten gegenüber der Lymphadenose sein, bei der sich in der Regel jedoch Lymphblasten in größerer Anzahl als beim Lymphocytosarkom finden. Nach STREICHER und SANDKÜHLER unterscheidet sich dieses cytologisch von der Lymphadenose durch unreifere Kernformen, erhöhte Mitosenzahl sowie durch unregelmäßige Chromatinstrukturen.

3. Retothelsarkom

Hier wird das cytologische Bild beherrscht von Reticulumzellen, die in maligner Umwandlung begriffen sind. Die Kerne sind meist sehr groß, das Chromatin kann fein gekörnt sein oder aus groben, unregelmäßigen Schollen bestehen. Die gegebenenfalls monströsen Kerne können gelappt oder unregelmäßig begrenzt sein, die Nucleolen scheinen als auffallend große blaue Flecke durch das lockere netzförmige und weitmaschige Chromatingerüst hindurch. Das Cytoplasma ist fahlblau, weist manchmal Einschlüsse und Vacuolisierungen auf. Die Zellen liegen teils im Syncytium, teils sind sie freiliegend. MALLARMÉ (1955) hat darauf hingewiesen, daß in den Ausstrichen von Retothelsarkomen oftmals ein intensiv gefärbtes Grundgewebe vorliegt, dessen Fasern, gefärbt wie die Kerne, in langen, parallel zueinander gerichteten Fäden angeordnet oder filzartig verflochten sind, zwischen denen sich die malignen reticulären Zellen finden. Neben undifferenzierten Retothelsarkomen finden sich auch differenziertere Formen, das *Histiocytosarkom*, dessen Zellen das Aussehen maligner histiocytärer Elemente haben, das *Plasmocytosarkom* mit malignen Plasmocyten, Proplasmocyten und Plasmoblasten und schließlich *Gewebsmastzellsarkome*, die isoliert in Lymphknoten wohl nicht vorkommen, sowie Sarkome von gemischten oder nicht näher einordbaren Zelltypen (MALLARMÉ).

Mit der gegebenen Schilderung der Retothelsarkome stimmen jene anderer Autoren im wesentlichen überein. STREICHER und SANDKÜHLER betonen, daß die Zellen in der Regel nicht scharf begrenzt sind, daß das Chromatin locker, netzförmig, verhältnismäßig weitmaschig oder unregelmäßig strukturiert sein kann und daß die scharf begrenzten Nucleolen beträchtliche Ausmaße erreichen können. Auch wurden von ihnen abnorme Mitosenfiguren beobachtet. ANDRÉ und DREYFUS (1955) fanden die ungewöhnliche Zellgröße, die verwirrenden Kernformen und hyperbasophilen Nucleolen als besonders charakteristisch für das Retothelsarkom. ULTMANN u. Mitarb. heben die gelegentliche Vielzahl (eins bis vier) der Nucleolen hervor. Die Tumorzellgröße wird von TISCHENDORF mit $20-25\,\mu$ angegeben und auf die Ähnlichkeit der Tumorzellen mit jungen Riesenzellen der

Lymphogranulomatose hingewiesen. Sowohl Mallarmé wie auch Neumann und Feigen (1954) heben das Vorkommen von Zellverbänden in den Ausstrichen als charakteristisch für das Retothelsarkom hervor.

Differentialdiagnostische Schwierigkeiten gegenüber der Lymphogranulomatose sind gelegentlich gegeben. Bei letzterer findet sich aber keine Nacktkernigkeit, die ein häufiges Tumormerkmal ist. Ferner finden sich Sternbergsche Zellen in Gemeinschaft mit einer granulomatösen, selbst nicht malignen Reaktion, während beim Retothelsarkom diese fehlt und die Tumorzellen gleichmäßig, homogen ausgebreitet sind. Schwierigkeiten ergeben sich evtl. beim sog. Hodgkin-Sarkom, bei dem es sich um eine Lymphogranulomatose mit Vorherrschen vielfach gruppenförmig angeordneter Sternberg-Zellen und einer nur schwach ausgeprägten granulomatösen Reaktion handelt (die Lymphogranulomzellen können 60—70% aller Zellelemente betragen). Bei den Lymphogranulom-Zellen liegt in der Regel ein breiterer Plasmasaum vor, als dies bei den Sarkomzellen der Fall ist, die auch stärker differierende Kerngrößen besitzen. Streicher und Sandkühler sehen ein unspezifisches Unterscheidungsmerkmal darin, daß die Nucleolen der Sarkomzellen grau- bis hellblau und in der Farbe variabler sind, als dies bei der Lymphogranulomatose der Fall ist.

4. Cytologie primärer Retikulosen der Lymphknoten

Die hautnahen Lymphknoten werden bei Retikulosen der Haut vielfach mitbefallen, worauf bereits eingegangen wurde. Es gibt aber auch Retikulosen, die primär in den Lymphknoten sich manifestieren und gegebenenfalls sekundär die Haut mitbefallen können. Hierzu gehören vor allem das Plasmocytom und die Lymphogranulomatose Paltauf-Sternberg. Besonders zu nennen ist aber das großfollikuläre Lymphoblastom (Brill-Symmers), da dieses offenbar nie die Haut mitbefällt (entsprechende in der Literatur mitgeteilte Beobachtungen von Morbus Brill-Symmers mit — meist erythrodermischen — Hauterscheinungen haben der Kritik nicht standgehalten).

Die Beteiligung der regionalen Lymphknoten bei den verschiedenen Retikulosen der Haut wurde bereits besprochen, desgleichen jene Retikulosen, die bevorzugt die hautnahen Lymphonodi betreffen und gelegentlich zu spezifischen Hautherden führen (z.B. Plasmocytom, Lymphogranulomatose Paltauf-Sternberg). Alleiniger Befall der Lymphknoten ohne Beteiligung des Hautorgans ist bei der *Brill-Symmersschen Krankheit* (großfollikulärem Lymphoblastom) gegeben. Entsprechende cytologische Untersuchungen wurden in der Literatur wiederholt mitgeteilt, so von Tischendorf, von Streicher und Sandkühler sowie Heilmeyer (1955), ferner Mallarmé (1955). In den Ausstrichen finden sich kleine reife und große lymphoblastische Lymphocyten neben großzelligen Reticulumzellen. Diese besitzen ein zartblaues, nicht granuliertes Plasma und große rundliche Kerne mit gelegentlich zarten Nucleolen (Tischendorf). Beim Übergang des Präsarkoms in Sarkom wird eine ausgeprägtere Kernpolymorphie und eine Erhöhung des Mitosenindexes beobachtet (Streicher und Sandkühler). Eosinophilie fehlt, während Gewebsmastzellen gehäuft beobachtet werden. Heilmeyer betont die Ähnlichkeit des cytologischen Bildes mit der hyperergischen Lymphknotenhyperplasie. Nach Forteza Bover (1947), Tischendorf, Streicher und Sandkühler sollte man an Morbus Brill-Symmers denken, wenn in den cytologischen Ausstrichen eine herd- und haufenförmige Ansammlung von großzelligen, lymphatischen Reticulumzellen bei gleichzeitig lymphatischer Hyperplasie angetroffen wird. Die meisten Autoren halten allerdings das cytologische Bild zu wenig charakteristisch, als daß auf die histologische Untersuchung verzichtet werden könnte.

5. Cytologie von Lymphknotenpunktaten bei Leukosen

a) Lymphadenose

Die verschiedenen Formen der Lymphadenose sind allein aus Lymphknotenpunktaten nur schwierig, gegebenenfalls überhaupt nicht sicher zu diagnostizieren. Immerhin geben aber entsprechende Ausstriche in vielen Fällen weitgehende Hinweise für die Diagnose. Man findet eine erhebliche hyperplastische Lymphocytenbildung bei der chronischen, während bei der akuten Verlaufsform Lymphblasten mit Nucleoli in größerer Anzahl vorliegen. Auch die ausgereiften Lymphocyten zeigen gewisse Kernmerkmale, die für das Bestehen einer Lymphadenose sprechen. Das Chromatin zeigt mosaik- oder schachbrettartige Strukturen, worauf STRUNGE (1944) vor allem hinwies. Solche Kernstrukturen werden beim Lymphocytosarkom nicht beobachtet. Morphologisch stimmen bei der leukämischen und subleukämischen Lymphadenose die cytologischen Punktatbilder überein, was unter anderen TISCHENDORF hervorhob.

b) Myelose

Bei dieser sind die hautnahen Lymphknoten in der Regel nicht mitbefallen, myeloische Metaplasie kommt aber gelegentlich, insbesondere bei der Meyloblastenleukämie, in den Lymphonodi vor. Cytologisch finden sich Myeloblasten, die aber erst bei Vorhandensein von Megakaryocyten beweisend sind, da evtl. sonst Verwechslungen mit Blutbeimengungen möglich sind (TISCHENDORF, STREICHER und SANDKÜHLER). Entsprechende Untersuchungen von Lymphknotenpunktaten haben WAHLSTRÖM (1951) sowie von FLEISCHHACKER und KLIMA (1937) mitgeteilt.

6. Cytologie entzündlicher Lymphknotenveränderungen

a) Lymphknotenhyperplasie

Bei den verschiedensten umschriebenen oder allgemeinen Krankheitsprozessen, vor allem solchen, die die Haut in Mitleidenschaft ziehen (exanthematische Krankheiten), kommt es zu entzündlichen Schwellungen der hautnahen Lymphknoten. Diese sind teils unspezifische und z.T. auch spezifische reaktiv-entzündliche Lymphknotenhyperplasien (wie beispielsweise bei Lues, beim Lymphogranuloma inguinale, bei der Tularämie usw.). Histologisch und cytologisch findet sich aber bei beiden nur eine reaktive hyperplastische Entzündung der Lymphonodi (Abb. 21), so daß eine allein morphologische Differenzierung nach entsprechenden Krankheiten nicht möglich ist. Rein praktisch kommt hierbei vielfach der Lymphknotenpunktion mehr eine Bedeutung für den entsprechenden Erregernachweis (z.B. bei Lues) zu. Ähnliche Bilder finden sich auch anfänglich bei verschiedenen Krankheiten, in deren späterem Verlauf sich an den Lymphknoten sehr wohl histologisch und cytologisch ein spezifisches Substrat darbietet.

Diese entzündliche Hyperplasie kann eine gleichmäßige sein, die sich auf sämtliche reife und unreife lymphatische Zellelemente erstreckt, oder es liegt eine ausschließliche Vermehrung gleichalteriger lymphatischer Zellen vor, und letztlich kann es sich um eine Vermehrung vorzüglich der alten reifen Lymphocyten handeln (PAVLOVSKY, zit. nach TISCHENDORF).

Die gleiche Vermehrung reifer und unreifer Lymphocyten findet sich bei der reaktiven Lymphknotenhyperplasie zu Beginn, während späterhin eine mehr einseitige Zellvermehrung zugunsten der jugendlichen lymphatischen Elemente stattfindet. Dabei kommt es vielfach zur Wucherung auch des lymphatischen Reticulums und vor allem Ablösung von Sinusendothelien, die gegebenenfalls sich

an Phagocytosevorgängen beteiligen. Das ist insbesondere bei der sog. unspezifischen entzündlich-infektiösen Lymphknotenhyperplasie der Fall. Neben
diesen finden sich zahlreiche neutrophile Granulocyten und Lymphocyten. Solche
Befunde sieht man vornehmlich bei pyogenen Infektionen, wobei es dann häufig
zur Abszedierung kommt. Jedoch kann eine solche auch ausbleiben und der
Prozeß sich zurückbilden, wobei sich dann im Punktat neben reifen alten Lymphocyten Fibroblasten und endotheliale Zellen finden.

Dermatologischerseits zu erwähnen sind hyperplastische Lymphknotenpunktate ohne neutrophile Granulocyten bei Acrodermatitis chronica atrophicans
und Erythema chronicum migrans, die hier erwähnt seien, zumal sie bislang wenig
oder nicht bekannt sind (s. bei Erythema chronicum migrans in diesem Handbuch).

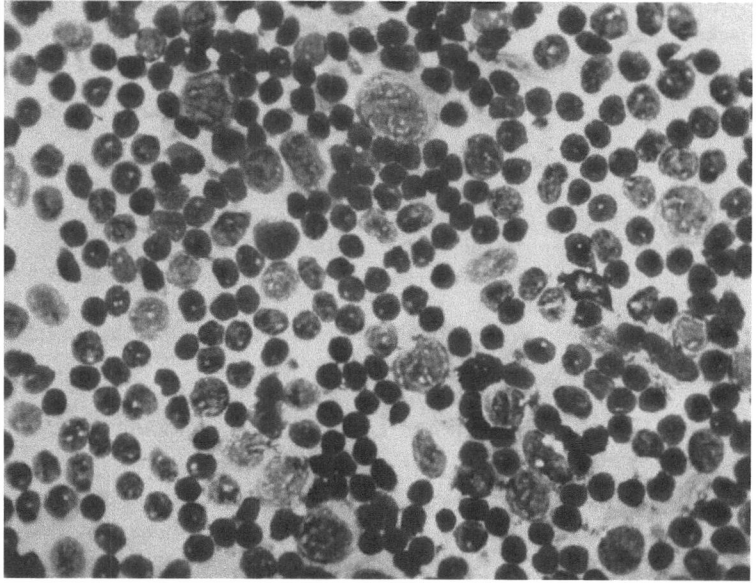

Abb. 21. Ausstrich von einem hyperplastischen Lymphknoten. Reichtum der Ausstriche an Lymphocyten und
lymphatischem Reticulum

b) Lymphadenitiden mit spezifischem Substrat

α) Skrophuloderm

Von besonderem Interesse sind nun Lymphknotenpunktate, deren Substrat
einen diagnostischen Rückschluß erlaubt. Dies ist der Fall bei Punktaten von
tuberkulösen Lymphomen. Wie bereits betont, findet sich auch bei der Lymphknotentuberkulose zu Beginn das Bild einer lymphatischen Hyperplasie, das
durchaus uncharakteristisch ist und nicht die Diagnose Tuberkulose zu stellen
gestattet. Anders ist dies bei Vorliegen eines tuberkulösen Granulationsgewebes
im Lymphknoten. Hierbei ist die Lymphknotenpunktion nicht nur wegen des
Erregernachweises, sondern auch wegen des charakteristischen cytologischen Befundes von Bedeutung. Die Diagnose stützt sich dabei auf das Vorhandensein
von Epitheloidzellen, die vielfach in Nestern anzutreffen sind — gegebenenfalls
in Gemeinschaft mit lymphatischer Hyperplasie —, weiterhin auf gelegentliche
Befunde an Langhansschen Riesenzellen und nicht zuletzt auf das Vorhandensein
von Verkäsung (Abb. 22a, b). In den Ausstrichen findet man dabei fein gespren-
kelte und fleckige nekrotische Massen, die bei der Färbung graurötlich erscheinen

und die über den Ausstrich mehr oder weniger verteilt sind. TISCHENDORF betont vor allem als Charakteristikum das Fehlen neutrophiler leukocytärer Entzündung. Dies ist vor allem zu beachten und diagnostisch bedeutungsvoll, bei mehr oder weniger vollständiger käsiger Einschmelzung des tuberkulösen Lymphoms.

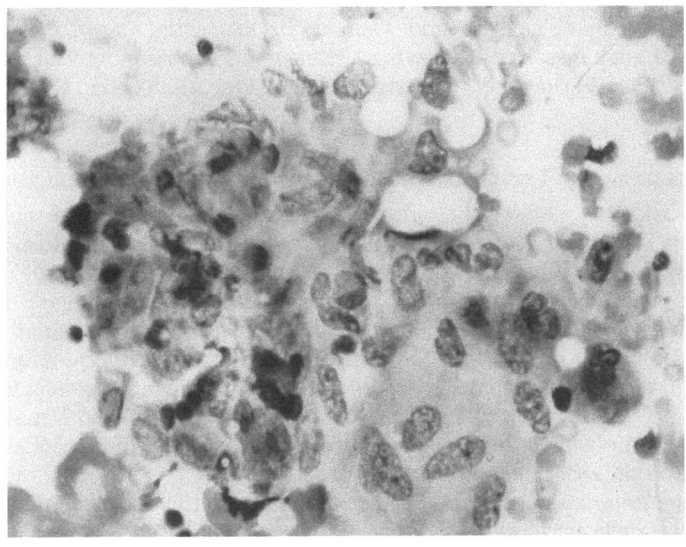

a

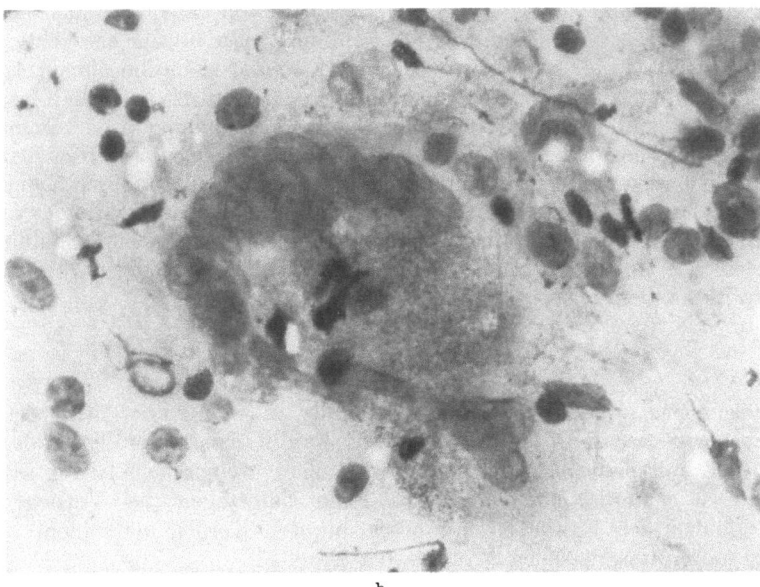

b

Abb. 22a u. b. Epitheloidzellhaufen (a) und typische Langhanssche Riesenzelle (b) mit feingesprenkelten nekrotischen Massen von graurötlicher Farbe bei einem Scrophuloderm (durch Curettage eines Fistelganges gewonnen)

Diesbezügliche cytologische Präparate können gewonnen werden durch Punktion der Lymphonodi, wobei von der gesunden Haut aus, also schräg durch die Haut punktiert werden soll, weiterhin aber auch durch Curettage der Fistelgänge entsprechender tuberkulöser Lymphknotenprozesse.

β) Sarkoid Boeck

Entsprechend dem histologischen Substrat bei Lymphknotenveränderungen eines Sarkoid Boecks findet man auch cytologisch ein Vorherrschen der Epitheloidzellen, die durchaus Verwechslungsmöglichkeiten mit einer Tuberkulose geben können. Jedoch sind beim Sarkoid Boeck diese Epitheloidzellen häufig in größeren Gruppen gelegen und vielfach fischzugartig angeordnet. Darüber hinaus sind Langhanssche Riesenzellen seltener und insbesondere fehlen jedwede Anzeichen einer Verkäsung, was differentialdiagnostisch von besonderer Bedeutung ist.

γ) Anderweitige Lymphadenitiden mit epitheloidzelligen Granulationen

Es ist bekannt, daß epitheloidzellige Reaktionen nicht allein sich bei der Tuberkulose und beim Morbus Boeck finden, sondern bei verschiedenen anderweitigen Krankheitsbildern. Hier wäre besonders zu erwähnen die Bangsche Krankheit, bei der in entsprechenden Lymphknotenschwellungen gleichfalls reichlich Epitheloidzellen nachzuweisen sind, die aber länger und schlanker, als es bei der Tuberkulose der Fall ist, zu sein pflegen (Tischendorf). Ähnliches gilt für das Punktat *lepröser Lymphknotenschwellungen*, bei denen gegebenenfalls auch Riesenzellen (Virchow-Zellen) anzutreffen sind, die jedoch von den Langhansschen Riesenzellen sehr wohl morphologisch abgetrennt werden können (Pawlowski, Forteza Bover, zitiert nach Tischendorf).

Auch im *tularämischen Lymphknoten* können Epitheloidzellen nachgewiesen werden, was auch erwähnt wird von Trautmann und Schneemann, die unter zahlreichen diesbezüglichen Lymphknotenpunktionen in einem Punktat wenige Stellen mit epitheloidzellartigen Elementen sahen, von denen sie noch betonen, daß sie nicht typisch gewesen wären. Punktiert man bereits erweichte tularämische Lymphknoten, so ist der cytologische Befund nach den obigen Autoren ein anderer. Es finden sich vorwiegend mehr oder weniger gut erhaltene polynucleäre neutrophile Leukocyten neben einzelnen monocytären Elementen, spärliche Makrophagen bzw. Reticulumzellen, was in Gegensatz zu den Befunden an Ausstrichen von den nekrotisch körnigen Massen der tuberkulösen Lymphome mit mehr oder weniger lädierten bzw. zugrunde gegangenen Lymphocyten und gleichzeitigem Fehlen neutrophiler Granulocyten steht. In eigenen Lymphknotenpunktaten von Tularämie sahen wir neben einer epitheloidzelligen eine plasmacelluläre Entzündung.

IV. Branchiogene Cysten

Branchiogene Cysten stehen gegebenenfalls zu Lymphknotentumoren verschiedenster Genese in Differentialdiagnose. Da die (meist lateralen) Halscysten oder -fisteln epithelial ausgekleidet sind, ist eine cytologische Klärung sehr gut möglich. In entsprechenden Punktaten oder Curettagen (bei Vorliegen von Fisteln) finden sich Epithelien mit geschrumpften Kernen und einem weiten, vielfach stark wabigen hellen Protoplasma (Abb. 23).

V. Knochenmarksveränderungen bei Dermatosen

Abgesehen von Systemkrankheiten des hämatopoetischen Systems, die unter anderem gegebenenfalls auch zu spezifischen Hautveränderungen führen und weiterhin Retikulosen, die gleichfalls unter verschiedenen Organen die Haut und das Knochenmark betreffen können, finden sich auch bei zahlreichen wohl-

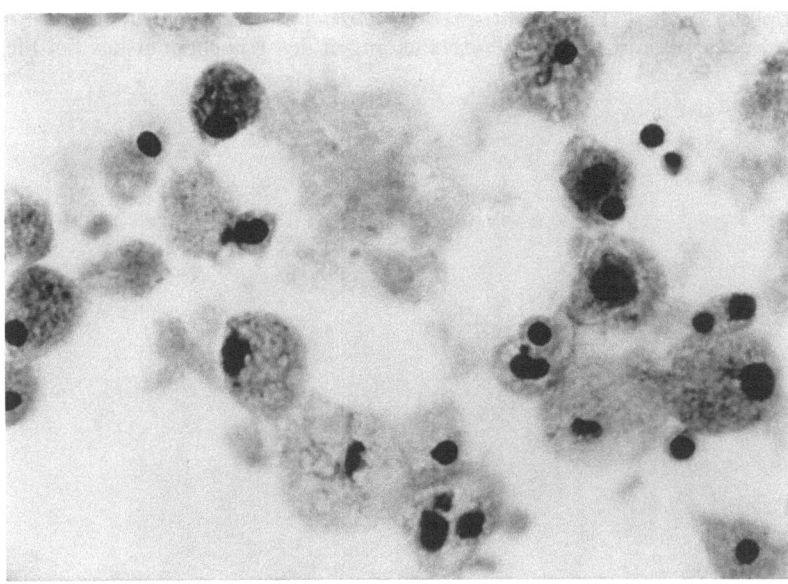

Abb. 23. Abstrich von branchiogener Halsfistel (Curettagepräparat); Epithelzellen mit wabigem Cytoplasma und geschrumpften dunklen Kernen

definierten Dermatosen Knochenmarksveränderungen, die meist reaktiver Art sind, bei denen aber in manchen Fällen, wie beispielsweise bei der Urticaria pigmentosa, spezifische Krankheitsherde vorliegen dürften.

Bei den reaktiven Knochenmarksveränderungen handelt es sich um reaktive Reticulohistiocytosen (sog. „Begleitretikulosen"), wie sie bei toxischen, allergischen und infektiösen Zuständen wie bei Tuberkulose, Typhus, Morbus Bang usw. bekannt sind (ROHR). Wahrscheinlich sind in diesem Sinne aufzufassen die Vermehrungen an Plasmazellen, lymphoiden Reticulumzellen, Eosinophilen und gelegentlich auch der Gewebsmastzellen bei der *Acrodermatitis chronica atrophicans*, worauf HAUSER 1952 erstmalig hinwies und später KUHN und FOELSCHE zu gleichen Ergebnissen kamen (Abb. 24).

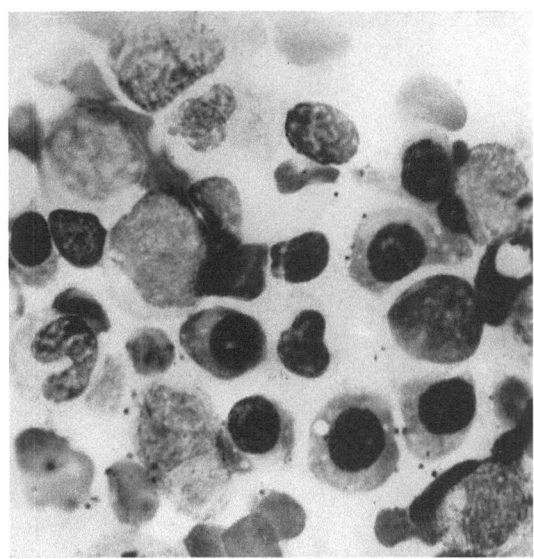

Abb. 24. Plasmazellhaufen im Sternalmark bei Acrodermatitis chronica atrophicans

In eigenen Untersuchungen konnte weiterhin gezeigt werden, daß auch bei *ekzematoiden Erythrodermien* wie auch bei *primären Erythrodermien* sich reaktive Knochenmarksveränderungen im Sinne einer reaktiven Reticulohistiocytose mit Hyperplasie der Reticulumzellen, Vermehrung der Gewebsmastzellen und vielfach

52*

Eosinophilie fanden. Bei *psoriatischen Erythrodermien* fiel vor allem eine Eosinophilie des Markes auf. Eigene Untersuchungen des Knochenmarkes bei nicht in

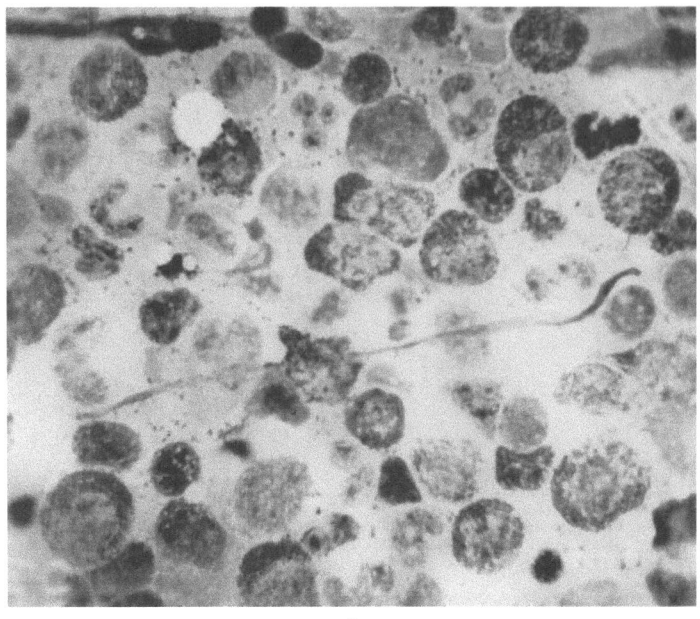

a

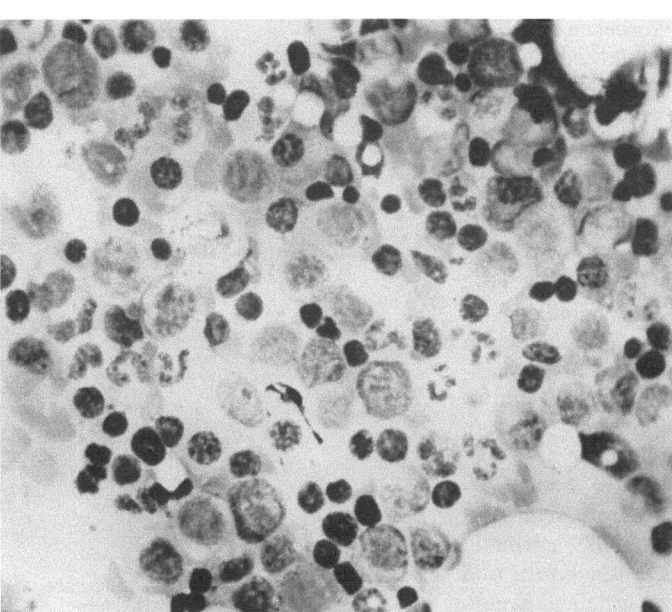

b

Abb. 25a u. b. Eosinophilie (a) und Reticulumzellproliferation (b) des Sternalmarkes bei Mycosis fungoides

erythrodermischem Stadium befindlicher *Psoriasis vulgaris* zeigen keine Besonderheiten. Bei in Abheilung unter einem stärkeren Cignolinerythem begriffenen

Fällen fand sich jedoch auch eine Vermehrung der eosinophilen Zellen. Es ist wahrscheinlich, daß diese nicht auf die Psoriasis vulgaris selbst zu beziehen, sondern als Begleitreaktion des Cignolinerythems aufzufassen ist.

Zu erwähnen sind noch Befunde an Gewebsmastzellen bei cutaner Form der *chronischen Porphyrie*, bei *urticariell-toxischem Exanthem* und vor allem bei Mycosis fungoides, worauf ich 1953 aufmerksam gemacht habe. Insbesondere bei der Mycosis fungoides finden sich mit hoher Regelmäßigkeit Veränderungen im Sternalmark. Diese bestehen neben einer mehr oder weniger ausgeprägten Vermehrung der Reticulumzellen, Vermehrung der Gewebsmastzellen, vor allem auch

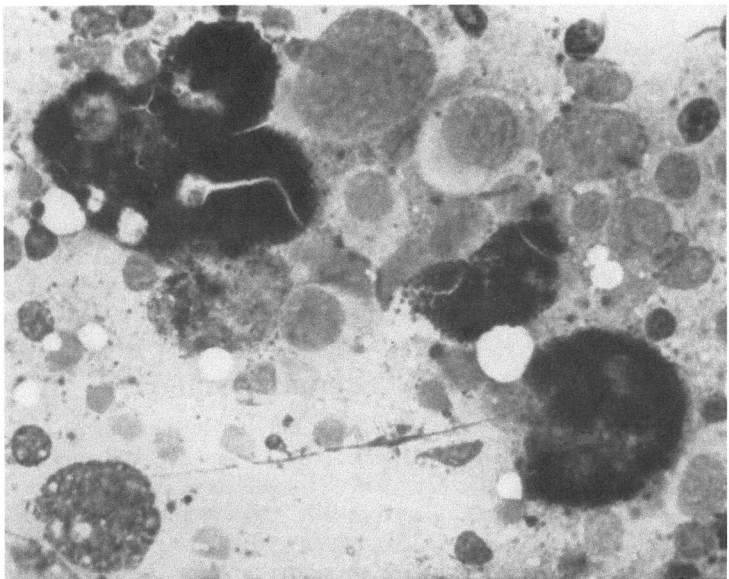

Abb. 26. GMZ-Proliferation im Knochenmark bei Urticaria pigmentosa

in dem Vorhandensein zahlreicher Eosinophiler (Abb. 25a, b). Auch LAPIÈRE und DE WEERDT haben bei 11 Kranken mit Mycosis fungoides der verschiedensten Stadien reticuloendotheliale Reaktionen im Knochenmark beobachtet. Bei 5 schwankten die Zahlen der reticuloendothelialen Elemente zwischen 5% und 10%, bei 4 sogar darüber bis zu 20%. Häufig geht dabei die Markeosinophilie nicht mit einer solchen des peripheren Blutes einher. Auch SANTOIANNI hat Vermehrung der reticulären Zellen im Mark festgestellt, im Gegensatz zu TILLEY und SMITH, die bei eigenen 6 Kranken normale Werte fanden. Hochgradige Vermehrung der Gewebsmastzellen als Ausdruck einer Teilreaktion des reticulohistiocytären Systems findet sich auch bei der Lymphadenose, wie wir auch bei eigenen Fällen sehen konnten. Sie finden sich auch bei echten Retikulosen, wie bereits erwähnt bei der Mycosis fungoides und ferner, wie eigene Beobachtungen zeigten, beim Retothelsarkom.

Besondere Beachtung sollte die Untersuchung des Knochenmarkes bei der *Urticaria pigmentosa* finden. BERTELLOTTI (1943) war der erste, der einen Fall von Urticaria pigmentosa mitteilte, bei dem er im Knochenmark zahlreiche Gewebsmastzellen nachweisen konnte (desgleichen auch in Lymphknoten) und der als erster auf den Charakter der Urticaria pigmentosa als Systemkrankheit hinwies. ELLIS hat dann auf Grund eines Sektionsbefundes auf das Vorkommen der Gewebsmastzellen im Knochenmark aufmerksam gemacht. HAUSER (1952) konnte bei 6 Kranken durch Sternalpunktion Gewebsmastzellen-Vermehrung im Knochenmark (und auch in Lymphknotenpunktaten) feststellen. Unter bisher 12 eigenen untersuchten Fällen fanden sich bei 8 mehr oder weniger zahlreiche Gewebsmastzellen-Anhäufungen (Abb. 26). Neuerdings haben auch BERLIN (1955) und SAGHER (1956) gleichartige Befunde bei ihren Fällen erheben können.

Beim *Sarkoid Boeck* sind reaktive reticulohistiocytäre Reaktionen des Knochenmarkes bekannt (ROHR). Darüber hinaus scheinen in seltenen Fällen auch spezifische Herde in Form von epitheloidzelligen Granulomen vorzukommen (GORMSEN), die gegebenenfalls schwierig von jenen bei *Miliartuberkulose* und bei *Brucellose* abzugrenzen sein können. Der Autor fand sie 10mal unter 39 Kranken mit Sarkoid Boeck (also etwa bei 25%), regelmäßig bei Miliartuberkulose (5 Kranke) und in 15 von 22 Fällen von Brucellose. Im eigenen Krankengut, das diesbezüglich untersucht wurde, konnten wir entsprechende Befunde bisher nicht erheben.

Von diagnostischer Bedeutung sind auch *Markmetastasierungen maligner Tumoren*, wobei die Tumorzellen in ihrer jeweiligen Charakteristik jenen des Primärtumors entsprechen. Es sei, da die Carcinome, das maligne Melanom usw. bereits besprochen wurden, hierauf nicht näher eingegangen. Von Bedeutung ist aber die Beobachtung von TISCHENDORF und FRANK, BATTLE und STASNEY sowie ROHR, daß gerade beim *malignen Melanom* die Markmetastasierung lange Zeit dem Metastasennachweis in vergrößerten Lymphknoten vorausgehen kann, was in prognostischer Hinsicht zweifellos bedeutungsvoll ist.

VI. Das LE-Zellenphänomen

Es ist wohl nicht verfehlt, wenn man sagt, daß die Entdeckung des LE-Zellenphänomens durch HARGRAVES u. Mitarb. (1948) eine der bedeutendsten Forschungsergebnisse auf dem Gebiet der Cytologie und im speziellen der Erforschung des Lupus erythematodes darstellt. Es handelt sich dabei um ein cytologisch-humerales Phänomen. HARGRAVES wies dies zunächst in heparinisiertem Sternalmark nach und kurze Zeit später konnte HASERICK und SUNDBERG die gleichen cytologischen Feststellungen treffen. 1949 haben SUNDBERG und LICK LE-Zellen im peripheren Blut unter Zusatz eines Antikoagulantiums und GONYEA, KALLSEN und MARLOW (1950) ohne blutgerinnungshemmende Mittel nachgewiesen. Im deutschen Schrifttum ist das LE-Zellenphänomen erstmalig von SCHUERMANN und HAUSER (1950) sowie HAUSER (1951) mitgeteilt worden. Weitere Untersuchungen zahlreicher Autoren zeigten, daß dieses Phänomen sich mit hoher Regelmäßigkeit beim Lupus erythematodes visceralis demonstrieren läßt und daß es nicht nur im Sternalmark und im peripheren Blut, sondern darüber hinaus in verschiedenen Exsudaten miterkrankter Organe sich nachweisen läßt. So haben DOORMAAL und SCHREUDER (1950) LE-Zellen erstmalig im Pleuraexsudat, FRANKE und WÖRDEHOFF (1950), ferner SEAMAN und CHRISTERSON im Perikard- und Gelenkpunktat und schließlich HAUSER (1951) im Liquor cerebrospinalis bei vorliegender Manifestation eines Lupus erythematodes visceralis am Zentralnervensystem (zwei Beobachtungen) das LE-Zellenphänomen nachweisen können. Das gleiche gelang HAUSER (1952) im Urin bei bestehender Nierenbeteiligung (durch Induktion der LE-Zelle mit dialysiertem Urin), Ergebnisse, zu denen später auch KORTING und SCHMITZ sowie HERZBERG kamen. Von vereinzelten Autoren (SCHUERMANN und HAUSER, KLEMPERER u. Mitarb.) sind auch in myositischen Herden bei Lupus erythematodes visceralis sowie in Lymphknoten (PLOTZ u. Mitarb.) LE-Zellen nachgewiesen worden.

Im einzelnen liegen bei der LE-Zelle folgende cytologischen Veränderungen vor: Vorwiegend neutrophile Leukocyten zeigen in ihrem Cytoplasma einen homogenen, rauchig wolkigen, basophilen Einschluß (gelegentlich sind auch zwei oder mehrere vorhanden), durch die der Kern der Phagocytosezelle (Leukocyt) randwärts gedrängt wird, so daß nur ein schmaler, gegebenenfalls feingranulierter Cytoplasmasaum freibleibt.   Der Einschlußkörper wird im allgemeinen bislang als depolymerisierte Kernsubstanzen angesehen bzw. neuerdings als ein noch nicht näher erkanntes Paraprotein (zitiert nach HENNING). Er gibt einerseits eine positive Feulgen-Reaktion und nimmt andererseits evtl. als Folge der Depolymerisation Methylgrün schlecht auf (POLLISTER und LEUCHTENBERGER). Als weiteres cytologisches Phänomen findet sich sehr häufig eine sog. Rosettenbildung von Leukocyten um ein homogenes Material, das offensichtlich gleicher Art ist, wie die Einschlüsse der LE-Zellen selbst.   Durch Phagocytose dieses Materials durch Leukocyten, die dieses umgeben, entstehen dann LE-Zellen (Abb. 27). Offenbar handelt es sich bei den „Rosetten" um ein Vorstadium zur LE-Zellenbildung. Auf die Einzelheiten, die zur LE-Zellenbildung führen — LE-Faktor usw. — sei in diesem Kapitel, das rein morphologische Veränderungen darstellen soll, nicht näher eingegangen. Es muß auf die entsprechende Fachliteratur verwiesen werden.

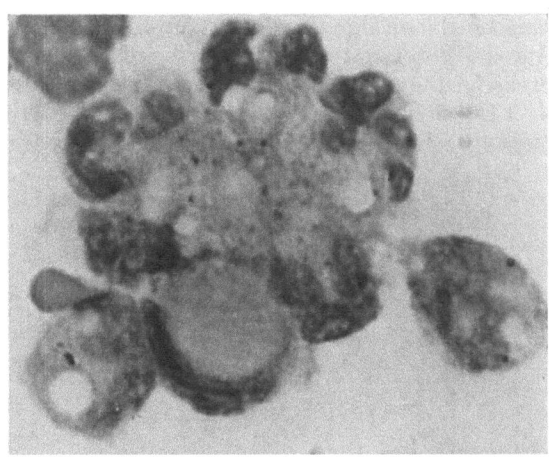

Abb. 27. Sog. „Rosette" von Leukocyten um homogenes Material, das phagocytiert wird. Eine dadurch gebildete LE-Zelle ist in dem Verband der Leukocyten-Rosette noch erhalten

Neben diesem LE-Zellenphänomen (LE-Zellen, Rosetten) (Abb. 28) finden sich beim Lupus erythematodes visceralis nicht allzu selten

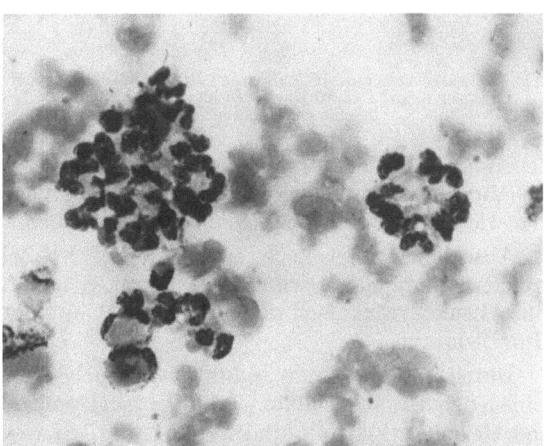

Abb. 28. Leukocytenrosetten und zwei typische LE-Zellen im heparinisierten peripheren Blut eines Kranken mit Lupus erythematodes visceralis. Die LE-Zellen lassen deutlich den homogenen Einschluß erkennen, der den segmentierten Leukocytenkern randwärts drängt. Im Cytoplasma ist die feine Granulierung noch gut erkennbar

auch Phagocytosephänomene, die als nicht „spezifisch" angesehen werden. Wie eigene Beobachtungen zeigten, sieht man insbesondere bei der Entwicklung einer akuten Exacerbation eines Lupus erythematodes integumentalis chronicus vielfach Phagocytosephänomene in dem Sinne, daß neutrophile Leukocyten andere Zellen (Lymphocyten, Leukocyten, eosinophile Granulocyten, Erythrocyten) phagozitiert haben, wobei die phagozitierte Zelle als solche noch deutlich erkennbar ist (Abb. 29). Mit Zunahme der akuten visceralen Erscheinungen sahen wir in mehreren eigenen Beobachtungen diese Zellphagocytosen mehr und mehr verschwinden, während andererseits voll ausgebildete LE-Zellen die cytologischen Ausstriche zusehends beherrschten. Solche Phagocytosevorgänge werden im allgemeinen als sog. „Pseudo-LE-Zellen" bezeichnet. Darunter werden aber weiterhin auch verstanden solche Zellen, die einen mehr oder weniger homogenen Einschluß bereits besitzen, während gleichzeitig in den entsprechenden Ausstrichen Entwicklungsvorgänge zur LE-Zellenbildung nicht zu beobachten sind. Auf die Problematik dieser cytologischen Befunde wurde von mir an anderer Stelle (in Dermatologie und Venerologie von Gottron-Schönfeld) eingegangen.

LE-Zellen-ähnliche Zellphagocytosen, die mit der echten LE-Zellenbildung nichts gemein haben, können auch beobachtet werden in Blasengrundausstrichen

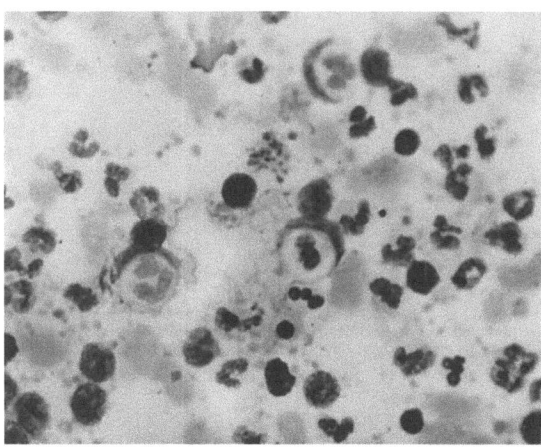

bullöser Dermatosen (Hauser) und sind auch beobachtet worden in Cantharidenblasenausstrichen, worauf Jasinski, Stiefel, Märki sen. und Wuhrmann hingewiesen haben, die gleichzeitig Zusammenhänge mit erhöhter γ-Globulinfraktion betonen. In diesem Zusammenhang muß darauf hingewiesen werden, daß der LE-Zellennachweis in Cantharidenblasen bei Lupus erythematodes visceralis, wie er von Watson u. Mitarb. beschrieben wurde, damit an diagnostischer Bedeutung verliert. Weiterhin sind LE-

Abb. 29. Leukophagocytose im Blut einer Patientin mit beginnender visceraler akuter Exacerbation eines Lupus erythematodes integumentalis chronicus

Zellen-artige Phagocytosephänomene beobachtet worden im Fluor von abakteriellen (Virus?) Urethritiden, wie sie bereits 1922 von Bizzozero beschrieben wurden und wie ich sie bei einem eigenen Kranken ebenfalls feststellen konnte.

Abschließend sei noch erwähnt, daß LE-Zellen auch „induziert" werden können, wenn man Serum eines Kranken mit Lupus erythematodes visceralis einer Leukocytenaufschwemmung eines Gesunden oder auch eines Tieres (z.B. Hund) zusetzt.

Durch entsprechende Induktionsversuche kann der LE-Faktor auch in verschiedenen Organexsudaten [an Pleura (Doormaal und Schreuder), Perikard und Gelenke (Franke und Wördehoff, Seaman und Christerson)] im Urin bei Nierenbeteiligung eines Lupus erythematodes (Hauser, Korting und Schmitz sowie Herzberg) und im Liquor cerebrospinalis bei Manifestation eines visceralen Lupus erythematodes am Zentralnervensystem (Hauser) nachgewiesen werden.

D. Schlußbetrachtung

Die Cytodiagnostik erweist sich auch in der Dermatologie als brauchbares Verfahren für Praxis und Forschung. Für erstere stellt sie eine Schnell- und Suchmethode dar, die neben anderen Verfahren (z.B. Histologie) oder auch allein sich als wertvoll erweist. Eine unumstrittene Bedeutung kommt dieser Methode für die Diagnostik des Pemphigus chronicus vulgaris und seiner Abgrenzung gegenüber anderweitigen bullösen Dermatosen zu. Ähnliches gilt für Herpes zoster, Herpes simplex und Varicellen. Die Bedeutung cytologischer Unter-suchungen der Bläschengrundausstriche von Kontaktekzemen und seborrhoisch-mikrobischen Ekzemen einschließlich entsprechender Epicutantestreaktionen wurde von uns besonders herausgestellt. Die Cytodiagnostik gibt weiterhin die Möglichkeit einer eindeutigen Klärung z.B. der Frage des Blasensitzes einerseits beim Pemphigus chronicus vulgaris und andererseits bei Dermatitis herpetiformis Duhring bzw. anderweitiger bullöser Dermatosen, eine Frage, die bislang nicht immer eindeutig beantwortet wurde.

Auf die Bedeutung der Cytologie für die Diagnostik bei Tumoren und Reti-kulosen wurde in einem speziellen Abschnitt bereits eingegangen. Dabei stellt die Cytodiagnostik als solche allein oder als Hilfsmethode in Ergänzung zur Histologie zweifellos ein brauchbares Verfahren dar.

Die Cytodiagnostik dermatologischer Grenzgebiete hat gleichfalls aufschluß-reiche Ergebnisse gezeitigt. Dies gilt nicht nur für die Untersuchung hautnaher Lymphknoten, sondern insbesondere auch für jene des Knochenmarkes, wobei sich teils reaktive, teils krankheitsspezifische Befunde nachweisen lassen.

Nicht zuletzt sind auch Blutbildveränderungen hier zu erwähnen, wie bei-spielsweise die Einschwemmung von reticulären Zellelementen bei Retikulosen und weiterhin das LE-Zellen-Phänomen.

So bietet sich der Cytodiagnostik auch auf dem Gebiet dermatologischer Krankheiten ein weites Arbeitsfeld, wobei im Hinblick auf die Einfachheit und Schnelligkeit der Methode von ihr reichlich Gebrauch gemacht werden kann und sollte.

Literatur

André, R.: Introduction à la ponction ganglionnaire. Sang 26, 541—542 (1955). — André, R., et B. Dreyfus: La ponction ganglionnaire dans les adénopathies malignes. Rev. Prat. (Paris) 5, 597—604 (1955). — Arinkin, J.: Zit. bei H. J. Streicher u. St. Sand-kühler 1953. — Auspitz, H.: System der Hautkrankheiten, Bd. 4. Wien: Wilhelm Brau-müller 1881. Zit. bei J. G. Brennan 1953.

Baer, R. L., and Meyer Yanowitz: Differential cell counts in the blister fluid of allergic eczematous and irritant bullous lesions. J. Allergy 23, 2 (1952). — Baer, R. L., F. Serri and D. Kirman: Attemps at passive transfer of allergic eczematous sensitivity in man bei means of white cell suspensions. J. invest. Derm. 19, 217—225 (1952). — Baer, R. L., and M. B. Sulzberger: Attemps at passive transfer of allergic eczematous sensitivity in man. J. invest. Derm. 18, 53—59 (1952). — Beale, L. S.: Zit. bei Streicher und Sand-kühler. — Berlin, C.: Urticaria pigmentosa as a systemic disease. Arch. Derm. Syph. (Chic.) 71, 703 (1955). — Bertellotti, L.: L'Urticaria pigmentosa come reticoloenditeliosi sistemica ad orientamento monomorfo. G. ital. Derm. 84, 698 (1943). — Betschard, E.: Zit. bei Streicher und Sandkühler. — Bitschin, P.: Der Wert der cytologischen Zell-diagnostik zur Frühdiagnose des Lungen- und Bronchialcarcinoms. Schweiz. med. Wschr. 83, 128 (1953). — Blank, H.: Virus diseases affecting the skin. Acta derm.-venereol. (Stockh.) 29, 77 (1949). Zit. bei H. Blank, C. F. Burgoon, D. Baldridge, P. L. Carthy and F. Ur-bach. — Blank, H., and C. F. Burgoon: Abnormal cytology of epithelial cells in pem-phigus vulgaris. A diagnostic aid. J. invest. Derm. 18, 213—223 (1952). — Blank, H., C. F. Burgoon, D. Baldridge, P. L. Carthy and F. Urbach: Cytologic smears in diagnosis of herpes simplex, herpes zoster and varicella. J. Amer. med. Ass. 146, 1410—1412 (1951). — Bloch, B.: Zit. bei G. Miescher 1952. — Bluefarb, S. M.: Cutaneous manifestation of multiple myeloma. Arch. Derm. Syph. (Chic.) 72, 506—522 (1955). — Borst, M.: Die histo-logische Erfassung der Bösartigkeit von Geschwülsten. Z. Krebsforsch. 40, 3—29 (1934). — Brennan, J. G.: Contributions to the study of pemphigus. Arch. Derm. Syph. (Chic.) 68, 481—498 (1953). — Brennan, J. G., and H. Montgomery: Pemphigus and other bullous dermatoses: correlation of clinical and pathologic findings. J. invest. Derm. 21, 349—363 (1953).

Castelain, G., et C. Castelain: Les frottis tissulaires. Méthode de diagnostic et d'étude cytologique. Presse méd. 59, 1783—1785 (1951). — Importance et valeur relative des diffe-rents caractères cytologiques de malignité cellulaire; d'après 3000 confrontations cytohisto-logiques et cliniques. Presse méd. 63, 765 (1955). — Intéret du nucléotyp en cytologie cancé-reuse. Presse méd. 65, 1946—1947 (1957). — Chase, M. W.: The cellular transfer of cutaneous hypersensitivity to tuberculin. Proc. Soc. exp. Biol. (N.Y.) **59**, 134 (1945). — Development of antibody following transfer of cells taken from lymph nodes of sensitized or immunized animals. Fed. Proc. **10**, 1 (1951). — CIVATTE, A.: Diagnostic histopathologique de la dermatite polymorphe douloureuse ou maladie de Duhring-Brocq. Ann. Derm. Syph. (Paris) **1—2**, 1—30 (1943). — Eczéma et eczématides. Bull. Soc. franç. Derm. Syph. **32**, 134 (1925). — Zit. bei G. MIESCHER 1952. — COMAN, D. R.: Decreased mutual adhaesivness. Property of cells from squamous cell carcinomas. Cancer Res. **4**, 625—629 (1944). Zit. bei URBACH u. Mitarb. — COSTE, F., et B. PIQUET: Maladie de Bowen. Cyto-diagnostic non probant. Bull. Soc. franç. Derm. Syph. **55**, 22 (1948). — COTTINI, J. B.: Aspects hématologiques et histo-pathologiques des trois cas de mycosis fongoide. Ann. Derm. Syph. (Paris) **8**, 15—44 (1937).

DARIER, I.: Zit. bei G. MIESCHER 1949 u. 1952. — DEGOS, R., et B. OSSIPOWSKI: Le dermogramme. Dermatologica (Basel) **115**, 482—490 (1957). — Le dermogramme (empreintes de tranches fraiches de biopsie cutanée). Bull. Soc. franç. Derm. Syph. **64**, 360—362 (1957). — DONALDSON, R.: Zit. bei STREICHER und SANDKÜHLER. — DOORMAAL, T. A. J. v., u. J. TH. R. SCHREUDER: Über die sogenannte Erythematodeszelle und deren Vorkommen in der Pleura-flüssigkeit bei einer an ,,Lupus erythematodes disseminatus acutus (subacutus)" leidenden Patientin. Dermatologica (Basel) **101**, 167—172 (1950). — DUVOIR, M., L. POLLET, F. LAYANI, M. DECHAUME et M. GAUTIER: Myélomes multiples avec tumeurs cutanées. Bull. Soc. méd. Hop. Paris **54**, 687 (1938). Zit. bei LEINBROCK 1958.

FISCHER, E.: Zur Frage der Übertragung des ekzem-allergischen Prinzips durch Lympho-cyten. Int. Arch. Allergy **5**, 73—76 (1954). — FISCHER, K.: Zur Zytologie der Exsudate bei Ekzemkrankheit. Derm. Wschr. **128**, 768—882 (1953). — FOELSCHE, W.: Vergleichende Sternalmarkuntersuchungen bei Akrodermatitis chronica atrophicans und manifester Syphilis aller Stadien. Z. Haut- u. Geschl.-Kr. **19**, 360 (1955). — FORKNER, C. E.: Material from lymph nodes of man. Methode to obtain material by puncture of lymph nodes for study with supravital and fixed stains. Arch. intern. Med. **40**, 647—660 (1921). — FORTEZA BOVER, J.: Il diagnostica por la poncion ganglionar. Valencia: Saber 1947. Zit. bei TISCHENDORF. — FRANKE, H., u. H. WÖRDEHOFF: Zur Diagnose und Therapie der sog. Libman-Sacksschen Erkrankung. Z. klin. Med. **148**, 396 (1951). — FREY, J. R., u. P. WENK: Über die Funktion der regionalen Lymphknoten bei der Entstehung des Dinitrochlorbenzol-Kontaktekzems am Meerschweinchen. Dermatologica (Basel) **116**, 243 (1958).

GETZ, K., G. L. PEASE and H. MONTGOMERY: Evaluation of cutaneous smears in lympho-blastomas of the skin. Arch. Derm. Syph. (Chic.) **74**, 86—91 (1956). — GODWIN, J. T.: Aspiration biopsy: technique and application. Ann. N.Y. Acad. Sci. **63**, 1348—1373 (1956). — GOLDMAN, L., R. M. McCABE and F. SAYVER: The importance of cytology technic for the dermatologist in office practice. Arch. Derm. Syph. (Chic.) **81**, 359 (1960). — GONYEA, L. M., R. A. KALLSEN and A. A. MARLOW: The occurence of the ,,L.E." cell in clotted blood. J. in-vest. Derm. **15**, 11 (1950). — GORMSEN, H.: The occurrence of epithelioid cell granulomas in human bone marrow. Acta med. scand. Suppl. **213**, 154—164 (1948). — GRUNZE, H.: A critical review and evaluation of cytodiagnoses in chest diseases. Acta cytol. (Philad.) **4**, 175—198 (1960). — GUTHRIE, C. G.: Gland puncture as a diagnostic measure. Bull. Johns Hopk. Hosp. **32**, 266—269 (1921). Zit. bei GODWIN.

HABER, H.: Cytodiagnosis in dermatology. Brit. J. Derm. **66**, 79—94 (1954). — HAENSCH, R.: Der Tzanck-Test. Die cytologischen Befunde bei Pemphigus und Dermatitis herpeti-formis (Duhring) und ihre differentialdiagnostische Bedeutung. Hautarzt **6**, 407—409 (1955). — HÄRTIG, L.: Zur Zytologie bullöser und vesikulöser Dermatosen unter besonderer Berücksichtigung der Ekzeme und der sog. -id-Reaktionen. Diss. Würzburg 1960. — HA-GASHIHAVA: Zit. bei STREICHER u. SANDKÜHLER. — HAMPELN, P.: Zit. bei STREICHER u. SANDKÜHLER. — HARGRAVES, M. M., H. RICHMOND and R. MORTON: Presentation of two bone marrow elements: the ,,tart" cell and the ,,L.E." cell. Proc. Mayo Clin. **23**, 25—28 (1948) — HARTMANN, P.: Möglichkeiten und Grenzen der Zytodiagnostik. Dtsch. med. Wschr. **80**, 1839—1841, 1850 (1955). — HASERICK, J. R.: Plasma L.E. test in systemic lupus erythematosus. Study of twenty-three patients with positive L.E. tests. J. Amer. med. Ass. **146**, 16—20 (1951). — HASERICK, J. R., and D. W. BORTZ: Normal bone marrow inclusion phenomena induced bei lupus erythematosus plasma. J. invest. Derm. **13**, 47—49 (1949). — HASERICK, J. R., and R. D. SUNDBERG: The bone marrow as a diagnostic aid in acute dissemi-nated lupus erythematosus. J. invest. Derm. **11**, 209—213 (1948). — HAUSER, W.: Über den Nachweis des L.E.-Faktors im Liquor cerebrospinalis bei Lupus erythematodes cum exacerba-tione acuta des Zentralnervensystems. Med. Klin. **1951** (a), 412. — Untersuchungen über die Hargraves-Haserick (L.E.)-Zelle des Lupus erythematodes acutus. Ärztl. Wschr. **6**, 105—108 (1951 b). — Beobachtungen des L.-E.-Zellen Phänomens bei einer Krankheit mit Senear-Usher-Syndrom. Hautarzt **3**, 281 (1952a). — Nachweis des L.E.-Faktors im Urin bei einer Kranken mit Lupus erythematodes acutus. Klin. Wschr. **30**, 39—40 (1952b). — Unter-suchungen über die Herkunft des Einschlußmaterials von L.E.- (Hargraves-Haserick-)Zellen. Derm. Wschr. **126**, 1161—1164 (1952c). — Sternalmarkbefunde und ihre Beziehungen zur

Blutsenkungsgeschwindigkeit bei Acrodermatitis chronica atrophicans. — Arch. Derm. Syph. (Berl.) **195**, 164 (1952a). — Elektrophoretische Untersuchungen des Serum- und insbesondere des Urineiweißes bei akut verlaufendem Lupus erythematodes. Ärztl. Wschr. 8, 840—841 (1953a). — Zur Kenntnis der Gewebsmastzelle im Knochenmark unter besonderer Berücksichtigung ihres Vorkommens bei Dermatosen (Urticaria pigmentosa usw.). Arch. Derm. Syph. (Berl.) **195**, 514 (1953b). — Die Beziehungen zwischen dem Lupus erythematodes chronicus und dem Lupus erythematodes acutus nebst einigen Bemerkungen zum sog. Libman-Sacks-Syndrom. Ärztl. Wschr. 8, 592—597 (1953c). — Zur Diagnose des Pemphigus chronicus vulgaris, insbesondere bei isoliertem Befall der Mundschleimhaut. Dtsch. zahnärztl. Z. **9**, 182—185 (1954a). — Zur nosologischen Stellung des Senear-Usher-Syndroms. Derm. Wschr. **129**, 418—419 (1954b). — Zur Kenntnis der Akrodermatitis chronica atrophicans. Arch. Derm. Syph. (Berl.) **199**, 350 (1955). — Lupus erythematodes. In: GOTTRON/SCHÖNFELD, Dermatologie und Venerologie, Bd. II/1, S. 584—622. Stuttgart: Georg Thieme 1958(a). — Atrophien. In: GOTTRON/SCHÖNFELD, Dermatologie und Venerologie, Bd. II/2, S. 833—885. Stuttgart: Georg Thieme 1958(b). — Cytodiagnostik des Bläschengrundes bei Ekzemen und sog. -id-Reaktionen. Arch. klin. exp. Derm. **210**, 331 (1960a). — Cytodiagnostik von Tumoren und Retikulosen der Haut. Arch. klin. exp. Derm. **210**, 339 (1960b). — Nichtvenerische Krankheiten des äußeren Genitale. In: GOTTRON/SCHÖNFELD, Dermatologie und Venerologie, Bd. V/2. Stuttgart: Georg Thieme (im Druck). — HAXTHAUSEN, H.: Attemps on passive local sensitization by intracutaneous injection of cells from freshly excised lymph nodes of eczema allergics. J. invest. Derm. **21**, 237—241 (1953). — HEIB, H.: Cytodiagnostik maligner Tumoren und Retikulosen der Haut. Diss. Würzburg 1959. — HEILMEYER, L.: Blut und Blutkrankheiten. In: Handbuch der inneren Medizin. Berlin-Göttingen-Heidelberg: Springer 1951. Zit. bei NEUMANN u. FEIGEN. — HEILMEYER, L., u. H. BEGEMANN: Atlas der klinischen Hämatologie und Cytologie. Berlin-Göttingen-Heidelberg: Springer 1955. — HENNING, N.: Zit. nach TISCHENDORF. — HENNING, N., u. S. WITTE: Gastroenterologische Cytologie. Internat. Symposion über klinische Cytodiagnostik in Erlangen am 1./2. März 1957, S. 147—160. Stuttgart: Georg Thieme 1958. — HERZBERG, J. J.: Klinische und experimentelle Beobachtungen bei dem Erythematodes acutus. Hautarzt 5, 246—250 (1954).

JADASSOHN, J.: Zit. bei G. MIESCHER 1952. — JASINSKI, B., G. E. STIEFEL, H. MÄRKI sen. u. F. WUHRMANN: Über ein dem Lupus erythematodes-Phänomen ähnliches Zellbild im Cantharidenblaseninhalt und seine Beziehungen zu den γ-Globulinen. Klin. Wschr. **31**, 252 (1953).

KEMPER, A.: Die Bedeutung der zytologischen Untersuchung für die Differentialdiagnose bullöser Hauterkrankungen. Derm. Wschr. **127**, 97—104 (1953). — KIN, S. S.: Beitrag zur Kenntnis der Kahlerschen Krankheit mit Mycosis fungoides, besonders über die Genese der Geschwulstzellen. Arch. jap. Chir. **16**, 79 (1939). Zit. bei LEINBROCK 1958. — KNOTH, W.: Die allgemeinen Probleme der Cytodiagnostik und ihre Bedeutung für die Dermatologie. Arch. klin. exp. Derm. **201**, 106—123 (1955). — KORTING, G. W., u. R. SCHMITZ: Induktion des Lupus erythematodes-Zellphänomens mittels Urin. Derm. Wschr. **125**, 174—177 (1952). — KUHN, E.: Serum- und Sternalpunktatsveränderungen bei Erkrankungen der Haut und Gefäße. Klin. Wschr. **30**, 1100 (1952).

LAPIÈRE, S., et W. DE WEERDT: L'aspect de la moelle osseuse dans le mycosis fungoides. Sang **13**, 393 (1939). — LAWRENCE, H. S.: The cellular transfer of cutaneous type sensitivity to tuberculin in man. Proc. Soc. exp. Biol. (N.Y.) **71**, 516 (1949). Zit. bei R. L. BAER and M. B. SULZBERGER 1952 u.a. — LEINBROCK, A.: Das Plasmocytom und seine pathologischen Hautveränderungen. Hautarzt 9, 249—259 (1958). — Retikulosen der Haut. Akt. Probl. Derm. **1**, 382—411 (1959). — LEONI, A.: Figure microscopiche L.E. similo dimostrate in affezioni non identificabile col lupus eritematoso acuto. Minerva derm. **27**, 114—117 (1952). — Zit. bei W. HAUSER 1953. — LEVER, W. F.: Histopathology of skin. Philadelphia: J. B. Lippincott Company 1949. Zit. bei SWILLER u. Mitarb. — LÜCKE, A., u. E. KLEBS: Beitrag zur Ovariotomie und zur Kenntnis der Abdominalgeschwülste. Virchows Arch. path. Anat. **41**, 1—14 (1867). Zit. bei GODWIN.

MALLARMÉ, J.: L'adénogramme de la maladie de Hodgkin et la développement de la cellule de Sternberg. Presse méd. **55**, 864 (1947). Zit. bei MARCHAL u. DUHAMEL. — L'adénogramme des sarcomes ganglionnaires. Sang **26**, 553—568 (1955). — MARCHAL, G., et G. DUHAMEL: L'adénogramme de la maladie de Hodgkin. Sang **26**, 553—568 (1955). — MIESCHER, G.: Klinische Umfrage: Welche Bedeutung hat der Ekzematid-Begriff? Derm. Wschr. **101**, 1195 (1935). — Die Bedeutung der Testproben für die Haut. Arch. Derm. Syph. (Berl.) **177**, 8 (1938). — Betrachtungen zur Ekzemfrage. Die Bedeutung der Mikrobenbesiedelung. Arch. Derm. Syph. (Berl.) **188**, 36—57 (1949). — Über Ekzeme. Schweiz. med. Wschr. 80, 771 (1950). — Zur Histologie der ekzematösen Kontaktreaktion. Derm. Z. **104**, 215 (1952). — Zur Pathogenese des Ekzems. Zweiter Bericht über den X. internat. Dermatologenkongr. in London 1952. Ref. Hautarzt 3, 560 (1952). — MOHR, H. J.: Allgemeines und Kritisches zur zytologischen Tumordiagnostik aus dem Ausstrich- und dem Gewebspunktionspräparat.

Zbl. allg. Path. path. Anat. **92**, 94 (1954). — Montgomery, H., and Ch. Watkins: Monocytic leukemia: Cutaneous manifestation of the Naegeli and Shilling types; hemocytologic differentiation. Arch. int. Med. **60**, 51—63 (1937). Zit. bei Wilson. — Mulholland: Zit. bei Streicher u. Sandkühler.

Naunyn, B.: Zit. bei Streicher u. Sandkühler. — Neumann, H., u. W. Feigen: Die diagnostische Lymphknotenpunktion. Hannover: Schlüter 1954. — Nexmand, P. H.: The cellular content of exsudates from eczematous and toxic patch test reactions. J. invest. Derm. **13**, 85—88 (1949). — Skin sensitization to nitrogen mustard with reference to the cytologic differences between primary-irritant and eczematous reactions. Dermatologica (Basel) **100**, 73—86 (1950). — Cytologic studies of allergic reactions by means of cantharides blisters. Acta derm.-venereol. (Stockh.) **34**, 389—394 (1954)

Papanicolaou, G. N , and H. F. Traut: Diagnosis of uterin cancer by vaginal smear. New York: Commonwealth Fund 1943. Zit. bei Urbach u. Mitarb. — Patterson: Zit. bei Streicher u. Sandkühler. — Pautrier, L. M.: Le diagnostic cytologique de la maladie de Hodgkin. Les lésions de ganglion. La cellule de Sternberg. Presse méd. **63**, 1287—1290 (1955). — Pautrier, L. M., et R. Woringer: A propos de la réticulose lipo-melanique. Bull. Soc. franç. Derm. Syph. **61**, 456—463 (1954). — Pavlowsky, A.: La puncion ganglionar. Buenos Aires 1934. Siehe Tischendorf. — Plotz, C. M., E. L. Howes, J. W. Blunt, K. Meyer and C. Ragan: Action of cortisone on mesenchymal tissues. Arch. Derm. Syph. (Chic.) **61**, 919 (1950). — Pollister, A. W., and C. Leuchtenberger: The nature of the specificity of methyl green for chromatin. Proc. nat. Acad. Sci. (Wash.) **35**, 111—116 (1949). — Pouchet: Zit. bei Streicher u. Sandkühler.

Quensel, U.: Zit. bei Streicher u. Sandkühler. — Quincke, H.: Zit. bei Streicher u. Sandkühler.

Robert, P.: Beiträge zur Ekzemfrage. V. Mitteilung. Untersuchungen über die Wirkung von Staphylotoxin auf die Haut. Arch. Derm. Syph. (Berl.) **175**, 530—538 (1937). — Röckl, H.: Untersuchungen zur Klinik und Pathogenese des mikrobiellen Ekzems. Hautarzt **7**, 14, 70, 113, 304 (1956). — Untersuchungen zur Pathogenese des mikrobiellen Ekzems. Arch. klin. exp. Derm. **206**, 658—660 (1957). — Rohr, K.: Das menschliche Knochenmark. Stuttgart: Georg Thieme 1949.

Sagher, F., C. Cohen and S. Schorr: Concomitant bone marrow changes in urticaria pigmentosa. Arch. Derm. Syph. (Chic.) **18**, 425 (1952). — Sagher, F., E. Liban, H. Unger and S. Schorr: Urticaria pigmentosa with bone involvement. Mast cell aggregates in bones and myelosclerosis found at autopsy in a case dying of monocytic leukemia. J. invest. Derm. **27**, 355 (1956). — Sagher, F., and S. Schorr: Bone lesions in urticaria pigmentosa. J. invest. Derm. **26**, 431 (1956). — Sanders: Zit. bei Streicher u. Sandkühler. — Santoianni, G.: Zit bei S. Lapière u. W. de Weerdt. — Schmid, F.: Die passive Übertragbarkeit der Tuberkulinallergie. Beitr. Klin. Tuberk. **105**, 397—402 (1951). — Schnitzer, A.: Zum Wirkungsmechanismus der Lymphocyten. Dermatologica (Basel) **116**, 275—282 (1951). — Schnyder, U. W., u. C. G. Schirren: Über die lipomelanotische Retikulose und ihre Beziehungen zu anderen Lymphknotenerkrankungen. Dermatologica (Basel) **108**, 319 (1954). — Schuermann, H., u. W. Hauser: Über die Hargraves-Haserick (,,L.E.")-Zellen (insbesondere im Sternalmark) beim Lupus erythematodes acutus. Hautarzt **1**, 557—558 (1950). — Seyfarth, C.: Die Sternumtrepanation, eine einfache Methode zur diagnostischen Entnahme von Knochenmark bei Lebenden. Dtsch. med. Wschr. **49**, 180—181 (1923). — Sidi, E., et S. Dobkewitsch: Maladie de Bowen, cyto-diagnostic immédiat. Bull. Soc. franç. Derm. Syph. **54**, 447 (1947). — Snapper, I., L. B. Turner and H. L. Moscovitz: Monographie ,,Multiple myeloma". New York: Grune & Stratton Inc. 1953. Zit. bei Leinbrock 1958. — Steigleder, G. K.: Zur Diagnostik aus dem Grundausstrich von Bläschen, Blasen und Pusteln. Derm. Wschr. **130**, 1194 (1954). — Blasengrundausstrich beim Pemphigus. Einordnung des Alterspemphigus. Arch. Derm. Syph. (Berl.) **200**, 211 (1955). — Zur Differentialdiagnose des Pemphigus vulgaris aus dem Blasengrundausstrich. Arch. klin. exp. Derm. **202**, 1—9 (1955). — Stockard, u. G. N. Papanicolaou: Zit. bei Streicher u. Sandkühler. — Storck, H.: Untersuchungen zur Bakteriologie der Ekzeme. Arch. Derm. Syph. (Berl.) **189**, 315—327 (1949). — Tierexperimentelle Untersuchungen zur Frage der ekzematösen Sensibilisierung. Arch. Derm. Syph. (Berl.) **191**, 430 (1950). — Streicher, H. J., u. St. Sandkühler: Klinische Zytologie. Stuttgart: Georg Thieme 1953. — Strunge, T.: La ponction des ganglions lymphatiques. Copenhagen: Ejnar Munksgaard 1944. Zit. bei Morrison u. Mitarb. — Sundberg, D. R., and N. B. Lick: ,,L.E.-cells" in the blood in acute disseminated lupus erythematosus. J. invest. Derm. **12**, 83—84 (1949). — Swiller, A. J., F. Feldmann and M. Morrison: Mycosis fungoides. Diagnosis by aspiration technique; observations in the skin and bone marrow. Arch. Derm. Syph. (Chic.) **67**, 403—406 (1953).

Tischendorf, W.: Cytodiagnostik des Lymphknotenpunktates. Ergebnisse innere Medizin Kinderheilkunde, Bd. II, S. 183—263. Berlin-Göttingen-Heidelberg: Springer 1951. — Tischendorf, W., u. A. Frank: Tumorzellen im Knochenmark, Lymphknoten- und Organpunktat. Dtsch. Arch. klin. Med. **186**, 334 (1940). Zit. bei TISCHENDORF. — TILLEY, R. F., and D. C. SMITH: Bone marrow changes in mycosis fungoides. J. invest. Derm. **14**, 387 (1950). — TRAUTMANN, F., u. E. M. SCHNEEMANN: Frische einheimische Fälle von Tularämie. Z. ges. inn. Med. **49**, 375 (1949). — TRITSCH, H., u. W. KIESSLING: Beitrag zu den geschwulstartigen Erkrankungen des retikulären Bindegewebes der Haut. Arch. klin. exp. Derm. **203**, 83—100 (1956). — TZANCK, A.: Le cyto-diagnostic immédiat en dermatologie. Bull. Soc. franç. Derm. Syph. **54**, 68 (1947). — TZANCK, A., R. ARON et M. ROSENZWEIG: Cyto-diagnostic rapid. Modification de la méthode de Pappenheim. Bull. Soc. franç. Derm. Syph. **54**, 447 (1947). — TZANCK, A., R. ARON-BRUNETIÈRE et G. MELKI: Le cyto-diagnostic des ulcerations de la vierge. Bull. Soc. franç. Derm. Syph. **56**, 502 (1949). — Le cyto-diagnostic immédiat des métastases ganglionnaires des néoplasmes cutanés ou muqueux. Bull. Soc. franç. Derm. Syph. **56**, 503—506 (1949). — Le cyto-diagnostic des mélanomes malins. Acta Un. int. Cancr. **7**, 723—726 (1951). — TZANCK, A., BOURGEOIS-GAVARDIN et R. ARON-BRUNETIÈRE: Le cytodiagnostic immédiat en dermatologie. Ann. Derm. Syph. (Paris) **8**, 205—218 (1948). — TZANCK, A., B. DREYFUS et M. BESSIS: La cellule de Sternberg, son origine reticulaire et son évolution. Sang **17**, 137—146 (1946). Zit. bei MARCHAL u. DUHAMEL. — TZANCK, A., et G. MELKI: Cytodiagnostic de la maladie de Paget. Bull. Soc. franç. Derm. Syph. **60**, 226—228 (1953). — TZANCK, A., G. MELKI et R. ARON-BRUNETIÈRE: Le cyto-diagnostic des tumeurs malignes cutanées. Acta Un. int. Cancr. **7**, 717—722 (1951).

ULTMANN, J. E., I. KOPROWSKA and R. L. ENGLE jr.: A cytological study of lymph node imprints. Cancer (Philad.) **11**, 507—524 (1958).

WAHLSTRÖM, S.: Lymphkörtelpunktion som klinisk undersöknings metod. Nord. Med. **45**, 565—568 (1951). — WARD, G. R.: Bedside hematology. Philadelphia 1914. — WASHINGTON, D. C., and R. F. ROHN: The bone marrow in metastatic malignant melanoma. J. Lab. clin. Med. **41**, 526 (1953). — WATSON, J. B., P. A. LEARY and M. M. HARGRAVES: Neutrophils resembling L.E.-cells in artificial blisters. Arch. Derm. Syph. (Chic.) **63**, 328—333 (1951). — WESSLÉN, T.: Studies on the role of lymphocytes in immune responses. Diss. Karolinska Instituted Stockholm 1952. Zit. bei H. HAXTHAUSEN 1953. — WIDAL, F., u. P. RAVAUT: Zit. bei STREICHER u. SANDKÜHLER. — WILSON, G. T.: Cutaneous smears: a diagnostic aid in certain malignant lesions of the skin. J. invest. Derm. **22**, 173—187 (1954). — WINER, L. H.: Mycosis fungoides. Benign and malignant reticulum cell dysplasia. Arch. Derm. Syph. (Chic.) **56**, 480—498 (1947). — WINER, L. H., and C. E. LIPSCHUETZ: Comparative study of histology and cytology in vesiculating eruptions. Arch. Derm. Syph. (Chic.) **65**, 270—290 (1952).

ZACH, J., H. NEUMANN u. F. K. WILDHAGEN: Über den Wert der Lymphknotenpunktion. Medizinische **1957**, 193. — ZOON, J. J., and J. W. H. MALI: Remarks on cell-diagnostics in normal and some pathological conditions of the skin. Dermatologica (Basel) **101**, 145—153 (1950).

C. Lymphknoten

Zur normalen und pathologischen Histologie hautnaher Lymphknoten

Von

Karl Lennert-Kiel

Mit 59 Abbildungen (davon 2 farbige)

Bei vielen Erkrankungen der Haut sind die regionären Lymphknoten beteiligt. Sie zeigen meist reaktive oder gleichsinnige Veränderungen. Wenn man alle hierbei möglichen Erscheinungen des lymphoreticulären Gewebes darstellen wollte, würde dies praktisch auf eine Bearbeitung der gesamten pathologischen Histologie des Lymphknotens hinauslaufen; denn es gibt nur ganz wenige Erkrankungen, die ausschließlich in tiefen, nicht hautregionären Lymphknoten vorkommen. Wir müssen uns daher in dem gegebenen Rahmen auf einige, für den Dermatologen wichtige Kapitel beschränken. Aber auch diese können nur zum Teil ausführlich dargestellt werden. Bezüglich weiterer Literatur und Abbildungen sei auf den kürzlich fertiggestellten Handbuchbeitrag im Rahmen des HENKE-LUBARSCH (LENNERT 1961a) verwiesen.

Unsere Darstellung gliedert sich in folgende Abschnitte:

I. „Normale" Lymphknotenhistologie.
II. Cytologie des Lymphknotenparenchyms.
III. Die histologischen Einzelelemente der Lymphadenitis.
    1. Hyperämie, Blutungen und Exsudation.
    2. Granulocyteninfiltration.
    3. Stammzellenhyperplasie.
    4. Reizzellenhyperplasie.
    5. Diffuse und follikuläre lymphatische Hyperplasie.
    6. Plasmazellenhyperplasie.
    7. Sinusreaktionen (Sinuskatarrh, Sinushistiocytose).
    8. Mastzellenhyperplasie.
    9. Reticulumzellhyperplasie (Reticulocytose).
    10. Epitheloidzellige Reaktion.
    11. Perilymphadenitis.
IV. Lymphadenitis ohne erkennbare Spezifität und reaktive Hyperplasie.
V. Eitrige Lymphadenitis.
VI. Lipomelanotische Reticulocytose.
VII. Lymphknoten bei Lupus erythematodes.

Im III. Kapitel wird auch das Vorkommen der einzelnen Reaktionsformen bei verschiedenen Lymphadenitiden kurz besprochen. Weiterhin wird dort die Differentialdiagnose der entzündlichen Erscheinungen, insbesondere gegenüber malignen Lymphknotenerkrankungen, in ihren Grundzügen diskutiert.

I. „Normale" Lymphknoten-Histologie

Eine „normale" Histologie der Lymphknoten im strengen Wortsinn gibt es nicht. Wir können hier nur die verschiedenen Grundstrukturen und cytologischen Einheiten des Lymphknotens anführen, wie sie sich in ruhendem oder nur wenig aktiviertem Zustand darstellen.

Die Hauptmasse des normalen Lymphknotens wird von dem *Parenchym* gebildet. Dieses ist zum Teil diffus angeordnet und wird Pulpa genannt. Zum Teil aber bildet es knötchenförmige Strukturen und hat weithin die Bezeichnung Follikel erhalten. Die Follikel liegen vorwiegend in den äußeren Zonen des Lymphknotens, der Rinde, während die Pulpa in Rinde und Mark vorkommt.

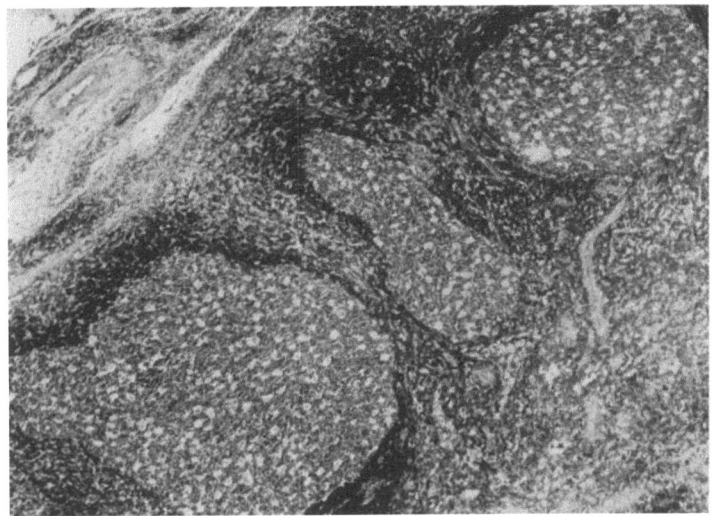

Abb. 1. Drei große Sekundärknötchen mit floriden Keimzentren. In den Keimzentren reichlich Sternhimmelzellen. Leistenlymphknoten, 21jähriger ♂. H.E. 50mal

Die Hauptmasse der *Pulpa*-Zellen wird von Lymphocyten gebildet. Daneben kommen noch vereinzelt basophile Stammzellen und Lymphoblasten vor. Dazwischen liegen einige Reticulumzellen. Im Markbereich sind in der Regel mehrere Plasmazellen nachzuweisen. Gewebsmastzellen werden vereinzelt in Pulpa, Sinus und Bindegewebsgerüst gefunden.

Die *Knötchen (Follikel)* sind entweder solid („Primärfollikel", „Primärknötchen") oder mit einem hellen Zentrum, dem Keimzentrum (FLEMMING 1885) oder Reaktionszentrum (HELLMAN 1921 und später) versehen („Sekundärfollikel", „Sekundärknötchen").

Die *Primärknötchen (Primärfollikel)* sind um eine Arteriole angeordnet und bestehen im wesentlichen aus Lymphocyten.

Die *Sekundärknötchen (Sekundärfollikel)* entstehen teils in den Primärfollikeln, teils frei in der Pulpa. Im ersten Falle sieht man in soliden Follikeln Germinoblastennester mit großen Reticulumzellen (sog. Sternhimmelzellen) auftreten. Außerdem kommen reichlich Kerntrümmer (FLEMMINGs tingible Körperchen) vor, die von den Sternhimmelzellen phagocytiert werden. Die Germinoblasten teilen sich in aktiven Sekundärknötchen lebhaft mitotisch. Wenn die Sekundärfollikel in der Pulpa neu gebildet werden, erscheinen sie zunächst als „nackte Keimzentren" (CONWAY 1937); d.h. sie sind noch frei von dem Lymphocytenmantel, der das vollentwickelte, floride Sekundärknötchen auszeichnet. Die Keimzentren sind

zunächst scharf begrenzt, erst wenn die cytopoetische Aktivität nachläßt, wird die
Grenze zu dem Lymphocytenwall unscharf. Man spricht jetzt von einem inaktiven
Sekundärknötchen. Bei erneuter Stimulierung der Follikel wird das helle Zentrum

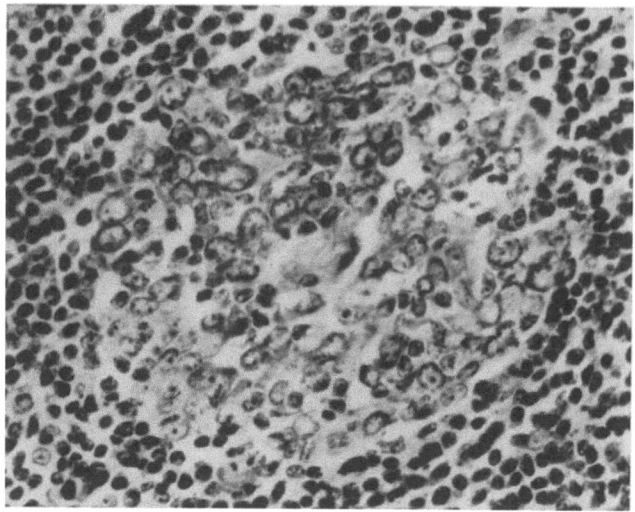

Abb. 2. „Nacktes" Keimzentrum mit zahlreichen Germinoblasten. Pfeiffersches Drüsenfieber.
Leistenlymphknoten. 53jährige ♀. Azur-Eosin. 500mal

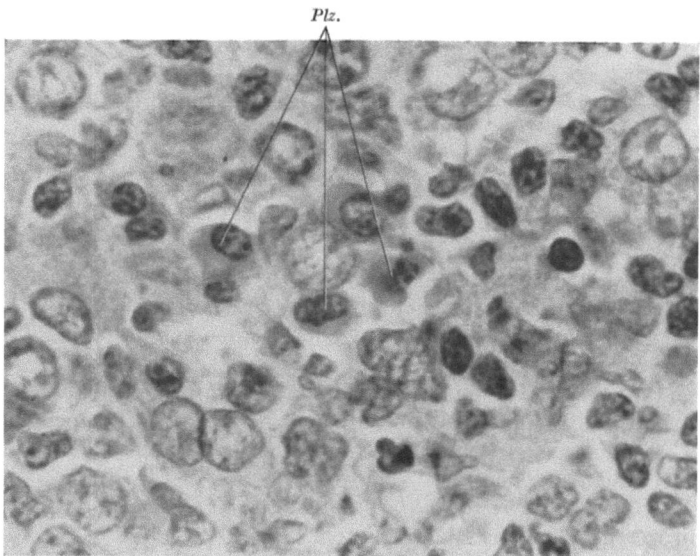

Abb. 3. Lange bestehendes Keimzentrum mit Plasmazellen (Plz.). An anderen Stellen des Keimzentrums sieht
man Eiweißpräcipitate. „Chronische unspezifische Lymphadenitis". Nuchaler Lymphknoten. H.E. 1250mal

reaktiviert, die Zahl der Germinoblasten, der Mitosen und der Kerntrümmer
nimmt zu.

Außer Germinoblasten und Reticulumzellen kommen in den Keimzentren
vielfach reichlich Zellen vor, die etwas größer als Lymphocyten sind und unregelmäßig eckige und vielgestaltige helle Kerne besitzen. Ihr Plasma ist sehr schmal
und gering basophil. Die Natur dieser Zellen ist noch nicht hinreichend geklärt.

Handelt es sich um Lymphocytenvorstufen („Mesolymphocyten"), wie MAXI-
MOW (1927) meint, oder sind es Tochterzellen der Germinoblasten, die ohne
Beziehung zur Lymphopoese stehen und somit als Germinocyten bezeichnet
werden könnten? Die letzte Ansicht hat in kürzlich mitgeteilten Isotopenunter-
suchungen von FLIEDNER u. Mitarb. (1961, 1963) eine Stütze erhalten: Danach
soll die H_3-Thymidin-Aktivität der Keimzentren nicht auf die Lymphocyten des
Zentrenwalles weitergegeben werden. Die Zentren wären danach eine Keimstätte
einer eigenen Zellrasse und nicht etwa der Lymphocyten.

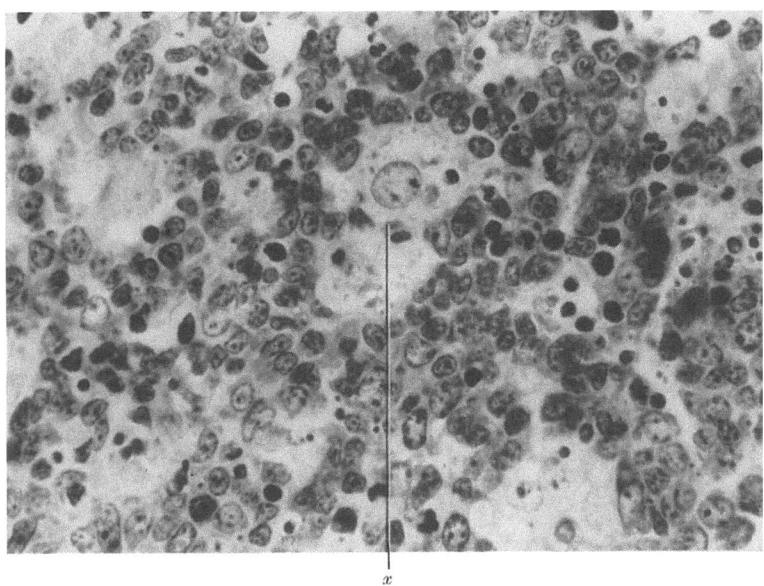

Abb. 4. Keimzentrum mit zahlreichen Kerntrümmern. Im Zentrum eine große Reticulumzelle mit Kerntrümmer-
phagocytose = Sternhimmelzelle (x). Piringersche Lymphadenitis. Hämatoxylin-Azur-Eosin. 1250mal

Weiterhin werden in den Keimzentren auch Lymphocyten und gelegentlich
Plasmazellen gefunden. Diese entstehen offenbar in der Adventitia der Arteriolen
aus „lymphoiden Reticulumzellen".

Bei unseren histochemischen Untersuchungen haben wir unspezifische Esterase
und saure Phosphatase in den Reticulumzellen der Keimzentren nachweisen
können. Daneben fanden wir eine starke 5-Nucleotidase-Aktivität *zwischen* den
Zellen der floriden Keimzentren (LENNERT u. RINNEBERG 1961, LENNERT, LÖFFLER
u. LEDER 1963).

Die hierbei beobachtete Reaktion ist den Abbildungen, die ORTEGA und MEL-
LORS (1957) beim γ-Globulin-Nachweis mit fluorescierenden Antikörpern gewinnen
konnten, sehr ähnlich. Sie stellt außerdem eine bemerkenswerte Parallele zu dem
neuerdings von FLIEDNER u. Mitarb. (1963) mitgeteilten Befund dar, wonach die
Flemmingschen tingiblen Körperchen offensichtlich zerfallene DNS-syntheti-
sierende Zellen darstellen; denn zur DNS-Synthese sind Nucleotidasen erforderlich.

EHRICH (1946 u. früher) fügte zu den Primär- und Sekundärfollikeln noch eine
dritte knötchenförmige Zellansammlung hinzu. Er nannte sie zuerst Pseudo-
sekundärknötchen (1929), später in Anlehnung an H. FISCHER (1937) *Tertiärknötchen.* Dieser Begriff ist aber insofern mißverständlich, weil diese Gebilde
nicht die nächste Entwicklungsstufe der Sekundärknötchen darstellen. HELL-
MAN hat sie als „Rindenknoten" (HELLMAN 1930, 1943) bezeichnet.

Die Rindenknoten sind größer als Primär- und Sekundärfollikel und oft mit bloßem Auge erkennbar. Sie enthalten im aktiven Zustand einige basophile

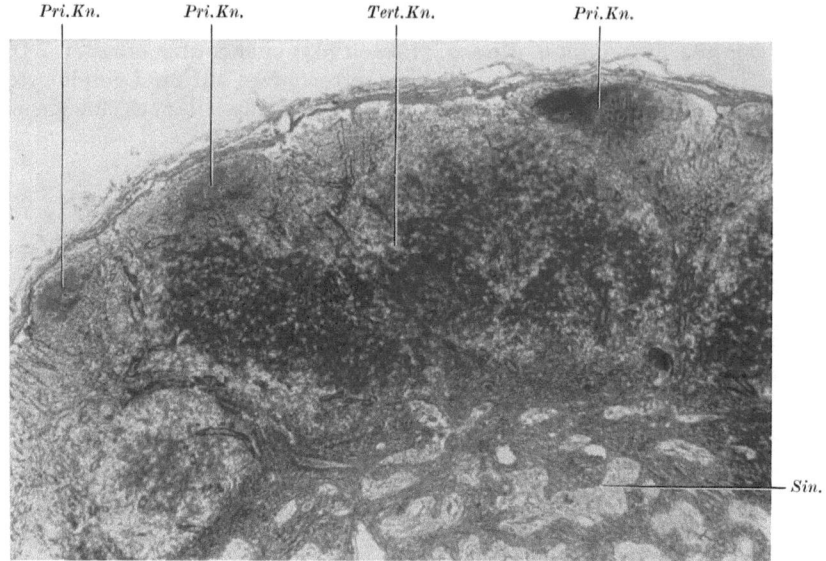

Abb. 5. Lymphknotenübersicht. In der Rinde ein großes Tertiärknötchen (*Tert.Kn.*) und mehrere Primärknötchen (*Pri.Kn.*). Unten die weiten Marksinus (*Sin.*). Giemsa/Gomori. 50mal

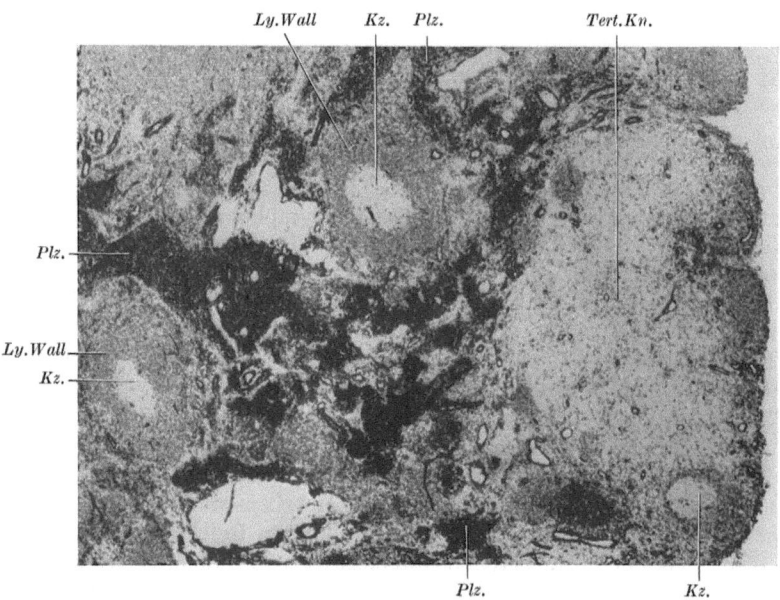

Abb. 6. Lymphknotenübersicht bei Adenosintriphosphatase-Reaktion. Hell ein großes Tertiärknötchen (*Tert.Kn.*) und drei kleine Keimzentren (*Kz.*) mit schwach positivem Lymphocytenwall (*Ly.Wall*). Dunkel sind Plasmazellrasen in der Pulpa dargestellt (*Plz.*). 25mal

Stammzellen und Lymphoblasten, bei Erwachsenen sind sie oft reich an Reticulumzellen. Außerdem ist ihre große Zahl an Venolen charakteristisch (EHRICH 1946).

Bei Anwendung der Adenosintriphosphatase-Reaktion treten die Tertiärknötchen besonders deutlich als negative große Zellansammlungen hervor (LEN-
NERT u. RINNEBERG 1961, RINNEBERG, SCHUBERT u. LENNERT 1961). Mit Hilfe
dieser Reaktion gelingt es also, das Schicksal der Tertiärknötchen bei verschiedenen Lymphknotenreaktionen zu studieren. Das erscheint uns deshalb wichtig,
da wir vermuten, daß hier die sessilen Antikörper — wohl in den basophilen
Stammzellen — gebildet und den Lymphocyten mit auf den Weg gegeben werden.

Das Lymphknotenparenchym wird umspült von den sog. *Sinus*. Man unterscheidet Rand-, Intermediär- und Marksinus. Die Rand- und Intermediärsinus
sind im allgemeinen eng, die Marksinus weit. Sie werden ausgekleidet von den
sog. Uferzellen. Diese sollen nach älteren Untersuchungen nichts anderes als
abgeplattete Reticulumzellen darstellen (DOWNEY 1922, FRESEN 1945). Auch
histochemisch verhalten sie sich wie Reticulumzellen: Sie lassen unspezifische
Esterase und saure Phosphatase, dagegen keine alkalische Phosphatase nachweisen
und sind metallophil (LENNERT, LÖFFLER u. LEDER 1961, LENNERT, LÖFFLER u.
GRABNER 1962). Nach elektronenoptischen und anderen speziellen cytologischen
Methoden sollen sie aber Gefäßendothelien ähnlicher sein als Reticulumzellen
(OMORI 1954, AKAZAKI, KOZIMA, HASEGAWA, MURATA, UEGANE u. KODA 1956,
REINAUER 1959). Im Lumen der Sinus kommen die gleichen Reticulumzellen wie
in der Pulpa vor. Sie sind hier oft abgerundet. Wir fassen sie mit den Uferzellen
unter der Bezeichnung Sinusretothelien zusammen. Manchmal liegen reichlich
Lymphocyten in den Sinus. Dabei läßt es sich meist nicht entscheiden, ob es
sich um zu- oder abwandernde Lymphocyten handelt.

Die Sinus werden an der Konvexität des Lymphknotens gespeist von den
klappenhaltigen Vasa afferentia und geben ihre Lymphe ab an die efferenten
Lymphgefäße des Hilusbereiches.

Das *Faser- und Bindegewebsgerüst* des Lymphknotens besteht einerseits aus
den Gitterfasern des lymphatischen Gewebes einschließlich der Sinus, andererseits
aus Kapsel und Trabekeln.

Die *Gitterfasern* erlauben die einzelnen Strukturelemente des Lymphknotens
gut zu unterscheiden: Die Primärknötchen besitzen ein weites grobmaschiges
Netz, sind also ausgesprochen faserarm. Die Sekundärknötchen enthalten in den
hellen Zentren praktisch keinerlei Gitterfasern — es kommen meist nur einige
kollagene, perivasculäre Fasern vor —, der Lymphocytensaum zeigt jedoch oft
ein konzentrisch angeordnetes, relativ engmaschiges Fasergeflecht. Die Rindenknoten („Tertiärfollikel") sind ziemlich faserreich. Die nicht knötchenförmig
angeordnete Pulpa enthält im allgemeinen noch mehr Fasern, vor allem im Markbereich (DENZ 1947). Hier überwiegt die Fasermenge der Pulpa über diejenige
der Sinus, während in der Rinde die Sinus mehr Fasern aufweisen als die Pulpa.

Diese quantitativen Angaben über die Fasermenge sind nur als grobe Anhaltspunkte zu werten. Bei starker akuter Zellneubildung nimmt der relative Fasergehalt erheblich ab, bei Atrophie des Lymphknotenparenchyms und nach Lymphadenitiden finden wir im allgemeinen ein relativ bzw. absolut vermehrtes Fasergerüst.

Die *Kapsel* der hautregionären Lymphknoten ist beim gesunden jungen Menschen dünn. Im höheren Alter wird sie — vor allem im Leistenbereich — oft
fibrös verdickt. Von der Kapsel ziehen schmale Bindegewebssepten *(Trabekel)*
in das Lymphknoteninnere. Sie reichen im allgemeinen nicht sehr weit in die
Tiefe. In ihrer Umgebung finden sich die Rand- und großen Intermediärsinus.

Kapsel und Trabekel enthalten vorwiegend *kollagene Fasern*, daneben auch
wechselnde Mengen von *elastischen und glatten Muskelfasern*. Die Leistenlymph-
konten sind besonders reich an elastischen und glatten Muskelfasern. In den

53*

axillären Lymphknoten findet man nur wenig glatte Muskulatur (Melnikow-Raswedenkow 1899, Orsós 1926, Neubert 1938).

Die *Blutgefäße* des Lymphknotens wurden vor allem von Dabelow (1936, 1938/39) sowie Ono u. Miyazaki (1936) studiert. Die Lymphknotenarterie dringt am Hilus ein und gibt Äste in Mark (kurz), Rinde (lang) und Lymphknoten-umgebung (perforierend) ab. Die Rindenäste entsenden in jedes Primär- und Sekundärknötchen je eine Arteriole. Diese bildet in den Keimzentren ein Ca-pillargeflecht, das in die Venolen der Knötchenperipherie mündet. Die Venolen kommen auch in der Pulpa und besonders reichlich in den sog. Tertiärfollikeln

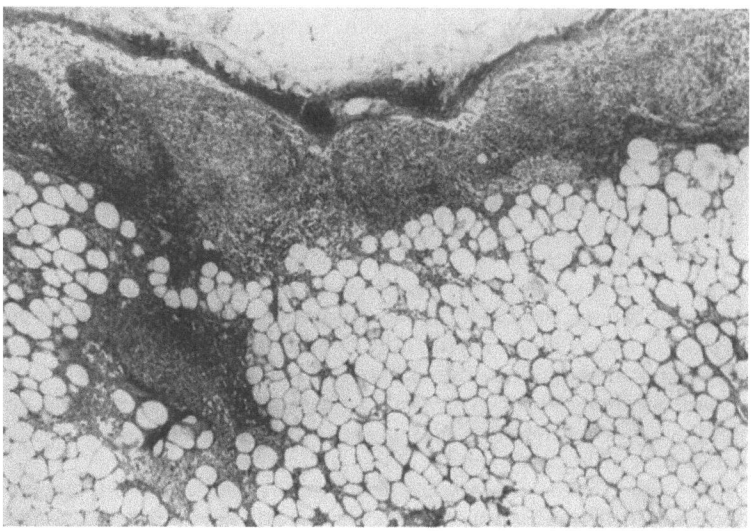

Abb. 7. Lipomatöse Atrophie. Oben die Lymphknotenkapsel, darunter ein schmaler Saum lymphatischen Gewebes, in das Fettzellen „eindringen". Axillärer Lymphknoten. v. Gieson. 50mal

vor (Ehrich 1946). Sie sind durch besonders hohe „epitheloide" Endothelien ausgezeichnet (Schulze 1925, Maximow 1927 Lit., v. Albertini 1932, Ehrich 1956 Lit., Pischinger 1959). Ihre Bedeutung ist noch immer umstritten. Mass-hoff u. Gross (1962) schreiben nach Versuchen an Mäuselymphknoten den Endothelien der Venolen lymphopoietische Fähigkeiten zu, eine Eigenschaft, für die wir an den Venolen-Endothelien des Menschen keinerlei Anhaltspunkte finden konnten. Die Venolen münden in kleine Venen, die sich an der Rinden-Mark-Grenze sammeln und in das stark anastomosierende Venennetz des Markes über-gehen, um am Hilus den Lymphknoten zu verlassen.

Über die spärlichen *Nervenfasern* des Lymphknotens s. bei Ukeda (1958 Lit.).

Das eben gezeichnete „Normalbild" des Lymphknotens zeigt erhebliche *Variationen* von Mensch zu Mensch und von Region zu Region. An der Gestaltung der Lymphknotenstruktur nehmen vor allem hormonale und Ernährungs-Einflüsse teil. Besonders die lymphocytolytische Wirkung der Nebennierenrindenhormone wird heute viel diskutiert. Wir möchten nur kurz auf einen *regionalen Unterschied* hautnaher Lymphknoten hinweisen: Die axillären Lymphknoten zeigen im fort-geschrittenen Lebensalter oft eine lipomatöse Atrophie, die Leistenlymphknoten dagegen eine fibromatöse Atrophie. Im ersten Falle wird das lymphatische Ge-webe ersetzt durch Fettgewebe, so daß das lymphatische Parenchym nur noch sichelförmig am äußersten Rand des lipomartigen Gebildes nachweisbar ist. Bei der fibromatösen Atrophie kommt es zu einer starken Vermehrung der kollagenen

Fasern samt elastischen und glatten Muskelfasern im Bereich der Kapsel und der Trabekel. Das lymphatische Parenchym erscheint durch diese Fasergeflechte gleichsam komprimiert.

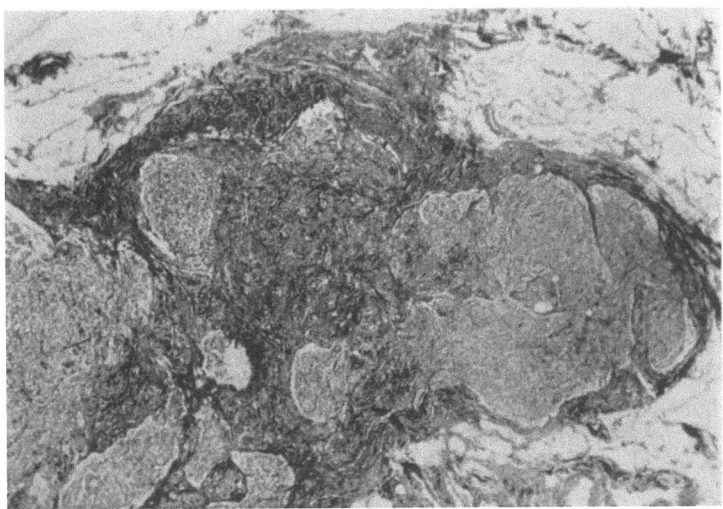

Abb. 8. Fibromatöse Atrophie. Lymphatisches Gewebe weitgehend von Bindegewebe substituiert und umsäumt. Leistenlymphknoten. Gomori. 30mal

II. Cytologie des Lymphknotenparenchyms

Wir klassifizieren die Lymphknotenzellen vor allem nach ihrer Morphologie im Giemsa-Präparat sowie nach ihren karyometrischen und cytochemischen Eigenschaften. Die Einzelzellen sind im Schnitt nur bei einwandfreier Technik (am besten Fixierung in Maximowscher Flüssigkeit, stets Paraffineinbettung!) zu identifizieren, und auch dann bleiben immer einige Zellen übrig, die man nicht exakt einstufen kann. Dies liegt an der Modulations- und Entwicklungsfähigkeit der Lymphknotenelemente, speziell der reticulohistiocytären Formen. Manche cytologischen Einzelheiten sind im Tupfpräparat besser zu erkennen als im Schnitt; es empfiehlt sich daher, bei cytologischen Fragestellungen die Zellen zusätzlich noch im Tupfpräparat zu untersuchen. Wir können in diesem Rahmen auf die vergleichende Morphologie der Zellen in Schnitt und Ausstrich nicht eingehen und verweisen auf unsere ausführliche Darstellung im Handbuch der speziellen Pathologischen Anatomie (LENNERT 1961a).

1. Reticulumzellen und ihre Varianten

Die Klassifizierung der reticulohistiocytären Elemente des Lymphknotens ist bei weitem am schwierigsten. Dementsprechend vielfältig sind auch die Einteilungsversuche der Literatur. Die wichtigsten, im Schnitt leicht identifizierbaren reticulären Formen sind die folgenden drei Zellgruppen:

1. Differenzierte Reticulumzellen einschließlich der Sinus-,,Endothelien" (zusammengefaßt als Retothelien).

2. Undifferenzierte Reticulumzellen = unreife Histiocyten.

3. Funktionsformen:

    a) Blastische Reticulumzellen (,,Hämohistioblasten"),

    b) Kerntrümmer-Pigment-Lipophagen,

    c) Epitheloidzellen.

zu 1. Die differenzierten Reticulumzellen besitzen mittelgroße bis große Kerne, Diese sind längsoval oder plumpoval, oft zeigen sie auch eine gefaltete oder eingekerbte Membran. In das feine staubförmige Chromatingerüst sind ein bis zwei kleine bis mittelgroße Nucleolen von blauvioletter bis rotvioletter Farbe eingelagert. (Alle Angaben über die färberischen Eigenschaften der Zellen beziehen sich auf Giemsa-gefärbte Präparate!) Das Plasma ist mäßig breit bis breit und neutro- bis oxyphil. Es kann lange dendritenartige Fortsätze zeigen oder abgerundet sein. Dies wird bei der Versilberung nach WEIL-DAVENPORT oder im Esterasepräparat besser anschaulich als bei Hämatoxylin-Eosin- oder Giemsa-Färbung. Je größer die Reticulumzellen sind, um so mehr vermindert sich die Basophilie von Kern und Nucleolen und um so oxyphiler wird das Plasma. Gleichzeitig nehmen die Kerne meist eine plump-ovale Form an.

Cytochemisch ist in den differenzierten Reticulumzellen reichlich unspezifische Esterase und auch saure Phosphatase vorhanden. Die Sudan-Schwarz-Färbung auf Lipide und die PAS-Reaktion sind in einem kleinen Prozentsatz der Zellen positiv. Die Zellen verhalten sich außerdem metallophil bei der Versilberung nach WEIL-DAVENPORT (MARSHALL 1956a, LENNERT u. LÖFFLER, unveröffentlicht).

Karyometrisch (LENNERT u. REMMELE 1958b) gehören die differenzierten Retothelien meist der Zwischenklasse K $^3/_4$ (102 μ^3) an. Bei stärkerer Proliferation und Funktion werden auch Kerne der Hauptklassen K $^1/_2$ (72 μ^3), K 1 (144 μ^3) sowie Kerne der Mittelklasse K $1^1/_2$ (204 μ^3) in größerer Zahl gefunden.

zu 2. Als *undifferenzierte Reticulumzellen* wurden von MAXIMOW (1927), EHRICH (1931) und uns (LENNERT 1953) Zellen abgegrenzt, die sich bereits morphologisch von den differenzierten Retothelien abheben, wenn sie in größeren Rasen proliferieren. Dies ist z.B. in Typhusknötchen oder bei der unreifen Sinushistiocytose der Fall. Die Kerne sind vorwiegend mittelgroß, doch kommen oft auch kleine Kerne dazwischen vor. Ihre Form ist rundlich, oval, nierenförmig oder tief eingekerbt. Ein bis zwei mittelgroße graublaue Nucleolen sind stets nachweisbar. Die Kernmembran ist kräftig gefärbt und dick. Zwischen den feinen bis mittelgroben Chromatinbrocken erkennt man hellblauen „Kernsaft", während bei den differenzierten Reticulumzellen der „Kernsaft" farblos erscheint. Das Plasma ist deutlich graublau gefärbt.

Diese undifferenzierten Reticulumzellen gehen offenbar in die Zellformen über, die man im Lymphknotenausstrich als Histiocyten von den Reticulumzellen abgrenzt (BESSIS 1947, 1954). Wir bezeichnen daher die undifferenzierten Reticulumzellen auch als *unreife Histiocyten.*

Daß es sich um undifferenzierte, unreife Zellen handelt, geht aus unseren cytochemischen Untersuchungen hervor. Die Esterase- und saure Phosphatase-Reaktion ist negativ. Auch verhalten sich die Zellen metallophob. Erst bei zunehmender Ausreifung zeigen die Zellen eine schwache Esterase- und Phosphatase-Reaktion. Auch werden sie oft Peroxydase-positiv. Diese Eigenschaften konnten wir bisher jedoch ausschließlich im Tupfpräparat feststellen. Sie zeigen uns ebenso wie ihre Morphologie, daß die „Histiocyten" des Lymphknotens den Monocyten des Blutes ähnlicher als die differenzierten Reticulumzellen des Lymphknotens sind, so daß eine Verwandtschaft, wenn nicht sogar Identität mit den Blutmonocyten möglich erscheint. Freilich gelingt es im Schnitt nur ausnahmsweise, „reife" funktionstüchtige Histiocyten zu identifizieren und von den übrigen Retothelien zu unterscheiden. Wir müssen daher bei der Zellbeurteilung im Schnitt darauf verzichten, reife Histiocyten von den differenzierten Retothelien abzugrenzen.

Karyometrisch (LENNERT u. REMMELE 1958b) gehören die undifferenzierten Reticulumzellen des Typhusknötchens den Kernklassen K $^1/_4$ (36 μ^3), K $^3/_8$ (51 μ^3)

und K $^1/_2$ (72 μ^3) an. Die Kerne der unreifen Sinushistiocytose sind in der Hauptsache der Klasse K $^1/_2$ (72 μ^3) zuzuzählen. Die unreifen Histiocyten kommen also vorwiegend in den Hauptklassen vor, während die differenzierten Retothelien die Mittelklassen bevorzugen. Wie aus unseren karyometrischen Studien an Lymph-

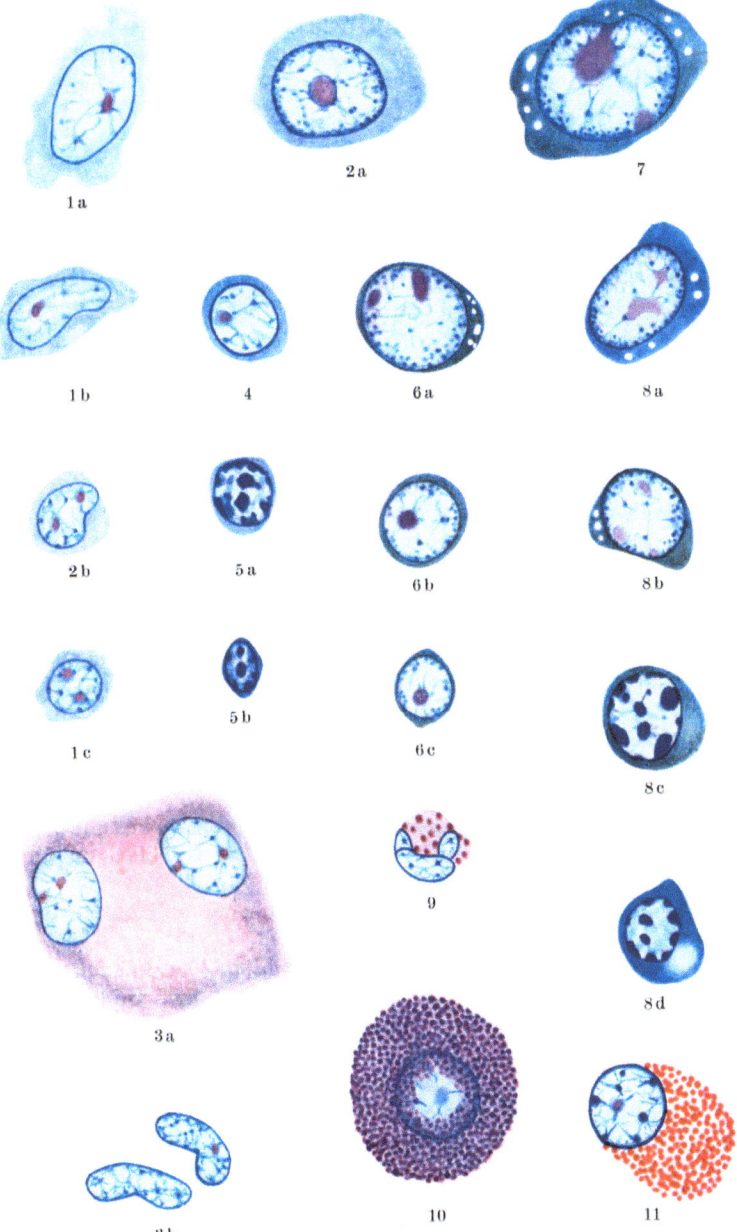

Abb. 9. Die Zellen des normalen und entzündeten Lymphknotens bei Giemsa-Färbung. 1a—c: Große, mittlere und kleinere Reticulumzelle; 2a u. b: Große und mittlere reticuläre Reizzelle (= Vorstufen der Lymphocyten?); 3a u. b: Saftige (zweikernige) und zwei dürre Epitheloidzellen (nur Kerne dargestellt!); 4: Lymphoblast; 5a u. b: Großer und kleiner Lymphocyt; 6a—c: Großer, mittlerer und kleiner Germinoblast; 7: Große basophile Sternzelle; 8a—d: Proplasmoblast, Plasmoblast, Proplasmazelle und Plasmazelle; 9: Blutmastzelle; 10: Gewebsmastzelle; 11: Eosinophiler Myelocyt. Jeweils Azur-Eosin. 2000mal

knotenzellen (Lennert u. Remmele 1958a, b, 1959, dort weitere Lit.) und wie aus
zahlreichen weiteren karyometrischen Untersuchungen an anderen Organen hervorgeht, werden Mittelklassen bei hohen Stoffwechselaufgaben, insbesondere bei
reger synthetischer Leistung, aus den Hauptklassen gebildet, indem die Kerne
auf das $1^1/_2$fache Volumen (etwa doppelte Oberfläche!) anschwellen.

zu 3. Die Hauptfunktion der Reticulumzellen besteht in der Phagocytose und
Verarbeitung von antigenen Substanzen, auch von Blutzellen, Pigmenten u. dgl.
Zu dieser Funktion kommt noch unter anderem die Fähigkeit, Gitterfasern zu
bilden und Zellnachschub zu liefern. Einige der dabei auftretenden Funktionsformen der Reticulumzellen seien hier angeführt.

a) Die *blastische Reticulumzelle* („Hämohistioblast") entsteht bei starker Zellneubildung, speziell bei reger Lympho- oder Plasmocytopoese. Sie ist groß und
besitzt ein mäßig breites, kräftig graublaues Plasma. Sie löst sich bald aus dem
Verband. Der Kern ist groß, hell, plumpoval und enthält mehrere mittelgroße
blaue Nucleolen, die bei weiterer Entwicklung größer werden. Zugleich nimmt
auch das Plasma an Basophilie zu, so daß schließlich die basophile Stammzelle
entsteht (s. unten).

Die Basophilie des Plasmas kommt durch die Einlagerung von Ribonucleoproteiden zustande. Esterase und saure Phosphatase sind nicht nachweisbar,
auch verhalten sich die blastischen Reticulumzellen metallophob bei Versilberung
nach Weil-Davenport.

b) Die *Kerntrümmerphagen* kommen vorwiegend in den Keimzentren als
„Sternhimmelzellen" vor, werden aber auch oft in den Sinus beobachtet. Sie sind
groß und enthalten in dem breiten, mäßig oxyphilen Plasma Kerntrümmer in verschiedener Größe und Form. Gelegentlich sind auch intakte Blutzellen in großen
Retothelien zu finden. Man spricht dann von „Hämophagen".

Von den *Pigmentphagen* sind für den Dermatologen die Zellen wichtig, die
Melanin, Hämosiderin oder Tätowierungspigment gespeichert haben. Das Melanin ist mit der Masson-Hamperlschen Versilberung zu schwärzen, mit Wasser-
stoffsuperoxyd zu bleichen und bleibt bei der Eisenreaktion negativ. Melanin-
speichernde Retothelien liegen vorwiegend in der äußeren Rindenpulpa, seltener
auch in den Sinus oder Sekundärknötchen. Hämosiderinhaltige Makrophagen
zeigen eine positive Berliner Blau-Reaktion und sind vorwiegend in den Sinus
als Zeichen stärkeren Blutabbaues zu finden. Das Tätowierungspigment ist
cytochemisch inert und wird in den Reticulumzellen der Rinden- und Markpulpa,
meist ausgesprochen herdförmig, abgelagert.

Lipophagen sind an ihrem feinschaumigen Plasma und der positiven Fettfärbung leicht zu identifizieren.

c) Die *Epitheloidzellen* sind ausgesprochen oxyphil und kommen in zwei Formen
vor: Als große „saftige" (Hamperl 1940) Epitheloidzellen mit breitem, meist
abgerundetem Plasmaleib, und als schlanke „dürre" Epitheloidzellen mit stark
in die Länge gezogenem, oft nur schwer abgrenzbarem Plasma.

Die saftigen Epitheloidzellen besitzen große bläschenförmige Kerne, die sich
nur schwach blau anfärben. Die Kerne erscheinen plumpoval und sind manchmal
an einer Seite eingekerbt. Das Chromatingerüst ist fein, ein bis zwei mittelgroße
Nucleolen mit schwach rotvioletter Tönung sind stets nachweisbar. Das Plasma
zeigt manchmal eine hellrote, feinschaumige Innenzone, die dem hyperplastischen
Golgi-Apparat [„Zentralapparat" (Castrén 1925, Orsós 1935, Hamperl 1940,
Gedigk 1954)] entsprechen dürfte (Gusek 1959, Gusek u. Naumann 1959), und
eine basophile (blauviolette) Außenzone (Castrén 1925, Lennert 1953), die
den ergastoplasmahaltigen Abschnitten des elektronenoptischen Bildes gleichzusetzen ist (Gusek 1959, Gusek u. Naumann 1959). Das Plasma der Epi-

theloidzellen ist — bei weitgehender identischer Kernstruktur — kräftiger oxyphil gefärbt als das zarte graurötliche Plasma der großen Reticulumzellen, was man z. B. an den sonst gleich aussehenden Kerntrümmerphagen gut beobachten kann.

Die dürren Epitheloidzellen mit langgezogenem Zelleib besitzen schlanke längliche Kerne, die mit Katzenzungen oder Schuhsohlen verglichen worden sind. Auch sie besitzen ein feines Chromatingerüst und ein bis zwei mittelgroße Nucleolen. Das Plasma zeigt keine zonale Schichtung, sondern ist gleichmäßig blaßrosa gefärbt. Die Plasmagrenzen sind besser bei Versilberung nach WEIL-DAVENPORT (MARSHALL 1956a) oder im Esterasepräparat erkennbar.

Histochemisch erweisen sich die Epitheloidzellen als stets PAS-positiv, mit Sudanschwarz konnten wir nur in 12% der Zellen eine Anfärbung der Epitheloidzellen erreichen, während REFVEM (1954) eine positive Sudanschwarz-Färbung für alle Epitheloidzellen beschreibt. Die Aktivität an unspezifischer Esterase und saurer Phosphatase ist in den saftigen Formen groß, in den dürren Formen gering bis mäßig ausgeprägt (LENNERT, LÖFFLER u. GRABNER 1962). Vergleicht man die Fermentaktivität der Reticulumzellen mit derjenigen der Epitheloidzellen bei saurer Phosphatase- und Esterase-Reaktion, so zeigt sich ein gegensinniges Verhalten: Die Reticulumzellen sind bei Esterase-Reaktion offensichtlich aktiver, die Epitheloidzellen scheinen mehr Phosphatase zu enthalten (LENNERT, LÖFFLER u. LEDER 1963).

Bei Adenosintriphosphatase und 5-Nucleotidase-Reaktion findet man in Reticulumzellen zum Teil eine mäßig starke Anfärbung des Plasmas. Die saftigen Epitheloidzellen enthalten reichlich Adenosintriphosphatase, keine 5-Nucleotidase. Die dürren Epitheloidzellen zeigen keine oder eine schwächere Adenosintriphosphatase-Reaktion, sowie eine deutliche 5-Nucleotidase- und Glycerophosphatase-Reaktion (bei p_H 7,2). Es ist möglich, daß die Ergebnisse bei den dürren Epitheloidzellen auf ein einziges Ferment, nämlich eine saure Phosphatase, zurückzuführen sind, wogegen die Adenosintriphosphatase-Reaktion der saftigen Epitheloidzellen Substrat-spezifisch zu sein scheint (LENNERT u. RINNEBERG 1961). Karyometrisch gehören die saftigen Epitheloidzellen der Kernklasse K 1½ (204 μ^3) an.

2. Die basophilen Stammzellen

Die basophile Stammzelle [Makrolymphocyt (MAXIMOW 1927 u. früher), große lymphatische Reticulumzelle (MOESCHLIN 1947, HEILMEYER u. BEGEMANN 1955), Hämocytoblast (PAVLOWSKY 1934, BESSIS 1954, ANDRÉ u. DREYFUS 1955, LUCAS 1955, MARSHALL 1956a), Lymphogonie (AMANO), hämatopoietische Reticulumzelle (SUNDBERG 1947] ist leicht an ihrem tief basophilen Plasma und den sehr großen basophilen Nucleolen zu erkennen. Der Kern erscheint in der Regel plumpoval, er ist manchmal an der Stelle, wo der Nucleolus der Kernmembran anliegt, eingebuchtet. Hier sieht man licht- und elektronenmikroskopisch (TANAKA 1957) oft die Ausschleusung von Nucleolarsubstanz. Die Kernmembran färbt sich kräftiger als die von Reticulumzellen. Auch das Chromatin erscheint gröber und basophiler als in Reticulumzellen. Das Plasma ist oft einseitig angehäuft, mäßig breit und enthält meist zahlreiche Vacuolen. Es zeigt keine Fortsätze, so daß die Zelle abgerundet erscheint.

Cytochemisch konnten wir weder Polysaccharide oder Lipoide noch Fermente in den basophilen Stammzellen nachweisen. Auch verhalten sich die Zellen ausnahmslos metallophob. Karyometrisch kommen die basophilen Stammzellen meist in der Kernklasse K 1 (144 μ^3) vor. Doch sind bei stärkerer Regeneration auch größere Kerne der Klassen K 2 (288 μ^3) und selbst K 4 (576 μ^3) nachweisbar.

Wahrscheinlich können sie auch Mittelklassen (K $1^1/_2$ und 3) bilden. Es ist möglich, daß sie dann als Plasmazellvorstufen anzusehen sind (LENNERT u. REMMELE 1959). Da solche Stammzellen auch in Lymphknoten ohne sicher nachweisbare Plasmazellneubildung gefunden werden können, halten wir es für ebensogut möglich, daß die basophilen Stammzellen funktionell hochaktive Zellen sind, die von der Plasmacytopoese unabhängig auch Mittelklassen bilden. Sie könnten vielleicht Antikörpereiweiß für die Träger der sessilen Antikörper (wohl der Lymphocyten) synthetisieren (LENNERT 1962b, LENNERT u. LÖFFLER 1962). Das Fehlen eines Ergastoplasmas spricht nach BÎMES (1962) nicht dagegen, da das Eiweiß ja nicht sezerniert, sondern nur den Tochterzellen mitgegeben zu werden scheint.

3. Die Lymphocyten und ihre Vorstufen

Nach den Untersuchungen von MORALES PLEGUEZUELO u. JIMÉNEZ DÍAS (1945), MOESCHLIN (1947), ZETHRAEUS (1948) und LENNERT (1957b) kommt eine

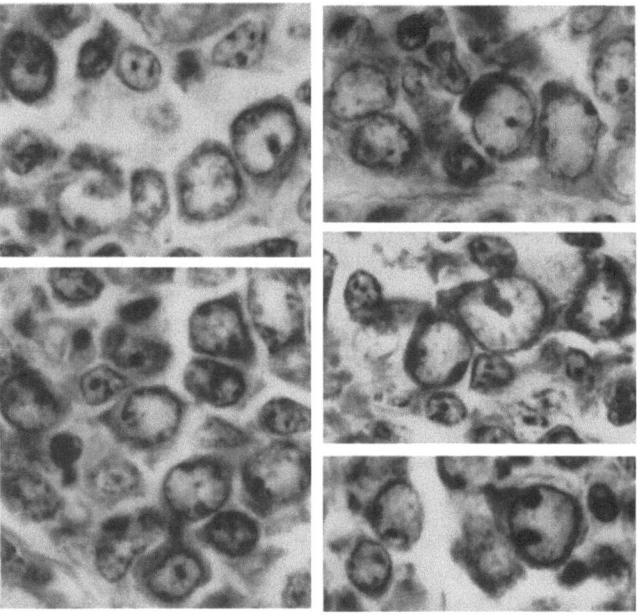

Abb. 10. Basophile Keimzentrumzellen = Germinoblasten, von verschiedenen Lymphknoten stammend. Azur-Eosin. 1250mal

besondere Zellform in den Keimzentren vor, die sich deutlich von den Lymphoblasten der Pulpa unterscheidet. Wir haben sie als Germinoblasten bezeichnet.

GRUNDMANN (1958a—c, 1959a, b) konnte an der Ratte nachweisen, daß es zwei Lymphocytentypen gibt: Die Follikel- und „Sinuslymphocyten". Die Follikellymphocyten sollen in den Lymphknötchen, speziell in den Keimzentren gebildet werden, die „Sinuslymphocyten" in der Pulpa nahe den Sinus, nicht in den Sinus selbst entstehen. Die Follikellymphocyten unterscheiden sich nach GRUNDMANN von den sog. Sinuslymphocyten vor allem durch ihre Nucleolen: Die Follikellymphocyten besitzen einen großen zentralen Nucleolus, die Sinuslymphocyten mehrere kleine, über den Kern verteilte Nucleolen. Die einwandfreie Differenzierung der zwei Lymphocytentypen gelingt nur bei Anwendung spezieller Methoden (Nucleolenfärbung, Feulgen-Quetschtechnik u.a.).

In späteren Untersuchungen hat GRUNDMANN (1959c, 1960) die zwei Lympho-cytentypen auch beim Menschen beschrieben. Wir haben diese Differenzierung von zwei Lymphocytenformen übernommen (LENNERT 1961a), glauben aber, daß für die lymphatischen Organe des Menschen noch viele Fragen offen sind, die den Bildungsort der zwei Zelltypen ebenso betreffen wie die Entwicklungsrichtung der Germinoblasten. Es gilt insbesondere noch zu beweisen, daß die Follikellympho-cyten wirklich aus den Germinoblasten hervorgehen.

Die Germinoblasten entstehen aus Reticulumzellen der Keimzentren, indem diese an Basophilie zunehmen und sich ablösen. Die Kern- und Zellform ist annähernd rund, auch oval. Das Plasma erscheint schmal und deutlich basophil. In den hellen Kernen kommen ausgeprägte Nucleolen vor. Ihre Größe und Zahl geht etwa mit der Zellgröße parallel.

Die Lymphoblasten sind im Schnitt schwer zu identifizieren. Sie besitzen ovale Kerne mit schwach blauem „Kernsaft" und einem mittelgroßen, schwach basophilen Nucleolus. Das Plasma ist mäßig breit und kräftig graublau gefärbt wie das der jungen Histiocyten.

Die Lymphocyten sind durch ihre grobe Chromatinstruktur, den dunklen „Kernsaft" und das schmale, mäßig blaugefärbte Plasma gut charakterisiert. Der Kern ist — im Gegensatz zu den lymphoiden Reticulumzellen — stets dunkler als das Plasma. Die jungen Lymphocyten besitzen in der Regel einen runden Kern mit deutlich abgrenzbaren Chromatinbrocken und Nucleolen, die alten Lymphocyten dagegen zeigen sehr dichte Kerne mit oft unregelmäßig gewellter Kernmembran. Nicht immer sind die Lymphocytenkerne rund, es kommen — vor allem bei Virusinfektionen — die mannigfaltigsten Variationen der Kerngestalt vor, die vielfach an die Bewegungsformen in der Gewebekultur erinnern (Hand-spiegelformen u. dgl.). Die jungen Lymphocyten machen im Lymphknoten stets die Hauptmasse der lymphatischen Zellen aus, die alten Lymphocyten treten dagegen an Zahl erheblich zurück.

Die cytochemische Untersuchung der Lymphocyten und ihrer Vorstufen ist wenig ergiebig. Gelegentlich findet man in den reifen Lymphocyten PAS-positive Substanzen. An Fermenten konnten wir bisher nur 5-Nucleotidase und Adenosin-triphosphatase sowie wenig unspezifische Esterase im Plasma der Lymphocyten nachweisen (LENNERT u. RINNEBERG 1961, RINNEBERG u. LENNERT 1961a, LENNERT, LÖFFLER u. LEDER 1963).

Karyometrisch (LENNERT u. REMMELE 1958a) kann man drei Größen von Germinoblasten unterscheiden: K $^1/_2$ (72 μ^3), K 1 (144 μ^3) und K 2 (288 μ^3) und dementsprechend von kleinen, mittleren und großen Germinoblasten sprechen. Bei starker Hyperplasie tritt oft noch ein Riesengerminoblast (K 4 $\sim$ 576 μ^3) auf. Die Lymphoblasten gehören der Kernklasse K $^1/_2$ (72 μ^3) an. Ihre Vorstufen stellen die basophilen Stammzellen (K 1, 2 und evtl. 4) dar. Die jungen Lympho-cyten zählen zu der Kernklasse K $^1/_4$ (36 μ^3), die alten Lymphocyten zur Klasse K $^1/_8$ (18 μ^3).

4. Die Plasmazellen und ihre Vorstufen

Die Plasmazellen zeigen — wie die Lymphocyten — zwei Formen: Die sog. reticuläre (ROHR 1949 u. früher) und die lymphatische (MOESCHLIN 1941, 1947) Plasmazelle. ROHR (1960) hat sie neuerdings als Gewebs- und Blutplasmazellen bezeichnet. Nach unserer Ansicht unterscheiden sich beide Plasmazellarten im wesentlichen durch ihre Entstehung. Die sog. lymphatischen Plasmazellen gehen heteroplastisch aus größeren Vorstufen (Proplasmazellen, Plasmoblasten) und diese wiederum (metaplastisch? hemihomo-hemiheteroplastisch?) aus mittleren bzw. großen Reticulumzellen hervor. Die sog. reticulären Plasmazellen entwickeln sich unmittelbar metaplastisch aus der kleinen lymphoiden Reticulumzelle, wie dies Rohr (1949 u. früher) im Knochenmark zeigen konnte. Besondere Vor- und Zwischenstufen gibt es hier also nicht, sondern die kleine Reticulumzelle bildet in ihrem Plasma basophile Substanzen (Ribonucleoproteide) aus, und der Kern schwillt gleichzeitig auf das eineinhalbfache Volumen an.

Die Plasmazellen und ihre Vorstufen sind durch ihre starke Basophilie besonders ausgezeichnet. Die Plasmoblasten besitzen mittelgroße bis große, basophile Nucleolen und ein relativ grobes Chromatingerüst, das bei der Ausreifung in Proplasmazellen weiter vergröbert wird, während die Nucleolen an Größe ab-

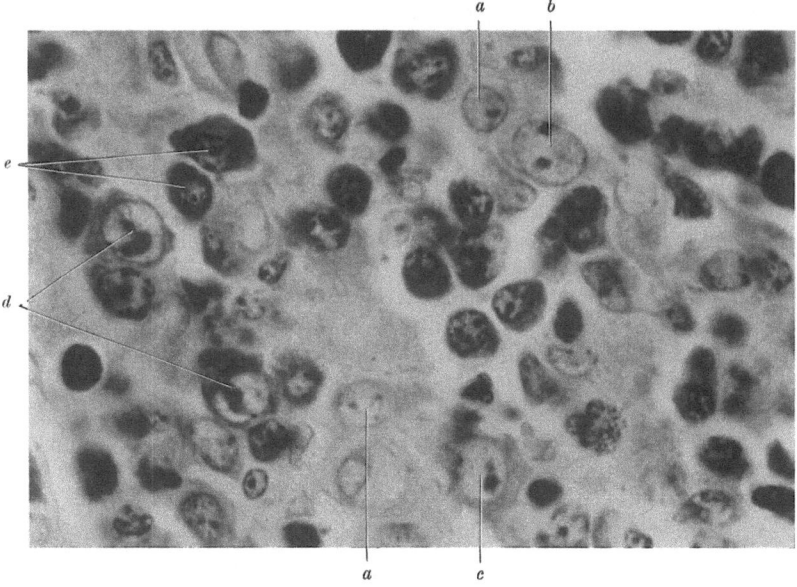

Abb. 11. Reticulumzellen, basophile Stammzellen und Plasmazellen bei Pfeifferschem Drüsenfieber. Von a—d sind Übergangsformen zwischen kleinen Reticulumzellen (a) über große Reticulumzellen (b, c) bis zu den basophilen Stammzellen (d) erkennbar. Plasma und Nucleolen werden dabei basophiler. Außerdem mehrere Plasmazellen (e). Leistenlymphknoten. 53jährige ♀. Azur-Eosin. 1250mal

nehmen. Die Kerne der reifen Plasmazellen zeigen dann dicke Chromatinbrocken. Diese sind in ziemlich regelmäßigen Abständen an der Kernmembran aufgereiht und enthalten im Innern jeweils einen kleinen, bei der üblichen Untersuchungstechnik kaum sichtbaren Nucleolus (Grundmann 1958a, b). In den reifen Plasmazellen liegt der Kern exzentrisch. Das perinucleäre Plasma zeigt oft eine Aufhellungszone, die dem hier gelegenen Archoplasma (Golgi-Körper) entspricht. Nicht selten treten mehrkernige Plasmazellen und gelegentlich auch mehrkernige Plasmazellvorstufen auf. Mit zunehmender Ausreifung und Alterung der Plasmazellen kann man im Plasma verschiedene Eiweißeinschlüsse beobachten: Amorphe, fibrinnegative Einlagerungen (sog. Mottsche Zellen), kugelige, fibrinpositive Einlagerungen (sog. Russellsche Körperchen) und fibrinpositive Eiweißkristalle (Kabelitz 1951, 1958). Die Russellschen Körperchen treten im Schnittpräparat weitaus am häufigsten und sehr deutlich in Erscheinung. Eiweißkristalle kommen wesentlich seltener vor, werden jedoch in Fibrinpräparaten häufiger gefunden als man nach Hämatoxylin-Eosin-Schnitten erwartet. Sie dürfen nicht mit den Magnetnadel-artigen, ebenfalls fibrinpositiven Charcot-Leydenschen Kristallen verwechselt werden, die beim Zerfall von Eosinophilen entstehen (Lennert u. Stirnweis 1950).

Histochemisch lassen sich im Plasma reichlich Ribonucleinsäure und Eiweiß sowie oft PAS-positive Substanzen nachweisen. Nach MOORE u. Mitarb. (1959) nimmt die Basophilie mit zunehmender Alterung der Plasmazellen ab, während die Menge der PAS-positiven Stoffe gleichzeitig ansteigt. Unter den von uns geprüften Fermenten konnten wir in den Plasmazellen stets reichlich Adenosintriphosphatase nachweisen, und zwar in einer Menge, die größer als in allen anderen untersuchten Zellarten zu sein schien (LENNERT u. RINNEBERG 1961, RINNEBERG u. LENNERT 1961).

Karyometrisch (LENNERT u. REMMELE 1959) sind vier stark basophile Zellformen im Lymphknoten zu unterscheiden, die in den Mittelklassen K $^3/_8$ (51 μ^3), K $^3/_4$ (102 μ^3), K $1^1/_2$ (204 μ^3) und K 3 (408 μ^3) vorkommen. Sie wurden von uns als Plasmazellen, Proplasmazellen, Plasmoblasten und Proplasmoblasten bezeichnet. Die Proplasmoblasten lassen sich nur karyometrisch, nicht cytologisch von den basophilen Stammzellen abgrenzen. Ihre Zugehörigkeit zur Plasmazellreihe ist noch nicht sicher erwiesen (s. unter basophile Stammzellen).

5. Die granulierten Zellen des Lymphknotens

Außer den neutro-, eosino- und basophilen Granulocyten des Blutes kommen im Lymphknoten noch „Gewebsgranulocyten" vor: die Gewebsmastzellen und die Gewebseosinophilen. Vielleicht gibt es auch Gewebsneutrophile (BESSIS 1954).

Die *Gewebsmastzellen* sind scharf von den Blutmastzellen abzugrenzen: Sie zeigen eine andere Morphologie (Kernform, Granuladichte), besitzen im Lymphknoten keine wasserlöslichen Granula und sind daher im Schnitt auch bei wäßriger Fixierung und Färbung gut erhalten. Sie lassen sich mit Giemsa-Lösung, Toluidinblau und anderen Methoden zuverlässig darstellen. Das Plasma der Mastzellen ist im Schnitt von variabler Breite und Granuladichte. Die Menge der Granula nimmt im Laufe der Ausreifung zu, so daß die Zelle allmählich vergrößert und der Kern weitgehend durch die Granulation verdeckt wird. Gleichzeitig mit dem zahlenmäßigen Ansteigen der Granula wächst auch ihr Gehalt an sauren (SO$_4$-) Gruppen. Dies ist an der intensiveren Färbung (tiefviolett statt leuchtend rot) und an der zunehmenden Färbbarkeit mit Toluidinblau-Lösungen höherer Wasserstoffionenkonzentration ablesbar (LENNERT u. SCHUBERT 1959, LENNERT, LENNERT u. SCHUBERT 1959).

Die Kerngröße variiert auch im Schnitt etwas, die etwas größeren Kerne erscheinen chromatinärmer als die kleineren. Das Chromatin ist vor allem in Leichenpräparaten grob und erinnert oft an Plasmazellen. Im Kern der größeren Mastzellen sieht man bisweilen einen mittelgroßen Nucleolus (WEILL 1919, LENNERT 1955b), was ASBOE-HANSEN (1954) allerdings bestreitet.

Die Gewebsmastzellen kommen in Pulpa und Sinus gleichermaßen vor, manchmal überwiegen die Mastzellen der Pulpa, manchmal diejenigen der Sinus. Wenn die Mastzellen in den Sinus liegen, zeigen sie meist ein abgerundetes Plasma, in der Pulpa sind oft lange Ausläufer — ähnlich wie in der Gewebekultur (RICHTER 1958) — erkennbar. Außerhalb des Lymphknotenparenchyms beobachtet man in Kapsel u. Bindegewebssepten immer einige Gewebsmastzellen, die hier als schlanke, fibrocytenartige Gebilde zwischen den kollagenen Fasern eingeschlossen sind.

Cytochemisch läßt sich mit Hilfe der Toluidinblau-p$_H$-Reihe (SCHUBERT 1955, LENNERT u. SCHUBERT 1959, LENNERT, LENNERT u. SCHUBERT 1959) die Granulareifung der Mastzellen gut darstellen. Offenbar erfolgt eine zunehmende Sulfatierung einer SO$_4$-freien Heparinvorstufe (nicht Hyaluronsäure!), bis schließlich das stark saure Heparin entsteht. Dieses liegt zusammen mit Histamin in den

Granula vor. Der größte Teil der Gewebsmastzellen ist PAS-positiv (Lennert u. Schubert 1960). Weiterhin konnten saure Phosphatase (Lennert u. Schubert 1960), unspezifische Esterase (Lennert u. Schubert 1960), Adenosintriphosphatase (Lennert u. Schubert 1960), Lipase und Leucin-Aminopeptidase (Braun-Falco u. Salfeld 1958) in den Mastzellen des Menschen nachgewiesen werden. Die Peroxydasereaktion ist im Gegensatz zu den Blutmastzellen stets negativ. Weiteres über die Histochemie der Blut- und Gewebsmastzellen s. in dem Bericht über das Kolloquium „Zytochemie und Färbbarkeit der Mastzellen" beim 8. Europäischen Hämatologenkongreß in Wien 1961.

Karyometrisch fanden wir (Lennert u. Remmele 1959) zwei Größen von Mastzellkernen, je nachdem, ob die Zahl der Mastzellen groß oder kleiner war: Bei stärkster Mastocytose lag der Gipfel etwa in der Mittelklasse nahe K $^3/_8$ (51 μ^3), bei geringerer Mastocytose entsprach das Kernvolumen dem der jungen Lymphocyten (K $^1/_4 \sim 36\,\mu^3$). Offenbar wird also auch bei der Mastzelle durch lebhafte synthetische Leistung das Kernvolumen in die nächst höhere Mittelklasse verschoben.

Die *Gewebseosinophilen* sind ebenso groß wie die Gewebsmastzellen und besitzen auch gleichartige runde Kerne. Ihre dicken Granula sind orangerot gefärbt und gleichmäßig über das Plasma verteilt. Cytochemische Untersuchungen der Gewebseosinophilen sind uns nicht bekannt. Karyometrisch gehören sie wohl zur Klasse K $^1/_4$ (36 μ^3).

Außer diesen fünf Zellgruppen werden im Lymphknotenparenchym bei besonderen Reizzuständen oder Lymphadenitiden u. U. schwer klassifizierbare, mäßig basophile Zellen verschiedener Größe gebildet, die wir als „reticuläre Reizzellen" bezeichnet haben (Lennert 1961 a). Außerdem kommen unter pathologischen Verhältnissen auch Riesenzellen der verschiedensten Art vor: Langhanssche Riesenzellen, Fremdkörperriesenzellen, reticuläre Riesenzellen, Riesenzellen der Plasmazellen und ihrer Vorstufen, Riesenzellen der basophilen Stammzellen sowie Masernriesenzellen.

III. Die histologischen Einzelelemente der Lymphadenitis

Nur wenige Lymphadenitiden zeigen eine monotone Reaktion eines Zellsystems oder einer Struktureinheit des Lymphknotens, in der Regel verbinden sich Veränderungen einiger Lymphknotenelemente miteinander oder sie folgen aufeinander. So entsteht ein buntes Mosaik von Einzelerscheinungen, deren Zusammenschau erst Rückschlüsse auf die Ätiologie der gerade bestehenden Entzündung zuläßt. Da im Rahmen der vorliegenden Abhandlung eine ausführliche Besprechung aller Lymphadenitiden unmöglich ist, beschränken wir uns darauf, die Grundelemente der Lymphknotenentzündung darzustellen. Wir werden jedoch in jedem Abschnitt angeben, bei welchen Lymphadenitiden die jeweilige Reaktionsform besonders ausgeprägt vorkommt. So sind in dieser „allgemeinen Pathologie der Lymphadenitiden" zahlreiche Fragmente der „speziellen Pathologie der Lymphadenitiden" enthalten, mit deren Hilfe die Erkennung mancher sog. spezifischer Lymphknotenentzündungen allein möglich sein dürfte.

1. Hyperämie, Blutungen und Exsudation

Jede akute Entzündung geht mit einer mehr oder weniger starken Hyperämie einher. Sie zeigt besonders hohe Grade bei Infektionen mit toxischen Gefäßschäden, z. B. bei Diphtherie (Wätjen u. Reimann 1937, Kettler 1947) oder bei gewissen hyperergischen Lymphknotenreaktionen, z. B. beim Mesantoinschaden (KEIBL, MAYR u. NEUHOLD 1951, CHIARI 1951, OLMER, PAILLAS, ROGER, MURATORE u. BADIER 1952, SALTZSTEIN, JAUDON, LUSE u. ACKERMAN 1958). In beiden Fällen kommt es — offenbar infolge extremer Verlangsamung des Blutstromes — zu Nekrosen. Diese betreffen bei der Diphtherie elektiv die Follikel, beim Mesantoinschaden die Pulpa. Mit der Hyperämie ist oft eine Diapedese von Erythrocyten und Exsudat verknüpft. Man findet dann in Pulpa, Sinus und/oder Sekundärknötchen umschriebene oder diffuse Erythrocytenansammlungen. Exsudat sammelt sich vorwiegend in den Sinus an, wo es — z.B. bei der Diphtherie — ein dichtes Fibrinnetz bilden kann.

2. Granulocyteninfiltration

a) Infiltration mit neutrophilen Granulocyten

Eine geringe Infiltration mit neutrophilen Granulocyten ist bei vielen Lymphadenitiden zu finden. Man sieht sie meist in den Sinus. Nach SMITH u. WOOD

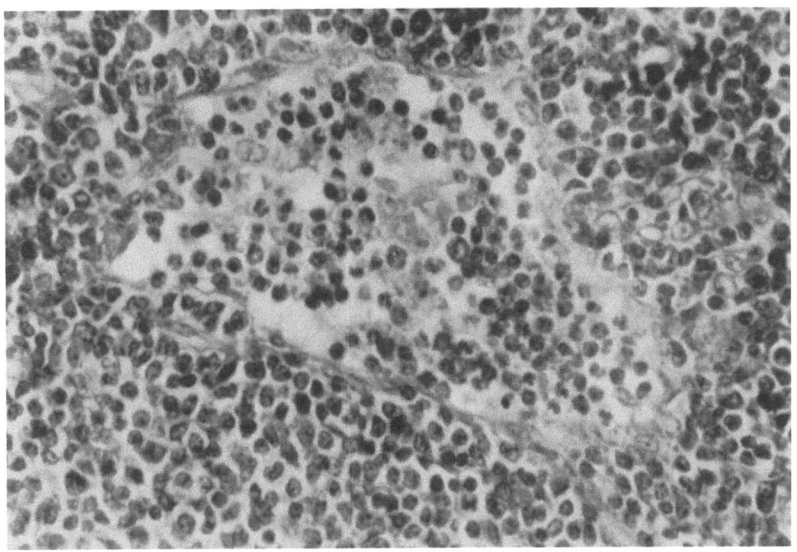

Abb. 12. Granulocytenvermehrung in einem Sinus. Giemsa. 500mal

(1949) stammen die Granulocyten vorwiegend aus den Blutgefäßen des Lymphknotens selbst und werden nur zum kleinen Teil aus dem drainierten Gewebe eingeschwemmt. Mit der Sinusleukocytose ist meist ein Sinuskatarrh oder eine unreife Sinushistiocytose verbunden.

Vorkommen. Eine Granulocyteninfiltration der *Sinus* beobachtet man unter anderem bei „unspezifischer" Lymphadenitis (gering bis mäßig stark), in Lymphknoten von primär chronischen Polyarthritiden (mäßig stark bis stark) und vor allem bei eitriger Lymphadenitis (stark bis sehr stark).

Die Sinusleukocytose der „unspezifischen" Lymphadenitis zeigt in der Regel gleichzeitig einen Sinuskatarrh. Bei Pneumokokkeninfekten ist sie besonders ausgeprägt (RINGERTZ u. ADAMSON 1948). Dies führt FAGRAEUS (1948) auf die hohe opsonische Wirkung der Pneumokokken zurück.

Auch bei der Sinusleukocytose der Polyarthritis-Lymphknoten besteht gleichzeitig ein Sinuskatarrh. In den Sinusretothelien kann man manchmal PAS-positive Tropfen und größere Schollen nachweisen (JUSTIN-BESANÇON, RUBENS-

Duval, Villiaumey u. Caroit 1955). Das lymphatische Gewebe zeigt stets eine starke follikuläre Hyperplasie („Lymphadenitis megafollicularis"). Manchmal ist noch eine erhebliche Plasmocytose festzustellen, die auf ein evtl. bestehendes Felty-Syndrom hinweisen kann (Selberg 1956, R. Müller 1957).

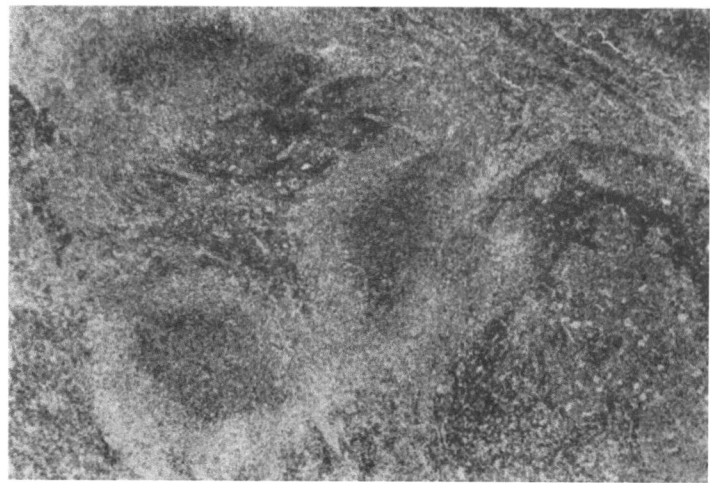

Abb. 13. Katzenkratzkrankheit. Mehrere reticulocytär begrenzte Abscesse in der Rinde. Axillärer Lymphknoten. 17jähriger ♂. H.E. 50mal

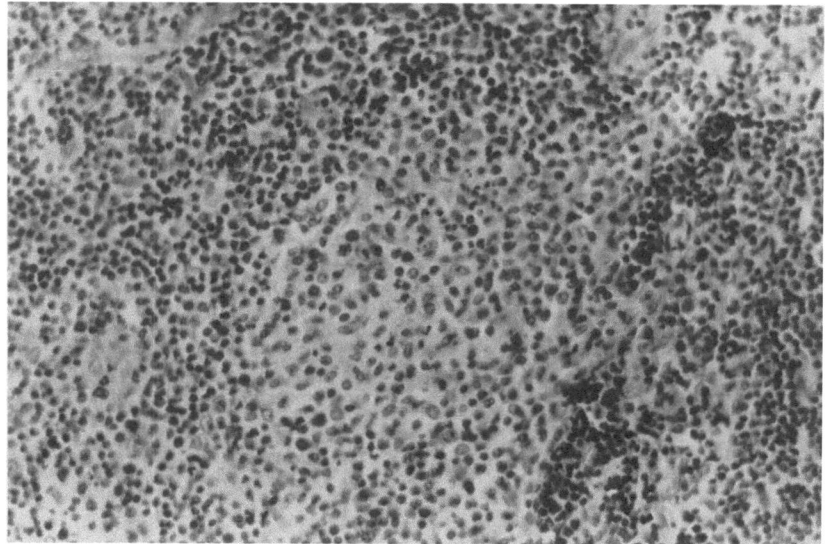

Abb. 14. Kleiner Reticulumzellherd mit geringer Granulocyteninfiltration bei Pseudotuberkulose. Mesenterialer Lymphknoten. H.E. 250mal

Geringe Sinusleukocytosen verbunden mit Sinushistiocytosen findet man bei Piringerscher Lymphadenitis und Pfeifferschem Drüsenfieber. Der gleichen Kombination der Sinusreaktionen begegnet man bei der eitrigen Lymphadenitis. Hier besteht meist kein Sinuskatarrh, sondern eine starke Proliferation der kleinen unreifen Sinushistiocyten.

Liegen größere Mengen von neutrophilen Granulocyten im *lymphatischen Parenchym* außerhalb der Sinus, so handelt es sich meist um abszedierende Lymphadenitiden. Hierfür kommen zwei Gruppen in Betracht: Die banale eitrig-abszedierende Lymphadenitis und die reticulocytäre abszedierende Lymphadenitis. Bei der *banalen eitrig-abscedierenden Lymphadenitis* sieht man meist große Einschmelzungsbezirke, die von einem capillarreichen lockeren Granulationsgewebe eingesäumt werden. Die *reticulocytäre abscedierende Lymphadenitis* dagegen scheint mit einer knötchenförmigen Proliferation kleiner undifferenzierter Reticulumzellen („unreife Histiocyten") zu beginnen, in deren Zentrum bald neutrophile Granulocyten auftreten und zu kleinen Abscessen führen. Die Be-

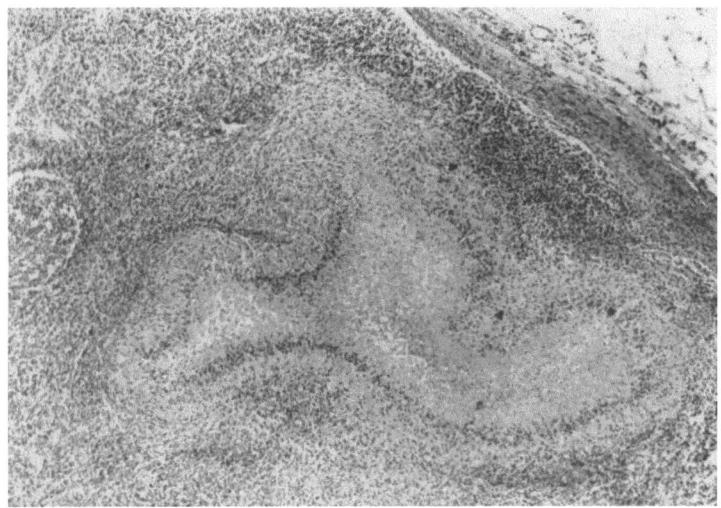

Abb. 15. Lymphogranuloma inguinale. Y-förmiger Absceß. Präparat Prof. Dr. SCHUMACHER. Giemsa. 50mal

grenzung dieser Abscesse ist anfangs reticulocytär, kann später aber epitheloid-zellig werden. Während die banale eitrig-abszedierende Lymphadenitis durch die verschiedensten Eitererreger, insbesondere Staphylokokken und Streptokokken, hervorgerufen wird, kommen für die reticulocytäre abszedierende Lymphadenitis folgende Keime ätiologisch in Betracht: Pasteurella pseudotuberculosis [Pseudotuberkulose (MASSHOFF 1953, MASSHOFF u. DOELLE 1953, KNAPP 1954, KNAPP u. MASSHOFF 1954)] und tularensis [Tularämie (HELLWIG 1930, REIMANN u. ROSE 1931, CHIARI 1937, LILLIE 1937, KÖBERLE 1938, LAUCHE 1942, RANDERATH 1943, 1944, NORDMANN u. DOERR 1945, BORBOWA 1949, REICH 1950, STARK 1952/53, M. MEYER 1953, ROULET 1956 Lit.)], Miyagawellen des Lymphogranuloma inguinale (HELLERSTRÖM 1929 Lit., HOEPPLI 1930, CHEVALLIER u. BERNARD 1932, KORNBLITH 1936, CEELEN 1937, BETTINGER 1939, D'AUNOY u. v. HAM 1939, W. SCHMIDT 1939, WOHLWILL 1943, SHELDON u. HEYMAN 1947, FAVRE 1949, SMITH u. CUSTER 1950 Lit., MARSHALL 1956a, ROULET 1956, MAISSJUK 1958) und der Katzenkratzkrankheit (MOLLARET, REILLY, BASTIN u. TOURNIER 1950, GREER u. KEEFER 1951, LANGE 1951, USTERI u. HEDINGER 1951, EPSTEIN 1952, FOX 1952, HEDINGER 1952a u. b, SCOTTI 1953, WINSHIP 1953, DEBRÉ u. JOB 1954, RANDERATH 1954, 1955, GUTTMANN 1955, KALTER, PRIER u. PRIOR 1955, NORDMANN 1955, MARSHALL 1956a, REID 1956, ROULET 1956, GSELL u. GSELL-BUSSE 1957 Lit.) sowie möglicherweise auch Pilze (HÖRSTEBROCK 1954).

b) Infiltration mit eosinophilen Granulocyten

Eosinophile Granulocyten kommen in Pulpa oder Sinus oft in kleiner Zahl vor, ohne diagnostisch Bedeutung zu erlangen. Bei der lipomelanotischen Reticulocytose sind die Eosinophilen nicht selten deutlich vermehrt. Nur wenn größere Mengen von Eosinophilen nachzuweisen sind, muß man an spezifische Lymphknotenerkrankungen denken. Hier sind vor allem die Lymphogranulomatose sowie parasitäre Lymphadenitiden zu nennen. Bei letzteren entstehen bisweilen um den Parasiten, z.B. um Mikrofilarien herum, ausgedehnte eosinophile Infiltrate, u.U. mit Nekrose und Einschmelzung des Gewebes („eosinophile Abscesse"). Bei stürmischen hyperergischen Hautreaktionen zeigen die regionären Lymphknoten gelegentlich eine starke Eosinophilie und Reticulumzellvermehrung.

c) Infiltration mit basophilen Granulocyten (Blutmastzellen)

Blutmastzellen sind nur selten im Lymphknoten vermehrt, weil die Gewebsmastzellen hier ihre Funktion erfüllen. Nur vereinzelt sieht man — zusammen mit einer Eosinophileninfiltration — einige Blutmastzellen, z.B. bei lipomelanotischer Reticulocytose (Lennert u. Elschner 1954). Voraussetzung ist allerdings, daß man in alkoholischen Flüssigkeiten fixiert und gefärbt hat.

3. Stammzellenhyperplasie

(wahrscheinlich „lymphoreticuläre medulläre Retikulose" von Robb-Smith 1947)

Morphologie. Diese Hyperplasieform ist durch eine starke Proliferation der basophilen Stammzellen gekennzeichnet. Dazwischen liegen stets etliche Reti-

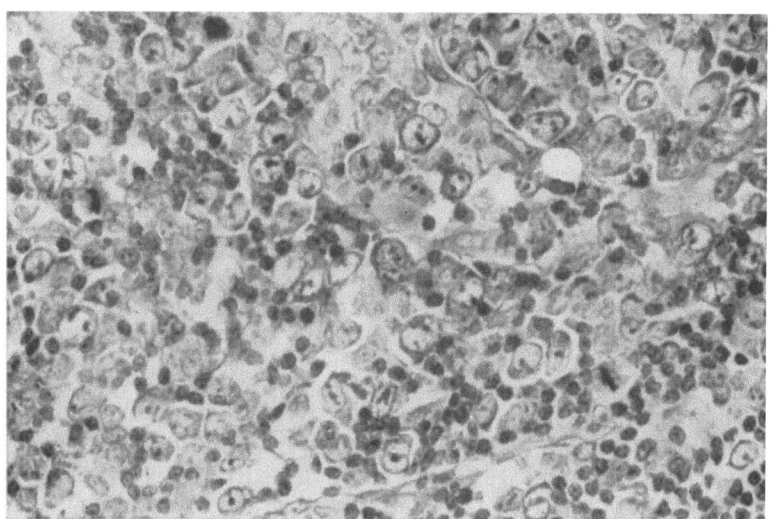

Abb. 16. Stammzellenhyperplasie. Halslymphknoten. 24jähriger ♂. Giemsa. 500mal

culumzellen verschiedener Größe mit meist plump-ovalen, „saftigen" Kernen. Mitosen kommen in großer Zahl vor. Die Neubildung spielt sich im wesentlichen in der Rindenpulpa ab. Die Follikel nehmen anfangs nicht an dem Geschehen teil, sie sind klein und enthalten keine floriden Keimzentren. Bei längerem Bestehen kommt es aber zu einer follikulären lymphatischen Hyperplasie. Die Sinus sind im allgemeinen unverändert.

Differentialdiagnose. Die Stammzellenhyperplasie ist gegenüber Lymphogranulomatose, maligner Retikulose und lymphatischer Plasmazellenleukämie abzugrenzen. Die Hodgkin-Zellen der *Lymphogranulomatose* sind von großen basophilen Stammzellen schwer zu unterscheiden, weshalb zur Sicherung der Diagnose im Zweifelsfall der Nachweis typischer Sternbergscher Riesenzellen zu fordern ist. Die übrigen Zeichen der Lymphogranulomatose (Zerstörung der Lymphknotenstruktur, Infiltration mit eosinophilen Granulocyten, Nekrosen, Narben, Kapselfibrose) stützen die Diagnose weiter.

Bei der *malignen Retikulose* können auch große basophile Zellen von stammzellähnlichem Aussehen proliferiert sein. Gleichzeitig besteht eine Vermehrung von großen Reticulumzellen und oft eine geringe Eosinophileninfiltration. Doch ist hierbei die Lymphknotenstruktur völlig zerstört, so daß man nach Resten

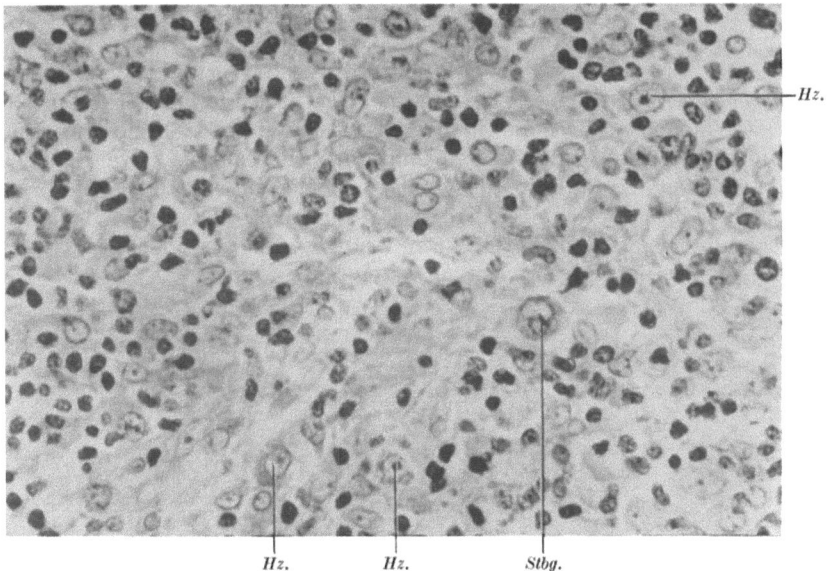

Abb. 17. Lymphogranulomatose. Mehrere Hodgkin-Zellen mit großen Nucleolen (*Hz*) und eine Sternbergsche Riesenzelle (*Stz*). Romanowsky. 500mal

lymphatischen Gewebes oft vergeblich sucht. Die Zellproliferation greift nicht selten über die Kapsel hinaus.

Die *lymphatische Plasmazellenleukämie* — die Leukämie der *lymphatischen* Plasmazellen — zerstört die Lymphknotenstruktur ebenfalls völlig. Hier bleibt es aber nicht bei der Proliferation großer basophiler Zellen (die hier sinngemäß als Plasmoblasten und Proplasmoblasten anzusprechen wären), sondern es kommt zur Bildung zahlreicher Plasmazellen. Dazwischen sieht man wiederum etliche Reticulumzellen und oft auch einige eosinophile Granulocyten.

Vorkommen. Stärkste Stammzellenhyperplasien ohne weitere „spezifische" Veränderungen sehen wir bei Rubeola. Hierbei sind die Stammzellen wohl als Plasmazellvorstufen aufzufassen. Sodann sehen wir erhebliche Stammzellproliferationen bei Pfeifferschem Drüsenfieber, bei Piringerscher Lymphadenitis (meist Toxoplasmose), Katzenkratzkrankheit und vielen anderen Lymphadenitiden. Auch die „unspezifische" Lymphadenitis weist zu Beginn eine ausgesprochene Stammzellenhyperplasie auf.

4. Reizzellenhyperplasie

Eine Vermehrung mittelgroßer reticulärer „Reizzellen" in der Pulpa kommt nicht selten vor. Die Natur der proliferierten Zellen ist noch unklar (Histiocyten? Lymphoblasten? Monocyten? „lymphatische Monoblasten"?). Gelegentlich beobachtet man in der Pulpa größere Rasen von mittelgroßen Reizzellen mit gleichmäßigen ovalen Kernen und mäßig basophilem Plasma. Es handelt sich hierbei am ehesten um Lymphoblastennester.

Die Reizzellenhyperplasie tritt häufig bei Pfeifferschem Drüsenfieber und bei etlichen chronischen „unspezifischen" Lymphadenitiden auf.

5. Lymphatische Hyperplasie

Die lymphatische Hyperplasie kann in zwei Formen auftreten:

a) Als diffuse lymphatische Hyperplasie, die man auch als lymphoide Hyperplasie bezeichnet (ASCHOFF 1926, 1938/39), und

b) als follikuläre lymphatische Hyperplasie, die ASCHOFF (1926, 1938/39) allein als lymphatische Hyperplasie bezeichnet wissen wollte.

a) Diffuse lymphatische Hyperplasie

Morphologie. Die diffuse lymphatische Hyperplasie ist gekennzeichnet durch eine relativ monotone Vermehrung der Lymphocyten in der Pulpa, wogegen die Lymphfollikel deutlich zurücktreten und keine oder nur inaktive kleine Keimzentren enthalten. In der Pulpa sind einige Reticulumzellen und basophile Stammzellen eingestreut. Die Sinus enthalten oft sehr reichlich Lymphocyten. Dies ist häufiger wohl Ausdruck einer Durchwanderung lymphogen zugeführter Lymphocyten als Zeichen einer Lymphocytenausschwemmung.

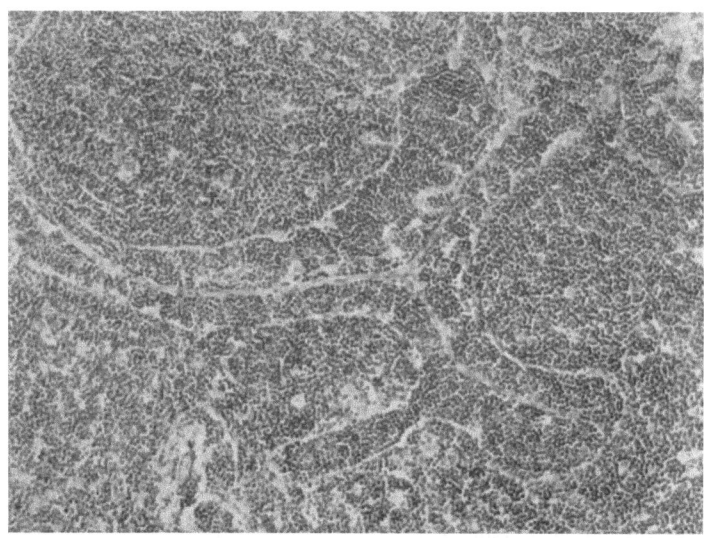

Abb. 18. Diffuse lymphatische Hyperplasie mit hochgradiger Lymphocytenausschwemmung. Mesenterialer Lymphknoten. 12jähriger ♂. H.E. 125mal

Differentialdiagnose. Die Veränderung muß gegenüber Lymphadenose, Lymphosarkom, Makroglobulinämie Waldenström und Paragranulom abgegrenzt werden. Dazu ist das Faserpräparat eine gute Hilfe: Bei der diffusen lymphatischen Hyperplasie sieht man eine noch gut erhaltene Struktur, insbesondere treten die Sinus deutlich in Erscheinung, während die Neoplasien im allgemeinen zu einer Verwischung der Lymphknotenarchitektur führen. Wenn lymphatische Infiltrate auch in der Lymphknotenumgebung zu sehen sind, wenn also die „Kapsel durchbrochen" scheint, liegt meist eine maligne Erkrankung vor; doch können auch bei rein hyperplastischen Zuständen Lymphocyten in der Lymphknotennachbarschaft gefunden werden (MURRAY u. BRODERS 1943). Bei Morbus Waldenström sind im allgemeinen die Gewebsmastzellen deutlich vermehrt (LENNERT 1955b, LENNERT u. ILLERT 1959), bei diffuser lymphatischer Hyperplasie können sie vermindert sein. Das Paragranulom läßt immer Sternbergsche Riesenzellen und meist eine

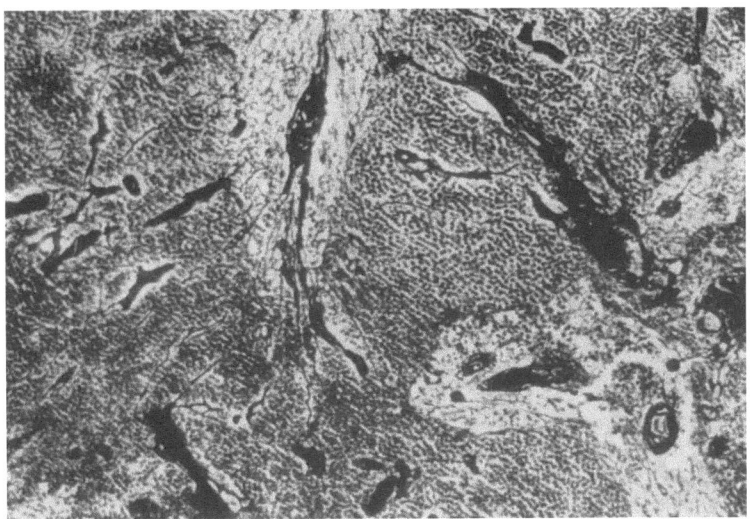

Abb. 19. Diffuse lymphatische Hyperplasie, Sinuskatarrh und Fibrose eines Leistenlymphknotens bei Hernie. 55jähriger ♂. Gomori. 125mal

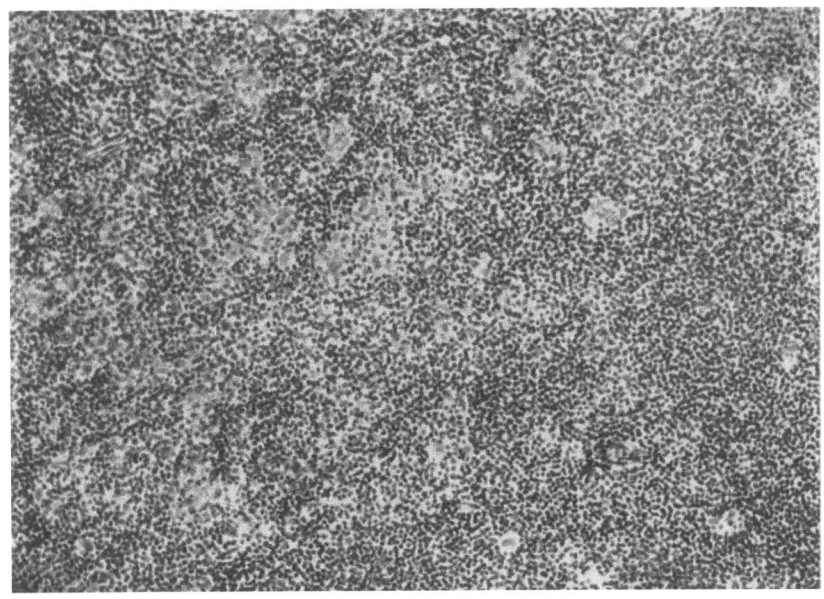

Abb. 20. Paragranulom. Lymphocyten beherrschen das Bild. Dazwischen einige große Reticulumzellen, Hodgkin-Zellen und Sternbergsche Riesenzellen. Halslymphknoten. H.E. 140mal

fibröse Kapselverdickung erkennen. Auch sieht man hierbei oft Ansammlungen von Reticulumzellen und/oder Epitheloidzellen sowie einige Eosinophile.

Vorkommen. Eine generalisierte diffuse lymphatische Hyperplasie kommt beim Hypocorticismus (Morbus Addison) vor (MARSHALL 1956a). Sie wird hervorgerufen durch den Ausfall der Nebennierenrindenhormone, die depressorisch auf die Lymphopoese und lymphoklastisch wirken. Auch bei Thyreotoxikosen gibt es offenbar diffuse lymphatische Hyperplasien.

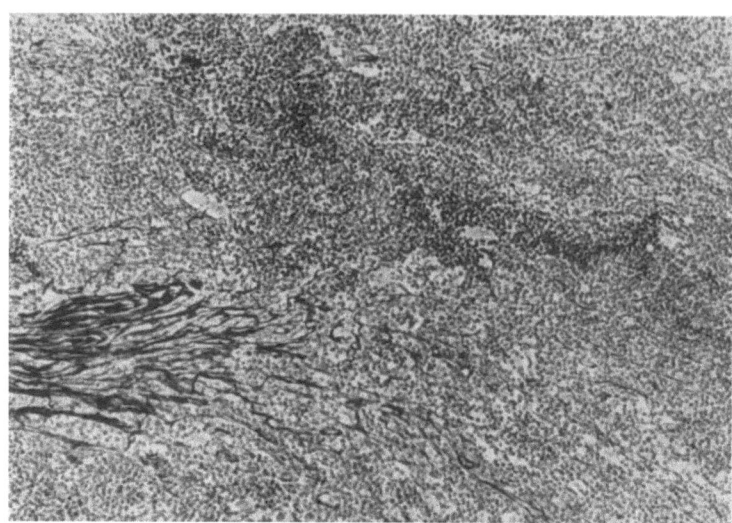

Abb. 21. Paragranulom im Faserpräparat. Beachte die herdförmige Faservermehrung! Halslymphknoten. Gomori. 125mal

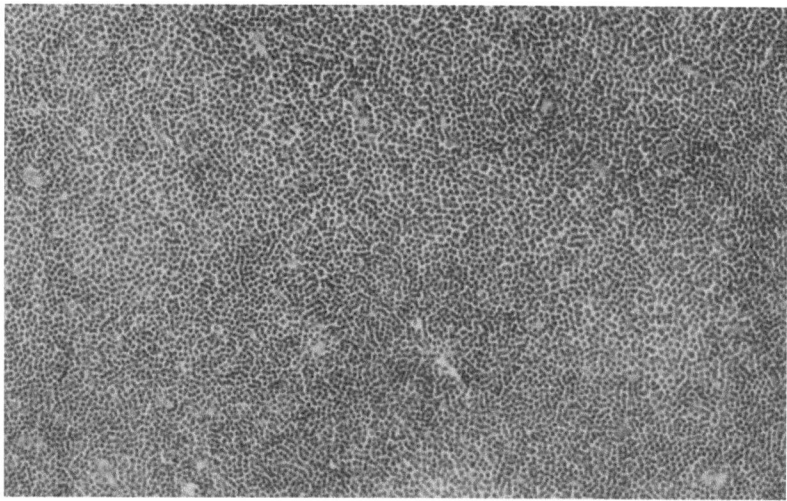

Abb. 22. Chronische (reifzellige) lymphatische Leukämie. Monotones Zellbild. Sinus nicht erkennbar. Keine Fibrose. H.E. Etwa 150mal

Örtlich beschränkte, diffuse lymphatische Hyperplasien werden — unter den peripheren Lymphknoten — am häufigsten in der Leistenregion gefunden, vor allem in Lymphknoten aus dem Bereich von Hernien. Meist besteht hierbei gleichzeitig ein chronischer Sinuskatarrh mit Mastocytose und eine Fibrose des Lymphknotens, speziell der Kapsel. Die Sinus zeigen meist keine stärkere Lymphocytose. Sonst sahen wir diffuse lymphatische Hyperplasien gelegentlich im Abflußgebiet von malignen Tumoren oder als Initialstadien von Lymphogranulomatosen (Lennert 1958). Oft freilich bleibt die Ursache der Hyperplasien im Dunkeln.

b) Follikuläre lymphatische Hyperplasie

Morphologie. Die follikuläre lymphatische Hyperplasie ist gekennzeichnet durch eine Neubildung und Vergrößerung von Follikeln mit Keimzentren. Die

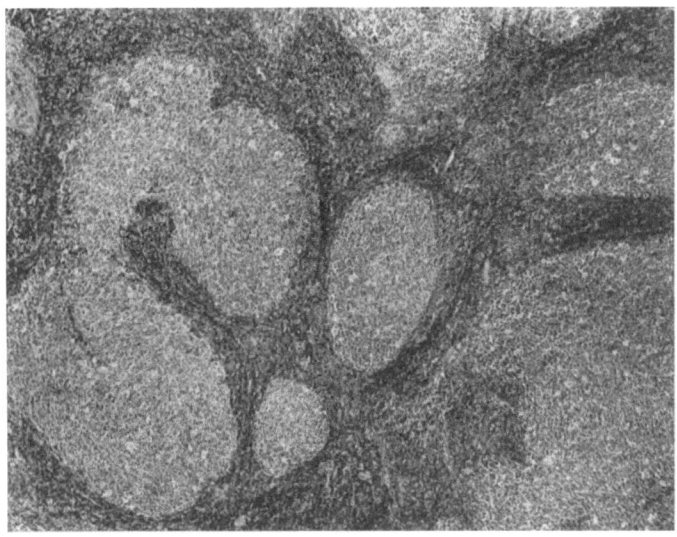

Abb. 23. Starke follikuläre lymphatische Hyperplasie. Beachte die „Konfluenz" zweier Sekundärknötchen! Etliche Sternhimmelzellen! Sogenannte unspezifische Lymphadenitis. Axillärer Lymphknoten. 35jähriger ♂ H.E. 50mal

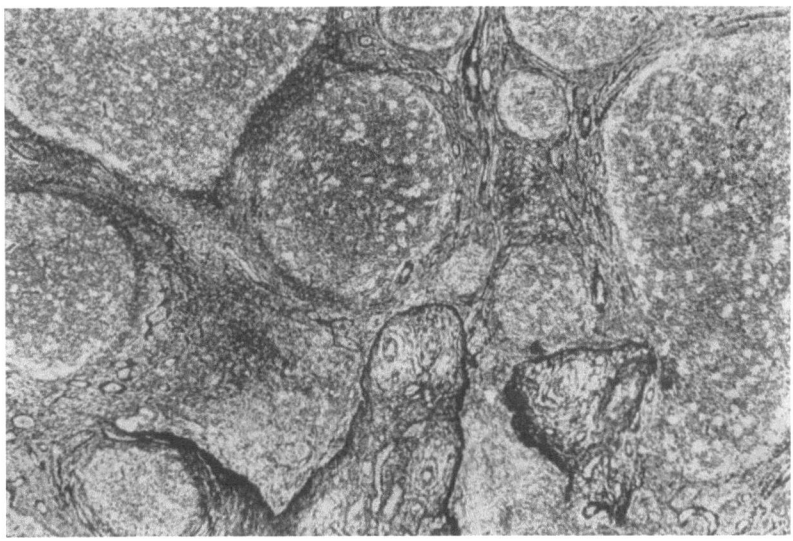

Abb. 24. Starke follikuläre lymphatische Hyperplasie bei Lues I. In den Keimzentren zahlreiche Sternhimmelzellen. Faservermehrung. Leistenlymphknoten. 38jähriger ♂. Gomori. 50mal

Bildung von Sekundärknötchen kann ganz im Vordergrund stehen, manchmal ist jedoch die Pulpa gut erhalten oder sogar gleichzeitig hyperplastisch. Die Follikel enthalten in ihren Keimzentren etliche Germinoblasten, oft auch Sternhimmelzellen und Kerntrümmer. Die Zahl der Mitosen ist wechselnd. Gelegentlich sieht man in den Keimzentren auch Plasmazellen. Weiterhin kommen manchmal

PAS-positive Eiweißpräcipitate zwischen den Keimzentrumszellen vor; diese stellen sich bei Ladewigscher Färbung rot, bei Weigertscher Fibrinfärbung nicht dar.

Differentialdiagnose. Hier ist in erster Linie das *großfollikuläre Lymphoblastom (Morbus Brill-Symmers)* abzugrenzen. Als Faustregel darf gelten, daß riesenhaft

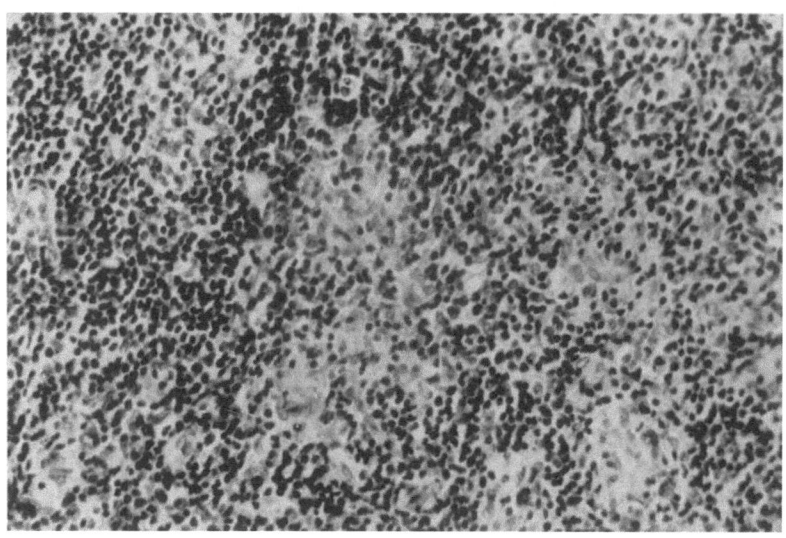

Abb. 25. Lymphknoten bei Lues I. Kleine Reticulumzellgruppen in der Pulpa. Leistenlymphknoten. 56jähriger ♂. H.E. 250mal

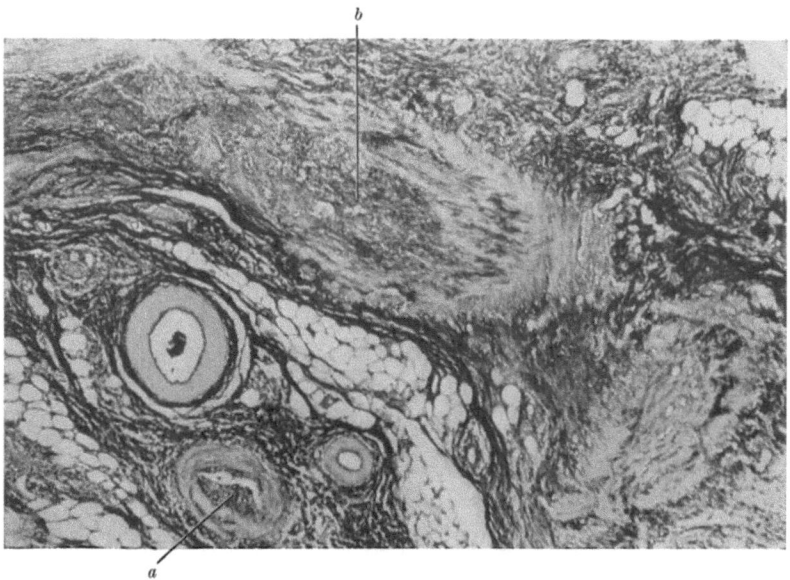

Abb. 26. Lymphknotenumgebung bei Lues I. Starke Endophlebitis, bei *a* rein zellig, bei *b* fibrös. Gleicher Fall wie Abb. 24. v. Gieson. 50mal

vergrößerte Follikel meist reaktiver, nicht neoplastischer Natur sind. Beim großfollikulären Lymphoblastom findet man meist kleine bis mittelgroße Zentren. Eine ausgezeichnete Differentialdiagnose zwischen großfollikulärem Lymphoblastom und follikulärer lymphatischer Hyperplasie haben Rappaport, Winter

u. Hicks (1956) nach einem großen Untersuchungsgut gegeben: Die Architektur ist beim Lymphoblastom völlig, bei der Hyperplasie nicht zerstört. Die Follikel liegen beim Lymphoblastom in Rinde und Mark, bei der Hyperplasie vorwiegend in der Rinde. Die Form- und Größenvariationen der Follikel sind beim Lymphoblastom gering, bei der Hyperplasie stark. Die Follikel des Lymphoblastoms sind vielfach unscharf begrenzt, die der Hyperplasie meist scharf. Kapsel und Lymphknotenumgebung sind beim Lymphoblastom stark, unter anderem follikulär infiltriert, bei der Hyperplasie kommt allenfalls eine geringe diffuse Lymphocyteninfiltration vor (cave Verwechslung einer follikulären Infiltration im umgebenden Fettgewebe mit Follikelneubildung im Fettgewebe lipomatöser Lymphknoten!).

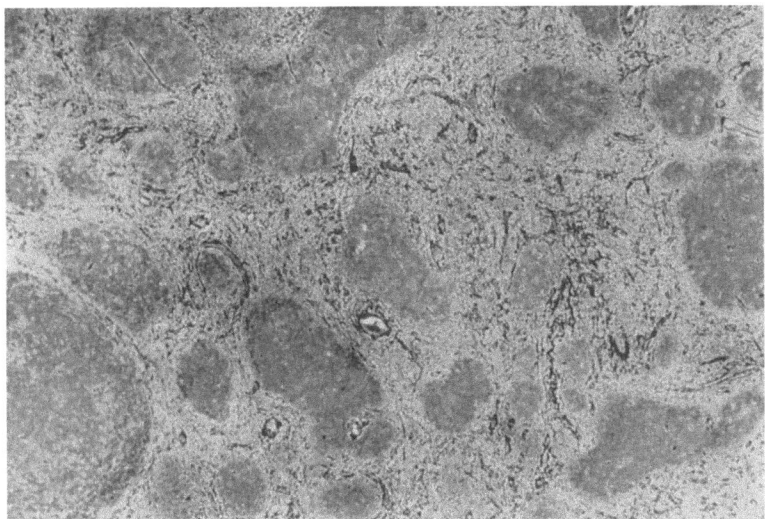

Abb. 27. Großfollikuläres Lymphoblastom (BRILL-SYMMERS). Axillärer Lymphknoten. 40jährige ♀. Gomori. 30mal

Die Gitterfasern sind beim Lymphoblastom an der Follikelperipherie verdichtet, bei der Hyperplasie gering oder nicht vermehrt. Die Mitosenzahl ist beim Lymphoblastom gering, in Follikeln und Umgebung gleich groß; pathologische Mitosen kommen vor. Bei der Hyperplasie findet man verschieden reichlich normale Mitosen, die aber nur in den Keimzentren, nicht im Lymphocytenwall vorkommen. Während das interfollikuläre Gewebe beim Lymphoblastom monoton kleinzellig ist, findet man bei der Hyperplasie oft weitere Entzündungszellen wie Plasmazellen oder neutrophile Granulocyten.

Cytologisch ist nach eigenen Untersuchungen das Lymphoblastom im ganzen monomorpher. Es besteht vorwiegend aus kleinen bis mittelgroßen schmalplasmatischen Zellen, die man als kleine Germinoblasten oder „Germinocyten" deuten mag. Dazwischen liegen in einem Teil der Fälle einige bis mäßig reichlich atypische Germinoblasten mit etwas breiterem basophilem Plasma und gelegentlicher Riesenzellbildung (Lennert 1960). Diese Riesenzellen besitzen ein mäßig breites, stark basophiles Plasma und große Kerne mit großen Nucleolen. Sie sind basophiler als Sternbergsche Riesenzellen. Sternhimmelzellen kommen nicht oder allenfalls vereinzelt vor. Dagegen ist bei der reaktiven Hyperplasie stets eine erhebliche Zahl von typischen Germinoblasten neben den kleineren Formen nachweisbar. Auch kommen oft Sternhimmelzellen, dagegen keine germinoblastischen Riesenzellen vor.

Nach Rappaport, Winter u. Hicks (1956) sind Follikel-Berstung und -Kon-
fluenz, die weithin als wesentliche Kriterien des Lymphoblastoms gelten, von
geringem differentialdiagnostischem Wert.

Vorkommen. Die follikuläre lymphatische Hyperplasie tritt in lokalisierter
und generalisierter Form auf. Für die *lokalisierte,* auf eine oder wenige benachbarte Lymphknotengruppen beschränkte Hyperplasie sind insbesondere entzündliche Reize aus dem Einzugsgebiet des Lymphknotens verantwortlich. Die verschiedensten, meist chronischen Entzündungen kommen als Ursache in Frage.
Wichtig ist die starke follikuläre Hyperplasie bei Lues I. Sie ist oft verknüpft
mit entzündlichen Gefäßveränderungen der Lymphknotenumgebung, insbesondere

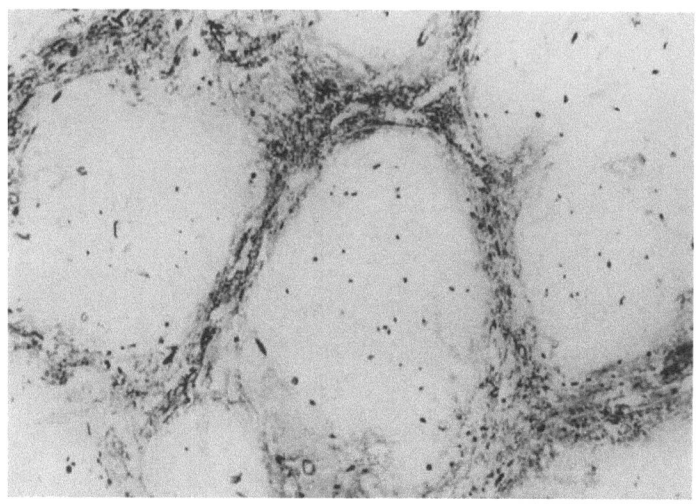

Abb. 28. Großfollikuläres Lymphoblastom (Brill-Symmers). Alkalische Phosphatase-Reaktion. Die faserreiche
Follikelumgebung ist stark positiv und läßt die Follikelstruktur besonders gut hervortreten. Leistenlymphknoten.
25jähriger ♂. Azo-Farbstoffmethode. 24mal

mit hochgradigen Endophlebitiden. In der Pulpa und der Lymphknotennachbarschaft sind vielfach kleine Gruppen von Epitheloidzellen oder Reticulumzellen
nachweisbar. Der Fasergehalt nimmt stark zu. Einmal sahen wir eine hochgradige lymphatische Hyperplasie eines inguinalen Lymphknotens bei Induratio
penis plastica. Auch im Abflußgebiet von Carcinomen und lymphogranulomatös
veränderten Lymphknoten kann sich eine starke Hyperplasie entwickeln.

Bei der mehr oder weniger *generalisierten* Hyperplasie ist zunächst an Allgemeininfektionen mit lymphotropen Viren (Morbus Pfeiffer) zu denken. Starke lymphatische Hyperplasien sind außerdem bei der primär chronischen Polyarthritis
(Parkes Weber 1946, Motulski, Weinberg, Saphir u. Rosenberg 1952,
Marshall 1956a) und der Lues II zu beobachten. Die luischen Lymphknoten
enthalten oft zusätzlich kleine Epitheloidzellherde (Michelson 1929) und in der
Regel vermehrt Fasern (,,Skleradenitis"). Auch bei verschiedenen weiteren ,,spezi-
fischen" Lymphadenitiden kommen follikuläre lymphatische Hyperplasien vor,
z.B. bei der Toxoplasmose oder beim Lupus erythematodes. Vielleicht kann
auch eine Nebennierenrinden-Unterfunktion oder eine Schilddrüsen-Überfunktion
follikuläre lymphatische Hyperplasien hervorrufen. Der Status thymolymphaticus
wird heute von manchen Autoren als Ausdruck einer Nebennierenrindeninsuffizienz
gedeutet (Jaffe 1924, Ehrich 1956, Lit.).

6. Plasmazellenhyperplasie (Plasmocytose)

Morphologie. Je nach dem histologischen Erscheinungstyp kann man zwei Formen von Plasmocytose unterscheiden:

a) eine unreife Plasmocytose mit reichlich Vorstufen,

b) eine reife Plasmocytose mit monotonem Zellbild.

Die *unreife* Plasmazellenhyperplasie läßt zahlreiche, verschieden große („lymphatische") Plasmazellvorstufen neben kleinen Plasmazellen abgrenzen. Zu Beginn der Reaktion kann die Proliferation von Plasmoblasten und Proplasmoblasten so sehr im Vordergrund stehen, daß das Bild der Stammzellenhyperplasie hervorgerufen wird. Meist liegt jedoch ein Gemisch von „lymphatischen" Plasma-

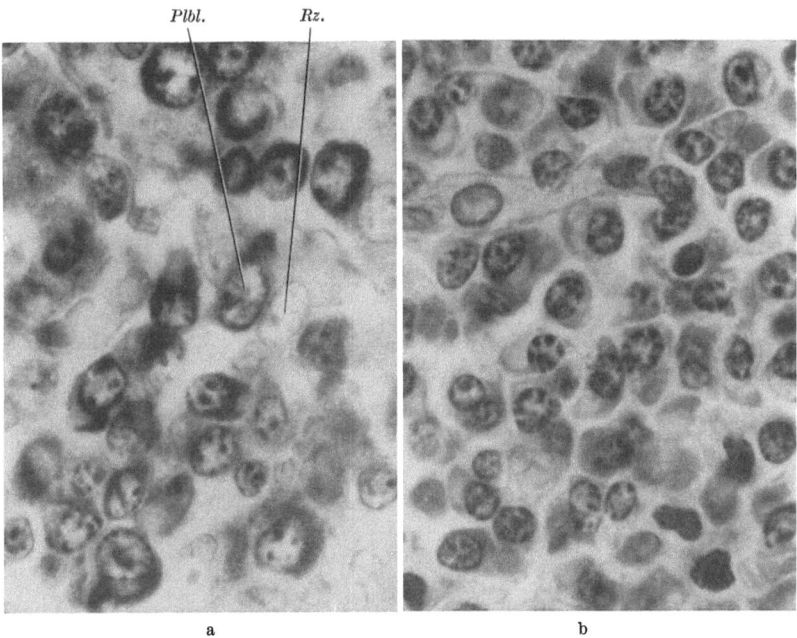

Plbl.   Rz.

a   b

Abb. 29a u. b. „Lymphatische" und „reticuläre" Plasmazellen. Die „lymphatischen" Plasmazellen (a) entstehen aus Plasmoblasten (*Plbl*). Bei *Rz* eine Reticulumzelle. Bei Vermehrung der „reticulären" Plasmazellen (b) besteht ein monotones Zellbild. a Pfeiffersches Drüsenfieber. Azur-Eosin. b Lipomelanotische Reticulocytose. H.E. Je 1250mal

zellen aller Reifestufen vor. Diese entwickeln sich zuerst in der Pulpa des Markes, dehnen sich — bei Fortdauer des Reizes — aber bald in die Rindenpulpa aus. Gleichzeitig besteht oft eine follikuläre lymphatische Hyperplasie. Seltener zeigen die Sinus einen Katarrh oder eine unreife Histiocytose.

Die *reife* Plasmazellenhyperplasie läßt keine oder nur wenige Plasmazellvorstufen erkennen. Die Plasmazellen sind hierbei entweder metaplastisch aus kleinen Reticulumzellen entstanden („reticuläre" Plasmazellen) oder sind als Endstufen der Entwicklung „lymphatischer Plasmazellen" aufzufassen. Die proliferierten Zellen liegen auch bei der reifen Plasmocytose vorwiegend im Mark, können aber bei starkem chronischem Reiz bis in die äußersten Rindenschichten reichen. Die zunächst hyperplastischen Follikel schwinden dann. Oft besteht jetzt eine Vermehrung der Gewebsmastzellen. Die reifen Plasmazellen bilden häufiger mehrkernige Riesenformen als die unreifen Formen. Oft entwickeln sie Russellsche Körperchen, gelegentlich enthalten sie auch Eiweißkristalle.

Differentialdiagnose. Die unreife Plasmocytose ist als reaktive Veränderung meist unschwer zu erkennen. Ähnliche Veränderungen kommen lediglich bei der sog. lymphatischen Plasmazellenleukämie vor, doch ist hierbei die Lymphknoten-struktur vollkommen zerstört (Abb. 30). Die reife Plasmocytose muß lediglich gegenüber der reticulären Plasmazellen-Leukämie und dem reifzelligen Plasmo-

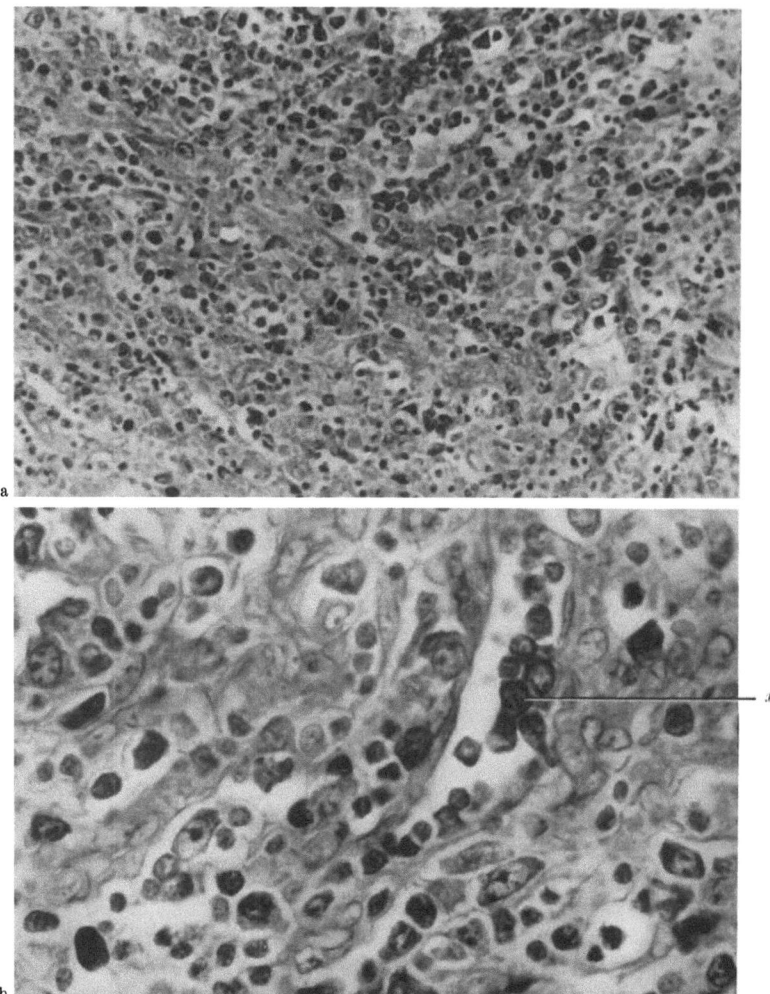

Abb. 30a u. b. „Lymphatische Plasmazellenleukämie". Bei a intravasale Plasmazellansammlung. Beachte das bunte Zellbild mit Plasmazellformen aller Reifestufen! Axillärer Lymphknoten. 57jähriger ♂. Romanowsky
a 250mal, b 625mal

cytom abgegrenzt werden. Bei beiden malignen Neoplasien ist die Struktur zer-stört; insbesondere fehlen Sekundärknötchen. Auch Mastocytosen kommen offenbar nicht vor. Die Berücksichtigung des klinischen oder autoptischen Ge-samtbildes wird die Diagnose immer ermöglichen.

Vorkommen. *Unreife* Plasmocytosen findet man bei vielen „unspezifischen" und „spezifischen" Lymphadenitiden. Besonders ausgeprägt sind sie bei Morbus Pfeiffer und Rubeola. Aber auch bei Piringerscher Lymphadenitis, reticulo-cytärer abszedierender Lymphadenitis und anderen Infektionen sieht man häufig eine bunte Plasmazellenhyperplasie.

Reife Plasmocytosen stärksten Grades kommen im Abflußgebiet chronischer Gewebseinschmelzungen und -entzündungen vor (ASCHOFF 1924). So beobachteten wir hochgradige monotone Plasmocytosen bei chronischen Ulcera cruris und

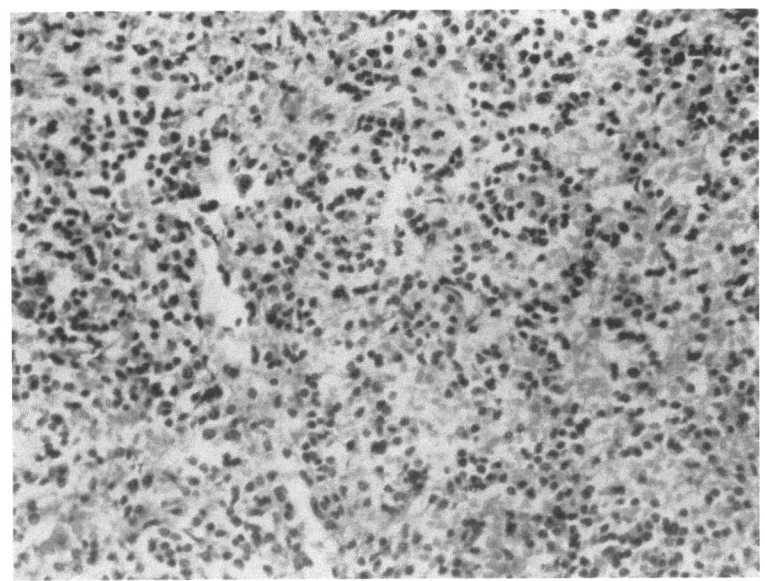

Abb. 31. „Reticuläre Plasmazellenleukämie". Monotones Zellbild. 48jährige ♀. H.E. 250mal

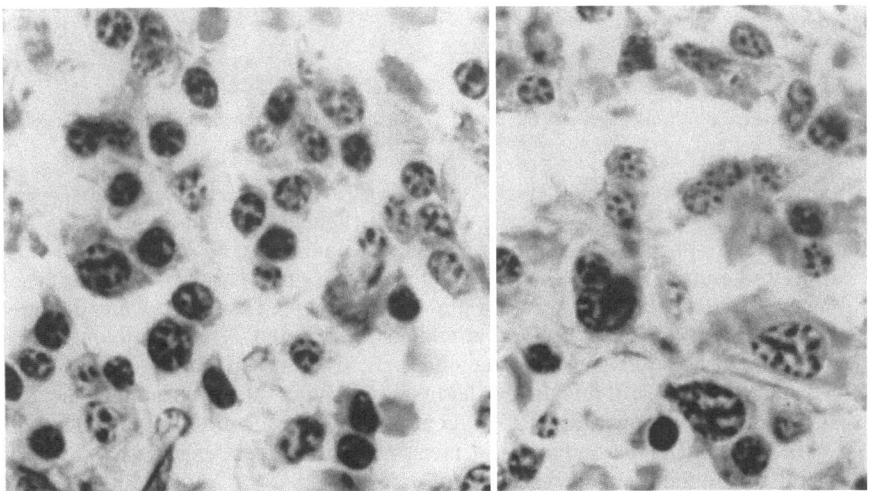

Abb. 32. „Reticuläre Plasmazellenleukämie". Eine Rasse von Plasmazellen trotz der Größendifferenz, die durch Polyploidisierung zustande kommt! Gleicher Fall wie Abb. 31. Giemsa. 1250mal

chronischen Dermatitiden. HAUSER (1955) beschreibt eine starke Plasmazell-vermehrung bei Acrodermatitis chronica atrophicans. Im übrigen tritt die reife Lymphknotenplasmocytose bei zahlreichen weiteren Erkrankungen auf, von denen noch einige Beispiele herausgegriffen seien: Lebercirrhose (BRIELLMANN 1955, GLAGOV, KENT u. POPPER 1959), Sepsis, chronische Polyarthritis (besonders bei Felty-Syndrom), Panmyelophthise, Panarteriitis nodosa, Lues II. Endlich kommt es in den regionären Lymphknoten von Carcinomen oder auch Lymphogranulomatosen manchmal zu stärkerer Plasmazellenhyperplasie.

7. Sinusreaktionen

Im Rahmen von Lymphadenitiden treten drei Arten von Sinusreaktionen auf:
a) akuter Sinuskatarrh,
b) chronischer Sinuskatarrh (entspricht der Sinushistiocytose von Black u. Speer (1958 u. früher) sowie zahlreicher weiterer Autoren (z.B. Berg 1956, Lapis 1957, Wuketich 1959),
c) unreife Sinushistiocytose.

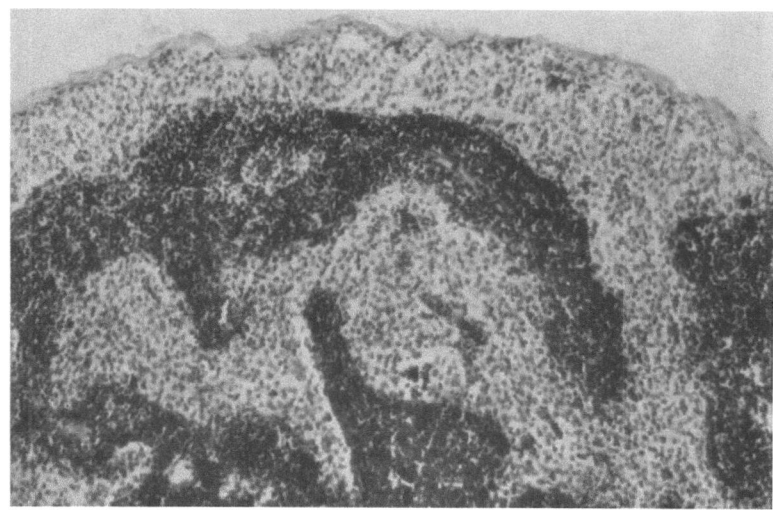

Abb. 33. Hochgradiger Sinuskatarrh mit Beteiligung der Randsinus. Cysticuslymphknoten bei Cholelithiasis. 36jährige ♀. H.E. 125mal

zu a) Beim *akuten* Sinuskatarrh sind die Sinus erweitert, aber nicht so zellreich wie bei der chronischen Form. Die Retothelien *lösen sich* vielfach *ab* und phagocytieren lebhaft Zellen, Zelltrümmer, Pigmente (z.B. Hämosiderin oder Melanin) und andere Stoffe. Die Ablösung ist im Faserpräparat an dem Aufbruch und Verschwinden des Fasergerüstes gut zu erkennen. Dementsprechend finden wir bei akutem Sinuskatarrh einen erheblich reduzierten Fasergehalt der Sinus. Die funktionell hochaktiven Retothelien besitzen bisweilen mehrere Kerne. Im Lumen der Sinus ist oft reichlich Flüssigkeit (Exsudat?) neben einigen neutrophilen Granulocyten sowie Erythrocyten zu erkennen. Die Mastzellen fehlen oder sind vermindert. Die Veränderung ist meist zuerst im Mark, gelegentlich auch im Bereich der Randsinus nachweisbar.

zu b) Der *chronische* Sinuskatarrh kann aus dem akuten hervorgehen, wenn der Reiz geringer wird und sich ein Gleichgewicht zwischen den proliferierten Retothelien und den zu verarbeitenden Stoffen einstellt. Er kann aber auch — bei relativ schwachem Dauerreiz — primär entstehen. Die Retothelien sind hierbei dicht gepackt und scheinen *im Verband* zu liegen. Hier und da sieht man eine abgelöste Zelle. Dies ist wiederum im Bielschowsky-Präparat gut zu erkennen, da bei Abstoßung einer Zelle das Fasergerüst „aufgebrochen" (Fresen 1945) wird. Im übrigen ist der chronische Sinuskatarrh durch einen *hohen Gehalt an Gitter-*

fasern gekennzeichnet. Bei jahrelangem Bestehen kommt es schließlich zur lymphovasculären Induration (ORSÓS 1926, NORDMANN 1928, GNIRS 1954). Außer Retothelien sind meist nur wenige Lymphocyten, oft jedoch etliche Mastzellen in den Sinus nachzuweisen.

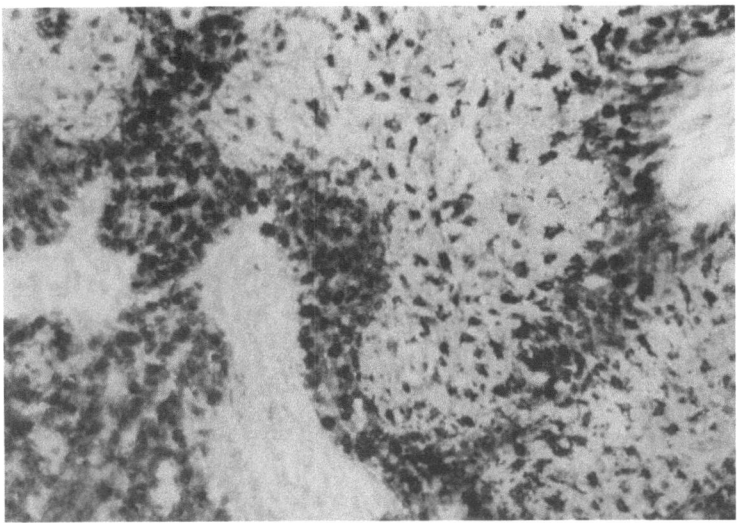

Abb. 34. Sinuskatarrh bei Esterase-Reaktion. Die Ansammlungen stark esterasepositiver Sinusretothelien heben sich gut von der Pulpa ab. α-Naphthylacetat-Esterase 125mal

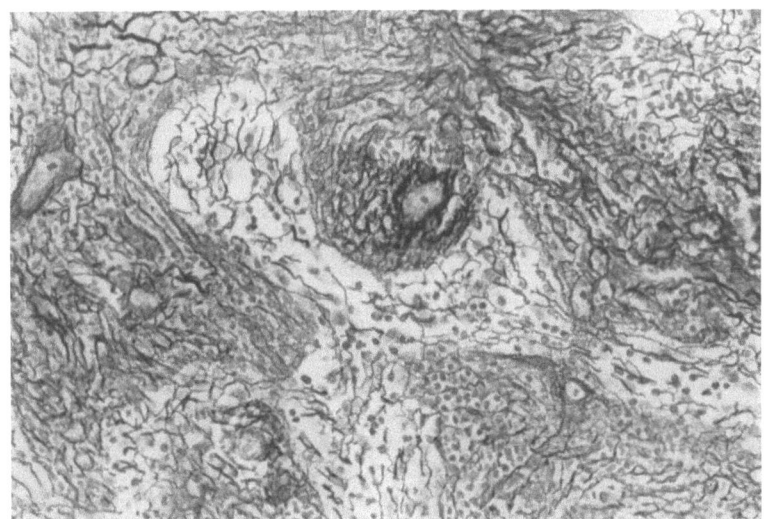

Abb. 35. Chronischer Sinuskatarrh mit Faservermehrung der Sinus. Keine Ablösung von Endothelien erkennbar Markbereich. Leistenlymphknoten. 47jähriger ♂. Gomori. 250mal

zu c) Die *unreife* Sinushistiocytose (LENNERT 1958, 1959, LENNERT u. REMMELE 1958 b) besteht aus einem ganz anderen Zelltyp als der Sinuskatarrh. Hierbei sind unreife Histiocyten (undifferenzierte Reticulumzellen). Sie sind kleiner als die Retothelien, besitzen einen Kern mit gröberem und kräftiger gefärbtem Chromatin und schwach blau getöntem „Kernsaft". Dagegen zeigt der Kern der Retothelien ein feines, schwächer tingiertes Chromatin und einen farblosen

„Kernsaft". Die mittelgroßen Nucleolen sind basophiler als die der Sinusretothelien. Das Plasma der unreifen Histiocyten ist schmal bis mäßig breit und
schwach basophil, das der Retothelien dagegen breit und oxyphil.

Auch karyometrisch und cytochemisch unterscheiden sich die unreifen Histiocyten deutlich von den Sinusretothelien. Der Häufigkeitsgipfel der Kernvolumina
liegt bei den Histiocyten nahe der Hauptklasse ($K \, ^1/_2 = 72 \, \mu^3$), bei den Retothelien im Bereich der zugehörigen Mittelklasse ($K \, ^3/_4 = 102 \, \mu^3$). Die unreifen
Sinushistiocyten lassen kein Ferment in ihrem Plasma nachweisen und sind
metallophob bei Versilberung nach Weil-Davenport; die Retothelien dagegen

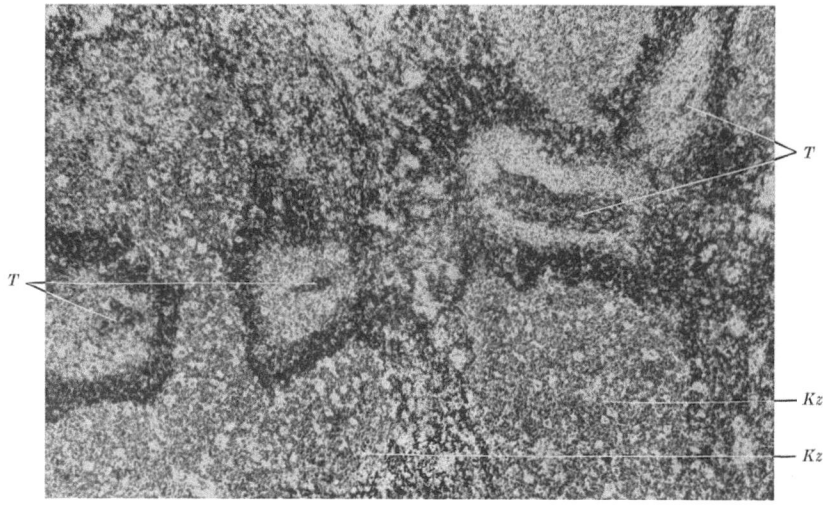

Abb. 36. Unreife Sinushistiocytose in der Umgebung von vier Trabekeln (*T*). Außerdem mehrere große floride
Keimzentren (*Kz*). Piringersche Lymphadenitis. Halslymphknoten. 26jährige ♀. H.E. 50mal

enthalten reichlich unspezifische Esterase wie auch saure Phosphatase und sind
metallophil.

Auch grobhistologisch läßt sich die unreife Sinushistiocytose von dem Sinuskatarrh unterscheiden: Die Histiocytenproliferation erfolgt stets ausgesprochen
herdförmig. Sie breitet sich nicht — wie meist der Sinuskatarrh — allmählich
vom Mark auf die Rinde aus; die Marksinus sind vielmehr nicht befallen. Statt
dessen finden wir vor allem in den *Randsinus* sowie in den großen *peritrabeculären
Intermediärsinus* umschriebene, selten weit ausgebreitete Histiocytenansamm-
lungen. Mit dem Befall der Randsinus ist meist eine entzündliche Kapselreaktion
verknüpft.

Zwischen den Histiocyten liegen in der Regel mehrere neutrophile Granulocyten sowie einige große (Esterase-positive) Retothelien. Auch kommen gelegentlich dazwischen einzelne basophile Stammzellen (Plasmoblasten?) vor. Der Fasergehalt der Sinus ist im Bereich der Histiocytosen stärkstens reduziert, eine Faserneubildung erfolgt nicht.

Vorkommen. Der *akute Sinuskatarrh* tritt immer dann auf, wenn größere
Mengen abzubauender Substanzen auf dem Lymphweg zugeführt werden (Nordmann 1928). Diese Stoffe stammen häufig aus Entzündungsfeldern. Staphylokokken und Coli-Infektionen sollen dabei eine größere Rolle spielen als solche mit
Streptokokken (Ringertz u. Adamson 1948). Wir sahen den akuten Sinuskatarrh unter anderem bei primär chronischer Polyarthritis und bei Panarteriitis
nodosa.

Der *chronische Sinuskatarrh* ist in vielen axillären und inguinalen Lymphknoten nachzuweisen, ohne daß irgendwelche entzündlichen Reize des Zuflußgebietes *faßbar* sind. Man darf einen Sinuskatarrh in diesen Regionen also beinahe

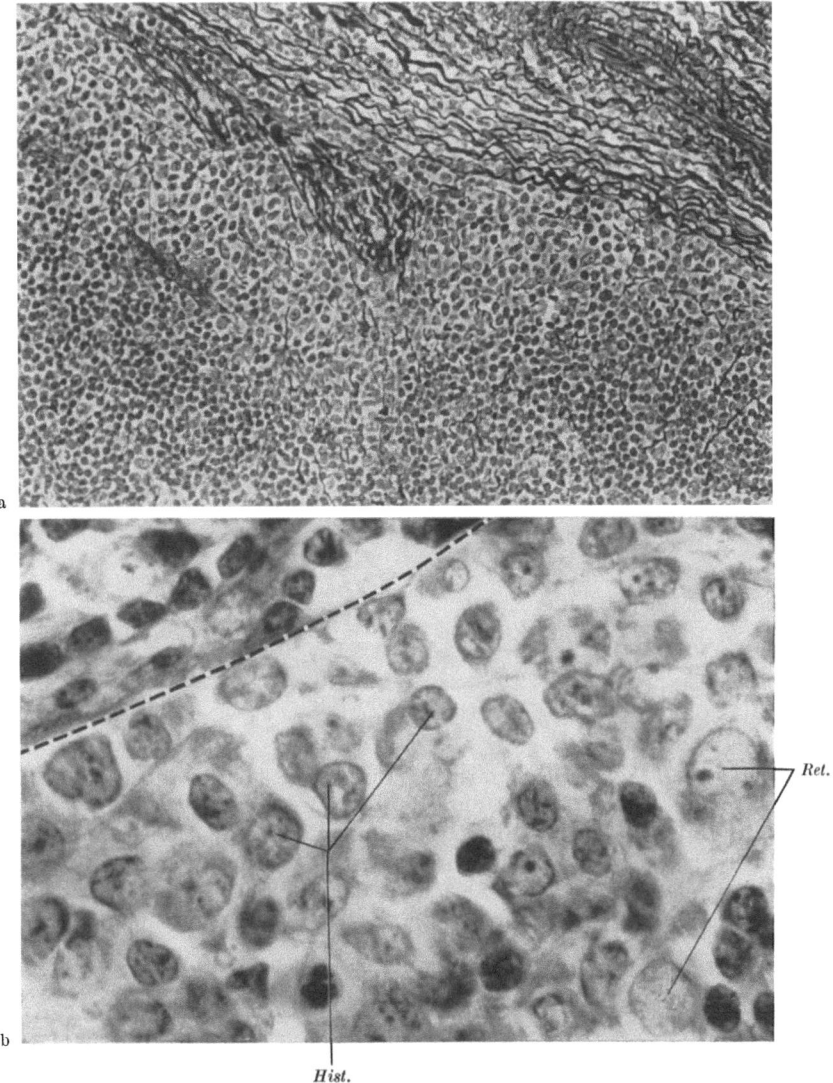

Abb. 37a u. b. Unreife Sinushistiocytose. Piringersche Lymphadenitis. a Faserpräparat. Oben Trabekel, unten umgebende Pulpa. Sinushistiocytose sehr faserarm. Halslymphknoten. 20jähriger ♂. Gomori. 250mal. b Giemsa-Präparat. Grenze des Sinus oben eingezeichnet. Die spärlichen Retothelien (*Ret*) sind deutlich von den kleineren Histiocyten (*Hist*) zu unterscheiden. Paramammärer Lymphknoten. 32jährige ♀. 1250mal

als physiologisch ansehen, jedenfalls solange er auf die Marksinus beschränkt bleibt. BLACK u. SPEER (1958) fanden den chronischen Sinuskatarrh häufig in regionären Lymphknoten von Mammacarcinomen und deuten ihn als prognostisch günstiges Zeichen.

Die *unreife Sinushistiocytose* ist eines der wichtigsten Kriterien der Piringerschen Lymphadenitis. Da das hierbei auftretende Entzündungsbild Ausdruck eines (chronischen) Morbus Pfeiffer und vor allem einer Toxoplasmose sein kann, ist die Sinushistiocytose für beide Erkrankungen gleichermaßen kennzeichnend. Starke Sinushistiocyten, untermischt mit einer großen Zahl von neutrophilen Granulocyten, sind typisch für die nicht abszedierenden eitrigen Lymphadenitiden. Geringe Sinushistiocytosen beobachteten wir bei Pseudotuberkulose, Katzenkratzkrankheit und vereinzelt bei Lymphogranulomatose.

8. Mastzellenhyperplasie (Mastocytose)

Morphologie. Die Vermehrung der Gewebsmastzellen ist entweder in der Pulpa oder in den Sinus, seltener an beiden Orten, nachzuweisen. In der Pulpa zeigen

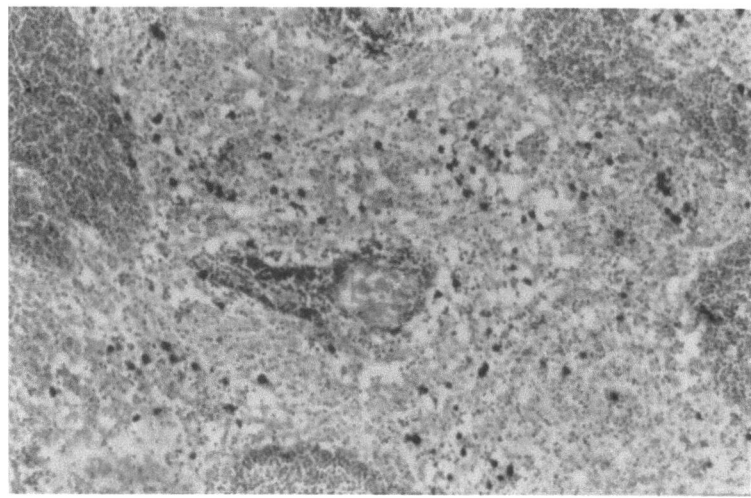

Abb. 38. Mastocytose der Sinus. Axillärer Lymphknoten. 40jährige ♀. Giemsa. 125mal

die Mastzellen oft lange Fortsätze, in den Sinus sind sie meist abgerundet. Manchmal färben sich die Mastzellengranula von Pulpa und Sinus verschieden kräftig an; dies ist wohl durch den jeweiligen Reifegrad der Granulation bedingt. Mit der Mastzellenhyperplasie ist häufig ein chronischer Sinuskatarrh verbunden, oft findet man auch eine diffuse oder follikuläre lymphatische Hyperplasie, eine Plasmocytose oder eine Infiltration mit eosinophilen Granulocyten.

Tabelle 1. *Das Vorkommen der Gewebsmastzellen im Lymphknotenschnitt nach 265 Zählungen* (Aus LENNERT u. ILLERT 1959)

	Zahl der Fälle		Mastzellenzahl pro cm²		σ_M	
Lymphknoten-Filariose	1		88500		—	
Lipomelanotische Reticulocytose	7		3972		1940	
„Chronische unspezifische Lymphadenitis"	53		3416		485	
Makroglobulinämie Waldenström	8		3123		748	
Epitheloidzellige Tuberkulose und Sarkoidose	26		826		218	
Lymphogranulomatose	45		215		55	
davon frische Lymphogranulomatose . .		24		283		96
vernarbte Lymphogranulomatose. .		14		165		61
„Paragranulom"		7		81		32
Lymphadenose und Lymphosarkom . . .	19		174		45	
Carcinom-Metastasen	47		116		46	
Reticulocyt. abszed. Lymphadenitis . . .	42		116		19	
Reticulosarkom	17		102		47	

Vorkommen. Am häufigsten sahen wir stärkere Mastocytosen in axillären Lymphknoten, in denen gleichzeitig ein chronischer Sinuskatarrh bestand. Vielleicht ist die bessere Prognose, die BLACK u. SPEER (1958) den Mammacarcinomen mit chronischem Sinuskatarrh der regionären Lymphknoten zu-

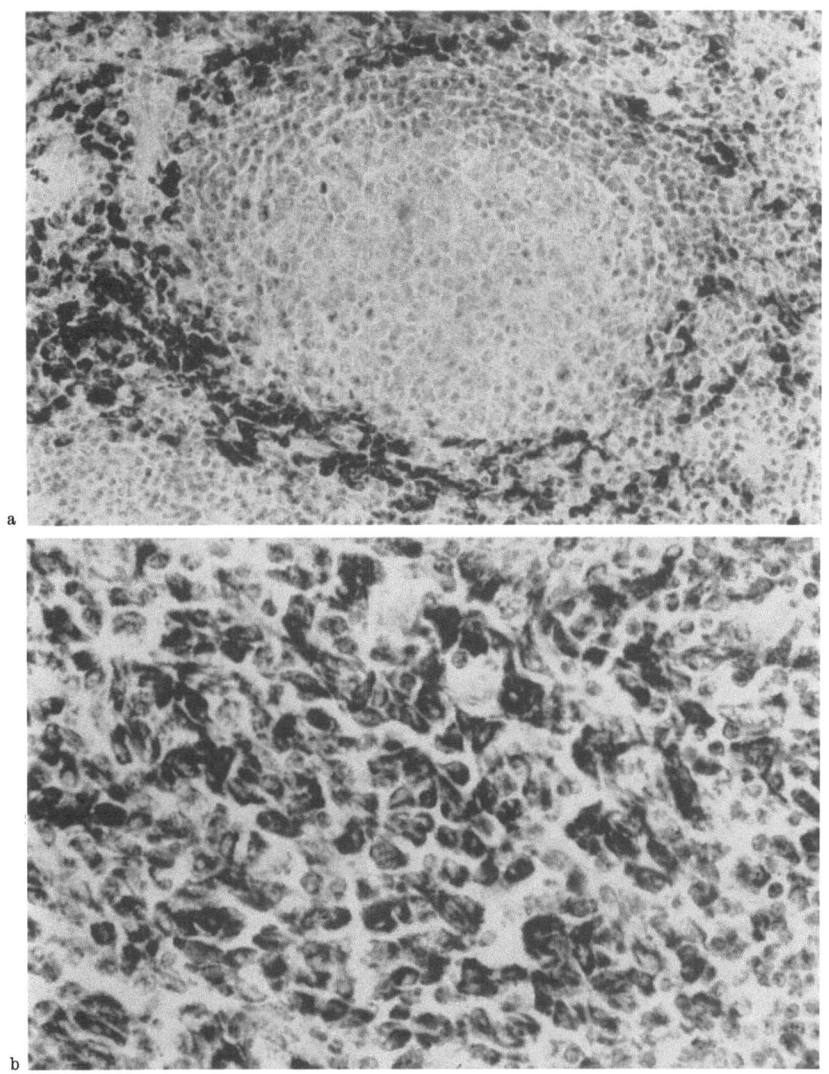

Abb. 39a u. b. Stärkste Mastocytose der Pulpa bei hämatogener Lymphknotenfilariose. a In der Mitte Sekundärknötchen, umgebende Pulpa sehr mastzellenreich. b Mastzellen bei stärkerer Vergrößerung. Axillärer Lymphknoten. 26jähriger ehemaliger Fremdenlegionär. Giemsa. a 250mal, b 500mal

schreiben, auf die Anwesenheit der Gewebsmastzellen zurückzuführen; denn Heparin soll Wachstum und Ausbreitung maligner Geschwülste entgegenwirken.

Wir haben zusammen mit ILLERT (1959) die Häufigkeit der Mastzellen im histologischen Schnitt zahlenmäßig bestimmt und dabei die Werte der Tabelle 1 ermittelt. Danach fanden wir die stärkste Mastocytose bei einer parasitären Erkrankung (Filariose) mit stärkster Eosinophilie des übrigen Gewebes. Es folgen die lipomelanotische Reticulocytose und die sog. chronische unspezifische Lymphadenitis. Die „chronische unspezifische Lymphadenitis" war nicht selten in carcinom-regionären Lymphknoten zu finden. Wir sahen sie auch bei Sepsis und primär chronischer Polyarthritis. Bei akuten und subakuten Lymphadenitiden

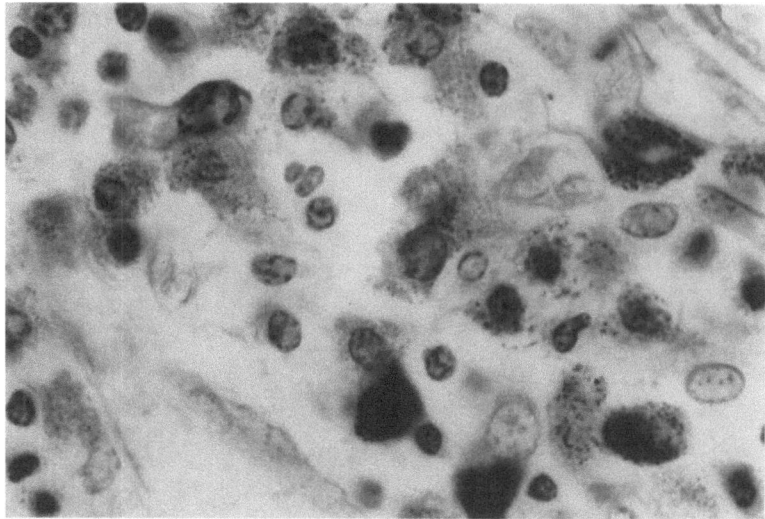

Abb. 40. Lymphknoten bei Mastzellenretikulose. Zahlreiche neoplastische Mastzellen mit ungleichmäßiger, oft schütterer Granulation. Oben links eine Plasmazelle. 61jähriger ♂. Gepuffertes Toluidinblau (pH 4,2). 1000mal

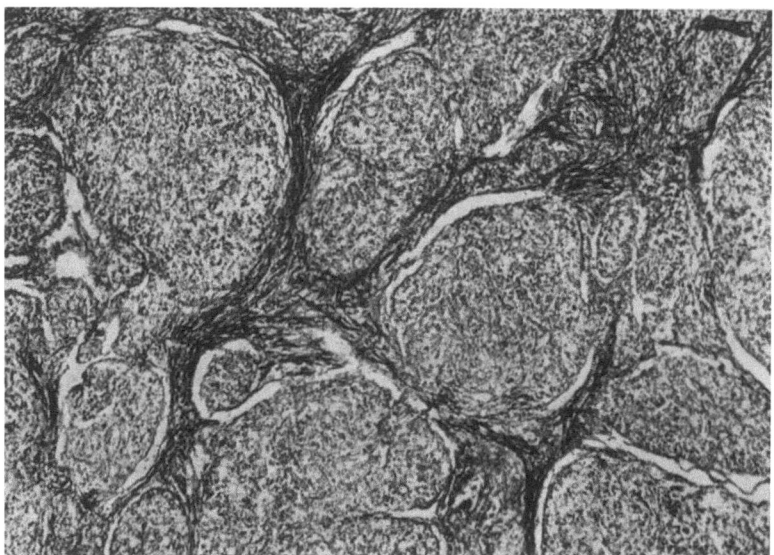

Abb. 41. Mastzellenretikulose des Lymphknotens. Starke Vermehrung des Fasergerüstes. Oberflächliche Ähnlichkeit mit einer Lebercirrhose. Gleicher Lymphknoten wie Abb. 40. Gomori. 50mal

sind die Mastzellen vermindert, desgleichen bei den malignen Neoplasien des blutbildenden Gewebes mit Ausnahme der Makroglobulinämie Waldenström, bei der die Mastocytose ein wichtiges differentialdiagnostisches Kriterium gegenüber allen anderen malignen Neubildungen des lymphatischen Gewebes darstellt.

Auch bei der *Urticaria pigmentosa* soll es zu Mastocytosen der regionären Lymphknoten kommen (ALLEN 1954, DEWAR u. MILNE 1955). In einem Fall von DEWAR u. MILNE (1955) waren die Mastzellen anscheinend elektiv in den erweiterten Sinus vermehrt. Bei dieser Mastocytose im Rahmen der nichtgeneralisierten Urticaria pigmentosa sind die Mastzellen offenbar hochdifferenziert. Demgegenüber muß man die Zellen der *Mastzellenretikulose* (LENNERT 1956, 1962, NICKEL 1957 Lit.), die klinisch oft Hauterscheinungen von ähnlicher oder gleicher Art wie die Urticaria pigmentosa macht („generalisierte Urticaria pigmentosa"), als undifferenzierte neoplastische Elemente auffassen. Dies geht unter anderem aus unseren Untersuchungen mit der Toluidinblau-p_H-Reihe (SCHUBERT 1955) hervor (LENNERT u. SCHUBERT 1959, LENNERT, LENNERT u. SCHUBERT 1959): Die Granula der Mastzellenretikulose reifen nur unvollständig zu Heparin aus. Sie enthalten vorwiegend niedrig veresterte Heparinvorstufen. Auch die übrige Morphologie der Mastzellen entspricht hier derjenigen von Zellen maligner Geschwülste. Die Kernplasmarelation ist zugunsten der Kerne verschoben. Außerdem kommen mehr- und riesenkernige Zellen vor (FRIEDMAN u. Mitarb. 1958, BRINKMANN 1959). Die Granuladichte ist unterschiedlich, vor allem werden reichlich granulaarme (unreife) Zellen gefunden. Mitosen, auch atypische, sind nicht selten zu sehen. Schließlich ist bei der Mastzellenretikulose im Lymphknoten eine Vermehrung der Gitter- und kollagenen Fasern zu finden. Dem entsprechen im Skelet die osteoskleroseartigen Bilder, die SAGHER, COHEN u. SCHORR (1952) erstmals beschrieben haben. Ausführliche Darstellung der Mastzellenretikulose („Mastocytose", „Mast cell disease") s. LENNERT 1961 b u. 1962 a, REMY 1962.

9. Reticulumzellhyperplasie (Reticulocytose)

Bezeichnung. Für die reaktive Vermehrung von Reticulumzellen haben wir (LENNERT u. ELSCHNER 1954) die Bezeichnung Reticulo*cyto*se vorgeschlagen, während wir die Benennung als Retikulose für mißverständlich und daher unzweckmäßig halten. Wir prägten den Begriff in Analogie zu der klinischen Bezeichnung Leuko*cyto*se, die entgegen der malignen Neoplasie der weißen Blutzellen, der Leukose, ebenfalls reaktiver Natur ist. Den Begriff Retikulose reservieren wir mit FRESEN (1954) und anderen Fachkennern für die systematisierte, diffus infiltrierende maligne Neoplasie der Reticulumzellen und ihrer Funktionsformen (Plasmazellen, Mastzellen).

Morphologie. Die mittleren und großen Reticulumzellen fallen durch ihr breites, schwach tingiertes Plasma und ihrem chromatinarm erscheinenden Kern zwischen den übrigen dunklen Zellen der lymphatischen Pulpa auf. Sie können an verschiedenen Orten der Pulpa (auch in den Keimzentren, hier unter anderem als „Sternhimmelzellen") proliferiert sein. Die Rindenpulpa ist locker oder dicht von den Reticulumzellen durchsetzt. Die Wucherung ergreift die Pulpa diffus oder bevorzugt die parasinuösen Bezirke oder die „Tertiärknötchen". Oft besteht gleichzeitig eine Plasmocytose des Markes. Außerdem kommen diffuse und follikuläre Hyperplasie, Sinuskatarrh und/oder Mastocytose im nämlichen Lymphknoten vor. Über die Ablagerung von Melanin und Lipiden s. bei lipomelanotischer Reticulocytose.

Außer den ebengenannten breitleibigen Reticulumzellen von mittlerem und großem Kernvolumen sind bei einer Reihe von „spezifischen" Lymphadeniditen oft auch kleine bis mittelgroße Formen proliferiert, die cytologisch und histochemisch weitgehend mit den Zellen der unreifen Sinushistiocytose übereinstimmen. Diese Zellen bilden meist kleine Knötchen oder umschriebene Herde.

Als Beispiele seien die Typhusknötchen genannt, die in gleicher Weise auch bei reticulocytärer abszedierender Lymphadenitis vorkommen können, allerdings erfolgt hier bald eine stärkere Granulocyteninfiltration mit Einschmelzung. Diese kleinreticulocytären Proliferationen lassen wir im folgenden außer acht.

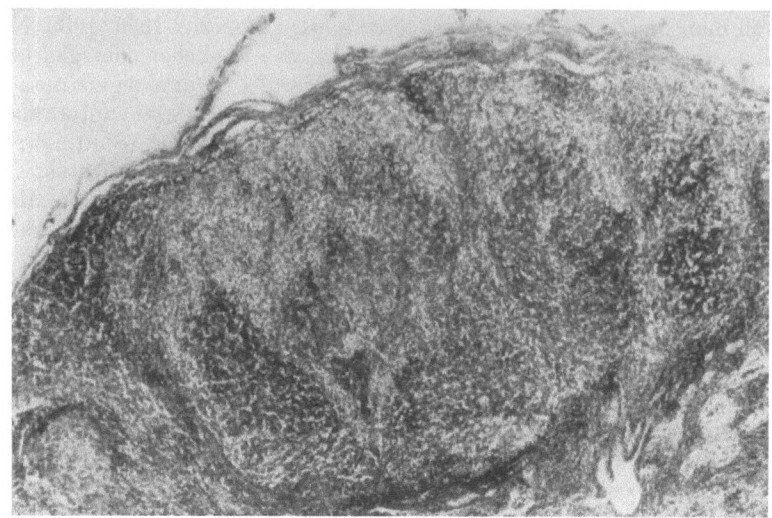

Abb. 42. Reticulocytose eines Tertiärknötchens. Axillärer Lymphknoten. 11jähriger ♂. H.E. 50mal

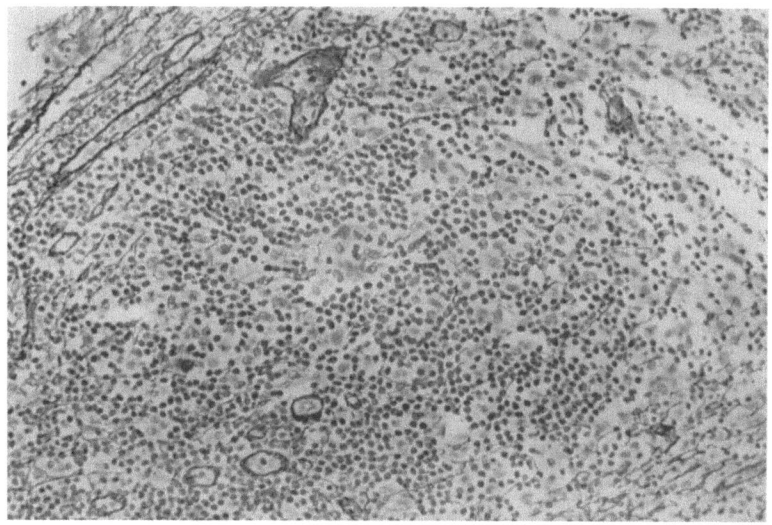

Abb. 43. Lockere Reticulocytose der Rinde (in Tertiärknötchen). Axillärer Lymphknoten. 57jähriger ♂. Gomori. 250mal

Differentialdiagnose. Die großzellige Reticulocytose ist gegenüber der echten Retikulose im allgemeinen leicht abzugrenzen. Bei dieser ist die Struktur des Lymphknotens völlig zerstört. Eine Mitreaktion anderer Lymphknotenanteile, z.B. der Sinus oder Follikel, fehlt also. Auch sieht man reichlich Mitosen. Das Zellbild weicht von dem der Reticulocytose ab: Die neoplastischen Zellen sind z.T. wesentlich basophiler; die Kernplasmareaktion ist zugunsten des Kernes verschoben. Nicht selten kommen mehrkernige Riesenzellen mit zentral gelegenen Kernen vor. Die Gitterfasern sind in geringer bis großer Menge nachweisbar.

Vorkommen. Die stärksten großzelligen Reticulocytosen — bis zum Vollbild der lipomelanotischen Reticulocytose — sehen wir im Abflußgebiet chronischer juckender Hauterkrankungen. Auch bei Hautjucken ohne sichtbare Dermatitis

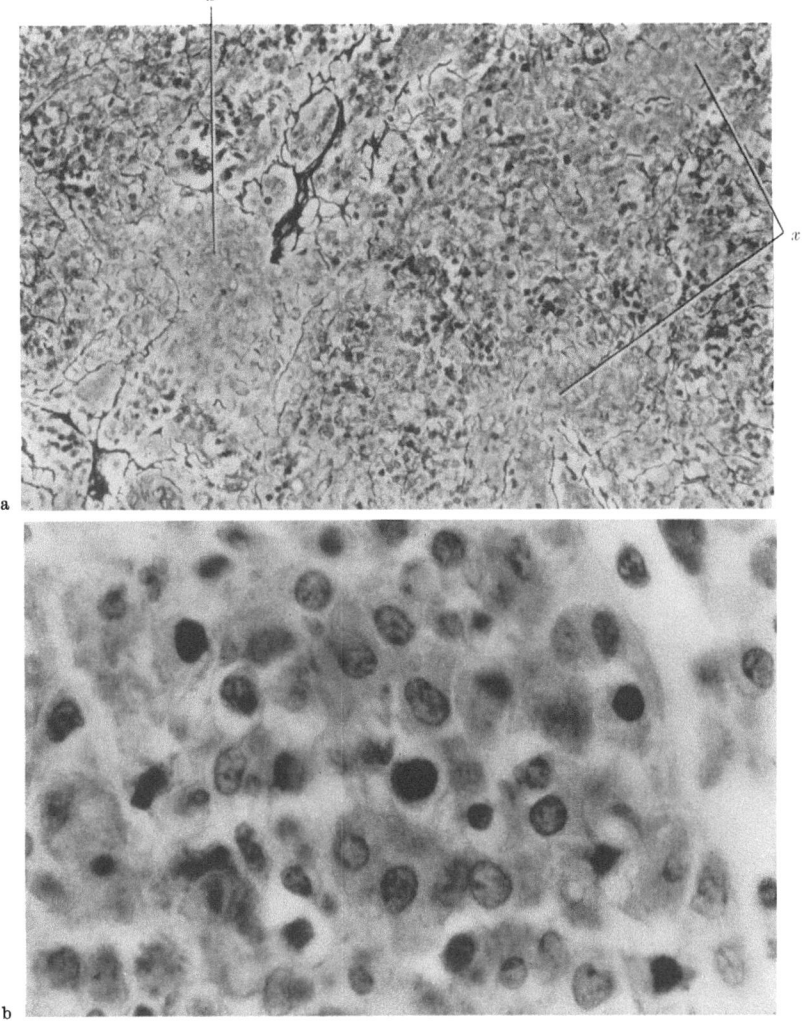

Abb. 44a u. b. Typhusknötchen. a Faserpräparat. Typhusknötchen (x) faserarm. b Cytologie des Typhus-knötchens. Die Zellen entsprechen den unreifen Histiocyten der Sinushistiocytose. Mesenterialer Lymphknoten. a Gomori. 50mal. b Giemsa. 1250mal

kommen Reticulocytosen stärkeren Grades vor. Weiterhin können Carcinome und chronische Entzündungen des drainierten Bereiches die reticuläre Proliferation anregen. Die Sepsis führt zu diffusen lockeren Reticulocytosen der Pulpa, während die lymphogen zugeführten Reize meist umschriebene Reticulumzell-wucherungen auslösen. Die lockere, manchmal herdförmige Reticulocytose kann Initialveränderung einer Lymphogranulomatose sein (LENNERT 1958). Man muß daher bei entsprechendem Verdacht nach weiteren Kriterien der Lymphogranulo-matose, insbesondere nach Sternbergschen Riesenzellen, suchen. Diese besitzen

— im Gegensatz zu den reticulären Riesenzellen — ungewöhnlich große Nucleolen und sind gering basophil. Ihre Unterscheidung von den sehr seltenen, mehrkernigen basophilen Stammzellen kann im Einzelfall unmöglich sein.

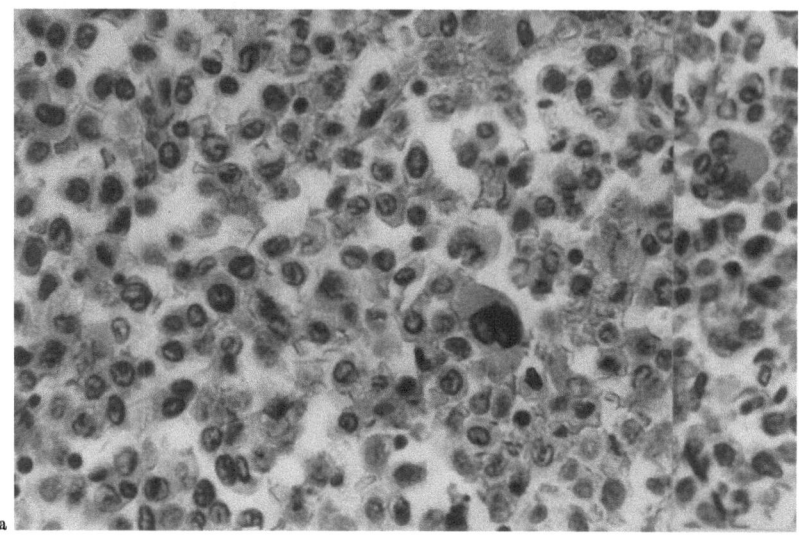

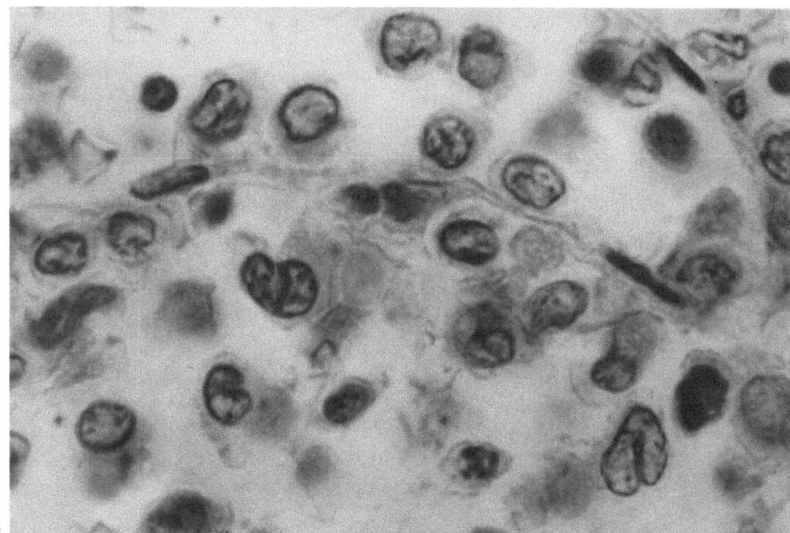

Abb. 45a u. b. Echte (maligne) großzellige Retikulose (mit starker Ausschwemmung ins Blut). Klinisch Beginn mit Hautinfiltraten! 48jähriger ♂. H.E. a 500mal. b 1250mal

10. Epitheloidzellige Reaktion

Die epitheloidzellige Reaktion wurde neuerdings wieder ganz in den Mittelpunkt der diagnostischen Überlegungen gerückt, und zwar vor allem durch das Studium der Toxoplasmose (Siim 1956 u. früher, Piringer-Kuchinka 1953, Lennert 1959, Piringer-Kuchinka, Martin u. Thalhammer 1958, Roth u. Piekarski 1959) und der Sarkoidose [Morbus Besnier-Boeck-Schaumann Nickerson 1937, Ricker u. Clark 1949, Engle 1953, Zettergren 1954 Lit. u.a.)].

Wir wissen heute, daß die Epitheloidzellbildung durch eine Unzahl von Erregern und unbelebten Substanzen ausgelöst wird, daß also von einer Spezifität der Epitheloidzelle gar keine Rede sein kann.

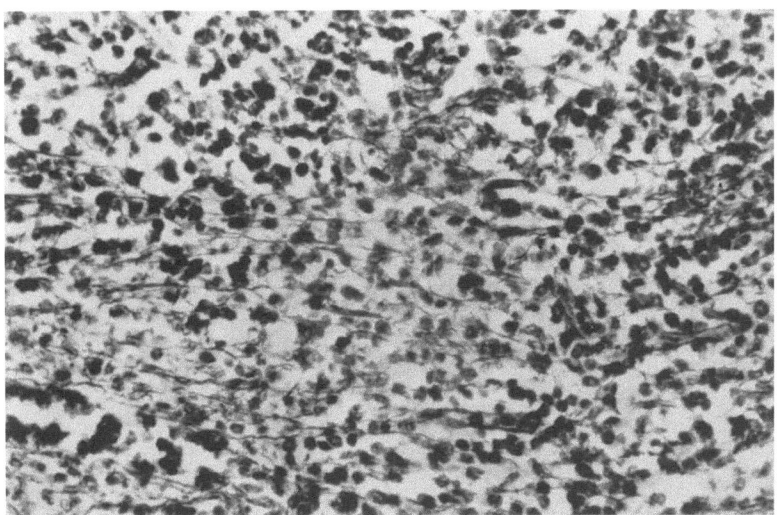

Abb. 46. (Maligne) Retikulose. Faserpräparat. Gleicher Fall wie Abb. 45. Gomori. 250mal

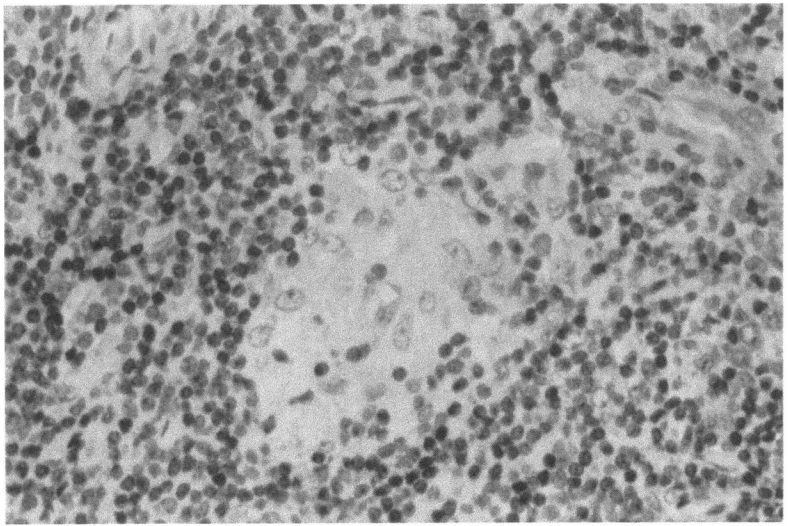

Abb. 47. Kleiner Epitheloidzellherd bei unspezifischer eitriger Lymphadenitis. Leistenlymphknoten. 24jähriger ♂. H.E. 500mal

Die Epitheloidzellreaktion erfolgt vorwiegend in zwei Typen, die im wesentlichen durch die Größe der Epitheloidzellansammlungen charakterisiert sind: Kleinherdig (gruppenförmig) oder großherdig (granulomatös).

Bei der *kleinherdigen* Epitheloidzellreaktion werden kleine und kleinste Gruppen von meist saftigen (oxyphilen!) Epitheloidzellen gebildet. Diese entstehen vorwiegend in der Pulpa, nicht selten in den Sekundärknötchen, gelegentlich auch in der Kapsel. Sie sind ausgesprochen locker gebaut und unscharf

begrenzt.   Auch fehlen immer Zeichen von Verkäsung und Vernarbung. Langhans
sche Riesenzellen können in kleiner Zahl vorkommen.   Manchmal besteht gleich
zeitig eine geringe Reticulocytose.

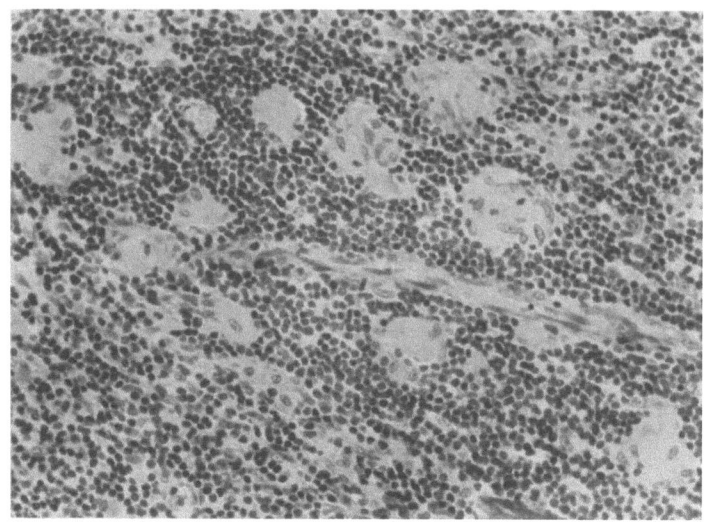

Abb. 48. Kleinherdige Epitheloidzellenreaktion bei Frühstadium einer Lymphogranulomatose. Halslymphknoten.
62jähriger ♂. van Gieson. 250mal

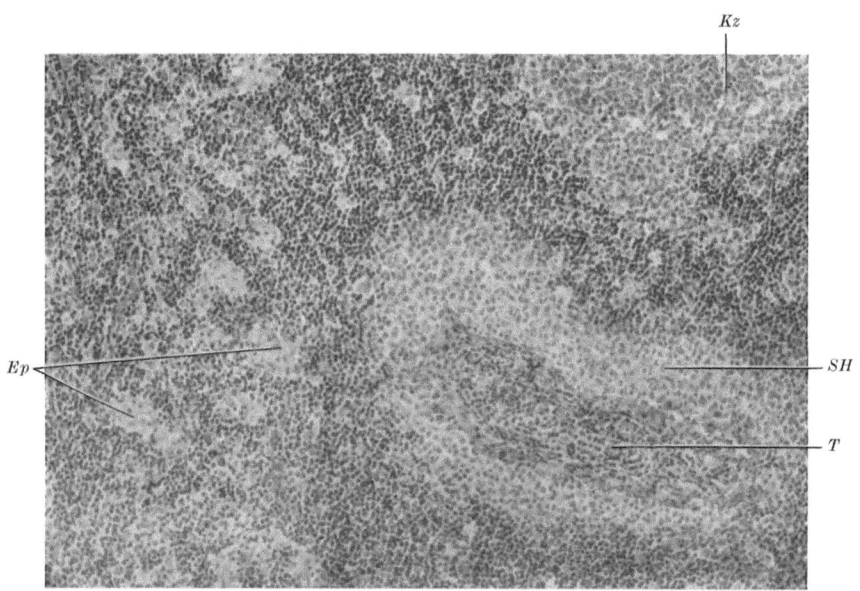

Abb. 49. Kleinherdige Epitheloidzellenreaktion bei Piringerscher Lymphadenitis (Toxoplasmose). Epitheloidzell-
gruppen (Ep), unreife Sinushistiocytose (SH) um einen Trabekel (T) und ein Keimzentrum (Kz).
Nackenlymphknoten. 31jährige ♀. H.E. 125mal

Die *großherdige* Epitheloidzellreaktion ist durch die Entwicklung typischer
„Tuberkel" gekennzeichnet. Diese sind größer und kompakter als die Epitheloid-
zellgruppen der kleinherdigen Reaktion. Auch zeigen sie eine schärfere Begrenzung. Sie entstehen in der Pulpa. Langhanssche Riesenzellen sind häufig vorhanden. Bisweilen sieht man kleine Nekrose- bzw. Verkäsungsbezirke. Solche

umschriebenen Verkäsungen rechnet man zu dem indirekten Typ RANKEs (1916). Sie treten in dem faserarmen oder -freien Zentrum der Tuberkel auf („afibrilläre Nekrose") oder kommen in faserreichen Abschnitten der Epitheloidzellgranulome oder ihrer Umgebung vor („fibrilläre Nekrose", RICKER u. CLARK 1949, ZETTER-GREN 1954). In beiden Fällen werden sie oft von einer Gruppe kleiner chromatin-reicher Rundzellen (Lymphocyten ?) eingesäumt.

Übergänge zwischen der kleinherdigen und großherdigen Epitheloidzellreaktion sind wohl möglich — ein großer Herd muß ja klein anfangen! —, praktisch ist aber die Grenze zwischen beiden Typen doch recht scharf.

Vorkommen. Die *kleinherdige* Epitheloidzellreaktion kommt hierzulande der-zeitig am häufigsten bei der *Piringerschen Lymphadenitis* vor und ist dann meist

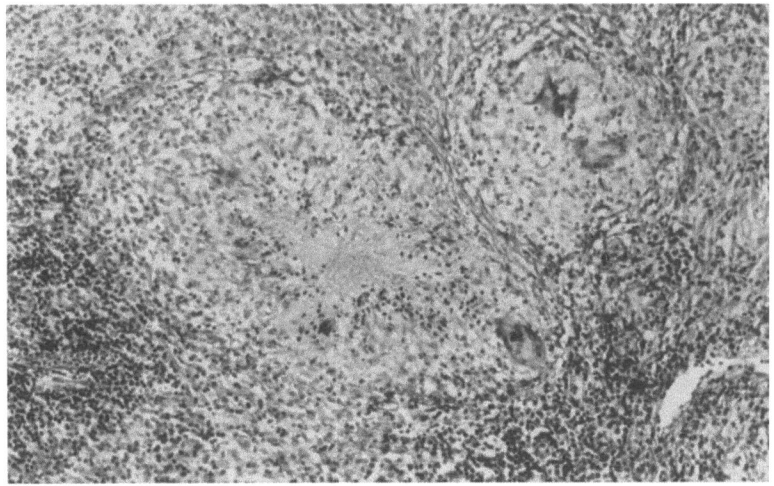

Abb. 50. Großherdige Epitheloidzellreaktion mit Langhansschen Riesenzellen und kleiner Verkäsung. Lymphknotentuberkulose. H.E. 125mal

Ausdruck einer Lymphknoten*toxoplasmose*, selten eines Pfeifferschen Drüsen-fiebers. Zusammen mit der Epitheloidzellbildung besteht in der Regel eine folli-kuläre lymphatische Hyperplasie, eine unreife Sinushistiocytose und eine ent-zündliche Kapselinfiltration. Auch Nekrosen der Pulpa werden hierbei gelegentlich beobachtet (LENNERT 1959, 1961a). Die Epitheloidzellproliferation ist oft beson-ders stark in den Sekundärknötchen ausgeprägt, was auch beim *Melkersson-Rosenthal-Syndrom* auffällt (HERING u. SCHEID 1954, HORNSTEIN 1954, 1959). Dieses Syndrom zeigt im übrigen das gleiche histologische Substrat (follikuläre lymphatische Hyperplasie, unreife Sinushistiocytose, Kapselinfiltration), im Ge-gensatz zur Piringerschen Lymphadenitis kommen jedoch auch größere Epitheloid-zellgranulome mit Vernarbungstendenz vor (HERING u. SCHEID 1954). Da Epi-theloidzellen in Keimzentren und Sinushistiocytose nicht bei Lymphknoten-sarkoidose gefunden werden, grenzen wir das Melkersson-Rosenthal-Syndrom von der Sarkoidose ab.

Seltener, aber differentialdiagnostisch sehr wichtig ist das Vorkommen der kleinherdigen Epitheloidzellreaktion bei *Lymphogranulomatose*. Sie stellt eine typische Frühveränderung der Lymphogranulomatose dar (LENNERT 1953 Lit., 1958, 1959). Man muß daher bei kleinherdigen Epitheloidzellreaktionen eine Lymphogranulomatose stets gewissenhaft ausschließen. Dies gelingt allein durch den sicheren Nachweis von Sternbergschen Riesenzellen, die nicht mit den aus-

gesprochen großkernigen reticulären Riesenzellen, die bisweilen innerhalb der
Sinus bei Piringerscher Lymphadenitis zu beobachten sind, verwechselt werden

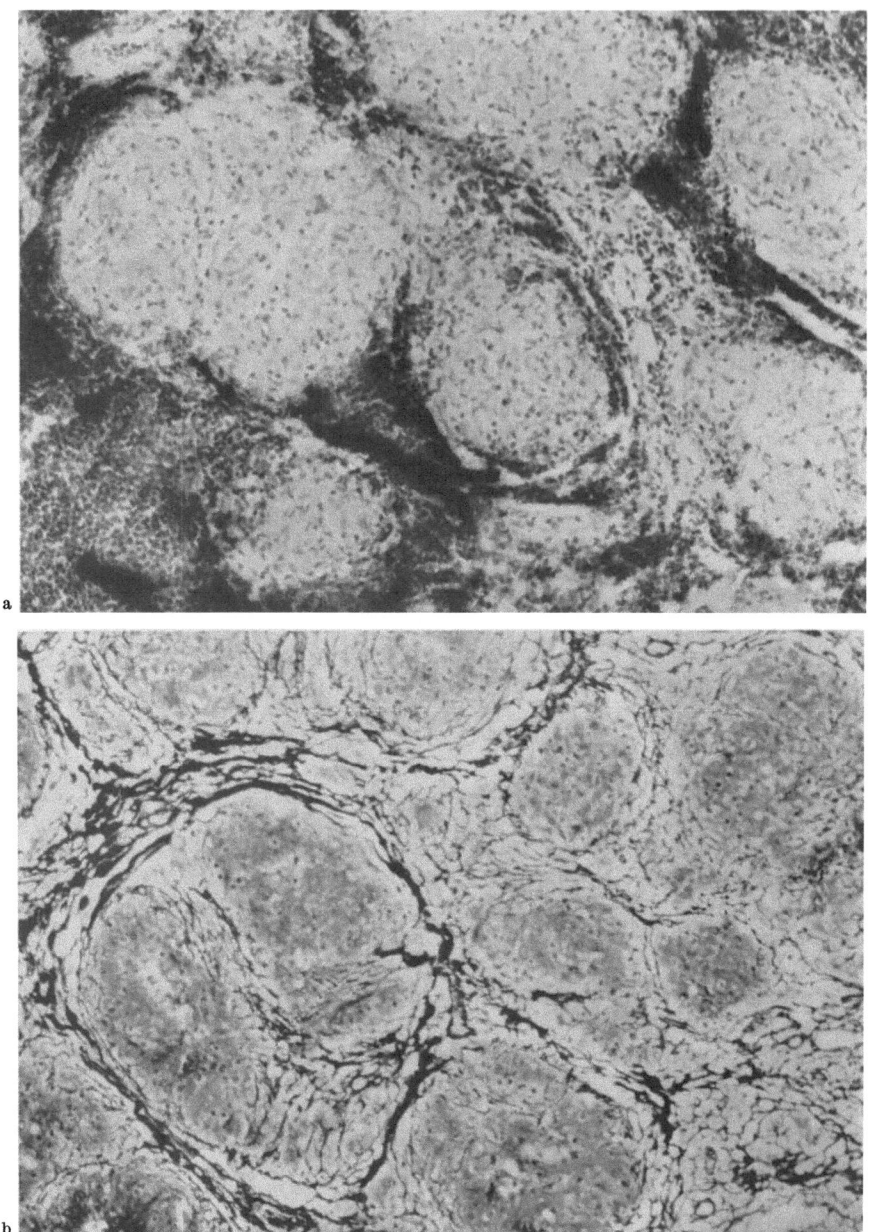

Abb. 51a u. b. Großherdige Epitheloidzellreaktion bei Sarkoidose. a Alkalische Phosphatase-Reaktion. Nur die
(faserreiche) Randzone und Umgebung der Tuberkel sind positiv. b Entsprechendes Präparat bei Faserdarstellung
nach Gomori. Je 125mal

dürfen. Eine ausgeprägte Eosinophilie spricht für Lymphogranulomatose, geringe Eosinophilien werden auch bei Piringerscher Lymphadenitis gefunden.
Die unreife Sinushistiocytose zählt zu den wichtigsten Kennzeichen der Piringer-

schen Lymphadenitis und wird bei der Lymphogranulomatose nur selten beobachtet. Wenn dies doch einmal der Fall ist, zeigt die Histiocytose nur eine
geringe Ausprägung und ist in der Regel mit dem Vorkommen von Sternbergschen Riesenzellen in den betreffenden Lymphknoten verbunden.

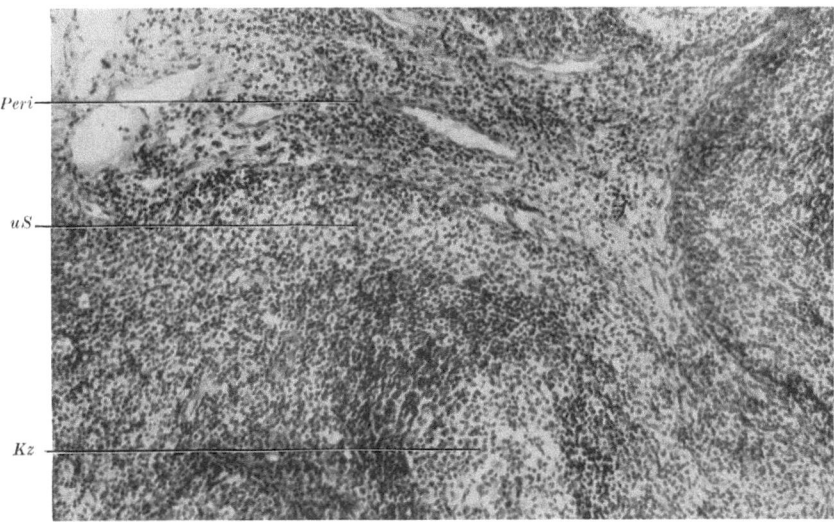

Abb. 52. Lymphknoten bei Melkersson-Rosenthal-Syndrom. Perilymphadenitis (*Peri*), unreife Sinushistiocytose
(*uS*) und Keimzentrum (*Kz*). Submandibulärer Lymphknoten. 33jähriger ♂. Präparat Dozent Dr. HORNSTEIN.
H.E. 125mal

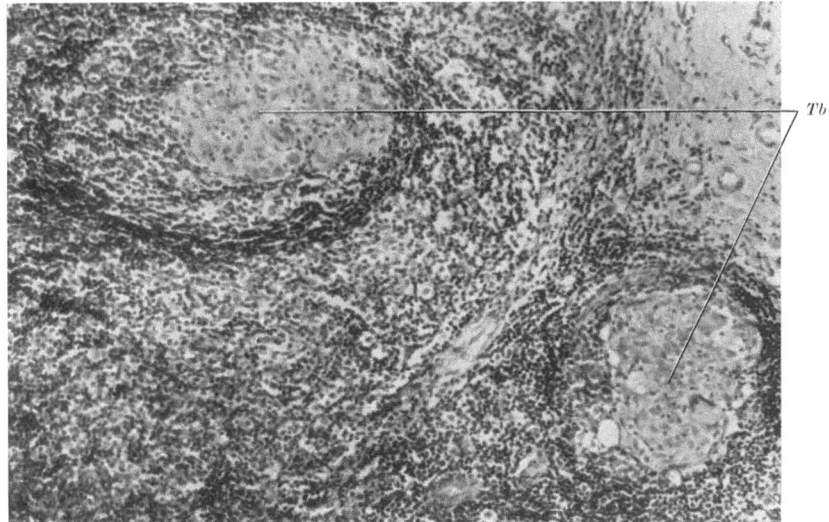

Abb. 53. Lymphknoten bei Melkersson-Rosenthal-Syndrom. Zwei Tuberkel (*Tb*) in Keimzentren von
subcapsulären Follikeln. Gleiches Präparat wie Abb. 52. 125mal

Bei zahlreichen „*spezifischen" Lymphadenitiden* können kleine Epitheloidzellherde auftreten. Hier ist vor allem die Lues I und II (MICHELSON 1929, 1932) zu
nennen. Auch bei der banalen eitrigen und bei den reticulocytären abscedierenden
Lymphadenitiden können einige Epitheloidzellherde vorkommen. Schließlich
müssen hier noch alle Lymphadenitiden genannt werden, die zu einer großherdigen

Epitheloidzellreaktion führen. Für sie darf die kleinherdige Epitheloidzellreaktion als Frühveränderung gelten.

Die *großherdige* Epitheloidzellreaktion ist in unseren Breiten meist Ausdruck einer Sarkoidose oder einer epitheloidzelligen Tuberkulose. Trotz zahlreicher und gründlicher Studien (Zettergren 1954) gelingt es nicht, beide Erkrankungen im Lymphknoten histologisch zu unterscheiden. Allein der Nachweis von Tuberkelbakterien scheint sich differentialdiagnostisch einigermaßen zu bewähren: Bei der epitheloidzelligen Tuberkulose kann man meist nach eingehendem Suchen im Schnitt einzelne Tuberkelbakterien finden, bei der Sarkoidose ist dies in der Regel nicht möglich (s. besonders Zettergren 1954).

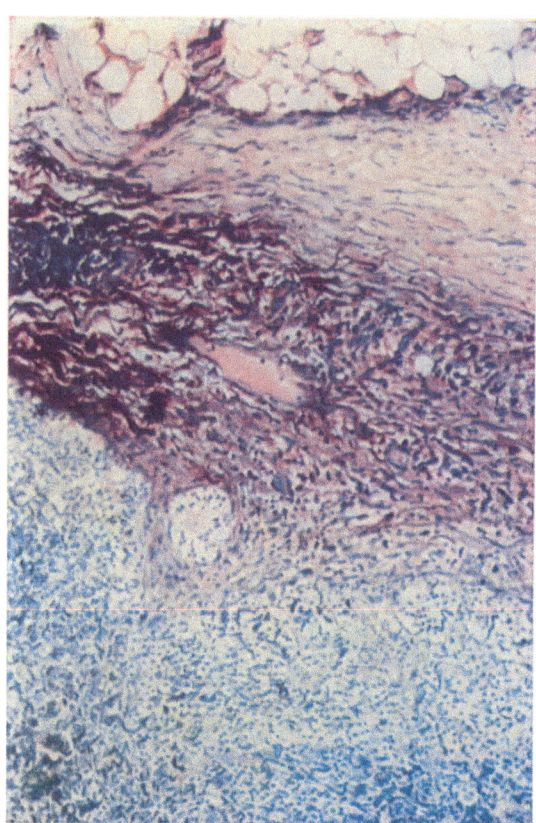

Abb. 54. Perilymphadenitis. Starke Metachromasie der Lymphknotenkapsel. Pseudotuberkulose. Mesenterialer Lymphknoten. 7jähriger ♂. Giemsa. 125mal

Eine großherdige Epitheloidreaktion, die sich wahrscheinlich auch in den Sinus entwickeln kann, kommt bei uns nicht ganz selten vor: Die tuberkuloide Reaktion im *Abflußgebiet von Carcinomen* [sarkoid-like lesion (Nickerson 1937)]. Sie wird wahrscheinlich durch Tumorstoffwechselprodukte hervorgerufen und tritt — in den peripheren Lymphknoten — besonders axillär bei Mammacarcinomen auf (W. Fischer 1947, Gherardi 1950, Nadel u. Ackerman 1950, W. St. C. Symmers 1951b, Black, Kerpe u. Speer 1953, Siegmund 1954, Refvem 1954, Rotter u. Büngeler 1955, Marshall 1956b, Ten Seldam 1956, Bang 1957, Gorton u. Linell 1957 Lit., Gresham u. Ackerley 1958, Wuketich 1958, 1959, Lennert 1959).

Als weitere großherdige Epitheloidzellreaktionen seien noch die Brucellose, Lues III (Schridde 1919, Schwank 1920, Zurhelle 1928, Chevallier u. Bernard 1932, Roulet 1956), Lepra (Büngeler 1943), Berylliose (Dutra 1948, Freiman 1948, Wilson 1948, Chesner 1950, MacDonald u. Weed 1951, Dobson, Weaver u. Lewis 1953, Wood, Ball u. Teare 1958), und der Lupus erythematodes (s. unten) genannt.

11. Perilymphadenitis

Morphologie. Unter Perilymphadenitis verstehen wir entzündliche Vorgänge an der Lymphknotenkapsel, die im allgemeinen von dem Lymphknoten (besonders von den Randsinus aus!), gelegentlich auch von der Lymphknotenumgebung auf die Kapsel übergreifen. In beiden Fällen findet man in der Lymphknoten-umgebung meist gleichsinnige Veränderungen. Die Kapsel zeigt je nach dem Stadium der Entzündung ein etwas wechselndes Bild: In der akuten und sub-akuten Phase herrscht die ödematöse Auflockerung und metachromatische Färb-barkeit der Kapsel stark vor. Während das Kapselödem am besten im Faser-präparat erkennbar ist, läßt sich die Metachromasie nur bei Giemsa- (oder ent-sprechender) Färbung aufzeigen. Die metachromatische Färbbarkeit ist manch-mal bis ins chronische Stadium der Entzündung erhalten. Zwischen den Fasern sind anfangs nur relativ wenige Entzündungszellen eingestreut (vorwiegend neutro- und eosinophile Granulocyten), später sieht man oft dichte Infiltrate, speziell von Plasmazellen, aber auch von Lymphocyten, Histiocyten und Eo-sinophilen. Die Entzündung setzt sich nicht nur auf die Lymphknotenumgebung, sondern auch in das Lymphknoteninnere hinein fort, nämlich auf die Trabekel. Diese werden verbreitert und erleiden die gleichen Veränderungen wie die Kapsel (Ödem, Metachromasie, entzündliche Infiltrate).

Vorkommen. Bei zahlreichen „unspezifischen" und „spezifischen" Lymph-adenitiden kommt eine Perilymphadenitis vor. Sie ist besonders ausgeprägt bei Piringerscher Lymphadenitis (über der Randsinushistiocytose!) und der reticulo-cytären abszedierenden Lymphadenitis. Bei starken fibrösen Kapselverdickungen muß man differentialdiagnostisch immer zuerst an eine Lymphogranulomatose denken und sie sorgfältig ausschließen; sie ist im übrigen häufig bei kindlichen „chronischen unspezifischen Lymphadenitiden", z. B. des Halsbereiches.

IV. Lymphadenitis ohne erkennbare Spezifität und reaktive Hyperplasie

Den vielgebrauchten Begriff „unspezifische Lymphadenitis" suchen wir aus drei Gründen möglichst zu vermeiden:

1. Die verschiedenen Erreger und unbelebten Antigene lösen im Lymphknoten eine Reaktion aus, die jeweils mehr oder weniger geprägt und damit definierbar ist, mögen wir das mit unserem heutigen Wissen und den gebräuchlichen Methoden erkennen oder nicht. Die Frage, ob spezifisch oder unspezifisch, ist also mehr eine Frage an unser Erkenntnisvermögen als an das morphologische Substrat. Daher sprechen wir nicht von „unspezifischer Lymphadenitis", sondern von „*Lymph-adenitis ohne erkennbare Spezifität*". Wir sind aber überzeugt, daß noch manche heute als „unspezifisch" bezeichnete Lymphadenitisform in absehbarer Zeit zur Gruppe der geprägten Lymphadenitiden gezählt wird, wie auch in den vergangenen Jahrzehnten eine stete Zunahme der „spezifischen Lymphadenitiden" zu ver-zeichnen war.

2. Auch Erreger sog. spezifischer Lymphadenitiden können „unspezifische" Vorstadien oder Begleitreaktionen auslösen. Bei der Diagnose „unspezifische Lymphadenitis" klingt aber der Unterton stark mit, daß die Entzündung durch einen banalen Erreger, dagegen nicht durch einen Erreger der sog. spezifischen Lymphadenitiden (z. B. Tuberkelbakterien) hervorgerufen ist.

3. Wir vermeiden den Begriff „unspezifische Lymphadenitis" für alle Hyper-plasieformen des Lymphknotens, bei denen nur die physiologisch im Lymph-knoten vorkommenden Zellen vermehrt sind und bei denen sichere Entzündungs-zeichen fehlen. Nur wenn eine der folgenden drei histologischen Veränderungen nachweisbar ist, sprechen wir von Lymphadenitis ohne erkennbare Spezifität:

1. Hyperämie, Exsudation und/oder Granulocyteninfiltration.

2. Entwicklung pathologischer Zellformen, z. B. Epitheloidzellen, die andern-
orts ohne weiteres als Entzündungszellen aufgefaßt werden.
 3. Perilymphadenitis.

In allen anderen Fällen bezeichnen wir die jeweiligen Einzelveränderungen
des Lymphknotens als solche, nämlich als Stammzellenhyperplasie, lymphatische
Hyperplasie, Plasmazellenhyperplasie, Sinuskatarrh, Sinushistiocytose, Reticulocytose, Mastocytose. Oder wir sprechen — wenn mehrere dieser Einzelerscheinungen zusammentreffen — von einer „reaktiven Hyperplasie".

Wir haben in dem vorangegangenen Kapitel verschiedene Reaktionsformen
des Lymphknotens kennengelernt. Sie können als Elemente sog. spezifischer und
unspezifischer Lymphadenitiden auftreten. Was die Einzelerscheinungen im Ablauf der „unspezifischen Lymphadenitis" bedeuten, ist mit einiger Wahrscheinlichkeit aus den Ergebnissen tierexperimenteller Untersuchungen abzuleiten. Dies
ist an anderer Stelle geschehen (Lennert 1961a). Die dort erfolgte Synthese der
zahlreichen, z.T. divergierenden Literaturbefunde soll im folgenden auf die
Lymphadenitis des Menschen bezogen werden. Sie dürfte es ermöglichen, ein
einigermaßen zuverlässiges Bild über den zeitlichen und morphologischen Ablauf
der sog. unspezifischen Lymphadenitis zu entwerfen.

Die akute Entzündung ist am besten negativ zu charakterisieren: Es fehlen
große floride Sekundärknötchen, Sinushistiocytosen, Mastocytosen und Epitheloidzellreaktionen. Dagegen besteht oft eine Stammzellhyperplasie und wohl
auch diffuse lymphatische Hyperplasie. Beide sind meist mit einer geringen
Reticulocytose und einer Vermehrung von Plasmazellvorstufen im lymphatischen
Parenchym vergesellschaftet. Die Kapsel zeigt — wenn befallen — ein Ödem
und/oder Granulocyteninfiltrate. Ein geringer Sinuskatarrh mit Leukocytose
kann nachweisbar sein, dagegen sind die Mastzellen der Sinus stark reduziert oder
fehlen ganz. Hyperämie, Blutungen und Exsudation sind weitere Zeichen des
akuten Geschehens, sind aber oft nicht deutlich ausgeprägt.

Die subakute Entzündung unterscheidet sich von der akuten Lymphadenitis
vor allem durch die meist vorhandenen, großen und floriden Sekundärknötchen,
die etliche Mitosen und Kerntrümmer aufweisen. Die Stammzellhyperplasie
nimmt ab, die diffuse lymphatische Hyperplasie kann noch bestehen, tritt aber
bald — entsprechend einer starken Lymphocytenausschwemmung — zurück.
Jetzt kommt es manchmal zur Entwicklung von Epitheloidzellen und Sinushistiocytosen sowie meist zu stärkerer Bildung von reifen Plasmazellen. Die
Kapsel zeigt manchmal eine verstärkte Metachromasie und/oder lympho-plasma-
celluläre Infiltrate.

Die chronische Lymphadenitis ist durch eine weitere Abnahme der Stammzellen gekennzeichnet. Die Sekundärknötchen sind meist vorhanden, von verschiedener Größe und verschiedener Aktivität; nicht selten kommen „aus-
gebrannte", d.h. Germinoblasten-arme, große Sekundärknötchen vor. Die kleinen
Lymphocyten der Pulpa sind bisweilen vermehrt. Es besteht oft eine starke Plasmocytose, wobei die reifen Formen meist überwiegen. Auch die Reticulumzellproliferation ist in manchen Fällen stärker. In den Sinus sieht man gelegentlich
einen chronischen Katarrh oder eine unreife Histiocytose. Kapsel und Trabekel
können erheblich verdickt sein, die Kapsel ist dann oft metachromatisch färbbar.
Auch lymphoplasmacelluläre Kapselinfiltrate kommen vor. Zu den besprochenen
Reaktionen tritt manchmal noch eine stärkere Vermehrung der Gitterfasern, evtl.
mit Kollagenisierung.

Von dem eben gezeigten Bild der akuten, subakuten und chronischen Lymphadenitis gibt es zahlreiche Variationsmöglichkeiten. Wir müssen in einem

gegebenen Fall alle Einzelsymptome registrieren und zueinander in Beziehung
setzen; so läßt sich in einem Teil der Fälle die gerade ablaufende Entzündungsphase einigermaßen festlegen.

V. Eitrige Lymphadenitis

Durch Eitererreger, speziell Staphylokokken und Streptokokken, aber auch
durch Colibacillen, Pneumokokken und Anaerobier werden eitrige Lymphadeni-

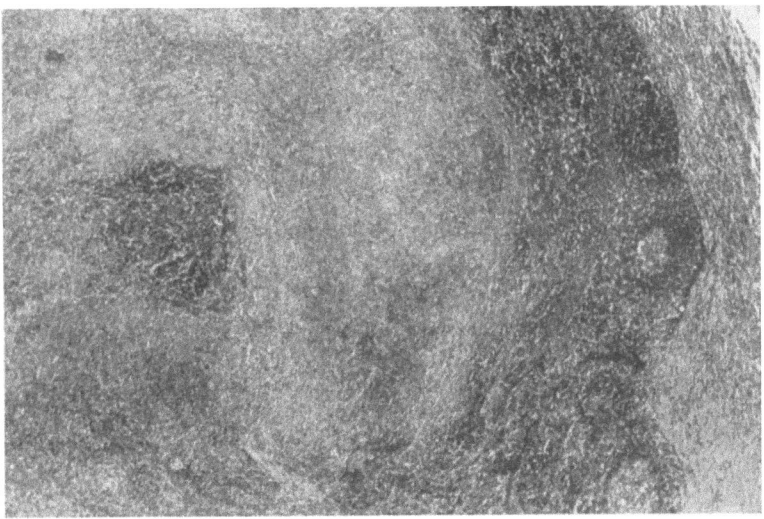

a

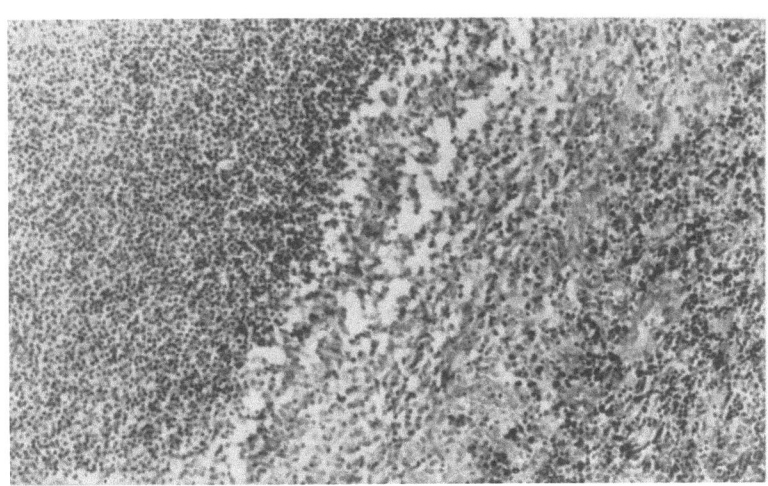

b

Abb. 55a u. b. Eitrige abszedierende Lymphadenitis. a Großer zentraler Absceß. Das lymphatische Gewebe
(rechts) samt verdickter Kapsel sitzt kappenartig dem Absceß auf. b Absceßrand. Furunkel vor 8 Tagen.
Leistenlymphknoten. H.E. 30- bzw. 125mal

tiden hervorgerufen. Wir unterscheiden eine eitrige, nicht abscedierende und eine
eitrige abscedierende Lymphadenitis.

Die *eitrige, nicht abszedierende Lymphadenitis* ist durch eine starke Granulocyteninfiltration in einigen großen Sinus gekennzeichnet. Befallen sind vor-

wiegend die Rand- und Intermediärsinus. Oft greift die Entzündung vom Randsinus auf die Kapsel über. Unter den Granulocyten sind meist reichlich unreife Histiocyten zu erkennen. Die Granulocyten herrschen jedoch — im Gegensatz zur unreifen Sinushistiocytose bei nicht eitrigen Lymphadenitiden (z.B. Toxoplasmose) — stark vor. Auch reicht die Histiocytenproliferation oft in die umgebende Pulpa hinein, was bei der unreifen Sinushistiocytose sonst nicht beobachtet wird. Zwischen den Leukocyten und Histiocyten sieht man oft noch einige große Makrophagen sowie etliche untergehende Leukocyten und vielfach auch zahlreiche Erythrocyten. An Stellen stärkster Sinusinfiltration kann es schließlich zu eitriger Einschmelzung und damit zum Übergang in die zweite Form der eitrigen Lymphadenitis kommen.

In dem Lymphknotenparenchym sieht man eine Hyperämie und oft auch Erythrocytendiapedese, so daß die Pulpa von reichlich roten Blutkörperchen durchsetzt ist. In der Pulpa des Markbereiches sind mäßig reichlich bis sehr reichlich Plasmazellen nachweisbar. Die Rindenpulpa enthält gelegentlich gering vermehrt Reticulumzellen. Vereinzelt sieht man auch kleine Epitheloidzellherde (s. Abb. 47). Sekundärknötchen sind im akuten Stadium klein und wenig aktiv, später oft stark vergrößert.

Die Lymphknotenkapsel ist meist stärker entzündlich infiltriert, anfangs mit Granulocyten, später mit Lymphocyten und Plasmazellen. Oft sind ihre Fasern durch Ödem auseinandergedrängt und/oder metachromatisch färbbar. Wenn die eitrige Lymphadenitis länger bestehen bleibt, erfolgt eine hochgradige fibröse Kapselverdickung, wobei die Fasern zunächst noch eine starke Metachromasie zeigen. So ist die chronische eitrige Lymphknotenentzündung vor allem an der chronischen Perilymphadenitis erkennbar.

Bei der *eitrigen abszedierenden Lymphadenitis* sind die Sinus eng oder zeigen eine geringe Makrophagenmobilisation. Statt dessen erkennt man mehrere Abscesse oder einen großen konfluierten Abszeß im Zentrum des Lymphknotens, während das lymphatische Gewebe mit seinen kleinen oder großen Sekundärknötchen kappenartig dem Abszeß bzw. dem Abszeßkonglomerat aufsitzt. Um die Einschmelzungsherde herum entwickelt sich rasch ein capillarreiches Granulationsgewebe, das reichlich Plasmazellen und Vorstufen neben großen Reticulumzellen und Fibroblasten enthält. Auch die umgebende Pulpa läßt zahlreiche Plasmazellen erkennen. Gelegentlich sieht man fleckförmige Infiltrate mit Eosinophilen. Die Kapsel zeigt die gleichen Veränderungen wie bei der ersten Form. Sie kann außer Entzündungszellen auch neugebildete Capillaren enthalten und gleicht dann einem Granulationsgewebe. Nicht selten bahnt sich die eitrige Entzündung ihren Weg durch die Kapsel, perforiert sie und führt zu einer Einschmelzung der Lymphknotenumgebung.

Bei längerem Bestehen der eitrig abszedierenden Lymphadenitis werden die Einschmelzungsbezirke durch ein capillarreiches Granulationsgewebe ersetzt. Es enthält oft reichlich Schaumzellen und manchmal auch Fremdkörperriesenzellen.

VI. Lipomelanotische Reticulocytose

Für die lipomelanotische Reticulocytose, die Pautrier u. Woringer (1932, 1937) zuerst histologisch beschrieben, gibt es eine Reihe von Synonyma:

Lipomelanotische Retikulose, lipomelanotische Lymphadenitis, lipomelanotische Granulomatose, Lipomelanose, dermatopathische Lymphadenitis (Hurwitt 1942), Lymphadenitis melanotica, pigmentiertes Lymphogranulom [mit generalisierenden Hauterscheinungen (Löblich u. Wagner 1951, 1953)] usw.

Den Begriff (lipomelanotische) „Retikulose" haben wir durch die Bezeichnung (lipomelanotische) Reticulo*cyto*se ersetzt (LENNERT u. ELSCHNER 1954), um das Reaktive des Geschehens unmißverständlich zum Ausdruck zu bringen; denn es darf heute als sicher gelten, daß die lipomelanotische Reticulocytose eine *rein reaktive* und nicht etwa eine neoplastische Affektion darstellt. Sie kann auch nicht als Vorstadium maligner Neubildungen des lymphoreticulären Gewebes gelten, wie immer wieder behauptet wurde. Insbesondere hat sie nichts mit dem groß-follikulären Lymphoblastom (Morbus Brill-Symmers) zu tun, mit dem sie — sogar von SYMMERS selbst (1938, 1948) — immer wieder verwechselt wurde (FIESCHI 1939, RUBENFELD 1940, COMBES u. BLUEFARB 1941, ROST 1949, GRÜTZ 1953). Dieser Irrtum gründet sich auf den grob histologischen Eindruck, der eine gewisse Ähnlichkeit von Lymphoblastom und lipomelanotischer Reticulocytose aufweisen kann; bei genauer Betrachtung der Einzelzellen und des Faseraufbaues läßt sich aber leicht zeigen, daß im ersten Fall die Germinoblasten und deren Abkömmlinge, im zweiten Fall breitleibige Reticulumzellen gewuchert sind und daß die hellen Herde des Lymphoblastoms faserfrei, die Reticulumzellherde aber faserhaltig sind (KELLER u. STAEMMLER 1952, RANDERATH u. ULBRICHT 1952, LENNERT u. ELSCHNER 1954 u.a.).

Als Ursache der lipomelanotischen Reticulocytose kommen vor allem chronische juckende Hauterkrankungen, besonders Erythrodermien und ihre Sonderformen, sowie chronische Dermatitiden (z.B. Neurodermitis) in Frage. Auch bei Prurigo ferox, Pemphigus vulgaris und foliaceus sowie Lichen ruber planus und Ichthyosis wurden gelegentlich Reticulocytosen beobachtet (LENNERT u. ELSCHNER 1954 Lit.). Da auch bei malignen Erkrankungen des lymphoreticulären Gewebes Hautveränderungen, insbesondere Erythrodermien, auftreten können, gibt es auch hierbei lipomelanotische Reticulocytosen der regionären Lymphknoten. Vor allem die Mycosis fungoides, sodann auch Lymphogranulomatosen, Lymphosarkome und wahrscheinlich auch echte Retikulosen (BACCAREDDA 1939, SÉZARY 1949) sind hier zu nennen.

PATTERSON (1959) fand bei einem Kind mit multiplen, stark pigmentierten Naevi vergrößerte Lymphknoten mit schwerer lymphatischer Hyperplasie und hochgradiger Melaninablagerung in peripheren Sinus. Nach Entfernung eines großen Naevus verkleinerten sich die regionären Lymphknoten beträchtlich. Auch wir konnten jüngst im Abflußgebiet eines großen Tierfell-Naevus eine ungewöhnlich starke Melaninspeicherung (zusammen mit Eisen-haltigem Pigment) beobachten. Über die häufige Melaninablagerung in einzelnen Reticulumzellen axillärer und besonders inguinaler Lymphknoten s. bei GAIL (1957).

Das histologische Bild der lipomelanotischen Reticulocytose ist besonders in neuerer Zeit Gegenstand eingehender Studien gewesen (AGRESS u. FISHMAN 1950, BLUEFARB u. WEBSTER 1950, DOHM 1955, HURWITT 1942, JADASSOHN 1891, 1892, JARRETT u. KELLETT 1951, KELLER u. STAEMMLER 1952, KIESSLING u. TRITSCH 1954, KLÄRNER u. KRÜCKENMEYER 1954, LAIPPLY 1948, LAIPPLY u. WHITE 1951, DE PAUL LARKIN, DI SANT AGNESE u. RICHTER 1944, LINDNER u. KÄRCHER 1955, LÖBLICH u. WAGNER 1951, 1953, MARSHALL 1956a, MEESSEN 1952, 1955, MÖLLER 1951, MONTGOMERY 1953, NÉKAM 1949, NEUHOLD u. WOLFRAM 1952, NICOLAU u. MAISLER 1938, OBERMEYER u. FOX 1949, OLIVER u. GREENBERG 1946, PAUTRIER u. WORINGER 1932, 1937, RANDERATH u. ULBRICHT 1952, ROBB-SMITH 1944, 1947, SCHNYDER u. SCHIRREN 1954, SOLOFF 1941, SULZBERGER 1939, W. ST. C. SYMMERS 1951a, WOLFRAM 1948, 1950). Die folgende Beschreibung stützt sich auf die früher an 19 Fällen erhobenen Befunde (LENNERT u. ELSCHNER 1954 Lit.), die durch Beobachtungen an über 30 weiteren Fällen ergänzt sind.

Das wichtigste Merkmal der lipomelanotischen Reticulocytose ist die Reticulumzellvermehrung. Sie beginnt in der Rinde und hier unmittelbar unter den Randsinus oder in den „Tertiärknötchen", dagegen niemals in Sekundärknötchen

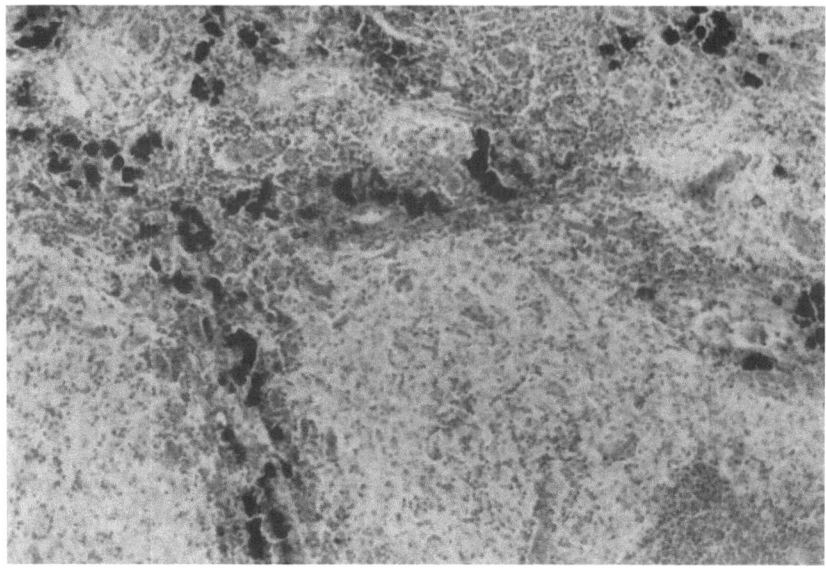

Abb. 56. Lipomelanotische Reticulocytose. Große Reticulumzellherde. Am Rand dunkle melaninhaltige Zellen. Klinisch: Sekundäre Erythrodermie. Leistenlymphknoten. 70jähriger ♂. Azur-Eosin. 125mal

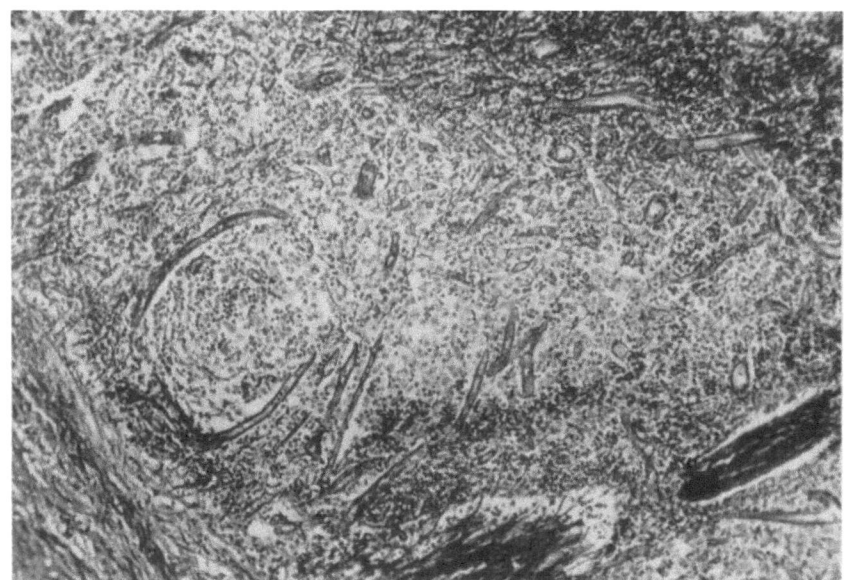

Abb. 57. Lipomelanotische Reticulocytose. Reticulumzellherd mit zahlreichen Gefäßen und mäßig reichlich Gitterfasern. Klinisch: Prämykose. Leistenlymphknoten. 61jährige ♀. Gomori. Etwa 100mal

(DOHM 1955). Dieser Reticulocytose der Rindenpulpa geht oft ein geringer Sinuskatarrh, vor allem der Randsinus, voraus bzw. parallel; keineswegs ist aber die Reticulocytose der Pulpa als Weiterentwicklung des Sinuskatarrhs aufzufassen.

Denn man kann oft beobachten, wie sich die Reticulocytose in der Pulpa entwickelt und dabei scharf von einer vorhandenen Sinusreaktion abzutrennen ist.
Insofern besteht die Auffassung der lipomelanotischen Reticulocytose als „Sinus-
retikulose" (ROBB-SMITH 1947, MARSHALL 1956a, LINDNER u. KÄRCHER 1955)
nicht zu Recht, dies um so weniger, als es lipomelanotische Reticulocytosen
ohne jegliche Sinusveränderungen gibt. Später wird auch das Mark in die
Reticulumzellwucherung der Rinde einbezogen, ja wir haben Fälle beobachtet,
bei denen der gesamte Lymphknoten reticulumzellig umgewandelt war und nur
noch wenige Lymphocytenhaufen die Reste des übriggebliebenen lymphatischen
Parenchyms anzeigten.

Zwischen den Reticulumzellen liegen häufig etliche Gefäße, wie das für die
„Tertiärknötchen" charakteristisch ist. Dadurch entsteht manchmal ein granu-
lationsgewebsähnlicher Eindruck. Nicht selten ist ein Reticulumzellherd von
einem Kranz kleiner Gefäße eingesäumt, die oft bogenartig an einer Seite entlang
ziehen (besonders gut im Faserpräparat zu studieren!).

Die Reticulumzellen sind vielgestaltig und entwickeln sich vereinzelt in Epitheloidzellen weiter. Dies ist im Ausstrich leichter zu erkennen als im Schnitt,
da die Epitheloidzellen nicht in Gruppen liegen, sondern diffus zwischen die
Reticulumzellen eingestreut sind. Selten erkennt man auch basophile Reticulum-
zellformen. Die Reticulumzellmenge wechselt von Fall zu Fall erheblich, sie
scheint im hohen Lebensalter durchschnittlich geringer zu sein als in jüngeren
Jahren. Bei sehr hohen Graden ist die Lymphknotenstruktur weitgehend verwischt.

Nach LINDNER u. KÄRCHER (1955) enthalten die Reticulumzellen reichlich
PAS-positive Substanzen. Nach MARSHALL (1956a) und eigenen Untersuchungen
sind die proliferierten Reticulumzellen großenteils metallophil.

Außer Reticulumzellen und Epitheloidzellen kommen oft Eosinophile in
geringer, mäßiger oder großer Menge vor. Sie liegen bisweilen herdförmig zusammen und sind dann vielfach mit Mastzellen und Plasmazellen vergesellschaftet.
Auch Plasmazellen werden in den Parenchymteilen, die von der Reticulocytose
nicht befallen sind, häufig gefunden, manchmal in erheblicher Zahl. Die Plasmocytose beginnt — wie auch sonst — im Mark. Sie gibt zur Bildung von Russellschen Körperchen und Eiweißkristallen (selten!) Anlaß (LENNERT u. ELSCHNER
1954). Endlich kommen manchmal neben den vermehrten Gewebsmastzellen
gehäuft Blutmastzellen vor (LENNERT u. ELSCHNER 1954).

Der *Fasergehalt* der Reticulumzellherde wechselt erheblich. Es gibt äußerst
faserarme und faserreiche Reticulocytosen. LÖBLICH u. WAGNER (1951, 1953),
NICOLAU u. MAISLER (1938) sowie AGRESS u. FISHMAN (1950) beschreiben eine
zunehmende Sklerosierung im Verlauf der Lymphknotenerkrankung, wodurch
nach LÖBLICH u. WAGNER (1951, 1953) die Abgrenzung eines Spätstadiums von
einem Frühstadium ermöglicht werden soll. In unseren Fällen waren stärkere
Fibrosen jedoch niemals zu sehen. Auch dürfte ihre Abgrenzung von alters-
entsprechenden fibromatösen Atrophien kaum möglich sein.

Sekundärknötchen können fehlen, sind aber meist in kleiner bis großer Zahl
vorhanden. Je ausgeprägter und älter der Prozeß ist, um so mehr herrscht die
Reticulumzellwucherung vor und treten die Sekundärknötchen zurück.

Neben dem cytologisch-histologischen Bild ist die Ablagerung von Pigment
und Fett diagnostisch bedeutungsvoll: Das *Melanin* findet sich in stark wechselnder Menge und kann — selbst bei höchstgradiger Reticulumzellvermehrung —
völlig fehlen (auch JARRETT u. KELLETT 1951). Die stärkste Melaninablagerung
erfolgt meist am Rand oder in unmittelbarer Nachbarschaft der Reticulumzellkomplexe, innerhalb der Reticulumzellherde nur in geringer Menge. Vereinzelt

fanden wir auch — ähnlich wie Keller u. Staemmler (1952) — eine Melanin-speicherung in Reticulumzellen von Sekundärknötchen; einmal lag Melanin in abgelösten, z.T. mehrkernigen Retothelien eines Randsinus.

Die Melaninspeicherung erfolgt meist in Form kleiner gelbbrauner bis dunkel-brauner Körnchen, zwischen denen manchmal ein großer braunschwarzer Klumpen liegt. Bei Giemsa-Färbung erscheint das Melanin grünlich, bei Berliner Blau-Reaktion verhält es sich in der Regel negativ, nur vereinzelt sahen wir hierbei eine teilweise blaugrüne Färbung abgelagerter Pigmentschollen. Dies war viel-leicht durch eine gleichzeitig oder vorher stattgefundene Hämosiderinspeicherung in der gleichen Reticulumzelle bedingt.

Als zweites Pigment wurde in der Literatur immer wieder das *Hämosiderin* erwähnt. Bei 16 daraufhin geprüften Fällen vermißten wir achtmal das Pigment, sechsmal war es in geringer Menge, zweimal in mäßiger Menge vorhanden. In den positiven Fällen war die Eisenspeicherung meist auf die Sinus und die benach-barten Reticulumzellen beschränkt und oft mit Zeichen von intrasinuösem Erythrocytenabbau verbunden. Einmal fanden wir reichlich Hämosiderin in Histiocyten des Hilusfettgewebes.

Die Speicherung von *Fett* wird von Pautrier u. Woringer (1932, 1937) als charakteristisch beschrieben. Dies trifft aber keineswegs für alle Fälle zu, worin wir mit Laipply u. White (1951), Löblich u. Wagner (1951, 1953) und anderen Autoren übereinstimmen. Von zehn mit Scharlachrot auf Fett geprüften Lymph-knoten ergaben nur sechs eine positive Reaktion. Davon zeigten drei eine geringe fleckförmige, feintropfige, ausnahmsweise auch großtropfige Verfettung, in den übrigen drei Lymphknoten waren die Reticulumzellherde weithin von feinen Fett-tropfen bestäubt, besonders gegen den Rand der Reticulumzellkomplexe zu. Diese periphere Verfettung erwähnen auch Obermeyer u. Fox (1949) sowie Löblich u. Wagner (1951, 1953). Im Anschluß an einen solchen peripheren Bezirk ver-fetteter Reticulumzellen folgt dann oft erst die Zone der stark pigmentierten Reticulumzellen, die frei von Fetttropfen sind. Eine Doppelbrechung der Fett-substanzen, wie sie von Randerath u. Ulbricht (1952) sowie Lindner u. Kär-cher (1955) beschrieben wird, konnte von uns nicht nachgewiesen werden.

VII. Lymphknoten bei Lupus erythematodes (Erythematodes)

Beim Lupus erythematodes sind in etwa 50—70% der Fälle (Fox u. Rosahn 1943, Siegenthaler u. Hegglin 1956, 1957) die Lymphknoten generalisiert oder nur in einzelnen Regionen (besonders cervical, auch axillar und inguinal sowie epitrochleär) vergrößert. Um die Histologie der dabei auftretenden Veränderungen hat man sich intensiver seit 1940 bemüht (Ginzler u. Fox 1940, Fox u. Rosahn 1943 Lit., Teilum 1945, Klemperer, Gueft, Lee, Leuchtenberger u. Pol-lister 1950, Gueft u. Laufer 1954, Moore, Weisberger u. Bowerfind 1956, 1957, Teilum u. Poulson 1957). Dabei wurde auf eine Reihe von Veränderungen hingewiesen, die charakteristisch für den Lupus erythematodes sein sollen. Von diesen haben nur die „Hämatoxylin-bodies" ihre Bewährungsprobe bestanden, alle übrigen histologischen Besonderheiten müssen als weitgehend oder voll-kommen unspezifisch angesehen werden.

Zu Beginn sieht man eine Hyperplasie, die sich auf die Follikel und die Pulpa erstreckt. Die Follikel enthalten große Keimzentren. In der Pulpa sind die Lymphocyten, Reticulumzellen und Plasmazellen vermehrt. Nach Fox u. Ro-sahn (1943) sowie Moore, Weisberger u. Bowerfind (1957) sollen in der Pulpa

gelegentlich ein- und mehrkernige „megakaryocytenartige" Riesenzellen vorkommen. Ihr Plasma sei acidophil, dagegen werden die oft gelappten Kerne als
„tiefbasophil" bezeichnet. In den Retothelien der Sinus sieht man häufig eine
Erythrophagie. Neutrophile Granulocyten können in kleiner Zahl eingestreut sein.

In späteren Stadien sollen die Follikel zurücktreten und schließlich ganz verschwinden. Auch die Reticulumzellen und Lymphocyten nehmen an Menge
offenbar ab. Dagegen kommt es zu einer weiteren *Vermehrung der Plasmazellen*,
die MOORE, WEISBERGER u. BOWERFIND (1957) speziell in den Sinus und deren

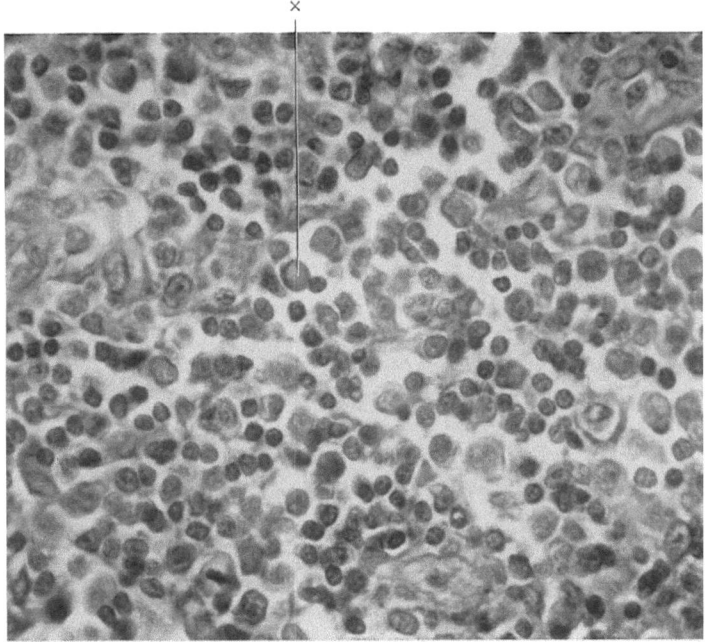

Abb. 58. Lymphknoten bei Lupus erythematodes. Großer Eiweißtropfen (×) in einer Plasmazelle. Aufnahme:
Dr. R. D. MOORE. Feulgenreaktion. 500mal

Umgebung beschreiben. Die Plasmocytose wird nicht immer gefunden, kann aber
bisweilen sehr hohe Grade erreichen.

MOORE u. Mitarb. (1957) beschreiben in den Plasmazellen eosinophile, PAS-
positive Einschlüsse. Diese „Plasmazellen-bodies" sollen nach den genannten
Autoren von großer diagnostischer Bedeutung sein. Sie sind anfangs feingranulär,
wandeln sich allmählich in größere Tropfen um und stellen schließlich große
kugelige Gebilde dar. Es dürfte sich hierbei um Russellsche Körperchen handeln,
nach Ansicht von MOORE, WEISBERGER u. BOWERFIND (1957) sollen es jedoch
keine typischen Russellschen Körperchen sein. Histochemisch bestehen sie aus
Polysacchariden, tyrosinreichen Proteinen und Ribonucleinsäuren (MOORE, WEIS-
BERGER u. BOWERFIND 1956). In einem eigenen Fall waren neben etlichen
Russellschen Körperchen vereinzelt auch Eiweißkristalle nachweisbar.

Im Gegensatz zu den kugeligen Eiweißeinschlüssen scheint das Auftreten von
sog. *Hämatoxylin-bodies* (GINZLER u. FOX 1940, FOX u. ROSAHN 1943, KLEM-
PERER, GUEFT, LEE, LEUCHTENBERGER u. POLLISTER 1950 Lit., GUEFT u. LAUFER
1954, MOORE, WEISBERGER u. BOWERFIND 1956, SKOGRAND 1956, TEILUM u.
POULSON 1957) auf den Lupus erythematodes beschränkt zu sein. Allerdings wird
ihre diagnostische Bedeutung stark eingeschränkt dadurch, daß sie im all-

gemeinen, wenn auch nicht ausschließlich, nur in Sektionsfällen gefunden werden. Allein Klemperer, Gueft, Lee, Leuchtenberger u. Pollister (1950) sahen Hämatoxylin-bodies auch in einem bioptisch untersuchten Lymphknoten.

Die Hämatoxylin-Körper sind von wechselnder Größe: Die kleinsten Gebilde erreichen bei weitem nicht den Durchmesser von Lymphocyten. Die etwas größeren Hämatoxylin-Körper zeigen etwa den Umfang von Lymphocyten und gehen offensichtlich aus diesen Zellen hervor. Die nächstgrößeren Formen dürften durch Konfluenz kleiner Hämatoxylin-Körper entstehen. Auf diese Weise kommt

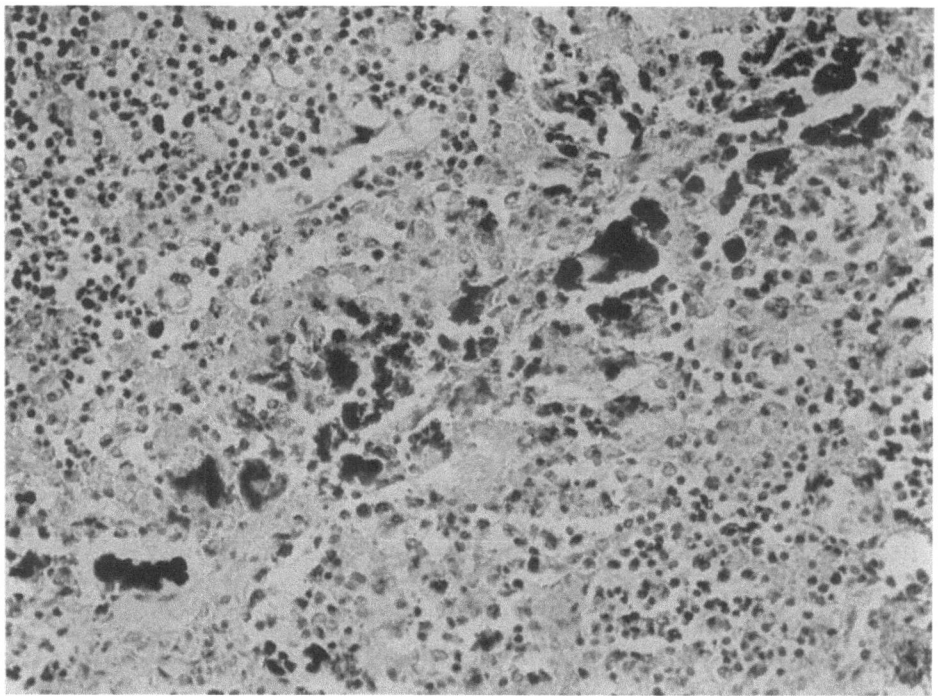

Abb. 59. Lupus erythematodes. Hämatoxylinkörper. Aufnahme: Dr. R. D. Moore. PAS. Etwa 300mal

es schließlich zur Bildung von ausgedehnten Hämatoxylin-färbbaren Massen (s. Abb. 59), die vollkommen strukturlos sind und eine unscharfe Begrenzung aufweisen.

Im Hämatoxylin-Eosin-Präparat färben sich die Hämatoxylin-Körper tief-dunkelblau bis rotviolett an. Manche Hämatoxylin-Körper stellen sich jedoch nicht mit dem Kernfarbstoff dar („eosinophile Hämatoxylin-bodies"), geben aber eine kräftige PAS-Reaktion. Histochemisch (Moore, Weisberger u. Bower-find 1956) enthalten die Hämatoxylin-Körper neben Desoxyribonucleinsäure reichlich basische Eiweißkörper und Polysaccharide (nicht Glykogen). Die An-färbbarkeit bei der Feulgen-Reaktion schwankt erheblich, was durch verschiedene Grade von Depolymerisation der Desoxyribonucleinsäure erklärt wurde. Die Reaktionen auf Kalk und Eisen sind negativ.

Die Hämatoxylin-Körper entstehen aus den Kernen von Lymphocyten, neu-trophilen und wohl auch eosinophilen Granulocyten sowie wahrscheinlich aus weiteren mesenchymalen Zellen. Dabei verschwindet das distinkte Chromatin-gerüst und macht einer verwaschenen Kernstruktur Platz. Schließlich gehen die Zellen zugrunde. Ein kleiner Teil der homogenisierten Kerne wird von Leukocyten und Histiocyten phagocytiert; so entstehen echte L.E.-Zellen im Gewebe. Die meisten Kerne vereinigen sich jedoch zu den amorphen Hämatoxylin-färbbaren Massen oder werden extracellulär allmählich aufgelöst.

Wahrscheinlich stellen die Hämatoxylin-Körper das histologische Gegenstück zu den im Blut der Kranken nachweisbaren Einschlüssen der Leukocyten („L.E.-Zellen": HARGRAVES, RICHMOND u. MORTON 1948, HASERICK u. SUNDBERG 1948) dar.

Zusammen mit Hämatoxylin-Körpern und unabhängig davon werden oft bei Sektionsfällen, selten auch in bioptischen Präparaten, typische *Nekrosen* mit Pyknosen und Karyorhexis gefunden. Diese sollen weniger ausgeprägt sein, wenn reichlich Hämatoxylin-Körper vorhanden sind (KLEMPERER, GUEFT, LEE, LEUCHTENBERGER u. POLLISTER 1950). Die hierbei entstehenden Kerntrümmer werden von den hyperplastischen Reticulumzellen der Umgebung phagocytiert. Die Nekrosen können große Ausmaße annehmen; sie führen meist nur zu einer geringen Zerstörung der Gitterfasern.

TEILUM (1945, auch TEILUM u. POULSON 1957) fand unter 15 Fällen fünfmal in Lymphknoten, Lunge und serösen Häuten miliare *Epitheloidzellgranulome* mit „fibrinoiden" Nekrosen, also Veränderungen, die sehr an Morbus Besnier-Boeck-Schaumann erinnerten. In diesen Fällen wurden keine Hämatoxylin-bodies beobachtet.

An den kleinen Arterien und Arteriolen sind bisweilen die gleichen fibrösen Säume zu sehen, wie sie TEILUM (1945, auch TEILUM u. POULSON 1957) bei Lupus erythematodes, Sarkoidose usw. in der Milz beschrieben hat. Auch kommen die gleichen fibrinoiden Wandveränderungen der kleinen Blutgefäße wie in den übrigen Organen, speziell in den Nieren, vor.

Literatur

AGRESS, C. M., and H. C. FISHMAN: Lipomelanic reticulosis. J. Amer. med. Ass. **143**, 957—960 (1950). — AKAZAKI, K., M. KOZIMA, H. HASEGAWA, J. MURATA, K. UEGANE u. E. KODA: Über die Natur der Epitheloidzellen und der Typhuszellen. Beitr. path. Anat. **116**, 200—237 (1956). — ALBERTINI, A. v.: Die „Flemming'schen Keimzentren". Beitr. path. Anat. **89**, 183—228 (1932). — ALLEN, A. C.: The skin: A clinico pathologic treatise. St. Louis: C. V. Mosby Comp. 1954. — AMANO, S.: 1945, zit. nach G. UNNO, M. HANAOKA, H. IWAI, S. HASHIMOTO and S. MORITA 1954. — ANDRÉ, R., et B. DREYFUS: La ponction ganglionnaire. Atlas de cytologie ganglionnaire pathologique. Expansion scientifique française 1955. — ASBOE-HANSEN, G.: The mast cell. Int. Rev. Cytol. **3**, 399—435 (1954). — ASCHOFF, L.: Das reticulo-endotheliale System. Ergebn. inn. Med. Kinderheilk. **26**, 1—119 (1924). — Die lymphatischen Organe. Med. Klin. **22**, Beih. 1, 1—22 (1926). — Über die lymphatischen Organe. Anat. Anz. 87, Erg.-H., 152—179 (1938/39). — D'AUNOY, R., and E. VON HAM: Venereal lymphogranuloma. Arch. Path. **27**, 1032—1082 (1939).

BACCAREDDA, A.: Reticulohistiocytosis cutanea hyperplastica benigna cum melanodermia. Arch. Derm. Syph. (Berl.) 179, 209—256 (1939). — BANG, F.: Réticulose médullaire focale, son importance pour le diagnostic de la toxoplasmose et de la lymphogranulomatose dans la forme prolongée. Bull. Ass. franç. Cancer **44**, 60—71 (1957). — BARTH, H.: Über die Zellelemente des entzündlichen Exsudats, ihre quantitativen Änderungen im Entzündungsablauf und ihre Herkunft. Inaug.-Diss. Frankfurt a. M. 1958. — BERG, J. W.: Sinus histiocytosis: A fallacious measure of host resistance to cancer. Cancer (N.Y.) **9**, 935—939 (1956). — BESSIS, M.: Études sur la cellule réticulaire normale et pathologique. Rev. Hémat. **2**, 339—395 (1947). — Traité de cytologie sanguine. Paris: Masson & Cie. 1954. — BETTINGER, H.: Über Lymphogranuloma inguinale. Virchows Arch. path. Anat. **303**, 346—358 (1939). — BÎMES, C.: Le lymphocyte. Problèmes d'actualité. Bull. de l'Assoc. des Anatomistes, 48. Réunion Toulouse 1962. — BLACK, M. M., ST. KERPE and F. D. SPEER: Lymph node structure in patients with cancer of the breast. Amer. J. Path. **29**, 505—522 (1953). — BLACK, M. M., and F. D. SPEER: Sinus histiocytosis of lymph nodes in cancer. Surg. Gynec. Obstet. **106**, 163—175 (1958). — BLUEFARB, L. M., and J. R. WEBSTER: Lipomelanotic reticulosis. Arch. Derm. **61**, 830—841 (1950). — BORBOWA, A. S.: Über die pathologische Anatomie und Histologie der menschlichen Tularämie. Arch. Pat. 11, 61—68 (1949). Ref. Ber. allg. spez. Path. **7**,

282 (1950/51). — Braun-Falco, O., and K. Salfeld: Leucine aminopeptidase activity in mast cells. Nature (Lond.) 182, 51—52 (1958). — Briellmann, A.: Über Plasmazellenbefunde in Lymphknoten bei Lebercirrhose und die Bedeutung der Russellschen Körperchen. Schweiz. Z. Path. 18, 335—353 (1955). — Brinkmann, E.: Mastzellenreticulose (Gewebsbasophilom mit histaminbedingtem flush und Übergang in Gewebsbasophilen-Leukämie). Schweiz. med. Wschr. 1959, 1046—1048. — Büngeler, W.: Die pathologische Anatomie der Lepra. Virchows Arch. path. Anat. 310, 493—565, 566—581 (1943).

Castrén, H.: Studien über die Struktur der Fibroblasten, Epitheloidzellen und Riesenzellen des tuberkulösen Gewebes beim Menschen. Arb. path. Inst. Helsingfors, N F 3, 191—274 (1925). — Ceelen, W.: Zur Pathologie des Lymphogranuloma inguinale. Klin. Klin. 1937, 1295—1299. — Chesner, Ch.: Chronic pulmonary granulomatosis in residents of a community near beryllium plant: Three autopsied cases. Ann. intern. Med. 32, 1028—1048 (1950). — Chevallier, P., et J. Bernard: Les adénopathies inguinales. Paris: Alcan 1932. — Chiari, H.: Über Tularämie. Wien. med. Wschr. 1937, 1015—1019. — Über das feingewebliche Bild der bei Mesantoinbehandlung zu beobachtenden Lymphknotenschwellung. Wien. klin. Wschr. 1951, 77—81. — Combes, F. C., and S. M. Bluefarb: Giant follicular lymphadenopathy. Arch. Derm. Syph. (Chic.) 44, 409—419 (1941). — Conway, E. A.: Cyclic changes in lymphatic nodules. Anat. Rec. 69, 487—513 (1937).

Dabelow, A.: Neue Ergebnisse über das Gefäßsystem des Lymphknotens und anderer lymphatischer Organe. Verh. Anat. Ges. 1936, in Erg.-Bd. zu Anat. Anz. 81, 187—206 (1936). — Die Blutgefäßversorgung der lymphatischen Organe. Verh. Anat. Ges. 1938, in Erg.-Bd. zu Anat. Anz. 87, 179—223 (1938/39). — Debré, R., et J. C. Job: La maladie des griffes de chat. Acta paediat. (Uppsala) 43, Suppl. 96, 1186 (1954). — Denz, F. A.: Age changes in lymph nodes. J. Path. Bact. 59, 575—591 (1947). — Dewar, W. A., and J. A. Milne: Bullous urticaria pigmentosa. Summary of literature and report of two cases. Arch. Derm. 71, 717—721 (1955). — Dhom, G.: Lipomelanotische Retikulose. Verh. dtsch. Ges. Path. 38, 204—210 (1955). — Dobson, R. L., J. C. Weaver and L. Lewis: Beryllium granulomatosis complicated by tuberculosis: Report of a case treated with ACTH. Ann. intern. Med. 38, 312—325 (1953). — Downey, H.: The structure and origin of the lymph sinuses of mammalian lymph nodes and their relations to endothelium and reticulum. Haematologica 3, 431—468 (1922). — Dutra, F. R.: The pneumonitis and granulomatosis peculiar to beryllium workers. Amer. J. Path. 24, 1137—1165 (1948).

Ehrich, W. E.: Studies of lymphatic tissue. II. The first appearence of the secondary nodules in the embryology of the lymphatic tissue. Amer. J. Anat. 43, 385—400 (1929). — Studien über das lymphatische Gewebe mit besonderer Berücksichtigung der Lymphopoese und der Histogenese der Sekundärknötchen, ihres Schicksals und ihrer Bedeutung. V. Mitt. Beitr. path. Anat. 86, 287—368 (1931). — The rôle of the lymphocyte in the circulation of the lymph. Ann. N.Y. Acad. Sci. 46, 823—857 (1946). — Die Entzündung. In: Handbuch der allgemeinen Pathologie, Bd. VII, 1, S. 1—324. Berlin-Göttingen-Heidelberg: Springer 1956. — Engle, R. L.: Sarcoid and sarcoid-like granulomas. Amer. J. Path. 29, 53—69 (1953). — Epstein, E.: Cat-scratch fever. Arch. Derm. 66, 240—243 (1952).

Fagraeus, A.: Antibody production in relation to the development of plasma cells. Stockholm 1948. — Favre, M.: Histogenèse et parasitologie du ganglion poradénique. Ann. Derm. Syph. (Paris), S (er. VIII 9, 249—275 1949). — Fieschi, A.: Die follikulär-hyperplastische Lymphopathie. Klin. Wschr. 1939, 1498—1500. — Fischer, H.: Die Veränderungen im Bau des Lymphknotens und die Bedeutung seines Gefäßsystems. Z. mikr.-anat. Forsch. 41, 229—244 (1937). — Fischer, W.: Einiges über Lymphknotentuberkulose. Dtsch. Gesundh.-Wes. 2, 501—502 (1947). — Flemming, W.: Studien über Regeneration der Gewebe. Arch. mikr. Anat. 24, 50—91 (1885). — Fliedner, T. M., E. P. Cronkite and V. P. Bond: Potentialities and limitations of H³-thymidine labelling of hemopoietic cell systems in the study of their dynamics of proliferation. 8. Europ. Hämatol. Kongr. Wien 1961. — Fliedner, T.M., M. Kesse, E. P. Cronkite and J. S. Robertson: Cell proliferation in germinal centers of the rat spleen. New York Academy of Sciences conference on Leukopoieses in Health and Disease, May 9, 1963. — Fox, R.A.: So-called „Cat scratch fever". Arch. Path. 54, 75—83 (1952). — Fox, R.A., and P.D. Rosahn: Lymph nodes in disseminated lupus erythematosus. Amer. J. Path. 19, 73—99 (1943). — Freiman, D. G.: Sarcoidosis. New Engl. J. Med. 239, 664—671, 709—716, 743—749 (1948). — Fresen, O.: Zur normalen und pathologischen Histologie des Retikuloendothelialen Systems, Retikulose — Monocytenleukämie. Habil.-Schr. Düsseldorf 1945: Die Pathomorphologie des retothelialen Systems. Verh. dtsch. path. Ges. 37, 26—85 (1954). — Friedman, B. I., J. J. Will, D. G. Freiman and H. Braunstein: Tissue mast cell leukemia. Blood 13, 70—78 (1958).

Gail, D.: Über das Vorkommen von Melanin und Hämosiderin in peripheren Lymphknoten. Frankfurt. Z. Path. 68, 64—70 (1957). — Gedigk, P.: Zur Histochemie des Zentralapparates der Zelle. Virchows Arch. path. Anat. 325, 366—378 (1954). — Gherardi, G. J.:

Localized lymph node sarcoidosis associated with carcinoma of the bile ducte. Report of a case. Arch. Path. **49**, 163—168 (1950). — GINZLER, A. M., and T. T. FOX: Disseminated lupus erythematosus: A cutaneous manifestation of a systemic disease (Libman-Sacks). Arch. intern. Med. **65**, 26—50 (1940). — GLAGOW, S., G. KENT and H. POPPER: Relation of splenic and lymph node changes to hypergammaglobulinemia in cirrhosis. Arch. Path. **67**, 9—18 (1959). — GNIRS, L.: Die Proliferation der sog. Sinusendothelien in den regionären Lymphknoten bei Mastopathia chronica cystica und Mammacarcinom. Z. Krebsforsch. **60**, 94—114 (1954). — GORTON, G., and F. LINELL: Malignant tumours and sarcoid reactions in regional lymph nodes. Acta radiol. (Stockh.) **47**, 381—392 (1957). — GREER, W. E. R., and CH. S. KEEFER: Cat scratch fever. New Engl. J. Med. **244**, 545—548 (1951). — GRESHAM, G. A., and A. G. ACKERLEY: Giant cell granulomata in regional lymph nodes of carcinoma. J. clin. Path. **11**, 244—250 (1958). — GRÜTZ, O.: Neue Beiträge zur Klinik und Histologie der Haut beim M. Brill-Symmers. 22. Tagg d. Dtsch. Dermat. Ges. 1953, in Arch. Derm. Syph. (Berl.) **200**, 440—448 (1955). — GRUNDMANN, E.: Cytologische Untersuchungen über Formen und Orte der Lymphocytenreifung bei der Ratte. Verh. dtsch. Ges. Path. **41**, 261—266 (1958a). — Die Bildung der Lymphocyten und Plasmazellen im lymphatischen Gewebe der Ratte. Beitr. path. Anat. **119**, 217—262 (1958b). — Experimentelle Untersuchungen über die funktionelle Cytomorphologie der lymphatischen Strukturen bei Entzündung sowie unter Cortison und DOCA. Beitr. path. Anat. **119**, 377—432 (1958c). — Weitere Untersuchungen über die Lymphocytenbildung. Verh. dtsch. Ges. Path. **42**, 211—215 (1959a). — Über die Unterscheidung von zwei Lymphocytentypen im Phasenkontrastmikroskop. Virchows Arch. path. Anat. **332**, 17—24 (1959b). — Der morphologische Nachweis von zwei Lymphocytensystemen beim Menschen. Klin. Wschr. **1959** (c), 941—946. — Neuere Befunde über Entstehung und Bedeutung der Lymphocyten. Dtsch. med. Wschr. **1960**, 741—746. — GSELL, O., u. M. GSELL-BUSSE: Die Katzenkratzkrankheit. Ergebn. inn. Med. Kinderheilk., N.F. **9**, 76—122 (1957). — GUEFT, B., and A. LAUFER: Further cytochemical studies in systemic lupus erythematosus. Arch. Path. **57**, 201—226 (1954). — GUSEK, W.: Über die Ultrastruktur und Natur der Epitheloidzellen. Frankfurt. Z. Path. **69**, 685—694 (1959). — GUSEK, W., u. P. NAUMANN: Elektronenoptische Untersuchungen am tuberkulösen Granulationsgewebe. Verh. dtsch. Ges. Path. **43**, 255—258 (1959). — GUTTMANN, P. H.: Pathology of cat scratch disease. Calif. Med. **82**, 25—31 (1955).

HAMPERL, H.: Zur Histologie der Boeckschen Krankheit. Med. Welt **14**, 702 (1940). — HARGRAVES, M. M., H. RICHMOND and R. MORTON: Presentation of two bone marrow elements: the „tart" cell and the „L.E." cell. Proc. Mayo Clin. **23**, 25—28 (1948). — HASERICK, J. R., and R. D. SUNDBERG: The bone marrow as a diagnostic aid in acute disseminated lupus erythematosus. Report on the Hargraves', „L.E." cell. J. invest. Derm. **11**, 209—213 (1948). — HAUSER, W.: Zur Kenntnis der Akrodermatitis chronica atrophicans. Arch. Derm. Syph. (Berl.) **199**, 350—393 (1955). — HEDINGER, CHR.: Zur Histopathologie der sogenannten Katzenkratzkrankheit, einer benignen Viruslymphadenitis. Schweiz. Z. Path. **15**, 622—628 (1952a). — Die histologischen Veränderungen bei der sogenannten Katzenkratzkrankheit, einer benignen Viruslymphadenitis. Virchows Arch. path. Anat. **322**, 159—174 (1952b). — HEILMEYER, L., u. H. BEGEMANN: Atlas der klinischen Hämatologie und Cytologie. Berlin-Göttingen-Heidelberg: Springer 1955. — HELLERSTRÖM, S.: A contribution to the knowledge of lymphogranuloma inguinale. Acta derm.-venereol. (Stockh.), Suppl. **1** (1929). — HELLMAN, T.: Studien über das lymphoide Gewebe. Die Bedeutung der Sekundärfollikel. Beitr. path. Anat. **68**, 333—363 (1921). — Die Lymphknoten. In: Handbuch der normalen mikroskopischen Anatomie des Menschen, Bd. VI/1, S. 303—396. Berlin: Springer 1930. — Lymphgefäße, Lymphknötchen und Lymphknoten. In: Handbuch der normalen mikroskopischen Anatomie des Menschen, Bd. VI/4, S. 173—261. Berlin: Springer 1943. — HELLWIG, A.: Tularemia. Beitr. path. Anat. **83**, 544—549 (1930). — HERING, H., u. P. SCHEID: Kritische Bemerkungen zum Melkersson-Rosenthal-Syndrom als Teilbild des Morbus Besnier-Boeck-Schaumann. Arch. Derm. Syph. (Berl.) **197**, 344—382 (1954). — HOEPPLI, R.: Über die Histopathologie der klimatischen Bubonen. Derm. Wschr. **9**, 305—314 (1930). — HÖRSTEBROCK, R.: Zur Frage der „abscedierenden reticulocytären Lymphadenitis mesenterialis" (Masshoff). Zbl. allg. Path. path. Anat. **91**, 221—222 (1954). — HORNSTEIN, O.: Beteiligung des lymphatischen Systems am Komplex der „Cheilitis" („Pareiitis" etc.) granulomatosa. Arch. Derm. Syph. (Berl.) **198**, 396—416 (1954). — Das Melkersson-Rosenthal-Syndrom als Allgemeinkrankheit. Medizinische **1959**, 110—112. — HURWITT, E.: Dermatopathic lymphadenitis. J. invest. Derm. **5**, 197—204 (1942).

JADASSOHN, J.: Über die Pityriasis rubra (Hebra) und ihre Beziehungen zur Tuberkulose. Arch. Derm. Syph. (Berl.) **23**, 941—979 (1891); **24**, 463—476 (1892). — JAFFE, H. L.: The influence of the suprarenal gland on the thymus. I. Regeneration of the thymus following double suprarenalectomy in the rat. J. exp. Med. **40**, 325—342 (1924). — JARRETT, A., and H. S. KELLETT: The association of generalized erythrodermia with superficial lymphadenopathy (lipomelanotic reticulosis). Brit. J. Derm. **63**, 343—362 (1951). — JUSTIN-BESANÇON,

L., A. RUBENS-DUVAL, J. VILLIAUMEY et M. CAROIT: Étude histochimique des adénopathies de la polyarthrite chronique évolutive. Rev. Rhum. **22**, 10—15 (1955).

KABELITZ, H. J.: Plasmazellen und Eiweißstoffwechsel. Acta haemat. (Basel) **5**, 232—242 (1951). — Cytologie der Defensivreaktionen im menschlichen Knochenmark. Heidelberg: Alfred Hüthig 1958. — KALTER, S. S., J. E. PRIER and J. T. PRIOR: Recent studies on the diagnosis of cat scratch fever. Ann. intern. Med. **42**, 562—573 (1955). — KEIBL, E., H. O. MAYR u. R. NEUHOLD: Zur Frage des Mesantoinschadens. Wien. med. Wschr. **1951**, 426—429. — KELLER, PH., u. M. STAEMMLER: Erythrodermie und Brill-Symmers'sche Krankheit. Hautarzt **3**, 101—107 (1952). — KETTLER, L.-H.: Pathologisch-anatomische und experimentelle Untersuchungen über Veränderungen der Lymphknoten durch Diphtherietoxin. Virchows Arch. path. Anat. **314**, 358—387 (1947). — KIESSLING, W., u. H. TRITSCH: Lymphknotenveränderungen bei Hautkrankheiten verschiedener Herkunft unter besonderer Berücksichtigung der sogenannten „lipomelanotischen Reticulose" (Pautrier u. Woringer). Arch. Derm. Syph. (Berl.) **199**, 56—70 (1954). — KLÄRNER, CH., u. K. KRÜCKENMEYER: Beitrag zu den granulomatösen Veränderungen der Lymphknoten bei chronischen pruriginösen Dermatosen. Arch. Derm. Syph. (Berl.) **197**, 403—421 (1954). — KLEMPERER, P., B. GUEFT, ST. L. LEE, C. LEUCHTENBERGER and A. W. POLLISTER: Cytochemical changes of acute lupus erythematosus. Arch. Path. **49**, 503—516 (1950). — KNAPP, W.: Pasteurella pseudotuberculosis als Erreger einer mesenterialen Lymphadenitis beim Menschen. Zbl. Bakt., I. Abt. Orig. **161**, 422—424 (1954). — KNAPP, W., u. W. MASSHOFF: Zur Ätiologie der abszedierenden, retikulocytären Lymphadenitis. Dtsch. med. Wschr. **1954**, 1266—1271. — KÖBERLE, F.: Das histologische Bild einer Probeexcision eines Falles von Tularämie. Zbl. allg. Path. path. Anat. **69**, 190—191 (1938). — KORNBLITH, B. A.: Observations on lymphogranuloma venerum. Clinical pathological study of sixty cases, with observations on the histopathology of the Frei test. Surg. Gynec. Obstet. **63**, 99—109 (1936).

LAIPPLY, T. C.: Lipomelanotic reticular hyperplasia of lymph nodes. Report of 6 cases. Arch. intern. Med. **81**, 19—36 (1948). — LAIPPLY, T. C., and C. J. WHITE: Dermatitis with lipomelanotic reticular hyperplasia of lymph nodes. Arch. Derm. **63**, 611—621 (1951). — LANGE, H. L.: Cat-scratch fever. J. Pediat. **39**, 431—434 (1951). — LAPIS, K.: Lymphknotenveränderungen bei experimentellen Geschwülsten. Beitr. path. Anat. **118**, 143—162 (1957). — LAUCHE, A.: Bericht über die 1. Arbeitstagg Ost der beratenden Fachärzte. 18. u. 19. Mai 1942. — LENNERT, K.: Histologische Studien zur Lymphogranulomatose. I. Die Cytologie der Lymphogranulomzellen. Frankfurt. Z. Path. **64**, 209—234 (1953). — Die Histochemie der Fette und Lipoide. Z. wiss. Mikr. **62**, 368—393 (1955a). — Die pathologische Anatomie der Makroglobulinämie Waldenström. Frankfurt. Z. Path. **66**, 201—226 (1955b). — Eine mastocytoide Osteomyeloreticulose (Mastzellenreticulose). V. Kongr. Europ. Ges. f. Hämatol., Freiburg Sept. 1955, S. 573—575. Berlin-Göttingen-Heidelberg: Springer 1956. — Über die Erkennung von Keimzentrumszellen im Lymphknotenausstrich. Klin. Wschr. **1957**, 1130—1132. — Die Frühveränderungen der Lymphogranulomatose. Frankfurt. Z. Path. **69**, 103—122 (1958). — Diagnose und Ätiologie der Piringer'schen Lymphadenitis. Verh. dtsch. Ges. Path. **42**, 203—208 (1959). — Über Morphologie, Funktion und maligne Neoplasien der Lymphozyten. Z. Haut- u. Geschl.-Kr. **28**, 389—406 (1960). — Lymphknoten. Diagnostik in Schnitt und Ausstrich. In: Handbuch der speziellen pathologischen Anatomie (HENKE-LUBARSCH), Bd. I, 3A. Berlin-Göttingen-Heidelberg: Springer 1961a. — Zur Pathologischen Anatomie der „Mastocytosen", mit einigen Bemerkungen zur Cytochemie der Mastzellen. Arch. klin. exp. Derm. **213**, 606—624 (1961b). — Zur pathologischen Anatomie von Urticaria pigmentosa und Mastzellenreticulose. Klin. Wschr. **1962** (a), 61—67. — Classification caryométrique des cellules lymphoïdes. 48. Réunion de l'Assoc. des Anatomistes, Toulouse 1962 (b). — LENNERT, K., u. H. ELSCHNER: Zur Kenntnis der lipomelanotischen Reticulo(cyto)se. Frankfurt. Z. Path. **65**, 559—577 (1954). — LENNERT, K., u. E. ILLERT: Die Häufigkeit der Gewebsmastzellen im Lymphknoten bei verschiedenen Erkrankungen. Frankfurt. Z. Path. **70**, 121—131 (1959). — LENNERT, K., K. LENNERT u. J. C. F. SCHUBERT: Zur Histochemie der Gewebsmastzelle im menschlichen Lymphknoten. Frankfurt. Z. Path. **69**, 591—595 (1959). — LENNERT, K., u. H. LÖFFLER: Fermenthistochemische Untersuchungen der Antikörperbildungsstätten. Verh. dtsch. Ges. Path. **46**, 115—118 (1962). — LENNERT, K., H. LÖFFLER u. F. GRABNER: Fermenthistochemische Untersuchungen des Lymphknotens. IV. Esterase in Schnitt und Ausstrich. Virchows Arch. path. Anat. **335**, 491—512 (1962). — LENNERT, K., H. LÖFFLER u. L.-D. LEDER: Fermenthistochemische Untersuchungen des Lymphknotens. I. Alkalische Phosphatase in Schnitt und Ausstrich. Virchows Arch. path. Anat. **334**, 399—418 (1961). — Fermenthistochemische Untersuchungen am lymphoreticulären Gewebe. Zyto- und Histochemie in der Hämatologie. Berlin-Göttingen-Heidelberg: Springer 1963. — LENNERT, K., u. W. REMMELE: Karyometrische Untersuchungen an Lymphknotenzellen des Menschen. I. Mitt. Germinoblasten, Lymphoblasten und Lymphocyten. Acta haemat. (Basel) **19**, 99—113 (1958a). — II. Mitt. Reticulumzellen und Endothelzellen. Acta haemat. (Basel) **20**, 301—317 (1958b). —

III. Mitt. Basophile Stammzellen, Plasmazellen und Gewebsmastzellen. Acta haemat. (Basel) **21**, 139—156 (1959). — LENNERT, K., u. H. RINNEBERG: Fermenthistochemische Untersuchungen des Lymphknotens. II. Adenosintriphosphatase und 5-Nucleotidase im Lymphknotenschnitt. Klin. Wschr. **1961**, 923—924. — LENNERT, K., u. J. C. F. SCHUBERT: Untersuchungen über die sauren Mucopolysaccharide der Gewebsmastzellen im menschlichen Knochenmark. Frankfurt. Z. Path. **69**, 579—590 (1959). — Zur Cytochemie der Blut- und Gewebsmastzellen. Verh. dtsch. Ges. inn. Med. **66**, 1061—1065 (1960). — LENNERT, K., u. H. STIRNWEIS: Über Leukocytenabbau und Auftreten von Eiweißkrystallen in der Kaninchenmilz. Virchows Arch. path. Anat. **318**, 631—645 (1950). — LILLIE, R. D.: The pathology of tularemia. Nat. Inst. Hlth Bull. **167** (1937). — LINDNER, H., u. K. H. KÄRCHER: Zum Problem der ,,lipomelanotischen Retikulose". Derm. Wschr. **131**, 385—401 (1955). — LÖBLICH, H. J., u. G. WAGNER: Das pigmentierte Lymphogranulom mit generalisierenden Hauterscheinungen. Hautarzt **2**, 250—260 (1951). — Das pigmentierte Lymphogranulom mit generalisierenden Hauterscheinungen. II. Mitt. Arch. Derm. Syph. (Berl.) **196**, 33—64 (1953). — LUCAS, P. F.: Lymph node smears in the diagnosis of lymphadenopathy: a review. Blood **10**, 1030—1054 (1955).

MACDONALD, J. R., and L. A. WEED: Problems concerned with the histologic diagnosis of tuberculosis of lymph nodes. Amer. J. clin. Path. **21**, 223—233 (1951). — MAISSJUK, A. P.: Lymphogranuloma inguinale. Arch. Path. (Moskau) **20**, 58 (1958). Ref. Dtsch. med. Wschr. **1959**, 572. — MARSHALL, A. H. E.: An outline of the cytology and pathology of the reticular tissue. Edinburgh-London: Oliver & Boyd 1956 (a). — Reactions in lymph nodes draining x-irradiated and carzinogen treated tissues. Brit. J. Cancer **10**, 307—311 (1956 b). — MASSHOFF, W.: Eine neuartige Form der mesenterialen Lymphadenitis. Dtsch. med. Wschr. **1953**, 532—535. — MASSHOFF, W., u. W. DÖLLE: Über eine besondere Form der sogenannten mesenterialen Lymphadenopathie: ,,Die abscedierende reticulocytäre Lymphadenitis". Virchows Arch. path. Anat. **323**, 664—684 (1953). — MASSHOFF, W., u. U. GROSS: Die postnatale Entwicklung der Lymphknoten bei der Maus. Virchows Arch. path. Anat. **335**, 109—126 (1962). — MAXIMOW, A.: Bindegewebe und blutbildende Gewebe. In: Handbuch der normalen mikroskopischen Anatomie des Menschen, Bd. II/1, S. 232—583. Berlin: Springer 1927. — MEESSEN, H.: Lipomelanotische Retikulose. Zbl. allg. Path. path. Anat. **89**, 42 (1952). — Zur Pathomorphologie des reticulären Gewebes unter besonderer Berücksichtigung der lipomelanotischen Retikulose. Hautarzt **6**, 1—4 (1955). — MELNIKOW-RASWEDENKOW, N.: Histologische Untersuchungen über das elastische Gewebe in normalen und in pathologisch veränderten Organen. Beitr. path. Anat. **26**, 546—588 (1899). — MEYER, M.: Zur Klinik und Histologie des tonsillolymphonodalen Primärkomplexes bei Tularämie. Z. Laryng. Rhinol. **32**, 525—534 (1953). — MICHELSON, H. E.: The occurence of tuberculoid reactions in the inguinal glands in early syphilis. Arch. Derm. **19**, 66—76 (1929). — The superficial lymph glands in early syphilis. Arch. Derm. **25**, 457—469 (1932). — MÖLLER, O.: Dermatopathic lymphadenitis. Acta path. microbiol. scand. **28**, 352—365 (1951). — MOESCHLIN, S.: Beitrag zur Morphologie der retikuloendothelialen Zellen des intravitalen Lymphknotenpunktates. Folia haemat. (Lpz.) **65**, 181—192 (1941 a). — Die Milzpunktion. Basel: Benno Schwabe & Co. 1947. — MOLLARET, P., J. REILLY, R. BASTIN et P. TOURNIER: Sur une adénopathie régionale subaigue et spontanément curable avec intradermoréaction et lésions ganglionnaires particulières. Bull. Soc. méd. Hôp. Paris IV **66**, 424—449 (1950). — MONTGOMERY, H.: Persönl. Mitt. an Prof. Dr. O. GANS, 1953. — MOORE, R. D., G. D. SORENSEN and M. D. SCHOENBERG: Progressive cellular alterations of lymph nodes. Arch. Path. **67**, 274—280 (1959). — MOORE, R. D., A. S. WEISBERGER and E. S. BOWERFIND jr.: Histochemical studies of lymph nodes in disseminated lupus erythematosus. Arch. Path. **62**, 472—478 (1956). — An evaluation of lymphadenopathy in systemic. Arch. intern. Med. **99**, 751—759 (1957). — MORALES PLEGUEZUELO, M.: La citologia real de los ganglios linfáticos. Madrid: Editorial Paz Montalvo 1958. — MORALES PLEGUEZUELO, M., y C. JIMÉNEZ DÍAZ: El linfoblastoma folicular. Rev. clin. esp. **18**, 88 (1945). Zit. nach MORALES PLEGUEZUELO 1958. — MOTULSKI, A. G., S. WEINBERG, O. SAPHIR and E. ROSENBERG: Lymph nodes in rheumatoid arthritis. Arch. intern. Med. **90**, 660—676 (1952). — MÜLLER, R.: Zur Morphologie der Eiweißstoffwechselstörung beim Felty-Syndrom. Z. Rheumaforsch. **16**, 129—145 (1957). — MURRAY, N. A., and A. C. BRODERS: Pathology of lymph nodes: diagnosis and prognosis. Amer. J. clin. Path. **13**, 450—463 (1943).

NADEL, E. M., and L. V. ACKERMAN: Lesions resembling Boeck's sarcoid in lymph nodes draining an area containing a malignant neoplasm. Amer. J. clin. Path. **20**, 952—957 (1950). — NÉKAM jr., L.: Un cas de pityriasis rubra de Hebra amélioré par un traitement à la vitamin D. Ann. Derm. Syph. (Paris), Ser. VIII **9**, 410—416 (1949). — NEUBERT: Diskussionsbemerkung. Verh. anat. Ges. **46**, 257 (1938). — NEUHOLD, R., u. ST. WOLFRAM: Über Retikulohistiocytosen der Haut. Beitr. path. Anat. **112**, 137—149 (1952). — NICKEL, W.: Urticaria pigmentosa. Mastocytosis. A consideration of various manifestations. Arch. Derm. Syph. (Chic.) **76**, 476—498 (1957). — NICKERSON, D. A.: Boeck's Sarkoid. Arch. Path. **24**, 19—29 (1937). — NICOLAU, S., et A. MAISLER: Erythrodermie exfoliative généralisée melanodermique avec état subleucémique du sang et lymphocytose relative.... Bull. Soc. franç. Derm. Syph. 45 II, 1333—1343 (1938). — Nordmann, M.: Studien an Lymphknoten bei akuten und chronischen Allgemeininfektionen. Virchows Arch. path. Anat. 267, 158—203 (1928). — Die Katzenkratzkrankheit. Verh. dtsch. Ges. Path. 38, 112—116 (1955). — Nordmann, M., u. W. Doerr: Die pathologische Anatomie der Tularämie mit besonderer Berücksichtigung primärer Lungenbefunde. Virchows Arch. path. Anat. 313, 66—88 (1945).

Obermeyer, M. E., and E. Th. Fox: Lipomelanotic reticulosis of lymph nodes in case of lichen planus. Arch. Derm. 60, 609—613 (1949). — Oliver, E. A., and A. Greenberg: Generalized erythroderma with lipomelanotic reticulosis (Pautrier u. Woringer). Arch. Derm. 54, 621—622 (1946). — Olmer, J., J. Paillas, J. Roger, R. Muratore et M. Badier: Manifestations ganglionaires au cours de traitements par la Methyl-3-Phényléthyl-5-5-Hydantoine. Presse méd. 1952 II, 1748—1750. — Omori, Y.: Cytological studies on reticuloendothelial system. Acta med. biol. (Niigata) 2, 439—460 (1954). — Ono, K., u. T. Miyazaki: Über die Beziehungen der Lymphknötchen zum arteriellen Gefäßsystem. Trans. Jap. path. Soc. 26, 278—288 (1936). — Orsós, F.: Das Bindegewebsgerüst der Lymphknoten im normalen und pathologischen Zustand. Beitr. path. Anat. 75, 15—134 (1926). — Zur Struktur und Pathologie des Zentroplasmas. Verh. dtsch. Ges. Path. 28, 95—109 (1935). — Ortega, L. G., and R. C. Mellors: Cellular sites of formation of gamma globulin. J. exp. Med. 106, 627—640 (1957).

Patterson, T. J. S.: Enlarged lymphatic glands in a case of multiple pigmented naevi. Brit. J. Surg. 46, 418—420 (1959). — Paul Larkin, V. de, P. A. di Sant Agnese and M. N. Richter: Dermatopathic lymphadenitis in infantile eczema. J. Pediat. 24, 442—448 (1944). — Pautrier, L. M., et F. Woringer: Note préliminaire sur un tableau histologique particulier de lésions ganglionnaires accompagnant des éruptions dermatologiques généralisées, prurigineuses, de types cliniques différents. Bull. Soc. franç. Derm. Syph. 39, 947—955 (1932). — À propos d'un aspect histopathologique nouveau du ganglion lymphatique: La réticulose lipo-melanique accompagnant certains dermatoses généralisées. Les échanges entre la peau et le ganglion. Ann. Derm. Syph. (Paris), Ser. VII 8, 258—273 (1937). — Pavlowsky, A.: La puncion ganglionar. Buenos Aires: Aniceto Lopez, Imp. 1934. — Piringer-Kuchinka, A.: Eigenartiger mikroskopischer Befund an exzidierten Lymphknoten. Verh. dtsch. Ges. Path. 36, 352—362 (1953). — Piringer-Kuchinka, A., I. Martin u. O. Thalhammer: Über die vorzüglich cerviconuchale Lymphadenitis mit kleinherdiger Epitheloidzellwucherung. Virchows Arch. path. Anat. 331, 522—535 (1958). — Pischinger, A.: Über die Zellen des weichen Bindegewebes. Wien. klin. Wschr. 1959, 73—77.

Randerath, E.: Zur pathologischen Anatomie und zur Frage der Einteilung der Erscheinungsformen der Tularämie des Menschen. Münch. med. Wschr. 1943, 461—464. — Die mikroskopischen Befunde in den Lymphknoten bei Tularämie mit besonderer Berücksichtigung der Differentialdiagnose zwischen Tularämie und Tuberkulose. Virchows Arch. path. Anat. 312, 165—189 (1944). — Diskussionsbemerk. zu Höring u. Zwissler 1954. — Beiträge zur Morphologie der sog. Viruslymphadenitis und zu deren Differentialdiagnose. Verh. dtsch. Ges. Path. 38, 116—128 (1955). — Randerath, E., u. H. Ulbricht: Über die sogenannte lipomelanotische Retikulose. Frankfurt. Z. Path. 63, 60—70 (1952). — Ranke, K. E.: Primäraffekt, sekundäre und tertiäre Stadien der Lungentuberkulose, auf Grund von histologischen Untersuchungen der Lymphdrüsen der Lungenpforte. I. u. II. Dtsch. Arch. klin. Med. 119, 201—269, 297—375 (1916). — Rappaport, H., W. J. Winters and E. B. Hicks: Follicular lymphoma. A re-evaluation of its position in the scheme of malignant lymphoma, based on a survey of 253 cases. Cancer (Philad.) 9, 792—821 (1956). — Refvem, O.: The pathogenesis of Boeck's disease (Sarcoidosis). Acta med. scand., Suppl. 294 (1954). — Reich, H.: Zur Kenntnis der Tularämie hautnaher (regionaler) Lymphknoten. Arch. Derm. Syph. (Berl.) 192, 175—188 (1950). — Reid, J. D.: Regional non-bacterial lymphadenitis — „cat-scratch" disease. N.Z. med. J. 55, 361—368 (1956). — Reimann, H. A., and W. J. Rose: The similarity of pseudotuberculosis and tularemia. Arch. Path. 11, 584—588 (1931). — Reinauer, H.: Morphologische Befunde an Lymphknoten bei infektiöser Mononukleose, Virchows Arch. path. Anat. 332, 56—82 (1959). — Remy: Gewebsmastzellen und Mastzellen-Retikulose (Funktionelle Zytologie und Klinik). Ergebn. inn. Med. Kinderheilk., N.F. 17, 132—189 (1962). — Richter, K. M.: Some in vitro and in vivo studies on several mesenchymal cell types bearing on the problem of the reticuloendothelial system. Ann. N.Y. Acad. Sci. 73, 139—185 (1958). — Ricker, W., and M. Clark: Sarcoidosis. Amer. J. clin. Path. 19, 725—749 (1949). — Ringertz, N., and C.-A. Adamson: The lymphadenitis picture in man with various types of bacterial invasion. Acta path. microbiol. scand. 25, 192—201 (1948). — Rinneberg, H., u. K. Lennert: Fermenthistochemische Untersuchungen des Lymphknotens. III. Adenosintriphosphatase und 5-Nucleotidase in den Zellen des Lymphknotentupfpräparates. Klin. Wschr. 1961, 971. — Rinneberg, H., J. C. F. Schubert u. K. Lennert: Der histochemische Nachweis der Adenosintriphosphatase, 5-Nucleotidase und Glycerophosphatase in menschlichen Lymphknoten und Tonsillen. Proc. 8. Congr.

Europ. Soc. Haemat. (Wien 1961), 21. Basel-New York: S. Karger 1962. — ROBB-SMITH, A. H. T.: The reticular tissue and the skin. Brit. J. Derm. **56**, 151—176 (1944). — The lymph node biopsy. In: Recent advances in clinical pathology, S. 350—370. London: J. and A. Churchill Ltd. 1947. — ROHR, K.: Das menschliche Knochenmark, 2. u. 3. Aufl. Stuttgart: Georg Thieme 1949 u. 1960. — ROST, G. A.: Die Symmerssche Erkrankung. Arch. Derm. Syph. (Berl.) **187**, 331—349 (1949). — ROTH, F., u. G. PIEKARSKI: Über die Lymphknoten-Toxoplasmose der Erwachsenen. Virchows Arch. path. Anat. **332**, 181—203 (1959). — ROTTER, W.: Diskussionsbem. zu DOHM 1955. — ROTTER, W., u. W. BÜNGELER: Blut und blutbildende Organe. In: Lehrbuch der speziellen pathologischen Anatomie (KAUFMANN-STAEMMLER), 11.—12. Aufl., Bd. I/1, S. 414—834. Berlin: Walter de Gruyter & Co. 1955. — ROULET, F. C.: Die infektiösen „spezifischen" Granulome. In: Handbuch der allgemeinen Pathologie, Bd. 7/1, S. 325—496. Berlin-Göttingen-Heidelberg: Springer 1956. — RUBENFELD, S.: The radiation treatment of giant follicular lymphadenopathy and its polymorphous cell sarcoma derivate (Symmers' disease). Amer. J. Roentgenol. **44**, 875—883 (1940).

SAGHER, F., CH. COHEN and S. SCHORR: Concomitant bone changes in urticaria pigmentosa. J. invest. Derm. **18**, 425—432 (1952). — SALTZSTEIN, S. L., J. C. JAUDON, S. A. LUSE and L. V. ACKERMAN: Lymphadenopathy induced by ethotoim (Peganone). Clinical and pathological mimicking of malignant lymphoma. J. Amer. med. Ass. **167**, 1618—1620 (1958). — SCHMIDT, W.: Zur Kenntnis der in Deutschland beobachteten Erkrankungen an Lymphogranuloma inguinale. Arch. Derm. Syph. (Berl.) **179**, 286—307 (1939). — SCHNYDER, U. W., u. C. G. SCHIRREN: Über die lipomelanotische Retikulose und ihre Beziehungen zu anderen Lymphknotenerkrankungen. Dermatologica (Basel) **108**, 319—325 (1954). — SCHRIDDE, H.: Lymphknoten. In: ASCHOFFS Lehrbuch für pathologische Anatomie, 4. Aufl. Jena: Gustav Fischer 1919. — SCHUBERT, J. C. F.: Differenzierungsmethode metachromatischer Zellen nach ihrem Säuregrad. Experientia (Basel) **12**, 346 (1955). — SCHULZE, W.: Untersuchungen über die Kapillaren und postkapillären Venen lymphatischer Organe. Z. Anat. Entwickl.-Gesch. **76**, 421—462 (1925). — SCHWANK, R.: Elephantiasis of genitals due to lues. Čs. Derm. **1**, 33 (1920). Zit. nach ZURHELLE 1928. — SCOTTI, G.: Su alcuni casi di linfoadenopatie regionale subacute e chroniche. Ann. ital. Derm. **8**, 359—376 (1953). — SELBERG, W.: Diskussionsbemerkung zu PIROTH. Zbl. allg. Path. path. Anat. **94**, 591 (1956). — SÉZARY, A.: Une nouvelle réticulose cutanée. La réticulose maligne leucémique a histiomonocytes monstreux et a forme d'erythrodermie oedemateuse et pigmentée. Ann. Derm. Syph. (Paris), Ser. VIII **9**, 5—22 (1949). — SHELDON, W. H., and A. HEYMAN: Lymphogranuloma venereum. A histologic study of the primary lesion, bubonulus and lymph-nodes in cases proved by isolation of the virus. Amer. J. Path. **23**, 653—672 (1947). — SIEGENTHALER, W., u. R. HEGGLIN: Der viscerale Lupus erythematosus (Kaposi-Libman-Sacks-Syndrom). Ergebn. inn. Med. Kinderheilk., N.F. **7**, 373—482 (1956). — Die intern-medizinische Bedeutung des visceralen Lupus erythematosus. Dtsch. med. Wschr. **1957**, 698—707. — SIEGMUND, H.: Zur Pathologie einiger praktisch wichtiger Retikulosen. Med. Klin. **1954**, 41—46. — SIIM, J. CHR.: Toxoplasmosis acquisita lymphonodosa: Clinical and pathological aspects. Ann. N.Y. Acad. Sci. **64**, 185—206 (1956). — SKOGRAND, A.: Lupus erythematosus disseminatus. 4 autopsied cases. Acta path. microbiol. scand. **38**, 193—202 (1956). — SMITH, E. B., and R. PH. CUSTER: The histopathology of lymphogranuloma venereum. J. Urol. (Baltimore) **63**, 546—563 (1950). — SMITH, R. O., and W. B. WOOD: Cellular mechanisms of antibacterial defense in lymph nodes. II. The origin and filtration effect of granulocytes in the nodal sinuses during acute bacterial lymphadenitis. J. exp. Med. **90**, 567—576 (1949). — SOLOFF, L. A.: Lipomelanotic reticular hyperplasia of lymph nodes. J. Lab. clin. Med. **27**, 343—346 (1941). — STARK, H. J.: Sektionsbefunde bei Tularämie nach lympho-hämatogener Generalisation. Zbl. allg. Path. path. Anat. **89**, 233—237 (1952/53). — SULZBERGER, M. B.: A case for diagnosis (Melanoderma as a result of a chronical eczematous process?). Arch. Derm. **40**, 337 (1939). — SUNDBERG, R. D.: Lymphocytogenesis in human lymph nodes. J. Lab. clin. Med. **32**, 777—792 (1947). — SYMMERS, D.: Giant follicular lymphadenopathy with or without splenomegalie. Arch. Path. **26**, 603—647 (1938). — Lymphoid diseases. Arch. Path. **45**, 73—131 (1948). — SYMMERS, W. ST. C.: Some comments on the pathology of the reticuloses. Brit. J. Radiol. **24**, 469—475 (1951a). — Localized tuberculoid granulomas associated with carcinoma. Amer. J. Path. **27**, 493—522 (1951b).

TANAKA, H.: Electron microscopic studies on the lymphatic cells in the lymph node and thymus, with special reference to lymphogonia. Acta haemat. jap. **20**, 237—254 (1957). — TEILUM, G.: Miliary epitheloid-cell-granulomas in lupus erythematosus disseminatus. Acta path. microbiol. scand. **22**, 73—79 (1945). — TEILUM, G., and H. E. POULSON: Disseminated lupus erythematosus. Arch. Path. **64**, 414—425 (1957). — TEN SELDAM, R. E. J.: Sarcoid-like lesions in lymph nodes draining carcinoma. Med. J. Aust. **1956I**, 916—919.

UKEDA, Y.: A histological study on the afferent innervation of the lymphgland. Arch. jap. Chir. **27**, 1357—1372 (1958). — UNNO, G., M. HANAOKA, H. IWAI, S. HASHIMOTO and S. MORITA: Cytological studies on lymphogonia. Acta path. jap. **4**, 75—97 (1954). — USTERI,

C., u. Chr. Hedinger: Über die ,,Maladie des griffes de chat". Schweiz. med. Wschr. **1951**, 221—223.

Wätjen, J., u. W. Reimann: Über Veränderungen der Halslymphknoten bei banaler und toxischer Diphtherie. Beitr. path. Anat. **99**, 115—130 (1937). — Weber, F. Parkes: Rare diseases and some debatable subjects. New York-Toronto: Staples Press Limited 1946. — Weill, P.: Mastzellenstudien an Sarkommetastasen. Folia haemat. (Lpz.) **23**, 185—195 (1919). — Wilson, St. A.: Delayed chemical pneumonitis or diffuse granulomatosis of the lung due to Beryllium. Radiology **50**, 770—785 (1948). — Winship, T.: Pathologic changes in so-called cat-scratch-fever. Amer. J. clin. Path. **23**, 1012—1018 (1953). — Wohlwill, F.: Zur pathologischen Anatomie der Allgemeinerscheinungen bei der Nicolas-Favre'schen Krankheit. Schweiz. Z. Path. **6**, 125—141 (1943). — Wolfram, St.: Periphere kutane Retikulose mit Melanodermie unter dem Bilde einer schuppenden Erythrodermie. Klin. Med. (Wien) **3**, 235—237 (1948). — Reticulohistiocytosis cutanea cum melanodermia. Sitzg Österr. Dermat. Ges. v. 22. 6. 1950. Ref. Zbl. Haut- u. Geschl.-Kr. **76**, 402 (1951). — Wood, C. H., K. P. Ball and N. D. Teare: A case of beryllium disease. Brit. J. industr. Med. **15**, 209—212 (1958). — Wuketich, St.: Zur Kenntnis der epitheloidzelligen Reaktion. Wien. klin. Wschr. **1958**, 127—128. — Über die epitheloidzelligen, tuberkuloiden Reaktionen in Lymphknoten bei malignen Geschwülsten. Frankfurt. Z. Path. **70**, 187—200 (1959).

Zethraeus, St.: Secondary follicular cells in smear preparations. Acta anat. (Basel) **6**, 264—282 (1948). — Zettergren, L.: Lymphogranulomatosis benigna. A clinical and histo-pathological study of its relation to tuberculosis. Acta Soc. Med. upsalien., Suppl. 5 (1954). — Zurhelle, E.: Syphilis der Lymphdrüsen. In: Handbuch der Haut- und Geschlechtskrankheiten, Bd. XVII/3, S. 21—83. Berlin: Springer 1928.

Namenverzeichnis

Die *kursiv* gesetzten Seitenzahlen beziehen sich auf die Literatur

Linell, F., u. B. Månsson 357, 361, 392, *408*
— s. Gorton, G. *891*
Linke, K. W. 557, 559, 564, 566, *643*
Linker, A. s. Meyer, K. *633, 634*
— s. Weissmann, B. *636*
Linser, K. 209, *289*, 365, *408*
Linz, R., O. van Damme u. L. Delmotte 338, *342*
Linzbach, A. J. 435, *470*, 501, 502, 504, 505, 506, *516*, 627, 628, *649*
Lipman-Cohen, E. 253, 255, *289*
Lippsett, M. B. s. Gallagher, T. F. *130*
Lipschütz, C. E. 230, 326, 789
— s. Winer, L. H. *297, 829*
Lischer, C. E. 379
— s. Paletta, F. X. *410*
Lison, L. 525, *633*
Liss, M., u. W. F. Lever 184, *289*
List, C. F. 39
— u. M. M. Peet 40, *114*
Listengarten, A. 300, *342*
Little, G. 719
Litton, A. 715
— s. Cameron, J. M. *728*
Lloyd Williams, F. s. Lloyd Williams, K. *119*
Lloyd Williams, K. 54
— F. Lloyd Williams u. R. S. Handley *119*
Lobitz, W. C. 202, 203, 266, 274, 275, 278, 358
— D. Brophy, A. E. Larner u. F. Daniels 203, *289*
— u. R. L. Dobson 279, 280, *289*, 360, *408*
— u. J. B. Holyoke 202, 203, *289*
— — u. D. Brophy 276, *289*, 357, *408*, 661, *683*
— — u. W. Montagna 258, *289*, 360, *408*
— s. Brophy, D. *283*
— s. Daniels, F. *284, 403*
— s. Dobson, R. L. *284*
— s. Eisen, A. Z. *284*
— s. Formisano, V. *285*
— s. Montagna, W. *291*
Lobitz jr., W. C., u. A. E. Osterberg 613, 623, *649*
Locard, E. 69, *124*
Lochte, T. 72, 73, 84, 87, *132*
— s. Feist, K. *129*
Lodemann, G. 72
— s. Kronacher, C. *132*
Lodge, W. O. 26, *111*
Loeb, L. 743, 750, 776, *779*
— s. Lassmann, L. *779*
Löblich, H. J., u. G. Wagner 882, 883, 885, 886, *893*

Löffler, H. 185, 257, 393, 692, 696, 706, 833, 835, 838, 841, 842, 843
— u. J. C. F. Schubert *730*
— s. Lennert, K. *892*
— s. Steigleder, G. K. *295, 413, 732*
Löfgren, L. 660, *683*
Löhner, L. 248, *289*
Loeven, W. A. 520, 521, 528, 535, *633*
Loewenfeld, W. 355, *408*
Loewenthal, L. J. A. 77, *132*, 227, 238, 250, 275, 280, *289*, 356, *408*, 614, *649*
— s. Haber, H. *286*
Loewi, G. 531, 589, 590
— u. K. Meyer 521, *633*
— s. Glynn, L. E. *641*
— s. Kodicek, B. *632*
Logan, M. A. 528
— s. Neuman, R. E. *634*
Loisel, G. 599, *649*
Lombardo 385
— s. Gierke *405*
Lomholt, S. 89, *132*
Long, A. H. s. Pierce, G. W. *112*
Long, M. E. 352, *408*
— u. F. Doko 361, *408*
— u. H. C. Taylor jr. *408*
Looker, W. 57, *124*
Looney, C. M. 23
— S. C. Reichman u. O. F. Noel *111*
Loos, H. O. 102, 358, 395, *408*
— s. Frohn, W. *137*
Lopashov, G. V. 149, 158, *172*
Loretan, R. M. 391
— s. Delacrétaz, J. *403*
Loria, P. R. 612, 613, 623, 624
— C. B. Kennedy, J. A. Freeman u. V. M. Henington *649*
Lorincz, A. L. 212, 532, 548, 571
— u. R. B. Stoughton 531, 539, *633*
— s. Davis, J. *284*
— s. Davis, M. J. *469*
— s. Stoughton, R. B. *636, 638, 645*
Lortat-Jacob, E. 264
— s. Degos, R. *284*
Louste u. Lévy-Franckel 90, *132*
Lovell, J. E., u. R. Getty 659, *683*
Lowell, L. A., J. R. Puchol u. A. P. R. Perez 736, *779*
Lowry, O. H. 605, 611
— D. R. Gilligan u. E. M. Katesky *649*
Lowy, L. 660
— s. Hanson, J. *682*
Loyd, A. G. s. Dodgson, K. S. *630*

Lubarsch, O. 306, 312, *342*, 392, *408*, 693, *730*
Lubnow, E. 152, 166, *172*
Lubowe, I. I. 72, 86, *132*
Lucas, P. F. 841, *893*
Lucas jr., R. V. s. Dempsey, E. W. *647*
Lucasievicz 382, *409*
Luce, F. 59, *124*
Ludwig, A. W. 530, 537, 538
— u. N. F. Boas 528, *633*
— s. Gabrilove, J. L. *631*
— s. Wiener, R. *637*
Ludwig, E. 74, *132*
Ludwig, M. 206
— s. Heite, H.-J. *286*
Ludwig, W. 18
— s. Strangmann-Koehler, I. *113*
Ludy, J. B., u. E. Shirazy 26, *111*
Lücke, A., u. E. Klebs 783, *827*
Luft, J. H. 419, 463
— s. Bennett, H. St. *468*
Luikart II, R. s. Ayres III, S. *646*
Lund, C. C., u. N. C. Browder 4, *107*
Lund, H. Z. 200, 214, *289*, 344, 345, 347, 348, 364, 372, 373, 379, 380, 381, 382, *409*
— u. R. L. Sommerville 605, 606, *649*
— s. Leuchtenberger, C. *289, 408*
Lundquist, F. 499
— s. Bjørneboe, M. *514*
Lundt, V. 587, *643*
Lupton jr., Ch. H. s. Cawley, E. P. *630, 640*
Luschan, v. 52
Luse, S. A. 847
— s. Saltzstein, S. L. *895*
Lutembacher, R. 52, *119*
Lutz 200
Lutz, B. R., G. P. Fulton u. R. P. Akers 442, *470*
Lutz, W. *289*
Lutz, W. A. *289*
Lyell, A., u. A. J. Carr 705, *730*
Lynch, F. W. 255, 272, *289*, 599, 603, *649*
Lyne, A. G. 92
— s. Brook, A. H. *128*
Lynfield, Y. L. 86, 91, *132*, 262, *289*
— s. Malkinson, F. D. *132*
Lyon, D. S. 715
— s. Cameron, J. M. *728*
Lyons, R. E. 280, *289*, 337, *342*
Lypolt-Krainović, M. s. Mayerhofer, E. *116*
Lysell, L. 16, *111*

Sakabe, H. 535
— T. Ohi, K. Tatai u. K. Tatai 635
Sakaguchi, M. s. Takeuchi, T. 126
Sakai, M. 70
— s. Asai, M. 121
Sakamoto, M. s. Ohya, S. 125
Sakamoto, Y. 533, 635
Sakudara, H. 474, 517
Sakurai, M. s. Tashiro, G. 113
Sakurane, Y. 393
— Y. Miki, Y. Noguchi u. Y. Hashimoto 412
Salaber, J. s. Argüelles, A. E. 127
Šalamon, T., u. U. W. Schnyder 268, 293
Salfeld, K. 600, 601, 606, 607, 846
— s. Braun-Falco, O. 647, 890
Saller, K. 72, 81, 134
— s. Fischer, E. 129
Salmon, A. A. s. Callaway, J. L. 128
Salmon jr., W. D. s. Daughday, W. H. 630
Saltzstein, S. L., u. L. V. Ackerman 726, 732
— J. C. Jaudon, S. A. Luse u. L. V. Ackerman 847, 895
Salvadori, B. 89, 134
Samman, P. D. 95, 138
Sampford, M. R. s. Geoghegan, B. 137
Sanborn, E. C. 532, 535
— s. Robertson, W. van B. 635
Sanchez, S. J., u. I. Schwidetzky 56, 120
Sánchez Caballero, H. J. s. Cordiviola, L. A. 109
Sanders 783, 828
Sanders, A. G., H. W. Florey u. A. Q. Wells 454, 471
Sanders, J. 91, 134
Sanderson, K. V. 203
— s. Wells, G. C. 297
Sandkühler, St. 796, 812, 813, 814, 815
— s. Streicher, H. J. 828
Sandritter, W. 200, 293
Sant Agnese, P. A. di 883
— s. Paul Larkin, V. de 894
Santesson, L. 200, 350
— s. Caspersson, T. 283, 402
Santler, R. 758
— s. Lindemayr, W. 779
Santojanni, G. 185, 233, 293, 821, 828
Saphir, O. 858
— s. Motulski, A. G. 893
Sapin-Jaloustre, H. 97
— s. Sapin-Jaloustre, J. 138
Sapin-Jaloustre, J. 98

Sapin-Jaloustre, J., u. H. Sapin-Jaloustre 97, 138
Sarkar, S. S. 76
— A. R. Banerjee, P. Bhattacharjie u. C. Stern 134
Sarmento, A. 44, 117
Sarter, J. 743, 781
Sasai, Y. 237, 293
Sasybin, N. 737, 756, 781
Satke, O. 83, 134
Saunders, A. M. 529, 530, 531, 534, 535
— s. Taylor, H. E. 636
Saunders jr., J. W. s. Cairns, J. M. 170
Saunders, T. S. 84
— u. T. B. Fitzpatrick 665, 685
— — M. Seiji, P. Brunet u. E. E. Rosenbaum 134
— u. H. Montgomery 361, 364, 381, 412
Savatard, L. 355, 412
Savill, A. 72, 134
Savyer, F. 809
— s. Goldman, L. 826
Sawadski 146
Saxén, L., u. S. Toivonen 174
Saxl, H. 611, 650
— s. Burton, D. 647
— s. Hall, D. A. 648
Sbarra, A. J. 476
— W. A. Bardawill, W. Shirley u. R. F. Gilfillan 517
Scammon, R. E., u. L. A. Calkins 174
Scarff, R. W. 357
— s. MacCormack, H. 409
Schaaf, F. 206, 293, 774, 775, 781
— u. F. Gross 182, 206, 293
— s. Gross, F. 286
— s. Miescher, G. 780
Schade, H. 508, 517, 588, 645, 688, 732
Schäfer, E. 342
Schaeubele, J. 63, 64, 126
Schaffer, J. 9, 21, 25, 112, 142, 258, 293, 359, 412
Schairer, E. 351, 412
Schallock, G. 573, 645
— u. H. Lindner 539, 635
— u. H. Schmidt-Matthiesen 539, 635
Schallwegg, O. 7, 108
Scharf 756
Schauenstein, E. 585, 586, 587
— u. G. Rumpf 586, 645
— s. Ratzenhofer, M. 644
Schaumann, J. 504, 517, 628, 650
Scheff, G. J. s. Rony, H. R. 293
Scheibner, K. 268, 293
Scheicher-Gottron, E. 217, 223
— s. Graciansky, P. de 286

Scheid, P. 875
— s. Hering, H. 891
Scheidegger, S. 510, 517
Scheidt. W. 12, 112
Scheie, H. G. 244, 268
— s. Hambrick, G. W. 286
Schenck, H., u. H. Patzer 57, 126
Schenck jr., W. G. s. Eagle jr., J. F. 107
Scherer, H.-J. 765, 766, 781
Scheuer, O. F. 72, 134
Schewing, L. E. 204, 293
Schiebler, Th. 451
— s. Bargmann, W. 468
Schiefferdecker, P. 15, 21, 112
Schiller, F. 40, 115
Schiller, M. 58, 59, 126
Schiller, S. 532
— u. A. Dorfman 532, 635
— s. Dorfman, A. 630
Schilling, V. 486, 487, 518, 716, 732
Schimpf, A. 47, 117
Schirren, C. G. 45, 228, 807, 883
— s. Schnyder, U. W. 828, 895
— s. Spier, H. W. 294
Schittenhelm, W. s. Koecke, H. U. 172
Schlaginhaufen 66, 70
Schlammadinger, J. 665, 685
Schleich, H. 560
— s. Grassmann, W. 641
Schlesinger, H. 303, 342
Schliack, H. 30, 31, 33, 115
— s. Hansen, K. 114
Schmalfuss, H. s. Mulzer, P. 342
Schmid, F. 791, 828
Schmid, K. O. 20, 112
Schmidt, G. 354, 412
Schmidt, M. B. 258, 293
Schmidt, P. W. 271, 293
Schmidt, W. 15, 849, 895
— s. Richter, W. 112
Schmidt, W. J. 140, 174
Schmidt-Matthiesen, H. 531, 535, 539, 542, 635
— s. Schallock, G. 635
Schmidt-Voigt, J. 12, 51, 112, 120
Schmincke, A. 759, 781
Schmitt, F. O. 520, 557, 558
— J. Gross u. J. H. Highberger 635
— C. E. Hall u. M. A. Jakus 645
— s. Gross, J. 641
— s. Highberger, J. H. 632, 641
Schmitz 549, 638
Schmitz, K. L. 3, 108
Schmitz, R. 242, 293, 822, 824
— s. Korting, G. W. 827
Schnakenbeck 142, 143

Sachverzeichnis

Absceß, Definition 461
Abscheidungsthromben, weißer Thrombus 441
Abt-Letterer-Siwe-Syndrom, Cytodiagnostik, Speicherretikulose 809
— 246
—, Definition 690
—, histochemischer Fettnachweis 705
—, Histopathologie 691, 692
Acantholyse s. Akantholyse
Acanthose 181, 182, 196, 197, 206
— -Faktor 206
— — nach Vaselinebehandlung 207
—, follikuläre Hyperkeratose 249
—, Fox-Fordycesche Krankheit 271
—, Hyperplasie der Nervenstämmchen 753
—, Leukoplakie 381
—, Mitoserate 182
—, Morbus Bowen 369
—, peptidspaltende Enzyme der Capillarwände 209
—, Sauerstoffmangel 183
—, Sauerstoffmangel der Epidermis 211, 212, 213
—, senile Keratose 372
Acanthosis nigricans 214
—, maligne 181
Acauliosis unguis, kolloide Entartung, klinische und histologische Kriterien 327, 330, 331
—, Onycholysis 315
Acetylcholinesterase 424
Acetylcholininjektionen in Kollagenfibrillen 565

Achillessehne, Differenzierungsgeschwindigkeit von Kollagenfibrillen in der 564
achromisches Melanoblastom, Tyrosinaseaktivität, histochemisches Merkmal 772
Achselhaare, Entwicklung 74
—, Fehlen und Verlust der 74
—, Geschlechtsunterschiede 74
—, hormonaler Einfluß 74
Achselhöhle, Arrectormuskeln 654
Achselhöhlenabsceß, Pustelbildung 242
—, Schweißdrüsenausführungsgangsverschluß 272
Achselleisten, kongenitale Abnormalität 27
Acne, Fettgewebsdegeneration 244
— der Neugeborenen, Comedoartige follikuläre Hyperkeratose 253
—, Sexualbehaarung 87
—, Talgdrüsenaggregat in der Parotisgegend bei Jugendlichen 15
—, temporäre Atrophie der Talgdrüsen 14
Acne conglobata nach Chlornaphthalen 255
Acne vulgaris, Comedo, Zusammensetzung 252
—, Comedobildung 253, 254
—, ethnisches Merkmal 93
—, metaplastische Knochenbildung nach 593
—, Pustelbildung, follikuläre 242
—, Talgveränderung als Ursache der 255

Acrodermatitis chronica atrophicans, Cytodiagnostik, Blasengrundausstrich 787
—, Elasticaveränderungen bei 619
—, — durch Ödem bei 617
—, Knochenmarksveränderung, Cytodiagnostik 819
—, Kollagenfibrillen bei 566
—, Lymphknoten-Hyperplasie, Cytodiagnostik 812, 816
—, Lymphknotenpunktion, Cytodiagnostik 785
—, mucoides Ödem bei 543, 584
—, PAS-Reaktivität von Kollagenfasern bei 574
—, Veränderungen der interkalären Zellen 750
—, Vorkommen von Plasmazellenhyperplasie des Lymphknotens 861
Acrodermatitis continua Hallopeau, Pustel, Keratohyalinkörner 240
Acrokeratosis subungualis corniformis, kolloide Entartung, klinische und histologische Kriterien 327, 329, 330
Acromelanie 84
Acrothecium, Schimmelpilzinfektion und Färbung des Nagels 338
Acrotrichoma, Talgdrüsenveränderung 259
ACTH, Pigmentverschiebungen 54
Addisonsche Krankheit, Nagelpigmentierung 103
Adenocarcinom 214
—, Assoziierung mit Morbus Paget der Mamma 388

Glykogen, glatte Muskulatur der Haut, Fetalentwicklung 654
— bei Granuloma anulare 525, 576
—, histochemisches Merkmal, Basalzellencarcinom 396
—, —, Leiomyom 665, 668
—, — für Malignität 392, 393
—, Mundschleimhaut 203
— bei Necrobiosis lipoidica 525, 576
— -Gehalt der Paget-Zelle 385
— bei Skleromyxödem 525
— des Stratum basale bei seniler Keratose 379
— -Ablagerung, Acanthose 211, 212
— —, Epidermis 244
— —, Haarfollikel 264
— -Synthese, Basalzellen 203
— -Verminderung in Schweißdrüsen nach Schwitzen 276, 278
— — bei Schweißdrüsenausführungsgangsruptur 278
Golgi-Apparat, Ultrastruktur in der Tumorzelle 350
Gonokokken, Auswirkungen des „Stoffwechselbrandes" auf 433
Gonorrhoe, Pustel, Keratohyalinkörner 240
Gonorrhoische Parakeratose, Pustelbildung 240
Graham-Little-Syndrom, Basalmembran bei 549
Grains, Dyskeratose 192, 193, 194
Granularzellenmyoblastom, Acanthose 213, 214
—, Druckatrophie, Arrectormuskeln 670, 672
Granulationsgewebe 510
—, Biochemische Vorgänge 528
—, Elasticaveränderungen bei 621
—, elastische Fasern in 626, 627
—, Hexosamin-Gehalt 534
—, Kollagenfibrillen in 564
—, wucherndes, Hyalinbildung bei 585
Granulocyt, basophiler 480 bis 485
—, —, Anteil im Differentialblutbild 480
—, —, Bedeutung 484, 485
—, —, Degranulierung 484
—, —, Herkunft und Kennzeichen 480
—, —, PAS-Reaktion 483
—, —, Peroxydasereaktion 483

Granulocyt, basophiler, Unterschied zur Mastzelle 483
—, eosinophiler 477
—, —, Bedeutung 479
—, —, Charcot-Leydensche Kristalle, Herkunft der 477
—, —, Definition und Kennzeichen 477
—, —, Eisengehalt 477
—, —, eosinophilenreiche Organe 480
—, —, Fermentgehalt 477
—, —, Funktion in der lymphocytären Heilphase 479
—, —, Gewebs-, Herkunft 478, 479
—, —, Lebensdauer 480
—, —, PAS-Reaktion 477
—, —, Phagocytosefähigkeit 479
—, —, Schillingsche periphere Hypoeosinophilie 480
—, neutrophiler 474
—, —, Bedeutung 475, 476
—, —, Chemotaxis 476
—, —, Definition und Kennzeichen 474
—, —, Degranulierung der 476
—, —, Fermentgehalt der Granula 474
—, —, Herkunft 474, 475
—, —, Lebensdauer und Schicksal 476, 477
—, —, Lysosomfunktion 476
—, —, neutrophile Kampfphase 475
—, —, PAS-Reaktion 474
—, —, Peroxydase-Reaktion 474
—, —, Phagocytingehalt 474
—, —, Phagocytose, Vorgänge bei — von 476
—, Wanderungsgeschwindigkeit 476
Granulocyten des Lymphknotens, Morphologie 845, 846
—, Pigmentierung 143
Granulocyteninfiltration, Lymphadenitis 847
Granulom, Bildung 509, 510
—, Carragenin 535
—, Definition 510
—, Fremdkörper, PAS-positives Material 708
—, —, Phanerose saurer Mucopolysaccharide bei 541
—, —, reticuläre Fasern bei 579
—, metaplastische Knochenbildung bei 593
— -Narben, degenerative Elastose bei 610

Granulom nach Implantation von „absorbable gelatin sponge" 535
—, Quarz- 535
— nach Siliciumdioxyd 535
—, Talkum-, Adsorptions-Hyalin bei 586
—, Terpentin- s. Tuberkel
—, tuberkulöses s. Tuberkel
Granuloma anulare, Degeneration der Arrectormuskeln 677, 679, 680
—, Glykogen bei 525, 576
—, Phanerose saurer Mucopolysaccharide bei 541
Granuloma eosinophilicum faciei, entzündliche vasculäre Neurofibromatose der Haut 758
Granuloma pediculatum 535
Granuloma pyogenicum pediculatum des Nagelbettes, Vorkommen 339
Granuloma teleangiectaticum, 721
—, cytologische Tumordiagnostik 797
— des Nagelbettes, Vorkommen 339
Granulomatose, Druckatrophie, Arrectormuskeln, Histologie 671, 672
Granulomatosis disciformis chronica et progressiva, Necrobiosis lipoidica bei 574
Granulomzelle von Klima, Differenzierung zu anderen Reticulumzellen 703
Gravidität, Nagelwachstum 100
—, Nagelpigmentierung 103
green nails, Pyoceaneusinfektion 338
Grenzstreifen, PAS-reaktiver subepidermaler s. Basalmembran
Grenzzone s. Übergangsepithel
Griseofulvin, Wachstumsrate der Finger- und Zehennägel 97
Grundhäutchen 417, 419, 421, 422, 423, 430
—, Bedeutung bei der Leukodiapedese 455
Grundsubstanz, intercelluläre, Bedeutung bei der Fibrinoidbildung 590
—, mesenchymale 519
—, —, Anreicherung 534
—, —, biochemisch-quantitative Untersuchungen der 527, 528
—, —, chemische Zusammensetzung der 520

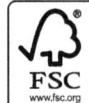